Princípios de Otorrinolaringologia

Tradução:

Carlos Henrique Cosendey (médico)
Guiseppe Taranto (médico)
Marco Antonio Valejo (médico)
Sérgio Setúbal (médico)

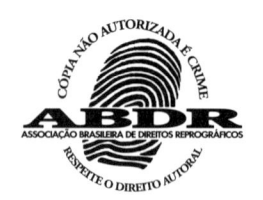

L478p Lee, K. J.
          Princípios de otorrinolaringologia : cirurgia de cabeça e pescoço / K. J. Lee ; tradução: Carlos Henrique Cosendey ... [et al.]. – 9. ed. – Porto Alegre : AMGH, 2010.
          xvii, 1154 p. ; 25 cm.

     ISBN 978-85-63308-08-5

          1. Otorrinolaringologia. 2. Cirurgia. I. Título.

                                                              CDU 616.21

Catalogação na publicação: Renata de Souza Borges CRB-10/1922

Princípios de Otorrinolaringologia

Cirurgia de Cabeça e Pescoço

9ª Edição

Organizador

K. J. Lee, MD, FACS

Associate Clinical Professor
Section of Otolaryngology
Yale University School of Medicine

Managing Partner
Southern New England Ear, Nose, Throat,
and Facial Plastic Surgery Group, LLP

Chief of Otolaryngology
Hospital of Saint Raphael

Attending Otolaryngologist
Yale – New Haven Hospital
New Haven, Connecticut

Consultoria, supervisão e revisão técnica desta edição:

Shirley S. N. Pignatari

Professora Adjunta, Chefe da Disciplina de Otorrinolaringologia Pediátrica do
Departamento de Otorrinolaringologia e Cirurgia de Cabeça e Pescoço da Universidade
Federal de São Paulo (UNIFESP), Escola Paulista de Medicina (EPM).

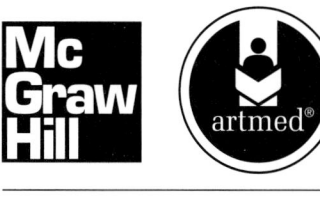

McGraw Hill · artmed

AMGH Editora Ltda.
2010

Obra originalmente publicada sob o título
Essential Otolaryngology, Ninth Edition
ISBN 0-07-148270-9 / 978-0-07-148270-7

Copyright © 2008, The McGraw-Hill Companies, Inc.
All rights reserved.
Portuguese-language translation copyright © 2010, AMGH Editora Ltda.
All rights reserved.

Capa: *Estúdio Castellani*

Preparação de originais: *Mário Élber Cunha*

Leitura final: *Carla Romanelli, Jussara da Hora, Maria Thereza Duarte, Solange Cunha*

Editoração eletrônica: *Performare*

Impressão: *Gráfica Editora Pallotti*

Editora sênior – Biociências: Sandra Barreto de Carvalho

Nota

A medicina é uma ciência em constante evolução. À medida que novas pesquisas e a experiência clínica ampliam o nosso conhecimento, são necessárias modificações no tratamento e na farmacoterapia. Os editores desta obra consultaram as fontes consideradas confiáveis, num esforço para oferecer informações completas e, geralmente, de acordo com os padrões aceitos à época da publicação. Entretanto, tendo em vista a possibilidade de falha humana ou de alterações nas ciências médicas, nem os editores nem qualquer outra pessoa envolvida na preparação ou publicação desta obra garantem que as informações aqui contidas sejam, em todos os aspectos, exatas ou completas. Os leitores devem confirmar estas informações com outras fontes. Por exemplo, e em particular, os leitores são aconselhados a conferir a bula de qualquer medicamento que pretendam administrar, para se certificar de que a informação contida neste livro está correta e de que não houve alteração na dose recomendada nem nas contraindicações para o seu uso. Esta recomendação é particularmente importante em relação a medicamentos novos ou raramente usados.

Reservados todos os direitos de publicação, em língua portuguesa, à
AMGH Editora Ltda. (AMGH EDITORA é uma parceria entre
ARTMED Editora S.A. e MCGRAW-HILL EDUCATION).
Av. Jerônimo de Ornelas, 670 - Santana
90040-340 Porto Alegre RS
Fone (51) 3027-7000 Fax (51) 3027-7070

É proibida a duplicação ou reprodução deste volume, no todo ou em parte, sob quaisquer formas ou por quaisquer meios (eletrônico, mecânico, gravação, fotocópia, distribuição na Web e outros), sem permissão expressa da Editora.

SÃO PAULO
Av. Embaixador Macedo Soares, 10.735 - Pavilhão 5 - Cond. Espace Center
Vila Anastácio 05095-035 São Paulo SP
Fone (11) 3665-1100 Fax (11) 3667-1333

SAC 0800 703-3444

IMPRESSO NO BRASIL
PRINTED IN BRAZIL

Autores

Bradford A. Woodworth, MD [15]
Rhinology Fellow
Department of Otorhinolaryngology—Head and Neck
　Surgery
University of Pennsylvania Health System
Philadelphia, Pennsylvania

Chad A. Glazer, MD [22]
Resident, Department of Otolaryngology—Head and
　Neck Surgery
Johns Hopkins University School of Medicine
Baltimore, Maryland

Charles C. Della Santina, PhD, MD [4]
Associate Professor of Otolaryngology–Head and Neck
　Surgery
Division of Otology, Neurotology, and Skull Base Surgery
Department of Otolaryngology–Head and Neck Surgery
Johns Hopkins School of Medicine
Baltimore, Maryland

Craig W. Senders, MD [11]
Professor, Department of Otolaryngology—Head and
　Neck Surgery
University of California, Davis, Medical Center
Sacramento, California

David E. Eibling, MD [19]
Professor of Otolaryngology
University of Pittsburgh School of Medicine
Eye and Ear Institute
Pittsburgh, Pennsylvania

David N. F. Fairbanks, MD [39]
Clinical Professor of Surgery—Otolaryngology
The George Washington University School of Medicine
Washington, DC

David W. Kennedy, MD, FACS, FRCSI [15]
Vice Dean for Professional Services
University of Pennsylvania School of Medicine
Senior Vice President
University of Pennsylvania Health System
Professor, Department of Otorhinolaryngology—Head and
　Neck Surgery
Philadelphia, Pennsylvania

Derald E. Brackmann, MD, FACS [3]
Clinical Professor of Otolaryngology-Head & Neck
　Surgery
Clinical Professor of Neurosurgery
University of California School of Medicine
President, House Clinic
Board of Directors, House Ear Institute
Los Angeles, California

Elizabeth H. Toh, MD, FACS [8]
Assistant Professor
Department of Otolaryngology
University of Pittsburgh School of Medicine
Pittsburgh, Pennsylvania

Eric J. Moore, MD [11]
Assistant Professor of Otolaryngology
Mayo Clinic College of Medicine

Nota: os números entre colchetes após o nome do autor indicam o(s) capítulo(s) escrito(s), no todo ou em parte, por ele.

Consultant, Department of Otorhinolaryngology—Head
and Neck Surgery
Mayo Clinic
Rochester, Minnesota

Frank R. Miller, MD, FACS [38]
Associate Professor, Deputy Chairman, and Director
Department of Otolaryngology—Head and Neck Surgery
University of Texas Health Science Center San Antonio
San Antonio, Texas

Gayle E. Woodson, MD [20]
Professor and Chairman
Division of Otolaryngology
Southern Illinois University School of Medicine
Springfield, Illinois

Greg A. Krempl, MD [24, 26]
Attending Surgeon
Department of Otorhinolaryngology
The University of Oklahoma Health Sciences Center
Oklahoma City, Oklahoma

Gregory W. Randolph, MD, FACS [22]
Director, General and Thyroid Surgical Services
Massachusetts Eye and Ear Infirmary
Member, Endocrine Surgical Service
Massachusetts General Hospital
Associate Professor of Otolaryngology—Head and Neck
 Surgery
Harvard Medical School, Boston, Massachusetts

Harold H. Tara, MD [34]
Attending Physician
Departments of Internal Medicine and Oncology
Hospital of St. Raphael
New Haven, Connecticut

Hilary A. Brodie, MD, PhD [7]
Professor and Chairman
Department of Otolaryngology—Head and Neck Surgery
University of California, Davis
Davis, California

Isaac Goodrich, MD [35]
Associate Professor of Neurosurgery
Yale University School of Medicine

Chief of Neurosurgery
Hospital of St. Raphael
Yale–New Haven Hospital
New Haven, Connecticut

James C. McVeety, MD [35]
Assistant Clinical Professor of Neurology
Yale University School of Medicine
Attending Physician
Hospital of St. Raphael
New Haven, Connecticut

James E. Peck, PhD, CCC-A [2]
Associate Professor
Department of Otolaryngology and Communicative
 Sciences
University of Mississippi Medical Center
Jackson, Mississippi

James P. Malone, MD [28]
Assistant Professor
Division of Otolaryngology—Head & Neck Surgery
Southern Illinois University School of Medicine
Springfield, Illinois

Jay B. Farrior, MD [10, 13]
Farrior Ear Clinic
Clinical Professor of Otolaryngology
University of South Florida
Tampa, Florida

Jean M. Bruch, MD, DMD [16]
Clinical Instructor
Department of Otology and Laryngology
Harvard Medical School
Associate Surgeon
Department of Otolaryngology
Massachusetts Eye and Ear Infirmary
Boston, Massachusetts

John E. Godwin, MD, MS [33]
Professor of Medicine
Chief, Division of Hematology/Oncology
Associate Director, Souther Illinois University
 SimmonsCooper Cancer Institute
Southern Illinois University School of Medicine
Springfield, Illinois

John P. Carey, MD [4]
Associate Professor of Otolaryngology—Head and Neck Surgery
Division of Otology, Neurotology, and Skull Base Surgery
Department of Otolaryngology—Head and Neck Surgery
Johns Hopkins University School of Medicine
Attending Surgeon
Johns Hopkins Hospital
Baltimore, Maryland

John P. Kelly, MD, DMD, FACS [23]
Chief of Oral and Maxillofacial Surgery
Hospital of Saint Raphael
Associate Clinical Professor of Surgery
Yale Medical School
New Haven, Connecticut

John R. Houck, MD [17]
Associate Professor of Otorhinolaryngology
University of Oklahoma Health Sciences Center
Oklahoma City, Oklahoma

K. Chris McMains, MD [38]
Assistant Professor
Department of Otolaryngology—Head and Neck Surgery
University of Texas Health Science Center San Antonio
San Antonio, Texas

K. J. Lee, MD, FACS [1, 2, 5, 8, 9, 10, 13, 32, 35, 36, 37, 40, 41]
Associate Clinical Professor
Section of Otolaryngology
Yale University School of Medicine
Managing Partner
Southern New England Ear, Nose, Throat, and Facial Plastic Surgery Group, LLP
Chief of Otolaryngology
Hospital of Saint Raphael
Attending Otolaryngologist
Yale–New Haven Hospital
New Haven, Connecticut

K. Thomas Robbins, MD [28]
Professor
Division of Otolaryngology, Department of Surgery
Director, SimmonsCooper Cancer Institute at SIU
Southern Illinois University School of Medicine
Springfield, Illinois
Kathleen C. M. Campbell, PhD,
CCC-A [2]
Professor and Director of Audiology Research
Division of Otolaryngology
Department of Surgery
Southern Illinois University School of Medicine
Springfield, Illinois

Kathleen Sie, MD [31]
Associate Professor
Director, Childhood Communication Center
Children's Hospital and Regional Medical Center
University of Washington
Seattle, Washington

Lloyd B. Minor, MD [4]
Andelot Professor and Director
Department of Otolaryngology—Head and Neck Surgery
Johns Hopkins School of Medicine
Baltimore, Maryland

Mack L. Cheney, MD [30]
Director, Division of Facial Plastic and Reconstructive Surgery
Massachusetts Eye and Ear Infirmary
Boston, Massachusetts

Manuel Don, PhD [3]
Head, Department of Electrophysiology
House Ear Institute
Los Angeles, California

Mark A. D'Agostino, MD, FACS [40]
Chief, Section of Otolaryngology
Middlesex Hospital
Middltown, Connecticut
Staff Otolaryngologist
Yale-New Haven Hospital, Hospital of St. Raphel, Milford Hospital, Midstate Medical Center, Griffin Hospital
Assistant Professor of Surgery
Uniformed Services University of the Health Sciences
Bethesda, Maryland
Clinical Instructor, Section of Otolaryngology
Yale University School of Medicine
New Haven, Connecticut

Mark D. Delacure, MD, FACS [29]
Chief, Division of Head & Neck Surgery and Oncology
Associate Professor of Otolaryngology—Head & Neck Surgery

Associate Professor of Reconstructive Plastic Surgery
Institute of Reconstructive Plastic Surgery
Department of Surgery
New York University School of Medicine
NYU Clinical Cancer Center
New York, New York

Mark E. Lee [9]
Mark E. Lee Productions
Los Angeles, California

Martin J. Citardi, MD, FACS [14]
Professor and Chair
Department of Otorhinolaryngology—Head & Neck Surgery
University of Texas Medical School at Houston
Houston, Texas

Nicolas Y. Busaba, MD, FACS [16]
Assistant Professor
Department of Otology and Laryngology
Harvard Medical School
Associate Chief
Division of Otolaryngology
VA Boston HealthCare System
Surgeon
Massachusetts Eye and Ear Infirmary
Boston, Massachusetts

Nilesh R. Vasan, MD, FRACS [21, 24, 27]
Assistant Professor
Otolaryngology-Head and Neck Surgeon
Department of Otorhinolaryngology
The University of Oklahoma Health Sciences Center
Oklahoma City, Oklahoma

Ninef E. Zaya, MD [20]
Senior Resident
Division of Otolaryngology
Souther Illinois University School of Medicine
Springfield, Illinois

Paul J. Donald, MD, FRCS(C) [7]
Professor, Department of Otolaryngology—Head and Neck Surgery
Director, Center for Skull Base Surgery
University of California, Davis
Davis, California

Pete S. Batra, MD [14]
Section of Nasal and Sinus Disorders
Head and Neck Institute
Cleveland Clinic Foundation
Cleveland, Ohio

Raghu Kolluri, MD, MS, FACP [33]
Director, Vascular Medicine and Non–Invasive Vascular Lab
Prairie Vascular Institute
Clinical Assistant Professor
Department of Internal Medicine
Southern Illinois School of Medicine
Springfield, Illinois

Ralph P. Tufano, MD [22]
Associate Professor
Department of Otolaryngology—Head and Neck Surgery
Johns Hopkins University School of Medicine
Baltimore, Maryland

Richard T. Miyamoto, MD, MS, FACS, FAAP [6]
Arilla Spence DeVault Professor and Chairman,
Department of Otolaryngology—Head and Neck Surgery
Indiana University School of Medicine
Indianapolis, Indiana

Robert L. Witt, MD, FACS [18]
Associate Professor
Jefferson Medical College
Philadelphia, Pennsylvania
Adjunct Scientist in the Center for Translational Cancer Research
University of Delaware
Chief, Head and Neck Oncology
Helen F. Graham Cancer Center
Christiana Care Health Systems
Newark, Delware

Ryan B. Scannell, MD [41]
Attending Surgeon
Facial and Plastic Reconstructive Surgery
ENT Associate of New Hampshire
Attending Surgeon
Lakes Region General Hospital
Laconia, New Hampshire

Sarah S. Connell, MD [12]
Neurotology Fellow
University of Miami Ear Institute
Department of Otolaryngology
Miller School of Medicine
Miami, Florida

Seilesh C. Babu, MD [5]
Attending Surgeon, Department of Otolaryngology
Providence Hospital, Michigan Ear Institute, PLLC
Farmington Hills, Michigan

Tessa Hadlock, MD [30]
Division of Facial Plastic and Reconstructive Surgery
Massachusetts Eye and Ear Infirmary
Boston, Massachusetts

Thomas G. Takoudes, MD [25]
Clinical Instructor
Yale University School of Medicine
Attending Surgeon
Department of Surgery
Yale New Haven Hospital
Hospital of Saint Raphael
New Haven, Connecticut

Thomas J. Balkany, MD, FACS, FAAP [12]
Hotchkiss Professor and Chairman
Department of Otolaryngology
Professor of Neurological Surgery and Pediatrics
University of Miami Ear Institute
Miller School of Medicine
Miami, Florida

W. Bruce Lundberg, MD [34]
Associate Clinical Professor of Medicine
Yale University School of Medicine
Section Chief
Medical Oncology and Hematology
Department of Medicine
Hospital of St. Raphael
Attending Physician, Medicine
Yale–New Haven Hospital
New Haven, Connecticut

Weldon Selters, PhD [3]
Audiologist
House Clinic
Los Angeles, California

Agradecimentos

Acima de tudo, gostaria de agradecer à pessoa que esteve ao meu lado mesmo antes do aparecimento da 1ª edição deste livro — minha adorável e dedicada esposa Linda. E agora que nossos três filhos — Ken, Lloyd e Mark — que costumavam ajudar proporcionando assistência editorial, estão muito atarefados com suas respectivas profissões — advocacia, mercado de capital e produção de filmes — Linda voltou a me ajudar. Jeannie Grenier, minha enfermeira e colaboradora editorial, trabalhou duro para que a 9ª edição fosse publicada no devido tempo. Agradeço à equipe da McGraw-Hill por sua diligência, trabalho árduo e comprometimento.

Agradeço também aos meus pais pelo ambiente estimulante que me proporcionaram, que me permitiu desenvolver uma grande paixão pelo trabalho árduo, um sentimento de organização e a capacidade de transformar materiais complexos em fatos simples — as pedras fundamentais que moldaram este livro desde sua 1ª edição.

No que concerne ao conteúdo do livro, continuo sendo eternamente grato aos homens que ocupam a vanguarda da otorrinolaringologia e que tanto me ensinaram — os doutores Harold F. Schuknecht, Daniel Miller e William W. Montgomery, já falecidos, para mencionar apenas três.

E aos recém-chegados às fronteiras da ciência médica e que contribuíram para esta edição, também agradeço por terem dedicado seu tempo para compartilharem sua perícia e, ao fazê-lo, ajudarem a manter este livro atualizado.

Estou em busca de um coeditor para a 10ª edição do *Princípios de otorrinolaringologia: cirurgia de cabeça e pescoço*.

K. J. Lee

Prefácio

A 1ª edição de *Princípios de otorrinolaringologia: cirurgia de cabeça e pescoço*, publicada em 1973, baseou-se predominantemente em minhas anotações que me haviam ajudado em meu exame de qualificação. Desde então, foram publicadas oito edições. Por causa da recepção entusiástica entre os clínicos e da aceitação do livro tanto nos EUA quanto no resto do mundo, considerei que seria um trabalho extremamente agradável manter o livro atualizado. Dr. Anthony Maniglia providenciou para que a 6ª edição fosse traduzida para o espanhol pelos Drs. Blanco, Cabezas, Cobo, Duque, Reyes e Santamaria. A 7ª edição foi traduzida também para o espanhol pelos Drs. Rendón, Araiza, Pastrana, Enriquez e Gonzáles. A 8ª edição foi traduzida para o turco pelo Professor Metin Onerci e pelo Dr. Hakan Korkmaz e para o chinês pelo Professor Chan e colaboradores. Uma edição precedente também havia sido traduzida para o turco pelo Professor Vecdet Kayhan, Dr. Tayfun Sunay e Dr. Cetin Kaleli. Já recebemos mais solicitações para traduzir a 9ª edição.

Já que o universo da medicina se tornou muito mais complexo nos últimos anos, esta 9ª edição de *Princípios de otorrinolaringologia: cirurgia de cabeça e pescoço* contém novos temas, além da compilação das anotações de um único médico. Apesar de o conteúdo original ainda representar a base do livro, um amplo painel de autoridades em várias subespecialidades foi incluída para oferecer o que há de mais atual em suas respectivas áreas de conhecimento.

Apesar de não se tratar de uma revisão completa de toda a otorrinolaringologia nem de um compêndio abrangente sobre esse assunto, esta obra mantém-se fiel ao seu propósito original — funcionar como um manual para o aprendizado do tema e também como um texto de referência prático, abrangendo, em uma única fonte, os conceitos contemporâneos em otorrinolaringologia clínica. Estudantes de medicina dos ciclos avançados, residentes, otorrinolaringologistas, médicos de assistência primária e especialistas em outras áreas da medicina encontrarão neste livro uma fonte ainda mais útil e relevante.

K. J. Lee

Sumário

1. **Anatomia da orelha**... 1
   K. J. Lee

2. **Audiologia** 24
   Kathleen C. M. Campbell, James E. Peck, K. J. Lee

3. **Audiometria de respostas elétricas** 70
   Derald E. Brackmann, Manuel Don, Weldon Selters

4. **Sistema vestibular**.. 94
   Charles C. Della Santina, Lloyd B. Minor, John P. Carey

5. **Perda auditiva congênita** 135
   K. J. Lee, Seilesh C. Babu

6. **Implantes cocleares**... 162
   Richard T. Miyamoto

7. **Procedimentos cirúrgicos da base do crânio** 168
   Paul J. Donald, Hilary A. Brodie

8. **Paralisia do nervo facial**.. 198
   Elizabeth H. Toh, K. J. Lee

9. **Síndromes e epônimos**.. 224
   K. J. Lee, Mark Lee

10. **Embriologia das fendas e bolsas** 277
    K. J. Lee, Jay Farrior

11. **Fenda labial e palatina** 293
    Eric J. Moore, Craig W. Senders

12. Infecções da orelha 304
    Sarah S. Connell, Thomas J. Balkany

13. Distúrbios não-infecciosos da orelha 341
    Jay Farrior, K. J. Lee

14. O nariz e os seios paranasais 365
    Martin J. Citardi, Pete S. Batra

15. Os seios paranasais: embriologia, anatomia, diagnóstico endoscópico e tratamento 413
    David W. Kennedy, Bradford A. Woodworth

16. Apneia obstrutiva do sono 442
    Jean M. Bruch, Nicolas Y. Busaba

17. Imunologia e alergia 460
    John Houck

18. Doenças das glândulas salivares 512
    Robert L. Witt

19. Cavidade oral, faringe e esôfago 530
    David E. Eibling

20. Laringe 552
    Gayle E. Woodson, Ninef E. Zaya

21. Espaços e planos fasciais do pescoço 583
    Nilesh R. Vasan

22. Tireoide e paratireoides 603
    Ralph P. Tufano, Chad A. Glazer, Gregory W. Randolph

23. Cistos e tumores dos maxilares 642
    John P. Kelly

24. Tumores do corpo carotídeo e anomalias vasculares 654
    Nilesh R. Vasan, Greg A. Krempl

25. Classificação TNM em otorrinolaringologia — cirurgia de cabeça e pescoço 663
    Thomas G. Takoudes

26. Melanoma maligno 667
    Greg Krempl

27. Cânceres de laringe, seios paranasais e osso temporal 676
    Nilesh R. Vasan

28. Carcinoma de cavidade oral, faringe e esôfago 708
    James P. Malone, K. Thomas Robbins

29. Cirurgia reconstrutora de cabeça e pescoço 740
    Mark Delacure

30. **Cirurgia plástica de face**... 755
Tessa Hadlock, Mack L. Cheney

31. **Otorrinolaringologia pediátrica**... 776
Kathleen Sie

32. **Anestesia para procedimentos cirúrgicos da cabeça e do pescoço**........................ 827
K. J. Lee

33. **Hemostasia cirúrgica e mecanismos da coagulação**.............................. 857
John E. Godwin, Raghu Kolluri

34. **Quimioterapia dos cânceres de cabeça e de pescoço**............................. 871
Harold Tara, Bruce Lundberg

35. **Neurologia e neurocirurgia pertinentes à otorrinolaringologia**..................... 889
Isaac Goodrich, James C. McVeety, K. J. Lee

36. **Oftalmologia relacionada**.. 905
K. J. Lee

37. **O tórax**... 911
K. J. Lee

38. **Fluido, eletrólitos e nutrição**... 930
K. Chris McMains, Frank R. Miller

39. **Tratamento antimicrobiano em otorrinolaringologia/cirurgia de cabeça e pescoço**.......... 940
David N. F. Fairbanks

40. **Farmacologia e terapêutica**.. 952
Mark D'Agostino, K. J. Lee

41. **Destaques e dicas importantes**.. 976
Ryan B. Scannell, K. J. Lee

Índice / *1103*

Anatomia da orelha 1

1. O osso temporal forma parte da parede lateral e da base do crânio. Constitui dois terços do assoalho da fossa craniana média e um terço do assoalho da fossa posterior, sendo formado por quatro porções:
   a. Escamosa
   b. Mastoide (ou mastóidea)
   c. Petrosa
   d. Timpânica
2. Os seguintes músculos se inserem no processo mastoide:
   a. Esternoclidomastóideo
   b. Esplênio da cabeça
   c. Longuíssimo da cabeça
   d. Digástrico
   e. Auriculares anterior, superior e posterior (O músculo temporal se insere na porção escamosa do osso temporal e não no processo mastoide.)
3. A aurícula (pavilhão auricular) (Fig. 1.1) é formada por cartilagem elástica, e o canal cartilaginoso por fibrocartilagem; este canal constitui um terço do canal auditivo externo (enquanto dois terços da trompa de Eustáquio (tuba auditiva) são cartilaginosos), sendo ósseos os dois terços restantes.
4. A pele que recobre o canal cartilaginoso possui glândulas sebáceas, glândulas ceruminosas e folículos pilosos. A pele sobre o canal ósseo é tensa e não possui tecido subcutâneo, exceto o periósteo.
5. Os limites do *canal auditivo externo* são:

Anterior	Fossa mandibular e parótida
Posterior	Mastoide
Superior	Recesso epitimpânico (medialmente); cavidade craniana (lateralmente)
Inferior	Parótida

   A porção anterior, o assoalho e parte da porção posterior do canal ósseo são formados pela parte timpânica do osso temporal. O restante do canal posterior e do assoalho é formado pela porção escamosa.
6. Os limites do *epitímpano* são:

Anterior	Canal semicircular lateral e VII nervo
Superior	Tégmen timpânico (teto)
Anterior	Arco zigomático
Lateral	Escama (lâmina timpânica)
Inferior	Fossa da bigorna
Posterior	Ádito (ou *aditus*)

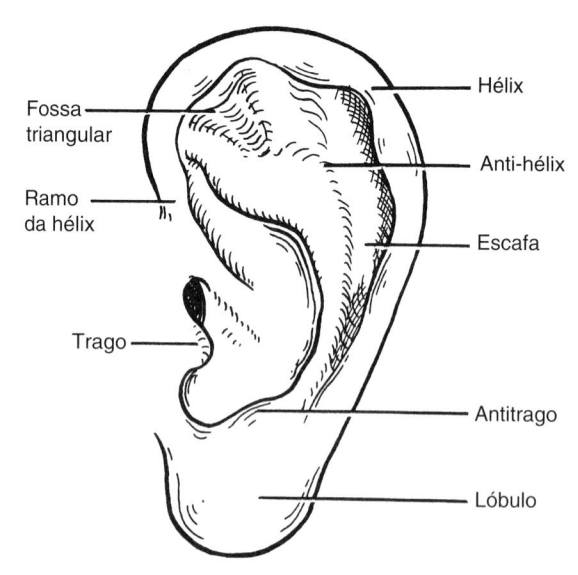

Fig. 1.1 Aurícula (pavilhão auricular).

7. Os limites da cavidade timpânica são:

Teto	Tégmen timpânico (teto)
Assoalho	Parede jugular e proeminência estiloide
Posterior	Mastoide, estapédio, eminência piramidal
Anterior	Parede carotídea, trompa de Eustáquio, músculo tensor do tímpano
Medial	Parede labirintina
Lateral	Membrana timpânica, lâmina timpânica ou *scutum* (laterossuperior)

8. A *aurícula* está aderida ao osso por:
   a. Pele
   b. Uma extensão da cartilagem para a cartilagem do canal auditivo externo
   c. Ligamentos
      (1) Ligamento anterior (do zigoma ao hélix e trago)
      (2) Ligamento superior (do canal auditivo externo à espinha do hélix)
      (3) Ligamento posterior (da mastoide à concha)
   d. Músculos
      (1) Músculo auricular anterior
      (2) Músculo auricular superior
      (3) Músculo auricular posterior
9. A *incisura (chanfradura) de Rivinus* é a incisura (chanfradura) na escamosa, sendo a membrana de Shrapnell localizada medialmente a ela. O anel timpânico não é um anel completo, apresentando uma zona de deiscência localizada superiormente.
10. A *cavidade de Meckel* é a concavidade na porção superior do osso temporal onde fica localizado o gânglio de Gasser (V).
11. O *canal de Dorello* fica entre a extremidade petrosa e o osso esfenoide. É o sulco do VI nervo. A *síndrome de Gradenigo*, secundária a uma petrosite com acometimento do VI nervo, caracteriza-se por:

a. Dor atrás do olho
b. Diplopia
c. Otorreia
12. O *triângulo suprameatal de Macewen* fica atrás e acima do canal auditivo externo. É limitado ao nível do meato pela espinha de Henle, também denominada *espinha suprameatal*. Esse triângulo aproxima-se da posição do antro medialmente. O *tégmen mastóideo* é uma fina lâmina sobre o antro.
13. O *triângulo de Trautmann* é demarcado pelo labirinto ósseo, seio sigmoide e seio petroso superior ou dura-máter.

    O *ângulo de Citelli* é o ângulo *sinodural*. Fica localizado entre o seio sigmoide e a placa da dura-máter na fossa média. Alguns autores consideram o lado do triângulo de Trautmann como sendo o ângulo de Citelli.
    Ângulo sólido é o ângulo formado pelos três canais semicirculares.
    Lâmina timpânica ("scutum") é uma fina placa óssea que constitui a parede lateral do epitímpano. Faz parte da escama (ou porção escamosa).
    A *fossa madibular* (cavidade glenoide) é limitada pela parte escamosa do osso temporal, raiz do zigoma e ossos timpânicos.
    O *canal de Huguier* transporta anteriormente a corda do tímpano para fora do osso temporal, estando localizado lateralmente ao teto do protímpano.
    O *forame de Huschke* fica localizado adiante da lâmina timpânica do osso temporal ao longo de uma porção não-ossificada da lamina. Situa-se próximo da fissura de Santorini.
    O *poro acústico*, a "boca" do canal auditivo interno, é dividido horizontalmente pela *crista falciforme*.
14. A orelha interna é formada por três partes (Fig. 1.2).
    a. Parte superior: labirinto vestibular (utrículo e canais semicirculares)
    b. Parte inferior: cóclea e sáculo
    c. Saco e duto endolinfáticos

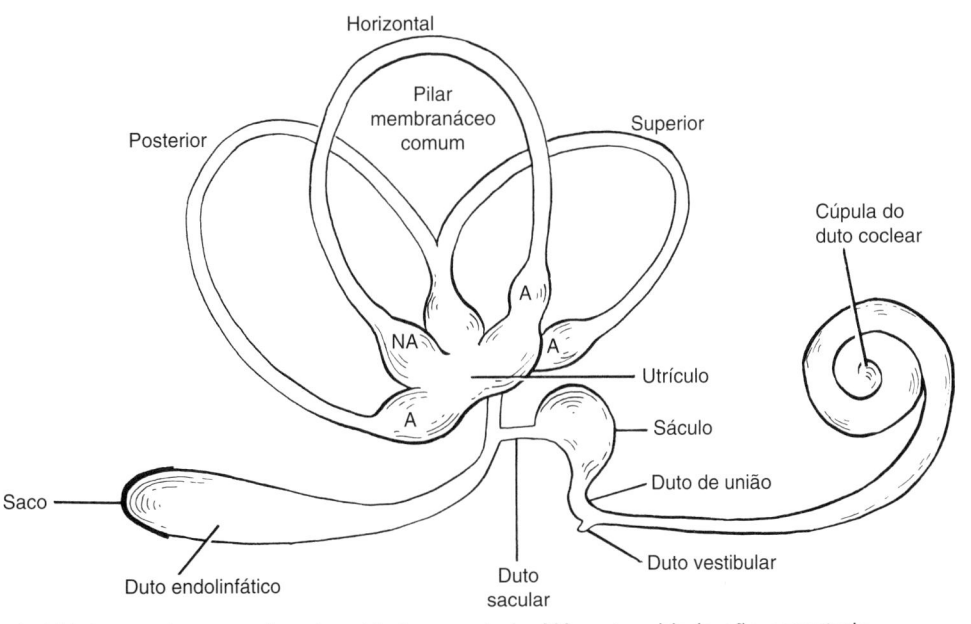

Fig. 1.2 Labirinto membranoso. A, extremidade amputada; NA, extremidade não-amputada.

15. Existem quatro pequenos sáculos provenientes do espaço perilinfático:
    a. Ao longo do duto endolinfático
    b. Fissura *ante fenestram*
    c. Fossa *post fenestram*
    d. Duto periótico
16. Existem quatro aberturas para dentro do osso temporal
    a. Canal auditivo interno
    b. Aqueduto vestibular
    c. Aqueduto coclear
    d. Fossa subarqueada
17. O *pontículo* é a crista de osso entre o nicho da janela oval e o seio do tímpano.
18. O *subículo* é a crista de osso entre o nicho da janela redonda e o seio do tímpano.
19. O *septo de Körner* separa a porção escamosa das células aéreas da parte petrosa do osso temporal.
20. Somente 33% da população possuem a porção petrosa do osso temporal pneumatizada.
21. A *rampa ("scala") comum* é onde a rampa do tímpano se une à rampa do vestíbulo. O elicotrema é o ápice da cóclea onde as duas se unem (Fig. 1.3).
22. A *pirâmide petrosa* é o osso mais resistente do corpo.
23. O limite superior do diâmetro do canal auditivo interno é de 8 mm.
24. O *aqueduto coclear* é um canal ósseo que conecta a rampa do tímpano do giro basal com o espaço subaracnóideo da cavidade craniana posterior. O aqueduto coclear do adulto comum tem 6,2 mm de comprimento.

ORELHA MÉDIA

Plexo timpânico = V_3, IX e X
V_3 ⟶ Nervo auriculotemporal
IX ⟶ Nervo de Jacobson
X ⟶ Nervo auricular

ORELHA INTERNA

Canais semicirculares horizontal e superior.

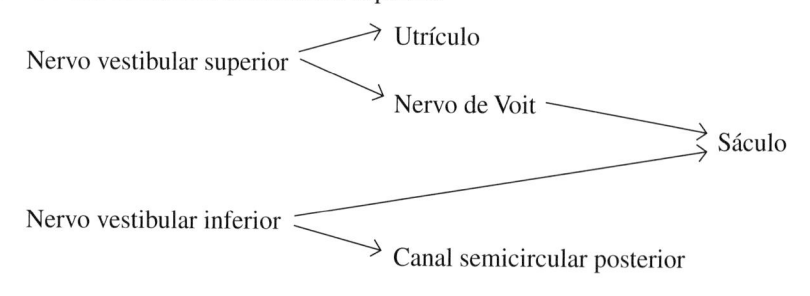

Nervo vestibular superior ⟶ Utrículo
⟶ Nervo de Voit ⟶ Sáculo

Nervo vestibular inferior ⟶ Sáculo
⟶ Canal semicircular posterior

SUPRIMENTO SANGUÍNEO

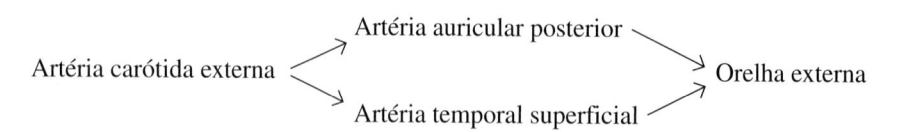

Artéria carótida externa ⟶ Artéria auricular posterior ⟶ Orelha externa
⟶ Artéria temporal superficial ⟶ Orelha externa

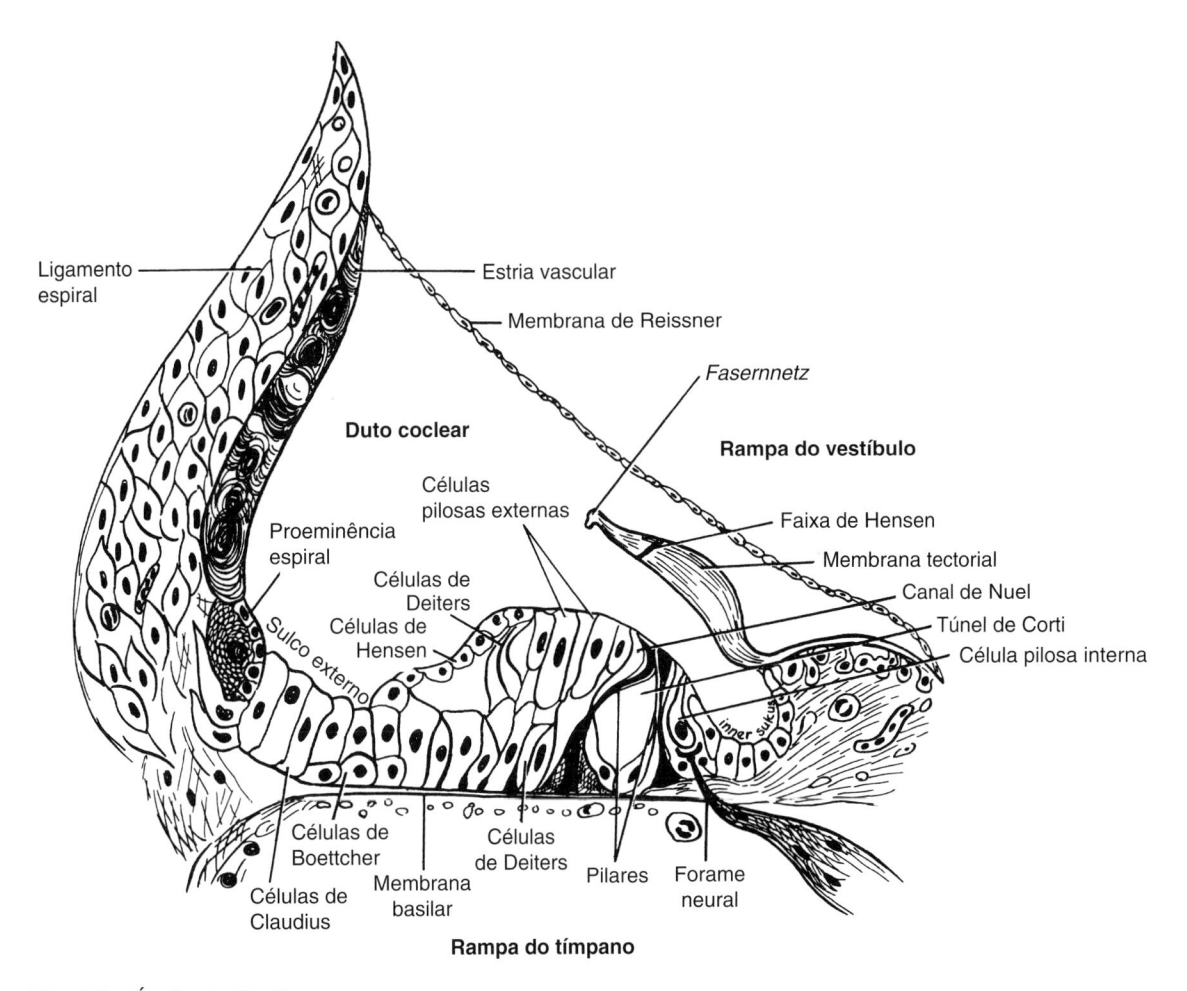

Fig. 1.3 Órgão de Corti.

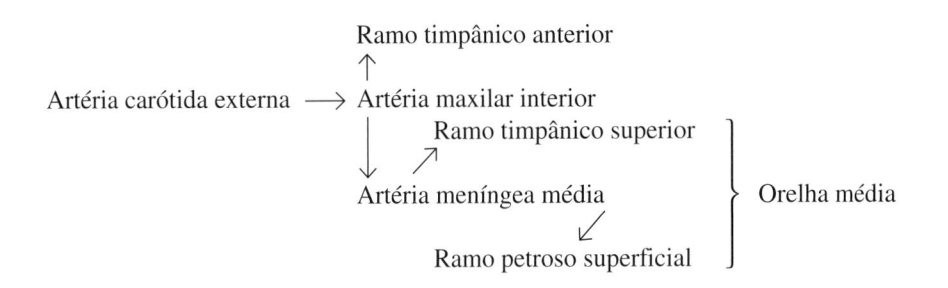

Artéria carótida externa ⟶ Artéria maxilar interior

- Ramo timpânico anterior ↑
- ↓
- Artéria meníngea média
  - ↗ Ramo timpânico superior
  - ↙ Ramo petroso superficial

} Orelha média

Artéria carótida interna ⟶ Artéria caroticotimpânica ⟶ Anastomoses com ramos das artérias estilomastóidea, maxilar interna e faríngea ascendente

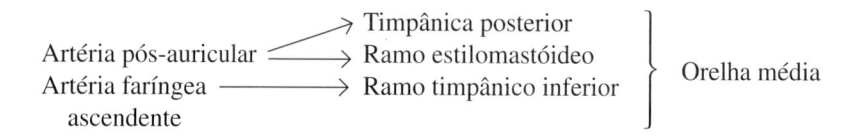

Artéria pós-auricular → Timpânica posterior
→ Ramo estilomastóideo
Artéria faríngea ascendente → Ramo timpânico inferior
} Orelha média

O processo longo da bigorna recebe menos suprimento sanguíneo e, consequentemente, é necrosado com mais frequência.

Artéria carótida externa → Artéria occipital → Ramo meníngeo → Mastoide
Artéria carótida interna → Vasos subarqueados

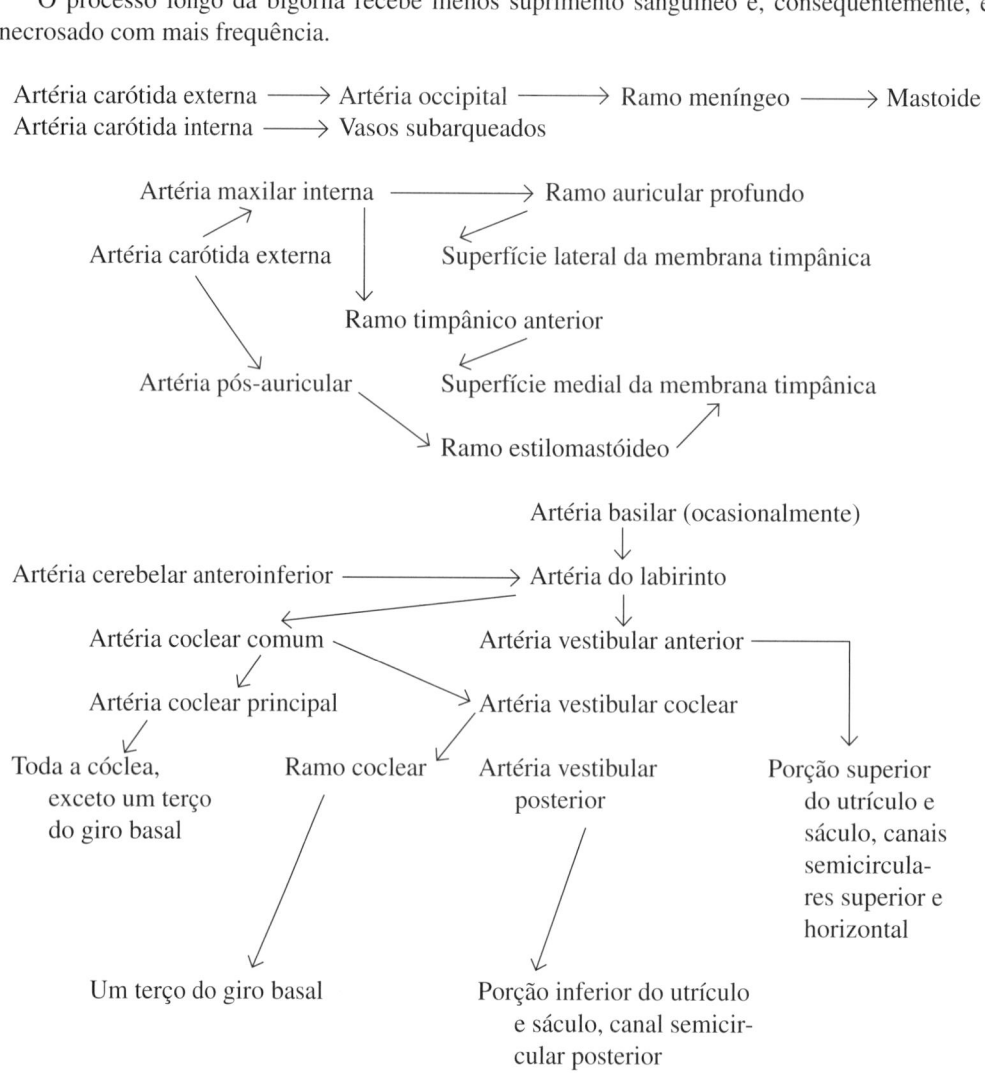

Artéria maxilar interna → Ramo auricular profundo
Artéria carótida externa ↗ ↙ Superfície lateral da membrana timpânica
↓ Ramo timpânico anterior
Artéria pós-auricular ↙ Superfície medial da membrana timpânica
↘ Ramo estilomastóideo ↗

Artéria basilar (ocasionalmente)
↓
Artéria cerebelar anteroinferior → Artéria do labirinto
↓
Artéria coclear comum ↙ Artéria vestibular anterior ─┐
↓ │
Artéria coclear principal → Artéria vestibular coclear │
↓ ↓ │
Toda a cóclea, Ramo coclear Artéria vestibular Porção superior
exceto um terço posterior do utrículo e
do giro basal sáculo, canais
↓ ↓ semicircula-
Um terço do giro basal Porção inferior do utrículo res superior e
e sáculo, canal semicir- horizontal
cular posterior

A inervação sensorial da aurícula é ilustrada na Fig. 1.4. O canal auditivo interno é mostrado na Fig. 1.5, e as dimensões da membrana timpânica na Fig. 1.6.

MEMBRANA TIMPÂNICA

A membrana timpânica possui quatro camadas:

1. Epitélio escamoso
2. Camada fibrosa radiada

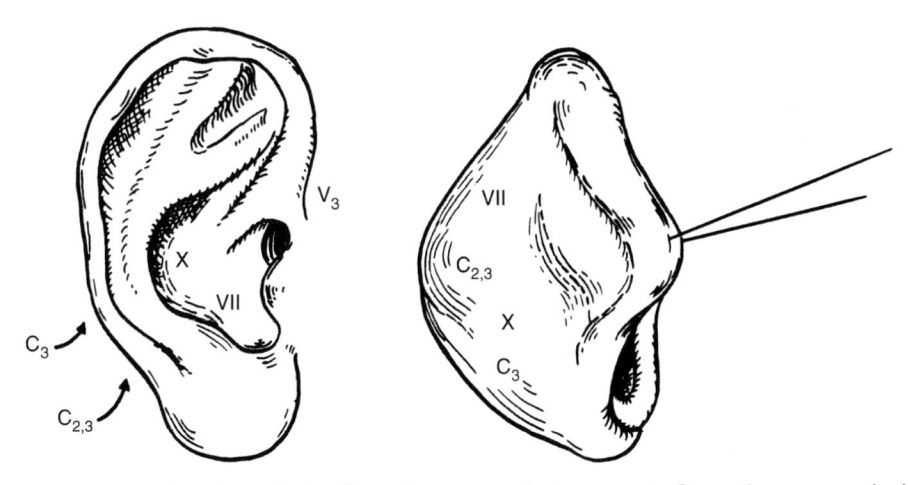

Fig. 1.4 Inervação sensorial da aurícula. C_3, pelo nervo auricular grande; $C_{2,3}$, pelo nervo auricular menor; X, ramo auricular; V_3, nervo auriculotemporal; VII, ramos sensoriais.

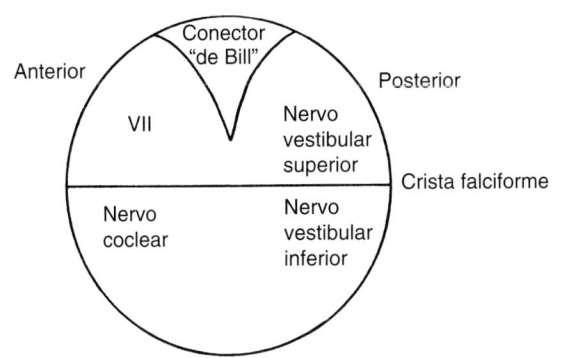

Fig. 1.5 Corte transversal do canal auditivo interno.

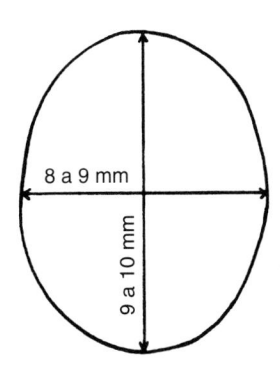

Fig. 1.6 Mensuração da membrana timpânica.

3. Camada fibrosa circular
   4. Camada muscular
      Área total média da membrana timpânica: 70 a 80 mm^2
      Superfície média da membrana timpânica que vibra: 55 mm^2

DRENAGEM VENOSA

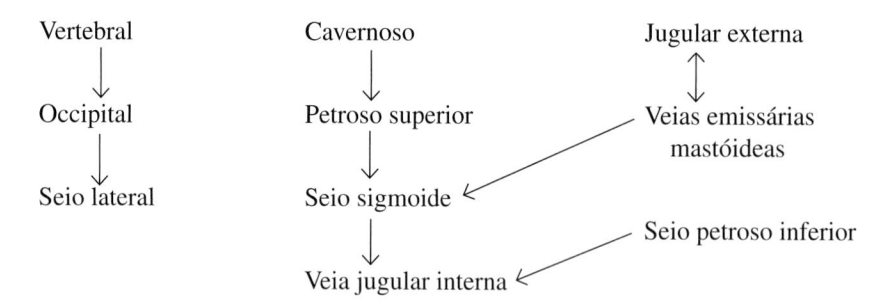

Vertebral → Occipital → Seio lateral

Cavernoso → Petroso superior → Seio sigmoide → Veia jugular interna

Jugular externa ← Veias emissárias mastóideas → Seio sigmoide

Seio petroso inferior → Veia jugular interna

OSSÍCULOS

Martelo
1. Cabeça
2. Colo
3. Manúbrio
4. Processo anterior
5. Processo lateral ou curto

Bigorna
1. Corpo
2. Processo curto
3. Processo longo (processo lenticular)

Estribo
1. Ramo anterior
2. Ramo posterior
3. Base (média de 1,41 mm × 2,99 mm)

LIGAMENTOS

Martelo
1. Ligamento superior do martelo (da cabeça ao teto do epitímpano)
2. Ligamento anterior do martelo (do colo próximo do processo anterior ao osso esfenoide através da fissura petrotimpânica)
3. Tensor do tímpano (da superfície medial da extremidade superior do manúbrio ao processo cocleariforme)
4. Ligamento lateral do martelo (do colo à incisura timpânica)

Bigorna
1. Ligamento superior da bigorna (do corpo ao tégmen)
2. Ligamento posterior da bigorna (do processo curto ao assoalho da fossa da bigorna

Estribo

1. Tendão do estapédio (do ápice do processo piramidal à superfície posterior do colo do estribo)
2. Ligamento anular (da base à margem da abertura [janela] vestibular)
   Maleolar: a articular incudal é uma articulação diartrodial
   Incudo: a articulação estapédica é uma articulação diartrodial
   Estapediana: a articulação do labirinto é uma articulação sindesmótica.

PREGAS IMPORTANTES DA ORELHA MÉDIA

Existem cinco pregas do martelo e quatro pregas da bigorna:

1. Prega anterior do martelo (maleolar): do colo do martelo à margem anterossuperior do sulco timpânico
2. Prega posterior do martelo (maleolar): do colo à margem posterossuperior do sulco timpânico
3. Prega lateral do martelo (maleolar): do colo ao colo na forma de um arco e à membrana de Shrapnell
4. Bolsa anterior de von Troltsch: fica entre a prega maleolar anterior e a porção da membrana timpânica adiante do cabo (manúbrio) do martelo
5. Bolsa posterior de von Troltsch: fica entre a prega maleolar posterior e a porção da membrana do tímpano atrás do cabo (manúbrio) do martelo

O espaço de Prussak (Fig. 1.7) possui os seguintes limites:

1. Anterior: prega maleolar lateral
2. Posterior: prega maleolar lateral
3. Superior: prega maleolar lateral
4. Inferior: processo lateral do martelo
5. Medial: colo do martelo
6. Lateral: membrana de Shrapnell

A *janela oval* fica localizada no plano sagital.

A *janela redonda* fica localizada no plano transversal, sendo protegida por uma aba anterior proveniente do promontório. Está orientada no sentido posteroinferior assim como lateral.

O *tensor do tímpano* se insere desde o processo cocleariforme até a superfície medial da extremidade superior do manúbrio. Admite-se que tracione a membrana do tímpano medialmente, colocando-a sob tensão; traciona também o martelo medialmente e para a frente; eleva a frequência da ressonância e atenua as baixas frequências.

O músculo estapédio (do estribo) se insere mais frequentemente no colo posterior do estribo. Ocasionalmente, insere-se no ramo posterior ou na cabeça ou, ainda, raramente, no processo lenticular. Posteriormente, sua inserção é no processo piramidal. Traciona o estribo posteriormente, admitindo que aumente a frequência ressonante da cadeia de ossículos e atenue os sons.

TROMPA DE EUSTÁQUIO

1. Tem 17 a 18 mm por ocasião do nascimento e aumenta para cerca de 35 mm na vida adulta.
2. Ao nascer, a trompa (tuba auditiva) é horizontal e cresce até adotar uma posição inclinada de 45° na vida adulta. Assim, o orifício faríngeo ocupa uma posição cerca de 15 mm mais baixa que o orifício timpânico.
3. Pode ser dividida em uma porção cartilaginosa anteromedial (24 mm) e uma porção óssea posterolateral (11 mm). A parte mais estreita da trompa (tuba) fica na junção das porções óssea e

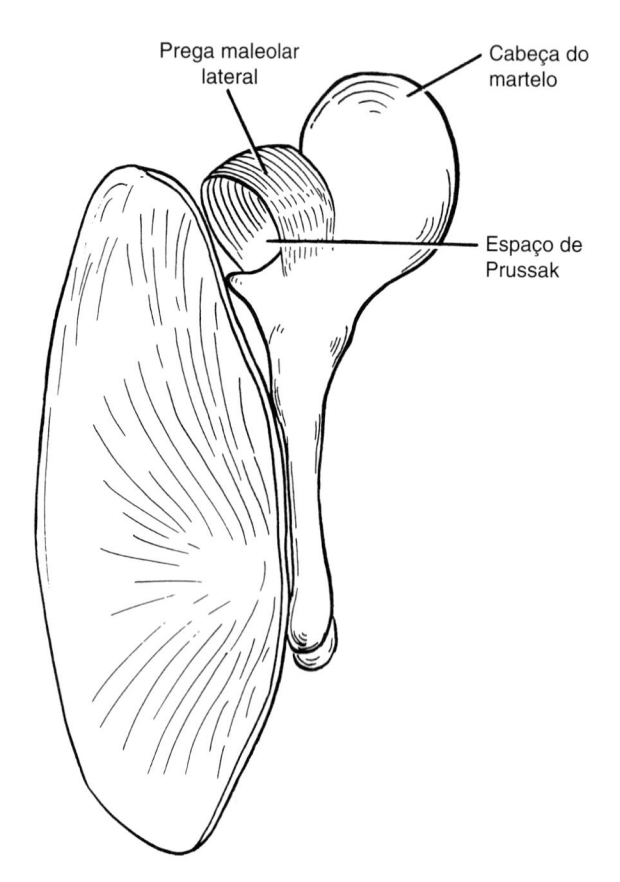

Fig. 1.7 Espaço de Prussak.

cartilaginosa. (Convém lembrar que o canal auditivo externo é um terço cartilaginoso e dois terços ósseo.)
4. A parte cartilaginosa da trompa (tuba) é revestida por epitélio colunar-ciliado pseudoestratificado, porém na direção do orifício timpânico passa a ser revestida por epitélio cuboide ciliado
5. Abre-se pela ação do músculo tensor do véu palatino (invervado pela terceira divisão do V nervo), agindo sinergicamente com o músculo elevador do véu palatino (inervado pelo vago). Nas crianças, o único músculo que atua é o tensor do véu palatino, pois o elevador do véu palatino é separado da cartilagem da trompa de Eustáquio por uma considerável distância. Por isso, pode-se prever que uma criança que tenha uma fenda palatina com função precária do músculo tensor do véu palatino venha a apresentar problemas com a trompa de Eustáquio até que o elevador do véu palatino comece a funcionar.
6. Em um indivíduo normal, é necessária uma diferença de pressão de 200 a 300 mm H_2O para ser produzido um fluxo de ar.
7. É mais fácil expelir ar da orelha média do que introduzi-lo (razão do maior número de problemas com a trompa ao pousar em um avião).
8. Uma pressão de –30 mmHg ou mais baixa por 15 min pode produzir um transudato na orelha média. Uma diferença de pressão de 90 mmHg ou mais alta pode "bloquear" a trompa de Eustáquio, impedindo sua abertura pelo músculo tensor do véu palatino. Essa é a denominada diferença de pressão crítica.

9. Se a diferença de pressão ultrapassa os 100 mmHg, a membrana do tímpano pode sofrer ruptura.
10. Uma manobra de Valsalva gera cerca de 20 a 40 mmHg de pressão.
11. Os tecidos linfoides da trompa receberam a denominação de amígdala de Gerlach.
12. O óstio timpânico da tuba auditiva fica ao nível da parede anterior da cavidade timpânica, aproximadamente 4 mm acima da parte mais inferior do assoalho da cavidade. O diâmetro do óstio é de 3 a 5 mm. O tamanho do óstio faríngeo varia de 3 a 10 mm em seu diâmetro vertical e de 2 a 5 mm em seu diâmetro horizontal.

As Figs. 1.8 a 1.22 são cortes horizontais do osso temporal do Laboratório de Pesquisa de HF Schuknecht na Massachusetts Eye and Ear Infirmary.

EMBRIOLOGIA DA ORELHA

Aurícula

Durante a sexta semana de gestação, ocorre a condensação do mesoderma do primeiro e segundo arcos, dando origem a seis proeminências de His. As três primeiras proeminências derivam do primeiro arco, e o segundo arco contribui para as últimas três (Fig. 1.23).

Primeiro arco: Primeira proeminência ⟶ Trago (1)
Segunda proeminência ⟶ Ramo da hélice (2)
Terceira proeminência ⟶ Hélix (3)

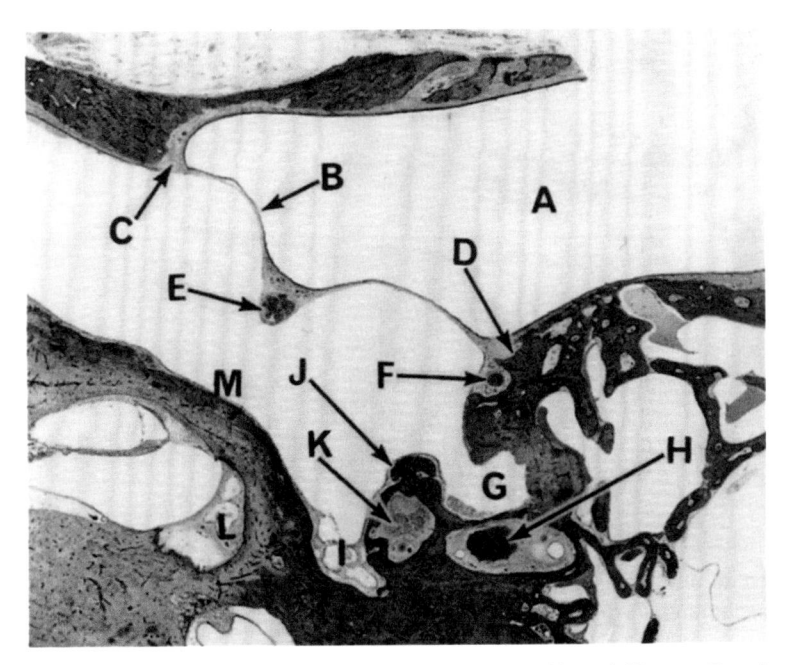

Fig. 1.8 A, canal auditivo externo; B, membrana timpânica; C, anel (ânulo) fibroso; D, sulco timpânico; E, cabo (manúbrio) do martelo; F, corda do tímpano; G, recesso facial; H, nervo facial; I, seio do tímpano; J, processo piramidal; K, músculo estapédio; L, janela redonda; M, promontório.

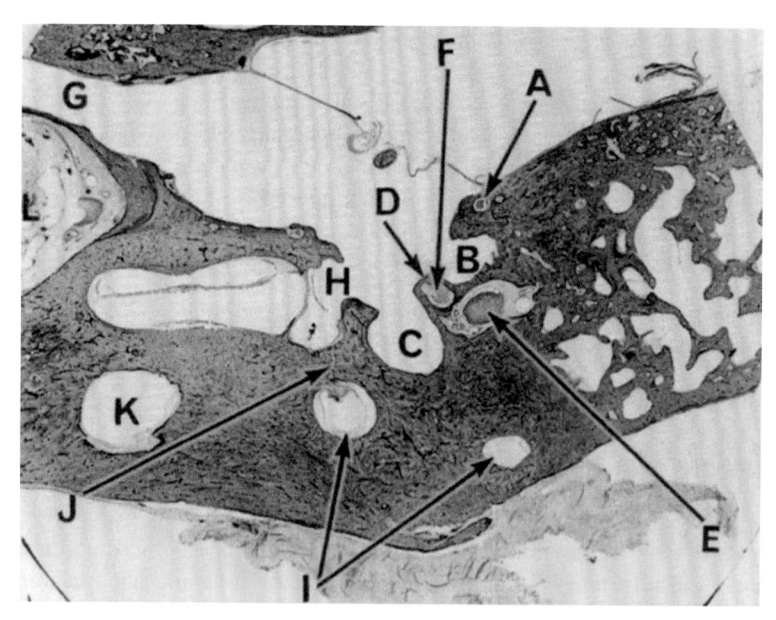

Fig. 1.9 A, corda do tímpano; B, recesso facial; C, seio do tímpano; D, processo piramidal; E, nervo facial; F, músculo estapédio; G, trompa de Eustáquio; H, nicho da janela redonda; I, canal semicircular posterior; J, microfissura sem função conhecida; K, meato auditivo interno; L, canal carotídeo.

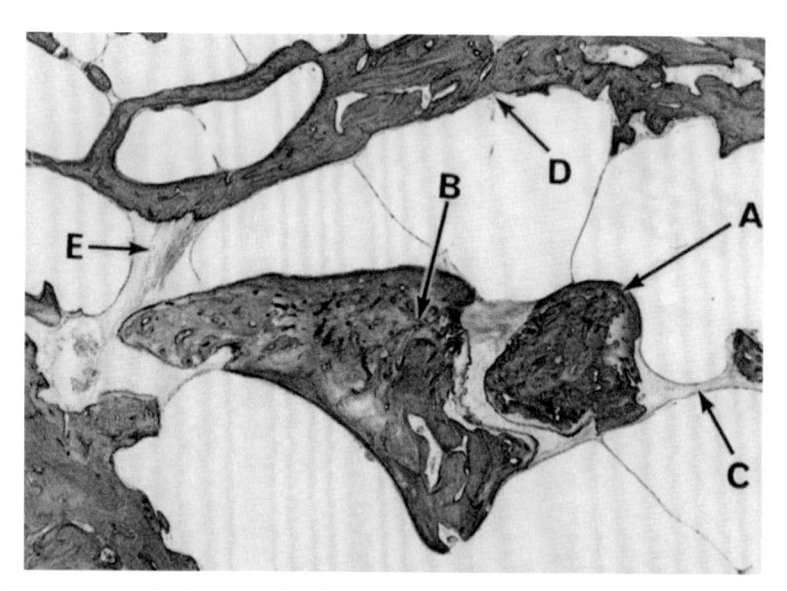

Fig. 1.10 A, cabeça do martelo; B, corpo da bigorna; C, ligamento maleolar anterior; D, parede lateral do ático; E, ligamento incudal (da bigorna) posterior.

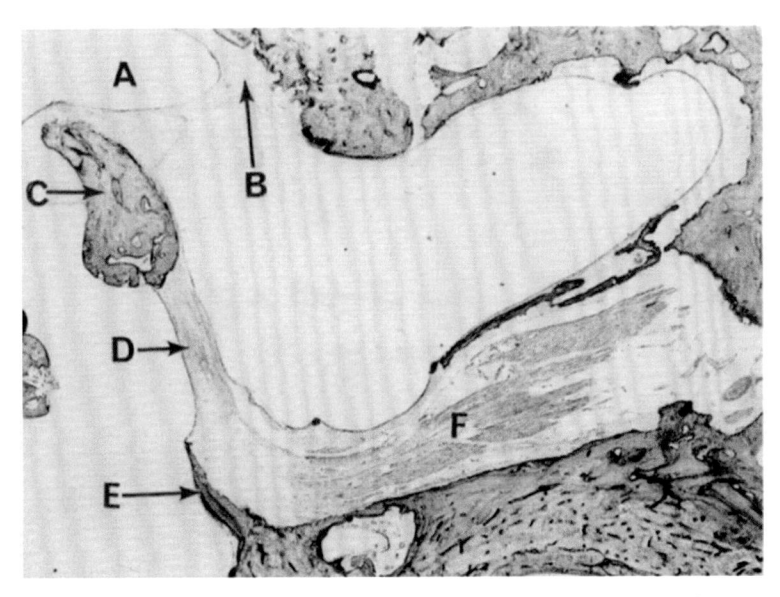

Fig. 1.11 A, canal auditivo externo; B, anel (ânulo) fibroso; C, martelo; D, tendão do tensor do tímpano; E, processo cocleariforme; F, músculo tensor do tímpano.

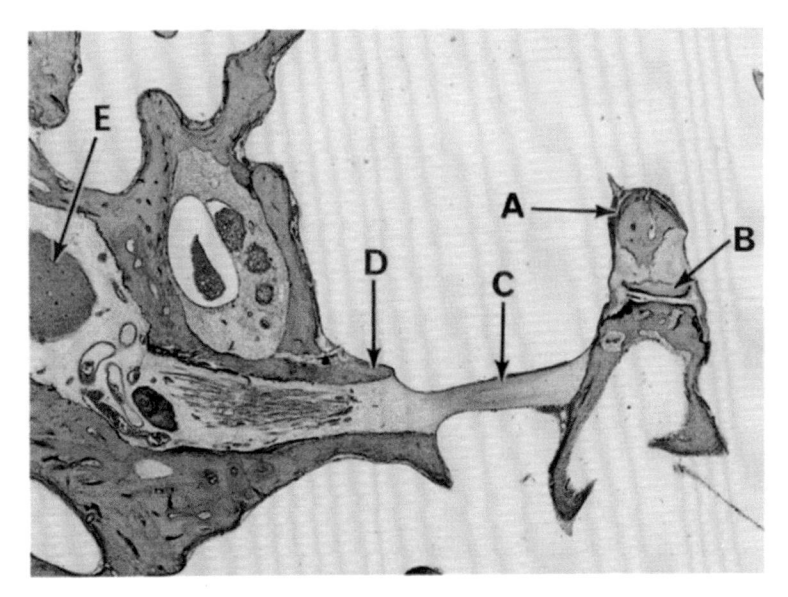

Fig. 1.12 A, bigorna; B, processo lenticular; C, tendão do estapédio (do estribo); D, processo piramidal; E, nervo facial.

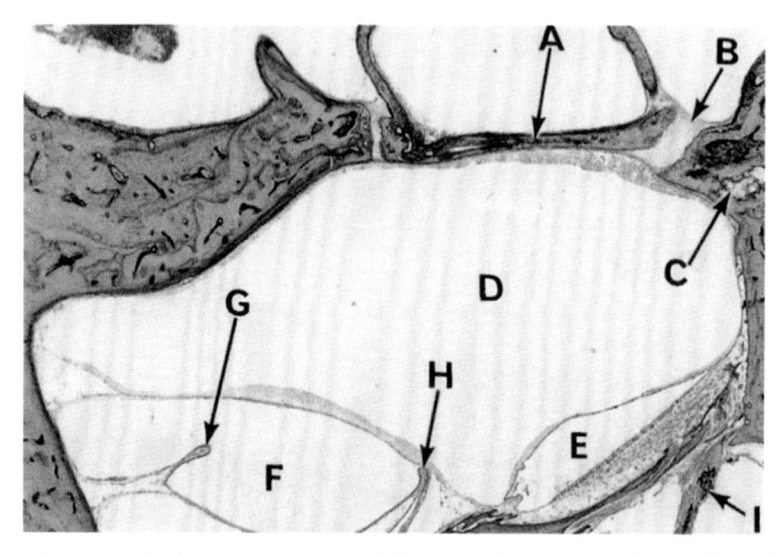

Fig. 1.13 A, base do estribo; B, ligamento anular; C, fissura *ante fenestram*; D, vestíbulo; E, sáculo; F, utrículo; G, crista utricular inferior; H, valva utriculoendolinfática; I, nervo sacular.

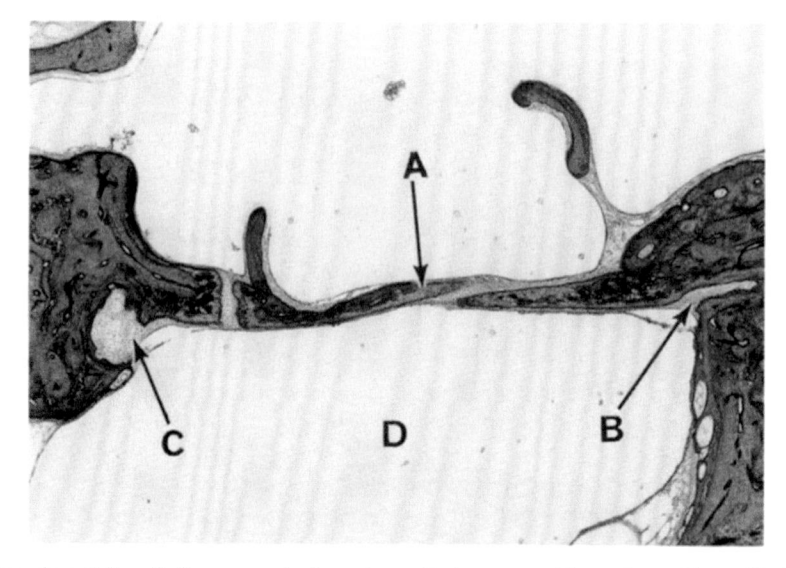

Fig. 1.14 A, base do estribo; B, fissura *ante fenestram*; C, fossa *post fenestram*; D, vestíbulo.

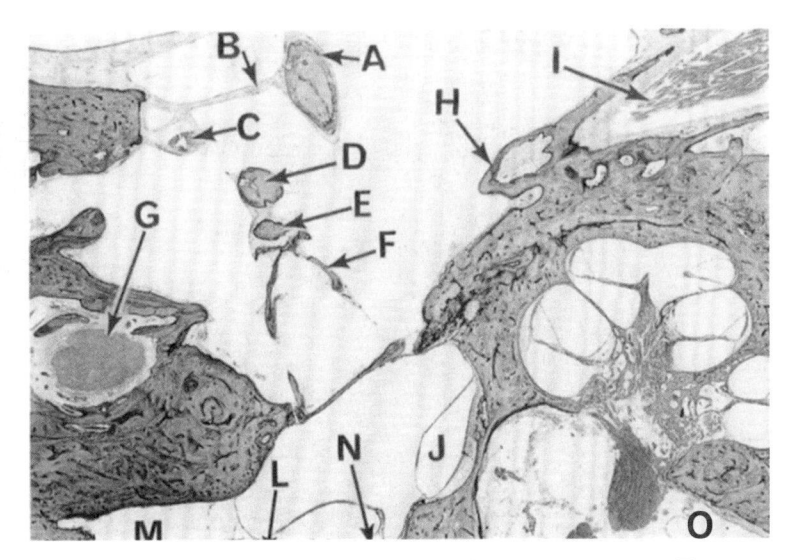

Fig. 1.15 A, martelo; B, membrana timpânica; C, corda do tímpano; D, bigorna; E, processo lenticular; F, estribo; G, nervo facial; H, processo cocleariforme; I, tensor do tímpano; J, sáculo; L, crista utricular inferior; M, canal semicircular lateral; N, seio do duto endolinfático; O, canal auditivo interno.

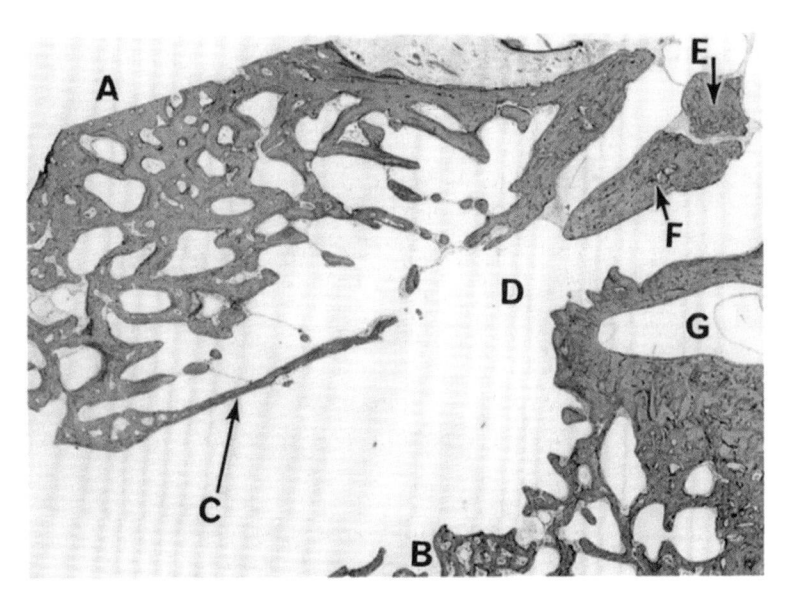

Fig. 1.16 A, porção escamosa do osso temporal; B, porção petrosa do osso temporal; C, septo de Körner; D, ádito; E, martelo; F, bigorna; G, canal semicircular lateral.

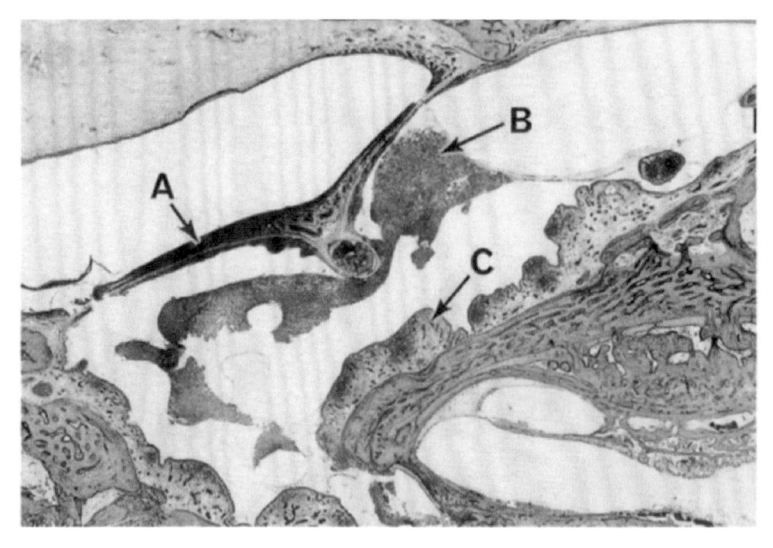

Fig. 1.17 Otite média aguda. A, membrana timpânica; B, material purulento; C, mucosa espessada da orelha média.

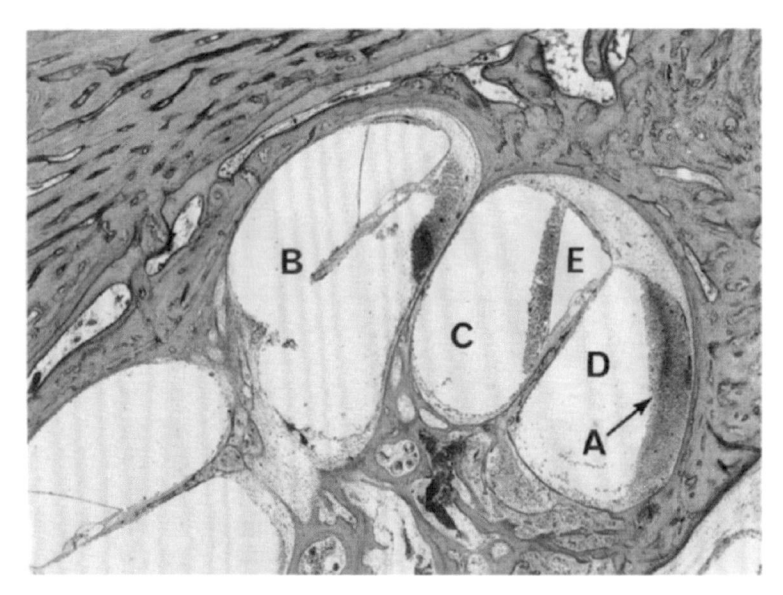

Fig. 1.18 Labirintite aguda. A, leucócitos; B, helicotrema; C, rampa do vestíbulo; D, rampa do tímpano; E, duto coclear.

CAPÍTULO 1 / ANATOMIA DA ORELHA 17

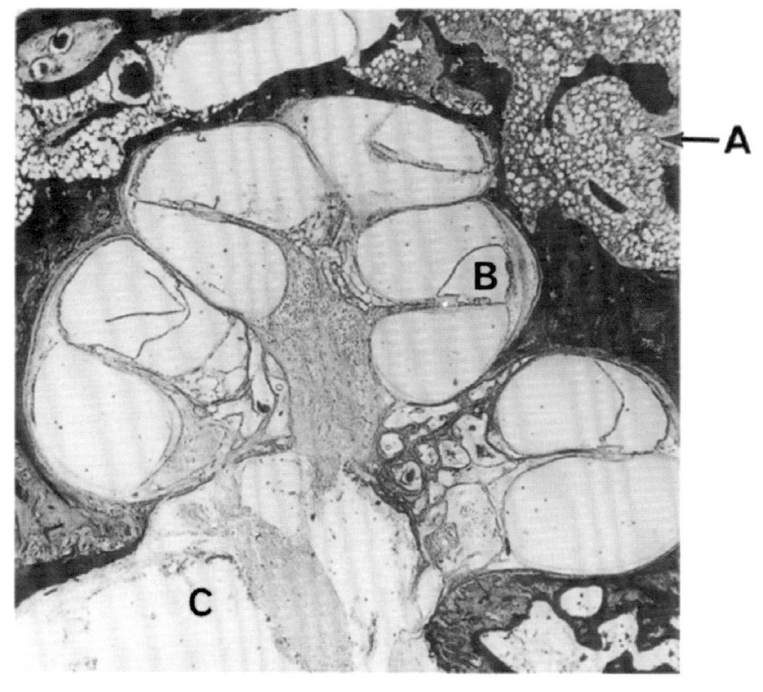

Fig. 1.19 Sífilis congênita. A, alterações lêuticas na cápsula ótica; B, hidropsia endolinfática; C, canal auditivo interno.

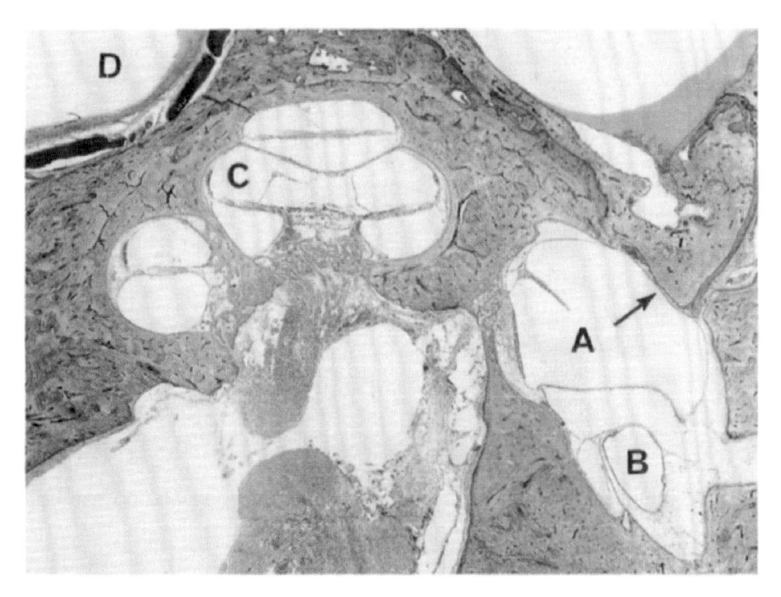

Fig. 1.20 Doença de Ménière. A, sáculo aumentado de volume contra a base; B, utrículo; C, duto coclear "distendido"; D, artéria carótida.

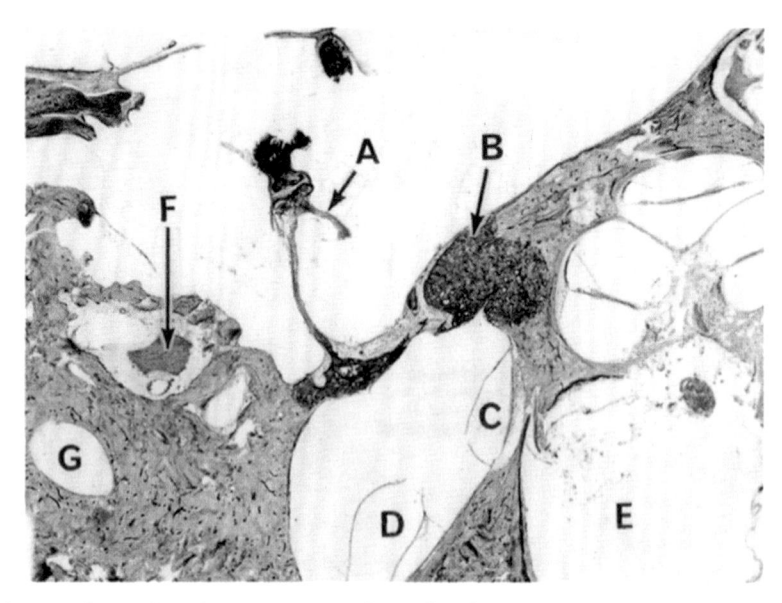

Fig. 1.21 Otosclerose. A, estribo; B, osso otosclerótico; C, sáculo; D, utrículo; E, canal auditivo interno; F, nervo facial; G, canal semicircular lateral.

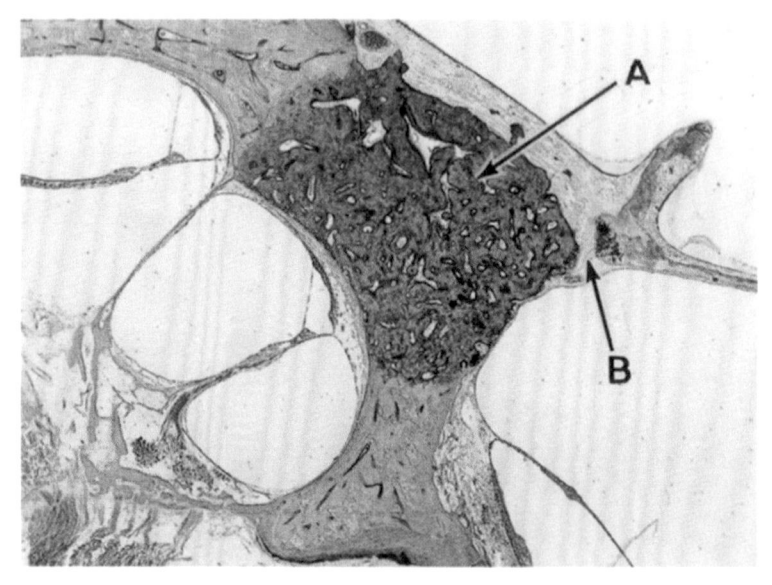

Fig. 1.22 Otosclerose. A, otosclerose histológica sem acometimento da base do estribo; B, ligamento anular.

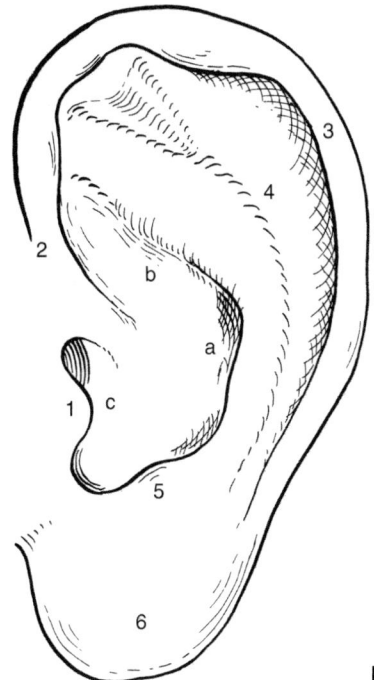

Fig. 1.23 Embriologia da aurícula.

Segundo arco: Quarta proeminência ⟶ Anti-hélix (4)
Quinta proeminência ⟶ Antitrago (5)
Sexta proeminência ⟶ Lóbulo e hélix inferior (6)

7ª semana: a formação de cartilagem está em desenvolvimento.

12ª semana: a aurícula está formada pela fusão das proeminências.

20ª semana: tem a sua configuração adulta alongada, embora não alcance o seu tamanho adulto alongado até os 9 anos de idade.

A concha é formada por três áreas separadas do primeiro sulco (ectoderma) (ver a Fig. 1.23).

1. Parte média do primeiro sulco: cavo da concha
2. Parte superior do primeiro sulco: cimba da concha
3. Parte mais baixa do primeiro sulco: incisivo intertrago

Canal auditivo externo

Durante a oitava semana de gestação, o ectoderma superficial na região da extremidade superior do primeiro sulco faríngeo (dorsal) torna-se mais espesso. Esse núcleo central de epitélio continua crescendo na direção da orelha média. Simultaneamente, o cavo da concha se aprofunda para formar o terço externo do canal auditivo externo. Por volta da vigésima primeira semana, tem início a reabsorção desse núcleo, "tornando-se oco" para formar um canal. A camada mais interna permanece para transformar-se na camada superficial da membrana timpânica. A formação do canal é completada na vigésima oitava semana. Por ocasião do nascimento, o canal auditivo externo não é ossificado nem possui as dimensões que terá na vida adulta. A ossificação será completada por volta dos 3 anos de idade, e o tamanho adulto é alcançado aos 9 anos.

Trompa de Eustáquio e orelha média

Durante a terceira semana de gestação, a primeira e segunda bolsas faríngeas estão localizadas lateralmente em ambos os lados do que virá a ser a língua oral e faríngea. Com o aumento de volume do terceiro arco, o espaço entre o segundo arco e a faringe (primeira bolsa) é comprimido, tornando-se a trompa de Eustáquio (tuba uterina). Os "bolsões" na extremidade lateral transformam-se no espaço da orelha média. Por causa da proximidade com o primeiro, segundo e terceiro arcos, o V, VII e IX nervos são encontrados na orelha média. Na décima semana, começa a pneumatização. O antro aparece na 23ª semana. É interessante assinalar que a orelha média fica preenchida por tecido conjuntivo mucoide até a época do nascimento. A 28ª semana marca o aparecimento da membrana timpânica, que deriva dos três tecidos.

Ectoderma $\longrightarrow$ Camada escamosa
Mesoderma $\longrightarrow$ Camada fibrosa
Endoderma $\longrightarrow$ Camada mucosa

Entre a 12ª e a 18ª semanas, emergem quatro sacos mucosos primários, transformando-se cada um deles em uma região anatômica específica da orelha média.

Saco anterior $\longrightarrow$ Bolsa anterior de von Troltsch
Saco médio $\longrightarrow$ Epitímpano e área petrosa
Saco superior $\longrightarrow$ Bolsa posterior de von Troltsch, parte da mastoide, espaço incudal inferior
Saco posterior $\longrightarrow$ Nichos para as janelas redonda e oval, seio do tímpano

Ao nascer, o subepitélio embrionário é reabsorvido, e a pneumatização prossegue na orelha média, no antro e na mastoide. A pneumatização da porção petrosa do osso temporal, por ser a última a ocorrer, continua até a puberdade.

A orelha média é bem-formada por ocasião do nascimento e aumenta de volume apenas ligeiramente no período pós-natal. Com 1 ano de idade, aparece o processo mastoide. Aos 3 anos, o anel timpânico e o canal ósseo estarão calcificados.

A trompa de Eustáquio (tuba auditiva) mede cerca de 17 mm por ocasião do nascimento e cresce para 35 mm na vida adulta.

Martelo e bigorna

Durante a sexta semana do desenvolvimento embrionário, o martelo e a bigorna aparecem como uma massa única. Por volta da oitava semana, essas estruturas se mostram separadas, e forma-se a articulação maleoloincudal. A cabeça e o colo do martelo derivam da cartilagem de Meckel (primeiro arco mesodérmico), o processo anterior a partir do processo de Folius (osso mesenquimal), e o manúbrio a partir da cartilagem de Reichert (segundo arco mesodérmico). O corpo e o processo curto da bigorna têm origem na cartilagem de Meckel (primeiro arco mesodérmico), e o processo longo na cartilagem de Reichert (segundo arco mesodérmico). Na 16ª semana, os ossículos alcançam seu tamanho adulto. Na 16ª semana, a ossificação começa, aparecendo primeiro ao nível do processo longo da bigorna. Durante a 17ª semana, o centro de ossificação torna-se visível na superfície medial do colo do martelo e se propaga para o manúbrio e a cabeça. Por ocasião do nascimento, o martelo e a bigorna exibem tamanho e formato adultos. A ossificação do martelo nunca é completa, permanecendo parte do manúbrio cartilaginosa. (O processo lenticular é conhecido também como "apófise de Sylvius" ou "processo lenticular da bigorna".)

ESTRIBO

Com quatro semanas e meia, as células mesenquimais do segundo arco se condensam para formar o blastema. O VII nervo divide o blastema em estribo, inter-hialino e lateral-hialino. Durante a sétima semana, o anel do estribo emerge ao redor da artéria estapédica. A lâmina estapediana, que é do mesênquima ótico, aparece para tornar-se a base do estribo e o ligamento anular. Com oito semanas e meia, terá sido formada a articulação incudoestapediana. O inter-hialino transforma-se em músculo e tendão do estapédio; o lateral-hialino torna-se a parede posterior da orelha média. Juntamente com a cápsula ótica, o lateral-hialino torna-se também o processo piramidal e o canal facial. Admite-se que a parte mais baixa do canal facial derive da cartilagem de Reichert.

Durante a décima semana, o estribo modifica seu formato de anel para o formato de um estribo. No decorrer da 19ª semana, começa a ossificação a partir da superfície obturadora da base estapedial, a qual se completa por volta da 28ª semana, exceto para a superfície vestibular da base do estribo, que continua sendo cartilaginosa por toda a vida adulta. Por ocasião do nascimento, o estribo possui tamanho e formato adultos.

Orelha interna

Durante a terceira semana, o neuroectoderma e o ectoderma laterais ao primeiro sulco se condensam para formar o placoide ótico. Este último se envagina até ser submerso completamente e circundado pelo mesoderma, tornando-se o otocisto ou vesícula ótica na quarta semana. A quinta semana marca o aparecimento de uma parte dorsal larga e uma parte ventral delicada da vesícula ótica. Entre essas duas partes, surgem o duto e saco endolinfáticos. Durante a sexta semana, surgem os canais semicirculares, que pela oitava semana, juntamente com o utrículo, estarão plenamente formados. A formação do giro basal da cóclea ocorre no decorrer da sétima semana, e, por volta da 12ª semana, terão sido desenvolvidos os dois giros e meio completos. O desenvolvimento do sáculo acompanha o do utrículo. Evidentemente, a parte superior (canais semicirculares e utrículo) se desenvolve antes da parte inferior (sáculo e cóclea). Considera-se que a formação do labirinto membranoso sem o órgão terminal terá sido concluída na 15ª semana de gestação.

Concomitantemente com a formação do labirinto membranoso, emergem os precursores da cápsula ótica durante a oitava semana como uma condensação da pré-cartilagem mesenquimal. Os 14 centros de ossificação podem ser identificados na 15ª semana, e a ossificação terá sido completada durante a 23ª semana de gestação. A última área de ossificação é a fissura *ante fenestram*, que pode permanecer cartilaginosa durante toda a vida. Com exceção do saco endolinfático, que continua crescendo até a vida adulta, os labirintos membranoso e ósseo exibem sua dimensão adulta na 23ª semana de desenvolvimento embrionário. O saco endolinfático é o primeiro a aparecer e o último a parar de crescer.

Na terceira semana, aparece primeiro a mácula comum. Sua parte superior se diferencia em mácula utricular e nas cristas dos canais semicirculares superior e lateral, enquanto a parte inferior torna-se a mácula do sáculo e da crista do canal semicircular posterior. Durante a oitava semana, podem ser identificadas duas cristas de células assim como as estrias vasculares. No decorrer da 11ª semana, são formados os órgãos terminais vestibulares, completos com células sensoriais e de apoio. Durante a 12ª semana, é completado o desenvolvimento das estrias vasculares e da membrana tectorial. No decorrer da 23ª semana, as duas cristas de células se dividem em células da crista interna e células da crista externa. As células da crista interna tornam-se o limbo espiral; as da crista externa se transformam em células pilosas, células dos pilares, células de Hensen e células de Deiters. Durante a 26ª semana, são formados o túnel de Corti e o canal de Nuel.

As células da crista neural laterais ao rombencéfalo se condensam para formar o gânglio acústico-facial, que se diferencia em gânglio geniculado facial, gânglio vestibular superior (utrículo e canais semicirculares superior e horizontal) e gânglio inferior (sáculo, canal semicircular posterior e cóclea).

Ao nascer, podem ser identificados quatro elementos do osso temporal: osso petroso, osso escamoso, anel timpânico e processo estiloide. O antro mastoide já está presente, mas o processo mastoide só será formado no final do segundo ano de vida; a pneumatização da mastoide se processa logo a seguir. O anel timpânico se estende lateralmente após o nascimento, formando o canal ósseo.

INFORMAÇÃO CLÍNICA

1. A microtia congênita ocorre em cerca de 1: 20.000 nascimentos.
2. A aurícula é formada precocemente. Por isso, a malformação da aurícula implica malformação da orelha média, da mastoide e do VII nervo. Por outro lado, uma aurícula normal com atresia do canal indica desenvolvimento anormal durante a 28ª semana, época na qual os ossículos e a orelha média já estão formados.
3. A fusão inadequada do primeiro e segundo arcos branquiais resulta na formação de um espaço sinusal pré-auricular (revestido por epitélio).
4. A malformação do primeiro arco e do sulco branquiais resulta em:
    a. Anormalidade da aurícula (primeiro e segundo arcos)
    b. Atresia do meato ósseo (primeiro sulco)
    c. Bigorna e martelo anormais (primeiro e segundo arcos)
    d. Mandíbula anormal (primeiro arco)

    Quando a moxila também se encontra malformada, este conjunto de achados clínicos é chamado de síndrome de Treacher Collins (disostose mandibulofacial).
    a. Olhos inclinados para baixo e para fora (antimongólicos)
    b. Pálpebra inferior fendida
    c. Mandíbula encurtada
    d. Atresia meatal óssea
    e. Malformação do martelo e da bigorna
    f. "Boca de peixe"
5. As anormalidades da cápsula ótica e do labirinto mostram-se raras, pois essas estruturas são filogeneticamente antigas.
6. Estima-se uma incidência de 20 a 30% da porção timpânica deiscente do VII nervo.
7. A incidência da ausência do tendão, do músculo e da eminência piramidal do estribo é estimada em 1%.
8. Dos cistos pré-auriculares, 20% são bilaterais.
9. Em lactentes muito pequenos, a fissura de Hyrtl proporciona uma extensão direta da infecção da orelha média para os espaços subaracnóideos. A fissura se fecha à medida que o lactente cresce. A fissura de Hyrtl se estende do espaço subaracnóideo próximo do gânglio glossofaríngeo até o hipotímpano imediatamente abaixo e adiante da janela redonda.[1]

Referência

1. Eggston AA, Wolff D. *Histopathology of the Ear, Nose and Throat.* Baltimore, MD: Williams & Wilkins; 1947.

Bibliografia

Allam A. Pneumatization of the temporal bone. *Ann Otol Rhinol Laryngol.* 1969;78:49.

Anson B, Donaldson JA. *Surgical Anatomy of the Temporal Bone.* 3rd ed. Philadelphia, PA: WB Saunders; 1980.

Bailey B. *Head and Neck Surgery—Otolaryngology.* Vols 1 & 2. Philadelphia, PA: JB Lippincott; 1993.

Ballenger JJ. *Diseases of the Nose, Throat, Ear, Head and Neck.* 13th ed. Philadelphia, PA: Lea & Febiger; 1985.

Hough J. Malformations and anatomical variations seen in the middle ear during the operation for mobilization of the stapes. *Laryngoscope.* 1958;68:1337.

Hough JVD. *Malformations and Anatomical Variations Seen in the Middle Ear during Operations on the Stapes.* American Academy of Ophthalmology and Otolaryngology Manual; 1961.

May M. Anatomy of the facial nerve (spacial orientation of fibres in the temporal bone). *Laryngoscope.* 1973; 83:1311.

Moore GF, Ogren FP, *et al.* Anatomy and embryology of the ear. In: Lee KJ, ed. *Textbook of Otolaryngology and Head and Neck Surgery.* New York, NY: Elsevier Science Publishing Co, Inc; 1989.

Pearson AA, *et al. The Development of the Ear.* American Academy of Ophthalmology and Otolaryngology Manual; 1967.

Proctor B. The development of the middle ear spaces and their surgical significance. *J Laryngol.* 1964; 78:631.

Proctor B. Embryology and anatomy of the eustachian tube. *Arch Otolaryngol.* 1967;86:503.

Proctor B. Surgical anatomy of the posterior tympanum. *Ann Otol Rhinol Laryngol.* 1969;78:1026.

Schuknecht HF. *Pathology of the Ear.* 2nd ed. Philadelphia, PA: Lea & Febiger; 1993.

Audiologia 2

ACÚSTICA

1. *Som*: ondas de energia geradas pelo deslocamento das partículas, tanto por *compressão* (mais densa) quanto por *rarefação* (menos densa), em um meio elástico; desencadeia o sentido da audição.
2. *Amplitude do som*: extensão do movimento vibratório entre o estado de repouso e o ponto mais distante do repouso durante as fases de compressão e rarefação das ondas de energia.
3. *Intensidade do som*: quantidade de energia sonora em determinada área por unidade de tempo. Refere-se à potência ou magnitude do som. O correlativo psicoacústico é a sonoridade.
4. *Pressão sonora*: força sonora (relacionada com a aceleração) sobre uma superfície por unidade de tempo.
5. *Decibel (dB)*: unidade usada para expressar a intensidade do som. Mais especificamente, é o logaritmo da razão entre duas intensidades sonoras. Um décimo de um Bell (em homenagem a Alexander Graham Bell).
6. *Frequência*: número de ciclos (oscilações completas) de um meio em vibração por unidade de tempo. O correlativo psicoacústico é o timbre. Período é a duração de um ciclo.
7. *Hertz (Hz)*: em acústica, corresponde à unidade usada para expressar a frequência (no passado, ciclos por segundo ou cps). A orelha humana é capaz de ouvir na faixa aproximada de 20 a 20.000 Hz.
8. *Tom puro*: som em uma única frequência. Raramente ocorre na natureza.
9. *Som complexo*: som formado por mais de uma frequência.
10. *Ruído*: som complexo aperiódico. Os tipos de ruído usados frequentemente em audiologia clínica são o *white noise* (ruído branco, que contém todas as frequências do espectro audível com amplitudes médias iguais); *narrow-band noise* (ruído branco com frequências situadas acima e abaixo de uma frequência central filtrada ou reduzida); e *speech noise* (ruído branco com frequências acima de 3.000 e abaixo de 300 Hz, reduzidas por um filtro). Contudo, o termo "ruído" também pode significar qualquer som indesejável.
11. *Frequência ressonante*: frequência na qual uma massa vibra com a mínima quantidade de força externa. É determinada pela elasticidade, pela massa e pelas características friccionais do meio. A ressonância natural do canal auditivo externo é de 3.000 Hz; a da orelha média varia de 800 a 5.000 Hz, principalmente entre 1.000 e 2.000 Hz; a da membrana timpânica oscila entre 800 e 1.600 Hz; e a da cadeia ossicular varia entre 500 e 2.000 Hz.

Decibel

A escala decibel é:

1. Uma expressão logarítmica da razão entre duas intensidades.
2. Não-linear (p. ex., o aumento de energia de 5 a 7 dB é muito maior que o de 1 a 3 dB, por ser a escala logarítmica).
3. Medida relativa (*i. e.*, 0 dB não indica ausência de som).
4. Expressa com diferentes níveis de referência, como, por exemplo, nível de pressão sonora (NPS), nível de audição (NA) e nível de sensação (NS).

Nível de pressão sonora

O valor de referência correspondente ao nível de pressão sonora (NPS) é a medida usada mais comumente para definir a potência sonora.

1. Hoje, o dB NPS geralmente é definido em micropascais (mas também pode ser referido em dinas por centímetro quadrado ou microbars).
2. A pressão sonora está relacionada com a intensidade do som.
3. A fórmula para calcular o número de decibéis é a seguinte:

$$\text{Intensidade em dB} = 10 \log I_o/I_r$$

onde

I_o = intensidade de saída do som que está sendo quantificado
I_r = intensidade de referência

Contudo, a intensidade é proporcional à pressão elevada ao quadrado, porque:

$$I \propto p^2$$

$$\therefore \text{dB NPS} = 10 \log (p_o^2/p_r^2) \text{ ou}$$

$$\text{dB NPS} = 10 \log (p_o/p_r)^2$$

$$= 10 \times 2 \log (p_o/p_r)$$

$$= 20 \log (p_o/p_r)$$

onde

p_o = pressão de saída do som que está sendo quantificado
p_r = pressão de referência, geralmente 20 µPa

Nível de audição

Quando a referência utilizada é o nível de audição (NA):

1. Em qualquer frequência, 0 dB NA é a menor intensidade média percebida pelas orelhas normais em 50% das vezes.
2. Essa escala (dB NA) foi desenvolvida porque os sistemas auditivos não são igualmente sensíveis a todas as frequências. Por exemplo, a orelha humana não consegue perceber 0 dB NPS a 250 Hz; em vez disso, um som de 250 Hz precisa ser aumentado até 26,5 dB NPS para que possa ser captado. A tal nível se atribui o valor 0 dB NA. As referências são as orelhas normais (Quadro 2.1).
3. Essa escala leva em consideração as diferenças de sensibilidade humana às diversas frequências: a audição normal é de 0 dB NA nas faixas de frequência bem acima de 47,5 dB NPS a 125 Hz; 26,5 dB NPS a 250 Hz; 13,5 dB NPS a 500 Hz; 7,5 dB NPS a 1.000 Hz; e assim por diante.
4. O NA é usado como referência nos audiômetros clínicos.

Nível de sensação

Quando a referência é o nível de sensação (NS):

1. A referência é o limiar auditivo do indivíduo.
2. 0 dB NS é o nível de intensidade no qual o indivíduo consegue apenas perceber um som em 50% das vezes em que é testado (i. e., "limiar").
3. Por exemplo, se um indivíduo tem limiar de 20 dB NS a 1.000 Hz, o 50 dB NS deste paciente é igual a 70 dB NA.

QUADRO 2.1 NÚMEROS DE dB NPS NECESSÁRIOS PARA EQUALIZAR 0 dB HL NAS DIFERENTES FREQUÊNCIAS PARA FONES DE OUVIDO TDH-49 E TDH-50

Frequência (Hz)	dB NPS
125	47,5
250	26,5
500	13,5
1.000	7,5
1.500	7,5
2.000	11,0
3.000	9,5
4.000	10,5
6.000	13,5
8.000	13,0

De American National Standard Specifications for Audiometers. ANSI S3.6-1996. Nova York: American National Standard Institute, Inc., 1996.[1]

É importante definir o nível de referência quando se fala em decibéis. O Quadro 2.2 define os NPS típicos dos vários ruídos ambientais.

MECANISMO DE AUDIÇÃO

Orelha externa

1. A orelha externa consiste na aurícula ou pavilhão auricular (componente mais proeminente e menos útil), no canal auditivo externo (que mede cerca de 2,5 cm de comprimento e 0,5 cm de diâmetro, com volume de 2 cm^3) e na superfície externa da membrana timpânica ou tímpano.
2. A aurícula tem a forma de um funil e reúne as ondas sonoras. O canal auditivo direciona as ondas sonoras, que fazem o tímpano vibrar.

QUADRO 2.2 NÍVEIS DE DECIBÉIS (dB NPS) DE ALGUNS SONS DO AMBIENTE

Som	Decibéis (dB NPS)	
Plataforma de lançamento de foguetes	180	Ruídos > 140 dB NPS podem provocar dor
Avião a jato	140	
Tiro de arma de fogo	140	
Aplicação de rebites em tanques de aço	130	
Motor de automóvel	120	
Aplicação de jato de areia	112	
Marcenaria	100	A exposição prolongada aos ruídos > 90 dB SP pode, por fim, causar danos à audição
Som provocado por corte de metal	100	
Caldeira	100	
Prensa hidráulica	100	
Indústria de fabricação de latas	100	
Metrô	90	
Fábrica comum	80 a 90	
Impressora de computador	85	
Restaurante barulhento	80	
Máquina de somar	80	
Tráfego barulhento	75	
Pessoas conversando	66	
Lares comuns	50	
Escritório silencioso	40	
Sussurro	30	

3. A aurícula também facilita a localização do som e é mais eficiente na transmissão de sons de alta frequência que na dos sons de baixa frequência.
4. O canal auditivo externo é uma câmara de ressonância para as frequências entre 2.000 e 5.500 Hz. Sua frequência de ressonância é de cerca de 2.700 Hz, mas varia para cada indivíduo.

Orelha média

1. A orelha média é um espaço preenchido por ar com cerca de 15 mm de altura, 2 a 4 mm de largura, 0,5 cm de profundidade e volume de 1 a 2 cm^3.
2. As ondas sonoras provenientes da membrana timpânica percorrem a cadeia ossicular, formada por três ossículos (martelo, bigorna e estribo), até chegar à janela oval. O deslocamento da cadeia ossicular varia em função da frequência e intensidade do som.
3. O martelo e a bigorna pesam praticamente o mesmo, mas o estribo tem cerca de um quarto da massa dos outros ossículos, diferença que facilita a transmissão das frequências altas.
4. A membrana timpânica e a cadeia ossicular transmitem mais eficazmente os sons entre 500 e 3.000 Hz. Desse modo, a orelha é mais sensível às frequências mais importantes ao entendimento da fala.
5. A orelha média transforma a energia acústica de um meio gasoso para um meio líquido. Essa estrutura funciona como um sistema de ajuste de impedância que assegura não haver perda de energia. Tal ajuste de impedância é obtido por meio de quatro fatores:
    a. *O efeito da área da membrana timpânica*: embora a área da membrana timpânica dos adultos varie de 85 a 90 mm^2, apenas cerca de 55 mm^2 vibram efetivamente (dois terços inferiores da membrana timpânica); a base do estribo tem 3,2 mm^2. Desse modo, a razão entre a parte vibratória da membrana timpânica e a base do estribo resulta no aumento da energia sonora de 1:17 em virtude de sua concentração em uma área muito menor.
    b. *Ação niveladora da cadeia ossicular*: à medida que o tímpano vibra, a cadeia ossicular é colocada em movimento em torno do eixo de rotação do processo anterior do martelo por meio do processo curto da bigorna. Como o cabo do martelo é cerca de 1,3 vez mais longo que o processo longo da bigorna, a força (pressão) recebida pela base do estribo, graças à utilização do sistema de alavancas, é maior que a aplicada no martelo em uma razão aproximada de 1,3:1. Desse modo, a razão transformadora da orelha média é de cerca de 22:1 (combinação do efeito da área da membrana timpânica com a da ação niveladora dos ossículos: 17 × 1,3 = 22,1), que corresponde a cerca de 25 dB.
    c. *A ressonância natural e a eficiência das orelhas externa e média* (500 a 3.000 Hz).
    d. *A diferença de fase entre a janela oval e a janela redonda*: quando a energia sonora incide na janela oval, produz uma onda dentro da cóclea que começa na janela oval, passa pela rampa do vestíbulo bem como pela rampa do tímpano, e chega à janela redonda. Nas orelhas normais, a diferença de fase entre as duas janelas resulta em uma alteração pequena (de cerca de 4 dB).

Orelha interna

Quando a onda sonora atinge a janela oval, a cóclea transforma o sinal mecânico em energia hidráulica e, finalmente (nas câmaras aéreas), em energia bioelétrica. À medida que a base do estribo se movimenta para dentro e para fora da janela oval, a cóclea gera uma onda viajante (teoria da onda viajante de Békésy). À proporção que a onda passa pela cóclea, movimenta as membranas basilar e tectória. Como essas duas membranas têm pontos de articulação diferentes, tal movimento resulta em uma leve ondulação que inclina os estereocílios das células ciliares. Essa inclinação despolariza as células ciliares que geram impulsos elétricos nervosos aferentes.

A onda de energia viaja da base ao ápice ao longo da membrana basilar até atingir intensidade máxima. A rigidez e massa da membrana basilar variam ao longo de todo o seu comprimento. O ponto de deslocamento máximo da onda viajante é determinado pela interação entre a frequência do som e as propriedades físicas da membrana basilar. As células ciliares externas (CCE) são móveis e reagem mecanicamente aos sinais que chegam com movimentos de encurtamento e alongamento, de acordo com a característica de suas frequências (a melhor). Com a estimulação eferente vigorosa, as CCE fazem parte de um mecanismo de *feedback* ativo que ajusta as propriedades físicas da membrana basilar de modo que determinada frequência estimule ao máximo um grupo restrito e específico de células ciliares internas (CCI). Esse efeito é o "amplificador coclear". As CCI são responsáveis pela preponderância das respostas neurais aferentes; 95% das fibras aferentes inervam estas células.

A cóclea está organizada espacialmente de acordo com a frequência, isto é, a disposição tonotópica. Para cada frequência, há um ponto altamente específico da membrana basilar, no qual as células ciliares têm máxima sensibilidade a esta frequência (extremidade basal para as frequências altas e extremidade apical para as frequências baixas). Os neurônios seletivos à frequência transmitem o código neural das células ciliares por meio do sistema auditivo. Com frequências múltiplas (som complexo), existem vários pontos de onda viajante máxima, e o aparelho coclear muda constantemente para a melhor recepção e codificação de cada componente de frequência. A resolução excelente de frequências do mecanismo auditivo é atribuída principalmente às respostas altamente seletivas das células ciliares mais que ao processamento nos centros auditivos superiores.

A cóclea não é linear e atua como um circuito de compressão, reduzindo uma ampla faixa de estímulos acústicos a uma faixa muito mais exígua. A compressão ocorre principalmente em torno da frequência característica das CCE. Essa não-linearidade permite que o sistema auditivo processe uma faixa muito ampla de intensidades, representada pela escala decibel logarítmica não-linear.[2] A percepção da tonalidade e intensidade depende de processos complexos efetivados desde a orelha externa até os centros auditivos superiores. Contudo, o principal fator é periférico, ou seja, quando a cóclea funciona como transdutor e analisador da frequência e intensidade dos estímulos que chegam.

Vias centrais

Quando os impulsos nervosos são iniciados, os sinais continuam ao longo da via auditiva que começa nas células ganglionares espirais situadas dentro da cóclea e termina no modíolo, onde as fibras formam o ramo coclear do VIII nervo craniano. As fibras passam ao núcleo coclear na junção pontomedular do tronco cerebral, que representa a primeira conexão realmente central. As fibras e o núcleo estão organizados tonotopicamente. Todas as fibras estabelecem sinapses no núcleo coclear ipsolateral. A maioria das fibras atravessa as estrias acústicas e o corpo trapezoide para entrar no complexo olivar superior contralateral na parte inferior da ponte do tronco cerebral. Esse cruzamento é o primeiro ponto de decussação, quando os sinais gerados pelas duas orelhas interagem

QUADRO 2.3 ENZIMAS DO ÓRGÃO DE CORTI E DAS ESTRIAS VASCULARES DO DUTO COCLEAR

Succinato-desidrogenase
Citocromo-oxidases
Diaforases (DPN, TPN)
Desidrogenase láctica
Desidrogenase málica
α-glicerofosfato-desidrogenase
Glutamato-desidrogenase

QUADRO 2.4 VALORES NORMAIS DO LÍQUIDO LABIRÍNTICO

	Perilinfa				Endolinfa		
	Soro	LCR	Escala timpânica	Escala vestibular	Cóclea	Vestíbulo	Saco endolinfático
Na (mEq/ℓ)	141	141	157	147	6	14,9	153
K (mEq/ℓ)	5	3	3,8	10,5	171	155	8
Cl (mEq/ℓ)	101	126	—	—	120	120	—
Proteínas (mg/dℓ)	7.000	10 a 25	215	160	125	—	5.200
Glicose (mg/dℓ)	100	70	85	92	9,5	39,4	—
pH	7,35	7,35	7,2	7,2	7,5	7,5	—

pela primeira vez para permitir a função binaural. As fibras sobem aos núcleos do lemnisco lateral da ponte e ao colículo inferior do mesencéfalo. O corpo geniculado medial do tálamo é o último núcleo auditivo antes do córtex. A partir daí, as fibras nervosas se irradiam para o córtex auditivo. A organização tonotópica é mantida, em grande parte, ao longo da via auditiva que começa na cóclea e chega ao córtex.

A via central é um sistema complexo com vários cruzamentos e núcleos. Nem todos os tratos neuroniais formam sinapses com cada núcleo auditivo em ordem sequencial ("efeito dominó"), mas podem estabelecer duas a cinco sinapses. Há uma proliferação de fibras, que variam de cerca de 25.000 no VIII nervo craniano até alguns milhões presentes no tálamo. Além dos diversos núcleos, existem fibras aferentes e eferentes, que exercem influências mútuas. Estudar todas as vias bem como os núcleos possíveis e o processamento dessa transmissão neural é uma tarefa muito difícil. Uma regra mnemônica para guardar a sequência geral de tais estruturas auditivas é OCOLI: Oitavo nervo craniano, núcleo Coclear, complexo Olivar, lemnisco Lateral e colículo Inferior. Contudo, tais vias, esses núcleos e o processamento dos sinais são complexos, constituindo ainda áreas de contínua investigação.

TESTES COM DIAPASÃO

Os testes com diapasão constituem excelentes recursos de ensino para o entendimento de alguns aspectos do sistema auditivo. O diapasão mais útil na prática clínica é o de 512 Hz. Uma resposta negativa ao teste de Rinne com o diapasão de 512 Hz indica perda da audição condutiva entre 25 e 30 dB ou mais. O diapasão de 256 Hz pode ser sentido com mais exatidão do que ouvido. Além disso, os ruídos do ambiente também podem ser mais fortes nas frequências baixas (em torno de 250 Hz). Uma resposta negativa ao teste de Rinne com o diapasão de 256 Hz indica uma discrepância de transmissão aéreo-óssea de 15 dB ou mais. Uma resposta negativa ao teste de Rinne com o diapasão de 1.024 Hz sugere uma discrepância de transmissão aéreo-óssea de 35 dB ou mais. É essencial aplicar o diapasão suavemente para evitar a produção de *overtones*. A saída máxima de um diapasão em vibração é de cerca de 60 dB. O Quadro 2.5 resume os resultados desses testes.

Teste de Weber

1. O teste de Weber é usado para avaliar a lateralização.
2. O diapasão é colocado em movimento e seu cabo aplicado na linha média do crânio do paciente, que deve, então, dizer onde percebe o tom com mais intensidade: na orelha direita, na orelha esquerda ou na linha média.

QUADRO 2.5 RESUMO DOS TESTES COM DIAPASÃO

Teste	Objetivo	Posição do diapasão	Audição normal	Perda condutiva	Perda neurossensorial
Weber	Definir se há perda condutiva ou neurossensorial nos casos de défice unilateral da audição	Linha média	Sensação na linha média; o tom é ouvido igualmente nas duas orelhas	O tom é mais alto na orelha pior	O tom é mais alto na orelha melhor
Rinne	Comparar os componentes das conduções aérea e óssea da audição do paciente	Alternadamente entre a mastoide do paciente e a entrada do canal auditivo	Rinne positivo: tom mais alto na orelha	Rinne negativo: tom mais alto na mastoide	Rinne positivo: tom mais alto na orelha
Gellé	Determinar se a membrana timpânica e a cadeia ossicular estão intactas e móveis	Mastoide	Redução da intensidade quando se aplica pressão	Nenhuma redução da intensidade quando a pressão é aumentada, caso a membrana timpânica e/ou a cadeia ossicular não estejam intactas ou móveis	Redução da intensidade quando a pressão é aumentada
Bing	Determinar se o efeito de oclusão está presente	Mastoide	Bing positivo: o tom é mais alto com o canal auditivo tampado	Bing negativo: o tom não é mais alto com o canal auditivo tampado	Bing positivo: o tom é mais alto com o canal auditivo tampado
Schwabach	Comparar a condução óssea do paciente com a de um indivíduo com audição normal	Mastoide	Schwabach normal: o paciente ouve o tom pelo mesmo tempo que o examinador	Schwabach prolongado: o paciente ouve o tom por mais tempo que o examinador ou que com Schwabach normal	Schwabach reduzido: o paciente para de ouvir o tom antes do examinador

3. Os indivíduos com audição normal ou perdas auditivas proporcionais nas duas orelhas (perda condutiva, neurossensorial ou mista) percebem uma sensação na linha média.
4. Os pacientes com perda neurossensorial unilateral percebem o tom em sua orelha melhor.
5. Os pacientes com perda condutiva unilateral percebem o tom em sua orelha pior.

Teste de Rinne

1. O teste de Rinne compara a audição de condução aérea e óssea do paciente.
2. O diapasão é colocado em movimento e seu cabo aplicado primeiramente no processo mastóideo (o mais perto possível da borda posterossuperior do canal auditivo, embora sem o tocar), depois cerca de 5 cm ao lado do orifício do canal auditivo externo. O paciente diz se o tom parece mais alto com o diapasão aplicado no mastoide ou um pouco fora do canal auditivo.
3. Os pacientes com audição normal ou perda neurossensorial percebem o tom com mais intensidade fora do canal auditivo (teste de Rinne positivo).
4. Os pacientes com perda condutiva percebem o tom com mais intensidade quando o diapasão é aplicado no mastoide (teste de Rinne negativo).

Teste de Bing

1. O teste de Bing avalia o efeito da oclusão.
2. O diapasão é colocado em movimento e seu cabo aplicado no processo mastóideo por trás da orelha, enquanto o examinador abre e fecha alternadamente o canal auditivo do paciente com um dedo.

3. Os indivíduos com audição normal e perda auditiva neurossensorial referem que percebem um tom pulsátil (que aumenta e diminui) (teste de Bing positivo).
4. Os pacientes com perda condutiva não percebem qualquer alteração do tom (teste de Bing negativo).

Teste de Schwabach
1. O teste de Schwabach compara a audição de condução óssea do paciente com a de um indivíduo que ouve normalmente (em geral, o examinador).
2. O diapasão é colocado em movimento e seu cabo aplicado alternadamente nos processos mastóideos do paciente e do examinador. Quando o paciente diz que não ouve mais o som, o examinador coloca o diapasão em si próprio para saber se ainda consegue ouvir.
3. Os indivíduos com audição normal param de ouvir o som praticamente ao mesmo tempo em que o examinador (teste de Schwabach normal).
4. Os pacientes com perda auditiva neurossensorial param de ouvir o som antes do examinador (teste de Schwabach abreviado).
5. Os pacientes com perda condutiva ouvem o som por mais tempo que o examinador (teste de Schwabach prolongado).

Teste de Gellé
1. O diapasão é ativado e aplicado na mastoide do paciente.
2. A intensidade do som ouvido pelo paciente é avaliada à medida que se aplicam níveis variáveis de pressão na membrana timpânica.
3. Os pacientes com membrana timpânica e cadeia ossicular intactas e móveis referem redução da intensidade do som conduzido pelo osso à medida que a pressão aplicada no tímpano aumenta.
4. Os pacientes com descontinuidade ou fixação ossicular não percebem redução da intensidade do som conduzido pelo osso, à medida que a pressão aplicada no tímpano aumenta.

Teste de Lewis
1. O diapasão deve ser colocado em movimento e seu cabo aplicado na mastoide do paciente.
2. Quando o tom deixa de ser ouvido, o diapasão é aplicado no trago enquanto o examinador obstrui suavemente o meato.
3. O examinador pergunta ao paciente se ouve algum som.
4. A interpretação desse teste não é simples ou consistente.

TESTE AUDIOMÉTRICO PADRONIZADO
Equipamento convencional
1. Audiômetro para testar os limiares de tom puro e testes da fala.
2. Analisador de imitância para avaliar a função da orelha média.
3. Preferencialmente, uma sala com isolamento sonoro ou tratada acusticamente para definir os limiares 0 dB NA por conduções aérea e óssea.

    Os principais controles do audiômetro utilizado com finalidade diagnóstica são os que se seguem:
1. Seletor de estímulos (tom puro; tom puro modulado [*warbled*]; tons pulsados ou alternantes; ruídos *narrow band*, *white* ou *speech noise*; microfone).
2. Seletor de saída (fone na orelha esquerda, na direita ou em ambas; oscilador ósseo; autofalante direito ou esquerdo; fone de ouvido interno).
3. Seletor de frequência (125 a 8.000 Hz) ou até 20.000 Hz para a audiometria de alta frequência.

4. Dial atenuador (–10 a +110 dB) com indicador do limite de intensidade máxima.
5. Seletor do modo de estímulo (tom ou microfone – contínuo ou desligado).
6. Medidor de unidade de volume (UV) para monitorar o sinal da fala ou externo.
7. Controles de ajuste para manter os níveis adequados de entrada e saída dos estímulos da fala, dos ruídos, da gravação e do disco gravado.
8. Interruptor para gerar ou interromper o estímulo.
9. Interruptor e dial, que possibilitam ao examinador conversar com o paciente em um nível de intensidade confortável, sem necessitar do microfone.
10. Dial da fala recebida (escuta), que permita ao examinador ouvir confortavelmente o paciente localizado na cabine.

Em geral, o analisador de imitância possui os seguintes componentes mínimos:

1. Ponta da sonda.
2. Seletor de frequências (para testar o reflexo acústico e decréscimo do reflexo).
3. Seletor de intensidades (para testar o reflexo acústico e decréscimo do reflexo).
4. Fone de ouvido (para estimular o reflexo do ouvido contralateral).
5. Controle de pressão (para aumentar ou diminuir manualmente a pressão aplicada no canal auditivo durante a timpanometria).

O teste será válido se o equipamento usado for apropriado e calibrado. Por essa razão, a escolha e manutenção do equipamento (inclusive o cuidado ao usar e no mínimo uma calibração anual) são essenciais.

Bateria de testes rotineiros

Os objetivos da avaliação audiológica básica são determinar:

1. O grau e a configuração da perda auditiva (p. ex., perda auditiva plana moderada).
2. A localização da lesão (condução, neurossensorial ou mista).
3. Intervenção não-cirúrgica possível, como o uso de aparelhos auditivos, leitura labial e técnicas de comunicação.
4. A necessidade de realizar exames adicionais.

A utilização de uma bateria de testes permite a verificação cruzada dos resultados para avaliar sua confiabilidade e validade. As inconsistências podem ser atribuídas à pseudo-hipoacusia (PHA) (perda auditiva não-orgânica), desatenção ou falta de colaboração do paciente, ou, ainda, à incompreensão das instruções por parte do paciente. Os resultados de um teste isolado devem ser interpretados com cautela.

A bateria de testes/ típicos para a avaliação audiológica inclui:

1. Audiometria tonal pura (condução aérea [CA] e, se necessário, condução óssea).
2. Audiometria vocal (limiar de recepção da fala [LRF] e escore de reconhecimento das palavras).
3. Medidas de imitância/impedância (timpanometria e reflexos acústicos).

Audiometria tonal pura

A audiometria tonal pura é o fundamento do teste audiométrico. Desse modo, sua confiabilidade e validade são fundamentais. Os fatores que influenciam seus resultados são:

1. Local em que o teste é realizado (suficientemente silencioso para medir os limiares de 0 dB NA; em geral, é necessária uma cabine tratada acusticamente para o examinador e outra para o paciente; na maioria das clínicas, são utilizadas cabines com paredes duplas).
2. Calibração do equipamento (calibração completa no mínimo 1 vez por ano).

3. Equipe (geralmente um audiologista habilitado/registrado para realizar os testes diagnósticos e usar corretamente os equipamentos bem como procedimentos de testagem, como o mascaramento).
4. Instruções claras.
5. Correta aplicação dos fones de ouvido e do oscilador ósseo.
6. Conforto do paciente.

Componentes da audiometria tonal pura

- Testa a sensibilidade aos tons puros, avaliados por CA e condução óssea (CO) se os limiares da CA forem de 10 dB NA ou mais.
- Determina os limiares: níveis mais baixos aos quais o paciente responde no mínimo em 50% das vezes.
- Frequências de oitavas: 250 a 8.000 Hz. Frequências entre oitavas (p. ex., 1.500 Hz) se houver diferença de 25 dB ou mais entre os limiares das frequências de oitavas.
- 3.000 a 6.000 Hz para os audiogramas basais (p. ex., para os indivíduos expostos aos sons de alta intensidade ou que usaram agentes ototóxicos).

Mascaramento

- O ruído deve ser aplicado na orelha que não está sendo testada para evitar que ela detecte os sinais dirigidos à orelha testada.
- Faz-se necessário quando o snal aplicado à orelha testada é suficientemente alto para vibrar o crânio e chegar à orelha que não está sendo testada: "*crossover*".
- A redução da energia sonora de um lado do crânio ao outro é definida como "*atenuação interaural*".
- Com a maioria dos fones de ouvido supra-aurais, a atenuação interaural da CA varia de 40 a 65 dB, dependendo da frequência do estímulo e das características do paciente, ou mais de 70 dB para os fones de ouvido introduzidos na orelha no caso da condução óssea de 0 a 10 dB.
- Com a CA, o *crossover* pode ocorrer com apenas 40 dB NA, mas com a condução óssea isto pode ocorrer com apenas 0 dB NA.
- Na audiometria tonal pura, os ruídos *narrow-band* são usados como mascarador; com os estímulos da fala, o mascarador é um ruído no espectro da fala.
- Os fones de ouvido introduzidos na orelha permitem atenuação interaural muito mais alta, deste modo a chance de ocorrer *crossover* é muito menor. A atenuação interaural pode variar de 70 a 90 dB, o que geralmente elimina a necessidade de usar mascaramento durante a avaliação da CA.

Duas regras aplicam-se ao mascaramento (audiometria tonal pura ou vocal):
1. CA: mascarar a orelha que não está sendo testada, caso o nível de CA da orelha testada seja maior que o nível de condução óssea da orelha não-testada em 40 dB ou mais com os fones circumaurais ou 70 dB ou mais com os fones de ouvido inseridos.
2. Condução óssea: mascarar a orelha não-testada se houver discrepância aéreo-óssea superior a 10 dB na orelha testada. Ver exemplos na Fig. 2.1.

Comparações das conduções aérea e óssea

- CA: fones de ouvido – sensibilidade auditiva entre a aurícula e o tronco cerebral.
- Condução óssea: oscilador ósseo aplicado no mastoide ou na fronte – sensibilidade auditiva apenas entre a cóclea e o tronco cerebral. Faz um *bypass* das orelhas externa e média.
- Os resultados da condução óssea definem o grau de perda auditiva causada por lesões da orelha interna, dos nervos ou das estruturas centrais. Os resultados da CA demonstram o grau da perda auditiva associada a qualquer distúrbio que afete a audição condutiva ou a neurossensorial. A diferença ou a discrepância aéreo-óssea refletem as perdas secundárias à redução da transmissão ou condução do som nas orelhas externa e/ou média.

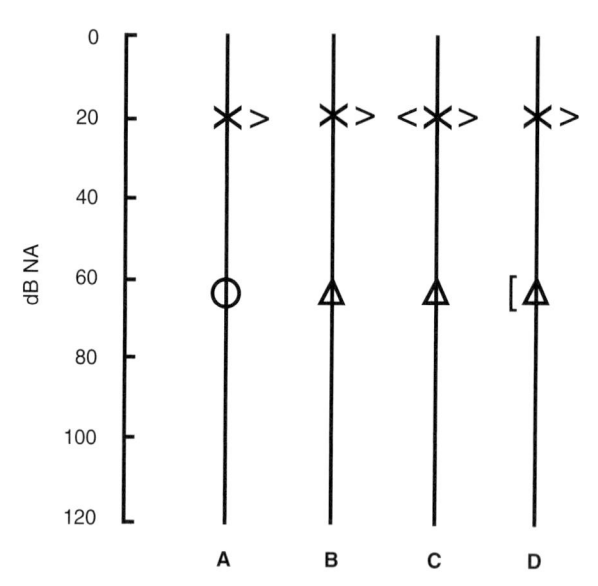

Fig. 2.1 Exemplos da aplicação das regras que determinam a necessidade de mascaramento e os resultados obtidos. **A**: o limiar de condução aérea à direita (sem mascaramento) é 45 dB menor que o limiar de condução óssea à esquerda, devendo ser confirmado pelo mascaramento. **B**: limiar de condução aérea à direita com mascaramento (nenhuma alteração depois do mascaramento). **C**: o limiar de condução óssea à direita (sem mascaramento) demonstra uma discrepância aéreo-óssea superior a 10 dB. **D**: limiar de condução óssea à direita (sem mascaramento), que se modificou depois do mascaramento.

Os limiares das conduções aérea e óssea são registrados no audiograma, uma representação gráfica da sensibilidade do indivíduo aos tons puros em função da frequência. Para cada frequência indicada pelos números colocados no alto do audiograma, o limiar individual em dB NA (indicado pelos números ao lado do audiograma) é representado graficamente pela intercessão dos dois números. Os símbolos utilizados mais comumente no audiograma estão descritos no Quadro 2.6.[3]

A audiometria tonal pura gera um dentre vários tipos de audiograma:

1. *Audição normal*. Todos os limiares de CA das duas orelhas estão dentro dos limites normais (≤ 25 dB NA; Fig. 2.2).
2. *Perda auditiva de condução*. É medida apenas pela CA, com limiares de condução óssea normais, indicando doença da orelha externa ou média (Fig. 2.3).

QUADRO 2.6 SÍMBOLOS UTILIZADOS COMUMENTE NOS AUDIOGRAMAS

Orelha esquerda	Interpretação	Orelha direita
X	Condução aérea sem mascaramento	O
□	Condução aérea com mascaramento	Δ
>	Condução óssea sem mascaramento	<
]	Condução óssea com mascaramento	[
↘	Nenhuma resposta (NR)	↙
S	Campo sonoro	S

Adaptado da American Speech-Language-Hearing Association. Guidelines for audiometric symbols. ASHA. 1990;20(Supl. 2):225-230.[3]

3. *Perda auditiva neurossensorial.* As perdas auditivas secundárias às conduções aérea e óssea são semelhantes, indicando uma doença da cóclea (sensorial) ou do nervo (neural) (Fig. 2.4).
4. *Perda auditiva mista.* Perdas auditivas secundárias às conduções aérea e óssea, mas com a audição por CA pior que a condução óssea, indicando uma combinação de distúrbio da condução associado a perda neurossensorial (Fig. 2.5).

Ao descrever uma perda auditiva ilustrada no audiograma, a configuração da perda é uma informação importante. O audiograma pode ser:

1. Plano (Fig. 2.5)
2. Ascendente (Fig. 2.3)
3. Curva em rampa (Fig. 2.4)
4. Descendente (Fig. 2.6)
5. Entalhado (Fig. 2.7)
6. Cilíndrico ("salsicha") (Fig. 2.8)

Desse modo, a avaliação dos limiares das conduções aérea e óssea dos tons puros oferece um perfil confiável da audição do indivíduo. Contudo, os resultados da audiometria tonal pura devem ser interpretados em combinação com a audiometria vocal, a timpanometria e os reflexos acústicos.

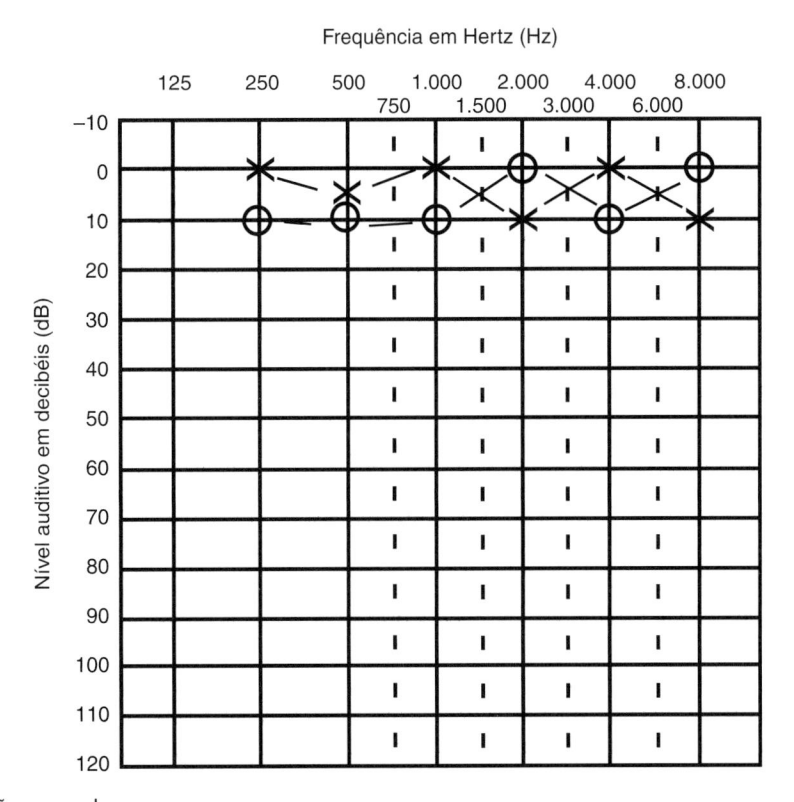

Fig. 2.2 Audição normal.

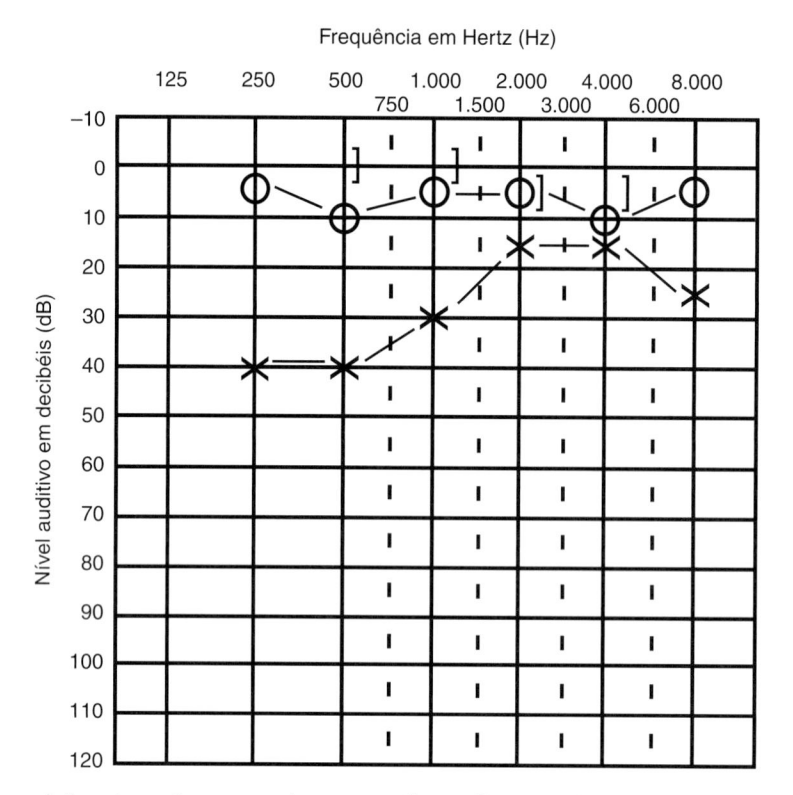

Fig. 2.3 Perda condutiva da orelha esquerda com configuração ascendente.

Audiometria vocal

A audiometria vocal rotineira determina o LRF e a capacidade de reconhecimento (discriminação) das palavras, que se evidenciam pelo escore de reconhecimento/discriminação da fala (ERF/EDF). Os estímulos vocais podem ser apresentados por voz monitorada ao vivo (VMV), por fita cassete ou por CD.

1. *Limiar de recepção da fala (LRF)*
   a. O LRF é o nível mais baixo em decibéis, no qual um paciente consegue repetir 50% das palavras espondaicas (espondaicos) apresentadas.
   b. Bombom é uma palavra composta de duas sílabas longas (espondaica), pronunciada com a mesma entonação nas duas sílabas (painel, talvez).
   c. Avaliado principalmente para confirmar os limiares tonais puros, o LRF deve ficar dentro de 10 dB da média de tons puros (MTP), que é a média dos limiares de CA a 500, 1.000 e 2.000 Hz. Com a perda auditiva progressiva ou crescente, as duas melhores MTP de alta frequência podem corroborar mais claramente o LRF.
2. *Limiar de percepção/detecção da fala (LRF/LDF)*
   a. O LRF/LDF é o nível mais baixo em decibéis ao qual um indivíduo responde à fala.
   b. Em alguns casos, o LRF/LDF é apropriado para avaliar crianças pequenas, pacientes com limitações físicas ou mentais, indivíduos que enfrentam barreiras linguísticas ou casos esporádicos em que não é possível determinar o LRF.

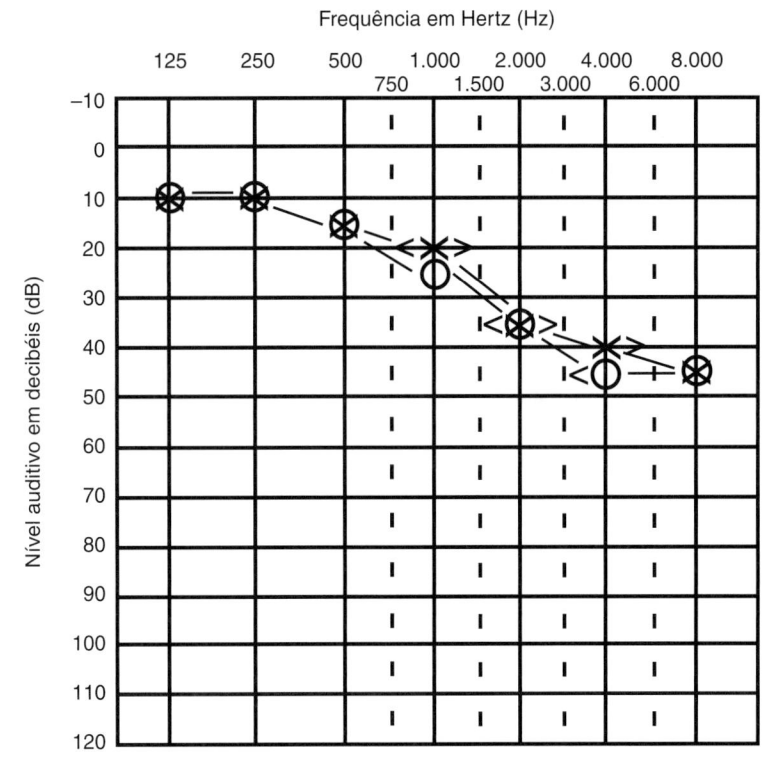

Fig. 2.4 Perda auditiva neurossensorial com configuração curva em rampa.

3. *Escore de reconhecimento das palavras (antes definido como discriminação da fala)*
   a. Esse teste define a clareza com que um paciente consegue ouvir a fala.
   b. A porcentagem das palavras foneticamente balanceadas (FB) que um indivíduo repete acertadamente é o ERF/EDF.
   c. A lista de palavras FB consiste em uma relação de 50 palavras monossilábicas; essa lista contém a mesma proporção de fonemas que apareceriam em uma conversa articulada (inglês americano).
   d. Em geral, os estímulos vocais são apresentados a 30 a 40 dB SL (ref.: LRF) de modo a conseguir o escore máximo do indivíduo. Contudo, se um paciente tem baixa tolerância aos sons altos, o escore máximo é obtido algumas vezes com um LF mais baixo. Por outro lado, com as configurações descendentes ou íngremes, um LF mais alto pode gerar o escore máximo do indivíduo.
   e. A interpretação é a seguinte:

90% a 100% certos	normal
76% a 88% certos	dificuldade leve
60% a 74% certos	dificuldade moderada
40% a 58% certos	ruim
≤ 40% certos	muito ruim

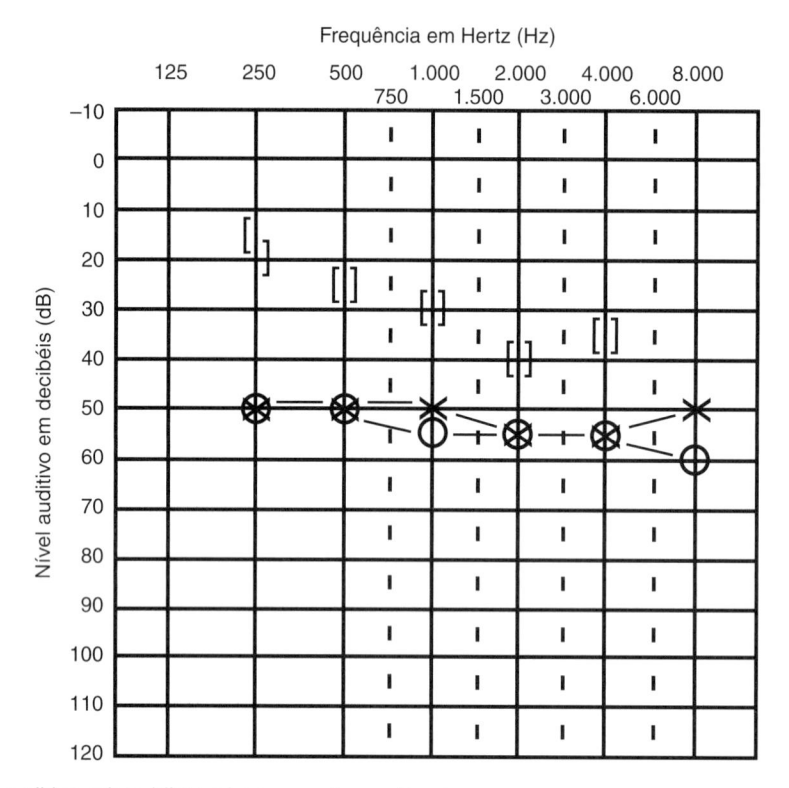

Fig. 2.5 Perda auditiva mista bilateral com configuração plana.

A interpretação da dificuldade de comunicação deve considerar não apenas o escore mas também o nível de apresentação absoluto dos estímulos. O nível da conversação média varia de 50 a 60 dB NS. Com as perdas auditivas de 25 dB, 30 dB NS significa que as palavras testadas são apresentadas a 55 dB NA, um nível provavelmente encontrado na maioria das situações. Com as perdas de 45 dB, 30 dB NS significa um nível de apresentação de 75 dB NA, muito maior do que se encontra normalmente. Por essa razão, dois pacientes com graus diferentes de perda auditiva podem ter o mesmo escore, mas apresentar diferenças acentuadas na forma como entendem a conversação diária.

Medidas da imitância/impedância

Os parâmetros da função da orelha média podem ser baseados na quantidade de energia rejeitada (impedância) ou na quantidade de energia aceita (admitância) pela orelha média. Impedância e admitância são lados opostos do mesmo fenômeno e fornecem a mesma informação. O termo "imitância" foi cunhado para acomodar essas duas possibilidades.

Os testes realizados com um medidor de imitância/impedância como parte da bateria de testes rotineiros são a timpanometria e os reflexos acústicos (estapédicos).

A *timpanometria* é um teste objetivo que mede a mobilidade (geralmente definida como "complacência") da orelha média no nível da membrana timpânica em função da pressão de ar aplicada no canal auditivo externo. À medida que a pressão (decapascais, daPa) modifica-se, o ponto de

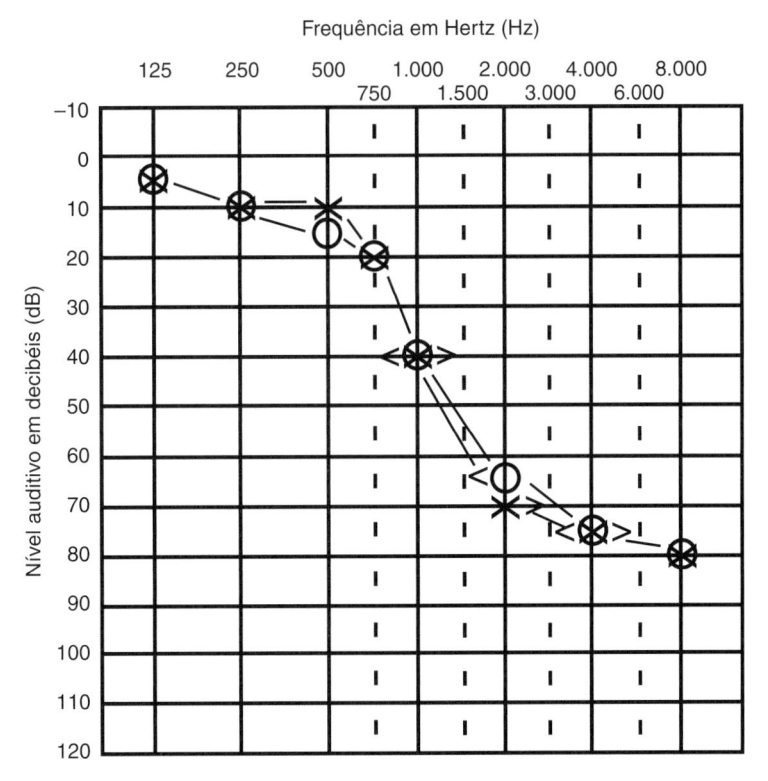

Fig. 2.6 Perda auditiva neurossensorial com configuração descendente.

complacência máxima da orelha média é identificado por um pico no timpanograma. O ponto de complacência máxima indica a pressão com a qual a membrana timpânica é mais móvel e ocorre quando a pressão do canal auditivo externo é igual à pressão da orelha média. A pressão de pico positiva pode indicar otite média aguda. Mas, o significado clínico da pressão de pico negativa ainda é questionado.

Existem cinco tipos de timpanograma, ilustrados na Fig. 2.9.

1. *Tipo A*: pressão e mobilidade normais na orelha média. A pressão de pico fica em torno de 0 daPa. A faixa de –100 a +100 daPa é considerada normal (ver a Fig. 2.9A).
2. *Tipo B*: pico arredondado plano ou muito baixo, mas o volume indicado do canal auditivo situa-se na faixa normal, o que sugere pouca ou nenhuma mobilidade e é compatível com a presença de líquido na orelha média. Por outro lado, quando não há um pico ou ele é muito baixo, mas o volume indicado do canal auditivo se mostra grande, provavelmente há uma tuba patente equalizando a pressão (EP) ou perfuração na membrana timpânica (ver a Fig. 2.9B). Se a leitura de volume do canal for muito pequena, a sonda poderá estar encravada no ou dentro do canal auditivo.
3. *Tipo C*: pico na região de pressões negativas de 150 daPa ou mais. Pressão negativa na orelha média. Essa alteração pode ser compatível com membrana timpânica retraída e disfunção da tuba auditiva, ou simplesmente uma fungada da criança (ver a Fig. 2.9C).

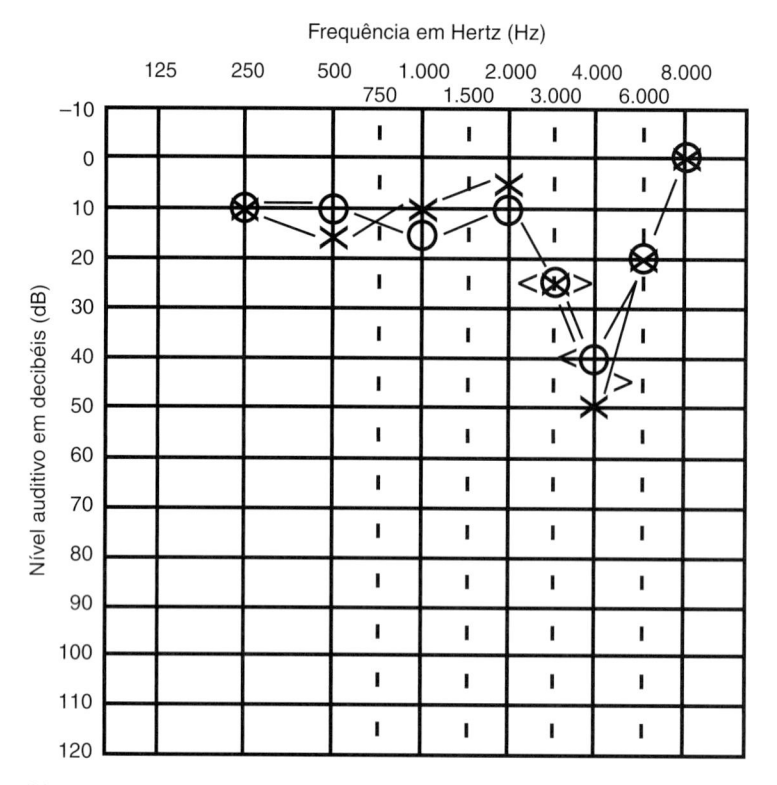

Fig. 2.7 Perda auditiva neurossensorial com configuração entalhada.

4. *Tipo A_s*: tipo A com pico anormalmente raso ou baixo. Limitação da mobilidade. Esse tipo pode ser encontrado na otosclerose, retração fibrótica da membrana timpânica ou fixação do martelo (ver a Fig. 2.9D).
5. *Tipo A_d*: tipo A com pico anormalmente profundo ou alto; "frouxidão" ou complacência exagerada do sistema da orelha média. Esse tipo de timpanograma pode ser encontrado com membranas timpânicas flácidas ou desarticulação (ainda que parcial) da cadeia ossicular (ver a Fig. 29E). No caso de flacidez da membrana timpânica, pode haver pouca ou nenhuma perda auditiva, enquanto nos pacientes com desarticulação da cadeia ossicular há perda significativa da audição de condução que, diferente da maioria das perdas de audição condutiva, pode ser pior nas frequências altas.

O teste do reflexo acústico constitui medida objetiva do nível mais baixo de estímulo que desencadeia o reflexo estapédico. Com a membrana timpânica mantida sob pressão de complacência máxima, estímulos tonais puros são apresentados ao paciente; normalmente, o reflexo estapédico ocorre bilateralmente em resposta aos sons altos. Esse teste é realizado com registro ipsolateral, contralateral ou ambos.

A via neural do reflexo acústico é determinada pela configuração do registro de estimulação.

1. Registro ipsolateral (estímulo e registro na mesma orelha)
   a. Nervo acústico
   b. Núcleo coclear ventral ipsolateral

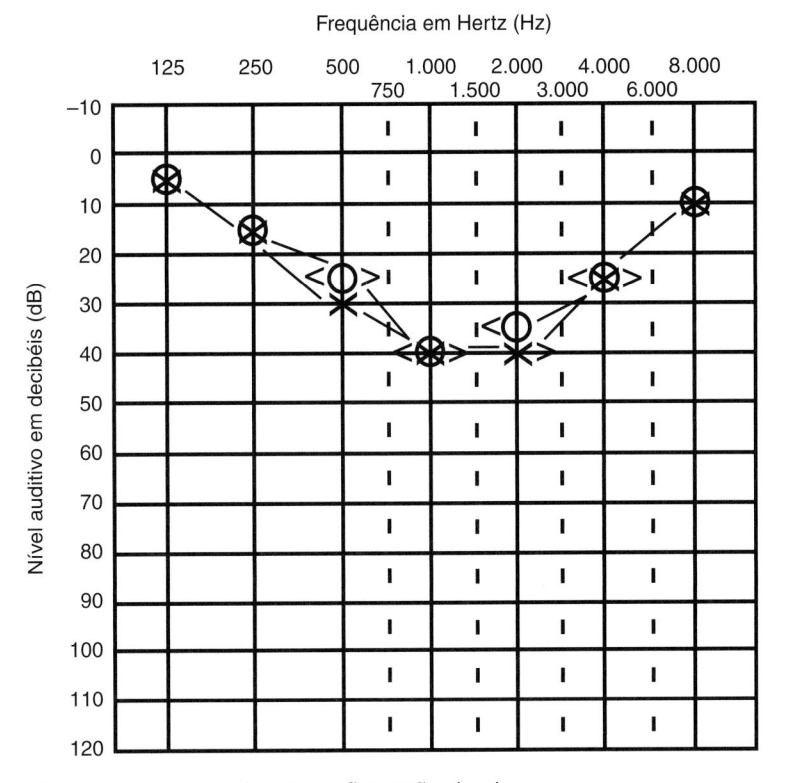

Fig. 2.8 Perda auditiva neurossensorial com configuração de pires.

       c. Corpo trapezoide
       d. Núcleo motor facial ipsolateral
       e. Nervo facial ipsolateral
       f. Músculo estapédio ipsolateral
  Ou
       a. Nervo acústico
       b. Núcleo coclear ventral ipsolateral
       c. Corpo trapezoide
       d. Oliva superior medial ipsolateral
       e. Núcleo motor facial ipsolateral
       f. Nervo facial ipsolateral
       g. Músculo estapédio ipsolateral
  2. Registro contralateral (estímulo e registro em orelhas opostas)
       a. Nervo acústico
       b. Núcleo coclear ventral contralateral
       c. Oliva superior medial contralateral
       d. Núcleo motor facial contralateral
       e. Nervo facial contralateral
       f. Músculo estapédio contralateral

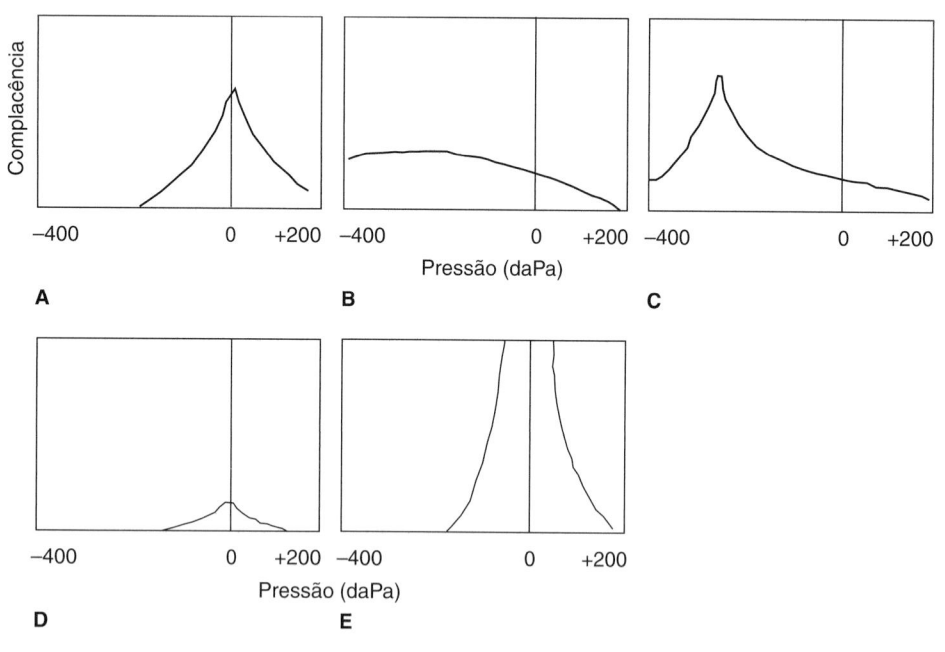

Fig. 2.9 Cinco tipos principais de timpanograma. **A**, tipo A: função normal da orelha média; **B**, tipo B: baixa complacência da orelha média em todas as pressões; **C**, tipo C: pressão negativa anormal na orelha média; **D**, tipo A_s, complacência anormalmente baixa; **E**, tipo A_d, complacência anormalmente alta.

A estimulação de um lado geralmente provoca reflexos bilaterais. Os resultados normais variam de 70 a 100 dB NA com os estímulos tonais puros. Em presença de qualquer alteração significativa da condução ou perda auditiva da orelha de registro, o reflexo provavelmente estará ausente; além disto, se houver perda de audição condutiva ou neurossensorial na orelha estimulada acima de 65 dB NA, o reflexo provavelmente estará ausente (Fig. 2.10).

PERDA AUDITIVA E DISTÚRBIOS DA AUDIÇÃO

As perdas auditivas geralmente são descritas por seu grau, tipo e configuração audiométrica.

Grau da perda auditiva

Com base nos limiares tonais puros, a perda auditiva pode ser descrita de acordo com várias escalas de disfunção auditiva. Ver exemplos dessas escalas no Quadro 2.7. É importante salientar que, dependendo da escala usada, a mesma perda auditiva pode ser descrita diferentemente (p. ex., uma perda de 25 dB pode ser descrita como "audição dentro dos limites normais" em uma escala e como "perda auditiva leve" em outra). Em geral, essa discrepância deve-se às diferentes escalas desenvolvidas para as crianças (que ainda estão desenvolvendo a fala e a linguagem) e adultos (que já conseguem falar e dominam a linguagem). O Quadro 2.7 ilustra as escalas utilizadas mais comumente nas crianças (Northern e Downs, 1991) e adultos (Roeser, Valente e Hosford-Dunn, 2000).

O grau da perda auditiva também pode ser descrito em porcentagem de redução da audição. As fórmulas para calcular as porcentagens de perda da audição geralmente (embora nem sempre) estão

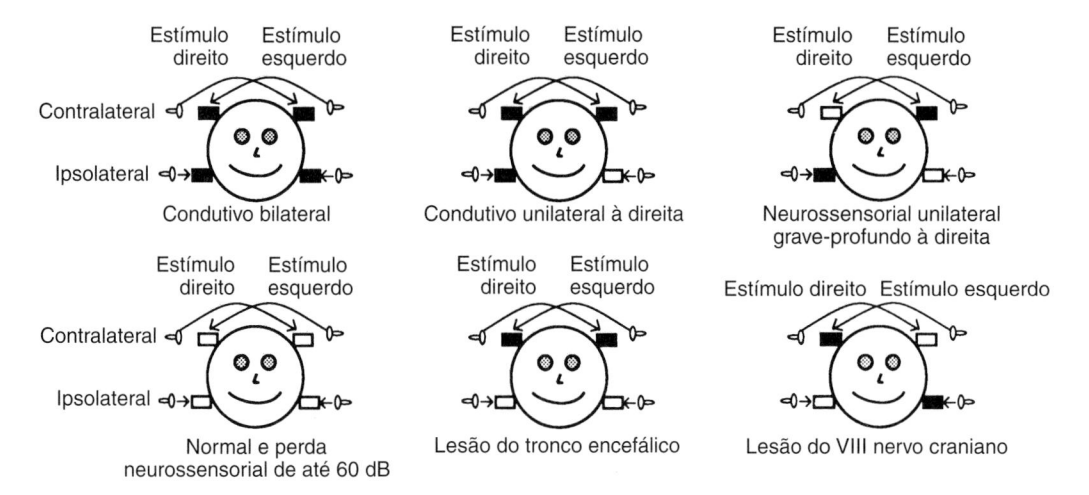

Fig. 2.10 Padrões do reflexo acústico. □, reflexo presente em nível normal; ■, reflexo ausente/exacerbado.

baseadas nos limiares individuais com as frequências da fala a 500, 1.000, 2.000 e 3.000 Hz. Uma dessas fórmulas é utilizada pela American Medical Association (Quadro 2.8). Uma vantagem de utilizar porcentagens para descrever a perda auditiva é que a porcentagem consiste em um número simples, diferente das frases, como "inclinação leve a grave". Sua maior utilidade refere-se aos casos que envolvem questões legais. Contudo, a terminologia descritiva é mais útil na maioria das outras circunstâncias, como a comunicação dos resultados. Por exemplo, ao descrever uma perda com a finalidade de orientar a reabilitação, os termos "perda auditiva com inclinação leve a grave" seriam mais úteis que "perda de 40%", porque a porcentagem é um número absoluto, que não oferece qualquer informação quanto à configuração da perda auditiva.

Nota: se for utilizado um escore percentual para descrever o grau de perda da audição, será importante que o paciente não confunda a porcentagem de perda auditiva com seu escore de reconhecimento das palavras, geralmente obtido a 40 dB acima do reconhecimento das palavras (que pode estar acima do nível das conversações normais). Poucas comparações podem ser realizadas diretamente entre a porcentagem da perda auditiva e o escore de reconhecimento das palavras. Por exemplo, um paciente pode ter escore de reconhecimento das palavras de 92% a 60 dB NA com perda auditiva de 17%, enquanto outro pode ter escore de reconhecimento das palavras de 68% a 60 dB NA e perda auditiva de 4%, principalmente se a perda tiver configuração descendente aguda. O grau de dificuldade que um indivíduo pode ter com determinada perda auditiva é individual, não podendo ser generalizado entre os pacientes.

É importante salientar a diferença entre "deficiênia auditiva" e "surdez". Enquanto o termo "deficiência auditiva" descreve qualquer pessoa com perda auditiva, o termo surdez aplica-se apenas aos que têm perda profunda da audição neurossensorial (em geral, > 90 dB NA, nos quais a audição é inaproveitável mesmo com um aparelho auditivo). O termo "dificuldade de ouvir" aplica-se a uma ampla variedade de funções auditivas entre a condição normal e a surdez.

Tipos de perda auditiva

Nas páginas 38 a 40, há exemplos de audiogramas representativos dos tipos de perda auditiva – condutiva, neurossensorial e mista.

QUADRO 2.7 ESCALAS DAS PERDAS AUDITIVAS E SEU IMPACTO NA COMUNICAÇÃO

Grau da perda auditiva

Sistema de classificação utilizado comumente nas crianças

0 a 15 dB NA	Dentro dos limites normais
15 a 25 dB NA	Mínima
25 a 30 dB NA	Leve
30 a 50 dB NA	Moderada
50 a 70 dB NA	Grave
+ 70 dB NA	Profunda

Northern JL, Downs MP: Hearing and hearing loss in children. Em: Butler J, ed. Modern Developments in Audiology. Nova York, NY: Academic Press; págs. 1 a 29.

Sistema de classificação utilizado comumente nos adultos

0 a 25 dB NA	Dentro dos limites normais
26 a 40 dB NA	Leve
41 a 55 dB NA	Moderada
56 a 70 dB NA	Moderada a grave (ou moderadamente grave)
71 a 90 dB NA	Grave
+ 91 dB NA	Profunda

Roeser R, Buckley KA, Stickney, GS: Pure tone tests. Em: Roeser RJ, Valente M, Hosford-Dunn H, eds. Audiology Diagnosis. Nova York, NY: Thieme; 2000, págs. 227 a 251.

Grau de dificuldade de comunicação em função da perda auditiva

Dificuldade de comunicação	Nível da perda auditiva (média tonal pura de 500 a 1.000-2.000 Hz)	Grau da perda
Demonstra dificuldade de entender a fala com voz suave; candidato adequado ao(s) aparelho(s) auditivo(s); as crianças precisam sentar em uma posição preferencial e necessitam de ajuda na escola	25 a 40	Leve
Demonstra que compreende quando falam a 1 a 1,5 m; precisa usar aparelho(s) auditivo(s); as crianças precisam sentar em uma posição preferencial e necessitam de recursos especiais e terapia da fala	40 a 55	Moderada
A fala deve ser em voz alta para que haja recepção; dificuldade em situações de grupo; precisa usar aparelho(s) auditivo(s); as crianças necessitam de classes especiais para deficientes auditivos, além das outras medidas citadas acima	55 a 70	Moderada a grave
A fala em voz alta pode ser compreendida a 30 cm da orelha; consegue diferenciar as vogais, mas não as consoantes; precisa usar aparelho(s) auditivo(s); as crianças necessitam de classes especiais para deficientes auditivos, além das medidas citadas acima	70 a 90	Grave
O paciente não conta com a audição como principal modalidade de comunicação; pode ser beneficiado pelo(s) aparelho(s) auditivo(s) ou implante coclear; as crianças necessitam das medidas citadas acima, acrescidas da comunicação total	+ 90	Profunda

Goodman A. Reference zero levels for pure tone audiometers. ASHA, 1965;7:262 e 263. Reproduzido de Roeser R, Buckley KA, Stickney GS. Pure tone tests. Em: Roeser RJ, Valente M, Hosford-Dunn H, eds. Audiology Diagnosis. Nova York, NY: Thieme; 2000.

QUADRO 2.8 FÓRMULA DA AMERICAN MEDICAL ASSOCIATION PARA CALCULAR A PORCENTAGEM DA PERDA AUDITIVA

Para cada orelha
1. Calcular a média dos limiares a 500, 1.000, 2.000 e 3.000 Hz. Se um limiar for maior que 0 dB, utilizar o limiar de 0 dB; se o limiar for menor que 100 dB, usar o limiar de 100 dB
2. Subtrair 25 desse número
3. Multiplicar por 1,5. Essa é a porcentagem da perda auditiva de cada orelha

Para a perda auditiva binaural
1. Multiplicar a porcentagem da perda auditiva da melhor orelha por 5
2. Somar esse número à porcentagem da perda auditiva da orelha pior
3. Dividir o resultado da soma por 6. Essa é a porcentagem da perda auditiva binaural

Perda condutiva
1. Causada por distúrbios da orelha externa e/ou da média.
2. Geralmente, não passa de 60 dB NA.
3. As doenças que aumentam a rigidez da orelha média (p. ex., efusão) afetam principalmente as frequências baixas.
4. As doenças que reduzem a rigidez da orelha média (p. ex., interrupção da cadeia ossicular) produzem uma perda plana. (Exceção: a descontinuidade ossicular parcial pode acarretar perda predominantemente em frequências altas.)
5. As doenças que alteram apenas a massa são incomuns, afetando principalmente as frequências altas.
6. As efusões significativas combinam rigidez e massa, causando perdas para frequências altas e baixas, geralmente com um pico característico a 2.000 Hz.

Perda neurossensorial
1. Causada por distúrbios da cóclea e/ou do VIII nervo craniano.
2. Pode variar de leve a profunda.
3. A grande maioria dos casos é de origem coclear em vez de retrococlear, daí a preferência pelo termo "neurossensorial" em vez de perda "neural".

Perda mista
Combina perdas da audição condutiva e da neurossensorial.

Perda central
1. Causada por distúrbios do sistema auditivo no tronco cerebral ou nos níveis mais altos.
2. Pode ou não ser evidenciada por perda auditiva no audiograma tonal puro, ou gerar resultados anormais nos testes audiométricos convencionais da fala.
3. Pode fazer com que o paciente relate dificuldade desproporcional de compreender ou processar a fala em comparação com os resultados do audiograma.

TESTES AUDITIVOS ESPECIAIS: AUDIOLOGIA DIAGNÓSTICA

Nos casos de perda auditiva neurossensorial, alguns testes podem ajudar a definir se a localização da lesão é coclear ou retrococlear. O exemplo clássico é uma perda neurossensorial unilateral que, em razão da sintomatologia semelhante, pode ser a doença de Ménière (coclear) ou um schwannoma vestibular (retrococlear). Assim como ocorre com a avaliação audiológica de rotina, a definição da localização da lesão requer uma bateria de testes.

Existem testes comportamentais e fisiológicos usados para esclarecer o diagnóstico diferencial, sendo estes últimos mais eficientes. As emissões otoacústicas (EOA), os testes eletrofisiológicos e os exames de imagem de alta definição reduziram expressivamente a utilidade de tais testes como investigação diagnóstica. Na verdade, os audiômetros modernos não possuem alguns dos referidos recursos diagnósticos como opção. Embora tenham valor basicamente histórico, os testes comportamentais ainda podem ser interessantes em alguns casos, como nas condições descritas a seguir:

1. *Overlay* condutivo
2. Perda auditiva neurossensorial grave
3. Triagem custo-eficaz para os distúrbios do VIII nervo craniano, quando o grau de suspeita é pequeno.
4. Quando o acesso ao equipamento sofisticado é limitado, como nas missões médicas no exterior.

Como regra geral, tanto para os testes comportamentais quanto para os eletrofisiológicos, os procedimentos que utilizam níveis altos de sinais são mais eficazes porque "enfatizam" mais o sistema e, deste modo, realçam os distúrbios do VIII nervo craniano. Como ocorre com qualquer teste que utiliza níveis de intensidade elevada, é preciso considerar a necessidade de usar o mascaramento da orelha contralateral.

Teste alternado de equilíbrio da intensidade binaural

Fenômeno auditivo: aumento anormalmente rápido (recrutamento) da intensidade.

Procedimento

1. Depende de que uma orelha esteja normal ou praticamente normal e a outra seja no mínimo 25 dB pior que o lado normal.
2. Um tom é aplicado alternadamente nas duas orelhas.
3. A intensidade do tom aplicado na orelha normal é constante.
4. A intensidade do tom aplicado na orelha anormal é variada até que o paciente diga que os tons têm a mesma intensidade.
5. Geralmente é realizado com poucos níveis de referência diferentes (intensidade baixa para alta) na orelha normal até serem balanceados pela orelha anormal, resultando em um "audiograma escalonado".

Interpretação

Intensidade balanceada com o mesmo NA (± 10 dB) indica recrutamento e é um sinal coclear.

Intensidade balanceada com o *mesmo NS* (± 10 dB) indica ausência de recrutamento e é um sinal retrococlear. A sensibilidade da localização coclear se mostra boa (cerca de 90%), mas a sensibilidade para a localização no VIII nervo craniano é baixa (cerca de 59%).[4]

A maioria das clínicas de audiologia não realiza mais o teste de equilíbrio binaural alternado da intensidade (ABLB), que tem interesse basicamente histórico.

Índice de sensibilidade com incrementos pequenos

Fenômeno auditivo: capacidade de detectar pequenas alterações da intensidade.

Procedimento

1. Em sua versão original, um tom fixo a 1.000 Hz é apresentado a 20 dB NS; na versão modificada, a 80 dB NA.
2. Vinte incrementos momentâneos de 1 dB são superpostos ao tom fixo a intervalos de alguns segundos.
3. O paciente indica quando detecta os "*pips*" de intensidade.

Interpretação

Originalmente, os escores altos eram entendidos como um sinal coclear. Mais tarde, ficou evidente que as orelhas normais e com disfunção coclear detectam os *pips* com nível de sinal alto (p. ex., 75 dB HL), enquanto as orelhas com disfunção retrococlear não conseguem isto. Assim, a *ausência de um escore alto* é um sinal positivo para lesão do VIII nervo craniano.[5] A sensibilidade para a localização coclear é boa (90%), mas a sensibilidade para a localização no VIII nervo craniano se mostra baixa (69%).[4]

70 a 100% não é o VIII nervo craniano
35 a 65%   ambíguo
0 a 30%   é o VIII nervo craniano

A maioria das clínicas de audiologia não realiza mais o teste do índice de sensibilidade com aumentos pequenos (SISI), que tem apenas interesse histórico.

Audiometria de Békésy
Fenômeno auditivo: adaptação ou fadiga auditiva.

Procedimento
1. Com um audiômetro de Békésy, o paciente assinala graficamente seu próprio limiar, pressionando um botão quando o tom começa a ser percebido e liberando o mesmo botão quando ele deixa de ser ouvido.
2. O audiômetro de Békésy reduz e aumenta automaticamente a intensidade de acordo com as respostas do paciente, ao mesmo tempo em que oscila nas diferentes frequências.
3. Dois traçados são gerados: o primeiro para um tom interrompido (I) e o segundo para um tom contínuo (C) (procedimento demorado).
4. Alternativamente, pode-se traçar o "nível mais confortável" em vez de definir o limiar (nível de conforto de Békésy ou NCB).

Interpretação
Tipo I: os traçados I e C superpõem-se – normal.
Tipo II: o traçado C fica 10 a 20 dB abaixo do traçado I acima de 1.000 Hz – localização coclear.
Tipo III: o traçado C cai repentinamente abaixo do traçado I, começando com as frequências baixas, em até 50 dB ou até o limite do audiômetro – localização no VIII nervo craniano.
Tipo IV: o traçado C cai abaixo do traçado I, começando com as frequências baixas, em cerca de 30 dB, mas fica paralelo ao traçado I – localização no VIII nervo craniano.
Tipo V: O traçado C fica acima do traçado I – sugestivo de PHA.

A sensibilidade para a localização coclear é boa (93%), mas a sensibilidade para a localização no VIII nervo craniano se mostra baixa (49%). O LCB é mais sensível ao VIII nervo craniano (85%).[4] O teste de decréscimo tonal (TDT) demora menos e é mais eficaz para avaliar a fadiga auditiva; o decréscimo do reflexo acústico se mostra ainda melhor. O equipamento necessário ao teste de Békésy não está mais disponível na maioria das clínicas de audiologia.

Teste do decréscimo tonal
Fenômeno auditivo: adaptação ou fadiga auditiva.

Procedimento
1. Um tom contínuo é apresentado no limiar ou ligeiramente acima (20 dB NS é mais eficiente porque demora menos).
2. O paciente responde (p. ex., levanta o braço) enquanto o tom está sendo ouvido e abaixa o braço quando o tom desaparece (decresce) até se tornar inaudível.
3. Se a percepção do tom não for mantida por 60 s, aumentar 5 dB e reiniciar um novo intervalo de 1 min de duração.
4. Continuar até que o paciente mantenha a percepção do tom por 1 min (o teste pode ser demorado).
5. Uma alternativa mais rápida é o teste de adaptação supraliminar (STAT), no qual os tons entre 500 e 2.000 Hz são apresentados a cerca de 105 dB NA por apenas 1 min para cada frequência.

Interpretação

No TDT convencional, um decréscimo maior que 25 dB sugere lesão do VIII nervo craniano. No STAT, a incapacidade de manter a percepção por 1 min indica lesão do VIII nervo. A sensibilidade do TDT para a localização coclear é relativamente boa (87%), mas a sensibilidade para a localização no VIII nervo craniano se mostra baixa (70%).[4] A eficácia do STAT é nitidamente maior. O TDT é de certa forma útil como teste de triagem para as lesões do VIII nervo craniano. O decréscimo do reflexo acústico é melhor para a fadiga auditiva e requer menos tempo para ser concluído.

Função de desempenho de intensidade

Fenômeno auditivo: degradação do reconhecimento das palavras em níveis altos.

Procedimento

1. Apresentar a metade das listas de palavras PB.
2. Construir uma função de desempenho de intensidade para as palavras foneticamente balanceadas (PIPB), obtendo os escores de reconhecimento das palavras em intensidades sucessivamente mais altas, até chegar ao máximo de 90 dB NA.
3. Analisar a parte da curva de função depois do escore mais alto de modo a determinar se há redução dos escores de reconhecimento das palavras (*i. e.*, *rollover*).
4. Índice de *rollover* = (PB máx. – PB mín. [depois do escore máximo])/PB máx.

Interpretação

Com as perdas auditivas neurossensoriais, pode haver algum *rollover*. Embora exista superposição, o *rollover* acentuado pode ocorrer nos pacientes com lesões do VIII nervo craniano. O índice de *rollover* sugestivo desse tipo de lesão depende do material fonético, mas fica em torno de 0,30 para os estímulos de reconhecimento das palavras comuns, como as listas NU6. A sensibilidade para detectar lesões do VIII nervo é baixa, mas a função PIPB pode ser facilmente acrescentada aos testes convencionais de reconhecimento da fala e não requer equipamento especial. Contudo, o procedimento é demorado e cansativo para o paciente. Os pacientes com recrutamento podem achar difícil tolerar o nível alto dos estímulos.

Decréscimo do reflexo acústico

O teste de decréscimo do reflexo acústico determina se a contração do músculo estapédio é ou não mantida por 10 s na faixa de 10 dB acima do limiar do reflexo acústico. Assim como ocorre com o teste do reflexo acústico, são aplicados estímulos ipsolaterais e contralaterais. A incapacidade de manter a contração (redução à metade da amplitude do reflexo em 5 s a 1.000 Hz e, principalmente, a 500 Hz) é considerada positiva para os distúrbios retrococleares.

Teste do glicerol para a doença de Ménière

O paciente ingere 160 mg de uma mistura de glicose a 50% e água. Antes e 3 h depois da ingestão, os limiares tonais puros e o reconhecimento das palavras são determinados. Nos pacientes com a doença de Ménière, há melhora temporária da audição depois da ingestão do glicerol, que funciona como um diurético. Esse teste é considerado positivo para a doença de Ménière quando há melhora de 15 dB no limiar de pelo menos uma frequência entre 250 e 8.000 Hz, se houver melhora de 12% no reconhecimento das palavras, ou se o LRF aumentar em mais de 10 dB. Contudo, a utilidade clínica de tal teste é controvertida, por isso não é realizado comumente na prática clínica.

Potencial evocado auditivo do tronco encefálico (BERA)

O teste do potencial evocado auditivo do tronco encefálico (BERA) é o instrumento diagnóstico mais eficaz para avaliar a integridade do sistema auditivo (do VIII nervo craniano até o tronco cerebral), mas seus resultados podem ser alterados pelos distúrbios da condução e do sistema coclear, porque afetam o nível do estímulo que ativa as vias auditivas. O BERA não é um teste direto da audição, porque não avalia a percepção do som. Na verdade, esse teste é uma representação das descargas sincrônicas da atividade sensível à ativação dos neurônios periféricos e centrais (primeira à sexta ordens) do sistema auditivo. O BERA é o teste audiológico mais sensível para detectar a existência de patologias retrococleares. (Ver o Cap. 3, Audiometria das respostas elétricas, se desejar informações sobre a instalação, aplicação e interpretação do BERA.) Esse teste também é usado como triagem da audição neonatal e para estimar os limiares auditivos dos pacientes que não conseguem ou não seguem as medidas comportamentais. Na verdade, hoje a triagem ou a estimativa dos limiares auditivos são a indicação clínica mais comum do BERA.

Algumas variáveis devem ser consideradas durante a realização do BERA:

Variáveis relativas ao paciente
1. Idade: o BERA não pode ser realizado por completo nos recém-nascidos; em geral, apenas as ondas I, III e V são detectadas. As latências absolutas da onda III e especialmente da onda V são maiores que as dos adultos, o que prolonga significativamente os valores de latência interpicos (especialmente das ondas I-V) com relação aos valores aferidos nos adultos. Esse retardo é atribuído à imaturidade do sistema auditivo central. Durante os primeiros 18 meses de vida, os bebês desenvolvem outros tipos de ondas, e as latências absolutas bem como as latências interpicos resultantes diminuem até os níveis detectados nos adultos.
2. Sexo: as mulheres geralmente têm latências mais curtas (0,2 ms) e amplitudes maiores (ondas IV e V) que os homens, podendo, também, ter latências mais curtas entre as ondas.
3. Temperatura: as temperaturas abaixo de 36° ou acima de 38°C (± 1°C) podem alterar as latências. A aferição da temperatura é necessária apenas nos pacientes em estado grave. Os fatores de correção de –0,2 ms para cada grau de temperatura corporal abaixo do normal e de –0,15 ms para cada grau de temperatura corporal acima do normal podem ser usados para corrigir as latências interpicos das ondas I-V.
4. Fármacos e drogas: o BERA é afetado por alguns fármacos e pela ingestão aguda ou crônica de bebidas alcoólicas.
5. Atenção e estado de consciência: os artefatos musculares (músculos do pescoço ou da mandíbula) e de movimento são interferências indesejáveis à avaliação do resultado do BERA. É importante estimular um estado de sonolência natural ou, se for necessário, induzir farmacologicamente ao sono ou um estado de sonolência para conseguir os melhores traçados das ondas. O coma tóxico ou metabólico e o sono natural não parecem alterar o BERA. Se for necessário usar sedação, como ocorre comumente nos pacientes pediátricos, a colaboração das equipes de anestesia e reanimação bem como os equipamentos necessários deverão ser assegurados antecipadamente.
6. Perda auditiva: com as perdas auditivas condutivas ou mistas, subtrair a discrepância aéreo-óssea do nível de sinal e comparar os resultados com os valores normais deste nível. Com a disfunção coclear, as perdas de baixa frequência têm efeito desprezível no BERA de cliques, mas as perdas planas acima de 75 dB NA geralmente impedem a realização deste teste. As perdas cocleares de alta frequência produzem resultados praticamente normais nos BERA de cliques, contanto que a perda não seja mais que moderada e que o sinal fique 20 dB acima do limiar tonal puro a 4.000 Hz. Caso contrário, as perdas cocleares podem degradar a morfologia dos traçados, alterar a latência e reduzir a amplitude embora estas alterações sejam imprevisíveis. Quando o resultado do BERA é anormal, faz-se preciso definir o tipo, grau e configuração da perda auditiva, antes de supor que haja comprometimento retrococlear.

Variáveis relativas aos estímulos

1. Polaridade do clique: na maioria dos pacientes, os estímulos de rarefação reduzem a latência, aumentam a amplitude dos primeiros componentes e geram uma separação mais nítida entre as ondas IV e V em comparação com os cliques de condensação.
2. Frequência: as frequências de estimulação acima de 30 cliques/s começam a aumentar as latências de todos os componentes. As frequências rápidas de cliques (acima de 55/s) tendem a reduzir a nitidez das ondas. As frequências produzem efeitos mais marcantes nos prematuros que nos recém-nascidos a termo; nos bebês com menos de 18 meses que nas crianças maiores; e nas crianças maiores menos que nos adultos. A frequência exerce mais influência na onda V e, portanto, nos intervalos III-V e I-V.
3. Intensidade: à medida que a intensidade aumenta, a amplitude cresce e a latência diminui. À medida que a intensidade diminui, a amplitude decresce e a latência aumenta. A latência da onda V aumenta em cerca de 2 ms quando parte de um nível alto (80 dB) para um nível baixo (20 dB) (*i. e.*, a latência absoluta pode passar de 5,5 para 7,5 ms).
4. Frequência dos estímulos: os estímulos em frequência mais alta resultam em latências mais curtas que as geradas pelos estímulos em frequências mais baixas (p. ex., tom de *pips* a 500 Hz), porque se originam principalmente da região mais basal da cóclea. É necessário mais tempo para que um sinal chegue até as regiões de frequência mais baixa na cóclea.

Parâmetros de registro

1. Montagem dos eletrodos: as ondas IV e V ficam separadas mais nitidamente nos registros contralaterais; as ondas I e III são mais proeminentes nos registros ipsolaterais. A montagem horizontal (*i. e.*, orelha a orelha em vez de vértice a orelha) aumenta a amplitude da onda I. A colocação do eletrodo no lobo da orelha produz menos potenciais musculares e aumenta a amplitude da onda I em comparação de quando é colocado no mastoide.
2. Ajustes do filtro: até 3.000 Hz, a estimulação em alta frequência aumenta a amplitude e reduz a latência. Abaixo de 1.500 Hz, a estimulação em baixa frequência gera picos arredondados e latências mais longas.

EMISSÕES OTOACÚSTICAS

Emissões otoacústicas (EOA) são sinais acústicos gerados pelas CCE da cóclea e transmitidos para fora pela orelha média até o canal auditivo, onde podem ser registrados por um microfone sensível quando o paciente está em um ambiente silencioso, embora geralmente sem tratamento acústico. O paciente precisa ficar relativamente quieto e calmo, e, para que os registros sejam adequados, deve ter função normal da orelha média. Como indicador da função das CCE, as EOA podem ser usadas como triagem audiológica, para estimar a sensibilidade coclear por frequência e diferenciar entre as perdas auditivas sensoriais e as neurais. As EOA não dependem de qualquer resposta comportamental do paciente. Por essa razão, podem ser usadas mesmo nos recém-nascidos e pacientes em coma.

As EOA espontâneas ou evocadas podem ser registradas clinicamente, embora as EOA evocadas sejam mais úteis com finalidades terapêuticas. As emissões otoacústicas espontâneas (EOAE) são geradas em resposta a um estímulo acústico. Existem dois tipos de EOAE utilizados na prática clínica corrente: emissões otoacústicas transitórias (EOAT) e emissões otoacústicas do produto da distorção (EOAPD). As emissões otoacústicas de frequência sustentada (EOAFS), que ocorrem em resposta aos estímulos persistentes existem, mas não têm qualquer aplicação clínica na atualidade.

Características das EOAE:

1. Podem ser detectadas como energia acústica no canal auditivo externo.
2. As estruturas responsáveis pela transferência de energia consistem nas CCE, membrana basilar, líquidos cocleares, janela oval, ossículos e membrana timpânica, que funciona como um autofalante para o canal auditivo externo.
3. As EOAE representam um epifenômeno, isto é, não fazem parte da audição, mas constituem um subproduto dela.
4. Permitem a avaliação eficaz, objetiva e não-invasiva da função coclear.
5. Têm limitada utilidade e podem ser bloqueadas pelas perdas da audição de condução, que impedem a transmissão da energia sonora do canal auditivo externo até a cóclea e desta para o canal auditivo; as EOAE presentes indicam que a função das CCE está preservada, mas sua ausência não indica necessariamente disfunção destas células, a menos que se confirme que a orelha média funciona normalmente.

Na prática clínica, três tipos de EOAE são registrados:

EOAE: cerca de 35 a 60% dos indivíduos com audição normal têm EOAE, isto é, emissões geradas sem estímulo externo. Quando estão presentes, as EOAE podem indicar função normal das CCE, mas como se encontram ausentes mesmo em alguns indivíduos com audição normal, sua ausência não é conclusiva. Em geral, as EOAE não se correlacionam com o tinido (zumbido), embora existam algumas exceções.

EOAT: as EOAT ocorrem em resposta aos sinais transitórios, como cliques ou disparos de tons muito curtos. A resposta normal das EOAT tem os mesmos componentes de frequência do estímulo. Nos pacientes com perdas auditivas neurossensoriais confirmadas de mais de 30 a 40 dB, as EOAT estão ausentes nos casos de lesões cocleares, mas presentes nas lesões unicamente neurais. Contudo, quando interrompe a irrigação sanguínea da cóclea, o neuroma do acústico pode alterar as EOAE.

1. Por essa razão, as respostas aos níveis baixos (abaixo de 30 dB LPS) devem ser avaliadas em um ambiente silencioso com um microfone sensível, análise espectral e normatizadas por computador.
2. É um sinal de que a cóclea funciona normalmente até as CCE ou que a perda auditiva neurossensorial não é maior que cerca de 30 a 40 dB NA.
3. As EOAT podem ser analisadas por banda de oitavas quanto à presença ou ausência de resposta coclear ao longo da faixa de frequência, mas fornecem uma resposta de presente ou ausente apenas se a audição coclear é melhor ou pior que a faixa de 30 a 40 dB em cada banda de oitava até 4.000 Hz.

EOAPD: as EOAPD ocorrem em resposta a dois tons puros simultâneos de curta duração com frequências diferentes (F_1 e F_2). Em resposta aos estímulos F_1 e F_2, a cóclea normal gera vários produtos de distorção (PD) em frequências diferentes dos estímulos. Em geral, o PD mais proeminente fica na frequência $2F_2 - F_1$.

1. A EOAPD é um único tom evocado por dois tons puros apresentados simultaneamente.
2. Os níveis dos estímulos geralmente ficam entre 55 e 65 dB LPS, mas as funções de intensidade podem ser testadas.
3. Em geral, é mais fácil obter um PD da cóclea humana quando as frequências do estímulo (ou primárias) F_1 e F_2 estão intercaladas por uma razão de 1:1,2 (p. ex., 2.000 Hz e 24.000 Hz).
4. Com a utilização de diferentes combinações de tons primários, diferentes frequências de PD podem ser geradas, permitindo, assim, a avaliação objetiva de grande parte da membrana basilar.
5. Entre as diversas interações dos tons usados como estímulo, a interação $2F_1 - F_2$ (ou tom de diferença cúbica) geralmente produz o PD mais fácil de detectar, cuja frequência é menor que as frequências dos dois estímulos aplicados.

6. Reflete a função coclear mais próxima de F_2 em vez de F_1 ou o PD.
7. As EOAPD podem ser registradas nos indivíduos com perda mais acentuada das CCE e em resposta aos estímulos de frequências mais altas que as EOAT.
8. Ajuda a estimar a existência de perda auditiva por frequência, mas não define os limiares exatos, na faixa de 1.000 a 8.000 Hz; a ausência das EOAPD com função normal da orelha média geralmente indica perda da audição coclear de no mínimo 40 dB, dependendo da intensidade do estímulo. Pesquisadores continuam a avaliar os limiares com base nas EOAPD.

Aplicações clínicas das EOAT e EOAPD

1. Triagem neonatal da audição auricular específica por meio de instrumentos de EOA automatizados (embora o vérnix do canal auditivo externo ou o mesênquima da orelha média possam impedir o registro das EOA nos primeiros dias de vida extrauterina).
2. Componente da bateria de testes para *neuropatia auditiva*, uma condição rara na qual há perda auditiva neurossensorial, BERA anormal, reflexos acústicos ausentes (ipsolaterais e contralaterais) e reconhecimento das palavras pior do que seria esperado com base no audiograma tonal puro, embora as EOA estejam presentes.
3. Útil aos pacientes difíceis de testar porque não conseguem ou não querem responder confiavelmente durante a audiometria convencional; faz parte de uma bateria de testes e é a base da verificação cruzada (ver seção subsequente sobre dificuldade de testagem).
4. Nos pacientes com perdas auditivas neurossensoriais, para a diferenciação entre as lesões da cóclea e as do VIII nervo craniano (inclusive surdez súbita idiopática e candidatos ao implante coclear). Dado que as EOA são fenômenos pré-neurais, a ausência das EOAE com as perdas de 40 dB ou mais indica que a cóclea é o local da lesão, enquanto a presença destas emissões sugere que a lesão está localizada no VIII nervo craniano. Contudo, quando afeta a irrigação sanguínea da cóclea, o neuroma do acústico pode reduzir as EOA.
5. Monitoração intraoperatória da função coclear durante a ressecção de neoplasias que afetam o VIII nervo craniano, desde que as EOA estejam presentes.
6. Monitoração da ototoxicidade ou da exposição aos níveis altos de ruídos; as EOAPD e/ou EOAT podem ser abolidas ou reduzidas para as frequências altas, antes que surjam alterações nos limiares tonais puros. Entretanto, a audiometria de alta frequência é utilizada mais comumente, podendo ser interpretada mais facilmente para monitorar a ototoxicidade.
7. Nos casos suspeitos de PHA, a presença das EOAT confirma que não há perda significativa da audição de condução, que não existe perda coclear maior que cerca de 40 dB NA e, provavelmente, menor que 30 dB NA. As EOAPD também podem fornecer informações objetivas quanto à configuração audiométrica possível e sensibilidade coclear.

AVALIAÇÃO DOS PACIENTES DIFÍCEIS DE TESTAR E DOS PACIENTES PEDIÁTRICOS

Os pacientes difíceis de testar, como as crianças pequenas ou os indivíduos com limitações físicas ou cognitivas, podem requerer técnicas especiais de testagem. Além disso, em razão das características de tais populações, todas as técnicas de testagem devem ser adaptadas aos pacientes. Além das técnicas propriamente ditas, os principais determinantes do sucesso do procedimento consistem na flexibilidade, rapidez, criatividade, habilidades e experiência do profissional que investiga esses pacientes. Quando os testes comportamentais são possíveis, ainda que incompletos, sempre são preferíveis aos testes eletrofisiológicos ou às emissões otoacústicas realizadas isoladamente. Os testes comportamentais avaliam realmente a audição, o que significa que definem a percepção dos sons pelo indivíduo, enquanto os outros testes referidos avaliam alguns aspectos da função auditiva.

As três técnicas comportamentais utilizadas mais comumente para desencadear respostas nas crianças são a audiometria de observação comportamental (AOC), audiometria com reforço visual (ARV) e audiometria com atividade lúdica condicionada (AALC). Entretanto, a AOC pode ser imprecisa, devendo ser interpretada com cautela. A audiometria vocal modificada, as EOA e os testes eletrofisiológicos são incluídos comumente na bateria de testes indicados para as crianças.

Audiometria de observação comportamental

1. A criança fica sentada no colo de um dos pais, ou o paciente idoso é colocado no centro da cabine de testes com campo sonoro.
2. A fala, os ruídos de tons modulados ou banda de *narrow-band*, ou outros sinais, são apresentados por autofalante(s) localizado(s) nas paredes laterais em vez de diretamente à frente do paciente.
3. Respostas observadas como olhos arregalados, piscar de olhos, despertar do sono, cessação do movimento, da vocalização e do choro, mudança na expressão facial, movimento dos membros, rotação da cabeça, olhar na direção do som.
4. A intensidade dos diferentes sinais é variada até que seja obtido o nível mais baixo de resposta (em geral, definido como nível de resposta mínimo em vez de limiar, porque esses indivíduos podem responder ligeiramente acima dos seus limiares verdadeiros).
5. A AOC deve ser evitada porque as respostas desaparecem rapidamente e a confiabilidade e validade são precárias. O risco de ter um resultado negativo falso (deixar passar uma perda auditiva) é inaceitável. Como as crianças se movimentam frequentemente, nem sempre é fácil definir se um movimento estava realmente relacionado com o estímulo acústico.

Audiometria com reforço visual

1. A criança fica sentada no colo de um dos pais, ou o paciente idoso é colocado no centro da cabine de testes com campo sonoro.
2. A fala, os ruídos de tons modulados ou de *narrow band*, ou outros sinais, são apresentados por autofalante(s) localizado(s) nas paredes laterais em vez de diretamente à frente do paciente.
3. Quando o paciente responde — geralmente virando a cabeça na direção do som —, um brinquedo sombreado, colocado no mesmo lado do autofalante, acende ou se movimenta.
4. Se o paciente não virar a cabeça espontaneamente, o sinal visual geralmente provocará o movimento da cabeça ou estimulará este movimento; de qualquer forma, o brinquedo reforçará o comportamento de olhar na direção do som; o reforço converterá a reação reflexa em uma resposta condicionada.
5. O reflexo de orientação condicionado (ROC) é a variante da ARV que se refere especificamente ao reflexo de orientação de olhar na direção do som; o reforço converte o reflexo de orientação em uma resposta condicionada; em geral, este procedimento não é especificado porque está incluso no termo "ARV".
6. A observação sobre a capacidade de localização do paciente permite fazer alguma estimativa da audição binaural na ausência de fones de ouvido porque, para localizar um som, a audição deve ser simétrica na faixa de 30 dB.
7. A intensidade dos diferentes sinais é variada até definir o nível de resposta mínimo.
8. O nível mais baixo de resposta é conhecido como SAT/SDT.
9. A ARV é apropriada para crianças de 6 a 30 meses de idade.
10. O Quadro 2.9 relaciona os valores normativos do exame.

QUADRO 2.9 DADOS NORMATIVOS E NÍVEIS DE RESPOSTA ESPERADOS PARA OS LACTENTES*

Idade	Geradores de ruídos (cerca de NPS)	Tons puros modulados (dB NA)	Fala (dB NA)	Resposta esperada	Sobressalto com a fala (dB NA)
0 a 6 semanas	50 a 70	75	40 a 60	Abre os olhos, pisca, agita-se ou desperta do sono; sobressalta-se	65
6 semanas a 4 meses	50 a 60	70	45	Abre os olhos, desvia os olhos, pisca, tranquiliza-se; início dos movimentos rudimentares da cabeça com 4 meses	65
4 a 7 meses	40 a 50	50	20	Vira a cabeça no plano lateral na direção do som; atitude de escuta	65
7 a 9 meses	30 a 40	45	15	Localização direta do som lateral, indiretamente abaixo do nível da orelha	65
9 a 13 meses	25 a 35	38	10	Localização direta do som dos lados, diretamente abaixo do nível da orelha, indiretamente acima do nível da orelha	65
13 a 16 meses	25 a 30	30	5	Localização direta do som dos lados, acima e abaixo	65
16 a 21 meses	25	25	5	Localização direta do som dos lados, acima e abaixo	65
21 a 24 meses	25	25	5	Localização direta do som dos lados, acima e abaixo	65

*Teste realizado em uma sala de som.
De Northern J, Downs M. Hearing in Children, 4ª ed., Baltimore, MD: Williams & Wilkins; 1991.

Audiometria com atividade lúdica condicionada

1. Com cerca de 30 a 36 meses de vida, a maioria das crianças pode ser testada pelos métodos mais tradicionais.
2. Na audiometria com atividade lúdica condicionada (AALC), propõe-se o jogo de escutar "bipes"; cada vez que um tom puro é apresentado, a criança responde com a atividade lúdica – p. ex., jogar blocos em uma cesta ou colocar pinos em uma prancha.
3. A própria atividade lúdica é um reforço.
4. Com essa idade, a maioria das crianças permite a colocação dos fones de ouvido, por isso é possível obter informações de cada orelha quanto aos limiares tonais puros.

Nota: não é certo igualar a ARV aos testes do campo sonoro e à AALC com testagem por fones de ouvido. A AVR e a AALC são mecanismos para provocar uma resposta; os autofalantes e fones de ouvido são meios usados para apresentar os sinais de teste. Alguns lactentes toleram os fones de ouvido ou a faixa de cabeça para condução óssea durante a AVR. Algumas crianças de 3 anos podem rejeitar qualquer tipo de fone de cabeça, devendo a AALC ser realizada em um campo sonoro.

Audiometria vocal

1. O SRT pode ser obtido com a utilização de cartas com gravuras espondaicas ou objetos (p. ex., um avião ou uma escova de dentes); a criança aponta para o objeto ou figura que a palavra representa.
2. O reconhecimento das palavras pode ser testado pela atividade de apontar para as figuras, como, por exemplo, o teste de inteligibilidade das palavras por identificação de figuras (WIPI). Em vez de repetir palavras, a criança aponta para as figuras de uma página. No teste WIPI, há 25 palavras, e cada uma vale 4%.
3. Pode ser realizada com fones de ouvido ou em um campo sonoro se a criança tolerar o fone de cabeça.

Medidas de imitância

1. A timpanometria e os reflexos acústicos são medidas objetivas, sendo, por esta razão, muito úteis para testar os pacientes difíceis.
2. As medidas de imitância avaliam a condição da orelha média sem necessitar de uma resposta comportamental, mas é importante obter alguma cooperação do paciente. A resistência pode complicar a obtenção da vedação acústica ou tornar difícil o registro bem como a interpretação do timpanograma; o choro vigoroso pode produzir um pico nas pressões muito positivas.
3. Nos lactentes com menos de 6 meses de vida, o tom de teste habitual de 220 Hz pode gerar timpanogramas erroneamente normais, em razão das paredes complacentes do canal auditivo externo, e subestimar o reflexo acústico; um tom de teste mais alto (660 Hz) é preferível porque tende mais a produzir resultados válidos, mas a interpretação é difícil nas crianças com menos de 6 meses.
4. Impressões grosseiras quanto à audição podem ser obtidas com base no timpanograma e nos reflexos acústicos. Em presença de um timpanograma normal, o reflexo normal sugere que a audição possa variar de normal até uma perda auditiva neurossensorial grave, enquanto a ausência dos reflexos indica uma perda auditiva neurossensorial profunda ou um problema central. O timpanograma plano sugere perda auditiva condutiva leve a moderada, mas não fornece qualquer informação quanto à função neurossensorial.

Potencial evocado auditivo do tronco encefálico (BERA)

1. Quando podem ser obtidos, os resultados dos testes comportamentais completos são especialmente úteis para avaliar os pacientes difíceis de testar, sendo sempre preferíveis ao BERA porque são testes diretos da audição, enquanto este último é um teste indireto.
2. Ajuda a estimar a sensibilidade auditiva a frequências de 1.000 a 4.000 Hz. Em geral, são utilizadas séries de estímulos tonais em frequências específicas. Em alguns casos, os estímulos de cliques são usados para obter uma rápida estimativa da faixa limiar de 2.000 a 4.000 Hz.
3. Uma série de estímulos tonais de 500 Hz ajuda a estimar a sensibilidade às frequências baixas, mas esta estimativa não é tão exata para as frequências altas.
4. Pode ser realizada por condução óssea quando os resultados da CA são anormais. As informações fornecidas pelo BERA por condução óssea podem ser mais limitadas que as obtidas com os testes comportamentais.
5. É complicada pela necessidade de sedar os lactentes maiores e as criancinhas, bem como de dispor de equipamentos de reanimação e suporte à vida.

Emissões otoacústicas

1. Assim como ocorre com o BERA, os testes das EOA podem ser particularmente úteis para avaliar os pacientes difíceis de testar, porque é um teste fisiológico.
2. As EOA testam apenas a função coclear (*i. e.*, especificamente a função das CCE). Por essa razão, em presença de uma lesão retrococlear que interfira na função auditiva, as EOA ainda podem ser absolutamente normais.
3. A presença de EOAT confirma que a audição coclear não está abaixo de 30 a 40 dB NA, podendo os resultados ser interpretados por meio da análise da banda de oitava.
4. Em alguns casos, as EOAPD podem ser registradas nos indivíduos que apresentam até perdas auditivas moderadas a graves, dependendo do nível do estímulo, mas fornecem informações mais específicas quanto à frequência.
5. Requer muito menos tempo que o BERA.
6. Assim como ocorre com o BERA, o teste das EOA requer que o paciente fique relativamente imóvel e quieto, mas apenas por 5 a 10 min por orelha. Como as EOA são menos demoradas, a sedação e o requisito de equipamentos de suporte à vida raramente são necessários.

7. Nas crianças, uma limitação comum é a existência de distúrbios da orelha média, que geralmente impedem o registro de qualquer tipo de EOA porque o sinal gerado pelas células ciliares não consegue ser retransmitido pela orelha média até o canal auditivo externo onde é registrado.
8. Em casos raros, os pacientes podem apresentar perda auditiva nos testes comportamentais, função normal da orelha média e BERA anormal, embora com EOA normais; estas alterações podem indicar neuropatia auditiva.

História clínica

Um dos componentes mais importantes e desvalorizados da avaliação dos pacientes pediátricos é a história clínica, que deve avaliar os seguintes aspectos:

1. Qual é a queixa principal?
2. Qual é a qualidade da audição da criança? Ela responde tão bem quanto as crianças da mesma idade, pergunta excessivamente "o que é" ou liga a TV em volume alto? Quando esse comportamento começou a ser percebido?
3. Qual é a qualidade da fala da criança? O desenvolvimento das habilidades de comunicação é tão bom quanto o das crianças da mesma idade?
4. Qual é a história pré-natal da criança? Há história familiar de perda auditiva nos primeiros anos de vida, exceto quando associada às infecções otológicas?
5. Qual é a história do desenvolvimento (*i. e.*, físico, cognitivo e comportamental) da criança?
6. A criança teve mais episódios de problemas otológicos, nasais ou faríngeos que a incidência habitual? A perda auditiva ou o atraso da fala ou da linguagem parecem desproporcionais ao problema otológico apresentado pela criança? (O problema é que a OME recidivante pode obscurecer uma perda auditiva neurossensorial.)

AUDIOMETRIA DIAGNÓSTICA: LACTENTES

A detecção e intervenção auditivas precoces (DIAP) dos lactentes são tarefas obrigatórias dos serviços de saúde.[6] Sem o diagnóstico e a intervenção precoces, as crianças com perdas auditivas desenvolvem retardos do desenvolvimento das habilidades de comunicação, cognição e desenvolvimento socioemocional, e provavelmente alcançarão níveis educacionais e ocupacionais inferiores na vida adulta. Por essa razão, a triagem auditiva neonatal generalizada conquista amplo apoio, principalmente porque cerca de 50% das perdas auditivas congênitas ou que se desenvolvem nos primeiros anos de vida não têm qualquer indicador de risco associado (muitas provavelmente são traços recessivos) ou são distúrbios que começam em uma idade mais avançada (ver o Quadro 2.10). As perdas auditivas específicas são irreversíveis, unilaterais ou bilaterais, neurossensoriais ou condutivas, em média de 30 a 40 dB na faixa de 500 a 4.000 Hz. Em 2000, o Joint Committee on Infant Hearing endossou os seguintes princípios que devem fazer parte de um programa de DIAP:[6]

1. Todos os recém-nascidos devem fazer triagem auditiva por um teste fisiológico (BERA e/ou EOA) durante sua permanência no hospital depois do nascimento e, se isto não for possível, antes de completar 1 mês de vida.
2. Para os bebês que não fizeram triagem por ocasião do nascimento ou não repetiram os testes de triagem subsequentes (antes da alta ou ambulatorialmente), as avaliações médica e audiológica apropriadas para confirmar a existência de uma perda auditiva devem ser realizadas antes dos 3 meses de idade.
3. Os lactentes com perda auditiva irreversível confirmada devem ter acesso aos serviços de intervenção antes dos 6 meses de idade.
4. Todos os lactentes que fizeram triagem neonatal, mas que apresentam indicadores de risco (ver o Quadro 2.10) para perda auditiva ou atrasos da comunicação devem ser acompanhados e monitorados continuamente por médicos e audiólogos, o que inclui os indicadores associados às perdas auditivas de início tardio, progressivas ou flutuantes, ou às disfunções auditivas neurais.

QUADRO 2.10 INDICADORES ASSOCIADOS ÀS PERDAS AUDITIVAS CONDUTIVAS E/OU NEUROSSENSORIAIS (JOINT COMMITTEE ON INFANT HEARING, 2000)

1. Do nascimento até os 28 dias de vida (usado quando a triagem auditiva generalizada não está disponível)
   a. Doença ou distúrbio que necessita de internação em UTI neonatal por 48 h ou mais
   b. Sinais ou outras alterações associados a uma síndrome que reconhecidamente inclua perda auditiva de condução ou neurossensorial
   c. História familiar de perda auditiva neurossensorial infantil irreversível
   d. Anomalias craniofaciais, incluindo anormalidades morfológicas da aurícula ou do canal auditivo
   e. Infecção intrauterina por citomegalovírus, herpesvírus, toxoplasmose ou rubéola
2. Recém-nascidos ou lactentes de 29 dias a 2 anos (indicadores que colocam o lactente sob risco de perda auditiva de condução e/ou neurossensorial progressiva ou de início tardio)
   a. Preocupação dos pais ou do cuidador quanto à audição, fala, linguagem ou retardo do desenvolvimento
   b. História familiar de deficiência auditiva infantil irreversível
   c. Sinais ou outras alterações associadas a uma síndrome que reconhecidamente inclua perda auditiva de condução ou neurossensorial, ou disfunção da tuba auditiva
   d. Infecções pós-natais associadas à disfunção da audição neurossensorial, inclusive meningite bacteriana
   e. Infecções intrauterinas por citomegalovírus, herpes, rubéola, sífilis e toxoplasmose
   f. Indicadores neonatais: principalmente hiperbilirrubinemia com nível sérico que requeira transfusões de troca total, hipertensão pulmonar persistente do recém-nascido, associada ao uso de respirador artificial, e distúrbios que necessitem do uso de OMEC
   g. Síndromes associadas à perda auditiva progressiva, como neurofibromatose, osteopetrose e síndrome de Usher
   h. Distúrbios neurodegenerativos, como a síndrome de Hunter, ou neuropatias sensorimotoras, como a ataxia de Friedreich e a síndrome de Charcot-Marie-Tooth
   i. Traumatismo craniano
   j. Otite média recidivante ou persistente com derrame há no mínimo 3 meses

OMEC, oxigenação por membrana extracorporal; UTI, unidade de terapia intensiva.

PSEUDO-HIPOACUSIA

Pseudo-hipoacusia (PHA) é o termo usado para descrever os comportamentos auditivos discrepantes com os resultados dos testes audiológicos, resultados inconsistentes/inválidos nos testes ou perda alegada da sensibilidade auditiva sem qualquer alteração orgânica. Os termos perdas auditivas "funcionais" e "não-orgânicas" têm sido utilizados como sinônimos de PHA, embora hoje o adjetivo funcional seja menos preferido. Assim como ocorre com outros dilemas diagnósticos, é fundamental realizar uma bateria de exames.

A PHA pode ser deliberada, inconsciente ou mista (ambas), mas a diferença nem sempre é clara. Por essa razão, é melhor evitar rótulos psicológicos, como simulação ou histeria, e uma postura julgadora.[7] A prevalência da PHA provavelmente está subestimada entre as crianças.[8] Nesse grupo, a idade típica é de 11 anos.[9,8] A PHA infantil é duas vezes mais comum nas meninas que nos meninos;[10] não deve ser descartada levianamente, principalmente nas crianças, porque pode estar associada a um distúrbio psicológico e requer imediata intervenção.[9]

Sinais sugestivos de PHA:

1. Entrevista pré-teste: o paciente não parece ter dificuldade de compreender, mas apresenta perda auditiva bilateral moderada durante os testes.
2. Origem do encaminhamento: um caso de indenização.
3. História pessoal: o paciente consegue citar um incidente específico que causou a perda da audição e pretende ter algum ganho com isto, como, por exemplo, dinheiro, fugir de algum trabalho ou tarefa árdua, ou usar como desculpa para seu baixo rendimento.
4. Desempenho nos testes rotineiros:

a. Alguns comportamentos, como inclinar ou levantar a cabeça para o lado do sinal, fazer esforço, ter um olhar confuso ou vagueante, principalmente com a apresentação do sinal; dar respostas abreviadas durante o TRF ("tímpano" em vez de "membrana timpânica"); e responder durante a audiometria da fala com uma entonação duvidosa como se não estivesse seguro.
b. A confiabilidade teste-reteste é inferior a 5 dB. Entretanto, a desatenção por parte do paciente precisa ser excluída inicialmente, podendo ser necessário repetir as instruções e os testes. Os fatores que afetam a atenção podem ser dores, confusão mental, idade avançada ou outras limitações psicomotoras significativas.
c. Disparidade entre PTA e TRF maior que 10 dB é uma das inconsistências mais comuns da PHA. A concordância entre duas medidas deve ficar em 10 dB. Contudo, antes de suspeitar de PHA, é preciso excluir discrepância entre TRF e PTA em razão da configuração do audiograma. Com os padrões acentuadamente ascendentes ou descendentes, a média de duas frequências (a média dos dois melhores/piores limiares de 500, 1.000 e 2.000 Hz), ou mesmo a melhor frequência da fala, pode ser mais concordante com o TRF.
d. Um TRF erroneamente elevado pode ser detectado quando se obtém um escore de reconhecimento das palavras próximo do ou exatamente no TRF voluntário (p. ex., TRF +10 dB). Se for obtido um bom escore de reconhecimento das palavras no limiar, o TRF será inválido.
e. Presença de reflexos acústicos com discrepâncias aéreo-ósseas na audiometria.
f. Limiares de condução óssea mais de 10 dB abaixo dos limiares da CA.
g. Com as perdas auditivas unilaterais ou simétricas, uma diferença maior que 65 dB entre as orelhas testada e não-testada ou ausência de resposta (sem mascaramento) na orelha pior. Nos testes da CA, a audição cruzada (*crossover*) não deve ocorrer acima de cerca de 65 dB (pode chegar a 75 dB com os fones de ouvido inseridos) acima dos limiares de condução óssea da orelha contralateral; nos testes da condução óssea, a audição cruzada não deve ser pior que 10 dB acima dos limiares de condução óssea da orelha contralateral.

Testes para a suspeita de pseudo-hipoacusia

Nos pacientes em que há possibilidade de PHA, como perdas auditivas provocadas por ruído (NIHL) com finalidade de indenização, as EOA são recursos objetivos e valiosos para avaliar a função das CCE. Em geral, quando esses resultados são apresentados ao paciente, ele começa a cooperar. Geralmente é melhor evitar a exclusão do paciente, adotando uma abordagem gentil, como "Esses testes sugerem que talvez eu não tenha dito claramente que você precisava responder, mesmo que tivesse muita dificuldade para ouvir o som, em vez de quando era fácil ouvir. Vamos tentar esse teste novamente". Embora seja mais dispendioso e demorado, o BERA também pode ser muito útil porque não depende da resposta comportamental do paciente, mas pode oferecer uma boa estimativa do limiar real. As EOA e os BERA não estão descritos detalhadamente nesta seção porque foram analisados detalhadamente nas seções anteriores deste capítulo e o são no Cap. 3. Os limiares do reflexo acústico também podem ser úteis. Além disso, alguns testes comportamentais são muito rápidos e pouco dispendiosos, embora não forneçam os dados objetivos das EOA e BERA.

Testes fisiológicos para a pseudo-hipoacusia

Teste do reflexo acústico

A presença do reflexo acústico em um nível 5 dB acima dos limiares auditivos voluntários ou menos é altamente sugestiva de algum grau de PHA (ver Medidas de imitância na seção Avaliação dos pacientes difíceis de testar e dos pacientes pediátricos).

Emissões otoacústicas

As EOA podem ser muito úteis porque fornecem informações objetivas quanto à função coclear. A presença de EOAT indica que a audição coclear não pode ser pior que aproximadamente 30 a 40 dB NA para cada resposta de oitava presente. As EOAPD podem ajudar a determinar a configuração audiométrica provável, como os dados quanto às frequências mais altas.

Potencial evocado auditivo do tronco encefálico (BERA)

Por ser um teste objetivo, o BERA é um excelente recurso para definir a presença ou ausência de perdas auditivas bem como para estimar a gravidade das perdas auditivas verdadeiras. Entretanto, esse teste é muito mais demorado que a maioria dos outros procedimentos, podendo, contudo, ser útil se as outras modalidades de teste não forem suficientes.

Testes comportamentais para a pseudo-hipoacusia

Teste de Stenger

1. Excelente teste para as perdas auditivas unilaterais ou assimétricas, nas quais a diferença entre as orelhas é no mínimo de 25 dB.
2. Baseado no efeito Stenger: quando dois tons da mesma frequência são apresentados simultaneamente às duas orelhas, o paciente percebe o tom apenas no lado em que o tom é mais alto.
3. Para realizar o teste de Stenger, apresentar simultaneamente um tom 5 dB acima do limiar à orelha normal e o mesmo tom 5 dB abaixo do limiar voluntário à orelha pior.
4. Se o paciente responder, o teste será negativo porque ele ouviu o tom com a orelha sadia. Se o paciente não responder, o teste será positivo: o paciente deveria responder, porque o tom apresentado à orelha sadia está 5 dB acima do seu limiar; se o paciente não responder, deve ser porque o tom foi percebido pela orelha pior e o paciente preferiu não responder.
5. Para ajudar a estimar os limiares, apresentar simultaneamente um tom a 5 dB NS à orelha sadia e a 0 dB NA à orelha pior. O paciente deve responder. Aumentar o nível do sinal apresentado à orelha pior em acréscimos de 5 dB, até que o paciente pare de responder. Esse nível deve ficar a 15 dB do limiar real da orelha pior do paciente.
6. O teste vocal de Stenger pode ser realizado da mesma forma, mas com a utilização de palavras espondaicas (TRF) em vez dos tons puros.

Teste de Lombard

1. Baseado no fenômeno de que o indivíduo aumenta o volume da própria voz quando está em um ambiente ruidoso, porque o ruído interfere na automonitoração.
2. Para realizar o teste, o paciente deve ficar sentado em uma cabine à prova de sons e colocar fones de ouvido. Um ruído mascarador é introduzido pelos fones de ouvido à medida que o paciente lê em voz alta. O examinador monitora o volume da voz do paciente por meio do reprodutor de conversa do audiômetro no medidor de volume.
3. Se houver uma perda auditiva real, não ocorrerá alteração do volume da voz do paciente porque ele não ouvirá o ruído mascarador.
4. Se o paciente tiver PHA, o volume da sua voz irá aumentar.
5. Embora aplicável às perdas auditivas monaurais e binaurais, a sensibilidade é insatisfatória na melhor das hipóteses, e o teste possibilita apenas uma estimativa grosseira do TRF; por esta razão, tal teste raramente é realizado.

Testes comportamentais de interesse histórico para avaliar a pseudo-hipoacusia

Realimentação auditiva retardada (RAR). (Com o desenvolvimento das EOA e BERA, a RAR não é mais amplamente utilizada, e a maioria das clínicas não dispõe mais do equipamento necessário ao teste.)

1. Baseado no princípio de que os indivíduos monitoram a intensidade e velocidade da sua fala por um mecanismo auditivo; um indivíduo testado por RAR altera sua voz em consequência da disfluência.
2. Para realizar o teste, gravar a fala do paciente enquanto ele lê em voz alta. Em seguida, pedir ao paciente que repita a leitura enquanto a gravação é reproduzida com um retardo de 0,1 a 0,2 s a 0 dB NA. A leitura deve ser repetida com aumentos de 10 dB de cada vez, até que se observe um resultado positivo (p. ex., alteração da velocidade da leitura, aumento da intensidade da voz, hesitações, prolongamentos ou gagueira).
3. A interpretação é semelhante ao que foi dito para o teste de Lombard: se forem observadas disfluências, estará claro que o paciente consegue ouvir a si próprio.
4. O teste é aplicável às perdas monaurais/binaurais, tem boa sensibilidade e pode oferecer uma estimativa do LRF; entretanto, requer a gravação adequada em fita e hoje raramente é aplicado porque existem testes fisiológicos mais eficazes.

Teste de Doerfler-Stewart

1. Um teste de confusão é aplicado para detectar PHA monaural ou bilateral.
2. Baseado no princípio de que os indivíduos normais e pacientes com perda auditiva conseguem repetir palavras apesar de um ruído mascarador tão alto quanto o sinal da fala, enquanto os pacientes com PHA podem parar de responder aos níveis de ruído mascarador mais baixos.
3. O LRF é definido. Palavras espondaicas são apresentadas pelos fones de ouvido com ruído mascarador; o examinador pede ao paciente que repita as palavras. A intensidade do mascaramento é aumentada depois da apresentação de cada palavra.
4. O nível de mascaramento no qual o paciente deixa de responder é registrado e corresponde ao nível de interferência do ruído.
5. O limiar do ruído de mascaramento é determinado, assim como um segundo TRF.
6. Tais medidas devem ser comparadas com os padrões de normalidade.
7. Esse teste é complicado e demorado, tendo pouca precisão, sendo, por isso, pouco usado. Entretanto, é aplicável às perdas auditivas unilaterais ou bilaterais se as EOA e BERA não estiverem disponíveis (p. ex., em trabalhos missionários em outros países).

Audiometria de Békésy

O traçado de Békésy do tipo V sugere PHA (ver pág. 48). Essa técnica pode ser usada nos pacientes com perdas monaurais ou binaurais. Mesmo com as versões modificadas da audiometria de Békésy, o padrão do tipo V tem, na melhor das hipóteses, sensibilidade e especificidade baixas. Esse teste também é demorado. Os audiólogos raramente realizam a audiometria de Békésy nos casos suspeitos de PHA, e o equipamento necessário geralmente não está disponível.

MONITORAÇÃO DA OTOTOXICIDADE

Para os pacientes que utilizam agentes ototóxicos (p. ex., cisplatina, aminoglicosídios por períodos longos), a audiometria de alta frequência (teste da CA para estímulos entre 10.000 e 20.000 Hz) geralmente é realizada em combinação com os limiares tonais puros na faixa de frequência convencional. A detecção de alterações dos limiares na faixa de alta frequência oferece ao médico a oportunidade de alterar o protocolo de tratamento, antes que a perda auditiva afete a faixa de frequência convencional e comprometa a capacidade de comunicação do paciente. Se não for possível alterar o protocolo de tratamento, o audiólogo poderá trabalhar com o paciente e seus familiares outras estratégias de comunicação, bem como, possivelmente, a amplificação à medida que a perda auditiva avançar. As alterações ototóxicas significativas são (1) alteração do limiar em 20 dB ou mais em qualquer uma das frequências testadas; (2) alterações do limiar em 10 dB ou mais em quaisquer duas frequências adjacentes; ou (3) perda da resposta a qualquer uma entre três frequências consecutivas, quando os limiares foram obtidos antes.[11] Também é fundamental excluir a existência de distúrbios da orelha média e que as alterações detectadas sejam reproduzidas em 24 h (em geral, a replicação dos resultados ocorre na mesma consulta do teste). Esses critérios podem ser aplicados às faixas de frequência convencional e alta.[12] As EOA também podem ajudar a detectar alterações ototóxicas iniciais, mas não existem estabelecidos critérios padronizados para definir alterações significativas. A monitoração da ototoxicidade pode incluir várias considerações.[12, 13, 14]

PROCESSAMENTO AUDITIVO CENTRAL

Processamento auditivo central (PAC) é o conjunto complexo de operações ativas realizadas pelo sistema nervoso central com os estímulos auditivos. O processamento auditivo não é apenas central, mas os sinais auditivos são processados em todo o sistema auditivo, inclusive os componentes periféricos que se estendem da orelha interna até a cóclea e VIII nervo craniano. Especialmente entre as crianças, alguns comportamentos são típicos dos indivíduos que apresentam distúrbios auditivos centrais. Os comportamentos associados a esses distúrbios centrais são muito semelhantes aos causados pelas perdas auditivas periféricas. Alguns exemplos são os erros frequentes de compreensão ou interpretação do que foi dito, perda de atenção, dificuldade de discriminar os sons da fala (resultando em problemas de leitura, soletração e outras dificuldades acadêmicas), dificuldade incomum em ambientes ruidosos, pouca memória auditiva, limitações das funções da linguagem receptiva e expressiva, bem como, em geral, dificuldade de aprender pela via auditiva. A história clínica relativa à audição pode perfeitamente incluir considerações desses comportamentos.

Antes de realizar testes para um distúrbio do PAC, é preciso excluir a existência de disfunção auditiva periférica. A avaliação audiológica convencional deve incluir a audiometria tonal pura (alguns testes do PAC são realizados em níveis supralimiares, que ficam acima do PTA) e audiometria vocal, principalmente a capacidade de reconhecer palavras. Outros procedimentos são os reflexos acústicos ipsolaterais e contralaterais bem como o BERA, que ajudam a avaliar a integridade do tronco cerebral. Como nenhum teste isolado consegue avaliar os diversos elementos do processamento auditivo, é fundamental fazer uma bateria de exames. Os testes que devem ser realizados dependem da eficácia de determinados exames frente à sintomatologia e idade do paciente. Os testes do PAC são realizados unilateral (estimulação de uma orelha de cada vez) ou bilateralmente (estimulação das duas orelhas por estímulos diferentes). Esses testes foram desenvolvidos para gerar demandas ao sistema auditivo, como, por exemplo, compreender a fala degradada (ruído ou fala competitiva filtrada e alterada em sua velocidade na orelha ipsolateral, contralateral ou ambas; parte do sinal vai para uma orelha e outra para o lado oposto), identificação de padrões auditivos; ou testes que exigem a interação eficaz entre os dois hemisférios.

Se for detectado um distúrbio do PAC, a intervenção terapêutica deverá ser baseada no padrão dos resultados da bateria de testes. Em geral, o tratamento consiste na otimização da experiência auditiva, isto é, razão sinal-ruído apropriada (sinal bem acima do ruído), ambiente acústico favorável (pouco ruído e reverberação), estímulos vocais acentuados (voz alta e clara, algumas vezes com fala mais lenta). Essas estratégias também são recomendadas quando há perda auditiva periférica. Em resumo, independentemente de se o distúrbio é periférico ou central, a intervenção se mostra mais eficaz com sinais vocais de alta qualidade em ambientes silenciosos. Alguns pacientes podem melhorar com os dispositivos auxiliares da escuta (DAE) (FM, infravermelho), que oferecem boa relação sinal-ruído (ver Dispositivos auxiliares).

TRATAMENTO

Existem algumas formas de ajudar os pacientes com perdas auditivas irreversíveis, o que inclui oferecer amplificação de alta qualidade, maximizar as habilidades auditivas, ampliar o uso de estímulos visuais, instruções, educação apropriada e ajuda vocacional. O objetivo é permitir que o indivíduo funcione no melhor nível permitido por suas capacidades e seja um elemento social pleno, produtivo, independente e bem-ajustado.

Instrumentação

Aparelhos auditivos

A. Função. O objetivo dos aparelhos auditivos é amplificar o som de modo a tornar a fala mais audível, porém ainda confortável. Os aparelhos auditivos não podem recuperar a audição natural ou normal; em vez disto, permitem que o indivíduo atue melhor do que lhe seria possível sem a amplificação. Tais aparelhos não conseguem amplificar apenas a fala com exclusão dos outros sons. Além disso, os aparelhos auditivos mais sofisticados também não conseguem anular a distorção gerada pelo sistema auditivo do paciente. Em geral, é melhor usar aparelhos auditivos bilateralmente; contudo, se apenas uma orelha for amplificada, o lado preferido será o que apresentar melhor capacidade de reconhecimento da fala, maior tolerância aos sons intensos e as maiores chances de oferecer audibilidade em toda a faixa da fala. Nos casos de assimetria acentuada e quando é preciso escolher uma orelha, mostra-se preferível usar o aparelho no lado em que a perda auditiva situa-se na faixa de 40 a 70 dB, independentemente de se esta orelha é a melhor ou a pior. Cresce rápida e expressivamente o número de configurações dos circuitos, controles e componentes disponíveis nos aparelhos auditivos. Alguns podem ser utilizados apenas em um dos lados, enquanto outros podem ser incluídos em diversas combinações.

Termos relativos ao funcionamento do aparelho auditivo:

Ganho: amplificação ou energia acústica acrescentada ao estímulo sonoro; corresponde à diferença entre entrada e saída.

Saída: energia acústica que deixa o receptor do aparelho auditivo; corresponde à combinação de entrada e ganho.

Saída de potência máxima: limite do aparelho auditivo quanto ao nível sonoro que pode produzir independentemente do nível de entrada ou ganho; também é conhecida como saturação SPL (SSPL).

B. Componentes. Todos os instrumentos auditivos têm um microfone, amplificador e receptor de saída. Os aparelhos auditivos podem apresentar outros componentes ou elementos:

1. Controles reguláveis por chave de parafuso para ajustar o ganho em alta ou baixa frequência, a SSPL e outros aspectos da função do aparelho auditivo.
2. Microfones direcionais que aplicam ênfase relativamente maior aos sons que partem da frente da pessoa que fala. Como geralmente ficamos de frente quando conversamos com as pessoas, o ganho é maior para a fala que para o ruído ambiente, deste modo a razão sinal-ruído é melhor.
3. Um "*telecoil*" que detecta e amplifica o campo magnético de um telefone; o microfone pode ser desligado para eliminar o *feedback* quando o paciente fala ao telefone.

C. Estilos. Existem cinco estilos de aparelhos auditivos: acoplado ao corpo, retroauricular (BTE), intra-aural (ITE), intracanal (ITC) e inteiramente no canal (CIC) (microcanal). Em geral, os BTE são recomendáveis para as crianças. As dimensões do aparelho não indicam sua qualidade sonora ou sua tecnologia mais avançada; diferentemente, quanto maior for o aparelho, maior será a quantidade de circuitos que podem ser incorporados.

D. CLASSES GERAIS

1. *Corte dos picos*: ganho constante até que seja atingida a saída de potência máxima do aparelho auditivo, quando então os picos de amplitude de energia em excesso são "cortados". Por exemplo, se o ganho de um aparelho auditivo for de 40 dB e sua SSPL for de 110 dB, qualquer estímulo de até 70 dB sofrerá um acréscimo de 40 dB. Os estímulos acima de 70 dB não podem ser amplificados em 40 dB, porque o resultado ficaria acima da capacidade do circuito e, por esta razão, os picos de sinais são cortados. O corte dos picos (*peak clipping*, PC) limita a saída para evitar que o som amplificado fique muito alto, mas também provoca distorção. Desse modo, hoje os instrumentos com PC de ganho linear são utilizados menos comumente.

2. *Limitação por compressão*: assim como ocorre com os aparelhos PC, o ganho é linear, mas a limitação da saída é conseguida por outro mecanismo. Quando se atinge um nível predefinido, o ganho é automaticamente reduzido (comprimido) por um circuito de *feedback* até um estágio mais anterior do sistema eletrônico do aparelho auditivo. O objetivo do controle de ganho automático (AGC) é limitar a saída sem atingir a saturação, evitando, deste modo, a distorção típica do PC. Existem dois tipos de compressão: (a) compressão de entrada no microfone e (b) compressão de saída no receptor de saída.

3. *Compressão dinâmica em faixa ampla*: diferente dos aparelhos auditivos de limitação por compressão, a compressão fica ativa na maior parte da faixa de operação do aparelho auditivo, não apenas nos níveis altos. Com a compressão dinâmica de faixa ampla (WDRC), o ganho diminui à medida que os estímulos aumentam acima de uma faixa relativamente ampla de sinais sonoros, como, por exemplo, ganho de 30 dB para os sinais de até 45 dB, mas de apenas 10 dB para os sinais acima de 85 dB, embora com níveis variáveis de ganho entre estes dois limites. O objetivo da WDRC é compensar a perda das CCE. Nas orelhas normais, as CCE funcionam como compressores para acomodar uma ampla faixa de intensidades sonoras; a destruição destas células elimina tal "compressão biológica", resultando em recrutamento de intensidade que se evidencia pelo aumento anormalmente rápido da intensidade sonora e é típico das perdas auditivas cocleares. O conceito de WDRC é tornar os sons suaves audíveis e manter os sons intensos em um nível confortável.

4. *Programável*: a maioria dos aparelhos WDRC é "programável", ou seja, suas características são ajustadas pelo dispensador por meio de um programador digital. Os programadores têm algoritmos que especificam o ganho e a saída de acordo com o audiograma limiar do paciente, mas o dispensador pode ajustar estas características de forma a atender às preferências do usuário. A maioria dos aparelhos programáveis tem compressão multibanda, isto é, ganhos e saídas diferentes para faixas de frequência diversas, porque a gravidade da perda auditiva geralmente é diferente para cada frequência. O programador ajusta os ganhos diferenciais para sinais sonoros suaves e altos nas diversas bandas de frequência; os limites entre as bandas de frequência também são ajustáveis. Desse modo, os aparelhos programáveis são altamente flexíveis e mais adaptáveis à perda auditiva do paciente que os instrumentos convencionais.

5. Existem dois tipos de aparelho auditivo programável: (1) programável com processamento analógico de sinais (convencionais), também conhecido como aparelho programável digitalmente (hoje, este tipo é muito raro na maioria dos países); e (2) aparelhos auditivos digitais utilizados mais comumente, com processamento totalmente digital dos sinais. Nenhum tipo de aparelho programável é intrinsecamente melhor que os outros ou melhor que os instrumentos convencionais quanto à inteligibilidade da fala, embora os dois tipos de aparelho programável tendam a ser considerados mais confortáveis nos níveis sonoros baixos e altos. Alguns aparelhos digitais têm mais parâmetros ajustáveis, o que faz com que sejam mais flexíveis que os instrumentos programáveis analógicos. Além disso, os aparelhos digitais são particularmente úteis às configurações audiométricas extremamente incomuns, e alguns aparelhos podem ter um recurso *antifeedback*. O termo "digital" significa superioridade tecnológica e vantagem auditiva, o que pode gerar

confusão. Além disso, os instrumentos programáveis (principalmente os digitais) geralmente são mais dispendiosos que os aparelhos auditivos convencionais. Os dispensadores devem considerar as necessidades auditivas do indivíduo e analisar os fatores de custo-benefício antes de escolher o aparelho auditivo.

E. Considerações Adicionais
1. Modificações acústicas da resposta do aparelho auditivo:
    a. Um tubo (que permite a saída do som pelo canal auditivo) reduz as frequências baixas e produz reforço relativo das frequências altas, atenua a sensação de pressão na orelha e diminui o efeito oclusivo, de modo que a voz do usuário soa mais natural para ele. O tubo também aumenta a possibilidade de ocorrer *feedback* (sussurro), embora os circuitos *antifeedback* sejam comuns nos aparelhos auditivos.
    b. Os aparelhos auditivos "*open fit*" são cada vez mais comuns, principalmente para as perdas auditivas de alta frequência. Esses aparelhos não obstruem o canal auditivo, por esta razão evitam a sensação de tamponamento e geralmente amplificam apenas as frequências altas, permitindo que os outros sons entrem no canal sem amplificação. Em geral, tais configurações incluem circuitos *antifeedback*.
    c. O orifício em forma de trompa dentro do canal auditivo acentua as frequências altas; por outro lado, o orifício mais longo e estreitado (ou "trompa invertida") atenua as frequências altas para as perdas auditivas com crescentes configurações; esta configuração é encontrada principalmente nos moldes auriculares dos aparelhos auditivos BTE.
    d. Com os aparelhos auditivos BTE, um abafador acústico existente no tubo suaviza os picos de média frequência típicos.
2. Para as perdas unilaterais em orelhas que não se adaptam a um aparelho auditivo:
    a. Direcionamento contralateral do sinal (CROS) para as perdas auditivas unilaterais que não podem ser compensadas por aparelho auditivo. O CROS facilita a captação dos sinais pela orelha pior e direciona os sinais para a orelha com audição normal (via cabos ou transmissão em FM) até um molde auricular não-obstrutivo. Esse recurso é mais eficaz quando há uma perda leve de alta frequência na orelha normal. Os aparelhos CROS são mais úteis quando o indivíduo geralmente fica parado.
    b. O CROS bilateral (BiCROS) é indicado para as perdas auditivas bilaterais, quando uma orelha pode melhorar com um aparelho auditivo. Com o BiCROS, o sistema CROS do lado ruim é combinado com um aparelho convencional aplicado no lado melhor, ou seja, a orelha tratável recebe sinais dos microfones colocados nos dois lados da cabeça. O molde auricular usado é o mesmo da configuração convencional.
3. Multimemória: programas ou ajustes diferentes armazenados no aparelho auditivo, a partir dos quais o usuário pode selecionar os ajustes para as diferentes situações de audição tocando em um comutador de nível auricular ou por meio de um controle remoto. Alguns aparelhos auditivos podem definir quando alterar as memórias por amostragem do ambiente acústico e alteração do processamento dos sinais de acordo com a necessidade.
4. Armazenamento de dados: com alguns aparelhos auditivos sofisticados, o dispositivo armazena informações, como a preferência do usuário pelos controles manuais e a porcentagem de tempo passado nos diferentes ambientes acústicos. Em seguida, essas informações podem ser usadas para fazer ajustes finos no aparelho auditivo de cada paciente.
5. Aparelhos auditivos de condução óssea: quando não é possível usar um aparelho auditivo de CA (p. ex., atresia ou otite externa ou média purulenta). O aparelho auditivo fixado ao osso (BAHA) consiste em um aparelho de condução óssea (CO) no qual a saída está conectada a uma haste de metal inserida no crânio através da pele. O BAHA tem ganho ligeiramente maior que o aparelho auditivo de condução óssea convencional em razão do acoplamento mecânico mais direto.

Todos os aparelhos auditivos BC ficam limitados às perdas auditivas neurossensoriais menores que 45 dB.
6. FM: alguns aparelhos auditivos podem incluir um receptor FM colocado inteiramente dentro do dispositivo, que fica posicionado totalmente dentro da orelha. (Ver mais informações sobre FM em Dispositivos auxiliares.)
7. Aparelhos auditivos de implante na orelha média (OM): o *driver* de saída é conectado aos ossículos. Um aparelho auditivo é usado externamente e acoplado por um magneto a um processador de sinais implantado sob a pele e conectado ao *driver* de saída. Em comparação com os aparelhos auditivos AC convencionais, os implantes OM têm como objetivo oferecer maior ganho para as frequências altas e menos distorção quando há perdas auditivas neurossensoriais brandas a moderadas, mas sua colocação requer um procedimento cirúrgico.
8. Aparelhos auditivos descartáveis: não tão satisfatórios quanto os outros tipos de aparelho, geralmente de custo muito baixo, mas podem ser onerosos quando o total de anos de uso é considerado, disponíveis com bateria não-substituível; quando a bateria se descarrega por completo, toda a unidade deve ser descartada e substituída por outra.
9. Tinido (zumbido): para os pacientes com tinido, um mascarador de zumbido (um gerador de ruídos incorporado ao aparelho auditivo) pode atenuar este sintoma; quando o som mascarador é suprimido, alguns pacientes sentem temporariamente redução ou eliminação do tinido (inibição residual). Para os pacientes com zumbido e perda auditiva, o próprio aparelho auditivo pode ajudar a mascarar o tinido. Além disso, existem aparelhos auditivos mascaradores que combinam um aparelho auditivo e um gerador de ruídos e controle de volume separados. Infelizmente, os mascaradores de zumbido não são muito eficazes a longo prazo.

F. Medições Auriculares Reais e Fórmulas de Ajuste. O desempenho de um aparelho auditivo testado em uma cabine de análise não se mostra o mesmo quando é colocado no canal auditivo do usuário. Com as medições auriculares reais, um microfone tubular mede o som bem perto da membrana timpânica, desta forma inclui os efeitos (auriculares reais) da orelha externa e do canal auditivo, bem como a perda de ganho natural produzida pela ressonância do canal auditivo na faixa em torno de 2.700 Hz, que ocorre quando o aparelho é colocado. Com a realização de testes com e sem o aparelho, as medições auriculares reais ajudam a avaliar a conveniência de um aparelho auditivo, a ajustar os controles para conseguir saída ideal e a descobrir as causas das queixas dos usuários. Os instrumentos auriculares reais incluem fórmulas de ajuste ou "prescrições" de ganho e saída para assegurar a audibilidade máxima da fala, sem gerar desconforto. Esses instrumentos exibem uma fórmula para conseguir ganho e resposta de frequência ideais para a perda auditiva de cada paciente. Em seguida, é possível verificar se a meta desejada foi razoavelmente bem alcançada com o aparelho auditivo colocado. As fórmulas têm diferenças mínimas, e nenhuma é melhor que as outras.

Implantes cocleares
Esse tópico está descrito no Cap. 6 (Implantes cocleares).

Dispositivos auxiliares
1. O estilo de vida do indivíduo com perda auditiva pode ser facilitado por vários dispositivos auxiliares independentemente do uso de aparelho auditivo. Alguns são dispositivos auditivos – ALD –, outros visuais ou vibratórios.
2. Alguns dos principais ALD são:
    a. Amplificadores de telefone
    b. Sistemas de audição FM ou infravermelhos para televisão
    c. Sistemas de FM para áreas amplas (salas de conferência, ambientes de trabalho, cinemas). O usuário recebe um sinal de rádio FM transmitido a distância pelo palestrante, que utiliza um pequeno microfone de FM. Desse modo, a audição a distância é excelente. Além disso,

o sinal desejado é muito mais forte que o ruído de fundo (razão sinal-ruído favorável), e a compreensão muito mais fácil que se a recepção FM não fosse usada. Os sistemas de FM são muito úteis quando há ruído de fundo, para a comunicação com outras pessoas situadas a alguns metros e são particularmente apropriados às crianças na escola.
3. Alguns dispositivos auxiliares visuais ou vibratórios:
   a. Despertadores, detectores de fumaça, sistemas de segurança, detectores do choro do bebê e campainhas de porta com luzes que se acendem ou vibrador.
   b. Decodificadores de televisão *closed-caption* (TV e filmes em DVD ou videoteipe).
   c. Telefones de texto (TT, também conhecidos como TTD e TTY). Os pacientes que não conseguem usar um telefone mesmo com amplificação podem digitar e receber mensagens com um teclado e uma tela acoplados às linhas telefônicas. Os TT também possibilitam o acesso a alguns serviços públicos, serviços médicos, órgãos governamentais e negócios. Esses aparelhos podem ser usados pelos pacientes com limitações importantes da voz ou fala, assim como pelos indivíduos com distúrbios auditivos graves.
   d. Embora não sejam destinados especificamente aos portadores de limitações da comunicação, os computadores ampliaram enormemente as opções sociais e comunicativas disponíveis aos indivíduos com limitações da comunicação.

Intervenção, treinamento e educação

Em qualquer idade, o elemento mais importante da reabilitação auditiva é a amplificação apropriada. Quando a perda auditiva está presente antes da aquisição das habilidades de comunicação, a intervenção especializada precoce é crucial para aproveitar o "período sensível" de desenvolvimento mais rápido da comunicação. Nos lactentes e crianças pequenas em geral, a abordagem é centrada nos pais, e professores treinados promovem as habilidades de comunicação bem como demonstram aos pais/cuidadores como fazer. Nos EUA, entre os 3 e 21 anos de idade, os órgãos estaduais e federais exigem que as crianças tenham "educação livre e apropriada" no "ambiente menos restritivo possível" (desde turmas regulares com serviços de apoio até instalações residenciais), e algumas regiões exigem que a intervenção seja realizada do nascimento até o terceiro mês de vida. (Ver informações adicionais no Cap. 5, Perda auditiva congênita.)

As opções de comunicação e educação superpõem-se, consistindo em métodos auditivo-orais, visuais (linguagem por sinais ou dedos) ou uma combinação destes ("comunicação total"). Existem controvérsias quanto ao método preferível. É igualmente importante que todas as intervenções sejam precoces e de alta qualidade. Outros fatores além da perda auditiva devem ser considerados (não "tratar um audiograma"): sistema e necessidades de comunicação da família, habilidades psicossociais, valores culturais e coexistência de outros distúrbios limitantes. Contanto que haja audição aproveitável, o treinamento auditivo promove as habilidades de aprendizagem, como a detecção, reconhecimento e compreensão dos sons. A leitura labial consiste na integração dos movimentos labiais, expressões faciais, gestos corporais, indícios situacionais e fatores linguísticos para facilitar a compreensão visual. Em geral, esse sistema tem função complementar aos estímulos auditivos, embora em alguns casos de perda auditiva extrema a recepção visual possa ser o principal estímulo linguístico. As crianças em idade escolar podem adquirir habilidades específicas da fala (articulação, voz) e da linguagem (vocabulário, gramática).

Os adultos que desenvolvem dificuldade de ouvir podem ser beneficiados com o treinamento auditivo e as aulas de leitura labial, embora esta última habilidade pareça ser mais uma aptidão que uma habilidade puramente aprendida. Os adultos com surdez adquirida podem ser ajudados a minimizar a deterioração habitual da fala e voz (em razão da automonitoração auditiva ausente), bem como utilizar mais eficazmente os indícios visuais.

O aconselhamento e orientação vocacional podem ter valor inestimável aos indivíduos com perdas auditivas. O aconselhamento deve consistir não apenas em informações (fatos sobre comunicação, perda auditiva, aparelhos auditivos etc.) mas também abordar as questões psicossociais (aceitação da condição do indivíduo, culpa e raiva por parte dos pais, autoimagem, adaptação social etc.). Se não forem levadas em consideração, essas questões psicossociais poderão limitar a sensação de adaptação ou realização pessoal apesar do desenvolvimento de habilidades de comunicação satisfatórias. Nos EUA, a maioria dos estados conta com órgãos que podem ajudar os indivíduos portadores de perdas auditivas na escolha das carreiras e na preparação necessária. Esses serviços podem ser particularmente benéficos aos indivíduos com limitações significativas da comunicação.

PERDA AUDITIVA INDUZIDA POR RUÍDOS (PAIR) E AUDIOLOGIA INDUSTRIAL

A exposição aos sons excessivamente altos pode destruir as células auditivas e causar perda auditiva. Em geral, essas perdas são descritas como "induzidas por ruídos" (PAIR), mas qualquer som – ruído, voz, música – com intensidade suficiente pode causar danos à audição. Como os ruídos são a causa mais comum de perda auditiva secundária à exposição aos níveis sonoros altos, o termo PAIR (perda auditiva induzida por ruído) é usado nesse contexto. O efeito do ruído na audição pode ser classificado como desvio temporário do limiar (TTS), desvio permanente do limiar (PTS) ou traumatismo acústico resultante de uma ou relativamente poucas exposições a um nível sonoro muito alto (p. ex., uma explosão). Em geral, a perda auditiva causada pelo ruído começa com um padrão de entalhe na faixa de 3.000 a 6.000 Hz — mas, à medida que o tempo passa, outras frequências são afetadas, e a configuração torna-se menos abrupta.

A exposição aos ruídos perigosos pode ser ocupacional (p. ex., trabalho em fábricas, construções, fazendas ou serviço militar) e/ou recreativa (p. ex., tocar músicas, atirar com armas de fogo e aviação). O ruído ocupacional não é intrinsecamente mais perigoso para a audição que o ruído recreativo. Como a PAIR é a causa mais comum da perda auditiva neurossensorial depois da lactência e antes da velhice, este é um dos principais exemplos de situação na qual o otorrinolaringologista pode praticar medicina preventiva. O público tende a desconsiderar os perigos do ruído, negar a gravidade da sua exposição e desdenhar os meios de proteger a audição. Em particular, os atiradores não estão conscientes ou minimizam quantos tiros dão e o risco envolvido. Nesse grupo, um sinal de lesão inicial é a perda assimétrica a 4.000 Hz com configuração entalhada, geralmente pior na orelha oposta ao ombro no qual a arma é disparada. Com informação, aconselhamento e motivação para que esses indivíduos protejam sua audição, os otorrinolaringologistas podem produzir um impacto expressivo na prevenção da perda auditiva.

Quatro fatores principais contribuem para os efeitos do ruído: nível sonoro (em dB LPS); composição espectral; distribuição temporal da exposição ao ruído durante 1 dia de trabalho; e exposição cumulativa ao ruído ao longo de dias, semanas ou anos. A Occupational Health and Safety Administration (OSHA) estabeleceu diretrizes quanto aos níveis de exposição permissível ao ruído durante 1 dia de trabalho, supondo que o nível de ruído seja constante e o indivíduo trabalhe por 20 anos (Quadro 2.11). Entretanto, como o ruído ocupacional nem sempre é constante, uma média ponderada pelo tempo leva em consideração o nível e a duração, correspondendo a um nível que, se for constante em 1 dia de trabalho de 8 h, pode produzir o mesmo efeito que a dose medida.

QUADRO 2.11 EXPOSIÇÕES PERMISSÍVEIS AOS RUÍDOS SEGUNDO A OCCUPATIONAL SAFETY AND HEALTH ADMINISTRATION (OSHA)

Duração (horas/dias)	NPS (na escala dBA, resposta lenta)
8	90
6	92
4	95
2	100
1	105
0,5	110
= 0,25	115

Os programas de preservação da audição têm quatro componentes principais:

1. Avaliar o nível e a dose cumulativa de exposição ao ruído em determinada condição, utilizando um medidor de nível de ruído e um dosímetro.
2. Controlar o nível de exposição excessiva em determinada condição por meio da redução do ruído gerado pela fonte, por diminuição do ruído que chega às orelhas do indivíduo (com a construção de barreiras) ou pela modificação dos procedimentos ou horários do trabalho.
3. Se não for possível reduzir o ruído a um nível seguro, oferecer equipamentos de proteção auricular e informações que motivem sua utilização.
4. Monitorar a audição: avaliação pré-admissional com testes repetidos periodicamente em geral uma vez por ano.

Os dispositivos de proteção auricular funcionam como barreiras ao som. Os *earmuffs*, os tampões de orelha adaptados ao cliente ou os tampões auriculares descartáveis possibilitam a atenuação do som em 20 a 40 dB, geralmente mais nas frequências altas que nas baixas. Adaptação adequada, conforto e motivação são tão importantes quanto o tipo de proteção, porque nenhum dispositivo será eficaz se não for usado.

Existem dispositivos de proteção auricular passiva (não-elétricos) e dispositivos ativos (elétricos). Alguns dispositivos passivos (como as valvas) são sensíveis à amplitude de forma a possibilitar audição relativamente normal. Deixam passar sons em níveis moderados, mas reduzem os níveis sonoros altos, embora nem sempre a um nível seguro. Um conceito errôneo comum é que alguns dispositivos "fecham" quando o som é suficientemente alto. Na verdade, eles simplesmente reduzem o nível do som. Para algumas ocupações (principalmente para os músicos), a redução mais expressiva dos sons de alta frequência com os protetores auditivos é indesejável por alterar a qualidade sonora. Desse modo, os "tampões para músicos" produzem atenuação uniforme ou plana em todo o espectro sonoro. Embora eficazes, esses dispositivos não asseguram proteção completa contra danos à audição.

Em geral, os dispositivos ativos limitam a saída a 85 dB LPS. Entretanto, para suplantar o efeito de bloqueio dos protetores auriculares, algumas unidades incluem ligeira amplificação para ouvir a conversação normal e os sons do ambiente. No entanto, o nível baixo de PC tende a distorcer a fala. Por isso, a melhor aplicação dos dispositivos ativos é a breve utilização durante as exposições intermitentes e intensas (tiros com armas de fogo). Outra estratégia é a "redução ativa do ruído", na qual a fase do som é invertida em 180° para cancelar o ruído. A redução ativa do ruído (ANR) é eficaz abaixo de 1.000 Hz. A combinação da atenuação de baixa frequência da ANR com a redução de alta frequência dos tampões possibilita um resultado geral satisfatório. Os sistemas de ANR são vantajosos em situações de comunicação em ambientes ruidosos (p. ex., pilotos), porém não oferecem mais proteção que os tampões de orelha ou *muffs* bem-adaptados.

Referências

1. American National Standards Institute. American National Standard Specifications for Audiometers. New York, NY: American National Standards Institute, Inc; 1996, ANSI S3.6-1996.
2. Durrant JD, Lovrinic JH. *Bases of Hearing Science*. 3rd ed. Baltimore, MD: Williams & Wilkins; 1995.
3. American Speech-Language-Hearing Association. Guidelines for audiometric symbols. *ASHA*. 1990; 20(Suppl 2):225–230.
4. Turner RG, Shepard NT, Frazer GJ. Clinical performance of audiological and related diagnostic tests. *Ear Hear*. 1984;5:187–194.
5. Sanders JW. Diagnostic audiology. In: Lass NJ, McReynolds LV, Northern JL, Yoder DE, eds. *Handbook of Speech-Language Pathology and Audiology*. Toronto, ON: BC Decker; 1988, pp. 1123–1143.
6. Joint Committee on Infant Hearing. Year 2000 Position Statement: principles and guidelines for

early hearing detection and intervention programs. *Am J Audiol.* 2000;9:9–29.
7. Martin FN. Pseudohypoacusis. In: Katz J, ed. *Handbook of Clinical Audiology.* 4th ed. Baltimore, MD: Williams & Wilkins; 1994, pp. 553–567.
8. Pracy JP, Walsh RM, Mepham GA, et al. Childhood pseudohypoacusis. *Int J Pediatr Otorhinolaryngol.* 1996;37:143–149.
9. Aplin DY, Rowson VJ. Psychological characteristics of children with functional hearing loss. *Br J Audiol.* 1990;24:77–87.
10. Aplin DY, Rowson VJ. Personality and functional hearing loss in children. *Br J Clin Psychol.* 1986;25:313–314.
11. American Speech-Language-Hearing Association (ASHA). Guidelines for the audiologic management of individuals receiving cochleotoxic drug therapy. *ASHA.* 1994;36(Suppl 12):11–19.
12. Campbell KCM, Kelly E, Targovnik N, et al. Audiologic monitoring for potential ototoxicity in a phase I clinical trial of a new glycopeptide antibiotic. *JAAA.* 2003;14(3):157–169, Special Edition on Ototoxicity.
13. Campbell KCM. Audiologic monitoring for ototoxicity. In: Roland P, Rutka J, eds. *Ototoxicity.* BC Decker publishers; 2004, pp. 153–160.
14. Fausti SA, Helt WJ, Gordon JS, et al. Audiologic monitoring for ototoxicity and patient management. In: Campbell KC, ed. *Pharmacology and Ototoxicity for Audiologists.* Clifton Park, NY: Thomson Delmar Learning; 2007, pp. 230–248.

Bibliografia

Campbell K. Essential Audiology for Physicians. San Diego, CA: Singular Publishing Group; 1998.

Campbell, KS. ed. *Pharmacology and Ototoxicity for Audiologists.* Clifton Park, NY: Thomson Delmar Learning, 2007.

Gelfand SA. *Essentials of Audiology.* New York, NY: Thieme; 1997.

Goldenberg RA, ed. *Hearing Aids: A Manual for Clinicians.* Philadelphia, PA: Lippincott-Raven Publishers; 1996.

Hall JW. *Handbook of Auditory Evoked Responses.* Boston, MA: Allyn and Bacon; 1992.

Hall JW, Mueller HG. *Audiologists' Desk Reference.* Vol I. *Diagnostic Audiology Principles, Procedures, and Practices.* San Diego, CA: Singular Publishing Group; 1997.

Hall JW, Mueller HG. *Audiologists' Desk Reference.* Vol II. *Audiologic Management, Rehabilitation, and Terminology.* San Diego, CA: Singular Publishing Group; 1997.

Katz J, ed. *Handbook of Clinical Audiology.* 4th ed. Baltimore, MD: Williams & Wilkins; 1994.

Martin FN. *Introduction to Audiology.* 6th ed. Boston, MA: Allyn & Bacon; 1997.

Mendel LL, Danhauer JL, Singh S. *Singular's Illustrated Dictionary of Audiology.* San Diego, CA: Singular Publishing Group; 1999.

Northern JL, Downs MP. *Hearing in Children.* 4th ed. Baltimore, MD: Williams & Wilkins; 1991.

Robinette MS, Glattke TJ, eds. *Otoacoustic Emissions: Clinical Applications.* New York, NY: Thieme Medical Publishers; 1997.

Roeser RJ. *Roeser's Audiology Desk Reference.* New York, NY: Thieme Medical Publishers; 1996.

Roeser RJ, Valente M, Hosford-Dunn H. *Audiology Diagnosis.* New York, NY: Thieme; 2000.

Stach BA. *Comprehensive Dictionary of Audiology Illustrated.* Baltimore, MD: Williams & Wilkins; 1997.

Stecker NA. Central auditory processing: Implications in audiology. In: Katz J, Stecker NA, Henderson D, eds. *Central Auditory Processing: A Transdisciplinary View.* Boston, MA: Mosby Year Book; 1992, pp. 117–126.

Audiometria de respostas elétricas 3

A audiometria de respostas elétricas (ARE), particularmente o potencial evocado auditivo do tronco encefálico (BERA), tornou-se uma importante ferramenta clínica para a avaliação da função auditiva. Neste capítulo, revisamos os princípios básicos da ARE e, a seguir, descrevemos as várias técnicas e tipos de respostas mensuradas, com ênfase nas suas aplicações clínicas. Informações mais completas e detalhadas sobre os potenciais auditivos evocados e a sua aplicação na ARE podem ser encontradas em outras fontes.[1]

CONCEITOS BÁSICOS DA AUDIOMETRIA DE RESPOSTAS ELÉTRICAS

O objetivo da ARE é registrar os potenciais que surgem no sistema auditivo como resultado da estimulação sonora. Os princípios básicos dos registros dos potenciais elétricos do sistema auditivo são os mesmos para todos os potenciais, embora as técnicas de registros específicos variem conforme o potencial que está sendo mensurado. O registro é difícil, pois os potenciais do sistema auditivo são insignificantes em comparação com a base da atividade elétrica gerada em outras partes do corpo, como o cérebro, o coração e os músculos.

O desenvolvimento de computadores e outros *hardware* digitais para amostrar e calcular a média das respostas possibilitou a extração dos potenciais neurais sincrônicos que se originam da via neural auditiva em resposta à estimulação sonora. O desenvolvimento adicional de pequenos sistemas de computadores dedicados especificamente ao cálculo da média dos potenciais evocados tornou prático registrar esses potenciais no meio clínico. Tais sistemas disponíveis comercialmente podem controlar os parâmetros dos estímulos e procedimentos de testes, realizar cálculos simples das médias ou o processamento de sinais mais complexos, assim como realizar as funções normais de um microcomputador.

Os equipamentos básicos para a ARE são mostrados de maneira simplificada em um diagrama em bloco na Fig. 3.1. O estímulo gerado depende dos tipos de respostas que serão registradas. Para a maioria dos registros, os estímulos são sinais acústicos de curta duração. As variações dos cliques, produzidas pela aplicação de pulsos de voltagem de curta duração (p. ex., 0,1 ms) a um transdutor (fone de ouvido ou autofalante) e tons puros de curta duração, chamados *tone pips* ou *bursts*, são os estímulos mais comumente usados. Esses estímulos breves produzem uma descarga sincronizada de elementos neurais no sistema auditivo. Entretanto, como revisto posteriormente, os tons contínuos modulados por amplitude e/ou frequência estão sendo usados para um método ARE emergente frequentemente chamado de potenciais evocados auditivos no estado de equilíbrio ou ASSEP.

Os tipos e a colocação dos eletrodos para o registro dos potenciais evocados também variam de acordo com os tipos de respostas que serão registradas. Em geral, a atividade elétrica é registrada diferencialmente entre um eletrodo colocado no promontório, canal auditivo, vértice do couro cabeludo ou fronte e um segundo eletrodo que toma adequadamente como referência o primeiro eletrodo (p. ex., no processo mastoide ou lóbulo da orelha). Um eletrodo-terra pode ser colocado em qualquer local no couro cabeludo. A mínima atividade elétrica que esses eletrodos captam é diferencialmente amplificada e filtrada antes de ser enviada ao computador para o cálculo da média ou para processamento. Em alguns sistemas, a filtragem digital pode ser realizada no computador após o cálculo da média para potencializar os registros do potencial evocado. O simples computador que calcula a média

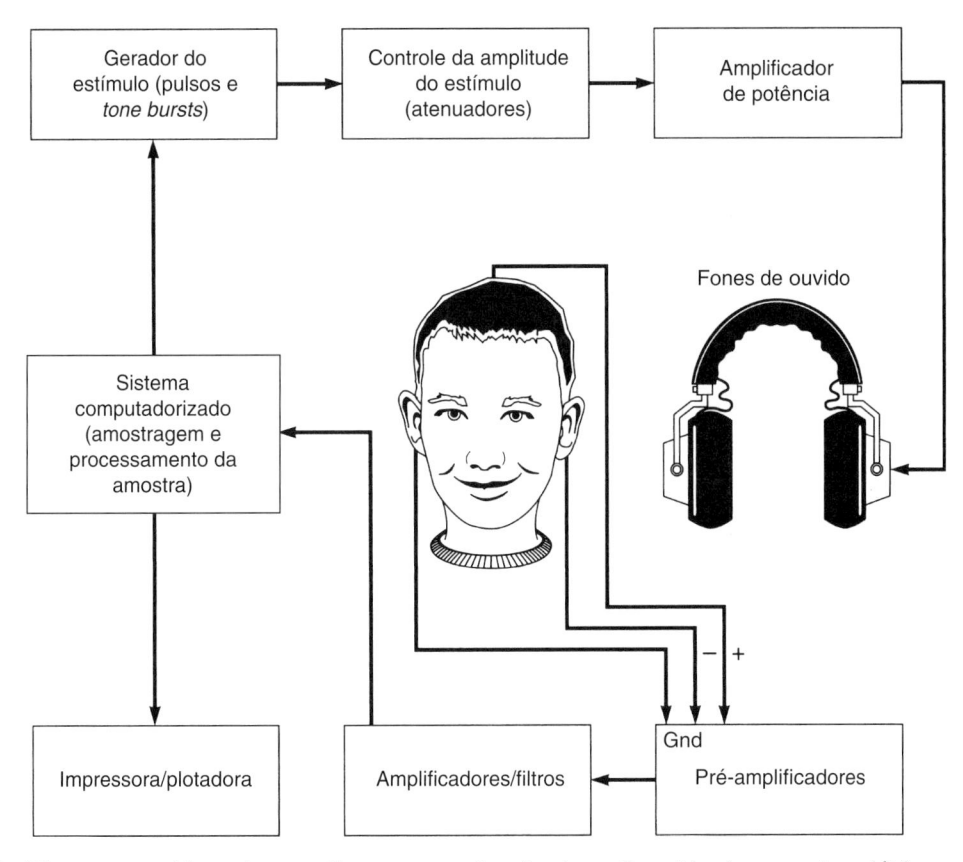

Fig. 3.1 Diagrama em bloco do aparelho para a realização de audiometria de respostas elétricas.

das respostas é composto por uma série de unidades de memória, cada uma recebendo informações cerca de uma fração de segundo após a precedente. Cada ponto é como uma pequena calculadora capaz de realizar adição e subtração.

O computador é programado para começar uma varredura (processamento sequencial da atividade elétrica durante um período de tempo) toda vez que chega um estímulo ao ouvido. A duração da varredura depende dos tipos de respostas que estão sendo registradas. Supõe-se que uma resposta ao estímulo seja ligada no tempo ao estímulo e, portanto, ao processamento pelo computador. Assim, a resposta ocorre repetidamente no mesmo grupo de locais de memória. O ruído elétrico de base que ocorre durante esse período de resposta é relativamente aleatório. Deste modo, quanto maior o número de mensuração da média das varreduras, menor o ruído residual médio em cada local de memória.*
Calculando a média de várias varreduras e reduzindo o ruído eletrofisiológico de base, os potenciais de resposta do sistema auditivo isoladamente impossíveis de serem identificados são extraídos do ruído elétrico de base. A resposta ponderada pode ser armazenada em um arquivo do computador, analisada e transferida para o papel para ser incluída no prontuário do paciente.

---

*Para uma descrição dos sinais ponderados no ruído, consultar Picton *et al.*[2] e Thornton.[3]

POTENCIAIS EVOCADOS AUDITIVOS

A maioria dos importantes potenciais evocados auditivos e os seus prováveis locais de origem encontram-se no Quadro 3.1. Os verdadeiros locais de origem de algumas dessas respostas não são conhecidos e ainda há alguma controvérsia a respeito de tais classificações e latências. É provável que existam múltiplos locais neurais envolvidos na produção de todas essas respostas. O referido quadro não inclui os ASSEP obtidos com tons contínuos modulados por amplitude e/ou frequência. Os ASSEP são discutidos mais adiante neste capítulo. Nem todos os potenciais mostrados no Quadro 3.1 vão ser revistos. As medições obtidas pelos métodos de ARE em geral não são medições da audição por si só. A audição é um processo perceptivo que envolve todo o sistema auditivo e não pode ser mensurada em termos de respostas elétricas exceto se essas respostas puderem ser relacionadas diretamente à percepção. O valor clínico das ARE reside na correlação das respostas elétricas com a alteração auditiva, desempenho ou ambos.

TIPOS DE AUDIOMETRIA DE RESPOSTAS ELÉTRICAS

São descritas três técnicas gerais para o registro dos potenciais evocados auditivos: eletrococleografia (ECoG), potenciais evocados auditivos do tronco encefálico (BERA) e a audiometria de respostas elétricas corticais (REC). Essas técnicas são comparadas no Quadro 3.2.

QUADRO 3.1 POTENCIAIS EVOCADOS NO SISTEMA AUDITIVO PELA ESTIMULAÇÃO COM SONS DE CURTA DURAÇÃO: PROVÁVEIS LOCAIS DE ORIGEM E LATÊNCIAS TÍPICAS PARA NÍVEIS MODERADAMENTE ALTOS DE ESTIMULAÇÃO

I. Cóclea (células ciliadas)
    Microfônico coclear — imediato
    Potencial de somação — imediato
II. Nervo auditivo
    Potencial de ação do oitavo nervo (onda I) 2,0 ms
III. Tronco encefálico
    Onda II – oitavo nervo e núcleo coclear 3,0 ms
    Onda III – núcleo coclear e oliva superior 4,1 ms
    Onda IV – lemnisco lateral 5,3 ms
    Onda V – colículo inferior e tratos de fibras 5,9 ms
IV. Potenciais evocados auditivos em estado de equilíbrio
    Modulação de amplitude ou frequência – tronco encefálico e córtex
V. Respostas médias (córtex auditivo)
    No — 8 a 10 ms (variável)
    Pó — 13 ms
    Na — 22 ms
    Pa — 34 ms
    Nb — 44 ms
VI. Potencial de cume (córtex auditivo)
    P1 a 50 ms (variável)
    N1 a 90 ms
    P2 a 180 ms
    N2 a 250 ms
    Negatividade de descombinação (MMN) — 200 ms
    Potencial cortical sustentado
    Componente positivo tardio
    Variação negativa contingente

Nota: os princípios básicos para o registro são os mesmos em toda a audiometria de respostas elétricas. As técnicas variam conforme a resposta a ser medida.

QUADRO 3.2 COMPARAÇÃO DAS TÉCNICAS DE AUDIOMETRIA DE RESPOSTAS ELÉTRICAS

Técnica	Colocação do eletrodo	Efeito da anestesia	Parte do sistema auditivo testada	Confiabilidade
Eletrococleografia	Promontório ou membrana timpânica ou meato acústico	Nenhum	Nervo periférico e cóclea	Excelente
Resposta evocada do tronco encefálico	Superfície	Nenhum	Tronco encefálico e periferia	Boa
Resposta evocada cortical	Superfície	Acentuado	Inteiro, conforme a resposta	Razoável

Eletrococleografia

A eletrococleografia (ECoG) mede os potenciais originados na cóclea e no nervo auditivo: o potencial microfônico coclear (MC), o potencial de somação e o potencial de ação do oitavo nervo. Os registros mais sensíveis são obtidos com um eletrodo de agulha inserido através da membrana timpânica (ECoG transtimpânica) no osso do promontório.[2]

A ECoG representa a técnica de ARE mais exata e sensível em razão da inserção do eletrodo próximo aos locais geradores. A precisão também é maior, pois o sistema auditivo periférico não é afetado pela sedação ou anestesia geral.

Uma desvantagem óbvia desta técnica é a necessidade de penetração através da membrana timpânica. Têm sido desenvolvidos eletrodos que podem ser colocados no canal auditivo ou na membrana timpânica (ECoG extratimpânica) com desconforto mínimo, evitando a necessidade de penetrar na membrana timpânica. Entretanto, as amplitudes das respostas registradas do canal auditivo são ainda bastante reduzidas em comparação com os registros transtimpânicos. Os eletrodos da membrana timpânica demonstram melhor sensibilidade e causam mínimo ou nenhum desconforto ao paciente. Tal eletrodo pode adicionar essa vantagem ao ECoG embora as amplitudes dos potenciais ainda sejam muito menores do que as registradas com o eletrodo transtimpânico. Outra limitação é que a ECoG mede apenas a resposta da porção mais periférica do sistema auditivo, por isso não pode ser comparada com a audição propriamente dita. Embora relativamente raros, há casos em que a cóclea e o nervo auditivo funcionam normalmente, mas problemas no tronco encefálico ou um problema central produzem a perda auditiva. Por isso, pode ser vantajoso usar uma técnica que avalie apenas o órgão final periférico para localizar a parte acometida do sistema auditivo.

Potencial evocado auditivo do tronco encefálico

O potencial evocado auditivo do tronco encefálico (BERA) utiliza eletrodos de superfície para medir os potenciais que se originam no nervo auditivo e nas estruturas do tronco encefálico. Em geral, um eletrodo é colocado no vértice do couro cabeludo e um no processo mastoide ou no lóbulo da orelha a ser examinada. A atividade elétrica é diferencialmente registrada, amplificada e filtrada a partir desses dois eletrodos. A mastoide oposta é usada como base. São registrados os eventos que ocorrem durante os primeiros 10 a 15 ms após a estimulação sonora. A vantagem do BERA é que não há a necessidade de anestesia, pois são usados eletrodos colados na superfície do couro cabeludo em vez de um eletrodo penetrante invasivo. Entretanto, na prática a narcose basal ou a anestesia são geralmente necessárias em crianças para prevenir o movimento excessivo, provocando a interferência nos registros exatos. O BERA, assim como a ECoG, não é influenciado pela narcose basal ou anestesia geral.

Audiometria de respostas evocadas corticais

A audiometria de respostas elétricas corticais (REC) mede os potenciais médios e lentos que se originam no sistema auditivo acima do tronco encefálico. A configuração mais simples de eletrodo é a mesma que a do BERA. Entretanto, os estudos de potenciais corticais em geral usam disposições de 32 ou mais eletrodos em uma configuração eletroencefalográfica (EEG)-padrão. Esses estudos destinam-se a determinar o padrão de atividade registrado na superfície da cabeça e/ou no local do cérebro em que a atividade neural é gerada.

Uma vantagem da REC é que, ao medir as respostas mais centrais, todo o mecanismo auditivo é testado. Por isso, as respostas podem ser mais bem-equiparadas à audição clínica. Há também alguns potenciais tardios relacionados com a discriminação do som que podem ser importantes quando há um problema de distúrbio central. Uma grande desvantagem desse método é que os potenciais são influenciados pelo sono e pela sedação. Por este motivo, a REC é menos confiável para a mensuração do limiar em crianças e mais difícil de ser realizada no ambiente clínico.

ELETROCOCLEOGRAFIA

Técnicas de estimulação

O clique de banda larga é o estímulo mais comumente usado na ECoG. Sob o ponto de vista acústico, o clique é composto por muitas frequências que estimulam toda a cóclea. Na perda auditiva plana, o clique é um bom preditor do limiar audiométrico. Entretanto, na perda auditiva descendente ou outras configurações de perda auditiva não é possível prever o tipo de audiograma usando os estímulos de clique.

Eggermont[4] utilizou *tone bursts* para ECoG e demonstrou serem úteis na determinação relativamente precisa do audiograma comportamental.

Técnicas de registro

Na abordagem transtimpânica, uma agulha de registro eletromiográfico-padrão isolada com Teflon é posicionada no osso do promontório após a indução da anestesia da membrana timpânica por meio de iontoforese ou aplicação tópica de fenol. Na abordagem mais recente à membrana timpânica, uma pequena esponja, conectada a um fio e saturada com eletrólito bem como um catalisador especial, é colocada no tímpano.[5,6] Na maioria das abordagens do canal auditivo, usa-se uma esponja saturada de eletrólitos. As respostas são filtradas abaixo de 30 Hz e acima de 3.200 Hz. O computador é ajustado para medir acima de uma janela de 10 ms.

Potenciais mensuráveis

A ECoG é uma medida do potencial microfônico coclear (MC), do potencial de somação e do potencial de ação do oitavo nervo que se originam na cóclea e no nervo auditivo.

Potencial microfônico coclear (MC)

A fonte do potencial microfônico coclear (MC) é a superfície pilosa das células ciliadas. O seu início é imediato e mimetiza a forma de onda do estímulo acústico. Como a resposta registrada do promontório é difusa e não oferece uma informação definitiva sobre populações específicas de células ciliadas, a maioria dos pesquisadores não considera o MC clinicamente útil embora a sua presença indique estimulação de algumas células ciliadas funcionais. Entretanto, Gibson e Beagley[7] usaram o MC para ajudar na diferenciação das lesões cocleares e retrococleares. Esses autores acreditam que a tendência de redução do potencial microfônico está associada às lesões cocleares, enquanto nos tumores acústicos o potencial MC é frequentemente normal. Como o MC não é de interesse principal no ECoG, o registro de outros potenciais livres da interferência do MC pode ser obtido pela alternância

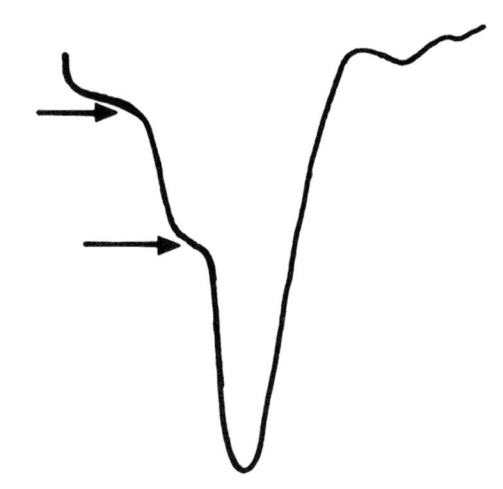

Fig. 3.2 O potencial de somação é medido como a mudança no registro basal superposto ao ramo descendente do potencial de ação composto (setas).

em cada estudo de estímulo à fase de "clique" ou *tone burst*, o que resulta no cancelamento da fase do MC assim como qualquer artefato elétrico que possa contaminar os registros.

Potencial de somação

O potencial de somação (PS) também é gerado pelas células ciliadas, sendo uma mudança da corrente direta (DC) do registro basal. Mostra-se quase sempre negativo para todas as frequências e níveis de intensidade (Fig. 3.2). Acredita-se que este potencial represente a assimetria no movimento da membrana basilar resultante da diferença de pressão entre a rampa timpânica e a rampa vestibular durante a estimulação sonora.[4] A fonte de tal mudança de DC também é a partir das células ciliadas. Este potencial pode ser um meio de estudar as células ciliadas na doença de Ménière e em outras doenças cocleares.

Como o PS é superposto ao potencial de ação do oitavo nervo, a sua mensuração algumas vezes pode ser difícil. Uma técnica para separar o PS do potencial de ação do oitavo nervo é aumentar a frequência de clique. Com o aumento da frequência de apresentação do clique, o potencial de ação do oitavo nervo diminui, pois os neurônios individualmente não têm tempo para se recuperar do período refratário para responder novamente ao novo estímulo. O PS não é afetado pela frequência de clique. Inicialmente é realizado um registro a uma baixa frequência de clique, sendo a resposta, que inclui o PS e o potencial de ação do oitavo nervo, armazenada no computador. A seguir é realizado um segundo registro com uma alta frequência de clique. A resposta obtida representa primariamente o PS. A segunda resposta pode ser subtraída da primeira resposta; a resposta derivada representará primariamente o potencial de ação do oitavo nervo sem a influência do PS.

Potencial de ação composto

O potencial de ação do oitavo nervo é a resposta ponderada do padrão de descarga de muitos neurônios auditivos. A dinâmica coclear, que influencia a forma do potencial de ação composto, é complexa e fora do escopo desta discussão.*

---

*Ver Eggermont, 1976,[4] para uma revisão BERAangente deste assunto.

Na maioria dos pacientes com audição normal, o potencial de ação pode ser produzido a 5 a 10 dB do limiar comportamental do paciente. Aos estímulos de alta intensidade, o potencial é largo, uniforme, facilmente registrável e reproduzível. Os potenciais de ação são descritos por três parâmetros: latência, amplitude e forma da onda. A latência é o intervalo de tempo desde o início do clique até a deflexão negativa máxima no potencial de ação; normalmente, diminui sistematicamente de aproximadamente 4 ms no limiar para 1,5 ms na alta intensidade. Por outro lado, a amplitude aumenta de maneira característica em duas etapas: há um aumento gradual até o nível de aproximadamente 40 a 50 dB HL, em que ocorre um platô, seguido por um segundo aumento mais rápido na amplitude acima deste nível.

Por convenção, a latência e amplitude (como porcentagem da amplitude máxima) são representadas graficamente em relação à intensidade do estímulo (Fig. 3.3). A amplitude máxima e as formas de onda representativas são configuradas graficamente no registro.

Aplicações clínicas da eletrococleografia

Há três usos clínicos da ECoG: teste do limiar, estudo da doença de Ménière e estudo dos neurinomas acústicos.

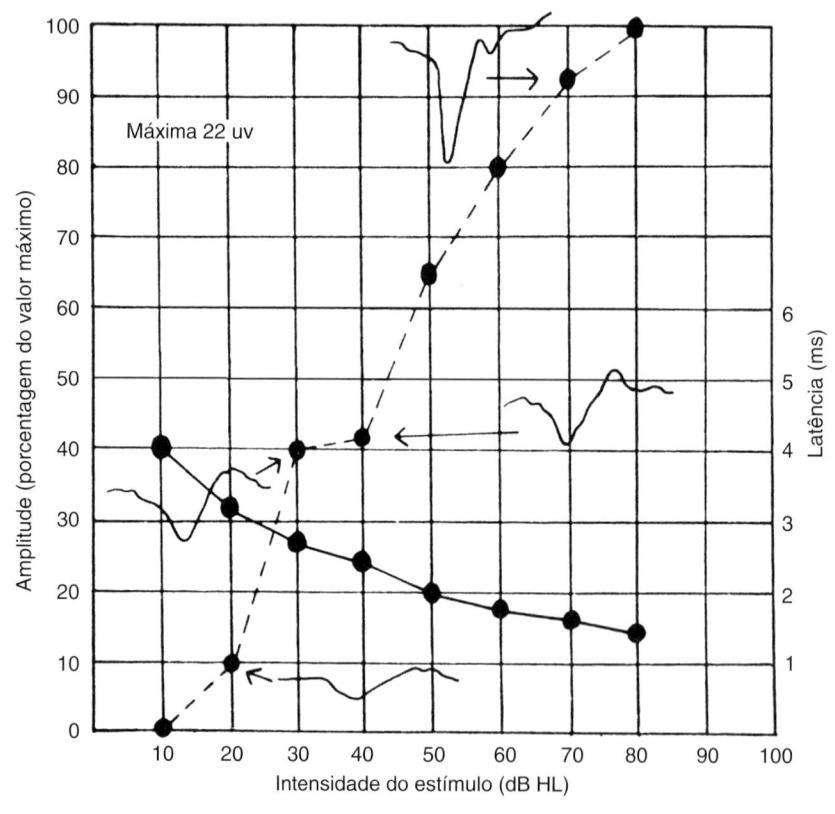

Fig. 3.3 Gráfico da função entrada-saída eletrococleográfica. A amplitude como porcentagem de amplitude máxima e a latência são representadas em função da intensidade do estímulo. Também são mostradas as formas de onda representativas.

Teste do limiar

O ECoG é o teste audiométrico objetivo mais exato. Os limiares do clique são geralmente uma indicação do limiar audiométrico na faixa de 3.000 a 4.000 Hz. O limiar eletrococleográfico prevê o limiar comportamental a 5 a 10 dB nessa frequência em quase todos os casos. Entretanto, como mencionado anteriormente, não é possível prever o audiograma usando apenas cliques; os *tone bursts* produzem uma correlação muito melhor com o audiograma subjetivo. A melhor correlação é encontrada nas frequências de 1, 2 e 4 kHz, mas a correlação permanece excelente a 500 e 8.000 Hz. Entretanto, com estímulos de alta intensidade, uma grande porção da cóclea pode ser ativada por *tone bursts*, e as correlações com as verdadeiras regiões de frequência da lesão coclear são problemáticas.

A desvantagem de usar a ECoG para a determinação do limiar é a necessidade de perfuração da membrana timpânica para inserir o eletrodo de agulha. Ainda não foi observado se os registros obtidos com os novos eletrodos da membrana timpânica podem fornecer informações eletrococleográficas suficientes. Os registros obtidos dos eletrodos de canal podem não fornecer sensibilidade suficiente. Na House Ear Clinic, em Los Angeles (EUA), utiliza-se o BERA para a determinação do limiar.

Doença de Ménière

Os potenciais de ação de somação e composto podem ser úteis na doença de Ménière.

POTENCIAL DE SOMAÇÃO. Eggermont[8] demonstrou um aumento do PS negativo durante os períodos de perda auditiva no estágio de audição flutuante da doença de Ménière. O autor atribuiu esse achado ao deslocamento mecânico da membrana basilar, o que causa não linearidade no seu movimento como resultado da suposta hidropsia endolinfática, ou um distúrbio metabólico resultando em um maior potencial endolinfático. Com o desenvolvimento da perda auditiva fixa, o PS diminui, indicando uma perda das células ciliares. Por isso, o PS pode ser uma indicação da reversibilidade da deficiência auditiva na doença de Ménière.

POTENCIAL DE AÇÃO COMPOSTO. Os potenciais de ação compostos na doença de Ménière são geralmente amplos, mais provavelmente em função da contribuição do grande PS negativo. Em um estudo de pacientes com a doença de Ménière, aproximadamente 50% demonstraram um tipo distinto de potencial de ação do oitavo nervo caracterizado pela tendência de formar múltiplas respostas negativas.[9] Não observamos essa resposta em outros tipos de perda auditiva neurossensorial, podendo ser este um modo de distinguir a hidropsia endolinfática. Alguns autores sugerem que registros de BERA especiais aos cliques e mascaramento do ruído de alta frequência possam estar relacionados com a doença de Ménière em termos de retardo das ondas viajantes[10] ou mudanças na resposta da cóclea ao ruído de mascaramento.[11]

Neurinomas do acústico (schwannomas vestibulares)

O potencial de ação composto é de grande interesse no estudo dos neurinomas do acústico e schwannomas vestibulares. O potencial de ação composto nos neuromas acústicos é muito mais amplo do que o potencial normal. Em nosso estudo com o uso da ECoG em 50 pacientes com neuromas acústicos, 85% apresentaram um potencial de ação anormal.[7] Uma das maiores dificuldades do uso da ECoG para a detecção de tumor é que os pacientes com tumores frequentemente apresentam também perda coclear, provavelmente pelo comprometimento vascular causado pelo tumor.[12] A conclusão derivada da ECoG reflete apenas que há um envolvimento coclear.

Como observado na próxima seção, o BERA é um preditor mais exato dos tumores acústicos, este exame é utilizado exclusivamente para tal problema.

Futuras aplicações da eletrococleografia

Em razão da necessidade de penetrar a membrana timpânica ou a inconveniência do uso de eletrodos na membrana timpânica ou no canal para a realização da ECoG, esta tem sido substituída pelo BERA na maioria das clínicas. Entretanto, se o eletrodo da membrana timpânica for capaz de superar a necessidade da abordagem transtimpânica, poderá produzir um interesse renovado pela ECoG. O teste do limiar é quase tão preciso com o BERA quanto com a ECoG desde que o tronco encefálico auditivo esteja normal. O BERA é um preditor mais preciso da patologia retroclear do que a ECoG.

O futuro da ECoG depende do estudo da fisiologia e fisiopatologia coclear, bem como do oitavo nervo. Mudanças nos MC e PS indicam patologia das células ciliares. Como mencionado anteriormente, os estudos dos potenciais de somação e potenciais de ação compostos são úteis para avaliar o estado do órgão terminal na doença de Ménière.

Moffat e colaboradores[13] relataram mudanças nesses potenciais durante o teste de glicerol em pacientes com a doença de Ménière. Gibson e colaboradores[14] demonstraram mudanças nos referidos potenciais com a administração de vasodilatadores intravenosos. Por isso, a ECoG ainda é uma ferramenta útil no estudo da doença coclear.

POTENCIAL EVOCADO AUDITIVO DO TRONCO ENCEFÁLICO (BERA)

Técnicas de estimulação

Como na ECoG, o estímulo mais comumente usado para o BERA é o clique de banda larga. Este estímulo apresenta as mesmas limitações no BERA que na ECoG uma vez que toda a cóclea é estimulada, o audiograma não pode ser previsto, exceto em casos de perda auditiva plana. A maioria das perdas neurossensoriais é do tipo descendente e com maiores perdas nas altas frequências. Por isso, podem ocorrer erros, prevendo uma perda mais profunda do que a que está realmente presente, em função da preservação da audição em frequências graves.

Os estímulos relativos específicos da frequência, como os *tone bursts, tone pips* e cliques filtrados, também podem ser usados para produzir as respostas do tronco encefálico. Esses estímulos produzem informações mais específicas para a frequência a respeito da cóclea, podendo ser usados para estimar os limiares audiométricos. Entretanto, as intensidades moderadas a altas podem estimular grande parte da cóclea, o que torna difícil determinar quais partes da cóclea estão envolvidas na resposta.

A adição simultânea do ruído de alta passagem em várias frequências de corte e a estimulação com clique é um modo de acessar as contribuições de diferentes áreas da cóclea. Usando esta técnica, pode-se realizar uma boa estimativa do audiograma baseada na função coclear específica para o local. Os princípios desta técnica e de técnicas semelhantes de mascaramento do ruído são abordados mais detalhadamente a seguir.

Técnicas de registro

Os eletrodos de disco eletroencefalográficos-padrão são conectados ao vértice e a ambas as mastoides do paciente. A estimulação elétrica durante 10 a 15 ms após o início do estímulo é registrada de maneira distinta, em geral a partir do eletrodo do vértice (entrada positiva ao amplificador) e o eletrodo da mastoide (entrada negativa ao amplificador) do ouvido testado. A mastoide da orelha não testada serve como base. A atividade elétrica é filtrada com uma banda de passagem de 100 Hz a 3 kHz, atividade amplificada 100.000 vezes ou mais, pois estes potenciais são geralmente inferiores a 1 µV na superfície do couro cabeludo.

A sedação não é usada em adultos ou lactentes que geralmente dormem durante o procedimento. As crianças não cooperativas que pesam até 12 kg devem ser sedadas com uma combinação de meperidina (25 mg), prometazina (6,25 mg) e clorpromazina (6,24 mg) por mℓ, sendo administrada a dose máxima de 1 mℓ IM. O hidrato de cloral (500 mg/5 mℓ) na dose oral de 1 a 2 mℓ por 5 kg, pode ser usado em vez da medicação injetável.

Respostas normais do tronco encefálico

Respostas transitórias

Uma série de sete ondas pode ser registrada da derivação do eletrodo vértice-mastoide durante os primeiros 10 a 15 ms após a estimulação moderadamente intensa por sinais transitórios, como os cliques ou *tone bursts*. Essas ondas, nomeadas sequencialmente com numerais romanos, devem representar tratos sucessivos, sinapses ou ambos na via auditiva.[15] É provável que existam múltiplos locais neurais envolvidos na geração de tais componentes de onda. Em geral, a onda V é o maior componente e mais constantemente observado nas intensidades limiares, sendo usada na avaliação clínica da audição periférica (Fig. 3.4).

Resposta SN-10

Davis e Hirsh[16, 17] bem como Suzuki e colaboradores[18, 19] descreveram outra resposta cerca de 10 ms após o início do estímulo; Davis e Hirsh[16] a chamaram de resposta SN-10 ("negativa lenta"), acreditando-se que o gerador seja o córtex auditivo primário.

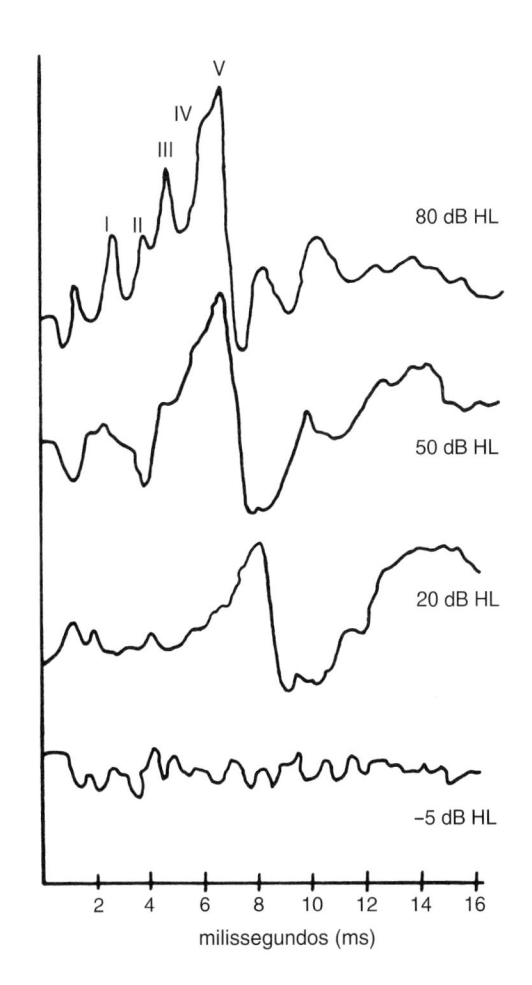

Fig. 3.4 BERA normais para um clique de banda larga. A latência aumenta juntamente com a diminuição da intensidade do clique. (*BERA, potencial evocado auditivo do tronco encefálico.*)

Respostas à frequência

Como a resposta MC, a resposta à frequência segue a frequência da estimulação tonal;[20, 21] distingue-se da MC pelo início de latência de cerca de 6 ms, o que levou ao consenso geral de que a sua origem está na região do colículo inferior. É difícil registrar a resposta à frequência com as frequências acima de 2.000 Hz.

Potenciais evocados auditivos no estado de equilíbrio

Os potenciais evocados auditivos no estado de equilíbrio (ASSEP)* estão, de certa forma, relacionados com a resposta à frequência no estado de equilíbrio. Há duas principais diferenças: (1) a amplitude e/ou frequência do tom contínuo não são constantes, mas moduladas em frequências entre 3 e 200 Hz, e (2) a resposta evocada segue a frequência de modulação em vez da frequência do tom. Por exemplo, se apresentarmos uma amplitude de tom contínua de 1.000 Hz modulada na frequência de 80 Hz, iremos evocar a atividade neural que segue a frequência de modulação de 80 Hz em vez do tom de transporte de 1.000 Hz. Por isso, diferentemente da resposta à frequência, as respostas aos tons de alta frequência também podem ser registradas pelo método ASSEP. Estudos realizados anteriormente utilizam vários nomes diferentes para este potencial evocado. ASSEP que se originam no tronco encefálico podem ser obtidos com o uso de frequências de modulação de 70 Hz ou maiores. Frequências de modulação menores resultam em ASSEP que representam as áreas do tronco encefálico e córtex. O amplo uso clínico desse método teve a contribuição do recente desenvolvimento de sistemas comercialmente disponíveis que abordam detalhes técnicos importantes e complexos referentes à estimulação, registro e análise de ASSEP.

Aplicações clínicas dos potenciais evocados do tronco encefálico

Há vários usos clínicos para o BERA: (1) triagem de neonatos, particularmente os lactentes de unidades de tratamento intensivo com risco de perda auditiva[23, 24]; (2) teste limiar de lactentes, crianças pré-escolares e os que simulam uma disacusia; (3) diagnósticos de tumores acústicos (schwannomas vestibulares); (4) diagnóstico de neuropatias periféricas[25] e lesões do tronco encefálico; (5) monitoramento intraoperatório de procedimentos cirúrgicos, como a remoção do tumor acústico, descompressão vascular do oitavo nervo, transecções do nervo vestibular onde o nervo auditivo está em risco;[26] e (6) colocação de eletrodo para monitoramento de implante auditivo no tronco encefálico (ABI).[27] Recentemente, os BERA, na presença de ruído de mascaramento de alta frequência, têm sido usados na detecção da doença de Ménière/hidropsia coclear, sendo discutidos mais adiante neste capítulo.

Teste do limiar

O BERA é usado nos casos em que as técnicas audiométricas comportamentais-padrão fracassam. Essa técnica, juntamente com as emissões otoacústicas (EOA), permite a identificação da disfunção auditiva na infância de maneira que a reabilitação possa ser iniciada. Como descrito anteriormente, os estímulos de clique de banda larga estimulam toda a cóclea, não sendo possível prever o audiograma, exceto nos casos de deficiência auditiva plana. Apesar de tal deficiência, essa é uma técnica valiosa para a identificação precoce da perda auditiva. Caso ocorra um erro, geralmente está relacionado com a suposição de uma perda auditiva maior do que a realmente presente. Em todo caso, inicia-se a reabilitação precoce.

Kodera e colaboradores,[28] bem como subsequentemente muitos outros pesquisadores, têm relatado a existência de uma boa correlação entre o audiograma comportamental e a audiometria do tronco encefálico com o uso dos estímulos *tone burst*. Como no caso da ECoG, as correlações são melhores para as altas frequências do que para as baixas. O uso de tais estímulos oferece melhor previsão do audiograma tonal em comparação com o uso de cliques de faixa ampla. Entretanto, essa técnica ainda é deficiente para detectar com precisão a audição em baixa frequência.

---

*Ver revisão de Picton.[22]

Alguns estudos têm demonstrado uma boa correlação entre as respostas à frequência aos limiares de audição de baixa frequência. A desvantagem do uso dessa resposta é que a sua amplitude é muito pequena, especialmente para frequências de 2 kHz e maiores, sendo difícil separar artefato e resposta real. Alternativamente, há um forte movimento pelo uso de ASSEP. Os recentes avanços têm permitido o registro de SSEP a oito estímulos de tom diferentes apresentados simultaneamente.[29] O teste simultâneo de oito frequências diferentes é realizado pela modulação de cada um dos oito tons com uma frequência de modulação diferente. O uso de oito frequências simultaneamente permite a obtenção mais rápida dos dados, devendo reduzir o tempo de teste.

Assim como na resposta à frequência, ainda restam dúvidas sobre as áreas da cóclea em que esta resposta é iniciada em níveis moderados a altos de estimulação. Entretanto, têm-se obtido estimativas razoáveis a partir do audiograma comportamental de tom puro.

Aplicamos uma técnica em que utilizamos cliques e ruído de mascaramento de alta frequência no mesmo ouvido, o que reconstrui razoavelmente o audiograma tonal.[30] Essa técnica foi inicialmente introduzida em trabalhos realizados por Teas e colaboradores[31] com animais, sendo posteriormente aplicada à ECoG por Elberling.[32]

Técnica do mascaramento de alta frequência

Don e Eggermont[33] bem como Parker e Thornton[34] demonstraram que toda a membrana basilar contribui para a resposta do tronco encefálico para o clique de frequência ampla. A técnica para obter a contribuição iniciada em cada porção da membrana basilar está ilustrada na Fig. 3.5. Nessa figura, a cóclea estende-se de maneira plana, estando marcada nas seções de A a F.

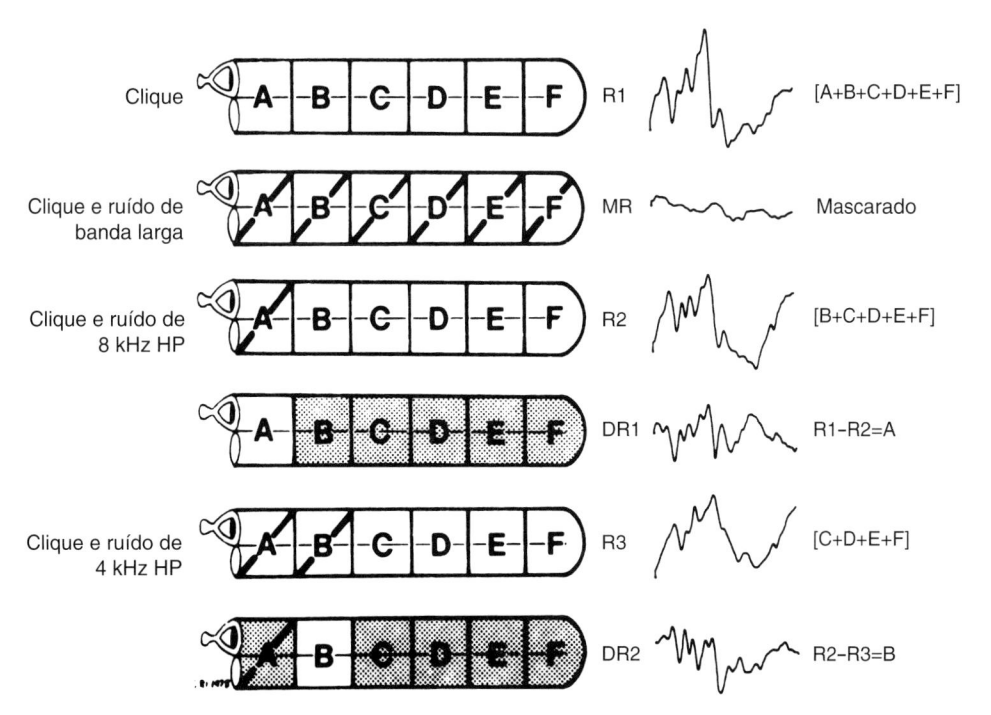

Fig. 3.5 Técnica do mascaramento de alta frequência.

A seção A representa a área da cóclea cuja sensibilidade máxima é de 8 kHz ou mais; a seção B, de 4 a 8 kHz; a seção C, de 2 a 4 kHz; a seção D, de 1 a 2 kHz; a seção E, de 0,5 a 1 kHz; e a seção F, abaixo de 500 Hz.

O clique emitido em níveis auditivos moderados ou acima de moderados estimula toda a cóclea em razão de sua natureza de banda larga. A resposta do tronco encefálico R1 (linha 1 da Fig. 3.5) representa a soma da atividade do tronco encefálico iniciada pela estimulação de toda a cóclea (*i. e.*, das seções A a F). A seguir, como observado na linha 2, determina-se o nível do ruído contínuo de banda larga suficiente para dessincronizar e, portanto, obliterar a resposta ao clique. Essa atividade mascarada é denotada como MR.

Após a determinação do nível apropriado do ruído, o ruído é abruptamente filtrado na frequência de 8 kHz (é permitida a passagem dos componentes de alta frequência do ruído acima de 8 kHz), e os cliques são apresentados nesse ruído. Como observado na linha 3 da Fig. 3.5, a resposta do tronco encefálico, R2, obtida nessas condições, resulta da atividade de clique sincrônico iniciada na área não mascarada abaixo de 8 kHz. A subtração de R2 a partir de R1 resulta na resposta derivada de faixa estreita, DR1, observada na linha 4. O procedimento de subtração elimina a contribuição comum das áreas abaixo de 8 kHz (área pontilhada na linha 4) e resulta na contribuição da cóclea mascarada pelo ruído de alta frequência de 8 kHz (seção A). A seguir, o nível de corte da alta frequência do ruído é reduzido em um oitavo para 4 kHz, e os cliques são apresentados nesse ruído. A resposta do tronco encefálico, R3, é registrada e mostrada na linha 5 da Fig. 3.5. Resulta da atividade sincrônica de clique evocado a partir da porção não mascarada da cóclea, isto é, a região abaixo de 4 kHz. A subtração da resposta R3 a partir da obtida com o ruído de alta frequência de 8 kHz (R2) elimina a contribuição comum da região abaixo de 4 kHz (área pontilhada, linha 6). A resposta derivada desta subtração (DR2) é iniciada a partir da região de faixa estreita da cóclea não mascarada pelo ruído de alta frequência de 8 kHz, mas mascarada pelo ruído na frequência de 4 kHz (seção B). De maneira semelhante, com o mascaramento sucessivo de baixa frequência e subtração das respostas, é possível obter a contribuição derivada da banda estreita na resposta do tronco encefálico para as outras seções da cóclea. Tal procedimento é repetido para diferentes intensidades de clique, assim é obtida a contribuição de cada porção da membrana basilar em cada nível de intensidade.

Nos pacientes com audição normal, a resposta do tronco encefálico ao clique pode ser detectada até o nível de sensação sonora de 30 dB para a região de 8 kHz e acima bem como para a região de 500 Hz e abaixo da cóclea. As respostas do tronco encefálico a partir das regiões de média frequência com um oitavo de largura (1 a 6 kHz) podem ser detectadas desde o nível de sensação sonora de 10 dB. As diferenças entre os limiares no paciente com deficiência auditiva e os nos indivíduos com audição normal são usadas para cada uma das regiões com frequência derivada, como estimativa da perda auditiva para a configuração do audiograma.[30] A principal vantagem dessa técnica é que ela fornece informações quanto ao local da cóclea onde a perda ocorre, o que nem sempre é o caso das técnicas que usam os estímulos de tons com níveis de som moderados a altos. As principais desvantagens são que ela requer mais tempo do que a maioria dos outros procedimentos, filtros especiais para o mascaramento do ruído e equipamento capaz de armazenar bem como subtrair as formas de onda. Entretanto, essas desvantagens são pequenas, pois a maioria dos novos equipamentos emprega *hardware* e/ou *software* com essas capacidades. O leve aumento no tempo de teste é compensado pelo fato de tornar possível com tal técnica a avaliação precisa da função auditiva periférica nos pacientes muito jovens ou pacientes difíceis de serem examinados.

Outras técnicas de BERA podem ser usadas na estimativa do audiograma, algumas das quais usam estratégias para o mascaramento de ruídos. As vantagens e desvantagens de tais técnicas alternativas são revisadas em outra fonte.[35] Além disso, há tentativas de usar os registros do BERA para ajudar a adaptar os aparelhos auditivos em crianças.[36]

Uso de uma combinação de técnicas

Outra abordagem para estimar o audiograma de tom puro é a combinação de várias técnicas. Davis e Hirsh[17] propuseram o uso de BERA para os *tone pips* de 2 e 4 kHz a fim de estimar o audiograma naquelas frequências. A resposta SN-10 posterior aos *tone pips* de 1 e 0,5 kHz é usada para avaliar a audição periférica nessas frequências. Moushegian e colaboradores[20] propuseram o uso de BERA para avaliar as porções mais basais da cóclea e a resposta à frequência para avaliar a região apical.

Detecção da resposta no limiar

Um dos principais problemas na estimativa do limiar é o reconhecimento de uma resposta próxima ao limiar. A necessidade de interpretar visualmente a presença de uma resposta significa que o método não é inteiramente objetivo nem baseado em parâmetros apenas da resposta. Há métodos quantitativos para detectar respostas que permitem uma definição verdadeiramente objetiva do limiar do BERA[37-41] e métodos para formar médias ponderadas que favoreçam curvas com boas razões de sinal-ruído.[42,43] Embora devam ser verificadas clinicamente, as combinações dessas técnicas prometem prever, de maneira precisa e objetiva, o audiograma de tom puro.

Diagnóstico do neurinoma do acústico

O BERA demonstra ser o melhor exame audiométrico para a detecção do tumor acústico.[44] O sucesso do BERA depende do fato de que os tumores acústicos estiram ou comprimem o nervo auditivo, produzindo um retardo na latência de resposta que o BERA é capaz de detectar. Esse atraso também pode ocorrer no ouvido com audição normal. Inversamente, as lesões cocleares vão ter pouco efeito nas latências das respostas do tronco encefálico com os estímulos de alta intensidade a menos que a perda auditiva se torne profunda.[44]

Há vários métodos usados para detectar um retardo no BERA causado por um tumor acústico. O método mais simples é comparar a latência suspeita com um padrão normal. Tal procedimento detecta apenas atrasos maiores que as diferenças normais de latência entre os indivíduos, podendo variar substancialmente. Essa limitação torna a medida muito insensível para detectar os tumores acústicos de menor tamanho que produzem pequenas mudanças de tempo. Um método melhor é comparar a latência suspeita com a latência do ouvido oposto. Essa diferença interaural de latência da onda V, chamada de IT5, normalmente é de 0 ± 0,2 ms (permitindo o erro observacional). Um típico formulário de relato de dados é mostrado na Fig. 3.6.

Os achados falsos positivos são minimizados com o ajuste de cada latência de onda V observada (T5) para o atraso causado pelas perdas auditivas condutivas e as perdas cocleares graves. Nesses casos, usamos uma fórmula derivada empiricamente para o ajuste da latência. Para respostas ao nosso clique de banda larga padrão de 80 dB nHL, deduzimos 0,1 ms para cada 10 dB que a perda auditiva de 4 kHz exceder 50 dB.

As perdas auditivas condutivas aumentam a latência do BERA reduzindo a estimulação física à cóclea. A estimulação de ambas as cócleas deve ser igual para que a IT5 seja igual a zero. Alterando os níveis de estímulos nas duas orelhas e, dessa maneira, igualando a estimulação às cócleas, pode-se usar IT5 (embora com menos precisão quando há um componente condutivo à perda auditiva associado à suspeita de tumor acústico).

Um terceiro método de usar o BERA evita as complicações dos retardos causados pelas perdas condutiva e coclear, mas é acompanhado por outras complicações. Esse método tem como enfoque o intervalo entre a primeira e a quinta ondas. O prolongamento do intervalo da primeira para a quinta onda deve apenas refletir o atraso da propagação no nervo auditivo secundário à compressão tumoral. Assim como ocorre com T5, tal medida, T1-5, tem maior significância quando comparada à T1-5 da orelha oposta do que quando comparada ao padrão normal. Chamamos isso de diferença interaural

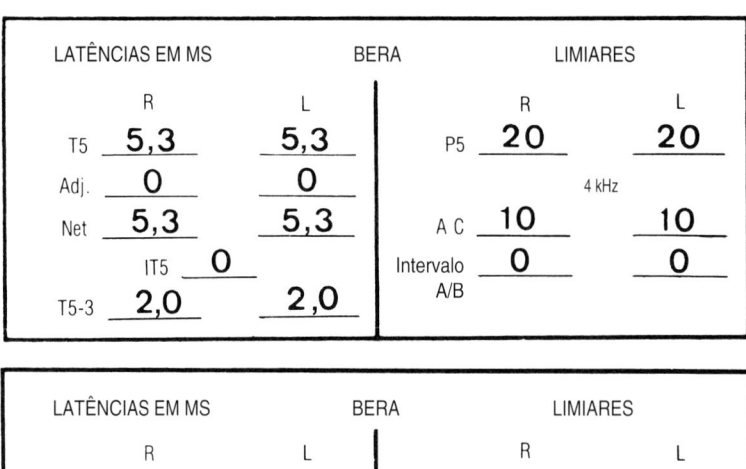

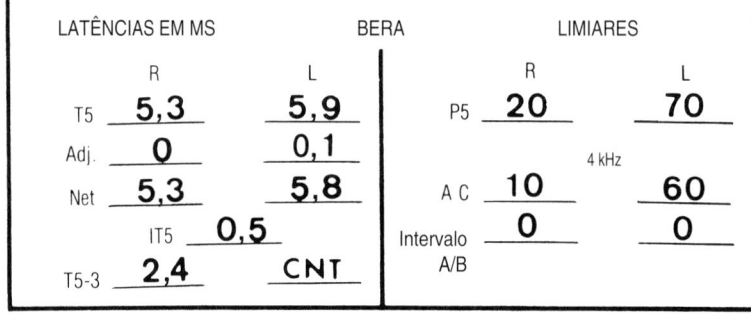

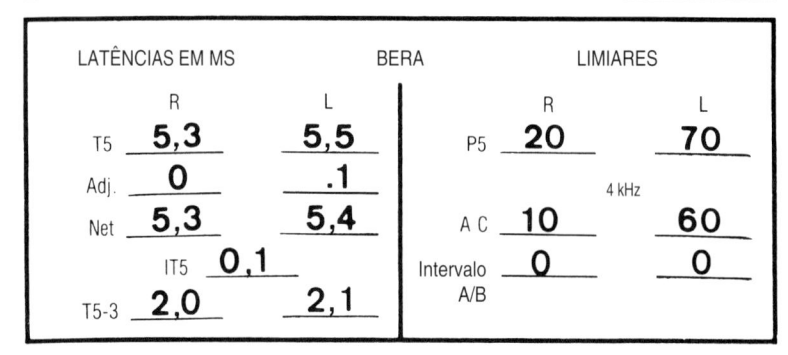

LATÊNCIAS EM MS		BERA	LIMIARES	
R	L		R	L
T5 5,3	5,3	P5 20	20
Adj. 0	0	4 kHz		
Net 5,3	5,3	A C 10	10
IT5 0		Intervalo A/B 0	0
T5-3 2,0	2,0			

LATÊNCIAS EM MS		BERA	LIMIARES	
R	L		R	L
T5 5,3	5,9	P5 20	70
Adj. 0	0,1	4 kHz		
Net 5,3	5,8	A C 10	60
IT5 0,5		Intervalo A/B 0	0
T5-3 2,4	CNT			

LATÊNCIAS EM MS		BERA	LIMIARES	
R	L		R	L
T5 5,3	5,5	P5 20	70
Adj. 0	.1	4 kHz		
Net 5,3	5,4	A C 10	60
IT5 0,1		Intervalo A/B 0	0
T5-3 2,0	2,1			

Fig. 3.6 Dados clínicos típicos do BERA representados no diagrama de um paciente. (*BERA, respostas evocadas auditivas do tronco encefálico.*)

IT1-5, presumindo que em ouvidos normais o valor esperado deva ser de 0 ms, o mesmo que a IT5. A variação de ± 0,2 ms em relação a 0 aceita como normal para IT5 deve ser ultrapassada com maior frequência, pois o cálculo da IT1-5 requer quatro leituras de latência (e mais erros observacionais) em vez das duas necessárias para a IT5. Como resultado, podem ser esperados mais resultados falsos positivos com IT1 a 5. Além disso, algumas vezes um tumor causa o retardo de todas as ondas de I a V. Nesse caso, a IT1-5 pode ser normal, enquanto a IT5 revela o atraso.

Uma dificuldade prática com IT1-5 ocorre quando a onda I dos eletrodos da superfície não pode ser registrada em pacientes com tumores ou com perdas auditivas avançadas. Para melhorar o registro da onda I, os eletrodos podem ser colocados no lóbulo da orelha, meato acústico externo,[45] membrana timpânica[5, 6] e promontório,[12] listados em ordem de menor para maior aumento da onda I. Dessas quatro posições, a membrana timpânica parece ser a melhor opção, uma vez que a colocação no promontório envolve a realização de procedimentos cirúrgicos.

Em geral, acreditamos que a IT5 seja a melhor medida isolada para a detecção do tumor acústico, exceto possivelmente quando existe uma perda condutiva. A combinação de IT5 e IT1-5 pode melhorar a detecção.[12] Uma comparação do BERA com outros exames neuro-otológicos-padrão é mostrada no Quadro 3.3.

Tamanho e detecção do tumor

Os grandes tumores acústicos pressionam o tronco encefálico. Se uma pressão significativa é exercida nos tratos auditivos do tronco encefálico faz com que sejam detectadas anormalidades na resposta do tronco encefálico durante o exame da orelha oposta (sem o tumor). Tal efeito é mais bem-detectado quando se mede o intervalo entre as ondas III e V. Normalmente, esse intervalo, T_{3-5}, é de $1,9 \pm 0,1$ ms; T_{3-5} entre 2,1 e 2,8 ms tem sido encontrado em 71% dos 55 pacientes com tumores com mais de 3 cm.

Por isso, o potencial evocado auditivo do tronco encefálico pode prognosticar não apenas a presença de um tumor acústico mas também o tamanho geral do tumor. Mais uma vez, isso depende da localização do tumor e extensão da compressão do oitavo nervo. Há indícios de que os BERA derivados com o uso de técnicas de mascaramento do ruído de alta frequência podem, algumas vezes, ajudar a prever se o tumor está no meato auditivo interno ou no ângulo pontocerebelar.[46]

Até recentemente, essas medidas BERA-padrão eram um componente importante da bateria de exames clínicos para os neuromas do acústico. Em estudos iniciais, as taxas de detecção relatadas eram de 90 a 98%,[44, 47–49] porém tais tumores eram em geral relativamente grandes. Com o uso de estimativas a partir de tomografias computadorizadas (TC) e relatos cirúrgicos, Eggermont e colaboradores[12] examinaram o impacto do tamanho do tumor na detecção, concluindo que os tumores com menos de 1 cm (em geral, intracanaliculares) frequentemente não são detectados pelos métodos BERA-padrão. Essa conclusão atualmente é confirmada por outros estudos maiores, realizados posteriormente, comparando a sensibilidade do método BERA com a imagem de ressonância magnética (RM) potencializada com gadolínio (Gd-DTPA).[50–56] Usando medidas de pico-padrão e medidas interpicos, a morfologia da onda ou a presença de ondas, os exames BERA detectaram praticamente 100% dos tumores extra e intracanaliculares com mais de 1 cm. Entretanto, tais medidas de latência-padrão detectaram 63 a 93% dos tumores intracanaliculares < 1 cm. Essa ampla faixa de taxas de detecção ocorre em razão dos diferentes critérios selecionados.[49, 50, 52, 53, 55, 57, 58] Como muitos estudos demonstraram a incapacidade do BERA-padrão em detectar os tumores < 1 cm, a prática clínica passou a utilizar as imagens por RM, as quais potencializadas por Gd-DTPA, atualmente substituem a TC com contraste como o "padrão-ouro" no diagnóstico dos tumores acústicos. Entretanto, três grandes desvantagens da RM, comparada com o BERA, são (1) custo elevado, (2) menor disponibilidade e (3) conforto do paciente.

QUADRO 3.3 QUATRO FALHAS DOS TESTES DE TRIAGEM LISTADAS COMO PORCENTAGENS DO TESTE REALIZADO

Resultados	Testes			
	BERA	Raios X	ENG	ART
Porcentagem de falso negativo (tumor não detectado)	4	11	23	30
Porcentagem de falso positivo (alarme falso)	8	27	28	28

BERA: resposta evocada do tronco encefálico; ART: teste de reflexo acústico; ENG: eletronistagmografia.

Recentemente, uma nova medida do BERA, uma amplitude do BERA de banda derivada sobreposta (*stacked derived-band BERA*), demonstrou ser sensível à presença de pequenos tumores intracanaliculares nos pacientes e tem excelente especificidade na ausência de tumores em indivíduos com audição normal.[59, 60] São necessárias respostas de banda estreita derivadas, como descrito anteriormente. O BERA sobreposto é formado por (1) desvio temporal das formas de onda de banda estreita, derivadas de maneira que as latências de pico da onda V em cada banda estreita sejam coincidentes, e (2) soma dessas formas de onda desviadas. As Figs. 3.7 e 3.8 ilustram a construção do BERA sobreposto a partir dos BERA de banda estreita. A Fig. 3.7 exibe uma série de BERA de banda estreita. O traço superior é a resposta não mascarada aos cliques. Observar que respostas sucessivas das regiões basal para apical da cóclea demonstram uma mudança na latência. Na Fig. 3.8, as respostas de onda estreita derivadas são deslocadas para se alinharem aos picos da onda V. O traço inferior é o BERA sobreposto, representando a soma das formas de onda temporalmente alinhadas mostradas acima dela. O alinhamento da atividade de pico, iniciada em cada segmento da cóclea, sincroniza a atividade total. Dessa maneira, como uma primeira aproximação, a amplitude (vale que sucede ao pico) da onda V no BERA sobreposto reflete mais diretamente a quantidade total da atividade coclear. Como demonstramos,[59, 60] pequenos tumores intracanaliculares ≤ 1 cm podem ser detectados. Esse método, em combinação com as medidas do BERA-padrão, parece promissor em termos de custo-eficácia para a redução do número de pacientes sem tumor submetidos aos métodos por imagens e como um método para a triagem de tumor acústico quando a RM não se encontra disponível ou é inapropriada em função do conforto do paciente ou, ainda, necessita ser justificada pelo seu custo.

Desejamos enfatizar aqui que a medida do retardo IT5-padrão[44] deveria ser a primeira a ser realizada, pois é capaz de detectar quase todos os tumores de médio e grande tamanho bem como 50 a 75% dos tumores pequenos (≤ 1 cm). Se a IT5 é anormal, deve ser realizada a RM. Sendo a medida de IT5

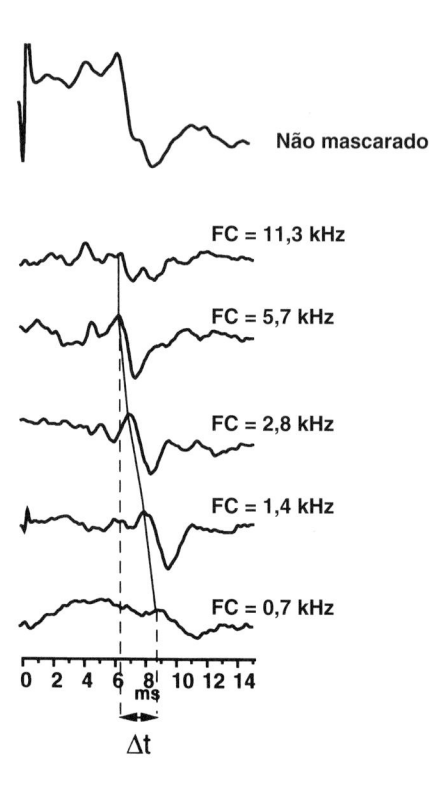

Fig. 3.7 A resposta não mascarada (traçado superior) e uma série de BERA de banda estreita derivados obtidos com o método do mascaramento do ruído de alta frequência utilizando cliques. A resposta não mascarada é essencialmente a soma dessas bandas derivadas. A frequência do centro (FC) teórico de cada banda também está indicada. Observar que o atraso aumenta à medida que a FC das faixas derivadas torna-se menor. (*BERA, potencial evocado do tronco encefálico.*)

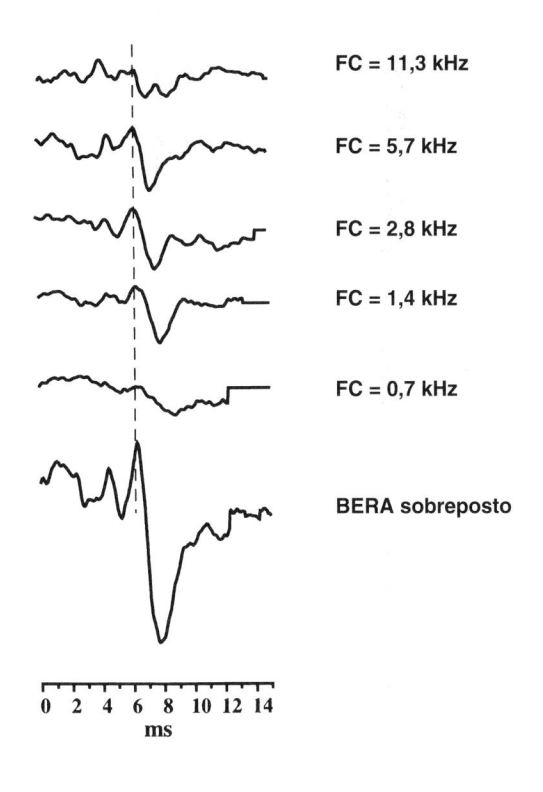

Fig. 3.8 Estrutura do BERA sobreposto: as bandas estreitas derivadas na Fig. 3.7 são desviadas de modo que os picos das ondas V ficam alinhados. As formas de onda desviadas são, então, somadas para produzir o BERA sobreposto (traçado inferior), o que reflete melhor a atividade total do que a resposta-padrão não mascarada e é mais sensível à perda da atividade neural. (*BERA, potencial evocado auditivo do tronco encefálico.*)

normal e ainda havendo alguma suspeita de tumor, deve ser utilizado o BERA sobreposto. A justificativa para a RM será perfeitamente aceita se IT5 ou o BERA sobreposto for anormal. A realização de tais exames dessa maneira é a abordagem mais eficaz e econômica ao uso do BERA para a triagem de tumores acústicos.

Perdas auditivas condutivas

As perdas auditivas condutivas produzem desvios da latência que se assemelham aos tumores acústicos; por este motivo, os exames audiométricos-padrão para descartar as perdas condutivas devem ser realizados inicialmente. Tem-se tentado registrar os BERA usando sinais conduzidos pelo osso para avaliar a extensão da deficiência condutiva, e, embora as técnicas e a interpretação ainda sejam problemáticas, alguns autores relatam que obtiveram informações clínicas úteis com esses registros. Ainda são necessárias pesquisas adicionais.

Uso do potencial evocado do tronco encefálico na avaliação neuro-otológica

A nossa avaliação de rotina dos tumores suspeitos inclui radiografias da pirâmide petrosa e BERA. Se os raios X demonstram nítido alargamento do canal auditivo interno no lado suspeito ou se o BERA é anormal, realiza-se um estudo definitivo. Usamos a RM com Gd-DPTA como nosso exame definitivo primário para o diagnóstico de tumores. Se a RM não estiver disponível, poderá ser usada a TC com contraste intravenoso. Sendo a TC potencializada com contraste intravenoso normal, a TC com contraste gasoso será necessária para excluir o neurinoma acústico de pequeno tamanho. Ocasionalmente, um exame com pequena dose de Pantopaque se faz necessário quando a TC com contraste gasoso não é diagnóstica.

QUADRO 3.4 TAXA DE DETECÇÃO EM 28 TUMORES NÃO ACÚSTICOS DO ÂNGULO PONTOCEREBELAR

Onda V: Normal, 25%
Onda V: Ausente ou alentecida, 75%
    Meningiomas, 7 de 10
    Colesteatomas, 4 de 5
    Neurinomas do nervo facial, 2 de 4
    Cisto aracnoide, 1 de 1

Tumores não acústicos do ângulo pontocerebelar

Em um estudo inicial de 28 pacientes com tumores do ângulo pontocerebelar, o potencial evocado auditivo do tronco encefálico identificou o tumor em casos em que havia compressão do nervo coclear. Como algumas lesões não acústicas do ângulo não produzem pressão no nervo coclear, a taxa de detecção de tumores não acústicos não é tão boa quanto aquela para os neurinomas acústicos (Quadro 3.4).

Lesões do tronco encefálico

A audiometria do tronco encefálico tem marcante valor no diagnóstico e localização das lesões do tronco encefálico. As massas pontinas intra-axiais que pressionam os tratos auditivos causam perda das respostas do tronco encefálico. O nível da massa pode ser previsto com base na presença ou ausência das respostas do tronco encefálico que se sucedem.[61] Vários estudos demonstraram que os pacientes com esclerose múltipla frequentemente apresentam BERA anormais.[62] Por exemplo, a ausência de respostas do tronco encefálico pode ser uma indicação precoce da esclerose múltipla em uma grande porcentagem de pacientes.[63] As lesões do trato auditivo produzem dessincronização das respostas, tornando-as indetectáveis apesar da presença em muitos casos de audiometria tonal e audiometria vocal normais.

Deve ser lembrado que anormalidades do BERA são encontradas com frequência em muitos tipos de neuropatia de modo que uma neuropatia específica em geral não pode ser diagnosticada apenas a partir da anormalidade do BERA.

Potenciais evocados auditivos do tronco encefálico e doença de Ménière/hidropsia coclear

Estudos recentes demonstraram que os BERA registrados na presença de ruídos de banda estreita com mascaramento de alta frequência podem ser usados para detectar a doença de Ménière ou hidropsia coclear.[11] A hipótese parte do princípio básico de que a hidropsia coclear altera as propriedades físicas da membrana basilar (p. ex., rigidez). O resultado dessas alterações é que o nível de ruído de alta frequência suficiente para mascarar a resposta aos cliques não é suficiente em pacientes com a doença de Ménière ou hidropsia coclear. Por isso, um grande componente submascarado semelhante à onda V em resposta aos cliques é observado isoladamente com uma latência semelhante. Em indivíduos sem a doença de Ménière ou a hidropsia coclear, a latência de qualquer componente submascarado observado é significativamente retardada pelo ruído de mascaramento. A diferença entre essas duas populações é suficiente para distinguir facilmente um paciente com a doença de Ménière ou a hidropsia coclear. Tal método já tem sido implementado em um sistema de potenciais evocados para uso comercial.

AUDIOMETRIA DE RESPOSTA ELÉTRICA CORTICAL

Atualmente, não usamos as respostas corticais em nossa prática clínica. Entretanto, justifica-se uma revisão sucinta das possíveis aplicações clínicas desses potenciais. Uma revisão completa e detalhada pode ser encontrada em Martin *et al.* (2007).[64]

Potenciais lentos e tardios

Inicialmente, os potenciais de cume eram explorados para os testes limiares. Algumas razões para o registro desses potenciais são: (1) representam a atividade de níveis centrais mais altos, por isso, são capazes de refletir melhor o "processo da audição", (2) estímulos mais específicos para frequência do que os cliques (p. ex., *tone bursts*) podem ser usados para produzir uma resposta, e (3) as respostas são relativamente amplas bem como requerem apenas pequena quantidade de tentativas. Entretanto, após alguns anos de pesquisa e aplicações, ficou evidente que os potenciais de cume não resultam em testes de limiar precisos. Correlacionam-se bem (dentro de 10 dB do limiar) com o audiograma no adulto acordado, mas são influenciados pelo estado fisiológico do paciente, por medicações e anestésicos. Ainda mais importante é que tais respostas não são confiáveis em crianças, a população com maior necessidade de uma técnica de ARE. Em geral, os potenciais corticais lentos e tardios podem ser confiáveis nos adultos acordados; mas, em crianças, essas respostas não são confiáveis para a estimativa do limiar. Assim, tais respostas podem ser usadas algumas vezes para testes grosseiros, mas devem ser interpretadas com bastante cautela. BERA e ASSEP são mais adequados à avaliação do limiar.

Os potenciais tardios que sinalizam a cognição foram extensamente estudados;[65] particularmente, a negatividade de descombinação (MMN), que pode ser evocada por diferenças físicas nos estímulos acústicos ou elétricos.[66] A MMN é usada para estudar a discriminação acústica e vocal em diferentes populações de pacientes. Atualmente, há bastante interesse em estudar esses potenciais com o uso de técnicas de mapeamento cerebral (distribuições topográficas e análises de fontes dipolares). Tais imagens, conjugadas com outras técnicas de exames de imagem cerebrais (RM funcional e tomografia com emissão de pósitrons), podem ser úteis algumas vezes para compreender como e em que locais do cérebro os sons são processados e discriminados.

Componentes médios

O uso de respostas corticais lentas e tardias para medir a sensibilidade de limiar foi substituído pelas respostas elétricas na faixa de 12 a 50 ms. As respostas de latência média (RLM) pareciam mais estáveis do que as respostas corticais lentas e tardias, sendo, portanto, melhores para prognosticar limiares de várias frequências durante o uso de cliques e *tone pips* filtrados. As longas latências dos componentes da RLM em geral não permitem estímulos de frequências de > 10/s. Foi desenvolvido um modo especial de registrar as RLM que apresenta o estímulo em uma frequência mais alta, aproximadamente 40/s. Nesta frequência, a RLM a um estímulo ainda não está terminada antes da chegada do novo estímulo. Entretanto, o espaçamento do estímulo ocorre de tal maneira que um componente de onda precoce da RLM a um estímulo sucessor coincide com uma onda tardia da RLM ao estímulo anterior. Essa sobreposição aos dois componentes da resposta resulta em um componente de grande amplitude no registro resultante, sendo chamada resposta de 40 Hz.[67] As pesquisas sobre a resposta de 40 Hz de latência média indicam que, como nas respostas lentas e tardias, é sensível ao estado do paciente.[68] Por isso, a estimativa do limiar usando RLM em crianças sedadas é problemática.

Outra grande desvantagem das respostas nesse domínio de tempo médio é a contaminação pelas respostas miogênicas. Para testes de limiares, o fato de a resposta ser miogênica ou neurogênica é irrelevante desde que ambas as respostas sejam mediadas pela via auditiva. Entretanto, em altos níveis de estímulos, algumas dessas respostas miogênicas dos músculos do couro cabeludo parecem mediadas por outras partes do labirinto.

Talvez as RLM possam ser usadas para fornecer informações em algum nível do processamento e, portanto, ajudar na avaliação dos problemas centrais. Em razão das dificuldades de registrar essas últimas respostas, talvez as respostas precoces do tronco encefálico, registradas na superfície, sejam de utilidade clínica muito maior. Uma revisão recente e detalhada das RLM pode ser encontrada em Pratt (2007).[69]

POTENCIAIS EVOCADOS AO ESTÍMULO ELÉTRICO

O advento dos implantes cocleares e a sua possível aplicação em crianças têm enfatizado a necessidade de estudar os potenciais evocados ao estímulo elétrico. O BERA e a RLM bem como os potenciais corticais tardios, como MMN, têm sido registrados com estimulação elétrica,[70-74] podendo fornecer valiosas informações diagnósticas sobre o possível valor e funcionamento do implante coclear. Além disso, alguns sistemas de implantes cocleares, além da estimulação, permitem registros da atividade do oitavo nervo usando os eletrodos no implante. A técnica, referida como telemetria de resposta neural (TRN), é usada para avaliar a estimulação elétrica periférica através do implante.

CONCLUSÕES

A ARE é um campo interessante com amplas implicações nas disciplinas de otologia, audiologia e neurologia. Atualmente, constitui o melhor exame audiométrico objetivo para prever os limiares auditivos em lactentes ou pacientes com dificuldade de realização de exames.

A ECoG oferece um modo de estudar a função do ouvido interno e diferenciar os tipos de disfunção auditiva neurossensorial. O BERA é um exame valioso que se soma à bateria de exames audiológicos para o diagnóstico de tumores acústicos e triagem de limiares. Também oferece um modo de estudar a função do tronco encefálico em vários distúrbios neurológicos, como a neuropatia auditiva. Os potenciais corticais parecem promissores para o estudo da audição e cognição. Os potenciais evocados monitorados durante os procedimentos cirúrgicos que podem comprometer o nervo auditivo parecem úteis, e os potenciais evocados à estimulação elétrica podem fornecer informações adicionais à avaliação do valor e desempenho dos implantes cocleares e do tronco encefálico. Finalmente, os potenciais evocados fornecem informações adicionais que podem ser muito úteis na prática otológica.

Referências

1. Burkard RF, Don M, Eggermont JJ, eds. *Auditory Evoked Potentials: Basic Principles and Clinical Applications.* Baltimore, MD: Lippincott Williams and Wilkins; 2007.
2. Picton TW, Hink RF, Perez-Abalo M, et al. Evoked potentials: how now? *J Electrophysiol Technol.* 1984;10:177.
3. Thornton ARD. Instrumentation and recording parameters. In: Burkard RF, Don M, Eggermont JJ, eds. *Auditory Evoked Potentials: Basic Principles and Clinical Applications.* Baltimore, MD: Lippincott Williams and Wilkins; 2007:73.
4. Eggermont JJ. Electrocochleography. In: Keidel WD, Neff WD, eds. *Handbook of Sensory Physiology.* Vol. V: *Auditory System.* Part 3: *Clinical and Special Topics.* Berlin: Springer-Verlag; 1976.
5. Stypulkowski P, Staller SJ. Clinical evaluation of a new ECoG recording electrode. *Ear Hear.* 1987;8:304.
6. Ferraro JA, Ferguson R. Tympanic EcochG and conventional ABR: a combined approach for the identification of wave I and I-V interwave interval. *Ear Hear.* 1989;10:161–166.
7. Gibson WPR, Beagley HA. Transtympanic electrocochleography in the investigation of the retrolabyrinthine disorders. *Rev Laryngol.* 1976;97:507.
8. Eggermont JJ. Summating potentials in Meniere's disease. *Arch Otorhinolaryngol.* 1979;22:63.
9. Brackmann DE, Selters WA. Electrocochleography in Meniere's disease and acoustic neuromas. In: Ruben RJ, Elberling C, Salomon G, eds. *Electrocochleography.* Baltimore, MD: University Park Press; 1976:315.
10. Thornton ARD, Farrell G. Apparent travelling wave velocity changes in cases of endolymphatic hydrops. *Scand Audiol.* 1991;20:13.
11. Don M, Kwong B, Tanaka C. A diagnostic test for Meniere's disease and cochlear hydrops: impaired high-pass noise masking of auditory brainstem responses. *Otol Neurotol.* 2005;26:711.
12. Eggermont JJ, Don M, Brackmann DE. Electrocochleography and auditory brainstem electric responses in patients with pontine angle tumors. *Ann Otol Rhinol Laryngol.* 1980;89(Suppl 75):1–19.

13. Moffat DA, Gibson WPR, Ramsden RT, *et al*. Transtympanic electrocochleography during glycerol dehydration. *Acta Otolaryngol.* 1978;85:158.
14. Gibson WPR, Ramsden RT, Moffat DA. The immediate effects of naftidrofuryl on the human electrocochleogram in Meniere's disorder—preliminary findings. *J Laryngol Otol.* 1977;91:679.
15. Jewett DL, Romano MN, Williston JS. Human auditory evoked potentials: possible brain stem components detected on scalp. *Science.* 1970;167:1517.
16. Davis H, Hirsh SK. A slow brain stem response for low-frequency audiometry. *Audiology.* 1979;18:445.
17. Davis H, Hirsh SK. The audiometric utility of brain stem responses to low-frequency sounds. *Audiology.* 1976;15:181.
18. Suzuki T, Hirai Y, Horiuchi K. Auditory brain stem responses to pure tone stimuli. *Scand Audiol.* 1977;6:51.
19. Suzuki T, Horiuchi K. Effect of high-pass filter on auditory brain stem responses to tone pips. *Scand Audiol.* 1977;6:123.
20. Moushegian G, Allen RL, Stillman RD. Evaluation of frequency-following potentials in man: masking and clinical studies. *EEG Clin Neurophysiol.* 1978;45:711.
21. Krishnan A. Frequency-following response. In: Burkard RF, Don M, Eggermont JJ, eds. *Auditory Evoked Potentials: Basic Principles and Clinical Applications.* Baltimore, MD: Lippincott Williams and Wilkins; 2007:313.
22. Picton TW. Audiometry using auditory steady state responses. In: Burkard RF, Don M, Eggermont JJ, eds. *Auditory Evoked Potentials: Basic Principles and Clinical Applications.* Baltimore, MD: Lippincott Williams and Wilkins; 2007:441.
23. Fria TJ. Identification of congenital hearing loss with the auditory brainstem response. In: Jacobson J, ed. *The Auditory Brainstem Response.* San Diego, CA: College Hill Press; 1985:317.
24. Sininger Y. The use of auditory brainstem response in screening for hearing loss and audiometric threshold prediction. In: Burkard RF, Don M, Eggermont JJ, eds. *Auditory Evoked Potentials: Basic Principles and Clinical Applications.* Baltimore, MD: Lippincott Williams and Wilkins; 2007:254.
25. Starr A, Sininger YS, Pratt H. The varieties of auditory neuropathy. *J Basic Clin Physiol Pharmacol.* 2000;11(3):215.
26. Kileny P, McIntyre JWR. The ABR in intraoperative monitoring. In: Jacobson J, ed. *The Auditory Brainstem Response.* San Diego, CA: College Hill Press; 1985:237.
27. Waring MD. Intra-operative electrophysiological monitoring to assist placement of auditory brainstem implant. *Ann ORL.* 1995;104(Suppl 166):33–36.
28. Kodera K, Yamane H, Yamada O, *et al*. Brain stem response audiometry at speech frequencies. *Audiology.* 1977;16:469.
29. Lins OG, Picton TW, Boucher BL, *et al*. Frequency-specific audiometry using steady-state responses. *Ear Hear.* 1976;81:1996.
30. Don M, Eggermont JJ, Brackmann DE. Reconstruction of the audiogram using brain stem responses and high-pass noise masking. *Ann Otol Rhinol Laryngol.* 1979;88(Suppl 57):1.
31. Teas DC, Eldredge DH, Davis H. Cochlear responses to acoustic transients: an interpretation of whole-nerve action potentials. *J Acoust Soc Am.* 1962;34:1483.
32. Elberling C. Action potentials along the cochlear partition recorded from the ear canal in man. *Scand Audiol.* 1974;3:13.
33. Don M, Eggermont JJ. Analysis of the click-evoked brain stem potentials in man using high-pass noise masking. *J Acoust Soc Am.* 1978;63:1084.
34. Parker DJ, Thornton ARD. Frequency-specific components of the cochlear nerve and brain stem evoked responses of the human auditory. *Scand Audiol.* 1978;7:53.
35. Stapells DR, Picton TW, Perez-Abalo M, *et al*. Frequency specificity in evoked potential audiometry. In: Jacobson J, ed. *The Auditory Brainstem Response.* San Diego, CA: College Hill Press; 1985:147.
36. Mahoney TM. Auditory brainstem response hearing aid applications. In: Jacobson J, ed. *The Auditory Brainstem Response.* San Diego, CA: College Hill Press; 1985:349.
37. Elberling C, Don M. Quality estimation of auditory brainstem responses. *Scand Audiol.* 1984;13:187.
38. Don M, Elberling C, Waring M. Objective detection of the human auditory brainstem response. *Scand Audiol.* 1984;13:219.
39. Mason SM. On-line computer scoring of the auditory brainstem response for estimation of hearing threshold. *Audiology.* 1984;24:288.
40. Friedman J, Zapulla R, Bergelson M, *et al*. Application of phase spectral analysis for brainstem auditory evoked potential detection in normal subjects and patients with posterior fossa tumors. *Audiology.* 1984;23:99.
41. Dobie RA, Wilson MJ. Analysis of auditory evoked potentials by magnitude-squared coherence. *Ear Hear.* 1989;10:2.

42. Elberling C, Wahlgreen O. Estimation of auditory brainstem response, ABR, by means of Bayesian inference. *Scand Audiol.* 1985;14:89.
43. Hoke M, Ross B, Wickesberg R, et al. Weighted averaging-theory and application to electric response audiometry. *EEG Clin Neurophysiol.* 1984;57:484.
44. Selters WA, Brackmann DE. Acoustic tumor detection with brain stem electric response audiometry. *Arch Otolaryngol.* 1977;103:181.
45. Coats AC. Human auditory nerve action potential and brain stem evoked response latency-intensity functions in detection of cochlear and retrocochlear pathology. *Arch Otolaryngol.* 1978;104:709.
46. Eggermont JJ, Don M. Mechanisms of central conduction time prolongation in brain stem auditory evoked potentials. *Arch Neurol.* 1986;43:116.
47. Barrs DM, Brackmann DE, Olson JE, et al. Changing concepts of acoustic neuroma diagnosis. *Arch Otolaryngol.* 1985;111:17.
48. Bauch CD, Olsen WO, Harner SG. Auditory brain-stem response and acoustic reflex test. *Arch Otolaryngol.* 1983;109:522.
49. Josey AF, Jackson CG, Glasscock ME. Brainstem evoked response audiometry in confirmed eighth nerve tumors. *Am J Otol.* 1980;1:285.
50. Chandrasekhar SS, Brackmann DE, Devgan KK. Utility of auditory brainstem response audiometry in diagnosis of acoustic neuromas. *Am J Otol.* 1995;16:63.
51. Selesnick SH, Jackler RK. Atypical hearing loss in acoustic neuroma patients. *Laryngoscope.* 1993;103:437.
52. Kotlarz JP, Eby TL, Borton TE. Analysis of the efficiency of retrocochlear screening. *Laryngoscope.* 1992;102:1108.
53. Wilson DF, Hodgson RS, Gustafson MF, et al. The sensitivity of auditory brainstem response testing in small acoustic neuromas. *Laryngoscope.* 1992;102:961.
54. Levine SC, Antonelli PJ, Le CT, et al. Relative value of diagnostic tests for small acoustic neuromas. *Am J Otol.* 1991;12:341.
55. Josey AF, Glasscock ME, Musiek FE. Correlation of ABR and medical imaging in patients with cerebellopontine angle tumors. *Am J Otol.* 1988;9(Suppl):12.
56. Ferguson MA, Smith PA, Lutman ME, et al. Efficiency of tests used to screen for cerebellopontine angle tumors: a prospective study. *Br J Audiol.* 1996;30:159–176.
57. Gordon ML, Cohen NL. Efficacy of auditory brainstem response as a screening test for small acoustic neuromas. *Am J Otol.* 1995;16:136.
58. Dornhoffer JL, Helms J, Hoehmann DH. Presentation and diagnosis of small acoustic tumors. *Otolaryngol Head Neck Surg.* 1994;111:232.
59. Don M, Masuda A, Nelson RA, et al. Successful detection of small acoustic tumors using the stacked derived-band ABR amplitude. *Am J Otol.* 1997;18:608.
60. Don M, Kwong B, Tanaka C, et al. The stacked ABR: a sensitive and specific screening tool for detecting small acoustic tumors. *Audiol Neurootol.* 2005;10:274.
61. Starr A, Achor J. Auditory brain stem responses in neurological disease. *Arch Neurol.* 1975;32:761.
62. Keith RW, Jacobson JT. Physiological responses in multiple sclerosis and other demyelinating diseases. In: Jacobson JT, ed. *The Auditory Brainstem Response.* San Diego, CA: College Hill Press; 1985:219.
63. Stockard JJ, Stockard JE, Sharbrough FW. Detection and localization of occult lesions with brain stem auditory responses. *Mayo Clin Proc.* 1977;52:761.
64. Martin BA, Tremblay KL, Stapells DR. Principles and applications of cortical auditory evoked potentials. In: Burkard RF, Don M, Eggermont JJ, eds. *Auditory Evoked Potentials: Basic Principles and Clinical Applications.* Baltimore, MD: Lippincott Williams and Wilkins; 2007:482.
65. Picton TW, Hillyard SA. Endogenous event-related potentials. In: *Handbook of Electroencephalography and Clinical Neurophysiology.* Vol. 3. *Human Event-Related Potentials.* Amsterdam-New York-Oxford: Elsevier; 1988:361.
66. Näätänen R. The mismatch negativity: a powerful tool for cognitive neuroscience. *Ear Hear.* 1995;16:6.
67. Galambos R, Makeig S, Talmachoff PJ. A 40 Hz auditory potential recorded from the human scalp. *Proc Nal Acad Sci USA.* 1981;78:2643.
68. Shallop JK, Osterhammel PA. A comparative study of measurements of SN-10 and the 40/sec middle latency responses in newborns. *Scand Audiol.* 1983;12:91.
69. Pratt H. Middle-latency responses. In: Burkard RF, Don M, Eggermont JJ, eds. *Auditory Evoked Potentials: Basic Principles and Clinical Applications.* Baltimore, MD: Lippincott Williams and Wilkins; 2007:463.

70. Starr A, Brackmann DE. Brainstem potential evoked by electrical stimulation of the cochlea in human subjects. *Ann Otol.* 1979;88:550.
71. van den Honert C, Stypulkowski PH. Characterization of the electrically evoked auditory brainstem response (ABR) in cats and humans. *Hear Res.* 1986;21:109.
72. Waring MD, Don M, Brimacomb JA. Assessment of stimulation in induction coil implant patients. In: Schindler RA, Merzenich MM, eds. *Cochlear Implants.* New York, NY: Raven Press; 1985:375.
73. Kileny PR, Kemink JL. Electrically evoked middle-latency auditory potentials in cochlear implant candidates. *Arch Otolaryngol Head Neck Surg.* 1987;113:1072.
74. Ponton CW, Don M. The mismatch negativity in cochlear implant users. *Ear Hear.* 1995;16:131.

Sistema vestibular 4

O sistema vestibular é responsável pela percepção e pelo controle do movimento. Os receptores vestibulares, localizados no labirinto em cada orelha interna, proporcionam informação ao cérebro acerca do movimento da cabeça assim como de sua orientação em relação à gravidade. O sistema vestibular apareceu em um período relativamente precoce no transcorrer da evolução dos vertebrados. Existem registros fossilizados de receptores vestibulares nos peixes primitivos que viveram mais de 400 milhões de anos atrás. Seu aparecimento precoce no transcorrer da evolução dos vertebrados e a persistência dos componentes estruturais fundamentais dos receptores periféricos falam a favor sobre a importância da informação acerca do movimento e da orientação.

Este capítulo proporciona uma visão global dos elementos da anamnese e do exame físico, trazendo ideias úteis em relação ao diagnóstico. São revistas as características relevantes de anatomia e fisiologia, pois os princípios que derivam destas disciplinas são essenciais para o diagnóstico e tratamento dos distúrbios vestibulares.

A queixa de tontura e desequilíbrio juntos constitui a nona queixa mais comum que leva os pacientes a procurarem os médicos de assistência primária. Ao suspeitar de um distúrbio do labirinto, realiza-se com frequência o encaminhamento a um especialista. Um dos desafios iniciais para os especialistas consiste em determinar se esta queixa é ou não provocada por um distúrbio do labirinto. Os processos envolvidos em tal investigação podem ser bastante complicados, pois os sintomas podem se mostrar vagos, e nem sempre os achados de localização são aparentes.

É importante estabelecer descrições precisas da terminologia que se refere aos sinais e sintomas experimentados pelos pacientes com distúrbios vestibulares.

Vertigem é uma ilusão de movimento. A ilusão pode envolver uma sensação interna de movimento ou uma sensação de que objetos localizados nos arredores visuais estão se movimentando. O movimento percebido pode ser giratório, translacional ou de inclinação. A vertigem ocorre tipicamente em episódios definidos e distintos, dependendo da duração da causa subjacente. A maioria dos pacientes que experimenta vertigem sofre de um distúrbio vestibular. O termo vertigem não deve ser confundido com outras descrições menos específicas de sintomas relacionados com o equilíbrio, como atordoamento (hipotensão postural), tontura, instabilidade e desequilíbrio.

Oscilopsia é um movimento visualizado de objetos sabidamente imóveis. A oscilopsia induzida pelos movimentos da cabeça é um sintoma frequente de disfunção vestibular. Quando o reflexo vestíbulo-ocular (RVO) não consegue reproduzir um movimento ocular que compensa um movimento da cabeça, as imagens se movimentam sobre a retina com os movimentos da cabeça. Essa perda de estabilidade do olhar fixo resulta em oscilopsia.

Atordoamento (hipotensão postural) é uma sensação estonteante pré-sincopal decorrente de uma queda transitória na perfusão cerebral ao levantar-se rapidamente para adotar a postura ereta quando o indivíduo está hipotenso.

Desequilíbrio é uma sensação de instabilidade, como se a pessoa estivesse de pé ou caminhando em um barco agitado pelas ondas do oceano.

Episódios (crises) de quedas — o paciente perde sua capacidade extensora e cai subitamente sem qualquer sinal de alerta. Não há perda de consciência, e a recuperação completa ocorre quase imediatamente. Esta é uma variante da doença de Ménière denominada crise de Turmarkin.

Nistagmo é um batimento desordenado e rápido dos olhos que consiste em componentes lentos e rápidos. O componente lento é causado pelo desequilíbrio nos sinais vestibulares provenientes dos dois labirintos. Por exemplo, no caso de súbita perda da função do equilíbrio na orelha direita, a assimetria na atividade vestibular (mais eventos elétricos agindo sobre o nervo vestibular esquerdo do que sobre o direito) resulta em um RVO. As vias vestibulares centrais interpretam a assimetria na atividade entre o nervo vestibular direito e o esquerdo como um movimento da cabeça para a esquerda (o que dá origem a maior atividade no nervo vestibular esquerdo e menor atividade no nervo vestibular direito). Um movimento ocular dirigido para a direita é induzido em resposta a esta assimetria. Depois que o olho se movimenta para a direita em cerca de 15° a 20°, há um movimento ocular rápido de restauração para a esquerda que coloca o olho novamente perto do centro da variação oculomotora. Tal movimento ocular inicial para a direita recebe a designação de componente lento (também denominado "fase lenta"), e o movimento rápido de restauração representa o componente rápido ("fase rápida"). Esse tipo de nistagmo é denominado *nistagmo espontâneo*, pois ocorre sem qualquer movimento da cabeça ou outro evento externo.

A direção do nistagmo espontâneo permite determinar o lado da hipofunção vestibular relativa — os componentes lentos são dirigidos para o labirinto "mais fraco", e os componentes rápidos dirigidos pra o labirinto "mais forte". Existem três características essenciais do nistagmo devido a uma assimetria na atividade entre os dois labirintos:

1. O nistagmo é horizontal-torsional (de torção), batendo os componentes rápidos na direção do labirinto com maior atividade.
2. Mostra certa dependência da posição dos olhos. É mais rápido quando o paciente está olhando na direção dos componentes rápidos e diminui ou deixa de existir quando o paciente olha na direção dos componentes lentos.
3. Pode ser suprimido pela fixação visual.

ANATOMIA E FISIOLOGIA DO LABIRINTO E DAS VIAS VESTIBULARES

Um conjunto central de princípios organizacionais pode ajudar a compreender rapidamente a base lógica subjacente e os achados do exame vestibular, bem como a localizar com exatidão os problemas vestibulares periféricos nos órgãos terminais afetados. Varias revisões e outros capítulos podem ser consultados para obter mais detalhes e explicações.[1-3]

Princípio 1

O sistema vestibular aciona principalmente os reflexos destinados a manter estáveis a visão e postura.

Bases anatômica e fisiológica

A principal função do sistema vestibular consiste em perceber os movimentos da cabeça e contrabalançá-los com movimentos oculares de natureza reflexa e ajustes posturais que mantêm estável o mundo visual e nos impedem de cair. O labirinto da orelha interna percebe a rotação da cabeça e a aceleração linear, bem como envia essa informação aos neurônios vestibulares secundários nos núcleos vestibulares do tronco cerebral. Os sinais dos neurônios vestibulares secundários divergem para outras áreas do sistema nervoso central (SNC), tais como:

(1) núcleos motores oculares → contração e relaxamento dos músculos extraoculares → reflexo vestíbulo-ocular (RVO) → estabiliza o olhar fixo (posição do olho no espaço) não obstante o movimento da cabeça;
(2) neurônios motores da medula cervical → reflexo vestibulocólico (RVC) → estabiliza a cabeça não obstante o movimento corporal;
(3) neurônios motores espinhais inferiores → reflexo vestibuloespinhal (RVE) → estabiliza a postura e facilita a marcha;

(4) centros autônomos → ajustam os reflexos hemodinâmicos de modo a manter a perfusão cerebral;
(5) cerebelo → coordenação e adaptação dos reflexos vestibulares quando ocorrem mudanças, como lesão de um órgão terminal vestibular ou alteração na visão (p. ex., um novo par de óculos);
(6) áreas do córtex cerebral → percepção de movimento e orientação;

Outros sistemas sensoriais fornecem informação acerca do movimento e da postura, ampliando e corroborando a sensação vestibular, tais como:

(1) procura regular: o movimento ocular de natureza reflexa como rastreamento dos movimentos da imagem do cenário visual sobre a retina, fora do fóvea;
(2) nistagmo optocinético (NOC): os movimentos oculares de natureza reflexa como rastreamento do movimento da imagem do cenário visual sobre a retina, fora da fóvea;
(3) propriocepção do pescoço: os proprioceptores no pescoço medeiam um reflexo cérvico-ocular (RCO) que pode ampliar o RVO deficiente;
(4) outra propriocepção: os sensores nos membros contribuem para a sensação de orientação vertical do corpo;
(5) sensação gravitacional: a informação postural pode ser proporcionada pelos receptores da gravidade nos principais vasos sanguíneos e nas vísceras abdominais.

Os reflexos visuais e vestibulares estabilizadores do olhar fixo se complementam. Os sistemas oculomotores baseados na visão (perseguição lenta e NOC) dominam durante os movimentos da cabeça muito lentos e de baixa frequência, enquanto o RVO domina durante os movimentos da cabeça rápidos, transitórios e de alta frequência. Os erros de alinhamento das imagens retinianas, que orientam a procura regular e o NOC, são computados pelo córtex visual primário; transmitidos para os córtices temporal, parietal e frontal; e transmitidos ao tronco cerebral e cerebelo para gerar os sinais de comando oculomotor. As múltiplas sinapses envolvidas nesse reflexo impõem uma longa latência (cerca de 100 ms), razão pela qual a perseguição lenta e o NOC falham com velocidades (> cerca de 50°/s)[4] e frequências (> cerca de 1 Hz) moderadas. Essas limitações tornam o reflexo da perseguição lenta inadequado para estabilizar a visão durante muitos movimentos comuns da cabeça. Por exemplo, a cabeça se desloca para cima e para baixo a uma frequência de aproximadamente 2 Hz e velocidade de aproximadamente 90°/s durante a caminhada, porém durante a corrida os componentes harmônicos da movimentação da cabeça podem estender-se para 15 a 20 Hz. As rotações horizontais voluntárias da cabeça sobre o tronco podem alcançar 800°/s e evidenciar elementos harmônicos significativos até 15 a 20 Hz. Somente o RVO proporciona significativa estabilização nesta variação.

As limitações da perseguição lenta e do NOC ilustram o importante conceito de que os sistemas sensorimotores de natureza reflexa possuem amplitudes operacionais ótimas. A perseguição lenta visual funciona melhor para os movimentos da cabeça de baixa frequência e lentos. Os receptores autônomos da gravidade funcionam melhor para condições estáticas e de baixíssima frequência. Esses e outros reflexos se sobrepõem com o sistema vestibular em parte de sua amplitude operacional, porém os sistemas não vestibulares falham em sua maioria durante os movimentos rápidos da cabeça. *O RVO é essencial à estabilização do olhar fixo durante os movimentos da cabeça de altas frequência, velocidade e aceleração.*

Relevância clínica

O exame clínico de paciente com vertigem depende da compreensão de que o influxo sensorial vestibular proveniente de cada órgão terminal no labirinto induz a movimentos e alterações posturais reflexos previsíveis dos olhos, independentemente de o influxo ser normal ou patológico. Os sinais cardinais dos distúrbios vestibulares são os movimentos reflexos dos olhos e as alterações posturais que podem ocorrer em resposta à rotação *percebida* ao redor de um eixo específico ou inclinação da cabeça para um dos lados, apesar de a cabeça ainda se manter imóvel e ereta. O conhecimento dos estímulos efetivos e das respostas reflexas para cada órgão terminal vestibular permite identificar uma lesão dentro do labirinto vestibular ao observar os movimentos resultantes dos olhos e da cabeça, trabalhando, a seguir, no sentido inverso.

Ao interpretar os movimentos reflexos dos olhos e as alterações posturais na busca de possível disfunção vestibular, deve-se ter em mente que outros sistemas reflexos podem compensar a perda dos reflexos vestibulares e dar a impressão de que não existe nenhum défice. Por exemplo, um paciente com perda bilateral de longa duração e bem-compensada da função vestibular pode parecer não ter dificuldade de manter a visão fixa sobre o examinador quando este roda a cabeça do paciente lentamente de um lado para o outro. Nesses indivíduos, a perseguição lenta, o NOC e, em menor grau, o RCO compensam o défice vestibular. No entanto, quando o examinador roda súbita e rapidamente a cabeça para qualquer um dos lados, os olhos não continuam fixos no alvo. Assim, o défice vestibular pode ser desmascarado pelos movimentos muito rápidos e transitórios da cabeça.

Princípio 2

Ao modular o acionamento (disparo) basal "não zero" das fibras dos nervos aferentes vestibulares, os canais semicirculares codificam a rotação da cabeça e os órgãos otolíticos codificam a aceleração angular bem como a inclinação.

Bases anatômica e fisiológica

Cada labirinto ósseo circunda um labirinto membranoso que consiste em três canais semicirculares, distribuídos aproximadamente em ângulos retos um em relação aos outros, e dois órgãos otolíticos aproximadamente ortogonais, o utrículo e o sáculo (Fig. 4.1). Os canais semicirculares percebem o movimento rotacional da cabeça. O utrículo e o sáculo percebem a aceleração linear nos planos horizontal e vertical (aproximadamente parassagital), respectivamente.

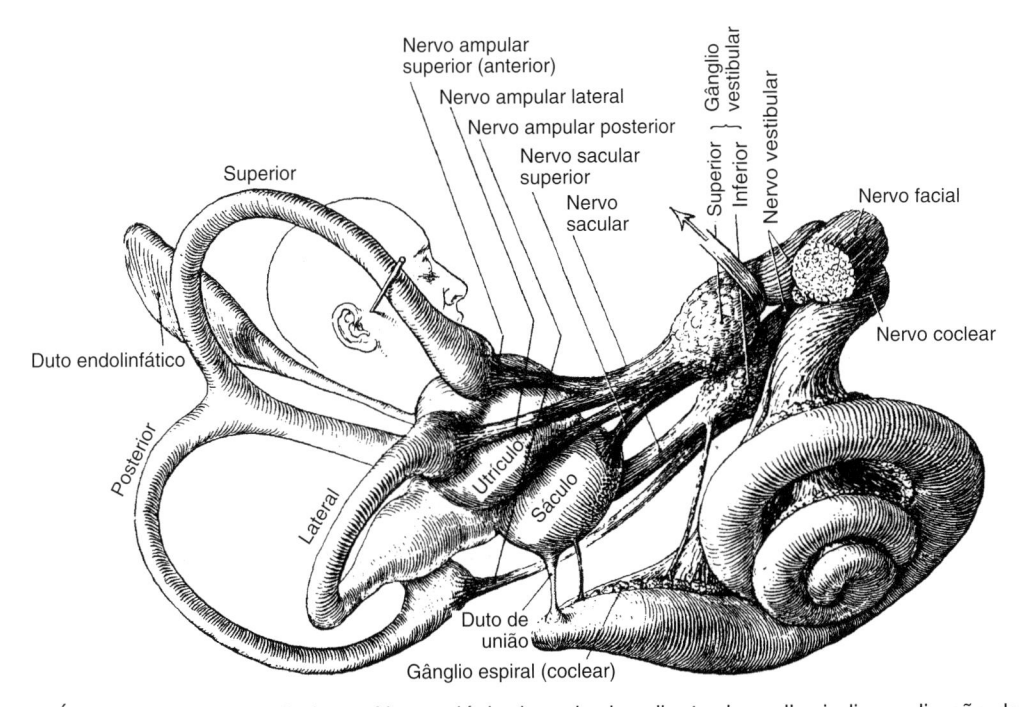

Fig. 4.1 Órgãos terminais vestibulares. Nota: o lápis desenhado adiante da orelha indica a direção da visão para desenhar a orelha interna. (*De Brodel M. Three unpublished drawings of the anatomy of the human ear, Philadelphia, PA: WB Saunders; 1946.*)

Sensação dos canais semicirculares

Quando a cabeça roda ao redor do eixo de um canal semicircular, a inércia faz com que a endolinfa sofra alguma retardo em relação ao movimento das paredes do labirinto, fato esse muito semelhante ao café em uma caneca que inicialmente permanece no local enquanto a caneca é rodada ao seu redor. Com relação às paredes dos canais, a endolinfa se movimenta efetivamente na direção oposta à da cabeça. Dentro de cada *ampola* (uma saliência no labirinto membranoso onde um canal semicircular se une ao utrículo), a pressão exercida pela endolinfa acarreta uma deflexão da *cúpula*, membrana elástica que se estende por sobre um corte transversal da ampola (Fig. 4.2). Os estereocílios nas *células ciliadas* vestibulares distribuídas debaixo da cúpula na superfície da *crista ampolar*, um órgão terminal neuroepitelial com formato de sela, são desviados pela cúpula, abrindo os canais iônicos, o que resulta em modulação da liberação dos neurotransmissores (principalmente glutamina) pela membrana basolateral das células ciliadas e, dessa forma, em modulação do ritmo de acionamento das fibras aferentes dos nervos vestibulares adjacentes que fazem sinapse com a célula ciliada. Todas as células ciliadas na crista do canal semicircular são orientadas ou "polarizadas" na mesma direção — seus feixes estereociliares têm as extremidades mais altas apontando da mesma maneira, de modo que todas são estimuladas ao máximo pela mesma direção do movimento da cabeça. Por causa dos efeitos da dinâmica do movimento da endolinfa dentro do labirinto durante a rotação da cabeça, a cúpula codifica a velocidade rotacional da cabeça ao longo de sua variação de frequência fisiologicamente relevante, apesar de o estímulo que atua sobre a endolinfa ser a aceleração rotacional da cabeça. Por causa disso,

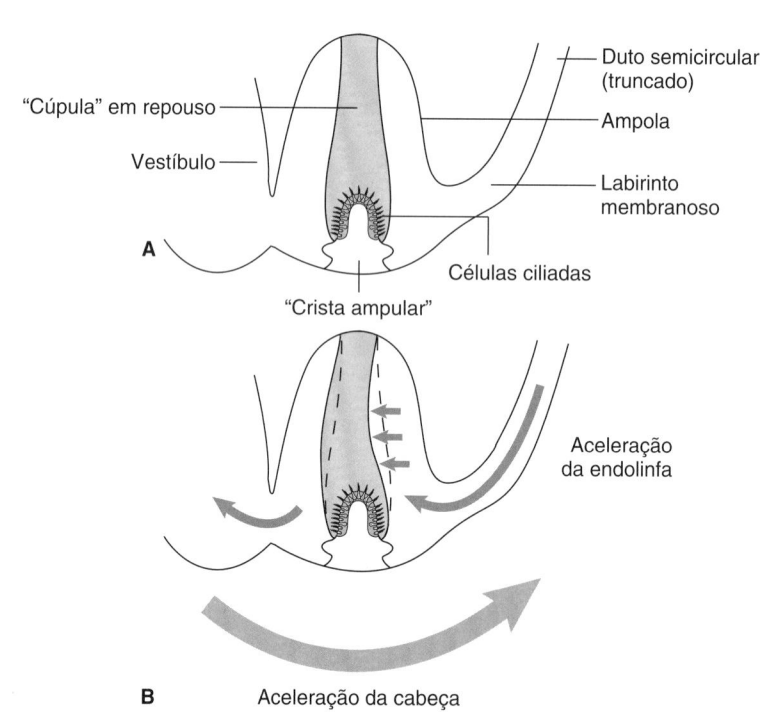

Fig. 4.2 **A.** A cúpula se estende por sobre o lúmen da ampola desde a crista até o labirinto membranoso. **B.** A aceleração da cabeça ultrapassa a aceleração da endolinfa, razão pela qual o fluxo relativo da endolinfa no canal é de direção oposta à da aceleração da cabeça. Ao restringir esse fluxo, a cúpula sofre deflexão, resultando em uma sobrecarga de ondulação transduzida pelas células ciliadas. Todas as células ciliadas da crista possuem feixes estereociliares polarizados na mesma direção, de modo que são excitadas pela mesma direção de deflexão da cúpula.

e pelo fato de a velocidade de deslizamento das imagens retinianas ser um determinante importante da acuidade visual, os testes clínicos e experimentais relatam convencionalmente os achados com relação à velocidade da cabeça.

Os órgãos otolíticos percebem a aceleração linear, que pode ser tanto translacional (movimentos reais) quanto gravitacional (a aceleração ascendente efetiva de uma cabeça estacionária decorrente da gravidade). Esses órgãos contêm lâminas de células ciliares sobre um epitélio sensorial denominado *mácula* (Fig. 4.3). Uma membrana gelatinosa apoia-se sobre a mácula, e cálculos microscópicos constituídos por carbonato de cálcio, os *otólitos (*ou *otoconia)*, estão encravados na superfície dessa membrana otolítica. O *sáculo,* localizado na parede medial do vestíbulo do labirinto no recesso esférico, possui sua mácula orientada verticalmente. Por isso, a gravidade traciona tonicamente inferiormente a massa otolítica sacular quando a cabeça adota posição ereta. O *utrículo* fica localizado acima do sáculo no recesso elíptico do vestíbulo. Sua mácula é orientada quase no mesmo plano do canal semicircular horizontal, apesar de sua extremidade anterior se encurvar para cima. Quando a cabeça se inclina e abandona a posição ereta, o componente do vetor gravitacional tangencial à macula cria uma força de cisalhamento, produzindo ondulações que atuam sobre os estereocílios das células ciliares utriculares. O processo de transdução celular é idêntico ao descrito anteriormente para a crista. No entanto, as células ciliares da mácula, diferentemente daquelas

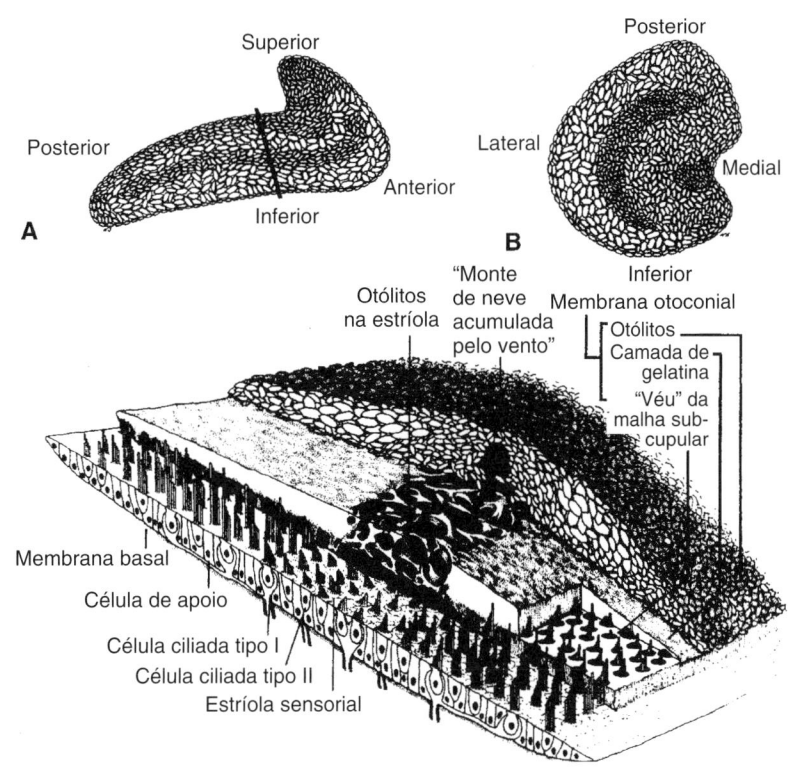

Fig. 4.3 Arranjo dos otólitos nas duas máculas. **A.** Sáculo; **B.** Utrículo; **C.** Composição da membrana otoconial (otolítica) sacular em um corte feito no nível mostrado em A.
(*De Paparella MM, Shumrick DA, eds. Textbook of Otolaryngology. Vol. 1. Philadelphia, PA: WB Saunders; 1980.)*

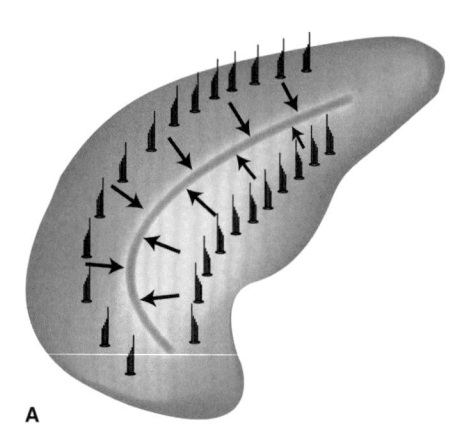

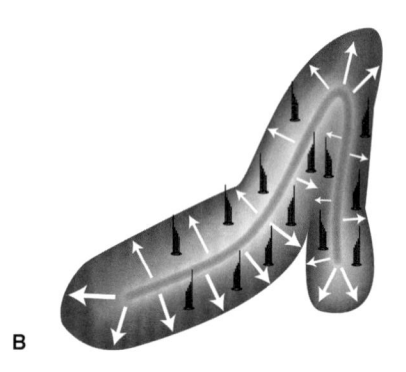

Fig. 4.4 Polarizações dos feixes estereociliares nas máculas do utrículo, A, e do sáculo, B. A direção "adiante" da deflexão estereociliar é indicada pelas setas. No utrículo (**A**), as células ciliares são excitadas pela deflexão estereociliar na direção da estríola (zona central que se encurva). No sáculo (**B**), as células ciliadas são excitadas pela deflexão estereocilar para longe da estríola.

das cristas, não são todas polarizadas na mesma direção (Fig. 4.4), e sim orientadas em relação a uma zona central curvilínea conhecida como estríola. A estríola utricular forma um C, com o lado aberto apontando medialmente. A estríola divide a mácula utricular em dois terços mediais, polarizados de forma a serem excitados pela inclinação descendente da orelha ipsolateral, e um terço lateral, polarizado na direção oposta. As células ciliadas do sáculo apontam para longe de sua estríola, que se encurva e se engancha superiormente em sua porção anterior. Cada mácula é essencialmente um acelerômetro linear, com a mácula sacular codificando a aceleração aproximadamente dentro de um plano parassagital (ao longo dos eixos naso-occipital e superoinferior), e a mácula utricular codificando a aceleração linear aproximadamente em um plano axial (ao longo dos eixos naso-occipital e interaural).

A modulação da liberação dos neurotransmissores pelas células ciliadas dentro de cada órgão terminal vestibular modifica a frequência dos potenciais de ação ou *ritmo de acionamento* das fibras aferentes dos nervos vestibulares (Fig. 4.5). Os aferentes possuem um ritmo basal de acionamento devido provavelmente a um ritmo basal de liberação do neurotransmissor pelas células ciliadas vestibulares. As mudanças no acionamento dos aferentes dos nervos vestibulares são transmitidas aos neurônios secundários no tronco cerebral. O acionamento basal confere ao sistema a importante propriedade da *sensibilidade bidirecional,* pois o acionamento pode aumentar para os movimentos excitatórios da cabeça e diminuir para os movimentos inibitórios da cabeça. Assim, a perda de um labirinto não significa que houve perda da capacidade de perceber os movimentos de metade da cabeça.

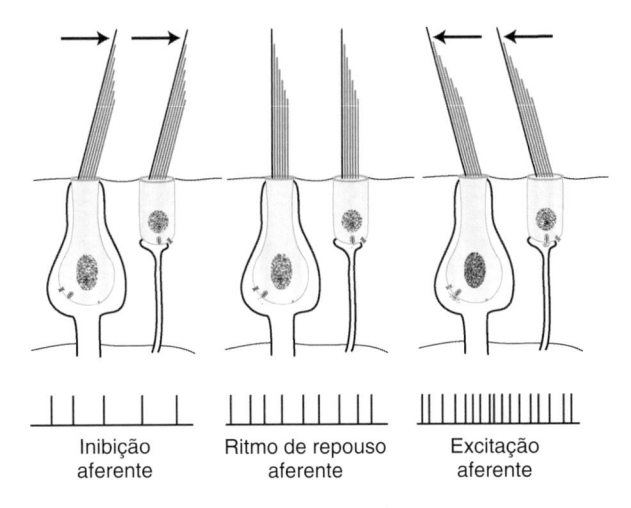

Fig. 4.5 Um nervo aferente vestibular é acionado ativamente em repouso (centro). Seu ritmo de acionamento é modulado pela transdução sensorial. O aferente é inibido quando os estereocílios de suas células ciliadas sofrem deflexão na direção "livre" (para longe do cinocílio no painel escuro à esquerda) e excitado quando os estereocílios sofrem deflexão na direção "adiante" (para o cinocílio, painel à direita).

Nervos Vestibulares Aferentes

Do ponto de vista fisiológico, os aferentes vestibulares dos mamíferos podem ser classificados tendo como base a regularidade na sincronia dos potenciais de ação espontâneos. Os aferentes *regulares* (Fig. 4.6A) são acionados com 50 a 100 picos/s em repouso, com pouquíssima variação no ritmo de repouso para determinada fibra, e respondem à estimulação vestibular com respostas *tônicas, ou seja*, seu acionamento é modulado ao nível da linha basal, subindo e descendo em íntima associação com o estímulo que atua sobre as células ciliadas. Para os órgãos otolíticos, o hipotético estímulo que atua sobre as células ciliadas é a aceleração linear. Os aferentes regulares na mácula são acionados em íntima associação com a combinação de aceleração linear da cabeça e a aceleração gravitacional equivalente. As unidades regulares possuem tipicamente uma sensibilidade relativamente baixa (mudança no ritmo dos picos para uma mudança no estímulo) à rotação da cabeça, ativação das vias eferentes e estimulação galvânica. Os aferentes regulares possuem tipicamente axônios médios e finos com arborizações representadas apenas por botões ou dimórficas nas zonas periféricas das cristas ou nas máculas otolíticas.

Os aferentes *irregulares* (Fig. 4.6B) são tipicamente axônios cujas dimensões variam de espessas a médias que terminam nos terminais caliciais ou dimórficos nas zonas centrais (ou *estriolares)* dos órgãos terminais vestibulares. Seus intervalos entre os picos são muito mais variáveis e exibem uma variação mais ampla de ritmos espontâneos do que as fibras regulares. As unidades irregulares mostram respostas *fásicas* ao estímulo que atua sobre o órgão terminal, ou seja, a resposta é mais transitória e aproxima-se do ritmo de mudança do estímulo que atua sobre o órgão terminal e não simplesmemte do próprio ritmo. Assim, as unidades irregulares na crista se aproximam da *aceleração* rotacional da cabeça, que é o ritmo de mudança da velocidade. Os aferentes irregulares na mácula se aproximam do *abalo (jerk),* que deriva da aceleração linear. As unidades irregulares possuem tipicamente uma sensibilidade muito alta aos estímulos, exceto para um grupo ímpar de unidades caliciais de baixa sensibilidade, cuja função ainda não foi esclarecida.

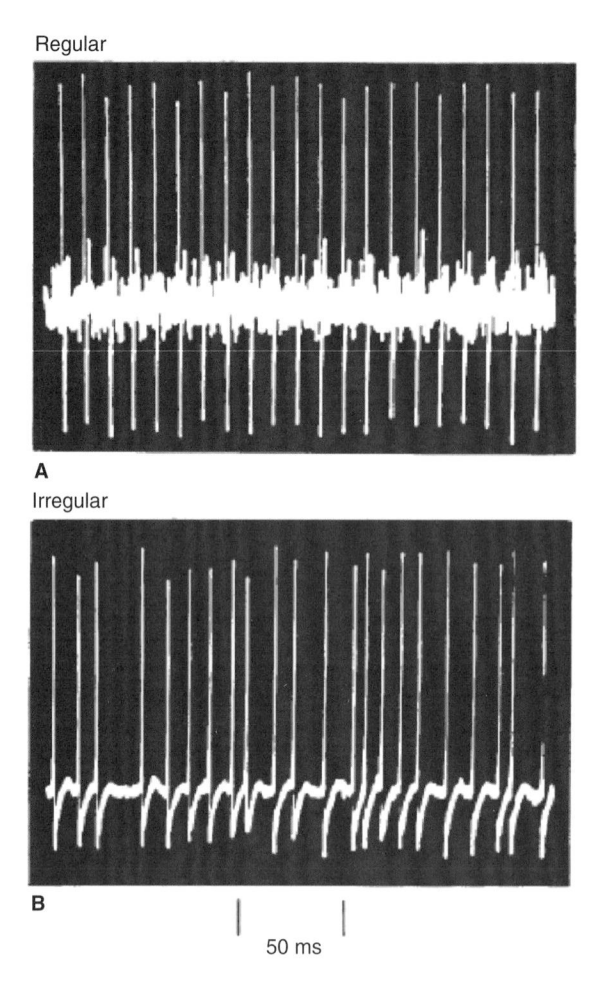

Fig. 4.6 Padrões de descarga regulares (**A**) e irregulares (**B**) na sequência de picos registrados a partir de dois aferentes da crista do canal superior no macaco-de-cheiro (sagui). *Fonte: Goldberg JM, Fernandez C. Physiology of peripheral neurons innervating semicircular canals of the squirrel monkey I. Resting discharge and response to constant angular accelerations.* J Neurophysiol *1971;34:635-660.*

Sabendo que as fibras aferentes regulares e irregulares dos nervos vestibulares possuem características distintas em vários aspectos, parece provável que elas medeiem funções diferentes; contudo, ainda não foi compreendida completamente sua relevância funcional. Os aferentes regulares e irregulares podem ajudar a compensar as diferentes cargas dinâmicas dos diferentes reflexos vestibulares. O RVO para as rotações da cabeça de baixa frequência exige um sinal que se aproxime da velocidade da cabeça, e parece que os aferentes regulares proporcionam um influxo ideal para esse reflexo. Em contrapartida, os RVE podem exigir influxos provenientes do labirinto que reflitam melhor a aceleração da cabeça, tarefa essa para a qual os aferentes irregulares parecem ser mais apropriados. Outro papel para os aferentes irregulares pode consistir em iniciar os reflexos vestibulares com uma latência muito curta para os movimentos rápidos da cabeça. Finalmente, a evidência recente sugere que os aferentes irregulares podem estar envolvidos na geração de um ganho do RVO mais alto (velocidade dos olhos/

velocidade da cabeça), necessário quando os olhos estão focados sobre um alvo próximo, vendo o mundo através de lentes de aumento, [5,6] ou adaptando-se à perda do labirinto contralateral.[7,8]

Além dos mais de 10.000 aferentes, cada labirinto recebe também inervação eferente de aproximadamente 400 a 600 neurônios que estão localizados de ambos os lados do tronco cerebral adjacentes aos núcleos vestibulares.[9,10] Nos mamíferos, a excitação dos eferentes faz aumentar o ritmo basal de acionamento dos aferentes vestibulares, particularmente os irregulares.[11] O papel dos eferentes no controle dos processos vestibulares nos mamíferos continua sendo um tópico de investigação.

Princípio 3

A estimulação de um canal semicircular produz movimentos dos olhos no plano desse canal (primeira lei de Ewald).

Flourens e Mach reconheceram que as manipulações de um canal semicircular isolado em animais de laboratório produzia movimentos dos olhos ou da cabeça no plano desse canal.[12] Subsequentemente, Ewald canulou os canais membranosos individualmente em pombos, observando os efeitos do movimento da endolinfa sobre os movimentos do corpo, da cabeça e dos olhos.[13] Esse princípio é conhecido como lei de Ewald.

Bases anatômica e fisiológica

Cada canal semicircular é mais sensível à rotação da cabeça ao redor do eixo de assimetria rotacional do canal (o eixo através do "orifício da rosquinha" do canal e perpendicular ao plano do canal). Os três canais semicirculares de um labirinto são aproximadamente ortogonais um em relação aos outros, razão pela qual um único labirinto pode perceber qualquer rotação no espaço tridimensional, sendo os canais nos dois labirintos encontrados aos pares coplanares complementares.[14] Os dois canais horizontais estão aproximadamente em um único plano, quase horizontal quando a cabeça é projetada em 20° com o nariz para baixo a partir do plano de Reid (definido pelas margens infraorbitárias e centros dos canais auriculares). O canal anterior esquerdo é aproximadamente coplanar com o canal posterior direito no plano EADP (esquerda anterior, direita posterior), que fica aproximadamente 45° afastado do plano mediossagital com a extremidade anterior dirigida para a esquerda e a extremidade posterior dirigida para a direita. O canal anterior direito é aproximadamente coplanar com o canal posterior esquerdo no plano DAEP (direita anterior, esquerda posterior), novamente a aproximadamente 45° afastado dos planos sagital e ortogonal aos planos DAEP e horizontal (Fig. 4.7). Os planos desses canais definem o sistema de coordenadas cardinais para a sensação vestibular e para o *débito (efluxo) motor* final do RVO. Tal sistema de coordenadas fixado ao canal (e, portanto, fixado à cabeça) para os movimentos dos olhos reduz a computação neural necessária para que o RVO possa compensar o movimento da cabeça. A Fig. 4.8 mostra as conexões do canal horizontal esquerdo que mediam o RVO quando esse canal é excitado. Os neurônios vestibulares secundários nos núcleos vestibulares medial e superior ipsolaterais integram e transferem esses sinais aferentes para o terceiro núcleo ipsolateral e o sexto núcleo contralateral para excitar os músculos reto medial ipsolateral e reto lateral contralateral, respectivamente. Tal par de músculos complementares, localizado aproximadamente no mesmo plano dos canais semicirculares horizontais, traciona os olhos para a direita quando a cabeça gira para a esquerda, mantendo-os estáveis no espaço. Outros neurônios vestibulares secundários carreiam sinais inibitórios para o terceiro núcleo contralateral e o sexto núcleo ipsolateral para relaxarem simultaneamente os músculos antagonistas, o reto medial contralateral e o reto lateral ipsolateral, respectivamente.

Assim como os músculos extraoculares trabalham aos pares recíprocos, o mesmo ocorre com os canais semicirulares coplanares. Enquanto o canal horizontal esquerdo é excitado por uma rotação da cabeça para a esquerda, o canal horizontal direito é inibido. As conexões dos núcleos vestibulares direitos para os núcleos motores oculares também espelham as existentes à esquerda. Com os sinais inversos vindo através desse circuito de imagens especulares a partir do lado direito, os núcleos motores oculares

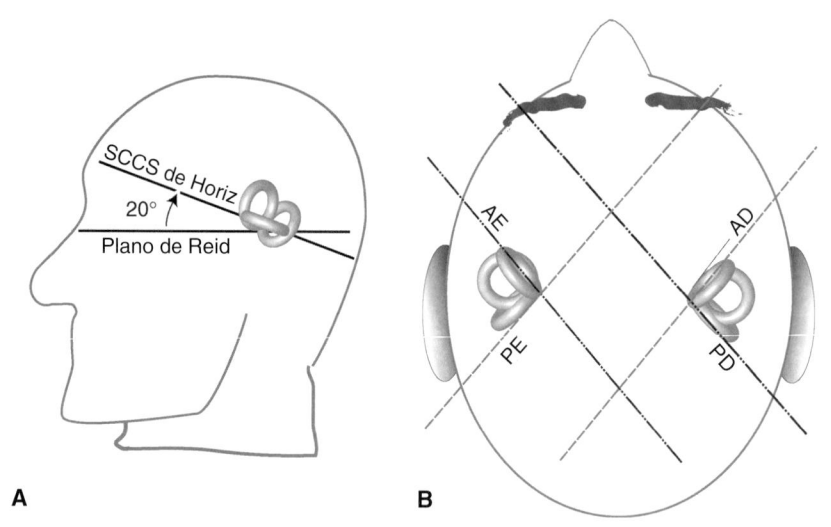

Fig. 4.7 Orientação dos canais semicirculares. **A.** O canal horizontal é inclinado em cerca de 20° para cima em sua extremidade anterior *versus* o plano horizontal de Reid (definido pelas margens orbitárias inferiores e centros dos canais auriculares). **B.** Os canais verticais são orientados em planos cerca de 45° do plano sagital e perpendiculares ao plano dos canais horizontais. Os planos **AD** e **PE** são quase paralelos um ao outro e a um plano DAEP. Os canais **AE** e **PD** definem um plano EADP. AE, canal anterior esquerdo; EADP, esquerda anterior, direita posterior; PE, canal posterior esquerdo; AD, canal anterior direito; DAEP, direita anterior, esquerda posterior; PD, canal posterior direito.

recebem maiores estímulos exctitatórios para os músculos retos lateral direito e medial esquerdo, e mais inibição para seus antagonistas. *Assim, a rotação da cabeça faz uma contribuição excitatória para o RVO a partir de um canal e uma contribuição inibitória a partir de seu companheiro coplanar.*

À semelhança dos canais horizontais e dos músculos retos lateral e medial, os outros canais semicirculares estão acoplados aos demais pares de músculos oculares, que evoluíram provavelmente para se alinharem com seus canais correspondentes.[15] A Fig. 4.9 demonstra que o plano EADP se alinha com as direções de tração dos músculos retos superior e inferior esquerdos, bem como com os músculos oblíquos superior e inferior. A excitação do canal anterior esquerdo (sombreado mais claro) e a inibição do canal posterior direito (sombreado mais escuro) resultam em contração dos músculos que tracionam os olhos para cima no plano EADP e em relaxamento dos músculos que os tracionam para baixo nesse plano. Outrossim, o plano DAEP se alinha com as direções de tração de tais músculos oculares verticais que movimentam os olhos no plano DAEP. Esse arranjo minimiza o processamento que o cérebro precisa fazer para ativar o conjunto apropriado de músculos oculares para compensar o movimento da cabeça. Ao minimizar o número de sinapses envolvidas no reflexo, consegue-se preservar sua latência extremamente curta de aproximadamente 7 ms,[16] o que minimiza o deslizamento das imagens retinianas durante os movimentos rápidos da cabeça.

Relevância clínica

Quando se examina a função reflexa vestibular de um paciente, deve-se pensar acerca dos movimentos vestibulares dos olhos em uma estrutura de referência com os canais fixos. Um bom exemplo

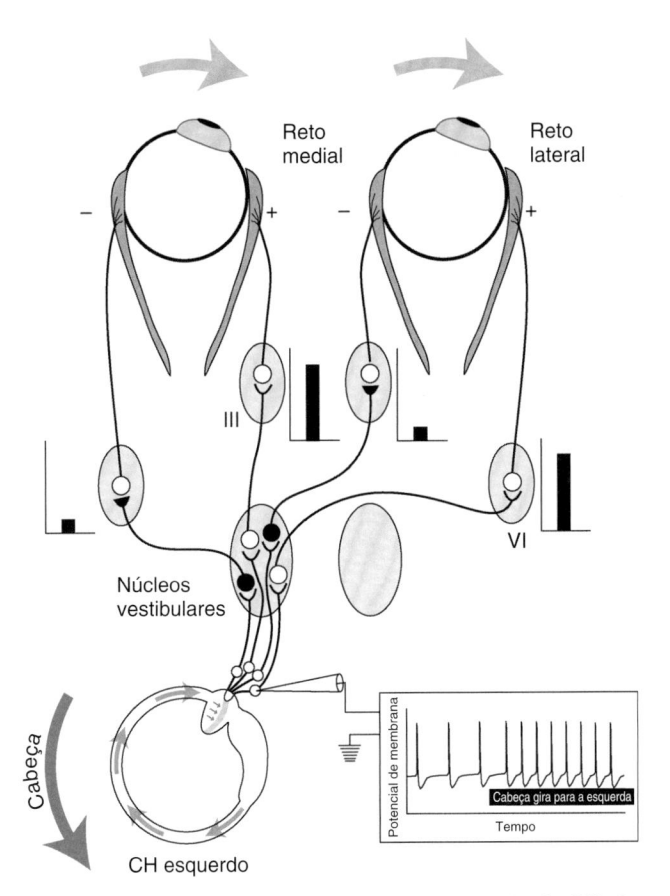

Fig. 4.8 Conexões neurais na via direta para o RVO a partir da excitação do **CH**. Como visto de cima, uma rotação anti-horária da cabeça produz um fluxo relativo de endolinfa no CH esquerdo, que se processa na direção horária. A deflexão da cúpula excita as células ciliadas na ampola do CH esquerdo, aumentando o ritmo de acionamento nos aferentes. Os interneurônios excitatórios no **n. vest.** se conectam aos neurônios motores para o músculo reto medial no terceiro núcleo ipsolateral (**III**) e para o músculo reto lateral no sexto núcleo contralateral (**VI**). Os ritmos de acionamento para esses neurônios motores aumentam (gráficos com barras). Os músculos respectivos se contraem e tracionam os olhos na direção horária — oposta à da cabeça — durante as fases *lentas* do nistagmo. Os interneurônios inibitórios nos núcleos vestibulares se conectam aos neurônios motores do reto lateral ipsolateral e do reto medial contralateral. Seu ritmo de acionamento diminui (gráficos com barras), e esses músculos antagonistas se relaxam para ampliar o movimento dos olhos. CH, canal horizontal; N. vest., núcleos vestibulares; RVO, reflexo vestíbulo-ocular.

do valor dessa abordagem é a vertigem posicional paroxística benigna (VPPB), na qual os cristais dos otólitos deslocados da massa otoconial utricular acabam se apoiando em um dos canais semicirculares (tipicamente, o canal semicircular posterior [CP]).[17] Quando o paciente fica deitado e vira a cabeça para o lado afetado, alinhando o canal posterior com a tração da gravidade (a manobra de Dix-Hallpike à esquerda), os cristais dos otólitos caem na direção do que é agora o "fundo" do canal. Quando os otólitos caem, empurram adiante deles a endolinfa, acarretando a deflexão da cúpula e excitando as

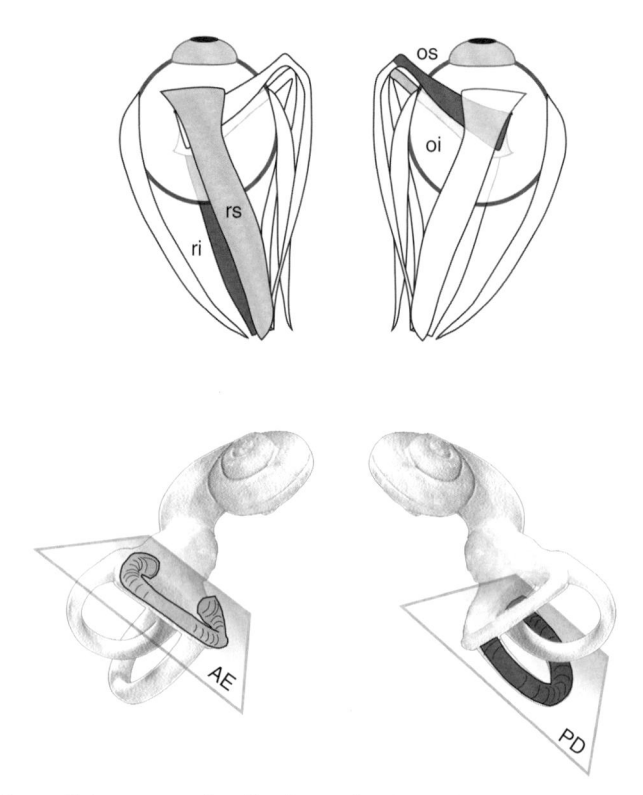

Fig. 4.9 O plano EADP se alinha com a direção de tração dos músculos **rs** e **ri** e com os músculos **os** e **oi**. Como indicado pelo sombreado, a excitação do canal anterior esquerdo (e a inibição do canal posterior direito) acarreta a contração dos músculos reto superior esquerdo e oblíquo inferior direito, bem como o relaxamento dos antagonistas marcados com um sombreado mais escuro. O resultado é um movimento ascendente dos olhos no plano EADP. A excitação do canal posterior direito produz o efeito oposto. oi, oblíquo inferior; ri, reto inferior; EADP, esquerda anterior, direita posterior; os, oblíquo superior; rs, reto superior.

células ciliadas existentes na crista do canal posterior. O nistagmo é observado durante o período em que a endolinfa se movimenta. A primeira lei de Ewald prevê a direção desse nistagmo: será no mesmo plano do canal posterior afetado independentemente da posição da pupila ou posição da cabeça.

A tentativa de aplicar esse princípio para CP-VPPB acaba confundindo muitos examinadores inexperientes, os quais observam que o nistagmo parece mudar de direção na dependência de onde o paciente dirige seu olhar fixo. Quando o paciente olha para o lado (na direção da orelha afetada), o examinador vê um movimento primário de torção dos olhos ao redor da pupila. Quando o paciente olha para o nariz, os olhos parecem mover-se verticalmente. Com os olhos em uma posição neutra (olhar fixo diretamente para diante), o nistagmo é uma mistura de movimentos verticais e de torção (Fig. 4.10). Em verdade, não ocorre mudança na direção do nistagmo com relação aos planos dos canais. O globo roda ao redor de um eixo paralelo ao eixo do canal posterior que está sendo estimulado (Fig. 4.10). A pupila é simplesmente um ponto superficial que acompanha a trajetória percorrida, seja para onde for que esteja sendo dirigida. A primeira lei de Ewald nos diz que *os olhos se movimentarão*

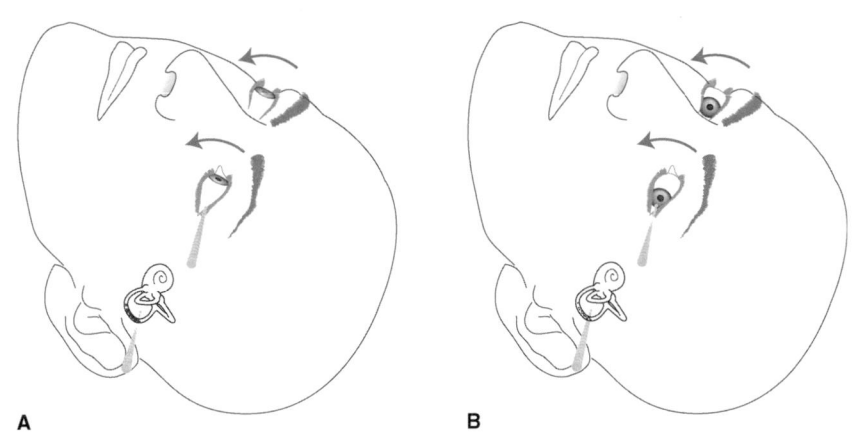

Fig. 4.10 A excitação do CP esquerdo pelos canalitos que estão caindo no nistagmo posicional paroxístico benigno (CP-VPPB) causa movimentos oculares da *fase lenta* em direção à terra no plano do CP afetado. **A.** Quando o olhar fixo é dirigido perpendicularmente ao eixo de rotação do olho, a pupila parece mover-se para cima e para baixo em um arcabouço de referência de olhar fixo. **B.** Quando o olhar fixo é paralelo ao eixo de rotação do olho, a pupila parece executar um movimento de torção. Ao serem considerados em um arcabouço de referência com os canais fixos, os olhos rodam ao redor do mesmo eixo em ambos os casos. CP, canal posterior.

no mesmo plano do canal estimulado independentemente da direção do olhar fixo. Ao pedir a um paciente que olhe paralela e perpendicularmente ao plano do canal em questão durante os períodos de nistagmo, deve-se observar que, quando a pupila se encontra no plano do canal afetado, o nistagmo movimenta a pupila de um modo mais óbvio, pois a pupila se encontra no equador do globo que está rodando, e o movimento dos olhos se limita a uma torção sutil ao redor do eixo de rotação. A determinação dessas duas direções do olhar fixo permite identificar e confirmar o canal (ou pelo menos o par de canais coplanares) que está causando o nistagmo.

Princípio 4

Normalmente, um canal semicircular é excitado pela rotação no plano do canal que está trazendo a fronte para o lado ipsolateral.

Bases anatômica e fisiológica

A crista de um canal semicircular é excitada pela rotação em seu plano em uma única direção, sendo inibida pela rotação em seu plano na direção oposta, em virtude da polarização das células ciliadas na crista.

Tradicionalmente (e de forma confusa), esse fato é descrito em termos de fluxo ampulopetal (do latim *petere*, procurar) e ampulofugal (do latim *fugere*, fugir) da endolinfa na direção e para longe da ampola, respectivamente. Para os canais horizontais, o fluxo ampulopetal da endolinfa (em relação à cabeça) excita os aferentes dos canais horizontais, e o fluxo ampulofugal da endolinfa os inibe. Lamentavelmente, a polarização das células ciliadas nos canais anteriores e posteriores é o oposto da observada nos canais horizontais, de modo que o fluxo ampulopetal inibe e o fluxo ampulofugal excita nesses canais.

Felizmente, não é necessário estar informado acerca dos fluxos ampulopetal e ampulofugal, bastando apenas relembrar que *um canal semicircular é excitado pela rotação no plano do canal que coloca a fronte virada para o lado ipsolateral.* Por exemplo, o canal horizontal direito é excitado ao virar a cabeça para a direita no plano horizontal. O canal anterior direito é excitado ao projetar a cabeça com o nariz para baixo ao mesmo tempo em que se roda a cabeça para a direita em um plano de 45° para longe do plano mediossagital. O canal posterior direito é excitado ao projetar a cabeça com o nariz para cima ao mesmo tempo em que é rodada para a direita em um plano de 45° para longe do plano mediossagital. No caso de cada canal semicircular à direita, a rotação que excita esse canal roda a cabeça para a direita no plano do canal. Essas mesmas rotações podem produzir a inibição dos canais horizontal, posterior e anterior esquerdos, respectivamente.

Relevância clínica

Esse princípio elimina a necessidade de memorizar a orientação dos estereocílios em ampolas específicas e se o fluxo ampulopetal e/ou o ampulofugal excitam determinado canal. De fato, é mais fácil deduzir a anatomia e fisiologia básicas com base nesse princípio do que vice-versa. Por exemplo, ao rodar a cabeça para a esquerda e colocar o nariz para cima, consegue-se excitar o canal posterior esquerdo de acordo com o princípio 4. Relembramos que a endolinfa flui, em relação ao canal membranoso, em uma direção oposta à da rotação da cabeça. Assim, o canal posterior esquerdo é excitado quando a endolinfa flui para cima e para a direita no canal, ou seja, em uma direção ampulofugal. Os estereocílios desse canal devem ser polarizados com a extremidade mais alta dirigida para longe do utrículo. Uma quantidade considerável de anatomia e fisiologia é condensada neste princípio tão simples.

Princípio 5

Qualquer estímulo que excite os aferentes dos canais semicirculares será interpretado como rotação excitatória no plano deste canal.

Bases anatômica e fisiológica

Uma assimetria patológica no influxo proveniente dos canais coplanares faz com que os olhos sejam girados na tentativa de compensar a rotação "percebida" da cabeça. Os olhos não podem girar continuamente em suas órbitas, pois ocorrem movimentos rápidos de restauração, colocando-os novamente em suas posições neutras nas órbitas. O resultado é o *nistagmo,* um batimento rítmico dos olhos lentamente em uma direção e rapidamente na direção oposta. Os movimentos rápidos de restauração (semelhantes a "sacadas" [movimentos rápidos dos olhos]) são "fases rápidas" do nistagmo, e os movimentos mais lentos, acionados por estruturas vestibulares, constituem as "fases lentas". Lamentavelmente, a convenção preceitua que a direção do nistagmo seja descrita de acordo com a direção das fases rápidas (p. ex., um "nistagmo para a direita com batimentos no sentido horário" possui fases rápidas para a direita/no sentido horário), pois essas são mais significativas e perceptíveis. No entanto, *as fases lentas são os componentes acionados pelo sistema vestibular.* Ao enfocar a direção das fases lentas, consegue-se reduzir o número de inversões mentais necessárias para identificar o canal patogênico que está causando o nistagmo observado.

Esse princípio continua sendo quase universalmente verdadeiro para mudanças breves e imprevisíveis no acionamento dos aferentes, porém não necessariamente para as mudanças estáveis e persistentes. O nistagmo causado por desequilíbrios sustentados no tônus vestibular aferente acaba regredindo à medida que o tronco cerebral e o circuito neural cerebelar se adaptam ao desequilíbrio, como abordado adiante neste capítulo (princípio 9).

Relevância clínica
VERTIGEM POSICIONAL PAROXÍSTICA BENIGNA DO CANAL POSTERIOR

No CP-VPPB, otólitos soltos e endolinfa fluem em uma direção ampulofugal quando o CP afetado é orientado verticalmente na posição de Dix-Hallpike. A excitação dos aferentes do CP é interpretada como rotação excitatória da cabeça no plano do CP, e o nistagmo gerado pode ser compensatório para a rotação percebida. Para o CP esquerdo em um indivíduo na posição ereta, a rotação excitatória consiste normalmente em rolamento da cabeça para a esquerda enquanto se coloca o nariz para cima. Para manter os olhos estáveis no espaço, o RVD gera fases lentas que movimentam os olhos para baixo e os fazem girar no sentido horário (com relação à cabeça do paciente, da perspectiva do paciente). As fases rápidas são opostas; surgem subitamente e no sentido anti-horário com relação à cabeça do paciente.

SÍNDROME DE DEISCÊNCIA DO CANAL SUPERIOR

Na síndrome de deiscência do canal superior (SDCS),[18] a ausência anormal de osso entre o canal semicircular superior (*i. e.*, anterior) e a fossa craniana média resulta em movimento aberrante da endolinfa nesse canal durante a apresentação de sons intensos (fenômeno de *Tullio*[19]), a compressão do trago, ao assoar o nariz ou com outras causas que provoquem um gradiente de pressão entre a orelha e a cavidade craniana. Um paciente típico com SDCS esquerda queixa-se de que a exposição da orelha esquerda a um som intenso "faz o mundo flutuar para cima e para baixo, e girar para o lado". Quando ele olha para 45° à sua esquerda (no plano dos canais superior/anterior esquerdos), as fases lentas de seu nistagmo elevam e abaixam suas pupilas; quando olha para 45° à sua direita (ao longo do eixo do canal), as fases lentas parecem ser movimentos cíclicos de torção de suas pupilas no sentido horário (a partir de sua perspectiva). Durante o olhar fixo diretamente para a frente, o nistagmo é uma mistura desses movimentos verticais e de torção. O examinador deve pensar em um sistema de coordenadas com o canal fixo e reconhecer que, em cada caso, os olhos giram ao redor do mesmo eixo (EADP). Levando em conta que apenas a orelha esquerda está recebendo o estímulo sonoro, o problema deve residir no canal superior (anterior) esquerdo. A SDCS só foi descoberta recentemente.[18] Foi a observação do nistagmo exatamente como descrito aqui e a linha de raciocínio apresentada pelos princípios 1 a 5 que geraram a suspeita de que o canal superior seria a fonte do nistagmo, o que foi confirmado pela tomografia computadorizada (TC) (Fig. 4.11).

NISTAGMO DURANTE O TESTE CALÓRICO

No teste calórico, feito durante a eletronistagmografia (ENG), água quente ou fria é injetada (irrigada) no canal auditivo externo. A transferência térmica através da mastoide e do tímpano (orelha média) modifica a densidade da endolinfa na parte lateral do canal semicircular horizontal — a endolinfa torna-se mais leve (pelo aquecimento) ou mais pesada (pelo esfriamento) que a endolinfa no restante do labirinto. Quando o indivíduo é colocado na posição supina com a cabeça erguida em cerca de 20° (*i. e.*, com o canal horizontal em um plano vertical), a endolinfa na parte lateral do canal, que se tornou mais leve graças ao aquecimento, sobe na direção da ampola, movimento que equivale àquele causado ao girar a cabeça para o mesmo lado no plano com a cabeça na horizontal, o que excita esse canal. Os movimentos oculares do RVO compensatório, as fases lentas do nistagmo, ocorrem no plano do canal horizontal e na direção do lado contralateral. O recurso mnemônico COWS: *Cold Opposite, Warm Same* (frio oposto, quente no mesmo lado) se refere à direção do *batimento* das fases rápidas do nistagmo.

A principal vantagem do teste calórico reside em que, diferentemente dos testes rotacionais, utiliza um estímulo verdadeiramente unilateral. Com frequência, as respostas calóricas reduzidas em um lado ajudam a localizar um labirinto hipofuncional hipotético. Lamentavelmente, o teste calórico comporta várias desvantagens. O exame calórico estimula predominantemente o canal semicircular horizontal e proporciona pouca informação acerca de outros canais e dos órgãos terminais dos otólitos. A julgar pelo nistagmo que produz, um estímulo calórico é quase equivalente a uma aceleração de 5° a 10°/s^2 para uma rotação horizontal sustentada de aproximadamente 50° a 100°/s com duração de 120 s ou mais. Uma rotação comparável da cabeça seria a metade de um ciclo de uma onda com um período

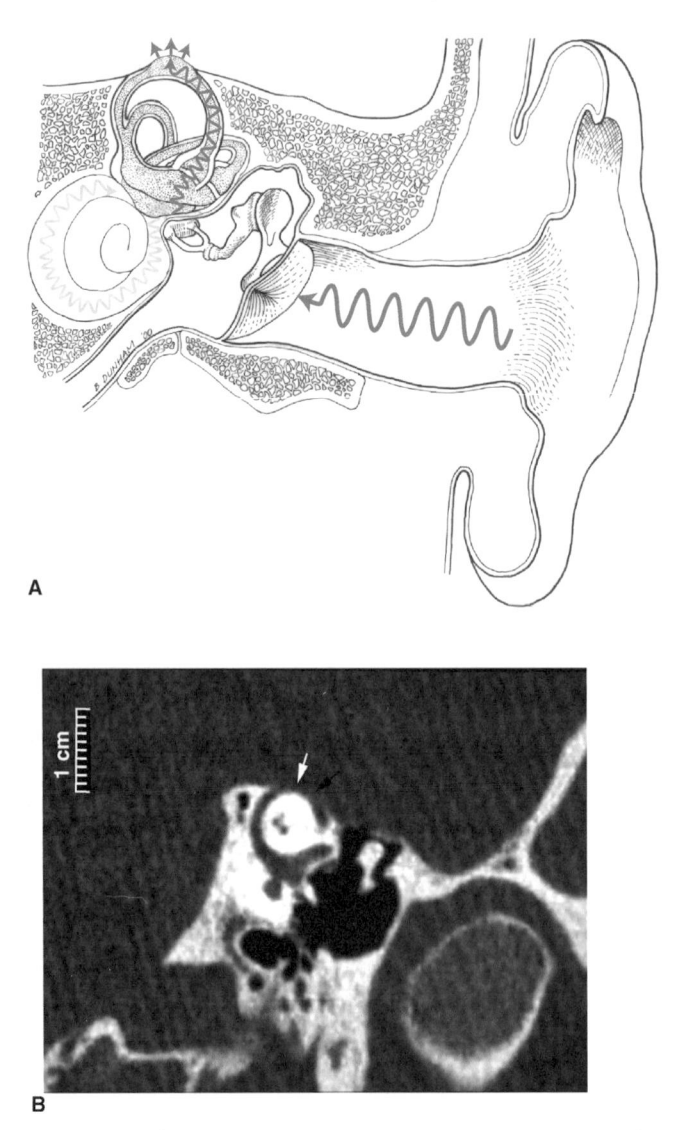

Fig. 4.11 **A.** Na síndrome de deiscência do canal superior, as ondas sonoras podem excitar a crista do canal superior, pois a "terceira janela móvel", criada pela deiscência, permite que alguma pressão dos sons seja dissipada através do canal, além da via tradicional através da cóclea para a janela redonda. **B.** Exame TC que demonstra a deiscência (seta) do canal superior.

de 240 s ou uma frequência de 1/240 s = 0,004 Hz, que fica bem abaixo da variedade operacional ideal do canal semicircular. Não obstante, o teste calórico continua sendo um dos pilares da avaliação vestibular, pois fornece informação acerca de um único labirinto, o que não acontece com os testes rotacionais de baixa frequência.

Princípio 6

Para as altas acelerações, a rotação da cabeça na direção excitatória de um canal induz a maior resposta que a mesma rotação na direção inibitória (segunda lei de Ewald).

Bases anatômica e fisiológica

O movimento da endolinfa na direção "excitatória" para um canal produz um maior nistagmo que um movimento igual da endolinfa na direção "inibitória". Essa observação, ou *segunda lei de Ewald*, é feita porque a *assimetria excitatória inibitória* ocorre em multiplos níveis no sistema vestibular. As células ciliadas vestibulares conseguem maior resposta de potencial receptor para a deflexão estereociliar em períodos de atividade (*on*) que em períodos de repouso (*off*).[20] Os aferentes vestibulares podem modular seus ritmos de acionamento ainda mais acima do ritmo basal do que abaixo dele. Os mamíferos possuem ritmos basais de acionamento que variam de uma media de 50 a 100 picos/s[21] e ritmos máximos de acionamento de 300 a 400 picos/s, mas que não podem ser reduzidos para menos de 0. Tal *linha divisória inibitória* é a assimetria de excitação-inibição mais proeminente no sistema vestibular.

Em indivíduos normais, estas assimetrias periféricas são mascaradas pela fixação recíproca dos sinais provenientes de cada labirinto. Entretanto, a assimetria torna-se mais pronunciada quando apenas um labirinto é funcional.

Relevância clínica

As rotações rápidas e passivas da cabeça induzem a respostas RVO muito assimétricas em seres humanos após uma labirintectomia bilateral.[22] Da maneira como são usados para examinar a função dos canais semicirculares, esses movimentos cefálicos consistem em rotações da cabeça imprevisíveis e de alta aceleração (3.000° a 4.000°/s) através de amplitudes de 10° a 20° ao redor do eixo de um único par coplanar de canais semicirculares. Quando a cabeça é "movimentada" na direção do lado intacto, os movimentos oculares do RVO resultante mostram-se quase normais (Fig. 4.12, painéis à direita). Quando a cabeça é "movimentada" na direção do lado lesionado, o RVO sofre uma redução significativa (Fig. 4.12, painéis à esquerda). O sinal inibitório proveniente do canal intacto é insuficiente para acionar um RVO compensatório quando a cabeça é movimentada rapidamente na direção do lado lesionado. Uma assimetria tão acentuada pode não ser evidente para as rotações de baixa frequência e baixa velocidade, que são insuficientes eliminar as respostas no nervo inibido.[23]

O "teste do golpe na cabeça" (*head thrust* – TGC) tornou-se um dos instrumentos mais importantes na avaliação clínica da função vestibular. O examinador simplesmente pede ao indivíduo que fixe seu olhar no nariz dele enquanto movimenta a cabeça do indivíduo rapidamente ao longo da direção excitatória para um único canal (Fig. 4.12). Se houver alguma redução na função do canal, o RVO não conseguirá manter os olhos fixados no alvo, e o examinador verá o paciente fazer um movimento sacádico *(movimento rápido dos olhos) de uma nova fixação (refixation saccade)* depois que a movimentação da cabeça tiver sido completada. Se o paciente conseguiu elaborar uma boa compensação para a perda de função, a sacada de uma nova fixação pode ocorrer até mesmo enquanto a cabeça estiver completando seu movimento, e poderá ser necessária alguma experiência para localizar a sacada enquanto a cabeça ainda estiver em movimento. Em contrapartida, quando o movimento cefálico é aplicado na direção excitatória de um canal (e um nervo) intacto, o olhar fixo do paciente permanece estável sobre o nariz do examinador durante todo o período do movimento.

O HTT consegue localizar a hipofunção isolada dos canais semicirculares. A Fig. 4.13 mostra um exemplo de HTT quantitativo aplicado a todos os canais em um paciente com uma grande deiscência (5 mm) do canal superior direito. O ganho do RVO é reduzido somente para o canal superior afetado, provavelmente porque as grandes deiscências permitem que o cérebro e a dura-máter venham a comprimir o canal membranoso, impedindo o movimento da endolinfa no canal.[24]

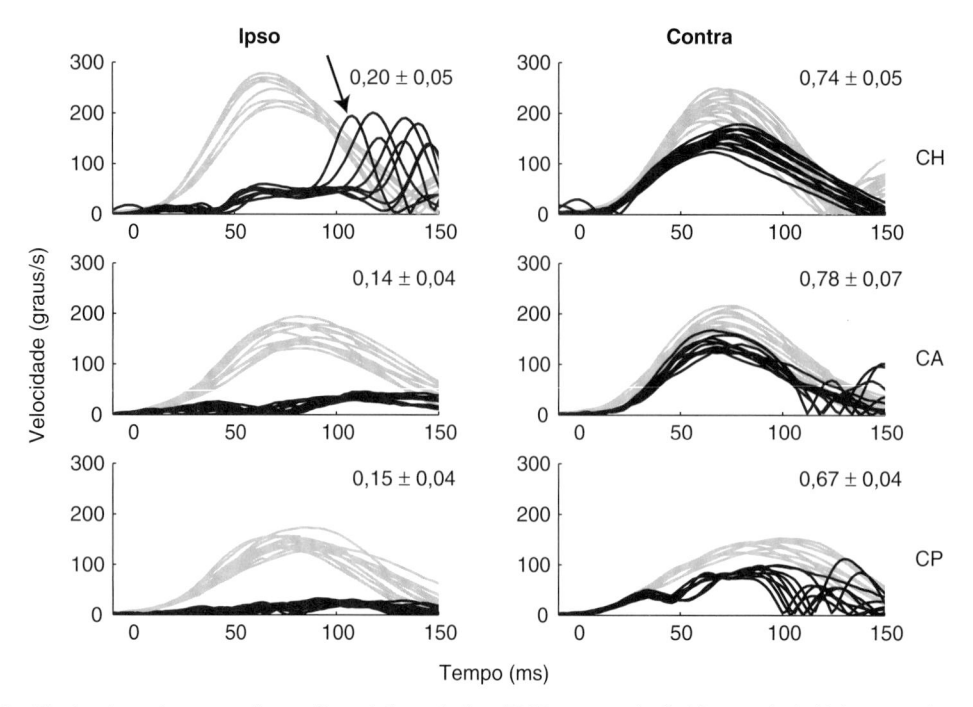

Fig. 4.12 Teste do golpe na cabeça (*head thrust*) do aRVO em um indivíduo após labirintectomia unilateral esquerda. O examinador girava rapidamente a cabeça do indivíduo em um dos planos dos canais durante cada ensaio, enquanto o indivíduo tentava manter seu olhar fixo em um alvo estacionário diretamente a 1,2 m adiante dele. Cada painel mostra as velocidades rotacionais dos olhos e da cabeça para os ensaios que excitam um único canal. Por exemplo, o painel acima à esquerda mostra dados das rotações rápidas para a esquerda no plano do CH, na direção do lado da labirintectomia. Os traçados das velocidades da cabeça são mostrados em cinza, e os traçados das velocidades dos olhos em preto. Para facilidade de comparação, todas as velocidades são mostradas como valores positivos. O ganho do aRVO (valores inseridos) é igual à velocidade máxima dos olhos/velocidade máxima da cabeça durante uma janela de 30 ms que conduz à velocidade máxima da cabeça. Os movimentos cefálicos que excitavam os canais no lado normal (direito) evocavam movimentos oculares RVO quase compensatórios, mas os "movimentos" na direção do lado esquerdo (labirintectomia) geravam respostas mínimas. Após cerca de 90 ms, o sistema visual registra o deslizamento retiniano e induz a um movimento rápido dos olhos de restauração para readquirir o alvo (seta). aRVO, reflexos vestíbulo-oculares angulares; CH, canais horizontais.

Princípio 7

A resposta aos estímulos simultâneos dos canais é aproximadamente a soma das respostas a cada estímulo.

Esse princípio nos permite elaborar intuitivamente uma estimativa da direção e magnitude do nistagmo causado pela excitação (ou inibição) de qualquer combinação de canais semicirculares. Inversamente, permite inferir que combinação de canais está causando um nistagmo patológico.

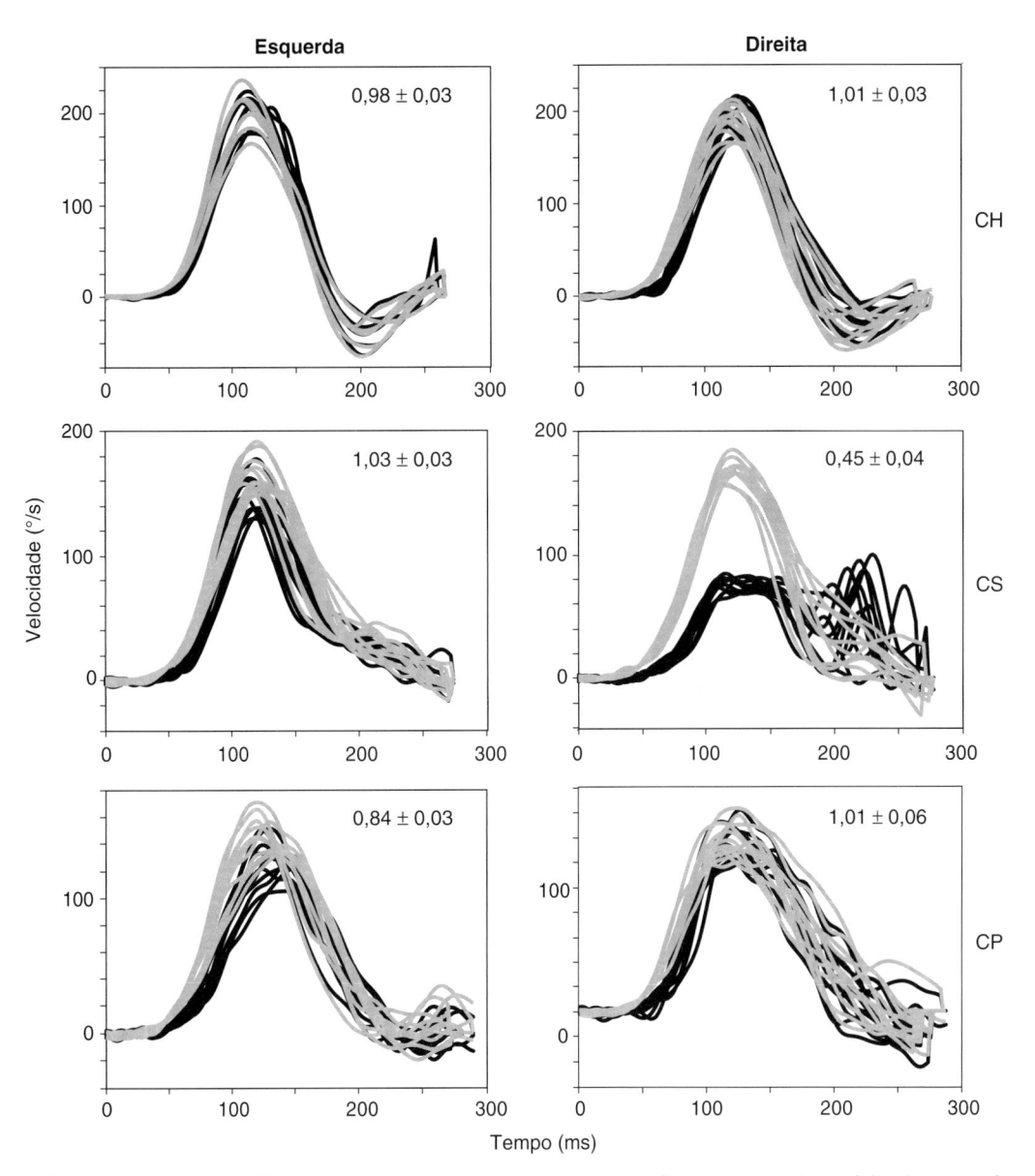

Fig. 4.13 Resultados do HTT do aRVO em um indivíduo com deiscência do canal semicircular superior direito. Os dados são apresentados no formato descrito na figura. Observar a perda isolada de função no CS direito. Essa perda de função sensorial rotatória é decorrente presumivelmente da oclusão completa do canal membranoso pelo cérebro e pela dura-máter que herniam e penetram no lúmen do canal. aRVO, reflexos vestíbulo-oculares angulares.

Bases anatômica e fisiológica

Os movimentos naturais da cabeça raramente se alinham exclusivamente com um plano dos canais; a maioria das rotações estimula dois ou mesmo três dos pares de canais. O movimento da endolinfa em cada canal determina o grau em que as células pilosas naquele canal são estimuladas. O movimento da endolinfa em cada canal é proporcional ao componente da velocidade rotacional da cabeça agindo no plano desse canal.

Como os planos dos canais são aproximadamente ortogonais um em relação ao outro, os eixos de sensibilidade também são aproximadamente ortogonais. Por isso, o padrão de atividade induzida nos nervos ampulares decompõe efetivamente uma rotação da cabeça em componentes simultâneos mutuamente independentes ao longo dos eixos de sensibilidade. As ações dos pares de músculos extra-oculares são combinadas de forma semelhante. Diante da capacidade de separar imediatamente os estímulos que chegam (rotações da cabeça) em canais de informação minimamente redundantes e independentes em termos espaciais, o labirinto pode ser encarado como um "sensor inteligente" que não apenas mede os estímulos mas também os codifica de maneira extremamente eficiente para utilização a jusante ao acionar o RVO angular. O labirinto cria um mapa tridimensional de rotação da cabeça análogo ao mapa tonotópico do som na cóclea ou ao mapa retinotópico nos campos visuais.

Implicações clínicas

Uma doença do labirinto raramente afeta apenas um canal. *Ao observar o eixo do nistagmo, o examinador consegue deduzir que combinação de canais está sendo excitada (ou inibida).* Por exemplo, a excitação simultânea dos canais horizontal esquerdo e anterior causa movimentos oculares de fase lenta dirigidos para a direita, para cima e na direção horária.[25–28] Em um arcabouço de referência dos canais, o eixo desses movimentos oculares é a soma dos vetores ponderados das respostas dos canais horizontal e anterior estimulados.

A excitação simultânea dos três canais esquerdos causa movimentos oculares dirigidos para a direita e no sentido horário, novamente a previsão de uma soma de vetores iguais ao longo dos eixos de sensibilidade dos três canais afetados. A fase lenta do nistagmo observado possui um componente horizontal para o lado direito e um componente de torção que movimenta o polo superior do olho para o lado direito. O nistagmo vibra para o lado esquerdo tanto horizontalmente quanto em termos de torção. Não existe um componente vertical para esse nistagmo, pois as contribuições ascendentes e descendentes por parte dos canais anterior e posterior esquerdos se anulam. Esse *nistagmo irritativo* pode ser observado quando o labirinto é irritado, como acontece, por exemplo, na fase inicial de um ataque da doença de Ménière, após procedimentos de estapedectomia e no início da evolução da labirintite viral.

O mesmo desequilíbrio estático nos ritmos de acionamento entre os lados ocorre com a hipofunção labiríntica unilateral. Considere-se o caso de uma labirintectomia unilateral direita, em que os três canais desse lado sofreram ablação. A atividade sem oposição do canal anterior esquerdo contribui com um componente de fase lenta para cima e no sentido horário (do ponto de vista do paciente). Finalmente, a atividade sem oposição do canal posterior esquerdo contribui com um componente de fase lenta para baixo e no sentido horário. Esses componentes se combinam com os componentes para cima e para baixo que se anulam mutuamente, sendo o resultado final um nistagmo para a direita e no sentido horário de fase lenta (com batimentos para a esquerda e no sentido anti-horário).

Na neurite vestibular, que afeta com frequência apenas a divisão superior do nervo vestibular (realizando, assim, a ablação do influxo proveniente dos canais superior e horizontal), o nistagmo patológico resultante gira o olho aproximadamente em um eixo a meio caminho entre os eixos dos dois canais afetados.[29]

Princípio 8

As mudanças bruscas na atividade sacular evocam mudanças no tônus postural.

Bases anatômica e fisiológica

O sáculo é quase planar e adota uma orientação parassagital. As células ciliadas do sáculo, polarizadas de modo a serem excitadas pelos deslocamentos da massa de otólitos para longe da estríola, conseguem perceber as acelerações adiante e atrás (ao longo do eixo naso-occipital) ou para cima e para baixo. A maioria dos aferentes provenientes do sáculo exibe direção ascendente ou descendente preferida.[30] Além disso, somente o sáculo consegue perceber as acelerações lineares ascendentes e descendentes; assim, desempenha um papel ímpar que consiste em perceber as acelerações ascendentes e descendentes.

Quando a cabeça está ereta no campo gravitacional, a aceleração efetiva decorrente da gravidade (9,8 m/s^2) traciona constantemente a massa otoconial sacular na direção da terra. Os aferentes na metade inferior do sáculo, cujas células ciliadas são excitadas por essa aceleração descendente, possuem ritmos de acionamento mais baixos e sensibilidades também mais baixas às acelerações lineares do que os aferentes existentes na metade superior do utrículo.[30] Os aferentes na metade superior são excitados pela aceleração ascendente relativa da massa otoconial, como pode ocorrer quando a cabeça cai bruscamente, por exemplo, quando a pessoa está caindo. Assim, a súbita excitação das células ciliadas através da mácula sacular pode ser interpretada provavelmente pelo cérebro como uma perda brusca do tônus postural que está caindo. O reflexo compensatório apropriado seria o que ativa os músculos extensores do tronco e dos membros, e que relaxa os flexores para restaurar o tônus postural. Consequentemente, os aferentes saculares se projetam para as porções laterais dos núcleos vestibulares, o que dá origem ao trato vestibuloespinhal, diferente dos aferentes utriculares, que se projetam mais anteriormente para as áreas envolvidas nos RVO.[31]

Relevância clínica

A excitação sacular constitui provavelmente a base para o teste dos *potenciais miogênicos vestibulares evocados* (PMVE), que se tornou o teste clínico padronizado da função dos órgãos terminais dos otólitos, complementado a audiometria (testando a cóclea); e o teste calórico, a agitação (sacudida) da cabeça e os TGC (da função dos canais semicirculares). Os PMVE são reduções transitórias na atividade eletromiográfica (EMG) dos músculos flexores evocadas por estalidos acústicos de alta intensidade ou tonalidades aplicadas à orelha. Sons suficientemente intensos aplicados à orelha excitam os aferentes saculares.[32] A resposta reflexa prevista, como assinalado anteriormente, pode incluir o relaxamento dos músculos flexores. A atividade EMG, evidenciada ao longo de múltiplos estímulos acústicos provenientes de um músculo flexor em contração tônica, demonstra um potencial de relaxamento bifásico com latência curta. A atividade EMG pode ser registrada em muitos músculos flexores diferentes, porém as respostas do esternocleidomastóideo (ECM) foram melhor descritas.[33] Sabendo que o sáculo é o único órgão terminal que medeia as respostas PMVE, a ausência de respostas PMVE pode indicar disfunção sacular. No entanto, a transmissão do estímulo acústico PMVE é muito sensível a qualquer causa de perda auditiva condutiva na orelha média, e os PMVE costumam estar ausentes na presença de perda auditiva condutiva. Curiosamente, a preservação das respostas PMVE na vigência de perda auditiva condutiva implica uma impedância acústica anormalmente baixa do labirinto, como ocorre na SDCS[34] ou com a síndrome do aqueduto vestibular dilatado.[35]

Outro exemplo de mudanças do tônus postural que podem estar relacionadas com a atividade sacular é representado pelos episódios (crises) de quedas. Também conhecidos como "crise otolítica de Tumarkin", os episódios de quedas constituem significativa perda do tônus postural que pode ocorrer na doença de Ménière independentemente de outros sintomas vestibulares por ocasião da queda.[36] Ainda não foi esclarecido o que causa a perda brusca do tônus postural, porém deformações súbitas da mácula sacular, associadas a alterações hidrópicas do labirinto, já foram invocadas.

Princípio 9

O sistema vestibular normal pode ajustar-se prontamente aos reflexos vestibulares de acordo com o contexto, porém a adaptação à perda unilateral da função vestibular pode ser lenta e suscetível à descompensação.

Bases anatômica e fisiológica

Em algumas circunstâncias, pode ser necessário aumentar o ganho do RVO. Por exemplo, quando os olhos se inclinam para visualizar um alvo próximo do nariz, têm de rodar através de um ângulo maior do que a cabeça para continuar fixos sobre o alvo. De fato, à medida que a rotação da cabeça coloca um olho mais próximo do alvo e afasta ainda mais esse alvo do outro olho, cada olho necessita de um valor diferente para o ganho do RVO.

Outras mudanças contextuais nos reflexos vestibulares se processam mais lentamente. Por exemplo, o ganho do RVO tem que ser ajustado para as mudanças na amplificação visual quando alguém muda de comportamento entre usar óculos ou lentes de contato. As mudanças a longo prazo nos reflexos vestibulares, que representam uma forma de aprendizado motor, dependem essencialmente do cerebelo, mais especificamente do lobo floculonodular do cerebelo.

Após a perda unilateral da função vestibular (p. ex., labirintectomia), instala-se um profundo desequilíbrio nos ritmos de acionamento dos núcleos vestibulares, ficando silenciosa a maioria dos neurônios de segunda ordem no lado ipsoloteral. O desequilíbrio estático resulta no nistagmo e na reação de inclinação ocular descritos anteriormente. Esse desequilíbrio estático é corrigido 1 semana após a labirintectomia em cobaias[37] e 3 semanas em macacos *rhesus*.[38] Parte da recuperação da atividade de repouso nos neurônios vestibulares secundários é intrínseca. Por outro lado, as lesões subsequentes em outras partes de SNC, tais como a medula espinhal ou o núcleo olivar inferior, podem causar uma descompensação transitória e recidiva dos sintomas de desequilíbrio estático. Dois pontos importantes devem ser depreendidos dessas observações. Primeiro, pode ocorrer uma espantosa compensação para o equilíbrio vestibular estático, mas que pode levar semanas. Segundo, essa compensação pode ser rompida por outras mudanças no SNC em épocas subsequentes, acarretando uma recidiva dos sintomas decorrentes do desequilíbrio vestibular estático. Finalmente, não obstante a recuperação do desequilíbrio vestibular central estático, as assimetrias nas respostas dinâmicas aos movimentos da cabeça persistem, até certo ponto, permanentemente após a perda unilateral da função vestibular, o que é exemplificado pelo HTT já abordado.

Implicações clínicas

A compensação vestibular requer que haja um nível estável (porém reduzido) de função vestibular periférica com o passar do tempo. Os mecanismos compensatórios também devem ser apresentados com sinais de erros sensoriais, e sua capacidade de perceber bem como processar estes sinais não deve estar comprometida. Tais exigências comportam três consequências importantes.

A Perda Estática da Função Vestibular Pode Ser Compensada, Porém Não a Perda Flutuante

Existem dados clínicos importantes que se correlacionam às observações de que o sistema vestibular se adapta lentamente à perda de função unilateral e de que mudanças em outros locais no SNC ou mudanças adicionais na função vestibular podem causar descompensação. Os estados patológicos que causam a perda estática e estável da função vestibular periférica são tipicamente muito menos debilitantes que as perdas que flutuam por períodos de minutos a horas. Quando existe uma perda aguda e perene da função vestibular unilateral, como acontece após labirintectomia, neurectomia vestibular ou em alguns casos de labirintite viral, os pacientes evidenciam tipicamente vários dias de vertigem e nistagmo, porém a seguir a maioria dos pacientes com função contralateral normal elabora extraordinária compensação para a perda unilateral durante um período de 1 a 2 semanas.[39] O nistagmo espontâneo regride em poucos dias. As rotações súbitas e rápidas da cabeça para o lado ipsoloteral (não funcionante) causam sempre uma falha transitória do RVO se não há recuperação da função periférica ipsolateral (ver o princípio 6); no entanto, 2 semanas após a perda unilateral aguda da função, a maioria dos pacientes deixa de ter vertigem em repouso e pode caminhar com alguma assistência. Cerca de 1 mês depois, a maioria consegue caminhar sem ajuda e reinicia suas atividades diárias normais.

Diferente da evolução relativamente benigna e previsível após uma perda unilateral total permanente da função vestibular, a função flutuante típica da doença de Ménière e da VPPB pode acarretar vertigem e nistagmo intensos bem como debilitantes com cada ataque. Esses distúrbios causam uma perturbação flutuante da função vestibular periférica que pode variar a cada minuto ou hora. O cérebro simplesmente não consegue completar sua tarefa compensatória nesse arcabouço temporal, antes de a função periférica se normalizar. Os mecanismos compensatórios se deparam efetivamente com um "alvo móvel".

Uma perda quase assintomática da função vestibular pode ocorrer com o crescimento lento dos schwannomas vestibulares. À medida que os nervos vestibulares são infiltrados e/ou comprimidos lentamente, o cérebro elabora imperceptivelmente uma compensação apropriada à perda gradual da função, e os pacientes podem não ter sintomas, com exceção da sensação ocasional de desequilíbrio observada ao girar a cabeça rapidamente para o lado do tumor — um equivalente natural do HTT. Os pacientes com essa perda de função periférica podem apresentar pouca vertigem pós-operatória, enquanto os com função preservada até a época em que um ou ambos os nervos vestibulares são cortados ao remover o tumor costumam ter vertigem mais grave, nistagmo e a reação de inclinação ocular.[39]

A disparidade entre as respostas típicas às perdas estáveis e flutuantes explica a base lógica que justifica a utilização de terapias ablativas, tais como gentamicina intratimpânica, neurectomia vestibular e labirintectomia, para a doença de Ménière refratária. Após o período inicial de compensação, os pacientes que vinham sofrendo de crises de vertigem em geral queixam-se de relativamente poucos e toleráveis sintomas vestibulares, desde que a função contralateral se mostre intacta e estável.

A diferença entre perdas estáveis e flutuantes também comporta importância diagnóstica. Considerando-se que os défices vestibulares estáveis não causam vertigem persistente, a vertigem recorrente na vigência de uma perda vestibular bem-compensada deve ser encarada como um sinal de flutuação adicional na função vestibular. Essa flutuação pode ser decorrente de uma reativação de um processo patológico quiescente, como a doença de Ménière, ou ao aparecimento de um novo problema labiríntico. Um exemplo relativamente comum deste último problema é a ocorrência de VPPB do canal posterior em 15 a 30% dos pacientes que tiveram neurite vestibular.[40, 41] Em geral, a neurite vestibular envolve o nervo vestibular superior e seus órgãos terminais, poupando o sáculo e o canal posterior, inervados pelo nervo vestibular inferior. Admite-se que o dano sofrido pelo labirinto possa causar a liberação de otólitos pelo utrículo e que esses otólitos se depositem a seguir no canal posterior, desencadeando um quadro de VPPB. Os pacientes podem desenvolver uma VPPB típica do canal posterior em uma orelha que tinha neurite vestibular mesmo meses após o início da neurite.

EFEITO DOS FÁRMACOS SUPRESSIVOS SOBRE A COMPENSAÇÃO VESTIBULAR

Os pacientes com a síndrome aguda de hipofunção vestibular unilateral recebem comumente medicações destinadas a aliviar seus sintomas perturbadores: benzodiazepínicos (p. ex., diazepam), agentes anticolinérgicos (p. ex., meclizina) e agentes antieméticos (p. ex., prometazina). Apesar de tais agentes serem úteis para o alívio agudo desses sintomas perturbadores, podem ser contraproducentes para a compensação vestibular se sua administração for continuada por um período excessivamente longo. Convém lembrar que a adaptação central é induzida em parte por sinais de erros ou pela disparidade sensorial que ocorre, por exemplo, entre os sinais vestibulares e os sinais visuais quando o RVO falha.

Essas disparidades sensoriais produzem uma sensação de vertigem nos pacientes com hipofunção unilateral de início recente quando começam a se movimentar após a regressão dos sintomas estáticos. A supressão de tal vertigem com o uso contínuo de algumas medicações pode protelar ou mesmo impedir a compensação vestibular. Ao estudar os efeitos das medicações sobre a compensação vestibular após labirintectomia unilateral em gatos, Peppard[42] constatou que os supressores dos sintomas vestibulares usados comumente, como o diazepam, a escopolamina e o dimenidrinato, podem prejudicar o ritmo e a extensão da compensação. Provavelmente, a meclizina exerce efeitos semelhantes. Inversamente, a combinação de um estimulante (anfetamina) e um antiemético geral (trimetobenzamida) pode exercer um efeito benéfico para acelerar a compensação, talvez porque a maior atividade física corresponda a mais movimentos da cabeça que podem desafiar o sistema e impulsionar a compensação.

A Base da Reabilitação Vestibular

Foram elaborados vários esquemas de reabilitação com base no princípio de que a compensação vestibular é impulsionada por disparidades sensoriais, particularmente entre os sistemas visual e vestibular. Essas disparidades não apenas impulsionam a ocorrência de mudanças no ganho dos reflexos vestibulares residuais mas também engendram alterações compensatórias em outros sistemas motores destinadas a desempenhar as funções vestibulares perdidas. São exemplos a pré-programação central dos movimentos oculares e as respostas posturais, a potencialização do RCO e a modificação dos movimentos oculares sacádicos (aos saltos). A substituição sensorial dos indícios visuais e somatossensoriais pelos indícios vestibulares perdidos também pode contribuir para a compensação global.[43]

Apesar de ser difícil realizar estudos controlados de reabilitação vestibular, esses programas em geral aprimoram a sensação subjetiva de equilíbrio nos indivíduos com perda permanente da função vestibular e, com frequência, melhoram seu desempenho objetivo nos testes de equilíbrio, além de permitirem o reinício de muitas de suas atividades da vida diária.[44-46]

AVALIAÇÃO CLÍNICA DOS PACIENTES COM QUEIXAS VESTIBULARES

Nesta seção, é feita uma revisão da anamnese (história), exame físico e testes vestibulares que podem ser úteis na avaliação dos pacientes com queixas que podem estar relacionadas com a disfunção vestibular.

Anamnese

A anamnese continua sendo o alicerce na avaliação dos pacientes com queixas relacionadas com vertigem ou desequilíbrio. Em geral, as respostas às seguintes perguntas podem estreitar consideravelmente essa busca. Na prática, tal informação pode ser reunida inicialmente, de maneira preliminar e precisa, pedindo ao paciente que complete um questionário englobando áreas da história da doença atual assim como da história médica pregressa e da revisão dos sistemas. A seguir, o clínico pode concentrar-se nas áreas que parecem mais relevantes para o problema.

- O paciente sofre de vertigem? A vertigem indica um problema no sistema vestibular, apesar de a anormalidade poder estar localizada em qualquer local do sistema.
- Os sintomas são episódicos ou contínuos? A maioria dos distúrbios vestibulares causa sintomas flutuantes ou episódicos, embora possa haver uma constante sensação de desequilíbrio além de elementos variáveis do complexo sintomático.
- Os sintomas refletem um distúrbio do processamento da informação por parte dos canais semicirculares ou dos órgãos otolíticos? As lesões dos canais causam tipicamente uma vertigem rotacional; a disfunção dos otólitos pode povoar sensações anormais de inclinação ou de ataques bruscos de quedas.

- Existem problemas médicos subjacentes que poderiam causar ou exacerbar os sintomas do paciente? Uma revisão precisa e completa das medicações que estão sendo usadas pelo paciente é particularmente importante.
- Existem distúrbios psicogênicos que poderiam ser responsáveis pelos sintomas do paciente?
- O que desencadeia o problema? Deve-se perguntar especificamente acerca de:
  exacerbação induzida por movimentos rápidos da cabeça;
  mudanças na orientação da cabeça *versus* gravidade;
  erguer-se de uma cadeira;
  sal ou alimentos, como chocolate, vinho tinto e cafeína;
  uso de medicações;
  sons muito intensos;
  esforço excessivo.
- Existe algo confiável que alivia o problema?
- Que outros sintomas ocorrem na mesma época?

Exame feito à beira do leito

O exame neurológico avalia especificamente os componentes das funções vestibular e correlata motora ocular e postural para identificar anormalidades características de doenças específicas. Os princípios subjacentes aos componentes desse exame já foram revistos neste capítulo. Cada clínico deve desenvolver uma abordagem com os elementos do exame ajustados aos sintomas do paciente. Alguns componentes específicos do exame são listados a seguir.

Exame ocular estático: os olhos devem ser inspecionados para desalinhamento estático, acuidade visual e nistagmo espontâneo. O nistagmo por disfunção vestibular periférica pode ser suprimido ou atenuado pela fixação visual, para que se possa realizar esse exame com óculos de Frenzel (lentes com aumento de 20 vezes colocadas no paciente e que previnem a fixação visual). Devem ser avaliadas também as habilidades de manter o olhar fixo.

Exame ocular dinâmico: as sacadas (movimentos rápidos) devem ser examinadas pedindo ao paciente que fixe alternadamente (com a cabeça imóvel) o nariz do examinador e, a seguir, o dedo, mantido em locais diferentes cerca de 15° afastado da posição primária. Os movimentos oculares da procura regular (*smooth pursuit*) devem ser avaliados pedindo ao paciente que rastreie o dedo do examinador movimentado com frequência e velocidade baixas adiante do paciente.

Nistagmo "head shaking" induzido: a presença de nistagmo após agitar a cabeça do paciente no plano horizontal indica um desequilíbrio na função vestibular dinâmica. O teste é feito com lentes de Frenzel no local, sendo o paciente instruído a agitar a cabeça vigorosamente (movimento de negação) cerca de 30 vezes no plano horizontal com o queixo inclinado em cerca de 20° para baixo. O examinador pode ajudar o paciente a fazer esses movimentos da cabeça. A agitação da cabeça é interrompida bruscamente, e o examinador verifica se existe algum nistagmo. Um achado normal consiste na ausência ou, ocasionalmente, em um ou dois batimentos de nistagmo para a agitação da cabeça. Com a perda unilateral da função vestibular, verifica-se habitualmente um nistagmo vigoroso com componentes das fases lentas dirigidos inicialmente para o lado lesionado e, a seguir, um período de reversão com fases lentas dirigidas no sentido oposto. A agitação da cabeça deve ser limitada nos pacientes com doença da coluna cervical.

HTT: como já descrito neste capítulo, os movimentos da cabeça de alta aceleração de curta duração devem ser feitos na direção excitatória de cada canal enquanto se instrui o paciente a olhar atentamente na direção do nariz do examinador. Um RVO de amplitude anormalmente baixa resulta quando esse movimento rápido da cabeça é feito para o lado da disfunção vestibular. O examinador observa, a seguir, um movimento ocular corretivo rápido necessário para colocar os olhos novamente no ponto pretendido de fixação.

Teste posicional: os nistagmos posicional (sustentado) e de posicionamento (transitório) são observados mais facilmente com o paciente usando lentes de Frenzel. Realiza-se o posicionamento de Dix-Hallpike para a identificação da VPPB do canal posterior (Fig. 4.14). O nistagmo característico da VPPB do canal posterior começa após uma latência de 2 a 10 s após a colocação da cabeça do paciente na posição pendente da cabeça para a direita. O nistagmo aumenta de amplitude durante cerca de 10 s e diminui de velocidade ao longo dos próximos 30 s. Foi descrita também uma variante do VPPB do canal horizontal. O nistagmo devido à VPPB do canal horizontal pode ser identificado puxando o paciente para trás, colocando-o na posição supina com a cabeça pendente e, a seguir, posicionando a cabeça com a orelha esquerda para baixo ou a orelha direita para baixo. O nistagmo observado com a VPPB do canal horizontal pode ter maior duração do que o observado na VPPB do canal posterior.

Movimentos oculares evocados por som ou por manobras que modificam a pressão intracraniana ou na orelha média: os testes à beira do leito especializados podem ser úteis quando se suspeita de deiscência do canal superior ou de outras anormalidades do labirinto ósseo (como a sífilis ótica, fístula perilinfática ou deiscência de outros canais semicirculares). Esses testes são feitos com o paciente usando lentes de Frenzel. O fenômeno de Tullio é a ocorrência de sintomas vestibulares e de movimentos oculares em resposta a um som. As tonalidades

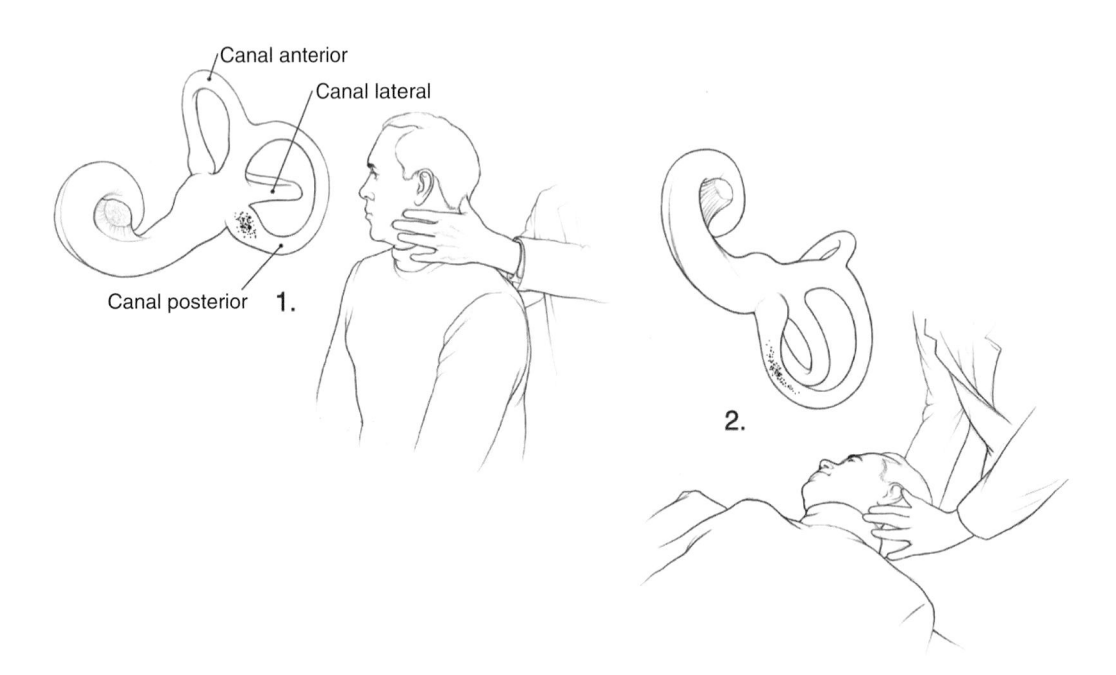

Fig. 4.14 A manobra de Dix-Hallpike para a identificação da VPPB do canal posterior direito. Ao inclinar a cabeça do paciente para trás e para a direita (*i. e.*, movimento rápido da posição 1 para a posição 2), permite-se que os detritos existentes no canal posterior possam cair para uma posição mais baixa no canal. O fluxo de endolinfa resultante causa um nistagmo devido à deflexão da ampola do canal posterior. (*De Hullar TE, Minor LB. The neurotologic examination. In: Jackler RK, Brackmann DE eds. Neurotology, 2ª ed., St. Louis, MO: Mosby: 2004.*) VPPB, vertigem posicional paroxística benigna.

puras verificam-se através da variação de frequência de 250 a 4.000 Hz com intensidades de 100 a 110 dB. O sinal de Hennebert é a ocorrência de movimentos oculares e de sintomas vestibulares com a movimentação da membrana timpânica e da cadeia ossicular. A otoscopia pneumática é usada para induzir a essa movimentação da membrana timpânica. Mudanças na pressão transmitida para a orelha interna podem ser induzidas pelas manobras de Valsalva. Uma manobra de Valsalva feita com a glote fechada (realizada pedindo ao paciente que faça uma incursão respiratória profunda e faça força para baixo como se estivesse erguendo algo pesado) acarreta um aumento na pressão intracraniana. Em contrapartida, uma manobra de Valsalva com a glote aberta (feita pedindo ao paciente que aperte as narinas e tente insuflar o nariz) resulta em aumento da pressão na orelha média. Na deiscência do canal superior, essas manobras podem dar origem a movimentos dos olhos no plano do canal superior.

Hiperventilação: os pacientes com lesões desmielinizantes do nervo vestibular (como a causada por um schwannoma vestibular, esclerose múltipla ou compressão por um pequeno vaso sanguíneo) podem ter nistagmo induzido por hiperventilação. A inspeção para esse nistagmo deve ser feita com o paciente usando lentes de Frenzel.

Avaliação da função vestibular à beira do leito: os desequilíbrios nos RVE podem ser identificados graças ao teste de Romberg, da marcha sequencial (em *tandem*), do teste de apontar direções (*post-pointing*), dos testes do degrau e da observação da estabilidade postural durante os giros rápidos ou em resposta a perturbações externas impostas pelo examinador (*i. e.*, empurrão delicado para a frente, para trás ou para o lado).

Exame neurológico geral de triagem: a vertigem com origem no SNC pode ser acompanhada por outras neuropatias cranianas e défices neurológicos. Para completar o exame, convém fazer uma triagem dos pacientes confusos a fim de determinar seu estado mental, a função dos nervos cranianos (sensibilidade e movimentação faciais, ânsia de vômitos, função das pregas vocais, força do ombro e movimentação da língua), força, sensibilidade, coordenação e marcha.

Testes quantitativos da função vestibular

Esses testes se baseiam em princípios fisiológicos, podendo ser úteis na identificação da causa dos sintomas de um paciente, na confirmação de um achado observado ao exame clínico, no planejamento da intervenção terapêutica e no monitoramento da resposta a essa intervenção.

Eletronistagmografia e videonistagmografia

A eletronistagmografia (ENG) e videonistagmografia (VNG) podem fornecer valiosa informação diagnóstica quando existe suspeita de hipofunção vestibular unilateral ou bilateral ou quando se suspeita de distúrbios do controle oculomotor, como anormalidades dos movimentos oculares da procura geral (*smooth pursuit*) ou sacadas (movimentos rápidos). A eletro-oculografia (EOG) é usada tipicamente para registrar os movimentos oculares durante os testes ENG. Essa técnica de registro baseia-se no potencial corneorretiniano (diferença no potencial da carga elétrica entre a córnea e a retina). Os eletrodos superficiais são colocados próximo de cada olho. As técnicas de registro com vídeo infravermelho também executam testes ENG. Como alternativa, os movimentos oculares podem ser registrados com a utilização da videonistagmografia (VNG), na qual câmeras de vídeo infravermelho, montadas em óculos de proteção, rastreiam a pupila e/ou íris. Cada técnica tem vantagens relativas. A EOG registra adequadamente as rotações horizontais dos olhos para altas taxas de amostragem (necessárias para medir os movimentos oculares rápidos tipo sacadas), mas é relativamente precária para medir rotações máximas e não consegue medir a torção do olho ao redor do eixo corneorretiniano (necessária para identificar a direção do nistagmo durante uma manobra de Dix-Hallpike). Os sistemas VNG utilizados na clínica conseguem registrar tipicamente os movimentos oculares em duas dimensões (horizontal e oblíqua) com taxas de amostragem adequadas, e alguns sistemas medem as três dimensões (rastreando as estrias da íris), apesar de as taxas de amostragem serem relativamente baixas. Conquanto a EOG tenha sido por muito tempo o padrão-ouro, a VNG está se tornando mais comum à medida em que os avanços na tecnologia do vídeo aprimoram as taxas de amostragem e reduzem os custos.

Uma bateria de testes ENG/VNG envolve tipicamente a avaliação das sacadas (movimentos rápidos), a perseguição lenta (*smooth pursuit*) e os movimentos oculares optocinéticos. São medidas a amplitude e acurácia dessas respostas.

O teste calórico é um componente da sequência de testes ENG/VNG, continuando a ser o teste de laboratório mais útil para determinar a responsividade de um labirinto. Trata-se de um dos poucos testes que permitem estudar um labirinto independentemente dos outros. O teste calórico confia na estimulação ou inibição do labirinto pela alternância de aquecimento e esfriamento do canal externo com água ou ar. Este último é usado quando existe perfuração da membrana timpânica.

O principal mecanismo responsável pela resposta calórica é o fluxo convectivo da endolinfa no canal horizontal. O gradiente de temperatura através do canal horizontal resulta em uma diferença de densidade dentro da endolinfa do canal (Fig. 4.15). Quando o canal horizontal é orientado no plano da gravidade (pela elevação da cabeça em 20° a partir da posição supina), o líquido mais denso cai para a porção mais baixa no canal, enquanto o líquido menos denso se desloca para a parte superior do canal. Na presença de gravidade, há um fluxo de endolinfa da região mais fria (região mais densa) para a região mais quente (região menos densa). Esse fluxo convectivo da endolinfa dentro do canal horizontal acarreta a deflexão da cúpula, induzindo a uma mudança no ritmo de descarga das fibras nervosas aferentes vestibulares. Embora a cabeça do paciente possa ser reorientada de forma a colocar um dos outros canais semicirculares em um plano vertical à terra, o canal horizontal é afetado muito mais por esses efeitos da temperatura, pois está localizado mais próximo do canal auditivo externo e fica em um plano que contém a direção do gradiente máximo de temperatura.

Os movimentos oculares são registrados por um período de vários segundos antes do início da irrigação calórica, durante a irrigação e até que o nistagmo tenha terminado. Existem algoritmos padronizados de computador que permitem distinguir os componentes rápidos dos componentes lentos do nistagmo assim como a velocidade de cada componente lento. A velocidade máxima dos componentes da fase lenta do nistagmo é determinada a seguir. Os dados acerca da velocidade para cada condição de irrigação são interpretados em termos de paresia labiríntica (PL) e preponderância direcional (PD) de acordo com as fórmulas descritas por Jongkees para as irrigações quentes (Q, 44°) e frias (F, 30°) das orelhas esquerda (E) e direita (D) com o paciente na posição supina em uma cama com sua cabeceira elevada em 20°.

$$PL = \frac{100\% \cdot ((DF + DQ) - (EF + EQ))}{(DF + DQ + EF + EQ)}$$

$$= \frac{(\text{Estim. orelha direita}) - (\text{Estim. orelha esquerda})}{(\text{Soma de todos})}$$

$$PD = \frac{100 \cdot ((DF + EQ) - (DQ + EF))}{(DF + EQ + DQ + EF)}$$

$$= \frac{(\text{Batendo normalmente à esquerda}) - (\text{Batendo normalmente à direita})}{(\text{Soma de todos})}$$

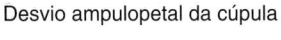

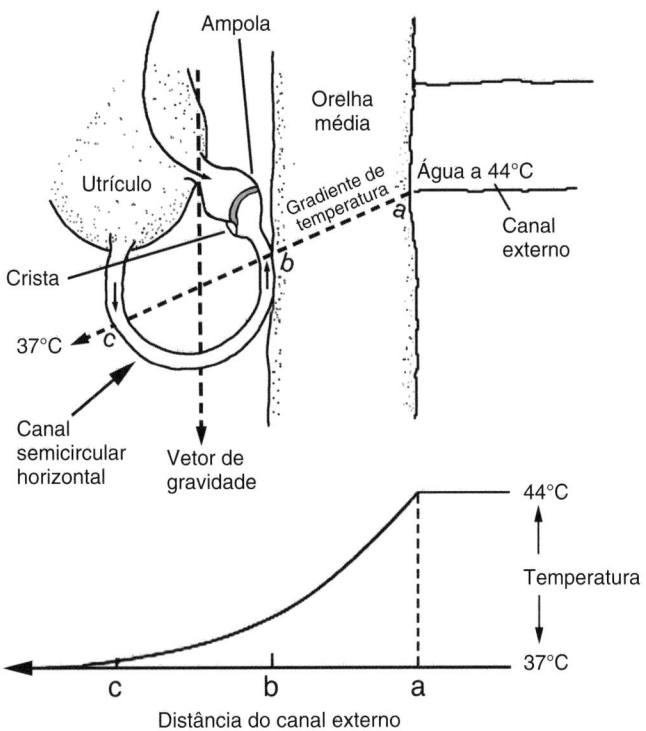

Fig. 4.15 Mecanismo de fluxo convectivo da resposta calórica. A irrigação com água (ou ar) quente ou fria resulta em um gradiente de temperatura através do canal semicircular horizontal. Com o canal horizontal orientado em um plano vertical à terra, a gravidade induz ao fluxo convectivo de endolinfa da área mais fria do canal, na qual a endolinfa é mais densa, para a área mais fria, na qual a endolinfa é menos densa. Para a irrigação calórica quente mostrada neste diagrama, uma deflexão ampulopetal da cúpula resulta desse fluxo de endolinfa. A deflexão ampulopetal da cúpula refere-se ao movimento na direção do vestíbulo, onde está localizado o utrículo (um órgão otolítico). Os aferentes neurais vestibulares que inervam o canal semicircular horizontal são excitados, sendo produzido um nistagmo horizontal com os componentes lentos dirigidos para a orelha oposta. Um estímulo calórico frio resulta em resposta na direção oposta com deflexão ampulofugal da cúpula, inibição dos aferentes do canal horizontal e um nistagmo com os componentes lentos dirigidos para a orelha na qual está sendo aplicado o teste calórico frio. (*De Baloh RW, Honrubia V. Clinical Neurophysiology of the Vestibular System. 3ª ed., Nova York: Oxford University Press; 2001.*)

Os valores normativos são estabelecidos para cada laboratório. Uma PL superior a 20% e PD superior a 25% em geral são consideradas significativas, indicando o sinal de cada uma que orelha é anormal. A PL é um sinal de responsividade reduzida do canal horizontal. A PD é observada comumente em pacientes com nistagmo espontâneo. Por exemplo, um nistagmo espontâneo com batimentos à esquerda resulta comumente em PD para respostas com batimentos à esquerda nos testes calóricos. Se a soma das velocidades das respostas é inferior a 20%, deve-se suspeitar de hipofunção sensorial vestibular bilateral. Os achados do teste calórico devem ser interpretados com base no exame físico; por exemplo, a oclusão do canal auditivo pode simular uma paresia do canal, enquanto mastoidectomia com destruição da parede do canal e uma perfuração da membrana timpânica resultam em hiperatividade aparente em virtude de mudanças na condutância térmica induzidas pelas irrigações do canal.

Cadeira giratória

Os testes rotacionais, diferente dos testes calóricos, analisam a resposta de ambos os labirintos, exigindo uma cadeira de alto torque acionada por um motor. O teste com cadeira giratória é útil para avaliar os pacientes com suspeita de hipofunção vestibular bilateral, nos que recebem medicações vestibulotóxicas e em crianças que podem não tolerar os testes calóricos.

Análise do reflexo vestíbulo-ocular em resposta aos movimentos ativos da cabeça

Foram desenvolvidas técnicas destinadas a avaliar o RVO em resposta às rotações da cabeça de frequência mais alta do que as utilizadas habitualmente no teste com cadeira giratória. Essa mais ampla variedade de frequências dos estímulos é possível porque os pacientes fazem os movimentos da cabeça ativamente, utilizando sua própria musculatura do pescoço para girar a cabeça. Nesses casos, a velocidade da cabeça é medida por um transdutor montado sobre ela. A sensibilidade dos testes com movimentos ativos da cabeça pode ser bastante menor que a dos testes passivos por causa da habilidade do paciente em programar seus movimentos oculares durante os movimentos ativos da cabeça.

Teste quantitativo de golpe na cabeça (*head thrust*)

A avaliação do RVO evocado pela ativação dos canais semicirculares (como mostrado nas Figs. 4.12 e 4.13) proporciona informação extremamente útil acerca da função do labirinto. O obstáculo para o uso generalizado desse teste reside no fato de que os movimentos oculares têm que ser registrados com a técnica da espiral de busca magnética a fim de obter dados tridimensionais para altas taxas de amostragem. Apesar de altamente preciso, hoje ainda requer equipamento e perícia não disponíveis na maioria dos laboratórios para a pesquisa clínica da função vestibular.

Potenciais miogênicos vestibulares evocados

Os sons intensos (tanto os estalidos quanto as explosões de tonalidades) e os golpes leves aplicados ao crânio acarretam um potencial de relaxamento de latência curta no músculo ECM ipsolateral. Essas respostas são registradas com eletrodos de EMG aplicados na pele. As respostas são abolidas no lado da cirurgia após neurectomia vestibular unilateral, mas continuam presentes nos pacientes com perda auditiva acentuada, porém com função vestibular intacta. Outros achados apoiam a noção de que as respostas dos PMVE resultam da ativação do sáculo pelo estímulo sonoro. O limiar para desencadear uma resposta dos PMVE na orelha afetada é reduzido na deiscência do canal superior, e a amplitude da resposta se torna maior.

DISTÚRBIOS DO SISTEMA VESTIBULAR

Nesta seção apresentamos uma visão global de alguns distúrbios que afetam o sistema vestibular. Os quatro primeiros desses distúrbios a serem abordados (VPPB, neurite vestibular, doença de Ménière e deiscência do canal superior) afetam aspectos específicos da função do labirinto. Os distúrbios do suprimento sanguíneo podem afetar o labirinto, a cóclea e/ou regiões do cérebro, como o tronco cerebral e cerebelo. A enxaqueca pode afetar diretamente o labirinto, apesar de ser mais comum que a tontura e vertigem, observadas nos pacientes com enxaqueca, decorrentes dos efeitos centrais da enxaqueca.

Vertigem posicional paroxística benigna

A vertigem posicional paroxística benigna (VPPB) é a causa mais comum da vertigem observada pelos otorrinolarigologistas, representando 20 a 40% dos pacientes com a doença vestibular periférica. Foi estimado que cerca de 50% das pessoas com mais de 70 anos já experimentaram pelo menos um episódio de VPPB. Às vezes, esse distúrbio recebe a designação de vertigem *de posicionamento* paroxística benigna, pois os sinais e sintomas são desencadeados muito mais por mudanças na posição da cabeça do que por um efeito posicional sustentado.

O paciente com VPPB experimenta vertigem grave associada a mudança na posição da cabeça. Com frequência, os sintomas são induzidos por atividades, como rolar na cama ou inclinar a cabeça para cima e para o lado. A vertigem começa habitualmente após um período de latência de 5 a 10 s após a mudança na posição da cabeça. A duração da vertigem é tipicamente de poucos segundos e raramente persiste por mais de 1 min, apesar de os pacientes poderem experimentar uma sensação residual de instabilidade e desequilíbrio que dura alguns minutos após a regressão da vertigem. Essas crises isoladas de vertigem tendem a evidenciar uma aglomeração temporal e podem ser separadas por remissões que duram meses ou períodos mais longos.

A maioria dos casos de VPPB não tem um evento desencadeante identificável. Quando uma causa específica está implicada, uma lesão intracraniana é a mais comum, seguida por um episódio de neurite vestibular. Outros eventos desencadeantes consistem em infecções, cirurgia (p. ex., estapedectomia e cirurgia não otológica) e repouso no leito prolongado.

A VPPB ocorre porque os otólitos (cristais de carbonato de cálcio que ficam engastados normalmente na membrana otoconial) acabam sendo deslocados e passam através do espaço endolinfático do vestíbulo, penetrando em um dos canais semicirculares. Quando flutuam livremente na endolinfa, a localização mais comum para os cristais de otólitos se acumularem é o CP, provavelmente porque este canal ocupa a área mais declive no labirinto. A movimentação dos referidos cristais no canal posterior, que ocorre como consequência do movimento da cabeça (particularmente o movimento da cabeça no plano do canal semicircular afetado e os movimentos de reorientação do CP com relação à gravidade), resulta nos sinais e sintomas característicos da VPPB. Esse mecanismo de canalitíase é compatível com as cinco características da VPPB do canal posterior:

1. A latência do nistagmo resulta do tempo necessário para a movimentação do material no canal posterior ser iniciada pela gravidade.
2. A duração do nistagmo se correlaciona com o período de tempo necessário para o material denso alcançar a parte mais baixa do canal.
3. Os componentes verticais (batimentos para cima) e de torção (polos superiores dos olhos batendo na direção da orelha mais baixa) do nistagmo são compatíveis com os movimentos oculares evocados pela estimulação do CP.
4. A reversão do nistagmo, quando o paciente retorna à posição sentada aprumada, é decorrente do movimento retrógrado do material no lúmen do canal posterior de volta para a ampola, com a resultante deflexão ampulopetal (inibitória) da cúpula.
5. A fatigabilidade do nistagmo evocado pelos testes posicionais de Dix-Hallpike repetidos é compatível com a dispersão do material no canal.

Um apoio adicional para o mecanismo de canalitíase foi proporcionado pela observação intraoperatória do material particulado no ramo longo do canal posterior nos pacientes com VPPB.

Em resumo, a VPPB manifesta-se quando um canal semicircular se torna sensível à gravidade. As características direcionais do nistagmo evocado permitem identificar o canal semicircular afetado. O nistagmo e a vertigem são transitórios, sendo desencadeados por manobras que modificam a orientação da cabeça com relação à gravidade.

O sinal patognomônico de VPPB do canal posterior é um nistagmo no plano do canal posterior afetado, induzido por uma manobra de posicionamento na qual a cabeça é girada através do plano do canal posterior de modo a permitir que os cristais de otólitos deixem o canal posterior e retornem ao vestíbulo (p. ex., a manobra de Epley[17] como na Fig. 4.16).

Neurite vestibular

Essa neurite é o segundo distúrbio mais comum que afeta o labirinto. Admite-se que seja de etiologia viral com a consequente inflamação do nervo vestibular. O dano seletivo das estruturas do labirinto inervadas pela divisão superior do nervo vestibular (canal horizontal, canal superior e utrículo), com a preservação dos órgãos terminais inervados pela divisão inferior (canal posterior e sáculo), é comum. A inflamação seletiva para a divisão superior do nervo vestibular e as diferenças anatômicas no trajeto através do osso para as divisões do nervo vestibular foram propostas como explicações para essas diferenças na vulnerabilidade.

Os pacientes com neurite vestibular experimentam tipicamente o início súbito de vertigem rotacional grave, acompanhada frequentemente por náuseas e vômitos. A vertigem regride habitualmente no transcorrer de vários dias, apesar de o desequilíbrio e a instabilidade poderem perdurar por um período mais longo. O diagnóstico diferencial de vertigem aguda inclui causas centrais, como hemorragia ou infarto cerebelar. Os pacientes com neurite vestibular em geral conseguem ficar de pé e mesmo caminhar, apesar de poderem ficar com instabilidade, enquanto os pacientes com vertigem aguda por causas centrais costumam ser incapazes de caminhar ou manter a postura ereta.

Os sinais clínicos de neurite vestibular consistem em nistagmo espontâneo e menor reflexo vestíbulo-ocular, evocado por movimentos rápidos da cabeça no plano e na direção que sejam excitatórios para os canais semicirculares afetados no lado da hipofunção vestibular. Uma redução duradoura nas respostas calóricas evocadas a partir da orelha afetada é observada com frequência nos casos de neurite vestibular. A labirintite refere-se à perda simultânea da audição e da função de equilíbrio na orelha afetada.

Doença de Ménière

A *síndrome de Ménière* é um distúrbio da orelha interna caracterizado por ataques espontâneos de vertigem, perda auditiva sensorineural flutuante, plenitude aural e zumbidos. Quando a síndrome é idiopática e não pode ser atribuída a uma causa identificada (como sífilis), recebe com frequência a designação de *doença de Ménière,* considerada o terceiro distúrbio mais comum do labirinto. A duração da vertigem durante um ataque pode variar de 20 a 30 min até algumas horas.

Os pacientes podem apresentar-se com predominância de sinais e sintomas tanto auditivos quanto vestibulares, porém o diagnóstico de doença de Ménière requer que haja evidência de ambos. Alguns estudos prévios têm diferenciado a doença de Ménière "coclear", para os pacientes exclusivamente com problemas auditivos, e a doença de Ménière "vestibular", para os com manifestações exclusivamente vestibulares (e sem perda auditiva, zumbidos ou plenitude aural). Contudo, é preferível evitar estas classificações, pois podem obscurecer a identificação da causa subjacente. Por exemplo, a enxaqueca vestibular pode causar episódios de vertigem semelhantes aos observados na doença de Ménière, porém sem sinais e sintomas auditivos associados.

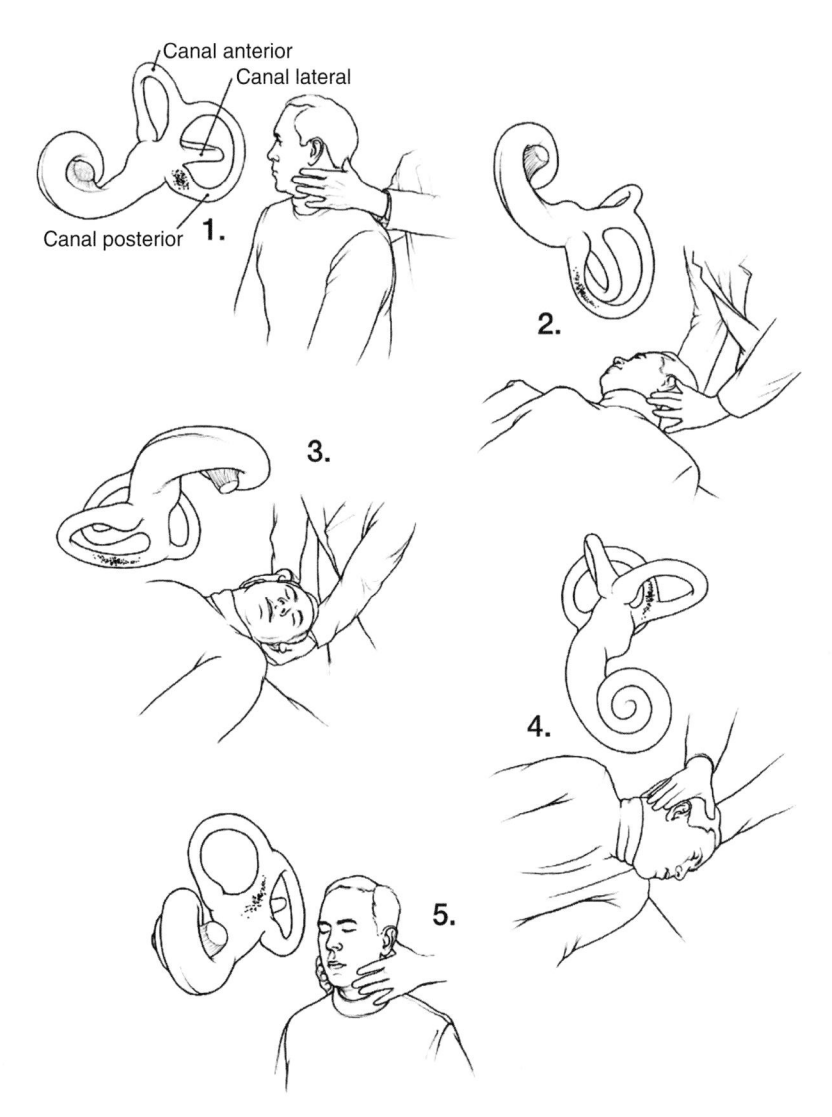

Fig. 4.16 Manobra de reposicionamento dos canalitos para o tratamento da VPPB que afeta o canal semicircular posterior direito. O *painel 1* mostra um paciente com VPPB do canal posterior direito. A cabeça do paciente é virada para a direita no início da manobra de reposicionamento dos canalitos. O *detalhe* mostra a localização dos detritos perto da ampola do canal posterior. O diagrama da cabeça em cada detalhe mostra a orientação a partir da qual o labirinto é visualizado. No *painel 2,* o paciente é colocado na posição supina com a cabeça estendida até abaixo do nível da maca. Os detritos caem na direção do pilar membranáceo comum dos dutos semicirculares quando a cabeça é movimentada para trás. No *painel 3,* a cabeça é movimentada em cerca de 180° para a esquerda enquanto se mantém o pescoço estendido com a cabeça abaixo do nível da maca. Os detritos penetram no pilar membranáceo comum dos dutos semicirculares quando a cabeça é virada para o lado contralateral. No *painel 4,* a cabeça do paciente é girada ainda mais para a esquerda, fazendo-a deslizar para o lado esquerdo até ficar virada para baixo. Os detritos começam a penetrar no vestíbulo. Ilustração de David Rini. (*De Hullar TE, Minor LB. Vestibular physiology and disorders of the labyrinth. In: Glasscock ME, Gulya AJ, eds. Surgery of the Ear. 5ª ed., Hamilton; 2003, Cap. 4.)* VPPB, vertigem posicional paroxística benigna.

A distorção do labirinto membranoso com ingurgitação dos compartimentos cheios de líquido que contêm endolinfa (hidropsia endolinfática) é considerada a base patológica da doença de Ménière. A causa da superprodução ou absorção inadequada de endolinfa continua obscura. A especificidade da associação entre evidência histológica de hidropsia endolinfática e as manifestações clínicas da doença de Ménière não é absoluta. Os estudos histopatológicos do osso temporal têm revelado evidência de hidropsia endolinfática em amostras obtidas por ocasião da necropsia de indivíduos que não haviam tido sinais ou sintomas de doença de Ménière durante a vida (Rauch *et al.*, 1989).

Não existe cura conhecida para a doença de Ménière, tendo a terapia atual como meta reduzir os sintomas associados. Os esquemas clínicos destinados a prevenir a vertigem têm por finalidade reduzir a produção e/ou acúmulo de endolinfa. Muitos autores acreditam que a restrição de sal e diurese constituem a melhor terapia clínica para a doença de Ménière. A injeção intratimpânica de esteroides (p. ex., dexametasona injetada na orelha média através da membrana timpânica e que acaba se difundindo para a orelha interna) consegue reduzir a frequência e gravidade dos sintomas, protelando ou evitando a necessidade de intervenções ablativas (Boleas *et al.*, 2008). A vertigem persiste apesar da terapia clínica ótima em cerca de 10% dos pacientes. As opções terapêuticas nos pacientes com vertigem refratária consistem em procedimentos cirúrgicos destinados a descomprimir o saco endolinfático ou drenar o líquido existente nesse saco, desaferenciação cirúrgica da orelha afetada com ou sem preservação da audição e administração intratimpânica de medicação aminoglicosídica destinada a produzir redução seletiva na função vestibular na orelha afetada, tipicamente com a preservação da audição.

Síndrome de deiscência do canal semicircular superior

Os princípios da fisiologia vestibular têm-se revelado úteis na identificação e determinação da etiologia dos distúrbios do labirinto. Uma análise dos movimentos oculares evocados por estímulos sonoros e/ou compressivos resultou na identificação da síndrome de deiscência do canal semicircular superior (Minor *et al.*, 1998). As anormalidades vestibulares nessa condição consistem em vertigem e oscilopsia induzidas por ruídos de alto timbre ou por estímulos que modificam a pressão intracraniana ou na orelha média. Esses pacientes podem exibir o fenômeno de Tullio (movimentos oculares induzidos por ruídos intensos). As anormalidades auditivas podem incluir uma aparente perda de audição condutiva (manifestada como lacuna ar-osso na audiometria que não é decorrente de uma patologia da orelha média), autofonia (sensação de maior sonoridade da própria voz do paciente na orelha afetada) e zumbidos pulsáteis. A síndrome foi identificada com base na observação de que os movimentos oculares evocados por estímulos sonoros ou compressivos costumam alinhar-se com o plano do canal semicircular superior afetado, conforme previsto com base na primeira lei de Ewald (Fig. 4.17). A presença de uma deiscência (abertura) no osso que recobre o canal superior tem sido confirmada por exames TC do osso temporal.

A fisiopatologia da deiscência do canal superior pode ser compreendida em termos dos efeitos da deiscência na criação de uma "terceira janela móvel" para o interior da orelha interna (Fig. 4.18). Em circunstâncias normais, a pressão dos sons penetra na orelha interna através da base do estribo na janela oval e, após passar ao redor da cóclea, sai pela janela redonda. A presença de uma deiscência no canal superior lhe permite responder aos estímulos sonoros e compressivos. A direção dos movimentos oculares evocados apoia esse mecanismo. Os sons de alta intensidade, a pressão positiva no canal auditivo externo e a manobra de Valsalva com as narinas pinçadas causam uma deflexão ampulofugal do canal superior que resulta em excitação dos aferentes que inervam esse canal. Os movimentos oculares evocados podem envolver um nistagmo que possui componentes lentos dirigidos para cima

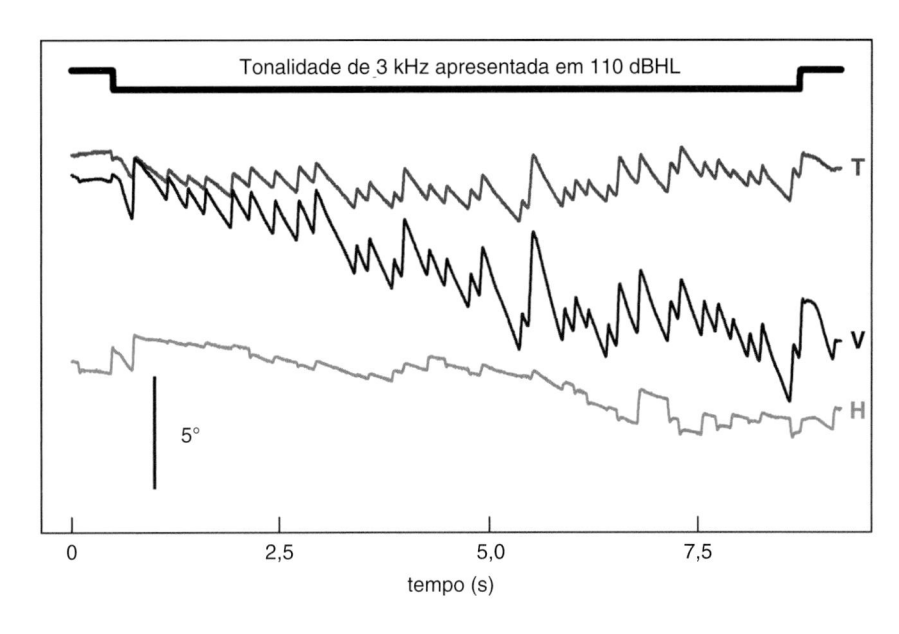

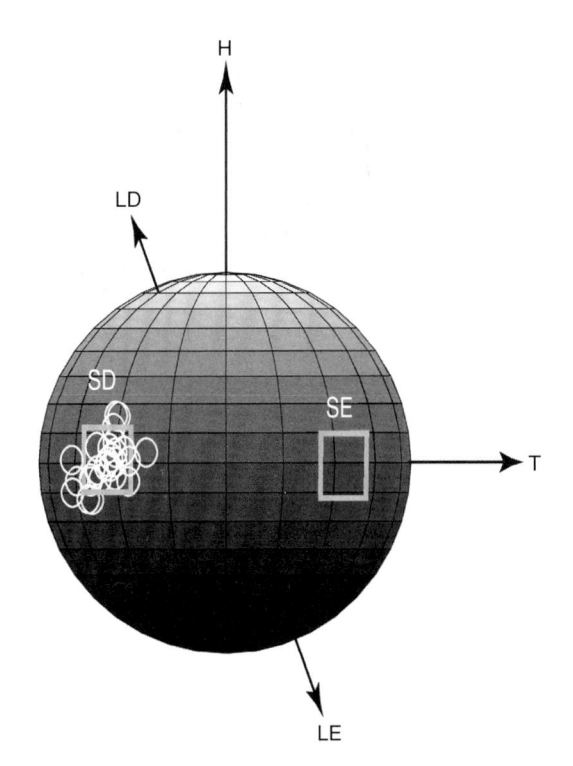

Fig. 4.17 Nistagmo induzido por uma tonalidade de 3 kHz para uma intensidade de 110 dB na orelha direita (AD) de mulher de 33 anos com a síndrome de DCS. Painel superior: posição dos olhos de torção (torsional) (T), vertical (V) e horizontal (H), registrada com a técnica de espiral de busca da esclerótica a partir do olho direito. O período durante o qual a tonalidade foi apresentada é indicado pelo estímulo marcado no topo. (*Continua*)

Fig. 4.17 (*Continuação*) As direções positivas para os eixos horizontal, vertical e de torção (torsional) são definidas como esquerda, para baixo e no sentido horário (rotação do polo superior do olho do paciente para o lado direito). Em resposta à tonalidade em sua orelha direita, a paciente desenvolveu um nistagmo com fases lentas para cima, no sentido anti-horário, compatível com a excitação do canal superior direito. Painel inferior: o eixo da velocidade dos olhos nas fases lentas correspondente aos dados plotados no painel superior. A esfera representa a cabeça do paciente conforme visualizada a partir do lado direito. A direção positiva do eixo horizontal (H) se dirige para cima a partir do topo da cabeça, o eixo de torção (torsional) (T) diretamente adiante a partir do nariz do paciente e o eixo vertical (obscurecido pela esfera) a partir da orelha esquerda do paciente. O eixo do movimento ocular de fase lenta, esperado para a excitação de cada um dos canais semicirculares superior direito (SD), superior esquerdo (SE), lateral direito (LD) e lateral esquerdo (LE), é mostrado com base na orientação dos canais. O boxe ao redor do eixo de cada canal superior indica a região (± 2 DP) a partir da orientação média desse eixo. Cada círculo claro representa o eixo da velocidade média observada do olho para uma fase lenta de nistagmo. (*De Minor LB, Cremer PD, Carey JP et al. Symptoms and signs in superior canal dehiscence syndrome. Ann NY Acad Sci 2001;942-259-273.*)

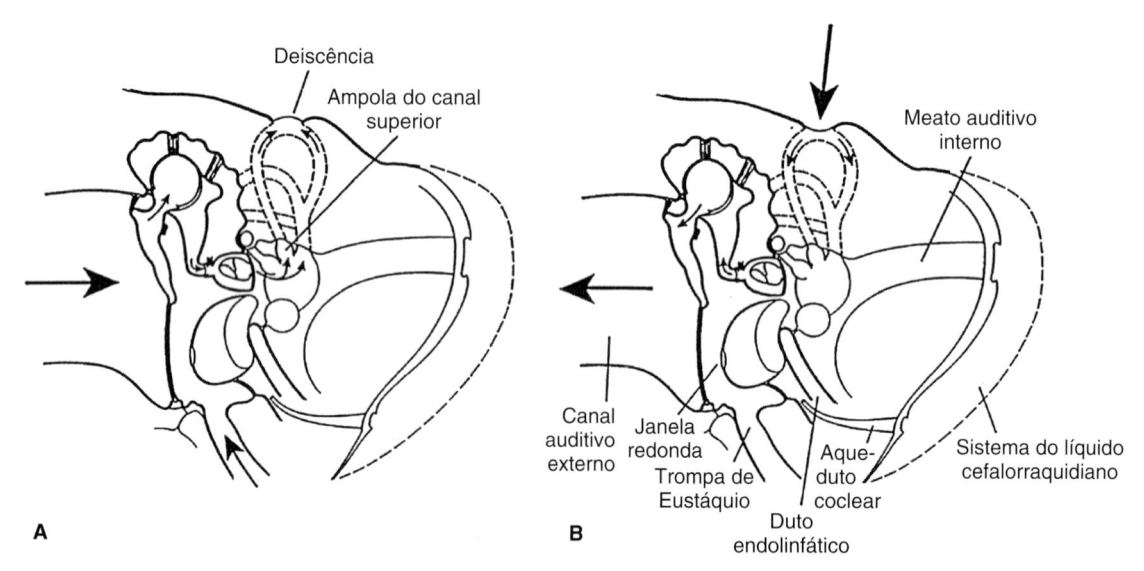

Fig. 4.18 Mudanças de pressão que induzem à ocorrência de nistagmo na síndrome de deiscência do canal semicircular superior. A pressão positiva no canal auditivo externo causa uma protuberância do canal membranoso para dentro da cavidade craniana e um fluxo ampulofugal. A pressão negativa no canal auditivo externo causa uma proeminência do conteúdo craniano para dentro do canal superior e um fluxo ampulopetal. (*De Minor LB, Solomon D, Zinreich J et al. Sound-and/or pressure induced vertigo due to bone dehiscence of the superior semicircular canal. Arch Otolaryngol Head Neck Surg. 1998;124:249-258.*)

com a movimentação torsional (de torção) do polo superior do olho para longe da orelha afetada. Inversamente, a pressão negativa no canal externo, a manobra de Valsalva contra uma glote fechada e a compressão venosa jugular causam deflexão ampulopetal do canal superior que resulta em inibição dos aferentes que inervam esse canal. Os movimentos oculares evocados para a inibição do canal superior ocorrem tipicamente no plano desse canal, porém na direção oposta (para baixo com movimento de torção do polo superior do olho na direção da orelha afetada).

A etiologia da deiscência do canal superior parece ser uma ruptura de uma camada anormalmente fina do osso que recobre esse canal bem como resulta no início dos sinais e sintomas. Uma base congênita ou desenvolvimental é sugerida com base na observação de que aproximadamente 25% dos pacientes afetados por esta síndrome exibem deiscência bilateral com sinais e sintomas de ambas as orelhas.

Certos pacientes com deiscência do canal superior podem ter sinais e sintomas exclusivamente vestibulares, alguns podem apresentar sinais e sintomas exclusivamente auditivos, e ainda outros podem evidenciar uma combinação de sinais e sintomas auditivos. As razões para estas diferenças na apresentação clínica ainda são desconhecidas. A oclusão cirúrgica do canal superior afetado pode ser benéfica nos pacientes com sintomas debilitantes devidos a esse distúrbio (Schessel, 2005).

Distúrbios do suprimento vascular da orelha interna

A ruptura do suprimento vascular da orelha interna pode resultar em dano do labirinto e da cóclea. O sistema vertebrobasilar é responsável pelo suprimento sanguíneo para a orelha interna, tronco encefálico e cerebelo (Schuknecht, 1993). A distribuição deste suprimento sanguíneo indica que os infartos podem ter efeitos sobre as estruturas do SNC assim como da orelha interna. Os três principais ramos do suprimento sanguíneo para a orelha interna são a artéria cerebelar posteroinferior (ACPI), artéria cerebelar anteroinferior (ACAI) e a artéria cerebelar superior (ACS). A oclusão da ACPI e/ou da artéria vertebral ipsolateral pode resultar em infarto bulbar (medular) lateral (síndrome de Wallenberg). Os principais sinais e sintomas consistem em vertigem, náuseas, ataxia da marcha e do membro ipsolateral, lateropulsão (superação dos movimentos oculares rápidos [sacadas] para o lado da lesão) e anormalidades dos movimentos oculares da procura regular (*smooth pursuit*). Os pacientes podem experimentar também sinais de anormalidade dos otólitos, como reação de inclinação ocular: desvio enviesado dos olhos, com o olho ipsolateral mais baixo que o olho contralateral, cabeça inclinada para o lado da lesão e desvio cíclico (ciclodesvio) ipsolateral (polos superiores dos olhos rolando para o lado afetado).

A isquemia no território da ACAI resulta em infarto pontomedular lateral. Diferentemente do infarto medular (bulbar) lateral, os pacientes com um infarto na distribuição da ACAI exibem com frequência uma perda auditiva acentuada no lado afetado. Ataxia, anestesia facial ipsolateral e anestesia corporal contralateral também podem ocorrer. A oclusão da ACS pode produzir infarto da ponte lateral superior, do pedúnculo cerebelar superior bem como da verme cerebelar superior e do hemisfério, apesar de a síndrome clínica completa ser rara. Os pacientes com esse distúrbio exibem frequentemente contrapulsão com a superação das sacadas dirigidas para o lado contrário ao da lesão.

A artéria do labirinto tem origem tipicamente na ACAI e se divide em dois ramos que irrigam as estruturas inervadas pelas duas divisões do nervo vestibular. Os infartos dos ramos terminais dessa artéria podem dar origem a déficits específicos dos órgãos terminais que recebem seu suprimento sanguíneo de tais ramos. O ramo superior irriga os canais semicirculares superior e horizontal assim como o utrículo. O ramo inferior irriga o CP, o sáculo e a cóclea. Essa relação entre o suprimento vascular e as estruturas neurais na orelha interna proporciona uma base para compreender as condições que podem ter uma etiologia vascular. Por exemplo, os detritos dos otólitos do utrículo lesionado por um infarto do ramo superior da artéria do labirinto podem assentar-se no CP e causar uma VPPB nos pacientes cuja função do canal posterior foi preservada.

Vertigem associada à enxaqueca (enxaqueca vestibular)

Reconhecida cada vez mais frequentemente como uma causa comum da vertigem episódica, a enxaqueca vestibular pode causar também diversos problemas, tais como desequilíbrio, instabilidade, sensibilidade exacerbada ao movimento, perda auditiva, plenitude auricular e zumbidos. Estes sintomas ocorrem frequentemente com as cefaleias (fato análogo aos distúrbios visuais observados na enxaqueca com aura), mas podem se verificar também independentemente delas (Eggers et al., 2005). Alguns pacientes relatam história longínqua de enxaqueca na adolescência e na condição de adultos jovens, um período quiescente livre de cefaleias bem como, a seguir, o reaparecimento de enxaqueca associada a vertigem sem cefaleia. Os elementos-chave para fazer o diagnóstico são história de cefaleia, o ritmo dos episódios de vertigem (os episódios repetidos que duram mais de 8 h são provavelmente da natureza da enxaqueca), a exacerbação induzida por desencadeantes comuns da enxaqueca (uso e privação de cafeína, certos alimentos, como chocolate, queijo sazonado, vinho tinto, iogurte ou outros alimentos fermentados tipo fermento ou molho de soja), a privação de agentes supressores das vertigens (meclizina) e as flutuações hormonais. O tratamento inicial envolve a redução e interrupção das medicações usadas para tratar a cefaleia (tais como triptanos e medicamentos anti-inflamatórios não esteroides) bem como os supressores vestibulares, um ensaio de 8 semanas com eliminação da cafeína e dos alimentos desencadeantes comuns, além da redução do estresse. Os pacientes com resposta parcial, porém inadequada, às medidas conservadoras costumam responder bem às pequenas doses de nortriptilina, aos bloqueadores dos canais de cálcio, aos betabloqueadores, à gabapentina, ao topiramato e aos inibidores seletivos de recaptação da serotonina.

Referências

1. Schessel DA, Minor LB, Nedzelski J. Meniere's disease and other peripheral vestibular disorders. In: Cummings CW et al., eds. *Cummings Otolaryngology Head & Neck Surgery*. Philadelphia, PA: Mosby; 2005:3209–3253.
2. Hullar TE, Minor LB, Zee DS. Evaluation of the patient with dizziness. In: Cummings CW et al., eds. *Cummings Otolaryngology Head & Neck Surgery*. Philadelphia, PA: Mosby; 2005: 3160–3198.
3. Carey JP, Della Santina CC. Principles of applied vestibular physiology. In: Cummings CW et al., eds. *Cummings Otolaryngology Head & Neck Surgery*. Philadelphia, PA: Mosby; 2005:3115–3159.
4. Tychsen L, Lisberger SG. Visual motion processing for the initiation of smooth-pursuit eye movements in humans. *J Neurophysiol*. 1986; 56:953–968.
5. Clendaniel RA, Lasker DM, Minor LB. Horizontal vestibuloocular reflex evoked by high-acceleration rotations in the squirrel monkey. IV. Responses after spectacle-induced adaptation. *J Neurophysiol*. 2001;86:1594–1611.
6. Clendaniel RA, Lasker DM, Minor LB. Differential adaptation of the linear and nonlinear components of the horizontal vestibuloocular reflex in squirrel monkeys. *J Neurophysiol*. 2002;88:3534–3540.
7. Lasker DM, Backous DD, Lysakowski A, et al.. Horizontal vestibuloocular reflex evoked by high-acceleration rotations in the squirrel monkey. II. Responses after canal plugging. *J Neurophysiol*. 1999;82: 1271–1285.
8. Lasker DM, Hullar TE, Minor LB. Horizontal vestibuloocular reflex evoked by high-acceleration rotations in the squirrel monkey. III. Responses after labyrinthectomy. *J Neurophysiol*. 2000;83:2482–2496.
9. Gacek RR, Lyon M. The localization of vestibular efferent neurons in the kitten with horseradish peroxidase. *Acta Otolaryngol (Stockh)*. 1974;77:92–101.
10. Warr WB. Olivocochlear and vestibular efferent neurons of the feline brain stem: their location, morphology and number determined by retrograde axonal transport and acetylcholinesterase histochemistry. *J Comp Neurol*. 1975;161: 159–181.

11. Goldberg JM, Fernandez C. Efferent vestibular system in the squirrel monkey: anatomical location and influence on afferent activity. *J Neurophysiol.* 1980;43:986–1025.
12. Young LR, Henn V, Scherberger H. *Fundamentals of the theory of movement perception / by Ernst Mach; translated and annotated by Laurence R. Young, Volker Henn, Hansjörg Scherberger. (Grundlinien der Lehre von den Bewegungsempfindungen.) English.* New York, NY: Kluwer Academic/Plenum Publishers; 2001.
13. Ewald JR. Physiologische Untersuchungen uber das Endorgan des Nervus Octavus. In: Wiesbaden, Germany: Bergmann; 1892.
14. Della Santina CC, Potyagaylo V, Migliaccio AA, et al.. Orientation of human semicircular canals measured by three-dimensional multiplanar CT reconstruction. *J Assoc Res Otolaryngol.* 2005;6: 191–206.
15. Fritzsch B. Evolution of the vestibulo-ocular system. *Otolaryngol Head Neck Surg.* 1998;119: 182–192.
16. Tabak S, Collewijn H. Human vestibulo-ocular responses to rapid, helmet-driven head movements. *Exp Brain Res.* 1994;102:367–378.
17. Epley JM. Positional vertigo related to semicircular canalithiasis. *Otolaryngol Head Neck Surg.* 1995; 112:154–161.
18. Minor LB, Solomon D, Zinreich JS, et al.. Sound- and/or pressure-induced vertigo due to bone dehiscence of the superior semicircular canal. *Arch Otolaryngol Head Neck Surg.* 1998; 124:249–258.
19. Tullio P. *Das Ohr und die Entstehung der Sprache und Schrift.* Berlin: Urban & Schwarzenberg; 1929.
20. Hudspeth AJ, Corey DP. Sensitivity, polarity, and conductance change in the response of vertebrate hair cells to controlled mechanical stimuli. *Proc Natl Acad Sci USA.* 1977;74: 407–2411.
21. Goldberg JM. Afferent diversity and the organization of central vestibular pathways. *Exp Brain Res.* 2000;130:277–297.
22. Aw ST, Halmagyi GM, Haslwanter T, et al.. Three-dimensional vector analysis of the human vestibulo-ocular reflex in response to high acceleration head rotations II. Responses in subjects with unilateral vestibular loss and selective semicircular canal occlusion. *J Neurophysiol.* 1996;76:4021–4030.
23. Paige GD. Nonlinearity and asymmetry in the human vestibulo-ocular reflex. *Acta Otolaryngol (Stockh).* 1989;108:1–8.
24. Minor LB, Cremer PD, Carey JP, et al.. Symptoms and signs in superior canal dehiscence syndrome. *Ann NY Acad Sci.* 2001;942:259–273.
25. Cohen B, Suzuki JI. Eye movements induced by ampullary nerve stimulation. *Am J Physiol.* 1963;204:347–351.
26. Cohen B, Suzuki JI, Bender MB. Eye movements from semicircular canal nerve stimulation in the cat. *Ann Otol Rhinol Laryngol.* 1964;73: 153–169.
27. Suzuki JI, Cohen B. Head, eye, body and limb movements from semicircular canal nerves. *Exp Neurol.* 1964;10:393–405.
28. Suzuki JI, Goto K, Tokumasu K, et al.. Implantation of electrodes near individual vestibular nerve branches in mammals. *Ann Otol Rhinol Laryngol.* 1969;78:815–826.
29. Fetter M, Dichgans J. Vestibular neuritis spares the inferior division of the vestibular nerve. *Brain.* 1996;119:755–763.
30. Fernandez C, Goldberg JM. Physiology of peripheral neurons innervating otolith organs of the squirrel monkey. I. Response to static tilts and to long duration centrifugal force. *J Neurophysiol.* 1976;39:970–984.
31. Newlands SD, Vrabec JT, Purcell IM, et al.. Central projections of the saccular and utricular nerves in macaques. *J Comp Neurol.* 2003;466:31–47.
32. Murofushi T, Curthoys IS. Physiological and anatomical study of click-sensitive primary vestibular afferents in the guinea pig. *Acta Otolaryngol.* 1997;117:66–72.
33. Colebatch JG, Halmagyi GM. Vestibular evoked potentials in human neck muscles before and after unilateral vestibular deafferentation. *Neurology.* 1992;42:1635–1636.
34. Minor LB, Carey JP, Cremer PD, et al.. Dehiscence of bone overlying the superior canal as a cause of apparent conductive hearing loss. *Otol Neurotol.* 2003;24:270–278.
35. Nakashima T, Ueda H, Furuhashi A, et al.. Air-bone gap and resonant frequency in large vestibular aqueduct syndrome. *Am J Otol.* 2000;21:671–674.
36. Baloh RW, Jacobson K, Winder T. Drop attacks with Meniere's syndrome. *Ann Neurol.* 1990; 28:384–387.
37. Ris L, de Waele C, Serafin M, et al.. Neuronal activity in the ipsilateral vestibular nucleus following unilateral labyrinthectomy in the alert guinea pig. *J Neurophysiol.* 1995;74: 2087–2099.
38. Fetter M, Zee DS. Recovery from unilateral labyrinthectomy in rhesus monkey. *J Neurophysiol.* 1988;59:370–393.
39. El-Kashlan HK, Shepard NT, Arts HA, et al.. Disability from vestibular symptoms after acoustic neuroma resection. *Am J Otol.* 1998;19: 104–111.

40. Baloh RW, Honrubia V, Jacobson K. Benign positional vertigo: clinical and oculographic features in 240 cases. *Neurology*. 1987;37:371–378.
41. Buchele W, Brandt T. Vestibular neuritis: a horizontal semicircular canal paresis? *Adv Otorhinolaryngol*. 1988;42:157–161.
42. Peppard SB. Effect of drug therapy on compensation from vestibular injury. *Laryngoscope*. 1986;96:878–898.
43. Herdman SJ. Role of vestibular adaptation in vestibular rehabilitation. *Otalaryngol Head Neck Surg*. 1998;119:49–54.
44. Black FO, Angel CR, Pesznecker SC, *et al.*. Outcome analysis of individualized vestibular rehabilitation protocols. *Am J Otol*. 2000;21: 543–551.
45. Cohen HS, Wells J, Kimball KT, *et al.*. Driving disability and dizziness. *J Safety Res*. 2003;34: 361–369.
46. Krebs DE, Gill-Body KM, Parker SW, *et al.*. Vestibular rehabilitation: useful but not universally so. *Otolaryngol Head Neck Surg*. 2003;128: 240–250.
47. Goldberg JM, Fernandez C. Physiology of peripheral neurons innervating semicircular canals of the squirrel monkey I. Resting discharge and response to constant angular accelerations. *J Neurophysiol*. 1971;34:635–660.
48. Boleas-Aguirre MS, Lin F, Della Santina C, Minor L, Carey J. Longitudinal results with intratympanic dexamethasone in the treatment of Ménière's disease. *Otol Neurotol*. 2008;29:33–38.
49. Schuknecht, H.F. Chapter 2: Anatomy. In: *Pathology of the Ear, 2nd Ed*. Philadelphia: Lea & Febiger, 1993.
50. Eggers, S.D.Z. and Zee, D.S. Chapter 143: Central Vestibular Disorders. In: *Cummings Otolaryngology–Head & Neck Surgery, 4th Edition*. Philadelphia: Elsevier Mosby, 2005.

Perda auditiva congênita 5

INTRODUÇÃO

A surdez é o mais comum dos defeitos sensoriais, ocorrendo em 1 em cada 1.000 a 2.000 nascimentos. A maior parte das crianças com perda auditiva congênita já tem comprometimento da audição ao nascer, sendo potencialmente identificável pela triagem dos recém-natos e lactentes. A identificação precoce permite a intervenção apropriada assim que estiver indicada.

Aproximadamente 50% dos comprometimentos auditivos neurossensoriais podem estar relacionados com fatores genéticos. Os outros 50% podem ser causados por fatores ambientais, como doença pré-natal ou perinatal, ou são de etiologia desconhecida. As causas não-sindrômicas correspondem a 70% das perdas auditivas neurossensoriais congênitas, e as síndromes (como as de Alport, Pendred e Usher) respondem por 30% (Fig. 5.1). O comprometimento auditivo não-sindrômico deve-se habitualmente a mutações de um único gene e não se associa a quaisquer outras anormalidades ou defeitos.

Formas herdadas de perda auditiva podem ser de início precoce ou tardio; de condução, neurossensoriais ou mistas; leves ou profundas em grau; progressivas ou estacionárias; unilaterais ou bilaterais; simétricas ou assimétricas em sua gravidade e configuração; e sindrômicas e não-sindrômicas. Os progressos na localização e identificação dos genes responsáveis pelas perdas auditivas neurossensoriais devem permitir a futura subclassificação conforme o gene envolvido. A maior parte dos autores atribui 75 a 80% dos casos de surdez genética a genes autossômicos recessivos (AR), e 18 a 20% a genes autossômicos dominantes (AD), sendo os restantes classificados como distúrbios ligados ao cromossomo X.

FATORES AMBIENTAIS

Síndrome da rubéola

A síndrome da rubéola consiste em catarata congênita, anomalias cardiovasculares, retardamento mental, retinite e surdez. Já se descreveu que 5 a 10% das mães acometidas de rubéola durante o primeiro trimestre da gestação dão à luz crianças surdas. O olho é o órgão mais comumente afetado, seguido pela orelha e depois pelo coração. A identificação de anticorpos fluorescentes, a soroemaglutinação bem como as culturas virais das fezes e da garganta confirmam o diagnóstico. A surdez de etiologia viral exibe degeneração do órgão de Corti, aderência entre o órgão de Corti e a membrana de Reissner, enrolamento da membrana tectorial, atrofia parcial ou completa da estria e degeneração esparsa dos elementos neurais (degeneração cocleossacular).

Icterícia

Cerca de 20% dos bebês com icterícia têm surdez grave secundária à lesão dos núcleos cocleares dorsal e ventral bem como dos núcleos dos colículos superior e inferior. A surdez manifesta-se clinicamente por perda neurossensorial bilateral, especialmente para altas frequências. A bilirrubina sérica > 20 mg/dℓ é habitualmente uma indicação para exsanguineotransfusão.

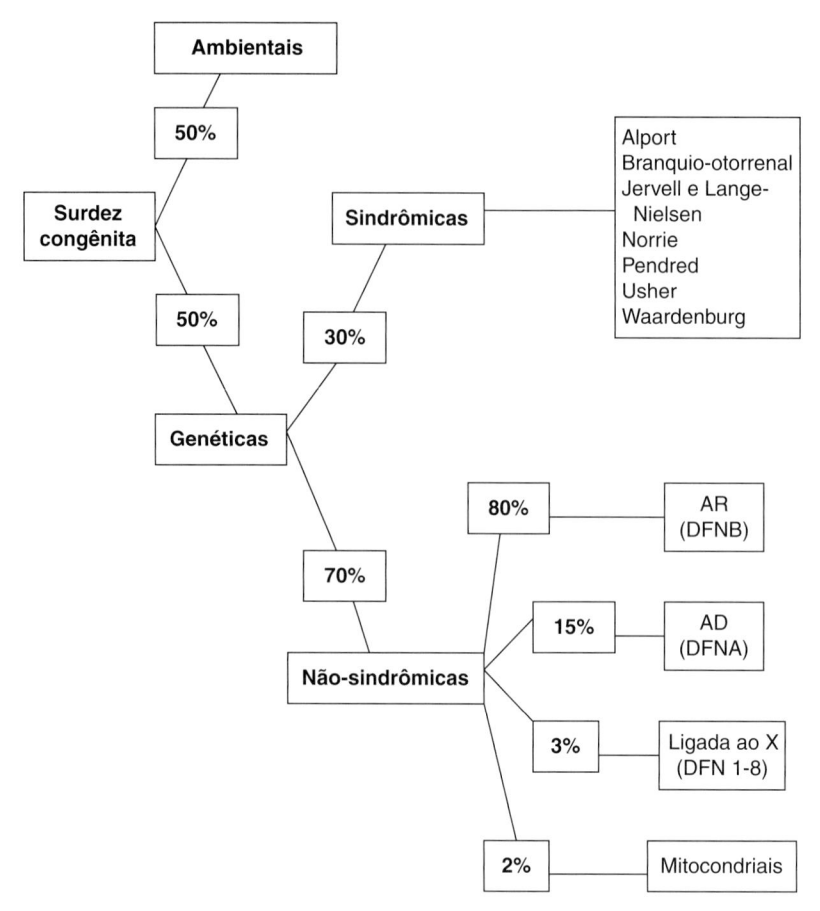

Fig. 5.1 Perda auditiva congênita.

```
                    Ambientais
                         |
                        50%
                         |
        Surdez ─────────┤
       congênita         ├──── Sindrômicas ──── Alport
                        50%                      Branquio-otorrenal
                         |                       Jervell e Lange-
                        30%                        Nielsen
                         |                       Norrie
                     Genéticas                   Pendred
                         |                       Usher
                        70%                      Waardenburg
                         |
                  Não-sindrômicas
                         ├── 80% ── AR (DFNB)
                         ├── 15% ── AD (DFNA)
                         ├── 3% ──── Ligada ao X (DFN 1-8)
                         └── 2% ──── Mitocondriais
```

Sífilis

Tamari e Itkin[1] estimaram que a perda auditiva ocorre em:

17% dos casos de sífilis congênita;
25% dos casos de sífilis latente;
29% dos pacientes assintomáticos com sífilis congênita;
39% dos casos sintomáticos de neurossífilis.

Karmody e Schuknecht[2] relataram que 25 a 38% dos pacientes com sífilis congênita têm perda auditiva. Há duas formas de sífilis congênita: a precoce (dos lactentes) e a tardia. Na forma do lactente, a surdez é frequentemente grave e bilateral. Estas crianças têm habitualmente envolvimento multissistêmico e, consequentemente, uma evolução fatal.

A sífilis congênita tardia cursa com perda auditiva progressiva, cuja gravidade e momento de início são variáveis. As perdas auditivas que se iniciam na primeira infância são geralmente bilaterais, súbitas, graves e associadas a sintomas vestibulares. O complexo sintomático é similar ao da doença de Ménière. As formas mais tardias (surgindo, às vezes, na quinta década de vida) cursam com perda auditiva leve. Karmody e Schuknecht [2] também mostraram que os distúrbios vestibulares associados a episódios de vertigem grave são mais comuns no grupo de início tardio que no grupo infantil. Sob o aspecto histopatológico, observam-se osteíte com leucocitose mononuclear, endarterite obliterativa e hidropsia endolinfática. A sorologia feita no soro e no líquido cerebroespinhal (LCE) pode ou não ser positiva. O tratamento com esteroides e penicilina parece benéfico. Outros locais acometidos de sífilis congênita são:

1. As cartilagens e o arcabouço ósseo nasais
2. Periostite dos ossos cranianos (bossa)
3. Periostite da tíbia (tíbia em sabre)
4. Lesão dos tecidos odontogênicos (dentes de Hutchinson)
5. Lesão das cartilagens epifisárias (baixa estatura)
6. Comumente, ceratite intersticial (enevoamento da córnea)

Dois sinais associam-se à sífilis congênita: o sinal de Hennebert consiste na positividade de um teste indicativo de fístula sem evidência clínica de doença da orelha média ou da mastoide, ou uma fístula. Já se postulou que a estimulação vestibular é mediada por feixes fibrosos entre a platina do estribo e o labirinto membranoso vestibular. O sinal de Hennebert também pode estar presente na doença de Ménière. Uma outra explicação é a de que a resposta vestibular se deve a uma platina excessivamente móvel. No sinal de Hennebert, o nistagmo é habitualmente mais notável com a aplicação de pressão negativa.

O fenômeno de Tullio consiste na ocorrência de vertigem e nistagmo após estímulos sonoros de alta intensidade, como os obtidos com a caixa de ruídos de Bárány. Este fenômeno ocorre não apenas nos pacientes com sífilis congênita com fístula ou deiscência do canal semicircular mas também em pacientes submetidos a fenestração quando a platina é móvel e a fenestra patente. Também pode ser demonstrado na otite média crônica, desde que o paciente tenha intactas a membrana timpânica bem como a cadeia ossicular e uma fístula — uma rara combinação.

Para que ocorra o fenômeno de Tullio, é necessário que haja uma fístula do canal semicircular e boa transmissão do som para a orelha interna (i. e., membrana timpânica intacta, cadeia ossicular intacta e platina móvel). A fisiopatologia consiste em que a energia sonora de alta intensidade, transmitida através da platina, encontra o curso de menor resistência e se desloca para a fístula, mas não para a membrana da janela redonda.

A perda auditiva pode ocorrer nas formas secundária e terciária da sífilis adquirida. Sob o aspecto histopatológico, observa-se osteíte com infiltrado linfocitário. Na sífilis terciária, as lesões gomosas podem envolver o pavilhão auricular, a mastoide, a orelha média e a pirâmide petrosa. Estas lesões podem causar perda auditiva do tipo misto. Como a penicilina e outros tratamentos antibióticos são bastante eficazes no tratamento da sífilis adquirida, hoje esta forma de surdez é rara.

Hipotireoidismo

O cretinismo, consistindo em retardo do crescimento, retardamento mental e perda auditiva do tipo misto, associa-se a surdez congênita.

NÃO-SINDRÔMICAS

Aproximadamente 70% das perdas auditivas genéticas são não-sindrômicas, incluindo anormalidades AR, AD, ligadas ao X e mitocondriais. A herança AD é a forma mais comum, respondendo por mais de 80% das causas não-sindrômicas. Já foram identificados muitos genes e *locis* relacionados com perdas auditivas não-sindrômicas. Os *locis* AD são denominados DFNA, os *locis* AR denominam-se DFNB, e os ligados ao X, DFN. Aproximadamente 38 *locis* para surdez AD já foram mapeados, e 11 genes clonados; para a surdez AR, há 21 *locis* e 19 genes clonados.

A surdez não-sindrômica é um grupo altamente heterogêneo, mas as mutações da molécula da conexina 26 (a proteína das junções com intervalo, gene GJB2) respondem por cerca de 49% dos pacientes com surdez não-sindrômica e por cerca de 37% dos casos esporádicos. Há testes para a conexina 26 disponibilizados comercialmente. Aproximadamente 1 em cada 31 indivíduos pode ser portador desta mutação. Entretanto, a análise das populações sugere que há mais de 100 genes envolvidos no comprometimento auditivo não sindrômico.[3] Uma mutação particularmente comum é a 30delG.

Autossômicas dominantes

As heranças autossômicas dominantes (AD) respondem por 15% dos casos de perda auditiva não-sindrômica. As formas AD de surdez em seres humanos envolvem *locis* DNFA e incluem também um conjunto de cromossomos. O comprometimento auditivo congênito não-progressivo e grave habitualmente corresponde a mais de um distúrbio, para os quais vários genes diferentes já foram localizados. Exemplos de surdez autossômica:

Uma mutação por alteração de sentido em *COL11A2* (DFNA13) codifica uma cadeia de colágeno do tipo XI.[4] Trata-se de uma perda auditiva neurossensorial progressiva que resulta em surdez neurossensorial de curva aplanada.

A mutação DFNA6/14-WFS1 manifesta-se por comprometimento auditivo neurossensorial progressivo para baixas frequências, causado por mutação WFS1 em heterozigose.[5] Mutações no gene *WFS1* são a forma mais comum de perda auditiva neurossensorial dominante para baixas frequências.[6]

Autossômicas recessivas

Estudos de ligação (*linkage*) genética já identificaram pelo menos 15 *locis* genéticos para as perdas auditivas não-sindrômicas recessivas. O gene *DFNB2* no cromossomo 13q pode ser o mais comum e já foi identificado como sendo o da conexina 23. Um outro gene, DFNB1, também encontrado no cromossomo 13, codifica a proteína das junções com intervalo, a conexina 26, uma proteína com importante papel na transdução auditiva. A expressão da conexina 26 na cóclea é essencial à audição. Embora muitos genes possam estar implicados na perda auditiva não-sindrômica recessiva, é provável que a maior parte deles seja rara, afetando uma ou poucas famílias com casamentos consanguíneos.

Perdas auditivas não-sindrômicas ligadas ao X

O comprometimento auditivo não-sindrômico ligado ao X é ainda mais incomum que a surdez sindrômica ligada ao X. Os genes ligados ao X que respondem pelo comprometimento auditivo hereditário estão, em sua maior parte, ainda por ser descobertos. Conhecem-se pelo menos 6 *locis* para a perda auditiva não-sindrômica no cromossomo X. Dois tipos de grave perda auditiva neurossensorial não-sindrômica ligada ao X já foram descritos: um tipo de início precoce, rapidamente progressivo, e um tipo moderado, lentamente progressivo.

O comprometimento auditivo tem início na fase pré-linguagem e caracteriza-se por uma de duas formas. A fixação do estribo ligada ao X — acompanhada de jato perilinfático, associado a comprometimento auditivo misto — já foi atribuída ao *locus DNF3*, que codifica o fator de transcrição *POU3F4*. Este gene localiza-se próximo a um outro que causa coroideremia, perda auditiva e retardamento mental. A tomografia computadorizada (TC) pré-operatória pode ser usada para detectar achados preditivos, como o aumento do canal auditivo interno com adelgaçamento ou ausência óssea na base da cóclea. As formas de comprometimento auditivo ligadas ao X podem também incluir surdez neurossensorial congênita. Estas formas de comprometimento auditivo não-sindrômico já foram vinculadas ao Xq13-q21.2. Alguns pesquisadores identificaram um comprometimento auditivo neurossensorial dominante ligado ao X e associado ao *locus* Xp21.2. O comprometimento auditivo dos homens acometidos era congênito, bilateral, neurossensorial e profundo, afetando todas as frequências. As mulheres adultas portadoras demonstravam comprometimento auditivo neurossensorial bilateral leve a moderado para altas frequências de início tardio.

SINDRÔMICAS

Distúrbios sindrômicos autossômicos dominantes

Síndrome branquio-otorrenal

Estima-se que a síndrome branquio-otorrenal ocorra em 2% das crianças com comprometimento auditivo congênito. A síndrome envolve aspectos branquiais, como depressões e apêndices auriculares, fístulas cervicais e envolvimento renal que varia de disfunção leve até agenesia e insuficiência renal. Cerca de 75% dos pacientes com a síndrome branquio-otorrenal têm significativa perda auditiva. Destas perdas, 30% são de condução, 20% neurossensoriais e 50% mistas. Demonstrou-se que mutações no *EYA1*, um gene de 16 éxons com um intervalo genômico de 156 kB, causam a síndrome. A proteína codificada é um ativador transcricional. O gene foi localizado no cromossomo 8q.

Neurofibromatose

A neurofibromatose (NF) manifesta-se por manchas café-com-leite e fibromas múltiplos. Os tumores cutâneos são os mais comuns, porém o sistema nervoso central, os nervos periféricos e as vísceras podem estar envolvidos. Os tumores do sistema nervoso central podem resultar em retardamento mental, cegueira e perda auditiva neurossensorial.

A NF é classificada nos tipos 1 e 2. A NF do tipo 1 é mais comum, com uma incidência de cerca de 1 em cada 3.000 pessoas. O tipo 1 geralmente consiste em muitas manchas café-com-leite, neurofibromas cutâneos, neuromas plexiformes, pseudoartroses, nódulos de Lisch da íris e gliomas ópticos. Os neuromas acústicos são habitualmente unilaterais e ocorrem em cerca de 5% dos pacientes afetados. A perda auditiva pode também ocorrer em consequência de um neurofibroma assestado sobre a orelha média ou a interna, mas é rara a surdez significativa. O fenótipo expresso pode variar de umas poucas manchas café-com-leite a múltiplos neurofibromas desfigurantes. O tipo 1 é causado por um desarranjo do gene *NF1* (um gene de fator de crescimento nervoso) localizado no cromossomo 17q11.2.

A NF do tipo 2, um distúrbio geneticamente diferente, caracteriza-se por neuromas acústicos bilaterais, manchas café-com-leite e catarata subcapsular. Os neuromas bilaterais do acústico estão presentes em 95% dos pacientes afetados e permanecem habitualmente assintomáticos até o início da idade adulta. As anormalidades associadas à NF do tipo 2 são causadas por deleções do gene *NF2*, um gene supressor de tumores presente no cromossomo 22q12.2. Ambos os tipos de NF são herdados de modo AD com alta penetrância, mas com expressividade variável. Altas taxas de mutação são características de ambos os tipos deste distúrbio.

Osteogênese imperfeita

A osteogênese imperfeita caracteriza-se por fragilidade óssea; escleras azuis; perda auditiva de condução, mista ou neurossensorial; e hiperelasticidade das articulações e ligamentos. Este distúrbio é transmitido de modo AD com expressividade variável e penetrância incompleta. Dois genes para a osteogênese imperfeita foram identificados, *COL1A1* no cromossomo 17q e *COL1A2* no cromossomo 7q. A idade com que a variedade tardia e mais comum torna-se clinicamente aparente é variável. A síndrome de van der Hoeve é um subtipo em que a perda auditiva progressiva começa já na primeira infância.

Otosclerose

A otosclerose é causada pela proliferação de tecido esponjoso sobre a cápsula ótica, que acaba por levar à fixação dos ossículos e à perda auditiva de condução. A perda auditiva pode começar na infância, mas se torna evidente com mais frequência no início da idade adulta, podendo incluir, posteriormente, um componente neurossensorial.

A otosclerose parece ser transmitida em um padrão AD com penetrância reduzida, de modo que apenas 25 a 40% dos portadores do gene exibem o fenótipo. A maior proporção de mulheres afetadas aponta para uma possível influência hormonal. Estudos estatísticos recentes sugerem que o gene *COL1A1* tenha um papel na otosclerose. Partículas do vírus do sarampo foram identificadas no interior do excessivo crescimento ósseo do foco otosclerótico, levantando a possibilidade de interação com um genoma viral.

Síndrome de Stickler

Tal síndrome caracteriza-se clinicamente por fenda palatina, micrognatia, miopia grave, descolamentos de retina, catarata e aspecto marfanoide. Há perda auditiva neurossensorial significativa ou perda auditiva mista em cerca de 15% dos casos, mas em até 80% pode ocorrer perda auditiva de menor gravidade. Anormalidades ossiculares podem também ocorrer.

Muitos casos de síndrome de Stickler podem ser atribuídos a mutações do *COL2A1*, um gene encontrado no cromossomo 12 e que produz sinais de término prematuro para um outro gene, o do colágeno do tipo II. Além disso, demonstrou-se que alterações do gene *COL11A2* no cromossomo 6 também causam a síndrome.[7]

Síndrome de Treacher Collins

A síndrome de Treacher Collins consiste em malformações faciais, como hipoplasia malar, rimas palpebrais inclinadas para baixo, coloboma das pálpebras inferiores (a pálpebra superior está envolvida na síndrome de Goldenhar), mandíbulas hipoplásticas, malformações da orelha externa e do canal auditivo, má oclusão dos dentes e fenda palatina. As características faciais são bilaterais e simétricas na síndrome de Treacher Collins.

Há perda auditiva de condução em 30% dos casos, mas podem ocorrer também perda auditiva neurossensorial e disfunção vestibular. Malformações ossiculares são comuns nestes pacientes. A síndrome é transmitida de modo AD com alta penetrância. Pode haver uma nova mutação em até 60% dos casos de síndrome de Treacher Collins.

O gene responsável pela síndrome de Treacher Collins é o *TCOF1*, que se localiza sobre o cromossomo 5q e produz uma proteína, denominada *treacle*, a qual opera no início do desenvolvimento craniofacial. Há considerável variação intra e interfamiliar na expressão da proteína *treacle*, indicando que outros genes podem modificá-la.

Síndrome de Waardenburg (SW)

Tal síndrome pode ser responsável por até 3% dos comprometimentos auditivos da infância, sendo uma forma comum de surdez congênita hereditária. Há significativa variação na expressão desta síndrome. Pode haver perda auditiva neurossensorial unilateral ou bilateral e as expressões fenotípicas podem incluir anomalias pigmentares e aspectos craniofaciais. As anomalias pigmentares consistem em topetes brancos (20 a 30% dos casos), heterocromia da íris, encanecimento prematuro e vitiligo. Os aspectos craniofaciais observados na SW são distopia dos cantos, alargamento da base do nariz e sinofria. Todos estes aspectos ocorrem de forma variável.

Há quatro diferentes formas de SW, que podem ser distintas clinicamente. O tipo 1 caracteriza-se por comprometimento auditivo neurossensorial congênito, heterocromia das íris, topetes brancos, focos de hipopigmentação e distopia dos cantos. O tipo 2 diferencia-se do tipo 1 pela ausência de distopia dos cantos, ao passo que o tipo 3 caracteriza-se por microcefalia, anormalidades esqueléticas e retardamento mental, além dos aspectos associados ao tipo 1. A combinação entre a WS do tipo II, herdada de forma recessiva, e a doença de Hirschsprung foi denominada de síndrome de Waardenburg-Shah ou SW do tipo IV.

Observa-se perda auditiva neurossensorial em 20% dos pacientes com o tipo 1 e em mais de 50% dos pacientes com o tipo 2. Quase todos os casos dos tipos 1 e 3 são causados por uma mutação do gene *PAX3* no cromossomo 2q37. Esta mutação genética termina por acarretar um defeito da migração e do desenvolvimento da crista neural. Cerca de 20% dos casos do tipo 2 são causados por uma mutação do gene *MITF* (fator de transcrição da microftalmia) no cromossomo 3p. A SW também foi vinculada a outros genes como o *EDN3*, *EDNRB* e *SOX10*.

Distúrbios sindrômicos autossômicos recessivos

O padrão mais comum de transmissão das perdas auditivas hereditárias é o AR, compreendendo 80% dos casos de surdez hereditária. Metade destes casos constitui síndromes reconhecíveis. A identificação das síndromes recessivas em que há perda auditiva requer, por parte dos clínicos, uma busca diligente dos outros componentes sindrômicos.

Síndrome de Jervell e Lange-Nielsen

A síndrome de Jervell e Lange-Nielsen é rara e compreende profunda perda auditiva neurossensorial bem como arritmias cardíacas. O defeito genético é causado por mutação que afeta um gene do canal de potássio, determinando anormalidades da condução cardíaca.

O eletrocardiograma revela grandes ondas T e prolongamento do intervalo QT, que podem levar a episódios precoces de síncope já na segunda ou terceira décadas de vida. O componente cardíaco do distúrbio é tratado com bloqueadores beta-adrenérgicos, como o propranolol. Um eletrocardiograma deve ser realizado em todas as crianças com perda auditiva de início precoce e etiologia incerta.

Estudos genéticos atribuem uma forma de síndrome de Jervell e Lange-Nielsen à homozigose para mutações que afetam um gene de canal de potássio (*KVLQT 1*) no cromossomo 11p15.5. Acredita-se que estas mutações resultem em retardo da repolarização dos miócitos cardíacos. Demonstrou-se que o gene *KCNE1* também é responsável pelo distúrbio.

Síndrome de Pendred

A referida síndrome consiste em bócio tireoidiano e profunda perda auditiva neurossensorial. Em cerca de 10 a 15% dos pacientes, a perda auditiva pode ser progressiva. A maior parte dos pacientes apresenta-se com perda auditiva neurossensorial bilateral moderada a grave para altas frequências e com alguma audição residual para baixas frequências.

A perda auditiva associa-se ao metabolismo anormal do iodo, resultando em bócio eutireoidiano que habitualmente se torna clinicamente detectável por volta dos 8 anos de idade. Nestes pacientes, os testes de descarga com perclorato mostram anormalidade da organificação do iodo inorgânico e são necessários para o diagnóstico definitivo. Estudos radiológicos revelam que a maior parte dos pacientes tem aplasia de Mondini ou aumento do aqueduto vestibular.

Demonstrou-se que mutações no gene *PDS*, no cromossomo 7q, causam este distúrbio. O gene *PDS* codifica a proteína pendrina, um transportador de sulfato. Observa-se em muitas famílias uma herança recessiva, ao passo que outras exibem um padrão dominante com expressão variável. O tratamento do bócio faz-se com hormônio tireoidiano exógeno.

Síndrome de Usher

A síndrome de Usher tem uma prevalência de 3,5 por 100.000 pessoas; é o tipo mais comum de perda auditiva sindrômica AR. Esta síndrome afeta aproximadamente 50% das 16 mil pessoas surdas e cegas nos EUA. Caracteriza-se por perda auditiva neurossensorial e retinite pigmentar (RP). As análises das ligações genéticas demonstram três subtipos que podem ser distinguidos com base na gravidade ou progressão da perda auditiva e conforme o grau em que está envolvido o sistema vestibular.

Por síndrome de Usher tipo 1 entende-se a perda auditiva bilateral congênita profunda com ausência de função vestibular; o tipo 2 corresponde a perdas auditivas moderadas e a uma função vestibular normal. Os pacientes com o tipo 3 manifestam perda auditiva progressiva e disfunção vestibular variável, sendo primariamente encontrados na população norueguesa.

A avaliação oftalmológica é parte essencial da rotina diagnóstica, e padrões eletrorretinográficos subnormais podem ser observados em crianças já aos 2 ou 3 anos de idade, antes mesmo que as alterações retinianas sejam evidentes à fundoscopia. O diagnóstico precoce de síndrome de Usher pode ter importantes implicações para a reabilitação e o planejamento educacional de uma criança afetada. Estes pacientes podem beneficiar-se de um implante coclear.[8]

As análises das ligações rvelaram pelo menos 5 genes diferentes para o tipo 1 e pelo menos 2 para o tipo 2. Somente o tipo 3 mostra-se com 1 gene realmente.

Distúrbios ligados ao sexo

Os distúrbios ligados ao sexo são raros, respondendo por apenas 1 a 2% dos casos de surdez hereditária.

Síndrome de Alport

Esta síndrome afeta o colágeno das membranas basais dos rins e da orelha interna, resultando em insuficiência renal e perda auditiva neurossensorial progressiva. A doença renal pode causar hematúria na infância, mas habitualmente permanece assintomática por vários anos antes do início da insuficiência renal. A perda auditiva pode não se tornar clinicamente evidente até a segunda década de vida. A diálise e o transplante comprovaram-se importantes avanços terapêuticos no tratamento destes pacientes.

O gene *COL4A5*, que codifica uma certa forma de colágeno do tipo IV, foi identificado como a causa da referida síndrome. A mutação genética deste gene resulta em um colágeno do tipo IV frágil na orelha interna e no rim, o que resulta em comprometimento auditivo e doença renal progressivos.

Estes colágenos são encontrados na membrana basilar, partes do ligamento espiral e na estria vascular. Embora não se conheça o mecanismo da perda auditiva, há no glomérulo adelgaçamento e espessamento focais bem como subsequente clivagem da membrana basal. Extrapolando estes dados para a orelha, no sulco espiral a perda da integridade da membrana basal pode afetar a adesão da membrana tectorial, e a transdução da energia mecânica pode ser afetada na membrana basilar assim como em sua junção com o ligamento espiral.

Síndrome de Norrie

Os aspectos clássicos da síndrome de Norrie consistem em sintomas oculares específicos (pseudotumor da retina, hiperplasia da retina, hipoplasia e necrose da camada interna da retina, catarata e tísica do globo ocular), perda auditiva neurossensorial progressiva e distúrbios mentais, embora menos de 50% dos pacientes tenham comprometimento da visão ou retardamento mental. Cerca de 33% dos pacientes afetados iniciam sua perda auditiva neurossensorial progressiva na segunda ou terceira décadas de vida.

Um gene para a síndrome de Norrie foi localizado no cromossomo Xp11.4, onde estudos revelaram deleções envolvendo genes contíguos. Em algumas famílias, demonstraram-se deleções diversas nesta região cromossômica.

Síndrome otopalatodigital

Esta síndrome consiste em hipertelorismo, deformidades craniofaciais envolvendo a área supraorbitária, achatamento da parte média da face, nariz pequeno e fenda palatina. Os pacientes têm baixa estatura, dedos e artelhos grossos de comprimento variável, bem como um espaço excessivamente largo entre o primeiro e o segundo artelhos. Observa-se perda auditiva de condução devido à malformação dos ossículos. Os homens acometidos manifestam o espectro pleno do distúrbio, mas as mulheres podem exibir um envolvimento mais leve. O gene foi localizado no cromossomo Xq28.

Síndrome de Wildervanck

Trata-se de uma síndrome que se compõe do sinal de Klippel-Feil, envolvendo a fusão das vértebras cervicais, comprometimento auditivo neurossensorial ou misto e paralisias do sexto par craniano, causando retração do olho durante o olhar lateral. Esta síndrome é observada mais comumente em mulheres, dada a alta mortalidade associada à forma dominante ligada ao X em homens. A sequência isolada de Klippel-Feil inclui o comprometimento auditivo em cerca de 33% dos casos. O comprometimento auditivo relaciona-se a malformações ósseas da orelha interna.

Síndrome de Mohr-Tranebjaerg (DFN-1)

Tal síndrome corresponde a uma perda auditiva sindrômica recessiva ligada ao X e caracteriza-se pelo aparecimento, na infância, de surdez neurossensorial pós-linguagem, seguida por distonia, espasticidade, disfagia e atrofia óptica progressivas; é causada por mutação que aparentemente provoca uma disfunção mitocondrial.[10]

A síndrome lembra uma degeneração espinocerebelar denominada ataxia de Friedreich, que também pode manifestar-se por perda auditiva neurossensorial, ataxia e atrofia óptica. A característica cardiomiopatia da ataxia de Friedreich não se observa na síndrome de Mohr-Tranebjaerg.

Doença de Charcot-Marie-Tooth ligada ao X

A doença de Charcot-Marie-Tooth (CMT) ligada ao X é herdada de modo dominante e causada por mutação no gene da conexina mapeado no *locus* Xq13. Os sinais clínicos habituais consistem em neuropatia periférica combinada a problemas dos pés e panturrilhas em "garrafa de champanha".[11] Há surdez neurossensorial em alguns pacientes.

Distúrbios genéticos multifatoriais

Alguns distúrbios parecem resultar de uma combinação de fatores genéticos interagindo com influências ambientais. São exemplos deste tipo de herança ligados a perda auditiva as síndromes associadas à formação de fendas, envolvendo a perda auditiva de condução e o espectro microtia/microssomia hemifacial/Goldenhar.

Síndrome de Goldenhar ou displasia oculoauriculovertebral

A displasia oculoauriculovertebral (OAVD) tem uma incidência de 1 em 45.000. Inclui aspectos como microtia hemifacial, disostose otomandibular, lipodermoides epibulbares, coloboma da pálpebra superior e anomalias vertebrais originárias de aberrações do desenvolvimento vascular e de campo genético. A síndrome tem diversas etiologias e não pode ser atribuída a um único *locus* genético.[12]

Síndromes cromossômicas autossômicas

A trissomia do 13 cursa com importante perda auditiva neurossensorial.

A síndrome de Turner, monossômica para a totalidade ou parte de um dos cromossomos X, manifesta-se geralmente nas mulheres por disgenesia gonádica, baixa estatura e frequente pescoço alado ou tórax em escudo. Estas mulheres também têm perda auditiva neurossensorial, de condução ou mista, que pode ser progressiva e surgir como a primeira evidência da síndrome em meninas pré-púberes.

Distúrbios mitocondriais

A perda auditiva pode ocorrer como um sintoma adicional em uma variedade de síndromes mitocondriais. As mutações do genoma mitocondrial podem afetar a produção de energia pela síntese do trifosfato de adenosina (ATP) e fosforilação oxidativa. Os tecidos que requerem altos níveis de energia são particularmente afetados. Tipicamente, as doenças mitocondriais envolvem degeneração neuromuscular progressiva com ataxia, oftalmoplegia e perda auditiva progressiva.

Distúrbios como a síndrome de Kearns-Sayre; encefalopatia mitocondrial, acidose láctica e acidente vascular cerebral (MELAS); epilepsia mioclônica com fibras esfarrapadas em vermelho (MERRF); e neuropatia óptica hereditária de Leber são mitocondriais, apresentando graus variáveis de perda auditiva.[13]

Descobriram-se várias outras mutações mitocondriais que produzem o aumento da sensibilidade aos efeitos ototóxicos dos aminoglicosídios. A triagem destas mutações é indicada em parentes maternos de pessoas que sofrem perda auditiva em resposta a doses terapêuticas normais de aminoglicosídios.

Malformações estruturais da orelha interna

Por volta do nono mês de gestação, a cóclea alcança o tamanho adulto (2 voltas e 3/4). A interrupção do desenvolvimento normal ou o desenvolvimento aberrante das estruturas da orelha interna podem resultar em comprometimento auditivo. Conforme o tempo e a natureza da agressão desenvolvimental, podem surgir inúmeras anomalias da orelha interna. Técnicas computadorizadas para a obtenção de imagens ósseas temporais revelam que cerca de 20% das crianças com perda auditiva neurossensorial congênita têm anormalidades sutis ou graves da orelha interna. Cerca de 65% de tais anormalidades são bilaterais, e 35% unilaterais. Com base em estudos histopatológicos do osso temporal, as malformações da orelha interna foram tipicamente classificadas em cinco grupos diferentes.

Aplasia de Michel

A agenesia completa da porção petrosa do osso temporal ocorre na aplasia de Michel, embora as orelhas externa e média possam não estar afetadas. Esta malformação é tida como o resultado de uma agressão que ocorre antes do fim da terceira semana gestacional. As estruturas internas normais estão ausentes, resultando em anacusia. A amplificação convencional e o implante coclear são de pouca ajuda. Os dispositivos vibrotáteis mostraram-se benéficos em alguns pacientes. A herança AD foi observada, mas é provável que haja também herança recessiva.

Aplasia de Mondini

Esta aplasia implica o desenvolvimento de uma cóclea deformada, na qual apenas a espira basal pode ser claramente identificada. As espirais superiores assumem a forma de uma cloaca, e o septo interescalar está ausente. O duto endolinfático também se mostra habitualmente aumentado. Postula-se que a deformidade resulte de interrupção do desenvolvimento que se dá por volta da sexta semana de gestação, pois o labirinto vestibular também se encontra subdesenvolvido. Esta anomalia pode ser herdada de modo AD e pode não ser bilateral. Foi descrita em vários outros distúrbios, como as síndromes de Pendred, Waardenburg, Treacher Collins e Wildervanck. A associação da aplasia de Mondini com etiologias não-genéticas, como a infecção congênita pelo citomegalovírus (CMV), também foi descrita. A infecção pelo CMV pode responder por mais de 40% dos casos de surdez de etiologia desconhecida.[14]

Uma anomalia relacionada, constituindo uma síndrome mais grave, é a associação CHARGE, que compreende a presença de coloboma, doença cardíaca, atresia das coanas, retardo do desenvolvimento, hipoplasia genital e anomalias auditivas, entre as quais a hipoplasia da orelha externa e perda auditiva. Estes indivíduos têm uma deformidade do tipo Mondini e ausência de canais semicirculares.[15]

A comunicação anormal entre os espaços endolinfático e perilinfático da orelha interna e do espaço subaracnóideo frequentemente acompanha a displasia de Mondini. A comunicação é habitualmente causada por um defeito na área cribriforme da extremidade lateral do canal auditivo interno. Presumivelmente por causa da anormalidade deste canal, as fístulas perilinfáticas são mais comuns em tal distúrbio.

A presença de estruturas neurossensoriais na maior parte dos casos indica a instituição de um programa agressivo de reabilitação precoce, incluindo a amplificação convencional.

Aplasia de Scheibe (displasia cocleossacular ou displasia da pars inferior)

O labirinto ósseo e a porção superior do labirinto membranoso, incluindo o utrículo e os canais semicirculares, diferenciam-se normalmente nos pacientes com aplasia de Scheibe. O órgão de Corti é geralmente maldiferenciado, com deformação da membrana tectorial e colapso da membrana de Reissner, o que compromete a escala média. A aplasia de Scheibe é a forma mais comum de aplasia da orelha interna e pode ser herdada como um traço AR não-sindrômico.

A deformidade foi descrita em ossos temporais de pacientes com as síndromes de Jervell e Lange-Nielsen, Refsum, Usher e Waardenburg, bem como em lactentes com rubéola congênita.

A amplificação convencional, acompanhada de reabilitação, é benéfica em muitas destas crianças.

Aplasia de Alexander

Na aplasia de Alexander, a diferenciação do duto coclear no nível da espiral basal é limitada, produzindo efeitos sobre o órgão de Corti e as células ganglionares. Sob o aspecto audiométrico, estes pacientes têm perda auditiva para altas frequências e audição residual adequada nas frequências baixas, o que indica o uso de amplificação.

Síndrome do aumento do aqueduto vestibular

O aumento do aqueduto vestibular foi associado à perda auditiva neurossensorial de início precoce, habitualmente bilateral e frequentemente progressiva, podendo ser acompanhada por vertigem e incoordenação. Esta anormalidade pode também acompanhar deformidades da cóclea e dos canais semicirculares. A perda auditiva progressiva é aparentemente o resultado de alterações hidrodinâmicas e de um possível desarranjo das membranas do labirinto. Observaram-se casos familiares, sugerindo uma herança AD, mas a herança recessiva é igualmente possível. A deformidade também foi descrita em associação com a síndrome de Pendred.

A síndrome do aumento do aqueduto vestibular (EVAS) é definida por um aqueduto vestibular que mede, a meio caminho entre o opérculo e a cruz comum, 1,5 mm ou mais em uma imagem de TC.[16] Em crianças, a obtenção de uma TC em cortes coronais é a melhor maneira de visualizar a anomalia. O aumento dos aquedutos vestibulares também pode ser observado em imagens de RM de alta resolução.

A EVAS pode apresentar-se como perda auditiva neurossensorial flutuante. A conduta conservadora, que consiste em evitar traumatismos encefálicos e esportes de contato, tem sido o principal fundamento do tratamento. A cirurgia destinada a fechar as estruturas aumentadas frequentemente resulta em importante perda auditiva.[17]

Malformações dos canais semicirculares

Os canais semicirculares começam a formar-se na sexta semana de gestação. O canal superior forma-se primeiro, e o canal lateral por último. Os defeitos isolados dos canais são as malformações da orelha média mais comumente identificadas nos exames de imagem do osso temporal. As deformidades do canal semicircular superior são sempre acompanhadas por deformidades do canal semicircular lateral, ao passo que as deformidades do canal lateral frequentemente ocorrem isoladamente.

Estes tipos de anormalidade respondem por cerca de 20% dos casos de surdez congênita. Em geral, tais anomalias podem associar-se a distúrbios genéticos, embora com mais frequência ocorram independentemente.

A surdez hereditária também pode ser classificada como se segue:

1. Surdez hereditária (congênita) sem anormalidades associadas (AD, AR ou ligada ao sexo)
2. Surdez hereditária congênita associada a doença do sistema intertegumentar (AD, AR ou ligada ao sexo)
3. Surdez congênita hereditária associada a doença esquelética (AD, AR ou ligada ao sexo)
4. Surdez congênita hereditária associada a outras anormalidades (AD, AR ou ligadas ao sexo)

SURDEZ HEREDITÁRIA SEM ANORMALIDADES ASSOCIADAS

Atrofia das estrias (hereditária, não-congênita)

1. AD
2. A perda auditiva neurossensorial começa na meia-idade e é progressiva
3. Uma boa discriminação é mantida
4. Curva audiométrica plana
5. Teste do índice de sensibilidade aos pequenos incrementos (SISI, na sigla em inglês) positivo
6. Perda auditiva bilateral e simétrica
7. O paciente nunca progride para a surdez profunda

Otosclerose (hereditária, não-congênita)

Ver o Cap. 31.

SURDEZ HEREDITÁRIA CONGÊNITA ASSOCIADA A DOENÇA DO SISTEMA INTERTEGUMENTAR

Albinismo com íris azul

1. AD ou recessiva
2. Perda auditiva neurossensorial

Displasia ectodérmica (hidrótica)

Notar que a displasia ectodérmica anidrótica é recessiva ligada ao sexo e se acompanha de perda auditiva mista ou de condução

1. AD
2. Unhas pequenas e distróficas
3. Dentes em forma de cone
4. Eletrólitos elevados no suor
5. Perda auditiva neurossensorial

Síndrome de Forney
1. AD
2. Lentigens
3. Insuficiência mitral
4. Malformações esqueléticas
5. Perda auditiva de condução

Lentigens
1. AD
2. Manchas marrons na pele que surgem aos 2 anos de idade
3. Hipertelorismo ocular
4. Estenose pulmonar
5. Anormalidades da genitália
6. Retardo do crescimento
7. Perda auditiva neurossensorial

Síndrome LEOPARD
1. AD com penetrância variável
2. Perda auditiva neurossensorial variável
3. Hipertelorismo ocular
4. Estenose pulmonar
5. Hipogonadismo
6. Alterações eletrocardiográficas (ECG) com alargamento do QRS e bloqueio de ramo
7. Retardo do crescimento
8. Aparelho vestibular normal
9. Lentigens
10. A pele altera-se progressivamente durante a primeira e a segunda décadas de vida

Piebaldismo
1. Ligada ao sexo ou AR
2. Íris azuis
3. Fina pigmentação da retina
4. Despigmentação do couro cabeludo, cabelos e face
5. Áreas de despigmentação nos membros e no tronco
6. Perda auditiva neurossensorial

Síndrome de Tietze
1. AD
2. Surdez profunda
3. Albinismo
4. Ausência das sobrancelhas
5. Íris azuis
6. Ausência de fotofobia e nistagmo

Doença de Waardenburg (também descrita anteriormente)
1. AD com penetrância variável
2. Contribui com 1 a 7% dos casos de surdez hereditária
3. Cantos mediais amplamente espaçados (presente em todos os casos)

4. Achatamento da base nasal em 75% dos casos
5. Sobrancelhas confluentes
6. Perda auditiva neurossensorial — unilateral ou bilateral (presente em 20%)
7. Íris coloridas
8. Topete branco
9. Áreas de despigmentação (10% dos pacientes)
10. Anormalidade do metabolismo da tirosina
11. Diminuição da função vestibular (75% dos pacientes)
12. Lábio leporino ou fenda palatina (10% dos pacientes)

SURDEZ HEREDITÁRIA CONGÊNITA ASSOCIADA A DOENÇA ESQUELÉTICA

Acondroplasia
1. AD
2. Cabeça grande e membros curtos
3. Nanismo
4. Perda auditiva mista (ossículos fusionados)
5. Nariz em sela, proeminências frontal e mandibular

Doença de Apert (acrocefalossindactilia)
1. AD
2. Sindactilia
3. Perda auditiva de condução em curva plana, secundária à fixação do estribo
4. Aqueduto coclear pérvio na histologia
5. Proeminência frontal, exoftalmia
6. Disostose craniofacial, maxila hipoplástica
7. Proptose, nariz em sela, elevação da arcada palatina e, ocasionalmente, espinha bífida
8. Ocorre em cerca de 1 em 150.000 nascidos vivos

Atresia congênita da orelha
1. AD
2. Envolvimento unilateral ou bilateral
3. Anormalidades da orelha média com anomalia do sétimo nervo
4. Hidrocefalia interna
5. Retardamento mental
6. Epilepsia
7. Atresia das coanas e fenda palatina

Disostose clidocraniana
1. AD
2. Clavícula ausente ou hipoplástica
3. Falha no fechamento das fontanelas
4. Perda auditiva neurossensorial

Doença de Crouzon (disostose craniofacial)
1. AD
2. Perda auditiva em 33% dos casos
3. Perda auditiva mista em alguns casos

4. Disostose craniofacial
5. Exoftalmia e estrabismo divergente
6. Nariz em bico de papagaio
7. Lábio superior curto
8. Prognatismo mandibular e maxilar pequeno
9. Hipertelorismo
10. Ocasional atresia do canal auditivo externo
11. Aumento congênito do osso esfenoide
12. Fechamento prematuro das linhas de sutura do crânio, levando às vezes ao retardamento mental

Síndrome de Engelmann (displasia diafisária)
1. AD recessiva
2. Perda auditiva mista progressiva
3. Espessamento cortical progressivo das regiões diafisárias dos ossos longos e do crânio

Síndrome da mão e audição
1. AD
2. Contraturas de flexão congênitas dos dedos e artelhos
3. Perda auditiva neurossensorial

Klippel-Feil (síndrome do brevicolo, Wildervanck)
1. AR ou dominante
2. A incidência é maior em indivíduos do sexo feminino
3. Perda auditiva neurossensorial associada a anomalias da orelha média
4. Pescoço curto em decorrência de fusão das vértebras cervicais
5. Espinha bífida
6. Atresia do conduto auditivo externo

Deformidade de Madelung (relacionada com a discondrosteose de Leri-Weill)
1. AD
2. Baixa estatura
3. Deslocamento da ulna e do cotovelo
4. Perda auditiva de condução secundária à malformação dos ossículos com membrana timpânica e conduto auditivo externo normais
5. Espinha bífida oculta
6. A razão entre indivíduos do sexo feminino e masculino é de 4:1

Síndrome de Marfan (aracnodactilia, ectopia do cristalino, surdez)
1. AD
2. Indivíduos altos e magros com longos dedos aracneiformes
3. Peito de pombo
4. Escoliose
5. Dedos em martelo
6. Perda auditiva mista

Síndrome de Mohr (síndrome orodigitofacial II)
1. AR
2. Perda auditiva de condução

3. Lábio leporino, elevação da arcada palatina
4. Língua nodular lobulada
5. Alargamento da base do nariz, língua com ponta bífida
6. Hipoplasia do corpo da mandíbula
7. Polidactilia e sindactilia

Osteopetrose (doença de Albers-Schonberg, doença do osso marmóreo)
1. AR (a rara transmissão dominante já foi descrita)
2. Perda auditiva mista ou de condução
3. Paralisia flutuante do nervo facial
4. Osso esclerótico e friável por falha de reabsorção da cartilagem calcificada
5. Eventual envolvimento dos II, V e VII pares cranianos
6. Atrofia óptica
7. Atresia dos seios paranasais
8. Atresia das coanas
9. Aumento da incidência de osteomielite
10. Forma disseminada: pode levar à obliteração da medula óssea, anemia grave e morte rápida
11. Possível hepatosplenomegalia

Síndrome otocervicofacial
1. AD
2. Depressão da base do nariz
3. Nariz fino e em protrusão
4. Rosto alongado e estreito
5. Maxilares e zigomas achatados
6. Orelhas proeminentes
7. Fístulas pré-auriculares
8. Músculos do pescoço maldesenvolvidos
9. Perda auditiva de condução

Síndrome otopalatodigital
1. AR
2. Perda auditiva de condução
3. Nanismo leve
4. Fenda palatina
5. Retardamento mental
6. Base nasal larga, hipertelorismo
7. Bossas frontais e occipitais
8. Mandíbula pequena
9. Baqueteamento dos dedos, dedos curtos e grossos
10. Orelhas pequenas posicionadas inferiormente
11. Escápulas aladas
12. Achatamento dos malares
13. Obliquidade dos olhos em direção inferior
14. Boca virada para baixo

Doença de Paget (osteíte deformante)
1. AD com penetrância variável
2. Perda auditiva principalmente neurossensorial, embora haja também perda auditiva mista

3. Envolvimento ocasional dos pares cranianos
4. Inicia-se habitualmente na meia-idade, envolvendo o crânio e os ossos longos das pernas
5. Osso endocondral (algo resistente a esta doença)

Síndrome de Pierre Robin (fenda palatina, micrognatismo e glossoptose)
1. AD com penetrância variável (talvez não seja hereditária, mas sim decorrente de agressão intrauterina)
2. Ocorre em 1 em 30.000 a 1 em 50.000 nascidos vivos
3. Glossoptose
4. Micrognatia
5. Fenda palatina (em 50% dos casos)
6. Perda auditiva mista
7. Malformação dos pavilhões auriculares
8. Retardamento mental
9. Mandíbula hipoplástica
10. Síndrome de Moebius
11. A estenose subglótica não é incomum
12. A aspiração é uma causa de morte comum

Doença de Pyle (displasia craniometafisária)
1. AD (menos frequentemente AR)
2. Perda auditiva de condução que pode começar em qualquer idade. É progressiva e secundária à fixação do estribo ou a outras anormalidades ossiculares. A perda auditiva mista também é possível.
3. Paralisia de nervos cranianos secundária ao estreitamento dos foramens
4. Aparência tortuosa dos ossos longos
5. Atresia das coanas
6. Prognatismo
7. Atrofia óptica
8. Obstrução dos seios e do duto lacrimal

Síndrome de Roaf
1. Não é hereditária
2. Descolamento da retina, catarata, miopia, coxa vara, cifoescoliose, retardo
3. Perda auditiva neurossensorial progressiva

Sinfalangismo proximal dominante e perda auditiva
1. Autossômica dominante
2. Ancilose das articulações interfalangianas proximais
3. Perda auditiva de condução precoce na vida

Síndrome de Treacher Collins (disostose mandibulofacial; síndrome de Franceschetti-Zwahlen-Klein)
1. AD ou agressão intrauterina
2. Fendas palpebrais antimongoloides com entalhe nas pálpebras inferiores
3. Malformação dos ossículos (o estribo é habitualmente normal)
4. Deformidade do pavilhão auricular, atresia do canal auditivo externo
5. Perda auditiva de condução
6. Fístulas pré-auriculares
7. Hipoplasia mandibular e malar

8. "Boca de peixe"
9. QI normal
10. Envolvimento habitualmente bilateral
11. Pode haver fenda palatina e lábio leporino
12. Interrupção no desenvolvimento embrionário durante a sexta à oitava semanas dá origem a estes achados

Síndrome de van Buchem (hiperostose cortical generalizada)
1. AR
2. Crescimento excessivo e osteosclerótico generalizado do esqueleto, envolvendo o crânio, a mandíbula, as costelas bem como os ossos longos e curtos
3. Paralisias de nervos cranianos devido à obstrução dos foramens
4. Aumento da fosfatase alcalina sérica
5. Perda auditiva neurossensorial progressiva

Síndrome de van der Hoeve (osteogênese imperfeita)
1. AD com expressividade variável
2. Ossos frágeis, ligamentos frouxos
3. Escleras azuis ou claras, face triangular, dentinogênese imperfeita
4. Observam-se em 60% dos casos escleras azuis e perda auditiva, mais frequentemente notadas após os 20 anos de idade. A perda auditiva é de condução e se deve à fixação do estribo por otosclerose. A perda auditiva também pode dever-se à fratura dos ossículos. (Alguns usam a expressão síndrome de van der Hoeve para descrever a osteogênese imperfeita com otosclerose; outros utilizam o termo como sinônimo de osteogênese imperfeita, haja ou não otosclerose.)
5. O defeito patológico básico é "uma atividade osteoblástica anormal"
6. Quando se opera um desses pacientes, é importante evitar a fratura do anel timpânico ou do processo longo da bigorna. Deve-se também ter em mente que a platina do estribo pode ser "flutuante"
7. A esclera pode ter um teor maior de mucopolissacarídios
8. Estes pacientes apresentam níveis séricos normais de cálcio, fósforo e fosfatase alcalina
9. Ocasionalmente, observa-se fragilidade capilar

SURDEZ HEREDITÁRIA CONGÊNITA ASSOCIADA A OUTRAS ANORMALIDADES

Neuromas do acústico (hereditários)
1. AD
2. Perda auditiva neurossensorial progressiva durante a segunda ou terceira décadas da vida
3. Ataxia, perda visual
4. Não há manchas café-com-leite

Síndrome de Alport (também descrita anteriormente)
1. AD
2. Nefrite e perda auditiva neurossensorial progressivas
3. Hematúria e proteinúria começando na segunda ou terceira décadas da vida
4. Os homens com esta doença habitualmente morrem com uremia por volta dos 30 anos. As mulheres são afetadas menos gravemente
5. Os rins são acometidos por glomerulonefrite crônica com infiltrado linfocítico interstcial e células espumosas

6. A perda auditiva neurossensorial progressiva tem início aos 10 anos de idade. Embora não seja considerada ligada ao sexo, a perda auditiva afeta quase todos os indivíduos do sexo masculino, mas nem todos os do feminino. Sob o aspecto histopatológico, observa-se a degeneração do órgão de Corti e da estria vascular
7. Catarata em esferofalera
8. Hipofunção do aparelho vestibular
9. Contribui com 1% dos casos de surdez hereditária

Síndrome de Alström
1. AR
2. Degeneração retiniana que leva à perda da visão
3. Diabetes, obesidade
4. Perda auditiva neurossensorial progressiva

Síndrome de Cockayne
1. AR
2. Nanismo
3. Retardamento mental
4. Atrofia da retina
5. Distúrbios motores
6. Perda auditiva neurossensorial bilateral progressiva

Cretinismo congênito (ver anteriormente)
O cretinismo congênito deve ser diferenciado da síndrome de Pendred.
1. Cerca de 35% apresentam-se com perda auditiva mista congênita (irreversível)
2. Bócio (hipotireoidiano)
3. Retardo físico e mental
4. Desenvolvimento anormal da pirâmide petrosa
5. Esta doença não é herdada de modo mendeliano específico. É restrita a certas localidades onde existe deficiência dietética

Síndrome de Duane
1. AD
2. Incapacidade de abduzir os olhos, retração do globo ocular
3. Estreitamento da fissura palpebral
4. Torcicolo
5. Costela cervical
6. Perda auditiva de condução

Síndrome da anemia de Fanconi
1. AR
2. Polegar ausente ou deformado
3. Outras malformações esqueléticas, cardíacas e renais
4. Aumento da pigmentação cutânea
5. Retardamento mental
6. Pancitopenia
7. Perda auditiva de condução

Distrofia corneana de Fehr
1. AR
2. Perdas visual e auditiva neurossensorial progressivas

Síndrome de Flynn-Aird
1. AD
2. Miopia, catarata e RP progressivas
3. Perda auditiva neurossensorial progressiva
4. Ataxia
5. Dores lancinantes nas articulações

Ataxia de Friedreich
1. AR
2. Início na infância de nistagmo, ataxia, atrofia óptica, hiper-reflexia e perda auditiva neurossensorial

Síndrome de Goldenhar (também descrita anteriormente)
1. AR
2. Dermoides epibulbares
3. Apêndices pré-auriculares
4. Fusão ou ausência das vértebras cervicais
5. Colobomas oculares
6. Perda auditiva de condução

Síndrome de Hallgren
1. AR
2. RP
3. Ataxia progressiva
4. Retardamento mental em 25%
5. Perda auditiva neurossensorial
6. Constitui cerca de 5% dos casos de surdez hereditária

Síndrome de Hermann
1. AD
2. Fotomioclonia e perda auditiva neurossensorial que surgem no final da infância ou na adolescência
3. Diabetes melito
4. Demência progressiva
5. Pielonefrite e glomerulonefrite

Síndrome de Hurler (gargulismo)
1. AR
2. Depósito de mucopolissacarídios anormais nos tecidos (quando depositados nos neutrófilos, os mucopolissacarídios são chamados corpos de Adler); a mucosa da orelha média tem grandes células espumosas em gárgula, positivas ao PAS
3. Sulfato de condroitina B e heparitina na urina
4. Proeminência da fronte com traços faciais grosseiros e implantação baixa das orelhas
5. Retardamento mental

6. Opacidades corneanas progressivas
   7. Hepatoesplenomegalia
   8. Perda auditiva mista
   9. Nanismo
   10. Armazenamento cerebral de três gangliosídeos: GM3, GM2 e GM1
   11. Deficiência de betagalactosídeos

Síndrome de Hunter

Os sinais são os mesmos que os da síndrome de Hurler, exceto por serem ligados ao sexo

Síndrome de Jervell e Lange-Nielsen (também descrita anteriormente)

   1. Autossômica recessiva
   2. Profunda perda auditiva neurossensorial bilateral (as altas frequências são mais gravemente comprometidas)
   3. Associada a doença cardíaca (prolongamento do intervalo QT no ECG) e doença de Stokes-Adams
   4. Síncope recorrente
   5. O desfecho é habitualmente fatal, com morte súbita
   6. Sob o aspecto histopatológico, nódulos PAS-positivos na cóclea

Síndrome de Laurence-Moon-Bardet-Biedl

   1. AR
   2. Nanismo
   3. Obesidade
   4. Hipogonadismo
   5. RP
   6. Retardamento mental
   7. Perda auditiva neurossensorial

Implantação baixa de orelhas malformadas e perda auditiva de condução (recessiva)

   1. AR
   2. Retardamento mental em 50%

Insuficiência mitral, fusão das articulações e perda auditiva (dominante)

   1. AD com penetrância variável
   2. Perda auditiva de condução, habitualmente devido à fixação do estribo
   3. Estreitamento do conduto auditivo externo
   4. Fusão das vértebras cervicais bem como dos ossos do carpo e tarso

Síndrome de Möbius (diplegia facial congênita)

   1. AD recessiva
   2. Diplegia facial
   3. Deformidades da orelha externa
   4. Oftalmoplegia
   5. Ocasional ausência das mãos e dos pés
   6. Retardamento mental
   7. Paralisia da língua
   8. Perda auditiva mista

Nariz em sela, miopia, catarata e perda auditiva (dominante)
1. AD
2. Nariz em sela
3. Miopia grave
4. Catarata juvenil
5. Perda auditiva neurossensorial progressiva, de gravidade moderada e início precoce

Síndrome de Norrie (também descrita anteriormente)
1. AR
2. Cegueira congênita devido a pseudotumor da retina
3. Perda auditiva neurossensorial progressiva em 30%

Síndrome de Pendred (também descrita anteriormente)
1. AR
2. Quantidade variável de perda auditiva bilateral secundária à atrofia do órgão de Corti. Observa-se frequentemente um audiograma em U
3. Os pacientes são eutireoidianos e desenvolvem bócio difuso por ocasião da puberdade. Acredita-se que a alteração metabólica seja um defeito da iodação da tirosina
4. Teste do perclorato positivo
5. O bócio é tratado com hormônio exógeno, para suprimir a secreção do hormônio estimulante da tireoide (TSH)
6. QI normal
7. Diferentemente do cretinismo congênito, a pirâmide petrosa óssea é bem-desenvolvida
8. Constitui 10% dos casos de surdez hereditária

Doença de Refsum (heredopatia atáxica polineuritiforme)
1. AR
2. RP
3. Polineuropatia
4. Ataxia
5. Perda auditiva neurossensorial
6. Comprometimento visual que começa habitualmente na segunda década de vida
7. Ictiose frequentemente presente
8. Níveis plasmáticos elevados de ácido fitânico
9. Etiologia: doença neuronal de armazenamento dos lipídios e polineuropatia hipertrófica

Anomalias renais, genitais e da orelha média (recessivas)
1. AR
2. Hipoplasia renal
3. Malformação dos órgãos genitais internos
4. Malformação da orelha média
5. Perda auditiva de condução moderada a grave

Síndrome de Richards-Rundel
1. AR
2. Deficiência mental
3. Hipogonadismo (diminuição do estrogênio urinário, pregnanodiol e 17-cetosteroides totais)
4. Ataxia

5. Nistagmo horizontal ao olhar fixo, bilateralmente
6. Perda auditiva neurossensorial com início durante a lactância
7. Depauperamento muscular durante a primeira infância e ausência de reflexos tendinosos profundos

Síndrome de Taylor
1. AR
2. Microtia ou anotia unilateral
3. Hipoplasia óssea facial unilateral
4. Perda auditiva de condução

Trissomia do 13 ao 15 (grupo D); síndrome de Patau
1. Orelhas de implantação baixa
2. Atresia dos condutos auditivos externos
3. Lábio leporino e fenda palatina
4. Colobomas das pálpebras
5. Micrognatismo
6. Fístula traqueoesofágica
7. Hemangiomas
8. Doença cardíaca congênita
9. Retardamento mental
10. Perda auditiva mista
11. Hipertelorismo
12. A incidência é de 0,45 em 1.000 nascidos vivos
13. Habitualmente, morrem na infância

Trissomia do 16 ao 18 (grupo E)
1. Orelhas de implantação baixa
2. Atresia do conduto externo
3. Micrognatismo, elevação da arcada palatina
4. Posição peculiar dos dedos
5. Occipício proeminente
6. Anomalias cardíacas
7. Hérnias
8. Peito de pombo
9. Perda auditiva mista
10. Incidência é de 0,25 em 1.000 a 2 em 1.000 nascidos vivos
11. Ptose
12. Habitualmente, morrem cedo

Trissomia do 21 ou 22 (síndrome de Down; trissomia G)
1. Um cromossomo 21 ou 22 extra
2. Retardamento mental
3. Baixa estatura
4. Braquicefalia
5. Occipício achatado
6. Olhos puxados
7. Epicanto
8. Estrabismo, nistagmo

9. Ocorre em associação com leucemia
10. Estenose subglótica não é incomum
11. Diminuição da pneumatização ou ausência dos seios frontais e esfenoidais
12. A incidência é de 1 em 600 nascidos vivos

Síndrome de Turner

1. Não é herdada e resulta de agressão intrauterina
2. Rebaixamento da linha de implante dos cabelos
3. Pescoço e dedos alados
4. Mamilos amplamente separados
5. XO; 80% negativos para cromatina sexual
6. Aplasia das gônadas
7. A incidência é de 1 em 5.000 nascidos vivos (a síndrome de Klinefelter é XXY)
8. Deformidades dos ossículos
9. Orelhas com implantação baixa
10. Perda auditiva mista
11. Lobos das orelhas grandes
12. Estatura baixa
13. Anormalidades cardíacas e renais
14. Alguns com hiposmia

Urticária, amiloidose, nefrite e perda auditiva (dominante)

1. AD
2. Urticária recorrente
3. Amiloidose
4. Perda auditiva neurossensorial progressiva devido à degeneração do órgão de Corti; ossificação da membrana basilar e degeneração do nervo coclear
5. Habitualmente, morrem em uremia

Síndrome de Usher (retinite pigmentar recessiva com surdez congênita grave) (também descrita anteriormente)

1. AR
2. RP que leva a perda visual progressiva. Em geral, o paciente fica completamente cego pela segunda ou terceira década de vida
3. Estes pacientes habitualmente nascem surdos em decorrência da atrofia do órgão de Corti. A audição de baixas frequências é possível em alguns pacientes
4. Ataxia e disfunção vestibular são comuns. A síndrome de Usher, entre as síndromes de surdez congênita, é a que mais provavelmente inclui sintomas vestibulares
5. Constitui 10% dos casos de surdez hereditária
6. Gorlin e colaboradores[4] classificaram a síndrome de Usher em quatro tipos:
    Tipo I: profunda surdez congênita com início de RP por volta dos 10 anos de idade; ausência de resposta vestibular; constitui 90% dos casos de síndrome de Usher
    Tipo II: surdez congênita moderada a grave com início de RP no final da adolescência ou aos 20 e poucos anos; resposta vestibular normal ou reduzida; constitui 10% dos casos
    Tipo III: perda progressiva da audição; RP tem início na puberdade; constitui menos de 1% dos casos (os tipos I, II e III são AR)
    Tipo IV: herança ligada ao X: o fenótipo é similar ao do tipo II

Síndrome de Well
1. Nefrite
2. Perda da audição
3. AD

DEFORMIDADES DAS ORELHAS MÉDIA E EXTERNA

As deformidades congênitas das orelhas média e externa já foram classificadas, mas esta classificação é menos comumente usada que a das anomalias de desenvolvimento da orelha interna.

Classe I
1. Pavilhão auricular normal em forma e tamanho
2. Mastoides e orelha média bem-arejadas
3. Anormalidades dos ossículos
4. O tipo mais comum

Classe II
1. Microtia
2. Conduto atrésico e ossículos anormais
3. Aeração normal da mastoide e orelha média

Classe III
1. Microtia
2. Canal atrésico e ossículos anormais
3. Orelha média e mastoide mal-arejadas
    a. A deformidade externa não necessariamente se correlaciona com a anormalidade da orelha média
    b. Pacientes com fixação congênita da platina têm as seguintes características que os diferenciam dos pacientes com otosclerose:
        i. Início na infância
        ii. O problema não é progressivo
        iii. História familiar negativa
        iv. Perda auditiva de condução de 50 a 60 dB em curva plana
        v. Ausência do entalhe de Carhart
        vi. Ausência do sinal de Schwartze

AVALIAÇÃO E ACONSELHAMENTO GENÉTICO

O aconselhamento genético deve ser feito de modo a fornecer aos pais informações sobre a etiologia da perda auditiva da criança e o padrão de herança esperado para qualquer distúrbio genético. É importante obter a história familiar detalhada. Uma história familiar positiva revela a existência de parentes que passaram a sofrer comprometimento da audição ou necessitaram de aparelhos auditivos antes dos 30 anos de idade. Deve-se interrogar acerca da presença de traços hereditários que possam estar associados a comprometimentos hereditários e sindrômicos da audição. Estes traços incluiriam a presença de topete branco, canície prematura, olhos de cores diferentes, anormalidades renais, cegueira noturna, hipermetropia grave, arritmias cardíacas na infância ou a morte cardíaca súbita de um parente.

Os dados audiológicos prévios, obtidos do paciente e de outros membros da família, devem ser revistos. A história médica pré, peri e pós-natal deve ser cuidadosamente revista e o paciente submetido a um exame físico completo. Devem-se procurar aspectos que correspondam a variantes do normal ou sejam dismórficos, já que fornecem pistas para as síndromes. A marcha e o equilíbrio devem ser observados, para avaliar o sistema vestibular.

Uma avaliação audiológica deve ser feita em todos os casos em que haja suspeita de comprometimento hereditário da audição. Para os lactentes e pacientes mais jovens, pode-se lançar mão dos testes eletrofisiológicos, como o potencial evocado auditivo do tronco encefálico (BERA), o reflexo estapediano e a emissão otoacústica (EOA). Um audiograma em forma de U ou de biscoito mordido deve alertar o clínico para possível perda auditiva hereditária. Os testes da função vestibular podem ser úteis no diagnóstico de pacientes com síndrome de Usher.

Conforme a história e os achados físicos, podem estar indicadas avaliações adicionais, como estudos laboratoriais e de imagem. Todas as crianças com diagnóstico de perda auditiva devem fazer um exame de urina para investigar a presença de proteinúria e hematúria. Outros testes devem ser solicitados conforme necessário. Por exemplo, os testes de função tireoidiana podem ser necessários na suspeita de síndrome de Pendred e um eletrocardiograma na suspeita da síndrome de Jervell e Lange-Nielsen. Outros estudos necessários consistem no eletrorretinograma e teste da descarga com perclorato.

Os estudos radiográficos devem ser solicitados conforme a avaliação feita caso a caso. Uma CT pode ajudar a visualizar anormalidades da cóclea, aberrações do canal auditivo e displasias cocleares. Uma RM intensificada com gadolínio é o estudo de escolha para os pacientes com história familiar de NF do tipo 2. A RM também é empregada quando a perda auditiva se mostra progressiva, mas a CT é normal. Ao final de uma avaliação extensa e às vezes dispendiosa, a etiologia específica da perda auditiva pode ainda continuar incerta.

O risco citado de recorrência em futuras gestações varia, para uma dada família que tem apenas uma criança com perda auditiva inexplicada, de 10 a 16%. Cada novo nascimento de uma criança com audição normal nesta família diminui a probabilidade de que o distúrbio tenha uma etiologia genética e, consequentemente, diminui o risco de recorrências. Do mesmo modo, se nascem na mesma família outras crianças com comprometimento auditivo, o risco de recorrência aumenta, pois a possibilidade de que a perda auditiva tenha um componente genético também se torna maior.

CONCLUSÃO

O diagnóstico, prognóstico e estimativa dos riscos de recorrência são componentes de uma avaliação genética completa das crianças com suspeita de perda auditiva hereditária. Deve-se buscar o diagnóstico preciso com a procura diligente de uma etiologia. A revisão dos dados clínicos e laboratoriais por um clínico com experiência no reconhecimento de padrões deve levar à identificação de uma síndrome ou um padrão familiar útil para prever o provável curso clínico do distúrbio. Um diagnóstico acurado também aumenta a precisão com que são feitas as estimativas do risco de recorrência. Os estudos futuros das bases genéticas da perda auditiva devem resultar em novas opções de tratamento, como terapia gênica, com a finalidade de promover a reabilitação auditiva destes pacientes.

Referências

1. Tamari M, Itkin P. Penicillin and syphilis of the ear. *Eye Ear Nose Throat Mon.* 1951;30:252, 301, 358.
2. Karmody C, Schuknecht HF. Deafness in congenital deafness. *Arch Otolaryngol.* 1966;83:18.
3. Morton NE. Genetic epidemiology of hearing impairment. *Ann NYAS.* 1991;630:16–31.
4. De Leenheer EM, Smith RJ, Cremers CW, *et al.*. The DFNA10 phenotype. *Ann Otol Rhinol Laryngol.* 2001 Sep;110(9):861–6.
5. Pennings RJE. Progression of low-frequency sensorineural hearing loss (DFNA6/14-WFS1). *Arch OtoHNS.* 2003;129:421–426.

6. Lesperance MM. Mutations in the Wolfram syndrome type-I gene (WFS1) define a clinical entity of dominant low-frequency sensorineural hearing loss. *Arch Oto HNS*. 2003; 129: 411–420.
7. Leenheer N: Autosomal dominant inherited hearing impairment caused by a missense mutation in COLA11A2 (DFNA13). *Arch Otolaryngol Head Neck Surg*. 2001 Jan;127(1): 13–7.
8. Loundon N. Usher syndrome and cochlear implantation. *Otol Neurotol*. 2003;24: 216–221.
9. Cosgrove D, Samuelson G, Pinnt J. Immunohistochemical localization of basement membrane collagens and associated proteins in the murine cochlea. *Hear Res*. 1996 Aug;97(1–2):54–65.
10. Merchant SN. Temporal bone histopathologic and genetic studies in Mohr-Tranebjaert Syndrome (DFN-1). *Otol Neurotol*. 2001;22: 506–511.
11. Stojkovic J. Sensorineural defaness in X-linked Charcot-Marie-Tooth disease with connexin 32 mutation (R142Q). *Neurology*. 1999;52: 1010–1014.
12. Scholtz. Goldendar syndrome: congenital hearing deficit of conductive or sensorineural origin? *Otology Neurotol*. 2001;22:501–505.
13. Edmonds JL and others. The otolaryngological manifestations of mitochondrial disease and the risk of neurodegeneration with infection. *Arch Otolaryngol HNS*. 2002;128:355–362.
14. Barbi M, Binda S, Caroppo S, et al.. A wider role for congenital cytomegalovirus infection in sensorineural hearing loss. *Pediatr Infect Dis J*. 2003 Jan;22(1):39–42.
15. Wiener-Vacher SR, Denise P, Narcey P, et al.. Vestibular function in children with the CHARGE association. *Arch Otolaryngol HNS*. 1999;125: 342–34.
16. Murray N, Tanaka J, Cameron D, et al.. Coronal computed tomography of the normal vestibular aqueduct in children and young adults. *Arch Otolaryngol HNS*. 2000;126:1351–1357.
17. Welling B and others. Sensorineural hearing loss after occlusion of the enlarged vestibular aqueduct. *Am J Otol*. 1999;20:338–343.

Bibliografia

Brookhouser PE, Grundfast KM. General sensorineural hearing loss. In: Cummings, ed. Pediatric Otolaryngology Head and Neck Surgery. 3rd ed, St. Louis, MO: Mosby; 1998.

Grundfast KM, Atwood JL, Chuong D. Genetics and molecular biology of deafness. *Otolaryngol Clin North Am*. 1999 Dec;32(6):1067–1088.

Jackler RK, Luxford WM, House WF. Congenital malformations of the inner ear: a classification based on embryogenesis. *Laryngoscope*. 1987;97: 2–14.

Implantes cocleares 6

A sensação auditiva eletricamente gerada pela excitação direta do nervo auditivo foi descrita pela primeira vez por Djourno e Eyries[1] em 1957. Tal observação estimulou William F. House a desenvolver um implante coclear de canal único e dar início ao primeiro ensaio clínico de âmbito nacional. Uma versão posterior deste dispositivo foi aprovada em 1984 pelo FDA para uso em adultos surdos. O primeiro implante em uma criança em idade pré-escolar deu-se em 1981.[2] Entre outros pesquisadores iniciais, estavam Simmons, Michaelson, os Horchmairs, Clark, Chouard e Eddington. Dispositivos de crescente sofisticação asseguraram aos implantes cocleares um lugar permanente no tratamento de alguns casos selecionados de crianças e adultos com perda auditiva grave a profunda.

Os implantes cocleares convertem a energia sonora mecânica em sinais elétricos que podem ser aplicados sobre o nervo coclear em pacientes surdos. Os elementos neurais residuais essenciais estimulados parecem ser as células ou os axônios do gânglio espiral. As células pilosas lesadas ou ausentes da cóclea não participam.[3]

SISTEMAS DE IMPLANTE COCLEAR

Os componentes essenciais de um implante coclear são:

Um microfone, que capta a informação acústica e a converte em sinais elétricos

Um processador de fala de uso externo, que processa o sinal conforme uma estratégia predefinida

Uma matriz de eletrodos implantada cirurgicamente na cóclea, em situação próxima ao nervo auditivo

Os sistemas de implante multicanal e multieletrodo são concebidos de modo a tirar vantagem da organização tonotópica da cóclea. O sinal de fala que chega é filtrado em um certo número de faixas de frequência, cada uma correspondendo a um determinado eletrodo na matriz. Os eletrodos na base da cóclea transferem a informação de alta frequência, e os próximos ao ápice transferem a informação de baixa frequência. Assim, os sistemas multicanal de implante coclear usam um código de posição, de modo a transferir a informação espectral do sinal de fala, e a codificar também as características distintivas da duração e intensidade da fala. O FDA aprovou três sistemas de implante coclear, disponibilizados comercialmente para uso em adultos e crianças (Nucleus, MedEl e Clarion). Diferentes abordagens têm sido empregadas para codificar a fala.

Estratégias para codificar a fala

1. Extração das características: extraem-se os aspectos-chave da fala, como a amplitude e frequência das formadoras vogais bem como a frequência fundamental dos sons articulados.
2. Amostragem intercalada contínua (CIS, na sigla em inglês):[4] o sinal da fala é filtrado em um número fixo de faixas, e o envelope da fala obtido e comprimido, para cada canal, na estreita faixa dinâmica da audição evocada eletricamente. Em cada ciclo de estimulação, uma série de pulsos digitais intercalados estimula rapidamente eletrodos consecutivos na matriz. A estratégia CIS é

concebida para preservar os detalhes temporais finos do sinal de fala mediante o emprego de estímulos pulsáteis de alta frequência.
3. Analógica: os filtros de estimulação analógica simultânea (EAS) comprimem o sinal de fala admitido para a apresentação simultânea aos correspondentes eletrodos bipolares intensificados. As amplitudes relativas da informação em cada canal e os detalhes temporais do formato da onda da fala total transmitem em cada canal a informação contida na fala.[5]

O sinal processado é amplificado e comprimido de modo a adaptar-se ao estreito espectro eletrodinâmico do ouvido. A faixa típica de resposta do ouvido surdo à estimulação elétrica é da ordem de 10 a 20 dB apenas e pode ser ainda menor nas frequências mais altas. A transmissão de sinais elétricos através da pele, desde a unidade externa até a matriz de eletrodos implantados, é mais comumente obtida pelo uso de indução eletromagnética ou transmissão de radiofrequência.

Novos desenvolvimentos no desenho dos eletrodos dos implantes cocleares

Novos arranjos da matriz de eletrodos internos vêm sendo introduzidos para uso com os processadores de fala recentes. As matrizes de eletrodos Nucleus Contour e Clarion HiFocus situam-se mais proximamente à parede do modíolo da cóclea. Como se supõe que as células do gânglio espiral são os locais estimulados pelos implantes cocleares, este posicionamento pode melhorar a especificidade espacial da estimulação e reduzir a corrente necessária para acionar os eletrodos.

SELEÇÃO DOS PACIENTES

Adultos

Adultos com surdez pós-linguagem que não obtiveram nenhum benefício com o uso de aparelhos auditivos são os beneficiários dos implantes cocleares mais prontamente identificados. Um período de experiência auditiva adequada para desenvolver a percepção e produção da fala normal bem como das habilidades linguísticas, antes do início da surdez, constituem inestimável pré-requisito. Adultos com perda auditiva pré-linguagem não são geralmente considerados bons candidatos para o implante coclear.[6] Entretanto, os adultos com surdez pré-linguagem submetidos a um processo educacional auditivo/oral podem obter significativo benefício.

Critérios para realizar um implante coclear em adultos
- Idade superior a 18 anos, não havendo limite máximo de idade (nosso paciente mais idoso tinha 92 anos)
- Perda auditiva grave a profunda bilateral
- Benefício mínimo com os aparelhos auditivos convencionais
- Contagens de reconhecimento de sentenças entre 40 e 50% durante o uso de aparelhos de surdez na potência máxima

Crianças

O implante coclear na população pediátrica é um processo complexo que combina tecnologia avançada e programas de reabilitação e educacionais para surdos.

Critérios para realizar um implante coclear em crianças
- Doze meses de idade
- Perda auditiva profunda bilateral para os pacientes de 12 a 18 meses de vida e grave a profunda para os maiores de 18 meses
- Pouco ou nenhum benefício com aparelhos auditivos, o que nas crianças com menos de 2 anos é documentado por um questionário aplicado aos pais; contagens de reconhecimento de palavras

inferiores a 30% em crianças com mais de 2 anos (O teste com aparelho de surdez é dispensado em crianças na pós-meningite com evidência radiográfica de ossificação intracoclear.)
- Ausência de contraindicações clínicas
- Alistamento em programa educacional que enfatize o desenvolvimento auditivo
- Suporte e expectativas familiares apropriados

AVALIAÇÃO DO PACIENTE

Avaliação audiológica

A avaliação audiológica, feita sem o aparelho auditivo e repetida com a amplificação convencional corretamente posicionada, é o principal modo de determinar a conveniência de um implante coclear. A avaliação audiológica inclui a mensuração dos limiares aos tons puros bem como um teste do reconhecimento de palavras e frases. As contagens de reconhecimento de fala durante o uso de aparelho auditivo são o determinante audiológico primário para a candidatura a um implante coclear em adultos. Para crianças muito pequenas ou que têm limitação em suas habilidades de linguagem, os questionários aplicados aos pais são usados para determinar o benefício do aparelho de surdez.

Avaliação clínica

Durante a avaliação clínica, a etiologia precisa da surdez nem sempre pode ser determinada, embora deva ser identificada sempre que possível. Entretanto, os elementos neurais auditivos estimuláveis estão quase sempre presentes, não importa a causa da surdez.[7] Duas exceções são a *deformidade de Michel*, em que há uma agenesia congênita da cóclea, e a *síndrome do conduto auditivo interno pequeno*, na qual pode haver ausência congênita do nervo coclear.

Uma avaliação radiológica deve ser realizada para determinar se a cóclea está presente e patente, bem como identificar deformidades cocleares congênitas. Imagens de TC de alta resolução, obtidas em seções finas, continuam sendo a técnica de primeira escolha para o estudo da cóclea.[8] A ossificação intracoclear, consequente a labirintites ossificantes, pode habitualmente ser demonstrada pela imagem da TC; entretanto, quando ocorre obliteração por tecidos moles após uma labirintite esclerosante, a TC pode não mostrar imagens da obstrução. Nestes casos, uma imagem por RM ponderada em T2 é um procedimento adjuvante eficaz, fornecendo uma informação adicional a respeito da patência da cóclea. O sinal endolinfa/perilinfa pode perder-se na labirintite esclerosante. A ossificação intracoclear não constitui contraindicação para o implante coclear, mas pode limitar o tipo de matriz de eletrodos e a profundidade com que a matriz pode ser introduzida no interior da cóclea. Malformações congênitas da cóclea não são provavelmente contraindicações ao implante de cóclea. Relatos de implantes bem-sucedidos em crianças com malformações do ouvido interno foram publicados.[9,10] A displasia do osso temporal também pode associar-se a um nervo facial anômalo, o que pode aumentar o risco cirúrgico.

A cirurgia de implante

A cirurgia é realizada sob anestesia geral endotraqueal com monitoração intraoperatória contínua do nervo facial.

1. A incisão da pele dá acesso ao processo mastóideo e proporciona uma cobertura para o pacote do implante (o autor prefere uma incisão retroauricular pequena e o posicionamento do pacote do implante em uma bolsa pericraniana).
2. Mastoidectomia. É feita uma mastoidectomia, deixando um retalho de osso cortical que permita a introdução do eletrodo.
3. O recesso facial é aberto. O recesso facial é limitado pela fossa da bigorna, pelo nervo corda do tímpano e pelo nervo facial.

4. A cocleostomia é realizada anterior e inferiormente à janela oval.
5. O eletrodo é inserido na escala timpânica da cóclea.
6. A cocleostomia é selada com tecido.

COMPLICAÇÕES

As complicações são infrequentes, podendo ser em grande parte evitadas pelo cuidadoso planejamento pré-operatório e meticulosa técnica cirúrgica.[11] Entre os problemas mais comumente encontrados, estão os associados à incisão, com o retalho pós-auricular e a lesão do nervo facial.[12]

- Paresia facial ou paralisia (rara) — medidas preventivas: monitoração do nervo facial, deixar uma cobertura óssea sobre o nervo facial enquanto se abre o recesso facial, evitar tocar o canal facial com o eixo da broca
- Infecção da ferida e deiscência do retalho — medidas preventivas: antibióticos, incisões cutâneas cuidadosamente planejadas e executadas
- Fístula liquórica — medidas preventivas: tamponar cuidadosamente a cocleostomia com um tecido selante
- Meningite

Meningite em recipientes de implante coclear

A meningite pós-implante era extremamente rara nos estudos iniciais sobre implantes cocleares. Entretanto, em 2002, um súbito aumento do número de casos de meningite pós-implante foi descrito na Europa e na América do Norte. Os fatores de risco identificados e relacionados com o aumento da incidência de meningite consistiam na pouca idade, displasia coclear, anormalidades do osso temporal e uso de um sistema de eletrodos dividido em duas partes. Estas observações levaram à retirada do mercado dos dispositivos de implante Clarion, que incorporavam um posicionador (uma cunha inserida junto ao eletrodo implantado e que pressionava o eletrodo contra a parede medial da cóclea, para facilitar a transmissão do sinal elétrico). Tem sido reafirmada a importância de tamponar cuidadosamente o local da cocleostomia com tecido mole, para prevenir a entrada de bactérias no ouvido interno e nos espaços intracranianos.[13,14] O FDA enfatiza a importância da vacinação contra a meningite como medida preventiva em todas as crianças com implantes cocleares. Após receberem o implante, as crianças devem ser monitoradas e prontamente tratadas se surgir qualquer infecção bacteriana.[15]

Resultados clínicos

Uma ampla variedade de novas habilidades vem sendo observada após a introdução dos novos sistemas de implante. Muitos receptores de implantes cocleares adquirem a capacidade de discriminar a fala sem indícios visuais e podem comunicar-se sem o benefício da leitura labial. São capazes de comunicar-se por telefone sem a necessidade de um código telefônico, ao passo que outros pacientes usam seus implantes apenas para restabelecer seu contato com o ambiente e intensificar sua capacidade de entender a fala. Esta variação dos níveis de desempenho pode relacionar-se a fatores biológicos e/ou cognitivos. Entretanto, demonstrou-se que a idade no momento do implante e a duração da surdez são os fatores preditivos mais significativos. É mais provável que os pacientes que recebem o implante quando jovens e após um período de privação auditiva menor obtenham níveis mais altos de desempenho. É previsível que a curta sobrevida do nervo auditivo ou a atrofia dos sistemas auditivos centrais se correlacionem com um mau desempenho, ao passo que um sistema nervoso auditivo mais intacto permite melhores resultados, desde que a prótese coclear seja bem-desenhada e ajustada.[16]

DESFECHOS EM PACIENTES PEDIÁTRICOS

A maior parte das crianças que recebe implantes cocleares atualmente tem perda auditiva congênita ou adquirida no período pré-linguagem. Elas devem usar o som fornecido pelo implante coclear para adquirir a percepção da fala, para a produção da fala e para desenvolver as habilidades da linguagem falada. Um dos fatores descritos como capazes de influenciar o benefício obtido por um implante coclear em crianças com surdez congênita é a idade em que a criança recebe o implante. Crianças que recebem o implante no segundo ano de vida têm melhor reconhecimento da palavra falada, quando comparadas com as que recebem seus implantes no terceiro ou quarto anos de vida.[17]

A melhora na percepção da fala é o benefício mais direto do implante coclear. Entretanto, as crianças também devem adquirir uma fala inteligível, se quiserem ter sucesso no mundo dos que ouvem. Já se demonstrou que a inteligibilidade da fala e as habilidades linguísticas das crianças que recebem implantes cocleares melhoram significativamente com o tempo[18, 19] e correlacionam-se significativamente com o desenvolvimento das habilidades auditivas.[20]

CONCLUSÕES

A maior parte dos adultos que ficaram surdos no período pós-linguagem adquire, com os implantes cocleares, um reconhecimento puramente auditivo das palavras e comunica-se eficazmente quando estes indícios auditivos se combinam com a leitura dos lábios. Os adultos que se saem melhor chegam a conversar fluentemente, sem a ajuda dos indícios fornecidos pela leitura dos lábios. Em crianças, demonstrou-se que os implantes cocleares promovem o desenvolvimento da destreza no falar e escutar, bem como o desenvolvimento de um sistema de linguagem falada superior ao que pode ser obtido apenas com o uso de aparelhos auditivos. As crianças que recebem implantes com pouca idade e usam a comunicação oral têm melhor prognóstico quanto ao desenvolvimento de fala inteligível e de habilidades de linguagem apropriadas à idade.

PONTOS IMPORTANTES RELACIONADOS AOS IMPLANTES COCLEARES

- Os implantes cocleares multicanal podem transmitir dados relativos às três dimensões do som: intensidade, tempo e frequência.
- Os adultos que ficam surdos no período pós linguagem, particularmente aqueles em que a surdez é de início recente, são os que mais previsivelmente receberão benefício dos implantes cocleares.
- Os adultos que ficaram surdos no período pré-linguagem não têm, como um grupo, um bom desempenho com os implantes cocleares. Entretanto, alguns adultos com surdez pré-linguagem são beneficiados pelo acompanhamento de um programa de treinamento oral.
- Cócleas ossificadas ou com deformação congênita (i. e., deformidade de Mondini) não contraindicam o implante coclear.
- É necessário um exame minucioso, feito com o aparelho auditivo após treinamento, para que se possa comparar o desempenho presente com o que se espera após o implante coclear.
- A abordagem cirúrgica-padrão faz-se através da mastoide e do recesso facial, para ganhar acesso à janela redonda.
- Em crianças, o ambiente educacional deve fornecer um ambiente auditivo, mas o modo de comunicação pode ser o de uma comunicação total, auditiva/aural ou de fala com indícios visuais.
- Estudos longitudinais detalhados demonstram agora claramente as melhoras da percepção e da produção da fala e do desenvolvimento da linguagem em crianças que ficaram surdas no período pré-linguagem.

AGRADECIMENTOS

Este trabalho recebeu auxílio parcial de dotações da NIH NIDCD RO1 CD00064, RO1 CD00423 e da Psi Iota Qui.

Referências

1. Djourno A, Eyries C. Prothese auditive par excitation electrique a distance du nerf sensoriel a l'aide d'un bobinage inclus a demeure. *Presse Med.* 1957;35:14.
2. Luxford WM, Brackmann DE. The history of cochlear implants. In: Gray RF, ed. *Cochlear Implants.* London, UK: Croom Helm; 1985:1–26.
3. Gates GA, Miyamoto RT. Cochlear implants. *NEJM.* 2003;349:421–423.
4. Wilson BS, Lawson DT, Finley CC, et al.. Coding strategies for multichannel cochlear prostheses. *Am J Otol.* 1991;12(Suppl 1):56–61.
5. Wilson BS, Sun X, Schatzer R, et al.. Representation of fine structure or fine frequency information with cochlear implants. In: Miyamoto RT, ed. *Cochlear Implants.* Amsterdam: Elsevier; 2004:3–6.
6. Waltzman SB, Cohen NL. Implantation of patients with prelingual long-term deafness. *Ann Otol Rhinol Laryngol.* 1999;108:84–87.
7. Hinojosa R, Marion M. Histopathology of profound sensorineural deafness. *Ann N Y Acad Sci.* 1983;405:459–484.
8. Yune HY, Miyamoto RT. Medical imaging in cochlear implant candidates. *Am J Otol.* 1991;12(Suppl):11–17.
9. Miyamoto RT, McConkey AJ, Myres WA, et al.. Cochlear implantation in the Mondini inner ear malformation. *Am J Otol.* 1986;7(4):258–261.
10. Tucci DL, Telian SA. Cochlear implantation in patients with cochlear malformations. *Arch Otolaryngol Head Neck Surg.* 1995;121:833–838.
11. Miyamoto RT, Young M, Myres WA, et al.. Complications of pediatric cochlear implantation. *Eur Arch Otolaryngol.* 1996;253:1–4.
12. Hoffman RA, Cohen NL. Complications of cochlear implant surgery. *Ann Otol Rhinol Laryngol.* 1995;104(Suppl 166):420–422.
13. Cohen NL, Roland JT, Marrinan M. Meningitis in cochlear implant recipients: the North American Experience. *Otol Neurotol.* 2004;25:275–281.
14. O'Donoghue G, Balkany T, Cohen N, et al.. Meningitis and cochlear implantation. *Otol Neurotol.* 2002;23:823–824.
15. Reefhuis J, Honein MA, Whitney CG, et al.. Risk of bacterial meningitis in children with cochlear implants. *NEJM.* 2003;349:435–445.
16. Kessler DK, Loeb GE, Barker MJ. Distribution of speech recognition results with the Clarion cochlear prosthesis. *Ann Otol Rhinol Laryngol.* 1995;104(Suppl 166):283–285.
17. Holt RF, Svirsky MA, Neuburger H, et al.. Age at implantation and communicative outcome in pediatric cochlear implant users: is younger always better? In: Miyamoto RT, ed. *Cochlear Implants.* Amsterdam: Elsevier; 2004:368–371.
18. Allen MC, Nikolopoulos TP, O'Donoghue GM. Speech intelligibility in children after cochlear implantation. *Am J Otol.* 1998;19:742–746.
19. Moog JS, Geers A. Speech and language acquisition in young children after cochlear implantation. *Otolaryngol Clin North Am.* 1999;32(6): 1127–1141.
20. Pisoni DB, Svirsky MA, Kirk KI, et al.. Looking at the "Stars" a first report on the intercorrelations among measures of speech perception, intelligibility and language development in pediatric cochlear implant users. Bloomington, IN: Indiana University; 1997:51–91.

Procedimentos cirúrgicos da base do crânio

O maior avanço do tratamento dos tumores benignos e malignos da cabeça e do pescoço provavelmente foi o desenvolvimento dos procedimentos cirúrgicos da base do crânio, os quais requerem as habilidades do otorrinolaringologista/cirurgião de cabeça e pescoço, bem como do neurocirurgião em uma abordagem pré-operatória planejada e bem-coordenada de forma a retirar tumores que se originam do trato respiratório-digestivo alto e do pescoço, invadem a calota craniana e chegam aos espaços intracranianos. Antes do desenvolvimento dos procedimentos cirúrgicos da base do crânio, os tumores malignos que invadiam esta região sempre eram considerados inoperáveis e quase sempre se mostravam fatais.

ANATOMIA[1-3]

O conhecimento preciso e detalhado sobre a anatomia da superfície interna do crânio e das estruturas intracranianas imediatas justapostas, assim como das estruturas da cabeça e do pescoço nestas mesmas regiões é essencial à execução segura dos procedimentos cirúrgicos na base do crânio.

Em geral, esses procedimentos cirúrgicos são agrupados de acordo com as fossas cranianas nas quais se pretende operar. Tais operações são classificadas em abordagens anterior, média e posterior (correspondentes às fossas cranianas que recebem os mesmos nomes), e central, esta última para ter ao acesso às lesões localizadas na linha média central, na região da sela túrcica e do clivo (*clivus*) e, finalmente, às estruturas situadas mais lateralmente na região do tronco cerebral e do bulbo, para as quais a abordagem passa pela massa lateral de C1, pelo côndilo occipital e pelo basioccipital (Fig. 7.1).

BASE ANTERIOR DO CRÂNIO

Os tetos orbitários, a fóvea etmoidal (*ethmoidalis*), o plano esfenoidal (*planum sphenoidale*) e a placa cribriforme constituem o assoalho ósseo da fossa craniana anterior. No lado intracraniano, os giros dos lobos frontais do cérebro ocupam a maior parte do assoalho desta fossa. Os giros oculares estão localizados em posição mais lateral, enquanto os giros retos encontram-se posicionados bem ao lado da linha média. Na superfície interna do giro reto, situa-se o bulbo olfatório, o qual envia filamentos olfatórios que atravessam a placa cribriforme. Em média, existem 43 forames olfatórios atravessando cada placa.[4] Uma camada de dura-máter circunda cada filamento olfatório à medida que descreve seu trajeto da região intracraniana à extracraniana.

Base anterior do crânio (fossa craniana anterior)

Anterior: crista frontal e parede posterior do seio frontal
Posterior: asa menor do osso esfenoide
Medial: placa cribriforme, que se estende ao longo da linha do plano esfenoidal até o tubérculo selar
Lateral: osso frontal
Superior: lobos frontais, bulbo olfatório e trato olfatório
Inferior: placas orbitárias do osso frontal, sendo a região medial do assoalho formada pelo teto do seio etmoide. A placa cribriforme é a porção mais delgada e permite a passagem do

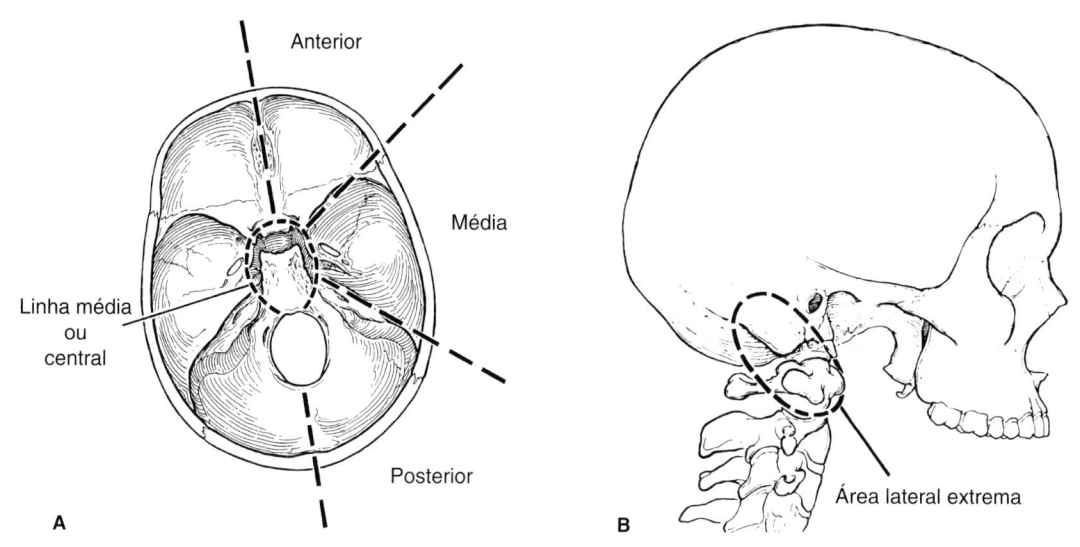

Fig. 7.1 **A.** Diagrama ilustrativo das várias regiões em que são realizadas operações na base do crânio. (*De Donald PJ: Presentation and preparation of patients with skull base lesions. In: Donald PJ, ed.: Surgery of the Skull Base. Philadelphia, PA: Lippincott-Raven; 1998: 74.*) **B.** Abordagem lateral extrema.

primeiro nervo craniano à fossa olfatória. A crista *galli* — uma lâmina óssea vertical — define a linha média.

FOSSAS CRANIANA MÉDIA E INFRATEMPORAL

A fossa infratemporal corresponde à área localizada exatamente abaixo da fossa temporal, na qual se localiza a maior parte do músculo temporal. O músculo temporal tem sua inserção no processo coronoide e estende-se por uma distância variável até o ramo mandibular situado abaixo. Como a parte distal do músculo temporal se estende sob o arco zigomático, ela forma a parede lateral da fossa infratemporal. O teto desta fossa corresponde ao assoalho da fossa craniana média.

A fossa craniana média abriga o lobo temporal do cérebro, cujo corno anterior se estende por uma distância variável sob o assoalho da fossa craniana anterior e abaixo da asa menor do esfenoide. Esta parte do lobo temporal se localiza bem ao lado do ápice orbitário. Medialmente, a fissura orbitária superior e o canal óptico penetram a parede anterior de tal fossa. A maior parte do assoalho da fossa craniana média é formada pelo osso temporal e apenas uma pequena parte pela asa menor do esfenoide. As duas pirâmides petrosas encontram-se medialmente em sua articulação com o corpo do osso esfenoide, aerado pelo seio esfenoidal e que tem uma endentação superior produzida pela sela túrcica.

As principais estruturas anatômicas do assoalho da fossa média são o gânglio gasseriano localizado no cavo de Meckel e o ramo mandibular do nervo trigêmeo, que emerge do forame oval. Pouco atrás desse forame, localiza-se o forame espinhoso, pelo qual passa a artéria meníngea média.

A artéria carótida interna (ACI) estende-se no eixo longitudinal da parte petrosa do osso temporal; entra no canal carótico pela superfície interna do osso circundado pelo anel fibroso, sobe em direção anterior até o hipotímpano e, em seguida, gira em direção anteromedial, bem como se estende em posição medial à tuba auditiva, na qual provoca uma endentação na sua parede posterior. A ACI passa sob o gânglio gasseriano, que repousa no assoalho da fossa média e está separado dela apenas por uma placa fina de osso. Em seguida, a artéria sobe e atravessa o forame lácero, começando seu trajeto serpiginoso através do seio cavernoso.

O seio cavernoso está localizado em posição lateral ao seio esfenoidal e é uma estrutura profusamente vascularizada, que contém vasos sanguíneos venosos e sinusoides vasculares. O terceiro, quarto e sexto nervos cranianos passam pelo seio cavernoso, os dois primeiros em uma dobra dupla da dura-máter em sua parede lateral e o último na adventícia esparsa da parede lateral da ACI (Fig. 7.2). Até algumas décadas atrás, essa região era considerada "terra de ninguém" pelo cirurgião, mas com as técnicas e os instrumentos modernos, é possível retirar lesões desta área, mesmo quando invadida por alguns carcinomas de cabeça e pescoço. Numerosas veias extracranianas e seios venosos durais intercomunicam-se no seio cavernoso. Os seios petrosos superior e inferior, localizados posteriormente, e o seio esfenoparietal, situado anteriormente, assim como as veias intercomunicantes, originadas dos hemisférios cerebrais anterior e médio, drenam para o seio cavernoso. O seio circular ao redor do pedículo hipofisário e o plexo basilar que atravessa o clivo conectam os dois seios cavernosos situados um de cada lado.

Fossa craniana média

Anterior: asas maior e menor do osso esfenoide. As asas esfenoidais estão separadas pela fissura orbitária superior
Posterior: parte petrosa do osso temporal
Medial: forame redondo (V_2) que se abre na fossa pterigopalatina
forame oval (V_3) que se abre na fossa infratemporal
forame espinhoso — artéria meníngea média
forame lacerado — um canal fibrocartilaginoso justaposto à ACI e formado pelo ápice petroso, pelo corpo do osso esfenoide e pelo basioccipital
Superior: lobo temporal

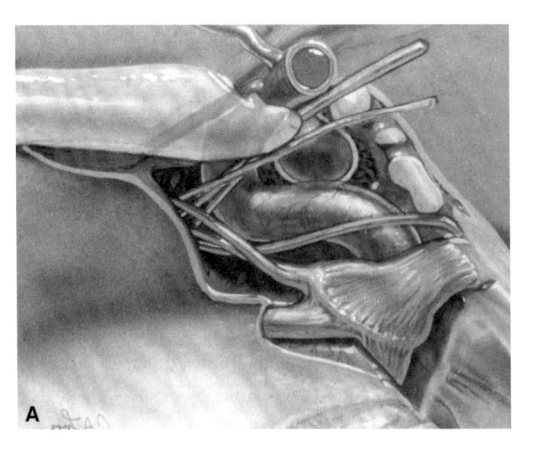

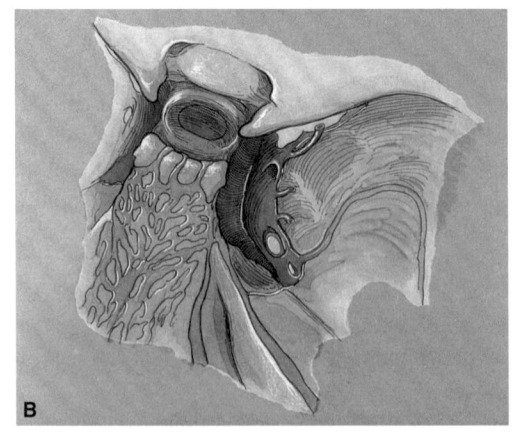

Fig. 7.2 **A.** Ilustração do seio cavernoso que demonstra os nervos cranianos e a artéria carótida interna. **B.** Conexões venosas com o seio cavernoso.

Inferior: medialmente, o assoalho é formado pela parte petrosa do osso temporal e pela asa maior do osso esfenoide. A superfície superior abriga a sela túrcica. O seio esfenoidal situa-se abaixo do seio cavernoso localizado lateralmente. Atrás do e em posição lateral ao seio esfenoidal, posiciona-se o gânglio trigêmeo situado no cavo de Meckel.

Junção craniocervical

Na base anterior do crânio, essa região é importante para as abordagens ao clivo e às áreas anteriores das vértebras cervicais superiores, mas também lateralmente na região da articulação atlantoccipital. Lateralmente, as estruturas importantes são as artérias vertebrais e o nervo hipoglosso (Fig. 7.3). Anteriormente, a fáscia basofaríngea tem suas inserções nos tubérculos faríngeos do clivo e posteriormente a ela está a fáscia temporal profunda (rígida) que recobre o esfenoide e os ramos occipitais que inervam o osso do clivo.

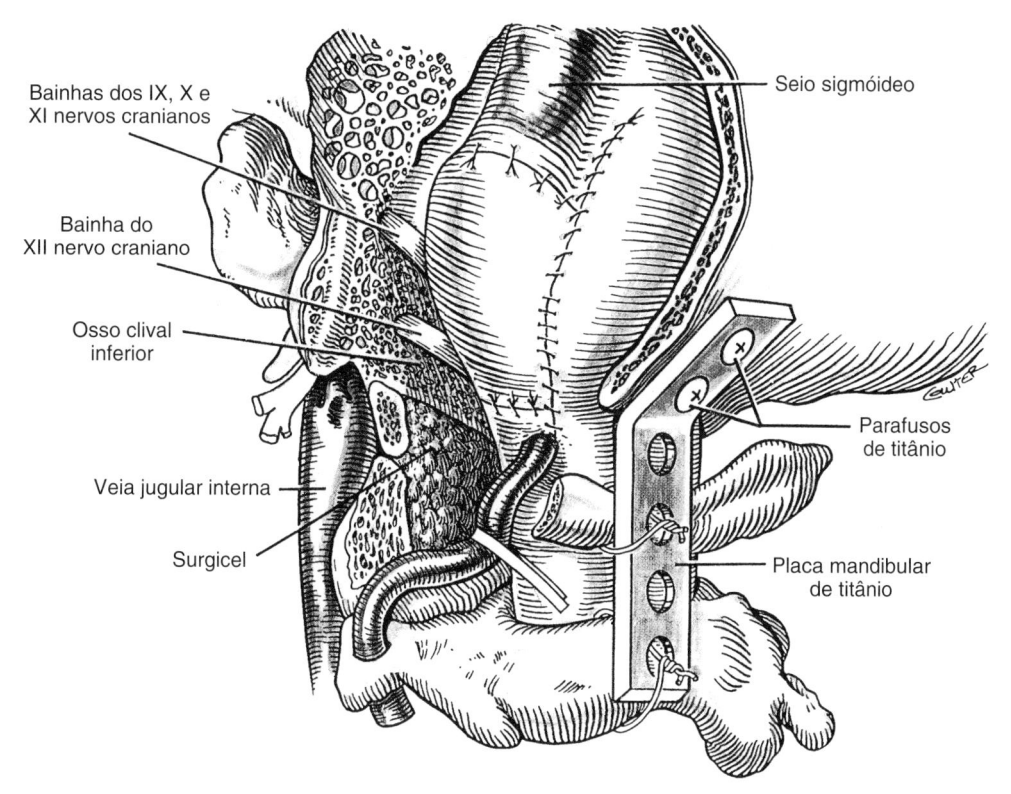

Fig. 7.3 Junção craniocervical, bem como posições da artéria vertebral e do nervo hipoglosso. Depois da ressecção de tumores extradurais, observar os nervos esqueletonizados dos forames hipoglosso e jugular, o bulbo jugular ocluído e a fixação com placa de titânio depois da ressecção completa do côndilo occipital. Tal fixação possibilita a realização de exames de imagem praticamente isentos de artefatos e mantém a distância normal entre o occipício e C1-C2. (*De Sen C, Sekhar L: Extreme lateral transcondylar and transjugular approaches. In: Sekhar L, Janecka I, eds.: Surgery of Cranial Base Tumors. Nova York, NY: Raven Press; 1993:397.*)

Fossa infratemporal

Esse espaço complexo está localizado abaixo da fossa craniana média e por trás da fissura infraorbitária. Em posição anteromedial à fossa infratemporal, as vias neurais dirigem-se ao forame pterigopalatino, que se abre para a nasofaringe.

Osso temporal

Os quatro componentes do osso temporal são:

1. Mastoide
2. Parte escamosa
3. Parte timpânica
4. Parte petrosa

A parte petrosa estende-se em direção anteromedial e tem sua base situada lateralmente. As três superfícies formadas estendem-se nas direções anterior, posterior e inferior.

Superfície posterior do osso temporal
1. Limitada superior e inferiormente pelos seios petrosos superior e inferior, respectivamente.
2. Na região intermediária de sua superfície, está o canal auditivo interno, que abriga o sétimo e oitavo nervos cranianos.
3. O duto endolinfático localiza-se na superfície posteroinferior do osso temporal. O aqueduto vestibular entra no osso temporal abaixo do opérculo e estende-se até a superfície inferior do vestíbulo.

Superfície inferior do osso temporal (lateral para medial)
1. Ponta da mastoide.
2. A crista digástrica estende-se sagitalmente em posição medial à ponta da mastoide e intercepta o forame mastóideo.
3. O processo estiloide situa-se à frente do forame estilomastóideo.
4. A fossa temporomandibular localiza-se diretamente à frente do processo estiloide.
5. O forame jugular está localizado em posição medial ao processo estilóideo.
   a. O compartimento medial contém os IX, X e XI nervos cranianos.
   b. O bulbo jugular situa-se no compartimento lateral. O canalículo mastóideo entra na parede lateral do forame jugular e permite a passagem do nervo de Arnold (um ramo do X nervo craniano).
6. O aqueduto coclear passa medialmente entre a fossa jugular e o canal carótico situado anteriormente.
7. O nervo de Jacobson (um ramo do IX nervo craniano) entra inferiormente na incisura entre os canais jugular e carótico no canalículo timpânico inferior.
8. O canal carótico está situado à frente do forame jugular e em posição medial ao processo estilóideo. Essa estrutura estende-se em direção superior até o ápice petroso e, em seguida, descreve um ângulo de 90° em direção anteromedial. Na parte anterior do ápice, a artéria carótida estende-se novamente em direção superior.
9. A espinha do esfenoide está situada à frente do segmento vertical do canal carótico.
10. A parte cartilaginosa da tuba auditiva começa em posição medial à espinha do esfenoide.
11. O canal hipoglosso localiza-se em posição medial e inferior ao forame jugular.
12. Os côndilos occipitais em forma de crescente estão situados em posição medial ao canal hipoglosso e formam a parede lateral do forame magno.
13. A sinostose basioccipital estabelece o limite anterior do forame magno.

Superfície anterossuperior do osso temporal

1. A eminência arqueada é um abaulamento existente na superfície superior do osso petroso que recobre o canal semicircular superior.
2. O hiato facial que abriga o nervo petroso superficial maior emerge em posição anteromedial à eminência arqueada.

Base posterior do crânio (fossa posterior)

Anterior: o ângulo superior da superfície posterior da crista petrosa forma o limite anterolateral da fossa; o tentório cerebelar e o seio petroso superior são ligados a este ângulo
Posterior: ossos occipital e parietal
Medial: forame magno, fossa vermiana, bem como crista e protuberância occipitais internas
Lateral: osso parietal
Superior: hemisfério cerebelar alojado nas fissuras occipitais inferiores
Inferior: fossa cerebelar, bem como forames jugular e hipoglosso

AVALIAÇÃO CLÍNICA

Anamnese e exame físico

A revisão dos prontuários preexistentes é absolutamente essencial. Os relatórios das operações pregressas, laudos da patologia, resultados dos outros exames laboratoriais e relatos dos exames clínicos realizados antes devem ser lidos detalhadamente.

Muitos processos patológicos diferentes afetam a região da base craniana. Neste capítulo, o foco da atenção está voltado principalmente para o tratamento dos tumores, especialmente cânceres. O tumor maligno que mais comumente invade a base do crânio é o carcinoma espinocelular, seguido de perto pelos adenocarcinomas, como o carcinoma adenocístico. Alguns desses tumores originam-se dos seios paranasais, mas uma porcentagem expressiva se origina principalmente da pele, glândulas parótidas, nasofaringe e orofaringe, bem como das órbitas. Esses tumores disseminam-se amplamente, razão pela qual os sinais e sintomas que produzem são relacionados ao câncer avançado nessas áreas. Como um dos mecanismos da disseminação intracraniana é a invasão por meio dos forames neurais, os sinais e sintomas relacionados aos nervos cranianos são muito comuns. Os sintomas mais comuns são a anosmia com os carcinomas nasais e paranasais avançados; cegueira ou diplopia com a invasão da órbita ou do seio cavernoso; parestesia facial com a invasão dos ramos do nervo trigêmeo e forame jugular; e sintomas como a disfagia e rouquidão.

Cefaleia não é uma queixa inicial comum, a menos que haja obstrução e infecção sinusais secundárias; em geral, esta queixa é referida apenas quando há o envolvimento difuso das estruturas intracranianas. Da mesma forma, raramente ocorre o extravasamento de líquido cefalorraquidiano (LCR) por ocasião da apresentação clínica. A dor facial é comparada à que ocorre na doença avançada dos seios paranasais ou a outros distúrbios da cabeça e do pescoço, a partir dos quais muitos destes tumores originam-se e estendem-se para dentro do crânio.

Trismo é comum nos casos em que há disseminação posterior dos cânceres sinusais ou dos carcinomas de faringe para dentro da região pterigóidea. Nestes casos, deve-se suspeitar de disseminação perineural do tumor ao longo do nervo V_3 através do forame oval.

EXAMES RADIOLÓGICOS

A avaliação radiológica deve incluir tomografia computadorizada (TC); ressonância magnética (RM); angiografia, possivelmente com a realização de um teste de oclusão por balão (TOB); TC por emissão de fótons simples (SPECT); e, finalmente, tomografia por emissão de pósitrons (PET), se houver necessidade. A PET é mais útil quando se mostra necessário investigar a existência de recidivas locais ou doença metastática a distância; é particularmente útil à diferenciação entre tumor e fibrose dos pacientes nos quais se suspeita de recidiva da doença. A RM e TC são essenciais em todos os casos. Esses exames devem ser realizados nos planos axial, coronal e sagital. O contraste gadolínio deve ser administrado, e os *softwares* para supressão da gordura devem ser utilizados (no caso da RM) quando for diferenciar entre gordura e tumor. A TC de cortes finos detecta erosões ósseas na maioria dos casos. A angiografia, TOB e SPECT deverão ser realizados apenas se, nos primeiros exames de imagem, houver suspeita de invasão das artérias carótidas. Os diferenciais de fluxo sanguíneo superiores a 92% entre os hemisférios cerebrais geralmente preveem que não ocorrerão acidentes vasculares encefálicos (AVE), se a artéria carótida interna for sacrificada. É importante ressaltar que, apesar da sofisticação dos nossos métodos modernos de exame de imagem, uma porcentagem significativa dos resultados é falsa positiva e falsa negativa.

É importante revisar o exame histopatológico de qualquer material obtido no passado. O exame do paciente anestesiado e as biopsias múltiplas possibilitam o exame patológico, assim como a definição dos limites infracranianos do tumor.

PREPARAÇÃO

Depois de concluir a avaliação pré-operatória, o paciente é apresentado à equipe multiprofissional especializada no tratamento dos tumores da base do crânio. O neurocirurgião, o cirurgião de cabeça e pescoço e o cirurgião plástico planejam os detalhes da operação e a ocasião em que cada qual deverá intervir. A primeira decisão é determinar a operabilidade do paciente. Os critérios gerais de inoperabilidade são (1) metástases a distância; (2) fragilidade do paciente; e (3) falta de cooperação ou relutância do paciente em submeter-se à operação. Os critérios relativos ao tumor são (1) invasão do tronco cerebral; (2) acometimento das duas artérias carótidas internas; (3) invasão dos dois seios cavernosos; (4) invasão de uma região cerebral que, se for retirada, não permite qualidade de vida satisfatória; e (5) invasão da medula espinhal. A invasão do quiasma óptico é uma contraindicação relativa, e, em geral, os pacientes preferem morrer a perder a visão bilateralmente.

O consentimento informado é uma tarefa demorada e tediosa, pois exige a discussão de todas as opções, as complicações possíveis e o prognóstico esperado.

A preparação para o procedimento cirúrgico geralmente requer a colocação de um tubo de traqueostomia, um dreno subaracnóideo lombar, suturas temporárias de tarsorrafia nas pálpebras, equipamento de monitoração vascular anestésica e, por fim, colocação de eletrodos no couro cabeludo para monitorar as ondas cerebrais durante o clampeamento da carótida (se houver necessidade de sacrificar uma das artérias carótidas internas). A cabeça do paciente deve ser posicionada sobre um apoio de cabeça de Mayfield, que possui o formato de uma ferradura.

OPERAÇÃO DA FOSSA ANTERIOR

Se a extensão da invasão cerebral colocar em dúvida a operabilidade do paciente, o neurocirurgião iniciará a operação com uma craniotomia anterior baixa. Na maioria dos casos, esta não é a situação, e o cirurgião de cabeça e pescoço é o primeiro a abordar o tumor. A maioria dos casos é abordada por rinotomia lateral (Fig. 7.4).[5] O cirurgião realiza uma osteotomia na parede maxilar anterior e, inicialmente, assinala os pontos de fixação das placas ósseas nos casos em que a osteossíntese deverá ser realizada ao final do procedimento (Fig. 7.5). A etmoidectomia e maxilectomia medial são realizadas nessa etapa e, ao mesmo tempo, o tumor é desbastado. O desbaste do tumor não significa que deva ser removido em fragmentos; por fim, o tumor será totalmente removido por uma abordagem *en bloc* modificada. Torna-se, então, possível ter uma excelente visão da parede posterior do maxilar, do

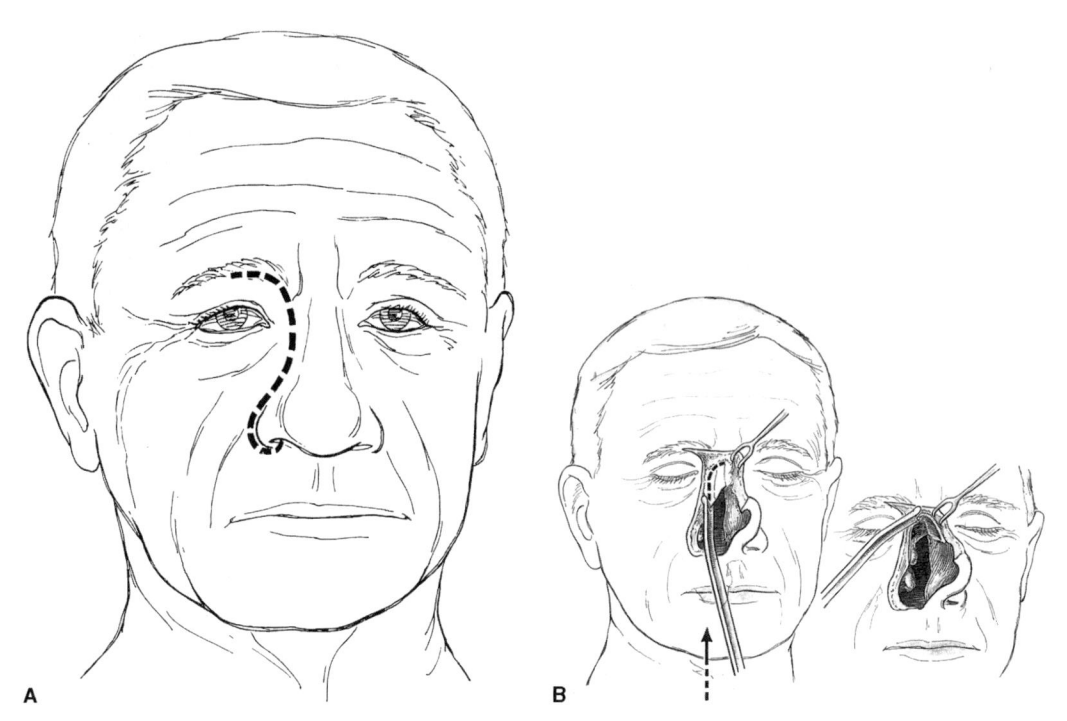

Fig. 7.4 **A.** Incisão cutânea para rinotomia lateral. (*De Donald PJ: Transfacial approach. In: Donald PJ, eds.: Surgery of the Skull Base. Philadelphia, PA: Lippincott-Raven; 1998:169.*). **B.** Um osteótomo curvo é usado para fazer a incisão óssea da rinotomia lateral. (*De Donald PJ: Transfacial approach. In: Donald PJ, eds.: Surgery of the Skull Base. Philadelphia, PA: Lippincott-Raven; 1998:169.*)

rostro esfenoidal, do clivo anterior e da nasofaringe. Se o tumor invadir a parede posterior, ela deverá ser retirada junto com uma margem de osso saudável. O espaço pterigomaxilar pode estar invadido, e, nestes casos, as placas pterigóideas devem ser perfuradas a broca e os tecidos moles retirados com margem de segurança. A invasão ampla da musculatura pterigóidea requer uma abordagem diferente mais complexa, que consiste na ressecção do ramo e côndilo da mandíbula.

A parede anterior do seio esfenoide também é perfurada a broca e removida. A invasão do assoalho do seio é retirada com uma broca. O interior do seio é exteriorizado por completo, de forma que seja possível remover qualquer vestígio do tumor (Fig. 7.6). Pequenas partes da parede lateral do seio esfenoide podem ser retiradas assim como áreas restritas do seio cavernoso medial, desde que estejam distantes da ACI. Nesta fase, a hemostasia é assegurada com gaze ou algodão hemostático.

Inferiormente, os músculos palatinos podem ser retirados. Se a parede lateral da nasofaringe estiver invadida pelo tumor, a tuba auditiva deverá ser retirada. Estando o canal ósseo invadido, a abordagem pela fossa média (infratemporal) deverá ser utilizada em um segundo procedimento cirúrgico.

Todos os tumores devem ser retirados com margens suficientes de tecidos normais circundantes, devendo as margens ser examinadas por cortes congelados. A única área em que ainda restarão resquícios do tumor é na parte extracraniana do assoalho da fossa anterior. Neste momento, começa a parte da operação a cargo do neurocirurgião.

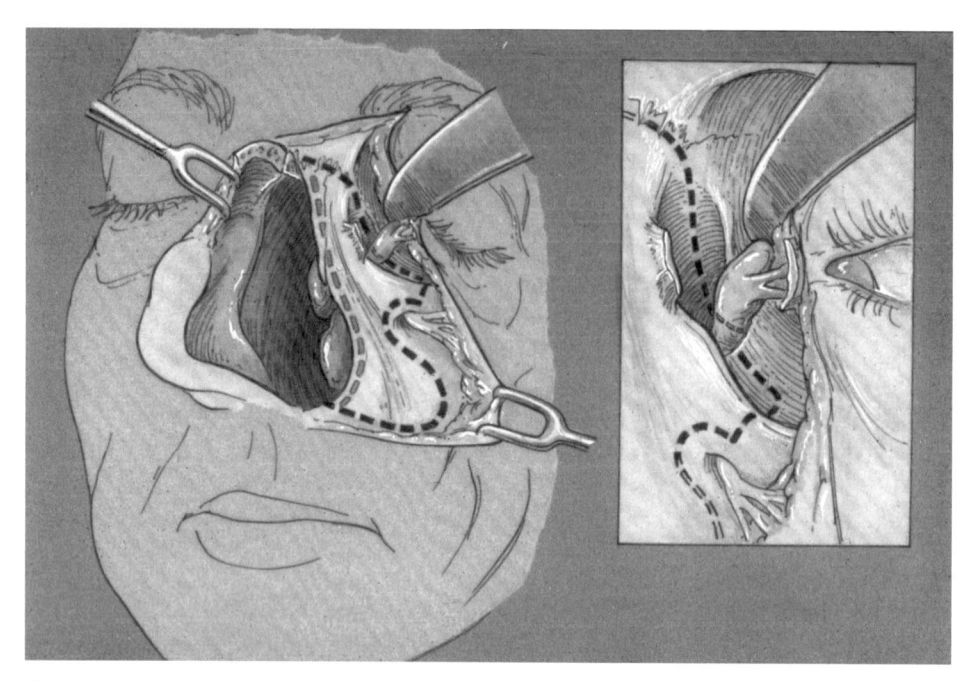

Fig. 7.5 Osteotomia maxilar anterior.

Um retalho bicoronal de couro cabeludo é levantado sem cortar o pericrânio. Quando o retalho de couro cabeludo for levantado, o couro cabeludo posterior à incisão inicial deverá ser elevado até onde seja necessário para formar um retalho pericraniano de comprimento adequado. O retalho pericraniano é formado por duas incisões paralelas no periósteo do calvário em um dos lados do crânio frontal, do mesmo comprimento do retalho de couro cabeludo acima da origem dos músculos temporais. Estas incisões são interconectadas no vértice posterior à incisão do couro cabeludo, e o retalho é descolado inferiormente até os supercílios, onde é pediculado sobre os vasos supraorbitários e supratrocleares (Fig. 7.7). Uma pequena craniotomia baixa deve ser realizada com dimensões suficientes para permitir a ressecção segura do tumor intracraniano. A dura-máter e o seio sagital superior devem ser dissecados e liberados, e o tumor intracraniano exposto. O tumor que invadiu a dura-máter é retirado com margem de cerca de 5 mm. Com a avaliação pré-operatória, todas as áreas suspeitas de invasão cerebral são demonstradas pela detecção de áreas de rarefação na RM, que representam um halo de necrose ao redor da invasão tumoral. O cérebro é retirado com margens da mesma largura da dura-máter, e o cirurgião faz verificações frequentes por meio de cortes de congelação. Felizmente, a invasão cerebral pelo tumor não é comum, porque a dura-máter oferece uma barreira resistente contra a penetração do câncer.

A delineação da circunferência do tumor que penetra o assoalho da fossa anterior é realizada superiormente pelo neurocirurgião e inferiormente pelo cirurgião de cabeça e pescoço. As margens ósseas são definidas claramente pela exenteração da cavidade deixada pela ressecção dos seios. À medida que o assoalho da fossa anterior é removido com margem de 5 a 10 mm, as estruturas vitais da superfície interna do cérebro devem ser protegidas pelo neurocirurgião (Fig. 7.8).

Depois que os repetidos cortes congelados confirmarem a ausência de malignidade, terá início a etapa de reconstrução. A dura-máter é substituída por fáscia temporal, fáscia *lata*, dura liofilizada ou pericárdio bovino. O retalho pericraniano é girado sob a reconstrução da dura-máter, colocado sobre

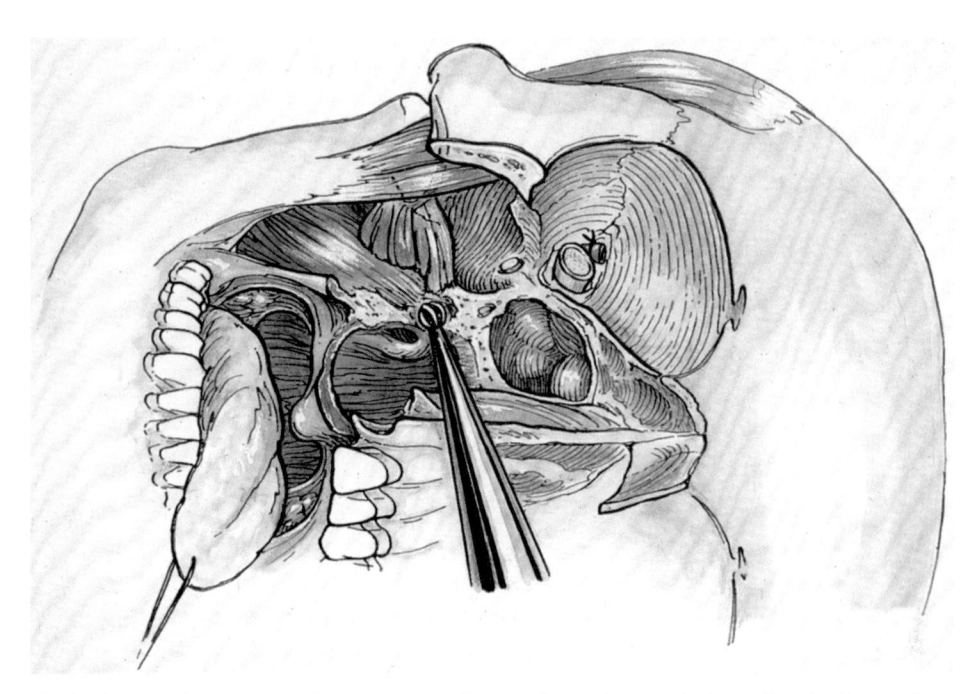

CAPÍTULO 7 / PROCEDIMENTOS CIRÚRGICOS DA BASE DO CRÂNIO

Fig. 7.6 Visão da parede posterior do espaço pterigomaxilar e da nasofaringe depois da maxilectomia da parede posterior. Nota: a broca desbasta as placas pterigóideas. (*De Donald PJ: Extended transfacial surgical approach. In: Donald PJ, ed.: Surgery of the Skull Base. Philadelphia, PA: Lippincott-Raven; 1998:299.*)

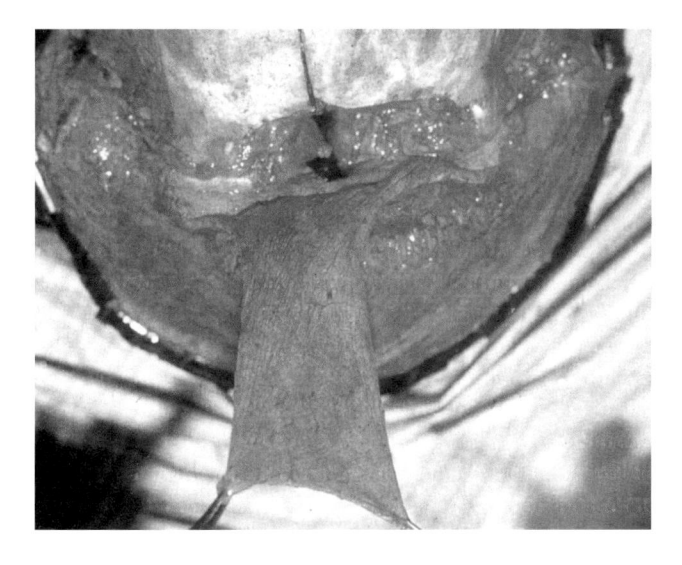

Fig. 7.7 Retalho pericraniano. (*De Donald PJ: Transfacial approach. In: Donald PJ, ed.: Surgery of the Skull Base. Philadelphia, PA: Lippincott-Raven; 1998:184.*)

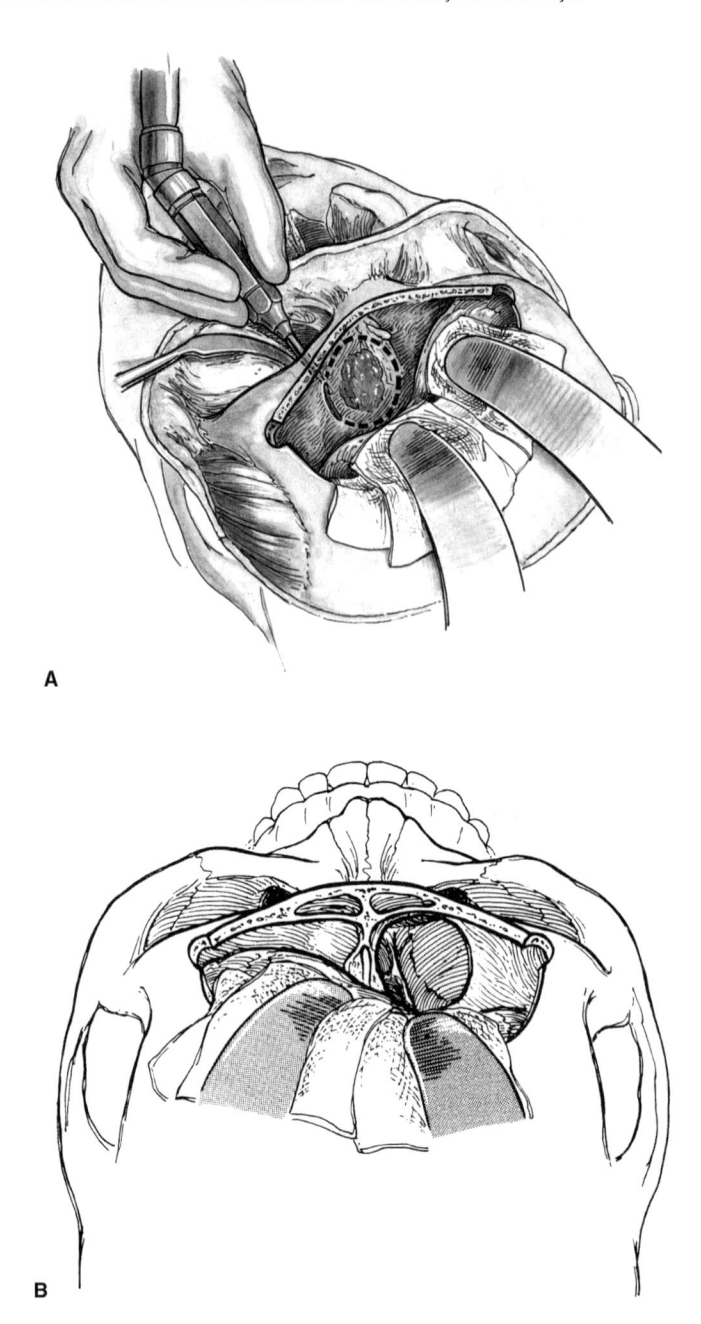

Fig. 7.8 A. O neurocirurgião protege o cérebro por cima, enquanto o cirurgião de cabeça e pescoço define a amplitude da ressecção óssea por baixo. (*De Donald PJ: Transfacial approach. In: Donald PJ, ed.: Surgery of the Skull Base. Philadelphia, PA: Lippincott-Raven; 1998:188*.) **B.** Falha após ressecção da fossa anterior para carcinoma de seios etmoides com invasão intracraniana.

QUADRO 7.1 ALGORITMO DE TRATAMENTO PARA A EXENTERAÇÃO/PRESERVAÇÃO ORBITÁRIA NOS CASOS DE INVASÃO DA ÓRBITA PELO CARCINOMA

	Malignidade		
	Bem-diferenciado	Maldiferenciado	Carcinoma espinocelular
1. Base da órbita	P	P	P
2. Periórbita	P	± P	P
3. Gordura orbitária	P	E	E
4. Músculos	E	E	E

P, preservação; E, exenteração.

a falha do assoalho da fossa anterior e interposto entre a dura-máter saudável (além da extremidade posterior da falha) e o assoalho da fossa anterior restante nesta região. A cavidade da exenteração é recoberta com enxerto cutâneo de espessura parcial, e a parede maxilar óssea previamente preservada é fixada no local por meio de miniplacas ou microplacas. Se o duto nasolacrimal tiver sido lesado durante a ressecção, o cirurgião deverá fazer uma dacriocistorrinostomia e introduzir um *stent* de Silastic pelo ponto lacrimal, passando pelo duto até a cavidade do nariz.

Se o tumor for mais extenso, será preciso realizar maxilectomia total. O cirurgião sempre deve tentar preservar a órbita. Se o bulbo ocular, ou o ápice orbitário, estiver invadido pelo câncer, a órbita precisará ser exenterada. Quando um tumor de grau avançado invade a periórbita, mas preserva a gordura orbitária ou os músculos oculares, o olho pode ser preservado. Com os tumores de baixo grau, mesmo o envolvimento dessas estruturas não significa necessariamente que o olho esteja ameaçado. O Quadro 7.1 descreve um algoritmo de tratamento com as indicações relativas da preservação e exenteração da órbita.

OPERAÇÃO DA FOSSA CRANIANA MÉDIA

Essa abordagem combina o acesso à fossa temporal, descrito originalmente por Fisch,[6] com uma pequena craniotomia baixa para acesso à fossa média. A incisão começa nas proximidades da linha média do calvário, cerca de 2 cm acima da linha do couro cabeludo. Inferiormente, essa incisão é realizada à frente da orelha para retirar tumores que se originam da parótida, dos seios paranasais ou da região superior do pescoço, ou, ainda, por trás da orelha nos casos em que for necessário retirar lesões originadas do osso temporal ou clivo. A incisão estende-se até a região superior do pescoço e é semelhante à incisão usada na parotidectomia (Fig. 7.9).[7] O retalho é levantado até uma linha vertical que se estende do nível do rebordo orbitário lateral superiormente até o ângulo da mandíbula inferiormente. O canal auditivo externo (CAE) é cortado em sua junção osteocartilaginosa. O retalho cutâneo é dissecado no mesmo plano usado no *lifting* facial até o rebordo orbitário e ângulo mandibular. O cirurgião deve ter o cuidado de evitar lesões dos nervos faciais, principalmente do ramo temporal. Essa estrutura pode ser evitada com a elevação de um retalho de fáscia temporal situada sob o ramo temporal, durante a elevação da pele. O tronco principal do nervo facial não é exposto.

A ACI e a veia jugular interna devem ser identificadas no pescoço e isoladas com alças vasculares. A seguir, o cirurgião faz uma incisão no pericrânio a cerca de 2 cm da margem do músculo temporal, e todo o corpo do músculo é dissecado das fossas temporal e infratemporal até sua inserção no processo coronoide da mandíbula (Fig. 7.10). O arco do zigoma e o côndilo da mandíbula são retirados. O côndilo deve ser descartado, mas o zigoma conservado para ser recolocado no final da operação (Fig. 7.11).

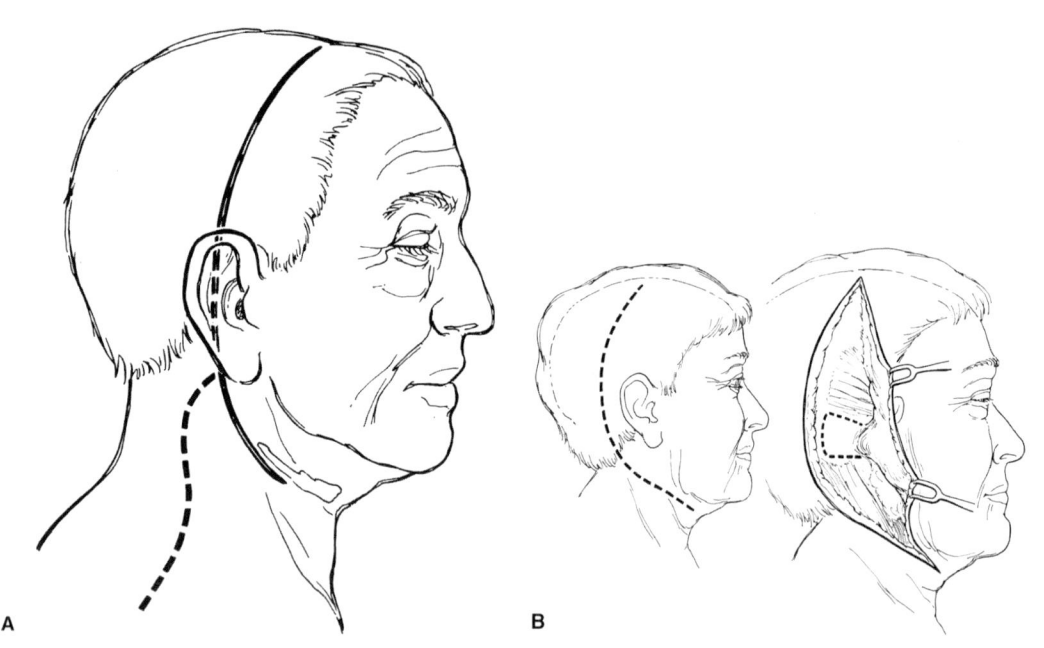

Fig. 7.9 Incisão para abordagem à fossa média (infratemporal). **A.** Marcação da linha da incisão. É necessário acrescentar uma incisão em S longo para a dissecção cervical. (*De Donald PJ: Craniofacial surgery for head and neck cancer. In: Johnson JT, Blitzer A, Ossoff RH, Thomas JR, eds. AAO-HNS Instructional Courses. Vol. 2. St. Louis, MO: CV Mosby; 1989:244, com autorização.*) **B.** Marcação da linha da incisão posterior. (*De Donald PJ: Infratemporal fossa-middle cranial fossa approach. In: Donald PJ, ed.: Surgery of the Skull Base. Philadelphia, PA: Lippincott-Raven; 1998:314.*)

Fig. 7.10 O músculo temporal foi levantado, mas a continuação da dissecção está impedida pela presença do arco zigomático. (*De Donald PJ: Infratemporal fossa-middle cranial fossa approach. In: Donald PJ, ed.: Surgery of the Skull Base. Philadelphia, PA: Lippincott-Raven; 1998:319.*)

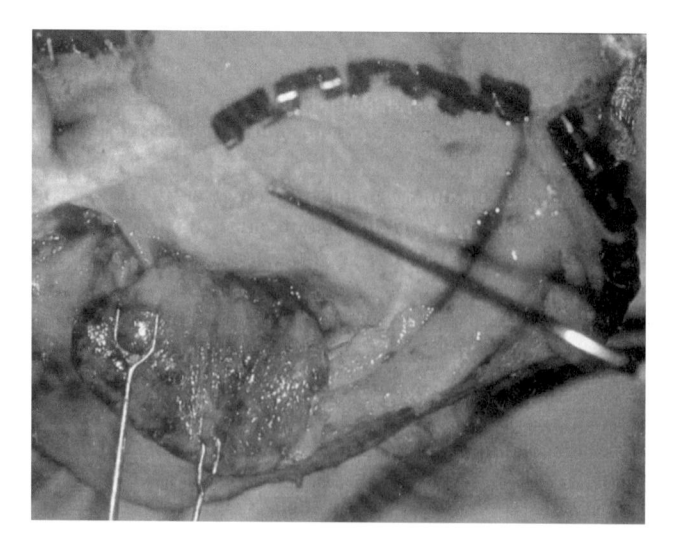

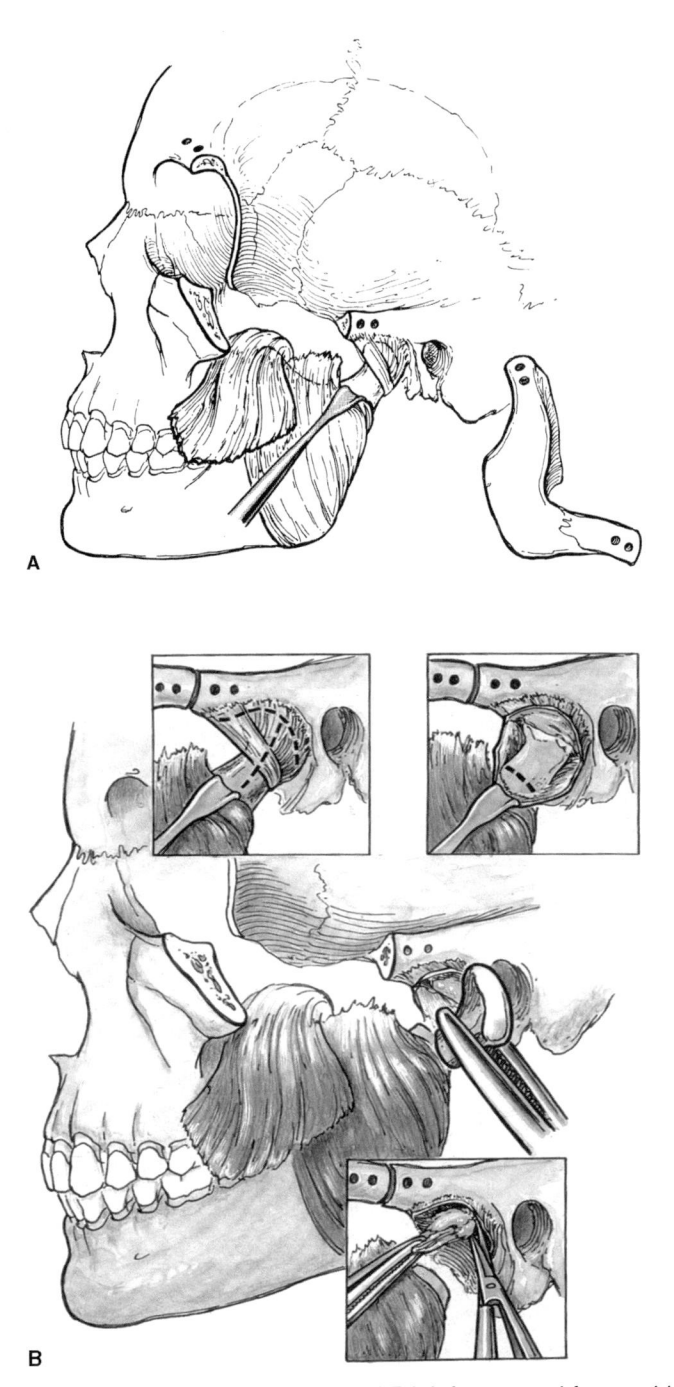

Fig. 7.11 **A.** A excisão óssea está concluída. (*De Donald PJ: Infratemporal fossa-middle cranial fossa approach. In: Donald PJ, ed.: Surgery of the Skull Base. Philadelphia, PA: Lippincott-Raven; 1998:324.*) **B.** Condilectomia: a parte lateral da cápsula da articulação temporomandibular encontra-se aberta e conectada ao colo mandibular, o qual é transeccionado, e o côndilo removido. O menisco e os tecidos moles conectados também são removidos. (*De Donald PJ: Infratemporal fossa-middle cranial fossa approach. In: Donald PJ, ed.: Surgery of the Skull Base. Philadelphia, PA: Lippincott-Raven; 1998:325.*)

O microscópio de dissecção é colocado no campo, e um retalho timpanomeatal levantado na pele do CAE. A orelha média é acessada anteriormente, e o orifício da tuba auditiva exposto. Com uma pequena broca cortante, o cirurgião faz incisões no anel timpânico nas posições de 2 h e 7 h, respectivamente. A incisão superior é direcionada para cima para dentro do osso da orelha média, atravessa o canal do tensor timpânico situado à frente do processo cocleariforme e entra na parte superior do protímpano, enquanto a incisão inferior é realizada no anel inferior através do hipotímpano até entrar no orifício da tuba auditiva em uma posição aproximada de 7 h. Em seguida, a parte óssea do conduto auditivo externo é cortada até o nível da dura-máter para dentro da parte escamosa do osso temporal situado acima e, depois, inferiormente por toda a espessura do conduto auditivo externo até a fossa glenóidea. Embora as incisões realizadas na parte óssea do CAE atravessem toda a sua espessura, as incisões da fossa glenóidea têm apenas 1 a 2 mm de espessura. A incisão da fossa glenóidea é efetuada na direção do forame espinhoso, onde a artéria meníngea média é ligada. A incisão do forame espinhoso é estendida até o forame oval e aprofundada até o nível da dura-máter da fossa média (Fig. 7.12). A incisão óssea atravessa o assoalho da fossa média e se estende até um nível situado logo acima das placas pterigóideas.

Neste ponto, o neurocirurgião continua a operação e realiza uma pequena craniotomia através da asa maior do osso esfenoide e da parte escamosa do osso temporal, interligando a incisão do CAE posteriormente até a área situada perto da base das placas pterigóideas anteriormente. A dura-máter é dissecada e liberada, e o retalho ósseo mobilizado (Fig. 7.13), o que produz uma fratura em "galho verde", de forma que o protímpano é fraturado transversalmente, e o CAE exposto no segmento em que produz uma endentação na parede posterior da parte óssea da tuba auditiva. Se o tumor estiver próximo ou invadir essa artéria, o vaso deverá ser dissecado e liberado do anel fibroso existente no orifício do canal carótico ao longo dos trajetos vertical e horizontal da artéria, em toda a extensão até o seio

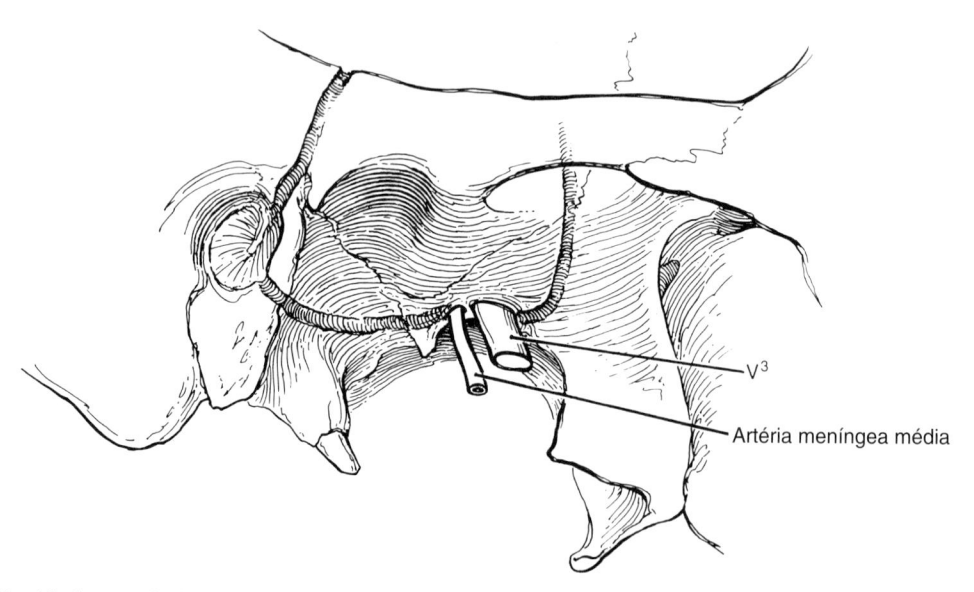

Fig. 7.12 Visão ampliada do segmento inferior da incisão que atravessa o conduto auditivo externo e a fossa glenóidea, bem como interliga os forames espinhoso e oval. (*De Donald PJ: Skull base surgery for sinus neoplasms. In: Donald PJ, Gluckman JL, Rice DH, eds.: The Sinuses. Nova York, NY: Raven Press; 1995:483.*)

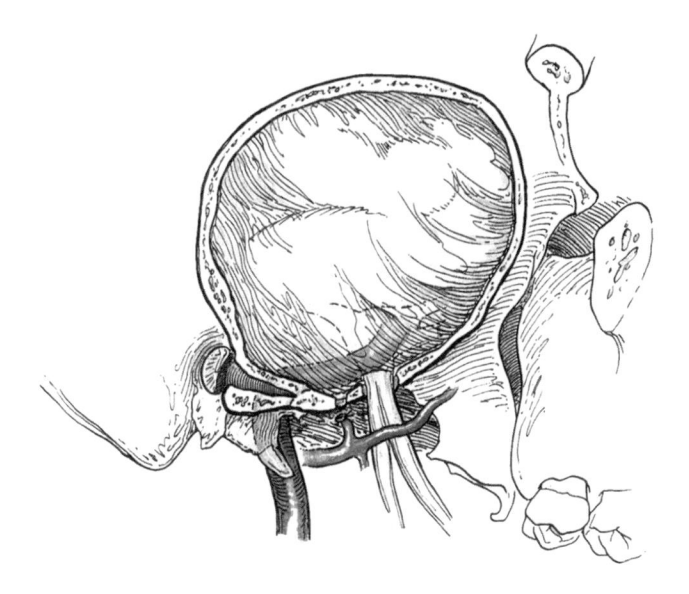

Fig. 7.13 O retalho foi retirado. Observar que o retalho ósseo foi fraturado através da tuba auditiva. (*De Donald PJ: Infratemporal fossa-middle cranial fossa approach. In: Donald PJ, ed.: Surgery of the Skull Base. Philadelphia, PA: Lippincott-Raven; 1998:330.*)

cavernoso. O tumor é retirado por uma abordagem *en bloc* modificada, com verificações frequentes por cortes congelados até que toda a lesão tenha sido retirada. A dura-máter e o encéfalo afetados são retirados, assim como o seio cavernoso e a ACI. Se estiver invadida pelo tumor, essa artéria deverá ser reparada por enxerto.

Abaixo do crânio, a tuba auditiva é removida, e a nasofaringe exposta. Como muitos desses tumores se originam na nasofaringe, a tuba por inteiro e parte do clivo precisam ser retiradas.

Depois da completa ressecção do tumor, a dura-máter é fechada com enxertos fasciais, e a nasofaringe isolada da cavidade intracraniana por um retalho de músculo temporal ou retalho livre, geralmente de músculo reto abdominal. O retalho ósseo da craniotomia e o arco zigomático são recolocados e fixados nas suas posições originais.

ABORDAGEM LATERAL EXTREMA

Em geral, a abordagem lateral extrema é reservada aos tumores que se originam do clivo ou da região posterossuperior do pescoço, ou que se estendem do osso temporal em direção posteroinferior. A incisão tem configuração de um "ponto de interrogação", que começa superiormente no occipício, estende-se ao redor da região retroauricular e desce até o segmento superior do pescoço (Fig. 7.14). Os músculos da base craniana posterior — trapézio, esplênio da cabeça, semiespinhal da cabeça e vastíssimo da cabeça — são separados do basioccipital, e a coluna cervical é exposta. A artéria vertebral é exposta, e os forames transversais da região afetada pelo tumor são identificados. O osso dos processos espinhosos é perfurado a broca, tendo o cuidado de não lesar a artéria vertebral. Se a artéria estiver invadida pelo tumor, geralmente não haverá risco em sacrificar este vaso sanguíneo. O teste de oclusão por balão e a SPECT pré-operatórios ajudam a confirmar a segurança da ressecção da referida artéria.

A artéria é mobilizada até o forame magno, e a articulação atlantoccipital exposta.[8] A massa lateral do atlas é perfurada pela broca, tendo em mente a posição da veia emissária occipital e do canal do hipoglosso. No mínimo, a metade da articulação pode ser removida sem desestabilizar a coluna vertebral.

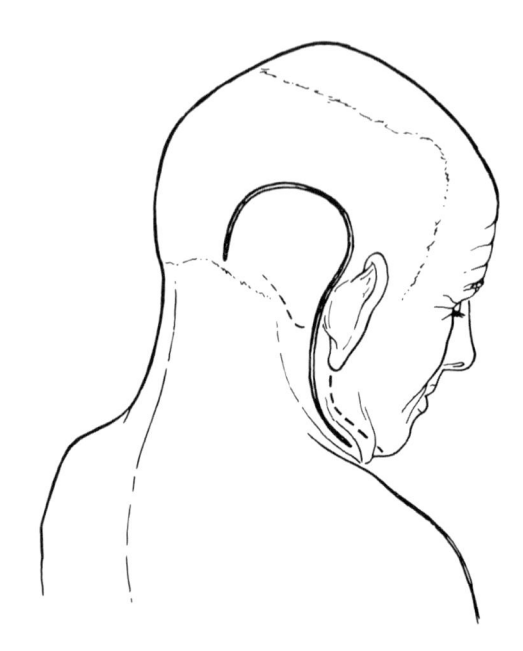

Fig. 7.14 A incisão em "ponto de interrogação" é realizada para a abordagem lateral extrema.

O neurocirurgião realiza a craniotomia occipital com amplitude suficiente para retirar o tumor. A ressecção pode estender-se até o osso temporal e ser necessário realizar uma mastoidectomia com exposição do bulbo jugular para englobar o tumor.

A fusão occipital-espinhal é uma decisão tomada pelo neurocirurgião com base na suposta instabilidade vertebral. A técnica mais comum para a estabilização da articulação atlantoccipital é colocar uma placa ao longo das lâminas das vértebras cervicais superiores e fixá-la ao occipício que não foi removido. A dura-máter é fechada primariamente ou com enxertos fasciais, o retalho de osso occipital recolocado na sua posição, os músculos aproximados, e a pele fechada.

ABORDAGENS AO CANAL AUDITIVO INTERNO, ÂNGULO CEREBELOPONTINO E BASE DO CRÂNIO

Cerca de 91% dos tumores do ângulo cerebelopontino (ACP) são schwannomas vestibulares; os 9% restantes consistem em tumores, como os meningiomas, cistos aracnóideos, colesteatomas, neuromas faciais e lesões metastáticas.[9] Em geral, os schwannomas vestibulares começam no canal auditivo interno (CAI), na junção entre as células de Schwann e os astrócitos. Esses tumores têm taxa média de crescimento de 1 a 2 mm por ano;[10] quando monitorados ao longo do tempo, cerca de 33% não apresentam crescimento.[11] A perda da audição geralmente tem início insidioso com progressão gradativa; contudo, 10 a 22% desses tumores causam a perda repentina da audição neurossensorial (PRANS).[12, 13] Nos pacientes com PRANS, a incidência dos schwannomas vestibulares é de 1,5%.[14] Até 70% dos pacientes com esses tumores queixam-se de zumbido. A função motora do nervo facial é resistente à compressão tumoral, mas 10% dos pacientes têm déficits sutis.[15] As fibras sensoriais são menos resistentes, e até 85% dos pacientes referem algum grau de hipoestesia (sinal de Hitzelberger).[16] A investigação diagnóstica dos schwannomas vestibulares foi modificada na última década em razão da sensibilidade e especificidade relativamente baixas do BERA, bem como redução dos custos e ampliação da disponibilidade da RM. Hoje, a RM com gadolínio é o exame diagnóstico inicial preferido.

O diagnóstico diferencial das lesões do ACP com base nos resultados da RM:

Tumor	T_1	T_1 – Gad	T_2
Schwannoma vestibular	Isointenso ou ligeiramente hipointenso	Intensificação marcante	Moderadamente hiperintenso
Meningioma	Isointenso ou ligeiramente hipointenso	Intensificação marcante	Hipointenso ou hiperintenso
Colesteatoma (epidermoide)	Hipointenso (variável)	Sem intensificação	Hiperintenso
Cisto aracnóideo	Hipointenso	Sem intensificação	Hiperintenso
Lipoma	Hiperintenso	Sem intensificação	Intermediário
Granuloma de colesterol	Hiperintenso	Sem intensificação	Hiperintenso

Existem três abordagens principais ao ACP e CAI, cada qual com vantagens e desvantagens.[17]

1. Abordagem translabiríntica
   a. Vantagens
      (1) Menos retração do cerebelo e redução da possibilidade de ocorrer atrofia cerebelar subsequente
      (2) Menor incidência de cefaleias pós-operatórias
      (3) Permite a visualização do nervo facial antes da dissecção do tumor
   b. Desvantagens
      (1) Incidência de fístulas de LCR em até 21% dos casos
      (2) Perda da audição restante
2. Abordagem retrossigmóidea
   a. Vantagens
      (1) Operação mais rápida
      (2) Preservação da audição em até 50% dos casos, quando os tumores têm menos de 2 cm
   b. Desvantagens
      (1) Incidência de cefaleias pós-operatórias de até 23%
      (2) Requer a retração do cerebelo e pode causar atrofia cerebelar subsequente
      (3) Incidência de fístulas de LCR entre 7 e 21% dos casos
      (4) Com os tumores maiores, a dissecção é realizada antes da identificação do nervo facial
3. Abordagem pela fossa craniana mediana
   a. Vantagens
      (1) Possibilidade de preservar a audição em 50 a 75% dos casos
      (2) Risco mínimo de fístula de LCR
   b. Desvantagens
      (1) Ligeiro aumento do risco de lesão do nervo facial, se o tumor se originar do nervo vestibular inferior
      (2) Requer algum grau de retração do lobo temporal, que pode aumentar os riscos dos pacientes idosos

Abordagem translabiríntica

Essa abordagem foi introduzida inicialmente por Panse em 1904, mas não se tornou uma operação padronizada até que foi reintroduzida por William House.[18]

Técnica
1. O cirurgião realiza uma incisão retroauricular curvilínea cerca de 3 cm atrás da dobra pós-auricular.
2. A mastoidectomia total é realizada.
3. O seio sigmóideo é esqueletonizado, e apenas uma camada finíssima de osso deixada como cobertura deste seio (ilha de Bill).
4. A dura-máter é exposta anteriormente e até 2 cm depois do seio sigmóideo, permitindo sua compressão para ampliar a exposição.
5. A labirintectomia total é realizada.
6. O CAI é esqueletonizado a 180°.
7. Todo o osso que recobre a dura-máter do seio sigmóideo até o poro acústico é removido assim como o osso que recobre a dura-máter da fossa mediana.
8. O bulbo jugular é esqueletonizado.
9. O segmento intralabiríntico do nervo facial é identificado junto com a crista vertical (barra de Bill) que separa este nervo do nervo vestibular superior na região mais lateral do CAI.
10. A dura-máter sobre o CAI e a fossa posterior são incisadas.
11. A dura-máter que recobre o nervo vestibular junto com o tumor é rebatida e afastada do nervo facial.
12. O desbaste do tumor é iniciado com um cautério bipolar, *laser* de CO_2 ou aspirador cirúrgico ultrassônico Cavitron (CUSA) e por microdissecção.
13. O epitímpano é preenchido com fáscia temporal.
14. Os tratos abertos das câmaras aéreas são fechados com cera óssea.
15. A cavidade mastóidea é circundada por gordura abdominal.
16. A incisão é fechada em três camadas.
17. O curativo compressivo é aplicado e mantido por 5 dias.

Abordagem transótica

A abordagem transótica descrita por Fisch é uma modificação da abordagem translabiríntica.[19] Essa técnica permite exposição mais ampla à frente do CAI e reduz o risco de formação de fístulas de LCR no pós-operatório. Além das etapas descritas para a operação translabiríntica, os seguintes componentes são acrescentados:

Técnica
1. Ressecção completa da pele do CAE medial e da membrana timpânica.
2. Eversão da pele do CAE lateral e fechamento por sutura.
3. Fechamento completo do CAE em duas camadas, com um enxerto periósteo pediculado anterior elevado a partir do córtex da mastoide.
4. Ressecção da parede do canal auditivo posterior até o nervo facial.
5. Perfuração da cóclea a broca e esqueletonização do CAI anteriormente, o que amplia a esqueletonização circunferencial do CAI de 180° com a abordagem translabiríntica para 300° com essa técnica.
6. Fechamento da tuba auditiva por inversão da mucosa e obstrução do orifício com um pedaço de músculo e o estribo.

Abordagem à fossa média

Essa abordagem é reservada aos tumores intracanaliculares pequenos, quando se pretende preservar a audição. São outras indicações a descompressão do nervo facial, a secção do nervo vestibular, como parte da ressecção total do osso temporal, e para ter acesso ao ápice petroso.

Técnica

1. O cirurgião faz uma incisão em S longo, que se estende da dobra pré-auricular na direção do vértice.
2. O músculo temporal é separado verticalmente e afastado para expor a parte escamosa do osso temporal.
3. Criação de uma janela óssea de 4 x 4 cm com uma broca cortante, começando no nível da raiz do zigoma. Dois terços dessa janela ficam localizados à frente do plano vertical do CAE e um terço por trás dele.
4. Elevação extradural do lobo temporal e sua retração com um afastador para a fossa média. O forame espinhoso que contém a artéria meníngea média é o limite anterior da exposição.
5. *Blue line*, o canal semicircular superior sob a eminência arqueada.
6. O CAI está localizado dentro do plano meatal, formado por um ângulo de 60° à frente do canal semicircular superior.
7. O CAI é esqueletonizado a 180° sobre a superfície posterior do canal até o poro acústico situado posteriormente.
8. O nervo facial é identificado em seus segmentos geniculado e intralabiríntico. O nervo petroso superficial maior pode ser acompanhado em seu trajeto posterior, que passa pelo hiato facial e chega ao gânglio geniculado. A "barra de Bill" — crista vertical — separa o nervo facial situado anteriormente do nervo vestibular posterior localizado posteriormente.
9. O tumor é dissecado e liberado do nervo facial.
10. A cera óssea é aplicada em todas as câmaras aéreas expostas.
11. A fáscia temporal é aplicada sobre o canal auditivo interno.
12. O retalho ósseo é recolocado no crânio, e o músculo temporal assim como o couro cabeludo reaproximados.

Abordagem retrossigmóidea

Essa abordagem é a modificação moderna da operação suboccipital, no passado a abordagem neurocirúrgica tradicional em grande parte do século XX. Tal modificação envolve a realização de craniectomia mais anterior e a criação de uma janela menor.

Técnica

1. O paciente é colocado na posição lateral de três quartos (ou banco de parque) com a cabeça recostada em um apoio de cabeça de Mayfield.
2. A incisão em S longo é realizada 4 cm atrás da dobra pós-auricular.
3. O cirurgião faz uma craniotomia de 4 x 4 cm imediatamente atrás do seio sigmóideo.
4. Um retalho de dura-máter é criado e afastado.
5. A aracnoide é incisada, e o LCR drenado a partir da cisterna magna.
6. O cerebelo é coberto com um cotonoide e afastado posteriormente com um afastador de lâmina reta.
7. Em tal etapa, o ACP pode ser visualizado.
8. Neste ponto, o tumor pode ser retirado, o nervo vestibular cortado ou o nervo facial ou vestibular descomprimido.
9. O tumor é desbastado com um cautério bipolar, aspirador ultrassônico Cavitron ou *laser* de CO_2.
10. Depois de conseguir a exposição suficiente do segmento posterior do osso petroso, e o opérculo estiver exposto, a dura-máter que recobre o CAI é incisada e levantada.
11. O CAI é esqueletonizado em direção posterossuperior.
12. O opérculo é um ponto de referência importante, que define o ponto de entrada do duto endolinfático.

13. A manutenção da dissecção em posição anteromedial ao duto endolinfático, enquanto se tem acesso ao CAI, reduz o risco de perfuração do labirinto com surdez subsequente.
14. Em geral, é possível retirar sem riscos até 7 mm de osso da superfície medial do canal auditivo interno.
15. Depois de identificar o nervo facial, o restante do tumor é dissecado, bem como liberado do nervo e removido.
16. Todas as câmaras aéreas expostas são fechadas com cera óssea.
17. A fáscia é colocada sobre o canal auditivo interno.
18. O retalho de dura-máter sobre o ACP é fechado.
19. A falha produzida pela craniotomia é preenchida com lascas de osso ou o cirurgião realiza uma cranioplastia com cimento de hidroxiapatita, e a ferida é fechada.

Abordagem retrolabiríntica

Descrita originalmente por Hitselberger e Pulec, em 1972, para cortar o V nervo craniano, a utilização dessa abordagem foi ampliada.[20] Hoje, sua utilização limita-se à secção do nervo vestibular e ao tratamento do espasmo hemifacial por descompressão microvascular. Existem pouquíssimas vantagens em usar tal abordagem, sendo a principal desvantagem a exposição mais limitada.

Técnica
1. O cirurgião faz uma incisão pós-auricular e cria um retalho em camadas.
2. A mastoidectomia cortical é realizada.
3. A dura-máter é esqueletonizada ao longo da fossa posterior e superiormente ao longo da dura-máter da fossa média.
4. O nervo facial, o labirinto e o estribo são identificados.
5. O seio sigmóideo é decorticado, e as câmaras aéreas retrossigmóideas removidas para expor a dura-máter retrossigmóidea.
6. Um retalho de dura-máter é produzido em paralelo ao seio sigmóideo (por trás do saco endolinfático) até o nível do seio petroso superior.
7. O cerebelo é afastado, e a aracnoide incisada para expor o complexo formado pelos VII e VIII nervos cranianos.
8. O nervo vestibular é seccionado ou sua descompressão realizada.
9. O tumor é removido ou o nervo cortado.
10. A ferida é fechada com suturas de fio de seda aplicadas na dura-máter; a gordura abdominal pode ser utilizada para fechar a falha cirúrgica antes do fechamento em camadas.

O ÁPICE PETROSO

A investigação diagnóstica dos pacientes com doenças do ápice petroso deve incluir a consideração de lesões que afetam o clivo, a hipófise, a nasofaringe, o esfenoide, o osso temporal e as meninges.

Lesões do ápice petroso
1. Colesteatoma
   a. Tem sua origem no forame lacerado a partir dos elementos epiteliais incluídos embrionariamente na bolsa de Sessel da flexura cefálica do embrião
   b. Cerca de 94% dos pacientes apresentam perda da audição
2. Mucocele
3. Tumor metastático

4. Tumor mesenquimal (condroma)
5. Osteomielite, inclusive otite externa maligna e mastoidite
6. Tumor do clivo (cordoma)
7. Tumor glômico
8. Tumores nasofaríngeos
9. Meningioma
10. Neurinoma (do trigêmeo ou do acústico)
11. Aneurisma da ACI
12. Lesões do seio cavernoso
13. Granuloma de colesterol
14. Histiocitose X

Sintomas

1. Neuropatia craniana
   a. III, IV, V, VI, VII e VIII nervos cranianos
   b. Síndrome do forame jugular com lesão dos IX, X e XI nervos
   c. Forame hipoglosso do XII
2. Cefaleia (em geral, retro-orbitária ou no vértice)
3. Zumbido, perda da audição
4. Disfunção da tuba auditiva; efusão profusa
5. Meningite
6. Síndrome de Gradenigo (otorreia, paralisia do reto lateral, dor trigeminal)

Avaliação

1. Audiometria
2. TC contrastada com janelas para densidade óssea
3. RM com gadolínio
4. Arteriografia, inclusive arteriografia de subtração digital

Objetivos do tratamento cirúrgico

1. Assegurar a exposição ou permitir acesso fácil para exteriorização.
2. Preservar a audição restante.
3. Preservar a função facial.
4. Preservar a ACI.
5. Proteger o tronco cerebral.
6. Evitar extravasamento de LCR.

Abordagens operatórias

1. Fossa craniana média
2. Retrossigmóidea
3. Transesfenóidea
4. Transcoclear
5. Fossa infratemporal
6. Infracoclear

Abordagem transcoclear

Essa abordagem[21] possibilita o acesso à base craniana medial ao poro acústico e anterior ao ápice petroso, bem como ao tronco cerebral.

Técnica

1. O cirurgião faz uma incisão pós-auricular ampliada.
2. A mastoidectomia cortical é realizada.
3. O nervo facial é esqueletonizado desde o forame estilomastóideo até o gânglio geniculado.
4. Os ossos que cobrem a dura-máter da fossa posterior, o seio sigmóideo e a dura-máter da fossa média são removidos.
5. A labirintectomia é realizada.
6. Os nervos corda do tímpano e petroso superficial maior são cortados, e o nervo facial afastado para trás.
7. O estribo e a bigorna são retirados, e a cóclea perfurada a broca.
8. A dissecção é limitada anteriormente pela artéria carótida, superiormente pelo seio petroso superior, inferiormente pelo bulbo jugular e posteriormente pelo seio sigmóideo; o limite medial é o ápice petroso pouco abaixo do cavo de Meckel.
9. Depois da ressecção do tumor, a ferida pode ser preenchida com gordura obtida de outros locais e fechada em camadas.

Abordagem pela fossa infratemporal

Fisch descreveu três abordagens ou modificações:[22]

Tipo A: acesso ao osso temporal (compartimentos infralabiríntico e apical, bem como superfície inferior)
Tipo B: acesso ao clivo
Tipo C: acesso à região parasselar e nasofaringe

Indicações

TIPO A

1. Tumores glômicos
2. Carcinoma cístico adenóideo, carcinoma de células acinares e carcinoma mucoepidermóideo
3. Carcinoma espinocelular
4. Colesteatoma
5. Neurinomas (IX e X nervos cranianos)
6. Meningioma
7. Rabdomiossarcoma, mixoma e teratoma

TIPO B

1. Cordoma
2. Condroma
3. Carcinoma espinocelular
4. Cistos dermoides e epidermoides
5. Meningioma, craniofaringioma, plasmocitoma, cisto aracnóideo e fístulas craniofaríngeas

TIPO C

1. Carcinoma espinocelular (ineficácia da radioterapia)
2. Carcinoadenoma cístico que se desenvolve em torno da tuba auditiva
3. Angiofibroma nasofaríngeo juvenil avançado

Técnica

Existem algumas modificações das abordagens à fossa infratemporal. A técnica descrita adiante é a abordagem utilizada pelos autores.

1. O cirurgião faz uma incisão em C, que começa na região temporal, estende-se por 4 cm por trás da orelha e, em seguida, desce pelo pescoço.
2. O retalho com base anterior expõe a parótida e a região cervical.
3. O CAE é cortado na junção osteocartilaginosa.
4. A dissecção cervical expõe os IX, X, XI e XII nervos cranianos, a ACI e a veia jugular interna (VJI).
5. O VII nervo craniano é identificado no forame estilomastóideo.
6. A mastoidectomia ampla é realizada; a ponta do mastoide, o CAE ósseo por inteiro e as estruturas da orelha média são removidos.
7. O VII nervo craniano é retirado do seu canal e transferido para a frente.
8. O côndilo mandibular, ou todo o ramo da mandíbula, é mobilizado para a frente de forma a expor a fossa glenóidea.
9. O trajeto da ACI é acompanhado desde o pescoço, ao longo da base do crânio e abaixo do labirinto até a região proximal ao seio cavernoso.
10. A dura-máter que recobre as fossas posterior e mediana é exposta e aberta para retirar a extensão intracraniana do tumor.
11. O labirinto e a cóclea podem ser sacrificados para expor o canal auditivo interno, o ápice petroso, o clivo e o tronco cerebral anterior.
12. O cirurgião pode usar gordura abdominal para preencher a ferida ou, depois de retirar o tumor, pode-se utilizar um retalho de fáscia-músculo temporal com base anterior para preencher a falha.
13. Por fim, a ferida é fechada em camadas e um curativo compressivo aplicado.

Complicações das operações da fossa infratemporal
1. Colapso circulatório, arritmia cardíaca e hemorragia
2. Meningite
3. Extravasamento de LCR
4. Deiscência da ferida
5. Edema cerebral
6. Hidrocefalia
7. Neuropatia craniana
8. Aspiração, disfunção da fala e distúrbios da deglutição
9. Surdez
10. Paralisia facial
11. Depressão e distúrbios psicológicos

Essas abordagens à fossa infratemporal são mais eficazes para remover os tumores glômicos.

TUMORES GLÔMICOS

Os tumores glômicos pertencem à família dos paragangliomas e têm as seguintes características:

1. Originam-se das células neuroectócrinas normais encontradas na adventícia do bulbo jugular ou ao longo do nervo de Jacobson ou Arnold.
2. O início é insidioso.
3. Os primeiros sintomas consistem em défice da audição, zumbido pulsátil, instabilidade da marcha ou vertigem típica.
4. Os sintomas tardios são causados por neuropatias de outros nervos cranianos, como os V, VI, VII, IX, X, XI e XII. Os VII e X nervos cranianos são afetados mais comumente.
5. Os tumores glômicos podem estar associados (1 a 5%) a uma síndrome paraneoplásica causada pela secreção de catecolaminas vasoativas e/ou outros neuropeptídios, como a serotonina.[23]

6. Cerca de 3 a 10% têm origem sincrônica ou multicêntrica.[24, 25]
7. Os tumores glômicos são as neoplasias que afetam mais comumente a orelha média.
8. A predisposição familiar é evidente, sendo a maioria dos pacientes do sexo feminino (razão aproximada de 5:1).
9. É raro encontrar alterações metastáticas (3 a 4%).[26, 27]
10. A radioterapia produz efeitos variáveis nas células desse tumor, geralmente considerado radiorresistente.

Classificação dos tumores glômicos

Fisch[28]

Tipo A: tumores limitados ao espaço da orelha média
Tipo B: tumores limitados à mastoide e orelha média; não há invasão intralabiríntica
Tipo C: tumores que se estendem até a região infralabiríntica do osso temporal e ao ápice petroso
Tipo D: tumores com menos de 2 cm de diâmetro em sua extensão intracraniana

Glasscock/Jackson[29]

1. Glomo (*glomus*) timpânico
   a. Pequena massa limitada ao promontório
   b. Tumor que preenche inteiramente o espaço da orelha média
   c. Tumor que preenche a orelha média com extensão à mastoide, ou atravessa a membrana timpânica de forma a preencher o CAE; também pode estender-se ao CAI
2. Glomo jugular
   a. Tumores pequenos do bulbo jugular, da orelha média e da mastoide
   b. Tumor com extensão por baixo do CAI; pode haver disseminação intracraniana
   c. Tumor com extensão para o ápice petroso; pode haver disseminação intracraniana
   d. Tumor com extensão além do ápice petroso até o clivo ou a fossa infratemporal; pode haver disseminação intracraniana

Avaliação

1. Exame físico, incluindo:
   a. Exame neurológico completo
   b. Avaliação otomicroscópica
2. Investigação laboratorial, incluindo:
   a. Dosagens do ácido vanililmandélico, da metanefrina e da normetanefrina na urina de 24 h
   b. Hemograma completo
3. Audiograma
4. Exames radiológicos, incluindo:
   a. TC
      (1) Resolução de densidades para diferenciar os tipos de tumor
      (2) Delineamento de janela óssea adequada e detecção de destruição tumoral
   b. Arteriografia
      (1) Definir os vasos nutrientes primários e subordinados
      (2) Determinar as dimensões relativas e a extensão do tumor
      (3) O enchimento contralateral ocorre quando se aplica compressão cruzada
      (4) Identificar tumores múltiplos

c. RM com gadolínio
   (1) Na ausência de janelas ósseas, as massas de tecidos moles ficam bem-delineadas
   (2) Identificar ausência de fluxo por meio do exame do plano vascular

Tratamento

O tratamento primário é a ressecção cirúrgica de toda a massa tumoral, o que pode ser conseguido por meio de uma ou várias operações. A embolização tem sido utilizada para reduzir a irrigação sanguínea desses tumores. A radioterapia pode ser aplicada como modalidade coadjuvante, mas não se deve esperar que leve à cura.

LESÕES DO CLIVO

Essas lesões frequentemente apresentam um padrão de crescimento insidioso, até que comprimem estruturas neurais ou vasculares localizadas em tal região. O diagnóstico diferencial das lesões clivais inclui:

1. Cordoma
2. Meningioma
3. Neuroma
4. Craniofaringioma
5. Condrossarcoma
6. Neoplasia do tronco cerebral

A RM e TC não são utilizadas comumente, mas podem ser usadas na avaliação da progressão dessas lesões. Em geral, as abordagens a tais lesões são determinadas por sua localização e dimensão, assim como pela subsequente morbidade. Gantz et al.[30] recomendaram o algoritmo que se segue para a abordagem cirúrgica às lesões do clivo.

Localização	Abordagens
Metade superior da linha média do clivo	Transpalatina
Metade inferior da linha média do clivo	Transpalatina/transoral
Disseminação bilateral aos espaços pterigóideos	Osteotomia de LeFort I
Clivos superiores bilaterais/ápice petroso	Fossa infratemporal tipo B
Clivo inferior e região craniana superior	Transcervical/retrofaríngea

PROCEDIMENTOS CIRÚRGICOS PARA TRATAR A VERTIGEM

Os procedimentos cirúrgicos têm pouca utilidade no tratamento da vertigem. A intervenção cirúrgica deve ser considerada apenas para os casos de vertigem incapacitante sem qualquer resposta ao tratamento clínico.

1. Doença de Ménière
   A. Sinais, sintomas e tratamento clínico
      (1) Défice auditivo oscilante
      (2) Vertigem transitória
      (3) Zumbido
      (4) Pressão aural
      (5) Bilateral em cerca de 15 a 30% dos casos
      (6) O tratamento clínico consiste em dieta hipossódica (< 2.000 mg/dia), diuréticos, redução do estresse e terapia de reabilitação vestibular

(7) Outras opções de tratamento clínico consistem em corticoides, terapia de Meniett[31] e tratamento para alergia

(8) O diagnóstico diferencial inclui doença autoimune da orelha interna, sífilis terciária, schwannoma vestibular e fístula perilinfática

B. Opções cirúrgicas

(1) A criação de um *shunt* endolinfático ou descompressão do saco endolinfático têm índice de sucesso de 60 a 75%, mas este índice diminui para 50% em 5 anos;[32] perda da audição em 1 a 3% dos casos.

(2) A injeção intratimpânica de gentamicina (3/4 cc de gentamicina a 40 mg/mℓ misturados com 1/4 cc de bicarbonato 0,6 M) tem índice de sucesso de 90%.[33, 34] A utilidade desse tratamento limita-se à doença unilateral. Duas a seis aplicações estão associadas à incidência de até 20% de PRANS.[35, 36]

(3) A labirintectomia é realizada nos pacientes com doença unilateral e audição inaproveitável na orelha afetada; o índice de sucesso é de 80%.

(4) A neurectomia vestibular é realizada nos pacientes com doença unilateral e audição bilateral aproveitável; o índice de sucesso é de 90%, e a incidência de PRANS de 10%.

2. Vertigem postural paroxística benigna

A. Sinais, sintomas e tratamento clínico

(1) Vertigem induzida pela movimentação da cabeça

(2) A vertigem persiste por menos de 1 min

(3) Regride em semanas ou meses

(4) Geralmente é recidivante

(5) Teste de Hallpike que demonstre nistagmo rotatório com latência de 5 a 10 s e duração de 10 a 30 s é patognomônico

(6) A vertigem é secundária à presença de detritos no canal semicircular posterior

(7) A manobra de reposicionamento dos cálculos caniculares é eficaz em 74 a 91% das vezes.[37–39]

B. Opções cirúrgicas

(1) Neurectomia singular com índice de sucesso de 90% e risco de surdez parcial ou total de 25%[40–42]

(2) Obstrução do canal semicircular posterior[43–45] com índice de sucesso de 90% e risco de surdez de 20%[44]

3. Fístula perilinfática

A. Sinais, sintomas e tratamento clínico

(1) PRANS

(2) Vertigem

(3) Sintomas agravados pela manobra de Valsalva ou por sons intensos

(4) O local do extravasamento é ao redor da base do estribo e da janela oval

(5) O tratamento inicial consiste em repouso ao leito e emolientes fecais

B. Opções cirúrgicas

(1) Timpanotomia exploradora e fechamento da fístula com desnudamento da mucosa circundante e vedação com pequenos pedaços de fáscia

4. Lesão (traumática, vascular, viral, tumoral) labiríntica unilateral

A. Sinais, sintomas e tratamento clínico

(1) Tratar com reabilitação vestibular

B. Opções cirúrgicas

(1) Labirintectomia

(2) Neurectomia vestibular pela abordagem retrossigmóidea, pela fossa craniana média ou translabiríntica, com índice de sucesso em torno de 85%

5. Síndrome da deiscência do canal superior
   A. Sinais, sintomas e tratamento clínico
      (1) Vertigem e oscilopsia em resposta à manobra de Valsalva ou aos sons intensos
      (2) Desequilíbrio crônico
   B. Opções cirúrgicas[49]
      (1) Tamponamento do canal semicircular superior pela abordagem à fossa craniana média
      (2) *Resurface* do canal semicircular superior pela abordagem à fossa craniana média

COMPLICAÇÕES E RESULTADOS

O desenvolvimento de complicações depois dos procedimentos cirúrgicos da base do crânio é comum, principalmente quando há tumores malignos. A maioria dos estudos refere índices de complicações em torno de 50%, quando são incluídas todas as complicações clínicas e cirúrgicas.[46-48] A complicação mais grave — morte intraoperatória — é causada mais comumente pela insuficiência vascular encefálica, especialmente nos estudos em que a ACI foi sacrificada. Em nossa prática, eliminamos a interrupção da ACI sem enxertia subsequente, o que resultou na abrupta redução da taxa de mortalidade perioperatória. Infarto do miocárdio, embolia pulmonar e edema cerebral são as outras causas mais comuns de morte perioperatória.

As complicações cirúrgicas mais frequentes são os extravasamentos de LCR, dos quais quase a metade regride espontaneamente; meningite; pneumoencéfalo de tensão; e infecções das feridas. Os extravasamentos de LCR que não regridem espontaneamente em 7 a 10 dias devem ser reexplorados e fechados cirurgicamente. A eficácia dos antibióticos profiláticos ainda é duvidosa, mas a prática corrente é administrar antibióticos perioperatórios, mantidos até que o extravasamento do LCR tenha regredido. O pneumoencéfalo de tensão ocorre apenas raramente, desde que seja realizada traqueostomia. Contudo, o pneumoencéfalo pós-operatório é comum. O ar é reabsorvido, e não devem ocorrer efeitos colaterais deletérios. Por outro lado, o pneumoencéfalo de tensão é potencialmente fatal, devendo ser tratado por aspiração do ar seguida do fechamento da falha dural responsável pelo extravasamento. A importância da integridade do retalho que separa o trato aerodigestivo superior do espaço intracraniano é inequívoca, principalmente se a região for irradiada. O uso de retalhos livres vascularizados diminui expressivamente as complicações relativas às feridas.

Em nossa instituição, o índice global de sobrevivência em 5 anos sem tumor depois das operações para neoplasias malignas da base do crânio é de 40%. Os tumores que invadem a fossa craniana anterior estão associados a índices de sobrevivência maiores que as lesões localizadas em outras áreas. A invasão da dura-máter reduz significativamente o índice de sobrevivência em 2 anos, mas não há diferença estatisticamente significativa em 5 anos. Para os pacientes com invasão cerebral, o índice de sobrevivência em 2 e 5 anos sem tumor é de 33%. A invasão do seio cavernoso e da ACI tem prognóstico sombrio.

Referências

1. Anson B, Donaldson J. *Surgical Anatomy of the Temporal Bone and Ear*. Philadelphia, PA: WB Saunders; 1983.
2. Hughes GB. *Textbook of Clinical Otology*. New York, NY: Thieme-Stratton, Inc.; 1985.
3. Shambaugh GE, Glasscock ME. *Surgery of the Ear*. Philadelphia, PA: WB Saunders; 1990.
4. Lange J. *Clinical Anatomy of the Nose, Nasal Cavity and Paranasal Sinuses*. New York, NY: Thieme Medical Publishers; 1989:121.
5. Donald PJ. Transfacial approach. In: Donald PJ, ed. *Surgery of the Skull Base*. Philadelphia, PA: Lippincott-Raven; 1998: 168–175.
6. Fisch U. Infratemporal fossa approach for extensive tumors of the temporal bone and base of the skull. In: Silverstein H, ed. *Neurological Surgery of the Ear*. Birmingham, AL: Aesculapius; 1997:4–53.
7. Donald PJ. Infratemporal fossa-middle cranial fossa approach. In: Donald PJ, ed. *Surgery of the Skull Base*. Philadelphia, PA: Lippincott-Raven; 1998:314.

8. George B. Management of the vertebral artery. In: Donald PJ, ed. *Surgery of the Skull Base*. Philadelphia, PA: Lippincott-Raven; 1998: 537–541.
9. Brackman DE, Bartels LJ. Rare tumors of the cerebellopontine angle. *Otolaryngol Head Neck Surg*. 1980;88:555–559.
10. Strasnick B, Glasscock ME, Haynes D, et al.. The natural history of untreated acoustic neuromas. *Laryngoscope*. 1994;104:1115–1119.
11. Nedzelski JM, Schessel DA, Fleiderer A, et al.. Conservative Management of Acoustic Neuroms. *Otolaryngology Clinics of North America*: 1992. 25:691–705.
12. Pensak ML, Glasscock ME, Josey AF, et al.. Sudden hearing loss and cerebellopontine angle tumors. *Laryngoscope*. 1985;95:1188–1193.
13. Berenholz LP, Eriksen C, Hirsch FA. Recovery from repeated sudden hearing loss with corticosteroid use in the presence of an acoustic neuroma. *Ann Otol Rhinol Laryngol*. 1992;101:827–831.
14. Saunders JE, Luxford WM, Devgan KK, et al.. Sudden hearing loss in acoustic neuroma patients. *Otolaryngol Head Neck Surg*. 1995; 113:23–31.
15. Selesnick SH, Jackler RK, Pitts LW. The changing clinical presentation of acoustic tumors in the MRI era. *Laryngoscope*. 1993;103:431–436.
16. Hitselberger WE. External auditory canal hypesthesia. *Ann Surg*. 1966;32:741–743.
17. Fisch U, Mattox D. *Microsurgery of the Skull Base*. New York, NY: Thieme Medical Publishers; 1988:23.
18. House WF. Evolution of the transtemporal bone removal of acoustic tumors. *Arch Otolaryngol*. 1964;80:731–742.
19. Jenkins HA, Fisch U. The transotic approach to resection of difficult acoustic tumors of the cerebellopontine angle. *Am J Otol*. 1980 Oct;2(2): 70–76.
20. Hitselberger WE, Pulec JL. Trigeminal nerve retrolabyrinthine selective section. *Arch Otolaryngol*. 1972;96:412.
21. House WF and Hitselberger WE. The transcochlear approach to the skull base. *Arch Otolaryngol*. 1976;102:334.
22. Fisch U. Infatemporal fossa approach to tumours of the temporal bone and base of the skull. *Journal of Laryngology Otolaryngology*. 1978 Nov;92(11): 949–967.
23. Roche JPD, Brodie HA. Paraneoplastic syndromes. In: Jackler RK, Driscoll CLW, eds. *Tumors of the Ear and Temporal Bone*. Philadelphia, PA: Lippincott Williams and Wilkins Publishers; 2000:20–28, Chapter 2.
24. Alford BR, Guilford FR. A comprehensive study of tumors of the glomus jugulare. *Laryngoscope*. 1962;72:765.
25. Spector GJ, Ciralsky R, Maisel RH, et al.. Multiple glomus tumors in the head and neck. *Laryngoscope*. 1975;85:1066.
26. Alford BR, Guilford FR. A comprehensive study of tumors of the glomus jugulare. *Laryngoscope*. 1962;72:765.
27. Spector GJ, Sobol S, Thawley SE, et al.. Glomus jugulare tumors of the temporal bone: patterns of invasion in the temporal bone. *Laryngoscope*. 1979;89:1628.
28. Oldring D, Fisch U. Glomus tumors of the temporal region: surgical therapy. *Am J Otol*. 1979 Jul;1(1): 7–18.
29. Jackson CG, Glasscock ME III, Harris PF. Glomus tumors: Diagnosis, classification, and management of large lesions. *Arch Otolarngol*. 1982 Jul;108(7):401–410.
30. Gantz BJ and Fish U. Modified transotic approach to the cerebellopontine angle. *Archives of Otolaryngology*. 1983;109:252-256.
31. Densert B, Sass K. Control of symptoms in patients with Meniere's disease using middle ear pressure applications: two years follow-up. *Acta Otolaryngol*. 2001;121:616–621.
32. Etter LE. *Roentgenography and Roentgenology of the Middle Ear and Mastoid Process*. Springfield, IL: Chas. C. Thomas; 1965.
33. Dillon WP, Som PM, Fullerton GD. Hypointense MR signal in chronically inspissated sinonasal secretions. *Radiology*. 1990;174:73–78.
34. Nedzelski JM, Chiong CM, Fradet G, et al.. Intratympanic gentamicin instillation as treatment of unilateral Meniere's disease: update of an ongoing study. *Am J Otol*. 1993;14: 278–282.
35. Odkvist LM. Middle ear ototoxic treatment for inner ear disease. *Acta Otolaryngol Suppl (Stockh)*. 1988;457:83–86.
36. Nedzelski JM, Chiong CM, Fradet G, et al.. Intratympanic gentamicin instillation as treatment of unilateral Meniere's disease: update of an ongoing study. *Am J Otol*. 1993;14:278–282.
37. Odkvist LM. Middle ear ototoxic treatment for inner ear disease. *Acta Otolaryngol Suppl (Stockh)*. 1988;457:83–86.
38. Epley JM. Human experience with canalith repositioning maneuvers. *Ann N Y Acad Sci*. 2001 Oct;942:179–191.
39. Ruckenstein MJ. Therapeutic efficacy of the Epley canalith repositioning manuever. *Laryngoscope*. 2001 Jun;111(6):940–945.

40. Nunez RA, Cass SP, Furman JM. Short- and long-term outcomes of canalith repositioning for benign paroxysmal positional vertigo. *Otolaryngol Head Neck Surg.* 2000 May;122(5):647–652.
41. Gacek RR. Singular neurectomy update, II: review of 102 cases. *Laryngoscope.* 1991;101: 855–862.
42. Silverstein H, White DW. Wide surgical exposure for singular neurectomy in the treatment of benign positional vertigo. *Laryngoscope.* 1990; 100:701–706.
43. Kassel EE, Gruss JS. Imaging of midfacial fractures. *Neuroimag Clin North Am.* 1991;1:259–283.
44. Parnes LS, McClure JA. Posterior semicircular canal occlusion in the normal hearing ear. *Otolaryngol Head Neck Surg.* 1991;104:52–57.
45. Hawthorne M, El-Nagger M. Fenestration and occlusion of the posterior semicircular canal for patients with intractable benign paroxysmal positional vertigo. *J Laryngol Otol.* 1994;108: 935–939.
46. Donald PJ. Complications in skull base surgery for malignancy. *Laryngoscope.* 1999;109: 1959–1966.
47. Dias FL, Sa GM, Kligerman J, *et al.*. Complications of anterior craniofacial resection. *Head Neck.* 1998 Oct;20:1–9.
48. Kraus DH, Shah JP, Arbit E, *et al.*. Complications of craniofacial resection for tumors involving the anterior skull base. *Head Neck* 1994; 16(4):307–312.
49. Minor LB. Superior canal dehiscence syndrome. *Am J Otol.* 2000 Jan;21(1):9–19.

Paralisia do nervo facial 8

EMBRIOLOGIA

Uma discussão sobre o nervo facial e os distúrbios que costumam acometê-lo deve começar com uma descrição sucinta de seu desenvolvimento. Durante a terceira semana de gestação, o primórdio fascioacústico aparece e acaba dando origem ao sétimo e oitavo nervos cranianos. Na quarta semana, os nervos facial e acústico podem ser diferenciados, e o nervo facial se subdivide em duas partes: a corda do tímpano, que se dirige no sentido ventral para penetrar no primeiro arco (mandibular), e o tronco principal, que desaparece no mesênquima do segundo arco (hioide). É somente no início da quinta semana que o gânglio geniculado, o nervo intermédio e o grande nervo petroso superficial se tornam visíveis. As fibras predominantemente sensoriais do nervo intermédio se desenvolvem a partir do gânglio geniculado e se dirigem ao tronco cerebral entre o sétimo e o oitavo nervos cranianos. Os músculos da expressão facial se desenvolvem dentro do segundo arco durante a sexta e sétima semanas de gestação. No decorrer desse período, o nervo facial adota um trajeto através da região que virá a ser a orelha média para proporcionar inervação a esses músculos. O canal ósseo através do qual passa o nervo facial intratemporal (canal de Falópio ou canal facial) é formado quando a cápsula ótica se ossifica no quinto mês de gestação. O desenvolvimento do nervo facial extratemporal segue o da porção intratemporal. No início da oitava semana de gestação, são formados os cinco principais ramos extratemporais do nervo facial (temporal, zigomático, bucal, mandibular marginal e cervical). Extensas conexões entre os ramos periféricos do nervo facial continuam se desenvolvendo à medida que a parte lateral da face se expande, sendo completada por volta da 12ª semana de gestação. A termo, a anatomia do nervo facial aproxima-se daquela do adulto, com exceção de sua localização superficial quando sai do osso temporal, pois o processo mastóideo ainda está ausente (Fig. 8.1). O desenvolvimento do processo mastóideo ocorre entre 1 e 3 anos de idade e desloca o nervo facial na direção medial e inferior até a época da puberdade.

O desenvolvimento da orelha externa correlaciona-se com o do nervo. Pelo fato de o nervo facial ser o nervo para o segundo arco branquial, todas as malformações nas estruturas que derivam da cartilagem de Reichert despertam a suspeita de possível variação do nervo. Na sexta semana de gestação, o primeiro e segundo arcos dão origem a pequenas condensações do mesoderma conhecidas como proeminências de His, as quais acabam coalescendo para formar a aurícula por volta da 12ª semana. Durante a oitava semana de desenvolvimento, o primeiro sulco faríngeo começa a invaginar-se e cresce na direção da orelha média. O conduto auditivo externo (CAE) e a membrana timpânica só aparecem na 18ª semana. Por ocasião do nascimento, o formato da aurícula já terá sido completado, o anel timpânico é pequeno, e o CAE ainda não sofreu ossificação.

Uma boa compreensão sobre o desenvolvimento do nervo facial e de como ele se correlaciona com a orelha externa é de fundamental importância para o cirurgião otológico. A presença de uma orelha externa com malformação congênita deve alertar o médico para a possibilidade de existirem outras anormalidades. O médico pode ser capaz de prever o trajeto anômalo do nervo pela determinação da idade na qual o desenvolvimento foi interrompido.[1] Outros achados que alertam o médico para possíveis anormalidades do nervo facial consistem em anomalias ossiculares, anomalias craniofaciais e a presença de perda auditiva condutiva.

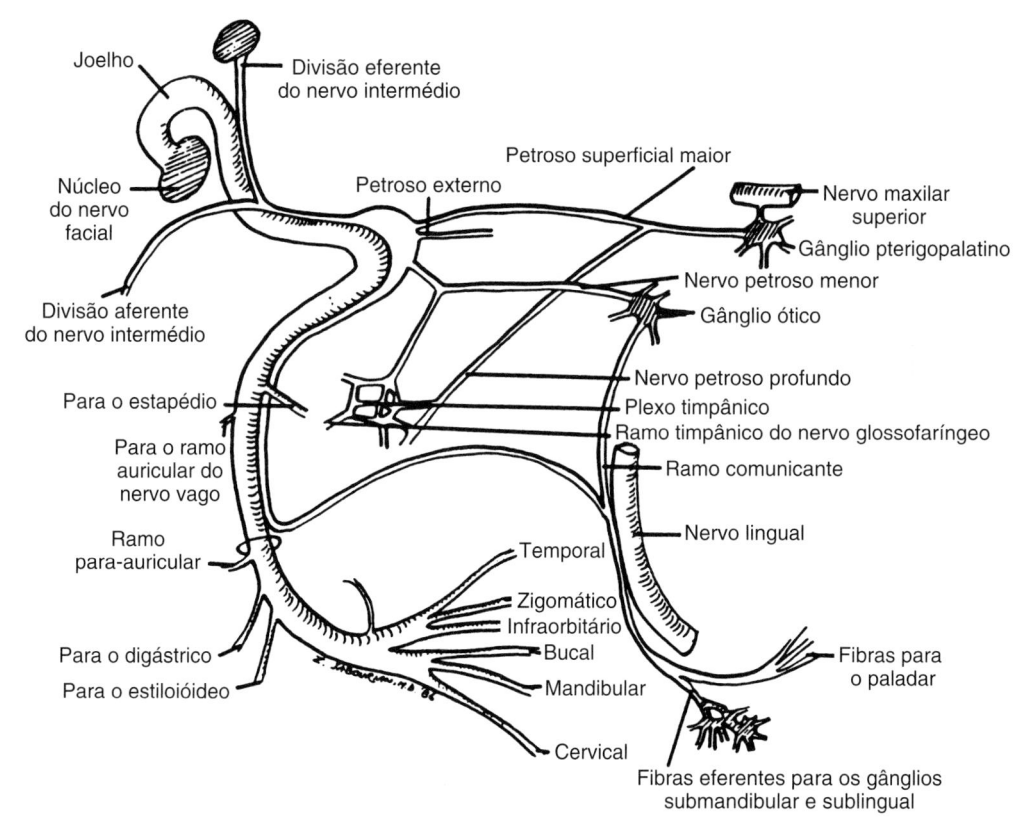

Fig. 8.1 Ramos do nervo facial. (*De Sataloff RT, ed. Embryology and Anomalies of the Facial Nerve and Their Surgical Implications. Nova York, NY: Raven Press; 1991:26.*)

ANATOMIA

O nervo facial, como a maioria dos nervos cranianos, é um nervo misto que contém fibras motoras, sensoriais e parassimpáticas. Pode ser dividido em quatro componentes funcionais, dois eferentes e dois aferentes. Um grupo de fibras eferentes tem origem no núcleo motor e inerva o ventre posterior do músculo digástrico, o músculo estiloióideo, o músculo estapédio e os músculos da expressão facial. Os tratos dos neurônios motores superiores da parte superior da face executam um cruzamento em ambas as direções antes de alcançarem o núcleo do nervo facial na ponte, enviando inervação bilateral à parte superior da face. No entanto, os tratos para a parte inferior da face executam apenas um único cruzamento, fato que comporta significado diagnóstico, pois as lesões proximais ao núcleo do nervo facial poupam a parte superior da face do lado afetado, tornando possível o movimento da fronte e o fechamento da pálpebra, enquanto as lesões distais produzem a paralisia completa do lado afetado. O segundo componente eferente consiste em fibras parassimpáticas com origem no núcleo salivar superior responsável pelo lacrimejamento e salivação. Essas fibras constituem o *nervo petroso maior superficial* e a *corda do tímpano,* respectivamente. A sensação do paladar dos dois terços anteriores da língua é transmitida por fibras aferentes para o trato do núcleo solitário. Essa trajetória complexa é percorrida pelo nervo lingual, a corda do tímpano e, eventualmente, o nervo intermédio, a raiz sensorial

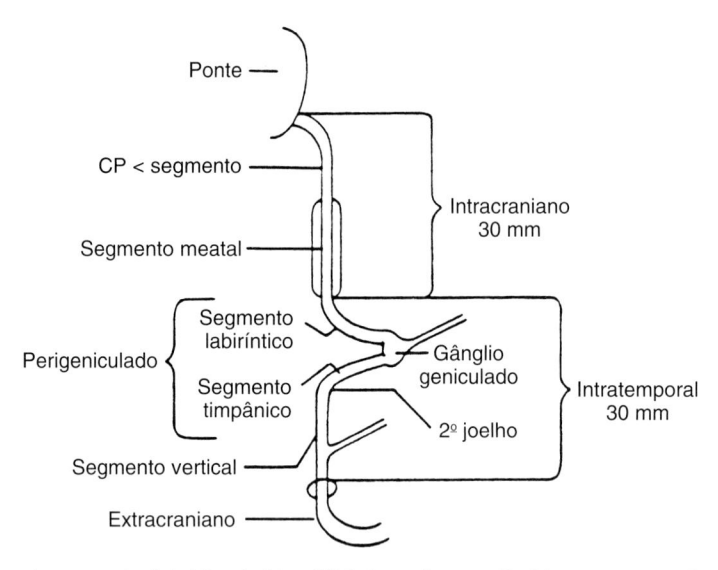

Fig. 8.2 Segmentos do nervo facial. (*De Adkins WY, Osguthorpe JD. Management of trauma of the facial nerve. Otolaryngol Clin North Am. 1991;24:587-611.*)

do nervo facial. Um segundo conjunto de fibras aferentes conduz a sensibilidade de áreas específicas da face, como a concha, o lóbulo da orelha, o CAE e a membrana timpânica.

O percurso do nervo facial é dividido em seis segmentos (Fig. 8.2):

1. *Segmento intracraniano*: com 23 a 24 mm de comprimento desde o tronco cerebral até o fundo do canal auditivo interno (CAI);
2. *Segmento meatal*: 8 a 10 mm desde o fundo do CAI até o forame meatal. Ao longo de todo este segmento, o nervo percorre um trajeto adiante e acima do nervo vestibular e acima do nervo coclear;
3. *Segmento labiríntico*: com 3 a 5 mm de comprimento desde o forame meatal até o gânglio geniculado. Dentro deste segmento, o nervo facial dá origem ao seu primeiro ramo, o nervo petroso maior superficial. É importante também assinalar que o canal de Falópio é estreitado dentro do segmento labiríntico, particularmente ao nível de sua entrada (forame meatal);
4. *Segmento timpânico*: com 8 a 11 mm. Ao nível do gânglio geniculado, o nervo faz um giro de 40° a 80° para prosseguir posteriormente através da parede medial da cavidade timpânica, medialmente ao processo cocleariforme, a seguir acima da janela oval e, depois, por debaixo do canal semicircular lateral até a eminência piramidal. A maioria das lesões intratemporais do nervo facial resulta de traumatismos sofridos pelo nervo na região pós-geniculada;[2]
5. *Segmento mastóideo (vertical)*: com 10 a 14 mm de comprimento desde o processo piramidal/ segundo joelho até o forame estilomastóideo. Admite-se que o arranjo fascicular ocorre neste segmento, o qual dá origem a três ramos: o nervo para o músculo estapédio, o nervo corda do tímpano e o nervo proveniente do ramo auricular do vago;
6. *Segmento extratemporal*: do forame estilomastóideo aos músculos faciais.

Após emergir do forame estilomastóideo, o nervo se dirige para diante e ligeiramente para baixo, lateralmente ao processo estilóideo e externamente à artéria carótida externa, para penetrar na superfície posterior da parótida. Neste ponto, o nervo fica localizado sobre o ventre posterior do músculo digástrico. Após penetrar no parênquima da parótida, bifurca-se em uma *divisão temporozigomática* superior e uma *divisão cervicofacial* inferior. A extensa rede de anastomoses que se forma entre os vários ramos é denominada *pé anserino (pata de ganso)*. No momento em que sai da borda anterior da parótida, podem ser identificados os cinco ramos do nervo facial: os ramos temporal, zigomático, bucal, mandibular marginal e cervical (Fig. 8.3).

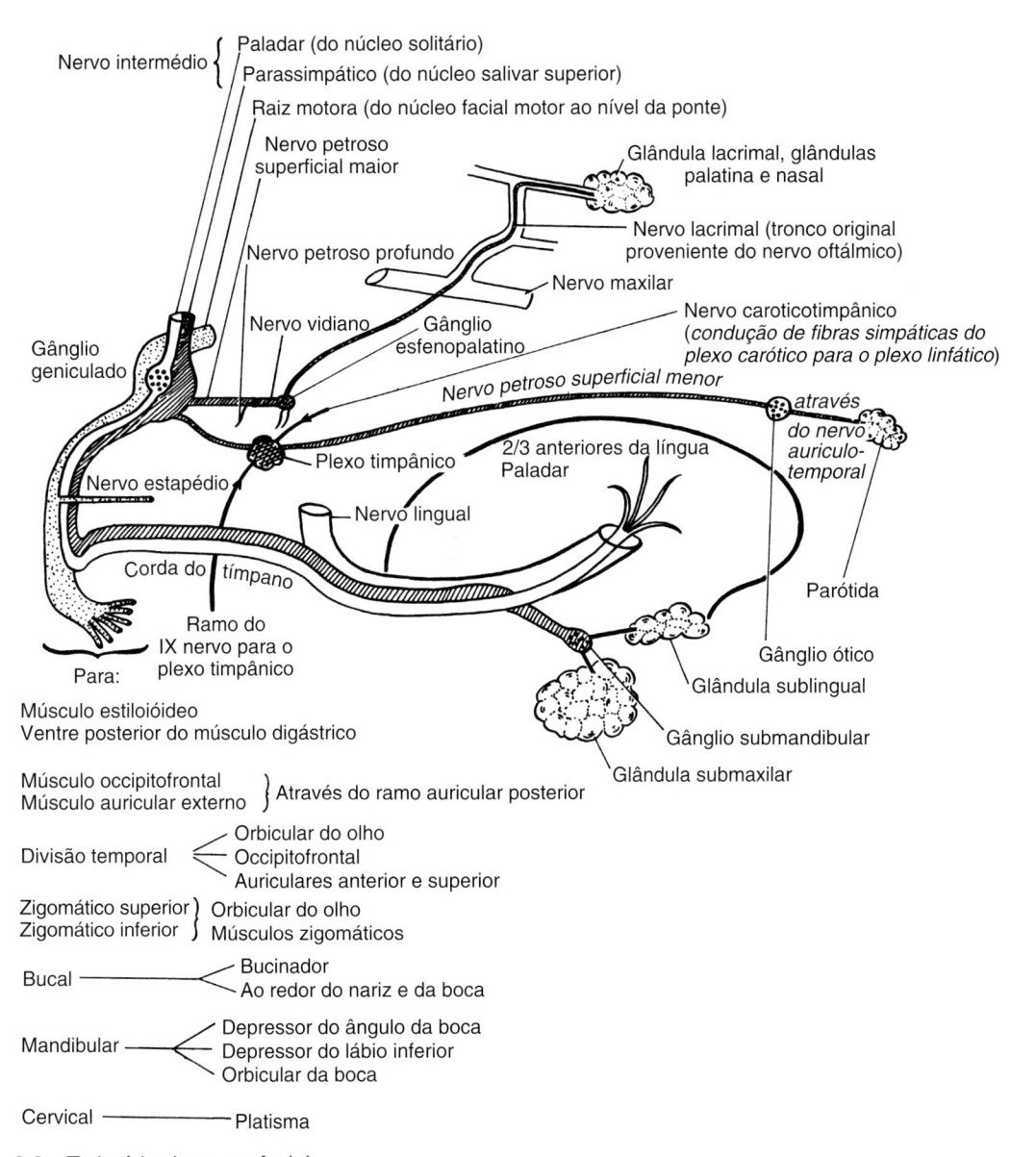

Fig. 8.3 Trajetória do nervo facial.

ANATOMIA CIRÚRGICA

A exposição cirúrgica do nervo facial extratemporal é feita de várias maneiras, cada qual possuindo suas vantagens. Os métodos usados mais comumente consistem na identificação do ponteiro tragal, identificação da fissura timpanomastóidea (o nervo facial pode ser identificado em um ponto 6 a 8 mm abaixo do "declive" inferior da fissura) e dissecção retrógrada ao longo do ventre posterior do músculo digástrico até sua inserção no processo mastóideo. A identificação do tronco do nervo facial às vezes é difícil, especialmente nos casos de neoplasia parotídea com distorção da anatomia. Nestes casos, a identificação de um ou mais dos ramos periféricos do nervo facial permite ao cirurgião acompanhar seu percurso proximalmente através da parótida.

A identificação do nervo facial dentro do osso temporal ou da cavidade timpânica durante uma cirurgia da orelha média ou da mastoide é importante para prevenir possível lesão iatrogênica. Dentro da cavidade mastóidea e da orelha média, o processo curto da bigorna (fossa da bigorna — *fossa incudis*), o processo cocleariforme, o canal semicircular lateral e a crista digástrica demarcam o trajeto do nervo facial. Uma proeminência do nervo posterior e lateralmente ao canal semicircular lateral (giro piramidal) torna o nervo mais suscetível a lesão em tal área. Esse é o local mais comum de lesão do nervo facial durante uma cirurgia da mastoide.[3] A deiscência do canal de Falópio é extremamente comum, com uma incidência relatada de 30%.[4] O local mais frequente de deiscência, sendo também o local mais comum de lesão iatrogênica durante uma cirurgia da orelha média, é o segmento timpânico sobre a janela oval.

AVALIAÇÃO

A avaliação de um paciente com paresia/paralisia do nervo facial torna necessária uma grande compreensão sobre a função desse nervo e as numerosas condições que podem resultar em seu acometimento, o que deve incluir a história detalhada, a revisão dos sistemas, o exame físico, a audiometria, bem como, possivelmente, exames radiográficos e eletrofisiológicos. De grande importância para o tratamento apropriado é a apresentação precoce e o acompanhamento atento para documentar a evolução do acometimento do nervo. As causas comuns da paralisia facial são listadas no Quadro 8.1.

A história serve para estreitar o diagnóstico diferencial, bem como permitir ao clínico escolher os testes laboratoriais e diagnósticos mais apropriados. A situação típica é uma fraqueza facial unilateral ao longo de 2 a 3 semanas. Com frequência, não se consegue identificar um evento ou um dia específicos. Qualquer paralisia que demonstre uma progressão superior a 3 semanas ou ausência de melhora após 4 semanas deve ser considerada neoplasia até prova em contrário. A coexistência dessa evolução indolente com espasmos faciais, acometimento de outros nervos cranianos ou perda auditiva sensorineural também é altamente sugestiva de tumor. A dormência nas superfícies média e inferior da face, otalgia, hiperacusia, lacrimejamento reduzido e gosto alterado são achados comuns na paralisia de Bell e no herpes-zoster ótico. Este último (síndrome de Ramsay Hunt) se manifesta com erupções vesiculares da face e orelha, e com uma perda auditiva sensorineural e vertigem. Uma história com antecedente familiar de paralisia facial também é útil para confirmar o diagnóstico. O paciente deve ser interrogado com detalhes acerca de outras condições médicas, como sarcoidose, carcinoma, diabetes melito e gravidez; doença auditiva prévia, perda auditiva ou cirurgia otológica; e medicações utilizadas atualmente. A exposição a uma doença veiculada por carrapatos e a outros fatores de risco para o vírus da imunodeficiência humana (HIV) também deve ser abordada.

O exame físico típico se concentra na função motora do nervo facial. A avaliação inicial deve determinar se a lesão é completa ou parcial. Na tentativa de padronizar a descrição do acometimento parcial do nervo, House e Brackmann elaboraram um sistema de gradação (Quadro 8.2).[5] Essa

QUADRO 8.1 CAUSAS COMUNS DA PARALISIA FACIAL

Idiopáticas
Paralisia de Bell
Paralisia facial recorrente
Congênitas
Síndrome de Möebius
Paralisia congênita unilateral do lábio inferior
Síndrome de Melkersson-Rosenthal
Miotonia distrófica
Traumáticas
Fraturas do osso temporal
Traumatismo do parto
Contusões/lacerações faciais
Feridas penetrantes da face ou do osso temporal
Lesão iatrogênica
Barotrauma
Infecciosas
Herpes-zoster ótico (síndrome de Ramsay Hunt)
Otite média com derrame
Mastoidite aguda
Otite externa maligna
Otite média supurativa aguda
Tuberculose
Doença de Lyme
Síndrome da imunodeficiência adquirida
Mononucleose infecciosa
Gripe
Encefalite
Sarcoidose

Neoplásicas
Colesteatoma
Carcinoma (primário ou metastático)
Neuroma acústico
Meningioma
Neuroma facial
Hemangioma ossificante
Glomo jugular ou timpânico
Schwannoma dos nervos cranianos inferiores
Tumores benignos e malignos da parótida
Leucemia
Hemangioblastoma
Histiocitose
Rabdomiossarcoma
Metabólicas/sistêmicas
Diabetes melito
Hipertireoidismo/hipotireoidismo
Gravidez
Distúrbios autoimunes
Neurológicas
Síndrome de Guillain-Barré
Esclerose múltipla
Síndrome de Millard-Gubler

---

delineação tem um significativo impacto sobre o restante do exame e a sequência da terapia. Um engano comum consiste em interpretar a movimentação da pálpebra superior como existência de integridade parcial do nervo facial. Convém lembrar que o músculo elevador da pálpebra é inervado pelo nervo oculomotor e continua intacto apesar da paralisia total do nervo facial. Uma avaliação do acometimento central *versus* periférico também deve ser realizada. A paralisia facial unilateral central acomete habitualmente apenas a parte inferior da face, pois a inervação da parte superior da face deriva de fibras com e sem cruzamento. As lesões do nervo periférico acometem a face superior e a inferior. Além disso, a presença de expressão facial emocional assim como de lacrimejamento, paladar e salivação no lado ipsolateral sugere uma lesão central. Tais funções não são governadas pelo córtex motor do giro pré-central, razão pela qual não são afetadas por lesão nessa área. Em seguida, deve ser feita uma avaliação adicional que inclua exame otológico completo, avaliação dos demais nervos cranianos e avaliação do acometimento cutâneo, sinais de traumatismo ou achados sistêmicos associados (Quadro 8.3).

Avaliação radiológica

A necessidade de uma avaliação radiológica baseia-se na história e evolução clínica de cada caso. A tomografia computadorizada (TC) de alta resolução é o exame de escolha para a avaliação óssea, proporcionando a melhor demonstração da integridade do canal de Falópio; fornece informação adicional acerca de possível doença da mastoide, da orelha média e detalhes ósseos do osso temporal. Trata-se do exame de imagem de escolha se houver evidência clínica de doença do osso temporal. A ressonância magnética (RM) é o melhor meio de avaliar os tecidos moles e pode ser extremamente importante na identificação de sinais de intensificação neuronial induzida por infecção ou neoplasia;

QUADRO 8.2 SISTEMA DE GRADAÇÃO DO NERVO FACIAL DE HOUSE-BRACKMANN

Grau	Características
I. Normal	Função facial normal em todas as áreas
II. Disfunção leve	**Macroscópicas**
	Ligeira fraqueza perceptível pela inspeção atenta. Pode haver ligeira sincinesia. Em repouso, simetria e tônus normais
	Movimentação
	Fronte: função moderada a boa
	Olho: fechamento completo com esforço mínimo
	Boca: ligeira assimetria
III. Disfunção moderada	**Macroscópicas**
	Diferença óbvia, porém sem ser deformante, entre os dois lados
	Sincinesia perceptível, porém sem gravidade, contratura ou espasmo hemifacial. Em repouso, simetria e tônus normais
	Movimentação
	Fronte: movimento ligeiro a moderado
	Olho: fechamento completo com esforço
	Boca: levemente parética com esforço máximo
IV. Disfunção moderadamente grave	**Macroscópicas**
	Paresia óbvia e/ou assimetria deformante. Em repouso, simetria e tônus normais
	Movimentação
	Fronte: nenhuma
	Olho: fechamento incompleto
	Boca: assimétrica com esforço máximo
V. Disfunção grave	**Macroscópicas**
	Movimento apenas escassamente perceptível. Em repouso, assimetria
	Movimentação
	Fronte: nenhuma
	Olho: fechamento incompleto
	Boca: ligeiro movimento
VI. Paralisia total	Nenhum movimento

QUADRO 8.3 DIAGNÓSTICO DAS LESÕES PELO NÍVEL DE DETERIORAÇÃO

Nível de deterioração	Sinais	Diagnóstico
Supranuclear	Bom tônus, parte superior da face intacta, presença de sorriso espontâneo, défices neurológicos associados	Acidente vascular cerebral, traumatismo
Nuclear	Acometimento do sexto e sétimo nervos cranianos, tratos corticoespinhais	Vascular ou neoplásico, poliomielite, esclerose múltipla, encefalite
Ângulo cerebelopontino	Acometimento das porções vestibular e coclear do VIII nervo craniano (nervo facial, particularmente o paladar, lacrimejamento e salivação podem estar alterados); o V e, subsequentemente, IX, X e XI nervos cranianos podem ser afetados	Schwannoma, meningioma, tumor epidermoide, glomo jugular
Gânglio geniculado	Paralisia facial, heperacusia, redução do lacrimejamento e da salivação, paladar alterado	Herpes-zoster ótico, fratura do osso temporal, paralisia de Bell, colesteatoma, schwannoma, malformação arteriovenosa, meningioma
Timpanomastóidea	Paralisia facial, redução da salivação e do paladar, lacrimejamento intacto	Paralisia de Bell, colesteatoma, fratura do osso temporal, infecção
Extracraniano	Paralisia facial (em geral, um ramo é poupado), salivação e paladar intactos	Traumatismo, tumor, carcinoma de parótida, carcinoma de faringe

mostra-se necessária também para avaliar o nervo facial ao nível do ângulo cerebelopontino. O uso da RM na avaliação da paralisia de Bell e da síndrome de Ramsay Hunt não tem-se revelado vantajoso.[6] Apesar de a maioria dos autores concordar em que a maior intensidade dos sinais, observada nessas duas condições, é semelhante, não existe qualquer correlação entre o nível de intensificação e a gravidade da paralisia, os achados eletrofisiológicos, bem como intraoperatórios e o prognóstico da paralisia facial.[6,7] Na ausência de causa clinicamente identificável para a paralisia facial, a RM do nervo facial, que inclua seu trajeto intraparotídeo, deve ser solicitada quando a recuperação da função não for observada 4 a 6 meses após o início da paralisia.

Testes prognósticos

Uma boa compreensão sobre a fisiopatologia da lesão nervosa é crucial para que o clínico possa entender a evolução da doença e determinar o prognóstico. A descrição clássica enquadra as lesões neurais em uma de três categorias, dependendo do mecanismo da lesão. A *neuropraxia* é o bloqueio do transporte axônico devido a compressão local. O nervo não sofre dano permanente nem ocorre degeneração walleriana. A função normal é restaurada ao eliminar a compressão. Todos os testes eletrofisiológicos encontram-se dentro de limites normais. Na *axonotmese*, há ruptura da integridade axônica, porém com preservação das bainhas endoneurais. Ocorre degeneração walleriana distalmente à lesão. Os testes eletrofisiológicos revelam rápida e completa degeneração. Desde que o endoneuro seja preservado, verifica-se completa recuperação com retorno da função normal. Finalmente, a *neurotmese* descreve a destruição do axônio e do tecido de apoio circundante. Caracteriza-se por degeneração walleriana, potencial de regeneração imprevisível, bem como probabilidade de disfunção subsequente significativa e sincinesia. Os testes eletrofisiológicos iniciais reproduzem os observados na axonotmese.

Qualquer lesão significativa do nervo facial com violação de suas estruturas neurais de apoio resulta provavelmente em degeneração neural com regeneração neural aberrante e reinervação. A *sincinesia* é definida como a perda de movimentos faciais distintos após lesão do nervo facial e representa o resultado de um único axônio ou pequeno grupo de axônios que inervam as unidades motoras terminais de numerosos músculos distintos. Quando as fibras destinadas originalmente à glândula submaxilar passam a inervar a glândula lacrimal, o resultado é um lacrimejamento profuso durante o ato de comer, fato também conhecido como *síndrome de Bogorad* (síndrome das lágrimas de crocodilo).

O *teste topodiagnóstico* representa o conceito de testar a função neuronial específica correspondente aos numerosos ramos do nervo facial na tentativa de localizar a área da lesão e prever o resultado funcional. São exemplos usados comumente o teste de Schirmer, o teste do fluxo submandibular e o teste do reflexo estapediano. No entanto, a experiência mostrou que os testes topodiagnósticos se correlacionam precariamente com o local da lesão e não servem como instrumento prognóstico útil. Apesar de incluídos nesta discussão, raramente são usados na prática clínica, na atualidade, sendo indicados somente quando é necessário obter informação acerca de uma função específica.

Nem todos os pacientes com paralisia facial necessitam de testes prognósticos, pois é possível que o resultado já seja previsível (cirurgia para tumor acústico) ou porque a causa subjacente constitui a indicação para o tratamento (otite média crônica com paralisia do nervo facial). A recuperação funcional para a paralisia facial incompleta é boa, por isso o teste prognóstico não é necessário em tais pacientes. O teste é indicado principalmente para prognosticar a recuperação na paralisia facial completa. Em alguns casos, esses testes podem ter valor diagnóstico. Os testes não proporcionam informação quando a paralisia é incompleta, pois a mera existência de atividade facial pressagia excelente chance de completa recuperação. As causas mais comuns da paralisia facial aguda (paralisia de Bell, traumatismo e infecção) produzem degeneração nervosa nas três primeiras semanas após o início.

Levando em conta que todos os testes eletrodiagnósticos usados para a avaliação da função do nervo facial medem a atividade elétrica distal no local da lesão, a degeneração neural somente pode ser mensurável 3 dias após o início da paralisia completa.

Teste de excitabilidade neural

O teste de excitabilidade neural (TEN) foi descrito pela primeira vez por Hilger em 1964[8] e compara os limiares de corrente necessários para induzir a uma contração muscular mínima no lado normal da face com os do lado paralisado. A corrente, medida em miliampères (mA), é aplicada pela via percutânea com uma corrente contínua (dc) enquanto a face é monitorada para a ocorrência do mais leve movimento. Os eletrodos são colocados, a seguir, nas áreas correspondentes no lado afetado, e realiza-se o mesmo procedimento. Uma diferença de 3,5 mA ou mais é considerada significativa e sugere degeneração. Como os resultados medidos são subjetivos e variáveis, esse teste não é clinicamente confiável, não costumando ser usado.

Teste de estimulação máxima

O teste de estimulação máxima (TEM) é semelhante ao TEN, exceto pelo fato de utilizar estimulação máxima em vez de mínima. O tronco principal assim como cada um dos ramos principais do nervo nos lados normal e anormal são estimulados com uma intensidade que produz uma contração muscular máxima do lado não paralisado sem qualquer desconforto. Os resultados do teste são enunciados como a diferença no movimento muscular facial entre o lado normal e o paralisado, utilizando o mesmo estímulo elétrico supralimiar. May[9] e outros constataram que um estímulo máximo induz a uma resposta por parte de todo o nervo, por isso funciona como um melhor indicador prognóstico de desnervação muscular. Entretanto, como acontece no TEN, os resultados estão sujeitos a uma variabilidade interobservador, sendo, por esta razão, clinicamente falíveis. O TEM só é usado quando não se dispõe de eletroneurografia (ENoG).

Eletroneurografia

Diferentemente do TEN e TEM, a eletroneurografia (ENoG) proporciona uma análise quantitativa sobre a extensão da degeneração sem depender da quantificação por parte do observador; constitui atualmente o indicador prognóstico mais confiável entre os testes eletrodiagnósticos nas duas primeiras semanas após o início da paralisia facial completa, sendo o seu princípio semelhante ao do TEM. É usado um estímulo elétrico supralimiar para induzir à contração facial no lado normal e no paralisado. Em vez da observação visual do grau de resposta, o potencial de ação muscular composto (PAMC) gerado é medido utilizando um instrumento semelhante a um dispositivo de registro da eletromiografia (EMG). O lado normal é comparado ao lado acometido, e o grau de degeneração é proporcional à diferença entre as amplitudes dos PAMC medidos. Admite-se comumente que a descompressão cirúrgica deva ser realizada quando ocorreu uma degeneração de 90% ou mais. Na paralisia de Bell, os pacientes com mais de 95% de degeneração no transcorrer dos primeiros 14 dias se enquadram na categoria prognóstica reservada.[10] A ENoG é valiosa quando usada entre 3 e 14 dias após o início da paralisia facial completa. É possível determinar tanto o grau quanto o momento de ocorrência da degeneração neural, que serão usados para prognosticar a recuperação da função.

Eletromiografia

Esse teste determina a atividade do próprio músculo. Um eletrodo tipo agulha é introduzido no músculo, e os registros dos potenciais de ação das unidades motoras individuais obtidos em repouso e por ocasião da contração máxima. A degeneração do neurônio motor inferior é acompanhada em

14 a 21 dias por atividade elétrica espontânea denominada potenciais de desfibrilação. No entanto, cerca de 6 a 12 semanas antes do retorno clínico da função do nervo facial, os potenciais de reinervação polifásicos estão presentes, proporcionando a evidência mais precoce de recuperação do nervo. A eletromiografia (EMG) é valiosa como teste diagnóstico e prognóstico em qualquer momento após o início da paralisia facial completa, sendo usada também em combinação com a ENoG para confirmar a ausência de recuperação (ausência dos potenciais de ação voluntários das unidades motoras no teste EMG) a fim de identificar os candidatos apropriados à descompressão cirúrgica do nervo facial.

Lacrimejamento (teste de Schirmer)

É um teste que avalia a função do nervo petroso superficial maior (*i. e.*, a produção de lágrimas). Tiras de papel são colocadas na fórnix conjuntival de ambos os olhos. Após 5 min, é comparado o comprimento do papel umedecido. As anormalidades significativas consistem em redução unilateral superior a 30% da quantidade total de lacrimejamento de ambos os olhos ou redução do lacrimejamento total para menos de 25 mm após um período de 5 min. O último critério é significativo, pois uma lesão transgeniculada unilateral pode produzir redução bilateral do lacrimejamento. O teste de Schirmer II constitui modificação desse teste, com o acréscimo de estimulação da mucosa nasal. O significado dos referidos testes não reside em sua informação topográfica, mas em sua avaliação do mecanismo protetor do olho nos pacientes com disfunção facial significativa.

Reflexo estapediano

O músculo estapédio se contrai reflexamente em ambas as orelhas quando uma delas é estimulada com uma intensa tonalidade, o que altera a complacência reativa da orelha média, que pode ser medida com a imitanciometria. Se a lesão acomete o nervo proximal ao ramo para o músculo estapédio, o músculo não se contrai e não é registrada nenhuma mudança na imitância (ausência do reflexo estapediano). A utilidade desse teste para a localização das lesões do nervo facial foi essencialmente superada pelas TC e RM.

Reflexo trigeminofacial (de pestanejo)

A estimulação elétrica percutânea do nervo supraorbitário induz a um reflexo de pestanejo registrado por eletrodos colocados sobre o músculo orbicular do olho. Em virtude do arco trigeminal-facial, isso mede as lesões centrais, podendo revelar-se um instrumento diagnóstico benéfico no futuro. Atualmente não é usado como rotina na avaliação da paralisia facial.

Teste do fluxo salivar

Ao canular as papilas de Wharton, pode ser obtida mensuração do fluxo salivar após a estimulação gustativa. Uma redução de 25%, em comparação com o lado não afetado, é considerada anormal. A execução desse teste é difícil, estando sujeito a um significativo nível de inexatidão, razão por que deixou de ser usado na área clínica.

PARALISIA FACIAL IDIOPÁTICA (PARALISIA DE BELL)

A paralisia de Bell é incontestavelmente a causa mais comum da paralisia facial aguda, sendo responsável por 70% dos casos. A incidência anual estimada oscila entre 15 e 40 por 100.000. Pode ocorrer em qualquer grupo etário, sendo, porém, mais prevalente na terceira década. Não existe predileção sexual ou racial, e ambos os lados da face são afetados igualmente. A paralisia recorrente ocorre em cerca de 10 a 12% dos pacientes, verificando-se mais frequentemente no lado contralateral. É relatada uma história familiar positiva em até 14% dos casos.

Foram descritos numerosos mecanismos fisiopatológicos para a paralisia de Bell. Agora, existe evidência convincente em apoio do papel de um herpesvírus tipo 1 (HSV-1) na etiopatogenia da paralisia de Bell.[11, 12] A infecção viral induz a uma resposta inflamatória que resulta em edema neural e comprometimento vascular do nervo facial dentro do canal de Falópio. Essa neuropatia por encarceramento é mais evidente no segmento labiríntico do nervo facial onde o canal de Falópio tem um diâmetro mais estreito.

Documentada originalmente por *Sir* Charles Bell em 1821, a descrição da paralisia facial idiopática se manteve relativamente inalterada ao longo dos últimos dois séculos. Trata-se de fraqueza facial unilateral de início súbito, envolvendo todos os ramos do nervo, que pode progredir para paralisia completa em 66% dos pacientes no transcorrer de 3 a 7 dias. Em geral, o diagnóstico é considerado como sendo de exclusão. No entanto, os critérios diagnósticos mínimos para a paralisia de Bell consistem em: (1) paralisia ou paresia de todos os grupos musculares de um dos lados da face; (2) início súbito; e (3) ausência de sinais de doença do sistema nervoso central, doença auricular ou doença do ângulo cerebelopontino. Além da fraqueza facial típica, a paralisia de Bell parece possuir também certas características: um pródromo viral (60%); dormência ou dor da orelha, face ou pescoço (60%); disgeusia (57%); hiperacusia (30%); e lacrimejamento reduzido (17%).[13] "Em todos os casos de paralisia de Bell", descrevem May e Klein, "o processo é autolimitante, não progressivo, não ameaça a vida e regride espontaneamente, melhorando a paralisia de Bell típica 4 a 6 meses e sempre por volta de 12 meses após o início."[14]

A avaliação inicial da paralisia facial é descrita em detalhes em uma seção anterior. Convém lembrar que uma história abrangente e um bom exame físico constituem a pedra angular para que se possa estabelecer o diagnóstico. Deve ser obtido um audiograma que irá representar uma boa triagem geral do sistema auditivo, apesar de a perda auditiva ser improvável com a paralisia de Bell. Se for identificada paralisia completa, deverão ser feitos testes eletrofisiológicos para documentar o estado e o prognóstico da lesão neural. Os exames de imagem não são obtidos como rotina para os pacientes com a paralisia de Bell. No entanto, nos casos de paralisia total com perda auditiva sensorineural no lado afetado, paralisia facial ipsolateral recorrente ou polineuropatia, e na ausência de outros achados de localização ao exame físico, recomenda-se uma RM com intensificação do nervo facial pelo gadolínio. A ausência de qualquer recuperação 4 a 6 meses após o início da paralisia, paralisia progressiva com duração superior a 3 semanas e a presença de espasmos faciais também constituem indicadores clínicos para a obtenção de exames de imagem do nervo facial. O acompanhamento clínico desses pacientes depende igualmente de avaliações físicas consistentes e testes apropriados.

O tratamento da paralisia de Bell é extremamente controverso e acaba sendo ainda mais dificultado pelo número limitado de grandes ensaios clínicos randomizados prospectivos e pela variabilidade na comunicação dos resultados funcionais. Graças ao trabalho clássico de Peitersen, sabe-se que o prognóstico é muito bom independentemente da extensão da intervenção.[15] Ele documentou a evolução clínica de 1 ano em 1.011 pacientes que não haviam recebido esteroides nem terapia esteróidea. Todos aqueles com paralisia incompleta tiveram excelente recuperação, com apenas 6% apresentando ligeira paresia residual. Daqueles com paralisia completa, 71% tiveram recuperação total e 13% obtiveram uma boa recuperação clínica com ligeira paresia residual. Outros estudos confirmaram esses resultados.[16, 17] Os 16% restantes mostraram uma recuperação regular a precária, sendo este o grupo que poderia ser mais beneficiado por intervenção clínica ou cirúrgica agressiva. Lamentavelmente, é extremamente difícil prever que pacientes se enquadram nesta categoria.

A eficácia do tratamento clínico é controversa. Após rever 92 artigos sobre esse tópico, Stankiewicz concluiu que o tratamento com esteroides é benéfico.[18] Apesar de não afetar a etiologia da doença nem prevenir a desnervação completa ou contratura, os esteroides podem ser úteis por limitar a extensão da desnervação e prevenir a discinesia autônoma e a progressão de paralisia incompleta para completa.

Estudos recentes confirmaram esses achados e sugeriram que os melhores resultados estão associados ao início mais precoce possível da terapia com esteroides.[19] A maioria dos autores concorda em que os esteroides administrados precocemente durante a evolução da doença ajudam a encurtar o período de recuperação e funcionam como analgésicos. Existem efeitos colaterais mínimos associados a uma curta sequência de terapia com esteroides em adultos sadios. Cerca de 65 a 85% dos pacientes recuperaram uma boa função facial apenas com essa terapia. A literatura recente sugere também um melhor resultado funcional com a terapia antiviral concomitante (aciclovir, valaciclovir ou fanciclovir) no início da evolução da doença.[20-23] As queixas gastrintestinais são os efeitos colaterais mais comuns associados às medicações antivirais.

A descompressão cirúrgica tem sido defendida para os casos de paralisia facial completa com evidência elétrica de extensa degeneração neural. A experiência clínica mostrou que, quando o teste ENoG indica mais de 90% de degeneração neural ao longo das primeiras 2 semanas após o início da paralisia facial, o paciente comporta uma probabilidade de 50% de ter paresia facial residual e sincinesia. Em um estudo clínico prospectivo multicêntrico, nos indivíduos com paralisia de Bell que possuíam 90% ou mais de degeneração, evidenciada pelo teste ENoG durante os primeiros 14 dias após o início da paralisia completa e ausência de potenciais de ação das unidades motoras aos testes EMG voluntários, a descompressão cirúrgica do nervo facial no nível do forame meatal, segmento labiríntico e gânglio geniculado resultava em uma chance de 91% de conseguir um bom resultado 7 meses após a paralisia, em comparação com uma chance de 42% de boa recuperação nos pacientes com os mesmos parâmetros ENoG e EMG que haviam sido tratados apenas com esteroides.[24] Nos indivíduos com boa audição, é usada uma abordagem através da fossa craniana média para a descompressão cirúrgica do nervo facial. Naqueles com audição precária ou ausente na orelha afetada utiliza-se uma abordagem translabiríntica. Deve ser enfatizado, porém, que a descompressão cirúrgica do nervo facial para a paralisia de Bell continua sendo controversa e que os estudos científicos apoiando essa conduta são limitados. Os críticos de tal algoritmo argumentam que o risco de lesão iatrogênica devido à descompressão cirúrgica supera as vantagens, pois a maioria dos pacientes se recupera sem intervenção cirúrgica.

TRAUMATISMO

Vindo em segundo lugar após a doença idiopática, a lesão traumática é a causa mais significativa da paralisia do nervo facial. Diferentemente da paralisia de Bell, seu diagnóstico costuma ser evidente em virtude do mecanismo da lesão, das lesões correlatas ou de história de cirurgia recente. O trajeto íngreme do nervo facial através do CAI, da orelha média, da mastoide e, eventualmente, da parótida torna-o vulnerável a possível lesão traumática. Não surpreende que este seja o nervo craniano mais comumente lesado. As lesões traumáticas do nervo facial são subdivididas em causas iatrogênicas e não iatrogênicas, cada qual tendo apresentação e objetivos terapêuticos típicos.

Lesão iatrogênica

A lesão do nervo facial durante uma cirurgia da mastoide ou orelha média é relativamente incomum (cerca de 1%), porém justifica uma discussão. Como já mencionado, a área mais comum de lesão iatrogênica na cirurgia da orelha média é o segmento timpânico. As ressecções extratemporais, como as da parótida e os tumores no pescoço, podem exigir o sacrifício de parte do nervo. Em geral, estas lesões são identificadas por ocasião da cirurgia, sendo realizado o reparo apropriado (anastomose terminoterminal ou enxertia com condutor). O problema terapêutico mais difícil surge quando ocorre uma paralisia facial pós-operatória inesperada. Os anestésicos locais (i. e., lidocaína) podem resultar em paresia residual ou paralisia, sendo necessário um certo período para que seus efeitos desapareçam. Se a paralisia persiste, o tamponamento da orelha média ou mastoide, que pode estar comprimindo um segmento deiscente do nervo, deve ser removido. A decisão de explorar o nervo depende da confiança do cirurgião no estado do nervo. Se o nervo não foi identificado durante o procedimento ou quando se percebe que sua lesão constitui uma possibilidade, ele deve ser explorado e descomprimido ou reparado o mais cedo possível. Por outro lado, se o cirurgião está convencido de que o nervo não foi comprometido, é mais seguro acompanhar a paralisia com testes elétricos e explorar somente se houver sinais de degeneração neural significativa. O teste EMG no ambiente pós-operatório imediato ajuda a determinar a continuidade anatômica do nervo. Não sendo detectados potenciais de ação voluntários das unidades motoras, pode ser inferida uma contusão grave ou ruptura do nervo, justificando-se a exploração cirúrgica. Uma paresia pós-operatória representa quase sempre o resultado de um pequeno traumatismo e do edema, raramente progredindo para paralisia. Os esteroides sistêmicos podem ser administrados para reduzir a extensão do edema neural associado à lesão traumática.

Lesão intratemporal

A lesão não iatrogênica do nervo facial resulta mais comumente de acidentes automobilísticos, traumatismos contusos da cabeça e traumatismos penetrantes da face. As lesões intratemporais ocorrem como resultado de fraturas do osso temporal, classificadas como longitudinais ou transversais em relação ao eixo longitudinal da crista petrosa. A avaliação adequada da lesão terá de incluir os exames TC do osso temporal tanto coronais quanto axiais. Entre 80 e 90% das fraturas do osso temporal são *longitudinais*, resultando habitualmente de traumatismos na área temporoparietal. Acometem quase sempre a orelha média, porém somente 20% têm uma lesão concomitante do nervo facial. São apresentações comuns o sangramento proveniente da orelha média ou da externa, a laceração da membrana timpânica e a perda auditiva condutiva. A lesão do nervo facial, quando presente, resulta habitualmente de compressão ou isquemia, em oposição à ruptura neural.[25] As fraturas *transversais* representam uma proporção muito menor de lesões do osso temporal, porém uma lesão associada do nervo facial está presente em até metade dos casos e resulta habitualmente de traumatismo do occipício. As apresentações comuns consistem em hemotímpano, sintomas vestibulares e perda auditiva sensorineural grave ou mista. A secção do nervo é a forma típica da lesão. As feridas por armas de fogo perfazem uma proporção muito menor das lesões intratemporais, mas são igualmente desafiadoras. Quando o nervo é lesionado, isso ocorre habitualmente nos segmentos timpânico e mastóideo, resultando, com frequência, de lesão térmica e compressiva em oposição à ruptura. Mesmo com a descompressão cirúrgica, a recuperação da função facial costuma ser incompleta. Além disso, as lesões explosivas (*blast*) são frequentemente acompanhadas por lesão significativa do sistema nervoso ou do vascular.

Seja qual for o tipo de traumatismo, quando existe lesão associada do nervo facial, é usado um algoritmo simples para a tomada das decisões terapêuticas. Se a paralisia for completa, será indicada uma conduta conservadora, pois a recuperação espontânea ocorre na maioria dos indivíduos. É provável também que a paralisia facial de início tardio, associada a traumatismo do osso temporal, venha a se recuperar sem intervenção cirúrgica. O exame seriado é importante para determinar a ocorrência de qualquer paralisia progressiva, devendo o teste elétrico ser feito se houver paralisia completa. O uso de esteroides continua controverso. Desde que não haja contraindicações à utilização de uma curta sequência de esteroides, existe alguma evidência sugerindo que essa conduta pode ajudar a encurtar a fase de recuperação. Todos os pacientes devem ser avaliados com TC coronal e axial, bem como audiometria. Nos casos de lesão penetrante, a arteriografia pode ser indicada quando se suspeita de lesão vascular. O teste ENoG deverá ser feito se a paralisia for completa. Sendo identificada no lado afetado uma degeneração superior a 90% em 2 semanas após a ocorrência da lesão, deve ser realizada a descompressão cirúrgica do nervo facial no lado afetado. Nos pacientes com fratura do osso temporal e paralisia facial completa, se as imagens TC demonstram um fragmento ósseo óbvio exercendo pressão sobre o nervo facial intratemporal, a descompressão cirúrgica é indicada. A paralisia que alcança 90% de degeneração após 6 dias comporta um melhor prognóstico do que o das outras condições que causam degeneração e não requer intervenção cirúrgica.[26] A outra indicação para cirurgia (apesar de controversa) é representada pelos sintomas persistentes de paralisia por mais de 4 meses não obstante a ausência de degeneração documentada pelos testes elétricos.

Mais de 90% das fraturas do osso temporal com paralisia facial completa acometem a região do gânglio geniculado, especialmente o segmento labiríntico.[27] Por isso, se for empreendida a exploração cirúrgica do nervo facial, a descompressão deverá estender-se até além dessa região. A abordagem cirúrgica depende do estado da audição do paciente. No paciente com audição intacta deve ser usada a abordagem através da fossa craniana média. Com frequência, esse procedimento poderá ser combinado com uma abordagem transmastóidea se for indicada a descompressão dos segmentos timpânico distal e mastóideo. No caso de uma orelha sem audição, a abordagem translabiríntica é muito mais fácil e resulta em menor morbidade. A descompressão do nervo, incluindo a incisão do epineuro, é adequada nos casos em que existe compressão óbvia e, quanto ao resto, o nervo se encontra intacto; contudo, se a lesão neural for significativa, não obstante sua aparente continuidade, a ressecção e reanastomose ou enxertia do nervo proporcionarão um melhor resultado cirúrgico do que apenas a descompressão. Nos casos de transecção completa, a decisão de reanastomosar o nervo deve basear-se na possibilidade de aproximar as extremidades neurais com uma tensão negligenciável na área anastomótica. O nervo auricular grande é perfeitamente apropriado à enxertia do nervo facial, tendo como base seu tamanho e localização. Se for necessário um segmento de nervo mais longo, o nervo sural será uma excelente escolha.

Lesão extratemporal

O nervo extracraniano também é suscetível aos traumatismos, especialmente às lesões penetrantes, devendo ser feita uma avaliação imediata para determinar qual é o estado da função neural, a extensão da lesão dos tecidos moles e o grau de contaminação. Os testes elétricos podem ser valiosos na avaliação das lesões periféricas do nervo facial. Um nervo seccionado ou gravemente lesionado não evidencia qualquer resposta à estimulação proximal à lesão. Além disso, os testes elétricos são de primordial importância na identificação intraoperatória dos ramos do nervo. Um exame extensivo deve incluir também um levantamento dos tecidos moles circundantes, como o globo ocular, duto parotídeo e boca.

As lesões do tronco ou dos ramos principais do nervo facial são extremamente debilitantes. Em virtude da extensa rede de ramificações e anastomoses, as lesões periféricas estão associadas a muito menor morbidade. Não obstante, a evidência sugere que todas as lesões do nervo facial associadas à perda de função devem ser exploradas e reparadas logo que possível. No passado, as lesões que ocorriam distalmente ao canto (*canthus*, ângulo do olho) lateral e à prega facial oral não eram abordadas, para que se recuperassem espontaneamente. May argumenta que o reparo imediato, quando possível, proporciona melhor chance de completa recuperação sem sincinesia. Novamente, a decisão de realizar um reparo primário do nervo *versus* enxertia neural depende da possibilidade de conseguir uma anastomose isenta de tensão. Duas exceções ao reparo imediato são a presença de significativa perda de tecidos moles e a maciça contaminação macroscópica da ferida. Nestas circunstâncias, a imediata exploração e o desbridamento da ferida, bem como a identificação (demarcação) dos ramos nervosos são as etapas iniciais. Um procedimento de segundo estágio para o reparo do nervo pode ser executado com segurança 30 dias após a ocorrência da lesão.

INFECÇÃO

Viral

Dos agentes infecciosos que causam sabidamente a paralisia do nervo facial, o herpes-zoster é o mais comum, sendo facilmente diferenciado da paralisia de Bell graças aos achados associados, que consistem em otalgia intensa, erupções vesiculares que acometem a orelha externa (estendendo-se ocasionalmente à membrana timpânica), perda auditiva sensorineural, zumbidos e vertigem. A combinação de erupções vesiculares na orelha e de paralisia facial recebe a designação de *síndrome de Ramsay Hunt*. Diferentemente da paresia facial observada na paralisia de Bell que alcança um pico ao longo de 2 semanas, uma paresia progressiva pode ocorrer até 3 semanas após o início. Sua incidência aumenta drasticamente após os 60 anos de idade, presumivelmente por causa de imunidade de mediação celular reduzida nessa faixa etária. Os dados sorológicos e epidemiológicos sugerem que a reativação de um vírus varicela-zoster latente, em oposição a reinfecção, é o mecanismo da infecção. Raramente existe dúvida acerca do diagnóstico, que no entanto pode ser confirmado pelos títulos em elevação dos anticorpos para o vírus varicela-zoster. Os padrões de exacerbação do nervo facial pela RM realçada por gadolínio são semelhantes aos observados na paralisia de Bell, porém e novamente não existe correlação entre o grau de exacerbação e a gravidade da paralisia, os achados eletrofisiológicos e intraoperatórios, bem como o prognóstico em termos de recuperação. Em comparação com a paralisia de Bell, a degeneração neural tende a ser progressiva e mais grave, razão por que o prognóstico para recuperação é sombrio. O tratamento do herpes-zoster ótico comporta a mesma controvérsia enfrentada com as outras causas de paralisia do nervo facial. Admite-se que os esteroides sistêmicos aliviam a dor aguda, reduzem a intensidade da vertigem e minimizam a neuralgia pós-herpética não obstante seu papel questionável na reversão do processo patológico. Foi relatado que a medicação antiviral, os esteroides ou uma combinação de ambos aprimoram o resultado. Sabe-se que a neuralgia pós-herpética ocorre, podendo ser prolongada e incapacitante, sendo tratada com analgésicos opioides, nortriptilina, amitriptilina e gabapentina.[28]

Bacteriana

As infecções que acometem a orelha também podem resultar em paralisia do nervo facial. Otite média supurativa aguda, otite média aguda, mastoidite, otite externa maligna (OEM) têm sido implicadas. Uma deiscência natural no canal de Falópio funciona como porta de entrada para a invasão bacteriana e os produtos inflamatórios que irão causar edema neural na otite média supurativa aguda. A paralisia facial progride rapidamente ao longo de 2 a 3 dias, sendo precedida habitualmente por otalgia intensa com ou sem otorreia. O tratamento da otite média aguda consta de antibioticoterapia intravenosa para os cocos Gram-positivos e *Haemophilus*, assim como miringotomia ampla (*wide-field*) para drenagem da orelha média. Se a TC do osso temporal mostrar mastoidite coalescente ou extensão intracraniana da infecção, deverá ser feita mastoidectomia cortical. O prognóstico para a recuperação da função nos pacientes com paralisia facial devida a otite média aguda é bom sem a descompressão cirúrgica do nervo facial.[29]

Na otite média crônica, a paralisia do nervo facial está mais comumente associada ao colesteatoma ou tecido inflamatório crônico que engloba os segmentos timpânico e mastóideo do nervo facial.[30] À semelhança da otite média aguda, a disfunção do nervo facial pode ser causada por inflamação, edema e subsequente neuropatia por encarceramento. Como alternativa, a compressão extraneural e intraneural também pode resultar de colesteatoma ou abscesso em expansão. A otite média crônica complicada por paralisia facial costuma ser controlada cirurgicamente. A remoção do colesteatoma, com ou sem a descompressão cirúrgica do segmento afetado do nervo facial, os antibióticos intravenosos e a terapia corticosteróidea resultam habitualmente em recuperação funcional favorável. Os pacientes com otite média supurativa crônica sem colesteatoma parecem ter um melhor resultado funcional quando comparados àqueles com colesteatoma.[31] O prognóstico para a recuperação da função facial nesses pacientes está relacionado com o momento da intervenção.[32]

A otite externa maligna (OEM) é uma condição que representa uma verdadeira emergência otológica que requer tratamento rápido e agressivo. Afeta habitualmente pacientes mais velhos com uma longa história de diabetes e pode resultar em múltiplas paralisias dos nervos cranianos; pode ocorrer também em indivíduos imunocomprometidos. O quadro clínico mais compatível com esse diagnóstico é o de inflamação grave e dolorosa do CAE com otorreia purulenta e tecido de granulação exsudativo ao longo da superfície inferior do CAE, na junção ósseo-cartilaginosa. A *Pseudomonas aeruginosa* é o patógeno mais comum, responsável por até 98% das culturas documentadas. O ninho da doença tem origem no CAE, mas se espalha para os tecidos adjacentes. O osso temporal, a glândula parótida e os nervos cranianos inferiores podem ser acometidos. O diagnóstico é feito pelos achados físicos, podendo ser confirmado com uma TC do osso temporal que demonstre alterações ósseas erosivas envolvendo e estendendo-se até além do CAE. Evidência adicional de osteomielite pode ser obtida com um *exame de radioisótopo com tecnécio*, que identifica maior atividade osteogênica. Se for positivo, o exame ósseo continuará sendo positivo por um período indefinido. Um *exame com gálio* detecta a resposta inflamatória (ligação aos granulócitos), sendo útil para acompanhar a evolução da doença. Uma redução na captação ao exame com gálio pode correlacionar-se com a melhora clínica. O tratamento consiste principalmente em uma sequência de 6 semanas com um esquema de antibióticos intravenosos antipseudomonas em altas doses. O ciprofloxacino é administrado tipicamente em combinação com uma cefalosporina de terceira ou quarta geração. O desbridamento cirúrgico é feito somente para remover qualquer osso obviamente necrótico. A recuperação da função facial com OEM é mais precária que aquela para outros nervos cranianos acometidos pela doença.[33]

Doença de Lyme

A doença de Lyme obteve atenção e foi sugerida por alguns como sendo o agente etiológico de pelo menos alguns dos pacientes diagnosticados com a paralisia de Bell. A paralisia do nervo facial ocorre apenas em 10% dos pacientes infectados, porém continua sendo o sinal neurológico mais comum da doença de Lyme.[34] O acometimento bilateral não é incomum. Tal doença pode ser diferenciada da paralisia de Bell por seus sintomas gripais e manifestações cutâneas características, representadas pelo eritema crônico migratório, erupção que começa como área plana avermelhada estendendo-se com um clareamento central. A infecção do sistema nervoso central pode ser comum na doença de Lyme com a paralisia do nervo facial. Os títulos dos anticorpos séricos para o espiroqueta *Borrelia burgdorferi* não são confiáveis nas fases iniciais da doença, por isso comportam um valor limitado na pesquisa diagnóstica. A produção intratecal de anticorpos é observada em alta proporção dos pacientes que se apresentam com paralisia facial.[35] O prognóstico para a recuperação da função facial é excelente, com quase 100% conseguindo uma recuperação completa.[36] É necessário um tratamento com uma sequência de 4 semanas de doxiciclina para prevenir as complicações tardias da infecção.

Doenças sistêmicas

Varias doenças sistêmicas podem resultar em paralisia do nervo facial, porém ocupam uma hierarquia relativamente baixa no diagnóstico diferencial. A *síndrome de Guillain-Barré* deve ser aventada quando a paralisia facial acompanha paralisia motora ascendente, disfunção autônoma ou acometimento do sistema nervoso central. Juntamente com a doença de Lyme, esta é uma causa comum da diplegia facial. A *mononucleose infecciosa*, que resulta da infecção pelo vírus Epstein-Barr, caracteriza-se por um pródromo de cefaleia, mal-estar e mialgia. Subsequentemente, uma febre flutuante se instala juntamente com dor de garganta, amigdalite exsudativa e linfadenopatia. O diagnóstico pode ser confirmado por um teste positivo para mononucleose (*mono spot test*) com títulos em elevação dos anticorpos heterófilos. A *sarcoidose* é uma doença granulomatosa idiopática crônica não caseosa. A paralisia bilateral do nervo facial está presente em 50% dos pacientes que apresentam uma variante de sarcoidose, também denominada febre uveoparotídea ou *doença de Heerfordt*. A paralisia do nervo facial pode ocorrer em qualquer estágio da *infecção pelo HIV*; no entanto, deve ser enfatizado que esta é uma sequela rara da doença.[37] A paralisia pode ser o resultado direto da infecção viral ou ser secundária à imunodeficiência; com frequência, simula a paralisia de Bell e apresenta o mesmo padrão geral de recuperação.[38] Outros distúrbios sistêmicos que podem causar paralisia facial são listados no Quadro 8.1. Em geral, o prognóstico para a recuperação da função facial com doença sistêmica é bom.

NEOPLASIA

Os tumores que resultam em paralisia facial podem acometer o próprio nervo facial ou ter origem nas estruturas circundantes e, eventualmente, comprometer a função neural. Dos pacientes que se apresentam com paralisia de início recente, apenas 5% são devidos a um processo neoplásico. As características da paralisia do nervo facial que sugerem acometimento tumoral são:

1. Progressão da paresia por mais de 3 semanas;
2. Espasmos faciais associados;
3. Ausência de recuperação funcional 4 meses após o início da paralisia;
4. Recidiva ipsolateral de paralisia facial;
5. Paralisia facial com concomitante perda auditiva sensorineural ou sintomas vestibulares;
6. Presença de défice de múltiplos nervos cranianos;
7. Presença de massa parotídea;
8. História de carcinoma.

As lesões intratemporais e intracranianas que resultam em paralisia do nervo facial em geral são benignas, mas podem ser extremamente debilitantes em virtude de um efeito expansivo (tipo massa) sobre as estruturas neurovasculares circundantes. Os tumores benignos mais comuns com origem no nervo facial são os neuromas e hemangiomas faciais. Os neuromas faciais são tumores raros de crescimento lento que têm origem no nervo facial em qualquer ponto ao longo de seu trajeto, porém afetam mais comumente o gânglio geniculado.[39] A paralisia facial é a queixa inicial mais comum, apesar de a perda auditiva não ser incomum. Diferente dos neuromas faciais, os hemangiomas do nervo facial tendem a causar paralisia facial precocemente durante a evolução do processo patológico, não obstante suas pequenas dimensões. Outros tumores intracranianos que podem causar paralisia facial são os neuromas acústicos (91%), meningiomas (2,5%), colesteatomas congênitos (2,5%), carcinomas adenoides císticos e cistos araquinoides.[40] Qualquer suspeita de processo neoplásico torna necessária uma extensa pesquisa neurológica, incluindo audiometria e exames de imagem. Ao suspeitar de um tumor, a RM realçada por gadolínio é o melhor meio de avaliar as estruturas neurais e sua continuidade. Se o tumor é intratemporal, uma TC adicional sem realce do osso temporal é útil na localização do tumor e na visualização da anatomia ao seu redor. Sendo a paralisia facial de início agudo, a amplitude reduzida dos PAMC, em combinação com latência de condução prolongada no teste ENoG, confirma o diagnóstico de tumor subjacente. Além disso, a presença tanto de fibrilação quanto de potenciais de reinervação polifásicos no teste EMG é característica de doença tumoral decorrente de degeneração e regeneração contínuas simultâneas do nervo. Independentemente do diagnóstico histológico, o tratamento definitivo dos tumores que causam paralisia facial consiste em excisão cirúrgica. A abordagem cirúrgica a ser usada é determinada pelo nível de audição da orelha envolvida e pela localização do tumor. Considerando que a excisão cirúrgica dos tumores primários do nervo facial resulta em paralisia facial completa, em geral a cirurgia deve ser adiada até que tenha ocorrido perda funcional significativa. Nas melhores circunstâncias possíveis, o reparo do nervo facial com um enxerto condutor após a ressecção do tumor resulta em uma função grau III de House-Brackmann. A descompressão cirúrgica dos neuromas faciais pode ser oferecida como opção terapêutica aos que desejam preservar a função facial, apesar de eventualmente a remoção cirúrgica do tumor ser necessária. Ainda está sendo explorado o papel da radiação estereotática no tratamento dos neuromas faciais.

As massas extracranianas que resultam em paralisia do nervo facial são quase exclusivamente de origem parotídea, podendo ser classificadas em lesões benignas e malignas. As neoplasias benignas constituem aproximadamente 85% das massas parotídeas, das quais os adenomas pleomórficos perfazem a grande maioria. A apresentação típica é a de massa indolor de crescimento lento na região parotídea. Apesar de incomuns, as lesões benignas podem causar a compressão dos tecidos moles circundantes, resultando em disfunção do nervo facial e obstrução do fluxo salivar. A biopsia por aspiração com agulha fina representa um método aceitável e usado comumente para avaliar as neoplasias das glândulas salivares. O tratamento consiste em excisão cirúrgica com um manguito de tecido glandular salivar normal, o que é conseguido com uma parotidectomia superficial ou total, dependendo da natureza, localização e extensão da neoplasia. Deve-se ter muito cuidado em preservar o nervo facial, pois a anatomia normal pode estar bastante distorcida em virtude do efeito expansivo e do edema circundante decorrentes do tumor.

As neoplasias malignas que envolvem o nervo facial podem ter origem na parótida ou, mais raramente, podem provir do próprio nervo facial. Com frequência, estas lesões são clinicamente indiferenciáveis das massas benignas, devendo ser confirmadas pela biopsia com aspiração por agulha fina. Cerca de 12 a 15% das neoplasias malignas da parótida causam a paralisia do nervo facial. O carcinoma mucoepidermoide é a malignidade mais comum da glândula parótida; entretanto, o carcinoma adenoide cístico tem maior predileção pelo acometimento do nervo facial. Independentemente do tipo histológico, a paralisia do nervo facial representa um sinal prognóstico sombrio. A malignidade que envolve o nervo torna necessária uma excisão capaz de produzir uma margem livre de tumor, o que deve ser confirmado no intraoperatório com análise por corte de congelamento do tumor e das margens do nervo facial. A reconstrução do nervo deve ser empreendida durante o procedimento ablativo inicial e, com frequência, requer um enxerto neural. Os demais casos são tratados com excisão cirúrgica da glândula com a preservação do nervo. Podem ser indicadas também radioterapia e quimioterapia adjuvantes.

CASOS PEDIÁTRICOS

A incidência da paralisia do nervo facial no recém-nascido é de aproximadamente 1 em 2.000 partos.[41] É importante determinar a etiologia da paralisia nesta população, pois o tratamento e o prognóstico diferem entre as causas traumáticas e as desenvolvimentais. O traumatismo do parto é responsável pela maioria dos casos e se caracteriza por disfunção unilateral completa do nervo facial, parto prolongado ou complicado, equimose da face ou da região temporal e hemotímpano. Apesar de o uso do fórceps ainda ser considerado o agente agressor mais comum, com frequência a paralisia está presente após um parto não-complicado e com a utilização de um fórceps baixo (de saída). Como já abordado, a ponta da mastoide é precariamente desenvolvida no recém-nascido, e o nervo facial ocupa uma localização superficial, razão pela qual torna-se vulnerável à compressão e lesão.

A paralisia congênita representa o restante dos casos e está associada tipicamente a outros achados, como a paralisia facial contralateral, outros défices de nervos cranianos e aberrações congênitas, particularmente na região da cabeça e pescoço. As anomalias desenvolvimentais mais comuns que afetam a função dos músculos faciais são a *síndrome de Möebius* e a *agenesia do músculo depressor do ângulo da boca*.[42] A síndrome de Möebius é uma condição hereditária que se manifesta com diplegia facial congênita e paralisia unilateral ou bilateral do nervo abducente. Esta síndrome pode afetar também os IX, X e XII nervos cranianos assim como outros nervos motores extraoculares. Podem ocorrer também anormalidades das extremidades, como a ausência do músculo peitoral maior na síndrome de Poland. Existe controvérsia acerca do local especifico da lesão.[43] A falta de uma unidade neuromuscular funcional pode resultar de agenesia nuclear, agenesia muscular ou ambas. Por isso, a reabilitação cirúrgica deve incluir a transposição de um músculo sadio juntamente com sua inervação. A hipoplasia ou aplasia do músculo depressor do ângulo da boca, também denominada *paralisia congênita unilateral do lábio inferior (CULLP, de congenital unilateral lower lip paralysis)*, é considerada uma lesão do tronco cerebral que resulta em falta de desenvolvimento do músculo depressor do ângulo da boca. Afeta habitualmente um único lado e se caracteriza por assimetria facial ao chorar. Deve ser feita uma avaliação abrangente, pois ocorrem anomalias associadas em até 70% das crianças, acometendo mais comumente a cabeça e o pescoço, bem como o sistema cardiovascular.[44]

Em muitos neonatos nos quais se identifica uma paralisia do nervo facial, deve ser feito um exame físico completo, incluindo uma avaliação de paralisia parcial *versus* paralisia completa, avaliação otoscópica e pesquisa de outras sequelas traumáticas, anomalias adicionais ou ambas. Os testes eletrofisiológicos seriados (EMG e ENoG) são extremamente importantes para poder diagnosticar a etiologia da paralisia, documentar a extensão da lesão e acompanhar a evolução clínica. Deve ser enfatizada a diferenciação entre a etiologia traumática e a congênita, pois o tratamento e o prognóstico em termos de recuperação diferem entre os dois tipos. Os testes ENoG e EMG podem ser normais por ocasião do nascimento nos casos traumáticos e, subsequentemente, demonstrar declínio nas respostas no teste ENoG e potenciais de fibrilação no teste EMG. Quando a paralisia facial resulta de distúrbio desenvolvimental, as respostas ENoG e EMG são reduzidas ou estão ausentes por ocasião do nascimento, e não mostram progressão nem recuperação com o passar do tempo. Os testes que tentam localizar a área de ruptura em geral apresentam um valor limitado no neonato.

A taxa de recuperação espontânea para a paralisia neonatal traumática do nervo facial aproxima-se de 90% e costuma ser completa.[45, 46] No entanto, o prognóstico é sombrio para as lesões congênitas. Smith e colaboradores recomendam acompanhar os pacientes vítimas de lesões congênitas por pelo menos 2 anos a fim de determinar o grau de disfunção residual.[41] Muitas dessas crianças terão uma função assimétrica persistente, porém a maioria se adaptará muito bem e não necessitará de intervenção cirúrgica. Para a paralisia facial congênita, a intervenção cirúrgica costuma ser protelada até a adolescência, quando o desenvolvimento facial já é quase maduro e a criança se mostra capaz de lidar com os aspectos psicossociais da reanimação facial.

O tratamento da paralisia neonatal traumática do nervo facial é consideravelmente mais controverso. Alguns autores alegam que a evidência de lesão neural significativa (respostas ENoG reduzidas, potenciais de fibrilação no teste EMG ou evidência de lesão intratemporal do nervo facial ao exame radiográfico) constitui uma indicação para exploração imediata.[41] Bergman e outros alegam que, em virtude da excelente taxa de recuperação espontânea e do risco de lesão iatrogênica, é indicada uma abordagem mais conservadora.[42] Seus critérios para a intervenção cirúrgica se limitam a:

1. Paralisia unilateral completa ao nascer;
2. Hemotímpano e fratura com desvio do osso temporal;

3. Exames eletrofisiológicos que demonstrem a completa ausência de respostas voluntárias e evocadas das unidades motoras em todos os músculos inervados pelo nervo facial aos 3 a 5 dias de vida;
4. Nenhum retorno da função clínica ou da eletrofisiológica do nervo facial com 5 semanas de vida.

Além dos distúrbios traumáticos e congênitos do nervo facial, as crianças estão sujeitas aos mesmos fatores etiológicos que resultam em paralisia do nervo facial em adultos. Infecção, traumatismo e doença sistêmica têm sido implicados nos casos pediátricos. Em geral, a paralisia de Bell é menos comum em crianças, sendo, porém, o diagnóstico mais comum quando a paralisia facial ocorre em crianças maiores. Exibe um pródromo característico de enfermidade do trato respiratório superior e manifesta-se como paralisia facial unilateral associada a dor facial, paladar alterado e lacrimejamento reduzido. O prognóstico é excelente. Prescott relatou uma taxa global de recuperação de 96% em sua série de 228 crianças. O tratamento consiste em cuidados de apoio, proteção dos olhos e atenta observação. Não foi possível demonstrar que os esteroides sejam capazes de alterar a recuperação após uma paralisia de Bell.[47] Se não houver evidência de recuperação após 4 meses, deverá ser aventado o diagnóstico de paralisia de Bell.

CUIDADOS COM OS OLHOS

A complicação mais comum da paralisia do nervo facial, independentemente da causa, é o ressecamento da córnea e ceratite por exposição. Além da lagoftalmia, do ectrópio da pálpebra inferior e do lacrimejamento reduzido, observa-se com frequência uma alteração no reflexo corneano. O resultado é um risco significativo de ulceração da córnea, fibrose e perda visual permanente, especialmente na ausência de um fenômeno de Bell normal. Por isso, o tratamento da paralisia facial deve consistir na intensa lubrificação dos olhos, uso de compressa umedecida protetora a noite e um dispositivo protetor ocular durante o dia. Se as condições oftalmológicas recorrentes justificarem a realização de tratamento ou for provável que a recuperação da função facial demore, recomenda-se a reanimação palpebral precoce. O fechamento do olho pode ser restaurado com a utilização de um peso de ouro especial implantado na pálpebra superior (*gold weight*), mola espiral palpebral ou tarsorrafia lateral. Os implantes especiais (*gold weight*) e as molas espirais palpebrais proporcionam melhor proteção, são facilmente reversíveis, tornando-se os procedimentos de escolha. As molas espirais palpebrais são tecnicamente mais difíceis de introduzir do que os implantes especiais (*gold weight*). A tarsorrafia deve ser evitada quando possível, pois limita o campo visual, proporciona uma cobertura incompleta da córnea e resulta em significativa deformidade estética adicional.

REANIMAÇÃO FACIAL

Uma discussão completa sobre os princípios e técnicas da reanimação facial ultrapassa a finalidade deste capítulo, porém são abordados os conceitos básicos e as abordagens terapêuticas. A completa recuperação da função motora facial constitui o objetivo para todos os pacientes com a paralisia do nervo facial; contudo, em muitos deles persiste uma disfunção significativa, razão pela qual acabam necessitando de intervenção adicional. O conhecimento sobre a etiologia da paralisia assim como do estado do nervo e da musculatura distal é crucial à tomada das decisões terapêuticas apropriadas.

O procedimento ideal de reabilitação para as lesões do nervo facial proporciona um aspecto simétrico em repouso e uma movimentação individualizada de toda a musculatura facial tanto voluntária quanto involuntária. Além disso, elimina ou previne os movimentos em massa e outros défices motores. O melhor resultado é obtido com anastomose neural direta, *neurorrafia* ou utilizando enxertos de interposição quando não é possível obter uma anastomose primária isenta de tensão. Esse procedimento exige o reconhecimento precoce da lesão e pressupõe que a porção distal do nervo e a musculatura facial se encontram intactas. Os melhores resultados cirúrgicos são obtidos quando é feita uma anastomose endoneural.

A *anastomose com interseção (crossover) neural* constitui excelente técnica que proporciona influxo neural para um nervo facial distal intacto quando o nervo proximal não está disponível. É utilizada mais frequentemente nas situações em que o dano à parte proximal do nervo impede a realização de neurorrafia primária. O procedimento requer musculatura facial intacta que tenha sido documentada por EMG ou biopsia muscular. A anastomose hipoglossofacial proporciona o melhor resultado, constituindo a única anastomose com interseção que se revelou reprodutível. O tônus e a proteção musculares em repouso são recuperados em até 95% dos pacientes. A hipertonia facial e a sincinesia são os inconvenientes esperados desta cirurgia. A paralisia da hemilíngua que ocorre como resultado do procedimento de interseção clássico dos nervos hipoglossofaciais pode evoluir para profundos défices funcionais na fala, mastigação e salivação. May e colaboradores recomendam um enxerto com interposição dos nervos hipoglossofaciais para preservar alguma função do hipoglosso no lado enxertado.[48] Esse procedimento envolve a interposição de um enxerto neural entre o 12º nervo craniano parcialmente seccionado, porém funcionalmente intacto, e o sétimo nervo craniano degenerado, frequentemente combinado com outros procedimentos de reanimação.

Quando existe atrofia irreversível da musculatura facial, fazem-se necessários procedimentos alternativos para proteger o olho e proporcionar uma função facial aprimorada. São utilizadas as *transferências neuromusculares* e *tipoias faciais,* que conferem apoio estático assim como dinâmico capaz de se opor à atividade da musculatura facial contralateral. Em geral, os resultados são esteticamente inferiores ao da reconstituição neural, mas propiciam importante função protetora para o olho e a boca.

Como já mencionado, a proteção do olho constitui o objetivo primário nos pacientes com a paralisia do nervo facial. Além dos procedimentos já descritos, os implantes especiais (*gold weight*), as molas espirais palpebrais e os procedimentos de tarsorrafia são utilizados com frequência para garantir o completo fechamento do olho.

Finalmente, o espasmo hemifacial e o blefaroespasmo hipercinético são efeitos colaterais comuns da lesão do nervo facial que podem ser extremamente debilitantes. A toxina A do *Clostridium botulinum* (botox) é uma poderosa neurotoxina que interfere na liberação de acetilcolina pelas ramificações terminais dos nervos motores. O botox representa um tratamento temporário efetivo para o blefaroespasmo e o espasmo hemifacial.[49] Costumam ser necessárias injeções repetidas com intervalos de 3 a 6 meses. Sua aplicabilidade a longo prazo ainda está sendo investigada. As complicações relacionadas com o uso do botox para o controle da atividade hipercinética nos pacientes com disfunção facial consistem em ptose, diplopia, exposição da córnea, fraqueza facial e epífora.

VÁRIOS

1. Suprimento sanguíneo do nervo facial
   Artéria carótida externa (ACE) → artéria pós-auricular → artéria estilomastóidea
   ACE → artéria meníngea média → artéria petrosa superficial maior
2. Ponte (protuberância) para CAI = 23 a 24 mm

   CAI = 8 a 10 mm
   Labiríntica = 3 a 5 mm
   Timpânica = 8 a 11 mm
   Mastóidea = 10 a 14 mm
   Parotídea antes da ramificação = 15 a 20 mm

3. Na cirurgia da parótida, o nervo facial pode ser identificado 6 a 8 mm abaixo do "declive" inferior da fissura timpanomastóidea, o que foi descrito por HG Tabb.
4. A corda do tímpano ramifica-se cerca de 5 a 7 mm antes do forame estilomastóideo.

5. *Fenômeno de Bell:* o globo ocular roda para cima e para fora durante a tentativa de fechar os olhos.
6. A paralisia facial de origem central caracteriza-se por:
    a. Músculos frontal e orbicular do olho intactos;
    b. Função mimética intacta;
    c. Ausência do fenômeno de Bell.
7. A paralisia facial simultânea bilateral é um sinal de doença generalizada central, não devendo ser confundida com a paralisia de Bell. A causa mais comum da paralisia facial bilateral é a síndrome de Guillain-Barré.
8. A paralisia do nervo facial que não acomete o nervo petroso superficial maior pode produzir um olho "lacrimejante" por causa de:
    a. Paralisia do músculo de Horner, que dilata o orifício do duto nasolacrimal;
    b. Ectrópio, que dá origem a uma posição anômala da ponta (*puncta*) lacrimal;
    c. Ausência de pestanejo (*i. e.*, ausência de ação de bombeamento).
9. Os pacientes com paralisia facial lentamente progressiva com duração superior a 3 semanas e outros sem evidência de recuperação após 4 a 6 meses devem despertar a suspeita de ter uma neoplasia que acomete o nervo facial. Outros indicadores de etiologia neoplásica subjacente consistem em espasmos faciais e recidiva ipsolateral. Os exames de RM devem ser obtidos nesses pacientes. Convém lembrar que a progressão da paresia facial na síndrome de Ramsay Hunt pode continuar por 14 a 21 dias.
10. Quase 100% dos pacientes com a síndrome de Ramsay Hunt como causa da paralisia facial relatam dor associada, e 40% queixam-se de perda auditiva sensorineural. Vertigem, aurícula avermelhada e vesículas na área da distribuição sensorial do nervo facial (aurícula, face, pescoço ou cavidade oral) são os outros sinais e sintomas observados com o herpes-zoster ótico (síndrome de Ramsay Hunt); no entanto, a presença de dor não exclui a paralisia de Bell, pois 50% destes pacientes se queixam também de dor.
11. O sinal de Hitzelberger, que consiste em menor sensibilidade na parte posterossuperior da concha, correspondendo à distribuição sensorial do VII nervo, sugere lesão expansiva no CAI.
12. A incidência da degeneração neural grave com a paralisia de Bell aproxima-se de 15%; no entanto, com o herpes-zoster ótico, a incidência aproxima-se de 40%.
13. Dos pacientes com a paralisia de Bell, 10% relatam história familiar positiva. A paralisia facial recorrente é observada em 12% dos pacientes com a paralisia de Bell, sendo mais comum no lado contralateral. A paralisia facial recorrente é observada também na síndrome de Melkersson-Rosenthal.
14. Ocorrem tumores em 30% dos pacientes com a paralisia facial ipsolateral recorrente.
15. Das fraturas longitudinais, 25% acometem o nervo facial; 50% das fraturas transversais acometem o nervo facial.
16. Korczyn relatou que, entre 130 pacientes com paralisia de Bell, 66% tinham diabetes franco ou um teste de tolerância à glicose anormal. Foi assinalado também que o percentual de desnervação na paralisia de Bell é mais alto em diabéticos.[50]
17. A área de compressão mais provável na paralisia de Bell é no segmento labiríntico do nervo facial, onde o canal de Falópio é mais estreito.
18. *Síndrome de Melkersson-Rosenthal*: paralisia facial recorrente unilateral ou bilateral de etiologia desconhecida. Está associada a edema crônico ou recorrente da face com fissuras da língua. A idade de ocorrência máxima é a terceira década. Ao exame histológico, são visualizados canais linfáticos dilatados, células gigantes e células inflamatórias.
19. *Lágrimas de crocodilo*: fibras em processo de regeneração inervam a glândula lacrimal em vez da glândula submaxilar.
20. O nervo facial exibe uma regeneração de 3 mm/dia.

21. ENoG e EMG são os testes elétricos clinicamente mais úteis para o prognóstico da recuperação funcional nos pacientes com paralisia facial completa. O teste ENoG é útil entre os dias 3 e 14 após o início de uma paralisia completa. EMG tem valor prognóstico em qualquer momento, porém os potenciais de fibrilação espontâneos são detectados somente após 10 a 21 dias.

UMA DIRETRIZ PARA O TRATAMENTO DA PARALISIA DO NERVO FACIAL
Paralisia de Bell

É necessária a avaliação otológica e audiológica completa. Todos os pacientes devem ser tratados com uma sequência de 10 a 14 dias de doses progressivamente menores de esteroides sistêmicos e medicação antiviral.

Paralisia parcial: observar
Paralisia completa: determinar o nível de acometimento
   Testes elétricos em dias alternados dos dias 3 a 14 até que
   1. O ENoG decline para menos de 10% do lado normal;
   2. Haja evidência de algum retorno da função facial.

Quando se constatar a opção (1), a ausência de regeneração deverá ser confirmada com a inexistência de potenciais de ação das unidades motoras pelo EMG. Poderá ser oferecida a descompressão cirúrgica do nervo facial no segmento labiríntico se esses critérios do teste elétrico forem atendidos nos primeiros 14 dias após o início da paralisia facial completa. A abordagem através da fossa média é utilizada nos pacientes com audição normal, enquanto a abordagem translabiríntica é usada nos pacientes sem audição.

Lesão iatrogênica após cirurgia na orelha

Excluir os efeitos dos anestésicos locais e os efeitos compressivos do tamponamento mastóideo. O EMG pode ser usado para determinar a integridade neural imediatamente após a cirurgia.

1. Início retardado (parcial ou completa): esteroides e observar
2. Início imediato (parcial ou completa): explorar o nervo imediatamente

Lesão traumática (lesão cranioencefálica)

1. Início retardado (parcial ou completa): observar e esteroides, a não ser quando contraindicados
2. Início imediato (parcial): observar e esteroides, a não ser quando contraindicados
3. Início imediato (completa): explorar o nervo após a estabilização do paciente

Herpes-zoster ótico

O nervo motor envolvido mais comumente é o VII, sendo os próximos o III, IV e VI.
Tratar com esteroides e medicação antiviral.

Otite média crônica

Parcial ou completa: timpanomastoidectomia, remoção do colesteatoma ou do tecido de granulação e descompressão do nervo facial

Otite média/mastoidite aguda

1. Miringotomia e colocação de um tubo de ventilação
2. Antibióticos sistêmicos e tópicos
3. Mastoidectomia se houver mastoidite coalescente ou extensão intracraniana da infecção

Referências

1. Sataloff RT. *Embryology and Anomalies of the Facial Nerve and Their Surgical Implications.* New York, NY: Raven Press; 1991.
2. Green JD, Shelton C, Brackmann DE. Iatrogenic facial nerve injury during otologic surgery. *Laryngoscope.* 1994;104(8 pt 1):922–926.
3. Fowler EP. Variations in the temporal bone course of the facial nerve. *Laryngoscope.* 1961; 71:937–946.
4. Di Martino E, Sellhaus B, Haensel J, et al. Fallopian canal dehiscences: a survey of clinical and anatomical findings. *Eur Arch Otorhinolaryngol.* 2005;262(2):120–126.
5. House JW, Brackmann DE. Facial nerve grading system. *Otolaryngol Head Neck Surg.* 1985;93: 146–147.
6. Jonsson L, Tien R, Engstrom M, et al. GdDPTA enhanced MRI in Bell's palsy and herpes zoster oticus: an overview and implications for future studies. *Acta Otolarygol.* 1995;115: 577–584.
7. Brandle P, Satoretti-Schefer S, Bohmer A, et al. Correlation of MRI, clinical, and electroneuronographic findings in acute facial nerve palsy. *Am J Otol.* 1996;17:154–161.
8. Hilger JA. Facial nerve stimulator—New instrument. *Trans Am Acad Ophthalmol Otolaryngol.* 1964; 68:74–76.
9. May M, Harvey JE, Marovitz WF. The prognostic accuracy of the maximal stimulation test compared with that of the nerve excitability test in Bell's palsy. *Laryngoscope.* 1971;81:63–70.
10. Fisch U. Prognostic value of electrical tests in acute facial paralysis. *Am J Otolaryngol.* 1984; 5:494.
11. Burgess RC, Michaels L, Bale JF Jr., et al. Polymerase chain reaction amplification of herpes simplex viral DNA from the geniculate ganglion of a patient with Bell's palsy. *Ann Otol Rhinol Laryngol.* 1994;103(10):775–779.
12. Murakami S, Mizobuchi M, Nakashiro Y, et al. Bell's palsy and herpes simplex virus: identification of viral DNA in endoneuria fluid and muscle. *Ann Intern Med.* 1996;124(1 pt 1):27–30.
13. Adour KK, Byl FM, Hilsinger RL Jr. The true nature of Bell's palsy: analysis of 1000 consecutive patients. *Laryngoscope.* 1978;88: 787–801.
14. May M, Klein SR. Differential diagnosis of facial nerve palsy. *Otolaryngol Clin North Am.* 1991; 24:613–645.
15. Peitersen E. The natural history of Bell's palsy. *Am J Otolaryngol.* 1982;4:107–111.
16. Adour KK, Hilsinger JRL, Callan EJ. Facial paralysis and Bell's palsy: a protocol for differential diagnosis. *Am J Otolaryngol.* 1985;(Suppl): 68–73.
17. Katusic SK. Incidence, clinical features and prognosis in Bell's palsy, Rochester, Minnesota, 1968-1982. *Ann Neurol.* 1986;20:622.
18. Stankiewicz JA. Steroids and idiopathic facial paralysis. *Otolaryngol Head Neck Surg.* 1983; 91:672–677.
19. Shafshak TS, Essa AY, Bakey FA. The possible contributing factors for the success of steroid therapy in Bell's palsy: a clinical and electrophysiological study. *J Laryngol Otol.* 1994;108: 940–943.
20. Adour KK, Ruboyianes JM, Von-Doersten PG, et al. Bell's palsy treatment with acyclovir and prednisone compared with prednisone alone: a double-blind, randomized, controlled trial. *Ann Otol Rhinol Laryngol.* 1996;105:371–378.
21. Axelsson S, Lindberg S, Stjernquist-Desatnik A. Outcome of treatment with valcyclovir and prednisone in patients with Bell's palsy. *Ann Otol Rhinol Laryngol.* 2003;112(3):197–201.
22. Hato N, Matsumoto S, Kisaki H, et al. Efficacy of early treatment of Bell's palsy with oral acyclovir and prednisolone. *Otol Neurotol.* 2003; 24:948–951.
23. Hato N, Yamada H, Kohno H, et al. Valacyclovir and prednisolone treatment for Bell's palsy: a multicenter, randomized, placebo-controlled study. *Otol Neurotol.* 2007;28:408–413.
24. Gantz BJ, Rubenstein JT, Gidley P, et al. Surgical management of Bell's palsy. *Laryngoscope.* 1999;109:1177–1188.
25. Lathrop FD. Facial paralysis of traumatic origin: prevention and treatment. In: English GM, ed. *Otolaryngology.* Philadelphia, PA: Harper and Row; 1990:1–31.
26. McKennan KX, Chole RA. Facial paralysis in temporal bone trauma. *Am J Otol.* 1992;13: 167–172.
27. Adkins WY, Osguthorpe JD. Management of trauma of the facial nerve. *Otolaryngol Clin North Am.* 1991;24:587–611.
28. Young L. Post-herpetic neuralgia: A review of advances in treatment and prevention. *J Drugs Dermatol.* 2006;5(10):938–941.
29. Redaelli de Zinis LO, Gamba P, Balzanelli C. Acute otitis media and facial nerve paralysis in adults. *Otol Neurotol.* 2003;24(1):113–117.
30. Harker LA, Pignatari SS. Facial nerve paralysis secondary to chronic otitis media without cholesteatoma. *Am J Otol.* 1992;13(4):372–374.

31. Makeham TP, Croxson GR, Coulson S. Infective causes of facial nerve paralysis. *Otol Neurotol.* 2007;28(1):100–103.
32. Quaranta N, Cassano M, Quaranta A. Facial paralysis associated with cholesteatoma: a review of 13 cases. *Otol Neurotol.* 2007;28(3):405–407.
33. Mani M, Sudhoff H, Rajagopal S, et al. Cranial nerve involvement in malignant otitis externa: implications for clinical outcome. *Laryngoscope.* 2007;117(5):907–910.
34. Clark JR, Carlson RD, Sasaki CT. Facial paralysis in Lyme disease. *Laryngoscope.* 1985;95: 1341–1345.
35. Smouha EE, Coyle PK, Shukri S. Facial nerve palsy in Lyme disease: evaluation of clinical and diagnostic criteria. *Am J Otol.* 1997;18(2): 257–261.
36. Lesser TH, Dort JC, Simmen DP. Ear, nose and throat manifestations of Lyme disease. *J Laryngol Otol.* 1990;104:301–304.
37. Murr AH, Benecke JE. Association of facial paralysis with HIV positivity. *Am J Otol.* 1991; 12:450–451.
38. Belec L. Peripheral facial paralysis and HIV infection: report of four African cases and review of the literature. *J Neurol.* 1989;236:411.
39. Fisch U, Ruttner J. Pathology of intratemporal tumors involving the facial nerve. In: Fisch U, ed. *Facial Nerve Surgery.* Birmingham, AL: Aesculapius Publishers, Inc.; 1977: 448–456.
40. Brackmann DE, Bartels LJ. Rare tumors of the cerebellopontine angle. *Otolaryngol Head Neck Surg.* 1980;88:555–559.
41. Smith JD, Crumley RL, Harker LA. Facial paralysis in the newborn. *Otolaryngol Head Neck Surg.* 1981;89:1021–1024.
42. Bergman I, May M, Wessel HB, Stool SE. Management of facial palsy caused by birth trauma. *Laryngoscope.* 1986;94:381–384.
43. Orobello P. Congenital and acquired facial nerve paralysis in children. *Otolaryngol Clin North Am.* 1991;24:647–652.
44. Lin DS, Huang FY, Lin SP, et al. Frequency of associated anomalies in congenital hypoplasia of depressor anguli oris muscle: a study of 50 patients. *Am J Med Genet.* 1997 Aug 8;71(2): 215–218.
45. Manning JJ, Adour KK. Facial paralysis in children. *Pediatrics.* 1972;49:102–109.
46. Alberti PW, Biagioni E. Facial paralysis in children: a review of 150 cases. *Laryngoscope.* 1972;82:1013–1020.
47. Unuvar E, Ogus F, Sidal M, et al. Corticosteroid treatment of childhood Bell's palsy. *Pediatr Neurol.* 1999;21(5):814–816.
48. May M, Sobol SM, Mester SJ. Hypoglossal-facial nerve interpositional-jump graft for facial reanimation without tongue atrophy. *Otolaryngol Head Neck Surg.* 1991;104(6):818–825.
49. May M, Croxson GR, Klein SA. Bell's palsy: management of sequellae using EMG rehabilitation, botulinim toxin, and surgery. *Am J Otol.* 1989;10:220–229.
50. Korczyn A. Bell's palsy and diabetes mellitus. *Lancet.* 1971;1:108–109.

Bibliografia

Aoyagi M, Koike Y, Ichige A. Results of facial nerve decompression. Acta Otolaryngol (Stockh). 1988; 446(Suppl):101–105.

Burres SA. Objective grading of facial paralysis. *Ann Otol Rhinol Laryngol.* 1986;95:238–241.

Cramer HB, Kartush JM. Testing facial nerve function. *Otolaryngol Clin North Am.* 1991;24: 555–570.

Graham MD, Kartush JM. Total facial nerve decompression for recurrent facial paralysis: an update. *Otolaryngol Head Neck Surg.* 1989;101: 442–444.

Inamura H, Aoyagi M, Tojima H, et al. Effects of aciclovir in Ramsay Hunt syndrome. *Acta Otolaryngol (Stockh).* 1988;446(Suppl):111–113.

Marsh MA, Coker NJ. Surgical decompression of idiopathic facial palsy. *Otolaryngol Clin North Am.* 1991;24:675–689.

Mattox DE. *Clinical Disorders of the Facial Nerve.* 2nd ed. New York, NY: Mosby-Year Book; 1993.

May M, SM S, Mester SJ. Managing segmental facial nerve injuries by surgical repair. *Laryngoscope.* 1990;100:1062–1067.

Melkersson E. Et fall ay recidiverande facilspares i samband med angioneurotiskt öden. *Hygiea.* 1928;90:737.

Prescott CA. Idiopathic facial nerve palsy: the effect of treatment with steroids. *J Laryngol Otol.* 1988;102:403–407.

Rosenthal C. Klinischerbiologischer beitrag zur Konstitutionspathologie. Gemeinsames auftreten von (rezidivierender familiärer) Facialislähmung, Angioneurotischem Gesichtsödem und Lingua Plicata in Arthritismus-Familien. *Z Neurol Psychiatry.* 1931;131:475.

Sunderland S. *Nerve and Nerve Injuries.* 2nd ed. New York, NY: Churchill Livingstone; 1978.

Tabb HG. Exposure of the facial nerve in parotid surgery. *Laryngoscope.* 1970;80:559–567.

Tani M, et al. Medical treatment of Bell's palsy. *ACTA Otolaryngol (Stockh).* 1988;446 (Suppl): 114–118.

Zimmer WM, Rogers RS, Reeve CM. Orofacial manifestations of Melkersson–Rosenthal syndrome. *Oral Surg Oral Med Oral Pathol.* 1992;74: 610–619.

Síndromes e epônimos 9

SÍNDROMES E DOENÇAS

Adenomatose endócrina múltipla

Adenomatose endócrina múltipla tipo IIA (síndrome de Sipple)
É uma síndrome familiar que consiste em carcinoma medular de tireoide, hiperparatireoidismo e feocromocitoma.

Adenomatose endócrina múltipla tipo IIB
Variante da adenomatose endócrina múltipla (AEM) consiste em múltiplos neuromas mucosos, feocromocitoma, carcinoma medular de tireoide e hiperparatireoidismo. É herdada segundo um padrão autossômico dominante. Os neuromas mucosos acometem principalmente os lábios e a parte anterior da língua. Inúmeras fibras nervosas mielinizadas atravessam a córnea para se anastomosar na área pupilar.

Ceratose palmar e plantar
Distúrbio que consiste em uma malformação hereditária incomum. Se estas pessoas vivem até os 65 anos de idade, 50% a 75% delas desenvolvem carcinoma de esôfago.

Dermatite de Burckhardt
Manifesta-se como erupção da orelha externa. Consiste em pápulas e vesículas avermelhadas que surgem após a exposição à luz solar. A erupção costuma regredir espontaneamente.

Disfagia de Bayford-Autenrieth (doença de Arkin)
Admite-se que que a disfagia lusória seja secundária à compressão esofágica por artéria subclávia direita aberrante.

Disfagia lusória
É secundária a uma artéria subclávia direita anormal. A subclávia direita tem uma origem anormal na aorta torácica, passando atrás ou adiante do esôfago, que acaba sendo comprimido.

Displasia ectodérmica, hidrótica
Ver o Cap. 6.

Displasia ectodérmica, hipoidrótica
Consiste em hipodontia, hipotricose e hipoidrose. As estruturas afetadas são principalmente de origem ectodérmica. Observa-se ausência total de cílios e especialmente das sobrancelhas, sendo o eczema e a asma comuns. A aplasia das glândulas sudoríparas pode resultar em acentuada hiperpirexia. A herança é recessiva ligada ao cromossomo X.

Doença da descompressão

O complexo sintomático ocorre em homens e mulheres que trabalham em altas pressões do ar e são trazidos de volta bruscamente para uma pressão atmosférica normal. Sintomas semelhantes podem ocorrer em aviadores quando ascendem subitamente para grandes altitudes sem estar protegidos por uma contrapressão, o que ocorre quando as bolhas existentes nos líquidos corporais perdem a condição de solução (principalmente o nitrogênio); essas bolhas haviam sido absorvidas originalmente sob alta pressão. Os sintomas consistem em cefaleia, tosse, náuseas, vômitos e, às vezes, paralisia. Pode haver colapso circulatório periférico. As bolhas de nitrogênio já foram encontradas na substância branca da medula espinhal. Pode ocorrer também lesão do ouvido interno em virtude da necrose do órgão de Corti. Existe dúvida acerca da possível ruptura da membrana da janela redonda; podem ocorrer hemotímpano e obstrução da tuba auditiva.

Doença de Albers-Schönberg

Também conhecida como osteropetrose. Tratando-se de distúrbio genético, resulta em aumento progressivo na densidade (porém com um aumento também na fraqueza) dos ossos no sistema esquelético. A nutrição vascular dos ossos afetados igualmente é reduzida por esta doença. Dividida em três categorias, verificam-se osteopetrose com manifestações precoces, osteopetrose com manifestações tardias e picnodisostose. Na mandíbula, os tratamentos possíveis consistem em antibioticoterapia prolongada, múltiplos desbridamentos ou mesmo ressecção.

Doença de Barclay-Baron

Observa-se a presença de disfagia valecular.

Doença de Bowen

É uma dermatose pré-cancerosa, caracterizada pelo surgimento de pápulas de coloração rosa-pálida ou acastanhada cobertas por uma camada córnea espessada. Ao exame histológico, mostra células acantóticas hipercromáticas com células gigantes multinucleadas. É frequente a observação de mitose.

Doença de Caffey (hiperostose cortical infantil)

De tendência familiar, seu início ocorre habitualmente durante o primeiro ano de vida. Caracteriza-se por hiperirritabilidade, febre e edema duro sem formação de cacifo (indepressível) que recobre a hiperostose cortical. Ao exame histopatológico, constata-se que envolve a perda de periósteo com acometimento inflamatório agudo do osso intratrabecular e dos tecidos moles suprajacentes. O tratamento consiste em medidas de apoio, como esteroides e antibióticos. O prognóstico é bom. A mandíbula é a estrutura acometida mais frequentemente.

Doença de Castleman

Doença descrita pela primeira vez por Castleman e colaboradores em 1954. Trata-se de doença linfoepitelial benigna, confundida frequentemente com um linfoma, sendo conhecida também como hiperplasia nodal localizada, hiperplasia angiomatosa dos linfonodos, hamartoma linfoide e hiperplasia gigante dos linfonodos. Os sintomas consistem em compressão traqueobrônquica com tosse, dispneia, hemoptise ou disfagia. As massas no pescoço também não são incomuns. Existem dois tipos histológicos: o vascular hialino e o plasmocitário. Os folículos do tipo vascular hialino são atravessados por capilares com orientação radial tendo abundantes células endoteliais e hialinização colagenosa ao redor dos vasos. Os folículos do tipo plasmocitário possuem dimensões normais e não exibem proliferação capilar nem hialinização. Existem formas intermediárias, porém são raras. O tratamento consiste em completa excisão da massa e a etiologia é desconhecida.

Doença de Charcot-Marie-Tooth

Doença hereditária e degenerativa que inclui os distúrbios olivopontinocerebelar, cereboloparenquimal e espinocerebelar assim como as neuropatias. Caracteriza-se por degeneração crônica dos nervos periféricos e das raízes nervosas; e atrofia dos músculos distais nos pés, pernas e mãos. Em geral, os reflexos tendinosos profundos estão ausentes. É associada também a elementos de ataxia cerebelar hereditária, atrofia óptica e outros acometimentos cranianos. Alguns autores sugerem que esta doença se relaciona com uma disfunção auditiva e que se encontra acoplada também a outras disfunções do SNC. Tal doença pode ser progressiva, podendo, também, desaparecer espontaneamente.

Doença de Creutzfeldt-Jakob

Encefalopatia espongiforme grave, cujos sintomas constitucionais induzem a retardamento mental e distúrbios dos movimentos.

Doença de Crouzon

Ver o Cap. 5.

Doença de Darier (ceratose folicular)

Sendo autossômico dominante, este distúrbio cutâneo do canal auditivo externo se caracteriza por detritos ceratóticos no canal. Alguns pesquisadores aconselham o uso de vitamina A ou esteroides.

Doença de Fordyce

Caracteriza-se por pseudocolódio dos lábios, condição marcada pela presença de inúmeros pequenos grânulos de coloração amarelo-esbranquiçada na superfície interna e na borda avermelhada (vermelhão) dos lábios. Ao exame histológico, as lesões aparecem como glândulas sebáceas ectópicas.

Doença de Fothergill

A condição de tique doloroso (neuralgia do trigêmeo) e escarlatina anginosa é característica desta doença.

Doença de Friedreich

A doença consiste em hemi-hipertrofia facial que envolve as pálpebras, bochechas, lábios, ossos faciais, língua, orelhas e amígdalas. Pode ser observada isoladamente ou em associação com hemi-hipertrofia generalizada.

Doença de Gaucher

Por se tratar de distúrbio hereditário autossômico recessivo do metabolismo lipídico, resulta em redução na atividade de glicocerebrosidase, acarretando maior acúmulo de glicocerebrosídeos, particularmente no sistema retroendotelial. Existem três classificações da doença: (1) a forma crônica não-neuronopática, caracterizada por dor articular, necrose asséptica, fraturas patológicas, hepatoesplenomegalia, trombocitopenia, anemia e leucopenia; (2) a doença de Gaucher neuronopática aguda (forma infantil), a qual causa mais complicações neurológicas que, com frequência, terminam em morte antes dos 2 anos de vida; e (3) o tipo juvenil, menos grave que a forma infantil.

Doença de Gerlier

Com a presença de vertigem e *kubisagari* (neuronite vestibular), é observada entre os vaqueiros. Caracteriza-se por dor na cabeça e pescoço com distúrbios visuais, ptose e fraqueza generalizada dos músculos.

Doença de Hippel-Lindau

Consiste em angioma do cerebelo, habitualmente cístico, associado a angioma da retina e rins policísticos

Doença de Kimura

Foi descrita pela primeira vez por Kimura e colaboradores em 1949 como condição inflamatória crônica que ocorre nos tecidos subcutâneos, nas glândulas salivares e nos linfonodos. A etiologia é desconhecida. Ao exame histológico, verificam-se fibrose densa, infiltração linfoide, proliferação vascular e eosinófilos. Mostra-se diferente da hiperplasia angiolinfoide com eosinofilia (HALE). É muito mais prevalente em pessoas de descendência oriental. Os exames de laboratório revelam eosinofilia e IgE elevada. O diagnóstico diferencial inclui HALE, granuloma eosinofílico, lesão linfoepitelial benigna, linfocitoma, granuloma piogênico, sarcoma de Kaposi, hamartoma e linfoma. O tratamento consiste em corticosteroides, crioterapia, irradiação e cirurgia.

As diferenças entre a doença de Kimura e HALE são as seguintes:

Kimura Idade: 30 a 60   (HALE idade 20 a 50)
        Sexo: masculino   (HALE feminina)
        Lesões maiores   (HALE < 1 cm)
        Profundo   (HALE superficial)
        Mais folículos linfoides do que HALE
        Menos mastócitos do que HALE
        Menos hiperplasia vascular do que HALE
        Mais fibrose do que HALE
        Mais eosinofilia do que HALE
        Mais IgE do que HALE

Doença de Marie-Strümpell

Trata-se da artrite reumatoide da coluna vertebral.

Doença de Mikulicz

Os sintomas característicos de tal doença (edema das glândulas lacrimais e salivares) ocorrem como complicações de alguma outra doença, como linfocitose, leucemia ou febre uveoparotídea (ver o Cap. 18).

Doença de Ollier

Consiste em condromatose múltipla, estando 10% dos casos associados ao condrossarcoma.

Doença de Osler-Weber-Rendu (telangiectasia hemorrágica hereditária)

É autossômica dominante na qual os heterozigotos conseguem viver até a vida adulta, enquanto o estado homozigoto é letal em uma idade precoce. O paciente apresenta hemangiomas pontilhados (capilares e vênulas elevados e dilatados) na membrana mucosa dos lábios, língua, boca, trato GI etc. Ao exame histopatológico, observam-se seios vasculares de tamanho e formato irregulares, revestidos por fina camada de endotélio. As camadas muscular e elástica estão ausentes. Em virtude de suas paredes finas, estes seios vasculares sangram facilmente, sendo, por causa da falta de revestimento muscular, difícil controlar tal sangramento. O paciente possui hematologia normal e nenhum defeito da coagulação. Os outros vasos sanguíneos são normais. Se uma pessoa com esta doença se casa com uma pessoa normal, quais são as probabilidades de a prole vir a ter essa condição? Pelo fato de o paciente com tal doença ser um adulto, podemos admitir que se trata de um heterozigoto, pois os homozigotos falecem precocemente. Por isso, a criança terá 50% de chance de possuir tal doença hereditária.

Doença de Paget (osteíte deformante)

Ver o Cap. 5.

Este termo é usado também para caracterizar uma doença de mulheres idosas que apresentam uma lesão eczematosa e infiltrada circundando o mamilo e a auréola, associada a um carcinoma intraductal subjacente da mama.

Doença de Pelizaeus-Merzbacher

É uma leucodistrofia sudanofílica recessiva ligada ao X. A formação da mielina do SNC se mostra inadequada e nunca amadurece, às vezes terminando em morte por volta dos 2 ou 3 anos. Os movimentos oculares nistagmoides são característicos aos 4 a 6 meses de idade, seguidos por um retardo no desenvolvimento motor. A amniocentese pré-natal não é útil na identificação desta doença. O estridor neonatal, uma genealogia específica combinada com resposta característica da onda de potencial evocado auditivo do tronco encefálico (BERA, de *auditory brain stem response*), pode permitir que seja feito o diagnóstico precoce. Foi mostrado que as ondas características são ondas rostrais ausentes e uma latência normal da onda I. Os homens são acometidos, enquanto as mulheres são portadoras que desconhecem esta condição.

Doença de Rivalta

Constitui infecção actinomicótica caracterizada por múltiplos abscessos endurecidos da face, pescoço, tórax e abdome que lançam suas secreções através de inúmeros trajetos fistulosos.

Doença de Rosai-Dorfman

Linfadenopatia benigna autolimitante. Não existe acometimento ganglionar (nodal). Histiocitose, proliferação de plasmócitos e linfofagocitose podem estar presentes.

Doença de Still

A artrite reumatoide em crianças às vezes é denominada doença de Still (ver um compêndio pedriátrico para mais detalhes).

Doença de Takayasu

Também denominada "doença sem pulsos" e síndrome do arco aórtico, esta doença envolve um estreitamento do arco aórtico e de seus ramos. Possivelmente um distúrbio autoimune, a etiologia é desconhecida. Os sintomas têm origem mais frequentemente na cabeça e área do pescoço. A perda auditiva neurossensorial constitui com frequência um sintoma associado. Foi observada também uma associação com os aloantígenos da célula B DR4 e MB3. Mostrou-se que o tratamento com esteroides e ciclofosfamida é útil, o mesmo ocorrendo com a cirurgia; no entanto, recomenda-se operar durante uma fase relativamente inativa da doença.

Doença de Tay-Sachs

Forma infantil de idiotismo familiar tendo poderosas tendências familiares, com herança recessiva fortemente questionável. É observada mais comumente entre os de descendência semita. Ao exame histológico, as células nervosas mostram-se distorcidas e cheias de material lipídico. A forma juvenil é denominada doença de Spielmeyer-Vogt, e o paciente mostra-se normal até depois dos 5 a 7 anos de idade. A forma juvenil é observada também em crianças de descendência não-semita.

Doença de Wilson (degeneração hepatolenticular)

Existem dois tipos principais de doença de Wilson, um rapidamente progressivo que ocorre durante a infância e o outro lentamente progressivo que ocorre na terceira ou quarta décadas. De natureza familiar, seus sintomas consistem em cirrose com dano progressivo ao sistema nervoso e pigmentação castanha da margem externa da córnea, que recebe a designação de anel de Kayser-Fleischer. Pode manifestar-se também com perda auditiva.

Doença de Winkler (condrodermatite nodular crônica da hélice)

São evidentes as anastomoses arteriovenosas e o acúmulo de terminações nervosas na porção helicoidal da orelha. Manifesta-se com dor e se caracteriza por nódulos duros e arredondados envolvendo a pele e cartilagem da hélice. Dos casos, 90% ocorrem em homens. O tratamento consiste em excisar os nódulos ou administrar esteroides.

Fendas palatina e labial e fístulas congênitas dos lábios

Esta síndrome é transmitida de maneira autossômica dominante com 80% de penetrância; ocorre em 1:100.000 nascimentos vivos. Sendo habitualmente bilateral, observam-se depressões localizadas simetricamente sobre a porção avermelhada (vermelhão) do lábio inferior que se comunicam com as pequenas glândulas salivares subjacentes. As covas labiais podem ser um achado isolado (33%) ou serem encontradas com fendas labial e palatina (67% dos casos). As anomalias associadas das extremidades podem incluir tálipe equinovaro, sindactilia e pterígios poplíteos. As covas labiais congênitas foram observadas também em associação à síndrome oral-facial-digital.

Feocromocitoma

O feocromocitoma está associado à neurofibromatose, hemangioblastoma cerebelar, ependimoma, astrocitoma, meningioma, espongioblastoma, adenoma endócrino múltiplo ou carcinoma medular de tireoide. O feocromocitoma, com ou sem os tumores, pode ser herdado como um traço autossômico dominante. Alguns pacientes apresentam megacólon, outros sofrem de neurofibromatose dos plexos de Auerbach e Meissner.

Gargoilismo (síndrome de Hurler)

Ver o Cap. 5, página 154.

Homocistinúria

Síndrome hereditária recessiva secundária a defeito no metabolismo da metionina, resultando em hemocistinemia, retardamento mental e perda auditiva sensorineural.

Maldição de Ondina

Falha da automaticidade do centro respiratório com apneia, evidenciada particularmente durante o sono; é sintomática. Também conhecida como síndrome de hipoventilação alveolar, pode estar associada a aumento do apetite e diabetes insípido central transitório. Admite-se que as lesões hipotalâmicas são a causa desse distúrbio.

Neuralgia de Horton

Os pacientes queixam-se de cefaleias unilaterais localizadas atrás ou próximo do olho, acompanhadas ou precedidas por congestão nasal ipsolateral, sufusão do olho, maior lacrimejamento bem como vermelhidão e edema da face.

Neuralgia de Sluder

Os sintomas são neuralgia da metade inferior da face, congestão nasal e rinorreia, associadas a lesões do gânglio esfenopalatino. Pode haver hiperemia ocular e aumento do lacrimejamento.

Neurofibromatose (doença de von Recklinghausen)

Características proeminentes
1. Autossômica dominante.
2. Retardamento mental comum nas famílias com neurofibromatose.
3. Tem origem nas células neurilemais ou na bainha de Schwann e nos fibroblastos dos nervos periféricos.
4. Manchas café com leite — melanossomos gigantes (presença de seis ou mais manchas com mais de 1,5 cm de diâmetro de neurofibromatose mesmo quando a história familiar é negativa).
5. Dos casos de neurofibromatose, 4 a 5% sofrem degeneração maligna com um aumento súbito no crescimento de nódulos previamente estáticos, os quais podem transformar-se em neurofibrossarcomas, que poderão formar extensas metástases.

Características externas
1. Manchas café com leite
2. Fibromas

Características Internas
1. Feocromocitoma.
2. Meningioma.
3. Neurinoma acústico: na maioria das vezes, bilateral.
4. Sangramento GI.
5. Invaginação (intussuscepção) intestinal.
6. Hipoglicemia (fibromas intraperitoniais).
7. Displasia fibrosa.
8. Cistos ósseos subperiósticos.
9. O nervo óptico pode ser acometido, causando cegueira e proptose.
10. Pode manifestar-se com macroglossia.
11. Pode acometer a parótida ou a glândula submaxilar.
12. Os nódulos podem ser dolorosos.
13. Os nódulos poderão aumentar bruscamente de volume se ocorrer sangramento do tumor ou se houver degeneração maligna.

O tratamento consiste apenas em aliviar a pressão exercida pelas massas em expansão. Não costuma haver recidiva quando é feita a remoção local completa do tumor.

Nevo de Cannon

É um distúrbio autossômico dominante, caracterizado por lesões brancas esponjosas das mucosas oral e nasal. As lesões são assintomáticas, podendo ser encontradas a partir do período neonatal, aumentando sua gravidade até a adolescência. O quadro histológico é o de ceratose, acantose e paraceratose.

Osteíte de Paget

Distúrbio relacionado com os sarcomas.

Picnodisostose

É uma síndrome que consiste em nanismo, osteopetrose, agenesia parcial das falanges terminais dos dedos e artelhos, anomalias cranianas (fontanelas persistentes), bossas frontal e occipital, bem como hipoplasia do ângulo da mandíbula. Os ossos da face costumam ser subdesenvolvidos com pseudoprognatismo. Os seios frontais são consistentemente ausentes, e os outros seios paranasais mostram-se hipoplásicos. Com frequência, as células aéreas mastóideas são pneumatizadas. Provavelmente Toulouse-Lautrec sofria desta doença.

Sarcoma de Kaposi

Os pacientes exibem sarcomatose hemorrágica idiopática múltipla particularmente da pele e das vísceras. A radioterapia é o tratamento de escolha.

Síndrome auriculotemporal (síndrome de Frey)

Caracterizada por rubor localizado e sudorese nas regiões da orelha e bochecha em resposta ao ato de comer. Ocorre habitualmente após uma parotidectomia, quando, admite-se, as fibras parassimpáticas do IX nervo passam a inervar as glândulas sudoríparas. Foi estimado que 20% das parotidectomias em crianças resultam nesse distúrbio.

Síndrome branquio-otorrenal

É um distúrbio autossômico, caracterizado por anomalias das orelhas externa, média e interna em associação com tecidos preauriculares, anomalias das fendas branquiais e graus variáveis de displasia renal, como aplasia. Muitos dos seguintes sintomas (porém não necessariamente todos) estão presentes:

1. Perda auditiva condutiva ou mista;
2. Pavilhões auriculares com formato de taça, com seios preauriculares bilaterais;
3. Fístulas ou seios bilaterais das fendas branquiais;
4. Displasia renal.

Tal síndrome está entre um grupo de síndromes caracterizadas por deformidades associadas aos primeiro e segundo complexos branquiais. A incidência precisa do distúrbio é desconhecida.

Síndrome bulbar anterior de Déjérine

Evidenciada por trombose da artéria espinhal anterior que resulta em hemiplegia alternante do hipoglosso ou em hemiplegia hemianestésica alternante do hipoglosso.

Síndrome camptomélica

O nome deriva da palavra grega que significa *curvatura das extremidades*. A síndrome caracteriza-se por nanismo, anomalias craniofaciais bem como arqueamento da tíbia e do fêmur, com malformação de outros ossos. O paciente apresenta depressões cutâneas sobre o arqueamento tibial. A angústia respiratória é comum, e o paciente falece precocemente nos primeiros meses de vida. Na esfera otorrinolaringológica, o paciente exibe uma fronte proeminente, fácies plana com uma ponte nasal larga e implantação baixa das orelhas, fenda palatina, hipoplasia mandibular e malacia traqueobrônquica que contribui para a angústia respiratória e a morte neonatal. Ao exame histológico, duas observações do osso temporal mostraram ossificação endocondral defeituosa sem células cartilaginosas na camada endocondral da cápsula ótica. A cóclea era encurtada e achatada, apresentando uma escala única (comum). O vestíbulo e os CSC eram deformados por invasão óssea.

A etiologia desta síndrome é desconhecida, porém alguns autores acreditam ser autossômica recessiva, e outros que pode decorrer de causa exógena.

Esta síndrome não deve ser confundida com a síndrome de Pierre Robin, que se manifesta com características clínicas muito semelhantes.

Síndrome carcinoide

São sintomas o rubor, a diarreia e a ascite. O tumor secreta serotonina; pode produzir uma reação dopa-positiva. O tratamento consiste em excisão.

Síndrome da anemia de Fanconi

Os pacientes sofrem de anemia aplásica com pigmentação cutânea, deformidades esqueléticas, anomalias renais e retardamento mental. A morte devido à leucemia ocorre habitualmente em 2 anos. O distúrbio raramente ocorre em adultos. (Uma variante é a trombocitopenia hipoplásica congênita, herdada como um traço autossômico recessivo.) Caracteriza-se por sangramento espontâneo e outras anomalias congênitas. O tempo de sangramento é prolongado, a contagem das plaquetas reduzida, e pode haver menor quantidade ou ausência de megacariócitos da medula óssea.

Está associada a ruptura cromossômica sem reparo. As anomalias congênitas dos ouvidos interno, médio e externo podem ser causas da surdez que acompanha esta síndrome.

Síndrome da angústia respiratória do adulto

A síndrome da angústia resperatória do adulto (SARA) caracteriza-se por uma demora no início (12 a 24 h) após a ocorrência de lesão, choque e/ou um esforço de reanimação bem-sucedido. Choque séptico, traumatismo extratorácico, doença do sistema nervoso central (SNC), embolia gordurosa, toxicidade do oxigênio, lesões da cabeça e face, bem como transfusões maciças de sangue podem resultar em SARA, que se caracteriza por hipoxia e infiltrados pulmonares secundários a maior permeabilidade vascular pulmonar, hemorragia microvascular ou ambas.

Síndrome da apneia do sono

A definição de apneia é a interrupção do fluxo de ar por um período superior a 10 s. As condições para a síndrome da apneia do sono estarão sendo atendidas quando ocorrerem pelo menos 30 episódios de apneia em um período de 7 h ou quando 1% do tempo de sono do paciente transcorrer em apneia. A causa da apneia do sono é obscura. Algumas pessoas acreditam que sua origem é central; outras acham que pode ser agravada por amígdalas e adenoides hipertrofiadas e obstrutivas. Alguns pesquisadores classificam a apneia do sono em apneia central, apneia das vias respiratórias superiores e apneia mista. O monitoramento do EEG e outras mensurações das respostas evocadas do tronco encefálico podem ajudar a identificar a apneia central.

Síndrome da cimitarra

Anomalia congênita do sistema venoso do pulmão direito que recebe seu nome da sombra típica formada em uma radiografia de tórax dos pacientes acometidos por essa entidade. (A cimitarra é uma espada turca curva que aumenta de diâmetro em sua extremidade distal.) As características clínicas mais comuns são dispneia e infecções recorrentes. A causa da síndrome da cimitarra é o desenvolvimento anormal do leito do pulmão direito. A síndrome pode ser o resultado de anomalias vasculares dos sistemas venoso e arterial do pulmão direito, hipoplasia do pulmão direito ou drenagem de parte do sistema venoso pulmonar direito para a veia cava inferior, dando origem ao sinal da cimitarra na radiografia de tórax.

A síndrome ocorre entre a quarta e sexta semanas da vida fetal. As características clínicas consistem em deslocamento dos ruídos cardíacos assim como da sombra da percussão cardíaca para a direita. Quando a dextroposição do coração é acentuada, a tomografia também pode ajudar a fazer o diagnóstico. Broncografia e angiografia também ajudam a fazer o diagnóstico e fornecem informação exata para a correção cirúrgica.

Síndrome da deiscência do canal semicircular superior

Vertigem, oscilopsia induzida por ruído de alto timbre, alterações na orelha média ou pressão intracraniana, sinal de Hennebert e fenômeno de Tullio positivos. A deiscência do osso que recobre o CSS superior pode resultar em sinais e sintomas vestibulares assim como auditivos. As anormalidades vestibulares consistem em vertigem (ilusão de movimento) e oscilopsia (o movimento aparente de objetos sabidamente imóveis) induzida por ruídos de alta intensidade e/ou manobras que modificam a pressão intracraniana ou na orelha média. Os pacientes com esta síndrome podem ter movimentos oculares no plano do canal superior em resposta a ruídos de alta intensidade na orelha afetada (fenômeno de Tullio). A insuflação de ar no canal auditivo externo ou a pressão exercida sobre o trago podem, em alguns pacientes, resultar em anormalidades semelhantes (sinal de Hennebert).

As anormalidades auditivas são autofonia, hipersensibilidade para os sons conduzidos através dos ossos e zumbido pulsátil. Os pacientes podem queixar-se de sintomas aparentemente bizarros, como estar ouvindo os movimentos de seus olhos na orelha afetada. Podem experimentar também sensação desconfortável de plenitude ou de pressão na orelha produzida por atividades que resultam em vibração ou movimento nos ossos longos, como ocorre ao correr. O teste do diapasão de Weber (512 Hz) localiza-se com frequência na orelha afetada. Comumente, o audiograma mostra uma lacuna de ar-osso nas baixas frequências, e os limiares da condução óssea podem ser melhores do que 0 dB NHL. Os achados na audiometria podem ser semelhantes aos obtidos na otosclerose. Alguns pacientes com deiscência do canal superior foram submetidos a estapedectomia, não ocorrendo o fechamento do *Gap* aéreo-ósseo. Os testes dos reflexos acústicos podem ser benéficos por permitirem distinguir o *Gap* aéreo-ósseo devido à deiscência do canal superior do que ocorre na otosclerose. Os reflexos acústicos estão ausentes na orelha afetada de paciente com otosclerose, enquanto essas respostas encontram-se presentes na deiscência do canal superior. Os pacientes com respostas intactas dos reflexos acústicos e um *Gap* aéreo-ósseo na audiometria devem ser submetidos a investigação adicional para possível deiscência do canal superior, como TC de alta resolução do osso temporal, antes de prosseguir com a exploração cirúrgica da orelha média.

Alguns pacientes exibem manifestações exclusivamente vestibulares, outros apresentam manifestações exclusivamente auditivas, e ainda outros demonstram anormalidades tanto auditivas quanto vestibulares devido à deiscência do canal superior. As razões para estas diferenças são desconhecidas. O mecanismo responsável pelas manifestações tanto vestibulares quanto auditivas de tal síndrome pode ser compreendido com base nos efeitos da deiscência na criação de uma "terceira janela móvel" para dentro da orelha interna.

As respostas dos potenciais miogênicos vestibulares evocados (PMVE) são potenciais de relaxamento de latência curta medidos a partir dos músculos esternoclidomastóideos em contração tônica que se relaxam em resposta à apresentação ipsolateral de sons altos aplicados como cliques ou como explosões de tonalidades. A resposta PMVE é registrada tipicamente a partir do músculo esternoclidomastóideo ipsolateral do mesmo lado da apresentação do som. Os pacientes com deiscência do canal superior possuem um limiar mais baixo para induzir a uma resposta PMVE na(s) orelha(s) afetada(s) pelo distúrbio. A resposta PMVE pode possuir também maior amplitude que a normal na deiscência do canal superior.

A TC de alta resolução do osso temporal é usada para identificar a deiscência do osso que recobre o canal superior. Os parâmetros utilizados para a TC são importantes para maximizar sua especificidade. As TC convencionais do osso temporal são feitas com uma colimação de 1 mm, e as imagens exibidas nos planos axial e coronal. Esses exames comportam uma especificidade relativamente baixa (alto número de falsos positivos) na identificação da deiscência do canal superior, por causa dos efeitos da aferição parcial dos volumes.

A cirurgia é feita tipicamente por uma abordagem através da fossa cerebral média. Uma recente comparação dos resultados cirúrgicos nos pacientes que haviam sido submetidos à oclusão do canal ou a uma renovação da superfície (sem oclusão do canal) revelou que a resolução completa dos sinais e sintomas vestibulares é obtida mais comumente com a oclusão do canal do que apenas com a renovação da superfície (*resurfacing*).

Síndrome da face assobiadora

Também conhecida como displasia craniocarpotársica, é transmitida principalmente através de genes autossômicos dominantes (apesar de a transmissão heterogênica não ser desconhecida). As principais características físicas são a inclinação antimongoloide das fissuras palpebrais, blefarofimose, ponte nasal ampla, estrabismo convergente, enoftalmia, equinovaro com artelhos contraídos, face média achatada, depressões cutâneas com formato de H no queixo, cifose-escoliose, filtro longo, face rídida semelhante a máscara, microglossia, microstomia, lábios proeminentes, nariz e narinas pequenos, fossa craniana anterior acentuadamente inclinada na radiografia, pele espessa sobre as superfícies flexoras das falanges proximais, desvio ulnar e contraturas em flexão dos dedos.

Síndrome da face e mão

É uma distrofia simpática reflexa, observada após um AVE ou infarto do miocárdio. Pode haver edema e eritema das partes afetadas juntamente com queimação persistente.

Síndrome da fissura orbital superior (síndrome do ápice orbital, síndrome do forame óptico, síndrome da fissura esfenoidal)

Há o acometimento dos III IV, V_1 e VI nervos cranianos, das veias oftálmicas e dos elementos simpáticos do seio cavernoso. A síndrome pode ser causada por sinusite esfenoidal ou por qualquer neoplasia nessa região. Os sintomas consistem em paralisia da pálpebra superior, dor orbitária, fotofobia e paralisia dos nervos anteriormente mencionados. O nervo óptico também pode ser lesionado.

Síndrome da sela vazia

O paciente possui uma sela aumentada de volume, produzindo o aspecto de um tumor hipofisário. Um encefalograma com ar mostra uma sela vazia. A síndrome consiste em extensão anormal para dentro da sela túrcica de um divertículo aracnóideo cheio de LCR, deslocando e comprimindo a hipófise. Existem quatro teorias causais para esta síndrome: (1) ruptura de um cisto intrasselar ou parasselar; (2) infarto de um adenoma hipofisário; (3) hipertrofia da hipófise e subsequente involução; e (4) a teoria mais comum, a de que a síndrome decorre de pressão do LCR através de um diafragma da sela congenitamente deficiente que resulta na formação de uma aracnoidocele intrasselar. Uma opção terapêutica a ser aventada é um acesso transeptal ou transesfenoidal para a sela.

A síndrome primária da sela vazia é decorrente da ausência congênita do diafragma da sela com aumento gradual desta estrutura secundário às pulsações do cérebro. A síndrome secundária da sela vazia pode-se dever à necrose de tumor hipofisário preexistente após cirurgia, depois da irradiação dirigida à hipófise ou em virtude de pseudotumor cerebral.

Síndrome da veia cava superior

Caracteriza-se por obstrução da veia cava superior ou de seus principais tributários por carcinoma broncogênico, neoplasia mediastinal ou linfoma. Raramente, a presença de um bócio subesternal causa edema e ingurgitação dos vasos da face, do pescoço e dos braços, assim como tosse improdutiva e dispneia.

Síndrome das células aéreas apicais gigantes

Descrita pela primeira vez em 1982, consiste em células aéreas apicais gigantes, rinorreia espontânea de LCR e meningite recorrente, sendo causada pelo latejamento constante do cérebro contra a dura-máter que recobre a célula aérea apical gigante, responsável pela ruptura dural e vazamento de LCR.

Síndrome de Adie

Caracteriza-se por menor intensidade da reação pupilar e do reflexo tendinoso profundo. A etiologia é desconhecida.

Síndrome de Alagille

Representada por anormalidades cardiovasculares, aspecto facial característico, colestase crônica, retardo de crescimento, hipogonadismo, retardamento mental, defeitos dos arcos vertebrais, anomalias do osso temporal no aqueduto coclear, nos ossículos, nos canais semicirculares (CSC) e na fossa subarqueada. O transplante de fígado é um tratamento possível.

Síndrome de Albright

A displasia fibrosa poliostótica manifesta-se habitualmente no início da vida como lesões multicêntricas que acometem os ossos longos bem como os ossos da face e do crânio com lesões cutâneas esparsas semelhantes a manchas melanóticas café com leite e puberdade precoce em mulheres. Com frequência, observam-se elevação da fosfatase alcalina sérica assim como anormalidades endócrinas.

Síndrome de Aldrich

Trombocitopenia, eczema e infecções recorrentes ocorrem durante o primeiro ano de vida. Trata-se de doença herdada através de gene recessivo ligado ao sexo. O tempo de sangramento é prolongado, a contagem das plaquetas reduzida, e o número de megacariócitos da medula óssea normal.

Síndrome de Amalric

Epiteliopatia com pigmento macular granuloso (distrofia foveal) está associada a perda auditiva sensorineural. A acuidade visual costuma ser normal. Esta síndrome pode ser um distúrbio genético ou o resultado de infecção por rubéola intrauterina.

Síndrome de Apert

Não deve ser confundida com a síndrome de Pfeiffer, que exige tipos diferentes de malformações das mãos.

Síndrome de Ascher

Esta síndrome é uma combinação de blefarocalasia, lábio duplo e bócio.

Síndrome de Avellis

A paralisia unilateral da laringe e do palato mole, com perda contralateral de sensibilidade à dor e temperatura nas áreas abaixo da laringe, caracteriza a síndrome de Avellis, a qual é causada pelo acometimento do núcleo ambíguo ou nervo vago juntamente com a porção craniana do IX nervo.

Síndrome de Babinski-Nageotte

Causada por múltiplas lesões esparsas, principalmente na distribuição da artéria vertebral. Ocorrem paralisia ipsolateral do palato mole, laringe, faringe e, às vezes, língua, bem como perda ipsolateral do paladar no terço posterior da língua, perda da sensação de dor e temperatura ao redor da face, além de assinergia cerebelar. Pode haver também uma síndrome de Horner com hemiplegia espástica contralateral assim como perda da propriocepção e da sensação tátil.

Síndrome de Baelz

São características as pápulas indolores dos dutos das glândulas mucosas dos lábios com exsudação livre de muco. As formas congênita e familiar são pré-cancerosas; as adquiridas, benignas e causadas por substâncias irritantes.

Síndrome de Bannwarth (paralisia facial na meningorradiculite linfocítica)

Uma forma relativamente benigna de paralisia facial unilateral ou bilateral aguda, associada a reações linfocíticas e a maior nível de proteína no líquido cefalorraquidiano (LCR) com sintomas meníngeos mínimos ou ausentes, é conhecida como síndrome de Bannwarth. A dor neurálgica ou radicular sem paralisia facial e paralisia facial unilateral ou bilateral de início agudo são os sintomas desta síndrome. Foi sugerido um vírus como possível etiologia. Os homens são acometidos com maior frequência que as mulheres, ocorrendo um maior número de casos nos meses de agosto e setembro.

Síndrome de Barany

Consiste em uma combinação de cefaleia unilateral na parte posterior da cabeça, surdez ipsolateral periódica (alternada com períodos de audição inalterada), vertigem e zumbidos. O complexo sindrômico pode ser corrigido pelo nistagmo induzido.

Síndrome de Barre-Lieou

São característicos a cefaleia occipital, vertigem, zumbido, distúrbios vasomotores e espasmo facial devido à irritação do plexo simpático ao redor da artéria vertebral nos distúrbios reumáticos da coluna cervical. É conhecida também como enxaqueca cervical.

Síndrome de Barrett

Caracteriza-se por esofagite decorrente de mudança no epitélio do esôfago.

Síndrome de Barsony-Polgar

Um espasmo esofágico difuso, causado por ruptura das ondas peristálticas por uma contração irregular que resulta em disfagia e regurgitação, é a evidência desta síndrome, que afeta mais comumente pessoas idosas excitáveis.

Síndrome de Beckwith

Trata-se de distúrbio congênito, caracterizado por macroglossia, onfalocele, hipoglicemia, hiperplasia pancreática, hiperplasia renal não-cística e citomegalia do córtex suprarrenal fetal.

Síndrome de Behçet

De etiologia desconhecida, tal síndrome adota evolução prolongada com períodos de recaída e remissão. Manifesta-se com úlceras indolentes da membrana mucosa e pele, além de estomatite assim como ulceração anogenital, irite e conjuntivite. Não existe cura definitiva conhecida, apesar de os esteroides serem úteis.

Síndrome de Besnier-Boeck-Schaumann

Observa-se a presença de sarcoidose.

Síndrome de Bloom

Um distúrbio autossômico recessivo do crescimento, tal síndrome está associada a rupturas e rearranjos cromossômicos, bem como a taxa extremamente alta de câncer em idade precoce. Estando associada a eritema facial, retardo do crescimento, imunodeficiência, infertilidade e sensibilidade ao sol, o diagnóstico é confirmado pela análise dos cromossomos. Números anômalos de dígitos ou dentes, pernas assimétricas, malformações cardíacas, manchas hipopigmentadas nas costas, orelhas proeminentes, depressão sacral, linha simiesca e estreitamento uretral ou meatal são características menos comuns. Para os pacientes com tumores de cabeça e pescoço, há maior probabilidade de tumores primários e secundários.

Síndrome de Bogorad

Conhecida também como a síndrome das lágrimas de crocodilo, caracterizada por paralisia facial residual com lacrimejamento profuso ao comer. Causada por um direcionamento incorreto das fibras autônomas em processo de regeneração, que se dirigem para a glândula lacrimal em vez de fazê-lo para a glândula salivar.

Síndrome de Bonnet

Neuralgia brusca do nervo trigêmeo, acompanhada pela síndrome de Horner e por distúrbios vasomotores na área inervada por esse nervo, caracteriza tal síndrome.

Síndrome de Bonnier

Causada por lesão do núcleo de Deiters e de sua conexão. Seus sintomas consistem em distúrbios oculares (p. ex., paralisia de acomodação, nistagmo, diplopia), surdez, náuseas, sede e anorexia, assim como outros sintomas que podem ser atribuídos ao acometimento dos centros, dos VIII, IX, X e XI nervos cranianos e do núcleo vestibular lateral. Pode simular a doença de Ménière.

Síndrome de Bourneville

Trata-se de um distúrbio familiar cujos sintomas consistem em pólipos na pele, lábio leporino, nevos, espinha bífida e microcefalia.

Síndrome de Briquet

Caracteriza-se por falta de ar e disfonia decorrentes de paralisia histérica do diafragma.

Síndrome de Brissaud-Marie

É característico o espasmo unilateral da língua e dos lábios de natureza histérica.

Síndrome de Brown

Consiste em anormalidade congênita ou adquirida do tendão do músculo oblíquo superior, caracterizada por diplopia vertical e incapacidade de elevar o olho até acima da linha média ou do olhar fixo medial. Existem dois tipos de síndrome de Brown: verdadeira e simulada. A síndrome de Brown verdadeira é sempre congênita. A simulada é congênita ou adquirida. O tipo simulado congênito pode ser causado pelo espessamento de uma área no tendão posterior ou por uma conexão firme da bainha posterior ao tendão oblíquo superior. O tipo simulado adquirido pode ser causado por inflamação que se estende das células etmoidais adjacentes até a bainha e o tendão posteriores, fratura do assoalho da órbita, fratura frontoetmoidal, fratura por esmagamento dos ossos nasais, sinusite, cirurgia dos seios frontais ou pregueamento cirúrgico do tendão oblíquo superior.

Síndrome de Brun

Observam-se vertigem, cefaleia, vômitos e distúrbios visuais decorrentes do fluxo do LCR durante as mudanças de posição da cabeça. As principais causas desta síndrome consistem em cistos e cisticercose do quarto ventrículo assim como tumores do cerebelo (linha média) e terceiro ventrículo.

Síndrome de Cestan-Chenais

Causada por oclusão da artéria vertebral abaixo do ponto de origem da artéria cerebelar posteroinferior. Ocorre paralisia do palato mole, faringe e laringe. Há também assinergia cerebelar ipsolateral e síndrome de Horner. Verificam-se, ainda, hemiplegia contralateral bem como redução da propriocepção e da sensibilidade tátil.

Síndrome de Champion-Cregah-Klein

Trata-se de uma síndrome familiar que consiste em membranas poplíteas, lábio leporino, fenda palatina, fístula do lábio inferior, sindactilia, onicodisplasia e pé equinovaro.

Síndrome de Chapple

Distúrbio observado no recém-nascido com paresia ou paralisia facial unilateral em combinação com paresia ou paralisia comparável da corda vocal contralateral, dos músculos da deglutição ou de ambos; é secundário à flexão lateral da cabeça *in utero,* que comprime a cartilagem tireoidiana contra as cartilagens hioide ou cricoide, ou ambas, lesionando assim o nervo laríngeo recorrente ou o superior, ou ambos.

Síndrome de Chédiak-Higashi

Resulta de um traço autossômico recessivo e se caracteriza por albinismo, fotofobia, nistagmo, hepatoesplenomegalia, grânulos celulares anômalos e surgimento de linfomas. Esses pacientes falecem, habitualmente durante a infância, de infecções fulminantes.

Síndrome de Cockayne

Perda auditiva sensorineural bilateral progressiva, de natureza autossômica recessiva, associada a nanismo, desarmonia facial, microcefalia, deficiência mental, retinite pigmentosa, atrofia óptica, calcificação intracraniana e múltiplas cáries dentárias. Os pacientes sucumbem a uma infecção respiratória ou geniturinária na segunda ou terceira décadas de vida.

Síndrome de Cogan

Ceratite intersticial não-sifilítica e sintomas vestibuloauditivos são característicos desta síndrome. A ceratite intersticial evolui para rápida perda visual. Os sintomas consistem em vertigem episódica grave, acompanhada por zumbido, nistagmo espontâneo, ataxia e perda auditiva sensorineural progressiva. Ocorrem remissões e exacerbações. Admite-se que está relacionada com a periarterite nodosa, e a eosinofilia já foi relatada nessa entidade. Ao exame patológico, trata-se de degeneração dos gânglios vestibulares e espirais com edema da cóclea membranosa, dos CSC e inflamação do ligamento espiral. Tem sido recomendado o tratamento com esteroides.

Ciclofosfamida e azatioprina são usadas como complemento da prednisona (40 mg/dia). Esta síndrome não deve ser confundida com a doença de Ménière, não obstante os sintomas vertiginosos e a perda auditiva flutuante. A síndrome de Vogt-Koyanagi-Harada também é semelhante, mas envolve alopecia, poliose e uveíte exsudativa. A sífilis também é confundida com esta síndrome, porém na síndrome a ceratite intersticial é antiga e, em geral, não demonstra alterações inflamatórias ativas. O acometimento sifilítico da córnea evidencia mais frequentemente uma localização central. O tratamento de acompanhamento dos pacientes deve ser meticuloso, para detectar qualquer acometimento mais extenso, como vasculite ou aortite sistêmica.

Síndrome de Collet-Sicard

Os IX, X, XI e XII nervos são afetados com os nervos simpáticos normais. Em geral, a etiologia é um meningioma ou outra lesão dos nervos na fosssa craniana posterior.

Síndrome de Conradi-Hünermann

Variante mais comum da condrodisplasia pontilhada; caracteriza-se por calcificações epifisárias pontilhadas, e as manifestações clínicas são deformidade com nariz em sela, micromelia, rizomelia, estatura baixa, contraturas em flexão e dermatoses. Esta síndrome é conhecida também como condrodistrofia epifisária pontilhada, doença das epífises pontilhadas, displasia epifisária pontilhada, condroangiopatia calcárea pontilhada e doença de Conradi. Alguns casos apontam para mutações esporádicas, e outros para padrões autossômicos dominantes de herança. As características clínicas desta síndrome são tão variadas de um caso para outro que somente uma pesquisa completa consegue excluir outras versões de tal síndrome.

Síndrome de Costen

É uma anormalidade da articulação temporomandibular (ATM) devido habitualmente a mordida inadequada, e caracterizada por zumbido, vertigem e dor nas áreas frontal, parietal e occipital com uma sensação bloqueada de dor na orelha. Após uma pesquisa minuciosa, destinada a excluir outras anormalidades, o paciente é tratado com ácido acetilsalicílico, calor e exercício lento da articulação, um ortodontista pode ajudar o paciente. A ATM difere das outras articulações pela presença de tecido fibroso avascular que recobre suas superfícies e de um menisco interposto que divide a articulação em compartimentos superior e inferior. As ATM direita e esquerda atuam como uma unidade funcional. O côndilo é constituído por osso esponjoso com medula e um centro de crescimento. O côndilo articula-se com a fossa glenoide do osso temporal (escamosa). A fissura timpanoescamosa separa a fossa do osso timpânico. Esta articulação é do tipo ginglimoartrodial com movimentos de dobradiça e transversais. O principal ligamento de apoio da ATM é o temporomandibular. Os limites da fossa glenoide são:

anterior: margem da eminência articular;
posterior: fissura timpanoescamosa;
lateral: processo zigomático do osso temporal;
medial: espinha temporal.

A ATM recebe sua nutrição da membrana sinovial, ricamente vascularizada e que produz uma substância mucinosa. A articulação executa um movimento de deslizamento entre o menisco e o osso temporal (compartimento superior), bem como um movimento de dobradiça entre o disco e o côndilo (compartimento inferior). É inervada pelo nervo auriculotemporal, nervo masseter, nervo pterigóideo lateral e nervo temporal, bem como irrigada pela artéria temporal superficial e pelo ramo timpânico anterior da artéria maxilar interna. O músculo pterigóideo lateral executa a protração da maxila, e os músculos masseter, pterigóideo lateral e temporal atuam como elevadores. Todos esses músculos são inervados por V_3 (ver o Cap. 37 para os músculos da mandíbula). Os ligamentos esfenomandibular e estilomandibular não exercem qualquer função na articulação ATM.

Síndrome de Cowden

Consiste em uma síndrome familiar, caracterizada por fácies adenoideana, hipoplasia da mandíbula e maxila, palato ogival, hipoplasia do palato mole e da úvula, microstomia, papilomatose dos lábios e da faringe, língua escrotal, múltiplos adenomas da tireoide, hipertrofia mamária bilateral, peito escavado assim como anormalidades do fígado e SNC.

Síndrome de Curtius

É uma forma de hipertrofia que pode acometer uma única pequena parte do corpo ou um sistema inteiro (i. e., sistemas muscular, nervoso ou esquelético). Conhecida também como hipertrofia hemifacial congênita.

Síndrome de Dandy

Oscilopsia ou mistura desordenada do panorama comum nos pacientes após labirintectomia bilateral é característica desta síndrome. Tais pacientes são incapazes de manter o foco enquanto caminham ou se movimentam.

Síndrome de De'Jean

Exoftalmia, diplopia, dor no maxilar superior e dormência ao longo do trajeto do nervo trigêmeo e lesões do assoalho da órbita são encontradas nesta síndrome.

Síndrome de Dermarquay-Richet

Trata-se de um distúrbio orofacial congênito, caracterizado por lábio leporino, fenda palatina, fístulas do lábio inferior e fácies de progeria. É possível observar dentição defeituosa, defeitos cardíacos, nanismo e anormalidades dos dedos.

Síndrome de DiGeorge

Lischaneri relatou três categorias desta síndrome:

1. Síndrome da terceira e quarta bolsas faríngeas, caracterizada por anomalias cardiovasculares e croniofaciais assim como por anormalidades viscerais abdominais;
2. Síndrome de DiGeorge (agenesia do timo);
3. Síndrome de DiGeorge parcial (hipoplasia tímica na qual o timo pesa menos de 2 g).

Os pacientes possuem pavilhões auriculares pequenos e malformados com canais auditivos externos estreitos e ossículos anormais; apresentam também cóclea encurtada do tipo Mondini assim como ausência de células pilosas na região do gancho, hipertelorismo com fenda nasal, filtro encurtado e micrognatia. Outras anomalias da orelha média são ausência do músculo estapédio, nervo facial hipoplásico e janela oval ausente. A maioria dos achados é simétrica.

Síndrome de Down

Ver seção sobre trissomia no Cap. 5.

Síndrome de Eagle

O paciente apresenta alongamento do processo estiloide ou ossificação do ligamento estilo-hioide que acarreta irritação dos nervos trigêmeo, facial, glossofaríngeo e vago. Os sintomas consistem em desconforto inespecífico recorrente na garganta, sensação de corpo estranho, disfagia, dor facial e maior salivação. A carotidinia pode resultar do impacto (*impingement*) do processo estiloide sobre a artéria carótida, produzindo hipersensibilidade regional ou cefaleias. O único tratamento efetivo para a síndrome de Eagle é o encurtamento cirúrgico do processo estiloide.

Síndrome de Eisenlohr

Dormência e fraqueza nas extremidades; paralisia dos lábios, da língua e do palato; e disartria são os achados evidenciados.

Síndrome de Elschnig

Extensão lateral da fissura palpebral, deslocamento do canto (*canthus*) lateral, ectrópio da palpebra inferior e canto (*canthus*) lateral constituem as anormalidades observadas. São frequentes também o hipertelorismo, a fenda palatina e o lábio leporino.

Síndrome de Felty

É uma combinação de leucopenia, artrite bem como linfonodos e baço aumentados.

Síndrome de Foster Kennedy

Os pacientes com esta síndrome mostram atrofia óptica ipsolateral bem como escotomas e papiledema contralateral que ocorrem com tumores ou outras lesões do lobo frontal ou meningioma esfenoidal. Pode haver anosmia.

Síndrome de Foville
A paralisia facial com paralisia ipsolateral do olhar fixo e hemiplegia piramidal contralateral são diagnósticas. Zumbido, surdez e vertigem podem ocorrer com o acometimento infranuclear. A perda do paladar dos dois terços anteriores da língua com reduções nas secreções salivares e lacrimais é observada com o acometimento do nervo intermédio.

Síndrome de Frey

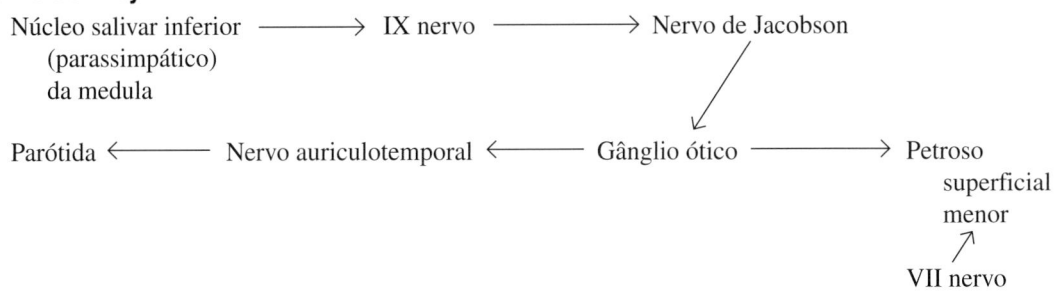

Núcleo salivar inferior ⟶ IX nervo ⟶ Nervo de Jacobson
(parassimpático)
da medula

Parótida ⟵ Nervo auriculotemporal ⟵ Gânglio ótico ⟶ Petroso superficial menor ↗ VII nervo

Na pessoa normal, as glândulas sudoríparas são inervadas por fibras nervosas simpáticas. Após uma parotidectomia, o nervo auriculotemporal envia fibras parassimpáticas que irão inervar as glândulas sudoríparas. A incidência da síndrome de Frey após parotidectomia em crianças foi estimada em 20%.

Também denominada sudorese gustativa preauricular, a parotidectomia é considerada a etiologia mais comum.

Síndrome de Garcin
Observa-se paralisia do III ao X nervos cranianos, geralmente unilateral e ocasionalmente bilateral. Pode ser o resultado da invasão por neoplasia, granulomas ou infecções no espaço retrofaríngeo.

Síndrome de Gard-Gignoux
Consiste em paralisia do XI nervo e X nervo abaixo do gânglio nodoso. A função e a sensibilidade cricotireóideas são normais. Os sintomas consistem em paralisia das cordas vocais bem como paresia dos músculos trapézio e esternoclidomastóideo.

Síndrome de Gardner
Doença autossômica dominante cujos sintomas consistem em fibroma, osteoma do crânio, mandíbula, maxila e ossos longos, com cistos de inclusão epidermoides na pele e pólipos no cólon. Esses pólipos colônicos demonstram acentuada tendência à degeneração maligna.

Síndrome de Gilles de la Tourette
Caracterizada por coreia, coprolalia bem como tiques da face e das extremidades, afeta crianças (habitualmente, meninos com 5 a 10 anos de idade). Caretas faciais repetitivas, blefaroespasmos assim como contrações dos braços e das pernas podem ser os achados. Ruídos compulsivos semelhantes a grunhidos ou crises de soluços tornam-se subsequentemente expressões de francas obscenidades.

Síndrome de Goldenhar
Uma variante congênita não-hereditária rara de microssomia hemifacial, uma síndrome congênita do primeiro e segundo arcos. Caracteriza-se por subdesenvolvimento das estruturas craniofaciais, malformações vertebrais e disfunção cardíaca. As manifestações clínicas desta síndrome são a hipoplasia malar e a maxilar, formação inadequada do canal auditivo externo, apêndices cutâneos sobressalentes nas orelhas e depressões adiante do trago e na órbita, bocas aumentadas de volume,

anomalias renais e ausência dos centros de crescimento no côndilo que acarreta erupção retardada dos dentes e compactação (aglomeração) de dentes. A inteligência costuma ser normal ou ligeiramente retardada. A reconstrução maxilofacial em pacientes jovens requer que sejam levados na devida conta o crescimento e desenvolvimento futuros, o que é recomendado também por motivos psicológicos assim como por motivos que envolvem a expansão apropriada da pele que, subsequentemente, ajudará em uma possível reconstrução adicional. Esta síndrome não deve ser confundida com as de Treacher Collins, Berry ou Franceschetti-Zwahlen-Klein, as quais tendem a evidenciar padrões genéticos bem-definidos (irregulares, porém dominantes), o que não acontece somente com a síndrome de Goldenhar.

Síndrome de Gradenigo

Deve-se a abscesso extradural que acomete o osso petroso. Os sintomas consistem em otite supurativa, dor no olho e na área temporal, paralisia do nervo abducente e diplopia.

Síndrome de Grisel

Também conhecida como torcicolo nasofaríngeo, é a subluxação da articulação atlantoaxial observada habitualmente em crianças. Está associada a faringite, nasofaringite, adenoamigdalite, abscesso amigdaliano, parotidite, abscesso cervical e otite média. Sabe-se que esta síndrome ocorre após inflamação da cavidade nasal, tonsilectomia, adenoidectomia, mastoidectomia, reparo de atresia coanal e excisão de rabdomiossarcoma parafaríngeo. As propostas para sua etiologia consistem em distensão excessiva dos ligamentos da articulação atlantoaxial por derrame, ruptura do ligamento transverso, rotação passiva excessiva durante a anestesia geral, ação reflexa não-coordenada dos músculos cervicais profundos, espasmo dos músculos pré-vertebrais bem como relaxamento ligamentar induzido pela descalcificação das vértebras e ligamentos laterais fracos. São características clínicas os torcicolos espontâneos em uma criança, uma cabeça flexionada e rodada com amplitude de movimento limitada, face achatada e sinal de Sudeck (deslocamento da espinha do áxis para o mesmo lado *quando* a cabeça é rodada). O tratamento consiste em tração craniana esquelética sob controle fluoroscópico para realinhar o processo odontoide dentro da tipoia do ligamento transverso, seguida por 6 a 12 semanas de imobilização. No momento oportuno, o tratamento costuma ser bem-sucedido.

Síndrome de Guillain-Barré

Consiste em polineurite infecciosa de etiologia desconhecida ("talvez" viral) que causa acentuadas parestesias dos membros, fraqueza muscular ou paralisia flácida. Observa-se o aumento da proteína no LCR sem qualquer elevação na contagem celular.

Síndrome de Hallermann-Streiff

É constituída por discefalia, nariz de papagaio, hipoplasia mandibular, nanismo proporcional; hipotricose do couro cabeludo, das sobrancelhas e dos cílios; e catarata congênita bilateral. A maioria dos pacientes exibe nistagmo ou estrabismo. Não existe uma base genética demonstrável.

Síndrome de Hanhart

Uma forma de dismorfia facial, caracteriza-se por (1) perfil com face de pássaro causado por micrognatia, (2) opistodontia, (3) peromelia, (4) crescimento inadequado, (5) inteligência normal, (6) deformidade dos arcos branquiais que resulta em perda auditiva condutiva, (7) deformidades linguais e, com frequência, maxila pequena bem como (8) possivelmente também alguns defeitos dos membros. A cirurgia auricular deve ser analisada com extremo cuidado por causa do trajeto anormal do nervo facial devido a esta síndrome.

Síndrome de Hick

Condição rara, caracterizada por um distúrbio sensorial das extremidades inferiores que resulta em pés perfurantes e por úlceras, associadas a surdez progressiva devido à atrofia dos gânglios croclear e vestibular.

Síndrome de Hollander

Com esta síndrome, observa-se o aparecimento de um bócio durante a terceira década da vida relacionado com um defeito parcial no mecanismo de acoplagem na biossíntese da tiroxina. A surdez devido a anormalidades cocleares está habitualmente relacionada com tal evento.

Síndrome de Horner

Os sintomas de apresentação são ptose, miose, anidrose e enoftalmia decorrentes de paralisia dos nervos simpáticos cervicais.

Síndrome de Hunt

1. Tumor cerebelar, um tremor anterior que começa em uma extremidade e aumenta gradualmente de intensidade, deslocando-se subsequentemente para outras partes do corpo.
2. Paralisia facial, otalgia e herpes aural devido à doença das fibras tanto motoras quanto sensoriais do VII nervo.
3. Uma forma de paralisia agitante juvenil associada à atrofia primária do sistema pálido.

Síndrome de Hunter

Distúrbio hereditário ligado ao sexo, esta síndrome incurável envolve múltiplos sistemas orgânicos através da infiltração por mucopolissacarídios. A morte, habitualmente por volta da segunda década da vida, é causada mais frequentemente por miocardiopatia infiltrativa e doença valvar que evolui para insuficiência cardíaca. As características físicas consistem em cristas supraorbitárias proeminentes, nariz grande e achatado com narinas dilatadas, orelhas de implantação baixa, opacidades corneanas progressivas, mandíbulas alargadas, lábios distendidos e prognatismo, pescoço curto, protuberância abdominal, hirsutismo, baixa estatura, extensa osteoartrite (especialmente nos quadris, ombros, cotovelos e mãos), artrite da ATM, pseudopapiledema e hidrocefalia com pressão baixa. A presença de sulfato de condroitina B e heparitina na urina, retardamento mental, deficiência de betagalactosídeo e hepatoesplenomegalia também são característicos desta síndrome. Observa-se armazenamento cerebral de três gangliosídeos: GM_1, GM_2 e GM_3. A mielopatia compressiva pode resultar da luxação vertebral. A lesão alta da medula espinhal é uma grande complicação na cirurgia. Com frequência, o desenvolvimento neurológico é lento ou nunca chega a ser alcançado. Anormalidades abdominais, infecções respiratórias e problemas cardiovasculares atormentam o paciente.

Síndrome de Jackson

Os X, XI e XII nervos cranianos são afetados pelas lesões nucleares ou radiculares. Existe paralisia flácida ipsolateral do palato mole, faringe e laringe com fraqueza e atrofia dos músculos esternoclidomastóideo e trapézio, assim como dos músculos da língua.

Síndrome de Jacod

Consiste em oftalmoplegia total, lesões do trato óptico com amaurose unilateral e neuralgia trigeminal. É causada por um tumor da fossa craniana média que acomete do II ao VI nervos cranianos.

Síndrome de Job

Integra o grupo das síndromes da hiperimunoglobulina E (hiper-IgE), associadas a quimiotaxia defeituosa. O quadro clínico consiste em pele clara, cabelos (pelos) vermelhos, abscessos cutâneos estafilocócicos recorrentes com outras infecções bacterianas concomitantes e lesões da pele, assim como infecções pulmonares purulentas crônicas e lesões cutâneas eczematoides infectadas. Esta síndrome recebeu tal designação em virtude da passagem bíblica que se refere a Job, acometido por furúnculos. Isto é interessante para o otorrinolaringologista por causa das infecções de cabeça e pescoço.

Síndrome de Kallmann

Consiste em eunucoidismo hipogonadotrópico congênito com anosmia. É transmitida por gene dominante com penetrância variável.

Síndrome de Kartagener

Os sintomas são *situs inversus* completo, associado a sinusite crônica e bronquiectasia. É denominada também tríade de Kartagener.

Os cílios e flagelos dos pacientes carecem dos braços laterais normais da dineína dos tubos A ciliares. O transporte mucociliar deficiente causa esterilidade em ambos os sexos.

Síndrome de Kleinschmidt

Os sintomas consistem em infecções gripais que resultam em estenose laríngea, pericardite supurativa, pleuropneumonia e, ocasionalmente, meningite.

Síndrome de Klinefelter

É um defeito do cromossomo sexual caracterizado por eunucoidismo, azospermia, ginecomastia, deficiência mental, testículos pequenos com atrofia e hialinização dos túbulos seminíferos. Em geral, o cariótipo é XXY.

Síndrome de Klinkert

É evidenciada paralisia dos nervos recorrente e frênico devido a processo neoplásico na raiz do pescoço ou no mediastino superior. Os nervos simpáticos podem estar envolvidos. (O acometimento do lado esquerdo é mais comum que o do lado direito.) Pode ser parte da síndrome de Pancoast.

Síndrome de Larsen

Caracteriza-se por olhos amplamente espaçados, fronte proeminente, ponte nasal achatada, fenda na linha média do palato secundário, luxação bilateral dos joelhos e cotovelos, deformidades das mãos e dos pés, bem como polegares tipo espátula; às vezes, observam-se traqueomalacia, estridor, laringomalacia e dificuldade respiratória. A terapia inclui a manutenção de ventilação adequada.

Síndrome de Lemierre

Abordada pela primeira vez por André LeMierre em 1936, causada habitualmente por um bastonete Gram-negativo imóvel anaeróbico, *Fusobacterium necrophorum,* o qual pode ser encontrado na flora normal da orofaringe, tratos gastrintestinal (GI) e genital feminino; sensível à clindamicina e ao metronidazol, penicilina e cloranfenicol. Costuma manifestar-se inicialmente em adultos jovens com infecção da orofaringe, progride para abscessos do pescoço e parafaríngeo, resultando em trombose da jugular interna e do seio sigmoide, bem como evoluindo para embolia séptica que causa artrite séptica, abscessos hepático e esplênico, com achados de trombose do seio sigmoide que consistem em cefaleia, otalgia, vertigem, vômitos, otorreia e calafrios, proptose com dor retrobulbar, papiledema e oftalmoplegia.

Síndrome de Lermoyez

Constitui uma variante da doença de Ménière, tendo sido descrita pela primeira vez por Lermoyez em 1921 como surdez e zumbidos, seguidos por um ataque vertiginoso que alivia os zumbidos e melhora a audição.

Síndrome de Löffler

Consiste em pneumonite caracterizada por eosinófilos nos tecidos. Possivelmente, sua etiologia é parasitária.

Síndrome de Louis-Bar

Este distúrbio autossômico recessivo manifesta-se como ataxia, telangiectasia oculocutânea e infecção sinopulmonar, envolvendo ataxia troncular progressiva, fala arrastada, nistagmo de fixação, deficiência mental, atrofia cerebelar, imunoglobulina deficiente e grande frequência de malignidades linforreticulares. O paciente raramente vive mais de 20 anos.

Síndrome de Maffucci

Caracteriza-se por múltiplos hemangiomas cutâneos com discondroplasia e, com frequência, encondroma. A origem é desconhecida, mas não é hereditária. Os sinais e sintomas desta síndrome aparecem habitualmente durante a primeira infância. Afeta igualmente ambos os sexos e não apresenta preferência racial. A discondroplasia pode causar acentuado arqueamento ou crescimento irregular das extremidades, além de dar origem a fraturas frequentes. Dos pacientes com a síndrome de Maffucci, 5 a 10% apresentam acometimento da cabeça e do pescoço que produz disfunção dos nervos cranianos e hemangiomas nessas áreas. Os hemangiomas na nasofaringe e laringe podem causar o comprometimento das vias respiratórias assim como problemas com a deglutição. Subsequentemente, 15 a 20% desses pacientes sofrem degeneração sarcomatosa em um ou mais dos encondromas. O percentual de alterações malignas é maior em pacientes mais velhos, aproximando-se o percentual de degeneração maligna de 44% nos pacientes com mais de 40 anos.

Esta síndrome não deve ser confundida com a de Klippel-Trenaunay, que não causa subdesenvolvimento das extremidades, com a de Sturge-Weber nem com a de Hippel-Lindau. Não há tratamento conhecido para tal síndrome, porém os procedimentos cirúrgicos destinados a tratar as deformidades reais às vezes são necessários.

Síndrome de Marcus Gunn (síndrome da mandíbula e do piscar)

Resulta em aumento na largura das pálpebras durante a mastigação. Às vezes, o paciente experimenta elevação rítmica da pálpebra superior quando a boca é aberta e ptose quando a boca é fechada.

Síndrome de Melkersson-Rosenthal

(Tríade: edema orofacial recorrente, um ou mais episódios de paralisia facial e língua sulcada.) Constitui doença congênita de etiologia desconhecida, manifestando-se como ataques recorrentes de paralisia facial unilateral ou bilateral (ver o Cap. 8), edema dos lábios e sulcos na língua. Está associada a altos níveis séricos da enzima conversora da angiotensina durante uma exacerbação. Também conhecida como granulomatose orofacial, queilite granulomatosa e glossite granulomatosa de Scheuermann. Igualmente denominada queilite de Miescher.

O tratamento deve enfocar a paralisia e o edema faciais. Esteroides e descompressão do nervo facial também proporcionam um sucesso limitado.

Síndrome de Meyenburg (miosite fibrosa progressiva familiar)

Consiste em que os músculos estriados são substituídos por fibrose. Raramente, o fibrossarcoma tem origem em tal síndrome.

Síndrome de Millard-Gubler

Os pacientes se apresentam com paralisia ipsolateral dos nervos abducente e facial com hemiplegia contralateral das extremidades devido à obstrução do suprimento vascular para a ponte.

Síndrome de Möebius

Consiste em diplegia facial congênita não-progressiva (habitualmente bilateral) com perda unilateral ou bilateral dos abdutores do olho, anomalias das extremidades bem como aplasia dos músculos braquiais e torácicos. Acomete frequentemente outros nervos cranianos. Saito mostrou evidência de que o local da lesão neural é o nervo periférico. A etiologia pode ser uma hipoplasia do SNC, um defeito primário dos músculos periféricos com degeneração secundária do nervo ou acometimento dos neurônios motores inferiores.

Síndrome de Morgagni-Stewart-Morel

Ocorre em mulheres na menopausa e se caracteriza por obesidade, tontura, distúrbios psicológicos, ritmo do sono invertido e hiperostose frontal interna. O tratamento consiste em medidas de apoio.

Síndrome de Munchausen

Recebeu tal designação em homenagem ao barão Hieronymus Karl Freidrich von Munchausen (1720-1791) por Asher em 1951. O conjunto de carateríticas desta síndrome consiste em:

1. Lesão orgânica real do passado que deixou alguns sinais genuínos, mas que não está causando sintomas orgânicos;
2. Mentira exorbitante com representação dramática de sintomas inexistentes;
3. Viagens extensas com múltiplas hospitalizações;
4. Tendências criminosas;
5. Vontade de ser submetido a tratamento doloroso e perigoso;
6. Apresentação de enfermidades desafiadoras para tratamento;
7. Comportamento teimoso durante as permanências hospitalares e alta solicitada precocemente sem aprovação;
8. Que os pacientes infligem dor com frequência aos seus próprios filhos e criam problemas forçados para receberem indiretamente tratamento hospitalar.

Em geral, os pacientes passam de um centro médico a outro para serem admitidos com apresentações dramáticas de sintomas não-orgânicos relacionados com lesão orgânica real na história médica pregressa.

Síndrome de Nager (disostose acrofacial)

Os pacientes com disostose acrofacial têm fácies semelhante aos com a síndrome de Treacher Collins. Apresentam-se também com defeitos pré-axiais dos membros superiores, microtia, atresia dos canais auditivos externos e malformação dos ossículos. Pode ocorrer perda auditiva condutiva e mista.

Síndrome de Nager de Reynier

A hipoplasia da mandíbula com implantação anormal dos dentes, associada a atresia aural, caracteriza esta síndrome.

Síndrome de Nothnagel

Os sintomas consistem em tontura, marcha cambaleante e gingante com formas irregulares de paralisia oculomotora e frequente presença de nistagmo. Esta síndrome é observada com os tumores do mesencéfalo.

Síndrome de Ortner

A cardiomegalia associada à paralisia laríngea secundária à compressão do nervo laríngeo recorrente é observada nesta síndrome.

Síndrome de Pancoast

Ver o Cap. 37.

Síndrome de Pena-Shokeir

Autossômica recessiva rara, afeta os recém-nascidos com camptodactilia, anquilose múltipla, hipoplasia pulmonar e anomalia facial. O prognóstico em geral é sombrio, e a morte ocorre logo após o nascimento.

Síndrome de Peutz-Jeghers

O paciente apresenta pigmentação dos lábios e da mucosa oral, bem como pólipos benignos do trato GI. Foram relatados células tumorais da teca granulosa em mulheres com esta síndrome.

Síndrome de Pierre Robin

Consiste em glossoptose, micrognatia e fenda palatina. Não existe predileção sexual. Admite-se que a etiologia consiste em uma agressão intrauterina no quarto mês de gestação, ou que pode ser hereditária. Cerca de 66% dos casos estão associados a dificuldades oftalmológicas (p. ex., descolamento de retina ou glaucoma) e 33% a problemas otológicos (p. ex., otite média crônica e orelhas de implantação baixa). O retardamento mental é ocasional. Se o paciente consegue viver até além dos 5 anos, poderá levar uma vida razoavelmente normal (ver o Cap. 5). Os sintomas são sufocação e aspiração como resultado da pressão negativa gerada pelo esforço respiratório excessivo. A introdução de uma sonda nasogástrica consegue aliviar a pressão negativa. A aerofagia deve ser tratada para prevenir os vômitos, o comprometimento das vias respiratórias e a aspiração. A traqueotomia pode não ter uma boa resposta.

Modificação da adesão lábio-língua de Douglas ajuda a prevenir a separação precoce da adesão. Uma teoria explica que a causa pode residir no fato de a cabeça do feto ficar flexionada, impedindo o crescimento anterógrado da mandíbula, forçando a língua para cima e para trás entre as duas metades do palato, e produzindo a tríade de micrognatia, glossoptose e fenda palatina.

Síndrome de Plummer-Vinson (síndrome de Peterson-Kelly)

Os sintomas consistem em disfagia decorrente de degeneração do músculo esofágico, atrofia das papilas da língua assim como anemia hipocrômica microcítica. Acloridria, glossite, faringite, esofagite e fissuras no canto da boca também são observadas. A prevalência desta doença é mais alta em mulheres do que em homens e, em geral, manifesta-se em pacientes em sua quarta década de vida. O tratamento consiste na administração de ferro, com esofagoscopia para dilatação e para excluir a presença de um carcinoma de esôfago, particularmente na região pós-cricoide. Podem ser observadas membranas ou estenoses faringoesofágicas.

Esta doença diferencia-se da anemia perniciosa, uma anemia megaloblástica com diarreia, náuseas e vômitos, sintomas neurológicos, baço aumentado de volume e acloridria. A anemia perniciosa é secundária à incapacidade do fundo gástrico de secretar os fatores intrínsecos necessários à absorção da vitamina B_{12}. O tratamento consiste na administração intramuscular de vitamina B_{12} (cianocobalamina).

A deficiência de ácido fólico também resulta em anemia megaloblástica, queilite, glossite, estomatite ulcerativa, faringite, esofagite, disfagia e diarreia. Não existem sintomas neurológicos nem acloridria. O tratamento consiste na administração de ácido fólico.

Síndrome de Potter

Um de cada 3.000 lactentes nasce com a síndrome de Potter. A maioria morre durante o trabalho de parto e os demais logo após o nascimento. A síndrome de Potter caracteriza-se por orelhas de implantação baixa bilateralmente, profundamente deformadas, além de um maxilar inferior pequeno e extensas deformidades das orelhas externa e média (p. ex., ausência de ossículos auditivos, atresia da janela oval e trajeto anormal do nervo facial). O labirinto membranoso coclear é normal em seu giro superior, mas contém hipoplasia significativa em seu giro basal, o que constitui anomalia coclear rara.

Uma causa para esta síndrome que foi proposta é a compressão fetal causada pelo oligoâmnio.

Síndrome de Raeder

Esta síndrome autolimitante relativamente benigna consiste em ptose ipsolateral, miose e dor facial com sudorese facial intacta. Existe dor na distribuição da divisão oftálmica do V nervo craniano, o que resulta do acometimento simpático pós-ganglionar na área da artéria carótida interna ou de lesão na porção anterior da fossa craniana média.

Síndrome de Reichert

Existe neuralgia do nervo glossofaríngeo, desencadeada habitualmente por movimentos da língua ou garganta.

Síndrome de Reiter

Artrite, uretrite e conjuntivite são evidentes.

Síndrome de Reye

Frequentemente fatal, acomete crianças pequenas durante os meses de inverno e primavera. Suas principais características patológicas são encefalopatia significativa e metamorfose adiposa do fígado. Apesar de sua etiologia ser obscura, foi mostrado que ocorre após a recuperação aparente de infecção viral, principalmente varicela ou infecção do trato respiratório superior. Em alguns pacientes, observa-se também dano estrutural aos tecidos cocleares e vestibulares do labirinto membranoso.

O monitoramento da pressão intracraniana e o suporte respiratório podem limitar o edema cerebral. Pode ser necessários traqueostomia e cuidados pulmonares.

Síndrome de Rollet (síndrome do ápice orbital-esfenoidal)

Causada por lesões do ápice orbital que provocam a paralisia dos III IV e VI nervos cranianos, esta síndrome caracteriza-se por ptose, diplopia, oftalmoplegia, atrofia óptica, hiperestesia ou anestesia da fronte, pálpebra superior e córnea, além de neuralgia retrobulbar. Podem ocorrer exoftalmia e papiledema.

Síndrome de Romberg

Caracteriza-se por atrofia progressiva dos tecidos em um dos lados da face, estendendo-se ocasionalmente para outras partes do corpo que podem envolver a língua, gengivas, palato mole e cartilagens das orelhas, nariz e laringe. Podem ser observados distúrbios da pigmentação, neuralgia do trigêmeo e complicações oculares.

Síndrome de Rutherford

Uma síndrome oculodental familiar, caracterizada por distrofia da córnea, hiperplasia gengival e ausência de erupção dos dentes.

Síndrome de Samter

A síndrome de Samter consiste em três sintomas combinados:

1. Alergia ao ácido acetilsalicílico;
2. Polipose nasal;
3. Asma.

Síndrome de Schafer

São característicos o retardamento mental, a perda auditiva sensorineural, a hematúria e a epilepsia fotogênica. Esta síndrome é decorrente de uma deficiência de prolina oxidase com o subsequente acúmulo do aminoácido prolina.

Síndrome de Schaumann

É uma sarcoidose generalizada.

Síndrome de Schmidt

Paralisia unilateral de uma corda vocal, do palato mole, do trapézio e do esternoclidomastóideo. A lesão fica localizada na porção caudal do bulbo e, em geral, é de origem vascular.

Síndrome de Seckel

É um distúrbio que consiste em nanismo associado a uma face semelhante à de um pássaro, nariz bicudo, micrognatia, anormalidades palatinas, orelhas sem pavilhão auricular e de implantação baixa, inclinação antimongoloide das fissuras palpebrais, clinodactilia, retardamento mental e distúrbios ósseos.

Síndrome de secreção do hormônio antidiurético

Também denominada síndrome da secreção inapropriada do hormônio antidiurético (SIADH, de *syndrome of inappropriate secretion of antidiuretic hormone*). O hormônio antidiurético ajuda a manter a osmolalidade sérica constante por conservar água e concentrar a urina. Esta síndrome envolve baixa osmolalidade sérica, osmolalidade urinária elevada com urina sem diluição máxima e hiponatremia, o que pode resultar em letargia, anorexia, cefaleia, convulsões, coma ou arritmias cardíacas. As pressões do LCR e intracraniana aumentadas são possíveis etiologias. A restrição de líquidos pode ajudar a prevenir esta condição.

Síndrome de Sheehan

A necrose isquêmica da hipófise anterior, associada à hipotensão pós-parto, caracteriza esta síndrome, observada em mulheres na menopausa e associada à artrite reumatoide, fenômeno de Raynaud e cáries dentárias. As alterações nas glândulas lacrimais e salivares são semelhantes às da doença de Mikulicz. Alguns médicos atribuem esta síndrome à deficiência de vitamina A. Uma bateria para LES positiva, o fator reumatoide e uma proteína anormal podem ser identificados neste distúrbio.

Síndrome de Shy-Drager (SSO)

Manifestando-se habitualmente na fase final da meia-idade, esta síndrome é uma forma de hipotensão ortostática neurogênica que resulta em falência do sistema nervoso autônomo e sinais de atrofia de múltiplos sistemas que afeta as vias corticoespinhais e cerebelares bem como os gânglios basais. São sintomas a hipotensão postural, impotência, disfunção esfincteriana e anidrose com progressão subsequente para falência panautonômica. Tais sintomas autônomos são acompanhados habitualmente por parkinsonismo atípico, disfunção cerebelar com debilitação ou ambos e, a seguir, morte. A SSD deve ser sempre aventada quando o paciente exibe hipotensão ortostática, estridor laríngeo, restrição na amplitude da abdução das cordas vocais (unilateral ou bilateralmente), rouquidão, diplofonia intermitente e ritmo da fala lento. Com frequência, esta síndrome é comparada à doença de Parkinson. No entanto, a SSD acomete as colunas nigroestriatal, olivopontinocerebelar, do tronco encefálico e intermediolateral da medula espinhal. Trata-se de um distúrbio de múltiplos sistemas, enquanto a doença de Parkinson acomete apenas o sistema neuronial nigroestriatal. Os sintomas, como falência autônoma, doença piramidal e disfunção cerebelar, são associados a uma patologia dos núcleos pigmentados e do núcleo motor dorsal do vago.

Síndrome de Sjögren (síndrome seca)

Manifesta-se com frequência como ceratoconjuntivite seca, secura das membranas mucosas, telangiectasias ou manchas purpúricas na face e aumento bilateral das parótidas. É um processo inflamatório crônico que envolve principalmente as glândulas salivares e lacrimais, estando associado à hiperatividade dos linfócitos B bem como produção de autoanticorpos e de complexos imunes. Uma das complicações desta síndrome é o surgimento de linfomas malignos. A TC ajuda a firmar o diagnóstico.

Síndrome de Stevens-Johnson

É uma doença da pele (eritema multiforme) com acometimento da cavidade oral (estomatite) e do olho (conjuntivite). A estomatite pode aparecer como o primeiro sintoma. É mais comum durante a terceira década da vida. O tratamento consiste essencialmente em esteroides e terapia de apoio. Trata-se de doença autolimitante, porém com uma taxa de recidiva de 25%. O diagnóstico diferencial inclui herpes simples, pênfigo, estomatite fusoespiroquetal aguda, varicela, moníliase e sífilis secundária.

Síndrome de Sturge-Weber

Consiste em um distúrbio congênito que afeta igualmente ambos os sexos e cuja etiologia é desconhecida. Caracteriza-se por angioma venoso das leptomeninges sobre o córtex cerebral, nevos "vinho do Porto" ipsolaterais e frequente acometimento angiomatoso do globo ocular, da boca e da mucosa nasal. O paciente pode ter convulsões, hemiparesia, glaucoma e calcificações intracranianas. Não existe tratamento específico.

Síndrome de Tapia

A paralisia unilateral da laringe e língua está associada à atrofia da língua; o palato mole e o músculo cricotireoide se mostram intactos. A síndrome é causada habitualmente por lesão no ponto onde os XII e X nervos, juntamente com a artéria carótida interna, cruzam-se mutuamente.

O traumatismo é a causa mais comum da síndrome de Tapia. A neuropatia por pressão devido à insuflação do *cuff* de um tubo endotraqueal na laringe, em vez de na traqueia, está associada à paralisia do nervo laríngeo.

Síndrome de Tietze

Consiste em condropatia tuberosa tendo condrite costal de etiologia desconhecida. Seus sintomas consistem em dor, hipersensibilidade e tumefação de uma ou mais cartilagens costais superiores (habitualmente a segunda). O tratamento é sintomático.

Síndrome de Tolosa-Hunt

Trata-se de polineuropatia craniana que se manifesta habitualmente como oftalmoplegia dolorosa unilateral recorrente. Os II, III IV, V_1 e VI nervos cranianos podem ser envolvidos. A etiologia é desconhecida, e existe certa tendência à resolução espontânea e recidiva. Venografia orbital pode mostrar a oclusão da veia oftálmica superior e pelo menos obliteração parcial do seio cavernoso. A evolução clínica costuma responder muito bem aos esteroides sistêmicos.

Os diagnósticos errôneos consistem em inflamação, tumor, aneurisma vascular, trombo envolvendo a órbita, fissura orbital superior, seio cavernoso anterior, área parasselar ou fossa posterior. Deve ser excluída também uma extensão do carcinoma nasofaríngeo, mucocele ou sinusite contígua. As fontes de infecção na região da cabeça e pescoço, como as amígdalas, podem ser tratadas, aliviando a dor da oftalmoplegia.

Síndrome de Tourette

É um distúrbio do SNC, caracterizado pelo aparecimento de movimentos de tiques involuntários, como rápido pestanejamento, espasmos faciais, solavancos da cabeça ou encolher dos ombros. Os sons involuntários, tais como a ação de limpar repetidamente a garganta e a tosse "nervosa", ou o uso inapropriado de palavras às vezes ocorrem simultaneamente. A síndrome de Tourette em muitos casos responde à medicação. Comporta uma taxa mais alta de absorção ou de ligação aos receptores dopamínicos D_2 nas células do núcleo caudado. A etiologia desta síndrome é desconhecida.

Síndrome de Treacher Collins

Ver o Cap. 5.

Síndrome de Trotter (síndrome do seio de Morgagni)

A neuralgia do nervo maxilar inferior, perda auditiva condutiva secundária ao bloqueio da tuba auditiva, edema pré-auricular causado por invasão neoplásica do seio de Morgagni, acinesia ipsolateral do palato mole e trismo são observados nesta síndrome.

Síndrome de Turner

Ver o Cap. 5.

Síndrome de Turpin

Os pacientes apresentam bronquiectasia congênita, megaesôfago, fístula traqueobrônquica, deformidades vertebrais, malformações costais e duto torácico heterotópico.

Síndrome de Vail

Consiste em neuralgia vidiana unilateral, habitualmente noturna, que pode estar associada a sinusite.

Síndrome de Vernet

Ver Síndrome do forame jugular (síndrome de Vernet). (Cap. 9, pág. 239)

Síndrome de Villaret

É idêntica à do forame jugular, exceto que aí está presente a síndrome de Horner, sugerindo um acometimento mais extenso na região do forame jugular, na área retroparotídea e no espaço faríngeo lateral.

Síndrome de Vogt-Koyanagi-Harada

É evidenciada diplegia espástica com atetose e paralisia pseudobulbar, associada à lesão do núcleo caudado e putâmen, uveíte bilateral, vitiligo, surdez, alopecia, maior pressão do LCR e descolamento de retina.

Síndrome de von Hippel-Lindau

Associada aos hemangioblastomas cerebelar, medular e espinhal, angiomas retinianos, feocromocitoma e carcinoma de células renais, mostra-se às vezes fatal, predispondo ao adenoma papilar do osso temporal. A etiologia é desconhecida.

Síndrome de Wallenberg

Também denominada síndrome da trombose da artéria cerebelar posteroinferior ou síndrome medular lateral, deve-se à trombose da artéria cerebelar posteroinferior, dando origem à isquemia do tronco cerebral (região medular lateral). Os sintomas consistem em vertigem, nistagmo, náuseas, vômitos, síndrome de Horner, disfagia, disfonia, hipotonia, astenia, ataxia, quedas para o lado da lesão bem como ausência de sensibilidade dolorosa e térmica na face ipsolateral e no lado contralateral abaixo do pescoço.

Síndrome de Weber

Caracteriza-se por paralisia do nervo oculomotor no lado da lesão e paralisia das extremidades, face e língua no lado contralateral. Indica lesão nas partes ventral e interna do pedúnculo cerebral.

Síndrome de Wildervanck (cervico-oculoacústica)

Consiste em perda auditiva mista, anomalia de Klippel-Feil (vértebras cervicais fundidas) e paralisia abducente bilateral com bulbo retraído (síndrome de Duane). Ocorrendo mais em mulheres do que em homens, exibe uma relação de quase 75:1, comportando uma dominância ligada ao sexo com letalidade nos homens homozigotos.

Síndrome DIDMOAD

Distúrbio autossômico recessivo, associado a diabetes insípido, diabetes melito, atrofia óptica e surdez. O diabetes melito em geral é de início juvenil e dependente de insulina. O início do diabetes insípido é variável, sendo este tipo sensível à vasopressina, o que indica degeneraçãoo das células hipotalâmicas ou do trato supraóptico-hipofisário. A perda auditiva é sensorineural e progressiva, afetando principalmente as frequências mais altas. As anormalidades do trato urinário, que variam de bexiga atônica a hidronefrose e hidroureter, têm sido relatadas com este distúrbio.

Síndrome do ápice orbital

Envolve os nervos e vasos que passam através da fissura esfenóidea superior e o forame óptico com paresia dos III IV e VI nervos cranianos. A oftalmoplegia externa está associada à oftalmoplegia interna com uma pupila dilatada que não reage à luz nem à convergência. Ptose e edema periorbitário são decorrentes da à paresia do IV nervo. As alterações sensoriais são secundárias aos nervos lacrimal-frontal-nasal-ciliares assim como aos três ramos do nervo oftálmico. Existe habitualmente o acometimento do nervo óptico.

Síndrome do aqueduto vestibular alargado

O aqueduto vestibular alargado como anomalia isolada do osso temporal está associado a perda auditiva sensorineural. É mais comum na infância que na vida adulta. Nesta síndrome, a porção rugosa do saco endolinfático também se mostra aumentada de volume. Os procedimentos no saco endolinfático destinados a melhorar a audição não costumam ser bem-sucedidos. Um aqueduto vestibular é considerado aumentado de volume quando seu diâmetro anteroposterior na tomografia computadorizada (TC) é superior a 1,5 mm.

Síndrome do arco aórtico

Ver Doença de Takayasu.

Síndrome do choque tóxico

Foram encontrados casos da síndrome do choque tóxico relacionados com tamponamento nasal e infecções estafilocócicas das feridas cirúrgicas. A patogenia da doença é incompletamente compreendida, porém se admite que o tamponamento deixado por um período muito prolongado acarrete um crescimento bacteriano excessivo, dando origem à síndrome do choque tóxico. Os sintomas são febre, erupção cutânea, hipotensão, hiperemia mucosa, vômitos, diarreia, evidência laboratorial de disfunção de múltiplos órgãos e descamação durante a recuperação. Constatou-se que, apesar de a impregnação antibiótica no material do tamponamento poder reduzir o crescimento bacteriano excessivo, isso não proporciona uma proteção absoluta contra a síndrome do choque tóxico.

A profilaxia antimicrobiana com uma única dose revela-se altamente eficaz como opção terapêutica. Além disso, a triagem para o *Staphylococcus aureus* produtor de TSST-1 é útil por indicar os pacientes de alto risco para esta síndrome.

Síndrome do 18q

Consiste em retardo psicomotor, hipotonia, estatura baixa, microcefalia, hipoplasia de metade da face, epicanto, anormalidades oftalmológicas, atresia aural e perda auditiva condutiva.

Síndrome do escaleno anterior

Os sintomas da síndrome do escaleno anterior são idênticos aos da síndrome da costela cervical. Na síndrome do escalena anterior (*anticus*), os sintomas são causados pela compressão do plexo braquial e da artéria subclávia contra a primeira costela torácica, provavelmente como resultado dos espasmos do músculo escaleno anterior, que produzem pressão sobre o plexo braquial e a artéria subclávia. Qualquer pressão sobre os nervos simpáticos pode causar um espasmo vascular semelhante ao da doença de Raynaud.

Síndrome do fio solto

Ocorre em pacientes com estapedectomia e introdução de prótese que se fixa no processo longo da bigorna por meio de um fio metálico dobrado. Trata-se de complicação tardia que ocorre em média 15 anos após a cirurgia. Está presente uma tríade de sintomas que melhora temporariamente com insuflação do ouvido médio: acuidade auditiva, distorção dos sons e discriminação da fala. O tratamento na cirurgia de revisão envolve a identificação da fixação do fio metálico solto na bigorna e encurtamento desse fio para permitir que a bigorna e a prótese se movimentem como uma unidade única.

Síndrome do forame jugular (síndrome de Vernet)

Os IX, X e XI nervos cranianos são paralisados, enquanto o XII nervo é poupado por causa de seu canal hipoglosso separado. A síndrome de Horner não está presente, pois a cadeia simpática fica abaixo do forame. Tal síndrome é causada mais frequentemente por linfadenopatia dos nodos de Krause no forame. Tromboflebite, tumores do bulbo jugular e fraturas da base do crânio podem causar a síndrome. O glomo jugular proporciona habitualmente margem imprecisa de envolvimento, enquanto o neurinoma assegura margem esclerótica regular (uniforme) para o aumento de volume. O forame jugular é limitado medialmente pelo osso occipital e lateralmente pelo osso temporal. O forame é dividido em áreas anteromedial (parte nervosa) e posterolateral (parte vascular) por um septo fibroso ou ósseo. A área medial dá passagem aos IX, X e XI nervos assim como ao seio petroso inferior. O compartimento posterior dá passagem à veia jugular interna e artéria meníngea posterior. O forame direito costuma ser ligeiramente maior que o esquerdo.

Síndrome do granuloma letal da linha média

Por destruir a cartilagem, os tecidos moles e o osso, manifesta-se por várias entidades, como doença destrutiva idiopática da linha média, granulomatose de Wegener, reticulose polimórfica, linfoma nasal e linfoma não-Hodgkin. A irradiação local em altas doses, totalizando 5.000 rads, é o tratamento de escolha para os casos localizados. Para os casos disseminados, recomenda-se a quimioterapia que inclua um agente alquilante (ciclofosfamida).

Síndrome do lobo médio

É um processo atelectásico crônico com fibrose em um dos ou de ambos os segmentos do lobo médio. Secundária habitualmente à obstrução do brônquio do lobo médio por adenopatia hilar, a qual pode ser transitória, apesar de a bronquiectasia resultante poder persistir. O tratamento consiste em ressecção cirúrgica.

Síndrome do mal do desembarque (SMDD)

A SMDD é um desequilíbrio ou sensação de balanço que ocorre após a exposição prolongada ao movimento (mais comumente, depois de cruzeiro marítimo ou voo de avião prolongado). Com frequência, os viajantes experimentam esta sensação temporariamente após o desembarque, porém no caso dos que sofrem de SMDD esta sensação pode persistir por 6 a 12 meses ou mesmo por muitos anos em alguns casos.

Em geral, o desequilíbrio não está associado a náuseas nem é aliviado pelos medicamentos típicos usados para a cinetose (doença induzida por movimento), tais como a escopolamina e meclizina. Os sintomas costumam ser mais pronunciados quando o paciente fica sentado e imóvel; de fato, as sensações costumam ser minimizadas pela movimentação real, como caminhar ou dirigir.

Até agora, ninguém conhece a causa funcional da SMDD. Com base nos estudos já realizados, parece certo não se tratar de lesão do ouvido nem do cérebro (os testes vestibulares e do SNC para os pacientes com SMDD acabam se revelando invariavelmente normais).

As especulações acerca da causa da SMDD consistem nas seguintes:

- condição psiquiátrica (associada particularmente à depressão);
- condição de natureza hormonal (pode ocorrer mais frequentemente em mulheres);
- presença de otólito ou anormalidades do SNC;
- alguma associação com uma variante da enxaqueca.

O diagnóstico de SMDD é, em geral, um processo de exclusão.

A literatura médica descreve a SMDD como condição *autolimitante*.

Demonstrou-se que o *Valium* e outros derivados (particularmente *Klonopin*) ajudam a eliminar alguns dos sintomas graves nos pacientes com SMDD, porém é sempre lamentável que esses agentes sejam propensos ao hábito e que possam prolongar o eventual desaparecimento de tal condição.

Em geral, a atividade física é recomendada para a reabilitação vestibular.

Síndrome do miado do gato

Condição causada por um cromossomo do grupo B com um braço curto; seus sintomas são retardamento mental, estridor respiratório, microcefalia, hipertelorismo, fendas orais na linha média e laringomalacia com aproximação precária das cordas vocais posteriores.

Síndrome do odor de peixe

Os sintomas clínicos desta síndrome incluem peculiar odor de peixe que emana do muco, particularmente pela manhã. Um teste de desafio com bitartarato de colina ou com trimetilamina é diagnóstico de tal síndrome. A ingestão de alimentos que não contêm colina pode ajudar. Não se conhecem efeitos a longo prazo.

Síndrome do piscar e da mandíbula invertida

Quando existem lesões supranucleares do V nervo, o toque da córnea pode produzir um movimento brusco da mandíbula para o lado oposto.

Síndrome do pseudotumor cerebral

Também conhecida como hipertensão intracraniana benigna, caracteriza-se por maior pressão intracraniana sem sinais focais de disfunção neurológica. Hidrocefalia obstrutiva, lesões expansivas, meningite crônica e encefalopatias hipertensiva e pulmonar devem ser excluídas e não podem ser confundidas com esta síndrome. O paciente é tipicamente uma mulher jovem obesa com história de cefaleia, embotamento da visão ou ambos. Dor facial e diplopia causadas por paralisia unilateral ou bilateral do nervo abducente são sintomas menos comuns. A pressão de abertura do LCR do paciente fica entre 250 e 600 mm de água. A composição do LCR, o eletroencefalograma (EEG) e a TC da cabeça mostram-se tipicamente normais. As radiografias do crânio podem revelar aumento de volume da sela túrcica ou adelgaçamento do dorso da sela, o que simula um tumor hipofisário, mas a função hipofisária é normal. Esta síndrome é autolimitada e com recuperação espontânea que ocorre habitualmente em poucos meses. A ausculta do canal auditivo, pescoço, órbita e regiões periauriculares deve ser feita para confirmar o diagnóstico, assim como o exame fundoscópico para identificar a presença de papiledema. Devem ser feitos também avaliações audiológicas completas, eletronistagmografia (ENG) e exames radiográficos. A oclusão da veia jugular ipsolateral por ligeira pressão digital deve acarretar o desaparecimento do zumbido por causa da cessação do fluxo sanguíneo nesta estrutura.

Síndrome do roubo da subclávia

A estenose, ou oclusão, da artéria subclávia ou inominada proximal à origem da artéria vertebral faz com que a pressão na artéria vertebral caia para menos do que a da artéria basilar, particularmente quando a extremidade superior se encontra em ação. Por causa disso, o cérebro recebe menos sangue e pode tornar-se isquêmico. Os sintomas consistem em vertigem intermitente, cefaleia occipital, visão embotada, diplopia, disartria e dor na extremidade superior. O diagnóstico, feito através da história médica do paciente, pode ser confirmado pela diferença na pressão arterial nas duas extremidades superiores, por um sopro sobre a fossa supraclavicular e pela angiografia.

Síndrome do seio carotídeo (síndrome de Charcot-Weiss-Barber)

Quando o seio carotídeo é anormalmente sensível, um ligeira pressão exercida sobre ele acarreta acentuada queda na pressão arterial devido à vasodilatação e a um ritmo cardíaco lento. Os sintomas consistem em síncope, convulsões e bloqueio cardíaco.

Síndrome do seio cavernoso

O seio cavernoso recebe a drenagem do lábio superior, nariz, seios da face, nasofaringe, faringe e órbitas. Drena para o seio petroso inferior, o qual drena para a veia jugular interna. A síndrome do seio cavernoso é causada por trombose do seio intracraniano cavernoso, fatal em 80% dos casos. São sintomas a dor orbitária (V_1) com congestão venosa da retina, dos lábios e da conjuntiva. Ocorre proptose dos olhos com exoftalmia. O paciente apresenta fotofobia e acometimento dos II, III, IV e V_1 nervos. O tratamento de escolha consiste em anticoagulação e antibióticos. A causa mais comum da trombose do seio cavernoso é uma etmoidite. Veia e artéria oftálmicas também estão envolvidas. (Os nervos e as veias ocupam uma posição lateral ao seio cavernoso e a artéria carótida interna é medial a ele.)

Síndrome do tubo alimentar

Ver o Cap. 41.

Síndrome dos cílios imóveis

Parece ser um defeito congênito na ultraestrutura dos cílios que os torna incapazes de se movimentar. Estão envolvidos tanto os cílios do trato respiratório quanto os espermatozoides. O quadro clínico consiste em bronquiectasia, sinusite, esterilidade masculina, *situs inversus* e otite média. Ao exame histológico, observa-se ausência completa ou parcial dos "braços" de dineína, considerados essenciais à movimentação dos cílios e ao movimento da cauda do espermatozoide. Não foram observados movimentos dos cílios na mucosa da orelha média e nasofaringe.

Síndrome lacrimoauriculodentodigital

Autossômica dominante, com ocasional anomalia ossicular da orelha média, possuindo as orelhas um formato de taça, polegares anormais ou ausentes, deformidades esqueléticas dos antebraços, perda auditiva sensorineural e obstrução do duto nasolacrimal.

Síndrome nevoide de células basais

Esta síndrome familiar — não ligada ao sexo, e cuja natureza é autossômica dominante com alta penetrância e expressividade variável — manifesta-se no início da vida. Aparece como múltiplos epiteliomas nevoides basocelulares da pele, cistos da maxila, costelas e metacarpos anormais, bossa frontal e escoliose dorsal. Foram relatadas anormalidades endócrinas, e a síndrome está associada a um meduloblastoma. Os cistos na maxila, presentes apenas no maxilar superior e na mandíbula, são destrutivos para o osso. Os epiteliomas basocelulares são excisados quando necessário, e os cistos na maxila raramente recidivam após a enucleação completa.[1]

Síndrome oculofaríngea

Caracteriza-se por ptose hereditária e disfagia, sendo autossômica dominante com incidência igual em ambos os sexos. Está relacionada com alta incidência de carcinoma esofágico. A idade por ocasião do início fica entre 40 e 50 anos, sendo particularmente comum entre franco-canadenses. Observa-se acentuada fraqueza do terço superior do esôfago juntamente com um aumento na creatinina fosfoquinase sérica. É uma miopatia e não uma neuropatia. O tratamento é constituído por dilatação e cricofaringomiotomia.

Síndrome oral-facial-digital I

Ver o Cap. 5 para a síndrome oral-facial-digital I.

Traço letal em homens, é herdada como traço dominante ligado ao X limitado às mulheres. Os sintomas consistem em múltiplos frênulos hiperplásicos, fenda lingual, distopia cantal (*canthus*), hipoplasia das cartilagens das asas do nariz, fenda mediana do lábio superior, fenda palatina assimétrica, malformação digital e ligeiro retardamento mental. Cerca de 50% dos pacientes possuem um hamartoma entre os lobos da língua dividida. Tal massa consiste em tecido conjuntivo fibroso, tecido das glândulas salivares, poucas fibras musculares estriadas e, raramente, cartilagem. Cerca de 33% dos pacientes se apresentam com anquiloglossia.

Síndrome otopalatodigital (OPD)

Caracteriza-se por displasia esquelética, perda auditiva condutiva e fenda palatina. As anomalias da orelha média também estão associadas a esta síndrome. Apesar de a modalidade de herança não ser conhecida, alguns autores sugerem que é possível a herança recessiva ligada ao X. Os sintomas tendem a ser menos graves nas mulheres do que nos homens. Às vezes, o diagnóstico da síndrome otopalatodigital baseia-se na fácies característica e nas deformidades das mãos e dos pés. São aspectos físicos ligeiro nanismo, retardamento mental, base nasal ampla, bossas frontal e occipital, hipertelorismo, mandíbula pequena, dedos curto-grossos e com baqueteamento, orelhas pequenas e de implantação baixa, escápulas aladas, achatamento malar, obliquidade descendente do olho e boca revirada para baixo. Foi mostrado que a orelha interna exibe deformidades comparáveis a um tipo de displasia de Mondini. As tentativas cirúrgicas de melhorar a perda auditiva nem sempre são recomendadas, pois certas deformidades, como a ausência da janela redonda, tornam essas tentativas infrutíferas.

Síndrome ou doença de Heerfordt

Nesta síndrome, o paciente é acometido por febre uveoparotídea. A síndrome de Heerfordt é uma forma de sarcoidose (ver o Cap. 41).

Síndrome púrpura-símile (*like*)

Trata-se de púrpura trombocitopênica autoimune, que pode ser acompanhada por lúpus eritematoso sistêmico (LES), leucemia linfocítica crônica ou linfoma. Parece haver poderosa associação entre as síndromes semelhantes à trombocitopenia autoimune e às malignidades não-hematológicas.

Síndrome trigeminal trófica

Também denominada ulceração neurotrófica trigeminal ou neuropatia trigeminal com ulceração nasal, envolve uma ulceração da face, particularmente das asas do nariz, assim como características histológicas, tais como ulceração inespecífica crônica e formação de crosta, eritema, tendência ao sangramento fácil e tecido de granulação predominante. Independentemente de ser causada por traumatismo autoinduzido, cirurgia ou qualquer processo envolvido com o nervo trigêmeo ou suas conexões, as etiologias da ulceração nasal a serem excluídas com esta síndrome são o carcinoma basocelular, blastomicose, leishmaniose, neurite trigeminal leprosa, granuloma da linha média letal, paracoccidioidomicose, reativação herpética pós-cirúrgica, pioderma gangrenoso e granulomatose de Wegener. O tratamento deve concentrar-se na prevenção dos traumatismos da lesão e na prevenção da infecção secundária.

Síndrome VATER (síndrome VACTERL)

É uma associação não-aleatória de defeitos vertebrais, atresia anal, fístula traqueoesofágica com atresia do esôfago, defeitos renais e displasia radial dos membros. As anomalias vasculares, como defeito do septo ventricular e artéria umbilical única, também são associadas a esta síndrome. As anomalias vasculares consistem em hipoplasia dos corpos vertebrais ou dos pedículos, que dá origem a uma escoliose secundária em crianças. As anomalias anais e perineais consistem em hipospadia, úraco persistente, pseudo-hermafroditismo feminino, ânus imperfurado e fístulas geniturinárias. As anomalias GI são atresia duodenal, atresia do esôfago e fístula traqueoesofágica. As anomalias radiais consistem em dígitos extranumerários, raios radiais hipoplásicos e anomalias pré-axiais das extremidades inferiores. As anomalias renais são aplasia ou hipoplasia dos rins com ectopia ou fusão, assim como hidronefrose e hidroureter congênitos. A síndrome de Hold-Oram é confundida frequentemente com a referida síndrome, porém a síndrome VATER se mostra aleatória enquanto a síndrome de Hold-Oram é hereditária. Foi sugerido que esta síndrome seja formada antes da quinta semana de vida fetal, durante a organogênese.

Síndromes do primeiro e segundo arcos branquiais (microssomia hemifacial, displasia facial lateral)

Distúrbio que consiste em um espectro de malformações craniofaciais, caracterizadas por fácies assimétrica com anormalidades unilaterais. A mandíbula é pequena com ramo e côndilo hipoplásico ou ausente. Pode haver também atresia aural, deficiência auditiva, apêndices cutâneos que vão do trago até a comissura oral, coloboma da pálpebra superior, hipoplasia malar e fenda palatina. Foram observadas anormalidades cardiovasculares, renais e do sistema nervoso em associação com este distúrbio.

Tireoidite de Riedel

Este distúrbio é uma forma de tireoidite observada mais frequentemente em mulheres de meia-idade e manifesta-se por compressão das estruturas circundantes (*i. e.*, traqueia). Existem perda da arquitetura lobular normal da tireoide e substituição por colágeno bem como infiltração linfocítica.

Tumor de Goodwin (lesão linfoepitelial benigna)

Caracteriza-se por células inflamatórias, linfócitos, plasmócitos e células reticulares.

Tumor de Masson

Hiperplasia endotelial papilar intravascular causada por proliferação excessiva de células endoteliais. Trata-se de condição benigna. O diagnóstico diferencial inclui angiossarcoma, sarcoma de Kaposi e granuloma piogênico.

Xerodermia pigmentosa (autossômica recessiva)

Este distúrbio manifesta-se como pele fotossensível com múltiplos epiteliomas basocelulares. O carcinoma de células escamosas ou melanoma maligno pode ter origem nesse distúrbio. A condição ocorre principalmente em crianças, que devem ser mantidas afastadas da luz solar.

EPÔNIMOS

Abscesso de Bezold

Abscesso no músculo esternoclidomastóideo secundário à perfuração da ponta da mastoide por infecção.

Abscesso de Brunner

Abscesso do assoalho posterior da boca.

Aftas de Bednar

Escoriações simétricas do palato duro na região das placas pterigóideas decorrentes do hábito de chupar o polegar, a corpos estranhos ou a uma escaldadura.

Anastomose de Galeno

Uma anastomose entre o nervo laríngeo superior e o nervo laríngeo recorrente.

Área de Little

Ver Plexo de Kiesselbach.

Bolsa de Luschka

Ver Cisto de Thornwaldt.

Bolsa de Rathke

Ver Cisto de Thornwaldt.

Cartilagem de Santorini

Cartilagem corniculada da laringe, constituída por cartilagem fibroelástica.

Cartilagem de Wrisberg

É a cartilagem cuneiforme da laringe, constituída por cartilagem fibroelástica.

Células de Mikulicz

Estas células são macrófagos no rinoscleroma. (Os corpúsculos de Russel, estruturas eosinofílicas arredondadas, associadas aos plasmócitos, também são encontrados no rinoscleroma.)

Células fisalíferas

Células em "bolha de sabão" do cordoma.

Células gigantes de Warthin-Finkeldey

São encontradas no tecido linfoide com o sarampo.

Cisto de Thornwaldt

Existe uma depressão na abóbada nasofaríngea que é um remanescente da bolsa de Luschka. Quando esta depressão acaba sendo infectada, o resultado é o cisto de Thornwaldt. Nas fases iniciais do embrião, tal área possui uma conexão entre a notocorda e o endoderma. O cisto de Thornwaldt é revestido por epitélio respiratório com alguma metaplasia escamosa. Adiante desta depressão, o trajeto adotado pela bolsa de Rathke às vezes persiste como o canal craniofaríngeo, que vai da sela túrcica, passando pelo corpo do esfenoide, até uma abertura na superfície inferior do crânio.

Coloração de Warthin-Starry
Usada para identificar o bacilo da arranhadura do gato.

Corpúsculo de Aschoff
Nódulo reumático encontrado na doença reumática.

Corpúsculos de Adler
Depósitos de mucopolissacarídios encontrados nos neutrófilos de pacientes com a síndrome de Hurler.

Corpúsculos de psammoma
Encontrados com o carcinoma papilífero de tireoide.

Corpúsculos de Russell
Estruturas eosinofílicas arredondadas, associadas aos plasmócitos encontrados no rinoscleroma.

Corpúsculos de Schaumann
Juntamente com os asteroides, são encontrados no granuloma sarcoide.

Cristais de Charcot-Leyden
Cristais com o formato de duplas pirâmides alongadas, constituídos por sulfatos de espermina e presentes no esputo de pacientes asmáticos. Os sinônimos são cristais de Charcot-Newman e de Charcot-Robin. Encontrados também nas infecções fúngicas.

Espirais de Curschmann
Massas de muco formando espirais trançadas presentes no esputo dos pacientes com asma brônquica.

Fácies adenoideana
Dentes compactados (aglomerados), palato com arco elevado, narinas subdesenvolvidas.

Fenômeno de Marcus Gunn
Ptose unilateral da pálpebra com abertura exagerada do olho durante o movimento da mandíbula.

Fenômeno de Tullio
Ver o Cap. 5. Este fenômeno encontra-se presente quando um ruído intenso induz à vertigem. Poderá se encontrar presente na sífilis congênita, na fístula do CSS ou em paciente pós-fenestração, se a base do estribo estiver móvel. A membrana timpânica e a cadeia de ossículos devem estar intactas com uma base do estribo intacta.

Fissuras de Santorini
Fissuras no canal auditivo externo ósseo anterior que conduzem para a região parotídea.

Gânglio de Arnold
Gânglio ótico.

Gânglio de Meckel
Gânglio esfenopalatino.

Glândula de Blandin
Pequena glândula salivar localizada na porção anterior da língua.

Glândulas de Henle
São as pequenas glândulas localizadas no tecido areolar entre a fáscia bucofaríngea anteriormente e a fáscia pré-vertebral posteriormente. A infecção destas glândulas pode dar origem a abscesso retrofaríngeo. Considerando que estas glândulas sofrem atrofia após os 5 anos de idade, a ocorrência do abscesso retrofaríngeo é menos provável depois desta idade.

Glândulas de Weber
São glândulas salivares menores no polo superior da amígdala.

Glândulas gustativas de Ebner
São as glândulas salivares menores próximas das papilas circunvaladas.

Incisura (chanfradura) de Carhart
Inclinação máxima em 2.000 kHz (condução óssea) observada em pacientes com otosclerose.

Lei de Semon
Lei que estabelece que a lesão do nervo laríngeo recorrente resulta em paralisia do músculo abdutor da laringe (cricoaritenoide posterior) antes da paralisia dos músculos adutores. Durante a recuperação, o adutor recupera-se antes do abdutor.

Lei de Toynbee
Quando surgem complicações do SNC na otite média, o seio lateral e o cerebelo estão envolvidos na mastoidite, enquanto apenas o cerebelo está envolvido nos casos de colesteatoma do ático.

Ligamento de Broyle
Ligamento da comissura anterior da laringe.

Linfonodo de Rouvier
Linfonodo retrofaríngeo lateral. É um alvo comum das metástases no carcinoma nasofaríngeo.

Malformação de Arnold-Chiari
Tipo I: protrusão descendente das amígdalas cerebelares finas e longas através do forame magno.
Tipo II: protrusão do verme do cerebelo inferior através do forame.
Tipo III: defeito do osso occipital com descida de todo o cerebelo.
Tipo IV: hipoplasia cerebelar.

Manchas de Koplik
Manchas pálidas e arredondadas sobre a mucosa oral, conjuntivas e carúncula lacrimal, observadas nos estágios iniciais do sarampo.

Mucosa schneideriana
Mucosa colunar ciliada pseudoestratificada do nariz.

Neurilemoma tipo A e tipo B de Antoni

Ver o Cap. 39.

Nódulos de Krause

Nódulos no forame jugular.

Plexo de Kiesselbach

Esta área fica no septo anterior onde os capilares se fundem. Com frequência, é o local da epistaxe anterior e recebeu também a designação de área de Little.

Querubismo

Familiar, sendo a idade de predileção entre os 2 e 5 anos. Caracteriza-se por granuloma reparativo das células gigantes que causa lesões nos ramos posteriores da mandíbula. Em geral, as lesões são simétricas. Trata-se de doença autolimitante com remissões após a puberdade. A maxila também pode ser acometida.

Reflexo de Hering-Breuer

Um reflexo respiratório devido aos receptores de estiramento pulmonares. A insuflação dos pulmões envia um impulso inibitório ao SNC através do nervo vago para que interrompa a inspiração. De maneira semelhante, a exsuflação dos pulmões envia um impulso para interromper a expiração. Tal ação é o reflexo de Hering-Breuer.

Rosetas de Flexner-Wintersteiner

Rosetas neurais verdadeiras do estesioneuroblastoma graus III e IV.

Rosetas de Homer-Wright

Padrão de pseudorrosetas observado no estesioneuroblastoma grau I.

Seio de Morgagni

Deiscência do músculo constritor superior e da fáscia bucofaríngea onde se abre a tuba auditiva.

Sinal de Brudzinski

Na meningite, a flexão passiva da perna em um lado acarreta a ocorrência de um movimento semelhante na perna oposta. A flexão passiva do pescoço induz também à flexão das pernas.

Sinal de Bruns

Cefaleia intermitente, vertigem e vômitos, especialmente aos movimentos bruscos da cabeça. Ocorre nos casos de tumor do quarto ventrículo do cérebro.

Sinal de Bryce

É ouvido um gorgolejo em massa no pescoço. Sugere laringocele.

Sinal de Chvostek

É o espasmo facial observado ao golpear a distribuição do nervo facial. Indica hipocalcemia, para a qual constitui o teste mais confiável.

Sinal de Dalrymple

A retração da pálpebra superior com exibição da esclerótica superior é manifestação clínica da orbitopatia da Graves (exoftalmia).

Sinal de Demarquay
Ausência de elevação da laringe durante a deglutição. Admite-se que indique endurecimento sifilítico da traqueia.

Sinal de Dupre
Meningismo.

Sinal de Escherich
No hipoparatireoidismo, a percussão da pele no ângulo da boca causa a protrusão dos lábios.

Sinal de Griesinger
Edema da ponta da mastoide na trombose do seio sigmoide.

Sinal de Guyon
O XII nervo fica localizado diretamente sobre a artéria carótida externa, o que permite distinguir este vaso da artéria carótida interna. (A maneira mais segura antes da ligadura da artéria carótida externa consiste em identificar os primeiros ramos da artéria carótida externa.)

Sinal de Hennebert
Ver o Cap. 5. A presença de um teste da fístula positivo na ausência de fístula óbvia recebe a designação de sinal de Hennebert. O paciente possui uma membrana timpânica e um canal auditivo externo de aspecto normal. O nistagmo é mais acentuado após a aplicação de pressão negativa. Este sinal está presente na sífilis congênita, admitindo que se deva a uma base do estribo excessivamente móvel, ou seja, causado pelo movimento do sáculo mediado por fibrose entre a base do estribo e o sáculo.

Sinal de Kernig
Quando o indivíduo se deita de costas com a coxa formando um ângulo reto com o tronco, a retificação da perna (extensão da perna) produz dor supostamente em virtude da tração exercida sobre as raízes nervosas lombossacras inflamadas. Este sinal está presente na meningite.

Sinal de Lhermitte
Uma complicação rara da radiação na região de cabeça e pescoço que causa dano à medula espinhal cervical. Os sintomas consistem em sensação elétrica semelhante a raios que se propaga para ambos os braços, ao longo da coluna dorsal e para ambas as pernas com a flexão do pescoço.

Sinal de Nikolsky
A separação das lâminas das camadas epiteliais superficiais, quando qualquer tração é aplicada sobre a superfície do envolvimento epitelial no pênfigo, é característica do sinal de Nikolsky. O pênfigo envolve a camada intraepitelial, enquanto o penfigoide a camada subepitelial. A primeira entidade é uma doença letal em muitas circunstâncias.

Sinal de Oliver-Cardarelli
A recessão na laringe e traqueia é simultânea com a sístole cardíaca nos casos de aneurisma do arco da aorta ou nos de tumor nessa região.

Sinal de Parinaud
Deficiência muscular extraocular com olhar fixo para cima reduzido e ptose, observada em associação a pinealomas e outras lesões do teto.

Sinal de Romberg

Se o paciente fica de pé com os pés juntos, "cai" ao fechar os olhos, o que torna o sinal de Romberg positivo. É indicativo de propriocepção anormal ou função vestibular anormal. Não distingue necessariamente as lesões centrais das periféricas. A função cerebelar não é investigada por esse teste.

Sinal de Rosenbach

Tremor delicado das pálpebras fechadas, observado no hipertireoidismo e na histeria.

Sinal de Seeligmüller

Contração da pupila no lado afetado na neuralgia facial.

Sinal de Straus

Na paralisia facial, a lesão é periférica se a injeção de pilocarpina é acompanhada por transpiração do lado afetado mais tardiamente que do lado normal.

Sinal de Sudeck

Às vezes, está associado à síndrome de Grisel, sendo reconhecido pelo deslocamento da coluna de seu eixo para o mesmo lado da rotação da cabeça.

Sinal de Trousseau

Na hipocalcemia, um torniquete colocado ao redor do braço causa tetania.

Sinal de Wartenberg

Prurido intenso proveniente da ponta do nariz e das narinas indica tumor cerebral.

Sinal de Zaufal

Nariz em sela.

Sinal do balé

Paralisia dos movimentos voluntários do globo ocular com preservação dos movimentos autônomos. Às vezes, este sinal encontra-se presente com bócio exoftálmico e histeria.

Síndrome de Bechterew

Paralisia dos músculos faciais limitada aos movimentos autônomos. A potência do movimento voluntário é conservada.

Teste de Di Sant'Agnese

Mede o sódio e cloro elevados no suor em crianças com fibrose cística.

Teste de Guttman

No indivíduo normal, a pressão normal da cartilagem tireoidiana abaixa a tonalidade da voz produzida, enquanto a pressão lateral produz uma tonalidade da voz mais alta. O oposto é válido com a paralisia do músculo cricotireóideo.

Teste de Lillie-Crowe

Usado para fazer o diagnóstico de tromboflebite sinusal unilateral. A compressão digital da veia jugular interna oposta acarreta a dilatação das veias retinianas.

Teste de Mollaret-Debre
Realizado para a febre da arranhadura do gato.

Teste de Paul-Bunnell
Mede o título heterófilo elevado da mononucleose infecciosa.

Teste de Sulkowitch
Determina um aumento na calciúria.

Teste de Tobey-Ayer-Queckenstedt
Usado no diagnóstico da tromboflebite sinusal uni ou bilateral. Nos casos em que o seio lateral é obstruído em um dos lados, a compressão da veia jugular no lado intacto acarreta elevação na pressão liquórica (do LCR), enquanto a do lado obstruído não eleva esta pressão.

Tríade de Charcot
Nistagmo, fala escandida e tremor intencional observados na esclerose múltipla.

Tumor de Abrikossoff (mioblastoma das células granulosas)
Causa hiperplasia pseudoepitelial na laringe, sendo o local mais favorecido na laringe a metade posterior da corda vocal. Dos mioblastomas das células granulosas, 3% progridem para lesão maligna. Na ordem de frequência decrescente de acometimento, o mioblastoma das células granulosas ocorre na língua, pele, mama, tecido subcutâneo e trato respiratório.

Tumor de Brooke (epitelioma adenoide cístico)
Tem origem nos folículos pilosos do canal auditivo externo e na aurícula assim como em células basais. O tratamento consiste em ressecção local.

Tumor de Goodwin
Linfoepitelioma benigno.

Tumor de Reinke
Uma variante do tumor "macio" de linfoepitelioma na qual os linfócitos predominam. (Com o tumor duro, as células epiteliais predominam; é denominado tumor de Schmincke.)

Tumor de Schmincke
A variante "dura" do linfoepitelioma na qual predominam as células epiteliais (ver Tumor de Reinke).

Úlcera de Marjolin
Carcinoma com origem no local de uma antiga cicatriz de queimadura. Trata-se de carcinoma das células escamosas bem-diferenciado e agressivo, produzindo metástases rapidamente.

Ventrículo de Morgagni
Separa a membrana quadrangular do cone elástico na laringe.

Xerodermia pigmentosa
Condição pré-cancerosa hereditária que começa no início da infância. Estes pacientes morrem na puberdade.

Zellballen

Ninhos de células circundados por células de sustentação nos paragangliomas.

ENTIDADES CLÍNICAS QUE SE MANIFESTAM COM DESEQUILÍBRIO

As entidades clínicas que se manifestam com vertigem ou desequilíbrio são designadas de acordo com sua modalidade de apresentação. À medida que se tornam disponíveis mais informações acerca das entidades clínicas, a ênfase está se desviando para a identificação de uma etiologia para os sintomas. Ao avaliar um paciente com vertigem, deve-se tentar estabelecer a diferença entre a vertigem de origem periférica e a de origem central. A seguinte lista de diagnósticos diferenciais mostra as etiologias mais comuns do paciente vertiginoso:

1. Neuroma acústico	12. Drogas ototóxicas
2. Presbiastasia e causas cardiovasculares	13. Fístula perilinfática
3. Vertigem posicional paroxística benigna	14. Vertigem pós-traumática
4. Oftalmoplegia internuclear	15. Sífilis
5. Tumores intracranianos	16. Fratura do osso temporal
6. Doença de Ménière	17. Insuficiência vascular
7. Vertigem metabólica	18. Neuronite vestibular
8. Esclerose múltipla	19. Epilepsia vertiginosa
9. Oscilopsia	20. Vertigem decorrente de lesão em chicotada
10. Otite média	21. Vertigem com enxaqueca
11. Otosclerose	22. Síndrome de Cogan (ver uma seção precedente neste capítulo)

Doença de Ménière

Os sintomas, quando completos e classicamente presentes, consistem em perda auditiva sensorineural, zumbido e plenitude flutuantes na orelha afetada. Além disso, com a intensificação do zumbido, da plenitude e da perda auditiva, segue-se um ataque de vertigem episódica com duração de 30 min a 2 h. O processo pode regredir espontaneamente, nunca ocorrer novamente e não deixar sequela ou talvez ligeira perda auditiva e zumbido. Em 85% dos pacientes, a doença afeta somente um ouvido. No entanto, caso venha a ser acometido o segundo ouvido, isso acontece habitualmente em 36 meses. A história natural é a remissão final que ocorre em cerca de 60% dos pacientes.

A hidropsia coclear, hidropsia vestibular ou síndrome de Lermoyez possuem a plenitude aural como denominador comum. A *hidropsia coclear* caracteriza-se pela perda auditiva sensorineural flutuante e zumbido. A *hidropsia vestibular* exibe vertigem episódica assim como plenitude aural. A *síndrome de Lermoyez* caracteriza-se por aumento do zumbido, perda auditiva e plenitude aural aliviada após um ataque episódico de vertigem. A recidiva desse fenômeno pode ser esperada. A *crise de Tumarkin ou ataque de quedas* é outra variante da síndrome de Ménière na qual o paciente perde sua capacidade extensora e cai ao chão de forma brusca e drástica. Não há perda de consciência, e a recuperação completa ocorre quase imediatamente, o que ocorre mais tardiamente no processo patológico sem sinais de alerta.

Os testes audiométricos mostram perda auditiva sensorineural flutuante para as baixas tonalidades e pouco ou nenhum declínio nas tonalidades. Os achados ENG costumam mostrar muito pouco entre os episódios iniciais. Durante o ataque, pode haver nistagmo espontâneo ativo, com a direção mudando os componentes mesmo na metade do teste calórico.

Como o estágio no qual ocorre a remissão espontânea não pode ser previsto, foram elaboradas várias terapias clínicas e cirúrgicas destinadas a alterar a história natural. As terapias clínicas têm como alvo os sintomas e consistem em supressores vestibulares, vasodilatadores e diuréticos. As terapias cirúrgicas ou são destrutivas ou preservativas da audição residual. As primeiras consistem em labirintectomia ou secção translabiríntica do VIII nervo quando não existe grau de audição útil. Havendo alguma audição útil, os procedimentos consistem na secção seletiva do nervo vestibular (fossa craniana média, retrolabiríntica ou retrossigmoide); aplicação de gentamicina ou estreptomicina na orelha interna. Os procedimentos conservadores incluem aqueles executados sobre o saco endolinfático, variando da descompressão do saco aos *shunts* endolinfáticos. Os últimos parecem ter como meta corrigir as alterações mecânicas ou de produção-reabsorção resultantes, observadas na histopatologia da hidropsia endolinfática no osso temporal. A cocleossaculotomia é indicada aos pacientes idosos com vertigem incapacitante, audição precária e função vestibular residual sob anestesia local.

Teste do glicerol

Especula-se que a administração de glicerol, em uma dose oral de 1,2 mℓ/kg do peso corporal com o acréscimo de uma quantidade igual de solução salina fisiológica, a um paciente com a doença de Ménière pode ter valor diagnóstico no atendimento clínico. Uma hora após a administração, o paciente pode perceber melhora na perda auditiva, no zumbido e na sensação de plenitude na orelha, ocorrendo efeitos máximos entre 2 e 3 h. Após 3 h, os sintomas retornam lentamente.

Drogas ototóxicas

Predominantemente antibióticos aminoglicosídicos, são usadas habitualmente em situações graves (para salvar vidas), em que nenhum outro antibiótico é considerado efetivo. O principal sintoma é a oscilopsia e resulta da falta de influxo otolítico que permite aos olhos manterem um nível horizontal, o que é observado quando a cabeça é agitada para cima e para baixo enquanto o indivíduo caminha.

O uso de testes rotacionais, mais especificamente para as frequências mais altas, pode revelar um funcionamento não evidenciado pelos testes calóricos. A presença desta função rotacional indica respostas intactas em outras áreas de sensibilidade vestibular. Tal função intacta pode separar o paciente a ser beneficiado pela reabilitação vestibular do que não usufruirá esse benefício, o que pode explicar também a diferença no grau de incapacitação entre os pacientes.

Às vezes, os supressores vestibulares habituais ajudam o paciente. Em outras circunstâncias, fica-se frustrado pela incapacidade de tratar adequadamente esta condição.

Epilepsia vertiginosa

O desequilíbrio como sintoma de epilepsia é observado em duas formas. A primeira é uma aura de uma grande crise convulsiva jacksoniana; a segunda consiste na crise convulsiva momentânea, quase tipo pequeno mal, em que a totalidade do curto momento é experimentada como desequilíbrio. O diagnóstico da última forma pode tornar necessário um EEG feito durante o sono. Estes pacientes respondem à terapia habitual para o controle das crises convulsivas.

A vertigem cortical pode ser tão intensa e episódica quanto a doença de Ménière ou manifestar-se como ligeira instabilidade. Está associada habitualmente a alucinações envolvendo música ou sons. O paciente pode exibir devaneios e movimentos repetitivos intencionais ou sem finalidade. As anormalidades motoras, como mastigação, estalar os lábios e caretas faciais, não são incomuns. O paciente pode experimentar uma sensação incomum de familiaridade (*já visto — déjà-vu*) ou sensação de estranheza (*nunca visto — jamais-vu*). Se a descarga da crise convulsiva se propagar para além do lobo temporal, poderá seguir-se uma crise de grande mal.

Esclerose múltipla

É uma das doenças neurológicas mais comuns, encontradas na prática clínica. A vertigem é o sintoma de apresentação da esclerose múltipla em 7 a 10% dos pacientes ou aparece eventualmente durante a evolução da doença em até 33% dos casos. Em geral, o paciente queixa-se de instabilidade juntamente com vertigem. O nistagmo vertical, oftalmoplegia internuclear bilateral e movimentos atáxicos dos olhos são outros indícios que apontam para esta doença. A *tríade de Charcot* (nistagmo, fala escandida e tremor intencional) pode estar presente. A eletronistagmografia pode mostrar algo que vai de achados normais a achados periféricos a achados centrais. Os potenciais auditivos evocados pelo tronco encefálico podem mostrar algum retardo da condução central. Mais provavelmente, observa-se um retardo significativo dos potenciais evocados visualmente. A pesquisa acerca de uma etiologia para esse distúrbio aponta para um distúrbio autoimune da mielina.

Fístula perilinfática

Se não houver perda auditiva, a fístula perilinfática será uma causa de vertigem. A história deve ser objetiva para traumatismo impulsivo ou barotrauma, sendo os sintomas resultantes claramente evidenciados. No entanto, nem sempre é este o caso, pois um espirro ou o ato de assoprar o nariz vigorosamente podem ser o evento desencadeante. A vertigem resultante pode não ocorrer por determinado período. O indício na história é de natureza episódica, em geral relacionado com um esforço. Muitos pacientes são assintomáticos ao acordar pela manhã, para terem sintomas somente ao se levantar e se movimentar. Um sinal positivo de fístula com ou sem os resultados da ENG é útil, apesar de um sinal negativo não excluir sua existência.

Os sintomas associados de plenitude auricular, zumbidos e perda auditiva leve ou flutuante ajudam a localizar o problema na orelha. Muitos pacientes demonstram nistagmo com a orelha afetada para baixo; contudo, isoladamente esse achado não é um sinal confiável que permita determinar a orelha patológica. O diagnóstico definitivo é feito durante a cirurgia, porém existem casos em que os achados continuam sendo duvidosos mesmo por ocasião da cirurgia.

Fratura do osso temporal e concussão labiríntica

Concussão labiríntica

É secundária a uma lesão da cabeça. O paciente queixa-se de ligeira instabilidade ou de desmaios, particularmente com mudança na posição da cabeça. Os testes audiométricos podem revelar uma perda auditiva de alta frequência. A ENG pode mostrar nistagmo espontâneo ou posicional, RVR ou ambos. Com a regressão dos efeitos da concussão, os sintomas e achados objetivos também se normalizam.

Fratura longitudinal

As fraturas longitudinais constituem 80% das fraturas do osso temporal. Com esse tipo de fratura, existe habitualmente sangramento para dentro da orelha média com perfuração da membrana timpânica e ruptura do anel timpânico. Assim, pode haver perda auditiva condutiva devido a uma alteração da orelha média e perda auditiva sensorineural de alta frequência devido à concussão concomitante do labirinto. Pode haver também evidência de paralisia periférica do nervo facial. A tontura pode ser leve ou estar ausente, exceto durante os testes posicionais.

Fratura transversal

Como uma fratura transversal destrói as funções auditiva e vestibular, o paciente não tem audição nem resposta vestibular na orelha. Inicialmente, o paciente fica profundamente vertiginoso e demonstra um nistagmo espontâneo cujo componente rápido se afasta do lado lesionado. A vertigem grave regride após 1 semana, podendo o paciente continuar ligeiramente instável por 3 a 6 meses. Ele pode ter também concussão labiríntica do lado contralateral, e a paralisia do nervo facial não é incomum.

Insuficiência vascular e seus sintomas

Pode ser uma causa comum entre as pessoas com mais de 50 anos assim como nos pacientes com diabetes, hipertensão ou hiperlipidemia. As seguintes síndromes foram reconhecidas entre os pacientes com insuficiência vascular.

Apoplexia labiríntica
Deve-se à trombose da artéria auditiva interna ou de um de seus ramos. Os sintomas são vertigem com náuseas e vômitos. Podem ocorrer também perda auditiva e zumbidos.

Síndrome de Wallenberg
É conhecida também como síndrome medular lateral secundária ao infarto da medula, irrigada pela artéria cerebelar posteroinferior. Admite-se que esta síndrome seja o distúrbio vascular mais comum do tronco encefálico. Os sintomas consistem em:

1. Vertigem, náuseas, vômitos, nistagmo;
2. Ataxia, caindo para o lado da lesão cerebral;
3. Perda da sensação de dor e das sensações de temperatura no corpo ispolateral e contralateral;
4. Disfagia com paralisa ipsolateral do palato e das cordas vocais;
5. Síndrome de Horner ipsolateral.

Insuficiência vertebrobasilar

Os sintomas de insuficiência vertebrobasilar consistem em vertigem, hemiparesia, distúrbios visuais, disartria, cefaleia e vômitos; resultam de queda no fluxo sanguíneo para os núcleos vestibulares e estruturas circundantes. As artérias cerebelares posterior e anteroinferior são acometidas. O zumbido e a surdez constituem sintomas incomuns.

Os ataques de quedas sem perda da consciência e desencadeados pela movimentação do pescoço são característicos da insuficiência vertebrobasilar.

Neuroma acústico (schwannoma vestibular)

O neuroma acústico, um tumor benigno de crescimento lento, origina-se mais comumente na divisão vestibular do VIII nervo craniano. A maioria dos pacientes com neuromas acústicos queixa-se muito mais de instabilidade que de vertigem episódica. Quando o tumor em crescimento transborda e penetra na divisão coclear do VIII nervo ou compromete a artéria para a orelha interna, tornam-se manifestos os sintomas auditivos, que consistem em zumbido unilateral, perda auditiva ou ambos. Inicialmente, os achados podem ser indiferenciáveis dos da síndrome de Ménière. Com o passar do tempo, observa-se perda auditiva progressiva, havendo perda desproporcional da discriminação da fala que ocorre muito antes de acontecer a perda auditiva total. O neuroma acústico perfaz 80% dos tumores do ângulo pontocerebelar (PC).

Apesar de o nervo facial ser muito próximo, os sinais visíveis de paralisia do nervo facial (VII) raramente ocorrem nos casos avançados. Mais comumente, a primeira modalidade afetada pela pressão sobre o V nervo (trigêmeo) é demonstrada pela sensibilidade corneana alterada. A seguir, podem surgir sintomas de dormência em qualquer uma das ou em todas as divisões do nervo trigêmeo. Em raras ocasiões, a neuralgia trigeminal é um sintoma de apresentação inicial.

A avaliação audiológica pode variar da audição normal de tonalidades puras com discriminação pobre da fala a uma perda auditiva sensorineural de tonalidades puras e discriminação da fala precária ou ausente. Uma busca dos reflexos estapedianos pode mostrar reflexos presentes em níveis normais sem evidência de declínio em cerca de 18% dos tumores. Os reflexos são úteis quando estão ausentes ou mostram evidência de declínio no caso de as tonalidades puras comportamentais estarem na variação normal. O potencial evocado auditivo do tronco encefálico (BERA) é o teste mais sensível na identificação dos neuromas acústicos, sendo anormal em 82% dos pequenos tumores intracaniculares.

Quando se constata resposta calórica ausente na orelha suspeita sem história de desequilíbrio, a avaliação vestibular realça esta suspeita.

A ressonância magnética (RM) com contraste intravenoso (gadolínio-DPTA) é um método confiável e custo-efetivo para identificar os tumores, podendo ser escolhida como a primeira e única técnica de imagem. Tumores com apenas 2 mm podem ser realçados e identificados.

Neuronite vestibular

Denominada ocasionalmente labirintite viral, começa com enfermidade viral inespecífica, seguida, após um período variável de até 6 meses, pelo início brusco de vertigem com náuseas, vômitos e a sensação de perda temporária da consciência acompanhada por intensa instabilidade. No entanto, o paciente não chega a perder a consciência. O ataque grave pode durar dias a semanas. Os sintomas cocleares estão ausentes e sem déficits neurológicos associados. Quando examinado inicialmente, o paciente apresenta nistagmo espontâneo para o lado contralateral, e a ENG demonstra uma resposta calórica reduzida unilateralmente. O restante da avaliação é negativa para uma possível causa. Na maioria dos pacientes, a compensaçãoo vestibular elimina os sintomas com o passar do tempo. A remissão pode ser acelerada pelo uso efetivo da medicação supressora vestibular por um período de até 6 semanas. Após a regressão do episódio agudo, o que pode levar semanas, o paciente continua experimentando ligeira sensação de desmaio por um certo período, particularmente em conexão com os movimentos bruscos. O episódio agudo pode ser também acompanhado por um período de vertigem posicional do tipo paroxístico benigno.

Um pequeno percentual de pacientes acometidos não responde à supressão vestibular nem à compensação vestibular. Nesses pacientes, é indicada uma avaliação para fatores metabólicos, otoscleróticos ou autoimunes. Se esses outros fatores forem identificados e o tratamento apropriado iniciado, os sintomas poderão desaparecer. Se, após um tratamento apropriado e um período de observação os sintomas incapacitantes persistirem, será indicada uma secção retrolabiríntica do nervo vestibular. A mielinização anormal foi observada em algumas dessas amostras.

Oftalmoplegia internuclear

É um distúrbio dos movimentos laterais dos olhos caracterizado por paralisia do reto interno em um lado e paresia do reto externo no outro. Ao realizar o teste, o examinador pede ao paciente que acompanhe seu dedo, primeiro para um dos lados e a seguir para o outro, como é feito ao realizar o teste para o nistagmo horizontal. A oftalmoplegia internuclear é reconhecida quando o olho da adução (III nervo) é fraco e o olho que está sendo abduzido (VI nervo) movimenta-se normalmente bem como demonstra um nistagmo grosseiro ("talvez" com o acometimento dos núcleos vestibulares). A doença localiza-se no fascículo longitudinal medial (FLM). Quando o distúrbio se mostra bilateral, é patognomônico de esclerose múltipla; quando unilateral, deve aventar-se um tumor ou processo vascular.

Oscilopsia (mixórdia do panorama) — síndrome de Dandy

Como nossas cabeças se inclinam para cima e para baixo ao caminhar, o sistema otolítico controla os movimentos dos olhos de forma a manter um horizonte constante ao caminhar. Quando existe ausência bilateral da função vestibular, como ocorre com o uso de drogas ototóxicas, *a perda de função otolítica resulta em oscilopsia,* que é a incapacidade de manter o horizonte ao caminhar.

Otite média

A otite média supurativa ou serosa pode ter sintomas vestibulares associados. Na otite média serosa, a presença de líquido no ouvido médio restringindo a membrana da janela redonda, ou labirintite serosa, pode ser responsável pelos sintomas vestibulares. A remoção cirúrgica ou clínica do líquido seroso resulta em remissão da tontura.

Na presença de supuração, pode haver labirintite serosa reversível ou labirintite supurativa irreversível, comprometimento mais extenso com uma orelha morta e paralisia do nervo facial. Nesse caso, o tirocínio acerca da doença e de seus efeitos determina o tratamento apropriado.

Otosclerose (otoespongiose)

Parece que existem três áreas onde a otosclerose pode influenciar o desequilíbrio. A primeira ocorre em relação à base da bigorna fixa. Pode haver uma mudança na dinâmica dos líquidos da orelha interna, dando origem a sintomas vestibulares. Em um grande número de pacientes, os sintomas são eliminados pela estapedectomia.

Às vezes, a vertigem começa após a estapedectomia, o que pode ocorrer com uma fístula perilinfática que requer revisão e reparo. Uma perda total e irreversível da audição com a vertigem também pode ocorrer. Um procedimento cirúrgico destrutivo de labirintectomia com ou sem secção do VIII nervo é indicado quando os supressores vestibulares não conseguem controlar o desequilíbrio.

A coexistência de focos otoscleróticos ao redor do labirinto vestibular, com gorduras no sangue elevadas ou anormalidades da glicose sanguínea, pode dar origem a sintomas vestibulares. O tratamento efetivo torna necessária a terapia com fluoreto.

Existe também evidência de que um foco otosclerótico pode crescer literalmente através do nervo vestibular. Nesse caso, observa-se uma resposta vestibular reduzida (RVR) no teste ENG. Essa apresentação clínica pode assemelhar-se à da neuronite vestibular na ausência de perda auditiva.

Presbiastasia (desequilíbrio do envelhecimento) e causas cardiovasculares

O declínio relacionado com a idade na função vestibular periférica, na acuidade visual, na propriocepção e no controle motor exerce um efeito cumulativo sobre o equilíbrio e representa a causa mais comum de desequilíbrio.

Em geral, as arritmias produzem desequilíbrio. Raramente se apresentam ao otologista, mas são observadas na consulta com o cardiologista. Mas, esta possibilidade deve ser aventada ao atender um novo paciente com desequilíbrio.

Sífilis: congênita e adquirida

Os achados neuro-otológicos associados à sífilis se manifestam habitualmente com a síndrome de Ménière bilateral. Observam-se significativa perda auditiva e, em geral, função calórica bilateralmente ausente. Outra manifestação clínica comum é a presença de ceratite intersticial. Os pacientes, como regra, estão na metade de sua quinta década de vida; no entanto, quando o início ocorre durante a infância, a perda auditiva é brusca, bilateralmente simétrica e mais grave.

Esses pacientes exibem habitualmente um sinal de Hennebert positivo (i. e., teste da fístula positivo sem fístula demonstrável juntamente com canal auditivo externo e membrana timpânica normais). O teste da fístula positivo indica uma base da bigorna anormalmente móvel ou ausência ou amolecimento da lâmina óssea que recobre o CSC lateral. O paciente pode apresentar também o fenômeno de Tullio.

Ao exame histopatológico, os tecidos moles do labirinto podem demonstrar infiltração dos leucócitos mononucleares com endarterite obliterativa, fibrose inflamatória e hidropsia endolinfática. As lesões osteolíticas são observadas com frequência na cápsula ótica.

O tratamento consiste em uma sequência intensiva de terapia com penicilina por um período adequado. Os pacientes alérgicos à penicilina devem ser dessensibilizados a esta droga no hospital e receber 20 milhões de unidades de penicilina na veia diariamente por um período de 10 dias. O uso de esteroides pode resultar em significativa melhora na audição e em redução dos sintomas vestibulares. Em geral, os esteroides devem ser mantidos indefinidamente para preservar a melhora clínica.

Síndrome do roubo da subclávia

Caracteriza-se por vertigem intermitente, cefaleia occipital, visão embotada, diplopia, disartria, dor nas extremidades superiores, ruído de alto timbre ou frêmito palpável sobre a fossa supraclavicular, diferença de 20 mmHg na pressão sistólica entre os dois braços e pulso radial retardado ou enfraquecido. O bloqueio pode ser corrigido cirurgicamente

Oclusão da artéria vestibular anterior

Este complexo sintomático consiste em:

1. Súbito início de vertigem sem surdez;
2. Lenta recuperação, seguida por meses de vertigem posicional do tipo paroxística benigna;
3. Sinais de degeneração histológica da mácula utricular, das cristas dos CSC lateral e superior, assim como do nervo vestibular superior.

Tumores intracranianos

Existe um número pequeno, porém definido, de pacientes que se apresentam com desequilíbrio associado a tumores intracranianos primários ou secundários. O uso da TC ou RM, com e sem contraste intravenoso, em pacientes selecionados ajuda a identificar essas lesões silenciosas nos demais aspectos.

Vertigem cervical

A vertigem cervical pode ser causada por espondilose cervical assim como por outras etiologias. A espondilose cervical pode ser induzida por degeneração do disco intervertebral. Pelo estreitamento do espaço discal, ocorre a aproximação dos corpos vertebrais. Com a movimentação, a proeminência do anel (ânulo) aumenta, acarretando maior tração sobre o periósteo no qual o anel se insere e estimulando a proliferação óssea ao longo das margens dos corpos vertebrais, produzindo osteófitos.

Barre acreditava que os sintomas de espondilose cervical (como a vertigem) fossem decorrentes da irritação do plexo simpático vertebral, que fica muito próximo da artéria vertebral. Alega-se que a espondilose irrita o plexo neural periarterial na parede das artérias vertebrais e basilares, resultando em contração dos vasos. A seguir, a isquemia temporária dá origem a vertigem. Outros alegam que a perda de propriocepção no pescoço pode dar origem a vertigem cervical. Tensão emocional, rotação da cabeça e extensão da cabeça podem fazer com que os músculos do pescoço (incluindo o escaleno posterior) sejam aplicados firmemente sobre o tronco tireocervical e a artéria subclávia, comprimindo esses vasos contra a artéria vertebral proximal. Nos indivíduos idosos, mudança da posição supina para a ereta pode dar origem à hipotensão postural, a qual pode causar insuficiência vertebrobasilar. A síndrome do arco aórtico e a do roubo da subclávia também podem causar vertigem cervical.

Os sintomas consistem em:

1. Cefaleia, vertigem;
2. Síncope;
3. Zumbidos e perda da audição (habitualmente de alta frequência);
4. Náuseas e vômitos (resposta vagal);
5. Sintomas visuais, como luzes faiscantes (não são incomuns), decorrentes de isquemia do lobo occipital, irrigado pela artéria cerebral posterior, um ramo da artéria basilar
6. Sopro supraclavicular evidenciado pelo exame físico em 33% dos pacientes.

Cada um destes sintomas aparece habitualmente quando a cabeça, ou o pescoço, assume determinada posição ou mudança de posição.

Postura correta, exercícios cervicais, tração cervical, massagem com calor, infiltração anestésica e imobilização temporária do pescoço com um colar cervical são boas medidas terapêuticas. Se a tração vier a ser necessária, poderá ser aplicada horizontalmente por várias horas com poucos quilos de cada vez. Para a espondilose cervical sem sintomas radiculares agudos, a tração vigorosa (45,4 kg) por 1 a 2 min continuamente ou 5 a 10 min intermitentemente é considerada por alguns mais efetiva.

Vertigem com enxaqueca

A enxaqueca vertebrobasilar deve-se a uma deterioração da circulação do tronco encefálico. Os sintomas consistem em vertigem, disartria, ataxia, parestesia, diplopia, escotomas cintilantes difusos ou hemianopsia homônima. A vasoconstrição inicial é acompanhada por vasodilatação, dando origem a intensa cefaleia latejante, geralmente unilateral. História familiar positiva é obtida em mais de 50% desses pacientes. O tratamento da enxaqueca consiste em butalbital, derivados do esporão-do-centeio e metissergida, esta última tendendo a causar fibrose retroperitonial.

Vertigem decorrente de lesão em chicotada

Com frequência, os pacientes queixam-se de tontura após lesão em chicotada. Em alguns casos, não existe evidência fisiológica para essa queixa. Em outros, a ENG documenta achados objetivos, como nistagmo espontâneo. O início da tontura costuma ocorrer 7 a 10 dias após um acidente, particularmente com os movimentos da cabeça para o lado do pescoço mais afetado na chicotada. Os sintomas podem durar por meses ou anos após o acidente.

O exame otológico costuma ser normal. Os estudos audiométricos são normais, a não ser quando existe concussão labiríntica associada. O exame vestibular pode revelar nistagmo espontâneo ou nistagmo posicional com a cabeça virada na direção da chicotada. O uso de ENG é essencial à avaliação desses pacientes.

Vertigem metabólica

Não existem sintomas clínicos que separem a forma metabólica das outras formas de vertigem. Um pré-requisito pode ser um sistema vestibular com funcionamento anormal. Nesse caso, o fator metabólico exagera ou interfere nos mecanismos compensatórios e desencadeia os sintomas. Com frequência, a modificação dietética resulta em impressionante melhora nos sintomas.

O hipotireoidismo é uma causa extremamente rara, porém definida. Muitas vezes, em verdade os pacientes não são clinicamente hipotireoidianos.

As causas alérgicas são muito ardilosas no tratamento do paciente com tontura, mas um teste de triagem para a IgE pode proporcionar algum indício. O teste radioalergoadsorvente (RAST) ou o teste cutâneo podem proporcionar achados mais precisos acerca de uma causa alérgica e de seu tratamento. Quando não existe história incontestável e na ausência de qualquer outra causa claramente definida, deve ser empreendido um tratamento alérgico.

Vertigem posicional paroxística benigna

Ao sintomas consistem em ataques repentinos de vertigem desencadeados ao sentar-se, deitar-se ou virar-se na cama. Foi relatado que estes sintomas são induzidos pela brusca movimentação da cabeça para a direita ou a esquerda, ou pela extensão do pescoço ao olhar para cima. A sensação de vertigem é sempre de curta duração mesmo quando a posição provocativa é mantida. O diagnóstico pode ser confirmado pelos testes posicionais (teste de Dix-Hallpike), que indicam o nistagmo posicional com latência e fatigabilidade.

As etiologias consistem em alterações degenerativas, otite média, concussão labiríntica, cirurgia auricular prévia e oclusão da artéria vestibular anterior. Admite-se que a causa envolve uma sensibilidade anormal da ampola do CSC superior, especialmente para as forças gravitacionais posteriores estimuladas por partículas densas anormais que flutuam livremente (canalitos). Tais partículas podem ser reposicionadas e os sintomas eliminados em um grande número de casos, recorrendo-se a procedimentos destinados a mudar seu posicionamento.

Para executar efetivamente esse procedimento, é indispensável que se saiba visualizar mentalmente a orientação momentânea dos CSC ao mesmo tempo em que são executadas as manobras com a cabeça.

Vertigem pós-traumática

Engloba história de traumatismo da cabeça, seguido por vários possíveis sintomas, tais como o desequilíbrio. Se houver perda total do equilíbrio e da função auditiva, o uso de supressores vestibulares poderá resultar em cura, mantida mesmo após a interrupção dos supressores. Em algumas circunstâncias, quando não há cura, uma labirintectomia ou a secção do VIII nervo podem reduzir os sintomas. Ocasionalmente, ocorre perda auditiva progressiva.

Após traumatismo, pode instalar-se doença de Ménière tardia, a qual pode ser resistente à terapia clínica e tornar necessária uma cirurgia. Nesse caso, a cirurgia do saco endolinfático poderá combater os sintomas se não houver fratura com desvio através do duto endolinfático.

Os estatocônios do sistema otolítico podem ter sido deslocados pelo traumatismo. Com a movimentação da cabeça, eles deslizam para a extremidade dilatada do CSC posterior. Seu peso acarreta a deflexão do conteúdo ampular, produzindo um estímulo gravitacional que estimula a vertigem posicional de um tipo pós-traumático. Diz-se que o nistagmo ocorre com a orelha afetada para baixo. O tratamento mais efetivo é com os exercícios destinados a criar um hábito. A neurectomia vestibular também é uma terapia recomendada.

Referência

1. Maddox WD, Winkelmann RK, Harrison EG, et al.. Multiple nevoid basal cell epitheliomas, jaw cysts, and skeletal defects. *JAMA*. 1964;188:106.

Bibliografia

Afzelius LE, Elmqvist D, Hougaard K, et al.. Sleep apnea syndrome—An alternative treatment to tracheostomy. Laryngoscope. 1981;91:285.

Arasi R, McKay M, Grist WJ. Trigeminal trophic syndrome. *Laryngoscope.* 1988;98:1330.

Baker S, Ross L, Arbor A. Sleep apnea syndrome and supraglottic edema. *Arch Otolaryngol Head Neck Surg.* 1980;106:486.

Ballard R, Cummings C. Job's syndrome. *Laryngoscope.* 1980;90:1367.

Batsakis JG. Lymphoepithelial lesion and Sjögren's syndrome. *Ann Otol Rhinol Laryngol.*1987;96:354.

Begstrom L. Pendred's syndrome with atypical features. *Ann Otol Rhinol Laryngol.* 1980;89:135.

Berkower AS, Biller HF. Head and neck cancer associated with Bloom's syndrome. *Laryngoscope.* 1988;98:746.

Black FO, Spanier SS, Kohut RI. Aural abnormalities in partial DiGeorge's syndrome. *Arch Otolaryngol Head Neck Surg.* 1975;101:129.

Blanchard CL, Young LA. Acquired inflammatory superior oblique tendon sheath (Brown's) syndrome. *Arch Otolaryngol Head Neck Surg.* 1984;110:120.

Bomholt A. Facial palsy in lymphocytic meningoradiculitis (Bannwarth's syndrome). *Arch Otolaryngol Head Neck Surg.* 1984;110:763.

Borovik HR, Kveton JF. Pierre Robin syndrome combined with unilateral choanal atresia. *Otolaryngol Head Neck Surg.* 1987;96:67.

Breda SD. Toxic shock syndrome in nasal surgery: A physiochemical and microbiologic evaluation of Merocel® and NuGauz® nasal packing.*Laryngoscope.* 1987;97:1388.

Brown JS, Moster ML, Kenning JA, et al.. The Tolosa–Hunt syndrome: A case report. *Otolaryngol Head Neck Surg.* 1990;102:402.

Burstein F. Kawasaki disease in adults. *Arch Otolaryngol Head Neck Surg.* 1984;110:543.

Chandra-Sekhar HK. Hanhart's syndrome with special reference to temporal bone findings. *Ann Otol Rhinol Laryngol.* 1987;96:309.

Cremers WRJ, Hoogland GA, Kuypers W. Hearing loss in the cervico-oculo-acoustic (Wildervanck) syndrome. *Arch Otolaryngol Head Neck Surg.* 1984; 110:54.

Crockett DM, Stanley RB, Lubka R. Osteomyelitis of maxilla in patients with osteopetrosis (Albers–Schönberg disease). *Otolaryngol Head Neck Surg.* 1986;95:117.

Day TA, Abreo F, Hoajsoe DK, et al.. Treatment of Kimura's disease: A therapeutic enigma. *Otolaryngol Head Neck Surg.* 1995;112:333.

Denenberg S, Levine PA. Castleman's disease—the lymphoma imposter. *Laryngoscope.* 1984; 94:601.

Ensink RJH, Cremers CWRJ, Brunner HG. Congenital conductive hearing loss in the lacrimoauriculodentodigital syndrome. *Arch Otolaryngol Head Neck Surg.* 1997;123:97.

Feldman J Jr, Kearns DB, Seid AB, *et al.*. The otolaryngologic manifestations of Pelizaeus–Merzbacher disease. *Arch Otolaryngol Head Neck Surg.* 1990;116:613.

Folsom R, Widen JE. Auditory brainstem response in infants with Down's syndrome. *Arch Otolaryngol Head Neck Surg.* 1983;109:607.

Frable MAS, Myer EC. Tolusa–Hunt syndrome. A resolution of a 12 year course after tonsillectomy. *Laryngoscope.* 1987;97:334.

Gelmers H. Tapia's syndrome after thoracotomy. *Arch Otolaryngol Head Neck Surg.* 1983;109:622.

Goodman R. Frey's syndrome secondary to condylar fracture. *Laryngoscope.* 1986;96:1397.

Gorlin RF, Tilsner TJ, Feinstein S, *et al.*. Usher's syndrome type III. *Arch Otolaryngol Head Neck Surg* 1979;105:353.

Gray WC, Sakman M. CSF rhinorrhea associated with the empty-sella syndrome. *Arch Otolaryngol Head Neck Surg.* 1980;106:302.

Hanson DG. Vocal fold paresis in Shy–Drager syndrome. *Ann Otol Rhinol Laryngol.* 1983;92:85.

Harada T, Sando I. Temporal bone histopathologic features in Fanconi's anemia syndrome. *Arch Otolaryngol Head Neck Surg.* 1980;106:275.

Harada T, Sando I. Temporal bone histopathologic findings in Down's syndrome. *Arch Otolaryngol Head Neck Surg.* 1981;107:96.

Hochman M, Fee WE Jr. Conradi–Hunerman syndrome. *Ann Otol Rhinol Laryngol.* 1987;97:565.

Hull HF, Mann JM, Sands CJ. Toxic shock syndrome related to nasal packing. *Arch Otolaryngol Head Neck Surg.* 1983;109:624.

Jackler RK, de la Cruz A. The large vestibular aqueduct syndrome. *Laryngoscope.* 1989;99:1238.

Jacobson J, Stevens M. Evaluation of single dose cefazolin prophylaxis for toxic shock syndrome. *Arch Otolaryngol Head Neck Surg.* 1988; 114: 326.

Jahrsdoerfer R, Feldman PS, Rubel EW, *et al.*. Otitis media and the immotile cilia syndrome. *Laryngoscope* 1979;89:769.

Johnson LG, Arenberg IK. Cochlear abnormalities in Alport's syndrome. *Arch Otolaryngol Head Neck Surg.* 1981;107:340.

Jubelirer SJ, Goodloe-Greens L, Dreykin D. Autoimmune thrombocytopenic purpura-like syndrome in a patient with head and neck cancer. *Laryngoscope.* 1981;91:408.

Keipper VL, Chikes PG. Surgical correction of the snout suffocation syndrome. *Arch Otolaryngol Head Neck Surg.* 1990;116:460.

Kenyon GS, Apps MC, Traub M. Stridor and obstructive sleep apnea in Shy–Drager syndrome treated by laryngo-fissure and cord lateralization. *Laryngoscope.* 1984;94:1106.

Koch WM, McDonald GA. Stevens–Johnson syndrome with supraglottic laryngeal obstruction. *Arch Otolaryngol Head Neck Surg.* 1989; 115: 1381.

Kraus EM, McCabe BF. The giant apical air cell syndrome: A new entity. *Ann Otol Rhinol Laryngol.* 1982;91:237.

Kumar A, Fishman GA, Torok N. Vestibular and auditory function in Usher's syndrome. *Ann Otol Rhinol Laryngol.* 1984;93:600.

Leopold PA, Preti G, Mozell MM, *et al.*. Fish odor syndrome presenting as dysosmia. *Arch Otolaryngol Head Neck Surg.* 1990;116:354.

Levenson MJ, Ingerman M, Grimes C, *et al.*. Melkersson–Rosenthal syndrome. *Arch Otolaryngol Head Neck Surg.* 1984;110:540.

Levenson MJ, Parisier SC, Jacobs M, *et al.*. The large vestibular aqueduct syndrome in children: A review of 12 cases and the description of a new clinical entity. *Arch Otolaryngol Head Neck Surg.* 1989; 115:54.

Lowell S, Mathog R. Head and neck manifestations of Maffucci's syndrome. *Arch Otolaryngol Head Neck Surg.* 1979;105:427.

Marasovich WA, Mazaheri M, Stool SE, *et al.*. Otolaryngologic findings in whistling face syndrome. *Arch Otolaryngol Head Neck Surg.* 1989;115:1373.

March DE, Rao V. Computed tomography of salivary glands in Sjögren's syndrome. *Arch Otolaryngol Head Neck Surg.* 1989; 115:105.

Mathog R, Leonard M. Surgical correction of Goldenhar's syndrome. *Laryngoscope.* 1980; 90:1137.

McDonald TJ, Vollertsen RS, Younge BR. Cogan's syndrome: Audiovestibular involvement and prognosis in 18 patients. *Laryngoscope.* 1985; 95:650.

McGee TM. The loose wire syndrome. *Laryngoscope.* 1981;91:1478.

Medina JE, Moran M, Geopfert H. Oat cell carcinoma of the larynx and Eaton–Lambert syndrome. *Arch Otolaryngol Head Neck Surg.* 1984;110:123.

Musiek FE, Weider DJ, Mueller RJ. Audiologic findings in Charcot–Marie–Tooth disease. *Arch Otolaryngol Head Neck Surg.* 1982; 108:595.

Nolph M, Dion M. Raeder's syndrome associated with internal carotid artery dilation and sinusitis. *Laryngoscope.* 1982;92:1144.

Ohtani I, Schuknecht HF. Temporal bone pathology in DiGeorge's syndrome. *Ann Otol Rhinol Laryngol.* 1984;93:220.

Okamura H, Tsotsumi S. Esophageal web in Plummer–Vinson syndrome. *Laryngoscope.* 1988;98: 994.

Okumo T, Takahashi H. Temporal bone histopathologic findings in Alagille's syndrome. *Arch Otolaryngol Head Neck Surg.* 1990;116:217.

Orlando MR, Atkins JS Jr. Melkersson–Rosenthal syndrome. *Arch Otolaryngol Head Neck Surg.* 1990;116:728.

Ozünlü A, Dündar A, Yildirim A, et al.. Rosai–Dorfman disease involving the nasal septum. *Ear Nose Throat J.* 1995;74:831.

Palmer JM, Coker NJ, Harper RL. Papillary adenoma of the temporal bone in von-Hippel–Lindau disease. *Otolaryngol Head Neck Surg.* 1989;100:64.

Pender DJ, Pender VB. Otolaryngologica prevarica: Munchausen's syndrome update and report of a case. *Laryngoscope.* 1980;90:657.

Phillips SG, Miyamoto RT. Congenital conductive hearing loss in Apert syndrome. *Otolaryngol Head Neck Surg.* 1986;95:429.

Pickens JP, Modica L. Current concepts of lethal midline granuloma syndrome. *Otolaryngol Head Neck Surg.* 1989;100:623.

Rarey KE. Effects of influenza infection, aspirin, and an arginine-deficient diet on the inner ear in Reye's syndrome. *Ann Otol Rhinol Laryngol.* 1984;93: 551.

Richardson MA, Seid AB, Cotton RT, et al.. Evaluation of tonsils and adenoids in sleep apnea syndrome. *Laryngoscope.* 1980;90:1106.

Saito H, Kishimoto S, Furuta M. Temporal bone findings in a patient with Möbius' syndrome. *Ann Otol Rhinol Laryngol.* 1981;90:80.

Saito R, Takata N, Matsumoto I, et al.. Anomalies of the auditory organ in Potter's syndrome. *Arch Otolaryngol Head Neck Surg.* 1982;108:484.

Sakai N, Igarashi M, Miller RH, et al.. Temporal findings in VATER syndrome. *Arch Otolaryngol Head Neck Surg.* 1986;112:416.

Sasaki CT. Development of laryngeal function: Etiologic significance in the sudden infant death syndrome. *Laryngoscope.* 1979;89:1964.

Sasaki C, Ruiz R, Gaito R Jr, et al.. Hunter's syndrome: A study in airway obstruction. *Laryngoscope.* 1987; 97:280.

Schachern PA, Shea DA, Papparella MM. Mucopolysaccharidosis I-H (Hurler's syndrome) and human temporal bone histopathology. *Ann Otol Rhinol Laryngol.* 1984;93:65.

Schwartz MR, Weycer J, McGavran M. Gaucher's disease involving the maxillary sinuses. *Arch Otolaryngol Head Neck Surg.* 1988;114:203.

Sculerati N, Ledesma-Medina J, Finegold N, et al.. Otitis media and hearing loss in Turner syndrome. *Arch Otolaryngol Head Neck Surg.* 1990;116: 704.

Shi S. Temporal bone findings in a case of otopalatodigital syndrome. *Arch Otolaryngol Head Neck Surg.* 1985; 111:119.

Shinkawa H, Nadol JB. Histopathology of the inner ear in Usher's syndrome as observed by light and electron microscopy. *Ann Otol Rhinol Laryngol.* 1986;95:313.

Siglog TJ. Sensorineural hearing loss associated with Takayasu's disease. *Laryngoscope.* 1987;97:797.

Sismanis A, Hughes GB, Abedi E, et al.. Otologic symptoms and findings of pseudotumor cerebri syndrome. *Otolaryngol Head Neck Surg.* 1985;93: 398.

Smith JD. Treatment of airway obstruction in Pierre Robin syndrome. *Arch Otolaryngol Head Neck Surg.* 1981;107:419.

Smith PG, Dychees TJ, Loomis RA, et al.. Clinical aspects of branchio-oto-renal syndrome. *Otolaryngol Head Neck Surg.* 1984;92:468.

Smith RJH. A DNA linkage study of Usher's syndrome excluding much of chromosome 4. *Laryngoscope.* 1989;99:940.

Strauss M, Zohar Y, Laurian N. Elongated styloid process syndrome: Intraoral versus external approach for styloid surgery. *Laryngoscope.* 1985;95:976.

Strome M. Down's syndrome: A modern otorhinolaryngological perspective. *Laryngoscope.* 1981;91: 1581.

Sukerman S, Healy GB. Sleep apnea syndrome associated with upper airway obstruction. *Laryngoscope.* 1979;89:878.

Tachibana M, Hoshino A, Oshima W, et al.. Duane's syndrome associated with crocodile tear and ear malformation. *Arch Otolaryngol Head Neck Surg.* 1984;110:761.

Tag A, Mitchell F, Harell M, et al.. Toxic shock syndrome: Otolaryngologic presentations. *Laryngoscope.* 1982;92:1070.

Thompson JW, Rosenthal P, Camilon Fs Jr. Vocal cord paralysis and superior laryngeal nerve dysfunction in Reye's syndrome. *Arch Otolaryngol Head Neck Surg.* 1990;116:46.

Tokita N, Chandra-Sekhar HK. The campomelic syndrome. *Arch Otolaryngol Head Neck Surg.* 1979;105:449.

Van den Broek P, Kersing W. Laryngeal problems in the scimitar syndrome. *Arch Otolaryngol Head Neck Surg.* 1983;109:705.

Walby AP, Schuknecht HF. Concomitant occurrence of cochleosaccular dysplasia and Down's syndrome. *Arch Otolaryngol Head Neck Surg.* 1984;110:477.

Walter RF, Danielson JR. Characterization of a chemotactic defect in patients with Kartagener syndrome. *Arch Otolaryngol Head Neck Surg.* 1990;116:465.

Wenig BL, Heller KS. The syndrome of inappropriate secretion of antidiuretic hormone (SIADH) following neck dissection. *Laryngoscope.* 1987; 97:467.

Wilson BC, Jaris BL, Haydon RC. Nontraumatic subluxation of the atlantoaxial joint: Grisel's syndrome. *Ann Otol Rhinol Laryngol.* 1987; 96:705.

Windle-Taylor PC, Emery PJ. Ear deformities associated with the Klippel–Feil syndrome. *Ann Otol Rhinol Laryngol.* 1981;90:210.

Zohar Y, Avidan G, Shvili Y, *et al.*. Otolaryngologic cases of Munchausen's syndrome. *Laryngoscope.* 1987;97:201.

Embriologia das fendas e bolsas 10

CORRELAÇÃO ENTRE A IDADE E O TAMANHO DO EMBRIÃO

Semanas	Milímetros
2,5	1,5
3,5	2,5
4	5
5	8
6	12
7	17
8	23
10	40
12	56
16	112
5 a 10 meses	160 a 350

DESENVOLVIMENTO DOS ARCOS BRANQUIAIS

As primeiras 8 semanas constituem o período de maior desenvolvimento embrionário da cabeça e do pescoço. Existem cinco arcos, chamados de faríngeos ou branquiais, entre os quais se situam os sulcos ou fendas externamente e as bolsas internamente. Cada bolsa possui uma asa ventral ou dorsal. Os derivados dos arcos normalmente são de origem mesodérmica. O sulco é limitado pelo ectoderma, e a bolsa delimitada pelo endoderma (Fig. 10.1).

Cada arco possui uma artéria, um nervo e uma barra de cartilagem. Estes nervos são anteriores às suas respectivas artérias, exceto no quinto arco, onde o nervo é posterior à artéria. (Em termos embriológicos, o arco após o quarto é chamado de quinto ou sexto, dependendo da teoria que se segue. Para simplificar, nesta sinopse ele será referido como quinto arco.) Em posição caudal a todos os arcos, encontra-se o XII nervo. Os músculos esternocleidomastóideos são derivados dos somitos cervicais posterior e inferior aos arcos de cima.

Existem duas aortas ventrais e duas dorsais na vida embrionária precoce. As duas aortas ventrais se fundem completamente, enquanto as duas dorsais se fundem apenas na posição caudal (Fig. 10.2A). Durante o curso do desenvolvimento embrionário, as artérias do primeiro e segundo arcos degeneram. A artéria do segundo arco possui um ramo superior que atravessa uma massa de mesoderma, transformando-se mais adiante em cartilagem e osso (estribos). A artéria estapediana normalmente se degenera durante o final da vida fetal, porém ocasionalmente pode persistir na vida adulta. A artéria do terceiro arco é a precursora de ambos os ramos da artéria carótida, esquerdo e direito. A artéria esquerda do quarto arco se transforma no arco aórtico. A artéria direita do quarto arco se transforma na subclávia proximal. O restante da subclávia direita e a subclávia esquerda são derivados da sétima artéria segmentar. A artéria esquerda do quinto arco se transforma na artéria pulmonar e no duto arterioso. A artéria direita do quinto arco se transforma na artéria pulmonar com degeneração do restante deste vaso do arco (Fig. 10.2B).

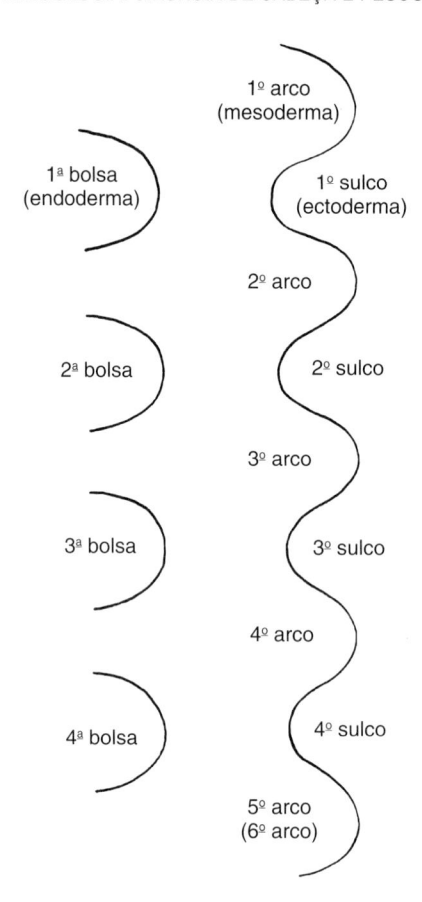

Fig. 10.1 Bolsas e sulcos.

Caso a artéria direita do quarto arco degenere e a subclávia direita se origine da aorta dorsal, como mostra a Fig. 10.2C, a subclávia direita se torna posterior ao esôfago, causando assim uma constrição no esôfago sem qualquer efeito sobre a traqueia (disfagia lusória). A artéria inominada se origina na região ventral. Por isso, quando se origina muito longe do lado esquerdo, resulta em compressão anterior da traqueia (inominada anônima).

O nervo do quinto arco é posterior e caudal à artéria. Quando a conexão do lado direito entre a artéria do quinto arco (pulmonar) e a aorta dorsal degenera, o nervo (nervo laríngeo recorrente) se enrola em torno da artéria do quarto arco, que em seguida se transforma na subclávia. Do lado esquerdo, o nervo se enrola em torno do duto arterioso e da aorta. O Quadro 10.1 mostra os arcos branquiais e suas estruturas derivadas.

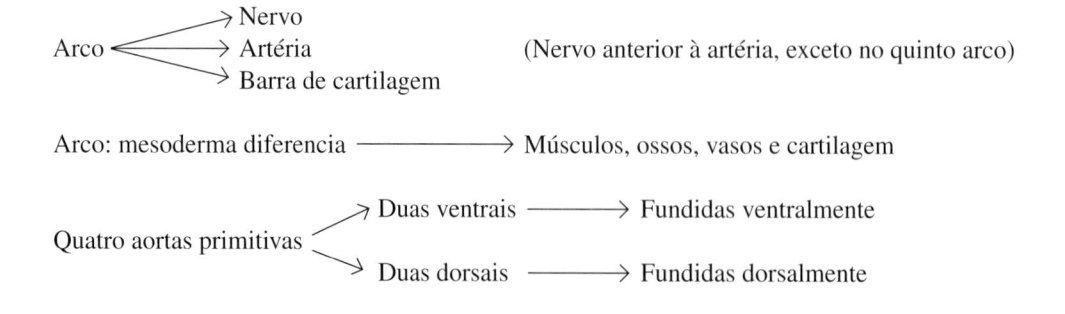

Arco → Nervo
     → Artéria   (Nervo anterior à artéria, exceto no quinto arco)
     → Barra de cartilagem

Arco: mesoderma diferencia ⟶ Músculos, ossos, vasos e cartilagem

Quatro aortas primitivas → Duas ventrais ⟶ Fundidas ventralmente
                         → Duas dorsais ⟶ Fundidas dorsalmente

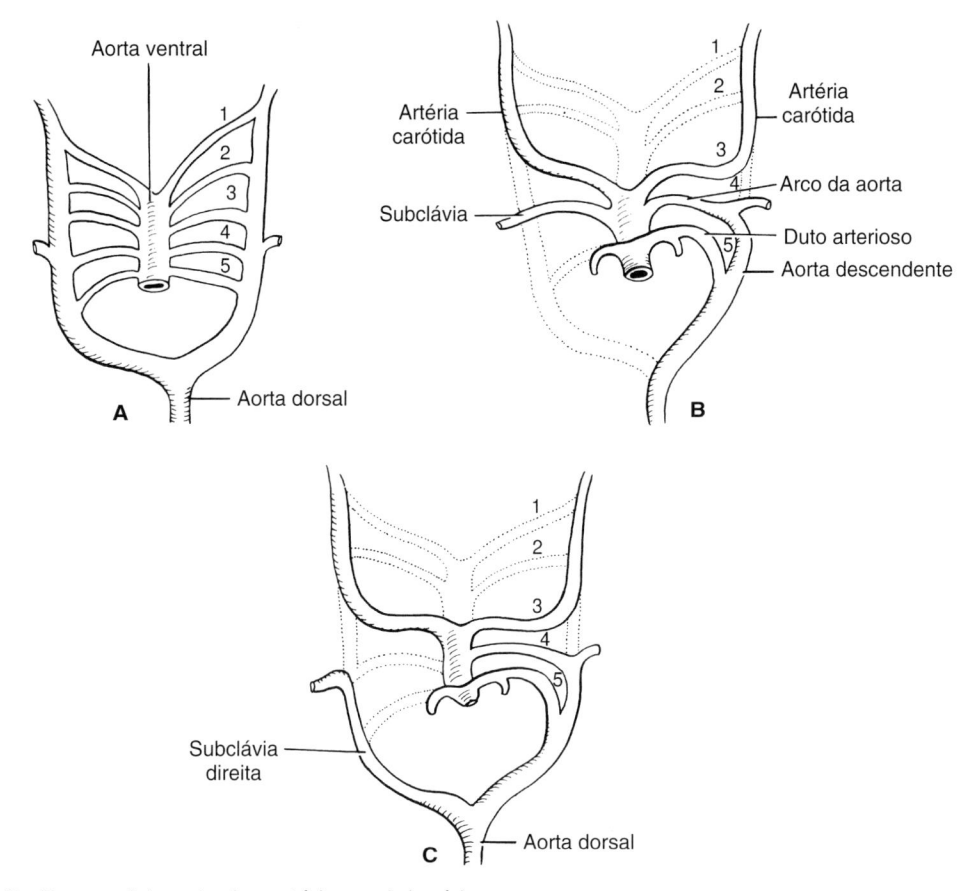

Fig. 10.2 Desenvolvimento das artérias embrionárias.

ESTRUTURAS DERIVADAS DAS BOLSAS

1. Cada bolsa possui uma asa ventral e uma dorsal. A quarta bolsa possui uma asa acessória adicional. O limite entodérmico das bolsas prolifera para o interior dos órgãos glandulares.

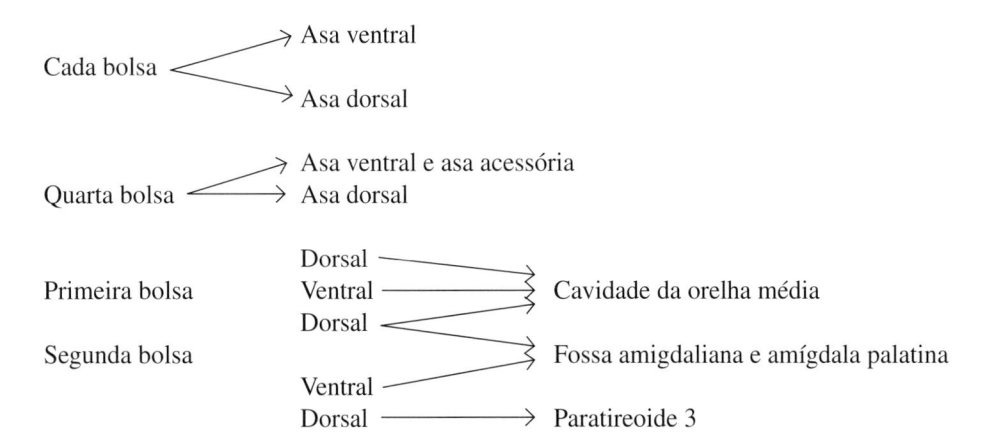

Cada bolsa → Asa ventral
           → Asa dorsal

Quarta bolsa → Asa ventral e asa acessória
             → Asa dorsal

Primeira bolsa
  Dorsal
  Ventral ────→ Cavidade da orelha média

Segunda bolsa
  Dorsal
  Ventral ────→ Fossa amigdaliana e amígdala palatina

  Dorsal ─────→ Paratireoide 3

QUADRO 10.1 ARCOS BRANQUIAIS E SUAS ESTRUTURAS DERIVADAS

Arco	Gânglio ou nervo	Derivados
Primeiro (mandibular)	Gânglio semilunar V_3	Mandíbula Cabeça, pescoço e manúbrio do martelo Corpo e processo curto da bigorna Ligamento maleolar anterior Ligamento esfenomandibular Tensor do tímpano Músculos da mastigação, miloioide Porção anterior do músculo digástrico Músculo tensor do palato
Segundo (hioide)	VII gânglio geniculado	Manúbrio do martelo Processo longo da bigorna Todos os estribos, exceto a porção vestibular da base e o ligamento anular Artéria estapediana Processo estiloide Ligamento estiloioide Corno menor do hioide Parte do corpo do hioide Músculo estapédio Músculos faciais Bucinador, porção posterior do músculo digástrico Músculo estiloide Parte da eminência piramidal Parte inferior do canal facial
Terceiro	IX	Corno maior do hioide e o restante do hioide Músculo estilofaríngeo, constritores superior e médio; artérias carótidas comum e interna
Quarto	Nervo laríngeo superior	Cartilagem tireoide, músculos cuneiforme, constritor faríngeo inferior, cricofaríngeo e cricotireoidiano, lado esquerdo da aorta, lado direito da subclávia proximal
Quinto*	Nervo laríngeo recorrente	Músculos cricoide, aritenoides, corniculado, traqueal e laríngeo intrínseco, músculo constritor inferior, duto arterioso

*Geralmente chamado de *sexto arco* do ponto de vista da evolução e anatomia comparada.

Terceira bolsa   Ventral ⟶ Timo
                  Dorsal ⟶ Paratireoide
Quarta bolsa   Ventral ⟶ ?
                  Acessória ⟶ Corpo ultimobranquial

2. Durante o desenvolvimento embrionário, o timo desce na direção caudal, levando consigo a paratireoide 3. Consequentemente, a paratireoide 3 é inferior à paratireoide 4 no adulto.
3. O corpo ultimobranquial é infiltrado por células provenientes da crista neural, originando as células interfoliculares da glândula tireoide. Estas células secretam tireocalcitonina.
4. Quando tais bolsas "externas" se desenvolvem dentro dos elementos glandulares, as suas conexões com o lúmen faríngeo, conhecidas como dutos faringeobranquiais, são obliteradas. Se a obliteração não ocorrer, origina-se um seio branquial (cisto).
5. Acredita-se que o segundo duto faringeobranquial (entre o segundo e o terceiro arcos) se abra na fosseta amigdaliana, o terceiro duto faringeobranquial se abra no seio piriforme, e o quarto se abra na parte inferior do seio piriforme ou na laringe. Uma escola alternativa acredita que os seios e cistos branquiais não são derivados dos dutos faringeobranquiais patentes e sim do seio cervical de His.[1]

6. As aberturas cutâneas dos seios branquiais, quando presentes, são anteriores ao bordo anterior do músculo esternocleidomastóideo. O trato corre em plano profundo ao músculo platisma, derivado do segundo arco (Fig. 10.3).
   a. Curso de um cisto branquial do segundo arco
      (1) Profundo em relação às estruturas derivadas do segundo arco e superficial em relação às derivadas do terceiro arco
      (2) Superficial ao XII nervo e anterior ao esternocleidomastóideo
      (3) Próximo à bainha carotídea, porém superficial a ela
      (4) Superficial ao IX nervo, penetra no constritor médio, profundo em relação ao ligamento estiloioide, e se abre na fosseta amigdaliana

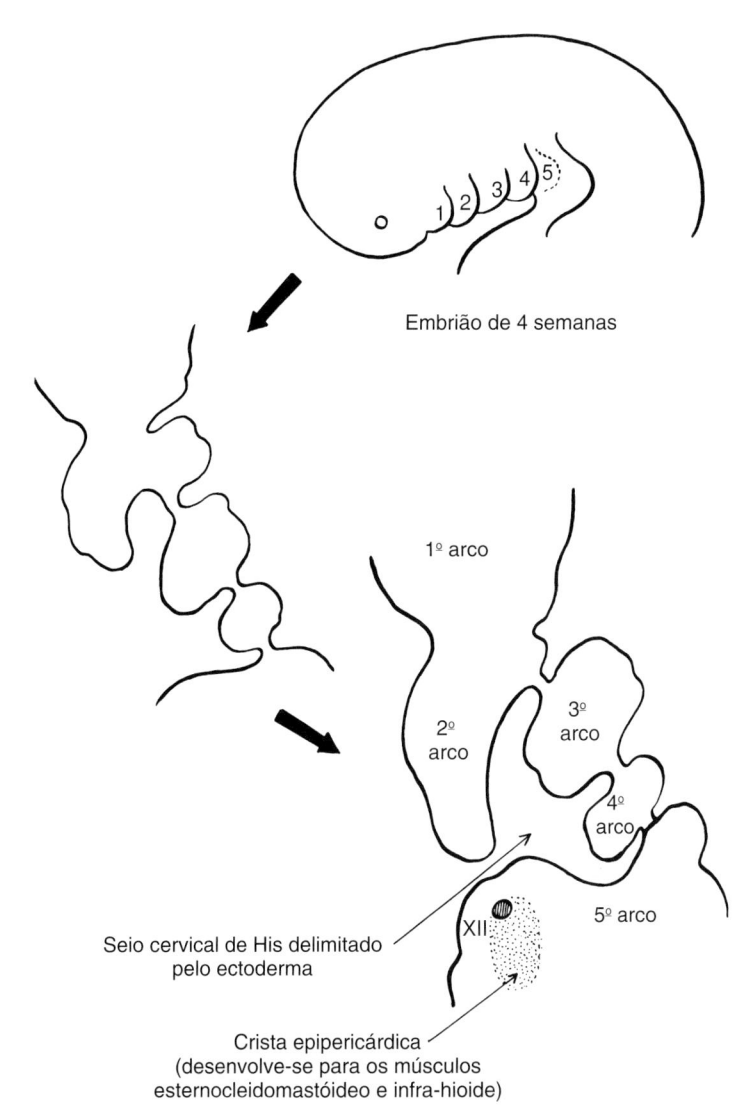

Fig. 10.3 Dutos faringeobranquiais.

b. Curso de um cisto branquial do terceiro arco
   (1) Novamente, posição subplastimal e se abre externa e anteriormente ao músculo esternocleidomastóideo
   (2) Superficial ao XII nervo, profundo em relação à artéria carótida interna e ao IX nervo
   (3) Penetra na membrana tireoidiana acima do ramo interno do nervo laríngeo superior e se abre na fosseta piriforme
c. Curso de um cisto branquial do quarto arco
   (1) Direito
      (a) O trato corre na porção inferior do pescoço abaixo do platisma e anterior ao músculo esternocleidomastóideo.
      (b) Enrola-se em torno da subclávia e nela se aprofunda, aprofundando-se também na carótida, posição lateral ao XII nervo, inferior ao nervo laríngeo superior; abre-se na porção inferior do seio piriforme ou na laringe.
   (2) Esquerdo
      (a) Como o vaso do quarto arco é a aorta adulta, o cisto pode ser intratorácico, medial ao ligamento arterioso e ao arco da aorta.
      (b) É lateral ao XII nervo, inferior ao nervo laríngeo superior.
      (c) Abre-se para o interior do seio piriforme inferior ou da laringe.

ARCOS

Primeiro arco (arco mandibular)

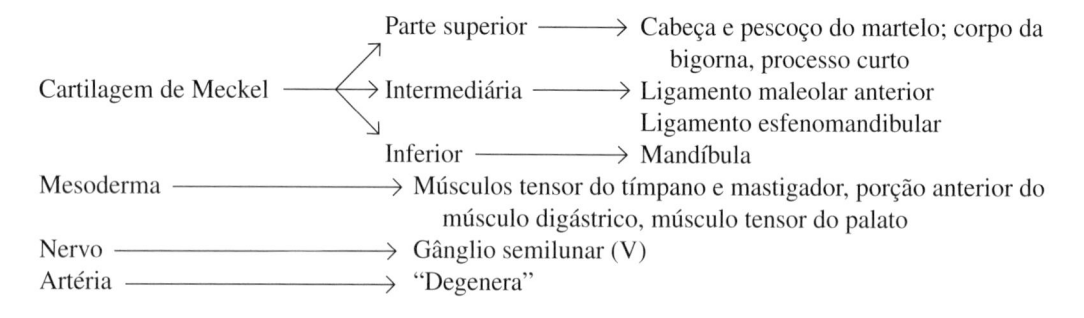

Cartilagem de Meckel
- Parte superior → Cabeça e pescoço do martelo; corpo da bigorna, processo curto
- Intermediária → Ligamento maleolar anterior; Ligamento esfenomandibular
- Inferior → Mandíbula

Mesoderma → Músculos tensor do tímpano e mastigador, porção anterior do músculo digástrico, músculo tensor do palato

Nervo → Gânglio semilunar (V)

Artéria → "Degenera"

Segundo arco (arco hioide)

Cartilagem de Reichert →
- Manúbrio do martelo
- Processo longo da bigorna
- Processo lenticular
- Estribos (exceto a parte vestibular da base)
- Processo estiloide, eminência piramidal
- Ligamento estiloioide
- Corno menor do hioide
- Parte do corpo do hioide
- Metade inferior do canal facial

Mesoderma → Platisma, músculo e tendão do estapédio, músculos faciais, músculo auricular, porção posterior, músculo estiloioide

Nervo → Gânglio geniculado (VII)

Artéria → "Degenera" (artéria estapediana)

Terceiro arco

Barra de cartilagem ⟶ Corno maior do hioide, parte do corpo do hioide
Mesoderma ⟶ Músculo estilofaríngeo
Nervo ⟶ Gânglios superior e inferior (IX)
Artéria ⟶ Artérias carótidas comum e interna

Quarto arco

Barra de cartilagem ⟶ Cartilagem tireoide, cartilagem cuneiforme
Mesoderma ⟶ Músculo constritor faríngeo inferior, músculo cricotireoidiano, músculo cricofaríngeo
Nervo ⟶ Nervo laríngeo superior (gânglio jugular e nodoso)
Artéria: Esquerda ⟶ Aorta
        Direita ⟶ Subclávia proximal (com seu restante derivado da sétima artéria segmentar)

Quinto arco

Barra de cartilagem ⟶ Cricoide, aritenoide, corniculada
Mesoderma ⟶ Músculos intrínsecos da laringe
Artéria: Esquerda ⟶ Pulmonar ⟶ duto arterioso
        Direita ⟶ Pulmonar
Nervo ⟶ Nervo laríngeo recorrente

EMBRIOLOGIA DA GLÂNDULA TIREOIDE

Em um embrião de 4 semanas, um divertículo ventral (tireoide) de origem endodérmica pode ser identificado entre o primeiro e o segundo arcos no assoalho da faringe; também está situado entre o tubérculo ímpar e a cópula. (O tubérculo ímpar, juntamente com as tumefações linguais, transforma-se nos dois terços anteriores da língua, e a cópula é a estrutura precursora do terço posterior da língua.) O divertículo ventral se desenvolve para o interior da glândula tireoide. Durante o desenvolvimento, ele desce na direção caudal no interior dos tecidos mesodérmicos. Com 4,5 semanas, a conexão entre o divertículo da tireoide e o assoalho da faringe começa a desaparecer. Por volta da sexta semana, já estará obliterado e atrofiado. Caso persista até o nascimento ou um pouco mais, poderá ser encontrado um duto tireolingual. Esse trato se estende de forma superficial, intermediária ou pouco profunda ao hioide e alcança o forame cego (Fig. 10.4).

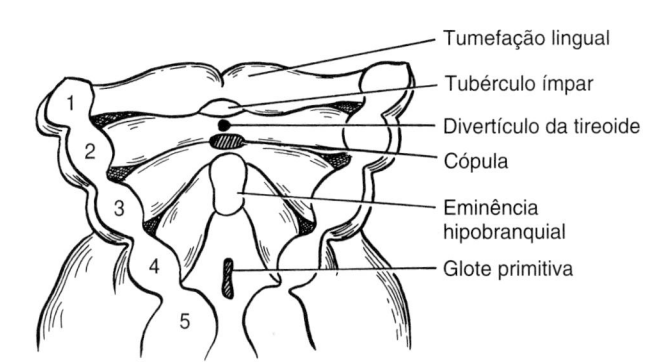

Fig. 10.4 Embrião de 4 semanas.

QUADRO 10.2 DESENVOLVIMENTO EMBRIONÁRIO DA LÍNGUA

Idade (semanas)	Estrutura
4	Tubérculo ímpar, tumefações linguais, cópula
7	Músculos voluntários, XII nervo, papilas, tecidos amigdalianos
8 a 20	Papilas circunvaladas
11	Papilas filiformes e fungiformes

EMBRIOLOGIA DA LÍNGUA

A língua é de origem ectodérmica (dois terços anteriores) e endodérmica (posteriormente). Na quarta semana, duas tumefações linguais são observadas no primeiro arco, e uma tumefação, o tubérculo ímpar, surge entre o primeiro e o segundo arcos. Essas três proeminências se desenvolvem para o interior dos dois terços anteriores da língua. Entretanto, outra tumefação é notada entre o segundo e o terceiro arcos, chamada de cópula. Ela se desenvolve para o interior do terço posterior da língua. Na sétima semana, os somitos das áreas cervicais superiores se diferenciam na musculatura voluntária da língua. As papilas circunvaladas se desenvolvem entre a oitava e a 12ª segunda semanas, e as papilas filiformes e fungiformes se desenvolvem na 11ª semana (Quadro 10.2).

EMBRIOLOGIA DAS AMÍGDALAS E ADENOIDES

1. A amígdala palatina (8 semanas) se desenvolve a partir da segunda bolsa (ventral ou dorsal).
2. A amígdala lingual (6,5 semanas) se desenvolve ventralmente entre o segundo e o terceiro arcos.
3. As adenoides (16 semanas) se desenvolvem como uma infiltração subepitelial dos linfócitos.

EMBRIOLOGIA DAS GLÂNDULAS SALIVARES

1. A glândula parótida (5,5 semanas) é de origem ectodérmica, derivada da primeira bolsa.
2. A glândula submaxilar (6 semanas) é de origem ectodérmica, derivada da primeira bolsa.
3. A glândula sublingual (8 semanas) é de origem ectodérmica, derivada da primeira bolsa.

EMBRIOLOGIA DO NARIZ

O placoide nasal é de origem ectodérmica e surge entre a metade da terceira e quarta semanas de gestação (Fig. 10.5A). É interessante observar que a esta altura os olhos se localizam lateralmente, os precursores auriculares se encontram abaixo do processo mandibular, e a boca primitiva é larga. Por isso, um desenvolvimento embrionário anormal em tal estágio pode resultar na observação destas características na vida pós-natal.

Na quinta semana, o placoide se torna comprimido abaixo da superfície e aparece como depressões invaginadas. A depressão nasal se estende por trás e para o interior da cavidade oral, porém é separada desta pela membrana buconasal (Fig. 10.5B). Tal membrana se rompe entre a sétima e a oitava semanas de gestação para formar as narinas posteriores. Uma falha nessa etapa do desenvolvimento dá lugar à atresia de coanas. A depressão nasal se estende por trás e para cima em direção à área da fronte. O epitélio em torno da fronte se espessa para se transformar nas células sensoriais olfatórias especializadas.

Anteriormente, o processo maxilar se funde com os processos nasolateral e medial para formar as narinas anteriores. A fusão entre o processo maxilar e o processo nasolateral também cria um sulco,

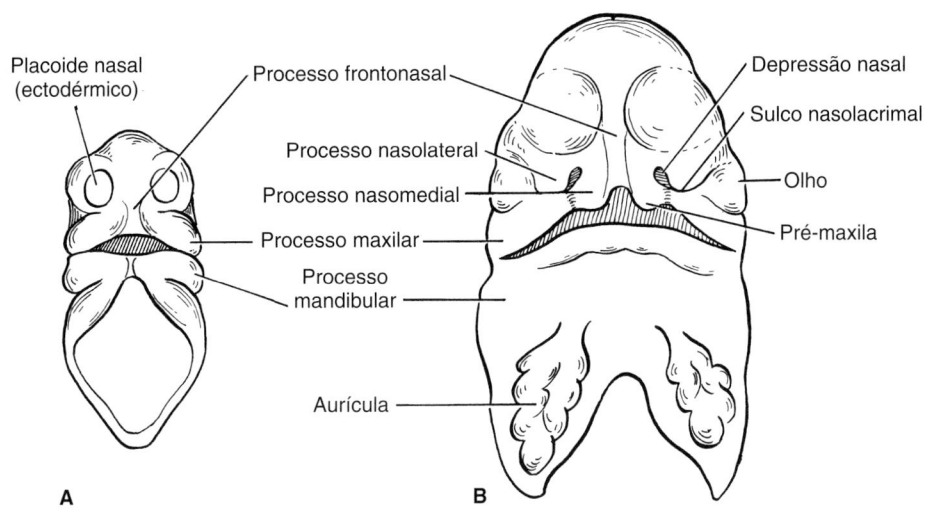

Fig. 10.5 Desenvolvimento do placoide nasal. **A**. Embrião de 4 semanas. **B**. Embrião de 5 semanas.

chamado de sulco nasolacrimal. O epitélio sobre o sulco é subsequentemente encoberto e, quando reabsorvido, forma-se o duto nasolacrimal, abrindo-se para o aspecto anterior do meato inferior. O duto está completamente desenvolvido na ocasião do nascimento.

O processo frontonasal (mesoderma) é o precursor do septo nasal (Fig. 10.6). O palato primitivo (pré-maxila), localizado anteriormente, também é um produto do processo frontonasal (mesoderma). Posteriormente (Fig. 10.7), o septo se encontrará diretamente sobre a cavidade oral até a nona semana, quando as prateleiras palatais da maxila irão crescer medialmente para se fundir entre si e com o septo para formar o palato secundário. O palato duro é formado entre a oitava e a nona semanas (Fig. 10.8), e o palato mole e a úvula estarão completos entre a 11ª e a 12ª semanas.

A partir da oitava até a 24ª semana da vida embrionária, as narinas são ocupadas por um tampão epitelial. A falha na reabsorção desse epitélio resulta em atresia ou estenose das narinas anteriores.

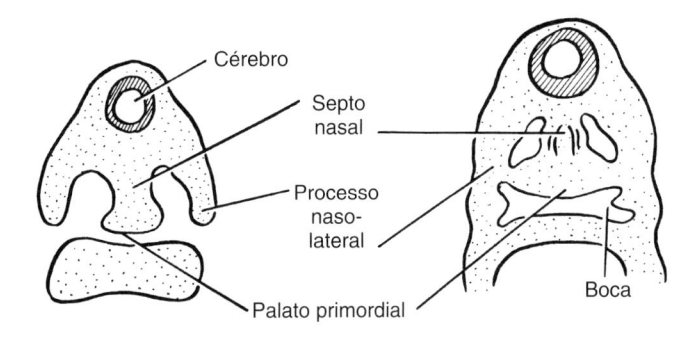

Fig. 10.6 Desenvolvimento do septo nasal.

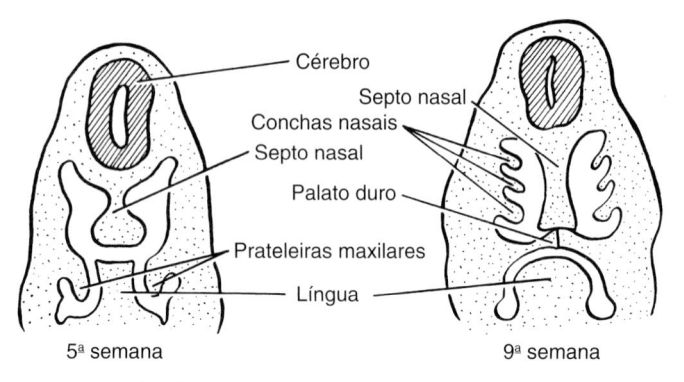

Fig. 10.7 Desenvolvimento posterior do septo nasal.

Ao longo da parede lateral do precursor nasal, o maxiloturbinal é o primeiro a aparecer, seguido pelo desenvolvimento de cinco etmoturbinais e um nasoturbinal. O Quadro 10.3 mostra os derivados de cada primórdio embrionário, e o Quadro 10.4 apresenta um cronograma do seu desenvolvimento.

EMBRIOLOGIA DA LARINGE

A Fig. 10.9 mostra o desenvolvimento embrionário da laringe entre a oitava e a 28ª semanas de vida fetal.

O sistema respiratório completo é uma expansão da faringe primitiva. Com 3,5 semanas, um sulco, chamado de laringeotraqueal, desenvolve-se no embrião, no aspecto ventral do intestino anterior. Este sulco é imediatamente posterior à eminência hipobranquial e está localizado em posição mais próxima ao quarto arco do que ao terceiro arco. Durante o desenvolvimento embrionário, quando uma única estrutura tubular irá se transformar em duas, o tubo original é inicialmente obliterado por uma proliferação de epitélio limitante, ocorrendo em seguida a sua reabsorção, o segundo tubo é formado, e o primeiro, recanulado. Por isso, qualquer malformação envolve ambos os tubos. Tal processo de crescimento contribui para o fato de mais de 90% das fístulas traqueoesofágicas estarem associadas à atresia esofágica. Durante o desenvolvimento, o mesênquima do intestino anterior cresce medialmente a partir

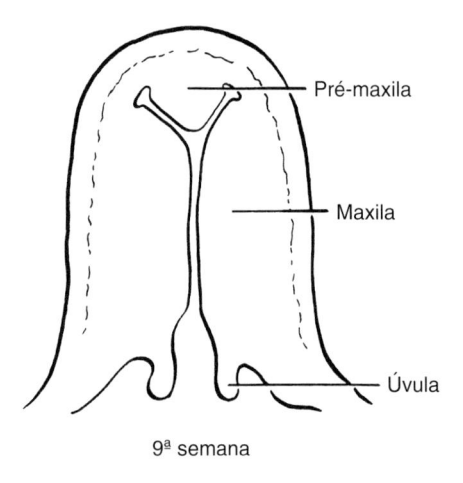

Fig. 10.8 Partes do palato.

QUADRO 10.3 PRIMÓRDIO EMBRIONÁRIO E SEUS DERIVADOS

Primórdio	Derivados
Maxiloturbinal	Concha inferior
Primeiro etmoturbinal	Concha média
Segundo e terceiro etmoturbinais	Concha superior
Quarto e quinto etmoturbinais	Concha suprema
Mesoturbinal	Eminência da cavidade nasal

das laterais, "repuxando" este sulco para criar uma abertura distinta. Com a posterior maturação, serão formados dois tubos, o esôfago e o aparelho laringeotraqueal.

Esta abertura laringeotraqueal é o adito laríngeo primitivo e se encontra entre o quarto e o terceiro arcos. A abertura da fenda sagital se altera para se transformar em uma abertura em forma de T pelo crescimento de três massas tissulares. A primeira é a eminência hipobranquial, que aparece durante a terceira semana. Essa estrutura mesodérmica origina a fúrcula, que mais tarde se desenvolve para o interior da epiglote. O segundo e o terceiro crescimentos são duas massas aritenoides, que surgem durante a quinta semana. Mais tarde, cada tumefação aritenoide apresentará duas tumefações adicionais que eventualmente maturam nas cartilagens cuneiforme e *corniculata*.

Enquanto estas massas crescem entre a quinta e a sexta semanas, o lúmen laríngeo é obliterado. Na nona semana, a forma oval do lúmen é restabelecida. A falha na recanulação poderá levar à atresia ou estenose da laringe. As cordas verdadeiras e falsas são formadas entre a oitava e a décima semanas. Os ventrículos são formados na 12ª semana.

As duas massas aritenoides estão separadas por uma "incisura interaritenóidea", mais tarde obliterada. Caso tal obliteração não ocorra, restará uma fenda posterior acima da cartilagem cricoide, abrindo-se para o esôfago. Esta é uma causa para aspiração grave no recém-nascido.

O Quadro 10.5 mostra o desenvolvimento muscular e o cartilaginoso da laringe.

Os músculos laríngeos são derivados do mesoderma do quarto e quinto arcos, sendo, portanto, inervados pelo décimo nervo. A laringe do bebê está situada em um nível entre a segunda e a terceira vértebras cervicais. No adulto, encontra-se do lado oposto ao corpo da quinta vértebra cervical.

O Quadro 10.6 mostra o desenvolvimento dos seios paranasais.

QUADRO 10.4 CRONOGRAMA DO DESENVOLVIMENTO NASAL

Estruturas	Tempo de desenvolvimento (semanas)
Concha inferior formada	7
Concha média formada	7
Processo uncinado formado	7
Concha superior formada	8
Cartilagem estabelecida	10
Vômer formado e calcificado	12
Osso etmoide calcificado	20
Placa cribriforme calcificada	28
Placa perpendicular, crista *gali* calcificada	Após o nascimento

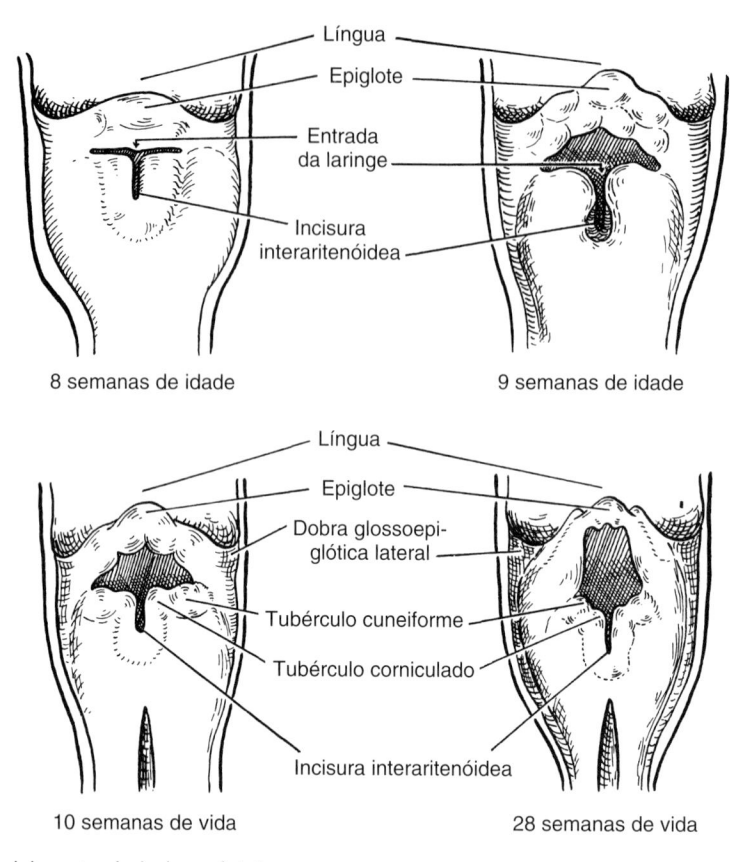

Fig. 10.9 Desenvolvimento da laringe fetal.

QUADRO 10.5 DESENVOLVIMENTO MUSCULAR E CARTILAGINOSO DA LARINGE DE ACORDO COM A IDADE EMBRIONÁRIA

Desenvolvimento	Idade (semanas)
Muscular	
Músculos constritor faríngeo inferior e cricotireoidiano formados	4
Músculos interaritenoide e pós-cricoaritenoide formados	5,5
Músculo cricoaritenoide lateral formado	6
Cartilaginoso	
Desenvolvimento da epiglote (eminência hipobranquial)	3
Cartilagens tireoide (quarto arco) e cricoide (quinto arco) surgem	5
A condrificação destas duas cartilagens se inicia	7
Desenvolvimento e condrificação da aritenoide (quinto arco) e corniculada (quinto arco) (o processo vocal é o último a se desenvolver)	12
Condrificação da epiglote	20
Desenvolvimento da cartilagem cuneiforme (quarto arco)	28

QUADRO 10.6 DESENVOLVIMENTO DOS SEIOS PARANASAIS

Seios	Características	Idade
Maxilar	Aparece como um prolongamento do infundíbulo etmoidal	12 semanas
	Pneumatização	Ao nascimento
	Alcança tamanho estável	18 anos
Frontal	Origina-se da área anterior superior do meato médio	Inicia-se na idade fetal tardia ou mesmo após o nascimento
	Pneumatização	Após 1 ano
	Tamanho completo	20 anos
Esfenoide	Origina-se do crescimento epitelial da região posterior superior	Inicia-se no 3º mês fetal
	Pneumatização	Durante a infância
	Tamanho completo	15 anos
Etmoide	Origina-se da evaginação da mucosa nasal para o interior da massa etmoidal lateral	6º mês fetal
	Pneumatização completada	7 anos
	Tamanho completo	12 anos

OSSIFICAÇÃO DO ESQUELETO DA LARINGE

Hioide ⟶ Ossificação a partir de seis centros ⟶ Inicia-se ao nascimento; completa-se em 2 anos

Tireoide ⟶ Inicia-se entre 20 e 23 anos; começa na margem inferior
Estende-se posteriormente a cada asa
A margem superior nunca sofre ossificação

Cricoide ⟶ Inicia-se entre 25 e 30 anos
Incompleta
Inicia-se na margem inferior

Aritenoides ⟶ Inicia-se entre 25 e 30 anos

FENDA DO OUVIDO MÉDIO

Embriologia da orelha e deformidades congênitas (Quadros 10.7A e B)

1. Embriologia da orelha
   a. Orelha externa
   b. Orelha média
   c. Orelha interna
   d. Nervo facial
2. Deformidades congênitas
   a. Incidentes
   b. Perda congênita da audição
   c. Síndromes comuns
   d. Microtia, atresia, gradação
   e. Deformidades da orelha externa
   f. Avaliação da perda congênita da audição
   g. Audiologia
3. Radiologia
4. Controle
   a. Reconstrução da aurícula
   b. Atresia
   c. Tratamentos alternativos

QUADRO 10.7A EMBRIOLOGIA DO OUVIDO

Semana	Orelha externa	Orelha média	Orelha interna	Nervo facial
3 a 5	Ectoderma — primeiro sulco branquial; endoderma — 1ª bolsa branquial	2ª bolsa branquial — espaço da orelha média, 2º arco mesenquimal — arco dos estribos	Neuroectoderma + ectoderma — o placoide ótico evolui para depressão ótica, vesícula bem como duto e saco endolinfáticos; ventral — vestíbulo; dorsal — cóclea, gânglio acústico; superior — vestibular; inferior — coclear, cápsula ótica a partir do tecido mesenquimatoso	Facial primordial — acústico — fibras sensoriais: nervo corda do tímpano, nervo intermédio, gânglio geniculado, grande nervo petroso superficial
6 a 9	O 1º e 2º arcos formam as proeminências de His 1º arco 1 trago 2 crista da hélice 3 hélice 2º arco 4 anti-hélice 5 antitrago 6 lóbulo	Martelo e bigorna — massa mesenquimal isolada, plataforma mesenquimatosa dos estribos; cartilagem de Meckel — cabeça e pescoço do martelo, corpo e processo curto da bigorna; cartilagem de Reichert — manúbrio do martelo, processo longo da bigorna, arcos do estribo	Canais semicirculares, a mácula se divide: superior — utrículo, inferior — sáculo; cóclea — 2½ voltas em 6 a 8,5 semanas	Os VII e VIII nervos se separam, estendem-se até os músculos faciais, o canal falopiano evolui como sulco na 9ª semana e se funde à cartilagem de Reichert
10 a 14	Hillocks se funde — aurícula	Arco dos estribos formado, quatro bolsas mucosas formadas: anterior — bolsa anterior de von Trolch; média — petrosa e epitímpano; superior — bolsa posterior de von Trolch, mastoide; posterior — nicho das janelas oval e redonda, seio do tímpano	Órgãos terminais vestibulares formados, membrana otolítica, mácula, membrana tectorial da cóclea, rampa timpânica, fosseta da janela anterior, fosseta da janela posterior	Ramo facial extenso, localização anterior em relação à orelha externa
15 a 20	Aurícula reconhecível, anel timpânico formado	Ossículos de tamanho adulto, início da ossificação	Labirinto membranoso completo sem órgãos terminais, a ossificação se inicia em 14 locais	Localização anterior e superficial, migração posterior
21 a 28	O centro epitelial do canal auditivo externo é reabsorvido e completado na 28ª semana	Tambor formado na 28ª semana; ectoderme — escamoso; mesoderme — fibroso; endoderme — mucoso	Ossificação completa na 23ª semana; as últimas a se ossificarem são a fosseta da janela anterior e a da janela posterior; estruturas da cóclea formadas	O canal falopiano se fecha e é ossificado
30 até o nascimento	A aurícula e o canal da orelha continuam a crescer até os 9 anos de idade	Espaço aéreo da orelha média formado; o anel timpânico se ossifica por volta dos 3 anos; trompa de Eustáquio cresce 17 a 36 mm	Labirinto membranoso e ósseo em tamanho adulto; saco linfático cresce até a idade adulta	O nervo facial é lateral até que a depressão mastóidea se forme aos 3 anos; 25% dos canais falopianos sofrem deiscência

De Sataloff RT. Embriology and Anomalies of the Facial Nerve and Their Surgical Implications. Nova York, NY: Raven Press; 1991.

QUADRO 10.7A *Continuação*

Grau	Microtia	Atresia
I	Leve deformação da aurícula	Canal auditivo externo normal — atrético, ossículos — deformados ou fixos, curso anormal do nervo facial
II	Rede cartilaginosa da aurícula deformada	Atresia, osso do tímpano ausente, espaço da orelha média pequeno, ossículos deformados, nervos faciais anterior e lateral
III	Tecido mole remanescente da aurícula	Deformidades da orelha média e da interna
IV	Anotia	Deformidades graves da orelha interna: Shibe — colapso do duto coclear, órgão de Corti deformado; Michelle — orelha interna ausente

Incidência de deformidades congênitas: microtia em 0,13 a 6 por 1.000 nascimentos, atresia em 1,2 a 5,5 por 1.000 nascimentos, anomalias ossiculares em 2% dos pacientes que passaram por cirurgia dos estribos, deformidades bilaterais em 10%

Perda congênita de audição: neurossensorial em 85%, condutiva em 15% com deformidades externas em 50%

Síndromes comuns associadas à perda condutora de audição: disostose mandibulofacial (Treacher Collins), microssomia hemifacial, displasia vertebral oculoauricular (Goldenhar), disostose craniofacial (doença de Crouzon)

QUADRO 10.7B MICROTIA-ATRESIA

Deformidades da orelha externa

Depressões e seios pré-auriculares:
Etiologia: falha no fechamento completo das proeminências do 1º e 2º arcos branquiais
Incidência: 0,18% em brancos, 1,49% em negros
Patologia: trato delimitado por epitélio, poderá estar associado a inflamação crônica, podendo se estender ao trago ou fossa escafoide
Controle: observação, salvo em caso de infecção; excisão de todo o trato fistular

Deformidades auriculares:
Microtia graus I a IV normalmente associada à atresia graus I a IV; orelha protuberante — orelha de abano — parte interna da orelha funda; deformidades da borda da hélice e anti-hélice
Controle: depende da gravidade da deformidade; otoplastia — reconstrução

Avaliação da perda congênita da audição e das deformidades:
Audiologia: nascimento — emissões otoacústicas (EOA); potenciais evocados auditivos do tronco encefálico (BERA); costuma-se utilizar também a audiometria com 1 ano e meio de idade
Atresia: perda condutiva de 60 a 70 dB
Fixação dos estribos: perda condutiva de 50 a 65 dB; a presença de incisura de Carhart pode sugerir o curso anormal do nervo facial e requerer fenestração
Anormalidades ossiculares: perda condutiva de 25 a 50 dB
Nervo facial sobre os estribos: perda condutiva de 20 a 35 dB

Radiologia: tomografia computadorizada (TC) em secções de 0,75 a 1,5 mm, com vistas axial e coronal; perda de audição neurossensorial — infância precoce; perda condutiva de audição — anterior à reconstrução

Controle
Amplificação: aparelho auditivo aos 6 meses de vida, estímulo pelo som
Implante coclear: com 2 a 3 anos de idade tendo perda profunda de audição neurossensorial
Aparelho de audição preso ao osso considerado para os pacientes não-cirúrgicos — 6 anos de idade
Reconstrução cirúrgica:
Reconstrução da aurícula antes do conduto auditivo externo e da orelha média; 5 a 8 anos de idade, dependendo do tamanho da orelha oposta. Quatro estágios:
1. Encobrir o esqueleto cartilaginoso da aurícula. 2. Construir o lóbulo. 3. Elevar a borda da hélice e enxertar o sulco pós-auricular. 4. Construir a parte interna da orelha e o trago, que poderá ser feito juntamente com a cirurgia da atresia

Atresia, reconstrução da orelha média: indicações — perda condutiva da audição > 30 dB, condução óssea < 20 dB, espaço da orelha média aerado e acessível. Reconstrução de 70% com timpanoplastia — canal da orelha, tambor e cadeia ossicular, estribos e janela oval em 17%, 60% apresentam anormalidades ossiculares adicionais, o nervo facial cobre a janela oval em 13%, requerendo a fenestração do canal horizontal

Tratamento alternativo: prótese auricular para condução óssea e aparelho auditivo; nenhum tratamento para a orelha oposta normal ou dominante

Bibliografia

Anson BJ, Donaldson JA. *The Ear: Developmental Anatomy and Surgical Anatomy of the Temporal Bone.* 3rd ed. Philadelphia, PA: WB Sanders Company; 1981:23–57.

Bardach J. Surgery for congenital and acquired malformations of the auricle. In: Cummings, Fredrickson, Harker, et al., eds. *Otolaryngology Head Neck Surgery. Ear and Skull Base.* Vol. 4. St. Louis, MO: Mosby; 1986:2861–2898.

Bauer BS. Management and therapy of congenital malformations and traumatic deformities of the ear. In: Alberti PW, Reuben RJ, eds. *Otologic Medicine and Surgery.* Vol. 2. New York, NY: Churchill Livingstone; 1988:1025–1072.

Belluci RJ. Congenital aural malformations, diagnosis and treatment. *Otolaryngol Clin North Am.* 1981;14:95–124.

De la Cruz A, Linthicum FH, Luxford W. Congenital atresia of the external auditory canal. *Laryngoscope.* 1985;95:421–427.

Farrior J, Rophie S. Fenestration of the horizontal semicircular canal and congenital conductive deafness. *Laryngoscope.* 1985;95:1025–1036.

Farrior J. Management of congenital hearing loss. *Adv Plast Reconstr Surg.* 1989:217–236.

Goodwin WJ, Godley F. Developmental anatomy and physiology of the nose and paranasal sinuses. In: Lee KJ, ed. *Textbook of Otolaryngology and Head and Neck Surgery.* New York, NY: Elsevier Science Publishing Co., Inc; 1989.

Hough JVD. Malformations and anatomical variations seen in the middle ear during operation for mobilization of the stapes. *Laryngoscope.* 1958;68:1337–1379.

Jafek BW, Nager GT, Strife J, *et al*. Congenital atresia of the ear and analysis of 311 cases and transactions. *Am Acad Ophthalmol Otolaryngol.* 1975;80:588–595.

Jahrsdoerfer R. Congenital malformations of the ear. *Ann Otolaryngol.* 1980;89:348–53.

Lambert PR. Congenital aural atresia. In: Bailey, ed. *Head & Neck Surgery–Otolaryngology.* Philadelphia, PA: Lippincott–Raven; 1998:1997–2010.

Miyamoto RT, Myres WA, Pope ML, *et al*. Cochlear implants for deaf children. *Laryngoscope.* 1986;96:990–996.

Reuben RJ. Management and therapy of congenital malformations of the external and middle ear. In: Alberti PW, Reuben LJ, eds. *Otologic Medicine and Surgery.* Vol. 2. New York, NY: Churchill Livingstone; 1988:1135–1151.

Sataloff RT. *Embryology and Anomalies of the Facial Nerve and Their Surgical Implications.* New York, NY: Raven Press; 1990.

Schuknecht HF. Mondini dysplasia. *Ann Otol Rhinol Laryngol.* 1980;89(Suppl 65):1–23.

Smith HW. The atlas of cleft lip and cleft palate surgery. In: Lee KJ, ed. *Comprehensive Surgical Atlases in Otolaryngology and Head and Neck Surgery.* New York, NY: Grune & Stratton; 1983.

Fenda labial e palatina 11

INCIDÊNCIA E EPIDEMIOLOGIA

Fenda labial ± palatina (Ver o Quadro 11.1)

1. A incidência de fenda labial ± palatina (FL ± P) nos EUA é de aproximadamente 1 por 600 nascidos vivos.
2. A incidência de FL ± P varia consideravelmente de acordo com a raça.

   - Índios norte-americanos   3,6:1.000
   - Asiáticos   1,7:1.000
   - Caucasianos   1:1.000
   - Afro-americanos   0,3:1.000

3. Cerca de 14% dos defeitos de FL ± P estão associados a síndromes.
4. Cerca de 66% dos defeitos de FL ± P ocorrem no sexo masculino; quanto mais grave o defeito, mais pessoas do sexo masculinos acometidas.
5. Os defeitos de fenda são unilaterais em 80% dos pacientes e bilaterais em 20%.
6. A fenda palatina (FP) está associada a 70% de defeitos unilaterais e 80% de defeitos bilaterais.
7. Os defeitos de fenda são do lado esquerdo em cerca de 66% dos pacientes e do direito em uns 33%.

Fenda palatina

1. A incidência de fenda palatina (FP) isolada é de 1 por 2.500 nascidos vivos.
2. A incidência de FP é maior no sexo feminino (75%).
3. Quase 33% dos defeitos de FP estão associados a síndromes.
4. Mais de 300 síndromes foram associadas à FP, tais como:

   - Síndrome de Stickler
   - Síndrome velocardiofacial
   - Síndrome de van der Woude
   - Sequência de Pierre Robin

5. Microdeleções no cromo/somo 22q11.2 foram encontradas nas síndromes de DiGeorge, velocardial facial e conotruncal associadas à FP.
6. A incidência de FP submucosa é de 1:1.600 nascimentos.
7. A incidência de úvula bífida é de 1:80 nascidos vivos.

ETIOLOGIA

1. O desenvolvimento de FL ± P e FP é fortemente dependente de fatores genéticos.
2. A fenda é heterogênea e resulta de agressões ambientais.
3. Os fatores ambientais provavelmente capazes de induzir à fenda são:

   - Exposição fetal ao álcool
   - Tabagismo

QUADRO 11.1 QUAIS AS CHANCES DE UMA CRIANÇA COM DEFEITO EM FENDA?

	Fenda labial ± fenda palatina (%)	Fenda palatina (%)
Pais normais, primeiro filho acometido		
A. Nenhum parente acometido	4	2
B. Parentes acometidos	4	7
C. Criança acometida com segunda anomalia	2	2
Pais normais, dois parentes acometidos	9	10
Um dos pais, nenhuma criança acometida	4	6
Um dos pais, uma criança acometida	17	15

- Antagonistas do ácido fólico
- Fenitoína
- Derivados do ácido retinoico
- Síndrome da faixa amniótica
- Diabetes materno

4. Os multivitamínicos com ácido fólico provavelmente reduzem a incidência de fendas.

EMBRIOLOGIA

1. O período crítico para o desenvolvimento do palato é das 8 às 12 semanas.
2. O período crítico para o desenvolvimento de FL ± P é das 4 às 6 semanas.
3. Os cinco primórdios faciais surgem em torno do estomodeu (boca primitiva) no início da quarta semana.

    - *Proeminência frontonasal:* proliferação de mesênquima ventral ao prosencéfalo
    - *Proeminências maxilares* pareadas: estruturas do primeiro arco branquial, formando lados
    - *Processos mandibulares* pareados: estruturas do primeiro arco branquial, formando o limite caudal

4. Os placoides nasais formam-se inferiores à proeminência frontonasal e desenvolvem-se em proeminências nasais medial e lateral.
5. Das 6 às 7 semanas, as proeminências nasais emergem uma com a outra e os processos maxilares laterais, formando o segmento intermaxilar, que dá origem ao(à):

    - Filtro
    - Pré-maxila
    - Palato primário (processo palatino mediano)
    - Ponta do nariz

6. As proeminências maxilares laterais formam o(a):

    - Lábio lateral
    - Maxila lateral
    - Palato secundário
    - Asa nasal lateral

7. As proeminências maxilares laterais formam os processos palatinos laterais em forma de concha. À medida que a língua se move inferiormente, os processos alongam-se e movem-se horizontalmente até fundir-se e formar o palato secundário.

8. O septo nasal cresce inferiormente a partir das proeminências nasais medianas fundidas e funde-se ventral a dorsalmente com o palato das 9 às 12 semanas.
9. Os processos palatinos fundem-se cerca de 1 semana mais tarde em meninas, o que pode explicar a maior incidência de FP nelas.
10. A falha na fusão das proeminências nasais medianas com as proeminências maxilares resulta em FL ± P mínima a completa.
11. A falha na fusão dos processos palatinos laterais resulta em FP.
12. O mecanismo exato de desenvolvimento anormal, levando à formação de fenda (proliferação deficiente do mesênquima, falha da ponte epitelial entre as proeminências mesodérmicas, alteração do fluxo de células da crista neural e da morte celular programada), não está completamente entendido.

CLASSIFICAÇÃO

1. Existem múltiplos sistemas de classificação para descrever a FP e suas anomalias.
2. Os métodos básicos de classificação dividem as fendas em:
    - FL ± P
    - FP
    - Unilaterais
    - Bilaterais
    - Completas
    - Incompletas
3. Devido à miríade de possibilidades, devem ser incluídos diagramas e documentação fotográfica nas descrições da fenda palatina.

TRATAMENTO

Filosofia geral

1. Os cuidados com os pacientes portadores de fenda são complexos e demorados, devendo ser coordenados para maximizar os benefícios dos tratamentos clínicos e das intervenções operatórias. Mesmo que a assistência seja multidisciplinar, a de cada paciente deve ser dirigida por um médico conhecedor do assunto e experiente. Os membros da equipe devem consistir em:
    - Cirurgião de fenda
    - Ortodontista
    - Cirurgião oral
    - Audiologista
    - Fonoterapeuta
    - Otorrinolaringologista
    - Geneticista
    - Pediatra
    - Assistente social/psicólogo
2. A maioria dos pacientes com fenda é diagnosticada ao nascimento, mas alguns o são por exames pré-natais, como o ultrassom.
3. As dificuldades alimentares precisam de avaliação e tratamento precoces para otimizar o crescimento do lactente até 140 a 224 g/semana. O ganho de peso mínimo aceito é de 14 g/dia.

- Mamilo modificado
- Mamadeira compressível
- Alteração na posição de alimentação
- Fórmula concentrada

4. Problemas com a via respiratória podem exigir tratamento precoce.
5. Problemas com a fala são encontrados em 25% dos pacientes com fenda.
6. A FP está associada a otite média crônica com efusão (OMCE) em 95% dos pacientes.
7. Problemas psicológicos de aflição, culpa, raiva e inadequação requerem intervenção precoce com os pais e a família.
8. Os pacientes com FL ± P vão precisar de múltiplos procedimentos cirúrgicos durante a infância e na adolescência. Ver o Quadro 11.2.
9. Pode-se recorrer à ortopedia pré-cirúrgica para alinhar melhor as conchas palatinas e estreitar a abertura do palato.

Fenda palatina unilateral

Defeito

1. O músculo orbicular do olho encontra-se orientado para cima, paralelo às margens do palato, e seu esfíncter está rompido.
2. A maxila é hipoplásica no lado com a fenda.
3. A asa do nariz no lado da fenda está deslocada nos sentidos inferior, posterior e lateral.
4. A columela mostra-se deslocada para o lado sem fenda.
5. O pilar medial é mais curto e o lateral mais longo na cartilagem lateral inferior (CLI) da fenda.
6. A cúpula no lado da fenda é mais baixa, resultando em achatamento alar e narina de formato horizontal.
7. O defeito alveolar passa através da dentição em desenvolvimento.
8. O assoalho nasal encontra-se ausente.
9. O septo caudal está desviado para o lado sem fenda, e o septo posterior desviado para o lado da fenda.

QUADRO 11.2 IDADE PARA A INTERVENÇÃO NA FENDA

Procedimento	Idade
Aconselhamento para fenda	Antes do parto/nascimento
Orientação para alimentação com fenda	Antes do parto/nascimento
Ortopedia pré-cirúrgica (possível)	0 a 5 meses
Reparo primário do lábio	3 meses
Reposicionamento nasal primário	3 meses
Tubos de ventilação	3 meses
Palatoplastia	9 a 18 meses
Avaliação da fala	3 a 4 anos
Avaliação e reparo de IVF (se necessários)	4 a 6 anos
Enxerto de osso alveolar	9 a 11 anos
Reconstrução nasal	14 a 18 anos
Cirurgia ortognática	> 16 anos

IVF, insuficiência velofaríngea.

Reparo cirúrgico (ver as Figs. 11.1 e 11.2)

1. Objetivos do reparo primário da fenda palatina:

    - Correto alinhamento do músculo orbicular da boca
    - Correto alinhamento do vermelhão e do arco de Cupido
    - Criação de um assoalho e soleira nasais
    - Colocação simétrica da base alar e columela
    - Camuflagem e minimização da cicatriz

2. A avaliação do defeito do lábio com o teste da pinçadela pode indicar a necessidade de aderência ou cobertura do lábio antes do reparo definitivo.
3. No reparo por avanço e rotação de Millard, o segmento medial do lábio deve ser girado para baixo, e o lateral avançado.

    - É o reparo mais comum feito nos EUA
    - São vantagens a criação de cicatriz que simula a coluna do filtro, corrige a deformidade nasal e dá flexibilidade ao reparo
    - São desvantagens a dificuldade com fendas largas e a criação de narina pequena

4. No reparo com retalho triangular de Tennison-Randall, utiliza-se um retalho triangular de base lateral inferior e faz-se a transposição com zetaplastia.

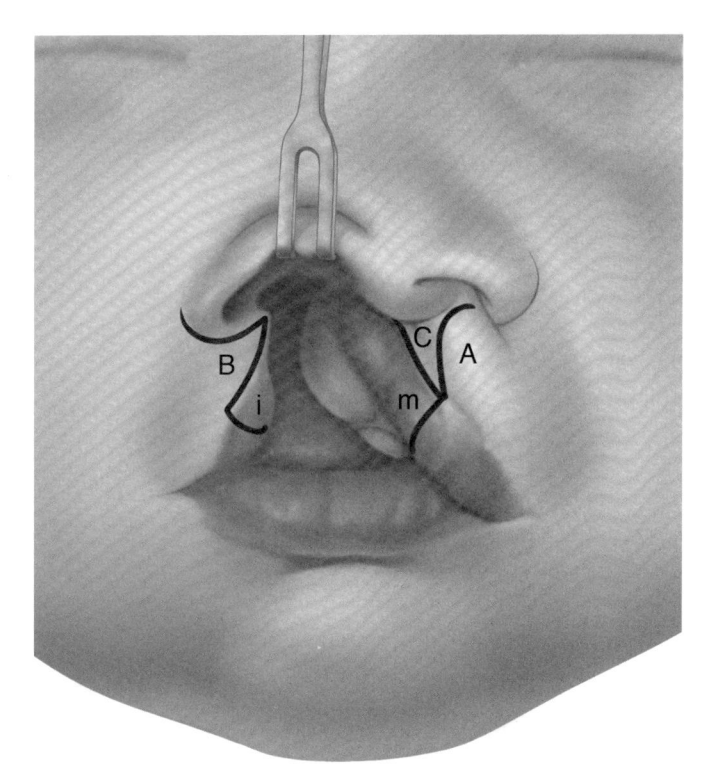

Fig. 11.1 Reparo por avanço e rotação de Millard de fenda labial unilateral – incisões para os retalhos. *(Reproduzido, com autorização, da Mayo Foundation for Medical Education and Research.)*

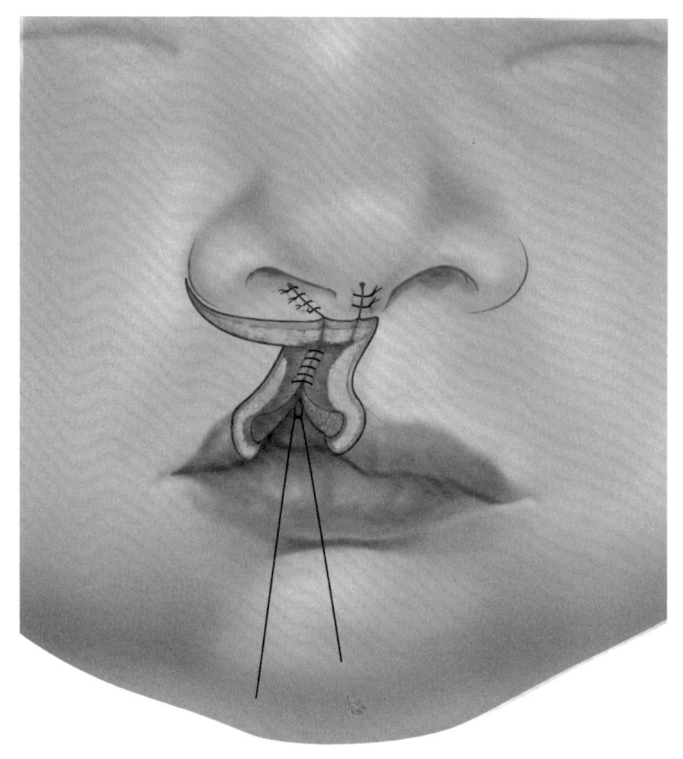

Fig. 11.2 Rotação/avanço para fenda labial unilateral. *(Reproduzido, com autorização, da Mayo Foundation for Medical Education and Research.)*

- As vantagens consistem em utilidade no caso de fendas largas e descarte mínimo de tecido
- As desvantagens consistem em cicatriz em forma de z e falta de flexibilidade, com a necessidade de medidas precisas

5. O tratamento inicial da deformidade nasal deve ocorrer na época do reparo da fenda primária.

Fenda labial bilateral
Defeito
1. As fibras musculares encontram-se ausentes no segmento prolabial.
2. O vermelhão está ausente no segmento prolabial.
3. O segmento prolabial tem suprimento sanguíneo precário.
4. O prolábio mostra-se subdesenvolvido verticalmente e hiperdesenvolvido horizontalmente.
5. A columela é curta.
6. Há ausência bilateral do assoalho e da soleira nasais.
7. A parte central do arco alveolar encontra-se deslocada anterior e superiormente.
8. A pré-maxila é móvel.
9. A ponta do nariz é alargada.

Reparo cirúrgico
1. Os objetivos do reparo cirúrgico na fenda bilateral são idênticos aos do reparo da fenda unilateral.

2. A fenda bilateral geralmente é fechada em um único procedimento, que oferece as seguintes vantagens:

    - Maior simetria do lábio e nariz
    - Sulco labial revestido de mucosa
    - Boa função do músculo orbicular da boca

3. O defeito bilateral pode ser reparado em estágios.

    - Primeiro é reparada a fenda mais larga
    - O reparo da segunda fenda é feito vários meses depois
    - Resulta em função precária do músculo orbicular da boca
    - O lábio pode acabar ficando muito longo
    - É difícil camuflar a cicatriz trifurcada sob a columela

Fenda palatina

Defeito

1. A alavanca velofaríngea está rompida, e os músculos inserem-se nas margens mediais da fenda e no palato duro posterior.
2. A fenda pode envolver apenas o palato mole, o duro (palato secundário) ou os palatos completos primário e secundário.
3. As cavidades nasal e oral comunicam-se livremente, resultando em insuficiência velofaríngea (IVF).
4. Pode ser difícil diagnosticar uma FP submucosa. Os achados físicos clássicos são:

    - Zona pelúcida (área cinzenta hiperlucente na linha média do palato mole)
    - Úvula bífida
    - Incisura no palato duro posterior
    - A nasofaringoscopia durante a fala é o recurso diagnóstico mais sensível

Reparo cirúrgico (ver as Figs. 11.3, 11.4 e 11.5)

1. Os objetivos cirúrgicos do reparo do palato são:

    - Separação das cavidades oral e nasal
    - Construção de alavanca elevadora que resulta na função adequada da valva velofaríngea e da trompa de Eustáquio
    - Preservação do crescimento mesofacial
    - Desenvolvimento da dentição funcional

2. O reparo precoce e agressivo pode resultar em crescimento mesofacial anormal.
3. O fechamento tardio do palato pode resultar em distúrbios significativos da fala.
4. A palatoplastia de von Langenbeck avança retalhos bipediculados mucoperiósteos.

    - É de fácil execução
    - Exige menor desnudamento do osso palatino
    - Não aumenta o comprimento do palato

5. A palatoplastia retrógrada em V a Y retrodesloca dois retalhos mucoperiósteos de base posterior mediante uma técnica de fechamento em V a Y.

    - Alonga o palato
    - Deixa uma superfície palatina larga desnuda

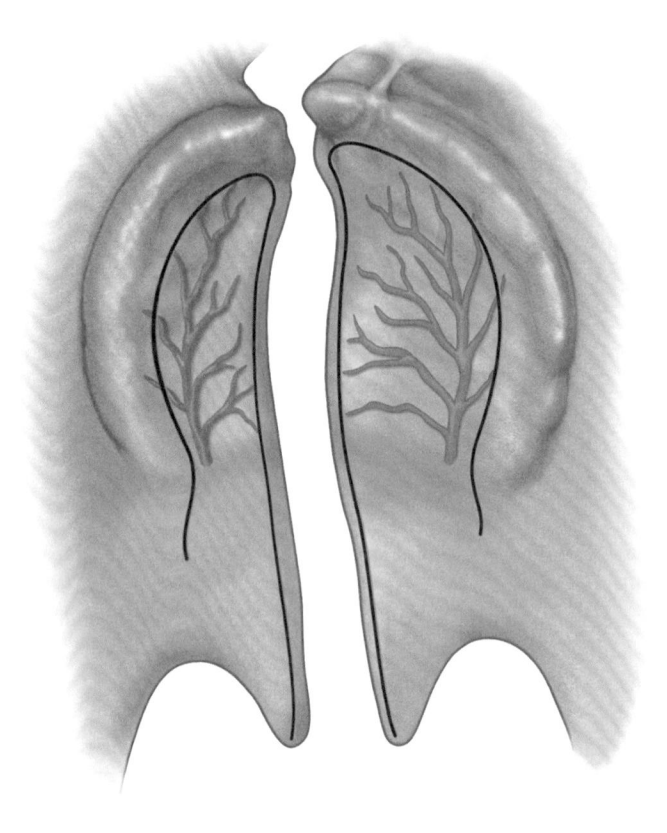

Fig. 11.3 Incisões para fenda palatina unilateral para palatoplastia com dois retalhos. *(Reproduzido, com autorização, da Mayo Foundation for Medical Education and Research.)*

6. A palatoplastia de dois retalhos utiliza dois retalhos mucoperiósteos colocados posteriormente que se estendem para a fenda alveolar.

    - Boa para fendas palatinas completas do palato/alvéolo

7. A palatoplastia de Furlow utiliza uma zetaplastia reversora dupla com retalhos de músculo e mucosa, bem como apenas de mucosa para reparar a fenda palatina.

    - É usada em geral para fendas submucosas ou do palato mole
    - A fala resulta boa com o alinhamento muscular apropriado
    - Mostra-se difícil para fendas largas

8. O reparo de Schweckendiek em dois estágios fecha a fenda palatina e deixa a do palato duro para obturação com uma prótese até o fechamento tardio aos 4 até os 5 anos.

    - Produz distúrbio mínimo no crescimento facial
    - Requer trocas frequentes de próteses
    - Resultará em distúrbios significativos da fala se não for obturada apropriadamente
    - Não é usada com frequência

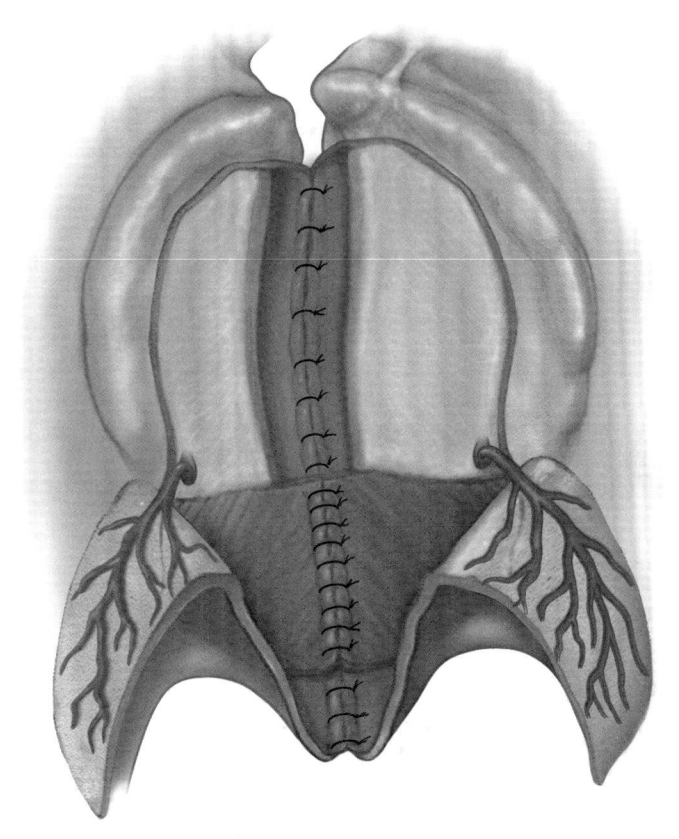

Fig. 11.4 Reparo de fenda palatina unilateral com velopastia intervelar. *(Reproduzido, com autorização, da Mayo Foundation for Medical Education and Research.)*

9. Toda palatoplastia bem-sucedida baseia-se na veloplastia intervelar (recriação de alavanca muscular elevadora íntegra) (Fig. 11.4).
10. Às vezes, a palatoplastia pode ser combinada com cirurgia com retalho faríngeo para diminuir o grau de IVF.

PROBLEMAS ASSOCIADOS

Doença otológica

1. Praticamente todo paciente com FP tem doença da orelha média.
2. A incidência de doença da orelha média diminui após o reparo do palato.
3. Os fatores que contribuem para a disfunção da trompa de Eustáquio em pacientes com fenda são:
   - Refluxo nasofaríngeo e contaminação do orifício da trompa de Eustáquio
   - Dilatação inefetiva da tuba auditiva pelo tensor do véu palatino secundária a hipoplasia muscular e mau posicionamento
4. Tubos de ventilação são colocados nos pacientes com FP no momento do reparo primário do lábio.

Sinais e sintomas

A orelha parece eritematosa, sensível e edematosa na maioria dos casos de celulite. Também podem estar presentes síndromes sistêmicas de infecções fúngicas disseminadas.

Patógenos comuns

Os da aspergilose, histoplasmose, mucormicose, candidíase, coccidioidomicose, blastomicose, peniciliose, dermatofitose e cromomicose.

Pesquisa diagnóstica

Biopsia com coloração para fungos é apropriada; radiografias de tórax e títulos sorológicos também podem ser considerados.

Opções de tratamento

Tratar de acordo com a etiologia específica, reservando a terapia sistêmica aos pacientes imunocomprometidos ou com infecções graves e similares. Pode ser necessário desbridamento nos casos avançados.

OUTRAS INFECÇÕES DA ORELHA EXTERNA

Borrelia burgdorferi: a doença de Lyme, transmitida pelo carrapato *Ixodes dammini*, pode ser notada no primeiro estágio pelo eritema exantemático crônico migratório característico e durante o segundo estágio como linfocitoma com nódulos intensamente vermelhos e violáceos no lobo da orelha.

Treponema pallidum: agente causador da sífilis, é um protozoário raramente envolvido nas infecções do canal auditivo externo, embora a goma, uma lesão da sífilis terciária, possa ser verificada no canal externo.

A hanseníase tuberculoide e lepromatosa, leishmaniose cutânea, pediculose e escabiose também são infecções incomuns da orelha externa.

Pericondrite e condrite

Epidemiologia e fisiopatologia

- Infecção dos elementos mesenquimatosos do pavilhão auricular.
- *Piercing* na orelha, queimaduras, cirurgia e traumatismo contuso ou penetrante (laceração, acupuntura) podem resultar em infecção devido ao comprometimento vascular.
- Distinguir essa entidade da policondrite recidivante, malignidade (linfoma) e outros distúrbios inflamatórios.
- Só se pode distinguir pericondrite de condrite no momento da cirurgia, ante a presença de cartilagem necrótica que indique condrite.
- O acúmulo de sangue ou soro pode resultar em infecção secundária.
- A deposição de cartilagem começa em 2 a 4 semanas, a partir do pericôndrio remanescente.
- Matriz desigual pode resultar em deformidade da orelha em forma de couve-flor.

Sinais e sintomas

Podem ser agudos ou crônicos, manifestando-se poucas semanas depois do evento desencadeante inicial. Após traumatismo, observa-se tumefação flutuante de hematoma ou a orelha fica cronicamente edematosa, sensível e com secreção.

Patógenos comuns

P. aeruginosa (o mais comum), *S. aureus*, *Enterobacter*, *Proteus mirabilis* e outros micro-organismos Gram-negativos.[3]

Pesquisa diagnóstica
Cultura e sensibilidade, biopsia no consultório clínico ou em sala cirúrgica.

Opções de tratamento
- O objetivo é erradicar a infecção.
- Otimização do resultado estético final.
- Cuidados com a ferida, evacuação do hematoma ou seroma, apoio para a orelha, manipulação delicada da orelha e antibióticos tópicos (em pacientes queimados) e sistêmicos profiláticos são os procedimentos-padrão após traumatismo.[3]
- A antibioticoterapia é voltada para os micro-organismos Gram-negativos e *S. aureus*.
- Aminopenicilina ou fluoroquinolona antipseudomonas por 2 a 4 semanas.
- Antibióticos intravenosos em geral são recomendados até a melhora clínica, usando o paciente os antibióticos indicados em esquema ambulatorial.
- A cirurgia visa eliminar a cartilagem necrótica e minimizar a deformidade subsequente.

INFECÇÕES DO CANAL AUDITIVO EXTERNO

Bacteriana (aguda)

Epidemiologia e fisiopatologia
- Climas quentes e úmidos.
- Comum em nadadores devido à maceração local do canal cutâneo.
- Oclusão das unidades pilossebáceas e proliferação bacteriana subsequente.
- Traumatismo do canal com a retirada do cerume por meio de aplicadores algodonados (cotonetes) ou outros instrumentos. Distúrbios cutâneos, como dermatite atópica, psoríase e dermatite seborreica.
- Comorbidades, como diabetes melito e vírus da imunodeficiência humana comprometendo a audição, ausência de cerume, um canal externo longo e estreito difícil de limpar, corpos estranhos e alergia a medicamentos.
- O cerume humano é hidrofóbico, ácido (pH de 4 a 5), contendo lisozima e imunoglobulina.

Furúnculos e carbúnculos também são infecções bacterianas agudas do canal auditivo externo na unidade pilossebácea. A confluência de múltiplos folículos pilosos infectados constitui um carbúnculo.

Sinais e sintomas
Otalgia grave, parada, eritema, edema do canal auditivo externo e secreção são comuns. O canal pode se encontrar completamente estenosado com edema, também podendo haver perda condutiva da audição. O exame otoscópico pode revelar muitos restos celulares na membrana timpânica, mas a pneumotoscopia deve confirmar mobilidade e ausência de efusão na orelha média. O dilema diagnóstico na criança é evidente no caso dos pacientes mais jovens e menos cooperativos com possível otite média e perfuração ou mesmo mastoidite disfarçada em otite média grave. Em geral, o paciente com otite média tem otalgia e febre antes da secreção, e o exame físico subsequente pode simular otite externa. Raras vezes verifica-se febre na otite externa sem complicações, a menos que haja celulite importante ou otite externa necrosante.

- Pré-inflamatórios: perda de cerume e edema discreto do canal
- Prurido agudo, edema e otalgia
- Pele do canal com atrofia crônica, pouquíssimo cerume e estenose do canal com dor mínima

- Fibrose pós-inflamatória do canal medial: tampão fibroso espesso ocluindo o canal externo e perda condutiva da audição

Os sintomas de furúnculo e carbúnculo consistem em uma pústula ou pápula elevada dolorosa, em geral no meato do canal externo.

Patógenos comuns
P. aeruginosa, Staphylococcus, Proteus e outros bastonetes Gram-negativos.

Pesquisa diagnóstica
Cultura, se não ocorrer resposta ao tratamento empírico, pesquisa de otite necrosante externa (otite externa maligna) se houver suspeita.

Opções de tratamento
- Leve desbridamento do canal auditivo externo
- Restabelecimento de pH ácido
- Antibióticos tópicos que podem ser liberados em altas concentrações atóxicas
- Tratamento de problemas cutâneos ou clínicos subjacentes
- Evitar o uso de cotonetes
- Eliminar exposição à água mediante o uso de tampões ou bolas de algodão com vaselina no lado externo
- Após exposição à água, usar secador e álcool/vinagre (ácido acético) ou preparações comerciais de ácido acético

OTITE EXTERNA GRAVE
- Otowick para ajudar a expandir o canal e liberar antibióticos tópicos no fundo do canal.
- Se houver celulite, febre ou granulação do canal, deverão ser considerados antibióticos sistêmicos, levando em conta osteomielite da base do crânio.

FURÚNCULOS E CARBÚNCULOS
- Antibióticos sistêmicos contra estafilococos, preparações tópicas e Otowick, se necessário.
- Controle do estado de portador crônico de estafilococo, para reduzir o número de recidivas da doença.
- No caso dos abscessos pequenos, deve-se incisar a área cutânea no ponto de flutuação.

Otite externa maligna (otite externa necrosante, osteomielite da base do crânio)

Epidemiologia e fisiopatologia
- Infecção potencialmente fatal do canal auditivo externo.
- Pacientes diabéticos idosos ou imunocomprometidos.[4]
- Microangiopatia subjacente e disfunção celular imune predispõem o paciente a infecção.
- AIDS ou malignidades (na população mais jovem, parecem seguir uma evolução mais letal). Neuropatias cranianas inferiores, trombose do seio lateral, cefaleia grave, meningite e morte.[4]

Nadol reviu a histopatologia em dois pacientes, notando o seguinte: osteomielite crônica do osso temporal com neoformação óssea, trombose do seio lateral, inflamação da bainha do nervo facial com degeneração, inflamação meníngea, destruição da cápsula ótica óssea pela osteomielite e labirintite. Também se observou em uma amostra obliteração do seio cavernoso com tecido.[5]

Nadol define a progressão um tanto ordenada da doença da seguinte forma: (1) canal auditivo externo com invasão através das fissuras de Santorini ou da sutura timpanomastoide para a fossa retromandibular, (2) envolvimento dos forames estilomastoide e jugular, (3) trombose séptica do seio venoso lateral, (4) disseminação para o ápice petroso através dos planos vascular e fascial, e não células aéreas.

Sinais e sintomas

A evolução da doença pode ser insidiosa no início, sendo fundamental alto índice de suspeita para chegar ao diagnóstico em indivíduos suscetíveis. Progressão gradual nem sempre é a regra, às vezes observando-se melhora ocasional seguida por agravamento dos sintomas. As características típicas da doença consistem em otite externa com tecido de granulação ao longo da linha da sutura timpanomastoide, neuropatias cranianas inferiores (VII, IX, X, XI) e dor intensa profunda do lado acometido como lugar-comum. Exsudato no canal externo também é frequente. O diagnóstico diferencial inclui doença de Paget, distúrbios granulomatosos e carcinoma. A otite externa necrosante foi estadiada por Benecke como segue: estágio I, infecção limitada ao tecido mole e à cartilagem; estágio II, acometimento do tecido mole e erosão óssea do osso temporal; estágio III, extensão intracraniana ou erosão além do osso temporal.[6] Em crianças, é possível encarar a osteomielite da base do crânio com um prognóstico melhor, mais comumente envolvendo doença da orelha média, e um esquema curto de tratamento. Nos pacientes com AIDS, vê-se menos granulação do canal; consequentemente, é preciso alto índice de suspeita para chegar ao diagnóstico.

Patógenos comuns

P. aeruginosa, S. aureus e outros raramente, como Aspergillus, Proteus etc.

Pesquisa diagnóstica

- Cultura do exsudato do canal usando *swab* com alginato de cálcio.
- Contagem dos leucócitos no soro e taxa de sedimentação.[7]
- É essencial verificar se há comorbidades, caso já não sejam conhecidas (*i. e.*, diabetes, HIV etc.).
- TC: documenta a extensão da doença e mostra o acometimento ósseo.
- Cintigrafia óssea: o acometimento por osteomielite é documentado (inespecífico) e pode não se resolver meses após ter ocorrido resolução.
- Cintigrafia com gálio-67: um indicador de infecção ativa e útil para revelar o estado da doença; o estudo também é positivo no tecido mole e em infecções ósseas. Repeti-lo a cada 4 semanas para determinar a duração do tratamento.

Opções de tratamento

1. Diagnóstico precoce em populações de alto risco
2. Antibioticoterapia intravenosa (possivelmente oral) prolongada
3. Limpeza abrangente do canal auditivo externo
4. Exame clínico e tomografias seriadas com gálio para avaliar a resolução
5. Intervenção cirúrgica para os abscessos intratemporais ou extratemporais. Os primeiros relatos de Chandler documentam uma taxa de mortalidade de 38% com o uso da modalidade de tratamento combinada de cirurgia e antimicrobianos.[7]
    - O atual papel da cirurgia pode ser limitado com o aprimoramento dos antibióticos antipseudomonas. Relatos recentes sobre o uso de antibióticos apenas com limpeza do canal auditivo externo e a terapia dupla (antibióticos e oxigenoterapia hiperbárica) mostram índices de sucesso de 90 a 100%.[8, 9]

- O tratamento da doença com antibióticos em geral é prolongado (2 a 4 meses).
- A resistência aos antibióticos será superada se for empregado o tratamento duplo com mecanismos alternados de ação, como, por exemplo, uma cefalosporina de terceira geração (ceftazidima) mais uma quinolona. Outro esquema de uso comum consiste em um aminoglicosídio (tobramicina) e uma aminopenicilina antipseudomonas.
- Tem-se usado ciprofloxacino oral como agente único com sucesso.
- Um canal de aspecto normal não é um indicador sensível de resolução, observando-se recorrências 2 a 3 meses após cura aparente. A tomografia com gálio ainda poderá ser positiva quando o exame clínico for normal.[4]
- Casos refratários, avançados e recorrentes são candidatos à oxigenoterapia hiperbárica (OHB) coadjuvante por 30 sessões.
- Maior destruição de fagócitos devido aos maiores níveis teciduais de tensão de oxigênio.
- Maior atividade dos antibióticos aminoglicosídicos. Os autores propõem o uso rotineiro de OHB nos casos avançados (estágios II e III) e refratários em combinação com antibióticos.

OTITE EXTERNA CRÔNICA

Bacteriana

Epidemiologia e fisiopatologia
- Observam-se acantose, inflamação em torno das glândulas apócrinas e ausência de glândulas sebáceas.
- Dermatite seborreica e atópica associadas.
- Alergias tópicas (neomicina) podem contribuir para a doença.

Sinais e sintomas
A pele em geral se mostra espessada, e o canal pode estar estenosado. É comum observar liquenificação, escoriações e restos ressecados aderentes (ceratose) nos indivíduos acometidos. O paciente não costuma queixar-se de dor nesse estágio. Pode haver perda condutiva da audição e significar progressão para fibrose pós-inflamatória do canal medial. O paciente pode ter história de distúrbio cutâneo subjacente ou diabetes.

Patógenos comuns
Bacilos Gram-negativos, como *Proteus*.

Pesquisa diagnóstica
Cultura, biopsia se houver granulação persistente, úlcera e ausência de resposta ao tratamento.

Opções de tratamento
Leve desbridamento do canal auditivo externo, restabelecimento de pH ácido, antibióticos tópicos e tratamento de problemas cutâneos ou clínicos subjacentes. Além disso, injeção direta de corticosteroides (Kenalog etc.). Por fim, na maioria dos casos recalcitrantes, canalplastia, excisão da pele do canal e enxerto cutâneo parcial podem ser úteis.

Fúngica

Epidemiologia e fisiopatologia
- Úmida e tropical.
- Pacientes pós-cirúrgicos com cavidades na mastoide.

- Em pacientes imunocomprometidos, diagnostica-se otomicose invasiva (*Mucor*, *Aspergillus*).
- Existe a hipótese de que preparações tópicas para as orelhas aumentem a incidência de infecções fúngicas, mas é provável que isso não seja verdade.

Sinais e sintomas

Em geral, os sintomas de apresentação da otite externa bacteriana e os da otomicose são indistinguíveis, porém na evolução tardia da doença o prurido é mais frequentemente característico das infecções micóticas. Também é comum haver desconforto, perda auditiva, zumbidos e secreção. O exame físico característico das infecções fúngicas lembra o das micoses comuns, sendo verificados hifas delicadas e esporos visíveis (conidióforos) nos casos de infecção por *Aspergillus*. *Candida*, uma levedura, em geral forma aglomerados de micélios brancos ou amarelados quando misturados com cerume. No caso de doença fúngica invasiva ou micro-organismos incomuns, esperam-se mais manifestações locais e sistêmicas, como paralisia de NC etc.

Patógenos comuns

Candida, *Aspergillus niger* e *A. fumigatus*, *Penicillium* e muitos outros.

Pesquisa diagnóstica

A cultura raramente é necessária e não altera o tratamento. Nos indivíduos gravemente imunocomprometidos ou pacientes com manifestações atípicas, a biopsia é indicada.

Opções de tratamento
- Eliminação dos fatores predisponentes.
- Agentes antifúngicos.
- Limpeza abrangente do canal.
- Antifúngicos inespecíficos.
- Soluções acidificantes e desidratantes, como a de ácido bórico, sulfato de alumínio com acetato de cálcio, violeta de genciana a 2%, tintura de Castellani (acetona, álcool, fenol, fucsina, resorcinol) e cresilato (mertiolato, M-cresilacetato, propilenoglicol, ácido bórico e álcool).
- Antifúngicos específicos.
- Clotrimazol como um dos agentes mais efetivos contra *Aspergillus* e *Candida*. Outros antifúngicos de uso comum são a anfotericina B, tolnaftato, miconazol e nistatina.
- O cresilato e a violeta de genciana são conhecidos como irritantes da mucosa da orelha média.
- A violeta de genciana parece tóxica para o vestíbulo e incita inflamação da orelha média em modelos animais.
- Mostrou-se que o ácido bórico e o propilenoglicol elevam os limiares de resposta do tronco emcefálico em modelos animais, podendo causar dor à aplicação.
- Em um estudo recente com clotrimazol, miconazol, nistatina e tolnaftato em animais, não houve perda das células ciliadas com a membrana timpânica aberta.
- Nos pacientes que usam aparelhos auditivos, cremes e soluções podem exacerbar o ambiente úmido, de modo que se recomenda o tratamento com um antifúngico específico em pó.
- A retirada do aparelho auditivo até a infecção se resolver ajuda a manter a orelha seca.

Outros organismos

Como nas infecções do pavilhão auricular, raros organismos infectam o canal auditivo externo. Alguns exemplos são os da sífilis, doença de Lyme, hanseníase tuberculoide e lepromatosa, leishmaniose cutânea, pediculose e escabiose.

INFECÇÕES DA MEMBRANA TIMPÂNICA

Epidemiologia e fisiopatologia

MIRINGITE BOLHOSA
- Doença aguda autolimitante, geralmente unilateral.
- Verificada em adolescentes e adultos jovens.
- Inflamação de todas as camadas da membrana timpânica com a formação de bolhas sobre a camada epitelial superficial.
- Forma primária sem otite média subjacente.
- Forma secundária como sequela de doença da orelha média.

MIRINGITE CRÔNICA GRANULOSA
- Perda do epitélio da membrana timpânica há mais de 1 mês sem doença da orelha média.
- Indivíduos idosos.
- Otite média prévia, traumatismo ou tubos de ventilação.
- Nenhum problema clínico subjacente está relacionado com o distúrbio.
- A timpanomastoidectomia é um fator patogênico comum.

Sinais e sintomas

A miringite bolhosa manifesta-se tipicamente por otalgia grave e bolhas na membrana timpânica, podendo ter caráter hemorrágico ou seroso. A doença costuma ser autolimitada, durando 3 a 4 dias, e demonstrar perda condutiva da audição leve, a que pode seguir-se infecção respiratória superior viral ou mesmo ser secundária a otite média.

Os sintomas e o surgimento de miringite granulosa crônica podem ser confundidos com os da otite média crônica e otite externa. Tecido de granulação pálido e elevado está presente em parte (geralmente posterossuperior) da membrana timpânica ou toda ela em até 55% dos pacientes; às vezes, observam-se perfurações recorrentes, membrana timpânica espessada, miringoesclerose e acometimento do canal auditivo externo. O tímpano é tipicamente móvel ao exame pneumático. Otorreia e prurido também são queixas comuns. Os pacientes podem ter uma perda condutiva da audição de até 40 dB. Diferente da otite média crônica, não se observa o acometimento da orelha média. Alguns autores concluem que a ausência de perfuração é pré-requisito para o diagnóstico. O acometimento do canal auditivo externo também costuma limitar-se à parte próxima da membrana timpânica, diferente da otite externa generalizada.

Patógenos comuns

Miringite bolhosa: *Haemophilus influenza*, *Streptococcus pneumoniae*, *Moraxella catarrhalis*, *parainfluenza*, *Mycoplasma* e outros. Embora se postule uma relação entre o *Mycoplasma* e a miringite bolhosa, dados mais recentes parecem refutá-la.

Miringite granulosa crônica: *S. aureus*, *Streptococcus epidermidis*, *P. aeruginosa*.

Pesquisa diagnóstica

A cultura não parece influenciar o tratamento na miringite bolhosa, doença autolimitante. A escolha do tratamento na miringite granulosa crônica também não é influenciada pelos resultados da cultura. Um audiograma pode ser útil para documentar a perda condutiva da audição.

Tratamento

MIRINGITE BOLHOSA PRIMÁRIA
- Resolve-se espontaneamente em 3 a 4 dias.
- Usar um bisturi de miringotomia para abrir as bolhas e diminuir a dor

MIRINGITE BOLHOSA SECUNDÁRIA
- Tratar a otite média subjacente com antibióticos apropriados

MIRINGITE GRANULOSA
- Precauções para manter a orelha seca, antibióticos em gotas, curetagem, enxerto cutâneo, cauterização e timpanoplastia nos casos recalcitrantes.
- Deve-se esperar recorrência.
- A curetagem formal e a timpanoplastia podem proporcionar efeitos mais duradouros, tendo sido observadas recorrências apenas ocasionais em estudo recente.

INFECÇÕES DA ORELHA MÉDIA

Para as finalidades deste capítulo, é usado o esquema de classificação proposto por Bluestone.[10]

Otite média aguda

Definição

Otite média aguda (OMA) consiste no início rápido de uma constelação de sinais e sintomas que consiste em otalgia e evidência otoscópica de efusão na orelha média. As manifestações sistêmicas associadas podem consistir em anorexia, febre, vômitos e diarreia. A designação implica um processo supurativo do espaço da orelha média.

Epidemiologia e custo

- A OMA é uma das doenças mais comuns da infância.
- Uma em três consultas ao médico resulta no diagnóstico de otite média, e quase 75% das consultas de acompanhamento são por causa de otite média.[11]
- Cerca de 19 a 62% das crianças têm pelo menos um episódio de OMA até 1 ano de idade e até 85% pelo menos um episódio da doença até 3 anos de idade.[12]
- Incidência máxima durante a segunda metade do primeiro ano de vida.
- Fatores de risco para o desenvolvimento de OMA:
- Idade inferior a 6 anos, sexo masculino, estada em creches, falta de aleitamento materno, exposição secundária ao fumo (tabagismo), anormalidades do crescimento craniofacial, infecções virais frequentes do trato respiratório superior, imunodeficiência subjacente e predisposição genética.[13]

Patogenia

A patogenia da OMA é multifatorial.[14] Geralmente, os dois fatores mais comumente documentados, implicados na patogenia da OMA, são a infecção bacteriana do espaço da orelha média e disfunção da trompa de Eustáquio. Além disso, há crescente evidência do papel das infecções respiratórias virais do trato respiratório superior como causa de episódios de OMA. Em muitos casos, esses três fatores podem estar em ação com uma infecção viral do trato respiratório superior (*i. e.*, resfriado comum), resultando em disfunção da trompa de Eustáquio e maior aderência de bactérias à mucosa do trato respiratório superior, possibilitando, assim, uma alteração na regulação da pressão na orelha média e o surgimento de pressão baixa na orelha média. Pressões baixas na orelha média, combinadas com grande quantidade de micro-organismos na região do orifício da trompa de Eustáquio, podem predispor à insuflação bacteriana e/ou viral ou aspiração para o interior da cavidade timpânica, resultando em supuração e sintomas.[10]

Sinais e sintomas

O sintoma marcante de uma criança com OMA é a otalgia. A melhor evidência sugere que a otalgia está presente em 50 a 75% das crianças. Diferentemente, a otalgia parece ser relatada com menor frequência em crianças com menos de 2 anos de idade. Em bebês, sintomas — como irritabilidade, agitação, choro constante, letargia, sonolência ou pressão sobre a(s) orelha(s) com anorexia, febre ou vômitos associados — são relatados com frequência. Febre também é um achado comum, presente 21 a 45% do tempo. Em crianças maiores e adultos, perda auditiva também pode ser um sintoma proeminente. Tanto em adultos quanto em crianças, uma infecção viral do trato respiratório superior precede os episódios de OMA em quase 50% das vezes. Nos estágios iniciais da infecção, o exame físico em geral revela membrana timpânica abaulada, imóvel e opaca com algum grau de eritema. Nos estágios mais tardios, a membrana timpânica costuma ficar espessa com graus variáveis de descamação superficial e perfuração possível, tendo otorreia purulenta e sangramento. Durante os estágios de resolução, a maioria dos sintomas se resolve, exceto o comprometimento auditivo que resulta da efusão residual na orelha média.[15]

Pesquisa diagnóstica

Para a maioria dos pacientes com OMA, a anamnese e o exame físico são tudo de que se precisa para fazer o diagnóstico correto. Quando o diagnóstico não é evidente, o uso de um microscópio com lente pneumática em geral ajuda a estabelecê-lo. A timpanometria pode confirmar a alteração da mobilidade da membrana timpânica, mas a ausência de imobilidade timpanométrica não exclui o diagnóstico. Em vários estudos, a presença de um timpanograma plano (do tipo B) teve sensibilidade de 94%, mas apenas 53 a 75% de especificidade.[15] A audiometria diagnóstica não faz parte da rotina para as crianças com OMA. A timpanocentese ou miringotomia diagnóstica à apresentação inicial provavelmente devem ser reservadas aos pacientes em estado tóxico, muito jovens (neonatos), na unidade de terapia intensiva ou com imunodeficiência associada.

Para os pacientes em que o tratamento é inefetivo, o diagnóstico de OMA precisa ser reconsiderado, e a eficácia da intervenção terapêutica reavaliada. Quando o diagnóstico ainda é claro e evidente, deve-se dar atenção específica à possibilidade de um patógeno que não está sendo combatido pelo esquema particular de tratamento (*i. e.*,, bactérias resistentes, vírus ou fungos) ou a de que o fármaco prescrito não está sendo liberado de forma efetiva (*i. e.*, má absorção ou não adesão por parte do paciente). No paciente que tenha ou sob suspeita de ter uma complicação intratemporal ou intracraniana, ou um micro-organismo atípico ou resistente, deve-se fazer imediatamente uma timpanocentese ou miringotomia, com coloração pelo Gram, cultura e teste de sensibilidade antimicrobiana. A timpanocentese deverá ser feita quando a identificação do micro-organismo for tudo o que se precisar, enquanto a miringotomia com aspiração deverá ser realizada para drenagem da orelha média. Exames de imagens em geral são reservados aos pacientes com suspeita de complicações intratemporais ou intracranianas (ver os últimos parágrafos).

Nas crianças com OMA recorrente, deve-se tentar descobrir, à anamnese, fatores de risco, como exposição secundária ao fumo, alimentação com mamadeira e estada em creches. O exame físico para fenda palatina submucosa oculta deve ser feito. Exames auxiliares devem tentar avaliar alergias respiratórias, doença nasossinusal crônica, imunodeficiências, discinesia ciliar primária e estado vacinal (*i. e.*, vacina antipneumocócica).

Patógenos comuns

BACTÉRIAS. As bactérias causadoras de OMA em crianças são o *S. pneumoniae* (27 a 52%), *H. influenza* (16 a 52%) e *M. catarrhalis* (2 a 15%). Outros micro-organismos menos comuns são o *Streptococcus pyogenes* (do grupo A, beta-hemolíticos), *S. aureus* (coagulase-positivos), *Staphylococcus epidermidis* (coagulase-negativos) e espécies Gram-negativas. Em neonatos, há algumas diferenças com relação à frequência do isolamento das várias espécies bacterianas, desempenhando os micro-organismos Gram-negativos um papel um pouco mais proeminente. Adultos com OMA têm resultados microbianos semelhantes aos de crianças.

A incidência de cepas do *S. pneumoniae* resistentes à penicilina varia muito, com taxas relatadas entre 1 e 40% dos isolados.

Haemophilus influenzae e *M. catarrhalis* produzem betalactamase, o que lhes confere resistência a muitas penicilinas e cefalosporinas. No caso do *H. influenzae*, a frequência da produção de betalactamase fica entre 20 e 40% dos isolados da orelha média. A *Moraxella catarrhalis* produz betalactamase em até 90 a 100% dos isolados.[16] Igualmente preocupante é o fato de que, semelhante ao que ocorre com o *S. pneumoniae*, a resistência não mediada pela betalactamase vem acontecendo em cepas do *H. Influenza*.

VÍRUS. Os vírus respiratórios têm sido implicados como agentes causadores de OMA. Mostrou-se que as infecções virais do trato respiratório superior ocorrem até em 50% dos casos de OMA, sendo detectados vírus sincicial respiratório (VSR), *influenza* A e B, rinovírus, vírus da caxumba, enterovírus, *parainfluenza* e adenovírus. Desafios virais em humanos com diversos vírus respiratórios também resultaram em OMA, indicando um efeito causal. Os vírus igualmente foram implicados como causa de falha do tratamento em casos de OMA.

Opções de tratamento

Inúmeros estudos têm justificado as terapias para a OMA e sua recorrência.[17, 18]

- Alívio sintomático
- Resolução clínica
- Prevenção de complicações supurativas
- Depuração do líquido residual na orelha média
- Redução da incidência de episódios futuros de OMA

Somente a terapia antimicrobiana e cirurgia demonstraram efeito terapêutico em ensaios controlados randomizados (ECR). Os dados que se seguem servem apenas como orientações gerais para o tratamento.

A. Otite média aguda

1. *História natural*: em um resumo de experiência feita com crianças com OMA sem gravidade tratadas com placebo, a resolução da febre e dor ocorreu em 59%, 87% e 88% delas após 24 h, 2 a 3 dias e 4 a 7 dias do início, respectivamente. A resolução clínica, incluindo todos os sinais e sintomas da apresentação (exceto líquido na orelha média), ocorreu em 73% das crianças em 7 a 14 dias. A história natural de efusão na orelha média após um único episódio de OMA é de que 47% das crianças não-tratadas eliminam o líquido em 2 semanas, 60% em 1 mês e 75% em 3 meses.[17]

2. *Antibióticos*: duas metanálises de oito ensaios clínicos randomizados controlados por placebo demonstraram alguns efeitos positivos dos antibióticos nos resultados anteriormente citados.19 Em termos específicos, mostrou-se que a terapia antimicrobiana proporciona alívio significativo dos sintomas, melhor do que o placebo, 2 a 7 dias após o tratamento. Além disso, os antibióticos foram 13% mais efetivos que o placebo para proporcionar resolução clínica completa. Contudo, deve-se notar que tais ensaios excluíram crianças com menos de 2 anos de idade, gravemente enfermas, com complicação associada ou alguma imunodeficiência, pois a terapia com placebo nesse grupo de alto risco seria considerada antiética.

   Vários estudos de observação também demonstraram uma queda importante na frequência de complicações supurativas. A incidência de mastoidite aguda complicando a OMA caiu de 20% da era pré-antibiótico para uma taxa atual inferior a 0,1%.

   - Escolha do fármaco:
     - Tratamento inicial: o tratamento deve começar com amoxicilina (40 mg/kg/dia em doses fracionadas por 10 dias) por causa de sua palatabilidade, baixo custo e baixo índice de efeitos colaterais adversos. No caso das crianças alérgicas à penicilina, uma alternativa adequada é usar sulfametoxazol-trimetoprima. Fármacos de segunda linha podem ser necessários no início do tratamento de casos já tratados, nos com complicações ou de criança com conjuntivite sugestiva de infecção por *H. influenza*. Só se deve administrar ceftriaxona por via intramuscular em pacientes com aspectos complicadores sérios. Em crianças sob alto risco de ter micro-organismos resistentes à penicilina (as que ficam em creches, residentes em áreas geográficas de alta incidência, submetidas a antibioticoterapia prévia nos últimos 30 dias), recomenda-se amoxicilina na dose de 75 a 90 mg/kg/dia.
     - Falhas do tratamento: deverão ser consideradas quando os sinais e sintomas de OMA persistirem por 48 a 72 h após o início do tratamento. Nesse ponto, micro-organismos resistentes devem ser considerados, embora muitos casos resultem da persistência da inflamação na orelha média sem bactérias vivas. Apesar disso, devem ser considerados fármacos de segunda linha, como amoxicilina-clavulanato, ceftriaxona, ou outras alternativas estáveis à betalactamase. Se o paciente estiver gravemente enfermo, intoxicado ou apresentar alguma complicação, a timpanocentese, ou miringotomia com cultura, será indicada.
3. *Analgésicos*: todos os pacientes com OMA devem receber medicação analgésica na fase inicial do tratamento, pois a resolução da dor e febre pode levar 2 a 7 dias.
4. *Cirurgia*: ensaio controlado randomizado mostrou que a apenas a miringotomia não é melhor do que placebo ou quando usada com o tratamento antimicrobiano não é melhor do que apenas os antibióticos para levar à resolução clínica completa nos pacientes com OMA. Por isso, a miringotomia deve ser empregada nos pacientes com OMA grave e complicações associadas ou suspeitas, como adjuvante ao tratamento antimicrobiano.
5. *Acompanhamento*: a maioria das crianças com OMA deve ser submetida a exames de acompanhamento entre 1 e 3 meses, para confirmar a resolução da efusão.

B. **Otite média aguda recorrente**
   1. História natural: consiste em múltiplos episódios de OMA com intervalos de estado normal da orelha (i. e., sem efusão). A maioria dos ensaios clínicos usa mais de três episódios de OMA em um período de 6 a 12 meses como definição de OMA recorrente. No caso das crianças não-tratadas que preenchem tal critério nos ensaios clínicos, 50% não terão mais episódios de

OMA nos 6 meses subsequentes, e 87% terão menos de três episódios. Embora esses resultados tenham ocorrido em crianças altamente selecionadas com episódios não-graves de OMA, deve-se aventar a possibilidade de resolução espontânea da OMA. Fatores predisponentes, como alergia nasal, estada em creches, exposição secundária ao fumo, vacinação e estado imune também devem ser considerados.[17]

2. *Profilaxia com antibióticos*: foram realizados 13 ECR por placebo para avaliar a profilaxia antimicrobiana da OMA recorrente. Desses ensaios, 11 demonstraram um efeito positivo da profilaxia na redução da frequência dos episódios de OMA. Como um todo, a profilaxia resultou em uma diminuição para 0,12 episódio por paciente-mês (i. e., um a dois episódios por ano em 95% das crianças). Tal resultado implica que uma criança precisaria ser tratada por 8 meses ou seria necessário tratar oito crianças por 1 mês para prevenir um único episódio de OMA. Contudo, tais resultados têm grande significado estatístico. Por isso, a profilaxia antimicrobiana é efetiva quando restrita a crianças altamente selecionadas. Pacientes com otite média intercorrente ou crônica e efusão (OME) não são candidatos. Além disso, evidência sugere que o uso prolongado de antibióticos em doses baixas acaba por selecionar bactérias resistentes. É razoável limitar a profilaxia a um máximo de 6 meses de tratamento no período de inverno de alto risco. A ocorrência de dois episódios deve ser considerada falha da profilaxia, devendo-se considerar a timpanostomia com tubo.

3. *Vacinação*: dois ensaios clínicos recentes estudaram o efeito de uma nova vacina antipneumocócica pentavalente conjugada de polissacarídio e proteína (PCV7) (Prevnar; Wyeth Lederle Vaccines, Pearl River, NY, EUA) para a prevenção da OMA. Em geral, ambos os estudos mostraram uma redução no índice geral de crises de OMA de 6 ou 7%. Embora este seja um resultado apenas modesto, traduz-se em redução de 57% nos episódios de OMA causados pelos sorotipos da vacina e de 34% na OMA causada por todas as cepas de pneumococo. É importante notar que a vacina protege com sucesso contra 98% das cepas resistentes de pneumococo, o que resulta em uma queda na OMA resistente. Por isso, deve-se considerar a vacinação das crianças com OMA recorrente.[14]

Vacinas contra outras bactérias comuns (*H. influenza*, *M. catarrhalis*) e vírus que causam OMA ainda estão sendo investigadas, não sendo seu uso rotineiro recomendado no momento.

4. *Cirurgia*: as opções cirúrgicas para a prevenção da OMA recorrente consistem em miringotomia com tubos, adenoidectomia e tonsilectomia. É bom ressaltar que esses resultados referem-se a crianças com OMA recorrente e eliminação da efusão na orelha média. (Ver adiante crianças com OME.)
   - *Miringotomia com inserção de tubo*: três ensaios prospectivos randomizados compararam a eficácia dos antibióticos profiláticos, da timpanotomia com tubos e de placebo para a prevenção da OMA recorrente.[20] Em todos esses estudos, os tubos não foram melhores do que o placebo para diminuir o índice de crises de OMA, embora os episódios tenham sido tipicamente assintomáticos no grupo dos tubos, exceto pela otorreia. Além disso, o tempo gasto com a otite média ou a efusão na orelha média foi significativamente menor no grupo com tubo (por < 0,001). Por isso, a timpanotomia com tubos diminui de forma significativa a morbidade (i. e., a otalgia, efusão na orelha média e perda auditiva) da OMA em comparação com placebo.

- *Adenoidectomia*: apenas três estudos avaliaram a eficácia da adenoidectomia na OMA recorrente.[21] Em um estudo feito com crianças acometidas mais gravemente, a adenoidectomia com timpanotomia e tubos diminuiu significativamente o índice de crises de OMA em comparação com as crianças que estavam apenas com os tubos. Em outro estudo feito por Paradise com crianças acometidas menos gravemente por OMA recorrente com ou sem OME, a adenotonsilectomia ou adenoidectomia apenas sem inserção de tubos resultaram em reduções menores no número de episódios de OMA bem como no tempo com otite média em comparação com controles.[21] Tais benefícios aparentemente duraram pouco, e houve complicações significativas em 14% dos pacientes do grupo cirúrgico. Por isso, é provável que se deva reservar a adenoidectomia para as crianças com acometimento grave por OMA recorrente ou quando a obstrução nasal sintomática acompanha a OMA recorrente.
- *Tonsilectomia*: a eficácia da tonsilectomia unicamente para a OMA recorrente não foi avaliada em um ensaio controlado. Por isso, isoladamente não é indicada, a menos que também sejam evidentes sintomas obstrutivos graves ou infecções adenoamigdalianas recorrentes.

C. Otite média com efusão

Definição

A otite média com efusão (OME) é uma inflamação do espaço da orelha média que resulta em acúmulo de líquido atrás da membrana timpânica intacta. Este processo pode, ainda, ser categorizado como agudo, subagudo ou crônico, com base em sua duração. Em geral, a OME implica ausência de dor grave e sintomas constitucionais associados (*i. e.*, sinais de supuração). Pode haver perda auditiva e pressão aural.

Epidemiologia e custo

- A epidemiologia da OME é menos bem conhecida que a da OMA.
- A história natural é de resolução.
- Observou-se que cerca de 17 a 41% das crianças entre 2 e 3 anos de idade apresentavam OME durante um período de triagem de 3 meses.[22]
- Tanto a timpanometria quanto a otoscopia mostraram que por 1 ano 22 a 61% das crianças com 2 a 6 anos de idade tiveram OME em algum momento.[23]
- A frequência da OME aumenta com a idade, alcançando o máximo entre 1 e 2 anos de idade.
- Aos 6 a 7 anos de idade, a função da trompa de Eustáquio se normaliza, e a incidência de OME diminui de forma substancial.

Patogenia

Obstrução da trompa de Eustáquio:

- Forças intra ou extraluminais que impedem a abertura da trompa.
- Alteração na regulação da pressão normal na orelha média, resultando em diminuição das pressões na orelha média (*i. e.*, pressão negativa).
- Ocorre a formação de efusão por transudação ou exsudação.
- Infecção viral prévia do trato respiratório superior ou rinite alérgica, hipertrofia da adenoide ou massa temporal na nasofaringe podem resultar em OME.

Um episódio prévio de OMA quase sempre está associado a OME por algum tempo durante o tratamento.[24]

Sinais e sintomas

A maioria das crianças com OME parece relativamente assintomática. Ocasionalmente, podem puxar a orelha ou queixar-se da sensação de que ela está fechada. Os pais das crianças com OME podem relatar que elas ouvem mal, apresentam atraso no desenvolvimento da fala e linguagem ou não têm bom equilíbrio e são desajeitadas. Adultos com a audição previamente normal consideram a OME bastante incômoda, em geral indo muitas vezes ao médico para a avaliação da pressão na orelha, com queixas de perda auditiva, estalidos ou sensação de desequilíbrio. Tanto em adultos quanto em crianças, é comum uma infecção viral prévia do trato respiratório superior e/ou OMA. Os pacientes sem tais antecedentes devem ser avaliados com cuidado quanto a outras etiologias potenciais de obstrução da trompa de Eustáquio, como hipertrofia da adenoide ou tumor nasofaríngeo.

O exame físico comumente revela membrana timpânica pouco móvel, amarelada (efusão serosa), cinzenta (efusão mucoide) ou com significativa opacidade, podendo estar em posição neutra, abaulada ou retraída. Nos casos de efusão grave, bolhas de ar também podem ser visíveis, criando uma interface de ar e líquido dentro da cavidade timpânica.

Pesquisa diagnóstica

As indicações para estudos diagnósticos, além da anamnese e do exame físico, na maioria dos pacientes com OME são ditadas pela cronicidade da doença, quando há incerteza diagnóstica ou em casos unilaterais, para avaliar o estado anatômico da trompa de Eustáquio. Nos pacientes em que o diagnóstico não está claro, a otomicroscopia pneumática, combinada com a timpanometria, geralmente estabelece o diagnóstico. A sensibilidade e especificidade deste procedimento devem ser superiores a 90% nas mãos de um clínico experiente.[15] Em casos raros, pode ser necessária miringotomia diagnóstica. Tanto em adultos quanto em crianças com OME unilateral persistente, deve-se buscar uma etiologia. A nasofaringoscopia com fibra óptica flexível em ambos os grupos de pacientes costuma ser capaz de identificar uma doença significativa. Se isso não for possível, a tomografia computadorizada (TC) da nasofaringe, da trompa de Eustáquio e da orelha média está indicada para delinear melhor a anatomia. Por fim, os pacientes com OME persistente devem ser submetidos a uma avaliação audiométrica para verificar o grau de comprometimento da audição.

Patógenos comuns

Inúmeros estudos avaliaram a microbiologia das efusões da orelha média de crianças com OME de longa duração submetidas a timpanotomia com colocação de tubo.

Bactérias: com técnicas de cultura consideradas o padrão, em aproximadamente 30 a 50% das efusões da orelha média de crianças com OME crônica são isoladas espécies bacterianas,[25] como *Streptococcus pneumoniae*, *H. Influenza* e *M. catarrhalis* (ver OMA). Em crianças e adultos com OME prévia aguda, subaguda ou não-tratada, a microbiologia é desconhecida, pois a maioria dos pacientes não recebe tratamento, e a efusão da orelha média tem resolução espontânea.

Vírus: vírus respiratórios comuns (VSR, adenovírus) também foram descobertos na efusão de crianças com OME crônica submetidas a timpanotomia com inserção de tubo. Contudo, o significado desses vírus na manutenção da efusão na orelha média é desconhecido.

Opções de tratamento

Vários estudos avaliaram as opções de tratamento para os pacientes com OME. Em 1994, a Agency for Health Care Policy and Research (AHCPR) desenvolveu um conjunto de diretrizes para a prática clínica com base na melhor evidência disponível.[15] Tais diretrizes enfocaram o tratamento da OME em crianças sadias nos demais aspectos, com 1 a 3 anos de idade. Nesta seção, tentamos usar as referidas diretrizes e complementar com o que elas não abordam em termos do tratamento dos pacientes com OME. O livro de Rosenfeld e Bluestone é uma revisão excelente da melhor evidência disponível para o tratamento dessa condição comum.[17]

- Amenizar os sintomas.
- Aliviar a perda condutiva da audição.
- Prevenir a ocorrência de sequelas a longo prazo da obstrução da trompa de Eustáquio (*i. e.*, bolsas de retração e colesteatoma).
- Os pacientes com sintomas significativos, perda auditiva, atraso no desenvolvimento da fala e linguagem ou anormalidades estruturais da membrana timpânica ou orelha média devem ser considerados para tratamento ativo, uma vez que tais problemas podem causar dificuldade de comunicação.
- Os pacientes com alta probabilidade de resolução espontânea podem ser observados e acompanhados de perto. Há muita controvérsia quanto aos efeitos dos graus leves a moderados de perda condutiva da audição resultante da OME sobre o desenvolvimento da fala e linguagem. Os efeitos de uma intervenção agressiva, como a prevenção de atraso na fala e linguagem em crianças normais nos demais aspectos, também têm sido discutidos.

HISTÓRIA NATURAL. Em termos gerais, a OME pode ser categorizada com base na cronologia do processo, ou seja, a aguda representa efusão na orelha média de início recente há menos de 10 dias. Diferentemente, a OME crônica está presente há pelo menos 3 meses. Efusões na orelha média existentes há 10 dias até 3 meses podem ser consideradas OME subaguda. A taxa de resolução espontânea dessas entidades clínicas diferentes varia muito. Por exemplo, as crianças com OME após um episódio recente de OMA têm o melhor prognóstico, com uma taxa de 60% de resolução espontânea em 1 mês e aproximadamente 75% em 3 meses. Em crianças com OME detectada à triagem, o prognóstico também é excelente, com resolução espontânea em 50% em 1 mês, 75% em 6 meses e quase 90% em 1 ano. Diferentemente, as crianças em ECR para OME crônica (duração > 3 meses) refratária tiveram um prognóstico relativamente ruim, apresentando apenas 25% resolução espontânea em 6 meses e 1 ano, e 31% em 2 anos. Por isso, há uma delineação relativamente clara para as crianças com OME de longa duração, pois a história natural indica uma evolução protraída.[17] Infelizmente, não existem dados semelhantes para os adultos com OME. Na verdade, a maioria dos pacientes adultos rejeita períodos de observação protraída para a efusão da orelha média porque a sensação de tamponamento constante, a perda auditiva, a plenitude, os estalidos e o desequilíbrio são intoleráveis. O fato é que adultos raramente aceitam a observação prolongada como estratégia de tratamento, pois se sentem mais prejudicados que as crianças.

1. *Antibióticos*: três metanálises de 13 ECR mostraram um benefício estatístico modesto, mas significativo, da terapia antimicrobiana para a OME subaguda e a crônica em crianças.[19] O resumo das estatísticas destes ensaios sugere um aumento absoluto de 22% na resolução da OME, atribuível à antibioticoterapia. No entanto, há significativa heterogeneidade entre os vários estudos, com alguns demonstrando efeito do tratamento e outros não. Crianças com deficiências imunes,

anormalidades do crescimento craniofacial e uso prévio de tubos em geral foram excluídas dos estudos. Por isso, os resultados de tais estudos devem ser interpretados com cautela. A combinação de pouco benefício clínico, consequências sérias limitadas para a saúde da falta de tratamento e crescentes preocupações com a resistência antimicrobiana torna a antibioticoterapia rotineira menos atraente. Os antibióticos são recomendados para as crianças com OME há 4 a 12 semanas consideradas de alto risco (i. e., perda auditiva neurossensorial associada, défices neurológicos ou cognitivos e atraso psicomotor) ou quando a OME está presente há mais de 3 meses, mas a cirurgia é contraindicada por causa do risco anestésico.

2. *Corticosteroides*: três ECR mostraram algum efeito dos corticosteroides na resolução da OME. Nesses ensaios, houve 20% mais casos de resolução da OME no grupo tratado com esteroides que no grupo que recebeu placebo no intervalo de acompanhamento de 2 semanas. Entretanto, em 4 a 6 semanas esse efeito perdeu-se. Tais estudos tiveram relativamente pouca força, de modo que a utilidade dos referidos fármacos continua questionável, não sendo no momento seu uso rotineiro incentivado.
3. *Descongestionantes e anti-histamínicos*: três ECR não demonstraram benefício pelo uso dessas preparações no tratamento da OME.
4. *Cirurgia*: as opções cirúrgicas para o tratamento da OME persistente consistem em miringotomia, miringotomia com inserção de tubos, adenoidectomia, tonsilectomia e mastoidectomia. Foram realizados ECR com muitos desses procedimentos, cujos dados são resumidos a seguir, com as respectivas recomendações.
    - *Miringotomia com ou sem tubos de ventilação*: pelo menos três estudos avaliaram os efeitos da miringotomia com ou sem tubos no tratamento da OME refratária a antibióticos. Dois estudos mostraram que a miringotomia com tubos foi significativamente melhor do que ela apenas ou nenhuma cirurgia na prevenção de episódios futuros de OMA (otorreia), além de ter diminuído a porcentagem do tempo com efusão na orelha média. Em termos específicos, a miringotomia com tubos resultou em 0,41 menos episódios de OMA/pessoa-ano que nenhuma cirurgia e 0,47 menos episódios/pessoa-ano que a miringotomia isoladamente. Em termos de tempo com efusão na orelha média, os tubos resultaram em 26% menos tempo com efusão que sem cirurgia e 19% menos tempo com efusão que com a miringotomia isoladamente. Tais estudos confirmam o fato de que a miringotomia com tubos é altamente efetiva no tratamento das crianças com OME crônica.

        As indicações claras para miringotomia com colocação de tubos em crianças com OME são: (1) perda auditiva significativa (> 20 dB), (2) alto risco de atraso no desenvolvimento da fala e linguagem (perda auditiva neurossensorial, anormalidades craniofaciais, comprometimento neurológico ou cognitivo), (3) atraso na aquisição da fala e linguagem, (4) OMA recorrente em conjunto com OME, (5) alterações estruturais na membrana timpânica, como a formação de bolsas de retração graves, com ou sem aderências. Outras indicações potenciais para timpanotomia com colocação de tubos em crianças com OME crônica são (1) acometimento bilateral com 3 meses de duração e (2) OME unilateral com 6 meses de duração.
    - *Adenoidectomia*: três ECR mostraram que a adenoidectomia é efetiva na OME crônica.[29] No estudo de Gates,[27] crianças com 4 a 8 anos de idade e OME refratária ao tratamento clínico foram distribuídas de forma aleatória para miringotomia exclusivamente, miringotomia com tubos, adenoidectomia com miringotomia e adenoidectomia com tubos. Em ambos os grupos submetidos à adenoidectomia, as crianças passaram significativamente menos tempo com efusão na orelha média, a audição melhorou, o intervalo até a primeira recorrência foi maior

e foram feitas menos cirurgias novas que nas não submetidas à adenoidectomia. O efeito da adenoidectomia nesse estudo não dependeu do tamanho das adenoides. No estudo de Paradise,[26] crianças em que já haviam sido colocados tubos de ventilação foram distribuídas de forma aleatória para adenoidectomia com tubos ou só tubos. O grupo da adenoidectomia ficou 28% menos tempo com OMA (otorreia) e levou 47% menos dias com otite média de qualquer tipo que o grupo que recebeu apenas tubos. Infelizmente, em nenhum de tais estudos havia um número significativo de crianças com menos de 4 anos, por isso as orientações da AHCPR estabeleceram que a adenoidectomia não era indicada para esse grupo de crianças. Em geral, deve-se reservar a adenoidectomia para as crianças com OME crônica refratária ao tratamento clínico após uma tentativa prévia de timpanotomia com tubos.
- *Tonsilectomia*: não se mostrou efetiva para a OME crônica.[21]

D. Otite média supurativa crônica com ou sem colesteatoma
Definição

Otite média supurativa crônica (OMSC) refere-se a uma secreção duradoura através da membrana timpânica intacta devido a perfuração ou tubo de ventilação. É importante lembrar que nem todos os casos de OMSC estão associados ao colesteatoma da mesma forma que nem todos os casos de colesteatoma estão associados à OMSC, mas é comum a coexistência de ambos os processos. Na revisão da literatura, a terminologia se confunde, sendo usada sem distinção a expressão *otite média crônica*. É lamentável que tal designação não seja intrinsecamente descritiva e possa referir-se tanto à OME crônica quanto à OMSC sem ou com colesteatoma. Tais distinções na terminologia são importantes, porque se referem a condições diferentes com necessidades terapêuticas e prognósticos variáveis.

Epidemiologia

A verdadeira incidência é desconhecida.

Indígenas norte-americanos nativos, os do Alasca (esquimós), da Groenlândia (inuítes), aborígines australianos e nativos da Nova Zelândia.

- Maior incidência de OMSC em comparação com brancos norte-americanos.
- Otorreia crônica por perfuração timpânica na maioria dos casos.
- Colesteatoma associado não é frequente.

Patogenia
- Precisa haver perfuração ou tubo de ventilação.
- Esquimós nativos norte-americanos, indianos e negros.
- As trompas de Eustáquio podem estar anormalmente patentes em alguns casos.
- Refluxo recorrente ou crônico de secreções nasofaríngeas/da orelha média.
- A abertura da membrana timpânica (tubo de ventilação ou perfuração) também evidencia o "colchão de ar" normal na orelha média, perpetuando, assim, o problema.
- Exposição crônica da orelha média à flora ou contaminação a partir do canal auditivo externo. O colesteatona é inerentemente avascular, fornecendo um ninho para superinfecção bacteriana.

Sinais e sintomas

Os sinais típicos de OMSC são otorreia prolongada através de membrana timpânica que não esteja íntegra. Em geral, não há dor na orelha, exceto quando sobrevém otite externa eczematoide, ocorrem complicações intratemporais ou intracranianas significativas, ou há malignidade. Os pacientes também costumam queixar-se de perda da audição. O exame quase sempre revela perfuração da membrana timpânica com edema moderado da mucosa da orelha média. Pode haver tecido de granulação associado na perfuração e em torno dela. Na vigência de colesteatoma, podem-se verificar uma bolsa de retração ou restos de descamação. Em tais casos, também pode haver a evidência de erosão óssea do conduto auditivo externo. O exame com diapasão confirma perda condutiva da audição associada na maioria dos casos, a menos que haja alguma complicação. O colesteatoma de longa duração pode resultar em erosão na cápsula ótica, ocorrendo vertigem e perda auditiva neurossensorial. A erosão do canal de Falópio também pode resultar em paralisia facial. Raramente, o colesteatoma pode envolver o sistema nervoso central.

Pesquisa diagnóstica

A avaliação diagnóstica raras vezes requer mais que um exame clínico abrangente, com atenção específica à presença ou ausência de colesteatoma, em geral doença cirúrgica, enquanto muitos casos de OMSC sem colesteatoma podem ser tratados clinicamente. O exame deve incluir otoscopia com aspiração das secreções. Coloração de Gram e cultura são úteis quando o tratamento clínico falha. Na maioria dos casos, deve ser feita audiometria diagnóstica, para avaliar o grau e tipo de perda auditiva. A TC deve ser realizada quando se suspeita de complicações intratemporais ou intracranianas, ou se planeja uma intervenção cirúrgica, devendo incluir cortes finos (de 1 a 1,5 mm) tanto axiais quanto coronais através dos ossos temporais, com o uso de algoritmos ósseos. A biopsia do tecido de granulação persistente no canal auditivo deve ser considerada quando não há resposta ao tratamento clínico, para excluir malignidade, processo granulomatoso ou outras doenças. Amostras para cultura de tecidos também devem ser obtidas. É recomendável cuidado nesses casos e considerar anestesia geral para evitar as complicações relacionadas com a biopsia.

Patógenos comuns

P. aeruginosa e *S. aureus*. Bactérias anaeróbicas também foram isoladas em alguns estudos. Raramente, pode haver fungos na vigência de infecção do conduto auditivo externo.

Opções de tratamento

O tratamento inicial dos pacientes com OMSC (com ou sem colesteatoma) deve ser voltado para eliminar a infecção. O tratamento prolongado costuma exigir o controle de otorreia recorrente, perda auditiva e a conduta apropriada para o colesteatoma.

1. *Antibióticos*: a terapia antimicrobiana é o padrão no tratamento da OMSC. Em geral, a aspiração da orelha (ou seja, toalete da orelha) e colocação de medicação ototópica são tudo o que basta para acabar com a otorreia crônica. Dispõe-se de inúmeras preparações tópicas para o tratamento das infecções da orelha, mas nos EUA apenas a aplicação de gotas óticas de ofloxacino (Floxin Otic, Daichi Corp) está aprovada pelo FDA quando a membrana timpânica não está intacta. Outras preparações tópicas frequentemente usadas em casos de OMSC combinam antibióticos (neomicina, polimixina B, ciprofloxacino) com esteroides (hidrocortisona). O acréscimo de corticosteroides ajuda na resolução da reação inflamatória. É preciso cautela ao usar preparações que contenham aminoglicosídio (neomicina, gentamicina, tobramicina) para abrir a orelha média, porque esta classe de antibióticos raramente pode causar perda auditiva neurossensorial. Na maioria dos casos, tais medicações não penetram na orelha interna (janela redonda) presumivelmente por causa da baixa permeabilidade da janela redonda secundária à inflamação. A terapia antimicrobiana tópica costuma resultar em rápida

resolução da otorreia em 1 a 2 semanas. Os agentes antimicrobianos orais muitas vezes não são eficazes no tratamento da OMSC, porque a maioria deles, exceto os da classe das quinolonas, possuem atividade limitada contra a P. aeruginosa. As quinolonas têm emprego restrito em crianças por causa de seu potencial de afetar adversamente o crescimento ósseo.

Nos pacientes com otorreia refratária, é preciso considerar um micro-organismo resistente, baixa liberação do fármaco, presença de osteíte, otomastoide crônica ou colesteatoma. Quando não se evidencia colesteatoma com facilidade, uma abordagem razoável é recorrer à TC e ao uso intravenoso de antibióticos determinado por cultura. Em geral, uma penicilina antipseudomonas ou uma cefalosporina de segunda geração atacam os micro-organismos agressores. A aspiração e instilação diárias de agentes ototópicos também são úteis. Em tais casos, são necessários pelo menos 7 dias para que a orelha fique seca sem ser preciso tratamento adicional. Caso isso falhe, deve-se considerar a cirurgia.

2. *Cirurgia*: o tratamento cirúrgico da OMSC visa revelar e tratar o colesteatoma ainda não detectado, remover granulações infectadas, identificar doenças subjacentes raras bem como proporcionar a comunicação da orelha média com a mastoide e drenagem, o que geralmente requer mastoidectomia e timpanoplastia por abordagem através da parede do canal intacta. É possível acrescentar comunicação entre a orelha média e a mastoide abrindo o recesso facial (i. e., timpanotomia posterior). Se o colesteatoma ficar evidente, está indicada sua completa remoção (i. e., mastoidectomia com timpanoplastia com a parede do canal intacta) ou exteriorização (i. e., mastoidectomia abaixo da parede do canal). Os detalhes de tais procedimentos cirúrgicos estão além do âmbito deste capítulo, podendo ser encontrados em outros textos.

3. *Prevenção*: os pacientes com otorreia recorrente que se resolve facilmente com preparações óticas podem ter contaminação recorrente da orelha média devido a exposição repetida à água, contaminação nasofaríngea ou da orelha média recorrente, um tubo de ventilação com colonização crônica por bactérias ou reação a corpo estranho, a possibilidade de ser um indivíduo imunocomprometido ou o colesteatoma passar despercebido. Exposições repetidas à água podem exigir apenas o uso criterioso de tampões na orelha durante natação ou banho. Quando isso não é efetivo, podem ser indicados a retirada do tubo ou o fechamento da membrana timpânica (i. e., timpanoplastia). Caso se suspeite de refluxo nasofaríngeo ou pela orelha média, o fechamento da membrana timpânica também pode restaurar o "colchão de ar" normal da orelha média, evidenciando assim o problema. Em crianças com infecções recorrentes do trato respiratório superior e otorreia também recorrente, devem-se considerar a profilaxia antimicrobiana e a vacinação (ver Otite média aguda recorrente). Uma avaliação imunológica completa também deve ser feita. Por fim, o colesteatoma em geral é considerado uma doença cirúrgica, defendendo-se sua completa remoção ou exteriorização para controlar a infecção, a erosão óssea progressiva e as complicações.

E. Complicações da otite média
Extracranianas/intratemporais

Felizmente, as complicações da otite média são bastante raras desde a instituição do tratamento antimicrobiano rotineiro. Por exemplo, na era pré-antibióticos, a mastoidite aguda como complicação da OMA ocorria até em 20% dos casos em comparação com menos de 0,1% depois que surgiram os antibióticos. Há poucos dados a respeito da frequência relativa das várias complicações intratemporais. É mais provável que a perda auditiva seja a complicação mais comum, ocorrendo até certo ponto em quase todos os casos de infecção da orelha, sendo a labirintite e apicite petrosa (petrosite) as complicações menos comuns.

1. *Mastoidite aguda/abscesso subperiósteo*: a mastoidite aguda é mais comum a partir da disseminação contígua de OMA para a parte mastoide do osso temporal. Quando ocorrem apenas edema e infecção, a última é principalmente subclínica e manifesta-se por obscurecimento de suas células de ar à TC. A incidência de tal condição em pacientes com OMA é desconhecida, mas provavelmente chega a 100% em crianças com OMA sem complicações.

    Uma distinção mais importante é a presença de mastoidite clínica, em que a infecção pode manifestar-se em vários estágios, com base no grau de acometimento ósseo, de periósteo, pele sobrejacente, parte superior do pescoço e sistema linfático. A partir das células mastóideas, a infecção pode estender-se através (1) do córtex mastóideo, resultando em abscesso subperiósteo, (2) do ádito e antro na orelha média, (3) das células zigomáticas da raiz para formar um abscesso supra-auricular ou temporal, (4) das regiões inferior e lateral da mastoide nos tecidos moles do pescoço como abscesso de Bezold, (5) das células de ar posteriores no osso occipital, resultando em osteomielite do caldário (*i. e.*, abscesso de Citelli), (6) das células retrofaciais, infralabirínticas ou supralabirínticas no ápice petroso (*i. e.*, petrosite) e (7) da cobertura óssea das placas ósseas da fossa posterior ou da média, resultando em complicações intracranianas (ver adiante).

    Embora a frequência dessas várias condições não seja conhecida, a maioria dos relatos sugere que a da mastoidite diminuiu bastante desde a instituição da antibioticoterapia para a OMA. A maioria das séries relata 40 a 70 pacientes observados em um período de 10 anos.[28]

    A mastoidite aguda é mais frequente como sequela de casos de OMA em crianças tratadas parcialmente ou que não receberam tratamento. Em estudos recentes, pesquisadores mostraram que em geral não há história prévia de OMA ou OME recorrente nos pacientes com mastoidite aguda. A média etária à apresentação costuma ser de 3 anos.[28]

    - Sinais de toxicidade com febre e otalgia significativa.
    - Dor retroauricular, protrusão da orelha e queda da pele do canal auditivo externo posterossuperior com sensibilidade pós-auricular à palpação e edema.
    - Leucocitose.
    - A membrana timpânica costuma ter as características da OMA.
    - Os testes de Weber e Rhine em geral são compatíveis com a perda condutiva da audição.
    - TC para verificar a extensão da infecção e o grau de osteíte mastóidea, bem como formação de abscesso. A coalescência (ou formação de abscesso mastóideo) é considerada indicação absoluta para intervenção cirúrgica, enquanto a não-coalescência de início deve ser submetida a tratamento clínico.

    A microbiologia da mastoidite aguda é um pouco diferente daquela da OMA sem complicações. O *Streptococcus pyogenes* (beta-hemolítico do grupo A) é a causa desencadeante da mastoidite aguda, seguido por *S. pneumoniae* e *H. influenza*.[28] Convém notar que a *P. aeruginosa* (8,5%) e anaeróbicos (5%) são responsáveis por um número significativo de casos.

    A maioria das crianças ou adultos com mastoidite não-coalescente pode ser tratada com miringotomia e drenagem da orelha média bem como antibióticos intravenosos de acordo com a cultura. Antes da identificação do micro-organismo, o tratamento empírico com uma cefalosporina de segunda geração ou aminopenicilina antipseudomonas em geral é adequado. Após a resolução dos sintomas, o tratamento oral com antimicrobianos deve prosseguir por 10 a 14 dias. Se esse tratamento falhar por mais de 24 a 48 h, deverá ser considerada a intervenção cirúrgica na forma de mastoidectomia simples.

A intervenção cirúrgica está indicada quando (1) a TC revela coalescência, (2) os sinais e sintomas clínicos (febre, leucocitose, otorreia) não respondem aos antibióticos intravenosos, (3) há um abscesso significativo (subperiósteo, cervical, occipital e temporal) ou (4) complicações intracranianas associadas. Na mastoidite coalescente, a mastoidectomia simples no nível do antro mastóideo é adequada com a drenagem da janela redonda. Na vigência de formação de abscesso extratemporal, são indicadas incisão e drenagem. A mastoidectomia nesses casos está indicada quando a mastoidite coalescente acompanha o abscesso e este não responde à incisão, drenagem e antibióticos.

2. *Fístula labiríntica*: comumente, deve-se à erosão de colesteatoma do canal semicircular horizontal. O teste para fístula é positivo em pacientes com OMEC ou OMSC. Verificar sífilis, que na tempanomastoidectomia se encontra normal com teste positivo para fístula. Exteriorizar o colesteatoma (mastoidectomia com rebaixamento da parede do canal) se a fístula for grande.

3. *Apicite petrosa (petrosite)*: o ápice petroso é dividido em compartimentos anterior e posterior pelo canal auditivo interno. O compartimento anterior pode ser subdividido, ainda, nas regiões peritubal e apical.[29] A apicite petrosa é categorizada como aguda, crônica e complicada.[29] A petrosite aguda desenvolve-se rapidamente como extensão de OMA e mastoidite, ocorrendo tipicamente em um osso temporal bem-pneumatizado. Diferentemente, a petrosite crônica evolui como uma complicação da OMSC (com ou sem colesteatoma) e se desenvolve como uma extensão ao longo dos planos fasciais, canais vasculares ou por erosão direta. Pode ocorrer petrosite complicada tanto na forma aguda quanto na crônica e frequentemente está associada a complicações intracranianas.

A petrosite é observada com maior frequência em radiografias de pacientes assintomáticos. Em tais casos, a observação e o acompanhamento cuidadosos são suficientes.

- Dor profunda.
- Secreção persistente na orelha após mastoidectomia simples.
- Cefaleia suboccipital e/ou dor retro-orbitária.
- Síndrome de Gradenigo, quando a petrosite é acompanhada por dor retro-orbitária, paralisia do VI nervo craniano (diplopia) e otorreia persistente, se presente.
- Ocorre dor como resultado de acometimento do nervo trigêmeo, e o VI nervo é envolvido à medida que entra no canal de Donello no ligamento petroclinoide.

A TC é a modalidade de imagem inicial preferível para os pacientes em que se suspeita de petrosite. Em geral, o obscurecimento da região do ápice petroso com graus variáveis de erosão é óbvio. Quando também se suspeita de complicações intracranianas, a RM também se mostra útil para delinear o acometimento de tecido mole.

O tratamento da petrosite aguda é semelhante ao da mastoidite aguda (ver anteriormente). Em geral, o melhor tratamento para a petrosite aguda não-coalescente é com antibióticos intravenosos indicados por cultura obtida no momento da miringotomia ou mastoidectomia. Intervenção cirúrgica adicional está indicada quando (1) a TC revela coalescência bem como os sinais e sintomas clínicos (febre, leucocitose, otorreia) não respondem aos antibióticos intravenosos, ou (2) há um abscesso (intracraniano) significativo. As abordagens cirúrgicas ao ápice petroso são predominantemente ao longo das vias de drenagem, limitando a cápsula ótica, a artéria carótida, o forame jugular e as estruturas intracranianas sua exposição ampla. A escolha da abordagem cirúrgica é determinada pela localização da lesão, pelo grau de pneumatização e pelo nível da audição.

A consulta a um neurocirurgião costuma ser útil para ajudar no controle das complicações intracranianas associadas nestes pacientes.

4. *Paralisia facial*: pode acompanhar episódios de OMA ou OMSC (com ou sem colesteatoma). Na era pré-antibióticos entre 1906 e 1938, 105 (0,8%) de 13.125 pacientes tratados para otite média aguda ou crônica tiveram paresia facial periférica. Estimou-se a ocorrência de paralisia facial em 0,5% dos pacientes com OMA e 1,7% daqueles com otite média crônica (com ou sem colesteatoma). Esses autores concluíram que o colesteatoma foi a principal causa da paralisia facial relacionada com a otite média. Na era pós-antibióticos, a paralisia facial é menos comum que naquela época. Em uma revisão recente das complicações intratemporais relacionadas com a OMA em um período superior a 15 anos em um dos principais centros médicos dos EUA, 22 casos de paralisia facial foram tratados simultaneamente com a OMA. Em comparação com o número total de pacientes com OMA, a incidência desta complicação é bastante pequena. Em outro estudo da Dinamarca, estimou-se que a paralisia facial foi uma complicação da OMA em aproximadamente 2,3 casos/milhão de habitantes. De 1.024 casos de OMSC com colesteatoma tratados com cirurgia, 11 (1%) manifestaram paralisia facial pré-operatória. A maioria dos pesquisadores acredita que a inflamação no espaço da orelha média estende-se para os confins do canal de Falópio, através de suas deiscências congênitas (na OMA) ou erosão osteítica (na OMSC) no segmento timpânico do nervo facial. Inflamação neural ou compressão resultam em edema e graus variáveis de aprisionamento dentro do canal ósseo com consequente disfunção neural. A maioria dos pacientes com OMA manifesta paralisia facial, embora 5 dos 22 (22,7%) pacientes no estudo Pittsburgh tenham tido disfunção de House-Brackmann (HB) grau IV à apresentação.

- Avaliação diagnóstica.
- TC.
- Verificar se há complicações intratemporais ou intracranianas associadas ou processo erosivo despercebido (colesteatoma, malignidade etc.)
- Audiometria.
- Testes eletrodiagnósticos (*i. e.*, eletroneurografia [ENOG]).
- Avaliar o grau de degeneração neural.

A microbiologia da OMA associada a paralisia facial é semelhante à da OMA sem complicações. Nos pacientes com paralisia parcial e OMA associada:

- A miringotomia está indicada para cultura, teste de sensibilidade e drenagem da orelha média. Antibióticos intravenosos de acordo com a cultura.
- A mastoidectomia rotineira não está indicada, a menos que haja evidência radiográfica de mastoidite aguda coalescente ou algum processo erosivo.
- Degeneração neural completa à ENOG pode ser uma indicação para descompressão nervosa, embora isso continue controvertido.
- Na OMSC com colesteatoma, o tratamento cirúrgico para erradicar ou exteriorizar a doença está indicado.

O prognóstico para os pacientes com OMA e paralisia facial associada em geral é bom. No estudo Pittsburgh, todos, exceto um paciente (HB grau V), apresentaram função facial normal (HB grau I) ou quase normal (grau II) à resolução. No caso dos pacientes com colesteatoma, os dados são um pouco piores.

5. *Labirintite*: pode ocorrer como complicação tanto da OMA quanto da OMSC (com ou sem colesteatoma), sendo discutida em detalhes junto com as infecções da orelha interna.

Intracranianas

As complicações intracranianas em geral são consideradas menos comuns que as intratemporais que acabamos de descrever.[30] Antes da era dos antibióticos, as mortes por complicações intracranianas da otite média eram comuns. Nas décadas de 1920 e 1930, estimava-se que 6% dos pacientes com OMA ou OMSC desenvolviam uma complicação intracraniana. De fato, 1 de cada 40 óbitos no Los Angeles County Medical Center (EUA) estava relacionado com alguma complicação intracraniana de otite média naquela época. A taxa de mortalidade por meningite otítica era de aproximadamente 90% e por abscesso cerebral, em torno de 80%. Após a instituição das sulfonamidas e penicilina, a frequência dessas complicações e a taxa de mortalidade relacionada diminuíram muito. Estudos revelaram que a meningite é a mais comum, enquanto a hidrocefalia otítica e o empiema subdural são as menos encontradas. Antes da instituição da antibioticoterapia rotineira para a OMA, a infecção aguda era responsável pela maioria das complicações intracranianas. Subsequentemente, estimou-se que 75% das complicações intracranianas ocorrem como resultado de OMSC com ou sem colesteatoma. Por fim, a OMSC com colesteatoma parece resultar em complicações intracranianas mais frequentemente que a OMSC sem colesteatoma. Presume-se que a natureza erosiva do colesteatoma possa romper as barreiras naturais à infecção, o que acaba resultando em penetração intracraniana.

1. *Meningite*: apesar da antibioticoterapia, a meningite ainda pode complicar os episódios de otite média. No geral, aproximadamente 80% dos casos de meningite otítica ocorrem em pacientes com OMA, enquanto 20% seguem-se à OMSC. Em crianças, Friedman[31] encontrou 36 casos de infecção do sistema nervoso central associados a otite média, sendo 91% deles de meningite otítica. Em adultos, a OMSC é 2 vezes mais comum que a OMA como precursora de meningite. Em pacientes com OMA, a melhor evidência sugere que a meningite resulta com mais frequência de disseminação hematogênica para a dura-máter, enquanto a penetração transtemporal direta é menos comum. Uma exceção a isto ocorre em crianças com malformações conhecidas da orelha interna, como a de Mondini. Presume-se que os casos de meningite recorrente em tais crianças foram documentados como resultado de vias pré-formadas entre a orelha média, o labirinto e o espaço subaracnoide.

Os sintomas clínicos consistem em cefaleia, inquietação, irritabilidade, febre, calafrios, vômitos e fotofobia. O exame em geral revela um paciente enfermo com significativa letargia e alteração do estado mental. Os sinais de irritação meníngea são rigidez da nuca bem como sinais de Kernig e Brudzinski. A progressão resulta em convulsões, coma e morte. Os exames diagnósticos são:

- TC do cérebro e dos ossos temporais para avaliar uma complicação intratemporal ou intracraniana associada e a presença de aumento da pressão intracraniana (PIC).
- Devem-se fazer miringotomia com cultura ou uma cultura do líquido da otorreia para drenar a orelha média e determinar o micro-organismo agressor.
- Punção lombar deve ser feita imediatamente caso não haja suspeita de aumento da PIC à TC.
- A análise do LCR deve incluir coloração de Gram, cultura e teste de sensibilidade, além da determinação de glicose e proteína.

Antes do exame do LCR, devem ser instituídas medidas para diminuir a pressão (manitol, acetazolamida e hiperventilação), ou pode ser necessária uma ventriculostomia.

O micro-organismo responsável hoje provavelmente é o *S. pneumoniae*. Antes do uso rotineiro da vacina contra o *H. influenza* do tipo B, era ele o responsável por muitos casos. Em pacientes com OMSC, micro-organismos Gram-negativos, como a *P. aeruginosa*, *Proteus*, *Klebsiella* e espécies de anaeróbios, são mais comuns. Os antibióticos administrados de forma empírica devem ter substancial penetração no sistema nervoso central e combater os patógenos bacterianos presumíveis. A administração intravenosa de antibióticos indicados pela cultura deve começar o mais cedo possível. Em crianças com meningite, mostrou-se que o acréscimo de dexametasona intravenosa aos antibióticos diminui as sequelas neurológicas e audiológicas. A mastoidectomia deve ser realizada em pacientes neurologicamente estáveis quando há evidências de mastoidite coalescente, OMSC com colesteatoma, abscesso epidural ou trombose do seio sigmoide.[34] Em crianças com OMA e meningite associada, as taxas atuais de mortalidade são inferiores a 3%. Em pacientes com OMSC, as taxas de mortalidade são um pouco maiores presumivelmente por causa dos micro-organismos Gram-negativos e da doença invasiva.

2. *Abscesso epidural*: refere-se à coleção de pus ou tecido de granulação purulento entre o osso temporal e a dura-máter, sendo a segunda complicação intracraniana mais comum da otite média, associada a maior frequência à OMSC. O abscesso epidural envolve mais frequentemente a fossa posterior da dura-máter na mastoidite aguda coalescente, enquanto a fossa média ou a posterior da dura-máter podem estar associadas à OMSC com colesteatoma. A maioria dos pacientes com abscesso epidural sem complicação por meningite, trombose do seio sigmoide ou hidrocefalia é assintomática. De fato, essa complicação muitas vezes é reconhecida no momento da mastoidectomia para OMSC com colesteatoma. Ocasionalmente, os pacientes queixam-se de dor profunda na orelha. O exame é semelhante ao dos pacientes com OMA ou OMSC sem complicações. A TC de paciente com abscesso epidural demonstra uma lesão acentuada pelo contraste, adjacente ao osso temporal. A RM mostra lesão hiperintensa no LCR tanto no algoritmo da ponderação T1 quanto da T2. O tratamento do abscesso epidural associado a otite média em geral é cirúrgico, ou seja, o espaço epidural deve ser aberto, permitindo que se comunique livremente com os espaços pneumatizados do osso temporal. O tecido de granulação espesso deve ser removido para identificar a dura-máter relativamente normal. As complicações intracranianas associadas devem ser tratadas como descrito em outras seções.

3. *Abscesso cerebral*: o abscesso cerebral otogênico é uma complicação incomum da otite média. Embora sua incidência seja desconhecida, estima-se que menos de 20% dos abscessos cerebrais tenham origem otítica, sejam mais comuns em adultos que em crianças e em pacientes com OMSC que naqueles com OMA, e acometam com maior frequência o cérebro do que o cerebelo. Na maioria dos casos, o abscesso cerebral otogênico surge mais como uma complicação da tromboflebite venosa que por extensão dural direta. A cerebrite local (encefalite) resulta em necrose e liquefação, sendo em seguida emparedada por fibrose e tecido de granulação. À medida que o abscesso se expande, pode romper-se nos ventrículos ou no espaço subaracnoide, resultando em meningite sobreposta e morte. A bacteriologia do abscesso cerebral otogênico é semelhante à da OMSC ou OMA, dependendo do processo etiológico. Em geral, a maioria dos abscessos é polimicrobiana. Os micro-organismos comuns isolados incluem espécies de estreptococos e estafilococos, Gram-negativas, como Pseudomonas, Proteus e Escherichia coli, e anaeróbios.[30]

O abscesso cerebral apresenta quatro estágios clínicos: (1) invasão (cerebrite), (2) localização (abscesso quiescente), (3) aumento (abscesso manifesto) e (4) término (ruptura do abscesso).[24] Os sintomas iniciais são febre, cefaleia e sonolência, seguidas por um estágio clinicamente silencioso que pode durar dias a semanas. Depois, a febre, a cefaleia e letargia retornam com sintomas neurológicos focais associados. Por fim, se ocorre ruptura, o paciente morre rapidamente.

Os exames diagnósticos são semelhantes aos de outras complicações intracranianas suspeitas. Em geral, são solicitadas tanto TC quanto RM. A TC quase sempre mostra o abscesso com acentuação da borda periférica. A RM é melhor para detectar cerebrite sutil sem formação de abscesso e possibilita a avaliação do fluxo venoso sinusal dural.

O tratamento do abscesso cerebral requer antibióticos intravenosos. Outra questão importante consiste na determinação da fonte de infecção. A intervenção cirúrgica está indicada em abscessos grandes ou em expansão, especialmente quando refratários ao tratamento clínico.

4. *Empiema subdural*: refere-se a infecção bacteriana purulenta grave do espaço entre a dura-máter e a membrana aracnoide. O empiema subdural otogênico é a complicação intracraniana menos comum da otite média, sendo mais comum em casos de OMSC complicada com colesteatoma e podendo envolver as regiões supratentorial ou da fossa posterior. Os três mecanismos propostos de empiema subdural envolvem disseminação direta através da dura-máter, tromboflebite venosa retrógrada ou ruptura de abscesso cerebral no espaço subdural.[32] Na maioria dos casos, o empiema subdural manifesta-se com sinais e sintomas de meningite grave e possivelmente convulsões. O diagnóstico é facilmente evidente à RM. Em geral, está indicada intervenção neurocirúrgica imediata, sendo necessária abertura ampla do espaço infectado. Apesar do diagnóstico e tratamento precoces, a condição costuma ser fatal.

5. *Trombose do seio sigmoide*: nos casos de otite média, a trombose do seio sigmoide refere-se à tromboflebite infecciosa do seio sigmoide venoso dural. Antes da terapia com antibióticos, a trombose do seio sigmoide era encontrada em quase 20% das necropsias realizadas por causa de complicações intracranianas otogênicas.[32] Atualmente, tal trombose é bastante rara. Em séries antigas, há relatos conflitantes sobre se a condição surge com maior frequência de OMA ou OMSC complicadas. Há duas teorias sobre a patogenia presumível da trombose infecciosa do seio sigmoide. A primeira abrange a extensão direta a partir da erosão óssea perissinusal com inflamação da parede do seio transmural, formação de mural de trombo e propagação subsequente com obstrução. A segunda hipótese é de que pequenos vasos dentro do osso temporal fiquem inflamados e obstruídos com trombo infectado, que subsequentemente se propaga, acometendo o grande seio venoso dural.[30]

- O achado mais comum em pacientes com trombose do seio sigmoide é um padrão espicular (em forma de cercado). Infelizmente, outros sintomas são incomuns, exceto quando ocorrem meningite, hidrocefalia ou propagação significativa de trombo.
- Quando os seios petrosos são envolvidos, resultam trombose séptica do seio cavernoso, quemose, proptose e oftalmoplegia.
- Envolvendo a propagação posterior do coágulo a confluência dos seios (tórcula), seguem-se hidrocefalia importante e edema cerebral significativo.
- A propagação distal para o pescoço pode resultar em um cordão palpável no pescoço e raramente em êmbolos pulmonares sépticos.
- O acometimento da veia mastóidea emissária resulta em edema, eritema e sensibilidade sobre a mastoide (sinal de Griesinger).

Em nossos dias, a TC e RM em geral estabelecem o diagnóstico, reservando-se a angiografia para estudos não-diagnósticos. Estudos como a punção lombar com compressão venosa jugular ipsolateral (teste de Queckenstedt) ou contralateral (teste de Tobey-Ayer) têm interesse apenas histórico. A TC contrastada pode mostrar um sinal delta, um coágulo central sem acentuação circundado por acentuação da parede do seio dural. Mais recentemente, a RM provou ser superior à TC no diagnóstico de trombose infecciosa dos seios durais graças à sua capacidade de demonstrar fluxo baixo ou ausente, formação de coágulo e presença de regiões acentuadas compatíveis com inflamação. No início da formação do coágulo, rico em desoxiemoglobina, ele aparece com intensidade intermediária nas imagens em T1 e hipointenso em T2. À medida que amadurece, a meta-hemoglobina se acumula, formando o trombo de alta intensidade tanto em T1 quanto em T2. A angiografia por RM possibilita a avaliação do fluxo e da velocidade do sangue.

O tratamento da trombose infecciosa do seio sigmoide deve consistir em:

- Controle de sequelas neurológicas graves, como meningite, hidrocefalia e formação de abscesso.
- Instituição precoce de antibióticos de acordo com a cultura. A anticoagulação é controvertida.
- Nos casos em que a trombose do seio sigmoide não é complicada por trombose do seio cavernoso, provavelmente a trombólise não se justifica, pois pode aumentar o risco de infarto venoso.
- Havendo o acometimento do seio cavernoso, a anticoagulação pode ser justificada. A intervenção cirúrgica deve incluir pelo menos a descompressão ampla do seio sigmoide com a excisão do tecido de granulação perissinusal.
- A abertura do seio deve ser feita quando há um abscesso intrassinusal. A aspiração com agulha do seio pode ajudar a determinar a presença de abscesso no seio. A evacuação completa do trombo no seio provavelmente não se justifica.
- Nos casos de êmbolos pulmonares sépticos graves complicando a trombose do seio sigmoide, a ligadura da jugular pode ser útil.[30]

6. Hidrocefalia otítica: condição que se caracteriza por sinais de aumento da PIC (cefaleia, vômitos e papiledema) sem a formação de abscesso, com LCR transparente e otite média associada. É interessante notar que o aumento dos ventrículos não constitui um sinal característico, o que torna errônea a denominação de hidrocefalia. A hidrocefalia otítica é secundária apenas ao empiema subdural, como a complicação intracraniana menos comum da otite média, podendo estar associada à OMA ou OMSC. Symonds propôs a teoria de que tal condição surge como resultado de obstrução das vilosidades aracnóideas, secundária à extensão retrógrada da tromboflebite a partir do seio lateral para o sagital. O diagnóstico é feito ante a demonstração de aumento da PIC, LCR transparente bem como trombose do seio lateral e possivelmente do sagital à RM. O tratamento do aumento da PIC e da otite média constitui o principal objetivo. Em geral, é possível reduzir a PIC por meios clínicos com esteroides, acetazolamida, furosemida e manitol. Caso isso falhe, podem ser necessários procedimentos de drenagem do LCR, como punção lombar seriada, drenagem lombar ou derivação (shunting) ventriculoperitonial ou lombar-peritonial. A falha em controlar o aumento da pressão pode resultar em deterioração neurológica focal, com cegueira e, por fim, na morte.[30]

INFECÇÕES DA ORELHA INTERNA

Bacterianas

Epidemiologia e fisiopatologia

Labirintite serosa ou tóxica e labirintite supurativa
- Otite média bacteriana aguda ou crônica.
- Disseminação a partir da orelha média e da membrana da janela redonda ou uma fístula no canal horizontal, respectivamente.
- A labirintite otogênica ocorre através da membrana da janela redonda, janela oval, fístula labiríntica ou anormalidades congênitas do osso temporal.
- A labirintite meningogênica se dá através do canal auditivo interno ou aqueduto coclear para o labirinto membranoso (de Merchant).[33]

LABIRINTITE SEROSA
- Mediadores tóxicos da otite média alcançam o labirinto membranoso com ausência de bactérias na orelha interna.
- Incomum e, em um estudo recente (de Bluestone), representou 3% das complicações intratemporais.
- A taxa de complicação é inferior a 1% na otite média, porém 34% dos pacientes com complicações apresentaram labirintite, não tendo sido especificado se era de natureza serosa ou supurativa.
- Em modelos animais com otite média, estudos sobre a permeabilidade da membrana da janela redonda demonstram a passagem de macromoléculas na presença de mediadores tóxicos, como a estreptolisina O.
- Os dados em seres humanos ainda são inconclusivos.

LABIRINTITE SUPURATIVA
- Acesso direto do micro-organismo infectante aos labirintos ósseo e membranoso.
- Apenas pequena porcentagem das complicações da otite média.
- De 1,5 a 16% dos pacientes com otite média na era pré-antibióticos.
    - Inflamação confinada aos espaços perilinfáticos da cóclea e órgãos vestibulares.
    - Coloração eosinofílica de líquidos da orelha interna (achado de significado ainda indefinido).
    - Perda de células ganglionares espirais em 12% dos pacientes.
    - O modíolo e aqueduto coclear são as vias presumíveis de inoculação (Merchant).
- O desenvolvimento de tecido fibroso e a ossificação da membrana labiríntica ocorrem em um período de até 1 ano.
- A escala timpânica ocorre no giro basal da cóclea e tem implicações clínicas para os pacientes submetidos a implante coclear.

Sinais e sintomas

A diferenciação entre a labirintite serosa e a supurativa baseia-se em um *continuum* de achados clínicos. Mostra-se difícil fazer uma clara divisão entre ambas as doenças com base apenas em fundamentos clínicos, provavelmente apenas sendo possível separá-las de forma definitiva à histopatologia do osso temporal.[33]

LABIRINTITE SEROSA
- Início súbito de perda auditiva leve a moderada e ocasionalmente vertigem. Na maioria dos casos, os sintomas resolvem-se com o tempo, sugerindo um dano reversível que se acredita decorrer de alterações no potencial iônico cocleovestibular e mediadores tóxicos inflamatórios.

LABIRINTITE SUPURATIVA
- Perda auditiva neurossensorial profunda, otalgia, náuseas, febre, êmese e vertigem ou falta de coordenação em crianças ("desajeitadas").
- Coexiste com a OMA, otite média supurativa crônica, colesteatoma ou meningite.
- Nistagmo na direção da orelha acometida ou para fora dela quando há hipofunção vestibular.
- A histopatologia de Merchant do osso temporal argumenta contra irreversibilidade, porque muitos dos elementos neurossensoriais se mostram intactos mesmo na presença de linfócitos.
- Pode progredir para paralisia facial, meningite e outras complicações intracranianas.[24]

Patógenos comuns
S. pneumoniae, *H. influenza* e *Moraxella*.

LABIRINTITE SUPURATIVA. Os patógenos otogênicos são semelhantes: *S. pneumoniae*, *H. influenza*, *Neisseria meningitidis* e *M. catarrhalis*, *Proteus*, *Klebsiella* e *P. aeruginosa*, espécies de *Bacteroides* e *Peptococcus*.[34]

Os patógenos meningogênicos são tipicamente o *S. pneumoniae* (30%), *H. influenza* (11%) e *Neisseria meningitidis* (7%), mas estão mudando com o uso de vacinas.

Pesquisa diagnóstica
Audiograma e TC apenas ante a suspeita de outras complicações intratemporais ou intracranianas. Cultura de líquido da orelha média com otorreia; uma miringotomia ou timpanocentese também são essenciais.

A maior gravidade da labirintite supurativa torna obrigatória a realização de audiograma, cultura da fonte otogênica ou meningogênica bem como TC dos ossos temporais e do cérebro para excluir outras complicações.

Opções de tratamento
1. Prevenir a progressão da doença para a labirintite supurativa.
2. Resolução da doença infecciosa subjacente
    - Tratamento da OMA subjacente, da otite média supurativa crônica ou do colesteatoma com antibióticos apropriados de acordo com a cultura.
    - Se não houver secreção na orelha média, será aconselhável miringotomia com colocação de um tubo de ventilação.[25]

LABIRINTITE SUPURATIVA
O tratamento visa ao seguinte:

1. Prevenir maior dano cocleovestibular.
2. Resolver a doença infecciosa subjacente.
    - Antibióticos intravenosos de acordo com a cultura.
    - Miringotomia com colocação de tubo se otogênica.

Na literatura, há controvérsia com respeito ao acréscimo de esteroides no tratamento para prevenir perda auditiva e labirintite ossificante. A decisão de administrá-los ainda é controvertida, devendo ser individualizada para cada paciente.

Virais

Labirintite viral

Caracteriza-se por uma variedade de doenças com diferentes manifestações clínicas. Embora o labirinto membranoso seja uma estrutura contínua, as infecções virais não afetam todo o epitélio neurossensorial de forma universal e nem sempre determinado vírus infecta as mesmas estruturas quando se estuda a anatomia comparativa do osso temporal. Além disso, graças à inacessibilidade das estruturas da cápsula ótica, a cultura e patologia definitivas só podem ser feitas à necropsia. Várias técnicas, como a sorologia nas fases aguda e de convalescença, têm sido usadas para sugerir o diagnóstico de labirintite viral, porém os exames diagnósticos mais definitivos permanecem ilusórios até o momento. A via de inoculação é outro dilema diagnóstico, pois muitas destas doenças parecem acometer a orelha interna sem outros efeitos sistêmicos. O diagnóstico clínico de perda auditiva neurossensorial súbita e labirintite viral aguda também foi postulado por muitos como sendo de natureza vascular oclusiva.

A terminologia da labirintite igualmente é confusa, pois as doenças representadas por esse único termo não podem ser categorizadas em uma nosologia distinta. Atualmente, emprega-se ampla variedade de termos para descrever tais doenças, como neuronite vestibular, neuronite coclear, labirintite viral, cocleíte, vestibulite e cocleovestibulite.

Citomegalovírus

Epidemiologia e fisiopatologia

- Infecta 70% das crianças que passam o dia em creches.
- Transmissão horizontal e vertical.
- Alto índice de excreção assintomática.
- Congênito, assintomático e reativado (em indivíduos imunocomprometidos).
- Causa não-genética mais comum de surdez congênita em lactentes a cada ano nos EUA.[35]
- O uso da vacina não está amplamente disseminado (a cepa Towne).
- Anatomia do osso temporal: células com inclusão viral na escala média, na membrana de Reissner, na estria vascular, nos canais semicirculares, no utrículo e no sáculo.[35]

Sinais e sintomas

Aproximadamente 1 a 2% dos lactentes estão infectados com o citomegalovírus (CMV) (Nager). Embora tal infecção possa ser grave ao nascimento (doença da inclusão citomegálica), esses casos representam apenas aproximadamente 5% dos pacientes infectados.[35] A doença da inclusão citomegálica caracteriza-se por atraso do crescimento intrauterino, icterícia neonatal, púrpura, hepatoesplenomegalia, microcefalia, retinite e calcificações intracerebrais. Ocorre surdez em 20 a 65% dos lactentes com essa doença, tipicamente bilateral. Nos pacientes acometidos, a perda auditiva segue um padrão consistente e pode progredir por um período de anos. No caso dos pacientes assintomáticos, a taxa de perda auditiva varia de 7 a 13% das crianças, devendo, por isso, ser considerada em lactentes e crianças com perda auditiva não-sindrômica e não-genética.[41] As anormalidades vestibulares são demonstradas de forma menos consistente nesses pacientes ao eletronistagmograma, embora amostras patológicas demonstrem o acometimento do sistema vestibular.[35]

Patógeno
O CMV é um herpesvírus de DNA.

Pesquisa diagnóstica
Atualmente, não há recomendação para a triagem universal da infecção congênita pelo CMV, sendo o padrão para o diagnóstico o isolamento do vírus da urina do lactente acometido. Devido ao significativo número de pacientes assintomáticos e à confusão variável sobre a reativação da doença, o diagnóstico de infecção pode ser difícil. A IgG e a IgM séricas são diagnósticas no início da doença, mas depois é difícil fazer a diferenciação com certeza entre reativação, infecção primária e uma relação causal com a perda auditiva, pois não é possível obter amostras do líquido da orelha interna. Por exemplo, em uma criança com 2 anos de idade, a perda auditiva neurossensorial em deterioração com sorologia positiva para a IgG do CMV é sugestiva de uma relação causal, porém difícil de provar. Títulos elevados de IgG no paciente com história de soropositividade no passado precisam ser interpretados com cautela, podendo ser indicativos de reinfecção com outra cepa, mas nem sempre indicam uma reativação.

Opções de tratamento
- Suporte ao lactente, embora um ensaio recente da fase II tenha mostrado estabilização da perda auditiva em lactentes tratados com ganciclovir.
- A população imunocomprometida beneficia-se da administração de ganciclovir para outras indicações.
- Não existe estratégia preventiva atual para a transmissão.

Rubéola (sarampo alemão)
Epidemiologia e fisiopatologia
Menos comum hoje graças ao uso disseminado da vacina contra o sarampo, a caxumba e rubéola (MMR, de *measles, mumps and rubella*).

- As mães adquirem a infecção no primeiro trimestre de gravidez.[36]
- Histopatologia: degeneração coclear e sacular, além de atrofia da estria vascular. O utrículo, os canais semicirculares e o epitélio sensorial vestibular em geral não são acometidos.
- São poucos os relatos na literatura de perda auditiva após vacinação contra MMR.

Sinais e sintomas
A rubéola causa os seguintes sintomas: linfadenopatia retroauricular, cervical posterior e pós-occipital, exantema viral (manchas de Forchheimer) no palato mole, exantema maculopapular que começa na face e se espalha para o corpo todo e febre baixa. Na forma adquirida, não há perda auditiva.[36]

A síndrome da rubéola congênita (síndrome de Gregg) acomete a maioria dos sistemas orgânicos: cataratas, microftalmia, defeitos cardíacos, exantema cutâneo, atraso do crescimento e perda auditiva são característicos da doença. Em geral, a perda auditiva acomete cerca de 50% dos indivíduos com a doença e costuma ser grave a profunda. É importante observar que, em pacientes com rubéola congênita, as alterações auditivas podem ocorrer meses a anos depois da infecção inicial.

Patógenos comuns
Vírus da rubéola, togavírus, vírus de RNA.

Pesquisa diagnóstica

Testes específicos para a IgG e IgM. Teste de imunoensaio (ELISA) e hemoaglutinação também são usados, além de cultura da nasofaringe, de urina etc.[36]

Opções de tratamento

Não existe tratamento específico. No passado, tentou-se o uso de interferona gama e outras terapias antivirais inespecíficas.

Sarampo

Epidemiologia e fisiopatologia

- Transmitido por gotículas respiratórias e altamente contagioso.
- Patologia do osso temporal: grave degeneração do órgão de Corti, estrias, neurônios cocleares e dano vestibular. Inflamação, depósito fibroso e ossificação têm sido observados nos giros basais da cóclea em algumas amostras.
- Ligado à otoesclerose em alguns estudos com microscopia eletrônica e imunoquímica.

Sinais e sintomas

O sarampo pode ser dividido em três estágios: (1) de incubação (7 a 10 dias com sintomas mínimos), (2) prodrômico (tosse, coriza, conjuntivite, manchas de Koplik – pontos brancos na mucosa bucal) e (3) exantema maculopapular com febre alta por 2 a 3 dias.[36]

Ocorre perda auditiva no sarampo na presença ou ausência de encefalite e geralmente é assimétrica, bilateral e grave. Anormalidades vestibulares não são raras.

Patógenos comuns

Vírus do sarampo, paramixovírus, vírus de RNA.

Pesquisa diagnóstica

O diagnóstico é evidente tanto em epidemias quanto em casos isolados; por isso, raramente a sorologia é necessária. Deverá ser obtido um audiograma se houver suspeita clínica de perda auditiva.

Tratamento

Medidas de suporte. No passado, usava-se vitamina A.

Caxumba

Epidemiologia e fisiopatologia

- Cerca de 10% dos pacientes terão meningite, em geral após o início da parotidite.
- Disseminação por secreções salivares infectadas.
- Patologia do osso temporal: atrofia do órgão de Corti e das estrias com efeito mínimo sobre o sistema vestibular. Também se observam hidropsia endolinfática e obliteração do duto endolinfático.
- Orelha interna via viremia ou através do duto coclear.
- Agente etiológico de perda auditiva neurossensorial súbita, hidropsia endolinfática tardia e doença de Ménière.[37]

Sinais e sintomas

As manifestações clínicas da caxumba são tipicamente adenite salivar, epidídimo-orquite, pancreatite, meningite e perda auditiva. A última ocorre em 5/10.000 casos, costuma ter início súbito e pode surgir alguns dias ou semanas após o início da parotidite. Os pacientes podem queixar-se de zumbidos, tontura e perda auditiva, unilateral em 80% deles, tipicamente para altas frequências, além de serem observadas respostas calóricas reduzidas ao teste vestibular.

Patógenos comuns
Vírus da caxumba, paramixovírus, vírus de RNA.

Pesquisa diagnóstica
Audiograma e testes vestibulares nos pacientes com queixas específicas. O vírus da caxumba pode ser isolado de cultura da garganta ou do LCR. A apresentação em geral é típica.

Opções de tratamento
Não existe tratamento antiviral específico, apenas o de suporte. Para a perda auditiva súbita, carbogem, esteroides, vasodilatadores, trifosfato de adenosina (ATP) e vitamina B_{12} têm sido tentados com sucesso variável.

Outras infecções virais

De acordo com a literatura, há uma variedade de outros vírus implicada como agentes de infecção da orelha interna. O herpesvírus e *influenza* também estão envolvidos na patogenia da perda auditiva neurossensorial com uma diversidade de evidências clínicas, patológicas e experimentais.[38] O vírus *parainfluenza*, o adenovírus e o HIV também são suspeitos de causar dano à orelha interna.

Suspeita-se que o HIV cause vertigem e comprometimento auditivo, sendo comuns queixas otológicas em pacientes com a doença. Um estudo do osso temporal de pacientes que morreram de AIDS revela alterações nos órgãos terminais vestibulares das máculas e cristas ampulares que parecem ter um efeito citopático viral. Existem inúmeras variáveis passíveis de confusão, como outros vírus nesses pacientes que dificultam tirar conclusões definitivas sobre causa e efeito.

Otossífilis

Epidemiologia e fisiopatologia
- Congênita e adquirida.
- A demografia da doença desviou-se para uma proporção maior de afro-americanos e mulheres, diminuindo o número de homossexuais masculinos acometidos.
- Sífilis congênita: ocorre perda auditiva em aproximadamente 33% dos pacientes estudados. Neurossífilis sintomática: até 80% dos pacientes com perda auditiva (Schuknecht – via orelha).[37]
- Histopatologia: de início, meningoneurolabirintite, em seguida sífilis congênita tardia latente e terciária: osteíte do osso temporal, endoarterite obliterante, microgomas, hidropsia endolinfática, acometimento ossicular, degeneração do órgão de Corti e perda de neurônios cocleares.[37]

Sinais e sintomas
Os sintomas podem estar presentes na forma de perda auditiva neurossensorial súbita, flutuante, vertigem episódica, perda auditiva uni ou bilateral progressiva e zumbidos.[39] As várias apresentações verificam-se tanto na doença congênita quanto na adquirida, cujas manifestações são revistas em outra parte. A perda auditiva neurossensorial é uniforme ou maior nas baixas frequências e em geral não exibe um padrão típico. São observados sintomas otológicos nos três estágios da sífilis e, devido à diversidade clínica, a sífilis deve ser incluída no diagnóstico diferencial de perda auditiva neurossensorial súbita, doença de Ménière, doença autoimune da orelha interna e neurite vestibular.

O sinal de Hennebert é um teste positivo para fístula na ausência de doença da orelha média e postula-se que seja secundário às faixas fibrosas entre a lâmina do estribo e a janela oval.[37]

O sinal de Tullio é a ocorrência de vertigem e nistagmo em resposta a um som intenso. Nesse caso, também se acredita que a fisiopatologia deva-se às faixas fibrosas entre as lâminas dos estribos e a janela oval. Tal teste não é específico para a sífilis.

O teste vestibular revela anormalidades em até 50% dos pacientes.

Patógeno
Treponema pallidum.

Pesquisa diagnóstica
O aspecto mais desafiador da otossífilis é estabelecer um diagnóstico positivo. A literatura atual defende o teste de absorção do anticorpo treponêmico fluorescente específico (FTA-ABS) devido à baixa prevalência da doença na população geral. Também ocorrem muitos sintomas otológicos nos últimos estágios da sífilis, quando o VDRL e teste da reagina plasmática rápido (RPR) podem ser negativos.

O padrão do audiograma é típico de doença retrococlear (RM ou potencial evocado auditivo do tronco encefálico [BERA]) também estão indicados. Caso se suspeite de neurossífilis, faz-se uma punção lombar. Também devem ser realizados testes para HIV e tuberculose nos pacientes.

Opções de tratamento
- Penicilina procaína em alta dose por 10 a 14 dias.
- O tratamento da sífilis, mesmo nos estágios tardios, pode evitar mais sequelas.

Tratamento com antibióticos e esteroides por 2 semanas:

1. Audição: aproximadamente 20 a 30% melhoram.
2. Discriminação: cerca de 30% melhoram.
3. Zumbidos e vertigem: até 75% melhoram.

Muitas das respostas ao tratamento não parecem ter efeitos duradouros assim que a administração de esteroides cessa, podendo requerer esteroidoterapia prolongada.

Tuberculose aural

Epidemiologia e fisiopatologia
- Locais infrequentes de tuberculose na cabeça e no pescoço.
- Indivíduo imunocomprometido.
- Países do segundo e do terceiro mundo ou durante a infância nos países desenvolvidos.
- Origem hematogênica (Schuknecht).[37]
- Patologia: granulomas caseosos, causando otite média, mastoidite e perfurações da membrana timpânica.[37]

Sinais e sintomas
A tuberculose da orelha segue uma evolução insidiosa, devendo-se suspeitar dela na vigência de secreção profusa e indolor na orelha. Uma revisão de 43 pacientes da África do Sul revelou os seguintes aspectos: ausência de dor, otorreia profusa, perfurações múltiplas, tecido de granulação na pele, perda auditiva e paralisia facial. O paciente também pode apresentar-se com dor, mastoidite aguda e perfuração central. Durante a cirurgia, os achados de tecido de granulação pálido, necrose óssea e formação de sequestros são comuns. O achado de tuberculose ativa em outros locais do corpo também é sugestivo de tuberculose otológica.

Foram descritas complicações, como paralisia facial, fístula pós-auricular e extensão intracraniana.

Patógeno
Mycobacterium tuberculosis.

Pesquisa diagnóstica
Histologia de tecido de granulação, coloração de bacilos acidorrápidos (AFB) em secreções, reação em cadeia da polimerase (PCR) para o *M. tuberculosis* e cultura da secreção costumam ser os métodos de escolha para o diagnóstico. A histologia é mais útil, podendo ser difícil demonstrar o micro-organismo. Deverão ser solicitados um audiograma e uma TC se forem observadas complicações. PPD, radiografias de tórax e pesquisa para outra tuberculose extrapulmonar são o padrão. Comumente, a cultura pode revelar micro-organismos Gram-negativos, além dos bacilos da tuberculose.

Opções de tratamento
- Terapia multimedicamentosa devido aos padrões de resistência.
- Com a mastoidite aguda, a cirurgia tem sido útil.
- A rápida instituição da quimioterapia antituberculosa pode reverter a paresia facial.
- A duração do tratamento clínico depende da função imune subjacente do paciente, da resistência da tuberculose a múltiplos fármacos e do estado primário ou de reativação, entre outros. Em geral, espera-se que a orelha seque com 2 a 4 meses de tratamento.

Referências

1. Kimura AC, Pien FD. Head and neck cellulitis in hospitalized adults. *Am J Otolaryngol.* 1993; 14(5):343–349.
2. Uri N, Greenberg E, Meyer W, *et al.* Herpes zoster oticus: treatment with acyclovir. *Ann Otol Rhinol Laryngol.* 1992;101:161–162.
3. Mills DC, II, Roberts LW, Mason AD, Jr *et al.* Suppurative chondritis: its incidence, prevention, and treatment in burn patients. *Plastic Reconstruct Surg.* Aug 1988;82(2):267–276.
4. Chandler JR. Malignant external otitis. *Laryngoscope.* 1968;78:1257.
5. Nadol JB. Histopathology of pseudomonas osteomyelitis of the temporal bone starting as malignant external otitis. *Am J Otolaryngol.* 1980;1(5):359–371.
6. Benecke JE. Jr. Management of osteomyelitis of the skull base. *Laryngoscope.* 1989;99:1220.
7. Chandler JR. Malignant external otitis and osteomyelitis of the base of the skull. *Am J Otol.* March 1989;10(2):108–110.
8. Martel J, *et al.* Malignant or necrotizing otitis externa: experience in 22 cases. *Ann Otolaryngol Chirugie Cerico-Faciale.* Nov 2000; 117(5):291.
9. Davis JC. *et al.* Adjuvant hyperbaric oxygen in malignant external otitis. *Arch Otolaryngol Head and Neck Surg.* Jan 1992;118: 89–93.
10. Bluestone CD. Definitions, terminology, and classification. In: Rosenfeld RM, Bluestone CD (eds). *Evidence-Based Otitis Media.* Hamilton, Ontario: BC Decker Inc., 1999:85–104.
11. Teele DW, Klein JO, Rosner B. Greater Boston Otitis Media Study Group. Epidemiology of otitis media during the first seven years of life in children in the greater Boston: a prospective cohort study. *J Infect Dis.* 1989;160:83–94.
12. Casselbrant ML, Mandel EM, Rockett HE, *et al.* Incidence of otitis media and bacteriology of acute otitis media during the first two year of life. In: Lim DJ, Bluestone CD, Klein JO, *et al.*, (eds). *Recent Advances in Otitis Media with Effusion.* Proceeding of the Fifth International Symposium, Philadelphia: BC Decker, 1993: 1–3.
13. Casselbrant ML, Mandel EM. Epidemiology. In: Rosenfeld RM, Bluestone CD (eds). *Evidence-Based Otitis Media.* Hamilton, Ontario: BC Decker Inc., 1999:117–136.
14. Bluestone CD. Pneumococcal conjugate vaccine: impact on otitis media and otolaryngology. *Arch Otolaryngol Head Neck Surg.* 2001;127(4): 464–467.
15. Stool SE, Berg AO, Berman S, *et al.* Otitis media with effusion young children. *Clinical Practice Guideline Number* 12. Rockville, MD: Agency for Health Care Policy and Research, Public Health Service, US Department of Health and Human Services; July 1994: AHCPR Publication No. 94-0622.
16. Bluestone CD, Stephenson JS, Martin LM. Ten year review of otitis media pathogens. *Pediatr Infect Dis J.* 1992;11:75–115.
17. Rosenfeld RM. Natural history of untreated otitis media. In: Rosenfeld RM, Bluestone CD (eds). *Evidence-Based Otitis Media.* Hamilton, Ontario: BC Decker Inc., 1999:157–177.

18. Bluestone CD, Lee D. What to expect from surgical therapy. In: Rosenfeld RM, Bluestone CD (eds). *Evidence-Based Otitis Media*. Hamilton, Ontario: BC Decker Inc., 1999:207–221.
19. Rosenfeld RM, Vertrees JE, Carr J, *et al*. Clinical efficacy of antimicrobial drugs for acute otitis media: meta-analysis of 5400 children from 33 randomized trials. *J Pediatr*. 1994;124: 355-357.
20. Casselbrant ML, Kaleida PH, Rockette HE, *et al*. Efficacy of antimicrobial prophylaxix and of tympanostomy tubes insertion for prevention of recurrent acute otitis media: results of a randomized clinical trial. *Pediatr Infect Dis J*. 1992;11:278–286.
21. Paradise JL, Bluestone CD, Colborn DK, *et al*. Adenoidectomy and adenotonsillectomy for recurrent acute otitis media: parallel randomized clinical trials in children not previously treated with tympanostomy tubes. *JAMA*. 1999;8, 282(10):945–953.
22. Tos M, Holm-Jensen S, Sorensen CH, *et al*. Spontaneous course and frequency of secretory otitis media in four-year-old children. *Arch Otolaryngol*. 1982;108:4–10.
23. Casselbrant ML, Brostoff LM, Cntekin EI, *et al*. Otitis media in children in the United States. Acute and secretory otitis media. *Proceedings of the International Conference on Acute and Secretory Otitis Media*. Part I. Amsterdam: Kugler Publications; 1996:161–164.
24. Bluestone CD, Klein JO. Otitis media, atelectasis, and eustachian tube dysfunction. In: Bluestone CD, Stool SE (eds). *Pediatric Otolaryngology*. Philadelphia, PA; WB Saunders. 1990;320–486.
25. Bluestone CD, Stephenson JS, Martin LM. Ten year review of otitis media pathogens. *Pediatr Infect Dis J*. 1992;11:75–115.
26. Paradise JL, Bluestone CD, Rogers KD, *et al*. Efficacy of adenoidectomy for recurrent otitis media in children previously treated with tympanostomy-tube placement. Results of parallel randomized and nonrandomized trials. *JAMA*. 1990;18,263(15):2066–2073.
27. Gates GA, Avery CS, Prihoda TJ, *et al*. Effectiveness of adenoidectomy and tympanostomy tubes in the treatment of chronic otitis media with effusion. *N Engl J Med*. 1987;317:1444–1451.
28. Rosen A, Ophir A, Marchak G. Acute mastoiditis: a review of 69 patients. *Ann Otol Rhinol Laryngol*. 1986;95:222–224.
29. Schuknecht HF, Gulya AJ. Anatomy of the Temporal Bone with Surgical Implications. Philadelphia: Lea & Febiger; 1986.
30. Neely JG, Doyle KJ. Facial nerve and intracranial complications of otitis media. In: Jackler RK, Brackmann DE (eds). *Neurotology*. Mosby: St Louis; 1994:905–918.
31. Friedman EM, McGill TJ, Healy GB. Central nervous system complications associated with acute otitis media in children. *Laryngoscope*. 1990;100:149–151.
32. Courville CB, Nielson JM. Fatal complications of otitis media and mastoiditis in the antibiotic era. *Laryngoscope*. 1955;19:451–501.
33. Merchant SN, Gopen Q. A human temporal bone study of acute bacterial meningogenic labyrinthitis. *Am J Otol*. 1996;17:375–385.
34. Egelund E, Bak-Pedersen K. Suppurative labyrinthitis caused by anaerobic bacteria. *J Laryngol Otol*. May 1994;108:413–414.
35. Strauss M. Human cytomegalovirus labyrinthitis. *Am J Otolaryngol*. 1990;11:92–298.
36. Maldonado Y. Rubella—Chapt 241. In: Behrman RE, Kliegman RM, Jenson HB (eds). *Nelson—Textbook of Pediatrics*. 16th ed. Philadelphia, PA: W.B. Saunders Company; 2000.
37. Schuknecht HF. *Pathology of the Ear*—Second Ed. Baltimore: Lea & Febiger; 1993.
38. Wilson WR. The Relationship of the herpesvirus family to sudden hearing loss: a prospective clinical study and literature review. *Laryngoscope*. August 1986;96:870–877.
39. Balkany TJ, Dans PE. Reversible sudden deafness in early acquired syphilis. *Arch Otolaryngol Head Neck Surg*. 1978;104:66–68.

Distúrbios não-infecciosos da orelha 13

ORELHA EXTERNA
Aurícula, canal auditivo externo

Traumatismo
Lacerações
Laceração simples — pele ± cartilagem
Estrelado — traumatismo contuso ou lesão por esmagamento
Avulsão — rasgão ou separação

TRATAMENTO. Limpeza profunda, desbridamento, reparo cirúrgico. Pode requerer reconstrução em etapas ou em retalho. Bandagem delimitada, antibióticos sistêmicos

COMPLICAÇÕES. Pericondrite, necrose da cartilagem

Hematoma
Traumatismo contuso

TRATAMENTO. Incisão e drenagem com suturas de lado a lado e bandagem com coxim compressivo

ANTIBIÓTICOS. Antibióticos sistêmicos

TRATAMENTO TARDIO. Aspiração repetida, bandagem de compressão média

COMPLICAÇÕES. Fibrose, orelha em couve-flor, pericondrite

Queimaduras agudas
Térmicas, elétricas, químicas. Cerca de 25% das queimaduras faciais levam à infecção auricular

TRATAMENTO. Dependente do grau: primeiro, segundo ou terceiro; perda tecidual, queimaduras de segundo e terceiro graus. Antibióticos tópicos e sistêmicos; injeção local de gentamicina, desbridamento cirúrgico

Queimaduras por radiação
Queimaduras agudas de primeiro grau. Alterações tardias: secura da pele, fibrose, telangiectasia, atrofia, necrose da pele e cartilagem

TRATAMENTO. Tratamento prolongado da ferida, o uso de oxigênio hiperbárico em caso de difícil cicatrização é controverso

Congelação
Exposição ao vento e temperatura de subcongelamento levando ao rompimento da camada endotelial com extravasamento de eritrócitos, agregação de plaquetas e acúmulo de corpúsculos

SINTOMAS. Dor, queimação, descoloração; redução da flexibilidade; perda da sensibilidade

TRATAMENTO. Aquecimento lento, antibióticos, anticoagulantes, desbridamento do tecido necrótico após demarcação. Compressa na orelha com ou sem pressão

Mordidas
Humana ou animal; local mais comum: lóbulo da orelha

TRATAMENTO. Limpeza meticulosa, antibióticos sistêmicos. Reparo cirúrgico e/ou desbridamento

Queloides, cicatrizes hipertróficas
Ocorrem em até 30% de negros e hispânicos

TRATAMENTO. Injeção de esteroide, excisão cirúrgica

Orelha externa — doenças sistêmicas

Dermatite de contato
SINAIS E SINTOMAS. Eritema, prurido, bolhas, exsudação, formação de crostas na face e pescoço, associados a alergias sistêmicas

AGENTES AGRESSORES. Antibióticos tópicos (neomicina, quinolonas [ciprofloxacino]); níquel e cromo encontrados no aço inoxidável, joias; plástico e látex; substâncias em xampus e tinturas de cabelo

TRATAMENTO
   Remoção do agente ou dos agentes agressores, esteroides tópicos ± esteroides sistêmicos (reações graves), Benadryl (cloridrato de difenidramina)
   O diagnóstico diferencial inclui celulite ou herpes-zoster oftálmico, pode requerer tratamento com antibióticos ou agentes antivirais

Gota
Tofo nodular, depósito de cristais de ácido úrico na hélice ou anti-hélice, que podem sofrer ulceração

Diabetes melito
Doença dos pequenos vasos, necrose tecidual após traumatismo ou cirurgia

Hipotireoidismo
Pele seca e espessa; aurícula e canal externo; acromegalia; aurícula aumentada

Hiperlipidemia
Xantoma, placas amareladas sobre a hélice

Pericondrite recorrente
Eritema recorrente; dor e inchaço, progredindo para a perda de cartilagem

Granulomatose de Wegener
Quase 3% dos pacientes têm sintomas semelhantes aos da pericondrite

Carcinoma de orelha externa
Geral
Cerca de 6% dos cânceres de pele envolvem a aurícula.

Drenagem linfática: nódulos auriculares anteriores, aurícula lateral e parede anterior do canal; nódulos pós-auriculares, aurículas superior e posterior, parede posterior do canal; nódulos cervicais superficiais e profundos, lóbulo e assoalho do canal da orelha externa.

Metástase mais comum com invasão pericondrial e cartilaginosa

Carcinoma basocelular
Lesão eritematosa com bordas elevadas; as crostas prateadas são mais comuns, ocorrendo sobre a aurícula e o canal externo

TRATAMENTO. Biopsia, excisão local extensa; pode requerer excisão de cartilagem, enxerto de pele ou retalhos locais

Carcinoma de células escamosas
Malignidade mais comum na aurícula e no canal auditivo externo

SINAIS. Dor, sangramento, aparência granulosa

TRATAMENTO. Biopsia, excisão cirúrgica extensa; pode requerer parotidectomia, ressecção com bloqueio do canal auditivo ou ressecção do osso temporal, possível uso de radioterapia pós-operatória

Melanoma maligno
Cerca de 7% dos localizados de cabeça e pescoço comprometem a orelha

Outros tumores da orelha
Carcinoma adenocístico, adenocarcinoma, adenoma, adenoma pleomórfico

TRATAMENTO. Dependente do tipo de tecido

Canal auditivo externo
Dermatite seborreica
Otite externa eczematoide, a condição dermatológica mais comum do canal externo, pode estar associada à caspa.

SINAIS E SINTOMAS. Coceira; exsudação; otite externa recorrente; estenose do canal; pele seca, descamativa e fissurada

TRATAMENTO. Limpeza correta com irrigação e secagem (secador de cabelo), solução ou loção de hidrocortisona a 1%, soluções de ácido salicílico a 3%, betametazona para tratamento agudo

Psoríase
Afeta 2 a 5% da população. Em 18% dos casos de psoríase sistêmica, a orelha é afetada. Também acomete o couro cabeludo e o sulco pós-auricular

Tratamento. Controle local, loção ou solução de hidrocortisona a 1%

Ceratose obturante

Rápido acúmulo de restos de ceratina; deformações; canal auditivo externo obliterado; erosão não-dolorosa e expansão do canal externo; pode estar associada à otorreia, odor fétido e otite externa secundária

Patologia. Inflamação crônica e falta de migração epitelial

Tratamento. Limpeza frequente, irrigação; hidrocortisona a 1% tópica; ácido salicílico a 3% e betametazona para tratamento agudo

Colesteatoma

Acúmulo de ceratina no canal externo associado à osteíte e necrose óssea; geralmente ocorre no assoalho do conduto externo; comumente associado à dor e invasão do osso por ceratina

Tratamento. Limpeza frequente do canal auditivo externo; esteroides tópicos; pode requerer desbridamento cirúrgico do osso afetado

Necrose por radiação

Complicação tardia da radioterapia: epitélio atrófico; osso necrótico exposto; acúmulo de restos epiteliais e formação de colesteatoma

Tratamento. Limpeza frequente e irrigação; lubrificação com óleo mineral; desbridamento local do osso; pode envolver o canal auditivo, a mastoide e a fossa glenoide. Cirurgia geralmente complicada pela cicatrização difícil e lenta

Osteoma

Massa óssea pedunculada que se desenvolve ao longo das linhas de sutura, timpanoescamosa e timpanomastóidea, osteoma obliterativo pode requerer remoção cirúrgica. Na cirurgia, é necessário cuidado para a proteção da membrana timpânica

Exostose

Espessamento lamelar do osso do canal auditivo externo associado à exposição à água gelada, envolvendo normalmente as paredes anterior e posterior do canal. A exostose pode causar a estenose do canal, impactação com cerume, ou limitar a exposição da membrana do tímpano

Tratamento. Canaloplastia, enxerto de pele e meatoplastia

Hemangioma

Massa amolecida, avermelhada ou purpúrea do canal auditivo externo pulsátil ao exame microscópico

O hemangioma capilar normalmente regride na infância. O tipo cavernoso não regride e pode se estender às estruturas circunvizinhas

Granuloma de colesterol

Cisto de cúpula azulada; fluido da cor de óleo de motor, normalmente confundido com sangue

Tratamento. Aspiração; cirurgia raramente é necessária

Outras lesões benignas
Adenoma, lipoma, fibroma, condroma, ceratoacantoma, tumores das glândulas salivares menores; o diagnóstico e tratamento dependem da biopsia

Estenose secundária ou atresia
CAUSAS. Otite externa recorrente ou crônica normalmente associada ao traumatismo do ângulo tímpanomeatal anterior, instrumentação repetida ou cirurgia prévia

SINAIS E SINTOMAS. Otite externa recorrente com tecido de granulação ou miringite, perda de audição condutiva, estreitamento do canal auditivo externo, perda da definição e dos limites anatômicos normais da membrana timpânica, perda de audição condutiva de 30 a 40 dB

TRATAMENTO
Precoce — curativos expansíveis, antibióticos tópicos e esteroides
Tardio — excisão da fibrose e do epitélio, canaloplastia, enxerto laminar fino de pele e meatoplastia

O tampão pós-operatório prolongado reduz a estenose recorrente

Corpo estranho
Insetos, nozes, feijões, chicletes, brinquedos e outros. Evitar irrigação — material de origem vegetal irá se expandir; instrumentação cega pode causar sangramento ou edema no canal auditivo e empurrar o material estranho através da membrana timpânica

TRATAMENTO. Bloqueio anestésico local, exame microscópico e instrumentação para a remoção do corpo estranho, óleo mineral ou solução antibiótica podem facilitar a remoção, esquema de antibióticos

ORELHA MÉDIA E MASTOIDE
Traumatismo
Fraturas do osso temporal, fraturas da base do crânio
FRATURAS LONGITUDINAIS. Cerca de 70 a 90% das fraturas do osso temporal; fratura do osso parietal não envolve a cápsula ótica

Estendem-se até o canal auditivo externo, orelha média, trompa de Eustáquio e forame lácero. Frequente rompimento da membrana do tímpano, cadeia ossicular, podendo envolver o gânglio geniculado

Apresentação
Sangramento a partir do canal externo, perda de audição condutiva, otorreia por líquido cefalorraquidiano (LCR), paralisia facial

FRATURAS TRANSVERSAS. Cerca de 20 a 30% das fraturas do osso temporal; em geral, a lesão mais grave do osso occipital

Fraturas da cápsula ótica associadas a um alto risco de paralisia facial, perda de audição neurossensorial e otorreia pelo LCR

Apresentação
Hemotímpano, rinorreia pelo LCR, perda de audição neurossensorial, paralisia facial em 50% dos casos

Avaliação
Exames para lesões multissistêmicas, neurológicas, cervicais bem como dos VII e VIII nervos cranianos; tomografia computadorizada (TC); eletroneurografia (ENOG); paralisia facial

Tratamento
Estabilização do paciente para outras lesões neurológicas ou potencialmente fatais; observação; painel de antibióticos; cirurgia em casos de perfuração persistente da membrana do tímpano; perda de audição condutiva; paralisia facial (> 90% de comprometimento na ENOG); liquorreia persistente

Lesões da membrana do tímpano
PERFURAÇÕES
Lesões penetrantes — cotonetes, bastões e alfinetes de fralda tendem a envolver a região posterior, podendo envolver a cadeia ossicular

Queimaduras — queimadura por ácido, luz — normalmente envolve a membrana anterior e o anel timpânico; menor chance de cura espontânea

Traumatismo e barotrauma — região central da membrana mais frágil, exposição à água e mergulho, queda, bofetada

AVALIAÇÃO. Exame microscópico; audiograma; avaliação clínica para vertigem; TC em caso de suspeita de corpo estranho ou descontinuidade ossicular

TRATAMENTO
Agudo: prevenção de infecção secundária — tampão e gotas com antibiótico no caso de exposição à água; antibióticos orais; manter a orelha seca; infecção prejudica a cura espontânea

Observação — a cura espontânea é normalmente mais bem-sucedida em 78 a 94% do que a intervenção cirúrgica precoce; as margens da membrana timpânica podem ser alinhadas com nível microscópico nas primeiras 24 h

Cirurgia de emergência: lesão penetrante com perda de audição neurossensorial e vertigem, sugerem fratura e impactação da base do estribo para o interior do vestíbulo ou fístula perilinfática

Tratamento de emergência: selar a janela oval e reparar a membrana do tímpano. Reconstruir a cadeia ossicular como um procedimento secundário, dependendo da audição residual e do audiograma de condução óssea

Tratamento tardio: timpanoplastia — indicações: perfuração persistente após 4 meses; perda de audição condutiva superior a 20 dB

Problema potencial na cirurgia: epitélio escamoso (colesteatoma) em crescimento sobre a superfície medial do tímpano pode estar mais extenso do que o antecipado no exame clínico, comprometendo o anel anterior e a trompa de Eustáquio, bem como a cadeia ossicular

ORELHA MÉDIA E MASTOIDE — DOENÇAS SISTÊMICAS
Granulomatose de Wegener
Cerca de 19% com comprometimento da orelha

Sinais e sintomas
Perda de audição condutiva, otite média serosa

Patologia
Inflamação crônica e formação de tecido granuloso

Tuberculose
Disseminação hematogênica ou linfática para o osso temporal

Sinais e sintomas
Membrana do tímpano espessada com perda dos limites, perda de audição condutiva, perfuração múltipla ou total com otorreia serosa

Poliarterite nodosa
Perda de audição neurossensorial, perda de audição repentina, paralisia facial

Sarcoidose
Paralisia facial, neuropatia coclear-vestibular

Osteogênese imperfeita
Síndrome de van der Hove: de herança autossômica dominante, perda de audição condutiva, esclerótica azul, espessamento da base do estribo

Tratamento
Remoção do estribo, geralmente com bons resultados

Doença de Paget
Osteíte deformante — relação homem/mulher de 4:1, de herança autossômica dominante, espessamento da calota do crânio, perda de audição condutiva mista, espessamento dos ossículos com fixação

Tomografia computadorizada
Evidencia espessamento do osso cortical

TRATAMENTO. Remoção do estribo

PERDA CONDUTIVA DA AUDIÇÃO

Otosclerose

Incidência
Cerca de 8 a 12% na população branca, doença clínica em 0,5 a 2%; 1% na população negra, doença clínica em 0,1%. Relação mulher/homem de 2:1

Genética
História familiar de 49 a 58%, 70% em população seletiva, penetrância autossômica dominante em 25 a 40%, 6% com osteogênese imperfeita apresentam otosclerose

Patologia
Osso endocondral

Fase inicial: vascular, osso esponjoso que progride para fibrose
Fase tardia: osso novo substituído por osso esclerótico

Focos: um, 67%; dois, 27%; três ou mais, 6%
Janela oval anterior, fístulas, antefenestra, 70 a 90%
Janela redonda, 30 a 70%; coclear, 14%; comprometimento extenso, 10 a 12%
Vírus do sarampo associado aos focos escleróticos

Apresentação clínica

Perda de audição condutiva progressiva ou mista; aparecimento mais comum entre os 30 e 50 anos; perda auditiva também observada entre os 20 e 30 anos em 42%; 31% em idade inferior a 20 anos; 30 a 63% em casos de gravidez; 36 a 85% apresentam paracusia de Willis (melhor audição com barulho); 75 a 100% com zumbido; 22% com desequilíbrio; 26% com vertigem; 10% com sinal de Schwartze (hiperemia promontória)

Audiometria

Perda de audição progressiva, de baixa frequência, condutiva ou mista; componente condutivo máximo, 60 dB; incisura de Carhart, limites ósseos rebaixados, 1.000 a 2.000 Hz (após o fechamento — *gap* aéreo-ósseo); boa discriminação da palavra, 70% ou superior

Reflexo acústico

Ausência de reflexo: estribo fixo
Reflexo bifásico (ligado-desligado): ocorre em 94% dos parentes com sintomas por menos de 5 anos e em 9% por mais de 10 anos (40% da população normal apresentam reflexos acústicos bifásicos)

Diapasões

De Webber, lateraliza para a orelha afetada; de Rinne, negativo — óssea melhor do que aérea, mascarando a orelha oposta nos casos com perda auditiva unilateral. A aplicação dos diapasões nos dentes em vez da mastoide aumenta a sensibilidade em 5 a 10 dB

Diapasão	Diferença aéreo-óssea
Rinne 256 Hz negativo	15 dB ou mais
Rinne 512 Hz negativo	25 dB ou mais
Rinne 1.024 Hz negativo	35 dB ou mais

Teste vestibular

Teste vestibular apenas quando indicado
Resposta calórica reduzida, 40 a 57%
Preponderância direcional, 37 a 53%
Vertigem postural, 33%

Tomografia computadorizada

Secção fina (0,5 a 1,5 mm) do labirinto, vistas axial e coronal; áreas de densidade óssea reduzida, deformação coclear. Indicações — perda rápida do limiar ósseo, otosclerose coclear

Indicações cirúrgicas

Perda de audição condutiva de 20 dB ou mais
Teste de Rinne negativo, 256 e 512 Hz (bom candidato)
1.024 Hz negativo (excelente candidato)
Limiar de condução óssea bom
Discriminação da palavra de 70% ou mais

Orelhas média e interna estáveis
A orelha pior é feita inicialmente

Outras considerações
Incapacidade de audição, ocupação, *hobbies* (caça submarina), incapacidade de usar um aparelho auditivo nos limiares de condução aérea e não nos limiares ósseos

Contraindicações cirúrgicas
Orelha única ou dominante, orelha com melhor discriminação da palavra, membrana do tímpano perfurada, doença da orelha média ativa, doença de Ménière ativa

Contraindicações relativas
Idade: indivíduo com menos de 18 anos
Função comprometida da trompa de Eustáquio
Limiar de condução aérea inferior a 30 dB
Gap aéreo-ósseo inferior a 15 dB
Audição passível de auxílio com condução óssea superior a 40 dB
Ocupações: telhador, acrobata, mergulhador

TRATAMENTOS ALTERNATIVOS. Nenhum se há boa audição em uma orelha; aparelho auditivo

TRATAMENTO MÉDICO. Fluoreto de sódio, cálcio, vitamina D (amplamente aceita, porém não aprovada pelo FDA)

Indicações
Otosclerose coclear; perda de condução óssea superior a 5 dB em menos de 12 meses

Resultados cirúrgicos
Depende mais da experiência do cirurgião do que da prótese; prótese — preferência pessoal; resultados comparáveis entre o teflon e o dispositivo de aço inoxidável

Cirurgião experiente: fechamento do *gap* aéreo-ósseo menor que 10 dB, 90 a 95%
Cirurgia de revisão, 2%
Perda auditiva neurossensorial significativa, menos de 0,5%
Vertigem transitória branda, 5%
Vertigem persistente grave, menos de 0,5%
Preservação do nervo da corda timpânica, 95%
Disgeusia, 5 a 10%
Paralisia facial, rara
Residente: fechamento do *gap* aéreo-ósseo menor que 10 dB, 65 a 90%

Complicações intraoperatórias
Ruptura do retalho timpanomeatal
Deslocamento da bigorna
Processo longo da bigorna fraturado
Fluxo abundante de líquido (*gusher*) (1/300)
Sangramento
Vertigem

Perda de audição neurossensorial
Platina flutuante
Platina deprimida

Complicações pós-operatórias
Otite média aguda
Labirintite supurativa e meningite
Vertigem
Granuloma cicatricial
Fístula perilinfática (0,3 a 2,5%)

Revisão da estapedectomia-estapedotomia
Cerca de 2% dos casos
Prótese deslocada, 44%
Necrose da bigorna, 28%
Fístula perilinfática, 8%
Perfuração da membrana do tímpano, 6%
Colesteatoma, 7%

Resultados de Audição — Cirurgia de Revisão
Fechamento do *gap* aéreo-ósseo inferior a 10 dB, 46 a 80%; resultados dependentes da causa da falha
Perda auditiva neurossensorial (condução óssea), 0,8 a 7,7%; o uso do *laser* melhorou os resultados das cirurgias de revisão
Causas da vertigem e perda de audição: sucção na janela oval; excessiva manipulação do estribo ou prótese; prótese longa; falha na selagem da janela oval, fístula perilinfática; rompimento do labirinto membranoso; remoção da prótese; calor proveniente do *laser*

Martelo ou bigorna fixos

Aparecimento
Geralmente após os 50 anos de idade; 3% em revisões de estapedectomia; congênito

Exame
Mobilidade reduzida do martelo verificada na otoscopia pneumática ou palpação

Audiograma
Perda de audição condutiva linear; 15 a 20 dB de *gap* aéreo-ósseo; congênito, *gap* aéreo-ósseo de 35 a 50 dB

Tomografia computadorizada
Fixação atical do ossículo; massa ossicular deformada por origem congênita e fixa

Patologia
Ossificação do ligamento maleolar anterior

Tratamento
Aticotomia anterior com divisão do ligamento maleolar anterior e mobilização do martelo, timpanoplastia tipo III; transecção do pescoço do martelo e do ligamento maleolar anterior; interposição da bigorna ou prótese ossicular parcial (PORP) entre o estribo e o cabo do martelo e membrana timpânica

Descontinuidade ossicular
Etiologia
Traumatismo, fratura da base do crânio. Otite média crônica; disfunção da trompa de Eustáquio; cirurgia prévia

Exame
Membrana timpânica e cabo do martelo hipermóveis na otoscopia pneumática ou palpação

Audiometria
Perda de audição condutiva menor que 25 a 60 dB; tímpano hipermóvel no timpanograma

Tratamento
Timpanoplastia com interposição do ossículo ou PORP ou prótese ossicular total (TORP), reparo da junção incudoestapediana

Atresia congênita
(Ver o Cap. 10: Fendas e bolsas.)

Prolapso do nervo facial
Nervo facial deiscente sobre a superestrutura do estribo, ocorre em crianças (congênito) e adultos, perda de audição condutiva linear menor que 15 a 25 dB, podendo levar a uma perda condutiva de 10 a 20 dB após uma estapedectomia bem-sucedida

Colesteatoma congênito
Colesteatoma que se desenvolve atrás de membrana timpânica intacta, sem história significativa de otite média

Etiologia
Células quiescentes epiteliais, locais — quadrante anterossuperior do mesotímpano e membrana timpânica adjacente ao martelo e mesotímpano posterior

Apresentação
Membrana timpânica — 2 a 6 anos de idade — massa branca atrás do tímpano, normalmente adjacente ao martelo
Orelha média — 6 a 12 anos de idade — massa branca na orelha média, tímpano esbranquiçado
Mastoide — 12 a 30 anos de idade —) massa branca na orelha média, perda auditiva, vertigem
Ápice petroso, gânglio geniculado — 20 a 45 anos de idade — paralisia facial ou paresia, perda auditiva neurossensorial, alterações da visão, hipoestesia facial
Fossa posterior — 40 a 60 anos de idade — perda auditiva neurossensorial, vertigem, dor de cabeça, alterações visuais

Avaliação
Audiograma; paralisia facial ENOG, teste vestibular (ENG) em caso de indicação de TC do osso temporal

Ressonância magnética (RM) da fossa posterior e de lesões do ápice petroso

Tratamento
Dependente da localização e das complicações associadas

Granuloma de colesterol
Cisto de cúpula azulada, tímpano azulado

Apresentação
Mastoide — perda de audição condutiva, drenagem de fluido com coloração de óleo de motor, normalmente confundido com sangue; tímpano azulado

Ápice petroso, fossa posterior — dor, dor de cabeça, alterações visuais, perda de audição neurossensorial

Patologia
Cisto ou fluido no interior da mastoide ou ápice petroso; pode se expandir para o interior da fossa posterior; contém hemossiderina, cristais de colesterol, inflamação crônica; considerado proveniente de sangramento ou pressão negativa; geralmente se desenvolve em ossos temporais previamente pneumatizados

Avaliação
Audiograma; TC — densidade dos tecidos moles difusa (fluida), lesão cística no ápice petroso; RM (sinal aumentado de T1 e T2), lesão não destacada com contraste

Controle
Mastoide/orelha média — tubos de ventilação de diâmetro grande, mastoidectomia nas lesões em expansão, pode levar finalmente à mastoidectomia radical e perda auditiva condutiva máxima

Ápice petroso — cisto em expansão com perda auditiva neurossensorial; drenagem através do hipotímpano ou abordagem infralabiríntica para preservação auditiva; translabiríntica ou transcoclear nas perdas auditivas profundas

Intracraniano — dependente da localização, abordagem pela fossa posterior ou média

DISTÚRBIOS DA ORELHA INTERNA

Doença de Ménière (hidropsia endolinfática)
SINTOMAS. Plenitude aural, zumbido murmurante, perda auditiva flutuante, vertigem rotatória episódica grave

SINTOMAS ASSOCIADOS. Náuseas, vômitos, diplacusia, recrutamento e ansiedade

Doença de Ménière atípica
Complexo de sintomas incompleto, hidropsia vestibular — vertigem episódica, hidropsia coclear — perda de audição flutuante

Síndrome de Lermoyez
Crescente plenitude aural e zumbido, perda auditiva diminuída com o ataque de vertigem

Crises de Tumarkin
Crise otolítica, ataques por queda

HISTOLOGIA. Hidropsia endolinfática, distensão da membrana de Reissner, rupturas da membrana de Reissner com ataques e flutuação na audição, saco endolinfático, fibrose, vascularidade reduzida e calibre do lúmen reduzido

OUTRAS ETIOLOGIAS. Doença da orelha interna neurossensorial autoimune, 15 a 20%; sífilis, 6%

INCIDÊNCIA. Quarenta e seis a 128 por 100.000; doença bilateral de 3 a 8% após 5 anos, de 8 a 42,5% após 20 anos; homens = mulheres

APARECIMENTO. 45 a 50 anos

HISTÓRIA NATURAL. Vertigem episódica e perda auditiva flutuante; perda progressiva de audição geralmente até 50 dB e 50% de discriminação da palavra; ataques reduzidos ao longo de vários anos; pode ocorrer um único ataque com perda auditiva profunda

ESTUDOS DIAGNÓSTICOS
- Audiograma, perda auditiva neurossensorial de baixa frequência; repetir audiogramas, perda auditiva progressiva ou flutuante; teste de glicerol, limiar melhora em 10 ou 12% na discriminação da palavra
- ECOG, potencial somatório elevado, potencial somatório superior a 40% do potencial de ação
- Eletronistagmografia (ENG), teste calórico, paresia vestibular na orelha afetada
- Teste rotacional, resposta reduzida, latência prolongada, recrutamento vestibular
- Estudos laboratoriais, descartar doença imune da orelha interna ou sífilis, reagina plasmática rápida (RPR), teste de absorção de treponema/anticorpos (FTA) fluorescente; anticorpos antiorelha interna quando indicados

ESTADIAMENTO: ACADEMIA AMERICANA DE OTORRINOLARINGOLOGIA E CIRURGIA DE CABEÇA E PESCOÇO. Estágios 0 a VI; estágio 0, ausência de incapacidade; IV, vertigem frequente recorrente superior a 4 semanas por ano; VI, vertigem crônica ou incapacitante

TRATAMENTO MÉDICO
- Dieta: hipossódica (< 2.000 mg/dia); acompanhamento alimentar para identificar fontes de sal
- Diuréticos: hidroclorotiazida; inibidores da anidrase carbônica, acetazolamida
- Supressores labirínticos: dimenidrinato; meclizina; diazepam; cloridrato de prometazina
- Perfusão de esteroides na orelha média, Decadron ou metilprednisolona com resultados variáveis para a melhora da audição e vertigem

LABIRINTECTOMIA QUÍMICA E INDICAÇÕES CIRÚRGICAS. Falha médica, vertigem intratável e frequentemente incapacitante

Labirintectomia química
Profusão de gentamicina na janela redonda, controle de 80 a 90%; 30 a 68% com perda auditiva neurossensorial profunda (conforme a técnica e dosagem); estreptomicina intramuscular (IM) em caso de Ménière bilateral

PROCEDIMENTOS CIRÚRGICOS
Procedimentos do saco endolinfático — controle de vertigem em 60 a 80%; preservação auditiva
Labirintectomia — controle de vertigem em 90 a 95%; perda auditiva completa
Secção do nervo vestibular — controle de vertigem de 90 a 95%; preservação auditiva

Perda auditiva neurossensorial autoimune, doença autoimune da orelha interna
Geral
A orelha interna e o sistema nervoso central (SNC) são capazes de resposta imune; cóclea normal, ausência de células imunes imunocompetentes; saco endolinfático, células T auxiliares e supressoras, linfócitos, macrófagos; linfócitos B; imunoglobulinas IgM, IgA e IgG

Distúrbios autoimunes sistêmicos associados à doença autoimune da orelha interna
Poliarterite nodosa, granulomatose de Wegener, lúpus eritematoso sistêmico, artrite reumatoide, colite ulcerativa

Síndrome de Cogan
Ceratite intersticial
Vertigem, perda auditiva neurossensorial progressiva bilateral
Hipersensibilidade com vasculite
Sintomas bilaterais da doença de Ménière, 15 a 20%

Sífilis
TRATAMENTO
Esteroides em alta concentração, prednisona, 40 a 60 mg/dia durante 30 dias; dosagem reduzida lentamente, reinstituir uma dose maior caso a audição deteriore com a redução dos esteroides; medicação citotóxica com dose elevada e prolongada de esteroides ou ausência de resposta aos esteroides
Injeções transtimpânicas de esteroides — resultados variáveis
Metotrexato: 7,5 a 15 mg/semana com ácido fólico
Ciclofosfamida (cytoxan), 1 a 2 mg/semana
Monitoramento de toxicidade: contagem sanguínea completa (CBC) de plaquetas, nitrogênio da ureia sanguínea (BUN), creatinina, função hepática, urinálise
Plasmaférese quando o paciente não responder ao tratamento médico

Perda de audição neurossensorial repentina idiopática (surdez súbita)
Perda de audição abrupta ou rapidamente progressiva em minutos ou dias

Incidência
Cerca de 5 a 20 por 100.000 por ano, idade média de 40 a 54 anos, distribuição: homens = mulheres

Patologia
Viral: perda das células ciliadas e de suporte; rompimento da membrana tectorial; atrofia das estrias vasculares; perda neuronial; encontrada em casos de caxumba e sarampo

Partículas virais ou anticorpos *não foram* encontrados na cóclea no caso de perda auditiva neurossensorial repentina (SSNHL) (surdez súbita)

Complexo imune: títulos séricos elevados dirigidos contra diversos vírus têm sido associados à SSNHL, herpes simples, varicela-zoster, enterovírus, Epstein-Barr, *parainfluenza*, citomegalovírus, *influenza* A, *Mycoplasma pneumoniae*

Vascular: trombose de pequenos vasos, fibrose da orelha interna.

Etiologia

Bacteriana: meningite bacteriana, labirintite bacteriana, sífilis, *Mycoplasma pneumoniae*

Viral: caxumba, citomegalovírus, vírus *influenza*, herpes simples e vírus da imunodeficiência humana (HIV)

Vascular: distúrbios tromboembólicos, vasculite, cirurgia de ponte da artéria coronária, macroglobulinemia, doença falciforme, radioterapia

Doença autoimune da orelha interna

Trauma

Barotrauma, fístula perilinfática

Após estapedectomia, fístula perilinfática

Lesão por traumatismo acústico

Fratura do osso temporal

Tumores: tumores do ângulo pontocerebelar (APC), 1 a 3%; VII e VIII nervos cranianos, schwanomas, meningiomas, carcinomatose leptomeníngea, doença metastática

Medicações ototóxicas

Deformações congênitas da orelha interna

Ruptura da membrana intracoclear

Estudos diagnósticos

Audiometria: aéreo-óssea e fala; timpanometria; reflexo estapediano; emissões otoacústicas (EOA), potencial evocado auditivo do tronco encefálico (BERA)

Teste vestibular: quando indicado

Radiográficos: RM com gadolínio-DPTA — canal auditivo interno (IAC) e APC; TC do osso temporal com deformação congênita. Perda de audição ou traumatismo

Laboratoriais: contagem sanguínea completa (CBC) e diferencial, velocidade de sedimentação, testes de coagulação, FTA, ABS-RPR, função da tireoide, anticorpos antiorelha interna, perfil lipídico

Recuperação

Recuperação espontânea até 10 dB na orelha oposta, 47 a 63%

Tratamento

Considerações baseadas nas possíveis etiologias:

Ausência de tratamento

Esteroides: prednisona, 40 a 60 mg, sistêmica, perfusão da orelha média, Decadron ou metilprednisolona

Antiviral: aciclovir, anticorpos fanciclovir

Antibióticos: eritromicina (família de antibióticos do macrolídeo)

Diuréticos: hidropsia possível
Vasodilatadores: hipoxia reversa
Carbogen (95% O_2 + 5% CO_2), tensão de oxigênio elevada na cóclea
Medicação: histamina, ácido nicotínico, procaína
Anticoagulante: heparina; varfarina; dextrana de baixo peso molecular

Fístulas perilinfáticas

Perda auditiva repentina ou progressiva associada ao zumbido ruidoso, disacusia, desequilíbrio

História

Cirurgia de estribos, traumatismo; esforço, barotrauma, perda auditiva congênita ou espontânea em crianças

Exame

Normal, sinal de Hennebert (teste fistular — vertigem com otoscopia pneumática)

Estudos diagnósticos

Audiogramas seriados, monitoramento da audição, RM com contraste para descartar lesão do CPA

Tratamento

Observação de 7 a 10 dias, repouso no leito, elevação da cabeça, laxantes

Indicações cirúrgicas

Perda auditiva progressiva com sintomas persistentes

Achados cirúrgicos

Drenagem perilinfática em torno do ligamento anular do estribo, em volta da prótese do estribo, na janela redonda

Fístula do canal semicircular superior

Vertigem induzida ortostática, Valsalva ou som
Deiscência do canal semicircular superior — fossa média
Exame: nistagmo torcional vertical ou vertical com otoscopia pneumática, Valsalva ou som
Teste diagnóstico: audiograma — perda auditiva condutiva de baixa frequência, limiar ósseo elevado, TC em secção fina no plano de SSC — fístula, potenciais miogênicos evocados vestibulares (PMEV) anormais no lado afetado
Tratamento: reparo da fístula via fossa média — alívio dos sintomas e melhora da audição

Ototoxicidade

Aminoglicosídios

AUDIOGRAMA. Alta frequência que progride para todas as frequências

PATOLOGIA. Perda das células ciliadas externas; progressão do giro basal para o ápice

TOXICIDADE VESTIBULAR A COCLEAR (AUMENTANDO A TOXICIDADE COCLEAR). Estreptomicina, gentamicina, tobramicina, amicacina, neomicina

PREVENÇÃO. Monitoramento do agente terapêutico (níveis de pico e depressão da droga) 2 vezes/semana, audiogramas periódicos, BUN e níveis de creatinina 2 vezes/semana, dosagem do agente ajustada para permanecer na faixa terapêutica

Antibióticos macrolídeos
Eritromicina, claritromicina, azitromicina

AUDIOGRAMA. Perda auditiva neurossensorial linear bilateral

PATOLOGIA. Estrias vasculares

TOXICIDADE. Dependente da dose e normalmente reversível

Diuréticos
Diuréticos de alça, ácido etacrínico, furosemida; afeta 0,7 a 6,4% dos pacientes

PATOLOGIA. Estrias vasculares

Salicilatos
AUDIOGRAMA. Perda auditiva neurossensorial linear bilateral

TOXICIDADE. Dependente da dose e normalmente reversível

Agentes antineoplásicos
AUDIOGRAMA. Perda das frequências média e alta

TOXICIDADE. Cisplatina, dependente da dose

PATOLOGIA. Perda da célula ciliada externa, frequência média a alta

Radiação
AUDIOGRAMA. Perda das frequências média e alta, discriminação ruim, progressão para perda auditiva completa

PATOLOGIA. Tardia — atrofia do labirinto membranoso, degeneração dos ligamentos espiral e anular, órgão de Corti. Inicial — labirintite serosa

TUMORES DA ORELHA MÉDIA E MASTOIDE
Mieloma múltiplo
Leve predominância no sexo masculino; aparecimento aos 60 anos, lesões líticas redondas na TC; medula óssea, células de mieloma, proteína de Bence Jones na urina

Leucemia
Infiltrado submucoso de espaços pneumatizados, perda auditiva condutiva, efusão crônica da orelha média

Neurofibroma do nervo facial
Massa pálida na orelha média, comprometimento do nervo facial, perda auditiva neurossensorial ou condutiva, paresia facial

Tomografia computadorizada
Tumor de tecido mole na orelha média, canal falopiano e gânglio geniculado alargados

Ressonância magnética
Tumor realçado — orelha média, gânglio geniculado, APC, parótida

Eletroneurografia
Amplitude de onda reduzida até a ausência de onda

Displasia fibrosa
Tipos: poliostótica ou monostótica

Achados
Alargamento e espessamento do osso temporal, oclusão do canal auditivo externo com diminuição da pneumatização da mastoide, deformidades no crânio e perda auditiva condutiva

Tomografia computadorizada
Aparência vítrea característica

Tratamento
Conservador, acompanhamento prolongado

Complicações
Formação de colesteatoma, perda auditiva condutiva

Granuloma eosinofílico
Comum em crianças: proliferação de histiócitos

Apresentação
Mais comum em crianças; perda auditiva condutiva; sangramento, pólipos ou dor; formas mais graves e doença de Hand-Schuller-Christian ou de Letterer-Siwe

Carcinoma metastático ao osso temporal
Local do tumor primário: cânceres de mama e de próstata, carcinoma de célula renal, carcinoma broncogênico de células escamosas, linfoma

Tumores glômicos: quimiodectoma, paraganglioma
Definição
Tumor vascular originado do tecido neuroectodérmico, corpos glômicos

GLOMO TIMPÂNICO. Desenvolve-se no promontório da orelha média ao longo do curso do nervo de Arnold e do nervo de Jacobson, pode se estender à mastoide ou ao ápice petroso através dos espaços pneumatizados, bulbo jugular não-comprometido

GLOMO JUGULAR. Origina-se dentro do bulbo jugular; pode envolver a orelha média, a mastoide, o ápice petroso, o pescoço e o espaço intracraniano da fossa posterior

GLOMO VAGAL. Origina-se ao longo do nervo vago; compromete o pescoço, bulbo jugular, osso temporal e fossa craniana posterior

Patologia
Ninho de células redondas ou cuboides — *"Zellballen"* — sustentado por tecido reticular e canais vasculares; microscopia eletrônica e colorações imunoistoquímicas evidenciam grânulos neurossecretores contendo catecolaminas e serotonina

Apresentação
Mais comum na quinta década de vida; proporção mulher/homem de 1,5:1; tumores mais agressivos na terceira década com predominância masculina; tumores múltiplos, 10%; malignidade, 3%; secretor de catecolamina, 1%

Sinais e sintomas
Zumbido pulsátil; perda auditiva condutiva; grandes tumores — perda auditiva neurossensorial; paralisia do nervo craniano — comprometendo os VII, IX, X, XI e XII nervos cranianos; hemorragia

Exame
Massa pulsátil vermelha — magnificação em alta potência; sinal de Brown — branqueamento e pulsação observados por otoscopia pneumática; paralisia de nervos cranianos

Avaliação
AUDIOGRAMA. Aéreo, ósseo, fala

RADIOLOGIA. TC do osso temporal com e sem contraste; RM da base do crânio com e sem contraste de gadolíneo, angiorressonância com fase venosa; arteriografia pré-operatória, pode ser combinada com embolização

LABORATÓRIO. Ácido vanililmandélico (VMA), metanefrina, serotonina quando indicada; história de hipertensão, dor de cabeça, diarreia

CLASSIFICAÇÃO

Localização	Fisch	Glasscock-Jackson
Orelha média	A	Timpânico tipos I, II
Orelha média, mastoide, hipotímpano	B	Timpânico III, IV Jugular I
Infralabiríntico, bulbo jugular, ápice petroso, pescoço	C	Jugular I, II, III
Infralabiríntico, bulbo jugular, ápice petroso, pescoço, intracraniano estendendo-se além do osso temporal	D	Jugular II, III Jugular IV

Controle
ABORDAGEM CIRÚRGICA
Timpânica: margens observadas — transcanal, hipotimpanotomia transcanal
Timpânica: margens não-observadas — hipotimpanotomia transcanal, recesso facial estendido
Jugular: dependente da extensão do tumor — abordagem da fossa infratemporal, hipotimpanotomia estendida

COMPLICAÇÕES
Primariamente com grandes tumores, paralisia do nervo facial pior do que no pré-operatório: VII nervo craniano, 13%; IX e X, 33%; XI, 17%; XII, 11%
Perda de LCR, perda de audição, hemorragia, infecção da área cirúrgica, deiscência da incisão, morte

RADIAÇÃO
Controle do tumor, recorrência, lesão inoperável, contraindicações à cirurgia

FOSSA POSTERIOR, TUMORES DO ÂNGULO PONTOCEREBELAR (APC)
Neuroma do acústico, schwanoma

Geral

Tumores do APC — 10% dos tumores intracranianos
Schwanoma vestibular (neuroma do acústico) — 78% dos tumores do APC
Meningiomas — 3% dos tumores do APC

Ocorrência

Oito décimos a 2,7% da população; 0,7 a 1 por 100.000

Patologia

Divisão vestibular do VIII nervo craniano; células de Schwann; originados no gânglio Scarpa (gânglio vestibular)

Neurofibromatose tipo 2

Tumores bilaterais, anomalia do cromossomo 22, herança autossômica dominante

Sintomas

Perda auditiva neurossensorial progressiva unilateral, 85%; surdez súbita, 15 a 20%; 1 a 2% dos pacientes com surdez súbita apresentam schwanoma acústico; zumbido, 56%; disfunção vestibular: desequilíbrio do vago, 50%; vertigem, 19%
Hipoestesia parcial da face, V nervo craniano; paresia facial; diplopia; disfagia; rouquidão; aspiração; ataxia cerebelar
Hidrocefalia: dor de cabeça, vômitos

Sinais

Sinal de Hitzelberger — sensibilidade reduzida na região posterior do meato externo, reflexo córneo reduzido, paresia facial, função cerebelar reduzida

Audiometria

Perda auditiva neurossensorial geralmente na alta frequência com reconhecimento reduzido da palavra

ÍNDICE DE SUSPEITA. Perda auditiva assimétrica de alta frequência de 15 dB, 12% de diferença no reconhecimento da palavra; queixas de audição desproporcionais aos achados audiológicos; queda — perda do reconhecimento da palavra com volume intensificado; declínio do reflexo acústico

POTENCIAL EVOCADO AUDITIVO DO TRONCO ENCEFÁLICO (BERA). Sensibilidade, 85 a 90% dos tumores; pode não detectar pequenos tumores; diferença intra-aural da onda V superior a 0,4 ms, significativa; onda V superior a 0,2 ms, 40 a 60% dos tumores; ausência de onda, 20 a 30% dos tumores

Teste vestibular

Paresia unilateral em 70 a 90%; nistagmo espontâneo, tumores maiores

Ressonância magnética

IAC e APC com e sem realce com contraste com gadolínio-DPTA (ácido dietilenotriamina penta-acético); detecta tumores menores que 5 mm; RM com a técnica T2, realça a resolução de fluidos, que se diferencia do conteúdo de IAC; seleção para schwanoma acústico; schwanoma acústico = "bulbo luminoso" centrado em IAC; meningioma, base ampla, cauda dural

Tratamento
OBSERVAÇÃO

Cerca de 50 a 55% apresentam pouco ou nenhum crescimento em 1 a 3 anos; crescimento inferior a 0,2 mm por ano. Repetir a RM em 6 meses e em seguida anualmente com tumores sólidos; repetir a RM a cada 4 a 6 meses em casos de tumores maiores que 1 cm, tumores císticos, tumores em crescimento

Ressecção cirúrgica
ABORDAGEM TRANSLABIRÍNTICA

- Tumores de todos os tamanhos; discriminação, menor que 70%; tom puro superior a 30 dB de diferença intra-aural
- Vantagens — identificação precoce do nervo facial, menos retração cerebelar
- Desvantagens — perda auditiva completa; preservação do nervo facial, 90 a 98,5% (cirurgiões experientes); paralisia facial dependente do tamanho do tumor: pequenos tumores (< 2 cm), 75%, House-Brackman graus I e II; grandes tumores, 42%, graus I e II, e 75%, graus I a IV; perda do LCR, 4 a 14%

ABORDAGEM VIA FOSSA MÉDIA. Tumor intracanicular ou com menos de 1 cm de extensão para o interior da fossa posterior; preservação auditiva, diferença intra-aural do tom puro inferior a 30 DB; reconhecimento da palavra, superior a 70%; remoção completa do tumor, 98%; preservação auditiva, 71%; função do nervo facial graus I e II, 92%

ABORDAGEM RETROSSIGMÓIDEA SUBOCCIPITAL. Abordagem neurocirúrgica popular, pode ser utilizada para todos os tamanhos de tumores, realizada mais comumente em posição de semipronação ou supina para reduzir a embolização de ar, normalmente usada para a preservação da audição

Resultados cirúrgicos

Remoção completa do tumor, 95%, dependendo do tamanho do tumor; nervo facial próximo ao normal, 58 a 93%; preservação auditiva, 17 a 65%; dor de cabeça pós-operatória, 23 a 64%; perda do LCR, 11 a 15%; meningite, 1 a 7%; morte, inferior a 1%

RADIOCIRURGIA ESTEREOTÁTICA. Multifonte gama de cobalto-60 (faca de gama), acelerador linear

Indicações

Geralmente reservado aos pacientes que apresentam baixo risco cirúrgico; mais velhos, que se recusam à remoção cirúrgica do tumor

Resultados

Crescimento do tumor em 1 ano, 4 a 15%; preservação auditiva, 22 a 50%; paresia facial, 17 a 66,5%

Preocupações potenciais

Remoção de tumor residual ou recorrente mais complexo com maior risco de complicações

Meningioma

Cerca de 3% dos tumores APC, RM evidencia menor comprometimento de IAC, cauda dural característica

Schwanoma do nervo facial

Paresia facial gradual, perda auditiva; pode se apresentar como schwanoma acústico; RM com gadolínio-DPTA — alargamento no canal falopiano, gânglio geniculado, glândula parótida

Tratamento

Ressecção cirúrgica com enxerto ponta-ponta a partir do nervo auricular maior ou nervo sural

Bibliografia

Backous DD, Minor LB, Niparko JK. Trauma to the external auditory canal and temporal bone. *Otolaryngol Clin North Am.* 1996;29:853–866.

Bardach J. Surgery for congenital and acquired malformations of the auricle. In: CW Cummings, JM Fredrickson, LA Harker, et al, eds. *Otolaryngology Head and Neck Surgery.* Vol 4. *Ear and Skull Base.* St Louis, MO: Mosby; 1986:2861–2898.

Brackmann DE, Green JD Jr. Cerebellopontine angle tumors. In: Bailey BY, ed. *Head Neck Surgery Otolaryngology.* 2nd ed, Vol 2. Philadelphia, PA: Lippincott-Raven; 1998:2171–2192.

Burns JA, Lambert R. Stapedectomy in residency training. *Am J Otol.* 1996;17:210–213.

Coker NJ, Duncan NO III, Wright GL, et al. Stapedectomy trends for the resident. *Ann Otol Rhinol Laryngol.* 1988;97:109–113.

De La Cruz A, Angeli S, Slattery WH. Stapedotomy in children. *Otolaryngol Head Neck Surg.* 1999;120:487–492.

De La Cruz A, Fayad JN. Revision stapedectomy. *Otolaryngol Head Neck Surg.* 2000;123: 728–732.

Evitar A. Stapes surgery. In: Alberti PW, Ruben RJ, eds. *Otologic Medicine and Surgery.* Vol 2. New York, NY: Churchill Livingstone; 1988: 1261–1276.

Farrior J, Sutherland A. Revision stapes surgery. *Laryngoscope.* 1991;101:1155–1161.

Farrior J. Infratemporal approach to the skull base for glomus tumors: anatomic considerations. *Ann Otol Rhinol Laryngol.* 1984; 93:616–622.

Farrior JB, Packer JT. Glomus tumors of the temporal bone: Electron microscopic and immunohistochemical evaluation. *Otolaryngol Head Neck Surg.* 1991;4:24–28.

Farrior JB, Temple AE. Teflon wire piston or stainless steel bucket stapes prosthesis, does it make a difference? *Ear Nose Throat J.* 1999;78:252–253, 257–260.

Farrior JB. Anterior hypotympanic approach for glomus tumors of the inferotemporal fossa. *Laryngoscope.* 1984;94:1016–1021.

Farrior JB. Small fenestra stapedotomy for management of progressive conductive deafness. *South Med J.* 1994;87:17–22.

Gantz BJ, Gidley PW. Meniere's disease: medical therapy. In: Gates G, ed. *Current Therapy in Otolaryngology Head and Neck Surgery.* 6th ed. St Louis, MO: Mosby; 1998:79–80.

Garcia Berrocal JRG, Ramirez-Camacho R, Portero F, et al. Role of viral and mycoplasma pneumoniae infection in idiopathic sudden sensorineural hearing loss, *Acta Otolaryngol.* 2000;120: 835–9.

Garcia-Ibanez E, Garcia-Ibanez JL. Middle fossa vestibular neurectomy: a report of 373 cases. *Otolarygol Head Neck Surg.* 1980;88: 846–890.

Glasscock ME, Johnson GD, Poe TS. Long term hearing results following middle fossa vestibular nerve section. *Otolaryngol Head Neck Surg.* 1989;97:135–140.

Graham MD, Lee KJ, Goldsmith MM III. Noninfectious disorders of the ear. In: Lee KJ. *Essential Otolaryngology Head and Neck Surgery.* 7th ed. Stamford, CT: Appleton & Lange; 1999:721–746.

Graham MD, Sataloff RT, Kemink JL. Titration streptomycin therapy for bilateral Meniere's disease: a preliminary report. *Otolaryngol Head Neck Surg.* 1984;92:440–447.

Griffin WL. A retrospective study of traumatic tympanic membrane perforations in a clinical practice. *Laryngoscope.* 1979:89:261–282.

Gristwood RE. Otosclerosis (otospongiosis: treatment). In: Alberti PW, Ruben RJ, eds. *Otologic Medicine and Surgery.* Vol. 2. New York, NY: Churchill Livingstone; 1988:1241–1260.

Haberkamp TJ, Harvey SA, Khafagy Y. Revision stapedectomy with and without the CO_2 laser: An analysis of results. *Am J Otol.* 1996;17:225–229.

Hammerschlag PE, Fishman A, Scheer AA. A review of 308 cases of revision stapedectomy. *Laryngoscope.* 1998;108:1794–1800.

Han WW, Incesulu a, McKenna MJ, *et al.* Revision stapedectomy: intraoperative findings, results and review of the literature. *Laryngoscope.* 1997;107:1185–1192.

Harris JP, Sharp PA. Inner ear autoantibodies in patients with rapidly progressive SNHL. *Laryngoscope.* 1990;100:516–524.

Harris JP. Autoimmune inner ear disease. In: Bailey BY, ed. *Head Neck Surgery Otolaryngology.* 2nd ed. Vol 2. Philadelphia, PA: Lippincott-Raven; 1998:2207–2218.

Hashisaki GT. Sudden sensorineural hearing loss. In: Bailey BY, ed. *Head Neck Surgery Otolaryngology.* 2nd ed. Vol 2. Philadelphia, PA: Lippincott-Raven; 1998:2193–2198.

Hendley GH, Hicks JN. Stapedectomy in residency, the UAB experience. *Am J Otol.* 1990;11: 128–130.

Hirsch BE, Kramer DB. Intratympanic gentamicin therapy for Meniere's disease. *Am J Otol.* 1997;18:44–71.

Houck JR, Harker LA, McCabe BF. Otosclerosis. In: Cummings CW, Fredrickson JM, Harker LA, et al, eds. *Otolaryngology Head Neck Surgery.* Vol 4. *Ear and Skull Base.* St Louis, MO: Mosby; 1986:3095–3112.

Hughes GB, Freedman MA, Haberkamp TJ, *et al.* Sudden sensorineural hearing loss. *Otolaryngol Clin North Am.* 1996;29:393–405.

Karmody CS, Byahatti SV, Belvins N, *et al.* Origin of congenital cholesteatoma. *Am J Otol.* 1998;19:292–297.

Kartush JM, Larouere MJ. Meniere's disease: surgical therapy. In: Gates G, ed. *Current Therapy in Otolaryngology Head and Neck Surgery.* 6th ed. St Louis, MO: Mosby; 1998:81–86.

Kinney SE. Trauma. In: Cummings CW, Fredrickson JM, Harker LA, et al, eds. *Otolaryngology Head and Neck Surgery.* Vol 4. *Ear and Skull Base.* St Louis, MO: Mosby; 1986:3033–3045.

Kondziolka D, Lunsford LD, Flickeri JC. Gamma knife radiosurgery for vestibular schwannomas. *Neurosurg Clin North Am.* 2000;11:651–658.

Kuhel WI, Hume CR, Selesnick SH. Cancer of the external auditory canal and temporal bone. *Otolaryngol Clin North Am.* 1996;29:827–852.

Lindeman P, Edstrom S, Grandstrom G, *et al.* Acute traumatic tympanic membrane perforations: cover or observe? *Arch Otolaryngol Head Neck Surg.* 1987;113:1285–1287.

Little SC, Kesser BW. Radiographic classification of temporal bone fractures: clinical predictability using a new system. *Arch Otolaryngol Head Neck Surg.* 2006;132:1300–4.

Lucente FE, Smith PG, Thomas JR. Diseases of the external ear. In: Alberti PW, Reuben RJ, eds. *Otologic Medicine and Surgery.* Vol 2. New York, NY: Churchill Livingstone; 1988: 1073–1092.

May JS, Fisch U. Neoplasm of the ear and lateral skull base. In: Bailey BY, ed. *Head Neck Surgery Otolaryngology.* 2nd ed. Vol 2. Philadelphia, PA: Lippincott-Raven; 1998:1981–1996.

McCabe BF. Autoimmune inner ear disease: therapy. *Am J Otol.* 1989;10:196–197.

McCabe BF. Autoimmune sensorineural hearing loss. *Ann Otol Rhinol Laryngol.* 1979;88:585–589.

McKenna MJ, Mills BG. Ultrastructural and immunohistochemical evidence of measles virus in active otosclerosis. *Acta Otolaryngol.* 1990;470 (Suppl):130–139, discussion 139–140.

Mentel R, Kaftan H, Wegner U, *et al.* Are enterovirus infections a co-factor in sudden hearing loss. *J Med Virol.* 2004;72:625–9.

Minor LB, Carey JP, Cremer PD, *et al.* Dehiscence of bone overlying the superior canal as a cause of apparent conductive hearing loss. *Otol Neurotol.* 2003;24:270–8.

Minor LB, Solomon D, Zinreich JS, *et al.* Sound—and/or pressure-induced vertigo due to bone dehiscence of the superior semicircular canal. *Arch Otolaryngol Head Neck Surg.* 1998;124:249–58.

Moon CN, Hahn MJ. Partial or total footplate removal and stapedectomy: A comparative study. *Laryngoscope.* 1984;94:912–915.

Morrison AW, Booth JB. Systemic disease and otology. In: Alberti PW, Ruben RJ, eds. *Otologic Medicine and Surgery.* Vol 1. New York, NY: Churchill Livingstone; 1988:855–883.

Nadol B. Manifestations of systemic disease. In: Cumming CW, Fredrickson JM, Harker LA, et al, eds. *Otolaryngology Head and Neck Surgery.* Vol 4. St Louis, MO: Mosby; 1986:3017–3032.

Nager GT. *Pathology of the Ear and Temporal Bone.* Baltimore, MD: Williams & Wilkins, 1993.

Nedzelski JM, Chiong CM, Fradet G, *et al.* Intratympanic gentamicin installation as treatment of unilateral Meniere's disease: update of an ongoing study. *Am J Otol.* 1993;14:278–282.

Niedermeyer HP, Arnold W. Otosclerosis and measles virus associated inflammatory disease. *Acta Otolaryngol.* 1995;115:300–303.

Parisier SC, Levenson MJ, Hanson MB. Canaloplasty. *Otolaryngol Clin North Am.* 1996;29:867–886.

Pedersen CB. Revision surgery in otosclerosis, operative findings in 186 patients. *Clin Otolaryngol.* 1994;19:446–450.

Pensak ML. Skull base surgery. In: Glasscock ME, Shambaugh GE, eds. *Surgery of the Ear.* 4th ed. Philadelphia, PA: Saunders; 1990:503–533.

Pillsbury HD, Arenberg I, Ferraro J, et al. Endolymphatic sac surgery: the Danish sham study: An alternative analysis. *Otolaryngol Clin North Am.* 1983;16:123–127.

Poliquin JF. Immunology of the ear. In: Alberti PW, Ruben RJ, eds. *Otologic Medicine and Surgery.* Vol 1. New York, NY: Churchill Livingstone; 1988:813–829.

Prasad S, Kramer DB. Results of revision stapedotomy for conductive hearing loss. *Otolaryngol Head Neck Surg.* 1993;109:742–747.

Riggs LC, Matz GH, Rybak LP. Ototoxicity. In: Bailey BY, ed. *Head Neck Surgery Otolaryngology.* 2nd ed. Vol 2. Philadelphia, PA: Lippincott-Raven; 1998:2165–2170.

Robert Y, Carcasset S, Rocourt N, *et al.* Congenital cholesteatoma of the temporal bone, MR findings and comparison with CT. *AJNR.* 1995;16:755–761.

Rosenberg SI. Natural history of acoustic neuromas. *Laryngoscope.* 2000;110:497–505.

Saunders JE, Luxford WM, Devgan KK, *et al.* Sudden hearing loss in acoustic neuroma patients. *Otolaryngol Head Neck Surg.* 1995;133:23–31.

Schucknecht HF. *Meniere's Disease, Pathology of the Ear.* Cambridge, MA: Harvard University Press; 1974:453–464.

Schucknecht HF. *Trauma.* In: Schucknecht HF, ed. *Pathology of the Ear.* Cambridge, MA: Harvard University Press; 1974:291–316.

Schwaber MK. Acoustic neuroma and tumors of the cerebellopontine angle. In: Glasscock ME, Shambaugh GE, eds. *Surgery of the Ear.* 4th ed. Philadelphia, PA: Saunders; 1990:535–570.

Shambaugh GE. *Diagnosis of Ear Disease, Surgery of the Ear.* 2nd ed. Philadelphia, PA: Saunders; 1967:71–98.

Shea CR. Dermatologic disorders, diseases of the external ear canal. *Otolaryngol Clin North Am.* 1996;29:783–794.

Shea JJ Jr. Forty years of stapes surgery. *Am J Otol.* 1998;19:52–55.

Silverstein H, Bendet E, Rosenberg S, *et al.* Revision of stapedectomy with and without the laser: a comparison. *Laryngoscope.* 1994;104: 1431–1438.

Singleton GF, Schuknecht HF. Streptomycin sulfate in the management of Meniere's disease. *Otolaryngol Clin North Am.* 1968;1:531–539.

Thomsen J. Placebo effect in surgery for Meniere's disease, a double-blind, placebo-controlled study on endolymphatic sac shunt surgery. *Arch Otolaryngol.* 1981;107–127.

Tos M, Thomsen J, Charabi S. Incidence of acoustic neuromas. *Ear Nose Throat J.* 1992;72:391–393.

Tran LP, Grundfast KM, Selesnick SH. Benign lesions of the external auditory canal. *Otolaryngol Clin North Am.* 1996;29:807–826.

Warrick P, Blance M, Routka J. The risk of hearing loss in non-growing conservatively managed acoustic neuromas. *Am J Otol.* 1999;20:758–762.

Weber PC. Meniere's disease. *Otolaryngol Clin North Am.* 1997;30:1166.

Wiet RJ, Causse JB, Shambaugh GE. *Otosclerosis, Otospongiosis.* Alexandria, VA: American Academy Otolaryngology Head and Neck Surgery; 1991.

Wilson WR. Sudden sensorineural hearing loss. In: Cummings CW, Fredrickson JW, Harker LA, et al, eds. *Otolaryngology Head and Neck Surgery.* Vol 4. *Ear and Skull Base.* St Louis, MO: Mosby; 1986:3219–3224.

Zappia JJ, Weit RJ. Congenital cholesteatoma. *Arch Otolaryngol Head Neck Surg.* 1995; 121:19–22.

O nariz e os seios paranasais 14

EMBRIOLOGIA DO NARIZ E DOS SEIOS PARANASAIS

Embriologia do nariz[1,2]

O nariz se desenvolve a partir de células precursoras da crista neural por um processo de migração caudal, por volta da quarta semana de gestação. Os placoides nasais são espessamentos do ectoderma que se invaginam para formar as fossas nasais. Ao redor das fossas, formam-se cristas tissulares, denominadas proeminências nasais lateral e medial. Durante as 2 semanas seguintes, as proeminências maxilares crescem em direção medial, deslocando as proeminências nasais mediais para a linha média. As proeminências nasais mediais fundem-se na linha média, formando a parte medial do lábio superior e o palato anterior. Cada proeminência maxilar é separada das proeminências nasais laterais pelo sulco nasolacrimal, que com o processo de invaginação se transforma no duto nasolacrimal. O par de proeminências maxilares forma as bochechas e o maxilar. O septo nasal deriva da proeminência frontonasal, crescendo em direção caudal para fusionar-se com o palato e formar as cavidades nasais.

Embriologia dos seios paranasais

Etmoturbinais[3]

Os seios paranasais derivam, em seu desenvolvimento, de uma série de cristas da parede lateral, denominadas etmoturbinais. Durante a oitava semana de desenvolvimento, surge uma série de cinco ou seis cristas que acabam por formar, mediante um processo de fusão e regressão, três ou quatro cristas:

1. Primeira etmoturbinal: sua porção ascendente forma a eminência nasal (*agger nasi*), e sua porção descendente forma o processo uncinado
2. Segunda etmoturbinal: forma a concha média
3. Terceira etmoturbinal: forma a concha superior
4. Quarta etmoturbinal: forma a concha suprema
5. Maxiloturbinal: forma a concha inferior, mas não é considerada um derivado do etmoide

Seios maxilares[1,4]

O seio maxilar é o primeiro seio a se desenvolver, formando-se como uma evaginação lateral entre as conchas inferior e média aos 3 meses de gestação. Estima-se que o tamanho ao nascer seja de 6 a 8 cm^3. O seio maxilar passa por dois períodos de crescimento rápido, que coincidem com o desenvolvimento dentário nos primeiros 3 anos de vida e entre os 7 e 12 anos de idade.

Seios etmoidais[1,4]

Surgem como múltiplas evaginações individualizadas que se formam a partir da parede lateral da cápsula nasal por volta do quinto mês de gestação. Alcançam o tamanho que têm no adulto por volta dos 12 anos de idade e contêm em média entre 6 e 10 células aéreas.

Seios frontais[1]

Não estão presentes ao nascer; começam a crescer após o quarto ano de vida e já podem ser demonstrados por métodos radiográficos por volta dos 6 anos de idade. O desenvolvimento só se completa em torno do fim da segunda década de vida.

Seios esfenoidais[5]

Surgem como evaginações pareadas a partir da cápsula nasal posterior durante o quarto mês de gestação. Seu tamanho ao nascer é mínimo; a pneumatização do osso esfenoide ocorre na metade da infância e alcança o grau que tem no adulto entre os 12 e 15 anos de idade.

Anatomia do nariz[4, 6]

Esqueleto nasal externo

A estrutura óssea nasal externa é compreendida pelo par de ossos nasais que se fixam lateralmente ao processo frontal da maxila. A estrutura cartilaginosa compõe-se das cartilagens pareadas laterais superiores e inferiores, assim como da cartilagem sesamóidea acessória.

Septo nasal

O septo, situado na linha média, é uma estrutura composta de osso e cartilagem que divide o nariz em dois lados. Anteriormente, o septo é composto pela cartilagem quadrangular. As contribuições ósseas derivam do vômer, da placa perpendicular do osso etmoide, da crista maxilar, do osso palatino e da espinha anterior do osso maxilar.

Parede nasal lateral

É composta pelas três conchas principais: a inferior, a média, a superior e, ocasionalmente, a concha suprema. Cada concha tem um espaço que lhe corresponde, denominado meato, e que recebe a drenagem de estruturas específicas:

1. Meato inferior: duto nasolacrimal
2. Meato médio: seios maxilares, etmoidais anteriores e frontais
3. Meato superior: seios etmoidais posteriores

Suprimento sanguíneo arterial[7]

A artéria facial, que surge da artéria carótida externa, fornece a maior parte do suprimento sanguíneo do nariz externo.

1. Artéria labial superior: supre a columela e a parede nasal lateral
2. Artéria angular: cursa superiormente no sulco alar-facial, suprindo a parede lateral, bem como a ponta e o dorso do nariz
3. Ramos terminais: suprem as pálpebras superiores e inferiores

A cavidade do nariz recebe seu suprimento sanguíneo dos sistemas carotídeos externo e interno:

1. Artéria maxilar interna (AMI): surge do sistema da carótida externa, passa entre o ramo da mandíbula e o ligamento esfenomandibular, dividindo-se em seus ramos terminais na fossa pterigomaxilar (FPM): as artérias esfenopalatina, palatina descendente, faríngea, do canal pterigóideo, infraorbitária e alveolar superior posterior.
   a. A artéria esfenopalatina (AEP): ganha acesso à cavidade nasal através do forame esfenopalatino, localizado ao longo da parede nasal lateral, na junção da porção inferior da lamela basal

da concha média com a parede orbitária medial. Divide-se na artéria nasal lateral, que supre a parede nasal lateral, e a artéria nasal septal posterior, que cursa medialmente sobre a face do esfenoide para suprir a porção correspondente do septo nasal.
    b. Artéria palatina descendente: supre a parte anterior do septo nasal e o assoalho do nariz, descendo pelo canal palatino maior como a artéria palatina maior, passando anteriormente ao longo do palato duro lateral para reentrar na cavidade nasal através do forame incisivo da linha média.
2. Artérias etmoidais anterior/posterior: são os ramos terminais do sistema da carótida interna e surgem da artéria oftálmica. A artéria etmoidal anterior responde pela maior parte do suprimento sanguíneo para a parte lateral e o terço anterior da cavidade nasal, ao passo que a artéria etmoidal posterior supre apenas uma pequena porção da concha superior e do septo posterior adjacente.
3. Plexo de Kiesselbach (área de Little): é a confluência de vasos na parte anterior do septo nasal. Esta área recebe suprimento vascular dos ramos septais das artérias esfenopalatina, palatina maior, etmoidal anterior e labial superior.
4. Plexo de Woodruff (plexo nasonasofaríngeo): localiza-se no último centímetro posterior do assoalho nasal, no meato inferior, na concha inferior e no meato médio.

Drenagem venosa[4]

1. Veia facial anterior: drena o nariz externo para a veia jugular interna, através da veia facial comum. Também se comunica com o seio cavernoso através da veia infraorbitária e do plexo pterigóideo.
2. Veia angular: drena o nariz externo. Comunica-se com o seio cavernoso através das veias oftálmicas.
3. As veias que acompanham os ramos da AEP drenam para o interior do plexo pterigóideo. As veias etmoidais unem-se ao plexo oftálmico na órbita. O plexo oftálmico pode drenar para o interior do seio cavernoso através das veias oftálmicas superiores ou para o plexo pterigóideo através das veias oftálmicas inferiores. O sistema venoso é desprovido de valvas e estabelece numerosas anastomoses com as veias da face, palato e faringe.

Drenagem linfática

O terço anterior do nariz drena para os nódulos submentais e submandibulares. Os dois terços posteriores do nariz e os seios da face drenam para os nódulos retrofaríngeos e cervicais superiores profundos.

Inervação[8]

1. A divisão oftálmica do nervo trigêmeo (V1): dá origem ao nervo nasociliar na cavidade orbitária. Este nervo cruza a face medial da órbita e dá origem aos nervos etmoidais anteriores e posteriores.
    a. Nervos etmoidais anteriores: suprem a cavidade nasal anterossuperior, o septo que lhe corresponde e os seios etmoidais. Transforma-se no nervo nasal interno no ático da cavidade nasal e passa subsequentemente entre o osso nasal e a cartilagem lateral superior como o nervo nasal externo, fornecendo a inervação cutânea do dorso e da ponta do nariz.
    b. Nervos etmoidais posteriores: suprem a cavidade nasal posterossuperior e o septo que lhe corresponde.
2. A divisão maxilar do nervo trigêmeo (V2): deixa a fossa craniana média através do forame rotundo e atravessa a FPM.

a. Ramos nasais: o nervo esfenopalatino se divide nos nervos nasais posterolaterais (que suprem a parede nasal lateral) e no nervo nasopalatino (que supre o septo). O nervo nasopalatino penetra em um canal ósseo próximo à extremidade anterior do vômer, atravessa o palato pré-maxilar e sai através do forame incisivo (para suprir a mucosa e as gengivas posteriores aos incisivos).
b. Ramos dentários: dão origem aos nervos alveolares posterossuperior (que supre os molares e bicúspides), médio-superior (que supre os bicúspides) e anterossuperior (que supre os incisivos e caninos).
c. Ramos palatinos: dão origem aos nervos palatinos maior e menor (que supre a mucosa do palato e as gengivas).
3. A inervação parassimpática começa no núcleo salivar superior e continua pelo nervo intermédio até o nervo petroso superficial maior, o qual continua como o nervo do canal pterigóideo ou nervo vidiano e estabelece sinapses no gânglio esfenopalatino. As fibras pós-ganglionares viajam com os ramos do nervo esfenopalatino e suprem fibras secretomotoras para as glândulas mucosas da mucosa nasal.
4. A inervação simpática começa com os nervos espinhais torácicos (T1-T3) e estabelece sinapses no gânglio simpático cervical superior. As fibras pós-ganglionares ascendem como o nervo carotídeo interno, acompanhando a artéria carótida interna. As fibras petrosas profundas juntam-se ao nervo petroso superficial maior para formar o nervo vidiano. As fibras simpáticas acompanham os ramos do nervo esfenopalatino e distribuem fibras vasomotoras para os vasos sanguíneos da mucosa nasal.

Anatomia dos seios paranasais[3, 4, 9, 10]

Seio maxilar

1. O seio maxilar ocupa o corpo da maxila e tem um volume de aproximadamente 15 mℓ; é triangular, tendo a base formada pela parede nasal lateral e o ápex que se projeta para o interior do processo zigomático.
2. Os limites são os seguintes:
   a. Anterior: superfície facial do maxilar
   b. Posterior: superfície infratemporal do maxilar
   c. Teto: superfície orbitária do maxilar
   d. Assoalho: superfície alveolar do maxilar
3. O óstio do seio maxilar situa-se no terço posteroinferior do infundíbulo. Observam-se óstios acessórios em 25 a 30% dos indivíduos. Supõe-se que estejam em situação anterior ou posterior ao processo uncinado.
4. A célula etmoidal infraorbitária (célula de Haller) origina-se do etmoide anterior e etmoide posterior em 88% e 12% dos casos, respectivamente. Pode estar em estreita proximidade com o infundíbulo etmoidal e óstio maxilar.
5. Suprimento sanguíneo/inervação: a principal contribuição é a dos ramos da AMI. A drenagem venosa pode dar-se anteriormente pela veia facial anterior para a jugular ou posteriormente por tributárias da veia maxilar. A inervação se faz pelos nervos palatino maior, nasal posterolateral, bem como alveolares superiores anterior, médio e posterior.

Seios etmoidais

1. Este labirinto de células é dividido nas células etmoidais anteriores e posteriores pela lamela basal da concha média. Geralmente, os seios etmoidais consistem em duas ou oito células etmoidais anteriores e cinco células etmoidais posteriores.

2. Os limites são os que se seguem:
   a. Medial: conchas média e superior
   b. Lateral: lâmina papirácea
   c. Superior: teto do etmoide
   d. Posterior: face do esfenoide (parede anterior do esfenoide)
3. O teto do etmoide é uma parte do osso frontal que se estende superiormente através do labirinto etmoidal aberto e se junta medialmente à lamela lateral da placa cribriforme. A espessura do teto do etmoide e da lamela lateral é de 0,5 mm e 0,2 mm, respectivamente.
4. A bolha etmoidal é a célula etmoide anterior mais constante e maior. Consiste em uma proeminência óssea oca cuja base é a lâmina papirácea.
5. O processo uncinado é um processo semelhante a um gancho, com orientação sagital. A face superior volta-se lateralmente e une-se mais comumente à lâmina papirácea, embora possa também ligar-se centralmente à base do crânio e voltar-se medialmente para unir-se à concha média.
6. O hiato semilunar é uma fenda bidimensional em forma de crescente, situada entre o processo uncinado e a bolha etmoidal. Constitui a porta de comunicação entre o meato médio e o infundíbulo.
7. O infundíbulo etmoidal é uma passagem tridimensional em forma de funil, que coleta as secreções das células etmoidais anteriores, do seio maxilar e, em alguns casos, do seio frontal; comunica-se com o meato médio através do hiato semilunar. Os limites são os seguintes:
   a. Medial: o processo uncinado
   b. Lateral: a lâmina papirácea
   c. Posterior: a bolha etmoidal
   d. Anterior: o processo ascendente da maxila e o osso lacrimal
8. Os recessos suprabolhoso e retrobular (seios laterais) são espaços aéreos de tamanho variável, situados superior e posteriormente à bolha etmoidal, que drenam para o interior do hiato semilunar superior.
9. A unidade ostiomeatal corresponde a uma designação funcional que se refere coletivamente às estruturas do meato médio. Consiste em uma área crítica para obstruções que resultam em processos mórbidos dos seios etmoidal anterior, maxilar e frontal. Não é uma estrutura anatômica.
10. Suprimento sanguíneo/inervação: recebem o suprimento sanguíneo da AEP, bem como das artérias etmoidais anterior e posterior. A drenagem venosa faz-se pelas veias nasais para a veia maxilar ou veias etmoidais e daí para as veias oftálmicas. As células etmoidais anteriores são supridas pelo ramo nasociliar do V1, e as células etmoidais posteriores são supridas pelo ramo nasal posterolateral do nervo esfenopalatino (ramo do V2).

Recesso/seio frontais[10]

1. O seio frontal é uma estrutura piramidal formada pela pneumatização da parte vertical do osso frontal; estreita-se no infundíbulo frontal e drena através do óstio interno (a parte mais estreita) para o recesso frontal. O seio frontal, óstio interno e recesso frontal têm a forma de um funil invertido quando vistos sagitalmente. O recesso frontal é um espaço potencial pneumatizado por um número variável de células etmoidais anteriores. Consiste em um espaço potencial e não um duto verdadeiro; assim, a denominação duto nasofrontal é inapropriada.
2. Os limites do recesso frontal são os seguintes:
   a. Anterior: parede anterior da eminência nasal e células frontais
   b. Posterior: parede anterior da bolha etmoidal (ou a base do crânio)

c. Lateral: lâmina papirácea
d. Medial: concha média
e. Superior: base do crânio
3. A região da eminência nasal (*agger nasi*) corresponde ao abaulamento ou eminência situada acima e anteriormente à concha média. É pneumatizada pelas células etmoidais anteriores em 98,5% das vezes. A célula da eminência nasal representa a célula etmoidal mais anterior e a célula do recesso frontal que mais constantemente forma o limite anterior do recesso frontal.
4. Células frontais.
   a. Célula frontal tipo I: célula única no recesso frontal, acima da célula da eminência nasal
   b. Célula frontal tipo II: fileira de duas ou mais células acima da célula da eminência nasal
   c. Célula frontal tipo III: célula única e muito grande, que se estende a partir do recesso frontal para o interior do seio frontal
   d. Célula frontal tipo IV: célula isolada dentro do seio frontal
5. A célula etmoidal supraorbitária expande-se por sobre a órbita mediante a pneumatização da placa orbitária do osso frontal. Um seio frontal septado constitui o apanágio de uma célula etmoidal supraorbitária extensamente pneumatizada. É comum que esta célula seja erroneamente tomada pelo seio frontal; em geral, o óstio jaz em situação posterolateral ao óstio do seio frontal. A omissão das células supraorbitárias é uma fonte frequente de doença iatrogênica do seio frontal.
6. As células frontais bulares e suprabulares situam-se superiormente à bolha etmoidal e podem causar significativo comprometimento a partir da porção posterior do recesso frontal. A célula bular frontal pneumatiza-se ao longo da base do crânio no recesso frontal posterior e se estende para o interior do seio frontal, ao passo que a célula suprabular tem a mesma configuração, mas não se pneumatiza para o interior do seio frontal.
7. Suprimento sanguíneo/inervação: o sangue é suprido pelas artérias supraorbitária e supratroclear, originárias da artéria oftálmica. A drenagem venosa se faz principalmente pela veia oftálmica superior. A inervação é suprida pelos ramos supraorbitário e supratroclear do nervo frontal (ramo do V1).

Seio esfenoidal
1. Localiza-se centralmente na base do crânio. Os seios esfenoidais esquerdo e direito são separados por um septo intersinusal que pode ter uma orientação sagital ou oblíqua, ligando-se à artéria carótida interna e/ou ao nervo óptico.
2. Associa-se a várias estruturas fundamentais, como a artéria carótida interna, o nervo óptico, a sela, o nervo vidiano e o forame rotundo (através do qual passa o nervo cutâneo [NC] do V2).
3. O recesso esfenoetmoidal é formado pelo espaço entre a concha superior, o septo e a base do crânio. Abriga o óstio do seio esfenoidal, que mede 2 mm × 3 mm e pode ter o aspecto de uma fenda ou ser oval ou redondo.
4. A célula esfenoetmoidal (célula de Onodi) é a célula etmoidal mais posterossuperior que se pneumatiza acima, lateral e posteriormente à superfície do esfenoide. Em termos radiológicos, mostra-se como um seio esfenoidal septado, representando o compartimento superior a célula esfenoetmoidal. Esta célula tem íntima relação com o nervo óptico, que produz um abaulamento lateral; a dissecção imprudente no interior da célula pode resultar em traumatismo do nervo óptico e cegueira.
5. Suprimento sanguíneo/inervação: o teto e assoalho do seio esfenoidal são supridos pelas artérias etmoidal posterior e septal posterior, respectivamente. A drenagem venosa faz-se para a

veia maxilar e o plexo venoso pterigóideo. A inervação do teto e do assoalho do seio esfenoidal faz-se pelo ramo etmoidal posterior do nervo nasociliar (V1) e ramo esfenopalatino do nervo maxilar (V2).

FISIOLOGIA

Depuração mucociliar

Histologia[11]

1. Epitélio escamoso ceratinizado com vibrissas, glândulas sudoríparas e glândulas sebáceas: o vestíbulo nasal.
2. Epitélio de células escamosas e transicionais: o terço anterior da cavidade nasal e as porções anteriores das conchas inferior e média.
3. Epitélio colunar pseudoestratificado: os dois terços posteriores da cavidade nasal
    a. Contém células colunares ciliadas e não-ciliadas, células caliciformes secretoras de mucina e células basais.
    b. A razão entre as células colunares e as caliciformes é de cerca de 5:1.
    c. Cada célula ciliada contém 50 a 200 cílios. A ultraestrutura dos cílios corresponde à organização-padrão "nove mais dois" de microtúbulos arranjados em duplas. Cada dupla tem braços de dineína que se estendem para fora, entre as duplas periféricas; os braços de dineína são os responsáveis pelo movimento dos cílios. Os cílios batem de modo coordenado, 10 a 20 vezes por segundo em média, com um batimento rápido para diante e um batimento mais lento de retorno.
    d. As microvilosidades que existem ao longo da superfície do epitélio ajudam a expandir a área da superfície, melhorando, assim, a umidificação e o aquecimento do ar.
    e. As células caliciformes produzem um muco espesso que retém os irritantes e as partículas.
    f. O epitélio nasal jaz sobre a membrana basal e a lâmina própria, atravessada por capilares, o que permite aos líquidos passarem prontamente destes vasos para a mucosa nasal. As estruturas glandulares, nervosas e vasculares estão contidas no interior da lâmina própria. As glândulas serosas e mucinosas também penetram a lâmina própria e a membrana basal, sendo controladas pelos sistemas nervosos simpático e parassimpático para promover a secreção de muco fino e espesso, respectivamente.
4. Epitélio olfatório: a parte superomedial da concha superior, do septo superior e do teto do nariz.

Fisiologia mucociliar

1. O cobertor mucoso das cavidades sinonasais é composto de duas camadas: as fases em gel e em sol.
2. A fase em gel ou camada superficial é produzida pelas glândulas caliciformes e submucosas, resultando em ambiente que aprisiona as partículas estranhas, as quais podem então ser eliminadas mediante a depuração mucociliar promovida pelos cílios.
3. A fase em sol ou a camada profunda é produzida pelas microvilosidades e fornece um líquido que facilita a motilidade dos cílios, bem como o movimento da camada em gel.
4. O cobertor mucoso consiste em mucoglicoproteínas, imunoglobulinas, interferona, células inflamatórias e uma variedade de outras substâncias imunológicas. Os cílios movem o muco em uma velocidade de 3 a 25 mm/min em direção aos óstios naturais e, por fim, para a nasofaringe e orofaringe, onde o muco transportado é deglutido.

Resistência nasal ao fluxo aéreo

1. As bordas da valva nasal consistem no limite do nariz (*limen nasi*, a junção ou o ponto onde a cartilagem lateral superior se superpõe à cartilagem lateral inferior), do septo nasal, da cabeça da concha inferior e do assoalho do nariz. Como a valva nasal interna é a parte mais estreita da via respiratória nasal, o ar que passa por este trecho da via respiratória é o que se move em velocidade mais alta.
2. A vasculatura da mucosa está sob constante tônus simpático. Quando este tônus diminui, os vasos nasais se ingurgitam de forma muito semelhante a um tecido erétil, e a resistência ao fluxo aéreo aumenta. Tal alteração do tônus é parte do ciclo nasal normal que ocorre a cada 2 a 7 h.

Olfato[12]

1. O epitélio olfatório consiste na mucosa olfatória (povoada por neurônios receptores olfatórios [NRO], células de sustentação, células basais e dutos das glândulas de Bowman), bem como na lâmina própria (glândulas de Bowman, feixes de axônios olfatórios e vasos sanguíneos).
2. A extremidade de cada dendrito dos NRO passa para a superfície do epitélio olfatório e forma uma vesícula ou botão olfatório, provido de cílios imóveis. As moléculas odoríferas ligam-se aos receptores olfatórios (RO) sobre os cílios olfatórios. Aproximadamente 1.000 genes diferentes codificam os vários RO. Cada NRO expressa um único tipo de RO.
3. Os axônios não-mielinizados originários dos NRO formam fascículos mielinizados que dão origem aos ramos olfatórios que passam pelos 15 a 20 foramens da placa cribriforme. Cada axônio faz sinapse no bulbo olfatório. Diferentes padrões de estimulação de vários NRO conduzem a informação sobre a percepção dos odores complexos.

Inervação autônoma

A mucosa nasal recebe uma rica inervação autônoma. O equilíbrio entre o sistema parassimpático e o simpático é fundamental à fisiologia nasal normal. A inervação autônoma controla a secreção das glândulas seromucinosas da mucosa nasal e influencia o estado (contrição *versus* dilatação) dos vasos de capacitância e das arteríolas da mucosa nasal.

Inervação parassimpática

1. As fibras parassimpáticas pré-ganglionares (originárias do núcleo salivar superior; passam pelo nervo intermédio para alcançar o gânglio geniculado, onde se juntam ao nervo petroso superficial maior, que se torna o nervo vidiano após unir-se ao nervo petroso profundo) fazem sinapse no gânglio esfenopalatino; em seguida, as fibras parassimpáticas pós-ganglionares caminham com as fibras do nervo trigêmeo para inervar o revestimento nasal.
2. As fibras parassimpáticas pós-ganglionares inervam os vasos sanguíneos e as glândulas seromucosas. Os neurotransmissores primários são a acetilcolina (responsável pela indução da secreção) e o peptídio intestinal vasoativo (PIV) (responsável pela vasodilatação).

Inervação simpática

1. As fibras simpáticas pré-ganglionares oriundas da medula espinhal toracolombar fazem sinapse no gânglio cervical superior; as fibras simpáticas pós-ganglionares acompanham a artéria carótida e tornam-se o nervo petroso profundo, que se junta ao nervo petroso superficial maior para formar o nervo vidiano. As fibras simpáticas pós-ganglionares oriundas do nervo vidiano atravessam o gânglio esfenopalatino sem estabelecer sinapses e distribuem-se com as fibras do nervo trigêmeo no revestimento nasal.

2. As fibras simpáticas pós-ganglionares inervam predominantemente as arteríolas e os sinusoides, bem como, em menor extensão, as glândulas seromucinosas. A ativação produz vasoconstrição e, portanto, a retração da mucosa. Os neurotransmissores primários são a norepinefrina e o neuropeptídio Y.

Miscelânea

1. A substância P (SP), originada das fibras nociceptivas C desmielinizadas, produz, agindo frequentemente em conjunto com a neurocinina A (NKA) e o peptídio relacionado com o gene da calcitonina (CGRP), vasodilatação resistente à atropina, espessamento da mucosa e aumento da permeabilidade vascular. A secreção da SP é desencadeada por irritantes, alergênios e inflamação.
2. A prostaglandina E3 produz a vasodilatação dos vasos de resistência e vasoconstrição dos vasos de capacitância.
3. A histamina, originada da via inflamatória alérgica (discutida adiante), produz a vasodilatação dos vasos de resistência e capacitância.
4. A bradicinina produz a vasodilatação dos vasos de resistência.

AFECÇÕES CONGÊNITAS

Atresia das coanas[13,14]

1. Afecção rara, com incidência de 1 em 7.000 a 8.000 nascidos vivos e preponderância feminina de 2:1. Cerca de 66% dos casos são bilaterais e 33% unilaterais, sendo o lado direito mais comumente envolvido. A razão entre os casos ósseos e os membranosos é de 9:1. Estudos recentes, baseados na revisão de imagens de tomografia computadorizada (TC), descrevem a estenose óssea pura em 29%, a estenose mista osteomembranosa em 71% e a estenose membranosa pura em 0% dos casos.
2. Em termos embriológicos, a atresia das coanas resulta da persistência da membrana bucofaríngea, falha no rompimento da membrana buconasal ou crescimento em direção medial dos processos vertical e horizontal do osso palatino.
3. A atresia bilateral é sintomática ao nascer e pode variar desde um leve desconforto respiratório durante a alimentação até grave obstrução das vias respiratórias. Os lactentes são respiradores nasais inatos; logo, a apresentação clássica é a cianose cíclica aliviada pelo choro. A atresia unilateral é detectada mais tarde na infância e comumente se apresenta com rinorreia purulenta e congestão unilaterais.
4. O diagnóstico ao nascer pode ser confirmado pela incapacidade de introduzir na cavidade nasal um cateter calibre Fr 6 ou 8 mais de 5,5 cm, contados a partir da borda da asa do nariz. A confirmação radiográfica pode também ser feita pela instilação de contraste e demonstração, por fluoroscopia, de sua retenção no nariz. A TC de alta resolução é o estudo radiográfico de escolha. As anormalidades da TC consistem no alargamento do vômer, ausência dos espaços aéreos das coanas com anomalias ósseas e espaço aéreo notavelmente diminuído com anormalidades membranosas.
5. A conduta inicial na atresia bilateral requer o seu pronto reconhecimento e a asseguração da respiração pelo estabelecimento de uma via respiratória orofaríngea mediante uma chupeta de McGovern ou pela intubação. Pode ser necessária a alimentação por sonda orogástrica.
6. Cerca de 20 a 50% dos casos têm outras anomalias congênitas concomitantes. Devem-se excluir as afecções associadas, como CHARGE (coloboma, cardiopatia, atresia das coanas, retardo do desenvolvimento, hipoplasia dos genitais, anormalidades da orelha), síndrome de Apert, doença de Crouzon e síndrome de Treacher Collins.

7. A correção cirúrgica é imperativa para restaurar a patência normal das vias respiratórias. As abordagens cirúrgicas utilizadas são a punctura transnasal, o reparo transpalatino, a extração microscópica e o reparo endoscópico.
   a. A punctura transnasal é a mais antiga, envolvendo a punctura da placa atrésica, mais comumente com um dilatador de Fearon. Esta técnica frequentemente requer revisões ou dilatações adicionais e implica risco de lesão da base do crânio.
   b. O reparo transpalatino é amplamente usado e envolve a ressecção do osso palatino, de parte do vômer e da placa atrésica. A mucosa sobre a placa é usada para revestir as superfícies ósseas da neocoana. Os resultados são favoráveis, sendo a taxa de sucesso de 90%. As complicações consistem na deiscência do retalho palatino e fístula palatina. A principal desvantagem são os efeitos adversos sobre o crescimento do palato a longo prazo, com risco de mordida cruzada e deformidades do palato duro.
   c. A abordagem endoscópica envolve a reparo transnasal da estenose com ressecção da placa atrésica utilizando instrumentos energizados. Uma vantagem é a excelente visualização, permitindo incisões e ressecções mucosas precisas dos segmentos atrésicos. Com isto, evita-se a sutura mediopalatina e as subsequentes deformidades do palato. As possíveis desvantagens são a dificuldade técnica de trabalhar em uma pequena cavidade nasal neonatal e, possivelmente, taxa de reestenose mais alta que a da via transpalatina.

Massas nasais congênitas da linha média[15, 17]

Aspectos comuns

1. Em termos embriológicos, estas lesões ocorrem devido a um defeito do fechamento do neuroporo anterior. Entre 50 e 60 dias de gestação, a cápsula cartilaginosa nasal se formou e os ossos membranosos do crânio fetal já se desenvolveram, dando origem à fontanela nasofrontal, uma abertura entre os ossos nasal e frontal em desenvolvimento.
2. O espaço pré-nasal forma-se anteriormente, entre os ossos frontal e nasal, e a cápsula nasal cartilaginosa posteriormente, estendendo-se da base do crânio até a ponta do nariz.
3. Um divertículo de dura-máter passa para o interior do espaço pré-nasal através do forame cego, uma abertura entre a base do crânio e o osso frontal. Este divertículo pode aderir à pele do nariz e interessar todo o espaço pré-nasal.
4. No desenvolvimento normal, tal divertículo regride, e a base do crânio, bem como o osso frontal se fusionam. A falha deste processo pode resultar na permanência de elementos neurogliais e/ou ectodérmicos no espaço pré-nasal, com a possibilidade de comunicação intracraniana.
5. Estas lesões são raras com uma incidência de 1 por 20.000 a 40.000 nascidos vivos. As três lesões mais comuns são o glioma, o cisto dermoide e a encefalocele.
6. Os estudos radiográficos mostram-se importantes para ajudar a definir a natureza e extensão das lesões. As imagens por TC podem demonstrar o alargamento dos ossos/septo nasais, a bifurcação do septo ou da crista *galli*, o distanciamento interorbitário e o defeito da placa cribriforme. A RM permite delinear com mais precisão as características do tecido mole e avaliar melhor o grau de extensão intracraniana.
7. A biopsia ou a aspiração por agulha das massas nasais da linha média são contraindicadas em crianças dada a possibilidade de comunicação intracraniana.
8. A ressecção cirúrgica definitiva é o tratamento de escolha para estas lesões. Tanto as abordagens abertas como, mais recentemente, as endoscópicas têm sido empregadas para a extirpação cirúrgica destes tumores. O auxílio neurocirúrgico pode ser necessário no caso de extensão intracraniana.

Dermoides

1. Respondem por 1 a 3% dos cistos dermoides globais e por 3,7% a 12,6% dos cistos dermoides da cabeça e do pescoço. Os cistos dermoides apresentam-se geralmente na lactância ou no início da infância, embora possam surgir mais tarde na vida.
2. Em termos histológicos, os dermoides contêm elementos ectodérmicos e mesodérmicos: os cistos são revestidos por epitélio escamoso, preenchidos com resíduos de ceratina e circundados por tecido conjuntivo contendo folículos pilosos, glândulas sudoríparas e sebáceas.
3. Os dermoides podem apresentar-se como massas intranasais, intracranianas ou extranasais em qualquer ponto desde a glabela até a ponta do nariz. Há, em 45 a 84% das vezes, uma depressão nasal que pode conter um tufo de pelos. As massas são firmes, indolores, incompressíveis, não-pulsáteis e não sofrem transiluminação.
4. As lesões tendem a infecções repetidas, resultando em celulites locais e mesmo a formação de abscessos. Os cistos dermoides também podem resultar em necrose da pele do nariz, destruição da cartilagem ou do osso, ou em surtos recorrentes de meningite.
5. Estas lesões devem ser extirpadas tão cedo quanto possível, para prevenir as complicações associadas. A excisão cirúrgica requer a remoção de todo o cisto e a fístula juntamente com o osso, cartilagem e septo envolvidos. A taxa de recorrência descrita para a remoção incompleta é de 100%.
6. As abordagens por rinotomia transversa e vertical têm sido tradicionalmente utilizadas para a excisão. Mais recentemente, é advogada a abordagem por rinoplastia aberta, que permite ampla exposição de todo o dorso nasal, realização de osteotomias externas controladas e melhor resultado estético.

Glioma

1. Os gliomas apresentam-se logo após o nascimento, embora possam surgir mais tarde na vida. Compõem-se de tecido glial ectópico; 20% dos gliomas mantêm, através de um pedículo fibroso, uma comunicação intracraniana. Cerca de 60% dos gliomas são externos, 30% internos e 10% combinados.
2. Sob o aspecto histológico, a massa é coberta por mucosa nasal ou pele normais e contém células neurogliais astrocíticas entremeadas com tecido conjuntivo fibroso e vascular.
3. No exame físico, a massa é firme, indolor, incompressível e não sofre transiluminação. Os gliomas externos são vermelhos e podem ter telangiectasias sobrejacentes — sendo, por esta razão, frequentemente confundidos com hemangiomas. As massas intranasais aparecem como pólipos acinzentados ou arroxeados brilhantes que surgem na superfície lateral do nariz.
4. As razões para a indicação cirúrgica são a deformidade estética, a obstrução nasal funcional e o risco de meningite. A abordagem nasal externa, através da linha média, ou a rinotomia lateral podem bastar na maior parte dos gliomas extracranianos. A craniotomia e a exploração da fossa craniana anterior podem ser necessárias para os casos em que há história de meningite/extravasamento de líquido cerebroespinhal (LCE) ou quando os exames de imagem levam à suspeita de comunicação intracraniana.

Encefaloceles

1. Representam a herniação congênita de tecido do sistema nervoso central (SNC) através de um defeito da base do crânio; a incidência é de 1 por 4.000 nascidos vivos. As massas podem conter meninges (meningocele); meninges e cérebro (meningoencefalocele); ou meninges, cérebro e parte do sistema ventricular (meningoencefalocistocele).

2. Sob o aspecto histológico, consistem em um saco meníngeo contendo tecido glial.
3. Aproximadamente 75 a 80% das encefaloceles são classificadas como posteriores e 20 a 25% como anteriores. As encefaloceles anteriores são subdivididas nos tipos sincipitais (nasofrontal, nasoetmoidal e naso-orbitária) e basais (esfenomaxilar, esfeno-orbitária e esfenofaríngeas).
4. As encefaloceles externas apresentam-se sobre ou próximas à glabela como massas macias compressíveis. As lesões intranasais apresentam-se como massas azuladas pedunculadas, situadas superior e medialmente na cavidade nasal. As massas são compressíveis e pulsáteis, podendo aumentar de tamanho com o choro ou compressão da veia jugular interna (sinal de Furstenberg positivo).
5. As encefaloceles devem ser ressecadas e reparadas para prevenir a ocorrência de rinorreia liquórica, meningite ou a piora da herniação. As abordagens tradicionais fundamentam-se nos reparos extra e intracraniano combinados, levados a cabo pela otorrinolaringologia e neurocirurgia. O advento de técnicas endoscópicas permitiu a ressecção minimamente invasiva das encefaloceles, reconstrução em camadas da base do crânio evitando incisões externas.

Teratomas[18]

1. Os teratomas são tumores congênitos primários que surgem das três camadas germinativas embrionárias; ocorrem em aproximadamente 1 em cada 4.000 nascidos vivos. As localizações mais comuns são a sacrococcígea, retroperitonial, mediastinal, bem como as da cabeça e do pescoço.
2. Os teratomas da cabeça e do pescoço respondem por 2 a 9% dos teratomas, sendo os das regiões cervicais e nasofaríngeas os mais comuns. Ambos os sexos são igualmente afetados.
3. Os teratomas ocorrem principalmente em crianças com menos de 1 ano de vida. Têm uma propensão para rápido crescimento e podem causar dispneia imediatamente ao nascer; as lesões pediculadas podem provocar episódios intermitentes de disfagia e obstrução das vias respiratórias.
4. Nas radiografias, a calcificação é patognomônica, sendo observada em cerca de 15% dos casos. As imagens por TC ajudam a avaliar a extensão da massa e excluir comunicação intracraniana.
5. O tratamento inicial envolve, nos casos de obstrução, a garantia da patência das vias respiratórias. Recomenda-se a excisão cirúrgica completa em um momento oportuno, dados o potencial para o crescimento rápido e o pequeno risco de transformação maligna.

Cistos

Cisto globulomaxilar[19, 20]

1. Cisto "fissural" que surge de epitélio retido entre os processos nasais medial e lateral e o processo maxilar.
2. O cisto é habitualmente assintomático e aparece nas radiografias simples como radiotransparência em formato de pera, situada entre a raiz do incisivo lateral e a do canino.
3. A origem embriológica deste cisto é objeto de controvérsia; tais lesões podem, na verdade, representar cistos odontogênicos.

Cistos nasoalveolares[21, 22]

1. Os cistos nasoalveolares são lesões congênitas que tendem a ser 3 vezes mais comuns nas mulheres. Os lados direito e esquerdo são igualmente afetados, sendo cerca de 10% dos casos bilaterais.
2. Surgem do epitélio nasal retido em uma fenda entre os processos maxilar medial e o processo nasal lateral. Podem, de forma alternativa, surgir do tecido de um duto nasolacrimal malposicionado.

3. Sob o aspecto histológico, o cisto é composto de tecido conjuntivo condensado e maduro, revestido por epitélio colunar pseudoestratificado com ou sem células caliciformes.
4. Apresentam-se comumente com assimetria facial que resulta em obstrução ou dor nasal unilateral. Ao exame, a prega nasolabial se mostra apagada, o nariz deslocado anteriormente e o sulco gengivobucal obliterado no lado envolvido. A palpação da massa revela lesão firme, indolor e cheia de líquido.
5. A imagem por TC revela massa cística, homogênea, que não se intensifica, em situação anterior à abertura piriforme. As lesões de longa duração podem resultar em remodelamento ósseo.
6. O tratamento envolve a excisão cirúrgica completa, tradicionalmente realizada por via sublabial. A marsupialização endoscópica transnasal do cisto para o interior da cavidade nasal também já foi descrita com bons resultados.

Cisto do duto nasopalatino[23, 24]

1. É o cisto não-odontogênico mais comum da cavidade oral, ocorrendo em 1% da população geral. As lesões apresentam-se entre a quarta e a sexta décadas de vida, sendo mais frequentes nos pacientes do sexo masculino.
2. O cisto pode surgir do epitélio retido durante a fusão dos processos embriológicos; supõe-se mais recentemente que surja dos dutos oronasais presentes nos canais incisivos, estando entre os fatores desencadeantes propostos os traumatismos, as infecções e a proliferação espontânea.
3. Sob o aspecto histológico, o cisto é revestido mais superiormente, próximo à cavidade nasal, por epitélio respiratório; depois, por epitélio cuboide; em seguida, mais próximo da cavidade oral, por epitélio escamoso.
4. As lesões são mais comumente assintomáticas; as sintomáticas podem apresentar-se com tumefação, dor e/ou drenagem oriunda do palato duro. As imagens obtidas por TC revelam lesões maxilares bem-circunscritas, redondas, ovoides ou em forma de coração, com um diâmetro médio de 1,2 a 3,2 cm.
5. O tratamento cirúrgico consiste mais comumente na enucleação, sendo as taxas descritas de recorrência de 0 a 11%.

Cisto de Thornwaldt[25, 26]

1. Durante a sexta semana de desenvolvimento fetal, o notocórdio, após ter atingido a sua extensão cefálica mais extensa, começa a regredir. Uma comunicação transitória pode desenvolver-se entre o notocórdio e o intestino anterior ou faringe primitivos. Esta comunicação estabelece uma via para o crescimento invasivo do epitélio respiratório e a formação de um espaço potencial na linha média. A obstrução da abertura nasofaríngea desta bursa faríngea pode levar à formação do cisto de Thornwaldt.
2. Os sintomas de apresentação consistem em drenagem pós-nasal, plenitude aural ou otalgia, otite serosa, cefaleia e mialgia cervical. Ao exame, o cisto apresenta-se como massa submucosa lisa, situada na linha média, na nasofaringe posterior.
3. Nas imagens por TC, o cisto aparece como massa na parte alta da linha média da nasofaringe, entre os músculos longos da cabeça. Pode conter líquido de baixa densidade que não se intensifica com o contraste. Na RM, pode caracterizar-se por sinal intenso nas imagens ponderadas em T1 e T2.
4. O tratamento dos cistos sintomáticos consiste na drenagem endoscópica e marsupialização para o interior da nasofaringe.

Cisto da bolsa de Rathke[27]

1. Em termos embriológicos, a bolsa de Rathke, um derivado ectodérmico do estomodeu, é o precursor do lobo anterior, do lobo intermediado e da *pars tuberalis* da glândula pituitária. A bolsa de Rathke tem uma parede anterior, uma parede posterior e uma fenda central embrionária, as quais se originam do interior da sela túrcica como expansões da prega embrionária central.
2. Sob o ponto de vista patológico, tal cisto é revestido por uma única camada de epitélio e frequentemente contém células caliciformes.
3. Os cistos de Rathke são mais comumente encontrados na quinta e sexta décadas de vida, sendo mais frequentes em mulheres. Costumam ser descobertos acidentalmente e podem não produzir quaisquer sintomas. Os cistos que aumentam podem comprimir as estruturas adjacentes, como a glândula pituitária, o quiasma óptico e o hipotálamo, levando a cefaleia, comprometimento visual e disfunção endócrina.
4. Nas imagens obtidas por RM, as lesões podem ser vistas como massas císticas bem-circunscritas, de paredes finas, com 2 a 4 cm de tamanho, no interior da sela túrcica. Os cistos podem ter um componente suprasselar e geralmente deslocam a glândula, bem como o pedículo pituitário em direção posterior. Os cistos com líquido claro têm, nas imagens em T1 e T2, sinal hipointenso e hiperintenso, respectivamente.
5. As abordagens tradicionais para a drenagem dos cistos sintomáticos baseavam-se na cirurgia transesfenoidal ou, raramente, na craniotomia. A drenagem endoscópica pode constituir alternativa minimamente invasiva.

RINITE E RINOPATIA

A rinite abrange ampla variedade de doenças inflamatórias do revestimento nasal. Outras afecções nasais de etiologia não-inflamatória são consideradas melhor na classe das rinopatias. As causas físicas da obstrução nasal (como o desvio de septo, comprometimento da valva nasal, neoplasia sinonasal, polipose sinonasal, hipertrofia da concha inferior etc.) devem ser consideradas em separado (como discutido adiante). A rinossinusite (também discutida mais adiante neste capítulo) tem, tipicamente, muitos sintomas de rinite; assim, a concomitância de afecções inflamatórias dos seios paranasais deve ser considerada em todos os pacientes com queixas nasais sugestivas de rinite isolada. Em raras ocasiões, a rinorreia de LCE, cujo sintoma cardeal é uma drenagem nasal clara e aquosa, pode mimetizar um distúrbio nasal primário; entretanto, a história clínica (traumatismo prévio unilateral, cirurgia prévia, gosto salgado ou metálico, positividade do teste para beta-2-transferrina) deve ajudar a distinguir entre um extravasamento de LCE e uma rinite/rinopatia.

Rinite

Rinite viral aguda

1. Os sintomas de rinite viral aguda são congestão, rinorreia (de consistência aquosa a víscida, na maior parte das vezes clara e ocasionalmente pseudopurulenta), dor de garganta, mal-estar, tosse e cefaleia.
2. Os vírus causais consistem nos rinovírus (mais comuns), *parainfluenza, influenza*, vírus respiratório sincicial (VRS), adenovírus e enterovírus.
3. A doença tem curso autolimitado de 7 a 10 dias. O tratamento consiste em medidas de suporte, bem como o tratamento das complicações secundárias (rinossinusite bacteriana aguda [RSBA], amigdalite aguda, otite média aguda e bronquite aguda).

Rinite alérgica[28, 29]

1. Os sintomas nasais da rinite alérgica são a congestão, rinorreia (não-purulenta, clara e na maioria das vezes pouco espessa), bem como prurido nasal e do palato. Os sintomas oculares podem incluir olhos pruriginosos e lacrimejantes.
2. O mecanismo etiológico é a hipersensibilidade tipo I de Gel e Coombs[30] contra alérgenos aéreos inalados.
   a. *Sensibilização.* As células apresentadoras de antígeno (CAA) (a saber, macrófagos, células dendríticas e células de Langerhans) da mucosa nasal internalizam e processam os alérgenos aéreos inalados. As CAA expõem, em suas superfícies, os antígenos parcialmente degradados em estreita relação com os antígenos de superfície do MHC da classe II. Os linfócitos T auxiliares (Th2, CD4+), estimulados pela IL-1 (secretada pelas CAA), reconhecem na superfície das CAA o antígeno processado e ativam-se. Com a ativação, estes linfócitos T auxiliares produzem IL-4, IL-5 e IL-13. A IL-4 e IL-13, em particular, estimulam a ativação das células B e a troca de classe da imunoglobulina para a IgE. Tais células B ativadas produzem a IgE que se liga à superfície dos mastócitos e basófilos na mucosa nasal.
   b. *Resposta precoce ao antígeno.* Em um paciente sensibilizado, a exposição promove a desgranulação dos mastócitos e basófilos, à medida que a IgE específica em suas superfícies sofre ligação cruzada por alérgenos multivalentes. A desgranulação é o processo de liberação de mediadores pré-formados que consistem na histamina, heparina e triptase. Tais mediadores produzem os sintomas de espirros, prurido, rinorreia e congestão. Além disso, a desgranulação desencadeia a síntese da prostaglandina PGD2 (por meio da ciclo-oxigenase); dos leucotrienos LTC4, LTD4 e LTE4; e do fator ativador das plaquetas (FAP).
   c. *Contribuição neuronal.* A presença de espirros e prurido durante a resposta precoce sugere uma ativação neuronal. De fato, os neuropeptídios SP, CGRP, VIP e NKA têm a sua presença confirmada nos lavados nasais após exposições a alérgenos e a histamina em pacientes suscetíveis. O achado de VIP após exposição a histamina sugere a ativação do sistema parassimpático.
   d. *Resposta tardia ao antígeno.* Aproximadamente entre 4 e 10 h após a exposição inicial ao alérgeno, os pacientes experimentam uma recorrência sintomática (que chega ao máximo em 6 h e se resolve em 24 h). Os mediadores implicados são a histamina, a esterase do metil-éster de N-alfatosil-L-arginina (TAME), o óxido nítrico e cininas.
   e. *Eventos celulares.* Após a exposição ao alérgeno (especialmente a exposição repetida), um infiltrado inflamatório (de eosinófilos, basófilos, mastócitos, linfócitos e células de Langerhans) surge no interior da mucosa nasal. Com o tempo, estes eventos levam a um *priming* ou "aprendizado", isto é, níveis menores de exposição ao antígeno produzem no paciente respostas inflamatórias maiores e sintomas mais intensos.
3. A rinite sazonal alérgica ocorre em resposta a alérgenos sazonais específicos (árvores, gramíneas, tasneiras e fungos), ao passo que a rinite alérgica perene ocorre em resposta a alérgenos onipresentes (pó de ácaros, insetos, cães, gatos, roedores e outros animais).
4. O diagnóstico de rinite alérgica é feito através da história, exame físico (concha inferior pálida, azulada e edemaciada) e testes confirmatórios (testes cutâneos e/ou teste por radioalergossorvência (RAST) contra os alérgenos aéreos relevantes. É importante notar ser duvidosa a importância clínica de um teste alérgico cuja positividade não se correlaciona com os sintomas do paciente.

5. O tratamento da rinite alérgica consiste em:
   a. *Ambientais*. Todos os pacientes devem ser aconselhados a minimizar a exposição a alérgenos aéreos aos quais são sensíveis.
   b. *Esteroides tópicos nasais*. Estes medicamentos (budesonida, flunisolida, fluticasona, mometasona, triancinolona) são bem eficazes. Os efeitos colaterais limitam-se habitualmente a irritação nasal (epistaxe, secura); a absorção sistêmica nas doses recomendadas para os esteroides nasais tópicos atualmente disponíveis é pequena.
   c. *Anti-histamínicos sistêmicos*. Os anti-histamínicos de segunda geração (cetirizina, desloratadina, loratadina, fexofenadina) são também eficazes e evitam a maior parte dos efeitos colaterais associados aos anti-histamínicos de primeira geração (especialmente a sedação e efeitos anticolinérgicos).
   d. *Outros medicamentos tópicos nasais*. O ipratrópio tópico age como um anticolinérgico, e a azelastina é um anti-histamínico tópico.

Rinite não-alérgica com eosinofilia[31]

1. A rinite não-alérgica com eosinofilia (RNAE) caracteriza-se por espirros paroxísticos, rinorreia e prurido nasais. Ocorre durante todo o ano sem qualquer variação geográfica. Os testes de alergia são negativos, já que a hipersensibilidade mediada pela IgE parece não ter qualquer participação. A etiologia aparentemente reflete um distúrbio do metabolismo dos eosinófilos.
2. Supõe-se que a RNAE, que se associa à asma, esteja vinculada à intolerância ao ácido acetilsalicílico. A RNAE pode representar a porção rinite da tríade asma, sensibilidade ao ácido acetilsalicílico e pólipos nasais (ASA).
3. A RNAE habitualmente responde bem aos esteroides tópicos nasais.

Mastocitose nasal

A mastocitose nasal caracteriza-se por rinorreia e congestão sem prurido nasal. Observa-se no interior da mucosa nasal um aumento da infiltrado de mastócitos. Os testes de alergia são negativos, já que a hipersensibilidade mediada pela IgE parece não ter qualquer participação. Os níveis de IgE total são normais. O álcool e outros agentes capazes de produzir degranulação dos mastócitos podem desencadear exacerbações. Esta condição já foi associada à cefaleia em salvas.

Rinite atrófica

Caracteriza-se por crostas nasais, atrofia da mucosa, atrofia das conchas e perfuração de septo. A *Klebsiella ozaenae* foi implicada como o agente bacteriano causal. A rinite atrófica também pode ocorrer após cirurgia radical das conchas (também conhecida como síndrome do nariz vazio).

Granulomatose de Wegener[32]

A granulomatose de Wegener (GW) caracteriza-se pela tríade composta de granulomas do trato respiratório, vasculite e glomerulonefrite. Os achados nasais iniciais consistem em graves crostas do nariz, epistaxe e rinorreia. Pode também ocorrer rinossinusite secundária. Com o tempo, as estruturas intranasais (conchas e septo) sofrem atrofia e erosão progressivas que determinam a perfuração do septo e perda das estruturas normais da parede nasal lateral. As biopsias intranasais não são habitualmente diagnósticas, exceto em casos extremos. Os testes sorológicos para a detecção de anticorpos para o antígeno citoplasmático dos neutrófilos (AACN) de padrão citoplasmático (C-AACN) têm especificidade de 65 a 90% e quase 100% de especificidade. A GW limitada pode ter apenas envolvimento nasal. A consulta a um reumatologista deve ser feita rotineiramente para reconhecer e tratar as manifestações sistêmicas. O tratamento da GW sistêmica é realizado tipicamente por imunossupressão (esteroides, ciclofosfamida, metotrexato, azatioprina e outros). Os tratamentos nasais consistem em irrigações com solução salina, bem como aplicação tópica de géis e pomadas umectantes nasais e de antibióticos (tipicamente mupirocina pela sua atividade antiestafilocócica).

Sarcoidose[33]

Caracteriza-se por granulomas epitelioides não-caseosos que podem surgir em qualquer sistema orgânico, como o nariz e os seios da face. Os sintomas nasais predominantes são a obstrução e congestão nasais decorrentes do espessamento da mucosa. O envolvimento dos seios paranasais pode determinar sinusite bacteriana secundária. Nos EUA, a sarcoidose é muito mais comum nos afro-americanos, especialmente os do sexo feminino. O diagnóstico é histológico. Os níveis séricos da enzima de conversão de angiotensina (ECA) podem estar elevados em alguns pacientes (60%). A consulta a um pneumologista é tipicamente necessária para reconhecer e tratar a sarcoidose pulmonar. Consultas a outros especialistas também podem ser necessárias, conforme os sistemas orgânicos envolvidos. O tratamento faz-se com esteroides sistêmicos e outros imunossupressores (metotrexato, azatioprina, outros). A sarcoidose nasal leve pode ser tratada com esteroides tópicos nasais. A cirurgia nasal (redução das conchas) pode ser indicada para o alívio da obstrução nasal; a cirurgia dos seios da face é reservada para a doença inflamatória sintomática dos seios.

Outras vasculites

A rinite pode também ser causada pela síndrome de Churg-Strauss, poliarterite nodosa, vasculite por hipersensibilidade, vasculite por células gigantes, polimialgia reumática, doença de Behçet, doença de Cogan, doença de Kawasaki e outras doenças vasculíticas sistêmicas.

Rinoscleroma[34]

É uma infecção granulomatosa crônica pela *Klebsiella rhinoscleromatis*. Envolve comumente o trato respiratório superior (especialmente o nariz), embora o envolvimento laríngeo possa também ocorrer. A apresentação inicial é inespecífica. O rinoscleroma é endêmico na América Central, Egito, África tropical e Índia. A doença progride em três estágios: (1) o estágio catarral ou atrófico (rinite inespecífica, que acaba progredindo para rinorreia purulenta e crostas); (2) o estágio granulomatoso ou hipertrófico (lesões vermelho-azuladas e granulosas que mimetizam um carcinoma, epistaxe e deformidade nasal, conhecida como nariz de Hebra); (3) o estágio esclerótico (esclerose e fibrose). O achado histopatológico fundamental é a presença de células de Mikulicz (grandes macrófagos contendo o bacilo causal). O tratamento consiste no emprego de ciprofloxacino contra a *K. rhinoscleromatis*, bem como de outros antibióticos contra a superinfecção bacteriana. A cirurgia é restrita à biopsia diagnóstica e ao desbridamento periódico, assim como à conduta frente à complicação tardia por estenose devida à fibrose.

Rinosporidiose[35]

Consiste em infecção granulomatosa crônica causada por *Rhinosporidium seeberi*, um parasito protista aquático. Apresenta-se tipicamente como pólipos nasais friáveis compostos de tecido hiperplástico e que representam a resposta inflamatória à reprodução local do organismo causal após a inoculação. Os pacientes apresentam-se quase sempre com obstrução nasal e epistaxe unilaterais. O envolvimento ocular devido à infecção da conjuntiva é menos comum. O diagnóstico faz-se pelo exame histopatológico, que demonstra o *R. seeberi* e o infiltrado inflamatório associado. A doença é mais comum no Ceilão e na Índia. O tratamento definitivo é a excisão cirúrgica.

Outras rinites granulomatosas infecciosas

1. As infecções granulomatosas sistêmicas (micobacterioses, histoplasmose, outras) podem ter também envolvimento nasal.
2. As infecções granulomatosas dos seios paranasais (ver Rinossinusites fúngicas granulomatosas crônicas) podem cursar com envolvimento nasal constante.

Rinopatia

Rinopatia hiper-reflexiva

A rinopatia hiper-reflexiva (HR), também conhecida como rinite vasomotora e instabilidade vasomotora, caracteriza-se por congestão e rinorreia. As exacerbações são desencadeadas por fatores ambientais (alterações da temperatura etc.), mas a hipersensibilidade mediada pela IgE parece não ter qualquer participação. É mais comum em adultos de mais idade. A etiologia parece ser um desequilíbrio do controle neuroquímico (*i. e.*, um tônus parassimpático excessivo). O tratamento consiste no aconselhamento do paciente e medicamentos anticolinérgicos tópicos (ipratrópio). A azelastina tópica também parece eficaz presumivelmente devido ao efeito anticolinérgico.

Rinopatia gustativa

Caracteriza-se por rinorreia e congestão associada ao comer. Deve ser considerada um subtipo da HR.

Rinopatia endócrina

1. A rinopatia endócrina inclui uma variedade de afecções nasais desencadeadas por perturbações sistêmicas do sistema endócrino.
2. A rinopatia relacionada com os estrogênios caracteriza-se por congestão isolada, sem espirros, rinorreia, prurido nasal ou irritabilidade nasal. Tanto a gestação quanto os contraceptivos orais podem desencadear este distúrbio. A etiologia é incerta, mas se supõe que o estrogênio iniba a acetilcolinesterase (levando a maior tônus parassimpático), aumente o ácido hialurônico (causando maior edema tissular) e estimule a hipertrofia das glândulas mucosas.
3. A rinopatia hipotireoidiana reflete a hipoatividade generalizada do tônus simpático, desencadeada por um estado hipotireoidiano. O excesso relativo de tônus parassimpático leva a sintomas semelhantes aos da HR.
4. A rinopatia diabética caracteriza-se por edema e congestão dos tecidos, bem como obstrução nasal. Os níveis lábeis de glicose sanguínea elevam o teor de mucopolissacarídios dos tecidos, determinando maior hidratação e edema dos tecidos.

Rinite medicamentosa

Constitui congestão de rebote que ocorre com o uso abusivo dos descongestionantes nasais. O uso excessivo destes descongestionantes tópicos leva a um decremento da regulação do tônus simpático intrínseco. O tratamento é a remoção do agente agressor. Na maioria das vezes, os pacientes iniciaram o uso de descongestionantes tópicos para o alívio da obstrução devida a uma outra causa; assim, é indicada a investigação das causas da obstrução nasal.

Rinopatia induzida por fármacos

Ampla variedade de medicamentos (como os estrogênios e contraceptivos orais, discutidos anteriormente), betabloqueadores em gotas oftálmicas, bromocriptina e agentes anti-hipertensivos antigos (reserpina, guanetidina, prazosina, betabloqueadores) podem produzir sintomas de congestão nasal e rinorreia.

Toxinas e irritantes

Podem ter um efeito direto sobre a mucosa nasal. O efeito inicial não é inflamatório, embora o dano tissular possa desencadear um processo inflamatório secundário. São agentes específicos a poluição atmosférica (ozônio, dióxido de enxofre, partículas), fumaça de tabaco e exposições industriais (formaldeído, compostos orgânicos voláteis).

RINOSSINUSITES

O termo *rinossinusite* (RS) refere-se a um amplo espectro de distúrbios inflamatórios que afetam concomitantemente os seios paranasais e a cavidade nasal. Desde meados dos anos 1990, este termo substituiu a expressão mais antiga "sinusite", já que a sinusite sem rinite é rara, e a rinite tipicamente precede a sinusite.

Classificação e diagnóstico das rinossinusites

1. A Força-tarefa de Rinossinusite (FTRS) (EUA) propôs um sistema de classificação clínica para a rinossinusite:[36]
    a. RS aguda: duração de até 4 semanas
    b. RS subaguda: duração entre 4 e 12 semanas
    c. RS crônica (RSC): duração de 12 semanas ou mais
    d. RS aguda e recorrente: 4 ou mais episódios por ano; cada episódio com duração de 7 a 10 dias ou mais; resolução completa entre os episódios
    e. Exacerbação aguda da RS crônica: súbita piora de RSC basal com retorno a esse estado basal após o tratamento
2. A FTRS também propôs, para o diagnóstico de RS, um paradigma com base nos sintomas:
    a. Os critérios maiores consistem em dor/pressão facial, obstrução/bloqueio nasal, drenagem pós-nasal com corrimento/purulência/descoloração nasais, hiposmia/anosmia, purulência da cavidade nasal e febre (apenas RS aguda).
    b. Os critérios menores consistem em cefaleia, febre (todas as RS não-agudas), halitose, fadiga, dor de dentes, tosse e dor/pressão/plenitude dos ouvidos.
    c. Uma forte história de RS caracteriza-se pela presença de dois critérios maiores ou a combinação de um critério maior com dois critérios menores.
    d. Na ausência de um outro sintoma/sinal nasal correspondente a um critério maior, a presença de dor facial isolada não constitui história sugestiva de RS.
    e. Na ausência de um outro sintoma/sinal nasal correspondente a um critério maior, a presença de febre isolada não constitui história sugestiva de RS.
3. O Sinus and Allergy Health Partnership[37] ratificou a abordagem da FTRS, mas enfatizou que o diagnóstico de RSC deve ser confirmado por informações objetivas, como:
    a. Secreção nasal com alteração da coloração, pólipos nasais ou degeneração polipoide observada durante a endoscopia nasal e/ou rinoscopia anterior
    b. Edema e/ou eritema do meato médio e da bolha etmoidal observados durante a endoscopia nasal
    c. Eritema generalizado ou localizado, edema ou tecido de granulação (se o meato médio não estiver envolvido nestas alterações, será necessária uma imagem radiográfica)
    d. Imagens radiográficas, especialmente uma imagem dos seios obtida pela TC
4. Uma afirmação de consenso mais recente,[38] ratificada pela American Academy of Allergy, Asthma and Immunology; American Academy of Otolaryngic Allergy; American Academy or

Otolaryngology-Head and Neck Surgery; American College of Allergy, Asthma and Immunology; e American Rhinologic Society, propôs uma subclassificação adicional da RSC:
   a. RSC sem pólipos nasais (RSCsPN): caracterizada predominantemente por inflamação neutrofílica
   b. RSC com pólipos nasais (RSCcPN): caracterizada predominantemente por inflamação eosinofílica iniciada e mantida pela IL-5 e eotaxina
   c. Rinossinusite fúngica alérgica (RSFA): caracterizada por mucina eosinofílica contendo elementos fúngicos não-invasivos

Classificação das sinusites fúngicas

As sinusites fúngicas podem ser categorizadas em quatro grupos: bola fúngica, rinossinusite fúngica alérgica (RSFA), rinossinusite fúngica invasiva aguda, rinossinusite fúngica granulomatosa crônica.

Bola fúngica

1. O envolvimento de um seio isolado, caracterizado pela presença de elementos fúngicos extramucosos (quase sempre inviáveis) e resíduos secundários, é característico da bola fúngica. O seio maxilar é a localização mais comum; ocasionalmente, a bola fúngica pode ser encontrada no seio esfenoidal.
2. Os sintomas são obstrução nasal, plenitude/dor sobre o seio envolvido (ou no vértex do crânio em casos de bolas fúngicas esfenoidais).
3. O fungo mais comumente isolado é o *Aspergillus fumigatus*, embora a cultura para fungos seja negativa na maior parte das vezes. Há drenagem purulenta na presença de superinfecção bacteriana.
4. A presença de IgE específica para o fungo (detectada por RAST ou teste cutâneo) é rara, e os pacientes são imunocompetentes.
5. A imagem obtida por TC pode demonstrar a completa opacificação do seio, com ocasional expansão do seio e remodelamento ósseo. Na maior parte das vezes, observam-se, na imagem obtida por TC, áreas de maior densidade no interior do seio opacificado.
6. A patologia demonstra densa massa de hifas fúngicas sem evidência de invasão tissular; a mucosa mostra inflamação crônica sem formação de granulomas e predominância de eosinófilos.
7. O tratamento é a remoção cirúrgica com preservação da mucosa. Com a remoção completa, a recorrência é rara. O tratamento antibacteriano faz-se para a infecção bacteriana secundária. O tratamento antifúngico não está indicado.

Rinossinusite fúngica alérgica[39]

1. A rinossinusite fúngica alérgica (RSFA) caracteriza-se pela presença de resíduos eosinofílicos espessos (contendo tipicamente organismos fúngicos), inflamação eosinofílica densa da mucosa do seio e polipose. A RSFA é tipicamente unilateral, mas em alguns casos ocorre bilateralmente. A asma é bem comum em pacientes com RSFA. Os pacientes com RSFA são considerados imunocompetentes.
2. A imagem obtida por TC mostra opacificação completa de seios contíguos; áreas serpiginosas de maior densidade (devido à presença de elementos ferromagnéticos nos resíduos fúngicos) no interior desta opacificação dão origem a um quadro característico quase diagnóstico de RSFA. Os achados da RM tipicamente incluem áreas de sinal hipointenso circundadas por áreas de inflamação mucosa. Como os resíduos fúngicos eosinofílicos com baixo teor de água não produzem sinal na RM, os seios da face dos pacientes com RSFA avançada podem não mostrar na RM nenhum sinal de qualquer tipo.

3. A RSFA produz uma espetacular expansão dos seios paranasais, com remodelamento ósseo, bem como erosão da órbita e da base do crânio; os sintomas do paciente podem ser surpreendentemente leves mesmo quando há extensa expansão dos seios para dentro da órbita e fossa craniana anterior.
4. Muitos pacientes têm evidências de hipersensibilidade (IgE total elevada ou IgE antifúngica específica elevada) e eosinofilia periférica; originalmente, estes achados eram tidos como a manifestação de um possível mecanismo fisiopatológico, mas a verdadeira etiologia da RSFA é ainda desconhecida.
5. A patologia confirma a presença de inflamação eosinofílica no interior dos tecidos e do muco eosinofílico (cristais de Charcot-Leyden ou resíduos de desgranulação eosinofílica). Nunca há invasão fúngica dos tecidos. Elementos fúngicos podem não ser observados.
6. Os fungos dematiáceos (*Bipolaris*, *Curvularia*, *Alternaria*, *Drechslera*, *Helminthosporium*, *Fusarium* e *Exserohilum*) e *Aspergillus fumigatus* podem ser isolados por meio de culturas fúngicas.
7. O tratamento inclui extensos procedimentos endoscópicos para a marsupialização do seio e remoção de todos os elementos fúngicos. Uma conduta clínica pós-operatória agressiva, incluindo esteroides sistêmicos e tópicos, bem como antibióticos orientados por cultura para tratar as exacerbações da rinossinusite bacteriana, é absolutamente necessária. Alguns pacientes parecem melhorar com antifúngicos orais (itraconazol) e/ou tópicos (itraconazol, anfotericina B). Alguns centros empregam imunoterapia antifúngica, mas tal abordagem está longe de ser universalmente aceita. A recorrência da RSFA é bem comum, sendo o controle a longo prazo indicado.

Rinossinusite fúngica invasiva aguda
1. Tal rinossinusite (também conhecida como rinossinusite fúngica fulminante aguda e mucormicose rinocerebral) apresenta-se classicamente como sinusite acompanhada de úlcera ou escara indolor sobre o septo nasal ou palato de paciente imunocomprometido (por leucemia aguda, supressão da medula óssea devido a quimioterapia ou diabetes não-controlado).
2. O aspecto característico é a invasão fúngica da mucosa, osso e tecidos moles adjacentes.
3. O início é súbito e a progressão da doença, rápida.
4. Os agentes etiológicos são os fungos da ordem Mucorales (*Rhizopus*, *Rhizomucor*, *Absidia*, *Mucor*, *Cunninghamella*, *Mortierella*, *Saksenaea*, *Apophysomyces* e *Lygomycosis*), bem como espécies de *Aspergillus*.
5. A patologia demonstra invasão dos tecidos moles (especialmente os vasos sanguíneos) pelas hifas, vasculite e trombose, hemorragia, infarto dos tecidos e um infiltrado inflamatório variável (que pode ser mínimo devido à imunodepressão sistêmica).
6. O tratamento consiste no desbridamento cirúrgico agressivo e antifúngicos sistêmicos (anfotericina B IV e caspofungina). Quando factível, a causa da imunodepressão subjacente deve ser revertida; o tratamento apropriado falhará se isso não puder ser feito. O prognóstico é ruim, com uma taxa de sobrevivência de apenas 30%.

Rinossinusite fúngica invasiva crônica
1. Caracteriza-se pela invasão dos tecidos por elementos fúngicos, bem como por um denso acúmulo de elementos fúngicos. A doença pode ser bem indolente e tem uma causa crônica.
2. A doença já foi associada à síndrome do ápex orbitário (imobilidade ocular e redução da acuidade visual devidas à expansão da massa fúngica para o interior da parte superior da órbita).
3. A patologia demonstra invasão tissular por fungos e resposta inflamatória mínima.

4. O tratamento consiste em cirurgia (biopsia e desbridamento) e antifúngicos sistêmicos (anfotericina B e caspofungina). O prognóstico é ruim.

Rinossinusite fúngica granulomatosa crônica
1. É caracterizada por invasão tissular pelos fungos, dando origem a resposta inflamatória granulomatosa (células gigantes, plasmócitos). O organismo causal é tipicamente o *Aspergillus flavus*.
2. O início é gradual, e os pacientes apresentam-se com sintomas e achados clínicos produzidos pela expansão dos seios (p. ex., proptose).
3. A cirurgia é necessária para o diagnóstico e desbridamento. O tratamento antifúngico sistêmico (anfotericina B IV) é absolutamente necessário. O processo mórbido cicatriza-se com denso tecido fibroso que pode disseminar-se para o cérebro, dura-máter, órbita e tecidos moles da face.

Fisiopatologia da rinossinusite aguda
1. A infecção respiratória alta viral aguda envolve igualmente a mucosa da cavidade nasal e dos seios paranasais, tal como se pode demonstrar por imagens de TC obtidas durante as doenças virais agudas. A rinite viral aguda pode levar à obstrução da drenagem do seio, especialmente nas áreas críticas da região do complexo ostiomeatal (COM); o(s) seio(s) obstruído(s) é(são) acometido(s) de sinusite secundária. Além do mais, o constante assoar do nariz associado à rinite viral pode empurrar para o interior dos seios paranasais partículas virais, bactérias e mediadores inflamatórios, o que pode levar à RSBA.
2. A rinite viral aguda e a RSBA têm sintomas similares. A persistência dos sintomas por mais de 7 a 10 dias ou a sua piora após 5 a 7 dias sugerem que uma RSBA se desenvolveu após a doença viral. A simples presença de drenagem com alteração da cor não é um indicador confiável de RSBA.
3. As bactérias isoladas na RSBA são o *Streptococcus pneumoniae* (20 a 45%), *Haemophilus influenzae* (20 a 35%), *Moraxella catarrhalis* (2 a 10%), outros estreptococos (0 a 10%) e *Staphylococcus aureus* (0 a 10%).[45]
4. Alergias nasais, traumatismos, desvios de septo, tamponamentos nasais e tumores sinonasais têm sido igualmente associados à RSBA.
5. A infecção dentária pode ser um fator etiológico para a sinusite maxilar aguda isolada.

Fisiopatologia da rinossinusite crônica
Comprometimento do complexo ostiomeatal
1. A via de drenagem comum para os seios etmoidal anterior, frontal e maxilar é conhecida como o complexo ostiomeatal (COM), o que não constitui uma verdadeira estrutura anatômica; é uma designação funcional para a zona comum de drenagem dos seios etmoidal, frontal e maxilar.
2. O bloqueio da região do COM (por infecção e/ou inflamação) pode levar ao edema e a inflamação que obstrui subsequentemente os seios "a montante", que necessitam ser drenados através da região do COM. A estase e o acúmulo de secreções nestes seios resultam em sinusite.
3. Variações anatômicas nunca foram consistentemente associadas ao comprometimento do COM.

Infecção bacteriana
1. A presença de bactérias patogênicas na maior parte (quando não em todos) dos pacientes com RSC levou à hipótese de que a RSC seja iniciada e mantida por infecção bacteriana.
2. Os organismos isolados são o *Staphylococcus* coagulase-negativos (30 a 40%), *S. aureus* (25 a 40%), *Pseudomonas aeruginosa* (10 a 25%), *Klebsiella pneumoniae*, *Proteus mirabilis*, bem como espécies de *Enterobacter* e *Escherichia coli*. Alguns estudos têm isolado anaeróbios, como o *Fusobacterium*, *Peptostreptococcus* e *Prevotella*.

Infecção fúngica
1. Organismos fúngicos têm sido isolados tanto de pacientes com RSC como de indivíduos saudáveis.
2. Já se demonstrou que as células mononucleares do sangue periférico de aproximadamente 90% dos pacientes com RSC produzem IL-5 e IL-13 na vigência de exposição *in vitro* a antígenos de *Alternaria*.[40] Assim, resposta exuberante aos antígenos de um fungo relativamente comum poderia desencadear e manter a RSC.

Alergia
1. Estudos epidemiológicos demonstram a presença de alergia inalatória em 25 a 80% dos pacientes com RSC, associação que sugere a existência de relação fisiopatológica entre a alergia e a RSC.
2. A inoculação direta das cavidades dos seios por alérgenos aéreos é improvável, exceto em pacientes que se submeteram à cirurgia dos seios.
3. Mediadores inflamatórios presumivelmente alérgicos podem ter efeitos direto e indireto sobre a mucosa dos óstios e seios.

Superantígeno estafilocócico[41]
1. Exotoxinas secretadas por certas cepas do *S. aureus* podem ativar diretamente as células T, ao estabelecerem uma ligação entre os receptores das células T e a molécula do MHC II na superfície das APC. Estas exotoxinas têm sido designadas "superantígenos", já que ativam 25 a 30% das células T.
2. Os superantígenos também podem estimular a produção de IgE e IgG, imunoglobulinas que podem servir de marcadores da presença de e/ou exposição prévia a superantígenos específicos. De fato, altos níveis de anticorpos IgE para a exotoxina estafilocócica já foram identificados nos tecidos de pólipos sinonasais.[42]
3. Os superantígenos estafilocócicos já foram implicados na patogênese da síndrome do choque tóxico, dermatite atópica, psoríase, artrite reumatoide e doença de Kawasaki.

Osteíte[43]
O termo osteíte refere-se ao processo de remodelamento ósseo que ocorre nos ossos desprovidos de medula óssea dos seios paranasais, em pacientes com RSC refratária de longa duração. Tanto observações clínicas como dados experimentais demonstram que o osso adjacente a uma RSC ativa sofre remodelamento característico devido a mecanismos desconhecidos. Quando não é controlado, este processo pode levar a uma RSC recalcitrante.

Biofilmes[44]
Os biofilmes são estruturas tridimensionais complexas, formadas por bactérias vivas que se associam *in vivo* para formar torres ou camadas de micro-organismos vivos envoltos em polissacarídios. Os biofilmes, que sabidamente conferem resistência aos tratamentos antibióticos convencionais, foram identificados tanto em *stents* dos seios quanto sobre a mucosa dos seios de pacientes com RSC quanto em modelos experimentais de rinossinusites.

Disfunção mucociliar
1. O desarranjo da depuração mucociliar pode levar à RSC.
2. Qualquer mecanismo de lesão mucosa, como infecção, toxinas e inflamação, pode levar à perda ou estase dos cílios.
3. Anormalidades congênitas da função ciliar (tais como as que ocorrem na síndrome de Kartagener) foram associadas a RS.

Desordens genéticas

1. A fibrose cística (FC) é uma desordem genética bem-caracterizada que tem sido associada a RSCcPN relativamente grave em significativa proporção dos pacientes com FC.
2. Desordens herdadas da função mucociliar também podem associar-se a rinossinusite. A síndrome dos cílios imóveis (ou síndrome de Kartagener) caracteriza-se por *situs inversus*, sinusite crônica e bronquiectasia. A discinesia ciliar primária designa ampla variedade de defeitos ciliares que determinam função ciliar ineficiente (ou ausente).
3. As imunodeficiências hereditárias, como a imunodeficiência variável comum (IDVC) e deficiência de IgA, também parecem contribuir para a patogênese da RSC.

Outras desordens

1. A tríade do ácido acetilsalicílico (também conhecida como tríade de Samter ou doença respiratória exacerbada por ácido acetilsalicílico [DREA]) caracteriza-se por polipose sinonasal, asma e sensibilidade ao ácido acetilsalicílico. Nestes pacientes, a ingestão de ácido acetilsalicílico produz urticária/eritema, sibilos (exacerbação da asma) ou reação anafilática potencialmente fatal. O mecanismo não é mediado pela IgE. Em vez disso, o ácido acetilsalicílico desvia o metabolismo do ácido araquidônico em favor da produção dos mediadores pró-inflamatórios (na sua maior parte, leucotrienos) que produzem a síndrome clínica.
2. A síndrome de Churg-Strauss (também conhecida como vasculite granulomatosa e vasculite eosinofílica) caracteriza-se por RSCcPN, asma, eosinofilia periférica, infiltrados pulmonares, vasculite sistêmica eosinofílica e neuropatia periférica. Os aspectos histopatológicos são vasculite eosinofílica necrosante e granulomas necrosantes. O teste para AACN (anticorpos para antígenos citoplasmáticos dos neutrófilos) pode ser positivo, mas o padrão é perinuclear (*i. e.*, P-AACN) e não citoplasmático (C-AACN). O diagnóstico requer a confirmação anatomopatológica.

Rinossinusite pediátrica

Rinossinusite aguda pediátrica

1. As doenças virais agudas do trato respiratório são comuns em crianças (> 4 a 6 episódios por ano); distinguir entre uma etiologia viral e uma etiologia bacteriana é problemático. As tendências mais recentes enfatizam a necessidade de evitar a utilização excessiva de antibióticos empíricos de amplo espectro.
2. A seleção de antibióticos em crianças é similar à dos adultos, com exceção de que as quinolonas são em geral evitadas.

Rinossinusite crônica pediátrica

1. A alergia inalatória parece ter um importante papel em algumas crianças com RSC, embora os dados a tal respeito estejam longe de ser claros. A DRGE também foi associada à RSC pediátrica.
2. A adenoidectomia pode ser empregada em crianças com hipertrofia das adenoides e sintomas semelhantes aos de uma RSC. Não está claro se a adenoidectomia tem efeito sobre a adenoidite crônica (como o problema primário) ou a hipertrofia das adenoides (como causa da RSC).
3. O papel da cirurgia dos seios na conduta da RSC em crianças tem sido objeto de considerável controvérsia; entretanto, o consenso atual enfatiza que a cirurgia dos seios deve ser evitada sempre que possível. Fortes indicações para a cirurgia dos seios consistem na mucocele, pólipos obstrutivos, sinusite fúngica e complicações orbitárias ou intracranianas ativas ou iminentes. Aspectos relativos à qualidade de vida, vinculados a sintomas de RSC que persistem a despeito do tratamento, são tidos como fracas indicações de cirurgia à luz da alta probabilidade de resolução espontânea dos sintomas a médio ou longo prazos.

Tratamento clínico

Tratamento da rinossinusite aguda[45]

1. O objetivo do tratamento antibiótico é a erradicação da bactéria etiopatogênica, de modo que a depuração mucociliar normal possa ser restabelecida, os sintomas regridam mais rapidamente e as complicações secundárias sejam prevenidas.
2. O tratamento antibiótico empírico deve ter como base os patógenos mais prováveis (*S. pneumoniae*, *H. influenzae* e *M. catarrhalis*), bem como os prováveis padrões de resistência dos patógenos sob suspeição. Aproximadamente 33% dos isolados de *S. pneumoniae* são considerados resistentes à penicilina em decorrência de alterações nas proteínas de ligação à penicilina. Quase todas as cepas do *M. catarrhalis* (90%) e aproximadamente 30 a 40% das cepas do *H. influenzae* produzem betalactamase que inativa os antibióticos betalactâmicos.
3. Ao escolher o antibiótico apropriado, o médico deve, em primeiro lugar, determinar se a doença presente é leve ou moderada; esta decisão refletirá tanto a probabilidade de resolução espontânea quanto a habilidade do médico em aceitar a falha do tratamento.
   a. Para os pacientes com doença leve, as opções antimicrobianas são a amoxicilina-clavulanato, amoxicilina em altas doses, cefpodoxima, cefuroxima e cefdinir. Se o paciente for alérgico a betalactâmicos, as opções serão TMP/SMX, doxiciclina e um macrolídeo (azitromicina, claritromicina ou eritromicina). Se os sintomas piorarem ou não melhorarem em 72 h, deve-se considerar a alteração do tratamento para uma quinolona respiratória (gatifloxacino, levofloxacino ou moxifloxacino), amoxicilina-clavulanato em altas doses, ceftriaxona ou para uma associação (amoxicilina em altas doses ou clindamicina associadas a cefixima, amoxicilina em altas doses ou clindamicina associadas a rifampicina).
   b. Para os pacientes com doença leve e uso recente de antibióticos, bem como para os pacientes com doença moderada, as opções consistem em uma quinolona respiratória, amoxicilina-clavulanato em altas doses, ceftriaxona ou o tratamento em combinação. Sendo o paciente alérgico a betalactâmicos, as opções consistirão em uma quinolona respiratória e clindamicina com rifampicina. Se os sintomas piorarem ou não melhorarem em 72 h, o paciente deverá ser reavaliado.
4. As medidas adjuvantes consistem em aerossol e lavagem nasais com solução salina, guaifenesina comprada sem receita (CSR), analgésicos CSR (acetaminofeno, ibuprofeno) e descongestionantes orais CSR (pseudoefedrina).

Tratamento da rinossinusite crônica

1. O tratamento da rinossinusite crônica continua sendo objeto de considerável controvérsia, já que a fisiopatologia subjacente ainda é malcompreendida.
2. São opções de tratamento:
   a. *Tratamento antimicrobiano.* Embora não existam dados conclusivos, os antibióticos empíricos (por pelo menos 3 a 6 semanas) continuam sendo uma parte importante da conduta médica. A seleção do antibiótico deve ser idealmente baseada nas culturas endoscópicas: entretanto, quando estas não estão disponíveis, os antibióticos devem ser escolhidos empiricamente. Amoxicilina-clavulanato, quinolonas respiratórias, claritromicina, cefalosporinas de segunda geração (cefuroxima, cefpodoxima, cefdinir) e doxiciclina podem servir para o tratamento empírico.
   b. *Corticosteroides.* Os esteroides nasais tópicos são comumente empregados. O tratamento com esteroides sistêmicos de duração variada pode também ser empregado, especialmente para os pacientes com RSCcPN.
   c. *Medidas adjuvantes.* As irrigações nasais e os agentes mucolíticos (guaifenesina) também podem ser úteis.

Tratamento cirúrgico

1. A conduta cirúrgica é reservada aos pacientes com RSC (RSCcPN e RSCsPN) que se mostraram refratários ao tratamento clínico apropriado. O diagnóstico deve ser confirmado por TC antes de se recorrer à cirurgia. Outras indicações cirúrgicas são a formação de mucocele (especialmente com erosão óssea), suspeita de rinossinusite fúngica e complicações da rinossinusite ativas ou iminentes.
2. A técnica cirúrgica de escolha é a cirurgia endoscópica funcional dos seios da face (CEFSF), que procura restaurar a depuração mucociliar pela abertura das vias de drenagem bloqueadas. Abordagens abertas mais antigas, como a de Caldwell-Luc e a etmoidectomia externa, são hoje raramente realizadas.
3. Os resultados da CEFSF dependem de uma conduta pós-operatória apropriada, como endoscopias nasais seriadas (com desbridamento), antibióticos orientados pelas culturas e outras medidas clínicas (esteroides tópicos nasais, esteroides sistêmicos etc.). As taxas de sucesso de uma CEFSF primária é de aproximadamente 90%.

Complicações das rinossinusites

Estratégia geral de conduta

1. Na era antibiótica, as complicações supurativas das rinossinusites aguda e crônica são bem raras; entretanto, quando ocorrem, estas complicações podem ser bem sérias. A avaliação inicial inclui a história e o exame físico, bem como uma endoscopia nasal (importante para a obtenção das culturas).
2. As imagens obtidas por TC com ou sem contraste demonstram mucocele (sugerida pela expansão do seio e pela erosão óssea), fleimão/celulite inflamatória (sugeridos por intensificação inespecífica e perda dos detalhes normais do tecido mole) e abscesso (sugerido por região de hipodensidade circundada por intensificação em anel). As imagens por TC podem ser rapidamente obtidas, sendo por esta razão a modalidade de imagem inicial preferida, já que fornecem uma avaliação imediata da órbita e do espaço intracraniano.
3. As imagens obtidas por RM com ou sem contraste mostram detalhes muito maiores dos tecidos moles, mas podem não ser imediatamente disponíveis. Assim, as imagens de RM adaptam-se melhor à avaliação do seio cavernoso e para a obtenção de maiores detalhes da órbita e do cérebro, particularmente após a avaliação e tratamento iniciais.
4. Dependendo do cenário, pode haver indicação de consultas à neurocirurgia, oftalmologia, especialista em doenças infecciosas e médicos de emergência/CTI.
5. O tratamento antibiótico deve ser de amplo espectro, cobrindo os patógenos mais prováveis. Os dados da cultura, quando disponíveis, podem ser usados para refinar as seleções iniciais do antibiótico. Medidas adjuvantes (irrigações com solução salina, descongestionantes orais, mucolíticos) são geralmente implementadas também.
6. A cirurgia dos seios da face fornece material para cultura, permite a marsupialização das mucoceles e descomprime os tecidos infectados. Embora as técnicas tradicionais (trepanação do seio frontal, etmoidectomia externa) possam ser ainda praticadas, em muitos centros a alternativa endoscópica é o método preferido. Em pacientes com deficiência/comprometimento imune confirmado (ou suspeito), a exploração cirúrgica pode ser indicada para excluir a sinusite fúngica invasiva.

Complicações orbitárias

1. A celulite pré-septal caracteriza-se por edema inflamatório dos tecidos moles situados anteriormente ao septo orbitário (placa tarsal). A visão não é afetada e a motilidade ocular fica preservada

mesmo quando há considerável edema periorbitário. Ocasionalmente, um abscesso pode desenvolver-se no tecido mole. A TC com contraste e a RM mostram alterações inflamatórias dos tecidos moles. O tratamento consiste em antibióticos por via venosa.
2. A celulite orbitária corresponde à presença de inflamação no tecido mole contido no interior da órbita, sem a formação de um abscesso. Há proptose, a acuidade visual pode se encontrar reduzida, e os movimentos extraoculares podem estar comprometidos. As imagens (TC e RM) mostram sinais de inflamação em meio à gordura orbitária. O tratamento consiste em antibióticos por via intravenosa. Se o paciente piorar ou não melhorar, a drenagem cirúrgica dos seios está indicada.
3. O abscesso subperiosteal corresponde à presença de pus entre o periósteo da órbita e o osso. A coleção de pus age como massa e desloca as estruturas da órbita. Há proptose e restrição do olhar fixo. A acuidade visual pode estar reduzida. As imagens (tanto a TC quanto a RM) mostram a formação de um abscesso. Em muitas ocasiões (especialmente em crianças), pode ser suficiente administrar antibióticos por via intravenosa; entretanto, se os sintomas não respondem prontamente, deve ser realizada a drenagem cirúrgica do abscesso.
4. O abscesso orbitário corresponde à presença de coleção de pus no interior da própria órbita. A proptose é notável, e tipicamente há oftalmoplegia. A acuidade visual mostra-se reduzida. Na órbita posterior, um abscesso orbitário pode produzir a síndrome da fissura orbitária superior (oftalmoplegia, ptose, dilatação pupilar e dormência frontal devido à pressão sobre os III, IV, V1 e VI nervos) e a síndrome do ápex orbitário (diminuição da acuidade visual, cefaleia temporal, oftalmoplegia, ptose, dilatação pupilar e dormência frontal devido à pressão sobre os II, III, IV, V1 e VI nervos cranianos). Os antibióticos por via intravenosa e a drenagem cirúrgica são indicados imediatamente.
5. A neurite óptica pode ocorrer por extensão direta da infecção bacteriana desde os seios etmoidal posterior e esfenoidal. Os sintomas consistem em súbita perda da visão e dor orbitária/retroorbitária. Os antibióticos intravenosos e a drenagem cirúrgica devem ser rapidamente instituídos, para evitar a cegueira permanente.
6. A trombose do seio cavernoso decorre de tromboflebite bacteriana que rapidamente progride através do seio cavernoso (quase sempre bilateralmente). A proptose é grave, a perda visual rápida, e a oftalmoplegia completa. Mesmo com tratamento agressivo (drenagem cirúrgica e antibióticos) o prognóstico é ruim.

Complicações intracranianas
1. A meningite ocorre por disseminação de bactérias virulentas desde o espaço dos seios paranasais até o espaço intracraniano. Os sintomas consistem em cefaleia grave, febre alta, convulsões e alteração do estado mental; os sinais típicos de meningite também estão presentes. Antibióticos com boa penetração no LCR devem ser iniciados imediatamente por via intravenosa. O estudo de imagem inicial deve ser uma TC de crânio; quando não se observa massa intracraniana, a punção lombar pode ser realizada para obter uma amostra de LCR para cultura e análise. Os estudos do LCR revelam glicose baixa, proteína alta e células inflamatórias de caráter agudo. A cirurgia é reservada aos pacientes em que a meningite progride a despeito do tratamento e aqueles com problemas específicos (como mucocele) que requerem atenção cirúrgica. Quando não é tratada, a meningite bacteriana é rapidamente progressiva com considerável mortalidade; mesmo com o tratamento, podem ocorrer importantes sequelas a longo prazo.
2. O abscesso epidural corresponde a uma coleção de pus entre a dura e o osso sobrejacente. Os sintomas são frequentemente inespecíficos. O abscesso epidural decorre habitualmente de infecção

no seio frontal. A presença de abscesso epidural pode ser demonstrada às vezes por uma imagem obtida por TC, embora a RM, com ou sem contraste, resulte em imagens melhores tanto para o diagnóstico quanto para o acompanhamento. O tratamento consiste em antibióticos por via intravenosa. A drenagem cirúrgica é indicada quando os sintomas persistem ou as RM de acompanhamento, contrastadas ou não, mostram a persistência da coleção líquida.
3. O abscesso subdural corresponde a uma coleção de pus sob a dura. Ocorre habitualmente por disseminação da infecção, através das veias, desde o seio frontal infectado até o espaço subdural. A imagem obtida por TC irá às vezes demonstrar a presença de abscesso epidural, embora a RM com ou sem contraste ofereça informações melhores tanto para o diagnóstico quanto para o acompanhamento. O tratamento consiste em antibióticos por via intravenosa e drenagem cirúrgica. A drenagem neurocirúrgica é o primeiro procedimento a ser realizado. Mais tarde, a cirurgia endoscópica pode ser realizada para drenar o foco de infecção nos seios paranasais.
4. O abscesso cerebral corresponde a uma coleção de pus no interior do parênquima. Tanto a TC com contraste quanto a RM com ou sem contraste podem confirmar este diagnóstico. A drenagem neurocirúrgica e os antibióticos por via intravenosa são o tratamento de escolha.

Complicações diversas
1. A mucocele é a coleção da secreção sinusal cujo efluxo pela via de drenagem está completamente bloqueado. As mucoceles são processos expansivos que determinam o aumento do volume do seio envolvido e promovem a erosão do osso (incluindo a expansão para os tecidos moles frontais, para a órbita e para o espaço intracraniano). O tumor mole de Pott corresponde à tumefação frontal produzida pela erosão da tábua óssea anterior por mucocele frontal em expansão. Mucocele infectada é designada mucopiocele, a qual pode apresentar-se como massa originária de seio paranasal que desloca a órbita e/ou o conteúdo intracraniano. Como tendem a ser lentamente progressivas, as mucoceles podem determinar uma espetacular expansão dos seios com sintomas mínimos. Por outro lado, as mucoceles podem apresentar-se com as complicações orbitárias e intracranianas de uma sinusite. A TC mostra a presença de massa expansiva no seio paranasal, delineando também a anatomia óssea regional. A RM igualmente mostra a massa expansiva no seio paranasal e dá mais informações sobre os tecidos moles. As mucoceles são mais comumente brilhantes nas imagens em T2, o que reflete o seu alto teor de água, embora a desaparição completa do sinal possa ocorrer tanto nas imagens em T1 quanto em T2, quando se trata de mucoceles com baixo teor de água. O tratamento preferido é a marsupialização endoscópica mesmo na presença de extensa erosão óssea e propagação intracraniana e/ou orbitária. Os antibióticos devem ser usados para tratar a infecção concomitante.
2. Pode ocorrer infecção óssea com as sinusites de longa duração, embora isto seja bem raro. Em tais casos, a infecção bacteriana se estende para o interior do osso dos seios paranasais, especialmente o osso frontal (e o seu espaço diploico), osso esfenoide e osso maxilar. As infecções e procedimentos dentários podem causar a osteomielite do osso maxilar. Os pacientes apresentam-se com dor na área envolvida. Terão tipicamente recebido múltiplos tratamentos, incluindo procedimentos cirúrgicos relativamente numerosos. O diagnóstico é confirmado por imagens ósseas de três fases e imagens com leucócitos marcados, que demonstram, juntos, a taxa de renovação óssea e o acúmulo de células inflamatórias de caráter agudo no osso envolvido. A imagem obtida por TC demonstra alterações inflamatórias e remodelamento ósseo. A RM mostra evidências de alterações inflamatórias no interior da mucosa. O tratamento inclui o desbridamento cirúrgico e uso prolongado de antibióticos por via intravenosa. (A osteíte foi implicada na patogênese da rinossinusite crônica, mas a importância clínica deste fato é incerta.)

NEOPLASIAS

Neoplasias benignas

Papiloma invertido[46,47]

1. Os papilomas sinonasais são divididos em três subtipos: invertido, exofítico e de células do tipo colunar. A ordem da frequência do mais comum para o mais raro é papiloma invertido (PI), papiloma exofítico e papiloma colunar, respectivamente.
2. A incidência do PI é de 0,2 a 0,6 caso por 100.000 pessoas por ano, o que representa 0,5 a 4% dos tumores sinonasais.
3. Macroscopicamente, as lesões têm aparência lisa, de polipoide a lobulada. Projeções "verruciformes" podem estender-se desde a massa principal do tumor. À histologia, o PI tem um padrão de crescimento endofítico, com epitélio escamoso estratificado crescendo de forma invertida para dentro do estroma subjacente. Pode haver epitélio respiratório ou de transição; as atipias e mitoses são mínimas ou ausentes.
4. A exata patogênese continua desconhecida; a presença do vírus do papiloma humano foi variavelmente demonstrada em 6 a 63% dos casos.
5. O PI ocorre geralmente na quinta ou sexta décadas de vida e tem predileção por homens. A maior parte dos casos é unilateral e apresenta-se comumente com sintomas de obstrução nasal unilateral, epistaxe ou sintomas inespecíficos de rinossinusite. Os locais primários do envolvimento por PI são a parede nasal lateral, o seio maxilar e os seios etmoidais; os seios frontal e esfenoidal são menos comumente envolvidos.
6. A imagem radiográfica é importante para definir a extensão da lesão, delinear a relação com as estruturas contíguas, avaliar a extensão intracraniana e/ou orbitária, bem como ajudar no planejamento cirúrgico. As imagens obtidas por TC podem demonstrar massa homogênea de tecido mole no meato médio; o PI do seio maxilar pode resultar em alargamento do infundíbulo. Na RM, a lesão é hipointensa a isointensa nas imagens ponderadas em T1 e isointensa a hiperintensa nas imagens ponderadas em T2. A RM permite a diferenciação entre o tumor e as secreções pósobstrutivas, bem como a avaliação do envolvimento intracraniano e orbitário.
7. A completa ressecção cirúrgica é recomendada em virtude da alta taxa de recorrência com a ressecção incompleta, a propensão à degeneração maligna e capacidade de invasão das estruturas contíguas. O método tradicional de extirpação do tumor envolve a ressecção em bloco através de rinotomia lateral ou abordagem de desenluvamento pela parte média da face mediante maxilectomia medial. Há técnicas mais novas, que se baseiam na ressecção endoscópica do PI, com o auxílio de abordagens abertas adjuvantes, quando indicadas (abordagem gengivobucal para o PI dos seios maxilares anterior/lateral, retalho osteoplástico frontal para o PI frontal). As taxas de recorrência descritas são de 18 a 12% para as abordagens aberta e endoscópica, respectivamente.

Papiloma exofítico

1. Esse tumor tem um padrão de crescimento exofítico e, à histologia, apresenta frondes que se ramificam, constituídas de epitélio escamoso estratificado contendo um cerne de tecido conjuntivo.
2. Originam-se geralmente do septo nasal e têm alta associação com o papilomavírus humano. São geralmente unilaterais, mas com frequência multicêntricos.
3. A excisão cirúrgica completa é o tratamento recomendado.

Angiofibroma nasofaríngeo juvenil[48–50]

1. O angiofibroma nasofaríngeo juvenil (ANJ) é uma neoplasia benigna rara, extremamente vascular, que responde por 0,05% dos tumores nasais.

2. Macroscopicamente, o tumor assemelha-se a massa bem-circunscrita, lisa, lobulada, de cor azul-pálida. À histologia, a lesão é constituída por dois componentes principais: um estroma fibroso de células em forma de fuso, em meio a densa matriz de colágeno, e uma rede vascular cujo endotélio é desprovido de células musculares lisas.
3. O local de origem é classicamente descrito como o teto posterolateral do nariz, onde o processo esfenoide do osso palatino se encontra com a asa horizontal do vômer e o teto do processo pterigóideo do osso esfenoidal. A partir daí, o tumor pode estender-se em direção medial para o interior da cavidade nasal ou nasofaringe, ou em direção lateral para dentro das fossas pterigomaxilar e infratemporal. O tumor pode estender-se para dentro da órbita através da fissura orbitária inferior. Pode também estender-se superiormente para o interior da fossa craniana média através da fossa infratemporal.
4. O tumor deriva sua vascularização mais comumente da AMI ipsolateral, embora os tumores maiores possam receber seu suprimento sanguíneo das artérias ascendente faríngea, palatina maior, occipital ou carótida interna.
5. O ANJ afeta mais comumente adolescentes ou adultos jovens do sexo masculino, sendo 15 anos a média de idade. A clássica tríade do ANJ é obstrução nasal unilateral, epistaxe e massa nasofaríngea. Tumores maiores podem determinar a tumefação da face, proptose e neuropatias cranianas.
6. As imagens obtidas por TC permitem avaliar a extensão do tumor; os achados clássicos na TC são a erosão do teto do placa pterigóidea medial e indentação da parede posterior do seio maxilar (sinal de Holman-Miller). A RM é útil para definir a extensão do tumor em pacientes com envolvimento intracraniano e/ou pterigomaxilar extenso ou da fossa infratemporal. A angiografia deve ser realizada 48 h antes da cirurgia, para definir o suprimento sanguíneo do tumor e realizar a embolização dos vasos nutridores, o que diminui a perda de sangue durante a cirurgia e facilita a ressecção do tumor.
7. Múltiplas abordagens cirúrgicas foram descritas para a ressecção do tumor. A abordagem ideal permite a exposição adequada, o controle do sangramento e evita as cicatrizes faciais, bem como a interferência no crescimento do esqueleto da face. Os ANJ pequenos podem ser abordados por rinotomia lateral, *degloving* mediofacial ou por via transpalatina. Os tumores maiores requerem abordagens LeFort I ou transtemporais. Mais recentemente, a abordagem endoscópica tem sido empregada com sucesso para a ressecção do ANJ, com baixas taxas de recorrência e morbidade aceitável. Dada a proximidade de estruturas intracranianas e neurovasculares importantes, a radioterapia é reservada aos casos inoperáveis.

Hemangiomas[51]

1. São tumores nasais que se apresentam à histologia como hemangiomas capilares ou cavernosos. Os hemangiomas capilares são a forma mais comum, sendo compostos de vasos do tamanho de capilares. Os hemangiomas cavernosos são compostos de grandes espaços vasculares revestidos por endotélio. Os trombos formados no interior destes espaços vasculares podem, ocasionalmente, calcificar-se, sendo observados na TC como flebólitos.
2. Os hemangiomas nasais podem surgir sobre o septo nasal (77%) ou na parede nasal lateral (15%). A idade de início é mais frequentemente a quinta década de vida; comumente se apresentam com obstrução e sangramento nasal.
3. A imagem obtida por TC demonstra massas bem-circunscritas que se intensificam com a administração de contraste. A RM mostra sinal hiperintenso nas imagens ponderadas em T2.

4. Os hemangiomas septais devem ser excisados juntamente com uma margem de mucosa e pericôndrio normais. Os hemangiomas sinonasais devem ser excisados por abordagem aberta ou endoscópica; a embolização pré-operatória pode ser necessária para os tumores maiores.

Liomioma[52]
1. É um tumor comum de músculo liso que surge no útero e trato gastrintestinal. O envolvimento nasal é raro e supostamente tem origem na túnica média dos vasos sanguíneos nativos.
2. Apresenta-se comumente na quinta e sexta décadas de vida, sendo a razão homem:mulher de 1:2. As lesões são de crescimento lento e manifestam-se por obstrução nasal progressiva. À histologia, os tumores são compostos de células em fuso de aspecto uniforme, com núcleos em forma de charuto. A excisão cirúrgica é curativa.

Schwanoma[53]
1. São tumores das células de Schwann, de crescimento lento, que surgem no interior das bainhas dos nervos periféricos. Menos de 4% dos schwanomas surgem na cavidade nasal e nos seios paranasais.
2. A média de idade na apresentação é de 52 anos, sendo sintomas de apresentação comuns a obstrução nasal, epistaxe e anosmia. A excisão cirúrgica completa é recomendada para todos os casos.

Paraganglioma
1. Os paragangliomas são tumores geralmente benignos, de crescimento lento, que surgem das células da crista neural. Em 10% dos casos, podem ser malignos.
2. Apresentam-se tipicamente com obstrução nasal e podem assemelhar-se a pólipos nasais. À histologia, são compostos por coleções focais de células principais neuroepiteliais arranjadas em ninhos de Zellballen, rodeadas de células de sustentação. A excisão cirúrgica é curativa.

Neoplasias malignas
Abordagem geral[54, 55]
1. Os tumores sinonasais são raros, e as lesões malignas compreendem aproximadamente 3% dos tumores da cabeça e do pescoço. Vários tipos histopatológicos estão representados neste grupo divergente, como o carcinoma de células escamosas (CCE) (o mais comum), adenocarcinoma, neuroblastoma olfatório, melanoma da mucosa, carcinoma adenocístico, carcinoma indiferenciado sinonasal (CISN), sarcoma, linfoma e cordoma.
2. As neoplasias surgem mais comumente no seio maxilar (50 a 60%), na cavidade nasal (20 a 30%), nos seios etmoidais (10 a 15%), bem como raramente nos seios frontal e esfenoidal (1 a 2%).
3. Os fatores de risco comuns são a exposição a uma variedade de substâncias químicas e poeiras, como serragem, níquel, cromo, vernizes e rádio para a pintura de mostradores luminescentes. Os trabalhadores em madeira estão sob particular risco de desenvolver adenocarcinomas dos seios etmoidais. Tabaco e álcool não são fatores de risco típicos.
4. Os sintomas comuns de apresentação consistem em obstrução nasal, epistaxe, cefaleia e distúrbios do olfato. A extensão orbitária pode resultar em diplopia, visão borrada ou proptose, ao passo que o envolvimento da base do crânio pode causar neuropatias cranianas. As lesões extensas podem apresentar-se com edema facial, envolvimento do palato e perda dos dentes.

5. Um exame físico completo da cabeça e do pescoço deve ser realizado em todos os pacientes. A rinoscopia anterior pode demonstrar, na cavidade nasal, massa exofítica friável unilateral ou, nos casos extensos, bilateral. A inspeção da cavidade oral pode demonstrar a erosão do palato ou o amolecimento dos dentes. O exame ocular pode evidenciar proptose e oftalmoplegia. A avaliação dos pares cranianos pode demonstrar a anestesia de V2. O exame do pescoço deve ser sempre realizado para excluir as metástases regionais.
6. A endoscopia nasal diagnóstica é imperativa para definir a natureza e, se possível, a extensão da massa. A endoscopia pode facilitar a biopsia ambulatorial das lesões acessíveis. É melhor biopsiar no centro cirúrgico as lesões vasculares e os tumores maiores, especialmente quando há o envolvimento da órbita e/ou da base do crânio.
7. É imperativo obter imagens por TC de todos os pacientes, com a finalidade de determinar a extensão do tumor e o envolvimento das estruturas contíguas. A TC demonstra melhor a erosão óssea da placa cribriforme e da lâmina papirácea. A RM deve ser realizada em todos os pacientes com tumores extensos, dada a sua superior definição dos tecidos moles. A imagem por RM é também útil para definir a extensão do envolvimento orbitário e dural, assim como para diferenciar entre o tumor e as secreções pós-obstrutivas.
8. A rotina para a detecção de metástases deve incluir uma TC do pescoço, tórax, abdome e pelve, com contraste. A imagem por tomografia de emissão de pósitrons (TEP) pode ser uma alternativa para avaliar a doença metastática.
9. A conduta nas doenças malignas sinonasais requer uma abordagem multidisciplinar com o envolvimento de cirurgiões de cabeça e pescoço, rinologistas, neurocirurgiões, oftalmologistas, oncologistas radioterapeutas e oncologistas clínicos.
10. Múltiplas abordagens cirúrgicas foram utilizadas para a remoção do tumor. A ressecção craniofacial aberta foi empregada como abordagem consagrada com o passar dos anos; combina a craniotomia bifrontal com uma abordagem transfacial (rinotomia lateral e *degloving* mediofacial) para a remoção do tumor. Como alternativa à craniotomia bifrontal, tem sido advogado o emprego da craniotomia subfrontal, o que pode reduzir a retração do lobo frontal e, ao mesmo tempo, promover exposição adequada. A abordagem endoscópica também tem sido recentemente empregada para a ressecção cirúrgica da doença maligna sinonasal; a experiência inicial sugere que essa técnica pode ter resultados comparáveis, ao mesmo tempo que minimiza a morbidade e evita as incisões faciais.
11. A radioterapia adjuvante deve ser empregada após a ressecção cirúrgica quando a doença se encontra em estágio avançado, as margens são incertas, o grau de malignidade é alto, e há metástases regionais, bem como invasão perineural e/ou vascular. Os casos inoperáveis e aqueles que não são candidatos à cirurgia devem ter a radiação como a modalidade primária de tratamento. A quimioterapia de indução ou quimiorradioterapia devem ser consideradas nos casos de doença maligna de alto grau (*i. e.*, CISN, carcinoma maldiferenciado) e de doença maligna em estágio avançado, com envolvimento orbitário, dural e ou cerebral.

Carcinoma de células escamosas[56–58]

1. O carcinoma de células escamosas (CCE) é a doença maligna sinonasal mais comum; a média de idade na apresentação é de 60 anos. A localização do tumor primário é o seio maxilar (62%), a cavidade nasal (26%), o seio etmoidal (26%) e o seio esfenoidal (2%).
2. A maioria dos tumores apresenta-se em estágio avançado (88% nos estágios III e IV). O envolvimento linfonodal é raro. A cirurgia agressiva, seguida por radioterapia, resulta em taxas de sobrevivência aos 5 anos de aproximadamente 50%; observam-se recorrências entre 31 e 56% dos casos.

Adenocarcinoma[59, 60]

1. Adenocarcinoma é a segunda doença maligna mais comum do trato sinonasal, envolvendo mais comumente os seios etmoidais.
2. O adenocarcinoma do seio etmoidal associa-se fortemente à exposição ao pó de madeiras de lei; em um estudo, 81% dos pacientes relataram exposição profissional a pó de madeira.
3. A média de idade na apresentação é de 60 anos, com maior predileção por homens. Mais da metade dos pacientes já se apresenta com a doença em estágio avançado (T3 e T4).
4. A conduta envolve cirurgia, seguida por radioterapia em altas doses. As taxas descritas de sobrevivência livre de doença aos 3 e 5 anos são de 62 e 36%, respectivamente.

Melanoma muconasal[61, 62]

1. Consiste em neoplasia rara, derivada dos melanócitos sinonasais. A média de idade no momento do diagnóstico é de 60 anos, e não há predileção por sexo.
2. A cavidade nasal e os seios etmoidais são os subsítios mais comumente envolvidos. Clinicamente, as lesões podem parecer desde um pólipo rosado inócuo até uma massa vegetante fortemente pigmentada. À imunoistoquímica, as lesões são positivas para S-100 e HMB-45.
3. O prognóstico tende a ser ruim, sendo as recorrências locais e regionais o padrão comum. Um estudo multicêntrico recente mostrou uma sobrevida global aos 3 anos de 28% com acompanhamento mediano de 10 meses.

Neuroblastoma olfatório (NO)[63, 64]

1. O NO, também conhecido como estesioneuroblastoma, é uma neoplasia rara que surge do epitélio olfatório alto na fenda olfatória.
2. A média de idade na apresentação é de 40 anos, sem qualquer predileção por sexo. Os tumores são classificados de acordo com o sistema de estadiamento de Kadish: estágio A, tumor confinado à cavidade nasal; estágio B, tumor que se estende para o interior dos seios paranasais; estágio C, tumor que se estende para além da cavidade nasal e dos seios da face.
3. O tratamento consiste na ressecção craniofacial com tratamento adjuvante (radioterapia com ou sem quimioterapia). Uma sobrevivência livre de doença de 80% aos 8 anos foi descrita com a estratégia agressiva de tratamento. O acompanhamento prolongado é indicado, dado o potencial para as recorrências tardias.

Carcinoma indiferenciado sinonasal[65]

1. O carcinoma indiferenciado sinonasal (CISN) é uma neoplasia rara, agressiva, que faz parte do espectro de tumores neuroendócrinos que inclui o neuroblastoma olfatório, carcinoma neuroendócrino e carcinoma de pequenas células.
2. Os pacientes são comumente homens que se apresentam aos 50 anos de idade em média. Dada a natureza agressiva das lesões, os sintomas tendem a terem sido de curta duração (em média, 4 meses) no momento da apresentação. Cerca de 50% apresentam-se com envolvimento dural e 33% com envolvimento orbitário.
3. Dada a raridade destas lesões, não existem estratégias uniformes de tratamento. A cirurgia associada a radio e quimioterapia resulta em taxas de cura de 20 a 50%. O risco de recorrências local/regional e o de disseminação à distância são, respectivamente, de 20 a 30 e de 25 a 30%.

Carcinoma adenocístico[66]

1. O carcinoma adenocístico (CAC) é a doença maligna mais comum das glândulas salivares do trato sinonasal. O seio maxilar é o local primário mais frequente. Sob o aspecto patológico, o subtipo cribriforme é o mais comum.

2. O CAC tem características biológicas peculiares. Tende a recorrer localmente longo tempo após a remissão decorrente de um tratamento inicial. Possui também propensão à invasão perineural, o que contribui para as recorrências local/regional e metástases à distância.
3. As taxas globais descritas de sobrevivência aos 5 e 10 anos são, respectivamente, de 86% e 53%. Entretanto, as taxas de falha de tratamento aos 5 ou 10 anos são de, respectivamente, 42% e 73%.

Cordoma[67, 68]

1. Os cordomas são neoplasias raras que surgem de um notocórdio vestigial ou ectópico. A incidência observada é de 0,08 paciente por 100.000 na quinta e sexta décadas de vida.
2. A maior parte das lesões surge no esqueleto axial, sendo a distribuição pelos diferentes locais a que se segue: espinhais (33%), cranianos (32%), sacrais (29%), extra-axiais (6%). A maior parte das lesões da base do crânio surge no clivo. Dados o crescimento lento e a natureza destrutiva das lesões, os tumores frequentemente se apresentam com perda da visão e diplopia decorrentes de défices dos nervos cranianos (terceiro e sexto mais comuns), hidrocefalia e défices neurossensoriais.
3. As imagens obtidas por TC demonstram massa de tecido mole situada centralmente na base do crânio; pode-se, ocasionalmente, observar a destruição e calcificação do clivo. A RM demonstra melhor a extensão do tumor e suas relações críticas com as estruturas adjacentes, como a nasofaringe, tronco encefálico, artéria carótida interna e quiasma óptico.
4. A ressecção cirúrgica dos cordomas continua sendo um desafio, dada a sua natureza infiltrativa, seu potencial de recorrência, sua proximidade com estruturas vitais, bem como a dificuldade de acesso ao centro da base do crânio. As abordagens cirúrgicas abertas empregadas são a pterigomaxilotomia transeptal transesfenoidal transantral e as técnicas transorais transfaríngeas. As abordagens endoscópicas também foram usadas para os cordomas clivais da linha média. Apesar da abordagem cirúrgica, a ressecção subtotal é frequentemente a regra, sendo a ressecção macroscópica total obtida em cerca de 50% dos casos. As taxas descritas de sobrevivência aos 5 anos estão entre 65 e 79%. O controle local pode ser melhorado pela adição de radioterapia adjuvante com feixe de prótons.

Linfomas sinonasais[69, 70]

1. Os linfomas sinonasais (LSN) são raros nas populações ocidentais, respondendo por 1,5% dos linfomas não-Hodgkin, compreendendo 6 a 8% dos linfomas extranodais da cabeça e do pescoço. A incidência é mais alta nas populações asiáticas, onde são responsáveis por 2,6 a 6,7% dos linfomas.
2. Nos países ocidentais, os linfomas de células B respondem por 55 a 85% das lesões sinonasais, ao passo que nas populações asiáticas os linfomas T constituem 90% dos tumores. Os linfomas de células T/NK têm alta incidência de infecção pelo vírus Epstein-Barr.
3. Os LSN tendem a preponderar no sexo masculino, sendo a razão homem:mulher de 2:1. A média de idade na apresentação dos linfomas de células T e os de células B é de, respectivamente, 50 e 70 anos.
4. Nos países ocidentais, os locais mais frequentemente acometidos são o seio maxilar, a cavidade nasal e os seios etmoidais, enquanto o local mais frequente nos países asiáticos é a cavidade nasal. À endoscopia, as lesões por células B apresentam-se como massas acinzentadas, brancas ou acastanhadas, ao passo que as lesões por células T/NK, dada a sua propensão à invasão vascular, apresentam-se como extensas ulcerações e necrose.
5. O diagnóstico acurado requer alto índice de suspeição e biopsia. O espécime deve ser enviado não-fixado e a fresco para os procedimentos de rotina de linfoma.

6. O tratamento envolve a combinação de radioterapia local e um regime de quimioterapia baseado nas antraciclinas. Com esta estratégia, a taxa descrita de sobrevivência aos 5 anos é de 50%. Sobrevidas maiores foram descritas em pacientes mais jovens, na doença em estágio inicial e na ausência de sintomas do tipo B. Múltiplos estudos já demonstraram que o imunofenótipo tumoral (células B ou T/NK) não é um fator prognóstico independente.

Plasmacitoma[71]

1. Os plasmacitomas são tumores raros, caracterizados pela proliferação monoclonal dos plasmócitos. Duas formas foram descritas: os plasmacitomas medulares (PM) e os plasmacitomas extramedulares (PEM). O PM envolve mais comumente os ossos longos, e 50% dos pacientes progridem para o mieloma múltiplo. O PEM surge mais comumente na região da cabeça e do pescoço, sendo o trato sinonasal o local mais frequentemente envolvido.
2. Na histologia, as lesões caracterizam-se por proliferação dos plasmócitos em folhetos. Os núcleos são redondos ou ovais e de localização excêntrica, com a cromatina disposta em um padrão disperso (aparência em "mostrador de relógio") e uma área clara ou halo.
3. A média de idade na apresentação é de aproximadamente 50 anos, com sintomas sinonasais inespecíficos; as imagens demonstram massa de tecido mole com destruição óssea.
4. A conduta cirúrgica limita-se à obtenção de tecido adequado ao diagnóstico; o tratamento com feixe de radiação externo é a principal modalidade de tratamento, sendo a sobrevida aos 5 anos, descrita em uma série, de 82%.

AFECÇÕES DIVERSAS

Infecções do nariz externo[72-75]

Celulite

1. A celulite é uma infecção aguda que se propaga pela derme e tecidos subcutâneos; são agentes causais o *Streptococcus* beta-hemolítico do grupo A e o *S. aureus*. O *Haemophilus influenzae* pode causar celulite pediátrica, ao passo que o *Cryptococcus* é observado em pacientes imunodeprimidos. O *Clostridium perfringens* distingue-se por seu mau cheiro e a crepitação produzida pelo gás presente nos tecidos subcutâneos.
2. Os fatores predisponentes consistem em traumatismo, infecções dentárias e sinusite subjacente. Os pacientes com diabetes, imunodeficiência e uso crônico de esteroides são propensos a graves celulites. O tratamento oportuno e agressivo é indicado, uma vez que a veia facial é desprovida de valvas e comunica-se com o seio cavernoso através da veia oftálmica superior e do plexo pterigóideo.
3. Os achados à apresentação consistem em endurecimento, eritema e edema dos tecidos afetados, que não apresentam nítida demarcação em relação aos tecidos indenes. O dolorimento da área afetada é comum; a drenagem purulenta constitui um aspecto menos proeminente. Pode haver febre, linfadenopatia regional e leucocitose. As imagens obtidas por TC devem ser reservadas para os casos em que há suspeita de abscesso subjacente. Devem-se obter culturas das feridas, para ajudar a orientar a tratamento antibiótico.
4. Os casos leves podem ser tratados em regime ambulatorial com uma cefalexina de primeira geração (cefalexina), uma penicilina sintética resistente à penicilinase (dicloxacilina) ou com amoxicilina-clavulanato, sendo a eritromicina reservada para os alérgicos à penicilina. A celulite grave requer hospitalização e tratamento com antibióticos parenterais, como cefazolina, oxacilina, clindamicina ou vancomicina. A incisão e a drenagem podem ser indicadas a pacientes com uma coleção líquida localizada.

Erisipela

1. A erisipela é uma celulite superficial da pele em que há envolvimento linfático; o *Streptococcus pyogenes* é o principal agente causal. Os jovens, os idosos e os imunocomprometidos estão sob particular risco.
2. Em comparação com a celulite, o eritema e o edema da erisipela são nitidamente demarcados em relação à pele indene. A penicilina oral continua sendo o tratamento-padrão para a erisipela que não apresenta complicação, sendo os macrolídeos reservados para os casos alérgicos à penicilina. As cefalosporinas de primeira e segunda gerações, bem como as fluoroquinolonas podem ser indicadas nos casos complicados.

Vestibulite nasal

A infecção dolorosa e superficial do vestíbulo nasal caracteriza-se pela presença de pústulas em forma de domo, atravessadas por um pelo e circundadas por eritema. O organismo causal é o *S. aureus*. O tratamento emprega compressas mornas e pomadas de antimicrobianos tópicos, como a polimixina B, bacitracina e neomicina.

Furunculose

Representa uma variedade profunda da vestibulite. Caracteriza-se por eritema e edema perifolicular; a lesão pode tornar-se flutuante com a formação de abscesso superficial. As lesões não-tratadas podem resultar em celulite facial e suas complicações possíveis, como trombose do seio cavernoso. O tratamento consiste em pomada de antimicrobiano tópico, antibióticos antiestafilocócicos orais e compressas mornas. A incisão e drenagem podem ser necessárias.

Impetigo

1. O impetigo é uma infecção cutânea superficial, observada mais comumente em crianças de 2 a 6 anos de idade, apresentando-se sob as formas bolhosa e não-bolhosa. A forma não-bolhosa é a que predomina com a característica lesão formada de pequenas vesículas ou pústulas cobertas por crosta exsudativa amarela como mel. A forma bolhosa apresenta-se com grandes bolhas de paredes finas, contendo líquido seroso; a bolha pode depois romper-se, deixando uma área desnuda, circundada por um anel ou arco formado pelo remanescente da bolha.
2. O impetigo surge habitualmente em áreas de traumatismo ou de infecção por herpes simples, disseminando-se por contato de pessoa a pessoa. Ambas as formas são primariamente causadas pelo *S. aureus*, estando o *S. pyogenes* habitualmente envolvido nas formas não-bolhosas. O fagótipo 71 do *S. aureus* do grupo II pode causar a síndrome da pele escaldada, que resulta de esfoliação cutânea difusa. O *Streptococcus pyogenes* pode causar glomerulonefrite em 0,5 a 2% das crianças.
3. Os antibióticos orais são eficazes, como as cefalosporinas de primeira geração, penicilinas antiestafilocócicas e amoxicilina-clavulanato. Os macrolídeos e as fluoroquinolonas são reservados aos pacientes alérgicos a penicilina. A limpeza delicada com sabão antibacteriano e aplicação de compressas mornas são importantes medidas adjuvantes. Os antibióticos tópicos contendo bacitracina, eritromicina e neomicina também se mostram úteis.

Infecções diversas

Actinomicose[76]

A actinomicose é uma infecção subaguda causada por bactérias Gram-positivas filamentosas do gênero *Actinomyces* (especificamente, *Actinomyces israeli*, *Actinomyces gerencseriae*, *Actinomyces turicensis*, *Actinomyces radingae* e *Actinomyces europaeus*, entre outros). Estas bactérias, comumente encontradas na flora oral normal, requerem uma ruptura da continuidade dos tecidos moles para que possam determinar uma infecção ativa; assim, a má higiene dentária é um comum estado antecedente. À medida que se desenvolve, a infecção assume um caráter ao mesmo tempo supurativo e granulomatoso, disseminando-se progressivamente para os tecidos adjacentes. Os estágios tardios caracterizam-se pelo desenvolvimento de tratos fistulosos que drenam um material supurativo contendo grânulos amarelos ("grãos de enxofre"). A actinomicose cervicofacial é a manifestação mais comum. O envolvimento do seio maxilar pode ocorrer a partir de um foco assestado sobre a dentição maxilar. A patologia demonstra infiltrado inflamatório misto, supurativo e granulomatoso, organismos Gram-positivos filamentosos e grãos de enxofre. É comum existir infecção mista concomitante; a cultura de espécies do *Actinomyces* requer meios de cultura em anaerobiose e se mostra bem difícil. Assim, o diagnóstico faz-se pela anatomopatologia característica. O tratamento primário é a penicilina por via intravenosa (ou doxiciclina) durante 1 a 3 semanas, seguida por meses de penicilina oral (ou doxiciclina). A resistência aos fármacos é rara. A cirurgia pode ser necessária à drenagem dos abscessos e excisão dos tratos fistulosos.

Blastomicose[77]

É causada pelo *Blastomyces dermatitidis*, um fungo comumente encontrado no solo, na região central e no sudeste dos EUA. A disseminação faz-se por transmissão aerógena, sendo os pulmões o local primário de infecção. A maior parte dos pacientes é assintomática ou minimamente sintomática. A pele, onde o *Blastomyces* produz pápulas, pústulas e úlceras, é o local extrapulmonar mais comum, embora também possam ocorrer focos no interior das vias respiratórias. A sorologia pode ser usada para confirmar o diagnóstico. O coloração pelo ácido periódico de Schiff (PAS) demonstra as formas leveduriformes no material de biopsia; as colorações rotineiras das lesões cutâneas com hematoxilina e eosina demonstram hiperplasia pseudoepiteliomatosa, microabscessos, bem como inflamação granulomatosa e supurativa. O tratamento consiste em anfotericina B e itraconazol.

Histoplasmose[78]

É causada pelo fungo dimórfico *Histoplasma capsulatum*, endêmico nos vales dos rios Ohio, Missouri e Mississippi. A disseminação faz-se por transmissão aerógena, sendo os pulmões o local primário de infecção. A maior parte dos pacientes é assintomática ou minimamente sintomática, mas em alguns casos (especialmente no hospedeiro imunocomprometido) a disseminação hematogênica pode levar à histoplasmose disseminada. Os achados orais e nasais consistem em úlceras com evidências de *Histoplasma*. As opções de tratamento são anfotericina B, itraconazol e cetoconazol.

Afecções do septo nasal

Desvio do septo[79, 80]

1. O desvio do septo é uma das anormalidades estruturais mais comuns, respondendo, em um estudo, por 27% dos casos de obstrução nasal. A causa mais comum de desvio do septo é a lesão traumática durante a infância ou vida adulta. As supostas anormalidades do desenvolvimento também são provavelmente secundárias a traumatismos durante o período neonatal ou nascimento, que pioram com o tempo.
2. Os pacientes frequentemente apresentam-se com obstrução nasal unilateral e bilateral, possivelmente piorada pela atividade ou decúbito. Fatores importantes a considerar são o traumatismo ou a cirurgia sinonasal prévios, história de alergia inalatória e uso concomitante de medicamentos. O exame físico deve avaliar o esqueleto nasal externo, a valva nasal, o estado das conchas e da mucosa nasal, bem como a localização, tipo e gravidade da deformidade do septo. A endoscopia nasal rígida deve ser realizada para melhor avaliação dos desvios do septo posterior e outras possíveis causas de obstrução nasal, como pólipos nasais, neoplasias e hipertrofia das adenoides. A

obtenção de imagens por TC deve ser considerada em pacientes com traumatismo nasal complexo e afecções coexistentes, como rinossinusite crônica.
3. São indicações de septoplastia a obstrução nasal, a necessidade de acesso cirúrgico para a cirurgia dos seios da face, a dor facial atípica com um ponto de contato septal e epistaxe. O procedimento pode ser realizado por via endonasal, nasal externa e endoscópica. As duas primeiras técnicas são realizadas com um fotóforo, enquanto a última é realizada com endoscópios rígidos. As complicações potenciais da septoplastia consistem em hematoma septal, perfuração do septo (1 a 5%), dor/hipoestesia dentária transitória, formação de sinéquias, epistaxe e fístula liquórica.

Perfuração do septo

Os sintomas de perfuração do septo consistem em epistaxe, crostas e obstrução nasal. Embora a etiologia precisa não possa ser determinada em muitos casos, o diagnóstico diferencial inclui traumatismo nasal prévio (hematoma septal), cirurgia nasal prévia, uso abusivo de cocaína inalada, doenças inflamatórias (granulomatose de Wegener e outras vasculites) e doença maligna (linfoma de células T que se apresenta como lesão destrutiva da linha média). Por esta razão, todos os pacientes com diagnóstico recente de perfuração de septo devem ser avaliados para identificar uma possível causa. As medidas de tratamento consistem nos aerossóis e nas irrigações de solução salina, bem como géis e pomadas nasais lubrificantes. Outras opções de tratamento são o posicionamento de um botão septal e reparo cirúrgico.

Hematoma do septo[81]

1. Esta é uma complicação incomum, resultante de 0,8 a 1,6% dos casos de traumatismo nasal. Tem grande predominância no sexo masculino. O hematoma do septo (HS) ocorre quando uma força mecânica incidindo sobre a cartilagem nasal resulta em ruptura dos vasos sanguíneos pericondriais. O acúmulo do sangue extravasado neste espaço potencial priva a cartilagem de seu suprimento sanguíneo pericondrial; quando não é reconhecido, este processo pode resultar em necrose avascular da cartilagem e transformação do tecido necrótico em foco de infecção.
2. O HS apresenta-se com grave dor nasal localizada, dolorimento à palpação da ponta do nariz e tumefação bilateral da mucosa resultando em obstrução nasal. São imperativos o reconhecimento e tratamento imediatos. A conduta envolve a drenagem cirúrgica do hematoma. Antibióticos antiestafilocócicos são também utilizados.
3. O retardo no diagnóstico pode resultar em necrose da cartilagem com subsequente infecção e formação de abscesso do septo; a deformação do nariz em sela é também uma possível sequela.

Epistaxe[82, 83]

Generalidades

A epistaxe é definida como uma hemorragia aguda originada na cavidade nasal ou nasofaringe. Estima-se que até 16% da população americana sofrem anualmente de epistaxe, a qual responde, a cada ano, por mais de 450.000 visitas aos setores médicos de emergência e 27.000 hospitalizações. A epistaxe é classificada como anterior ou posterior com base no local primário de sangramento. O sangramento é mais comumente anterior, originando-se do plexo de Kiesselbach sobre o septo nasal. A hemorragia posterior pode ser implicada em 20% dos casos; o sangramento origina-se da AEP ou das artérias etmoidais anterior/posterior.

Fatores causais

A epistaxe anterior resulta mais comumente da irritação ou ressecamento locais. Os fatores locais e iatrogênicos são a cirurgia sinonasal, intubação nasal, cateter nasogástrico, uso de drogas ilícitas, traumatismo maxilofacial e neoplasias sinonasais. Os distúrbios adquiridos sistêmicos (doenças hepática e renal), medicamentos (varfarina, ácido acetilsalicílico, fármacos anti-inflamatórios não-esteroides) ou desequilíbrios nutricionais que levam ao comprometimento da função das plaquetas ou à coagulopatia podem também causar epistaxe. São defeitos hereditários a doença de von Willebrand, hemofilia e telangiectasia hemorrágica hereditária (THH).

Avaliação do paciente
1. A história dirigida deve incluir a duração e gravidade do episódio atual, história de epistaxe e cirurgia/traumatismo sinonasal prévios. Devem-se obter a história médica geral, dos medicamentos e suplementos atualmente em uso, bem como possível história familiar de sangramento.
2. A identificação do local de sangramento, por rinoscopia anterior ou endoscopia nasal, é imperativa. Um exame completo da cabeça e do pescoço é necessário em busca de indícios diagnósticos associados à epistaxe (*i. e.*, proptose ou distúrbio visual por doenças malignas sinonasais; telangiectasias por THH; petéquias por discrasias sanguíneas). A endoscopia nasal deve ser realizada de modo sistemático, avaliando o septo, as conchas, o meato médio e o recesso esfenoetmoidal em busca de áreas de sangramento ou possíveis massas. Particular atenção deve ser dada à região esfenopalatina e plexo de Woodruff na cavidade nasal posterior.

Tratamento da epistaxe anterior
1. A epistaxe anterior leve pode ser abordada por cauterização química do local do sangramento com nitrato de prata sob visualização direta ou endoscopia nasal. Um tamponamento absorvente pode ser posicionado sobre a área cauterizada, para minimizar o risco de novo sangramento. O paciente deve ser instruído a abster-se de anticoagulantes por 7 a 10 dias (se não houver contraindicação clínica), evitar as atividades extenuantes, assoar ou esgaravatar o nariz, o calor seco e a utilização de solução salina nasal em aerossol.
2. A epistaxe anterior moderada a grave requer avaliação completa com endoscopia. O local do sangramento deve ser infiltrado com mistura de lidocaína e epinefrina. Um cautério unipolar ou preferentemente bipolar permite o controle bem-sucedido da epistaxe. De modo alternativo, quando não há equipamento endoscópico disponível, esponjas não-absorvíveis, gaze com vaselina e tamponamento absorvível podem ser colocados para controlar o sangramento. Os materiais absorvíveis evitam o traumatismo adicional causado pela remoção do tamponamento.

Tratamento da epistaxe posterior
1. O tamponamento nasal posterior tem sido comumente empregado para o controle da epistaxe posterior ou qualquer sangramento que não responda ao tamponamento anterior. O tamponamento posterior consiste em um cateter de Foley provido de um balão de 30 mℓ ou gaze ou de bolas amigdalianas que tamponam a nasofaringe; a cavidade nasal deve ser tamponada com uma gaze vaselinada ou tamponamento absorvível. Os pacientes necessitam de antibioterapia, dado o risco da síndrome do choque tóxico por enterotoxinas do *S. aureus*; devem ser observados em ambiente hospitalar durante 3 a 5 dias, com o tamponamento posicionado. As taxas de insucesso descritas para o tamponamento posterior estão entre 38 e 57%, sendo a taxa de complicações de 20%; consistem na laceração da mucosa, impossibilidade de esvaziar o balão, necrose alar, fístula oroantral, infecção local, aspiração, dor e desconforto significativos, bem como comprometimento cardiopulmonar.
2. A ligação transantral da AMI tem sido tradicionalmente usada para o controle da epistaxe posterior refratária. Envolve a aplicação de clipes sobre a AMI e seus ramos na FPM. As taxas descritas de recaída do sangramento são de 10 a 15%, sendo a maior parte das falhas devida a erros técnicos

e incapacidade de identificar, bem como ligar a AMI. As complicações da ligação da AMI são dormência e hipoestesia da face, paralisias dos nervos cranianos, lesão às raízes dos dentes, fístula oroantral, sinusite, invasão da órbita e cegueira.
3. A ligação externa das artérias etmoidais anterior e posterior pode ser realizada quando se suspeita de serem a fonte do sangramento. Essa técnica é especialmente importante em casos de traumatismos nasal e maxilofacial com suspeita de lesão das artérias. Devido à sua estreita proximidade com o nervo óptico (1 a 2 mm), a clipagem ou cauterização da artéria etmoidal posterior devem ser realizadas com extrema cautela. A artéria não deve ser seccionada, dado o risco potencial de lesão do nervo óptico. As complicações pela ligação da artéria etmoidal externa consistem em cicatrização, telecanto, lesão do sistema lacrimal, enoftalmia, hematoma orbitário e cegueira.
4. Com o avanço das técnicas endoscópicas e o maior entendimento da anatomia vascular, a ligação transnasal endoscópica da artéria esfenopalatina (LTEAEP) é agora o método preferido de tratamento para a epistaxe posterior intratável. Um retalho de mucosa com base medial é elevado da parede nasal lateral em situação imediatamente anterior à inserção posterolateral da concha média. A AEP e todos os seus ramos terminais associados são identificados e cauterizados com um cautério bipolar. As complicações da LTEAEP são similares às da cirurgia endoscópica dos seios da face, como o risco de complicações orbitárias e intracranianas. Em uma recente revisão da literatura sobre a eficácia da LTEAEP, os dados agrupados de 11 estudos abrangendo 127 pacientes mostraram uma taxa de sucesso de 98%.
5. A embolização arterial também foi usada como uma alternativa para a cirurgia para o controle da epistaxe refratária. A angiografia carotídea bilateral pode ser realizada através de cateterização transfemoral; quando identificadas, as óbvias fontes de sangramento são embolizadas com partículas de polivinil álcool, espirais de platina ou partículas de Gelfoam. A embolização bilateral da IMA é frequentemente realizada quando não se identifica uma única e óbvia fonte de sangramento. A taxa média de sucesso descrita para a embolização seletiva é de 88%, sendo a taxa de complicações de 12%. As complicações são o hematoma da virilha e/ou o retroperitonial, dormência da virilha e pseudoaneurisma da artéria femoral. A embolização pode resultar em crostas, sinusite e dor ou parestesias da face, sendo o risco mais sério o da migração das partículas usadas para a embolização, com o risco potencial de acidente cerebrovascular, oclusão da artéria oftálmica e cegueira.

Fratura do nariz [84, 85]

1. Dadas a sua posição central e projeção anterior, o nariz é suscetível a lesões traumáticas. Constitui a fratura facial mais comum e a terceira fratura mais frequente do esqueleto humano. Os mecanismos comuns de lesão são constituídos pelos acidentes automobilísticos, lesões relacionadas com competições e esportes.
2. A anamnese deve determinar o mecanismo do traumatismo e a história de traumatismo facial prévio. Deve-se fazer uma avaliação basal da aparência e função do nariz. A avaliação implica exame completo do paciente, especialmente em casos de traumatismo facial moderado a grave. As vias respiratórias, a respiração e a circulação devem ser avaliadas, e a possibilidade de lesão concomitante da coluna cervical ser excluída. As estruturas ósseas faciais devem ser examinadas em busca de deformidade e dolorimento. A pirâmide nasal deve ser avaliada quanto a presença de deformidades ósseas e cartilaginosas, assim como de lesão concomitante dos tecidos moles; a endoscopia nasal deve ser realizada para excluir as deformidades e o hematoma do septo.

3. O uso de radiografias simples nas fraturas nasais tem valor limitado em decorrência de sua pequena sensibilidade e especificidade. Uma imagem do osso facial, obtida por TC, pode ser indicada para excluir um traumatismo maxilofacial associado.
4. A conduta ótima implica a redução, em ocasião oportuna, da fratura nasal, de modo a obter um bom desfecho funcional e estético. A redução deve ser realizada em 7 dias nas crianças e em 10 a 14 dias nos adultos. As indicações para redução fechada consistem na fratura nasal unilateral ou bilateral e o desvio da pirâmide nasal para menos que a metade da largura da ponte nasal. A redução aberta é indicada para a fratura extensa ou deslocamento dos ossos e septo nasais, para o deslocamento do septo caudal, para o desvio da pirâmide nasal maior que a metade da ponte nasal, para fratura septal exposta e para a persistência da deformidade após redução fechada.
5. A redução fechada pode ser realizada sob anestesia local ou anestesia geral, sendo a anestesia local uma alternativa econômica, embora igualmente eficaz. As fraturas pequenas podem ser reduzidas por pressão digital. As fraturas mais complicadas do osso e septo nasais podem ser reduzidas com os fórceps de Walsham e Asch, respectivamente. O elevador de Boies pode ser uma alternativa menos traumática para a redução da fratura. As talas externas e o tamponamento nasal são necessários para estabilizar e proteger a redução. A redução fechada tem sido associada a taxas de 10 a 50% de deformidade nasal após a redução, tornando necessárias a rinoplastia adicional ou a septorinoplastia.
6. As abordagens abertas para a redução da fratura consistem na incisão intercartilaginosa ou transcolumelar; o septo é abordado através de incisão de hemitransfixação pelo lado do deslocamento. A redução aberta foi descrita como sendo estatisticamente superior à redução fechada para o desvio nasal de mais da metade da largura da ponte do nariz.

Corpos estranhos nasais

Os corpos estranhos nasais apresentam-se com obstrução nasal ipsolateral, secreção purulenta, mau cheiro e/ou epistaxe. Esta afecção é mais comum em crianças, bem como adultos com retardamento mental e distúrbios psiquiátricos. A imagem obtida por TC pode ser útil para determinar o tamanho e a localização exata do corpo estranho. O tratamento é a remoção.

Hiposmia/anosmia[86]

1. A anosmia é a perda do sentido do olfato. A hiposmia é a perda parcial deste mesmo sentido. A fantosmia é a percepção de odores na ausência do estímulo apropriado. A disosmia é a sensação alterada dos odores. A parosmia é a percepção alterada (quase sempre considerada nociva) do odor. O paladar incorpora os sentidos do olfato e gosto.
2. A hiposmia/anosmia podem ser classificadas como se segue:
   a. *Etiologia condutiva*: qualquer processo (massa, pólipos, RSC, desvio de septo) que reduza o sentido do olfato.
   b. *Etiologia sensorial/neural*: distúrbios da mucosa olfatória e do nervo olfatório, como traumatismo, infecção do trato respiratório alto (tipicamente virais) e afecções neurológicas degenerativas (Alzheimer, esclerose múltipla, envelhecimento normal).
   c. *Causas diversas*: outros fatores são distúrbios psiquiátricos, exposição a toxinas (fumo de cigarros, formaldeído, cianoacrilatos, herbicidas, pesticidas), cirurgia nasal ou dos seios da face.
3. A avaliação clínica deve incluir a história e o exame físico completos, endoscopia nasal e estudos de imagem para confirmar a presença da etiologia específica. Frequentemente, a avaliação é inconclusiva; nesta eventualidade, deve-se oferecer ao paciente um aconselhamento.

Rinorreia do líquido cefalorraquidiano

1. A rinorreia do LCR resulta de comunicação direta entre o espaço subaracnóideo e os seios paranasais. A rinorreia por LCR pode levar à meningite e infecção intracraniana, bem como ao pneumoencéfalo. A rinorreia do LCR pode ocorrer com ou sem a presença concomitante de meningoencefalocele/meningocele.
2. As rinorreias por LCR podem ser classificadas, conforme sua causa, em traumáticas (como as decorrentes de procedimentos neurocirúrgicos e sinonasais), não-traumáticas (como as devidas à elevação da pressão intracraniana [PIC]), neoplasias da base do crânio e processos erosivos da base do crânio) e idiopáticas.[87]
3. Aproximadamente 80% das rinorreias do LCR ocorrem no contexto de traumatismo acidental, embora a rinorreia por LCR seja observada em apenas 2 a 3% dos casos de traumatismo craniano grave. Apenas 4% dos extravasamentos de LCR não são traumáticos, e 16% ocorrem como resultado direto de procedimentos intracranianos ou extracranianos.[88]
4. Os fatores no desenvolvimento de rinorreia por LCR são a lesão da base do crânio (criando uma passagem que permite o fluxo de LCR) e a elevação da PIC (criando um gradiente de pressão que promove o fluxo de LCR). A elevação da PIC foi implicada na patogênese de rinorreia idiopática por LCR.[89, 90] A hipertensão intracraniana benigna pode cursar com a rinorreia idiopática por LCR.
5. A rinorreia por LCR manifesta-se por rinorreia intermitente, posicional, tipicamente unilateral, aquosa, com um sabor característico salgado e/ou metálico. A história pregressa frequentemente sugere a etiologia (i. e., traumatismo, cirurgia prévia). Ocasionalmente, a história de apresentação inclui um ou mais episódios de meningite bacteriana. O achado de massa nasal brilhante e pulsátil sugere a presença de meningoencefalocele/meningocele. O sinal do halo (um anel claro circundando um ponto sanguinolento de corrimento nasal) pode ser encontrado na rinorreia por LCR devido a traumatismo. A beta-2-transferrina é um marcador específico do LCR; assim, em casos de suspeita de rinorreia por LCR, o corrimento nasal deve ser submetido a este teste. A beta-2-transferrina é um marcador muito específico e sensível do LCR;[91] entretanto, dificuldades na coleta do espécime podem limitar a sua sensibilidade. Diferentemente, os testes para a glicose nasal são notoriamente inconfiáveis para o diagnóstico de fístula liquórica.[92]
6. A rinorreia por LCR pode ser confirmada por estudos de traçadores do LCR:
    a. *Fluoresceína intratecal*: administra-se fluoresceína diluída (0,1 mℓ de fluoresceína a 10% [da preparação venosa e não da oftálmica], misturada a 10 mℓ do LCR do próprio paciente)[93] por via intratecal; subsequentemente, a endoscopia nasal com ou sem um filtro de luz azul é usada para confirmar a presença ou ausência de fluoresceína no nariz e seios da face. A fluoresceína intratecal foi associada a importantes sequelas neurológicas, mas estas complicações parecem ocorrer apenas em doses mais altas.
    b. *Traçador de radionuclídios intratecal*: administram-se por via intratecal albumina sérica com iodo radioativo (I^{131}) (RISA), albumina sérica marcada com tecnécio (^{99m}Tc) e DTPA, ou DTPA marcado com índio (In^{111}); subsequentemente, a distribuição do traçador pode ser visualizada com uma câmara de cintilação. De modo alternativo, compressas intranasais podem ser posicionadas no nariz e mais tarde testadas para o traçador.
    c. *Cisternografia por TC*: após a administração intratecal de metrizamida, imagens obtidas por TC de alta resolução mostram a distribuição do contraste no espaço subaracnóideo.
    d. *Cisternografia por RM*: sequências específicas de RM (vídeo reverso com imagens ponderadas em T2 e com supressão do sinal de gordura) mostram a distribuição do LCR.[94]

7. A localização do defeito da base do crânio que permite a rinorreia por LCR pode ser feita através da TC de alta resolução (que mostra a anatomia óssea), da RM (que mostra as meningoencefaloceles/meningoceles coexistentes), de fluoresceína intratecal, de estudos com traçadores com radionuclídios, de cisternografia por TC e de cisternografia por RM.
8. Todos os pacientes com extravasamento de LCR devem ser avaliados com imagens do cérebro (RM ou TC) para excluir uma patologia intracraniana concomitante (lesão expansiva, hidrocefalia, sela vazia etc.).
9. As opções de reparo cirúrgico consistem no reparo transcraniano (taxa descrita de fracasso de > 25%) e reparo transnasal (endoscópico) (taxa descrita de fracasso de < 10%). Durante o reparo endoscópico, o local da fístula é identificado, a meningoencefalocele/meningocele coexistente (se existente) reduzida/ressecada com cautério bipolar, o material de enxerto (fáscia, aloenxerto dérmico acelular,[95] e/ou osso, cobertos com um enxerto de mucosa livre) posicionado e, finalmente, um tamponamento nasal reabsorvível com ou sem cola de fibrina posicionado sobre o local do reparo. O posicionamento perioperatório de um dreno lombar pode ser útil.
10. A estratégia específica de conduta depende da situação clínica:
    a. *Etiologia traumática (não-cirúrgica)*: medidas conservadoras para reduzir a PIC (repouso no leito, dreno lombar) devem ser instituídas primeiro. A vasta maioria se resolve em poucos dias; quando não, a exploração cirúrgica é indicada.
    b. *Lesão intraoperatória com reconhecimento imediato:* as fístulas liquóricas intraoperatórias devem ser reparadas no momento em que são reconhecidas.
    c. *Lesão operatória com início/reconhecimento tardio*: quando o extravasamento de LCR é reconhecido alguns dias após o evento etiológico, uma tentativa de conduta conservadora é indicada. Se isto falha ou se o extravasamento é reconhecido mais tarde, o reparo operatório é indicado.
    d. *Fístulas não-traumáticas*: o tratamento de tais fístulas devidas a causas específicas (elevação da PIC, massa intracraniana etc.) deve ser dirigido à etiologia subjacente. As fístulas liquóricas idiopáticas são de resolução espontânea improvável; assim, o reparo cirúrgico é indicado quase universalmente.
11. A administração de antibióticos profiláticos para as fístulas de LCR é controversa pela preocupação em induzir à resistência dos patógenos bacterianos. Os pacientes com rinossinusite concomitante devem, certamente, receber tratamento antimicrobiano.

Rinofima

Apresenta-se como aumento bulboso da extremidade do nariz externo em homens de meia-idade e mais velhos. A histologia demonstra glândulas sebáceas hiperplásticas e hipertróficas, com um infiltrado inflamatório e, frequentemente, bactérias. As opções de tratamento são a limpeza de pele (para os estágios iniciais apenas) e a excisão cirúrgica (excisão da espessura parcial mediante dermoabrasão, excisão por escalpelo, *laser* de CO_2, *laser* de argônio e/ou eletrocautério).

Policondrite recidivante[96]

Consiste em doença autoimune episódica, mas progressiva, que afeta as estruturas cartilaginosas (como o septo nasal, o nariz externo, as orelhas externas e a árvore laringotraqueal). A apresentação clínica reflete as estruturas envolvidas; como os sintomas iniciais são inespecíficos e episódicos, o diagnóstico pode ser tardio. Os achados nasais incluem um nariz externo inflamado e tumefeito. A etiologia presumida é um processo autoimune dirigido contra os antígenos do colágeno na cartilagem. O tratamento é constituído por esteroides sistêmicos e outros agentes imunossupressores. A consulta a um reumatologista é indicada.

Granuloma piogênico

Também conhecido como hemangioma capilar lobular, apresenta-se como lesão exofítica friável, mas indolor, da cavidade nasal anterior. Uma associação com o primeiro trimestre da gestação foi descrita. O tratamento é a excisão cirúrgica.

Lesões fibro-ósseas[97, 98]

Osteoma

1. O osteoma é o tumor mais comum dos seios paranasais com uma incidência de 0,4 a 3% e predileção pelo sexo masculino. As teorias propostas para a sua formação consistem nas desenvolvimentais (retenção de réliquos embrionários com proliferação óssea descontrolada), traumáticas e infecciosas.
2. Macroscopicamente, os osteomas são lisos e lobulados; podem ser sésseis ou pedunculados, sendo cobertos por mucosa do seio. À histologia, podem ser das variedades compacta (osso denso desprovido de canais de Havers) ou madura (osso menos denso similar ao osso esponjoso).
3. A localização é como se segue: osso frontal, 80%; seios etmoidais, 15%; seio maxilar, menos de 5%; seio esfenoidal, raros. Os osteomas mostram-se comumente assintomáticos, sendo frequentemente descobertos por acidente em imagem obtida por TC durante avaliação para traumatismo. As lesões sintomáticas no seio frontal podem resultar em cefaleia; diplopia, perda visual ou proptose podem resultar da expansão para o interior da órbita. A formação de mucocele pós-obstrutiva pode resultar do bloqueio da drenagem do recesso frontal.
4. A imagem por TC demonstra lesões ósseas densas e homogêneas com base no osso adjacente; a ligação pode se dar por uma base larga ou pedículo estreito. A RM pode estar indicada nos osteomas extensos com extensão intracraniana.
5. Lesões pequenas e assintomáticas podem ser acompanhadas por imagens seriadas. O tratamento deve ser reservado às lesões sintomáticas ou assintomáticas extensas com alta probabilidade de complicações futuras. A ressecção cirúrgica completa é curativa na maior parte dos casos. A maior parte dos osteomas etmóideos pode ser ressecada por abordagem endoscópica. Os osteomas do recesso frontal ou os osteomas frontais com base limitada medialmente podem ser conduzidos por abordagem endoscópica. Os osteomas frontais extensos (envolvendo > 50% do seio frontal) e os osteomas com base lateral ou anterior requerem um rebatimento osteoplástico bifrontal que pode ser suplementado pela abordagem endoscópica.
6. A síndrome de Gardner é um distúrbio autossômico dominante, caracterizado por pólipos colorretais, anormalidades esqueléticas, dentes supranumerários e osteomas múltiplos. Os pólipos colônicos têm um risco de transformação maligna de 100% em torno dos 40 anos de idade.

Displasia fibrosa

1. A displasia fibrosa (DF) é uma anomalia de crescimento lento do mesênquima formador de osso, que se manifesta como defeito na diferenciação e maturação dos osteoblastos. O distúrbio não é hereditário e tem causa desconhecida.
2. A DF apresenta-se sob duas formas: monostótica (70 a 80%) e poliostótica (20 a 30%). A forma monostótica envolve mais comumente as costelas, o fêmur e a tíbia. O envolvimento craniofacial pode ser observado em 10 a 25% e 50% dos casos monostóticos e poliostóticos, respectivamente. A DF pode associar-se a endocrinopatias em 2 a 3% dos casos; a associação de DF poliostótica, pigmentação cutânea e precocidade sexual em meninas constitui a síndrome de McCune-Albright.

3. A DF monostótica apresenta-se mais comumente entre os 10 e 30 anos de idade, ao passo que a DF poliostótica costuma se apresentar antes dos 10 anos de idade. O maxilar e a mandíbula são os locais mais comuns na cabeça e pescoço, apresentando-se a DF mais comumente como assimetria facial. O envolvimento dos seios paranasais é raro, habitualmente secundário à extensão a partir dos ossos contíguos. As lesões tendem a ser assintomáticas; a invasão de estruturas contíguas pode resultar em dor ou comprometimento ocular ou neurológico.
4. À histologia, a DF caracteriza-se por espículas irregulares de osso embebidas em um estroma celular fibroso, o que resulta na característica aparência em "caracteres chineses"; o anel de osteoblastos está ausente. As imagens obtidas por TC revelam uma aparência bastante homogênea de "vidro fosco"; a esclerose da lesão pode resultar em áreas "algodoentas".
5. Dados a tendência de a DF estabilizar-se com o tempo e o pequeno risco de potencial maligno, a conduta conservadora é a recomendada. As lesões maxilares e mandibulares podem requerer cirurgia modeladora para minimizar as deformidades cosméticas; as lesões dos seios paranasais podem requerer ressecção subtotal pela invasão das estruturas críticas contíguas.

Fibroma ossificante

1. O fibroma ossificante (FO) apresenta-se habitualmente como um tumor solitário de crescimento lento, monostótico, na terceira e quarta décadas de vida. Mostra preponderância pelo sexo feminino, com uma razão homem:mulher de 1:5. É encontrado predominantemente na mandíbula (75%); também pode surgir na base do crânio e nos seios da face.
2. À histologia, é similar à DF; entretanto, as ilhas de osso irregular são circundadas por um anel de osteoblastos. Na radiologia, o FO apresenta-se como lesão redonda ou oval nitidamente circunscrita por um contorno em casca de ovo e com radiotransparência central. Dada a natureza agressiva e potencialmente destrutiva do FO, a recessão cirúrgica está indicada.

Referências

1. Kubal WS. Sinonasal anatomy. *Neuroimaging Clin North Am.* 1998;8:143–56.
2. Hengerer AS. Embryologic development of the sinuses. *Ear Nose Throat J.* 1984;63:134–6.
3. Bolger WE. Anatomy of the paranasal sinuses. In: Kennedy DW, Bolger WE, Zinreich SJ, eds. *Disease of the Sinuses: Diagnosis and Management.* Hamilton, ON: B.C. Decker Inc; 2001:1–12.
4. Baroody F. Nasal and paranasal sinus anatomy and physiology. *Clin Allerg Immunol.* 2007;19: 1–21.
5. Van Cauwenberge P, Sys L, De Belder T, et al. Anatomy and physiology of the nose and paranasal sinuses. *Immunol Allerg Clin North Am.* 2004;24:1–17.
6. Marks SC. *Nasal and Sinus Surgery.* Philadelphia, PA: W.B. Saunders Company; 2000.
7. Santos PM, Lepore ML. Epistaxis. In: Bailey BJ, Calhoun KH, Healy GB, et al, eds. *Head and Neck Surgery–Otolaryngology.* Philadelphia, PA: Lippincott Williams and Wilkins; 2001.
8. Graney DO, Baker SR. Anatomy. In: Cummings CW, Fredrickson JM, Harker LA, et al, eds. *Otolaryngology Head & Neck Surgery.* St. Louis, MO: Mosby; 1998.
9. Graney DO, Rice DH. Anatomy. In: Cummings CW, Fredrickson JM, Harker LA, et al, eds. *Otolaryngology Head & Neck Surgery.* St. Louis, MO: Mosby; 1998.
10. Lee WT, Kuhn FA, Citardi MJ. 3D computed analysis of frontal recess anatomy in patients without frontal sinusitis. *Otolaryngol Head Neck Surg.* 2004;131:164–73.
11. Van Cauwenberge P, Lien S, De Belder T, et al. Anatomy and physiology of the nose and the paranasal sinuses. *Immunol Allerg Clin North Am.* 2004;24:1–17.
12. Hadley K, Orlandi RR, Fong KJ. Basic anatomy and physiology of olfaction and taste. *Otolaryngol Clin North Am.* 2004;37:1115–1126.
13. Park AH, Brockenbrough J, Stankiewicz J. Endoscopic versus traditional approaches to choanal

atresia. *Otolaryngol Clin North Am.* 2000;33:77–90.

14. Brown OE, Pownell P, Manning SC. Choanal atresia: A new anatomic classification and clinical management applications. *Laryngoscope.* 1996;106:97–101.

15. Fitzpatrick E, Miller RH. Congenital midline nasal masses: Dermoids, gliomas, and encephaloceles. *J La State Med Soc.* 1996;148: 93–6.

16. Paller AS, Pensler JM, Tomita T. Nasal midline masses in infants and children. *Arch Dermatol.* 1991;127:362–6.

17. Hughes GB, Sharpino G, Hunt W, et al. Management of the congenital midline nasal mass: A review. *Head Neck.* 1980;2:222–33.

18. Ward RF, April M. Teratomas of the head and neck. *Otolaryngol Clin North Am.* 1989;22: 621–9.

19. D'Silva NJ, Anderson L. Globulomaxillary cyst revisited. *Oral Surg Oral Med Oral Pathol.* 1993;76:182–4.

20. Hollinshead MB, Schneider LC. A histologic and embryologic analysis of so-called globulomaxillary cyst. *Int J Oral Surg.* 1980;9: 281–6.

21. Wesley RK, Scannell T, Nathan LE. Nasolabial cyst: Presentation of a case with a review of the literature. *J Oral Maxillofac Surg.* 1984;42: 188–92.

22. Su CY, Chien CY, Hwang CF. A new transnasal approach to endoscopic marsupialization of the nasolabial cyst. *Laryngoscope.* 1999;109:1116–8.

23. Elliott KA, Franzese CB, Pitman KT. Diagnosis and surgical management of nasopalatine duct cysts. *Laryngoscope.* 2004;114:1336–40.

24. Swanson KS, Kaugars GE, Gunsolley JC. Nasopalatine duct cyst: An analysis of 334 cases. *J Oral Maxillofac Surg.* 1991;49:266–71.

25. Shank EC, Burgess LP, Geyer CA. Tornwaldt's cyst: Care report with magnetic resonance imaging. *Otolaryngol Head Neck Surg.* 1990;102: 169–73.

26. Weissman JL. Thornwaldt cysts. *Am J Otolaryngol.* 1992;13:381–5.

27. Kucharczyk W, Peck WW, Kelly WM, et al. Rathke cleft cyst: CT, MR imaging, and pathologic features. *Radiology.* 1987;165:491–5.

28. Howarth PH. Mucosal inflammation and allergic rhinitis. In: Naclerio RM, Durham SR, Mygind N. *Rhinitis: Mechanisms and Management.* New York, NY: Marcel Dekker, Inc; 1999:109–134.

29. Baroody FM, Naclerio RM. Allergy and immunology of the upper airway. In: Cummings CW, Flint PW, Harker LA, et al, eds. *Otolaryngology-Head and Neck Surgery.* Philadelphia, PA: Elsevier Mosby; 2005:274–315.

30. Gell PGH, Coombs RRA. *Clinical Aspects of Immunology.* Oxford, UK: Blackwell; 1963.

31. Ellis AK, Keith PK. Nonallergic rhinitis with eosinophilia syndrome. *Curr Allergy Asthma Rep.* 2006;6:215–220.

32. Sharma S, Thomson G. Wegener's granulomatosis. In: eMedicine http://www.emedicine.com/med/topic2401.htm Accessed on April 29, 2007.

33. Gould KP, Callen JP. Sarcoidosis in eMedicine http://www.emedicine.com/DERM/topic381.htm Accessed on April 15, 2007.

34. Schwartz RA. Rhinoscleroma. In eMedicine http://www.emedicine.com/DERM/topic831.htm Accessed on April 15, 2007.

35. Rivard R. Rhinosporidiosis. In eMedicine http://www.emedicine.com/med/topic2029.htm Accessed on April 15, 2007.

36. Lanza DC, Kennedy DW. Adult rhinosinusitis defined. *Otolaryngol Head Neck Surg.* 1997; 117(3 Pt 2):S1–7.

37. Benninger MS, Ferguson BJ, Hadley JA, et al. Adult chronic rhinosinusitis: Definitions, diagnosis, epidemiology and pathophysiology. *Otolaryngol Head Neck Surg.* 2003;129(3 Pt 2): S1–32.

38. Meltzer EO, Hamilos DL, Hadley JA, et al. Rhinosinusitis: Establishing definitions for clinical research and patient care. *Otolaryngol Head Neck Surg.* 2004;131(6 Pt 2):S1–62.

39. Kuhn FA, Swain R Jr. Allergic fungal sinusitis: Diagnosis and treatment. *Curr Opin Otolaryngol Head Neck Surg.* 2003;11:1–5.

40. Shun SH, Ponikau JU, Sherris DA, et al Chronic rhinosinusitis: An enhanced immune response to ubiquitous airborn fungi. *J Allerg Clin Immunol.* 2004;114:1369–1375.

41. Seiberling KA, Gammer L, Kern RC. Chronic rhinosinusitis and superantigens. *Otolaryngol Clin North Am.* 2005;38:1215–1236.

42. Bachert C, Gevaert P, Johannson SG, et al. Total and specific IgE in nasal polyposis related to local eosinophilic inflammation. *J Allerg Clin Immunol.* 2001;107:607–614.

43. Chiu AG. Osteitis in chronic rhinosinusitis. *Otolaryngol Clin North Am.* 2005;38:1237–1242.

44. Palmer JN. Bacterial biofilms: Do they play a role in chronic sinusitis? *Otolaryngol Clin North Am.* 2005;38:1193–1201.

45. Sinus & Allergy Health Partnership. Antimicrobial treatment guidelines for acute bacterial rhinosinusitis-2004. *Otolaryngol Head Neck Surg.* 130:S1–45.
46. Melroy CT, Senior BA. Benign sinonasal neoplasms: A focus on inverted papilloma. *Otolaryngol Clin North Am.* 2006;39:601–17.
47. Krouse JH. Endoscopic treatment of inverted papilloma: Safety and efficacy. *Am J Otolaryngol.* 2001;22:87–99.
48. Enepekides DJ. Recent advances in the treatment of juvenile angiofibroma. *Curr Opin Otolaryngol Head Neck Surg.* 2004;12:495–9.
49. Zito J, Fitzpatrick P, Amedee R. Juvenile nasopharyngeal angiofibroma. *J La State Med Soc.* 2001;153:395–8.
50. Carrau RL, Snyderman CH, Kassam AB, et al. Endoscopic and endoscopic-assisted surgery for juvenile angiofibroma. *Laryngoscope.* 2001; 111:483–7.
51. Dillon WP, Som PM, Rosenau W. Hemangioma of the nasal vault: MR and CT features. *Radiology.* 1991;180:761–5.
52. Trott MS, Gewirtz A, Lavertu P, et al. Sinonasal leiomyomas. *Otolaryngol Head Neck Surg.* 1994;111:660–4.
53. Hasegawa SL, Mentzel T, Fletcher CDM. Schwannomas of the sinonasal tract and nasopharynx. *Mod Pathol.* 1997;10:777–84.
54. Batra PS, Citardi MJ. Endoscopic management of sinonasal malignancy. *Otolaryngol Clin North Am.* 2006;39:619–37.
55. Day TA, Beas RA, Schlosser RJ, et al. Management of paranasal sinus malignancy. *Curr Treat Options Oncol.* 2005;6:3–18.
56. Spiro JD, Soo KC, Spiro RH. Squamous carcinoma of the nasal cavity and paranasal sinuses. *Am J Surg.* 1989;158:328–32.
57. Lee CH, Hur DG, Roh HJ, et al. Survival rates for sinonasal squamous cell carcinoma with the new AJCC staging system. *Arch Otolaryngol Head Neck Surg.* 2007;133:131–4.
58. Ganly I, Patel SG, Singh B, et al. Craniofacial resection for malignant paranasal sinus tumors: Report of an international collaborative group. *Head Neck.* 2005;27:575–84.
59. Orvidas LJ, Lewis JE, Weaver AL, et al. Adenocarcinoma of the nose and paranasal sinuses: A retrospective study of diagnosis, histologic characteristics, and outcomes in 24 patients. *Head Neck.* 2005;7:370–5.
60. Claus F, Boterberg T, Ost P, et al. Postoperative radiotherapy for adenocarcinoma of the ethmoid sinuses: Treatment results for 47 patients. *Int J Radiat Oncol Biol Phys.* 2002;54:1089–94.
61. Brandwein MS, Rothstein A, Lawson W, et al. Sinonasal melanoma: A clinicopathologic study of 25 cases and literature meta-analysis. *Arch Otolaryngol Head Neck Surg.* 1997;123: 290–6.
62. Ganly I, Patel SG, Singh B, et al. Craniofacial resection for malignant melanoma of the skull base: Report of an international collaborative study. *Arch Otolaryngol Head Neck Surg.* 2006;132: 73–8.
63. Dulguerov P, Calcaterra T. Esthesioneuroblastoma: The UCLA experience 1970–1990. *Laryngoscope.* 1992;102:843–9.
64. Levine PA, Gallagher R, Cantrell RW. Esthesioneuroblastoma: Reflections of a 21-year experience. *Laryngoscope.* 1999;109:1539–43.
65. Mendenhall WM, Mendenhall CM, Riggs CE, et al. Sinonasal undifferentiated carcinoma. *Am J Clin Oncol.* 2006;29:27–31.
66. Rhee CS, Won TB, Lee CH, et al. Adenoid cystic carcinoma of the sinonasal tract: Treatment results. *Laryngoscope.* 2006;116:982–6.
67. Mendenhall WM, Mendenhall CM, Lewis SB, et al. Skull base chordoma. *Head Neck.* 2005;27:159–65.
68. Crumley RL, Gutin PH. Surgical access for clivus chordoma. *Arch Otolaryngol Head Neck Surg.* 1989;115:295–300.
69. Rodriguez J, Romaguera JE, Manning J, et al. Nasal type T/NK lymphomas: A clinicopathologic study of 13 cases. *Leuk Lymphoma.* 2000;39:139–44.
70. Vidal RW, Devaney K, Ferlito A, et al. Sinonasal malignant lymphomas: A distinct clinicopathological category. *Ann Otol Rhinol Laryngol.* 1999;108:411–9.
71. Miller FR, Lavertu P, Wanamaker JR, et al. Plasmacytomas of the head and neck. *Otolaryngol Head Neck Surg.* 1998;119:614–8.
72. Kimura AC, Pien FD. Head and neck cellulitis in hospitalized patients. *Am J Otolaryngol.* 1993;14:343–9.
73. Witkowski JA, Parish LC. Bacterial skin infections: Management of common streptococcal and staphylococcal lesions. *Postgrad Med.* 1982;72:166–78.
74. Chartier C, Grosshans E. Erysipelas: An update. *Int J Dermatol.* 1996;35:779–81.

75. Stulberg DL, Penrod MA, Blatny RA. Common bacterial skin infections. *Am Fam Physician.* 2002;66:119–24.

76. Polenakovik H, Polenakovik S. Actinomycosis. In eMedicine http://www.emedicine.com/med/topic31.htm Accessed on April 26, 2007.

77. Varkey B. Raugi GJ. Blastomycosis. In eMedicine http://www.emedicine.com/med/topic231.htm Accessed on April 26, 2007.

78. Chang RC, Susanto I. Histoplasmosis. In eMedicine http://www.emedicine.com/med/ topic1021. htm Accessed on April 26, 2007.

79. Mlynski G. Surgery of the nasal septum. *Facial Plast Surg.* 2006;22:223–9.

80. Hwang PH, McLaughlin RB, Lanza DC, *et al.* Endoscopic septoplasty: Indications, technique, and results. *Otolaryngol Head Neck Surg.* 1999;120:678–82.

81. Ginsburg CM. Nasal septal hematoma. *Pediatr Rev.* 1998;19:142–3.

82. Santos PM, Lepore ML. Epistaxis. In: Bailey BJ, Calhoun KH, Healy GB, *et al*, eds. *Head and Neck Surgery—Otolaryngology.* Philadelphia, PA: Lippincott, Williams and Wilkins; 2001.

83. Durr DG. Endoscopic electrosurgical management of posterior epistaxis: Shifting paradigm. *J Otolaryngol.* 2004;33:211–6.

84. Mondin V, Rinaldo A, Ferlito A. Management of nasal bone fractures. *Am J Otolaryngol.* 2005;26:181–5.

85. Kucik CJ, Clenney T, Phelan J. Management of acute nasal fractures. *Am Fam Physician.* 2004;70:1315–20.

86. Wrobel BB, Leopold DA. Clinical assessment of patients with smell and taste disorders. *Otolaryngol Clin North Am.* 2004;37:1127–1142.

87. Ommaya AK, Di Chiro G, Baldwin JB, *et al.* Non-traumatic cerebrospinal fluid rhinorrhoea. *J Neurol Neurosurg Psychiatr.* 1968;31:214–25.

88. Loew F, Pertuiset B, Chaumier EE, Jaksche H. Traumatic, spontaneous and postoperative CSF rhinorrhea. *Advanced Techniques Standards Neurosurg.* 1984;11:169–207.

89. Schlosser RJ, Bolger WE. Significance of empty sella in cerebrospinal fluid leaks. *Otolaryngol Head Neck Surg.* 2003;128:32–8.

90. Schlosser RJ, Wilensky EM, Grady MS, *et al.* Elevated intracranial pressures in spontaneous cerebrospinal fluid (CSF) leaks. *Am J Rhinol.* 2003;17(4):191–5.

91. Nandapalan V, Watson ID, Swift AC. Beta-2-transferrin and cerebrospinal fluid rhinorrhoea. *Clin Otolaryngol.* 1996;21:259–64.

92. Kirsch AP. Diagnosis of cerebrospinal fluid rhinorrhea: lack of specificity of the glucose oxidase test tape. *J Pediatr.* 1967;71:718–9.

93. Lanza DC, O'Brien DA, Kennedy DW. Endoscopic repair of cerebrospinal fluid fistulae and encephaloceles. *Laryngoscope.* 1996;106: 1119–25.

94. Sillers MJ, Morgan CE, el Gammal T. Magnetic resonance cisternography and thin coronal computerized tomography in the evaluation of cerebrospinal fluid rhinorrhea. *Am J Rhinol.* 1997; 11:387–92.

95. Lorenz RR, Dean RL, Hurley DB, *et al.* Endoscopic reconstruction of anterior and middle cranial fossa defects using acellular dermal allograft. *Laryngoscope.* 2003;113:496–501.

96. Compton NL, Harp KI. Polychondritis. In: eMedicine http://www.emedicine.com/med/ topic2000.htm Accessed on April 29, 2007.

97. Eller R, Sillers M. Common fibro-osseous lesions of the paranasal sinuses. *Otolaryngol Clin North Am.* 2006;39:585–600.

98. Samaha M, Metson R. Image-guided resection of fibro-osseous lesions of the skull base. *Am J Rhinol.* 2003;17:115–8.

Os seios paranasais: embriologia, anatomia, diagnóstico endoscópico e tratamento

15

INTRODUÇÃO

As técnicas de endoscopia sinusal evoluíram do diagnóstico e tratamento das doenças inflamatórias para a abordagem de uma variedade de lesões neoplásicas e da base do crânio. A abordagem endoscópica é agora amplamente utilizada para o tratamento das mucoceles, dos defeitos e tumores benignos da base do crânio, da descompressão orbitária e do nervo óptico, bem como da dacriocistorrinostomias. Além do mais, os limites da abordagem endoscópica dos seios expandiram-se para incluir a ressecção endoscópica ou assistida por endoscopia das lesões malignas dos seios paranasais apropriadamente selecionadas. As técnicas básicas para o tratamento das doenças inflamatórias também evoluíram como resultado do crescente reconhecimento da importância em preservar o mucoperiósteo e do maior conhecimento sobre a conduta e patogênese das doenças. Dadas a variabilidade da anatomia e as críticas relações anatômicas dos seios da face, as técnicas cirúrgicas endoscópicas requerem, para evitar complicações potencialmente desastrosas, um detalhado conhecimento sobre a anatomia e embriologia.

EMBRIOLOGIA DOS SEIOS PARANASAIS

O ensino tradicional[1–4]

- O desenvolvimento dos seios se anuncia pela aparição de uma série de cristas ou pregas na parede nasal lateral por volta da oitava semana aproximadamente.
- Seis ou sete pregas emergem inicialmente. Mediante regressão e fusão, três ou quatro cristas persistem no final.
- As cristas que persistem por todo o desenvolvimento fetal e mais tarde na vida são conhecidas como "etmoturbinais". Considera-se que estas estruturas sejam de origem etmoidal.
- Primeira etmoturbinal:
  - rudimentar e incompleta em seres humanos
  - a porção ascendente forma a eminência nasal (*agger nasi*)
  - a porção descendente forma o processo uncinado
- Segunda etmoturbinal: no final, forma a concha média.
- Terceira etmoturbinal: formam a concha superior.
- Quarta e quinta etmoturbinais: fusionam-se para formar a concha suprema.

Formam-se, entre as etmoturbinais, sulcos que acabam por estabelecer os primórdios dos meatos e recessos nasais.

- Primeiro sulco (entre a primeira e a segunda etmoturbinais)
    - A parte descendente forma o infundíbulo etmoidal, o hiato semilunar e o meato médio. (Os primórdios do seio maxilar surgem a partir da parte inferior do infundíbulo etmoidal.)
    - A parte ascendente pode contribuir para a formação do recesso frontal.
- Segundo sulco (entre a segunda e a terceira etmoturbinais)
    - Forma o meato superior.
- Terceiro sulco (entre o terceiro e quarto etmoturbinais)
    - Forma o meato supremo.

O *seio frontal* origina-se da pneumatização anterior do recesso frontal em direção ao interior do osso frontal. Uma a quatro pregas e sulcos surgem no interior das faces ventral e caudal do meato médio. Tipicamente,

- O primeiro sulco frontal forma a célula da eminência nasal.
- O segundo sulco frontal forma o seio frontal (habitualmente).
- O terceiro e quarto sulcos formam as outras células etmoidais anteriores.

O *seio esfenoidal*:

- Durante o terceiro mês, a mucosa nasal invagina-se para o interior da porção posterior da cápsula nasal cartilaginosa para formar uma cavidade em forma de saco, conhecida como recesso cupular cartilaginoso da cavidade nasal.
- A parede que circunda esta cavidade ossifica-se nos últimos meses do desenvolvimento fetal, sendo o complexo conhecido como ossículo de Bertini.
- No segundo e terceiro anos de vida, a cartilagem interposta é reabsorvida, e o ossículo de Bertini junta-se ao corpo do esfenoide.
- A pneumatização progride por volta do sexto ou sétimo ano de vida.
- Por volta do 12º ano de vida, as clinoides anteriores e o processo pterigóideo podem pneumatizar-se.
- A pneumatização do seio esfenoide completa-se quase sempre entre o nono e o 12º anos.

Contribuições recentes para a embriologia dos seios paranasais [5, 6]

Juntamente com o desenvolvimento das cristas e sulcos, descrito pelo conceito tradicional, uma cápsula cartilaginosa circunda a cavidade nasal em desenvolvimento. Esta cápsula participa do desenvolvimento sinonasal.

- Por volta de 8 semanas, observam-se três elevações de tecidos moles ou pré-conchas, que se correlacionam com as futuras conchas inferior, média e superior.
- Por volta de 9 a 10 semanas, emergem uma elevação de tecido mole e um botão cartilaginoso subjacente que corresponde ao futuro processo uncinado.
- Por volta de 13 a 14 semanas, surge, lateralmente ao rudimento uncinado, um espaço que corresponde ao infundíbulo etmoidal.

- Por volta de 16 semanas, o futuro seio maxilar começa a desenvolver-se a partir da face inferior do infundíbulo. As estruturas cartilaginosas se reabsorvem ou ossificam à medida que o desenvolvimento progride.

As três conchas e os seios paranasais surgem da cápsula nasal cartilaginosa. A exteriorização de uma bolsa formada por membranas mucosas nasais é tida apenas como um fenômeno secundário, e não como a força primária do desenvolvimento sinonasal.

Certamente, não se sabe tudo sobre os mecanismos complexos envolvidos no desenvolvimento dos seios. Entretanto, uma compreensão básica da embriologia sinonasal facilitará, para o otolaringologista praticante, o entendimento da complexa e variável anatomia dos seios paranasais do adulto que ele encontrará nos seus pacientes cirúrgicos.

ANATOMIA

As lamelas

O seio etmoidal costuma ser descrito como "labirinto", dadas a sua complexidade e variação interindividual. Nesta seção, a anatomia dos seios paranasais é discutida com especial ênfase no seio e nas estruturas etmoidais importantes para a cirurgia endoscópica dos seios da face. O complexo labirinto etmoidal do adulto pode ser reduzido, com base em seus precursores embriológicos, a uma série de lamelas, orientadas obliquamente e que jazem paralelas uma à outra, sendo úteis para manter a orientação nos procedimentos etmoidais.

- A primeira lamela é o processo uncinado.
- A segunda lamela corresponde à bolha etmoidal.
- A terceira é a lamela basal ou fundamental da concha média.
- A quarta lamela é a lamela da concha superior.

A lamela basal da concha média é especialmente importante, pois divide as células etmoidais anteriores e posteriores. Os seios frontal, maxilar e etmoidal anterior surgem da região anterior do etmoide e drenam para o interior do meato médio. As células etmoidais posteriores jazem em situação posterior à lamela basal e drenam nos meatos superior e supremo, ao passo que o seio esfenoide drena no recesso esfenoetmoidal. As lamelas são aspectos relativamente constantes que podem ajudar o cirurgião a manter a orientação anatômica quando opera dentro do "labirinto" do seio etmoidal.

Eminência nasal (*agger nasi*)

- Elevação ou proeminência existente sobre a parede lateral, imediatamente anterior à inserção da concha média.
- Frequentemente pneumatizada por uma célula da eminência nasal, que surge da face superior do infundíbulo.
- A célula da eminência nasal limita-se anteriormente pelo processo frontal do maxilar, superiormente pelo recesso/seio frontais, anterolateralmente pelos ossos nasais, inferomedialmente pelo processo uncinado do osso etmoide e inferolateralmente pelo osso lacrimal.

O processo uncinado

- O nome deriva do latim *uncinatus*, que significa semelhante a um gancho, ou tendo a sua forma.
- Apresenta a largura de aproximadamente 3 a 4 mm e comprimento de 1,5 a 2 cm, e orientação quase sagital. Um espécime anatômico macroscópico é mais bem estudado em seu corte sagital, após reflexão superior da concha média.

- Durante a maior parte do seu curso, sua margem posterior permanece livre, formando o limite anterior do hiato semilunar.
- O processo uncinado forma a parede medial do infundíbulo etmoidal.
- Fixa-se anterior e superiormente à crista etmoidal do maxilar. Logo abaixo, funde-se com a face posterior do osso lacrimal. A face anteroinferior não estabelece ligação óssea.
- Posterior e inferiormente, o processo uncinado liga-se ao processo etmoidal do osso da concha inferior. No seu limite posterior, dá origem a uma pequena projeção óssea que se liga à lâmina perpendicular do osso palatino.

As partes superior, média e inferior do processo uncinado relacionam-se com três diferentes seios:

- Na maior parte das vezes, a face superior dobra-se lateralmente para inserir-se sobre a lâmina papirácea. Inferior e lateralmente a esta porção do uncinado, encontra-se o fundo-de-saco cego superior do espaço aéreo infundibular, o recesso terminal. Superior e medialmente a esta porção do uncinado, mais comumente observa-se o assoalho do recesso frontal. Por isso, tal porção do processo uncinado é importante na cirurgia do recesso frontal. De modo alternativo, o processo uncinado pode, ocasionalmente, fixar-se superiormente ao teto do etmoide, ou mesmo dobrar-se medialmente para fixar-se sobre a concha média.
- A face média dispõe-se paralelamente à bolha etmoidal. Por esta razão, a remoção do uncinado é um dos primeiros passos na cirurgia endoscópica dos seios da face, uma vez que permite o acesso cirúrgico à bolha etmoidal e às estruturas etmoidais mais profundas.
- A face inferior forma parte da parede medial do seio maxilar. O óstio do seio maxilar fica medial e superiormente a tal parte, que deve, por isso, ser removida para alargar o óstio natural.

Fontanelas nasais

- Encontram-se em situação imediatamente anterior (fontanela anterior) e posterior (fontanela posterior) à face inferior do processo uncinado, onde a parede nasal lateral consiste apenas em mucosa.
- A fontanela posterior é muito maior e mais notável que a sua congênere posterior.
- As fontanelas (especialmente a posterior) podem (em 20 a 25% dos pacientes) estar perfuradas, dando origem a um óstio acessório para o seio maxilar. Estes óstios acessórios podem indicar doença sinusal prévia.

Bolha etmoidal

É uma das mais constantes e a maior das células aéreas etmoidais anteriores. Localiza-se no interior do meato médio, em situação diretamente posterior ao processo uncinado e anterior à lamela basal da concha média.

- Tendo sua base na lâmina orbitária, ela se projeta medialmente para o interior do meato médio e tem a aparência de uma "bolha", uma proeminência arredondada de paredes finas.
- Superiormente, a parede anterior da bolha etmoidal (ou lamela da bolha) pode estender-se à base do crânio e formar o limite posterior do recesso frontal. Quando a bolha não alcança a base do crânio, forma-se um recesso suprabular entre a base do crânio e a superfície superior da bolha.[7]
- Posteriormente, a bolha pode mesclar-se com a lamela basal ou manter um espaço entre si e a lamela basal da concha média (o recesso retrobular).
- O recesso retrobular pode invaginar-se pela lamela basal por uma distância variável, estendendo ocasionalmente o sistema de células aéreas etmoidais anteriores em direção posterior até a parede anterior do seio esfenoidal.

Hiato semilunar

Consiste em um intervalo aéreo em forma de crescente entre a margem posterior livre do processo uncinado e a parede anterior da bolha etmoidal. É através desta fenda ou pertuito bidimensional de orientação sagital que o meato médio se comunica com o infundíbulo etmoidal.

Infundíbulo etmoidal

Constitui uma passagem em forma de funil, através da qual as secreções oriundas de várias células etmoidais anteriores e do seio maxilar são transportadas ou canalizadas para o meato médio. Dependendo da anatomia do recesso frontal, o seio frontal também pode drenar através do infundíbulo.

- Limita-se medialmente pelo processo uncinado coberto de mucosa, lateralmente pela lâmina orbitária, anterior e superiormente pelo processo frontal do maxilar bem como superolateralmente pelo osso lacrimal.
- O infundíbulo etmoidal comunica-se com o meato médio através do hiato semilunar.

Unidade ostiomeatal

Não é uma entidade anatômica individualizada, mas designa coletivamente as várias estruturas do meato médio: o próprio meato médio, o processo uncinado, o infundíbulo etmoidal, as células etmoidais anteriores e os óstios dos seios etmoidais anteriores, maxilar e frontal (Figs. 15.1 e 15.2).

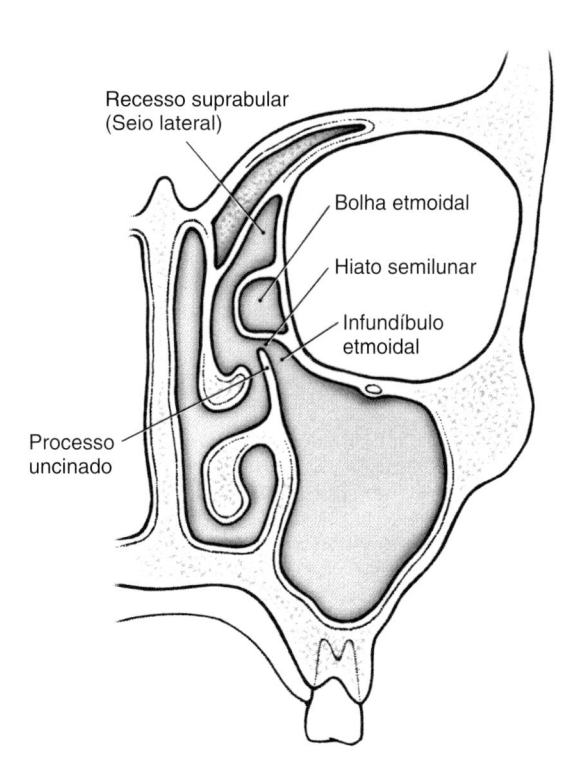

Fig. 15.1 Ilustração coronal da anatomia do seio etmoidal no nível do óstio do seio maxilar. (*Reproduzido, com autorização, de Kennedy DW, Bolger WE, Zinreich SJ, eds. Diseases of the Sinuses: Diagnosis and Management. Hamilton: B.C. Decker Inc; 2001.*)

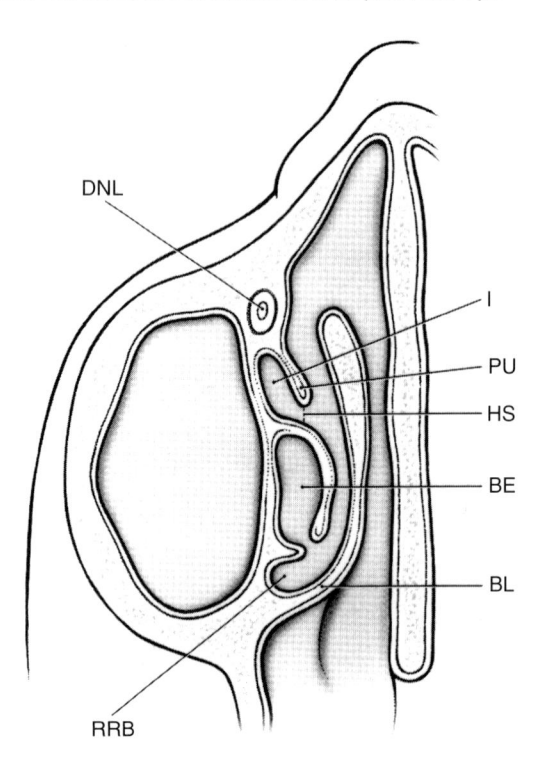

Fig. 15.2 Ilustração axial da anatomia nasossinusal anterior. DNL, duto nasolacrimal; PU, processo uncinado; BE, bolha etmoidal; I, infundíbulo; HS, hiato semilunar; RRB, recesso retrobular (*Reproduzido, com autorização, de Kennedy DW, Bolger WE, Zinreich SJ, eds. Diseases of the Sinuses: Diagnosis and Management. Hamilton: B.C. Decker Inc; 2001.*)

A unidade ostiomeatal é uma designação funcional e não anatômica, cunhada por Naumann para discutir a fisiopatologia das sinusites.[8]

O recesso e o seio frontais

O recesso frontal é a parte mais anterossuperior das células anteriores do seio etmoidal e estabelece a comunicação com o seio frontal.

Os limites do recesso frontal são:

- A lâmina papirácea, lateralmente
- A concha média, medialmente
- Anteriormente, a parede posterossuperior da célula da eminência nasal (*agger nasi*) (quando existente)
- A parede anterior da bolha etmoidal, posteriormente

O processo frontal atenua-se à medida que se aproxima do óstio interno do seio frontal, localizado superiormente, e acima do óstio novamente se alarga, à medida que as tábuas anterior e posterior divergem para as suas respectivas posições. Uma aparência em ampulheta fica então evidente, sendo a porção mais estreita o óstio frontal. Há significativa variação no que diz respeito ao padrão da comunicação nasofrontal, mas o recesso se abre mais frequentemente em situação imediatamente medial à face posterior do processo uncinado. A comunicação nasofrontal tem um padrão de drenagem muito complexo que não lembra um verdadeiro duto. Por isso, a expressão "duto nasofrontal ou frontonasal" corresponde a uma terminologia obsoleta.

Concha média

A concha média do osso etmoidal tem várias características importantes que, quando bem-entendidas pelo cirurgião, são úteis à execução de tratamentos cirúrgicos seguros e sofisticados.

- Pela sua parte anterior, a concha média insere-se lateralmente na região da eminência nasal, mais especificamente na crista etmoidal (eminência etmoidal) do maxilar.
- Estende-se superior e medialmente para fixar-se verticalmente à face lateral da lâmina crivosa (placa cribriforme). A dura-máter da fossa craniana anterior pode invaginar-se para dentro desta ligação, levando os ramos olfatórios.
- A fixação à placa cribriforme mantém-se por distância variável, até que a inserção cruze horizontalmente a base do crânio e desça para unir-se à lâmina orbitária e/ou à parede medial do seio maxilar. Este segmento orienta-se anteriormente em um plano quase coronal e mais posteriormente em um plano quase horizontal; divide o labirinto etmoidal em seus componentes anterior e posterior (lamela basal da concha média).
- A parte mais posterior da concha média é sua união inferior à parede lateral na crista etmoidal do processo perpendicular do osso palatino, em situação imediatamente anterior ao forame esfenopalatino.
- É importante apreciar a variação da porção média da lamela basal da concha média. Várias células etmoidais posteriores podem indentar anteriormente esta estrutura, do mesmo modo que as células etmoidais posteriores e o recesso retrobular podem indentá-la posteriormente.
- A concha média pode ter forma altamente variável, já que pode curvar-se paradoxalmente (sendo côncava medialmente) ou pneumatizar-se. Quando a porção vertical da lamela da concha média está pneumatizada, a célula que se forma é denominada célula intralamelar. A pneumatização da cabeça da concha média é designada concha bolhosa.

Teto do seio etmoidal e placa cribriforme

O teto do seio etmoidal inclina-se tipicamente em direção inferomedial, sendo mais delgado medialmente que lateralmente (por um fator de 10 ×). Medialmente, o teto é formado pela lamela lateral da placa cribriforme, variável em sua altura. Quando não reconhecida antes de uma operação, uma base do crânio baixa ou assimétrica predispõe ao extravasamento de líquido cefalorraquidiano (LCR).

Keros[9] descreveu três tipos de constituição do teto do etmoidal com base na altura da lamela lateral:

- Keros tipo I, pequena altura para a lamela lateral (1 a 3 mm)
- Keros tipo II, 4 a 7 mm de profundidade até a fossa olfatória
- Keros tipo III, 8 a 16 mm de profundidade até a fossa olfatória

Supõe-se que o tipo III de Keros, em que uma lamela lateral longa e fina forma importante porção da parte medial do seio etmoidal, implique maior risco de lesão intracraniana inadvertida.

Célula esfenoetmoidal (de Onodi)

Onodi enfatizou que a mais posterior das células etmoidais, quando altamente pneumatizada, poderia estender-se posteriormente, ao longo da lâmina papirácea, para o interior da parede anterior do esfenoide.[10] Nestas circunstâncias, tanto o nervo óptico quanto a artéria carótida, que habitualmente se supõe situados na face lateral do seio esfenoidal, passariam, na verdade, a relacionar-se intimamente com a célula etmoidal posterior (Fig. 15.3). Assim, a dissecção da parte posterior do seio etmoidal poderia, sem consideração por esta variação anatômica, resultar em traumatismo do nervo óptico ou ruptura da carótida.

Seio esfenoidal

Localizado centralmente no interior do crânio, os seios esfenoidais são separados por um septo intersinusal cuja posição é altamente variável. Importante consideração, quando tal septo está sendo removido cirurgicamente, é que ele pode se unir unilateralmente, por uma de suas extremidades, à região da artéria carótida,. Tal como ocorre com os outros seios, a pneumatização é altamente variável. Lateralmente, o seio pode pneumatizar-se por uma distância variável sob a fossa craniana média (recesso lateral); inferiormente, por uma extensão também variável, para o interior dos processos pterigóideos; e posteriormente, por distâncias igualmente variáveis, sob a sela túrcica.

O seio esfenoidal tem relações anatômicas críticas. Lateralmente ao seio, encontram-se a artéria carótida, o nervo óptico, o seio cavernoso bem como o III, IV, V e VI nervos cranianos. Quando o seio esfenoidal é bem-pneumatizado, o nervo óptico e a artéria carótida podem indentar o seio, cobertos apenas por fina camada de osso. Em alguns casos, a pneumatização da parede lateral posterossuperior do esfenoide se estende entre o nervo óptico e a artéria carótida, espaço denominado recesso opticocarotídeo. O canal carotídeo é clinicamente deiscente em 22% dos espécimens. O canal óptico pode também ser deiscente em aproximadamente 6% das vezes, particularmente na presença de mucoceles, tumores ou sinusites fúngicas alérgicas.[11]

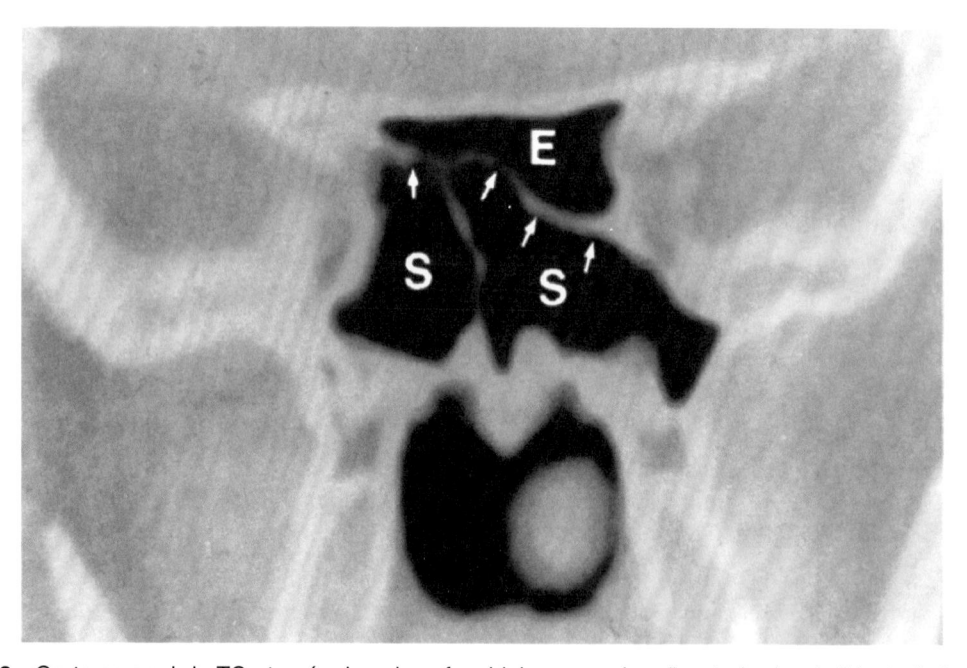

Fig. 15.3 Corte coronal de TC através do seio esfenoidal que revela o "septo horizontal" (setas). A célula acima do septo (E) representa a célula esfenoetmoidal (célula de Onodi) que se pneumatizou por cima do seio esfenoidal (S), colocando o seio etmoidal em estreita proximidade com o nervo óptico e a artéria carótida. TC, tomografia computadorizada. (*Reproduzido, com autorização, de Kennedy DW, Bolger WE, Zinreich SJ, eds. Diseases of the Sinuses: Diagnosis and Management. Hamilton: B.C. Decker Inc; 2001.*)

ETIOLOGIA E FISIOPATOLOGIA DA RINOSSINUSITE CRÔNICA

A rinossinusite crônica (RSC) é um distúrbio clínico que abrange um grupo heterogêneo de condições infecciosas e inflamatórias que afetam os seios paranasais. De fato, a RSC pode existir com ou sem pólipos nasais, podendo estas entidades representar dois pontos ao longo de um espectro de doença. Sua definição continua a evoluir à medida que aumenta nosso entendimento das várias etiologias e fisiopatologias que podem resultar em um quadro clínico comum. A RSC tem múltiplas etiologias, que incluem:

- Ambientais (p. ex., alergênios, vírus, bactérias, biofilmes, fungos, poluição)
- Fatores locais do paciente (p. ex., persistência de inflamação localizada no complexo ostiomeatal [COM], neoplasias, infecções dentárias e anormalidades anatômicas)
- Fatores sistêmicos do paciente (p. ex., deficiência imune, predisposição ou doença genética, distúrbio ciliar primário ou adquirido, doenças granulomatosas)

As seções seguintes descrevem várias das atuais teorias sobre o desenvolvimento da RSC.

Ambientais

Progressão das rinossinusites agudas

Múltiplos episódios de rinossinusite aguda podem acabar levando à disfunção da mucosa e infecções crônicas. Entretanto, a rinossinusite aguda é, sob o ponto de vista histológico, um processo exsudativo caracterizado por inflamação neutrofílica e necrose, ao passo que a RSC é um processo proliferativo que se caracteriza mais frequentemente por espessamento da mucosa e da lâmina própria. A rinossinusite aguda é de etiologia quase sempre infecciosa, sendo marcada por inflamação associada ao recrutamento, para o combate à infecção, de tipos celulares em que predominam os neutrófilos. Embora este tipo de inflamação infecciosa certamente predomine na RSC, a maior parte das RSC tem — quando secundária a fatores gerais e locais do paciente, como fibrose cística, discinesia ciliar e rinossinusite de origem dentária — uma resposta inflamatória em que os eosinófilos são as células inflamatórias predominantes tanto nos indivíduos atópicos quanto nos não-atópicos.

Biofilmes

Correspondem a uma organização complexa de bactérias, ancoradas em uma superfíciee que podem se evadir das defesas do hospedeiro bem como exibir menor suscetibilidade aos tratamentos antibiótico sistêmico e local. A persistência dos biofilmes deve-se em grande parte ao seu método de crescimento. A *Pseudomonas aeruginosa* cresce em microcolônias circundadas por matriz extracelular do exopolissacarídio alginato. Os biofilmes dão origem a considerável reação imunológica. A formação do biofilme bacteriano pode explicar a persistência de inflamação em algumas RSC recalcitrantes ao tratamento clínico.

Inflamação fúngica independente da imunoglobulina E

Um fungo pode ser um possível desencadeante inflamatório para a RSC, independentemente do mecanismo alérgico tipo I, à base da imunoglobulina E (IgE), tal como se observa na rinossinusite fúngica alérgica (RFA). Os eosinófilos aglomeram-se ao redor dos fungos, e há evidências de que, nos pacientes com RSC, estas células são recrutadas em resposta aos fungos, embora tal resposta não seja observada em pacientes saudáveis.[12] Além do mais, os linfócitos periféricos dos pacientes com RSC produzem grandes quantidades de citocinas inflamatórias quando expostos a certos antígenos fúngicos.[13] Assim, os fungos nos mucos nasal e sinusal podem ativar e induzir à inflamação independente da alergia, área de contínua investigação.

Superantígeno bacteriano

Certas bactérias possuem a capacidade de dar origem a exotoxinas patogênicas capazes de ativar grandes subpopulações da reserva dos linfócitos T. Estes superantígenos para as células T ligam os antígenos leucocitários humanos do complexo de histocompatibilidade da classe II, presentes na superfície das células apresentadoras de antígeno, aos receptores de células T presentes nos linfócitos T, unindo-se a locais diferentes dos destinados à ligação dos antígenos. Evita-se, assim, a especificidade convencional dos antígenos, o que resulta na ativação de até 30% da reserva dos linfócitos T (o normal é < 0,01%). Os indivíduos cujas moléculas de histocompatibilidade principal da classe II permitem tal ligação estariam sob maior risco da referida suprarregulação por um superantígeno. Assim, a especificidade convencional do antígeno é contornada, e há subsequentemente liberação maciça de citocinas. Um exemplo deste processo é o que se observa na síndrome do choque tóxico, com a secreção de toxina 1 da síndrome do choque tóxico pelo *Staphylococcus aureus*. A hipótese do superantígeno bacteriano proposta como uma teoria possivelmente unificadora para a patogênese da RSC. Essa teoria propõe que a persistência microbiana, produção de superantígenos e resposta dos linfócitos T por parte do hospedeiro são componentes fundamentais que unificam todos os distúrbios mucosos respiratórios eosinofílicos crônicos comuns,[14] o que ajuda a explicar de que modo um número de respostas imunes coexistentes, como a hipersensibilidade tipo 1, a ativação dos linfócitos T induzida por superantígeno e as respostas imunes celulares específicas do antígeno poderia contribuir para a heterogeneidade da doença. No entanto, é provável que existam mecanismos adicionais atuantes na RSC.

Fatores locais do hospedeiro

Fatores anatômicos

Certas variantes anatômicas podem predispor à RSC, como as células de Haller (infraorbitárias), a síndrome do seio silencioso ou um recesso de saída do seio frontal muito estreito para uma eminência nasal ou células frontais de grande tamanho. A unidade ostiomeatal tem importante papel na patogênese da sinusite. A obstrução neste local predispõe à cronicidade da inflamação dos seios dependentes. Caso ocorra a oclusão do óstio, surgem na cavidade do seio uma hipoxia local e um acúmulo das secreções do seio, o que cria um ambiente adequado ao rápido crescimento bacteriano. As toxinas bacterianas e os mediadores inflamatórios endógenos podem subsequentemente lesar o epitélio respiratório ciliado altamente especializado, resultando em decréscimo da depuração mucociliar. Surge um ciclo vicioso com a estase das secreções e piora da infecção.

Disfunção mucociliar

A depuração mucociliar é especialmente importante à manutenção da homeostase dos seios paranasais. O batimento ciliar do epitélio remove, através das vias de drenagem natural, os alergênios, bactérias e poluentes retidos no muco ou na camada *gel* do cobertor mucociliar. O muco encontra-se sobre um líquido periciliar ou camada *sol* que permite a rápida eliminação das secreções viscosas. A interação de fatores ambientais e locais do hospedeiro pode resultar em um defeito da depuração mucociliar, a qual pode desarranjar-se por um defeito da função ciliar ou por alterações da viscosidade e produção do muco. Por exemplo, irritantes ambientais, traumatismo cirúrgico e mediadores endógenos da inflamação podem contribuir para a disfunção mucociliar. Do mesmo modo, certos fatores gerais do paciente também podem levar à disfunção ciliar, como a discinesia ciliar primária ou síndrome de Kartagener e a fibrose cística. Os pacientes com fibrose cística têm um muco de alta viscosidade em decorrência de alterações no transporte de água e eletrólitos. As camadas gel e sol do cobertor mucoso são gravemente afetadas, prejudicando, assim, a remoção das bactérias. Todos estes fatores podem levar ao acúmulo de muco nos seios, redução da remoção das bactérias e estabelecimento de ambiente favorável ao crescimento bacteriano.

Sinusite odontogênica

As doenças dentárias podem ocasionalmente levar à sinusite do seio maxilar com subsequente disseminação para os seios adjacentes. Estas doenças podem consistir em infecções dentárias, abscessos das raízes dentárias, fístulas oroantrais e outros procedimentos cirúrgicos orais que favorecem a sinusite. Tais pacientes tipicamente requerem o tratamento simultâneo das doenças oral e sinusal, com a finalidade de erradicar a infecção.

Inflamação óssea (osteíte)

Um trabalho recente[15] sugere que o osso pode, pelo menos, ter um papel ativo no processo mórbido; a inflamação associada à RSC pode disseminar-se através do sistema harversiano no interior do osso. A taxa de renovação óssea na RSC é similar à que se observa na osteomielite. Além do mais, infecção induzida cirurgicamente com o *S. aureus* ou *P. aeruginosa* pode induzir a todas as alterações clássicas de uma osteomielite e determinar, a uma significativa distância do local da infecção, alterações inflamatórias crônicas no osso e na mucosa sobrejacente. Por isso, a inflamação óssea pode ser um fator significativo na disseminação das alterações inflamatórias crônicas e, em parte, explicar a recalcitrância ao tratamento clínico. Entretanto, ainda não está claro se o osso infecta-se realmente com bactérias ou se as alterações observadas simplesmente decorrem de reação ou extensão de inflamação ou infecção adjacentes.

Fatores gerais do hospedeiro

Rinossinusite fúngica alérgica

A rinossinusite fúngica alérgica (RFA) é a forma mais comum de doença fúngica dos seios da face, embora a patogênese permaneça malcompreendida. A RFA foi inicialmente reconhecida por sua similaridade histológica com a aspergilose broncopulmonar alérgica (ABPA). Tal como a ABPA, a RFA é tida como uma resposta mediada pela IgE a uma variedade de fungos, tipicamente da família dos dematiáceos, crescendo na mucina eosinofílica dos seios. O diagnóstico clássico de RFA depende de cinco critérios: hipersensibilidade tipo I; polipose nasal; aparência característica nas imagens obtidas por tomografia computadorizada (TC) (material hiperdenso na cavidade do seio); coloração ou cultura positivas para fungos; e presença de mucina espessa e eosinofílica.[16] A mucina eosinofílica é um muco tipicamente espesso, tenaz e semelhante a manteiga de amendoim, de cor verde-acastanhada, contendo eosinófilos em lâminas, cristais de Charcot-Leyden e hifas fúngicas. A doença é frequentemente unilateral, podendo causar erosões ósseas e estender-se para o interior da órbita ou do conteúdo intracraniano.

Dada a natureza ubíqua desses organismos, a colonização fúngica do nariz e dos seios paranasais é um achado muito comum tanto nos seios normais quanto nos doentes. Em algumas circunstâncias, a proliferação fúngica pode levar ao desenvolvimento de bolas fúngicas ou crescimento saprofítico do fungo. Em outros casos, uma resposta inflamatória intensa a fungos onipresentes resulta no processo mórbido da RFA.

Leucotrienos e polipose nasal sensível ao ácido acetilsalicílico

Quando um paciente tem pólipos nasais associados a asma e sensibilidade ao ácido acetilsalicílico, diz-se que está acometido da tríade de Samter. A sensibilidade ao ácido acetilsalicílico tem um papel definitivo no desenvolvimento de RSC com pólipos nasais, em decorrência de uma síntese excessiva dos leucotrienos também conhecidos como as substâncias de reação lenta da anafilaxia e que são uma classe de mediadores inflamatórios que aumentam a permeabilidade vascular, a quimiotaxia das células inflamatórias e a constrição do músculo liso. O ácido araquidônico é clivado das membranas celulares pela fosfolipase A2 e subsequentemente desviado, ora para a via dos leucotrienos pela enzima 5-lipo-oxigenase, ora para a via das prostaglandinas pela enzima ciclo-oxigenase. A prostaglandina E2, um produto da via da ciclo-oxigenase, inibe a 5-lipo-oxigenase em uma alça de *feedback*. O ácido acetilsalicílico e outros anti-inflamatórios não-esteroides inibem a ciclo-oxigenase e diminuem a produção de prostaglandina E2, resultando em aumento final dos leucotrienos decorrente da produção desinibida,[17] o que se manifesta clinicamente por broncospasmo, aumento da produção de muco e pólipos nasais inflamatórios.

Hiperatividade das vias respiratórias

Embora a natureza da relação entre os seios paranasais e os pulmões seja ainda incerta, os pulmões e as vias respiratórias compartilham o contato com patógenos inalados e muitas propriedades epiteliais semelhantes. À histologia, a maior parte das RSC simula a resposta do tipo Th2 que se observa em asmáticos, em que os eosinófilos são as células inflamatórias predominantes tanto nos indivíduos atópicos quanto nos não-atópicos. Assim, a asma e a RSC relacionam-se intimamente em muitos indivíduos mesmo na ausência de sensibilidade ao ácido acetilsalicílico. De fato, a RSC com pólipos nasais é frequentemente considerada a "asma das vias respiratórias superiores". Em um estudo, verificou-se que os asmáticos tinham doença sinusal mais extensa que os indivíduos sem asma, quando submetidos à cirurgia de seios para doença recalcitrante ao tratamento clínico.[18] Além do mais, para os pacientes asmáticos com RSC extensa, uma combinação de cirurgia endoscópica funcional dos seios da face (CEFSS), cuidados pós-operatórios meticulosos e tratamento médico apropriado da doença sinonasal pode, na verdade, ter um impacto positivo sobre a asma coexistente.

ETIOLOGIA DAS FÍSTULAS LIQUÓRICAS E ENCEFALOCELES

As fístulas liquóricas são *grosso modo* classificadas em traumáticas (incluindo os traumatismos acidental e iatrogênico), relacionadas com tumores, espontâneos e congênitos. A etiologia das fístulas influencia o tamanho e a localização do defeito ósseo, o grau e a natureza da ruptura dural, o diferencial de pressão intracraniana associado e a formação de meningoencefalocele. Nos extravasamentos traumáticos, qualquer lesão intracraniana associada influencia o momento e o método de reparo. As fístulas espontâneas de LCR associam-se frequentemente à elevação da pressão do LCR, o que aumenta a força hidrostática nos locais mais fracos da base do crânio, e, quando uma área é reparada, o extravasamento pode ocorrer em um outro local. As elevadas pressões de LCR que se observam neste subconjunto de pacientes levam à mais alta taxa de formação de encefalocele (50 a 100%), e mais alta taxa de recorrência após o reparo cirúrgico do extravasamento (25 a 87%) em comparação com menos de 10% para a maior parte das outras etiologias.[19-21] A drenagem lombar do LCR é provavelmente aconselhável após o fechamento de fístulas espontâneas, embora isto não tenha sido demonstrado em estudos clínicos. Em algumas fístulas espontâneas de LCR, particularmente em pacientes com significativa elevação da pressão ou múltiplas fístulas, pode ser aconselhável o tratamento a longo prazo para tentar diminuir a pressão do LCR (tal como a acetazolamida oral), e a instalação de uma derivação ventriculoperitonial pode ser uma alternativa.

AVALIAÇÃO, DIAGNÓSTICO E CONDUTA PRÉ-OPERATÓRIA

Seleção dos pacientes

A decisão de realizar uma intervenção cirúrgica é relativamente fácil na presença de uma grande mucocele, complicações inflamatórias, extravasamento ativo de LCR ou na presença de polipose nasal difusa que não responde ao tratamento clínico. Entretanto, a decisão em favor da cirurgia é consideravelmente mais difícil quando a doença se mostra menos grave ou a queixa primária é de sinusite ou cefaleia recorrentes. Algumas *diretrizes* gerais são:

- O paciente deve ter feito uma tentativa de tratamento clínico máximo.
- A TC deve ser realizada pelo menos 4 meses após o início do tratamento clínico para os episódios mais recentes de rinossinusite e pelo menos 2 semanas após a infecção respiratória mais recente.

- Deve haver evidência persistente de doença da mucosa (radiográfica e endoscópica).
- Congestão nasal, obstrução, diminuição do olfato ou plenitudes nasal/sinusal são, em geral, bons sinais de RSC.
- As cefaleias correlacionam-se mal com a doença sinusal, e a dor grave não é habitual na RSC.
- Realizar uma cirurgia eletiva dos seios em pacientes que continuam a fumar pode resultar em problemas na cicatrização e piora dos sintomas.

Endoscopia nasal diagnóstica[22]

O desenvolvimento endoscópico nasal rígido moderno representou importante avanço na capacidade de diagnóstico rinológico. A endoscopia nasal é mais sensível que a TC para o diagnóstico de doença acessível e fornece informações complementares essenciais para o diagnóstico do paciente; permite a avaliação detalhada das áreas críticas para sinusite, o COM e o recesso esfenoetmoidal; assim, fornece uma avaliação diagnóstica mais acurada e completa que a rinoscopia anterior.

O equipamento para a endoscopia nasal diagnóstica consiste em anestesia tópica, um endoscópio de 4 mm a 30°, um endoscópio de 2,7 mm a 30°, um elevador de Freer, fonte luminosa, cabo de fibra óptica e um sortimento de pontas de aspiração. O endoscópio de 4 mm a 30° é o mais útil, pois proporciona soberba iluminação, amplo campo de visão e é bem tolerado pela maior parte dos pacientes. Em sua maior parte, as endoscopias diagnósticas podem ser realizadas com estas poucas peças básicas de equipamento, o que as torna financeiramente acessíveis à maior parte dos otorrinolaringologistas.

A *endoscopia nasal diagnóstica* é tipicamente realizada de modo sistemático sequencial, com o paciente sentado ou supino.

- As cavidades nasais são borrifadas com um descongestionante tópico e anestésico local.
- Aplicar anestésico tópico suplementar mediante aplicadores de Farrell na superfície inferolateral da concha média e em outros locais onde a passagem do endoscópio pode exercer pressão.
- O examinador deve sempre tomar as precauções apropriadas ao manuseio com secreções e sangue. Luvas, gorro e proteção ocular são recomendados.
- Um exame completo pode ser realizado de forma bem-sucedida e organizada com apenas três passagens do endoscópio.
- O endoscópio de 4 mm a 30° é habitualmente selecionado em primeiro lugar; o endoscópio, com sua lente tratada com um fino filme de solução antiembaçante, deve ser seguro pela sua haste com delicadeza, usando o polegar e os dois primeiros dedos da mão esquerda, e introduzido lentamente, sob visão direta.
- O endoscópio deve ser inicialmente introduzido ao longo do assoalho do nariz. A anatomia geral, presença de secreções ou pólipos patológicos, bem como a condição da mucosa nasal podem ser avaliadas. Em alguns casos, pode ser possível identificar o duto nasolacrimal no interior do meato inferior. Depois disso, o endoscópio deve ser avançado através da cavidade nasal em direção à nasofaringe. À medida que o endoscópio penetra a nasofaringe, toda esta, incluindo o orifício da tuba auditiva contralateral, pode ser examinada mediante a simples rotação do endoscópio.
- Uma segunda passagem do endoscópio é feita entre as conchas média e inferior. Enquanto se dirige o endoscópio em direção posterior, a porção inferior do meato médio, as fontanelas e os óstios maxilares acessórios podem ser examinados. Em seguida, o endoscópio é passado medialmente em relação à concha média e avançado em direção posterior para examinar o recesso esfenoetmoidal. Fazendo girar o aparelho em direção superior e levemente lateral, é possível visualizar a concha e o meato superiores, bem como o óstio do seio esfenoidal em forma de fenda ou oval.

- A terceira passagem do exame deve ser feita à medida que o endoscópio é retirado. À proporção que é trazido de volta em direção anterior, o aparelho pode, várias vezes, ser girado lateralmente, sob a concha média em direção à face posterior do meato médio. A bolha etmoidal, o hiato semilunar e a entrada do infundíbulo devem ser inspecionados. Retirando o endoscópio um pouco mais, tem-se excelente visão da concha média, do processo uncinado e da mucosa circunjacente. Em pacientes selecionados, esta porção do exame poderá ser conduzida por uma abordagem anterior, se a anatomia for favorável. De modo alternativo, uma anestesia tópica adicional pode ser feita no interior do meato médio e na região da inserção anterior da concha média. Em seguida, a concha média deve ser delicadamente subluxada, usando para isso um aplicador com ponta de algodão umedecida em anestésico tópico, de modo a permitir a inserção do endoscópio no interior do meato médio.

Aplicações diagnósticas e terapêuticas

Além da identificação inicial da doença, uma outra aplicação crucial da endoscopia nasal é avaliar a resposta do paciente ao tratamento clínico, como o que se faz com os esteroides tópicos nasais, antibióticos, esteroides orais e anti-histamínicos, bem como examinar e tratar a doença persistente e assintomática após intervenção cirúrgica, de modo a evitar a necessidade de revisão cirúrgica em ocasião posterior. Por meio de exames endoscópicos seriados, pode-se acompanhar a regressão de pólipos, de secreções patológicas, do edema da mucosa e de alterações inflamatórias. Estes dados objetivos, combinados com a resposta subjetiva do paciente, são úteis para determinar a necessidade de tratamento adicional. A endoscopia pode reduzir grandemente, e em muitos casos eliminar, a necessidade de exames radiográficos repetidos durante e após o tratamento médico ou cirúrgico.

Uma aplicação diagnóstica especialmente importante da endoscopia nasal é a identificação do organismo causal de uma sinusite. Um pequeno *swab* Calgiswab maleável deve ser cuidadosamente dirigido para o meato médio ou para outro local de onde se origine uma drenagem purulenta, e submetido a cultura.

A endoscopia nasal é especialmente útil à avaliação de acompanhamento após a realização de uma CEFSS. O exame endoscópico fornece dados objetivos precoces a respeito da recorrência de pólipos, mucosa hiperplástica e infecção crônica, frequentemente bem antes que ocorram sintomas. Embora fosse originalmente usada principalmente para a avaliação das sinusites, a endoscopia nasal diagnóstica mostrou-se de valor inestimável na vigilância pós-operatória das ressecções de tumores intranasais e para a avaliação da rinorreia pelo LCR.

Um dos usos diagnósticos e terapêuticos mais comuns da endoscopia nasal no contexto clínico é o cuidado pós-operatório após uma CEFSS. Os exames endoscópicos nasais e o desbridamento da cavidade dos seios são essenciais para promover a cura consistente da cavidade etmoidal. Sob anestesia tópica apropriada, coágulos, muco e fibrina são removidos das cavidades nasais e dos seios, e as aberturas para os seios maxilar, esfenoidal e frontal são limpas da fibrina que as obstrui e do tecido formador de cicatrizes. A remoção de áreas de osteíte pode reduzir focos de inflamação e promover a cura.

Conduta pré-operatória com o paciente

Minimizar o risco de complicações e otimizar o planejamento cirúrgico são de primordial importância na conduta com o paciente. Diminuir o sangramento e reavaliar sistematicamente as imagens obtidas por TC ajuda a alcançar estes objetivos.

Planejamento pré-operatório para reduzir o sangramento

- Avaliar o sistema hemostático do paciente, já que uma hemorragia que obscurece a visualização parece ser uma causa comum de complicações intraoperatórias. Uma história de triagem deve incluir perguntas sobre sangramento durante cirurgias prévias, doença hepática, uso de medicamentos antiplaquetários ou anticoagulantes ou história familiar de distúrbio hemorrágico.

- Obter estudos de triagem da coagulação ou, quando apropriado, uma consulta formal à hematologia.
- Interromper o uso de ácido acetilsalicílico e agentes anti-inflamatórios não-esteroides, bem como restringir o uso de suplementos dietéticos herbáceos por um período apropriado antes da cirurgia.
- Para os pacientes com polipose sinonasal, um curso de tratamento com corticosteroides orais pode reduzir o tamanho e vascularização do pólipo (prednisona, 20 a 40 mg/dia durante 2 a 6 dias). Similarmente, o sangramento pode ser reduzido em pacientes com mucosa nasal hiper-reativa pela estabilização da mucosa com esteroides antes da intervenção cirúrgica.
- Quando há infecção crônica, um esquema pré-operatório de antibióticos ajuda a reduzir a inflamação e a vascularização tissulares.
- Considerar a anestesia intravenosa total (ver Anestesia).

Diagnóstico pré-operatório de fístula liquórica (do líquido cefalorraquidiano)

Os vários testes disponíveis para estabelecer o diagnóstico de extravasamento de LCR consistem em:
- Teste da beta-2 transferrina:
  - É diagnóstico, mas não localiza
- Endoscopia nasal com fluoresceína intratecal (0,1 mℓ de fluoresceína intravenosa a 10% diluída em 10 mℓ do LCR do próprio paciente, injetado durante 10 min)
  - O uso intratecal da fluoresceína não é aprovado pelo FDA, razão pela qual convém obter o consentimento e a autorização do paciente antes.
- Imagens coronais e axiais obtidas por TC para identificar deiscências da base do crânio.
  - A incapacidade de distinguir o LCR de outros tecidos moles limita a sua acurácia diagnóstica.
  - As deiscências ósseas podem estar presentes sem que haja extravasamento.
- A RM ou cisternografia por RM identificam o parênquima cerebral e o LCR que sofreram hérnia para o interior do seio.
  - Má visualização dos detalhes ósseos.
- Injeção intratecal de meio de contraste ou de um traçador radioativo.
  - O cisternograma por TC pode ser diagnóstico e ajuda a localizar o defeito, embora habitualmente requeira um fluxo relativamente rápido para ser positivo.
  - Os cisternogramas radioativos são menos úteis para localizar os defeitos, mas podem localizar o efeito colateral do extravasamento e identificar as fístulas de baixo débito ou intermitentes. Entretanto, o estudo pode ter significativa taxa de falsos positivos.
  - Ambos os estudos são invasivos e usados com menos frequência.

Avaliação por TC

Independente da razão da cirurgia, todos os pacientes devem fazer pelo menos uma TC coronal com cortes de 3 mm. Além disso, as imagens axiais são particularmente úteis em pacientes nos quais é provável que uma sinusotomia frontal ou esfenoidotomia venham a ser realizadas. Nestas últimas situações, ou na cirurgia de revisão, é também razoável considerar o uso de navegação cirúrgica auxiliada por computador. Se a avaliação pré-operatória por TC revelar área de opacificação adjacente a uma erosão da base do crânio, uma RM deverá ser realizada antes da cirurgia para excluir meningoencefalocele. Identificar sempre na TC, em pacientes com distorção da anatomia por cirurgia prévia, os possíveis reparos anatômicos.

Os *pontos-chave na revisão pré-operatória de imagem obtida por TC* são:
- Formato, inclinação e espessura da base do crânio
- Formato e deiscências da parede orbitária medial

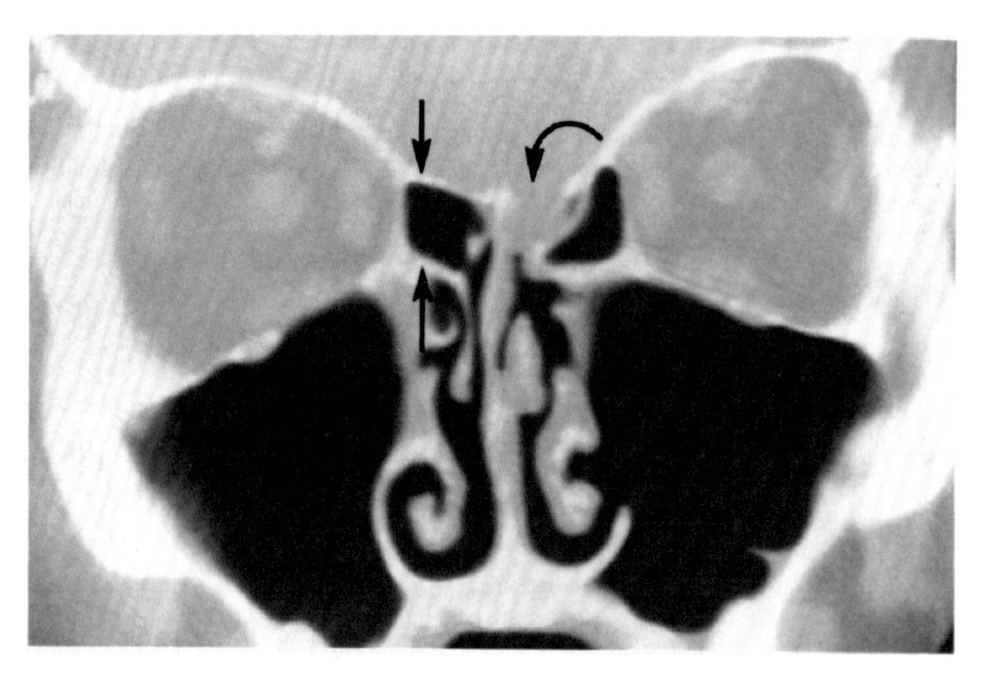

Fig. 15.4 TC coronal no nível do seios etmoidais posteriores, demonstrando a pequena distância vertical até o etmoide posterior (setas). No lado esquerdo, a base do crânio foi violada (seta curva) aparentemente como resultado de sua pequena altura posterior. TC, tomografia computadorizada. (*Reproduzido, com autorização, de Kennedy DW, Bolger WE, Zinreich SJ, eds. Diseases of the Sinuses: Diagnosis and Management. Hamilton: B.C. Decker Inc; 2001.*)

- Altura vertical do seio etmoidal posterior (em relação ao teto posteromedial do seio maxilar) (Fig. 15.4)
- Localização da artéria etmoidal anterior
- Presença da célula esfenoetmoidal (de Onodi)
- Posição dos septos esfenoidais intrassinusais (em relação à carótida)
- Presença de hipoplasia do seio maxilar ou atelectasia infundibular

Extensão da cirurgia[23]

As diretrizes gerais para a *sinusite crônica* são:

- Preservar o mucoperiósteo e tentar não deixar osso exposto.
- Remover tão completamente quanto possível as partições ósseas e o osso osteítico da área doente.
- Estender a dissecção um pouco além dos limites da doença (se possível).
- Preservar a concha média se possível (*i. e.*, se não estiver notavelmente doente ou coberta com mucoperiósteo no final da cirurgia).

ANESTESIA

A cirurgia endoscópica dos seios da face pode ser realizada sob anestesia local com sedação ou anestesia geral. A tendência tem sido a de favorecer a anestesia geral em parte porque o uso prolongado dos dispositivos cranianos necessários à navegação cirúrgica assistida por computador é desconfortável. Entretanto, a anestesia geral tem a desvantagem de não permitir a monitoração da visão quando ocorre um hematoma intraorbitário, ou de fornecer o mesmo *feedback* de dor observado quando os feixes neurovasculares etmoidais anterior e posterior são abordados sob anestesia local. Sob anestesia geral, é preferível hipotensão leve. Quando realizada corretamente, a anestesia intravenosa total constitui um excelente método para diminuir a perda de sangue durante a operação.[24] Os reparos das fístulas liquóricas são tipicamente realizados sob anestesia geral, devendo começar com uma rápida sequência de intubação, com o fim de minimizar o risco de pneumoencéfalo pela ventilação mediante máscara e ambu.

Sob anestesia local ou geral, o nariz deve ser descongestionado antes da cirurgia com oximetazolina. Antes de dar início à cirurgia no primeiro lado, esta descongestão pode ser suplementada com a aplicação tópica de 100 a 150 mg de cocaína mediante aplicadores nasais de Farrell. A parede lateral deve ser infiltrada com uma mistura de xilocaína a 1% e 1:100.000 de epinefrina, nos pontos a seguir:

- Anterior à inserção da concha média
- Anterior à porção inferior do processo uncinado
- Na face inferior da concha média
- No ponto médio da raiz da concha inferior

Estas injeções podem ser complementadas por um bloqueio esfenopalatino (transnasal ou transoral), quando o seio etmoidal posterior ou o esfenoidal requerem dissecção (Fig. 15.5). Entretanto, esta

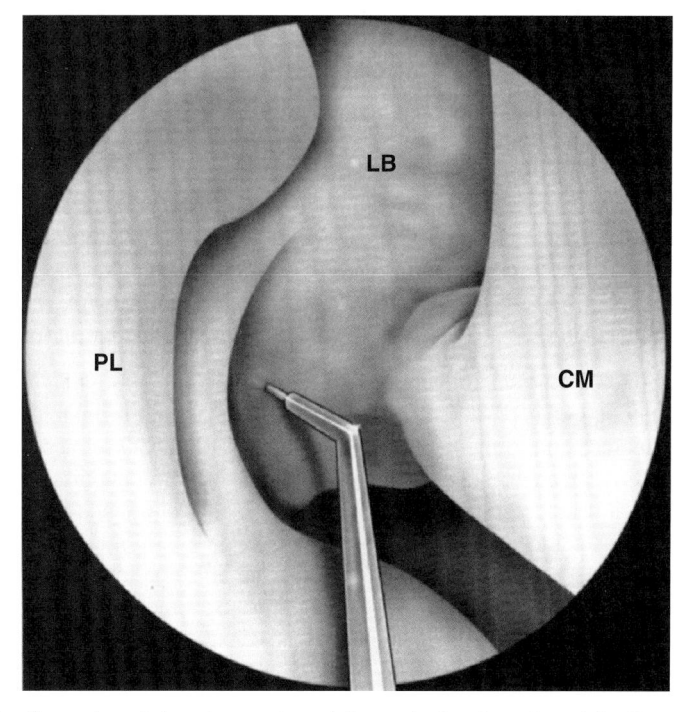

Fig. 15.5 Representação endoscópica do meato médio posterior durante a injeção transnasal do forame esfenopalatino. Uma agulha amigdaliana angulada é inserida em direção superior e lateral através da porção inferior da LB. A ponta da agulha é usada para sentir o forame, devendo a injeção ser feita muito lentamente, após aspiração. LB, lamela basal; CM, concha média; PL, parede lateral. (*Reproduzido, com autorização, de Kennedy DW, Bolger WE, Zinreich SJ, eds. Diseases of the Sinuses: Diagnosis and Management. Hamilton: B.C. Decker Inc; 2001.*)

injeção deve ser realizada lenta e cuidadosamente após cuidadosa aspiração. Pode ocorrer diplopia temporária, e a perda da visão foi descrita.[25]

TÉCNICA CIRÚRGICA[22, 26]

Uncinectomia

- A inserção anterior é reconhecida por uma depressão semilunar na parede nasal lateral.
- A incisão inicia-se tipicamente em um ponto adjacente à inserção anterior da concha média.

Se o local da inserção não for evidente, será preferível fazer a incisão posteriormente a esta inserção e remover qualquer uncinado residual mais tarde.

Antrostomia maxilar

- Identificar a borda cortante livre do processo uncinado e empurrá-la medialmente com um palmador de ponta esférica.
- Se o óstio não for visível lateralmente ao relíquo do uncinado, fazer pressão sobre a fontanela posterior e procurar por uma bolha de ar.
- Ressecar o processo uncinado residual com um fórceps de preensão reversa *(back-biting)* e, em seguida, estender a antrostomia inferior e posteriormente conforme necessário.

Etmoidectomia

- Usar o endoscópio a 0° até que os principais reparos anatômicos tenham sido identificados (para evitar a desorientação).
- Identificar e abrir a bolha (fórceps ou microdesbridador).
- Identificar a parede orbitária medial tão logo quanto possível durante o procedimento.
- Trabalhar próximo à parede orbitária medial (a base do crânio é fina e descendente medialmente).
- Identificar os recessos retro e suprabulares e a lamela basal.

Se houver necessidade de penetrar as células etmoidais posteriores:

- Retroceder levemente o endoscópio para fornecer uma visão geral da lamela basal.
- Perfurar a lamela basal em posição imediatamente superior à sua porção horizontal (Fig. 15.6).
- Usar um fórceps de preensão superior para assegurar que haja um espaço atrás da lamela óssea (Fig. 15.7).
- Remover a lamela lateral e posteriormente com o microdesbridador ou fórceps.

As partições intercelulares adicionais devem ser penetradas e removidas de modo similar à lamela basal. A célula etmoidal mais posterior tem caracteristicamente um formato de pirâmide, apontando o ápex posterior, lateral e superiormente em direção ao nervo óptico. O seio esfenoidal encontra-se inferior, medial e posteriormente a esta célula. Se houver planos para uma dissecção do recesso etmoidal superior ou frontal, a base do crânio deverá ser, se possível, identificada no interior do seio etmoidal posterior. Em geral, as células aqui são maiores e a base do crânio mais horizontal, tornando a identificação significativamente mais fácil e mais segura que no seio etmoidal anterior. Se a extensão da doença tornar a identificação da base do crânio difícil neste momento, uma esfenoidotomia deverá ser realizada e a base do crânio identificada no interior do seio esfenoidal.

Esfenoidectomia com etmoidectomia

O modo mais seguro de penetrar o seio esfenoidal a partir do interior do seio etmoidal[27] é o que se segue:

- Identificar o meato e a concha superiores, palpando medialmente entre a concha média e a superior.
- Ressecar a parte mais inferior da concha superior com um fórceps de corte reto ou microdesbridador (Fig. 15.8).

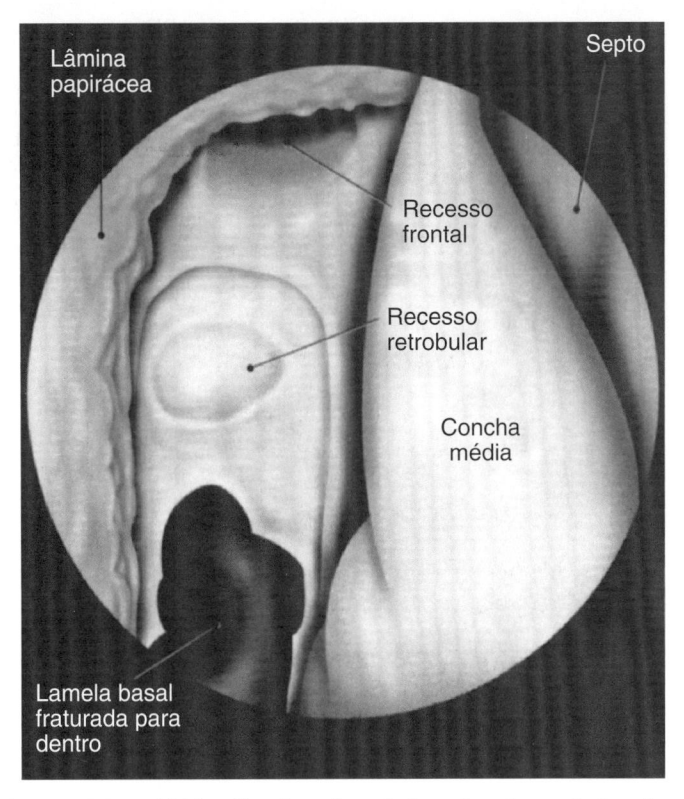

Fig. 15.6 Com a lâmina papirácea já identificada, a lamela basal pode ser fraturada para dentro com um fórceps ou microdesbridador, em um ponto imediatamente superior à porção horizontal. (*Reproduzido, com autorização, de Kennedy DW, Bolger WE, Zinreich SJ, eds. Diseases of the Sinuses: Diagnosis and Management. Hamilton: B.C. Decker Inc; 2001.*)

- Palpar o óstio do seio esfenoidal em posição imediatamente medial ao local onde se praticou a ressecção da concha superior.
- Alargar o óstio com um saca-bocados em cogumelo de Stammberger e saca-bocados rotatório de esfenoide de Hajek.

Cirurgia do recesso frontal (tipo 1 de Draf)

Dada a dificuldade imposta pelas relações anatômicas, é muito importante revisar novamente a TC antes de trabalhar na região do seio frontal, o qual pode ser abordado como se segue:

- Dissecar ao longo da base do crânio em sentido posteroanterior, esqueletomizando a parede orbitária medial.
- Ter em mente que a artéria etmoidal anterior encontra-se tipicamente em situação posterior às células etmoidais supraorbitárias e pode cruzar até 4 mm abaixo da base do crânio.
- Permanecer lateralmente próximo à parede orbitária medial (onde a base do crânio é mais espessa).
- Após a abertura do recesso, procurar cuidadosamente pela abertura do seio frontal — tipicamente medial, embora isto seja variável.

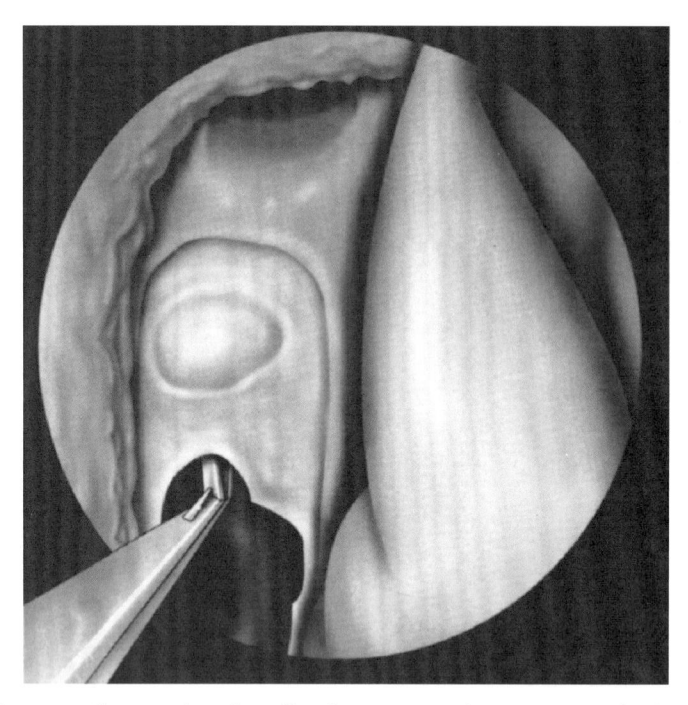

Fig. 15.7 Fórceps de preensão superior são utilizados para sentir o espaço atrás das partições ósseas antes que sejam removidas superiormente e em direção à parede orbitária medial. (*Reproduzido, com autorização, de Kennedy DW, Bolger WE, Zinreich SJ, eds. Doenças dos Seios: Diagnóstico e Conduta. Hamilton: B.C. Decker Inc., 2001*).

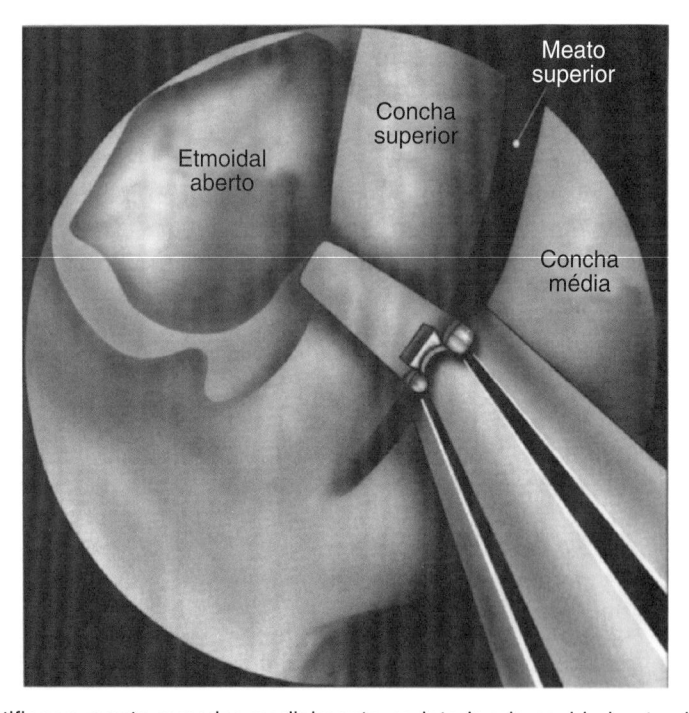

Fig. 15.8 Após identificar o meato superior medialmente no interior da cavidade etmoidal direita, a parte inferior da concha superior é removida com fórceps de corte reto (*Reproduzido, com autorização, de Kennedy DW, Bolger WE, Zinreich SJ, eds. Diseases of the Sinuses: Diagnosis and Management. Hamilton: B.C. Decker Inc; 2001.*)

- Um pequeno palpador ou uma cureta de recesso frontal podem ser usados para palpar a abertura, mas um aplicador de Farrell sem algodão, dobrado no ângulo apropriado, constitui excelente sonda.
- Em seguida, uma cureta deve ser introduzida, e o teto ósseo da eminência nasal fraturado anterior e lateralmente, conforme a abertura seja posterior ou medial (Fig. 15.9).
- Os fragmentos ósseos devem ser exaustiva e meticulosamente removidos, tendo o cuidado de evitar o arrancamento da mucosa.
- Documentar fotograficamente a abertura do seio frontal para posterior comparação.

Sinusotomia frontal tipo 2 de Draf

Em uma sinusotomia Draf 2A, o seio frontal é aberto entre a lâmina papirácea e a inserção da concha média. Em uma Draf 2B, o seio frontal é aberto medialmente para a concha média mediante a remoção da inserção mais anterior da concha média à base do crânio. É melhor reservar o procedimento de Draf 2B à revisão de procedimentos em que (1) a porção anterior da concha média se torna osteítica e tende a cicatrizar lateralmente, bem como (2) o óstio interno do seio frontal é pequeno.

Sinusotomia frontal tipo 3 de Draf

Também conhecida como sinusotomia frontal transeptal ou procedimento endoscópico de Lothrop modificado, esta operação remove parte do septo nasal e parte do septo do seio frontal de modo a criar uma grande abertura acessível a partir de ambos os lados do nariz (Fig. 15.10). Ainda que tal operação

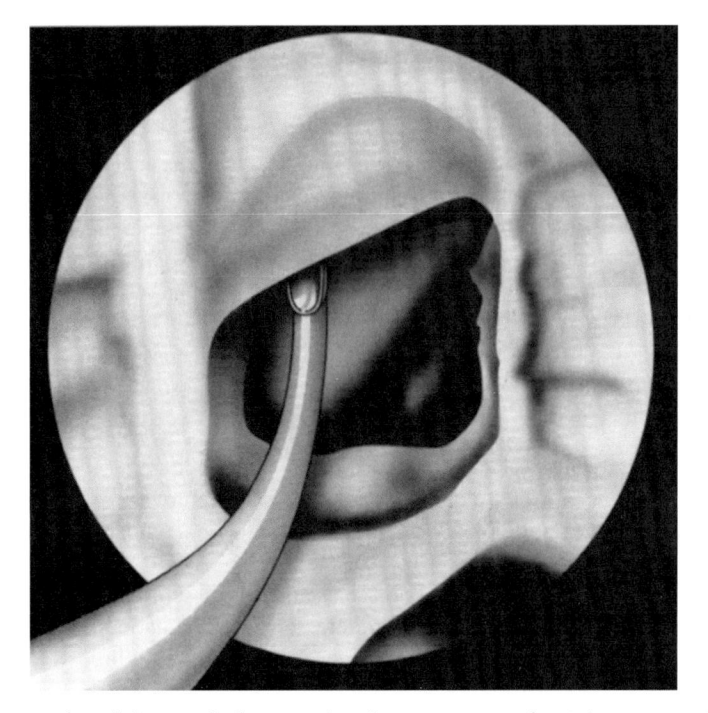

Fig. 15.9 Usando um endoscópio angulado para visualizar o recesso frontal, uma cureta curva pode ser introduzida posteriormente à eminência nasal e anteriormente ao teto da célula fraturada ("descascando o ovo"). (*Reproduzido, com autorização, de Kennedy DW, Bolger WE, Zinreich SJ, eds. Diseases of the Sinuses: Diagnosis and Management. Hamilton: B.C. Decker Inc; 2001.*)

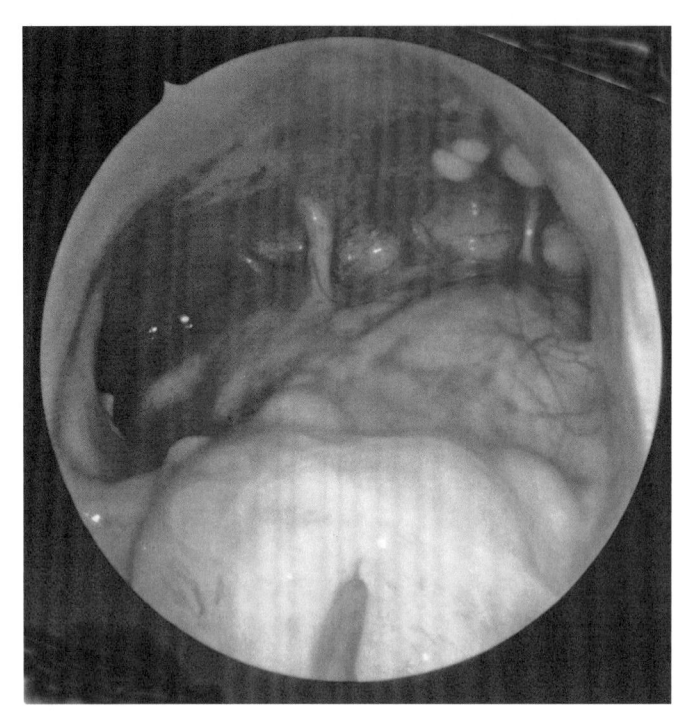

Fig. 15.10 Visão endoscópica dos seios frontais 5 anos após um procedimento de Draf 3 para um papiloma invertido extenso (endoscópio de 45°). No momento da cirurgia, o tumor estava extensamente ligado à parede anterior, tendo sido desbastado com uma broca de diamante de 70°.

possa ser realizada com um mínimo de perda da mucosa quando a anatomia é favorável (um seio frontal com extensa pneumatização posterior, superiormente ao septo nasal), na maior parte dos casos o uso de uma broca será necessário, ocorrendo perda da mucosa e exposição óssea extensas. Assim, é melhor reservar esta operação para situações em que os procedimentos endoscópicos mais conservadores e testados pelo tempo falharam, já que requer anatomia favorável na região do óstio do seio frontal (uma largura anteroposterior de pelo menos 5 mm).

Mesmo em mãos hábeis, este procedimento tem resultado em taxas de complicações de até 10%, como os extravasamentos de LCR e o pneumoencéfalo;[28] por isso, deve ser levado a cabo apenas por cirurgiões hábeis em tal procedimento. Os passos básicos do procedimento são:

- Avaliar cuidadosamente as imagens axiais e coronais obtidas por TC para avaliar a adequação anatômica e a extensão do osso que pode ser necessário remover com a broca.
- Identificar a base do crânio posteriormente de cada lado e acompanhá-la para diante até o interior de cada recesso frontal.
- Após injeção, fenestrar e remover a parte mais anterior do septo nasal superior.
- Usando o recesso frontal como guia, e preferentemente orientado pelas imagens, remover o osso do assoalho do seio frontal bilateralmente (com saca-bocados ou broca).

- Estender lateralmente a abertura, removendo quaisquer inserções anteriores residuais da concha média. Em geral, é melhor olhar com um endoscópio através de uma narina e instrumentar pela outra, usando a abertura do septo para a visualização.
- Remover o septo intersinusal do seio frontal tão amplamente quanto possível. O tamanho da abertura frontal criada depende do grau do espessamento ósseo e da inflamação mucosa presente.
- Tal como as aberturas feitas em outros seios, é importante que todo o osso osteítico em torno da abertura seja removido e que a abertura se comunique com o óstio natural, se quisermos obter uma boa depuração mucociliar e evitar a obliteração subsequente.

Manipulação do septo nasal

O septo nasal é abordado durante a cirurgia dos seios da face quando é notavelmente desviado de modo a interferir significativamente no fluxo aéreo nasal, ou quando o desvio é tal que o acesso à inserção anterossuperior da concha média não se mostra possível com um endoscópio a 0°. Tipicamente, uma etmoidectomia é realizada primeiro sobre o lado mais amplo, e em seguida o septo é abordado por meio de incisão feita no mesmo lado da etmoidectomia realizada previamente, de modo a evitar o sangramento desnecessário sobre o endoscópio, durante a segunda etmoidectomia.

As correções do septo são mais bem obtidas durante a CEFSS mediante abordagem endoscópica,[29] o que permite que o septo nasal desviado seja abordado sob excelente visualização, sem a necessidade de fotóforo ou troca de instrumentação. Após praticar uma incisão sob a iluminação fotóforo e iniciar a elevação do retalho, os retalhos devem continuar a ser elevados com um aspirador-descolador, sendo a ressecção osteocartilaginosa realizada da maneira habitual. Um saca-bocados ortopédico Acufex de 1 mm é particularmente útil para este fim. A reconstrução do septo, quando necessária, pode ser feita após a segunda etmoidectomia mediante a colocação de cartilagem esmagada no interior do bolso septal. Em seguida, os retalhos septais devem ser suturados em acolchoado com sutura crômica corredia feita com agulha pequena e reta.

Tamponamento

Em geral, o tamponamento pós-operatório é minimizado após a CEFSS. Uma pequena esponja para seios da face Merocel, colocada no meato médio, ajuda na medialização da concha média, absorve sangue e proporciona um tamponamento delicado. Quando há sangramento significativo, é nossa preferência não realizar um tamponamento nasal apertado, mas cauterizar o local de sangramento com um cautério de sucção unipolar ou cautério bipolar, dependendo do local de origem.

A cirurgia endoscópica dos seios da face para neoplasias e defeitos da base do crânio

As diretrizes gerais para as *mucoceles* são:

- Identificar a base do crânio posteriormente (para o frontal).
- Marsupializar amplamente, removendo o osso osteítico da abertura.
- Fazer o canal da abertura com o osso circundante.

As diretrizes gerais para os *papilomas invertidos* são:

- Obter permissão para converter em procedimento aberto.
- Identificar meticulosamente o(s) local(is) de implantação do tumor.
- Remover ou desbastar o osso no(s) local(is) de implantação do tumor.

- Converter em abordagem aberta quando não se pode acessar adequadamente o(s) local(is) de implantação.
- Criar uma cavidade amplamente patente que permita o fácil controle endoscópico a longo prazo.

As diretrizes gerais para as *fístulas liquóricas* são:

- Considerar a instalação de um dreno lombar para as fístulas decorrentes da elevação da pressão intracraniana.
- Esqueletomizar os seios e a base do crânio em torno do defeito.
- As encefaloceles devem ser reduzidas apenas com cautério bipolar.
- Arrancar a mucosa em torno do defeito para permitir a aderência de um enxerto de superposição.
- Se um dreno lombar tiver sido colocado no pré-operatório, a drenagem de 20 a 30 mℓ de LCR antes do posicionamento do enxerto diminuirá o fluxo através do defeito e poderá ajudar o enxerto a selar o extravasamento.
- Enxertos mucoperiósteos livres, coletados do septo nasal, pegam extremamente bem, mas podem ser suplementados pelo posicionamento intracraniano de osso ou cartilagem septal, osso da mastoide ou, em certas situações, fáscia.
- Múltiplas camadas de tamponamento absorvível devem ser colocadas, seguidas por uma esponja Merocel removível.
- O acesso aos defeitos do seio frontal inferior pode ser facilitado por um procedimento de Draf 3. Entretanto, os defeitos dos seios frontal e etmoidal supraorbitário podem requerer uma abordagem externa.
- O acesso a certos defeitos do seio esfenoidal pode ser facilitado pela ressecção do septo nasal posterior e septo intersinusal. Os defeitos localizados lateralmente podem ser abordados mediante a ligação ou cauterização da artéria maxilar interna e uma abordagem transpterigóidea.[30]

EVITANDO E TRATANDO AS COMPLICAÇÕES

Prevenção do sangramento

- Aplicar cuidadosa vasoconstrição tópica e infiltrativa.
- Minimizar o traumatismo da mucosa, especialmente o da mucosa nasal anterior.
- Evitar o traumatismo da artéria etmoidal anterior. Aproximadamente 40% delas são deiscentes, pois a artéria descreve um trajeto por baixo do teto do etmoide, ao longo de um mesentério ósseo, em alguns casos de 1 a 3 mm do teto.[31] Deve-se ter cuidado de não tomar erroneamente a artéria pelo septo ósseo de uma célula etmoidal e tentar a sua ressecção.
- Limitar a dissecção na região da artéria esfenopalatina e seus ramos. Deve-se ter o cuidado, ao penetrar os etmoidais posteriores, de evitar o prolongamento inferior da dissecção da lamela basal, o que pode resultar em sangramento, já que, na maior parte dos pacientes, a artéria esfenopalatina passa logo atrás da face inferior da lamela basal.
- Quando, durante a cirurgia, o sangramento persistir de modo a interferir na visualização, será mais seguro interromper o procedimento e, se necessário, retomá-lo em ocasião posterior.

Conduta no sangramento intraoperatório

- Tamponar a cavidade cirúrgica com compressas de algodão embebidas em vasoconstritores.
- Os sangramentos persistentes ou o sangramento originário das artérias esfenopalatina, etmoidais anterior e posterior ou de seus ramos podem requerer um pequeno tamponamento de colágeno microfibrilar ou eletrocautério.
- O uso de um dispositivo Endoscrub (Medtronic-Xomed Inc., Jacksonville, Flórida) para limpar o sangue das lentes do endoscópio é extremamente útil para assegurar uma boa visualização e, assim, reduzir as complicações decorrentes do sangramento.

Conduta na epistaxe pós-operatória

- Aplicação de agentes vasoconstritores hemostáticos tópicos.
- Localização endoscópica do local de sangramento e tratamento com eletrocautério ou tamponamento direto.
- Considerar a ligação ou embolização arterial para os casos refratários.

Prevenção da lesão orbitária

- Identificar a lâmina orbitária positivamente e fazê-lo cedo durante a dissecção.
- Inicialmente, limitar a dissecção na face lateral das células etmoidais mais posteriores e no esfenoide, para evitar o traumatismo do nervo óptico, o que é extremamente importante nos casos em que a célula esfenoetmoidal (de Onodi) está presente.
- Identificar e preservar a artéria etmoidal anterior. Se esta artéria for inadvertidamente seccionada durante a cirurgia, a porção lateral do vaso poderá retrair-se para dentro da órbita, e o sangramento resultante determinar um significativo hematoma orbitário.

Conduta nas complicações orbitárias

- Quando a lâmina papirácea é penetrada durante a etmoidectomia intranasal, e a gordura orbitária exposta, a dissecção adicional deve ser interrompida na região imediata, e a gordura não deve ser removida ou ressecada.
- Monitorar quanto aos sinais de hematoma orbitário, como edema e equimose da pálpebra e proptose. A visão deverá ser monitorada se o paciente estiver sob anestesia local.
- Em todos os casos em que a lâmina papirácea foi violada, o tamponamento apertado da cavidade etmoide é proibido, já que isso pode aumentar a pressão intraorbitária.
- Quando se suspeita de hematoma orbitário e há um súbito e significativo início de proptose progressiva, pode rapidamente ocorrer uma "síndrome compartimental". Para diminuir a pressão no interior da órbita, realizar inicialmente uma cantotomia e uma cantólise, e, em seguida, prosseguir com a descompressão orbitária, consultando a oftalmologia.
- Para os hematomas orbitários menores decorrentes de sangramento capilar e não-arterial, remover o tamponamento nasal, monitorar a visão e consultar a oftalmologia. Deve-se considerar o recurso a medidas clínicas, como timolol tópico, acetazolamida intravenosa, manitol, esteroides em altas doses, massagem do globo e TC.

Prevenção das lesões da base do crânio

- Identificar positivamente o teto do etmoide e, em seguida, trabalhar anteriormente, palpando para trás as partições ósseas antes de sua remoção.
- Usar instrumentos de corte reto para remover as partições ligadas à base do crânio.
- Usar um endoscópio a 0° para reduzir a possibilidade de desorientação associada aos endoscópios angulados. Depois que a base do crânio for identificada, um endoscópio de 30° poderá ser usado com mais segurança.
- Ao dissecar ao longo do teto do etmoidal, ter cautela ao limpar o tecido de sua face medial.

Conduta da lesão intraoperatória da base do crânio/rinorreia de líquido cefalorraquidiano

- Inspecionar a área mediante endoscopia, para determinar o local e tamanho da lesão, bem como determinar se ocorreu lesão intradural.
- Considerar consultas à neurocirurgia e infectologia.

- Rebater a mucosa do seio adjacente para o local da fístula liquórica por vários milímetros.
- Superpor um enxerto mucoso nasal livre ao local do extravasamento.
- Firmar o enxerto por meio de várias camadas de tamponamento à base de colágeno absorvível e esponjas Merocel.
- Considerar a realização de TC pós-operatória do crânio, para excluir a possibilidade de sangramento intracraniano.

Rinorreia de líquido cefalorraquidiano pós-operatória

Recomendamos o reparo em todos os indivíduos em que se identifica uma fístula pós-operatória de LCR (Fig. 15.11). Embora o tratamento conservador seja o repouso no leito, e a drenagem lombar já tenha sido tentada com pequenos extravasamentos de LCR, a incidência descrita de meningite é de 29% no acompanhamento a longo prazo das fístulas liquóricas conduzidas clinicamente.[32]

CUIDADOS PÓS-OPERATÓRIOS

Tratamento clínico

- A cobertura antibiótica deve ser iniciada na sala de operação com base nas culturas pré-operatórias ou de modo a fornecer cobertura para os organismos mais frequentemente encontrados.
- Aerossóis de solução salina e esteroides tópicos devem ser instituídos no período pós-operatório imediato. Os esteroides tópicos devem ser mantidos até que a cavidade esteja normal à endoscopia.

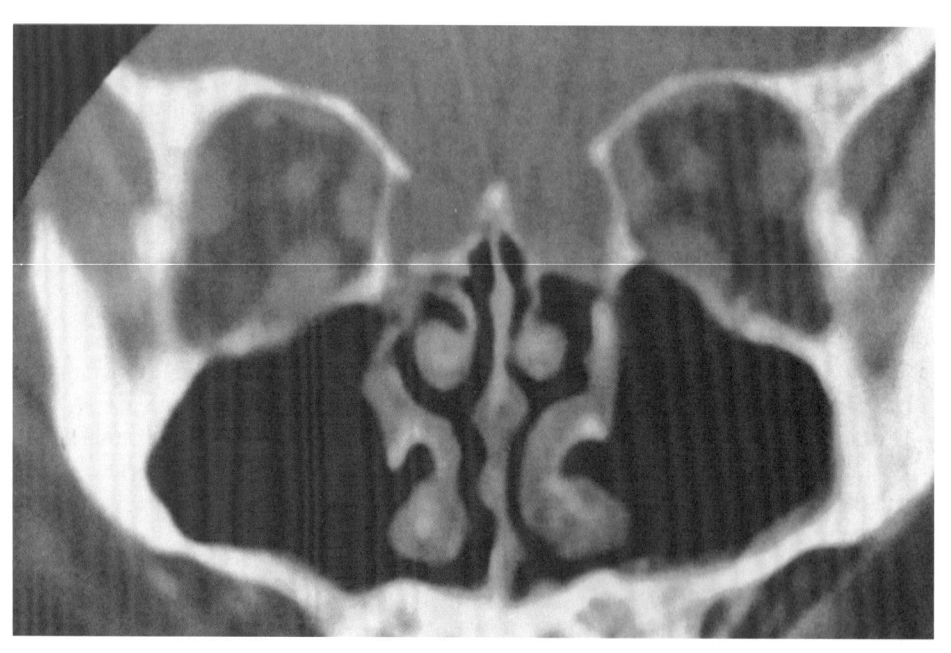

Fig. 15.11 TC coronal de paciente com queixas de anosmia, congestão nasal crônica e secreção após cirurgia prévia em outra instituição. A endoscopia nasal demonstrou massas de tecido mole bilaterais, e a TC mostra defeitos no teto do etmoidal, bilateralmente. A RM confirmou encefaloceles bilaterais. TC, tomografia computadorizada; RM, ressonância magnética. (*Reproduzido, com autorização, de Kennedy DW, Bolger WE, Zinreich SJ, eds. Diseases of the Sinuses: Diagnosis and Management. Hamilton: B.C. Decker Inc; 2001.*)

- Os esteroides orais, quando necessários, devem ser reduzidos durante o período pós-operatório, com base na aparência endoscópica da mucosa.
- Quando há evidências de aumento da inflamação em qualquer momento durante o período de cura pós-operatória, a cavidade deve ser novamente submetida a culturas sob visualização endoscópica, e os antibióticos modificados apropriadamente.

Como o local mais comum de doença persistente é o recesso frontal, considerar, ao empregar esteroides em aerossol, o uso de uma das várias posições que facilitam a liberação de esteroide para este local, como a posição de genuflexão com a cabeça para baixo de Moffat, a posição de Mygind (supina com a cabeça estendida) ou a posição de decúbito lateral com a cabeça para baixo (DLCB). É mais fácil instilar gotas na posição de Mygind, mas a posição de DLCB é a que tende a produzir menor desconforto.[33] As irrigações nasais são agora parte rotineira dos cuidados pós-operatórios, mas não as iniciamos no período pós-operatório imediato, para reduzir a possibilidade de introdução de organismos Gram-negativos. Durante os primeiros anos de pós-operatório, os pacientes com mucosa reativa podem requerer cursos curtos de antibióticos e esteroides orais, com a finalidade de evitar a doença mucosa recorrente e a sinusite bacteriana após infecção respiratória viral alta.

Conduta local com a cavidade pós-operatória

- As esponjas Merocel devem ser tipicamente removidas no primeiro dia de pós-operatório, e as cavidades aspiradas sob anestesia local, de modo a se manterem livres de sangue. No caso do reparo de uma fístula liquórica, esperamos 1 semana antes de remover o tamponamento.
- A endoscopia nasal e a limpeza da cavidade devem ser repetidas semanalmente até que a cavidade esteja cicatrizada. A cada visita, as crostas devem ser desbridadas, a cavidade examinada quanto à presença de áreas de inflamação persistente, e fragmentos residuais de osso osteítico removidos. As cicatrizações devem ser desbridadas, e particular atenção deve ser dada à importantíssima região do recesso frontal.
- Após o reparo de uma fístula liquórica, deve-se realizar um desbridamento mínimo da área, até que o enxerto tenha cicatrizado. Entretanto, as cavidades abertas dos seios em torno ao reparo devem ser desbridadas do modo habitual.

Após a cirurgia endoscópica dos seios, os sintomas, com exceção da rinorreia pós-nasal, habitualmente se resolvem cedo. A dor e pressão no período pós-cirúrgico são incomuns, devendo ser consideradas um sinal de infecção persistente ou inflamação que indica intervenção adicional. O olfato é o mais sensível indicador de doença persistente ou recorrente. De fato, os pacientes deverão ser instruídos a atentar para o seu olfato e procurar tratamento médico adicional bem como exame endoscópico de acompanhamento, se experimentarem uma significativa redução de sua capacidade olfatória. Os avanços da endoscopia nasal, das imagens radiológicas, dos tratamentos clínicos e da técnica cirúrgica permitiram importante melhora na conduta destes pacientes. Entretanto, a doença recalcitrante dos seios da face é um problema especial e continua a aguardar novas abordagens terapêuticas.

Como a RSC se mostra uma doença multifatorial, a cirurgia constitui, na maior parte dos pacientes, apenas uma pequena parte da conduta global. Após a cirurgia e o tratamento clínico no período pós-operatório, os pacientes requerem acompanhamento prolongado endoscópico quanto a evidências de doença persistente ou recorrente. Na maior parte dos casos, já há, no paciente em pós-operatório, evidências endoscópicas de doença bem antes do retorno dos sintomas.

Referências

1. Schaeffer JP. *The Nose, Paranasal Sinuses, Nasolacrimal Passageways and Olfactory Organ in Man: A Genetic, Developmental, and Anatomico-Physiological Consideration.* Philadelphia, PA: P. Blakiston's Son & Co; 1920.
2. Libersa C, Laude M, Libersa JC. The pneumatization of the accessory cavities of the fossae during growth. *Anat Clin.* 1981;2:265–73.
3. Kasper KA. Nasofrontal connections: A study based on one hundred consecutive dissections. *Arch Otolaryngol.* 1936;23:322–44.
4. Vidic B. The postnatal development of the sphenoidal sinus and its spread into the dorsum sellae and posterior clinoid processes. *Am J Rhinol.* 1968;104:177–183.
5. Bingham B, Wang RG, Hawke M, *et al.* The embryonic development of the lateral nasal wall from 8 to 24 weeks. *Laryngoscope.* 1991;101: 912–997.
6. Wang RG, Jiang SC, Gu R. The cartilaginous nasal capsule and embryonic development of human paranasal sinuses. *J Otolaryngology.* 1994;23:239–43.
7. Bolger WE, Mawn C. Analysis of the suprabullar and retrobullar recesses for endoscopic sinus surgery. *Ann Otol Rhinol Laryngol.* 2001;110(Suppl186):1–14.
8. Naumann H. Pathologic anatomy in chronic rhinitis and sinusitis. In: *Proceedings VIII International Congress of Oto-rhino-laryngology.* Amsterdam: Excerpta Medica 80; 1965.
9. Keros P. On the practical value of differences in the level of the lamina cribrosa of the ethmoid. *Z. Laryngologie, Rhinologie, Otologie Ihre Grenzgeb.* 1962;41:808–813.
10. Onodi A. *The Optic Nerve and the Accessory Sinuses of the Nose.* London, England: Bailliere, Tindall and Cox; 1910;1–26.
11. Kennedy DW, Zinreich SJ, Hassab MJ. The internal carotid artery as it relates to endonasal sphenoethmoidectomy. *Amer J Rhinology.* 1990; 4(1):7–12.
12. Ponikau JU, Sherris DA, Kern EB, *et al.* The diagnosis and incidence of allergic fungal sinusitis. *Mayo Clin Proc.* 1999;74(9):877–84.
13. Shin SH, Ponikau JU, Sherris DA, *et al.* Chronic rhinosinusitis: An enhanced immune response to ubiquitous airborne fungi. *J Allergy Clin Immunol.* 2004;114(6):1369–75.
14. Schubert MS. A superantigen hypothesis for the pathogenesis of chronic hypertrophic rhinosinusitis, allergic fungal sinusitis, and related disorders. *Ann Allergy Asthma Immunol.* 2001;87(3):181–8.
15. Perloff JR, Gannon FH, Bolger WE, *et al.* Bone involvement in sinusitis: An apparent pathway for the spread of disease. *Laryngoscope.* 2000; 110(12):2095–9.
16. Bent JP, Kuhn FA. Diagnosis of allergic fungal sinusitis. *Otolaryngol Head Neck Surg.* 1994; 111(5):580–8.
17. Szczeklik A, Stevenson DD. Aspirin-induced asthma: Advances in pathogenesis, diagnosis, and management. *J Allergy Clin Immunol.* 2003;111(5):913–21.
18. Senior BA, Kennedy DW, Tanabodee J, *et al.* Long-term impact of functional endoscopic sinus surgery on asthma. *Otolaryngol Head Neck Surg.* 1999;121(1):66–8.
19. Gassner HG, Ponikau JU, Sherris DA, *et al.* CSF Rhinorrhea: 95 consecutive surgical cases with long-term follow-up at the Mayo Clinic. *Am J Rhinol.* 1999;13:439–447.
20. Hubbard JL, McDonald TJ, Pearson BW, *et al.* Spontaneous cerebrospinal fluid rhinorrhea: Evolving concepts in diagnosis and surgical management based on the Mayo Clinic experience from 1970 through 1981. *Neurosurgery.* 1985;16:314–21.
21. Schick B, Ibing R, Brors D, *et al.* Long-term study of endonasal duraplasty and review of the literature. *Ann Otol Rhinol Laryngol.* 2001;110: 142–7.
22. Kennedy DW. Functional endoscopic sinus surgery: Concepts, surgical indications and instrumentation. In: Kennedy DW, Bolger WE, Zinreich SJ. *Diseases of the Sinuses: Diagnosis and Management.* Hamilton, ON: B.C. Decker Inc; 2001:197–210.
23. Kennedy DW. *Functional endoscopic sinus surgery: Anesthesia, technique, and postoperative management.* In: Kennedy DW, Bolger WE, Zinreich SJ. *Diseases of the Sinuses: Diagnosis and Management.* Hamilton, ON: B.C. Decker Inc; 2001:211–221.
24. Wormald PJ, van Renen G, Perks J, *et al.* The effect of the total intravenous anesthesia compared with inhalational anesthesia on the surgical field during endoscopic sinus surgery. *Am J Rhinol.* 2005;19(5):514–20.
25. Wormald PJ, Athanasiadis T, Rees G, *et al.* An evaluation of effect of pterygopalatine fossa injection with local anesthetic and adrenalin in the control of nasal bleeding during endoscopic sinus surgery. *Am J Rhinol.* 2005;19(3):288–92.
26. Stammberger H. *Functional Endoscopic Sinus Surgery: The Messerklinger Technique.* Philadelphia, PA: B.C. Decker; 1991.

27. Orlandi RR, Lanza DC, Bolger WE, *et al.* The forgotten turbinate: the role of the superior turbinate in endoscopic sinus surgery. *Am J Rhinol.* 1999;13:251–259.
28. Schlosser RJ, Zachmann G, Harrison S, *et al.* The endoscopic modified Lothrop: Long-term follow-up on 44 patients. *Am J Rhinol.* 2002; 16:103–108.
29. Hwang PH, McLaughlin RB, Lanza DC, *et al.* Endoscopic septoplasty: Indications, technique, and results. *Otolaryngol Head Neck Surg.* 1999;120:678–682.
30. Bolger WE. Endoscopic transpterygoid approach to the lateral sphenoid recess: Surgical approach and clinical experience. *Otolaryngol Head Neck Surg.* 2005;133(1):20–6.
31. Floreani SR, Nair SB, Switajewski MC, *et al.* Endoscopic anterior ethmoidal artery ligation: A cadaver study. *Laryngoscope.* 2006;116(7):1263–7.
32. Bernal-Sprekelsen M, Alobid I, Mullol J, *et al.* Closure of cerebrospinal fluid leaks prevents ascending bacterial meningitis. *Rhinol.* 2005; 43(4):277–81.
33. Raghavan U, Jones NS. A prospective randomized blinded cross-over trial using nasal drops in patients with nasal polyposis: An evaluation of effectiveness and comfort level of two head positions. *Am J Rhinol.* 2006;20(4):397–400.

Apneia obstrutiva do sono 16

INTRODUÇÃO

A apneia obstrutiva do sono (AOS) é um distúrbio comum, mas não recém-descrito. Os profissionais de saúde tornam-se cada vez mais conscientes desta condição e do seu impacto na saúde. Em sua obra póstuma *Papers of the Pickwick Club* (1837), Dickens descreveu Joe, um homem obeso e sonolento que "adormece rapidamente e ronca enquanto espera à mesa". Além da síndrome pickwickiana clássica, a AOS pode afetar indivíduos obesos ou não. Cerca de 24% dos homens e 9% das mulheres preenchem os critérios polissonográficos requeridos ao diagnóstico desse distúrbio. Quando os dados obtidos com a polissonografia são combinados com os sintomas da apneia do sono (síndrome da apneia obstrutiva do sono; SAOS), as taxas de prevalência ficam em torno de 4% e 2% dos homens e das mulheres de meia-idade, respectivamente.[1] Estas taxas parecem ser um pouco menores na população pediátrica. A AOS é potencialmente perigosa, sendo relacionada com algumas situações clínicas desfavoráveis à saúde. Felizmente, existem métodos diagnósticos e opções terapêuticas facilmente aplicáveis.[2]

DEFINIÇÕES

O termo *distúrbio respiratório do sono* (DRS) refere-se a um grupo de distúrbios causados por padrões respiratórios anormais que interferem no sono, o que inclui roncos habituais, síndrome de resistência nas vias respiratórias superiores (SRVRS) e AOS. O ronco é o sintoma característico de todos esses distúrbios.

A *apneia* ("falta de respiração", originada do termo grego *pnei*, que significa "respirar") é definida pela cessação da respiração por 10 s ou mais.[3] Há controvérsias quanto à definição de hipopneia. Entretanto, a definição mais amplamente utilizada implica a redução de 50% ou mais no fluxo respiratório por 10 s ou mais, resultando em despertar do sono ou redução da saturação de oxiemoglobina em mais de 4%.[4] O índice de apneia (IA) refere-se ao número de episódios apneicos por hora de sono, enquanto o índice de hipopneia define o número de episódios hipopneicos por hora de sono. Como a apneia e a hipopneia produzem efeitos fisiológicos semelhantes, um índice utilizado mais comumente é o índice de apneia/hipopneia (IAH) ou índice de disfunção respiratória (IDR), que se refere ao número total de episódios de apneia e hipopneia por hora de sono. Os IDR (ou IAH) de cinco ou mais episódios por hora de sono definem a apneia do sono, enquanto os IDR de menos de cinco episódios por hora de sono são considerados normais.

Existem três padrões característicos de apneia. A apneia central está associada à interrupção do fluxo ventilatório em razão da ausência de esforço respiratório. A *apneia obstrutiva do sono* (AOS) é definida pela ausência de fluxo ventilatório apesar do esforço respiratório presente, como se pode evidenciar pela contração dos músculos respiratórios (p. ex., diafragma). A apneia mista inclui os componentes central e obstrutivo, geralmente com um elemento central inicial seguido do componente obstrutivo. O termo *síndrome da apneia obstrutiva do sono* (SAOS) descreve a existência de indícios objetivos de AOS combinados com sintomas relacionados com a privação de sono ou disfunção cardiopulmonar.

A *síndrome de resistência nas vias respiratórias superiores* (SRVRS) consiste no colapso parcial das vias respiratórias superiores e na redução do fluxo ventilatório com fragmentação do sono, despertar frequente e sonolência diurna apesar da inexistência de apneia, hipopneia ou insaturação de oxiemoglobina detectável. O significado clínico e os critérios essenciais ao diagnóstico desta síndrome não estão totalmente definidos, sendo seu tratamento determinado em grande parte pela gravidade dos sintomas.

Os indivíduos com roncos persistentes buscam atendimento médico porque os roncos ruidosos perturbam o sono dos seus companheiros de leito; contudo, estes casos não preenchem os critérios definidos para a SRVRS ou a AOS.[5]

FISIOPATOLOGIA DA APNEIA OBSTRUTIVA DO SONO

As vias respiratórias da orofaringe e hipofaringe têm pouca ou nenhuma sustentação rígida ou óssea, e sua patência depende da atividade dos músculos dilatadores da faringe, dentre os quais os mais importantes são o genioglosso (GG) e o tensor do véu palatino (TP).

Os pacientes com SAOS têm estreitamento anatômico das vias respiratórias superiores. A inspiração através das vias respiratórias estreitas provoca a aceleração do fluxo ventilatório (efeito Venturi) e gera pressão negativa na periferia da corrente de ar inspirada. Quanto mais rápido o fluxo ventilatório, maior o vácuo parcial ou a pressão negativa (princípio de Bernoulli). No estado de vigília, conforme demonstrado por exames eletromiográficos (EMG), essa pressão negativa gerada pelos pacientes com SAOS é compensada pela acentuação das atividades dos músculos GG e TP para manter as vias respiratórias patentes. Durante o sono, tal compensação neuromuscular é perdida, e a atividade muscular volta ao mesmo nível detectado nos indivíduos sem SAOS.[6] A redução do tônus muscular é mais pronunciada durante a fase de movimentos oculares rápidos (REM) do sono. A combinação de estreitamento anatômico com perda do controle neuromuscular provoca o colapso das vias respiratórias e a cessação do fluxo ventilatório.[7]

A obstrução nasal foi implicada na patogenia dos DRS, inclusive a SAOS.[7] A alternância da respiração para a via oral modifica a dinâmica das vias respiratórias superiores e predispõe ao seu colapso. O efeito estimulante do fluxo ventilatório nasal sobre a respiração é abolido. Além disso, o bloqueio nasal aumenta a pressão inspiratória negativa e acentua o colapso das vias respiratórias anatomicamente alteradas.

Os roncos são gerados por vibrações dos tecidos moles da faringe, produzidas pela resistência encontrada pela coluna de ar em movimento rápido. A força do ar inspirado e a resistência encontrada determinam a intensidade dos roncos, enquanto a agudeza e o tom são determinados pela espessura e consistência dos tecidos vibrando.[8] A borda posterior do palato mole, a úvula e os pilares amigdalianos são os locais mais comuns da geração dos roncos.

A hipoxia e a hipercapnia resultam da cessação ou redução do fluxo ventilatório durante os episódios de apneia ou hipopneia. O indivíduo precisa fazer mais esforço inspiratório para superar a resistência das vias respiratórias durante esses episódios. A combinação de hipoxia, hipercapnia e maior esforço ventilatório provoca a fragmentação do sono e o despertar frequente. Durante esses episódios, o paciente hiperventila para corrigir os desequilíbrios dos gases sanguíneos, volta a dormir, e o ciclo recomeça (Fig. 16.1).

CONSEQUÊNCIAS CLÍNICAS DA APNEIA DO SONO

O sono pode ser acentuadamente perturbado pelos despertares repetitivos necessários para acabar com os episódios de apneia e hipopneia, bem como os intervalos cíclicos de hipoxia e hipercapnia. Estas alterações são responsáveis pelos efeitos clínicos observados (Quadro 16.1).

Sonolência diurna

Os DRS acordam o paciente várias vezes durante a noite. Em geral, esses pacientes não têm consciência de tais episódios porque são muito breves. Entretanto, as referidas alterações comprometem

ACORDADO
(Vias respiratórias anatomicamente pequenas)
(Hipertonia compensatória dos dilatadores faríngeos)

DORMINDO

Hipotonia dos músculos dilatadores da faringe

↓

Obstrução/colapso das vias respiratórias

↓

Apneia obstrutiva

↓

Hipoxia e hipercapnia

↓

Aumento do esforço respiratório

↓

Interrupção do sono

↑

Recuperação do tônus dos músculos dilatadores da faringe

↑

Vias respiratórias patentes

↑

Correção da hipoxia e da hipercapnia

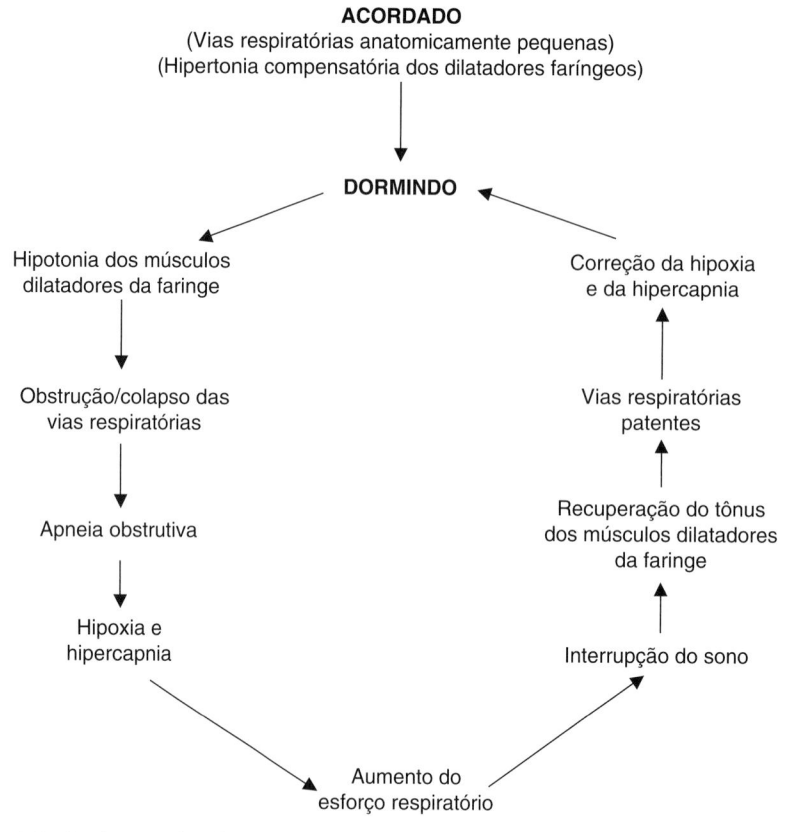

Fig. 16.1 Fisiopatologia da apneia obstrutiva do sono.

QUADRO 16.1 CONSEQUÊNCIAS CLÍNICAS DA APNEIA OBSTRUTIVA DO SONO

Fragmentação do sono

Sonolência diurna
Fadiga diurna
Cefaleia matutina
Acidentes automobilísticos
Acidentes de trabalho e baixo desempenho ocupacional
Depressão
Discórdia familiar

Consequências cardiovasculares

Hipertensão sistêmica
Doença arterial coronariana
Arritmia cardíaca
Acidentes vasculares encefálicos
Hipertensão pulmonar e *cor pulmonale*
Policitemia

Expectativa de vida abreviada/maior mortalidade

o efeito reparador do sono, razão pela qual os pacientes se queixam de sonolência e fadiga diurnas excessivas, apesar de passarem horas suficientes (e, em alguns casos, mesmo em excesso) na cama. Essa sonolência diurna pode ter consequências significativas. Os pacientes com a SAOS têm incidências mais altas de colisões automobilísticas, acidentes no trabalho, baixo desempenho profissional, depressão, discórdia familiar e redução global da qualidade de vida.

Os sintomas causados pela sonolência diurna excessiva podem ser quantificados objetivamente pelo teste múltiplo de latência do sono (TMLS), geralmente realizado depois da polissonografia durante a noite inteira. O paciente tem a oportunidade de tirar quatro ou cinco cochilos em uma sala silenciosa e com iluminação reduzida. A *latência do sono* é definida pelo tempo decorrido desde que as luzes são apagadas e o início do sono em qualquer estágio.[9] Nos indivíduos normais, a latência média do sono varia de 10 a 15 min quando eles têm a oportunidade de tirar quatro ou cinco cochilos. Nos pacientes com apneia do sono ou narcolepsia e sonolência grave, a latência até o início do sono é de 5 min ou menos. As latências médias entre 5 e 10 min são compatíveis com sonolência leve a moderada. Os estágios do sono durante esses cochilos ajudam a diferenciar os diversos distúrbios do sono que podem causar sonolência diurna.

Consequências cardiovasculares

A disfunção cardiovascular é o segundo grupo principal de morbidade causada pela apneia do sono.

Estudos mostraram que até 50% dos pacientes com a SAOS têm hipertensão sistêmica. Alguns autores demonstraram que a pressão arterial matutina média aumenta quase linearmente de acordo com o aumento dos episódios de apneia dos pacientes com ou sem obesidade. Recentemente, a hipertensão foi associada a todos os tipos de distúrbio do sono, inclusive roncos habituais.[10] A fisiopatologia desse distúrbio hipertensivo ainda não foi esclarecida, mas pode estar relacionada com a hiperatividade do sistema nervoso simpático, evidenciada nos pacientes com a SAOS.

As arritmias cardíacas também foram associadas à SAOS. A bradiarritmia é mais comum, sendo provavelmente secundária à hipertonia vagal observada em resposta à apneia. A taquiarritmia ventricular ou supraventricular pode ser evidenciada nos pacientes com hipoxemia grave. A hipoxemia, as arritmias e a elevação da pressão arterial sistêmica podem causar isquemia e, possivelmente, infarto do miocárdio. Alguns autores demonstraram níveis mais altos de proteína C reativa — um marcador inflamatório associado às doenças cardiovasculares — nos pacientes com AOS.[11]

Hipertensão pulmonar, policitemia e *cor pulmonale* podem ser causadas pela hipercapnia e hipoxemia evidenciadas nos pacientes com SAOS grave. Além disso, os pacientes com DRS têm risco mais alto de sofrer acidentes vasculares encefálicos, mesmo que não apresentem a SAOS.

As consequências finais são mortalidade mais alta e expectativa de vida menor para os pacientes com a SAOS, principalmente para aqueles que apresentam IDR de mais de 20 episódios por hora de sono.[12]

FATORES DE RISCO PARA A APNEIA OBSTRUTIVA DO SONO

A obesidade é o fator de risco associado mais comumente à SAOS, o que é atribuído principalmente à distribuição da gordura na parte superior do corpo, refletida na circunferência do pescoço. As circunferências cervicais superiores a 42 cm nos homens e 40 cm nas mulheres estão associadas ao desenvolvimento da SAOS. O índice de massa corporal (IMC) é um indicador de obesidade, podendo ser calculado dividindo o peso em quilogramas pelo quadrado da estatura em metros.

Os homens têm maior risco de desenvolver a SAOS, e a razão entre o sexo masculino e o feminino varia de 2:1 a 10:1. Por outro lado, com o envelhecimento, esta síndrome torna-se mais prevalente nos dois sexos, especialmente depois dos 65 anos.

As anormalidades anatômicas que estreitam as vias respiratórias superiores predispõem à SAOS. São exemplos destas anormalidades a obstrução nasal, hipertrofia adenoamigdaliana, macroglossia, micrognatismo e retrognatismo.

A história familiar de apneia obstrutiva aumenta o risco de desenvolver tal distúrbio. O risco aumenta proporcionalmente ao número de familiares acometidos, sendo quatro vezes maior quando três parentes têm o distúrbio.

Alguns estudos demonstraram que os sedativos provocam ou agravam a apneia do sono, porque estes fármacos reduzem o tônus dos músculos dilatadores da faringe. Além disso, os sedativos prolongam os episódios de apneia porque aumentam o limiar de despertar. Efeitos semelhantes foram associados à ingestão de álcool. O tabagismo também é um fator de risco para desenvolver a apneia do sono, porque os tabagistas têm maior risco que os ex-fumantes, embora ambos possuam maior risco que os indivíduos que nunca fumaram.

As doenças endócrinas, como hipotireoidismo e acromegalia, predispõem ao desenvolvimento da AOS. O tratamento de reposição com hormônio tireoidiano pode reduzir a gravidade da apneia independentemente de alterações do peso. Outros distúrbios que aumentam o risco de desenvolver a AOS são a amiloidose (principalmente em razão da macroglossia), síndrome de Marfan, síndrome de Down e distúrbios neuromusculares, como a síndrome pós-pólio, distrofia muscular e cifoescoliose (Quadro 16.2).

AVALIAÇÃO CLÍNICA

História

A primeira etapa da avaliação dos indivíduos sob suspeita de ter apneia do sono é a história clínica detalhada. O médico deve perguntar aos pacientes como são seus hábitos de sono e se têm sonolência e fadiga diurnas. É importante diferenciar entre sonolência e condições como o cansaço, que pode ser atribuído a outros problemas clínicos, como depressão, anemia, hipotireoidismo ou insuficiência cardíaca. Alguns questionários (como a Escala de Sonolência de Epworth) podem ser usados na tentativa de avaliar a gravidade da sonolência. Esse questionário é um instrumento de autoavaliação, o qual pede

---

QUADRO 16.2 FATORES DE RISCO PARA A APNEIA OBSTRUTIVA DO SONO

Obesidade
Sexo masculino
Idade
Anormalidades anatômicas da face
   Obstrução nasal
   Hipertrofia adenoamigdaliana
   Macroglossia
   Micrognatismo
   Retrognatismo
História familiar de apneia do sono
Sedativos e álcool
Tabagismo
Anormalidades endócrinas
   Hipotireoidismo
   Acromegalia
Distúrbios sistêmicos/síndromes cromossômicas
   Síndrome de Down
   Síndrome de Marfan
   Distúrbios neuromusculares (como a síndrome pós-pólio)
   Distrofia muscular
   Cifoescoliose
   Amiloidose

ao paciente que defina a probabilidade de adormecer em oito situações específicas. Os escores de 0 (nenhuma chance de adormecer) a 3 (grande chance de adormecer) são atribuídos a cada pergunta, e o escore total máximo é 24. Em média, os escores totais ficam entre 7 e 8; os escores acima de 9 ou 10 indicam anormalidades.[13]

Os roncos ruidosos e persistentes, principalmente quando associados aos despertares noturnos e aos episódios de asfixia ou engasgo, sugerem apneia do sono. Também é importante obter informações quanto aos fatores de risco, como o aumento recente do peso, ingestão de álcool, tabagismo, uso de sedativos ou fármacos indutores do sono, distúrbios clínicos predisponentes e história familiar. A história de vários acidentes automobilísticos ou ocupacionais é relevante, devendo ser investigada. Outros sinais e sintomas podem consistir em cefaleia matutina, boca seca, micção noturna frequente, irritabilidade e disfunção sexual.

Os pacientes tendem a minimizar seus sintomas e, em geral, não se mostram conscientes do que acontece durante o sono. As descrições dos episódios presenciados de apneia e da qualidade do sono (inclusive intensidade dos roncos e regularidade do padrão respiratório) do paciente por parte do seu companheiro de leito são altamente sugestivas de apneia do sono. Além disso, os familiares podem fornecer informações valiosas quanto à sonolência diurna do paciente.

Exame físico

Pode ser dividido em componentes gerais e específicos das vias respiratórias. O exame físico geral tem como objetivo encontrar anormalidades que predisponham ou estejam associadas à SAOS, como a obesidade, hipertensão e indícios de disfunção endócrina ou distúrbios sistêmicos. A obesidade, principalmente o acúmulo de gordura na parte superior do corpo, está associada a presença e gravidade da apneia do sono. O médico deve determinar o peso, a estatura e a circunferência do pescoço, bem como calcular o IMC. Também é necessário observar o estado mental, assim como o grau de atenção e consciência, além de obter descrições do aspecto geral e do afeto.

O exame das vias respiratórias superiores tem como objetivo determinar a causa e a localização do estreitamento das vias respiratórias, além de detectar anormalidades anatômicas passíveis de correção cirúrgica. Como a obstrução respiratória durante a apneia geralmente ocorre em diversos níveis, é necessário fazer um exame detalhado das cavidades nasal e oral, da faringe e laringe. As vias nasais devem ser avaliadas pela rinoscopia anterior e endoscopia de fibra óptica para excluir a existência de obstrução causada por desvio do septo, hipertrofia das conchas nasais, pólipos ou massas, sinéquias intranasais ou colapso das valvas nasais. A nasofaringe deve ser examinada para verificar a existência de hipertrofia das adenoides ou massas. O retrognatismo e micrognatismo tornam a posição da língua mais posterior, o que estreita as vias respiratórias faríngeas. Do mesmo modo, outras anomalias craniofaciais podem predispor à apneia do sono. O médico deve determinar as dimensões relativas das estruturas ósseas, dos dentes e dos tecidos moles. Por exemplo, uma mandíbula aparentemente retrognática pode ser normal em presença de um maxilar hipoplásico. A classificação de Angle é o instrumento utilizado mais comumente para descrever a oclusão dentária e baseia-se nas relações entre o primeiro molar e os caninos na projeção lateral. A determinação do ângulo cervicomental pode indicar que o osso hioide está posicionado mais inferiormente, o que é associado à apneia do sono.

A região retropalatina é um local comum de colapso das vias respiratórias, o qual pode ser provocado pela hipertrofia das amígdalas; pela úvula longa e grossa; pelas dobras mucosas excessivas da faringe; por membranas no pilar amigdaliano posterior; por hipertrofia da faringe lateral; ou por um palato mole longo e baixo. A visualização inadequada da úvula ou da borda posterior do palato mole, mesmo com o rebaixamento da língua com um abaixador, sugere que a obstrução das vias respiratórias ocorra na orofaringe e região retropalatina. As dimensões relativas e a posição da língua também devem ser avaliadas. Vários sistemas de graduação podem ser usados para quantificar essas variáveis, como as classificações de Mallampati e Friedman. Em geral, as dimensões da amígdala palatina são definidas por uma escala de 1 a 4 ("mais"), na qual as amígdalas de dimensão 1 estão contidas dentro dos pilares amigdalianos; as amígdalas de dimensão 2 estendem-se até os pilares posteriores; as de dimensão 3 estendem-se além dos pilares, mas não cruzam a linha média; e as de dimensão 4 chegam até a linha média. A hipertrofia da amígdala lingual e macroglossia (p. ex., causada por amiloidose ou evidenciada nos distúrbios, como a síndrome de Down) também podem estreitar as vias respiratórias.

O médico deve examinar a hipofaringe e laringe em busca de doenças que possam comprometer as vias respiratórias. A endoscopia transnasal com fibra óptica fornece informações valiosas, sendo um componente essencial do exame físico. Com essa técnica, é possível avaliar as dimensões relativas, o formato e o potencial de colapso das vias respiratórias.

A manobra de Muller é um teste dinâmico particularmente útil à avaliação das vias respiratórias. O nasolaringoscópio de fibra óptica flexível é introduzido pela narina e posicionado diretamente acima do segmento a ser avaliado. Em seguida, os pacientes devem ser solicitados a inalar vigorosamente ao final da expiração contra as vias orais e nasais obstruídas. Com isso, é possível definir o grau do colapso das vias respiratórias. Tal teste é realizado com o paciente nas posições supina e sentada. As desvantagens principais desse teste são a sua subjetividade e dependência da colaboração do paciente. A manobra de Muller também não prevê confiavelmente a configuração das vias respiratórias durante o sono. O médico deve fazer tentativas de quantificar objetivamente as alterações da área transversa das vias respiratórias por meio de mensuração digital tanto com o paciente acordado quanto durante o sono. A manobra de Muller é mais útil para prever o insucesso do que o sucesso dos procedimentos cirúrgicos palatofaríngeos. O estreitamento das vias respiratórias em mais de 40% no nível da base da língua/hipofaringe sugere resultados insatisfatórios com a uvulopalatofaringoplastia. O grau de constrição no nível da base da língua pode ser estimado com base na oclusão da valécula e extensão com que a epiglote é empurrada posteriormente na direção da parede faríngea posterior.

A minoria dos pacientes com SAOS significativa é magra, não apresenta anormalidades anatômicas detectáveis ao exame físico e tem vias orofaríngeas amplamente patentes.

Exames de imagem

A utilidade dos exames de imagem na investigação diagnóstica dos pacientes sob suspeita de ter apneia do sono é controvertida. Esses exames não são realizados rotineiramente em razão do seu custo e do fato de que geralmente nada acrescentam à avaliação das vias respiratórias por meio do exame físico.

A cefalometria é o exame de imagem realizado mais comumente com essa finalidade. Tal exame consiste em medições dos pontos de referência anatômicos com base nas radiografias convencionais em perfil. A cefalometria permite mensurar as estruturas ósseas e os tecidos moles, sendo utilizada no planejamento operatório e na previsão do prognóstico. O principal inconveniente desse exame é a inexistência de dados normativos, principalmente no que se refere às medidas dos tecidos moles. As alterações que se correlacionam com o diagnóstico de apneia do sono consistem em mandíbula retrognata, osso hioide baixo, palato mole alongado e com aumento de volume, redução das dimensões do espaço posterior das vias respiratórias, ampliação da distância entre a ponta da língua e a base da valécula, assim como anormalidades da estrutura óssea facial (p. ex., micrognatismo).

A tomografia computadorizada (TC) oferece excelente resolução dos ossos e dos tecidos moles. Esse exame permite a determinação precisa da área transversal e do volume das vias respiratórias superiores, bem como ajuda a avaliar a eficácia dos aparelhos dentários e do avanço maxilomandibular (AMM) nos pacientes com apneia do sono. A TC helicoidal possibilita a reconstrução volumétrica tridimensional direta das imagens, que podem ser utilizadas para definir as dimensões das vias respiratórias.

A ressonância magnética (RM) oferece melhor resolução para os tecidos moles, permite a imagem em diversos planos e a reconstrução tridimensional, além de incluir técnicas de imagem ultrarrápidas e não expor os pacientes à radiação. A RM é útil para avaliar a eficácia dos procedimentos cirúrgicos dos tecidos moles, mas não para prever o resultado cirúrgico obtido pelos pacientes com apneia do sono.

Entretanto, a RM e TC não são realizadas rotineiramente na avaliação clínica dos pacientes com esse distúrbio em razão do seu custo, do registro das imagens na posição supina, da previsão imprecisa do desfecho cirúrgico e do risco adicional de exposição à radiação (no caso da TC). Pela mesma razão, embora possibilite o estudo dinâmico das vias respiratórias superiores, a radioscopia não é utilizada rotineiramente em vista da dose alta de radiação necessária.

Polissonografia

A polissonografia (estudo do sono) é essencial ao diagnóstico da apneia do sono, servindo para confirmar a existência deste distúrbio e excluir as outras causas de sonolência diurna excessiva, como a narcolepsia, horas de sono insuficientes e distúrbio dos movimentos periódicos dos membros; além disso, é usada para avaliar a gravidade da apneia do sono, porque as informações obtidas pela história clínica e pelo exame físico de determinado paciente não são indicadores confiáveis da gravidade da doença.

A polissonografia pode ser realizada no laboratório ou na casa do paciente. Em geral, os estudos domiciliares recolhem dados relativos à saturação de oxiemoglobina, fluxos ventilatórios nasal e oral, frequência cardíaca e intensidade dos roncos. A avaliação doméstica é mais conveniente, menos dispendiosa e estuda o paciente em um ambiente mais natural que o proporcionado pelo laboratório. A polissonografia laboratorial é mais abrangente, sendo utilizada como padrão de referência para o diagnóstico da AOS e avaliação da sua gravidade. Além disso, o exame laboratorial possibilita a titulação da pressão positiva contínua nas vias respiratórias (CPAP, na sigla em inglês) e o início do tratamento. Um técnico do sono observa o paciente enquanto ele dorme para corrigir problemas de registro e assegurar que sejam obtidos sinais de qualidade durante todo o exame. O técnico também pode detectar a ocorrência de outros distúrbios do sono.

A polissonografia laboratorial convencional consiste no traçado de eletroencefalografia (EEG), que avalia os estágios do sono e os despertares; na eletro-oculografia (EOG), que diferencia as fases REM e não-REM do sono com base nos movimentos oculares; na EMG submentual para aumentar a precisão da definição dos estágios do sono e do despertar; na eletrocardiografia (ECG) para monitorar a ocorrência de arritmia cardíaca; na oximetria de pulso para registrar a saturação de oxigênio; nas determinações dos fluxos ventilatórios nasal e oral; nas determinações dos movimentos das paredes torácica e abdominal para avaliar o esforço respiratório; e na monitoração dos movimentos períodos dos membros por meio da EMG dos músculos tibiais anteriores. Em geral, os sons dos roncos também são registrados por um microfone. A polissonografia laboratorial pode estender-se por toda a noite ou incluir apenas uma parte da noite. O estudo durante toda a noite possibilita uma avaliação diagnóstica mais completa do distúrbio do sono. Com o estudo parcial, a primeira metade do exame tem finalidade diagnóstica, enquanto a segunda metade é dedicada à titulação da CPAP e iniciação do tratamento. Mesmo que a duração do exame diagnóstico seja limitada com o estudo parcial, os pacientes são testados apenas 1 vez, e o custo é reduzido, o que também evita retardos no início do tratamento.

Os dados particularmente úteis fornecidos pela polissonografia consistem no IDR, na saturação mais baixa de oxiemoglobina (NADIR), na duração dos episódios de insaturação, nas arritmias cardíacas associadas e nos despertares frequentes (fragmentação do sono avaliada pela EEG).

As reações respiratórias são comuns durante o sono REM. Com esse exame, é possível calcular os IDR médios das fases de sono REM e não-REM (*i. e.*, a duração total do sono). O diagnóstico da AOS poderá ser firmado se o IDR for superior a 5 episódios por hora de sono. Contudo, quando os IDR ficarem entre 5 e 20, o impacto da AOS na saúde será controvertido. A maioria dos especialistas concorda que os IDR superiores a 20 e a insaturação de oxiemoglobina inferior a 86% estejam associados a taxas mais altas de morbidade e mortalidade e, consequentemente, que estes pacientes devam ser tratados. Embora não exista consenso quanto às definições absolutas, a maioria dos especialistas considera que os IDR entre 5 e 15 indiquem AOS branda, entre 15 e 30 reflitam AOS moderada e acima de 30 indiquem AOS grave. Outra informação útil gerada pela polissonografia é a existência de componentes posturais no DRS e no distúrbio dos movimentos periódicos dos membros. Os despertares relacionados com o esforço respiratório (DRER) assinalam quando o paciente acorda em razão do esforço para respirar, mas isto não preenche os critérios de hiponeia e pode sugerir a síndrome de resistência nas vias respiratórias superiores (SRVRS). As determinações da manometria esofágica também podem ser úteis para confirmar esta síndrome.[11, 12]

TRATAMENTO DA APNEIA OBSTRUTIVA DO SONO

Depois de confirmar o diagnóstico pela polissonografia, o tratamento deverá ser iniciado sem demora, principalmente se o IDR for superior a 20 episódios por hora de sono e a saturação mais baixa de oxiemoglobina for inferior a 86%. O tipo e a intensidade do tratamento são determinados pelos sinais e sintomas do paciente, principalmente a sonolência diurna e os sinais de disfunção cardiovascular, mas também pelos resultados da polissonografia, como o IDR, grau de insaturação do oxigênio arterial, interrupções do sono e arritmia.

Os objetivos do tratamento são reduzir a morbidade e mortalidade, bem como melhorar a qualidade de vida. Os pacientes devem ser instruídos quanto ao risco elevado de sofrer acidentes automobilísticos, acidentes de trabalho e ter dificuldade de raciocínio. O tratamento pode incluir intervenções comportamentais, clínicas e cirúrgicas.

Intervenções comportamentais

Todos os pacientes obesos devem ser aconselhados a perder peso. A redução do peso pode ser muito eficaz e, em alguns casos, até levar à cura da doença. Infelizmente, é difícil perder peso e manter-se com o peso reduzido. Por essa razão, as outras modalidades de tratamento não devem ser postergadas até que o paciente emagreça.

Álcool e sedativos devem ser evitados. Além disso, o paciente deve ser estimulado a parar de fumar. Como a privação de sono pode ser agravada pelos roncos e pela apneia, os pacientes devem ser instruídos a melhorar a higiene do sono com atenção aos horários regulares e duração suficiente das horas de sono.

Em alguns casos, a apneia do sono piora na posição supina, e evitar esta posição pode reduzir a gravidade dos episódios apneicos. Os pacientes podem melhorar com o treinamento da posição de dormir, que objetiva evitar que durmam na posição supina. Um método para conseguir isso é costurar bolas de tênis nas costas do pijama usado para dormir. Também existem dispositivos à venda no comércio, como almofadas de espuma para colocar nas costas das roupas de dormir e travesseiros especiais. Entretanto, a existência de um distúrbio respiratório dependente da posição adotada ao dormir deve ser comprovada pela polissonografia, antes de instituir esse tipo de tratamento.

Intervenções clínicas

Tratamento farmacológico

O tratamento farmacológico tem pouca utilidade na SAOS. Os descongestionantes nasais, corticoides intranasais e anti-histamínicos ajudam a atenuar os sintomas nasais, como a congestão, principalmente quando estão relacionados com a utilização dos dispositivos que geram pressão positiva.

Em alguns pacientes, a protriptilina ou fluoxetina podem reduzir o número de episódios de apneia, mas o tratamento com esses fármacos é limitado pela elevada incidência de efeitos colaterais.

Oxigênio suplementar

A suplementação de oxigênio é benéfica aos pacientes com insaturação grave de oxiemoglobina (principalmente se também houver arritmias) e que se recusam a aceitar um tratamento mais definitivo. A oxigenoterapia suplementar pode reduzir a frequência das arritmias cardíacas desencadeadas pela apneia. Contudo, tal modalidade de tratamento não impede a ocorrência de problemas respiratórios noturnos e a fragmentação do sono. Além disso, a oxigenoterapia suplementar pode prolongar os episódios de apneia por suprimir o estímulo ventilatório da hipoxia, devendo ser utilizada com cautela nos pacientes portadores de doença pulmonar obstrutiva crônica.

Aparelhos orais/dentários

Os aparelhos orais podem ser eficazes no tratamento dos pacientes com roncos habituais ou SAOS branda. O aparelho utilizado mais comumente é o dispositivo para reposicionamento mandibular, que provoca o deslocamento da mandíbula para a frente e resulta em mordida ligeiramente aberta, o que permite que a língua se afaste da parede posterior da orofaringe com ampliação global das vias respiratórias e redução da resistência ao fluxo ventilatório.[14] Contudo, a utilização de tal dispositivo oral pode causar alguns efeitos colaterais, como desconforto nas articulações temporomandibulares, salivação excessiva e desalinhamento dentário. Além disso, os referidos aparelhos podem ser desconfortáveis de usar, razão pela qual não são bem-tolerados.

Pressão positiva nas vias respiratórias

A pressão positiva contínua nas vias respiratórias (CPAP) é a principal modalidade de tratamento para a SAOS, por ser eficaz na maioria dos pacientes; funciona como um *stent* pneumático para as vias respiratórias superiores, impedindo seu colapso. A pressão necessária é definida durante a polissonografia, quando a pressão é titulada até que a maioria dos episódios respiratórios seja suprimida. A pressão positiva nas vias respiratórias é aplicada por meio de dispositivos portáteis, que se adaptam à mesinha de cabeceira e podem ser facilmente transportados para fora de casa.

Quando aplicada adequadamente, a CPAP reduz a morbidade e mortalidade associadas à SAOS, como a sonolência diurna excessiva.

A utilização da CPAP está associada a diversos efeitos colaterais, que consistem no desconforto provocado pela máscara, vazamento de ar, lesões da pele nasal, congestão nasal, rinorreia, ressecamento do nariz e da garganta, irritação ocular e claustrofobia. Alguns pacientes acham a CPAP inconveniente e barulhenta, o que é responsável pelo baixo índice de adesão à CPAP a longo prazo. Apenas 50% dos pacientes são usuários regulares da CPAP, definidos pela utilização deste aparelho por 4 h ou mais, no mínimo 5 noites por semana, enquanto apenas 20% utilizam a CPAP durante toda a noite.[15] O fator associado mais claramente ao aumento da adesão é a percepção de melhora das sensações de sonolência e atenção por parte do paciente e de seus familiares.

A adesão à CPAP pode ser aumentada por meio da correção da causa que levou à sua interrupção. A congestão nasal pode melhorar com a utilização de descongestionantes ou corticoides tópicos, ou com procedimentos cirúrgicos das vias respiratórias superiores. O ressecamento das vias respiratórias pode ser atenuado com o acréscimo de um umidificador. O tipo de máscara pode ser alterado para melhorar o conforto do paciente e reduzir o vazamento de ar. O vazamento de ar pela boca pode ser corrigido pela aplicação de uma correia para o queixo. Os coxins nasais podem ser úteis aos pacientes que acham a máscara muito desconfortável ou se queixam de claustrofobia. O dispositivo de pressão regulada em dois níveis (Bi-PAP) aumenta a aceitação da pressão positiva nas vias respiratórias por parte dos pacientes que se queixam de dificuldade de exalar o ar contra a pressão expiratória alta. Os dispositivos Bi-PAP permitem a aplicação de pressões diferentes durante a inspiração e expiração. As vias respiratórias tendem menos a colapsar durante a expiração, o que reduz o nível de pressão positiva necessária. Com os ajustes da pressão, o paciente pode exalar contra uma pressão positiva mais baixa. Por outro lado, os pacientes que referem dificuldade de dormir em razão da pressão alta melhoram com a utilização de um ajuste progressivo, que aumenta gradativamente a pressão da CPAP até um nível predefinido e ao longo de um período determinado de tempo, permitindo que o paciente adormeça antes de atingir a pressão máxima. Os aparelhos mais modernos são menores, produzem menos ruídos e possuem o recurso de autotitulação.

Intervenções cirúrgicas

Existem alguns procedimentos cirúrgicos disponíveis para o tratamento dos pacientes com SAOS. Essas operações destinam-se a fazer um *bypass* da região obstruída ou evitar o colapso dos tecidos moles da área obstrutiva. O tipo e a amplitude do procedimento cirúrgico são definidos pela gravidade da apneia do sono, pelos achados do exame físico e, em alguns casos, pelos resultados dos exames de imagem. O fechamento das vias respiratórias durante o sono geralmente ocorre em vários níveis, o que limita a eficácia dos procedimentos cirúrgicos para áreas específicas.

Operações nasais

A obstrução nasal pode causar ou agravar o DRS, inclusive a AOS. Por essa razão, as operações nasais geralmente são necessárias para tratar os pacientes com SAOS. Além disso, alguns pacientes necessitam de procedimentos cirúrgicos nasais para aumentar o conforto e a adesão à CPAP. O tipo de operação é determinado pelo exame físico (rinoscopia anterior e endoscopia nasal). Dependendo da etiologia da obstrução, a intervenção cirúrgica pode incluir septoplastia, redução do volume das conchas nasais, polipectomia ou operações das valvas nasais isoladamente ou combinadas.

Operações palatofaríngeas

A região retropalatina é a localização mais comum do colapso das vias respiratórias dos pacientes com SAOS. Além disso, as vibrações das dobras mucosas existentes na borda posterior do palato mole, na úvula ou nos pilares amigdalianos geram o som do ronco. As operações palatofaríngeas são indicadas quando a avaliação clínica sugere que a região retropalatina seja o ponto principal de obstrução das vias respiratórias. Em geral, essa decisão baseia-se no exame físico, inclusive endoscopia de fibra óptica flexível com manobra de Muller. Durante essa manobra, a existência de estreitamento de mais de 30 a 40% da região da hipofaringe/base da língua prevê que os resultados das operações palatofaríngeas não serão satisfatórios. Entretanto, os estreitamentos inferiores a 30% em tal região não garantem que o procedimento cirúrgico tenha sucesso. Existem várias operações criadas para tratar esse nível das vias respiratórias.

1. **Uvulopalatoplastia complementada por *laser* (UPCL):** foi introduzida em 1993 para tratar os roncos e a SAOS. Tal operação é realizada no consultório com anestesia local e consiste na amputação da úvula e realização de duas incisões laterais no palato mole, que provocam a retração desta estrutura e o enrijecimento dos tecidos moles. As indicações atuais da referida operação consistem em roncos habituais ou SAOS branda, definida por IDR inferiores a 15 episódios por hora de sono e saturação mais baixa de oxigênio arterial inferior a 86%. Por essa razão, a polissonografia é recomendada antes da operação. A UPCL cura ou melhora os roncos em cerca de 80% dos pacientes, mas os resultados são imprevisíveis nos casos de AOS.[16] As principais desvantagens dessa operação consistem na frequente necessidade de realizar várias sessões de tratamento, seu custo e a dor pós-operatória que requer a administração de narcóticos. As complicações potenciais são infecções, queimaduras provocadas pelo *laser* e insuficiência velofaríngea (IVF). O risco dessa última complicação pode ser reduzido pela ressecção conservadora dos tecidos e por incisões palatinas limitadas em cada sessão de tratamento, mesmo que isto aumente o número de sessões necessárias.
2. **Redução do volume do palato mole por radiofrequência (somnoplastia):** a somnoplastia utiliza energia de baixa temperatura para produzir necrose de coagulação da submucosa e, em seguida, retrações fibróticas que levam à redução do volume e ao enrijecimento dos tecidos moles. O efeito produzido nos tecidos moles é gradativo ao longo de cerca de 12 semanas. A somnoplastia foi introduzida em 1998 para o tratamento dos DRS. Esse procedimento é realizado no consultório com anestesia local. Em geral, três "lesões" são produzidas no palato mole durante cada sessão de

tratamento: uma na linha média e uma em cada lado, embora tenham sido descritos outros padrões de distribuição das lesões. A maioria dos pacientes requer mais de uma sessão de tratamento.[17]
A somnoplastia tem as mesmas indicações da UPCL, e o sucesso é equivalente. A principal vantagem consiste na dor pós-operatória mínima, razão que levou à substituição da UPCL por esse procedimento.

As complicações potenciais são uma fístula ou abscesso do palato, edema e necrose da úvula, bem como infecção local. O risco de ocorrerem fístulas e úlceras no palato pode ser reduzido pela infiltração da lesão com quantidades suficientes de solução iônica (anestésico local e soro fisiológico), que atua como um isolante de calor, ao mesmo tempo em que amplia a eficácia terapêutica da radiofrequência e permite a aplicação de menos joules por lesão. As principais desvantagens são o custo e a necessidade de várias aplicações.

3. **Tonsilectomia:** a hipertrofia adenoamigdaliana é uma causa comum da SAOS na população pediátrica, e a tonsilectomia com adenoidectomia possibilita a cura da doença. Entretanto, nos adultos com SAOS, a hipertrofia amigdaliana raramente é a causa principal da obstrução das vias respiratórias. Nos adultos, a tonsilectomia geralmente é realizada em combinação com a uvulopalatofaringoplastia. A técnica cirúrgica e as complicações potenciais da tonsilectomia estão descritas em outros capítulos deste livro, não sendo repetidas aqui.

4. **Uvulopalatofaringoplastia (UPFP):** destina-se a tratar a SAOS, impedindo a obstrução orofaríngea por meio da excisão dos tecidos moles redundantes na margem livre do palato mole (com a preservação do músculo subjacente), na úvula e na parede faríngea lateral posterior. Esta operação foi descrita inicialmente por Ikematsu em 1964, tendo sido popularizada por Fujita e colaboradores em 1981. Quando ainda estão presentes, as amígdalas são removidas, os tecidos redundantes ao longo do pilar amigdaliano posterior retirados, e os pilares anterior e posterior suturados juntos (Fig. 16.2). Em geral, os pacientes precisam usar narcóticos para aliviar a dor do período pós-operatório imediato.

Esta operação é particularmente eficaz quando o foco principal da obstrução das vias respiratórias consiste apenas (ou principalmente) na região retropalatina. O dilema principal é a incapacidade de definir quais pacientes podem ser beneficiados por esta operação. Vários critérios têm sido utilizados para prever o desfecho operatório, como o peso pré-operatório, os indícios objetivos de obstrução anatômica ao exame físico e a localização do colapso das vias respiratórias com base na manobra de Muller. A cefalometria também tem sido utilizada para facilitar essa decisão. A cefalometria e a manobra de Muller são mais úteis para prever quais pacientes não terão melhora com a UPFP que para prever o sucesso da operação. As evidências de obstrução das vias respiratórias na região da hipofaringe/base da língua (p. ex., estreitamento de 30 a 40% com a manobra de Muller) indica que a UPFP não terá resultado satisfatório, enquanto a inexistência de obstrução desta área (estreitamento inferior a 30% com a manobra de Muller) não assegura um bom prognóstico.

A UPFP elimina os roncos de cerca de 90% dos pacientes. Contudo, o sucesso cirúrgico na cura da apneia do sono — definido por redução de mais de 50% do IA e diminuição do IDR a menos de 20 episódios por hora de sono — situa-se na faixa de 40 a 50%. Metanálise realizada por Sher e colaboradores (1996) demonstrou que o índice de resposta (definida por redução do IDR a menos de 20 episódios por hora de sono depois da operação) era de apenas 41%. Quanto mais grave a apneia, menores as chances de conseguir a cura cirúrgica com tal operação.[18] Por essa razão, é importante realizar um estudo do sono depois da UPFP para confirmar que a SAOS foi efetivamente tratada.

As complicações potenciais da referida operação consistem em sangramento, IVF (incompetência velofaríngea), estenose nasofaringeopalatina, leve ressecamento da garganta, sensação de muco persistente na garganta, disfagia e, possivelmente, distúrbios da gustação.

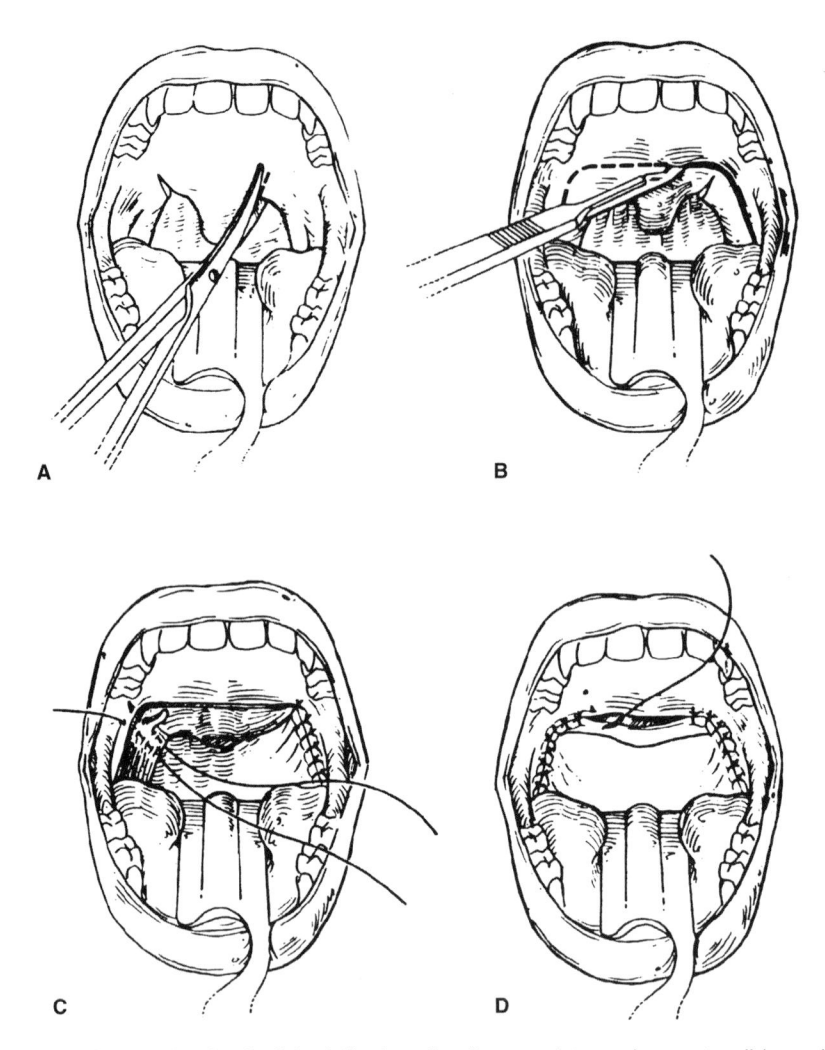

Fig. 16.2 Uvulopalatofaringoplastia. **A.** A incisão é realizada no palato mole e estendida ao longo da base da úvula. **B.** A incisão é ampliada até os pilares amigdalianos anteriores. **C.** O pilar amigdaliano posterior em retalho é girado anteriormente e suturado com o pilar anterior. **D.** A mucosa do palato mole dorsal é avançada e suturada com a mucosa ventral para fechar a incisão do palato mole. (*Reproduzido, com autorização, de Fujita S. Pharyngeal surgery for obstructive sleep apnea and snoring. Em Fairbanks DNF, et al. (eds.)* Snoring and Obstructive Sleep Apnea. *Nova York, NY: Raven; 1987:162-165.*)

A IVF pode persistir inicialmente por algumas semanas do período pós-operatório imediato, mas a incompetência palatina significativa e irreversível não é comum, a menos que a ressecção tenha sido exagerada. Por essa razão, é recomendável que a ressecção dos tecidos moles seja conservadora, especialmente ao longo do terço intermediário da borda posterior do palato mole. A IVF sintomática persistente pode ser tratada com fonoterapia, prótese palatina ou retalho palatofaríngeo.

A estenose nasofaringeopalatina é rara, mas deve ser evitada a todo custo porque sua reparação se mostra difícil. Esta complicação é mais provável depois da ressecção exagerada dos pilares amigdalianos posteriores, da aplicação excessiva do cautério (especialmente na base da adenoide quando a adenoidectomia também é realizada), do descolamento da mucosa da parede faríngea posterior, de deiscência ou infecção da ferida e quando há necrose. O tratamento inicial da estenose nasofaringeopalatina sintomática consiste em dilatação com aplicação de *stent*. A ressecção do tecido fibrótico e o *resurfacing* da área estenótica são necessários nos casos em que o tratamento conservador é ineficaz. O *resurfacing* (epitelialização) pode ser conseguido com retalhos rotacionais locais. Em alguns casos, é necessário realizar transferências de tecidos livres, como retalhos livres do antebraço radial.
5. **Outras operações palatinas:** introduzidas mais recentemente, consistem nos retalhos de avanço palatino, operação de enrijecimento palatino com cautério (OEPC), implantes palatinos e técnicas de injeção.

A faringoplastia de avanço transpalatino consiste em transferir o palato mole para a frente em combinação com a excisão de parte do palato duro posterior, resultando na ampliação do espaço aéreo retropalatino e redução do potencial de colapso desta região. Tal operação pode ser realizada nos pacientes que não melhoraram com a UPFP convencional e nos quais a obstrução retropalatina ainda parece causar problemas. Diferente da UPFP, com a faringoplastia o palato mole é avançado em vez de encurtado, e há preservação da anatomia da úvula e do palato mole.

A OEPC é um procedimento realizado no consultório com anestesia local, em que uma tira de mucosa da linha média do palato mole é retirada por um eletrocautério monopolar. A ferida cicatriza por segunda intenção, com contratura fibrótica e enrijecimento subsequentes do palato. Os resultados a longo prazo ainda não foram publicados, mas esta operação parece ter eficácia comparável à da UPCL.

A colocação de implantes de tereftalato de polietileno (poliéster de Dacron; Pillar System) foi descrita recentemente como tratamento dos roncos e hoje está em processo de avaliação nos pacientes com AOS branda. Com essa técnica, três a cinco implantes orientados verticalmente são colocados em paralelo no palato mole com anestesia local, provocando enrijecimento palatino e redução do potencial de colapso. As principais preocupações consistem na expulsão dos implantes, perfuração do palato posterior e recidiva dos sintomas; os resultados a longo prazo ainda são desconhecidos.

A *snoreplasty* por injeção consiste na aplicação local de um agente químico esclerosante (p. ex., tetradecil-sulfato de sódio, etanol, polidocanol ou doxiciclina) dentro do palato mole de forma a induzir o enrijecimento secundário a resposta inflamatória desencadeada. Correntemente, não existem estudos publicados sobre a aplicação dessa técnica no tratamento da AOS.

Operações da hipofaringe/base da língua

A ampliação das vias respiratórias estreitadas no nível da hipofaringe e da base da língua, bem como o impedimento do seu colapso durante o sono são frustrantes apesar das incontáveis operações descritas com essa finalidade. As operações realizadas em tal segmento das vias respiratórias estão associadas a índices reduzidos de sucesso global a longo prazo na cura da SAOS. As referidas operações podem ser realizadas isoladamente ou em combinação com os procedimentos palatofaríngeos ou nasais.

As operações da hipofaringe/base da língua são indicadas aos pacientes com SAOS significativa e colapso das vias respiratórias nesta região, o que pode ser evidenciado pelo exame físico (inclusive a manobra de Muller) e confirmado pelos exames de imagem (em geral, cefalometria).

1. **Tonsilectomia lingual:** é indicada aos pacientes com hipertrofia das amígdalas linguais, que contribui para o estreitamento das vias respiratórias conforme se evidencia ao exame físico. Essa

operação causa morbidade significativa e é tecnicamente trabalhosa. Os pacientes precisam usar narcóticos por períodos longos, e o sangramento é uma complicação comum. O risco de sangramento pode ser reduzido pela limitação da ressecção à parte intermediária da língua, permanecendo mais de 1 cm além da margem lingual lateral para evitar o feixe neurovascular.

2. **Glossectomia na linha média:** consiste na ressecção da linha média da base da língua de forma a reduzir seu volume e, deste modo, evitar seu deslocamento posterior durante o sono. Esta operação pode ser considerada para os pacientes que não melhoraram com a UPFP e apresentam colapso significativo da hipofaringe evidenciado ao exame físico, utilizando endoscopia de fibra óptica flexível. Em uma série de 12 pacientes descritos por Fujita e colaboradores, o IA melhorou em 42%. As complicações potenciais consistem em sangramento, bem como distúrbios da fala e deglutição.

3. **Miotomia e suspensão hióideas com avanço da tuberosidade glenoidal:** esta operação objetiva causar o deslocamento anterior da língua para evitar o colapso das vias respiratórias na hipofaringe. Os músculos infra-hióideos são transeccionados, o que permite que o osso hioide seja avançado para a frente. O osso hioide é fixado em sua nova posição por suturas aplicadas na mandíbula ou na cartilagem tireoidiana. Simultaneamente, o tubérculo geniano da mandíbula anterior, no qual o músculo GG tem sua inserção, é avançado de forma a puxar este músculo e, assim, trazer a base da língua para a frente (Fig. 16.3). A continuidade da mandíbula e a oclusão dentária são mantidas, o que evita a necessidade de realizar fixação intermaxilar. A preservação de uma borda óssea adequada abaixo da osteotomia pode reduzir o risco de fratura da mandíbula.

4. **Redução volumétrica da base da língua por radiofrequência:** uma técnica semelhante à descrita anteriormente para o palato pode ser usada na base da língua para conseguir ampliar o espaço

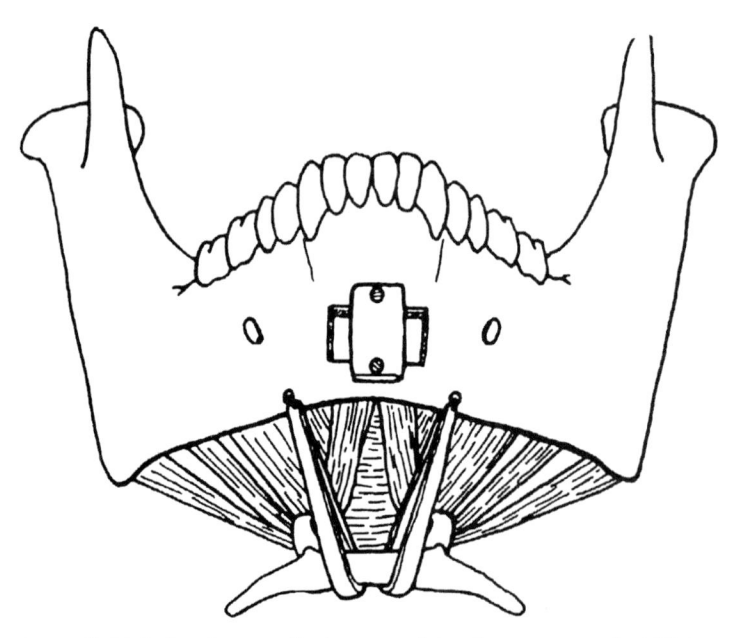

Fig. 16.3 Osteotomia sagital inferior da mandíbula com miotomia e suspensão hióideas. (*Reproduzido, com autorização, de Riley RW, Powell NB, Guilleminault C. Maxillofacial surgery and obstructive sleep apneia: A review of 80 patients.* Otolaryngol Head Neck Surg. *1989;101:354.*)

retrolingual, o que pode ser conseguido por abordagem transoral ou transcervical, podendo esta primeira operação ser realizada com anestesia local. As complicações consistem em abscesso lingual, edema com redução do calibre das vias respiratórias, úlcera da mucosa e lesão do nervo hipoglosso. Também há preocupação de que os sintomas possam recidivar com o tempo.

5. **Avanço mandibular:** o retrognatismo e o micrognatismo são comuns nos pacientes com SAOS, o que coloca a língua em posição mais posterior e compromete as vias respiratórias. Existem vários procedimentos cirúrgicos descritos e publicados para contornar esses problemas. O avançado mandibular total é uma alternativa ao avanço do tubérculo geniano e à miotomia hióidea com suspensão como tratamento primário, ou para os casos de insucesso da UPFP nos pacientes com retrognatismo comprovado. Essa operação é realizada por osteotomias sagitais bilaterais com separação dos ramos mandibulares, realizadas atrás do último molar. Em seguida, a mandíbula é avançada para a frente e mantida em sua posição por fixação intermaxilar.

Para que tal operação seja eficaz, os pacientes devem ter retrognatismo comprovado. Como o retrognatismo pode não ser evidente ao exame físico, os exames cefalométricos devem ser realizados para documentar a existência de tal anormalidade e o estreitamento das vias respiratórias hipofaríngeas antes de recomendar a referida operação. Além disso, pode ser necessário tratamento ortodôntico preparatório.

As principais desvantagens desta operação consistem na necessidade de fazer fixação intermaxilar, alteração resultante da oclusão e falta de experiência suficiente para que sua eficácia seja comprovada.

Avanço maxilomandibular (AMM)

Destina-se a corrigir o estreitamento de toda a via respiratória superior (região retropalatina e hipofaringe). Essa operação amplia estruturalmente as vias respiratórias porque expande a estrutura óssea e melhora o tônus neuromuscular dos dilatadores da faringe. A osteotomia maxilar de Le Fort I é realizada simultaneamente com as osteotomias mandibulares sagitais bilaterais de desdobramento mandibular (Fig. 16.4). Em seguida, o maxilar e a mandíbula são avançados para a frente e fixados em uma posição que aumente ao máximo o diâmetro das vias respiratórias, ao mesmo tempo em que preserva a função e estética.[19]

Esta operação requer cooperação significativa por parte do paciente. A alteração estética pós-operatória também deve ser levada em consideração. A operação é indicada aos pacientes com SAOS que não melhoraram com operações nasais, UPFP e avanço do tubérculo geniano com miotomia e suspensão hióideas, e que se recusam a usar CPAP ou fazer traqueotomia.

Os resultados do AMM são comparáveis aos conseguidos com o tratamento rigoroso por CPAP, conforme se evidencia pelo IDR, pelo nível mais baixo de insaturação da oxiemoglobina e pelo número de episódios de insaturação a menos de 90%.[20]

Traqueotomia

Como tratamento cirúrgico da SAOS, a traqueotomia objetiva fazer um *bypass* por toda a via respiratória estreitada. Essa operação é indicada aos pacientes com SAOS grave, principalmente quando está associada a insaturação significativa da oxiemoglobina, as arritmias cardíacas potencialmente fatais ou a disfunção cardiopulmonar significativa. A traqueotomia pode ser realizada como tratamento definitivo ou medida de estabilização temporária até que seja possível conseguir a cura por outros procedimentos cirúrgicos das vias respiratórias superiores, como os descritos anteriormente neste capítulo. A traqueotomia é altamente eficaz como tratamento da SAOS. Entretanto, poucos pacientes aceitam tal opção em razão da morbidade associada e da necessidade de cuidados a longo prazo.

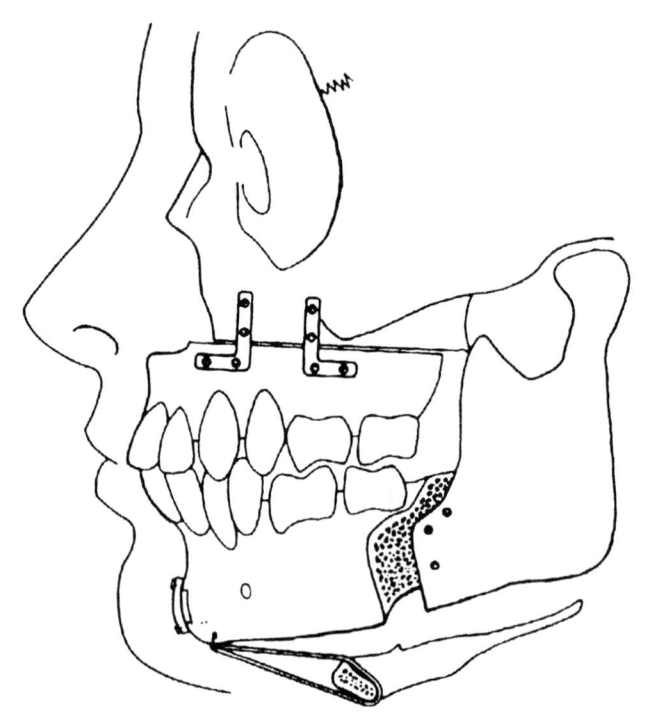

Fig. 16.4 Avanços maxilomandibular e hióideo. (*Reproduzido, com autorização, de Riley RW, Powell NB, Guilleminault C. Maxillofacial surgery and obstructive sleep apneia: A review of 80 patients.* Otolaryngol Head Neck Surg. *1989;101:354.*)

CONCLUSÃO

Em resumo, a AOS é um distúrbio comum, mas acarreta significativas consequências à saúde e às condições socioeconômicas dos pacientes e de seus familiares. Felizmente, esta doença pode ser facilmente diagnosticada. O diagnóstico baseia-se na história clínica, no exame físico e na polissonografia. A morbidade associada a AOS pode ser reduzida ou evitada pelo tratamento eficaz. Esse tratamento é multidisciplinar e consiste em intervenções comportamentais, clínicas e cirúrgicas.

Referências

1. Young T, Palta M, Dempsey J, et al. The occurrence of sleep-disordered breathing among middle-aged adults. *N Engl J Med.* 1993;328:1230.
2. Young T, Skatrud J, Peppard P. Risk factors for obstructive sleep apnea in adults. *JAMA.* 2004; 291:2013.
3. Sleep Disorders Classification Committee. Diagnostic classifications of sleep and arousal disorders. *Sleep.* 1979;2:1.
4. Moser NJ, Phillips BA, Berry DTR, et al. What is hypopnea anyway? *Chest.* 1994;105:426.
5. Elliot NE, Collop NA. The upper airway resistance syndrome. *Chest.* 1999;115:1127.
6. Mezzanote WS, Tangel DJ, White DP. Waking genioglossal electromyogram in sleep apnea patients versus normal controls (a neuromuscular compensatory mechanism). *J Clin Invest.* 1992;89(5): 1571.

7. Busaba NY. The nose in snoring and obstructive sleep apnea. *Curr Opin Otolaryngol Head Neck Surg.* 1999;7:11.
8. Lugaresi E, Cirignotta F, Coccagna G, *et al.* Snoring and the obstructive sleep apnea syndrome. *Electromyogr Clin Neurophysiol (Suppl).* 1982;35:421.
9. Carskadon MA, Dement WC, Mitler MM, *et al.* Guidelines for the multiple sleep latency test (MSLT): A standard measure of sleepiness. *Sleep.* 1986;9:519.
10. Nieto FJ, Young TB, Lind BK, *et al.* Association of sleep-disordered breathing, sleep apnea, and hypertension in a large community-based study. *JAMA.* 2000;283:1829.
11. Hung J, Whitford EG, Parsons RW, *et al.* Association of sleep apnoea with myocardial infarction in men. *Lancet.* 1990;336(8710):261.
12. He J, Kryger MH, Zorick FJ, *et al.* Mortality and apnea index in obstructive sleep apnea. *Chest.* 1988;94:9.
13. Johns MW. A new method for measuring daytime sleepiness: The Epworth Sleepiness Scale. *Sleep.* 1991;14:540.
14. Schmidt-Nowara W, Lowe A, Wiegand L, *et al.* Oral appliances for the treatment of snoring and obstructive sleep apnea: A review. *Sleep.* 1995;18(6):501.
15. Kribbs NB, Pack AI, Kline LR, *et al.* Objective measurement of patterns of nasal CPAP use by patients with obstructive sleep apnea. *Am Rev Respir Dis.* 1993;147:887.
16. Walker RP, Grigg-Damberger MM, Gopalsami C, *et al.* Laser-assisted uvulopalatoplasty for snoring and obstructive sleep apnea: Results in 170 patients. *Laryngoscope.* 1995;105:938.
17. Powell NB, Riley RW, Troell RJ, *et al.* Radiofrequency volumetric tissue reduction of the palate in patients with sleep-disordered breathing. *Chest.* 1998;113:1163.
18. Sher AE, Schechtman KB, Piccirillo JF. The efficacy of surgical modifications of the upper airway in adults with obstructive sleep apnea syndrome. *Sleep.* 1996;19(2):156.
19. Riley RW, Powell NB, Guilleminault C, *et al.* Maxillary-mandibular and hyoid advancement: An alternative to tracheostomy in obstructive sleep apnea. *Otolaryngol Head Neck Surg.* 1986;94:584–88.
20. Riley RW, Powell C, Guilleminault C. Obstructive sleep apnea syndrome: A review of 306 consecutively treated surgical patients. *Otolaryngol Head Neck Surg.* 1993;108:117–25.

Imunologia e alergia 17

INTRODUÇÃO

- Sistema imune:
  Composto por um conjunto complexo de elementos elaborado para distinguir o "próprio" do "não-próprio".
  Protege contra os patógenos estranhos enquanto não responde de forma adversa aos próprios componentes.
  Sistema de reconhecimento específico e elaborado, composto por receptores nos linfócitos T e B — os únicos componentes imunologicamente específicos do sistema imune.
  Os mecanismos efetores inespecíficos consistem nos fagócitos, leucócitos e complemento.
- Características que auxiliam o desempenho de sua função:
  Especificidade: mediada por receptores específicos do antígeno na superfície dos linfócitos T e B, bem como por anticorpos.
  Memória: a resposta imune inicial a um estímulo antigênico geralmente causa alteração no sistema imune. A segunda exposição ao antígeno leva a uma resposta amplificada.
  Mobilidade: os elementos do sistema imune podem circular: células T e B, imunoglobulinas (Ig), complemento, células hematopoiéticas e citocinas.
  Replicabilidade: os componentes celulares do sistema imune podem se replicar ou clonar, permitindo maior amplificação das respostas.

  A especificidade e a memória são tão cruciais às reações imunológicas que podem ser utilizadas como critérios de definição para esta qualidade de ser ou não imunológicas.

  Por exemplo, as reações a sulfitos e ácido acetilsalicílico parecem não ser específicas nem apresentam memória, por isso não são imunológicas.

IMUNIDADE ESPECÍFICA (SISTEMA IMUNE ADAPTATIVO)

- Imunidade específica — os linfócitos T e B, assim como as Ig, geram imunidade específica.
- Os linfócitos T e B são os *únicos* componentes imunologicamente específicos do sistema imune.
- Imunidade — mediada por receptores específicos do antígeno na superfície dos linfócitos T e B, assim como por anticorpos.
- Segunda linha de defesa:
  Após a resposta inespecífica dos macrófagos, células destruidoras naturais (*natural killer*, NK) e leucócitos polimorfonucleares (PMN)
  Específica e com memória
- Mediada pelas seguintes proteínas:
  - Antígeno
    - Originalmente conhecido como *anti*corpo e molécula geradora (do inglês "*gen*erator") a que o anticorpo e o receptor de antígeno da célula T se ligam.
    - Qualquer molécula que pode ser reconhecida especificamente pelo sistema imune específico (células T, células B ou ambas).

- Anticorpo
  - Ig específica produzida por uma célula B específica, que reconhece e se liga a moléculas específicas (antígenos), reconhecidas como "não-próprias".
- Receptor de antígeno da célula T
  - Proteína específica na superfície da célula T que se liga a antígenos específicos.
- Memória
  - Células T e B de memória geradas após o contato inicial com um antígeno estranho.
- Tipos
  - Resposta anamnéstica, memória imunológica positiva — resposta mais rápida e mais vigorosa durante o próximo encontro com a substância estranha
  - Tolerância adquirida, memória imunológica negativa — resposta mais fraca ou ausência de resposta

Resposta imune

- A ligação de um antígeno específico na presença de células acessórias (*i. e.*, macrófagos ou células T *helper*) ativa as células linfoides.
- A proliferação de clones específicos de células sensíveis ao antígeno produz grandes populações de células efetoras maduras, que são plasmócitos, células T citotóxicas e células de memória.

IMUNIDADE INESPECÍFICA (SISTEMA IMUNE INATO)

- Inespecífico — o organismo não possui memória de contatos anteriores.
- São exemplos de amplificadores e modificadores imunológicos inespecíficos:
  - Leucócitos PMN e monócitos
  - Células apresentadoras de antígeno (CAA)
  - Complemento
  - Interleucinas
  - Interferonas
  - Outras citocinas (p. ex., fator de necrose tumoral [FNT])
- Outros sistemas biológicos:
  - Barreiras da pele e revestimentos superficiais
  - Ácido estomacal
  - Lisozima
  - Organismos comensais que impedem o crescimento de patógenos

Ver o Quadro 17.1.

QUADRO 17.1 SUBTIPOS DO SISTEMA IMUNE

	Imunidade inespecífica	Imunidade específica
Resposta	Inespecífica	Patógeno e específica do antígeno
Tempo de resposta após a exposição	Resposta máxima imediata	Intervalo entre a exposição e a resposta máxima
Memória	Memória não-imunológica	A exposição leva à memória imunológica
Tipos de formas de vida	Quase todas	Apenas os vertebrados com mandíbulas

QUADRO 17.2 SISTEMA IMUNE CELULAR

Linfoide (produz linfócitos)	Mieloide (produz fagócitos)
Células T *helper* e citotóxicas supressoras	Plaquetas
	Eosinófilos
Células B e plasmócitos	Neutrófilos
Células nulas (grandes linfócitos granulosos), incluindo os linfócitos citotóxicos	Basófilos e mastócitos
	Monócitos e macrófagos

ÓRGÃOS E TECIDOS DO SISTEMA IMUNE

O sistema imune celular é classificado em duas partes com base nas duas linhas de diferenciação a partir das células progenitoras: o linfoide e o mieloide (Quadro 17.2 e Fig. 17.1).

SISTEMA LINFOIDE (Ver a Fig. 17.2)

O sistema linfoide primário

Os dois principais locais da linfopoiese (proliferação e diferenciação):
- Timo
- Medula óssea (MO)
- Produzem cerca de 10^9 linfócitos por dia

Timo
- Órgão composto.
- Desenvolve-se a partir da terceira e quarta bolsas faríngeas.
- As células do timo são fundamentais ao desenvolvimento da restrição pelo complexo maior de histocompatibilidade (MHC), imposta aos precursores linfoides que se originam do saco vitelino, fígado fetal e MO.
- Exerce controle sobre todo o sistema imune, modificando os linfócitos que passam por ele.
- Produz células "derivadas do timo" completamente imunocompetentes ou linfócitos T.

Medula óssea
- Gera precursores dos:
    Linfócitos T e B
    Outros precursores hematopoiéticos, que são os granulócitos, eritrócitos e megacariócitos

O sistema linfoide secundário
- Propicia o ambiente que incrementa as interações antígeno-célula efetora
- Anel de Waldeyer, linfonodos (LN), baço e tecido linfoide associado a mucosa (MALT, como, por exemplo, placas de Peyer)
- Fonte rica em células T de memória que podem responder rapidamente aos subsequentes desafios do antígeno

Linfonodos

Ver a Fig. 17.3.
- Os linfáticos aferentes e eferentes

CAPÍTULO 17 / IMUNOLOGIA E ALERGIA 463

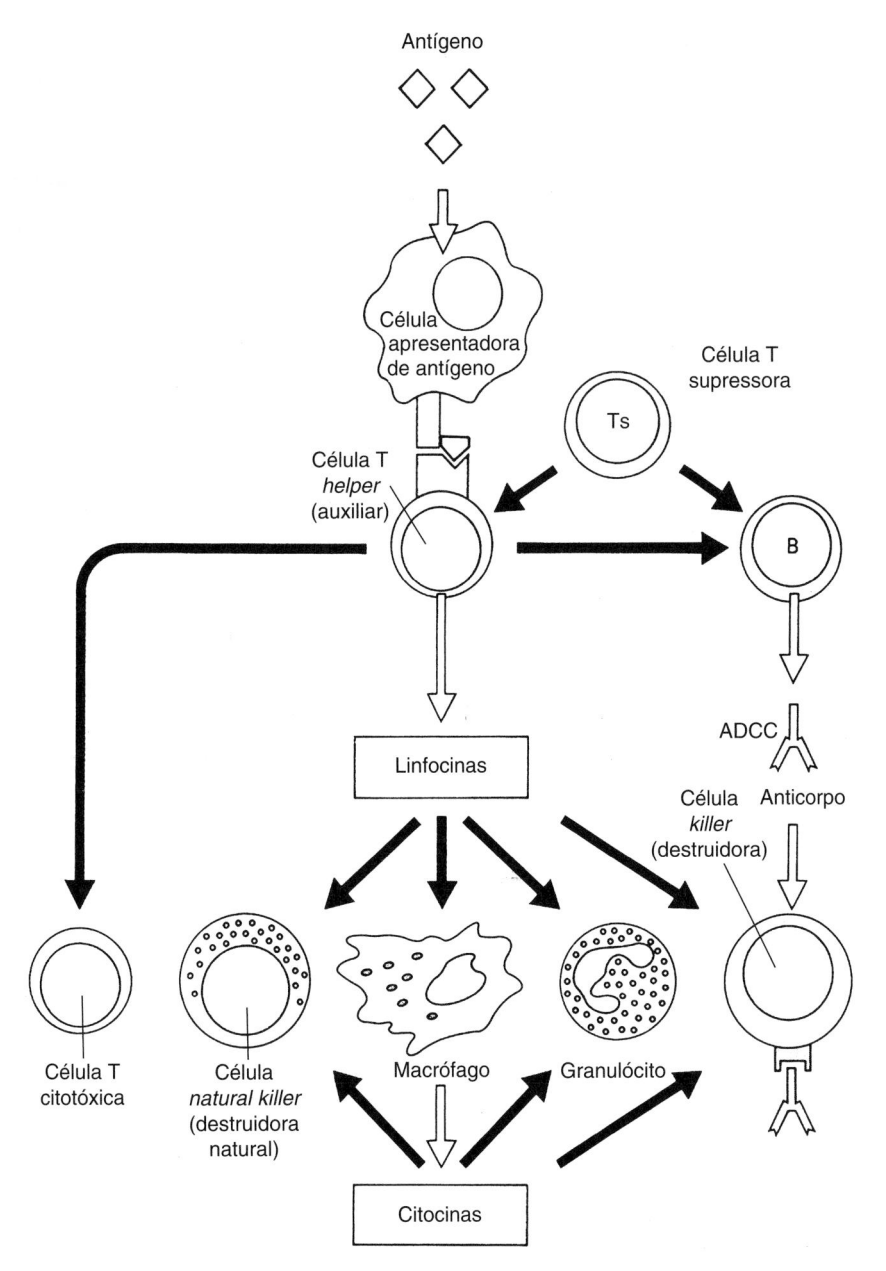

Fig. 17.1 As principais células do sistema imune.

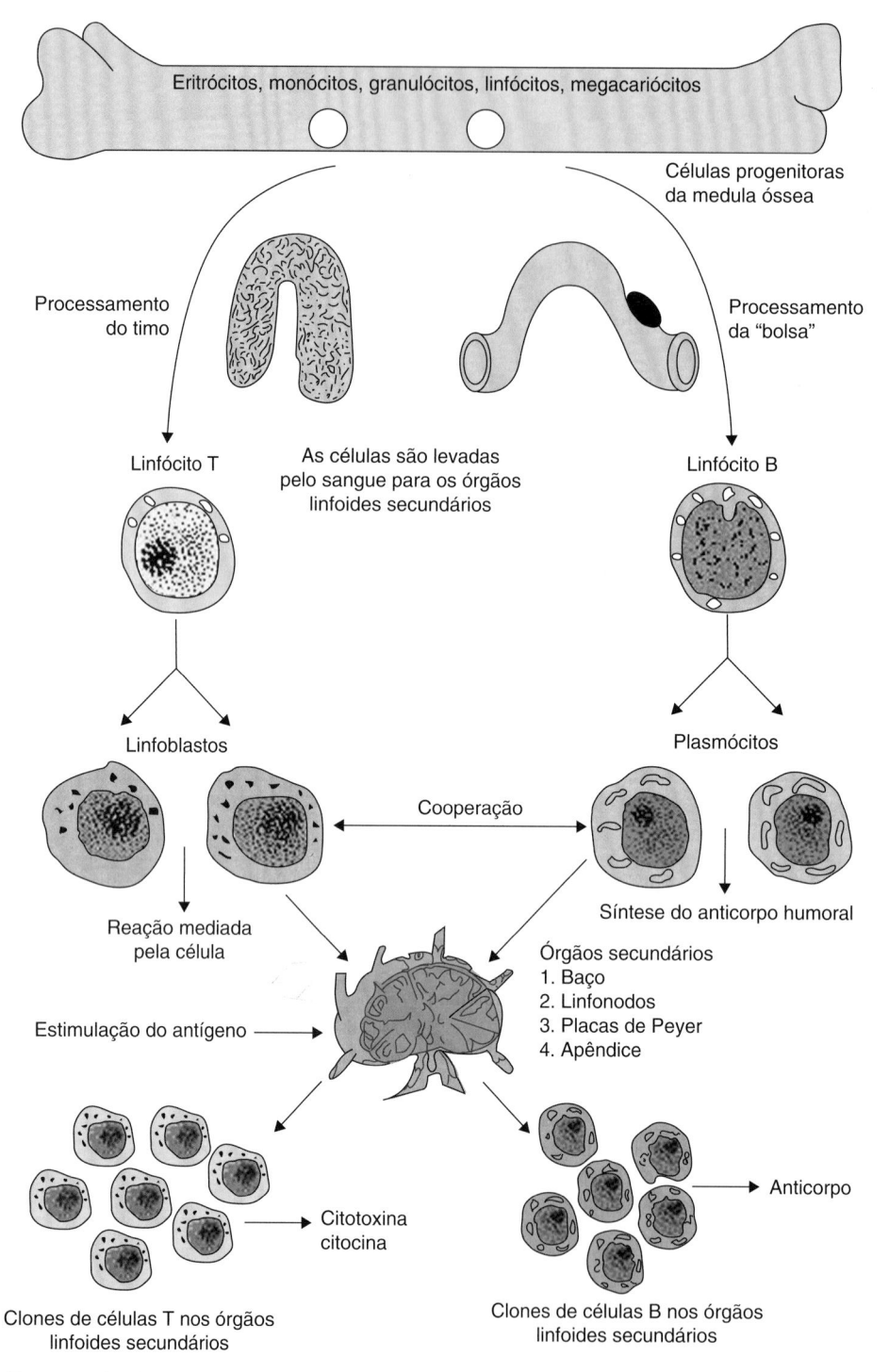

Fig. 17.2 Resumo do sistema imune — humoral e celular. Linfócito T, linfócito B.

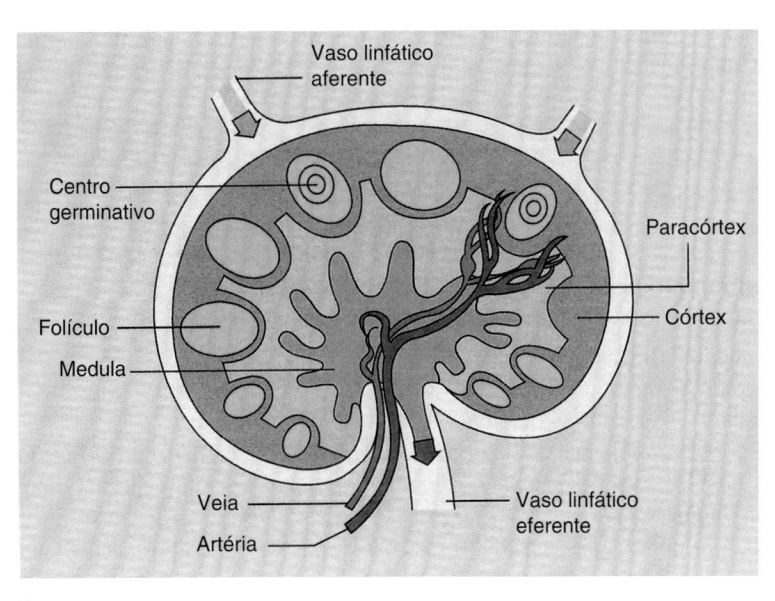

Fig. 17.3 Linfonodo.

- Anatomia histológica:
  Córtex: células B
  Paracórtex: células T, CAA
  Medula: células T e B, plasmócitos
- Filtros linfoides no tronco vascular
- Locais importantes da produção de anticorpos

Tecido linfoide associado a mucosa

- Agregados dispersos de tecido linfoide não-capsulado, encontrados na lâmina própria e submucosa dos tratos gastrintestinal (GI), respiratório e urogenital.
- Consiste nas amígdalas e adenoides.
- Maior parte do tecido imune do corpo.
- Importante para a resposta imune local nas superfícies mucosas.
- MALT produz IgA secretoras e pode promover a diferenciação das células B precursoras nos linfócitos B.
- Apenas linfáticos eferentes.

Amígdalas e adenoides

Sistema de canais ou fendas coberto por epitélio especializado que permite contato direto entre os antígenos no trato aerodigestivo superior e as células imunocompetentes.
- Epitélio especializado:
  As células M transportam os antígenos em um sistema tubovesicular que permite a aproximação dos linfócitos a 1 µm do lúmen
  As CAA consistem nos macrófagos, células dendríticas, células endoteliais e células epiteliais
  Folículos linfoides e centros germinativos abaixo do epitélio especializado

O espaço extrafolicular que envolve os folículos contém abundante vascularização, incluindo vênulas pós-capilares, através das quais os linfócitos circulantes têm acesso às amígdalas (Fig. 17.5)
- Principais funções imunológicas:
Geração de células B específicas do antígeno nos folículos
As células B produzem IgA secretoras específicas no interior da amígdala após migrarem para as estruturas circunvizinhas, incluindo provavelmente as glândulas salivares maiores e menores

Sistema de classificação pela diferenciação da população

- Os antígenos da superfície celular dependem de:
Linhagem (linfoide, mieloide)
Estágio de maturação
Grau de ativação imunológica
- Os padrões dos antígenos da superfície celular se correlacionam com a função celular
- O sistema CD (do inglês *cluster of differentiation*) descreve antígenos na superfície das células do sistema imune
- Baseado em correlações informatizadas de grupos de anticorpos monoclonais que reconhecem antígenos específicos (Quadro 17.3)

Principais tipos celulares: T, B e nula

Células T

- A classificação em subpopulações depende do padrão dos antígenos celulares distribuídos nos CD:
  - CD2, CD3 (todas as células T)
  - CD4 (*helper/inducer*)
    - 60% das células T periféricas
    - Incrementa as interações entre os macrófagos T-T, T-B e T

QUADRO 17.3   ANTÍGENOS DE DIFERENCIAÇÃO CELULAR SELECIONADOS

Antígeno	Designações anteriores	Distribuição	Comentários
CD2	T11, Leu-5, LFA-2	Todas as células T e NK	Receptores de RBC de carneiro; molécula acessória para a interação T-CAA
CD3	T3, Leu-4	Todas as células T maduras	Associado ao receptor de célula T (TcR) para o antígeno
CD4	T4, Leu-3	50 a 70% das células T maduras	Associado a resposta restrita ao HLA da classe II; normalmente conhecido como marcador para as células T *helper*; receptor de HIV
CD8	T8, Leu-2	30 a 40% das células T maduras	Associado a resposta restrita ao HLA da classe I; normalmente conhecido como marcador para as células T "citotóxico-supressoras"; recíproco com CD4
CD11b	Leu-15, OKMI	Monócitos, NK, granulócitos, algumas células T	Parte do receptor de complemento número 3; associado a CD18
CD16	Leu-11	NK, granulócitos	FcγIII
CD19 e 20	B$_4$, B$_1$	Células B	—
CD21	B$_2$	Células B e dendríticas	Receptor de complemento número 2; receptor de EBV
CD29	B$_4$	Algumas CD4$^+$ e CD8$^+$	Marcador de célula T "de memória"
CD35	—	Todas as células B, algumas T, monócitos e granulócitos	Receptor de complemento número 1

Abreviações: EBV, vírus Epstein-Barr; RBC, eritrócitos.

- Induzem às células citotóxicas/supressoras (células CD8⁺)
- A inflamação alérgica caracteriza-se pelo predomínio da resposta T_H2 sobre a resposta T_H1 (Fig. 17.4)
    - Células T_H1
        - Produzem interleucina 2 (IL-2) e interferona gama (IFNγ) quando ativadas
        - Citotoxicidade, inflamação local
        - Inibem as células B
    - Células T_H2
        - Produzem IL-4, 5, 6 e 10
        - Estimulam as células B
- CD8 (citotóxica/supressora)
    - 20 a 30% das células T periféricas
    - Morte específica de células-alvo
    - Inibe a resposta das células B e de outras células T
    - Importante na tolerância imunológica
- Receptor de célula T (TcR)
    - Confere especificidade ao antígeno
    - Heterodímero polipeptídico na superfície celular associado a CD3 semelhante à Ig

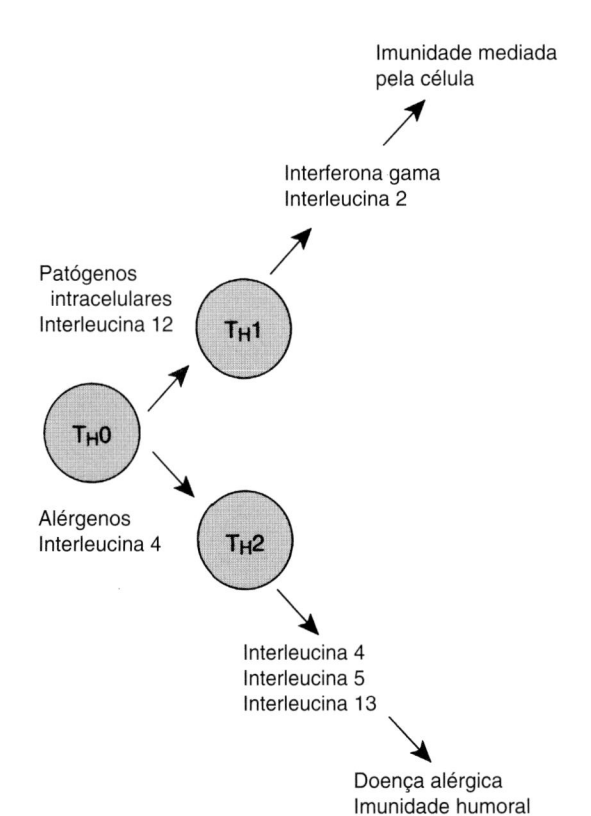

Fig. 17.4 Células efetoras T_H1 e T_H2.

- As células T requerem que a apresentação de antígeno seja feita em associação direta à molécula de MHC na CAA
    - MHC da classe II para as células T *helper*
    - MHC da classe I para as células T citotóxicas
- Interleucinas
    - As células T produzem IL-2 quando ativadas
    - A IL-1 induz à proliferação das células T e B
    - As células B podem requerer a interleucina 1 (IL-1) produzida pelos macrófagos para se tornarem sensíveis aos efeitos da IL-2 (Fig. 17.5)

Células B
- Carregam Ig de origem endógena na superfície — atuam como um receptor de antígeno
- Diferenciam-se em plasmócitos:
    - Quando ativadas pelo contato com um antígeno
    - São geneticamente programadas para produzir a Ig específica
    - Estímulo:
        - Diretamente pelo antígeno, especialmente pelos antígenos que apresentam sequências antigênicas repetidas múltiplas
        - Podem requerer o auxílio das células T e macrófagos (Fig. 17.6)
- 5 a 15% dos linfócitos circulantes
- A Ig majoritária da superfície é a IgM
- Positivas para CD 19, 20 e 22
- Apresentam antígenos MHC da classe II na superfície

Células nulas
- Grandes linfócitos granulosos que não são células T nem B (Fig. 17.1)
- Função — células NK — células linfoides inespecíficas capazes de eliminar as células que se malignizam espontaneamente
- 15% dos linfócitos sanguíneos

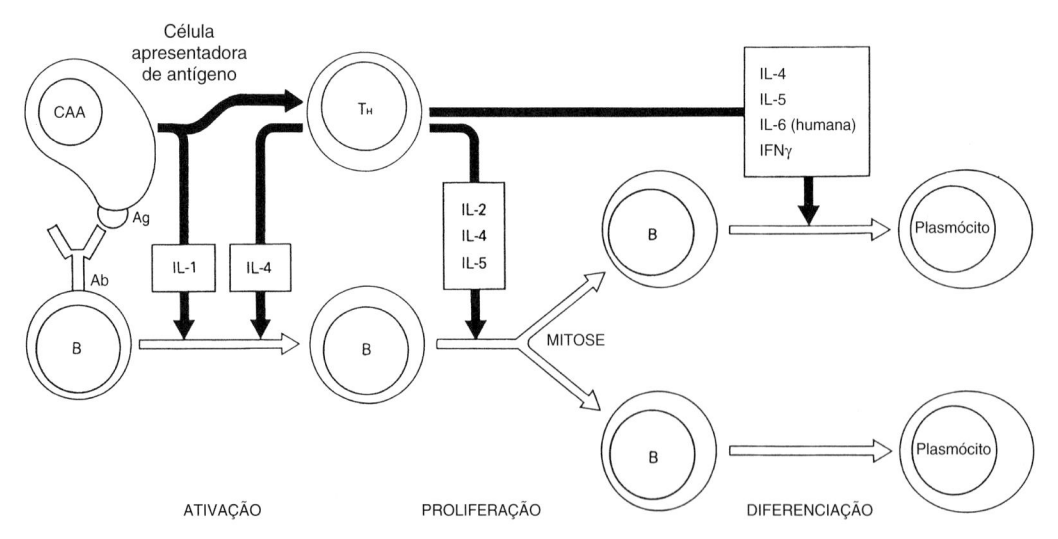

Fig. 17.5 Citocinas na resposta imune IFNγ.

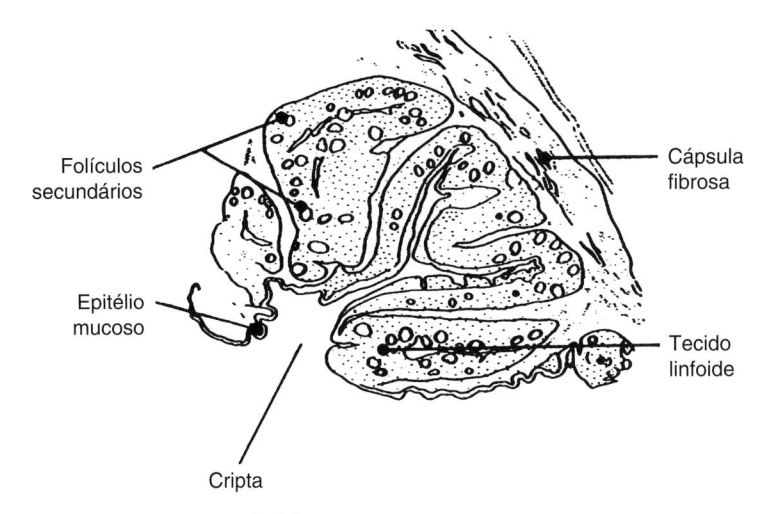

Fig. 17.6 Estrutura microscópica da amígdala.

- Positivas para CD16 e 56
- Também citotóxicas para células infectadas por vírus
- Apresentam receptores para IgG
- Células K (*killer*) na citotoxicidade dependente do anticorpo (ADCC); apresentam os receptores Fc na superfície celular para IgG

Recirculação

Ver a Fig. 17.7.
- Processo complexo dependente das interações entre as células da resposta e outros tipos celulares, tais como as células endoteliais dos vasos.
- Os linfócitos virgens se mobilizam do tecido linfoide primário para o secundário pelo sangue.
- Os linfócitos ativados se mobilizam a partir do baço, LN e MALT para a corrente sanguínea, bem como, em seguida, para os outros tecidos linfoides e não-linfoides.
- As CAA, como os macrófagos e células dendríticas, podem levar o antígeno de volta aos tecidos linfoides a partir da periferia.
- A recirculação explica como os moduladores imunológicos viajam para os órgãos de choque, tais como o nariz, e ajuda a explicar os sintomas ONG (orelha, nariz e garganta) da alergia alimentar.

Sistema mieloide

- Três principais tipos celulares mieloides:
    - Macrófagos
    - CAA
    - Granulócitos PMN (Quadro 17.4)
- Funções: imunidade fagocítica e apresentação de antígeno
- Fagócitos: PMN (neutrófilos, basófilos, eosinófilos e outros granulócitos)
- CAA: células da linhagem macrófago/monocítica

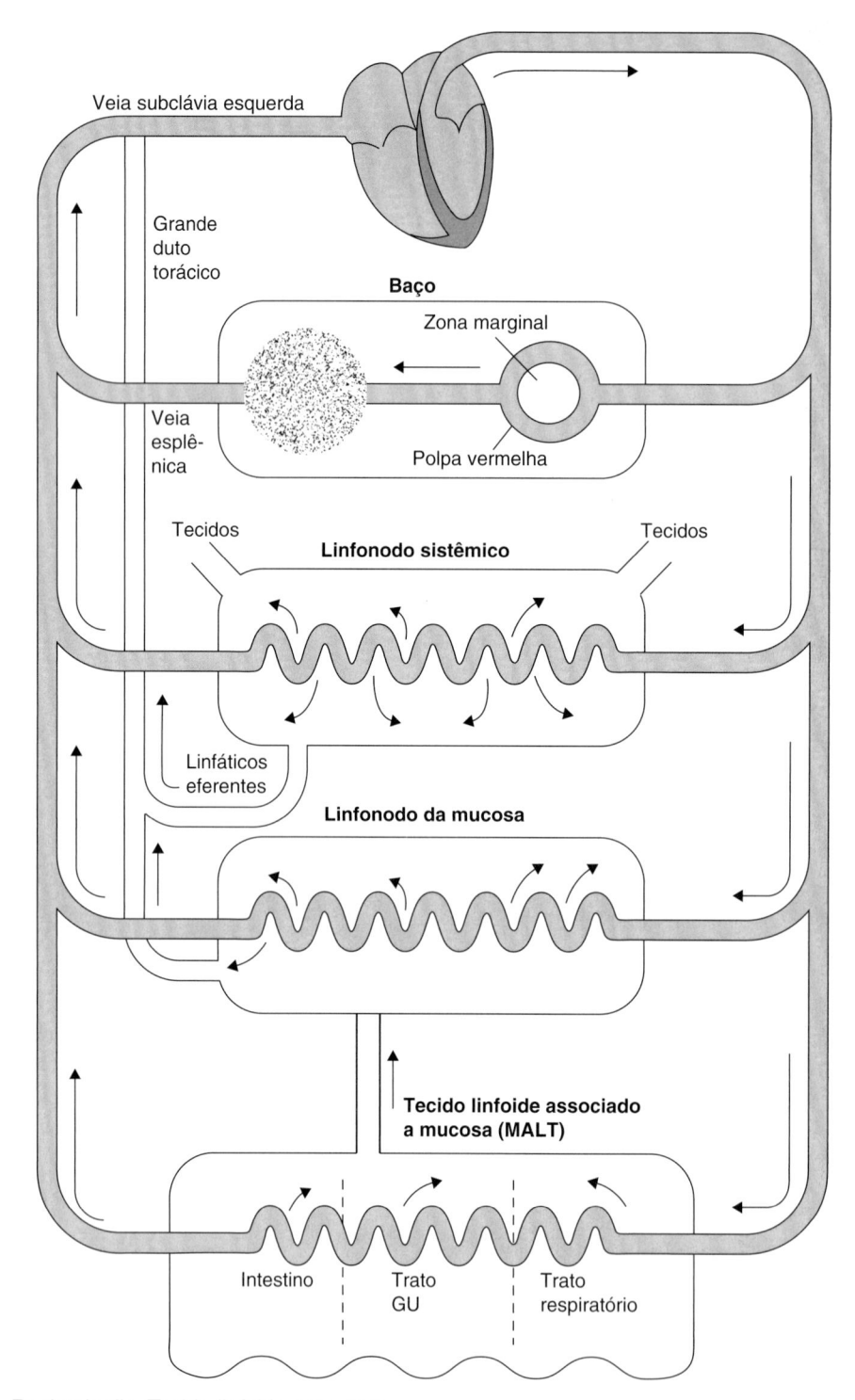

Fig. 17.7 Recirculação. Tecido linfoide associado a mucosa.

QUADRO 17.4 GRANULÓCITOS PMN

Células	Percentual de granulócitos circulantes	Substâncias liberadas quando ativadas	Função
Neutrófilos	9%		Fagocitose
Eosinófilos	2 a 5%	A histaminase e a arilsulfatase inibem a histamina e os leucotrienos C4+D4 (substância de reação lenta da anafilaxia, SRS-A) liberados pelos mastócitos Diversas citocinas	Provavelmente presente na infecção por helmintos Potente liberação de mediadores da resposta inflamatória alérgica
Basófilos e mastócitos	Os basófilos são 0,2%, provavelmente relacionados com os mastócitos	Histamina, heparina, leucotrieno C4+D4 (SRS-A), ECF da anafilaxia (ECF-A) e NCF	Grânulos são liberados geralmente a partir do contato com um alérgeno que se liga à IgE específica na superfície celular

Proteínas do complexo de histocompatibilidade principal

- Crucial à resposta imune
- Regulação detalhada de todas as respostas imunes, incluindo as reações ao transplante
- Molécula do MHC:
    - Glicoproteína da superfície celular codificada em cada uma das espécies pelo complexo gênico do MHC
    - Principal função — liga-se a fragmentos de proteína estranha, formando, assim, complexos reconhecidos pelos linfócitos T (Fig. 17.8)

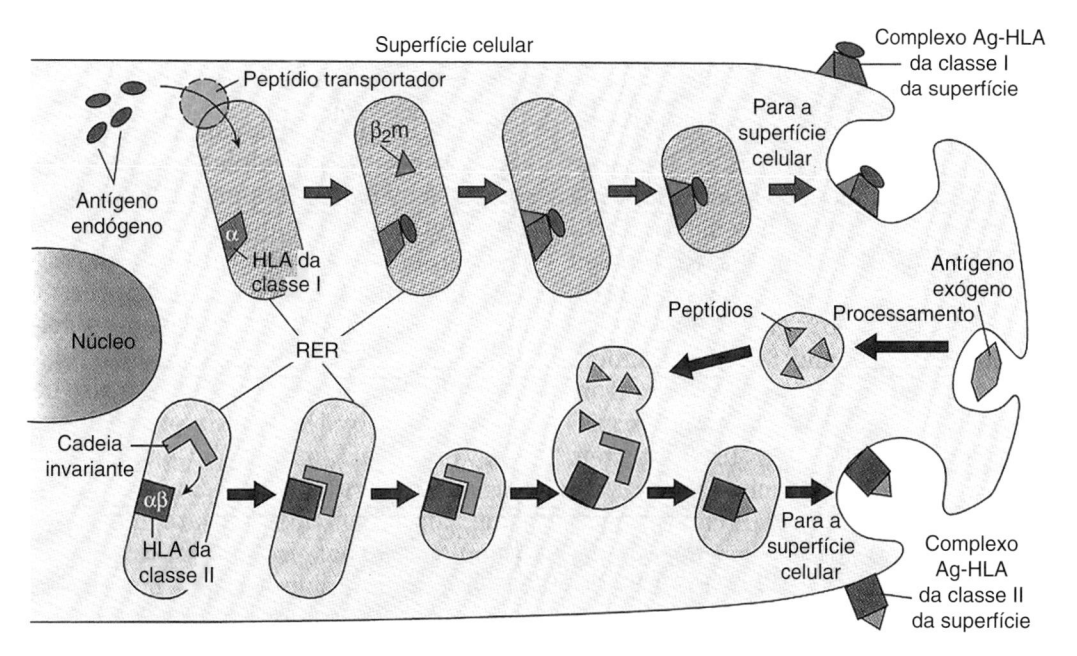

Fig. 17.8 Processamento de antígeno.

- MHC em humanos:
  - Complexo HLA (antígeno do leucócito humano)
  - Os genes se encontram no braço curto do cromossomo 6
- Os antígenos de MHC da classe I consistem no HLA-A, HLA-B e HLA-C
- Os antígenos de MHC da classe II consistem no HLA-DP, HLA-DQ e HLA-DR
- Antígenos endógenos — processados pelo retículo endoplasmático rugoso e associados as moléculas da classe I e β_2-microglobulina para serem expressos na superfície celular
- Antígenos exógenos — hidrolisados e associados as moléculas da classe II
- Moléculas de MHC:
  - Classe I: glicoproteínas associadas a membrana presentes em quase todas as células nucleadas
  - Classe II: normalmente expressas apenas nos linfócitos B, macrófagos das células dendríticas, células endoteliais e algumas outras células
  - Configuração geral semelhante à de uma Ig típica
  - Composta de cadeias polipeptídicas unidas por pontes dissulfeto, bem como apresentando regiões variáveis e comuns (Fig. 17.9)

Citocinas — mediadores solúveis do sistema imune

- Modulam a função de virtualmente todos os tipos celulares e auxiliam na regulação das respostas imunológicas.
- Não são específicas dos antígenos, porém podem ser estimuladas pelo antígeno.

Tipos de citocina

- IFN — atividade antiviral potente:
  - Um grupo de classes de peptídios não-relacionadas, liberadas pelas células em resposta a:

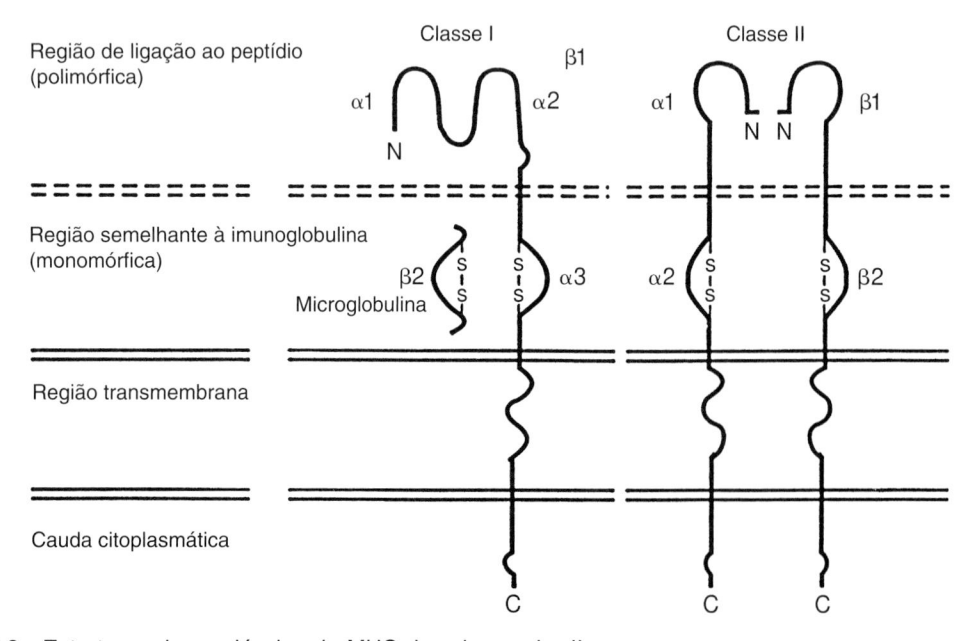

Fig. 17.9 Estruturas das moléculas do MHC das classes I e II.

- Infecção viral
- RNA de dupla fita
- Endotoxina
- Mitógenos
- Diversos antígenos
- Alfa:
  - Produzido por leucócitos
  - Reduz a replicação viral
  - Aumenta as proteínas da membrana celular
  - Reduz a mitogênese dos linfócitos
- Beta:
  - Produzida por fibroblastos e células epiteliais
  - Atua de forma semelhante ao alfa
- Gama:
  - Produzido por células T ativas e NK
  - Aumenta a expressão dos antígenos da membrana celular, como os HLA das classes I e II, assim como receptores Fc
  - Potente ativador dos eosinófilos
- Fatores estimuladores das colônias (CSF)
  - Induzem à maturação das células precursoras da MO, transformando-as em células circulantes
- FNT:
  - Possuem a capacidade de destruir as células tumorais através da indução de necrose hemorrágica
- Interleucinas:
  - O grupo de citocinas mais numeroso, heterogêneo e importante
  - Transmitem sinais entre as células e mediam a ação entre as células do sistema imune, bem como entre outras células

Papel das citocinas
- Glicoproteínas solúveis liberadas pelas células de forma altamente regulada.
- Atuam de forma não-enzimática para regular as funções celulares do hospedeiro.
- Juntamente com a célula ou com os sinais mediados pela matriz, as citocinas formam parte de uma complexa linguagem de sinalização celular.
- Atuantes em cada aspecto da imunidade:
  - Diferenciação celular
  - Ativação celular e recrutamento
  - Apresentação de antígeno
  - Expressão da molécula de adesão
  - Reações alérgicas das fases aguda e tardia

Papel das citocinas na reação alérgica
- Resposta bifásica:
  - As reações clinicamente significativas, induzidas por alérgenos, dependem da IgE
  - Reação imediata:
    - Causada primariamente pela liberação de mediadores e proteases pelos mastócitos
    - Ocorre entre 15 e 60 min a partir do desafio alergênico
    - Cede entre 30 e 90 min

- Fase tardia:
  - 3 a 4 h depois
  - Intensa reação inflamatória
  - Infiltração celular predominante — eosinófilos, células mononucleares e, em menor extensão, neutrófilos
  - Os eosinófilos e neutrófilos chegam à sua quantidade máxima em 6 a 8 h
  - 24 a 48 h após um único desafio alergênico, a infiltração celular consiste predominantemente em células T e monócitos/macrófagos
  - As células T expressam mRNA para interleucinas (IL-4 e IL-5) e fator estimulador das colônias dos granulócitos e macrófagos (GM-CSF)
  - Acredita-se que a resposta da fase tardia mediada pela IgE desempenhe um importante papel no desencadeamento de doenças alérgicas, tais como a asma, dermatite atópica e rinite alérgica
- A ligação cruzada (*cross-linking*) da IgE nos mastócitos e basófilos induz à síntese e liberação de uma variedade de citocinas, como a IL-1, IL-3, IL-4, IL-5, IL-6, GM-CSF e FNT-α. Estas citocinas desempenham um papel fundamental na:
  - Indução da reação da fase tardia
  - Regulação da síntese da IgE
  - Promoção da diferenciação e sobrevivência dos eosinófilos
  - Sustentação da inflamação alérgica crônica pela modulação da função efetora dos leucócitos e expressão das moléculas de adesão celular (Quadros 17.5 e 17.6)

As citocinas podem apresentar diferentes atividades sobre tipos celulares diversos, e várias citocinas apresentam funções relacionadas sobre a mesma célula (Quadro 17.7). As principais citocinas envolvidas na inflamação alérgica são a IL-4, IL-13 e IL-5.

IL-4
- Induz à mudança de classe (recombinação em *switch*) para a síntese da IgG4 e IgE.
- Aumenta o crescimento da célula B, a apresentação de antígenos pelas células B pela estimulação do antígeno do MHC da classe II, B_{7-1} (CD80), B_{7-2} (CD86), CD40, IgM de superfície e a expressão do receptor de IgE de baixa afinidade (CD23).
- Induz à proliferação da célula T:
  - Induz à diferenciação dos precursores da célula T não-comprometidos para o fenótipo T_H2
  - Induz à molécula de adesão, como a molécula 1 de adesão à célula vascular (VCAM-1, na sigla em inglês)

QUADRO 17.5 FONTES DE CITOCINAS NA INFLAMAÇÃO ALÉRGICA

Tipo celular	Citocinas
Macrófago	IL-1, IL-6, IL-8, IL-10, GM-CSF
Célula T_H1	IL-2, IFNγ, GM-CSF, linfotoxina, inibe a síntese da IgE
Célula T_H2	IL-4, IL-5, IL-6, IL-9, IL-10, IL-12, GM-CSF, estimula a síntese da IgE
Mastócito	IL-4, IL-5, IL-8, IL-10, FNT, GM-CSF
Eosinófilo	GM-CSF, IL-3, IL-5, IL-4, IL-8, TGF, β1
Epitélio das vias respiratórias ou queratinócitos da pele	IL-1β, IL-6, GM-CSF, FNT-α, eotaxina, RANTES

Abreviação: FNT, fator de crescimento tumoral.

QUADRO 17.6 CITOCINAS IMPORTANTES NA INFLAMAÇÃO ALÉRGICA

	Origens	Algumas funções
IL-1	Macrófagos, queratinócitos etc.	Pró-inflamatória = pirogênio endógeno; ativação dos fibroblastos, granulócitos, osteoclastos; torna as células T respondedoras a sinais
IL-2	Células T	Proliferação das células T, B e NK
IL-3	Células T	Proliferação das células hematopoiéticas progenitoras (multi-CSF)
IL-4	Células T, mastócitos	Governa a mudança de classe do isótipo da célula B para a IgG1 e IgE, estimula a produção de célula T_H2
IL-5	Células T, mastócitos e células B	Diferenciação e proliferação dos eosinófilos; produção de IgA
IL-6	Macrófagos, células T e fibroblastos	Pró-inflamatória; diferenciação da célula B; crescimento dos timócitos
IL-7	Estroma da MO	Diferenciação e maturação da célula B
IL-8	Queratinócitos, fibroblastos e monócitos	Quimiotaxia e ativação dos neutrófilos
IL-9	Células T	Proliferação das células T; timócitos, mastócitos
IL-10	Células T, mastócitos, células B	Inibição da síntese da citocina em várias células; proliferação dos mastócitos
IL-13	Células T ativadas	Estimula o crescimento da célula B; mudança de classe do isótipo IgE; similar à IL-4

- Secretada por:
  - Linfócitos T *helper* (T_H)
  - Células NK, mastócitos e basófilos

IL-13
- Apresenta atividades semelhantes às da IL-4 sobre as células B e monócitos, porém não sobre as células T.
- Estimula o crescimento da célula B humana e induz à mudança de classe do isótipo IgE na inflamação alérgica.
- Induz à molécula de adesão, tais como VCAM-1, em locais de inflamação alérgica, contribuindo para o acúmulo seletivo dos eosinófilos e linfócitos.

IL-5
- Potente fator de proliferação e diferenciação dos eosinófilos:
  - Fator quimiotático
  - Ativa os eosinófilos maduros
  - Induz à secreção do eosinófilo
  - Prolonga a sobrevivência do eosinófilo através da inibição da apoptose

QUADRO 17.7 PAPEL DAS CITOCINAS NAS RESPOSTAS ALÉRGICAS

	Citocinas	Atividade
Regulação da IgE	IL-4, IL-13, IL-2, IL-5, IL-6	Mudança de classe do isótipo IgE, sinergiza com a IL-4
	IFNγ, IL-12	Inibe as ações da IL-4 e a diferenciação da célula T_H2
	IL-12	Aumenta a produção de IFNγ e a diferenciação da célula T_H1
Eosinofilia	IL-3, IL-5, GM-CSF	Diferenciação, função e sobrevivência dos eosinófilos
Desenvolvimento e ativação dos mastócitos	IL-3, IL-9, IL-10, fator da célula progenitora	Fatores de crescimento dos mastócitos
	CTAP-III, NAP-2, MCP-1, RANTES	Fatores libertadores da histamina e quimiocinas
Inflamação	IFNγ, FNT, IL-1, IL-4, IL-13	Indução das moléculas de adesão
	GM-CSF, FNT, IL-1, IL-3, IL-5	Fatores ativadores dos eosinófilos
	IFNγ, GM-CSF, M-CSF, FNT, IL-1, IL-4	Fatores ativadores dos macrófagos
	RANTES, eotaxina, MCP-2, MIP-1α	Quimioatraentes para os eosinófilos

Exemplos de atividades das citocinas
- Produção excessiva de anticorpos IgE:
    - Resultado das atividades opostas da IL-4 e IFNγ
    - O IFNγ inibe especificamente a mudança de classe do isótipo IL-4 para IgE
    - A capacidade dos clones da célula T de suportar a produção de IgE é inversamente proporcional à produção de IFNγ.
- Eosinófilos:
    - A eosinofilia é uma resposta mediada pela célula T.
    - IL-5 é essencial para o desenvolvimento da eosinofilia.
- Os mastócitos — IL-3, IL-9 e IL-10 — estimulam a proliferação dos mastócitos.
- Doenças atópicas crônicas — rinite alérgica, asma e eczema (atópico)
    - Caracterizadas por inflamação.
    - Todas as classes de citocinas participam na indução da inflamação induzida por alérgenos.

SISTEMA IMUNE MEDIADO PELA CÉLULA
Células apresentadoras de antígenos
- As células respondem a antígenos apresentados *por outras células* no contexto das proteínas do MHC.
- Macrófagos, células endoteliais ou gliais.
- Células dendríticas encontradas nos seguintes órgãos:
    - Pele e mucosa (células de Langerhans)
    - LN
    - Baço
    - Timo
- Glia, células endoteliais e células B ativadas também podem atuar como CAA.
- Ingerem e processam o antígeno.
- Migram para o LN para induzir a uma reação ao antígeno.
- Apresentam o antígeno em associação às moléculas do MHC da classe II.
- No baço e timo, podem ser importantes no reconhecimento de autoantígenos.

Ativação da célula T
- As células T em repouso são ativadas pelos sinais adequados (ver a Fig. 17.10)
    - Proliferam
    - Diferenciam-se
    - Produzem citocinas e desempenham diversas funções efetoras
- A ativação da célula T é uma reação complexa
    - Sinalização transmembrânica
    - Etapas de ativação intracelular
- Locais receptores de células T
    - Configuração geral semelhante à de uma típica molécula de Ig
        - Cadeias polipeptídicas unidas por pontes dissulfeto, bem como apresentando regiões variáveis e comuns (Fig. 17.11)

Macrófago
- Principal processador de antígeno e CAA.
- Responde à exposição do antígeno secretando IL-1.
    - O fator de ativação do linfócito estimula a transformação da célula T *helper* (H) precursora em T_H madura.
- As células T_H maduras secretam IL-2.

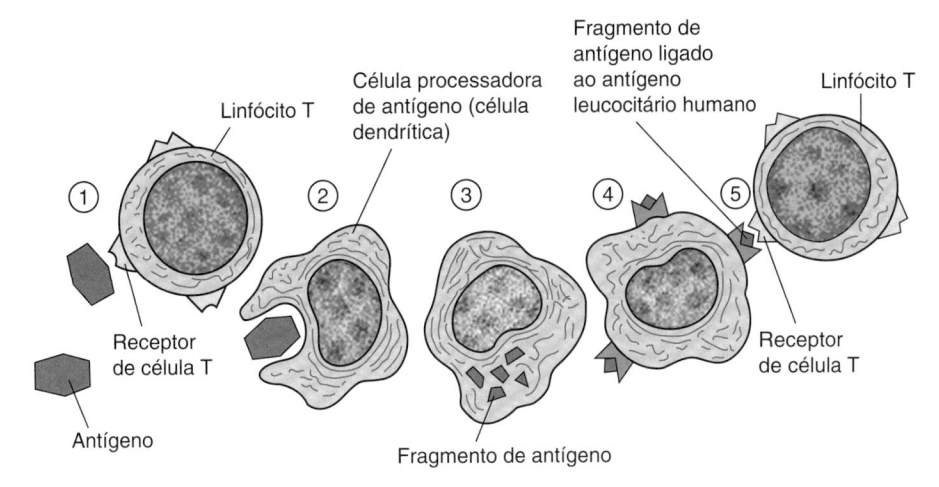

Fig. 17.10 Ativação da célula T.

SISTEMA IMUNE HUMORAL

- Efeitos mediados por Ig solúvel.
- Precursores de células B se transformam em maduras na vida pré-natal e na pós-natal.
  - Estimuladas a crescer, dividir-se, maturar e secretar anticorpos.
  - A produção suficiente de anticorpos em resposta a antígenos proteicos complexos requer a cooperação ST-célula.

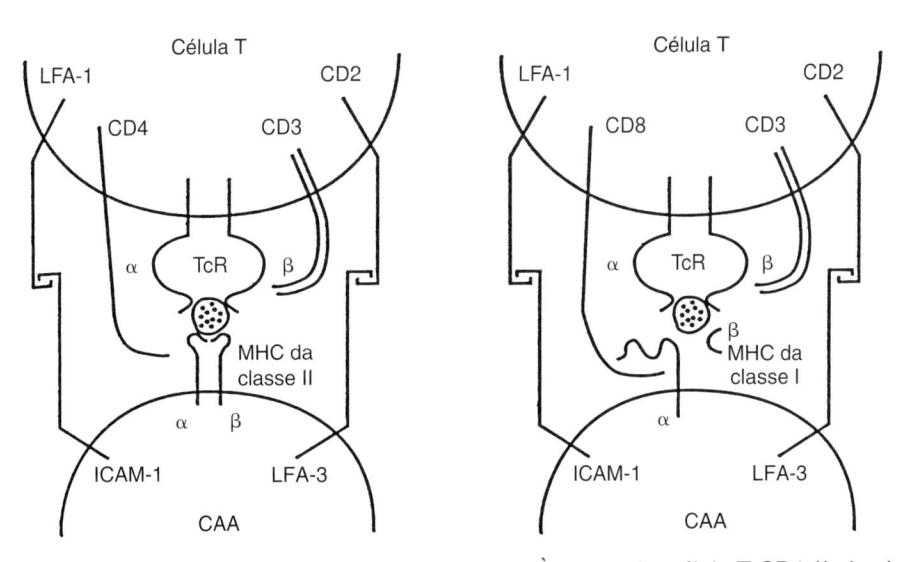

Fig. 17.11 Interação das células T com o antígeno e a CAA. À esquerda, célula T CD4 (*helper*), onde o TcR interage com o antígeno (área pontilhada) e com o MHC da classe II na CAA. Moléculas acessórias LFA-1, ICAM-1, CD2 e LFA-3 facilitam a interação. À direita, célula T CD8 (citotóxica/supressora), onde o TcR interage com o antígeno e o MHC da classe I na CAA.

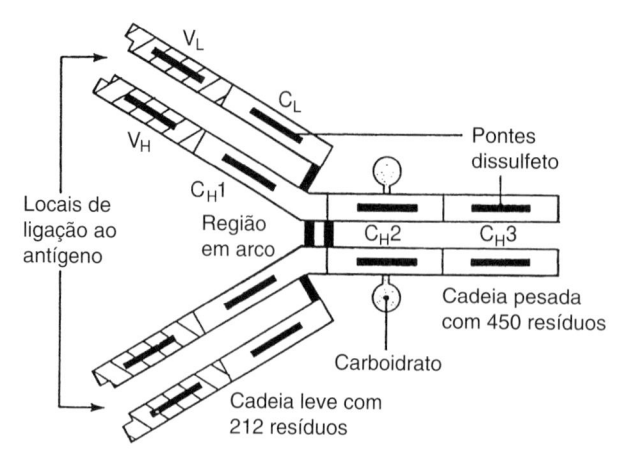

Fig. 17.12 Estrutura da molécula de Ig.

- CAA, geralmente um macrófago, apresenta o antígeno à célula T.
- A célula T ativada secreta uma variedade de citocinas que transformam a célula B em uma célula secretora de anticorpos, um plasmócito (Fig. 17.6).
- IL-2 promove a expansão clonal de células B em plasmócitos secretores de anticorpos específicos do antígeno.

Especificidade dos antígenos
- Determinada pela Ig, polipeptídios produzidos pelas células B
- Quatro principais classes de Ig (isótipos), bem como subclasses (Fig. 17.12, Quadros 17.8 e 17.9)

Características de uma molécula de Ig
- Quatro cadeias polipeptídicas conectadas por pontes dissulfeto.
- Duas cadeias polipeptídicas leves idênticas (PM de 25.000):
  - A cadeia leve determina a sua classe: capa ou lambda.

QUADRO 17.8 CARACTERÍSTICAS DAS CLASSES DE Ig

Ig	Forma	Cadeia pesada	PM	Concentração sérica no adulto (mg/dℓ)	Percentual de Ig	Fixação do complemento*	Transferência placentária
IgG	Monômero	Gama	146.000	1.150 ± 300	70 a 75%	—	—
IgG1				615 ± 200		++	Sim
IgG2				295 ± 180		+	Sim
IgG3				35 ± 14		+++	Sim
IgG4				18 ± 16		0	Sim
IgM	Pentâmero	Um	970.000	100 ± 25	10%	+++	Não
IgA	Dímero	Alfa	385.000	200 ± 60	15 a 20%	0	Não
IgD	Monômero	Delta	184.000	3	< 1%	0	Não
IgE	Monômero	Épsilon	188.000	0,005	Traços	0	Não

*0 significa ausente; +, fraca; ++, intermediária; +++, forte.

QUADRO 17.9 FUNÇÃO DAS CLASSES DE Ig

IgG
  Principal anticorpo das respostas secundárias (mnemônicas)
  Importante atividade contra vírus, bactérias, parasitos e alguns fungos
  Única classe de Ig que atravessa a placenta (proporciona 3 a 6 meses de imunidade após o nascimento)
  Fixa o complemento pela via clássica
IgM
  Anticorpo predominante na resposta imune imediata
  Pentâmero em associação a uma cadeia J
  Fixa o complemento pela via clássica
IgA
  Ig predominante nas secreções seromucosas (saliva, secreções traqueobrônquicas)
  Dímero associado ao "componente secretor" (impede a proteólise por enzimas digestivas) e a uma cadeia J
IgD
  Encontradas em grandes quantidades nas células B circulantes
  Podem estar envolvidas na proliferação do linfócito induzida pelo antígeno
IgE
  Encontrada nos basófilos e mastócitos
  Envolvida na resposta a infecções helmínticas e na hipersensibilidade imediata

- Duas cadeias polipeptídicas pesadas idênticas (PM de 50.000 a 70.000):
  - A cadeia pesada se liga aos tecidos hospedeiros e ao complemento (Cq), bem como determina a classe de Ig.
- Região constante (porção C-terminal da molécula de Ig) ou fragmento Fc.
- Região variável (porção N-terminal) ou fragmento F_{ab}:
  - Liga-se ao antígeno.

Classes de imunoglobulinas

Ver a Fig. 17.13.

IgA
- Ig predominante nas secreções seromucosas (saliva, secreções traqueobrônquicas)
- Dímero associado ao "componente secretor" (impede a proteólise por enzimas digestivas) e a uma cadeia J

IgD
- Encontrada em grandes quantidades nas células B circulantes
- Pode estar envolvida na proliferação dos linfócitos induzida pelo antígeno

IgE
- Sensibilizadora clássica da pele, anticorpos anafiláticos importantes na hipersensibilidade do tipo I (classificação de Gell e Coombs, Quadro 17.10)
- Propriedades biológicas exclusivas
  - Porção Fc da cadeia se liga a essa molécula com alta avidez por receptores Fc I nos mastócitos e basófilos.
  - Moléculas de IgE associadas à célula de uma especificidade antigênica podem se entrecruzar pelos seus antígenos apropriados.
  - As células sofrem degranulação, e os mediadores farmacológicos da anafilaxia e das reações tipo I são liberados.

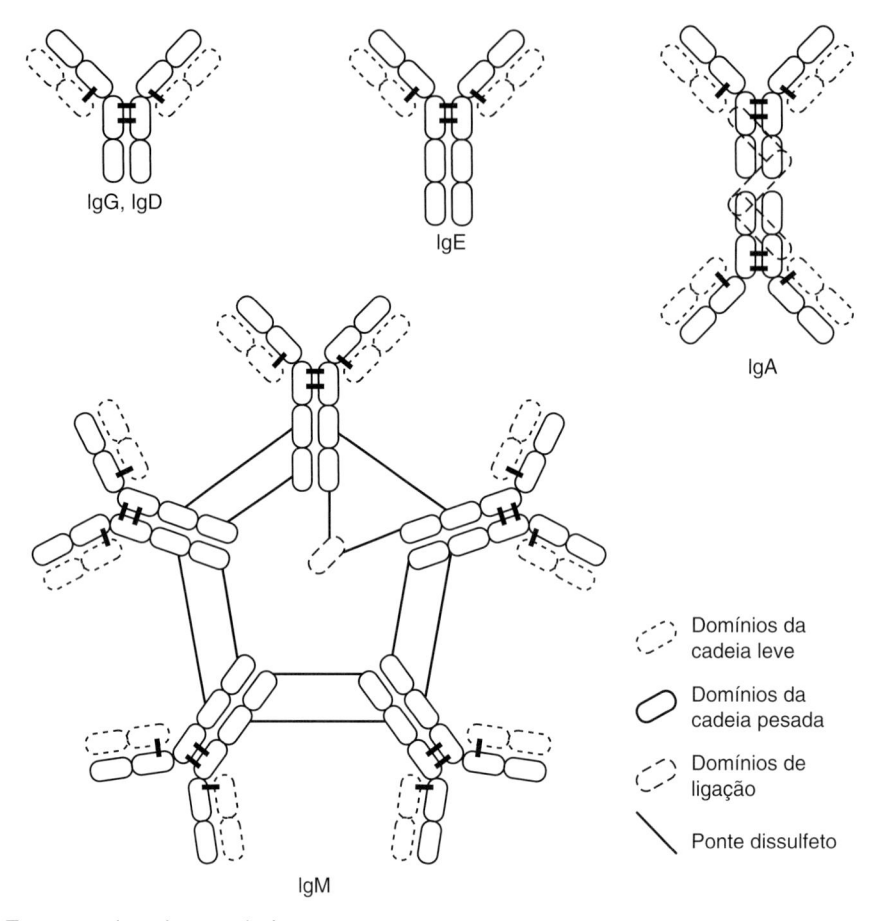

Fig. 17.13 Estrutura das classes de Ig.

Domínios da cadeia leve
Domínios da cadeia pesada
Domínios de ligação
Ponte dissulfeto

QUADRO 17.10 CARACTERÍSTICAS DAS REAÇÕES ALÉRGICAS DE GELL E COOMBS

Tipo	Mecanismo	Agentes indutores	Consequências biológicas
I	IgE nos mastócitos	Inalantes (poeira, mofo, pólens)	Imediata, sintomas aparentes em minutos
		Alguns alimentos	Trato respiratório superior: rinorreia, espirros, conjuntivite
		Picada de insetos	Trato respiratório inferior: asma
		Medicamentos (penicilina)	Urticária, angiodema, anafilaxia
II	Citotóxico, IgG ou IgM Reage com o antígeno na superfície da célula, ativa o complemento	Incerto	Manifestações alérgicas incertas, podendo levar a anemias hemolíticas, reações à transfusão, rejeição hiperaguda ao enxerto, síndrome de Goodpasture, miastenia *gravis*
III	Complexo imune em geral IgG; ativa o complemento; o complexo se precipita no tecido, induzindo à inflamação	Possivelmente alimentos Medicamentos	Pode ser retardada em alguns dias
			Árvore brônquica: tosse, respiração ofegante
			Pele: angiodema
			Articulações: artrite
			GI: cólicas, diarreia
			Pode levar à alveolite alérgica no pulmão, glomerulonefrite, doença do soro
IV	Mediada pela célula	Veneno de hera	Dermatites aguda e crônica; envolvidas na formação de granulomas (tuberculose, sarcoide)
		Cosméticos	
		Diversos metais e produtos químicos	

- Presente em pequenas quantidades no plasma e tecidos
  - Extraordinária afinidade por basófilos e mastócitos
  - Potentes habilidades biológicas

Papel da IgE nas respostas alérgicas

- Os anticorpos IgE são específicos e se ligam pelo seu fragmento F_{ab} apenas ao antígeno que estimulou a sua síntese.
- Os anticorpos IgE caminham por duas vias distintas de anticorpos IgE:
  - Penetram nos tecidos linfoides adjacentes, encontram os mastócitos e se combinam com os seus locais de receptores de Fc.
  - Anticorpos IgE transportados pelo soro sanguíneo:
    - Os anticorpos IgE se ligam de forma semelhante aos locais de ligação de Fc dos leucócitos basofílicos sanguíneos, bem como dos tecidos linfoides distantes e mastócitos associados.
- A IL-4 controla a mudança de classe para a produção de IgE.
- IFNγ inibe a produção de IgE.

RESPOSTA ALÉRGICA

- Incidência — 17 a 32% da população são sintomáticos.
- Alérgeno — antígeno que causa uma reação alérgica.
- Reação alérgica — resposta imune com efeito deletério para o hospedeiro.
- Classificação de Gell e Coombs (1975):
  - Dividiu as reações alérgicas em quatro tipos (Fig. 17.14, Quadro 17.10).
  - Os anticorpos mediam os três primeiros; as células T e os macrófagos, o quarto.

Mecanismo das reações alérgicas — classificação de Gell e Coombs

Tipo I

- Exposição primária — o alérgeno penetra pela mucosa, é processado pelas CAA e, em seguida, apresentado às células T e B.
  - A resposta imune resultante induz a uma proliferação de populações celulares específicas para o antígeno e leva ao desenvolvimento de células de memória e plasmócitos.
  - A IgE específica do alérgeno é produzida e se liga aos mastócitos através de seu corpo.
- Exposição secundária — o alérgeno penetra mais 1 vez pela mucosa e, em seguida, liga-se à IgE nos mastócitos.
  - A degranulação dos mastócitos libera mediadores, tais como a heparina e histamina.
  - A ativação do metabolismo do ácido araquidônico produz prostaglandinas e leucotrienos (SRS-A), que geram sintomas.
  - As células de memória expostas ao alérgeno produzem mais IgE.

Tipo II

- Exposição primária — o alérgeno induz à uma resposta da célula B com a produção de anticorpos.
- Exposição secundária — os anticorpos se ligam à superfície celular, expressando o alérgeno.
- Consequências:
  - Ou o complemento é ativado, e a célula lisada.
  - Ou o anticorpo ligado age como uma opsonina, e as células fagocíticas são atraídas.
  - A lesão será específica do tecido, conforme a distribuição dos alérgenos na superfície celular.
- Não está claro se as reações tipo II estão envolvidas na produção dos sintomas de alergia.

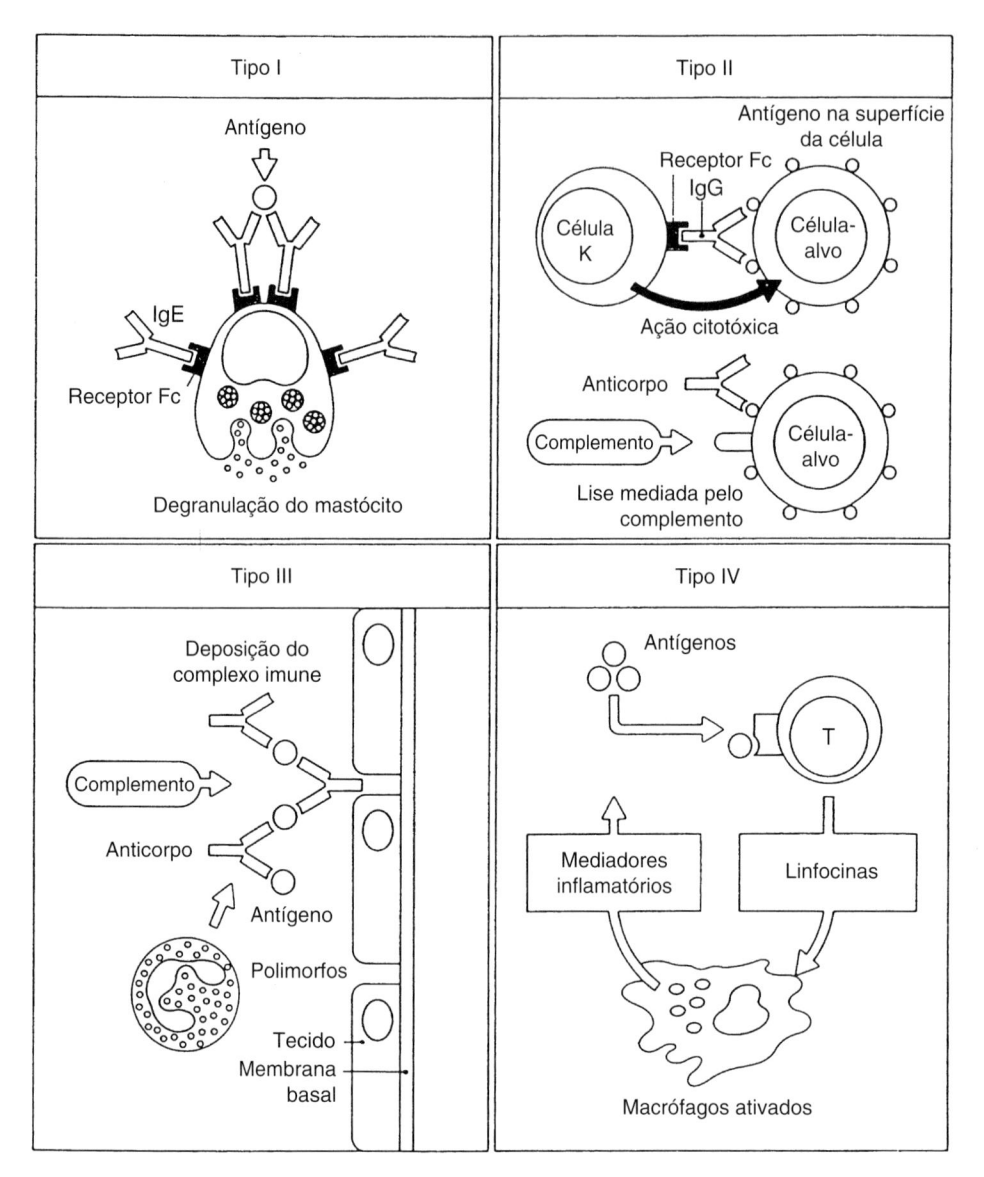

Fig. 17.14 Classificação de Gell e Coombs.

Tipo III
- Exposição primária — o alérgeno induz à uma resposta da célula B com a produção de anticorpos.
- Exposição secundária — o alérgeno circulante no sangue se liga ao anticorpo para originar um complexo imune.
- Consequências:
  - Quando estão presentes grandes quantidades do antígeno, os complexos se tornam numerosos, grandes e irregulares, não podendo ser removidos com rapidez suficiente pelo sistema reticuloendotelial.

- Os complexos se ligam ao endotélio dos pequenos vasos e iniciam uma resposta inflamatória (edema, infiltrados celulares) via ativação do complemento.
- O sítio da lesão dependerá dos tecidos onde os complexos forem depositados.

Tipo IV: hipersensibilidade retardada
- Exposição primária — o alérgeno sensibiliza as células T.
- Exposição secundária — o alérgeno é detectado na superfície de uma célula-alvo.
- Consequências:
  - As células T previamente sensibilizadas lisam a célula-alvo.
  - A resposta inflamatória é iniciada.

ATOPIA
Mecanismo da atopia
- Função do sistema imune
  - Normal — proteção do hospedeiro contra antígenos estranhos
  - Anormal — as respostas imunológicas (hipersensibilidade) podem levar ao comprometimento do tecido e à doença
- Contribuição genética
  - Isótipo — imunodesregulação específica
  - Os indivíduos atópicos tendem a produzir um excesso de Ig do isótipo IgE

Produção de IgE
- Sistema imune — possui diversos mecanismos efetores mediados pelo anticorpo.
  - A hipersensibilidade imediata tipo I compreende as reações primariamente mediadas pela IgE.
    - Estas reações produzem doenças atópicas via resposta de hipersensibilidade imediata.
  - Prausnitz e Kustner, em 1921, demonstraram pela primeira vez a presença de uma "reaginina" no soro de pessoas alérgicas, capaz de transferir a lesão alérgica e a reação de rubor.
  - Ishizaka, bem como Johannson e Bennich, em 1967, demonstraram a identidade da *reaginina ou do anticorpo sensibilizador da pele* como uma nova classe de Ig, chamada de *IgE*.
- A expressão final da hipersensibilidade imediata resulta da(o):
  - Exposição ao antígeno (alérgeno).
  - Desenvolvimento de resposta da IgE ao antígeno.
- Produção de anticorpos IgE específicos do antígeno:
  - Requer colaboração ativa entre os macrófagos, linfócitos T e B.
  - Alérgeno, a saber, erva-de-santiago ou pólen da grama bermuda:
    - Introduzido pelo trato respiratório, trato GI ou pele.
    - Reage com macrófagos que "processam" esse antígeno.
    - Apresentado aos linfócitos T apropriadamente respondedores (sensibilizados).
    - Linfócitos B na presença de CAA, antígeno e dos linfócitos T sensibilizados; são estimulados a se transformar em plasmócitos.
    - Plasmócitos sintetizam e secretam IgE específica do antígeno.
      - Plasmócitos produtores de IgE — localizados principalmente na lâmina própria da pele, tratos respiratório e GI.

Ligação da IgE aos mastócitos

- Os anticorpos IgE se ligam aos mastócitos:
  - Receptores nos mastócitos específicos da região Fc da cadeia pesada épsilon.
  - Os mastócitos carregados de IgE são distribuídos por todo o corpo por transferência passiva para o soro.
- Mastócitos:
  - Célula do tecido conjuntivo perivascular encontrada em todos os tecidos.
  - Migram para o sistema vascular como basófilos (realmente a mesma célula).
  - Apresentam de 5.000 a 500.000 anticorpos IgE específicos do antígeno na sua superfície.
  - O nível sérico de IgE é uma reflexão da quantidade de IgE ligada à célula.
  - Contêm potentes mediadores da hipersensibilidade imediata.

Reexposição ao antígeno

- A ligação do anticorpo IgE aos receptores da célula mediadora está diretamente relacionada com a concentração sérica de IgE.
- Quanto mais alto for o nível sérico de IgE, maior a sua ligação aos mastócitos e basófilos.
- Quanto maior for a sensibilidade do paciente, menos antígeno será necessário para deflagrar a reação alérgica.
- A interação do antígeno com a IgE específica do antígeno ligada à membrana dos mastócitos:
  - Repete a estimulação pelo mesmo alérgeno específico que inicia a ligação cruzada de dois ou mais mastócitos ligados às moléculas de IgE.
  - O sinal é transmitido para o interior da célula que inicia uma resposta molecular:
    - Maior relação guanosina monofosfato (GMP):adenosina monofosfato (AMP).
    - Os receptores de Fc estão ligados a uma proteína de ligação transmembrânica e adenilato ciclase.
    - A proteína de ligação ativa a adenilato ciclase quando ocorre a ligação cruzada do antígeno aos dois anticorpos IgE.
    - A adenilato ciclase diminui a adenosina trifosfato (ATP); $\rightarrow$ GMPc/AMP.
    - A quantidade de AMP reduzida pela quinase aumenta a liberação do mediador.
  - Grânulos citoplasmáticos pré-formados:
    - Migram para a superfície da membrana celular.
    - Fundem-se entre si e com a membrana celular.
    - Brotam da membrana para o microambiente externo.
  - Aumenta o influxo de Ca^{2+} do espaço extracelular:
    - Liberação de mediadores da anafilaxia tipo I.
    - Produção de leucotrienos e prostaglandinas, via ativação do metabolismo do ácido araquidônico (Fig. 17.15).

Degranulação do mastócito

- Quando estimulada pelo antígeno, a membrana do mastócito permite o influxo de cálcio, que desencadeia a degranulação e liberação dos mediadores pré-formados associados ao grânulo (Fig. 17.16).
- Libera ácido araquidônico, em seguida metabolizado pela via da lipo-oxigenase em leucotrienos, tais como LTD_4 + LTD_5 (Fig. 17.10), ou pela via da ciclo-oxigenase em prostaglandinas e tromboxanos.

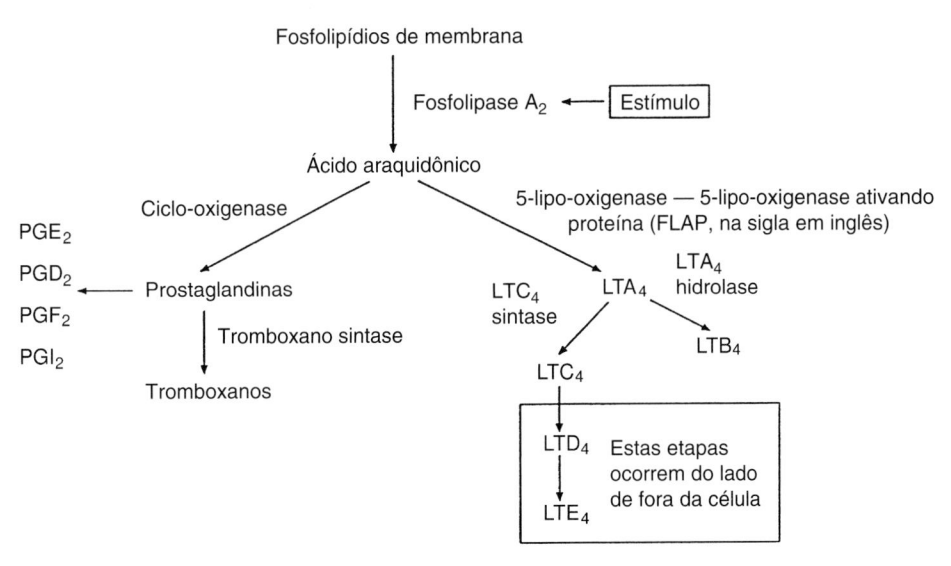

Fig. 17.15 Metabolismo do ácido araquidônico.

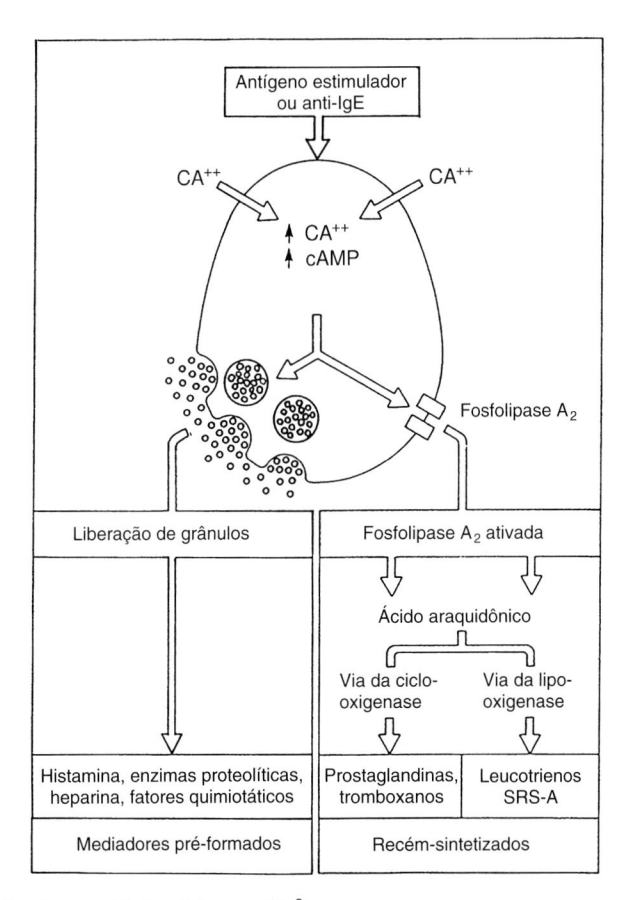

Fig. 17.16 Degranulação do mastócito. CA++ a Ca^{2+}.

Mediadores pré-formados associados aos grânulos

- Histamina
  - Principal mediador da reação alérgica imediata, porém encontrado também na reação tardia
  - Vasodilatação
  - Maior permeabilidade capilar
  - Broncoconstrição
  - Edema tissular
  - Dois tipos de receptor tissular:
    - H_1: músculo liso dos vasos, brônquios, células calciformes e mucosa GI
    - H_2: células T supressoras, basófilos, mastócitos, neutrófilos e células gástricas
- Heparina
  - Anticoagulante
  - Suprime a produção de histamina
  - Incrementa a fagocitose
- Triptase, betaglicosaminidase
  - Enzimas proteolíticas
- Fatores quimiotáticos dos eosinófilos e neutrófilos (ECF e NCF, respectivamente)
  - TAME (tosil-L-arginina metil éster esterase)
    - Enzima do catabolismo
- Cininogenase
  - Causa edema de mucosa vasoativo

Mediadores recém-formados

- Leucotrienos D_4 e E_4
  - Formados a partir do ácido araquidônico pela via da lipo-oxigenase
  - Vasoativos
  - Quiomiotaxia
  - Broncoconstrição
- Prostaglandinas e tromboxanos
  - Formados a partir do ácido araquidônico pela via da ciclo-oxigenase
  - Broncoconstrição
  - Agregação de plaquetas
  - Vasodilatação
- Fator ativador das plaquetas (FAP)
  - Quimiotático para os eosinófilos
  - Estimula outras células a liberar mediadores

Sinais e sintomas alérgicos

- Olhos
  - Vermelhidão alérgica
  - Cílios longos e sedosos
  - Linhas de Dennie: linhas horizontais finas nas pálpebras inferiores
  - Conjuntivite, queimação e prurido
  - Agregados linfoides na conjuntiva da pálpebra
  - Injeção da conjuntiva bulbar

- Nariz
  - Coceira
  - Saudação alérgica e prega acima da ponta, associadas ao prurido e esfregação
  - Trejeitos faciais
  - Obstrução nasal secundária ao edema de mucosa e excesso de muco
  - Espirros
- Boca
  - Respiração crônica pela boca secundária à obstrução nasal
  - Prurido palatal
  - Bruxismo
- Faringe
  - Seca, irritada, garganta frequentemente ferida
    - Exposição ao alérgeno
    - Respiração crônica pela boca
  - Limpeza repetitiva da garganta
  - Agregados ou bolsas linfoides na parede posterior da faringe
- Laringe e pulmões
  - Rouquidão
  - Asma — com tosse, respiração ofegante e lentidão expiratória
  - Tosse produtiva, especialmente em caso de alergia a mofo

Alergia a inalantes

Alérgenos perenes
- Presentes durante todo o ano, difíceis de evitar
- Poeira doméstica
  - Alérgenos compostos — ácaros, baratas, partículas de algodão, epitélio humano etc.
  - O alérgeno aéreo tem mais de 10 µm e se acomoda rapidamente; geralmente é proveniente da agitação da cama e da mobília estofada
  - Mais notável em apartamentos fechados
  - Ácaros da poeira
    - O componente mais alergênico é constituído pelas fezes dos ácaros da poeira (um aracnídeo) *Dermatophagoides pteronyssimus* e *D. farinae*.
    - Alimenta-se da descamação do epitélio humano
    - Prefere temperaturas de 21 a 26,5°C e umidade relativa de 35 a 70%
    - Ausente em altitudes superiores a 1.500 m
- Resíduos animais
  - Gatos:
    - O antígeno Fel D_1 é produzido pelas glândulas sebáceas da pele, encontrado nas escamas da pele de gato que se descamam
    - As partículas de 2 a 4 µm permanecem no ar por longos períodos
  - Cães: o alérgeno não é bem-conhecido
- Mofos
  - Dentro e fora de casa
  - Crescem melhor em áreas úmidas em matéria em decomposição: porões, jornais velhos, lenha, plantas verdes de interior

- Principais ofensivos: *Alternaria, Aspergillus, Pullularia, Hormondendrum, Penicillium* e *Cephalosporium*
- Baratas
  - O alérgeno é secretado pelo inseto, sendo encontrado no corpo e nas asas
  - Difícil de ser eliminado
  - Mais comum em casas de menor movimento

Alérgenos sazonais
- Em geral, polens vegetais
- Postulado de Thommen: para ser um alérgeno eficaz, o pólen deve ser:
  - Carregado pelo vento
  - Leve o suficiente para ser carregado a longas distâncias (geralmente com diâmetro inferior a 38 μm)
  - Produzido em grandes quantidades
  - Abundantemente distribuído
  - Alergênico
- Tipos
  - Árvores: inverno e primavera (EUA), fevereiro a maio
  - Gramíneas: primavera, verão e outono (EUA), abril até a geada
  - Ervas daninhas: verão e outono (EUA), julho até a geada

Diagnóstico de alergia

Citologia nasal
- Procedimento simples de consultório de grande ajuda no diagnóstico diferencial
- Amostra deve ser retirada antes que seja feita qualquer manipulação, como *spray* vasoconstritor
  - Esfregar a porção média da concha inferior
  - Depositar em um saco plástico
- O Wright-Giemsa cora adequadamente as células inflamatórias de interesse, bactérias e células epiteliais
- Significado diagnóstico:
  - Células caliciformes: aumentadas nas alergias e infecções agudas e crônicas
  - Eosinófilos: aumentados na alergia a inalantes (diagnosticada se a quantidade de eosinófilos for 20% superior à de granulócitos), na rinite eosinofílica não-alérgica e síndrome de sensibilidade ao ácido acetilsalicílico
  - Mastócitos e basófilos: aumentados na alergia alimentar (> 5/hpf) e mastocitose nasal
  - Neutrófilos: com frequência observados com bactéria, sugestivo de infecção bacteriana
  - Ciliocitoforia:
    - Resultado da ação viral sobre as células epiteliais ciliadas
    - A porção ciliada apical da célula se separa da porção nucleada basal
    - A porção ciliada lembra um "pé de urso"
      - As células apresentam cílios em uma extremidade e um calcanhar pontudo na outra

Testes para alérgenos específicos
- Testes *in vivo* e *in vitro* para alergia a alérgenos específicos
- Objetivos:

- Verificar a que o paciente é alérgico
- O grau de cada alergia específica
- O teste para inalantes é relativamente simples desde que:
  - O mecanismo seja bem-compreendido (mediado pela IgE, reação tipo I)
  - As reações alérgicas a inalantes geralmente ocorrem em minutos
- Interpretação
  - Um teste pode ser positivo sem apresentar sintomas clínicos
  - Correlacionar sempre o resultado do teste com os sintomas do paciente antes do tratamento com hipossensibilização

Teste cutâneo
- Baseado na resposta observada a um desafio alergênico sobre a ou dentro da pele — formação de pápula

ARRANHÃO: EPICUTÂNEO
- Técnica original descrita inicialmente por Charles Blackley em 1873
- Técnica:
  - Lacerações superficiais de 2 mm sobre a pele do paciente
  - Aplicação de uma gota de antígeno concentrado
- Vantagens:
  - Segura, raramente causa reação sistêmica
  - Ausência de reação cutânea tardia
  - São utilizados reagentes concentrados; econômicos, prazo de armazenamento mais longo
- Desvantagens:
  - Falsos positivos (irritação da pele no lugar da reação alérgica)
  - Mais dolorosa
  - Não é tão reprodutível quanto o teste cutâneo intradérmico

Devido à reprodutibilidade limitada e a outras desvantagens, esta forma de teste não é mais um procedimento diagnóstico recomendado, de acordo com o Painel de Alergia da AMA Council of Scientific Affairs.

PICADA: EPICUTÂNEA
- Descrita inicialmente por Lewis e Grant em 1926
- Técnica:
  - Uma gota única de antígeno concentrado é colocada sobre a pele.
  - Uma agulha estéril nº 26 é passada através da gota e inserida na pele de uma forma superficial de modo a não causar sangramento.
  - Uma variante deste teste é o "multiteste", no qual um aplicador descartável estéril com cabeças de punção 8 é utilizado, o que permite o teste simultâneo de seis antígenos, um controle positivo (histamina) e um negativo (glicerina).
  - O grau da reatividade cutânea é avaliado de forma subjetiva em uma escala de 0 a 4 (Quadro 17.11).
- Vantagens:
  - Rápida
  - Melhor correlação com os testes intradérmicos
  - Relativamente segura

QUADRO 17.11 SISTEMA DE PATTERSON PARA A AVALIAÇÃO DOS TESTES CUTÂNEOS

Reação	Símbolo	Critérios
Negativa	—	Ausência de reação ou semelhante ao controle
Mais um	+	Eritema com diâmetro inferior ao de um níquel (21 mm)
Mais dois	++	Eritema com diâmetro maior do que um níquel sem pápula
Mais três	+++	Pápula com eritema circundante
Mais quatro	++++	Pápula com pseudópodes e eritema circundante

- Desvantagens:
  - Fornece apenas avaliação qualitativa da alergia.
  - Descarta reação alérgica fraca (falso negativo).
  - O grau do teste cutâneo é subjetivo.
- Resumo:
  - O teste da picada é uma forma rápida para pesquisar múltiplos antígenos.
  - Se o teste cutâneo for positivo, o paciente será quase certamente alérgico, porém o contrário não será verdadeiro.
  - Se o paciente apresentar história positiva e teste da picada negativo, proceder com o teste intradérmico.

TESTES INTRADÉRMICOS

- Descritos inicialmente por Robert Cooke em 1915. (Essa técnica passou por poucas modificações desde então.)
- Técnica:
  - Utiliza agulha nº 26 para injetar uma pequena quantidade de antígeno por via intradérmica, de volume variável entre 0,01 e 0,05 mℓ.
  - A concentração do extrato varia entre 1:500 e 1:1.000.
  - Os testes ficam prontos entre 10 e 15 min.
  - O eritema e a pápula são avaliados e classificados em uma escala subjetiva de 0 a 4+.
- Vantagens:
  - Altamente sensível (baixo grau de alergia detectável).
  - Reprodutível em um único laboratório.
- Desvantagens:
  - Qualitativa, não-quantitativa.
  - O grau de resposta é subjetivo.
  - Falta de padronização em relação à quantidade ou concentração da dose do teste.
  - Resultados variáveis entre laboratórios.
  - Pode apresentar falsos positivos devido à alta sensibilidade.
- Resumo:
  - O teste intradérmico é sensível e altamente reprodutível.
  - A precisão é claramente melhorada pelo teste com várias diluições de extrato, porém a falta de padronização do protocolo do teste, em relação ao volume e concentração da dose, bem como o grau de subjetividade na classificação da resposta cutânea representam sérias desvantagens dessa técnica original.

TITULAÇÃO DA DILUIÇÃO INTRADÉRMICA

- A técnica de titulação terminal da diluição seriada (SDET, na sigla em inglês) foi desenvolvida inicialmente por Hansel e refinada em seguida por Herbert Rinkel (1962), que introduziu o conceito das diluições de 1:5.
- O desenvolvimento da SDET representa uma melhora e um refinamento natural da diluição única do teste cutâneo intradérmico. O Office of Biologic Research and Review (uma divisão do Food and Drug Administration) utiliza uma forma de SDET atualmente chamada de titulação da diluição intradérmica (IDT, na sigla em inglês) para padronizar os extratos alérgicos.
- Técnica:
  - A técnica atual de IDT emprega a mistura de diluições quíntuplas dos extratos alergênicos, rotulados como diluições #1 a #6. A diluição #1 é 5 vezes mais fraca do que a concentrada (1:20 na maioria dos casos), de forma que a relação peso:volume da diluição #1 será de 1:100. O mesmo procedimento deve ser seguido para a obtenção das diluições restantes (Fig. 17.17).
  - O material do teste, começando com a diluição #6, é injetado por via intradérmica; é utilizado 0,01 cc do extrato, que origina uma pápula de 4 a 5 mm (sem reação). Se não for observado um crescimento significativo da pápula após 10 min, a próxima diluição mais forte (#5) deverá ser injetada de forma semelhante. No indivíduo alérgico, será observada uma progressão da resposta. O ponto terminal será definido como a diluição que inicia uma pápula positiva progressiva.
- Reação da pápula:
  - A injeção de 0,01 mℓ de qualquer líquido (antígeno, diluente, salina) produz uma pápula de aproximadamente 4 mm de diâmetro que logo atinge os 5 mm por infiltração local do tecido.
  - As respostas positivas crescem além disso pela produção de uma reação de "alargamento e dilatação".
    - Essa resposta implica que os mastócitos da pele (normalmente em torno de 10.000/mm^3 de pele) apresentem IgE específicas do antígeno na superfície da célula.
    - Mediadores químicos são liberados (p. ex., histamina), produzindo desta forma uma reação de hipersensibilidade tipo I de Gell e Coombs.

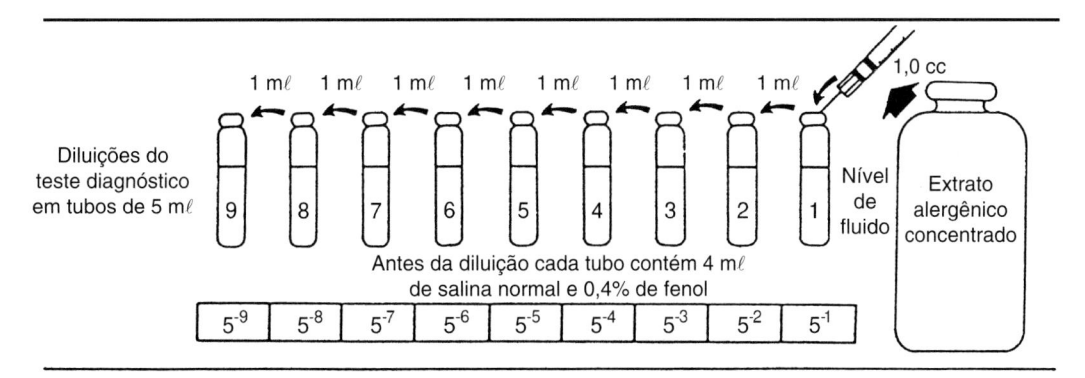

Fig. 17.17 Titulação da diluição intradérmica.

- A fase de resposta imediata dessa reação produz a pápula e o intumescimento concomitante (vermelhidão circundante). A pápula começa a crescer entre 2 e 5 min, chegando ao seu tamanho máximo entre 10 e 15 min.
- O alargamento posterior da pápula decorre normalmente de uma reação tipo III de Gell e Coombs, possuindo um significado diferente da reação aguda. Esta reação tardia é mais frequentemente associada à hipersensibilidade ao mofo.
- A vasodilatação local produz uma vermelhidão concomitante — mas, embora o eritema possa ser observado na leitura de testes cutâneos, apenas a determinação do diâmetro de um endurecimento palpável em 10 a 15 min irá determinar a reação.
- Pápula positiva e titulação terminal da diluição seriada:
  - Se a reação de hipersensibilidade ("alérgica") estiver presente, uma pápula positiva irá surgir com pelo menos 2 mm adicionais além do tamanho da pápula "negativa" (5 mm) no prazo de 10 min.
  - Rinkel mostrou que, se forem aplicadas concentrações progressivamente mais fortes (quíntuplas) do antígeno, cada pápula considerada positiva terá pelo menos 2 mm a mais do que a pápula negativa precedente. Ele definiu como "terminal" a diluição que inicia a manifestação da pápula positiva; em outras palavras, a primeira diluição que gera uma pápula pelo menos 2 mm maior do que a pápula negativa precedente, e que será seguida por uma pápula pelo menos 2 mm maior gerada pela próxima concentração mais forte.
  - Esta segunda pápula positiva é chamada de "pápula confirmadora" e define a titulação terminal verdadeira. Tal método que determina o nível da reação positiva é chamado de *titulação terminal cutânea*.
  - Exemplos (titulação terminal sublinhada):
    - 5-5-7-9 (se levada adiante,-11-12 etc.)
    - 5-5-7-7-9 (reação de *plateau*)
    - 5-8-11 (incremento variável)
  - Determinado o ponto terminal, os tubos de tratamento do indivíduo devem ser feitos levando em consideração os aspectos quantitativos e qualitativos da doença alérgica do paciente.
- Vantagens:
  - Avaliação quantitativa e qualitativa da alergia
  - Altamente reprodutível
  - Muito sensível
  - Segura
- Desvantagens:
  - Procedimento do teste demorado
  - Possíveis falsos positivos em casos de baixo grau de alergia
  - Necessidade de mais equipamentos no laboratório (seringas/agulhas etc.)
- Resumo:
  - A IDT foi aprovada pelo Painel de Alergia do AMA Council of Scientific Affairs como sendo útil e eficaz para o diagnóstico da alergia.
  - Para estimular a padronização do uso desse procedimento, a American Academy of Otolaryngic Allergy (AAOA) desenvolveu um protocolo para ser seguido à risca pelos médicos que o utilizam.

Medicação concorrente com IDT
- Os anti-histamínicos suprimem a pápula e a reação de vermelhidão.
  - Anti-histamínicos tradicionais:
    - Esse efeito cessou efetivamente em 24 h ou menos a partir da administração da última medicação, devendo, pois, o teste cutâneo apenas ser realizado se o paciente não tiver recebido estes agentes nas últimas 36 h. Os anti-histamínicos de ação rápida, como a difenidramina e a triprolidina, podem ser administrados normalmente no dia anterior ao teste sem afetar as reações cutâneas (Quadro 17.12).
    - Os anti-histamínicos também estão contidos em ou incluem alguns soporíferos, xaropes para a tosse, remédios para a "gripe", antipruríticos e ansiolíticos.
  - Tem-se observado que os antidepressivos tricíclicos suprimem as respostas ao teste cutâneo a partir de 2 a 4 dias.
  - Os descongestionantes, cromolina, corticosteroides orais e broncodilatadores não afetam os resultados do teste cutâneo nem precisam ser descontinuados antes da sua realização.
  - Os cremes de esteroides para a pele suprimem as respostas por semanas.
  - Os pacientes que passaram por tratamento prévio poderão apresentar suas respostas ao teste cutâneo alteradas quando comparadas aos níveis anteriores ao tratamento, devido à produção de anticorpos bloqueadores IgG4 e à diminuição do nível de IgE específica do alérgeno.

Teste de alergia in vitro
- RAST
  - O teste de RAST Phadebas original foi modificado em 1979 devido à insuficiente sensibilidade.
  - Excelente especificidade
    - Amplamente utilizado fora dos EUA.
    - EUA — o teste de RAST modificado (MRT, na sigla em inglês) é mais amplamente utilizado em ensaios diagnósticos de alergia *in vitro*.
  - O MRT, usando EIA (enzima mediada) ou RIA (radioisótopo)
    - Fornece o equilíbrio mais confiável entre sensibilidade e especificidade.
    - Boa consistência intrateste alérgeno a alérgeno.
    - Considerado o padrão-ouro com o qual todos os ensaios são comparados.

QUADRO 17.12 MEDICAMENTOS QUE AFETAM A PÁPULA CUTÂNEA

Medicamento	Comentário
Anti-histamínicos de primeira geração	Todos os anti-histamínicos são capazes de inibir as reações cutâneas imediatas. A hidroxizina é o mais potente e prolongado inibidor
Anti-histamínicos de segunda geração	Meia-vida mais longa; é preciso aguardar 7 dias
Epinefrina e outros agonistas beta-adrenérgicos	Capacidade de inibição variável
Teofilina	Capacidade de inibição variável
Esteroides	Inibe as reações cutâneas tardias tipo IV. Pode interferir no teste cutâneo imediato em doses maciças
Cromolina	Teoricamente capaz de inibir as reações cutâneas imediatas
Dimetil carmazina	Interfere na SRS-A. Não usada clinicamente
Fenotiazina	Atividade anti-histamínica
Imipramina	Atividade anti-histamínica

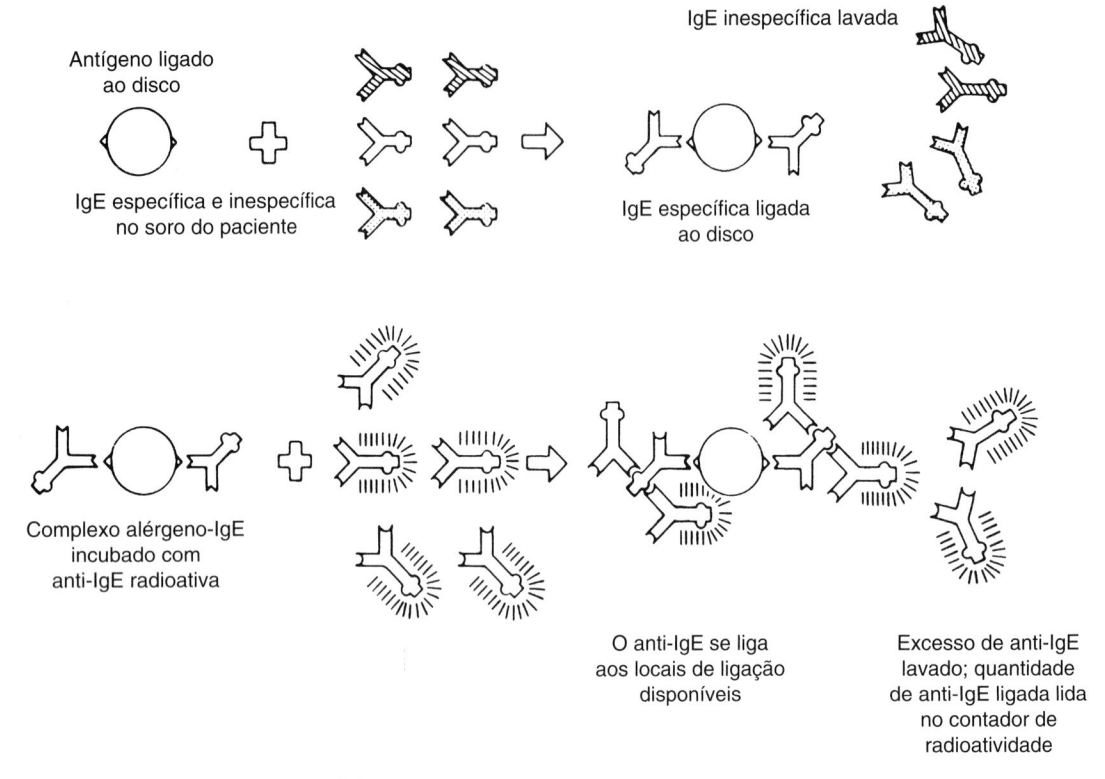

Fig. 17.18 RAST: mecanismo básico.

- Técnica (Fig. 17.18):
    - O *R*adio *A*llergo *S*orbent *T*est (RAST) — mede o nível sérico de IgE específica do alérgeno.
    - Técnica clássica — baseada em um disco de papel com antígeno ligado à superfície.
        - O disco é colocado em um tubo de ensaio ao qual o soro do paciente é adicionado.
        - A IgE específica do alérgeno presente no soro se liga ao antígeno sobre o disco.
        - O excesso de IgE inespecífico é lavado.
        - O anticorpo anti-IgE radiomarcado é adicionado e se liga à IgE do paciente ligada ao antígeno sobre o disco; o excesso de anti-IgE é lavado.
        - A quantidade de radiomarcador ligado é, em seguida, medida no contador gama.
        - Os controles apropriados devem ser utilizados para melhor sensibilidade e especificidade do teste.
- Vantagens:
    - Elimina a variabilidade da resposta cutânea.
    - Elimina os efeitos da medicação (anti-histamínicos).
    - Pode ser feito em um teste sanguíneo; elimina a demora do teste cutâneo.
    - É mais específico do que o teste cutâneo.
    - Fornece uma avaliação quantitativa do grau de alergia e pode ser usado como base para determinar as doses iniciais da imunoterapia.
    - É seguro para os pacientes recebendo betabloqueadores.

- Desvantagens:
  - Pode ser mais caro.
  - Requer equipamento laboratorial especializado e treinamento de um técnico.
  - Pode ser menos sensível do que o teste cutâneo.
- IgE total:
  - Inicialmente, a avaliação de IgE total tem sido utilizada como teste de seleção para as reações alérgicas de hipersensibilidade atópicas ou do tipo I.
  - Inespecífica — muitos pacientes sintomáticos com níveis de IgE total considerados "normais" apresentam níveis elevados de IgE específica.
  - Melhora da especificidade — a IgE total, em conjunto com os níveis de IgE específica, foi proposta para um diagnóstico mais eficiente.
    - É improvável que um nível de IgE total inferior a 25 UI com uma classificação de RAST apenas da classe 1 possa gerar alergias atópicas.
    - É provável que um nível de IgE total alto associado a uma classificação de RAST da classe 2 ou superior possa gerar alergia atópica.

INDICAÇÕES PARA O TESTE *IN VITRO*
- Pacientes que não respondem ao controle ambiental e ao tratamento médico conservador
- Crianças em geral e bebês apreensivos nos quais a alergia parece provável
- Pacientes sintomáticos com condições às quais o teste cutâneo *in vivo* seja contraindicado (dermatografismo, eczema etc.)
- Pacientes incapazes de interromper a medicação afetando contrariamente o teste cutâneo
- Pacientes que não reagem bem à imunoterapia
- Avaliar as sensibilidades individuais ao início da imunoterapia específica
- Sensibilidade ao veneno
- Diagnóstico de sensibilidade alimentar mediada pela IgE

CONTRAINDICAÇÕES AO TESTE *IN VITRO*
- Pacientes com história positiva de sensibilidade para os quais a terapia inespecífica é eficaz no alívio dos sintomas
- Pacientes atópicos assintomáticos passando por imunoterapia
- Pacientes sintomáticos com testes cutâneos negativos
- Pacientes com níveis de IgE total < 10 U/mℓ
- Diagnóstico de distúrbios não mediados pela IgE

Tratamento da alergia a inalantes
Controle ambiental
- Reduzir a carga alergênica alterando o ambiente do paciente
- Difícil de realizar; limitada evidência de eficácia
  - Polens:
    - Difícil devido à difusão pelo ar
    - Limitados à eliminação das plantas ofensivas dos ambientes próximos e à adição de ventilação filtrada dos ares condicionados
  - Mofos:
    - Evitar morar próximo a locais úmidos
    - Evitar ambientes densos e matéria em decomposição próxima à casa
    - Impedir o acúmulo de umidade no interior da casa, em torno dos canos e ares condicionados

- Poeira:
  - Uso de carpetes sintéticos ou eliminação de carpetes
  - Aspiração regular e frequente
  - Trocas regulares dos filtros dos aparelhos de ar-condicionado e trocas regulares por diversos tipos de filtros mecânico ou elétrico
  - Evitar grandes quantidades de papéis ou roupas acumuladas na casa
- Animais:
  - Remover ou evitar o animal de estimação; porém, este fato poderá ser traumático para o paciente e a família
  - A lavagem semanal dos gatos em água morna e a sua remoção da cama podem ajudar

Farmacoterapia
- Indicações:
  - Sintomas brandos a moderados durante apenas 3 a 4 meses do ano
  - Alívio temporário dos sintomas quando a imunoterapia é iniciada
  - Sintomas ocasionais durante a imunoterapia

Racional Farmacológico
- A inflamação é responsável pela rinite alérgica.
  - Os alérgenos inalados por via intranasal em contato com a mucosa nasal provocam uma resposta imunológica de fase imediata mediada pela IgE.
  - Fase imediata — ativa os mastócitos, levando à liberação de:
    - Mediadores inflamatórios como a histamina, leucotrienos (LTC_4, LTD_4, LTE_4), prostaglandinas D_2 (PGD_2), PAF
    - Fatores quimiotáticos, como o PAF, leucotrieno (LTB_4), ácidos hidroxieicosatetraenoicos ($HETE_5$) e citocinas
      - Recrutam os eosinófilos, neutrófilos e basófilos
      - Responsáveis pela reação de fase tardia na mucosa nasal
  - Fase tardia — inicia-se após 5 a 7 h, com a recidiva dos sintomas, e atinge o seu ponto máximo 6 a 8 h após a exposição ao alérgeno.

Anti-histamínicos
- Antagonistas do receptor-H_1 que atuam principalmente por ligação competitiva dependente da dose dos receptores H_1 nas células-alvo.
- Melhor atuação sobre os sintomas da resposta alérgica imediata (prurido, congestão branda, espirros, rinorreia).
- Tem pouco efeito no alívio da congestão, um resultado de reação alérgica da fase tardia.
- Anti-histamínicos de primeira geração (ou sedativos) (Quadro 17.13):
  - Lipofílicos — atravessam a barreira hematencefálica, ligando-se aos receptores H_1 nas células cerebrais, e levando à sedação ou efeitos hipnóticos
  - Anticolinérgicos — secura das membranas mucosas, visão embaçada, prisão de ventre, retenção urinária e impotência
  - Taquifilaxia — os anti-histamínicos são degradados pelo sistema microssômico P450 no fígado
    - A taquifilaxia ocorre devido a uma indução específica da classe de enzimas do metabolismo hepático. Caso ocorra, mudar para uma classe distinta de anti-histamínicos tradicionais.

QUADRO 17.13 ANTI-HISTAMÍNICOS DE PRIMEIRA GERAÇÃO

Agente	Outras ações
Difenidramina	Anticolinérgica
	Sedativa
Clorfeniramina	Anticolinérgica
	Fracamente sedativa
Prometazina	Anticolinérgica
	Altamente sedativa
	Antiemética
	Bloqueador α-adrenérgico
Hidroxizina	Anticolinérgica
	Altamente sedativa

- Anti-histamínicos de segunda geração (ou não-sedativos) (Quadro 17.14):
  - Lipofóbicos — atravessam a barreira encefálica mais lentamente, possuem pouca afinidade pelos receptores H_1 do cérebro
  - Pouco ou nenhum efeito anticolinérgico
  - Pouca, se alguma, taquifilaxia
- Inibem a liberação dos mediadores inflamatórios e reduzem a migração dos eosinófilos provavelmente por um efeito sobre as moléculas de adesão intercelular (ICAM, na sigla em inglês).
- Agem não apenas como antagonistas do receptor de histamina como também tendem a inibir toda a cascata inflamatória alérgica.
- Sedação
  - O fato de atravessar a barreira hematencefálica e penetrar no tecido do sistema nervoso central (SNC) está diretamente relacionado com o efeito sobre o estado de alerta e desempenho do paciente
  - Relacionada com o tamanho da molécula além de outras propriedades, como a polaridade, natureza lipofílica e cargas
  - Os anti-histamínicos sedativos podem apresentar um efeito deletério sobre a qualidade de vida e o desempenho (Quadros 17.15 e 17.16)

DESCONGESTIONANTES NASAIS
- Administrados oralmente para reduzir a obstrução nasal
- Efeitos mínimos sobre a rinorreia, coceira e espirros

QUADRO 17.14 ANTI-HISTAMÍNICOS DE SEGUNDA GERAÇÃO

Agente	Outras ações
Terfenadina	Antagonista fraco de H_2
	Não-sedativa
	Inibição dos mastócitos
Astemizol	Não-sedativo
Loratadina	Não-sedativa
	Inibição dos mastócitos
	Inibe o eosinófilo
Cetirizina	Fracamente sedativa
	Afeta a fase tardia
Fexofenadina	Não-sedativa

QUADRO 17.15 CRITÉRIOS PARA A SELEÇÃO DE ANTI-HISTAMÍNICOS

	Astemidazol	Cetirizina	Clorfeniramina	Hidroxizina	Loratadina	Terfenadina
Clínica/eficácia						
SAR	+++	+++	++	+++	+++	+++
PAR	++	++	?	++	++	++
Urticária	+++	+++	+++	+++	+++	+++
Início do efeito	> 1 h	< 1 h	< 1 h	?	< 1 h	
Duração	24 h	24 h	12 a 24 h	12 a 36 h	24 h	18 a 24 h
Sonolência	Não	Sim	Sim	Sim	Não	Não
Potencialização da sedação pelo álcool	Não	Sim	Sim	Sim	Não	Não
Efeitos colaterais CV com						
Cetoconazol	Sim	Não	?	Não	Não	Sim
Eritromicina	Sim	Não	?	Não	Não	Sim
Cimetidina (fraca)	?	Não	?	Não	Não	Sim
Interações medicamentosas potenciais						
Teofilina	?	Sim	?	?	?	?
Ganho de peso	Sim	Não	?	Não	Não	Não
Redução da dose						
Disfunção renal	?	Sim	?	Sim	Não	Não
Disfunção hepática	—*	Sim	—	Sim	Sim	—*

Abreviações: SAR, rinite alérgica sazonal; PAR, rinite alérgica perene.
*O uso deve ser evitado.

- Descongestionantes sistêmicos:
    - Geralmente combinados com anti-histamínicos tradicionais para contrabalançar a sedação
    - Agonistas α-adrenérgicos:
        - Podem elevar a pressão sanguínea em pacientes hipertensos
        - Podem também reduzir o apetite
        - Possíveis sintomas cardíacos, como taquicardia e palpitações
    - A vasoconstrição na mucosa nasal diminui a hiperemia, congestão, edema e congestão nasal
    - Agentes disponíveis:
        - Pseudoefedrina: isômero da efedrina que produz menor estímulo central.
        - Fenilpropanolamina: indisponível nos EUA devido ao risco de hemorragia intracerebral
        - Fenilefrina

DESCONGESTIONANTES TÓPICOS
- Potencial dependência devido à congestão reativa
    - Anoxia da mucosa e depleção de neurotransmissor (rinite medicamentosa)
- Uso limitado em até 3 dias por período:
    - Fenilefrina: efeito de 4 a 6 h
    - Oximetazolina: efeito de 12 h
    - Nafazolina: efeito de 6 h

QUADRO 17.16 FÓRMULAS E DOSAGENS DE ANTAGONISTAS REPRESENTATIVOS DOS RECEPTORES H_1

Antagonista do receptor H_1	Fórmula	Dose recomendada
Primeira geração		
Maleato de clorfeniramina	Comprimidos: 4 mg, 8 mg, 12 mg Xarope: 2,5 mg/5 mℓ Solução parenteral: 10 mg/mℓ	Adultos: 8 a 12 mg 2 vezes/dia Crianças: 0,35 mg/kg/24 h
Hidrocloreto de hidroxizina	Cápsulas: 10 mg, 25 mg, 50 mg Xarope: 10 mg/5 mℓ	Adultos: 25 a 50 mg 2 vezes/dia (ou 1 vez/dia ao deitar) Crianças: 2 mg/kg/24 h
Hidrocloreto de difeniframina	Cápsulas: 25 mg, 50 mg Elixir: 12,5 mg/5 mℓ Xarope: 6,25 mg/5 mℓ Solução parenteral: 50 mg/mℓ	Adultos 25 a 50 mg 3 vezes/dia Crianças: 5 mg/kg/24 h
Segunda geração		
Terfenadina	Comprimidos: 60 mg, 120 mg Suspensão: 30 mg/5 mℓ	Adultos: 60 mg 2 vezes/dia ou 120 mg/dia Crianças: 3 a 6 anos, 15 mg 2 vezes/dia; 7 a 12 anos, 30 mg 2 vezes/dia
Astemizol	Comprimidos: 10 mg Suspensão: 10 mg/5 mℓ	Adultos: 10 mg/dia Crianças: 0,2 mg/kg/dia
Loratadina	Comprimidos: 10 mg Xarope: 1 mg/mℓ	Adultos: 10 mg/dia Crianças: 2 a 12 anos, 5 mg/dia; > 12 anos e > 30 kg, 10 mg/dia
Hidrocloreto de cetirizina	Comprimidos: 10 mg	Adultos: 5 a 10 mg/dia
Acrivastina	Comprimidos: 8 mg	Adultos: 8 mg 3 vezes/dia
Fumarato de cetotifeno	Comprimidos: 1 mg, 2 mg Xarope: 1 mg/5 mℓ	Adultos com urticária: 4 mg/dia Crianças: > 3 anos 1 mg 2 vezes/dia ou 2 mg/dia
Hidrocloreto de azelastina	Solução nasal a 0,1% 0,127 mg/borrifo	Tópica: dois borrifos/narina/dia ou 2 vezes/dia
Hidrocloreto de levocabastina	Microssuspensão: 0,5 mg/mℓ	Tópica: dois borrifos (50 μg cada um) em cada narina 2 a 4 vezes/dia ou uma gota (0,15 μg) em cada olho 2 a 4 vezes/dia

- Xilometazolina: efeito de 10 h
- Tetraidrozolina

TERAPIA COM CORTICOSTEROIDES
- Bloqueia a geração e liberação dos mediadores, bem como o influxo das células inflamatórias
- Amplo espectro de ação sobre:
    - Múltiplos tipos celulares (mastócitos, eosinófilos, neutrófilos, macrófagos e linfócitos)
    - Mediadores (histamina, eicosanoides, leucotrienos e citocinas) envolvidos na inflamação
- Atualmente, os agentes anti-inflamatórios mais eficientes
- Esteroides parenterais
    - Injeções intramusculares de uma fórmula compactada
        - Pode ser de ajuda para os pacientes com uma única alergia sazonal de 2 a 3 meses
    - Injeção nas conchas nasais pode aliviar os sintomas em até 6 semanas de 1 vez
        - Minimiza o risco de cegueira (por embolização e vasospasmo da retina)
            - Usar cocaína como vasoconstritor
            - Utilizar uma técnica de injeção branda
            - Usar uma fórmula com partícula de tamanho pequeno (p. ex., triancinolona acetonida)

- Esteroides orais
    - O tempo necessário para que os corticosteroides sejam biologicamente eficazes situa-se na faixa de horas, dependendo da sua formulação.

Tipos de medicação	Equivalência
Ação rápida	
Cortisona	25 mg
Hidrocortisona	25 mg
Ação intermediária:	
Prednisona	5 mg
Prednisolona	5 mg
Metilprednisolona	4 mg
Triancinolona	4 mg
Ação longa:	
Dexametasona	0,75 mg
Betametasona	0,75 mg

- Esteroides tópicos
    - Minimizam a toxicidade sistêmica e os efeitos colaterais.
    - Podem ser usados com segurança durante anos sem risco significativo de supressão das suprarrenais.
    - Devem ser usados diariamente.
    - Os pacientes devem alterar a dosagem conforme a estação do ano.
    - As formulações em pó não estão disponíveis devido à proibição da emanação de fluorclorocarbono (Freon)
    - Agentes:
        - Dexametasona: não é amplamente utilizada em virtude de problemas de absorção sistêmica.
        - Beclometasona
            - Esteroide de única passagem; absorvido sistemicamente, porém rapidamente eliminado pela circulação
            - Vancenase AQ, Beconase AQ
        - Flunisolida
            - Eficaz, porém a base de propilenoglicol pode causar irritação e queimação, normalmente transitórias
            - Nasalide, Nasarel
        - Fluticasona
            - *Spray* à base de água que se mostra eficaz 12 h após o uso inicial
            - Disponível como um genérico em 2006
            - Flonase
        - Budenosida
            - *Spray* à base de água
            - Rinocort AQ
        - Acetato de triancinolona
            - Nasacort AQ
        - Mometasona
            - Nasonex
    - Eficácia
        - Eficácia clínica similar à quando são utilizados para o tratamento da rinite alérgica

- A eficácia dos corticosteroides intranasais tópicos é equivalente à dos corticosteroides sistêmicos para a rinite alérgica
- Terapia de primeira linha para:
  - Rinite alérgica
  - Rinite não-alérgica (NARES)
  - Rinite medicamentosa
  - Pólipos nasais

CROMOLIN SÓDICO (SPRAY A 4%)
- Mecanismo:
  - Em animais: atua prevenindo a degranulação dos mastócitos.
  - Em humanos: o mecanismo de ação é menos conhecido.
- Lipofóbico e não-absorvido sistemicamente; não produz efeitos colaterais.
- Disponível nas formas nasal e oftálmica.
- Cromolin é eficaz, mas deve ser usado de forma profilática 3 ou 4 vezes/dia.
  - Problema significativo com obediência
- Preparações oftálmicas:
  - Lodoxamida
    - Sintomas oculares significativos
    - Alomida
  - Cromolin — solução a 4%
    - Crolom

LEUCOTRIENOS
- Os antagonistas de receptores e inibidores da síntese dos leucotrienos são úteis no tratamento da asma
- Montelucaste
  - Tão eficiente quanto loratadina para a rinite alérgica
  - Singulair

Imunoterapia
- Processo através do qual são injetadas doses crescentes do alérgeno por via subcutânea como tratamento para reduzir os sintomas alérgicos ao longo do tempo
- Efeitos:
  - Redução na/nos:
    - Liberação de mediador — histamina, cininas, leucotrienos, prostaglandinas
    - Migração dos eosinófilos induzida pelo antígeno
    - Sintomas clínicos; tanto na reação da fase imediata quanto na da fase tardia
  - Efeitos imunológicos:
    - Elevação nos níveis séricos de anticorpos bloqueadores da IgG
    - Supressão da elevação sazonal anual nos níveis de anticorpo IgE, seguida por um declínio no nível de IgE específica durante o curso da imunoterapia
    - Aumento nos níveis de anticorpos IgA e IgG nas secreções nasais
  - A resposta satisfatória à imunoterapia requer:
    - Identificação do alérgeno
    - Correlacioná-lo ao quadro clínico
    - Fornecer uma dose terapêutica adequada
    - Tratamento durante um período de tempo adequado (3 a 5 anos ou mais)

Padronização dos extratos alergênicos
- Problema significativo, especialmente com mofos, porém na fase de melhora.
- Os extratos da maioria dos laboratórios licenciados apresentam potências comparáveis.
- Os extratos alergênicos são disponibilizados em glicerina a 50% para conservar a potência do alérgeno enquanto armazenado.

Diluentes para a produção de concentrações do alérgeno adequadas ao teste cutâneo ou imunoterapia
- Salina
  - Baixo custo
  - Os alérgenos perdem potência em 6 semanas, a refrigeração ajuda apenas em parte
- Albumina sérica humana em salina
  - Baixo custo
  - Ajuda a impedir a aderência do alergênio às paredes dos tubos, o que resulta na perda de potência
  - Os alérgenos mantêm sua potência por 12 semanas com refrigeração
  - Tratada pelo calor para a inativação de vírus
- Glicerina
  - Irritante para a pele
  - As reações cutâneas são marcantes com a concentração de 50% e raras com a de 2%
  - A concentração de 10% preserva os antígenos por cerca de 3 meses
    - Testes e planos de tratamento devem ser refeitos a cada 3 meses para assegurar a potência do antígeno

Doses iniciais
- As doses iniciais devem ser:
  - Altas o suficiente para desencadear uma resposta imunológica
  - Baixas o bastante para evitar reações locais ou sistêmicas significativas
- IDT
  - 0,05 cc de ponto terminal (diluição que produziu a primeira reação positiva)
- RAST
  - 0,05 cc de ponto terminal menos 1 ou menos 2 para a segurança dos pacientes de alto risco

Vantagens do teste quantitativo
- Menor número de doses
  - Como a dose inicial para um antígeno específico é normalmente maior do que a dose arbitrária escolhida após o teste de diluição, o aumento progressivo leva ao alcance da dose de manutenção com um menor número de injeções, melhora mais rápida dos sintomas e custos mais baixos.
  - Se todos os alérgenos estiverem incluídos em um mesmo tubo em doses semelhantes, como acontece nos sistemas baseados no teste de diluição, os alérgenos de alta sensibilidade limitarão a dose de manutenção do tubo e a dos antígenos de sensibilidade mais baixa. Esse tipo de terapia pode fazer com que alérgenos clinicamente importantes, porém menos reativos, não cheguem a ser utilizados em uma dose capaz de causar o alívio dos sintomas.
- Menor número de reações adversas às doses
  - A potência de cada alérgeno em um tubo múltiplo deve ser ajustada para minimizar o risco de reação local ou sistêmica, o que é feito ou pela variação da potência de cada alérgeno em um

tratamento múltiplo ou pela divisão de alérgenos de baixa e alta sensibilidade em tubos separados. Por isso, as concentrações de manutenção de alérgenos de baixa sensibilidade poderão ser muito mais elevadas do que se fossem incluídos juntamente com alérgenos de alta sensibilidade.

Escalonamento da dose
- A dose de manutenção deve ser alta o suficiente para controlar os sintomas, porém baixa o bastante para evitar as reações locais ou sistêmicas.
- Após o início da imunoterapia, a dose deve ser aumentada o mais rapidamente possível.
    - Em geral, um aumento de 0,05 cc por semana é bastante seguro.
    - Um aumento de 0,10 cc por semana pode ser utilizado para as diluições mais fracas, se bem-tolerado.
    - Um aumento de 0,20 cc por semana poderá ser utilizado para as diluições mais fracas, se as injeções forem administradas fora da estação de florescência.
- Caso sejam observadas reações inesperadas, pesquisar o desenvolvimento de infecções no trato respiratório superior, exposição maciça ao alérgeno ou alergia alimentar concomitante.
- Dose de manutenção:
    - O platô da melhora clínica é limitado pela dose de manutenção.
    - Tentar o controle dos sintomas pelo menos por 1 semana.
    - Uma reação local de 2 a 3 cm que permaneça por mais de 48 h também limita a dose de manutenção.
    - Nenhum nível arbitrário pode ser estabelecido para todos os pacientes.

Reações locais excessivas
- A divisão de tubos baseada na sensibilidade do antígeno pode evitar:
    - Alérgeno de alta sensibilidade em um tubo e o de baixa em outro.
- Caso ocorra uma reação local antes da melhora clínica, um ou dois antígenos devem estar errados:
    - Identificá-lo pela história ou separação dos alérgenos em dois tubos.

Intervalo entre as doses
- O intervalo entre as doses pode ser aumentado da base semanal para cada 2 ou 3 semanas após o primeiro ano completo de sintomas bem-controlados.
- Sintomas repentinos:
    - Causados por exposição pesada ao alérgeno, como uma alteração no ambiente doméstico ou um novo animal de estimação
    - Tratar com controles ambientais, esteroides ou anti-histamínicos.

Interrupção da imunoterapia
- Muitos pacientes podem interromper a imunoterapia após 3 a 5 anos de manutenção.
- Caso os sintomas recorram, o paciente deverá ser novamente testado e uma imunoterapia posterior ser considerada.

Indicações e contraindicações à imunoterapia
- Indicações
    - Sintomas iniciados por anticorpos IgE
    - Alergia respiratória — alergia nasal perene, febre do feno sazonal, asma brônquica
    - Sintomas graves — não controlados por medicações e prevenções
    - Estações longas
    - Estações múltiplas
    - Sintomas perenes

- Complicações:
  - Infecções recorrentes
  - Otite média serosa ou perda auditiva
  - Asma
  - Maior morbidade
  - Maior absentismo
  - Redução da qualidade de vida
  - Intolerância aos antialérgicos
- Contraindicações:
  - Mecanismo não-imunológico responsável pelos sintomas
  - Mecanismo mediado pela IgE
  - Sintomas brandos — imediatamente controlados por métodos simples
  - Alérgeno facilmente evitável
  - Dermatite atópica
  - Alergias alimentares (GI)
  - Estações muito curtas
  - Pacientes rebeldes
  - Alergia alimentar
  - Paciente recebendo agentes betabloqueadores
  - Contraindicações relativas
  - Crianças com menos de 2 anos de idade
  - Sensibilidade a medicamentos mediados pela IgE

Complicações da imunoterapia
- Causadas por:
  - Uso inadvertido do antígeno errado
  - Receber uma dose de tratamento do tubo errado
  - Escalonamento muito rápido da dose
  - Estímulo do sistema imune não-relacionado, como uma infecção do trato respiratório superior
  - Alergia alimentar não-identificada
- Reações locais
  - São definidas como um eritema com mais de 3 cm, acompanhadas por endurecimento e que permaneçam por mais de 24 h
  - Normalmente são devidas a um único antígeno presente em uma estação de florescência
  - Aparecem quando a dose máxima tolerada é alcançada
  - Não predizem a suscetibilidade a reações sistêmicas
- Piora dos sintomas alérgicos após uma injeção
  - Pode, na verdade, ser fisiológica
  - Poderá representar uma reação sistêmica verdadeira se aparecer logo após a dose
  - As doses dos tubos poderão requerer checagem
- Urticária ou angioedema
  - Quando ocorre logo após a injeção, pode indicar estágios iniciais de anafilaxia
  - Administrar epinefrina subcutânea e anti-histamínicos (Benadryl IV) intensamente
  - Reduzir a dosagem do tratamento e, em seguida, escalonar lentamente
- Choque anafilático
  - Causado por reação alérgica maciça e aguda, mediada pela IgE

- As complicações fatais consistem em edema laríngeo, broncospasmo e colapso cardiovascular (CV)
- A anafilaxia é normalmente aparente sem segundos ou minutos
- Sintomas
    - Rubor de sintomas alérgicos
    - Congestão, peso no peito
    - Tosse, disfagia, estridor
    - Pele morna, pulso rápido
    - Elevação inicial da pressão sanguínea e, em seguida, diminuição
    - Coceira, urticária
    - Sentimento de extrema perturbação (angina do peito)
    - Náuseas, vômitos
- Tratamento
    - Deitar o paciente; checar os sinais vitais
    - Ampola de amônia para estímulo nasal
    - Torniquete próximo ao local da injeção
    - Oxigênio
    - Suporte das vias respiratórias com sucção e intubação, se necessário
    - IV para fluidos, medicação
    - Epinefrina: 0,3 mg (faixa de 0,2 a 0,5 mg) IM ou SC; repetir PRN (do latim *Pro re nata*, quando necessário) a cada 10 ou 15 min, até um total de 1 mg
    - Dopamina líquida para hipotensão
    - Heparina, 10.000 unidades SC ou IV lentas
    - Difenidramina, 50 mg IV
    - Cimetadina, 300 mg IM ou IV lenta
    - Dexametasona, 4 mg IV
    - Acompanhamento em UTI logo que possível

Alergia alimentar

A alergia alimentar é classificada em dois tipos gerais:

- Cíclica: 60 a 95% dos casos
    - A gravidade depende da frequência e da dose de ingestão
    - Os sintomas podem não ser aparentes em 4 a 48 h
    - Mediação pela IgE fraca ou ausente
    - Doença do complexo imune, mediada em parte pela IgG
- Acíclica: 5 a 40% dos casos
    - A gravidade é fixa
    - Normalmente independe da dose ou frequência da ingestão
    - Aparecimento dos sintomas em minutos
    - Mediada pela IgE
- Sintomas:
    - Os sintomas são relacionados com os tecidos que contêm os mastócitos sensibilizados (órgão de choque) e normalmente envolvem o trato aerodigestivo superior. Ocasionalmente, o trato digestivo inferior poderá estar envolvido.
- Os alérgenos alimentares consistem em:
    - Proteína do leite de vaca: caseína

- Trigo: apresenta reação cruzada com todos os grãos de cereais
- Milho e derivados do milho
- Soja: pode produzir problemas alérgicos quando usada como substituta do leite de vaca
- Levedura: alimentos cozidos, bebidas fermentadas, queijo, cogumelos, pele de frutas frescas
- Ovo: alimentos cozidos, substitutos de laticínios em cremes e coberturas

Diagnóstico da alergia alimentar cíclica
- O diagnóstico da alergia alimentar cíclica é relativamente difícil devido à falta de conhecimento de seu mecanismo: provavelmente os quatro tipos de Gell e Coombs estão envolvidos.
- As reações alérgicas alimentares costumam ser retardadas por horas ou dias, e os sintomas alérgicos estão relacionados com a dose e a frequência.
- Diagnóstico da alergia alimentar cíclica:
  - História — uma história é obtida e combinada com um diário de 1 semana de alimentação.
  - Desafio oral
    - Após 4 dias sem ingerir o alimento, avaliar os sintomas após a ingestão de uma grande quantidade
    - Procedimento demorado
    - Interrompe o estilo de vida
    - Muito subjetivo
    - Dificuldade na eliminação de alimentos comuns, como o milho
  - Arranhão e picada
    - Muitos resultados falsos positivos e falsos negativos
    - A alergia alimentar cíclica não é mediada pela IgE
  - Provocação (neutralização)
    - O alérgeno é administrado por vias sublingual, subcutânea ou subdérmica
    - Observar o aparecimento de sintomas ou o padrão de reações ao teste cutâneo (aumento de mais de 2 mm no tamanho da pápula em 10 a 15 min)
    - As diluições mais fracas do alérgeno irão reduzir ou eliminar os sintomas, confirmando o diagnóstico; o mecanismo desse fenômeno é especulativo
    - Muito controverso; estudos de duplo-cego mostraram resultados díspares

Tratamento da alergia alimentar cíclica
- O tratamento é baseado na eliminação do alimento.
- A omissão durante intervalos de 3 meses com alimentações como teste desafio pode ser usada para ensaiar a tolerância.
- A omissão do alimento até que a tolerância se desenvolva (pode levar até 18 meses) pode, em geral, permitir a gradual reintrodução do alimento na dieta (partindo de ingestões semanais e trabalhando para chegar à ingestão diária).
- Os pacientes com múltiplas sensibilidades alimentares poderão praticar a rotação de alimentos específicos na dieta:
  - A dieta diversificada rotativa consiste na ingestão de uma variedade de alimentos, sendo um alimento específico ingerido apenas 1 vez a cada 4 dias.
  - A limitação do número de alimentos, porém aumentada a quantidade de cada um na hora da refeição, é uma estratégia prática.

Sinusite fúngica alérgica
- Características clínicas
  - Sinusite persistente apesar dos antibióticos e da cirurgia
  - Sistema imune normal

- Patologia
  - Mucina alérgica com os eosinófilos
  - Cristais de Charcot-Leyden
  - Hifas fúngicas
- Microbiologia
  - Normalmente *Aspergillus,* como também *Bipolaris, Alternaria, Curvularia*
- Características radiográficas
  - Tomografia computadorizada (TC)
    - Manchas hipercalcificadas de opacidade do seio
    - Espessamento das paredes do seio
    - Erosão óssea
    - Expansão de volumes dos seios
  - Ressonância magnética (RM)
    - Áreas hipodensas, ocasionalmente correlacionadas
- Diagnóstico
  - Ainda incerto: a doença foi inicialmente descrita em 1983, e a experiência é limitada
  - Normalmente baseado na evolução clínica, achados radiológicos, histopatológicos e microbiologia
  - IgE total elevada, eosinofilia periférica
- Tratamento
  - Drenagem cirúrgica, geralmente endoscópica
    - A exenteração completa das células doentes funciona melhor
  - Esteroides sistêmicos pós-operatórios; prednisona, 80 a 90 mg/dia durante 2 semanas, em seguida reduzir lentamente
  - Imunoterapia — geralmente ajuda a impedir a recorrência

IMUNODEFICIÊNCIA
- A imunodeficiência geneticamente determinada é rara.
- A infecção é a manifestação mais observada (Quadro 17.17).
- Deve ser investigada em pacientes que apresentam complicação com sinusite crônica resistente ao tratamento.

Tipos de infecção
- Defeito da Ig (célula B) ou do neutrófilo: bacteriana
- Defeito da célula T: fúngica, viral ou por protozoários

Testes básicos de laboratório para imunodeficiência
- Celular
  - Contagem dos linfócitos totais
  - Testes cutâneos de hipersensibilidade retardada
- Humoral
  - Eletroforese de proteína total
  - Ig quantitativa

AUTOIMUNIDADE
Lúpus eritematoso sistêmico
Manifestações clínicas
- Laringe
  - Espessamento das cordas vocais; rouquidão

QUADRO 17.17 DISTÚRBIOS DE IMUNODEFICIÊNCIA

Doença	Disfunção	Causa	Problemas	Tratamento
Distúrbios da célula B				
Agamaglobulinemia congênita	Ig baixa após o catabolismo da Ig materna	Esporádica ou ligada ao X (de Bruton)	Otite média Sinusite Sepse; organismos piogênicos encapsulados, amígdalas e adenoides hipoplásticas	Antibióticos profiláticos Substituição de Ig
Deficiência seletiva de IgA (incidência de 0,03 a 0,97%)	IgA baixa Qualquer idade	Desconhecida	Atopia Sinusite Otite média; pneumonia	Antibióticos PRN (alta incidência de anafilaxia com tentativa de substituição de IgA)
Seletiva para a subclasse IgG	IgG1, 2, 3 ou 4; a IgG4 é mais comum	Desconhecida	Otite média, sinusite, pneumonia	Substituição da Ig
Variável comum	IgG, IgA e IgM baixas; qualquer idade; diferenciação anormal da célula G	Células B ou T *helper* baixas; célula T supressora em excesso	Infecções sinopulmonares, malignidade, amígdalas e adenoides normais	Substituição da Ig
Distúrbios da célula T				
DiGeorge (hipoplasia tímica)	Células T	Disgênese das bolsas faríngeas III e IV (inclui o timo)	Hipertelorismo, hipoplasia mandibular, úvula bífida, depressão infranasal curta, afta, diarreia, doenças virais, pneumonia por *Pneumocystis*	O transplante de timo fetal é experimental
Candidíase mucocutânea	Células T	Distúrbio específico de Candida	Afta, infecções das unhas e da pele	Antifúngicos
AIDS	Função da célula T	Imunovírus humano (HIV)	Pneumonia por *Pneumocystis*, candidíase, sarcoma de Kaposi	Zidovudina, antibióticos de sulfa, Ara-C, pentamidina
Distúrbios combinados				
Combinada grave	Grave das células T e B	Múltipla: ligada ao X, recessiva	Otite, pneumonia por *Pneumocystis*, Candida, diarreia, morte em torno de 2 anos de idade	Transplante de MO, timo fetal ou fígado; isolamento gnotobiótico; substituição da Ig
Wiskott Aldrich	Resposta humoral anormal aos antígenos polissacarídicos	Ligada ao X, recessiva	Tríade: trombocitopenia, eczema, infecções recorrentes progressivamente graves	Antibióticos; plaquetas; substituição da Ig em alta dose; transplante de MO
Ataxia-telangiectasia	IgA, função da célula T	Obscura	Infecções sinopulmonares recorrentes, telangiectasia oculocutânea, ataxia cerebelar progressiva, alta incidência de malignidade	Antibióticos PRN

- Pericondrite, condrite; perda do suporte da cartilagem laríngea ou traqueal, obstrução
- Artrite na articulação cricoaritenoide; obstrução nas vias respiratórias
- Nariz
  - Exantema da borboleta sobre o nariz e as bochechas, normalmente desencadeado pela exposição ao sol
  - Secura, úlceras no septo nasal
  - Perfuração do septo nasal, provavelmente resultante de vasculite ou infarto
- Cavidade oral
  - Úlceras superficiais com eritema circundante, especialmente nas bochechas e palato
  - Petéquias e bolhas hemorrágicas em caso de desenvolvimento de trombocitopenia
- Outras características clínicas
  - Vasculite que afeta predominantemente os vasos de pequeno calibre
  - Anticorpos antinucleares (AAN) em 95% dos pacientes
  - Anticorpos anti-DNA de dupla hélice
  - Possível etiologia viral
  - Predileção por mulheres jovens

Síndrome de Sjögren

Tipos
- Primária — olhos e boca secos devido à disfunção da glândula exócrina — 50% dos casos
- Secundária — disfunção da glândula exócrina em associação a outras doenças autoimunes — a artrite reumatoide e o lúpus eritematoso são as mais comuns

Manifestações clínicas
- Olhos
  - Ceratoconjuntivite seca
  - Arenosidade, coceira
  - O teste de Schirmer é 85% sensível e 85% específico
- Boca
  - Secura oral (xerostomia)
  - Dificuldade de engolir
  - Língua dolorida
  - Cáries dentárias
- Outras características clínicas
  - Miosite, pulmonar (xerotraqueia, tosse), acidose tubular renal, hepatite C, vasculite
  - 90% dos casos ocorrem em mulheres
  - Pode afetar também a pele, esôfago e genitais
  - Maior risco de doença linfoproliferativa (4 a 44 vezes a população normal)
    - Geralmente, linfoma não-Hodgkin de célula B
    - Apenas 50% são salivares
- Diagnóstico
  - Pode ser retardado por vários anos
  - Difícil de ser distinguido da secura proveniente do envelhecimento, muito mais comum
  - Baseado em:
    - Evolução clínica e sintomas
    - Biopsia

- Teste autoimune
  - AAN
  - Anticorpos contra as proteínas nucleares extraíveis
    - SS-A (70% dos pacientes) e SS-B (40% dos pacientes)
  - Fator reumatoide
- Biopsia do lábio inferior ou da glândula parótida
  - Agregados de proliferação linfoide em torno dos restos glandulares — ilhas epimioepiteliais
  - Células B e T *helper*
- Imunopatologia
  - Anticorpos contra componentes salivares
  - O defeito primário poderá ser a apoptose por causas genéticas

Tratamento
- Olhos — colírio, oclusão pontual
- Cavidade oral
  - Substitutos da saliva
  - Colinérgicos orais (cevimilina, pilocarpina)
  - Cuidado dentário vigoroso

Artrite reumatoide
Manifestações clínicas
- Artrite da articulação temporomandibular
- Laringe
  - Artrite da articulação cricoaritenoide
  - Espessamento da corda vocal
- Coluna cervical
  - Subluxação; avaliar cuidadosamente antes da endoscopia
    - Extensão do movimento
    - Vistas de flexão e extensão da coluna C
- Orelhas
  - Sinovite da cadeia ossicular; leva à erosão de ossículos em vez de sua fixação
  - Doença autoimune da orelha interna

Outras características clínicas
- Envolve as imunidades celular e humoral

Bibliografia

Anatomy of the Immune System, University of Leicester Web site. http://www-micro.msb.le.ac.uk/MBChB/ 2b.html.

Bennich HH, Ishizaka K, Johansson SGO, et al. Immunoglobulin E. A new class of immunoglobulin. *Bull World Health Organ.* 1968;38:151–152.

Breneman JC. *Basics of food Allergy*, 2nd ed. Springfield, IL: Charles C Thomas; 1984.

Canonica GW. Introduction to nasal and pulmonary allergy cascade. *Allergy.* 2002;57:8–12.

Emanuel IA. *New Horizons in Otolaryngic Allergy. In Vitro Allergy Testing.* Springfield, IL: Charles C Thomas; 1990.

Fadal RG, Nalebuff DJ, eds. *RAST in Clinical Allergy.* Chicago, IL: Yearbook Medical Publishers; 1981.

Fornadley JA. Clinical practice guidelines and specific antigen immunotherapy. *Otolaryngol Clin North Am.* 2003;36:789–802.

Haberal I, Corey JP. The role of leukotrienes in nasal allergy. *Otol Head Neck Surg.* 2003;129:274–279.

Immune System, 2001, University of Hartford Web site. http://uhaweb.hartford.edu/BUGL/immune.htm.

Ishizaka K, Ishizaka T. Identification of E antibodies as carrier of reaginic activity. *J Immunol* 1967;99:1187–1198.

Jirapongsananuruk O, Leung DY. Clinical applications of cytokines: New directions in the therapy of atopic diseases. *Ann Allergy Asthma Immunol.* 1997;79(1):5–16.

Johansson SGO, Haahtela T, eds. World Allergy Organization guidelines for prevention of allergy and allergic asthma. *Int Arch Immunol.* 2004;135:83–92.

King HC, Mabry RL, Mabry CS, et al. *Allergy in ENT Practice: The Basic Guide*, 2nd ed. New York, NY: Thieme Medical; 2005.

Krouse JH, Chadwick SJ, Gordon BR, *et al.*, eds. *Allergy and Immunology: An Otolaryngic Approach.* Philadelphia, PA: Lippincott Williams & Wilkins; 2002.

Krouse JH, Mabry RL. Skin testing for inhalant allergy 2003: Current strategies. *Otolaryngol Head Neck Surg.* 2003;129:33–49.

Li JT, Lockey RF, Bernstein IL, *et al.*, eds. Allergen immunotherapy: A practice parameter. *Ann Allergy Asthma Immunol.* 2003;90:1–40.

Mabry RL, Ferguson BJ, Krouse JH, eds. *Allergy: The Otolaryngologist's Approach.* Washington, DC: The American Academy of Otolaryngic Allergy; 2005.

Understanding the Immune System: How It Works, 2003. National Institute of Allergy and Infectious Disease Web site. http://www.niaid.nih.gov/publications/immune/the_immune_system.pdf.

Perelmutter L, Emanuel I. Assessment of in vitro ige testing to diagnose allergic disease. *Ann Allergy.* 1985;55(6):762–765.

Rinkel HJ. The management of clinical allergy. Part I. *Arch Otolaryngol.* 1962;76:491–508.

Rinkel HJ. The management of clinical allergy. Part II. *Arch. Otolaryngol.* 1963;77:42–75.

Rinkle HJ. The management of clinical allergy. Part III. *Arch Otolaryngol.* 1963;77:205–225.

Rinkle HJ. The management of clinical allergy. Part IV. *Arch Otolaryngol.* 1963;77:302–326.

Roitt IM, Brostoff J, Male DK. *Immunology*, 6th ed. St. Louis, MO: Mosby; 2001.

Understanding the Immune System, The Merck Manual Web site. http://www.merck.com/mmhe/sec16/ch183/ch183a.html.

Willoughby JW. Serial dilution titration skin tests in inhalant allergy. *Otolaryngol Clin North Am.* 1974;7(3):579–615.

Doenças das glândulas salivares 18

ANATOMIA

Parótida

1. Aspecto lateral da face.
2. A borda anterior é o músculo masseter.
3. A borda superior é o arco zigomático.
4. A borda posterior é a cartilagem tragal e o músculo esternocleidomastóideo.
5. A cauda inferior da parótida fica entre o ramo da mandíbula e o músculo esternocleidomastóideo, sobrejacente ao músculo digástrico.
6. As margens profundas situam-se no compartimento pré-estiloide do espaço parafaríngeo.
7. As partes superficial e profunda da parótida são divididas pelo nervo facial.
8. A parótida é sobrejacente à superfície posterior da mandíbula.
9. Coberta pela fáscia parotídeo-massetérica.
    a. Insere-se na raiz do zigoma.
    b. A fáscia delgada é separada das cartilagens tragal e conchal por técnica de dissecção fechada.
    c. A fáscia espessa insere-se no processo mastoide.
    d. A fáscia espessa nas extremidades anterior e inferior da parótida separa a parótida da glândula submandibular.
10. Anatomia arterial.
    a. A artéria carótida externa cursa medial à glândula parótida, dividindo-se em artéria maxilar e artéria temporal superficial.
    b. A artéria temporal superficial dá origem à artéria facial transversa.
11. Anatomia venosa.
    a. As veias maxilar e temporal superficial formam a veia retromandibular.
    b. A veia retromandibular junta-se à veia jugular externa através da veia facial posterior.
    c. A veia retromandibular pode dar origem a uma veia facial anterior que se junta à veia jugular interna, a qual se situa logo abaixo do ramo mandibular marginal do nervo facial.
12. Duto de Stenson.
    a. Percorre o músculo masseter.
    b. Penetra a mucosa oral adjacente ao segundo molar superior.
13. Nervo auricular maior.
    a. Origina-se nos ramos nervosos cervicais de C2 e C3.
    b. Divide-se nos ramos anterior e posterior.
    c. O ramo posterior ocasionalmente pode ser poupado, reduzindo potencialmente o adormecimento auricular.
14. Nervo facial.
    a. O segmento extratemporal sai da base do crânio através do forame estilomastóideo posterolateral ao processo estiloide e anteromedial ao processo mastoide.
    b. O nervo facial se ramifica quando entra na parótida, formando o *pes anserinus*.

c. As divisões superiores consistem nos ramos temporofaciais.
d. As divisões inferiores consistem nas divisões cervicofaciais.
e. Diversos padrões de ramificação são possíveis.
15. Pontos de referência anatômicos para a identificação do nervo facial de maneira anterógrada.
    a. Sutura timpanomastoide localizada cerca de 2 mm superior ao nervo facial.
    b. Ventre posterior do digástrico localizado 1 cm inferior ao nervo facial.
16. Suprimento nervoso autônomo.
    a. O nervo glossofaríngeo (IX nervo craniano) supre a inervação parassimpática.
    b. O gânglio cervical superior supre a inervação simpática.
17. Espaço parafaríngeo.
    a. Pirâmide invertida com base no osso petroso da base do crânio; o limite medial é a parede faríngea lateral; o limite lateral é o músculo pterigoide medial; o limite posterior é a bainha carótica, e o limite anterior a rafe pterigomandibular.
    b. Tumores parotídeos profundos presentes no compartimento pré-estiloide.
    c. O compartimento pós-estiloide contém as estruturas da bainha carotídea.

Glândula submandibular

1. A margem superior é a mandíbula inferior, e a margem inferior são os ventres anterior e posterior do músculo digástrico que formam o trígono submandibular.
2. Anatomia arterial:
    a. A artéria facial cursa abaixo do ventre posterior do músculo digástrico.
    b. A veia facial situa-se lateral à glândula.
3. Os dutos de Wharton se abrem no assoalho da boca e em seu curso cruzam abaixo do nervo lingual.
4. Anatomia neural:
    a. O nervo facial, através do nervo corda do tímpano, promove a inervação secretomotora para as glândulas submandibulares e sublinguais.
    b. O nervo lingual, um nervo sensorial, atravessa o assoalho da boca e durante cirurgia da glândula submandibular insere-se na superfície superior da glândula submandibular, através do gânglio submandibular.
    c. O nervo hipoglosso promove a função motora da língua e é medial ao músculo digástrico, medial à glândula submandibular.
5. Os linfonodos da glândula submandibular são periglandulares, diferente da parótida, onde existem linfonodos intraglandulares e periglandulares.

Glândulas salivares sublingual e menor

1. As glândulas sublinguais são em pares, localizadas no lado oposto ao frênulo lingual, superior ao músculo miloióideo, e drenam individualmente para o assoalho da boca através dos dutos de Rivinus ou do duto submandibular pelo duto de Bartholin.
2. As mucoceles das glândulas sublinguais são chamadas rânulas.
3. As glândulas salivares menores estão localizadas em toda a via respiratória superior, mas concentradas na cavidade oral, e somam 600 a 1.000.

EXAMES DE IMAGEM
Neoplasias
Os exames de imagem em lesões parotídeas pequenas, móveis e superficiais são eletivos.
1. A ressonância magnética (RM) é considerada por muitos o melhor exame para as lesões suspeitas de neoplasia (clinicamente não-dolorosas e não-inflamatórias).
    a. A gordura (a glândula parótida tem teor elevado de gordura) é hiperintensa (brilhante) em imagens ponderadas em T1 sem contraste.
    b. Quase todas as neoplasias são visualizadas como hipointensas (escuras) em imagens T1.
    c. As imagens T1 podem determinar a invasão do osso, ou seja, a extensão da base do crânio.
    d. Tecido com grande quantidade de água é hipointenso (escuro) em imagens T1 e hiperintenso em imagens sem contraste ponderadas em T2.
    e. Massas celulares menos diferenciadas (tumores benignos e de baixo grau de malignidade) tendem a ser hiperintensas em imagens ponderadas em T2, pois podem ter mais conteúdo de água do que a sua contraparte maligna, que apresenta maior tendência a ser hipointensa.
    f. Por isso, os tumores celulares benignos mistos e os tumores de Warthin podem ser hipointensos, mas são tipicamente hiperintensos.
    g. As imagens com contraste de gadolínio podem ser hiperintensas em lesões inflamatórias ou neoplasias e podem ajudar a distinguir uma lesão exclusivamente cística de um tumor com componentes císticos e sólidos.
    h. A distinção entre as lesões benignas e as malignas através de RM *não é* confiável, mas pode ser suspeitada quando as margens são irregulares ou pela infiltração extramucosal do tumor.
    i. A imagem de RM na investigação de possíveis neoplasias recorrentes após a cirurgia ou quimioirradiação deve ser complementada por tomografia com emissão de pósitrons (PET) e aspiração com agulha fina (AAF).
2. A tomografia computadorizada (TC) pode ser o primeiro exame caso a sialadenite faça parte do diagnóstico diferencial, a fim de detectar cálculos.
    a. A maioria das neoplasias tem uma aparência semelhante na TC, mas a atenuação com contraste possibilita discernir entre uma lesão exclusivamente cística, um lipoma e uma neoplasia.
    b. A RM é superior à TC na determinação da extensão da doença.
    c. O envolvimento cortical precoce da mandíbula ou da base do crânio é mais bem-determinado pela TC; a RM é o melhor exame para determinar o envolvimento da medula óssea e o intracraniano.
    d. A AAF guiada por TC pode ser diagnóstica em lesões impalpáveis.
3. Cintigrafia nuclear.
    a. O pertecnetato Tc-99m é útil no diagnóstico do tumor de Warthin e oncocitomas.
4. Ultrassonografia (US).
    a. Na Europa e Japão, frequentemente este é o primeiro exame de imagem solicitado.
    b. Fornece menos informações do que a TC e a RM nas lesões profundas do lobo, nas lesões retromandibulares e na disseminação extraparotídea.
    c. A US Doppler colorida pode sugerir malignidade pelo aumento da vascularização.
5. Tumores parafaríngeos.
    a. Os tumores parotídeos profundos do lobo e tumores da glândula salivar menor podem ser determinados por exames de imagem, porque se situam no espaço pré-estiloide.
    b. As lesões no espaço pós-estiloide, determinadas por TC ou RM, são paragangliomas, sendo a maioria schwanomas.

6. Lesões inflamatórias.
   a. A TC sem contraste é o exame de imagem de escolha para os cálculos, mas a US, os raios X simples e a RM ponderada em T2 também são utilizados.
   b. A sialografia é contraindicada quando há instalação aguda de sialadenite, mas útil na avaliação dos estreitamentos ductais, dilatação e traumatismo penetrante.
   c. A sialografia com RM não exige a canulação do duto; raramente é utilizada.
7. Doenças sistêmicas.
   a. A TC pode identificar cálculos na doença de Sjögren ou na sarcoidose.
   b. A sialografia ou sialografia com RM podem ajudar a estadiar a doença de Sjögren.
   c. A RM é mais sensível na determinação de massa linfomatosa mais prevalente no paciente com a doença de Sjögren.
   d. Os cistos parotídeos bilaterais podem ser identificados por exames de imagem e sugerem um paciente HIV-positivo.

FISIOLOGIA E TEMAS RELACIONADOS

1. Embriologia
   a. As glândulas parótidas se desenvolvem na sétima semana embrionária, próximas ao eventual orifício do duto, perto do ângulo do estomódeo.
   b. O primórdio da parótida cresce posteriormente, e o nervo facial anteriormente.
   c. Uma verdadeira cápsula não é formada.
   d. A secreção salivar começa após o nascimento.
   e. Os linfonodos intraparotídeos formam-se no interior da pseudocápsula da parótida, mas linfonodos não são formados dentro de outras glândulas salivares.
2. Fisiologia — sistema nervoso autônomo.
   a. O fluxo de saliva é regulado pelo sistema nervoso autônomo.
   b. A estimulação colinérgica parassimpática é dominante e utiliza principalmente o neurotransmissor acetilcolina e segundo mensageiro Ca^{2+}. Suas funções consistem em:
      i. Formação de líquido.
      ii. Atividade de transporte nas células acinares e ductais.
   c. O neurotransmissor simpático beta-adrenérgico é predominantemente a noreprinefrina que utiliza o segundo mensageiro monofosfato cíclico de adenosina (cAMP). Suas funções consistem em:
      i. Exostose.
      ii. Metabolismo proteico.
   d. Na célula acinar, Na^+, Cl^- e HCO_3^- são secretados para a luz acinar após o neurotransmissor parassimpático fixar-se ao receptor muscarínico parassimpático M3.
   e. A água é retirada da luz acinar pelo gradiente osmótico de NaCl.
   f. As células ductais na luz ductal reabsorvem NaCl e secretam $KHCO_3$, tornando a saliva menos isotônica e mais alcalina.
3. Fisiologia — sialoquímica.
   a. A saliva tem 99,5% de água, e o restante é constituído por proteínas e eletrólitos.
   b. Os seres humanos secretam cerca de 1 ℓ de saliva por dia.
   c. A saliva torna-se mais viscosa na seguinte ordem: glândula submandibular, glândula sublingual, glândula salivar menor.

d. A secreção da glândula parótida é proteica, aquosa e serosa.
   e. A maior parte da estimulação gustativa e olfatória é a secreção parotídea.
   f. A secreção da glândula submandibular tem maior teor de mucina e uma taxa de fluxo basal mais alta.
   g. A alfa-amilase é a proteína mais abundante, sendo 40% da amilase do corpo produzidos pelas glândulas salivares.
   h. A osmolalidade salivar aumenta durante a estimulação (o NaCl não é tão reabsorvido).
4. Fisiologia — sialometria.
   a. O fluxo de saliva pode ser medido por técnicas volumétricas ou com cintigrafia dinâmica com radionucleotídios usando pertecnetato Tc-99m.
   b. É difícil estabelecer os valores normais devido à variabilidade das taxas de fluxo em indivíduos saudáveis.
   c. A ressecção unilateral da glândula salivar geralmente não resulta em secura subjetiva.
5. Fisiologia — função da glândula salivar.
   a. A amilase inicia a digestão do amido.
   b. A saliva lubrifica o bolo alimentar com glicoproteínas mucosas e ajuda na fala, mastigação, deglutição e paladar.
   c. A saliva tampona com bicarbonato (HCO_3^-).
   d. As proteínas antimicrobianas consistem em imunoglobulina secretora A, mucinas, lisozima, histamina, lactoferrina e amilase.
   e. As proteínas salivares têm uma função protetora dos dentes, evitando a formação de placa dentária e promovendo a remineralização.
   f. A função excretora inclui vírus (HIV) e elementos inorgânicos (chumbo).
6. Estados fisiopatológicos.
   a. A fibrose cística resulta em regulação anormal de cloreto com falha de reabsorção de NaCl nas células ductais, resultando em uma saliva mais viscosa com diminuição das taxas de fluxo e sedimentação da saliva.
   b. Os fármacos que exigem prescrição e os isentos de prescrição são a fonte mais comum de xerostomia. Os agressores comuns consistem em medicações anticolinérgicas (anti-histamínicos, antidepressivos).
   c. O envelhecimento resulta em uma perda de células acinares e diminuição do fluxo que, quando combinado com outra doença sistêmica e medicamentos, leva à xerostomia.

HISTOLOGIA E TEMAS RELACIONADOS

1. Glândula parótida.
   a. As células acinares têm forma piramidal com um núcleo basal e grânulos secretores no ápice.
   b. As células serosas da parótida são interpostas por células mioepiteliais que possuem uma função contrátil.
   c. O duto acinar leva ao duto intercalado, duto estriado intralobular e duto excretor.
   d. Os dutos intercalado e estriado podem modificar a composição salivar.
   e. As células adiposas do parênquima parotídeo aumentam com o envelhecimento.
2. Glândula submandibular
   a. Predominantemente serosa com 10% de células mucosas frequentemente circundadas por células serosas em um padrão de meia-lua.

3. Glândulas sublinguais e glândulas salivares menores.
    a. Predominantemente compostas por células acinares mucosas com uma porcentagem ainda maior de ácinos mucosos em glândulas salivares menores, que são glândulas não-encapsuladas localizadas na submucosa do trato respiratório superior.
    b. As glândulas de Ebner são glândulas salivares menores serosas localizadas na parte posterior da língua.
4. Ultraestrutura.
    a. Os grânulos secretores são proeminentes na face apical (voltada para a luz acinar) das células acinares.
    b. A produção de proteínas começa com as mitocôndrias e retículo endoplasmático da célula acinar, posteriormente modificadas no complexo de Golgi e armazenadas nos grânulos secretores.
    c. As células mioepiteliais estão localizadas entre o tecido conjuntivo e as membranas basais acinares (bem como as células do duto intercalado), e contêm tanto musculatura lisa quanto células epiteliais.
5. Hiperplasia adenomatoide.
    a. Nódulo idiopático assintomático geralmente no palato duro.
    b. Biopsia revela glândula salivar menor normal, sendo a excisão curativa.
6. Sialadenose.
    a. Aumento indolor das glândulas salivares.
    b. Aumento das células acinares.
    c. Atrofia mioepitelial e alterações degenerativas nos elementos neurais.
7. Metaplasia oncótica.
    a. As mitocôndrias são ampliadas e mais numerosas.
    b. Idiopática e associada ao envelhecimento é mais comum na parótida.
8. Metaplasia sebácea.
    a. Células sebáceas encontradas em glândulas salivares normais, mais comumente a parótida, e idênticas às células encontradas na derme.
    b. Grânulos de Fordyce: células sebáceas da mucosa oral dos indivíduos normais.
    c. Metaplasia ocorre com células sebáceas que substituem células do duto intercalado ou do estriado.
    d. Secreção aparece na saliva.
9. Sialometaplasia necrosante.
    a. Metaplasia escamosa exuberante.
    b. Resposta inflamatória nas glândulas salivares menores.
    c. Pode ser confundida com processo maligno.
10. Tecido de glândula salivar (TGS) acessório e heterotópico.
    a. TGS acessório: TGS ectópico com um sistema de dutos, mais comumente localizada anterior à glândula parótida principal.
    b. TGS acessório: drena para o duto parotídeo principal.
    c. TGS acessório: adjacente ao ramo bucal do nervo facial.
    d. O tecido salivar heterotópico tem ácinos em um local anormal sem um sistema de dutos.
    e. TGS heterotópico mais comumente em linfonodos cervicais com exemplos raros na orelha média, tireoide, hipófise, havendo exemplos relatáveis em locais subclaviculares.
11. Amiloidose.
    a. Raramente relatada nas glândulas salivares.
    b. Coloração vermelho congo positiva.
    c. Aumento indolor da glândula salivar.

12. Lipomatose.
    a. Acúmulo semelhante a um tumor de tecido adiposo intraparenquimatoso.
    b. Cápsula fibrosa, massa discreta.
    c. Lipomatose presente difusamente; associada ao envelhecimento, diabetes, alcoolismo e desnutrição.
13. Queilite glandular.
    a. Lábio inferior inchado nodular de adultos do sexo masculino.
    b. Pode produzir saliva.
    c. Achado histológico não-específico, hiperplasia, fibrose e ectasia.

SIALADENITE

1. Sialadenite supurativa aguda.
    a. Idosos, debilitados, pacientes no período pós-cirúrgico, mais comumente envolve a glândula parótida.
    b. A parótida é menos mucinosa e tem menos atividade antimicrobiana do que a glândula submandibular.
    c. Os cálculos envolvem mais comumente a glândula submandibular.
    d. Etiologia: estase salivar.

    Staphylococcus aureus mais comumente seguido por *Streptococcus viridans*.

    e. A parotidite apresenta tipicamente inchaço unilateral doloroso e pus a partir do duto de Stenson.
    f. A TC pode identificar cálculos ou abscesso, sialografia contraindicada; resulta em mais inflamação.
    g. Tratamento: em geral, antibióticos intravenosos sensíveis à betalactamase (a menos que o caso seja brando), hidratação e sialagogos.
    h. O abscesso parotídeo pode ser difícil de diagnosticar clinicamente, pode cultivar anaeróbios.
    i. A drenagem de abscesso envolve a elevação de retalho facial e disseminação hemostática no parênquima parotídeo na direção do nervo facial.
2. Sialadenite crônica.
    a. A sialolitíase pode resultar em dutos estenóticos com cicatrizes e sialectasia que leva à diminuição da função secretora da glândula.
    b. Tratamento: antibióticos, hidratação e sialagogos — melhora de 50%.
    c. Tratamento cirúrgico, quando indicado, exige sialadenectomia completa.
3. Caxumba.
    a. Parotidite "epidêmica".
    b. Pico de idade: 4 a 6 anos.
    c. A infecção viral mais comum; principalmente envolvimento parotídeo bilateral; também febre, mal-estar, mais raramente orquite, encefalite e perda auditiva neurossensorial.
    d. Diagnóstico: clínico e sorológico.
    e. Tratamento: de apoio.
4. HIV.
    a. Aumento da parótida decorrente de hiperplasia linfoide, infecção, linfoma.
    b. Pode ser um sinal de apresentação do HIV.
    c. Cistos linfoepiteliais apenas na parótida e não em outras glândulas salivares devido à incorporação dos linfonodos na embriologia parotídea.
    d. Pode desenvolver uma síndrome seca semelhante à síndrome de Sjögren.

e. Diagnóstico: HIV mais sorologia, adenopatia cervical associada e hipertrofia linfoide nasofaríngea.
f. Pode haver a formação de cistos bilaterais deformantes, cisto improvavelmente maligno, tratamento: AAF, medicamentos retrovirais, esteroides, possivelmente cirurgia.
g. Massa sólida — 40% de risco de malignidade.[1]

5. Doenças granulomatosas.
    a. Exacerbação da tuberculose secundária ao HIV e população imigrante.
        1. A primária é através dos linfonodos intraglandulares, principalmente parotídeos.
        2. Secundária; após infecção dos pulmões com disseminação hematogênica.
        3. Diagnóstico: PPD, AAF — bacilos acidorresistentes, cultura, células gigantes de Langhans.
    b. Micobactérias atípicas — crianças de 16 a 36 meses.
        1. Matiz violáceo da pele, dos tratos sinusais.
        2. Raios X do tórax (–), PPD não-reativa.
        3. Tratamento: incisão e curetagem, excisão cirúrgica da glândula.
    c. Actinomicose: *actinomyces* Gram-positivos, enxofre granulado.
        1. Fatores de risco: má higiene bucal, baixa imunidade.
        2. Tratos sinusais, abscessos multiloculados.
        3. Tratamento: penicilina G por 6 semanas, eritromicina, clindamicina.
    d. Doença da arranhadura do gato: *Bartonella henselae*, patógeno riquetsial.
        1. Associado a linfáticos da parótida.
        2. Diagnóstico: geralmente arranhadura felina, linfadenopatia, exame cutâneo para a doença da arranhadura do gato (+), características patológicas.
        3. Tratamento: observação, azitromicina.
    e. Toxoplasmose: *Toxoplasmosis gondii*, parasito protozoário, aumento da incidência com epidemia de HIV, adquirida a partir de carnes malcozidas, fezes de gatos.
        1. Diagnóstico: cultura, titulações agudas e convalescentes.
        2. Tratamento: espiramicina, pirimetamina e sulfadiazina.
    f. Sarcoidose: sistêmica, etiologia desconhecida, granulomas não-caseosos.
        1. Doença de Heerfordt: parotidite aguda, uveíte.
        2. Tratamento: esteroides.

6. Síndrome de Sjögren — doença autoimune, destruição de células acinares e ductais.
    a. Xeroftalmia, xerostomia (Sjögren primária).
    b. Com doença vascular colagenosa (artrite reumatoide): secundária.
    c. Mais comum em mulheres, doenças imunomediadas.
    d. Hipertrofia da parótida.
    e. Diagnóstico: sorologias anti-Ro (SS-A) e anti-La (SS-B) (+), biopsia de glândula salivar menor associada a aumento de infiltração linfocitária.
    f. Taxa 44 vezes maior de linfoma não-Hodgkin[2] decorrente de estimulação prolongada das células B autorreativas.
    g. Histologia: lesão linfoepitelial benigna com proliferação de ilhas epimioepiteliais.
    h. Tratamento: higiene oral, substitutos salivares, pilocarpina, cevimelina (maior afinidade por receptores M3).

7. Sialolitíase.
    a. Os sialomicrólitos são homeostáticos na glândula salivar de funcionamento normal; formam-se quando fosfolipídios da membrana celular acinar são degradados por autofagia no ciclo celular normal. Ca^{2+} nucleado de fosfolipídios presente na célula acinar que preserva o equilíbrio de Ca^{2+}. São eliminados por lisossomos.

b. Os sialomicrólitos são encontrados em todas as glândulas submandibulares normais e 20% das parótidas normais. Encontrados em células parenquimatosas, lumens e estroma. O achado de sialomicrólitos em todas as glândulas submandibulares e em apenas uma minoria das parótidas corresponde a maior concentração de cálcio na glândula submandibular.
c. Os cálculos salivares (sialólitos) começam como um distúrbio secretor (ou seja, autoimune, medicações anticolinérgicas, desidratação). A condensação do material secretor nas luzes leva ao aumento da formação de sialomicrólitos calcificados, o que provoca obstrução seguida por inflamação. Aumento da destruição do parênquima, fibrose dos lóbulos e infiltrado linfocítico evidente com folículos linfoides. Redução da atividade secretora como resultado da atrofia favorece a invasão ductal ascendente pelos micróbios que sustenta a inflamação. O sialólito é o último estágio.[3]
d. Fitatos encontrados nas sementes — inibem a formação de sialólitos por meio da quelação do cálcio ionizado liberado.
e. A imagem de cálculo salivar consiste em imagens de raios X simples (33% dos cálculos salivares são radiolucentes), sialografia (determina estreitamentos, dilatações e defeitos de preenchimento), US (pode detectar os cálculos radiolucentes), TC (pode visualizar duto) e cintigrafia (função secretória).
f. Sialolitotomia intraoral — corta o assoalho da mucosa da boca, remove cálculos, cicatriza por intenção secundária ou sutura do duto.

8. Sialoendoscopia para o diagnóstico de edema de glândula salivar sem causa evidente (cálculo oculto, estenose ou torcedura) e remoção de cálculos localizados profundamente.
   a. Pode colocar um endoscópio de 1,3 mm na abertura natural dilatada do duto, ou através de uma papilotomia ou de um procedimento de incisão do duto ou através de uma abertura a partir de sialolitotomia.
   b. Porta lateral possibilita a injeção de soro fisiológico para a visualização.
   c. Sialolitotomia intraductal com sialoendoscopia realizada com pinça de preensão, pinça em V ou balão utilizando uma unidade cirúrgica de 2,3 mm com endoscópio de 1,3 mm, porta lateral para a irrigação e camisa cirúrgica para pinças de preensão ou em V.[4]

9. Litotripsia.
   a. Ondas de choque condensadas, direcionadas ao foco através de lentes acústicas, geram ondas intensificadas e em expansão decorrentes do contato com a água, resultando em bolhas de cavitação que atuam fragmentando o cálculo.
   b. Feixe de ondas finamente focadas e cabeça com dispositivos menores em unidades mais recentes possibilitam a aplicação nos cálculos salivares.
   c. Mil a 5.000 ondas de choque por sessão.
   d. Podem ser necessárias três ou mais sessões.
   e. Cálculo localizado por US.
   f. Remoção completa do cálculo ocorre em 50% dos pacientes.
   g. Alívio dos sintomas em 75 a 90% dos casos.
   h. Cálculo residual pode ser removido por sialoendoscopia.
   i. Litotripsia intracorpórea fornece energia através de uma pequena sonda endoscópica com resultados promissores utilizando o Nd YAG *laser*.

DOENÇA PEDIÁTRICA DA GLÂNDULA SALIVAR

1. Hipossalivação.
    a. Desidratação.
    b. A agenesia leva à xerostomia e perda de dentes, hipoplasia não associada a xerostomia — ambas muito raras.
    c. Radioterapia para malignidade.
    d. Fármacos anticolinérgicos.
2. Parotidite.
    a. Parotidite recorrente da infância: mais comum no sexo masculino, 3 a 10 anos de idade, recorre semanalmente ou mensalmente, a imagem mostra ectasia de dutos, tratamento: antibiótico e dilatação do duto de Wharton.
    b. Viral: caxumba (paramixovírus), HIV, citomegalovírus.
    c. Bacteriana.
3. Cistos congênitos.
    a. Cisto dermoide parotídeo — isolado.
    b. Dermoide na linha média do assoalho da boca, diferente da rânula.
    c. Branquiais: associados a infecções frequentes, menos de 5% das anomalias branquiais são anormalidades da primeira fenda branquial, presentes desde o canal auditivo externo até o ângulo da mandíbula, possuindo o tipo I um trato para o canal auditivo externo membranoso, e o tipo II sem trato para o canal auditivo externo; tratamento: ressecção cirúrgica completa.
    d. A glândula parótida policística tem múltiplos cistos, dutos primitivos ou maduros, resquício de ácinos.
    e. A sialectasia congênita leva à sialadenite recorrente.
4. Cistos adquiridos.
    a. Rânula: cisto de retenção; edema azul translúcido, tipo simples no espaço sublingual; tipo profundo posterior ao miloióideo, apresentando-se no pescoço; tratamento: a excisão do cisto com glândula sublingual reduz reincidência.
    b. Mucocele: pseudocisto, mais comumente localizada no lábio inferior.
5. Neoplasias.
    a. Neoplasia vascular e neoplasia salivar mais comuns em crianças (20%).
    b. Os hemangiomas presentes ao nascimento geralmente involuem entre 2 e 5 anos de idade; cirurgia somente se houver complicações iminentes.
    c. Linfangiomas presentes principalmente no primeiro ano de vida, raramente involuem; tratamento: cirurgia; pode ser difícil com o envolvimento de nervos e planos teciduais profundos.
    d. Tumores sólidos benignos, o tumor misto benigno mais comum.
    e. A maioria apresenta-se na parótida, mais provavelmente maligno se na glândula submandibular ou glândula salivar menor.
    f. Cerca de 50% das neoplasias malignas sólidas de glândulas salivares, o mais comum é o carcinoma mucoepidermoide.
    g. Tronco do nervo facial e divisões mais superficiais em crianças com menos de 2 anos.
6. Sialorreia.
    a. Crianças com deficiências físicas e cognitivas.
    b. Intoxicação por metal.
    c. Tratamento conservador: glicopirrolato, escopolamina, botox.
    d. Cirurgia: padrão-ouro, ligação do duto parotídeo bilateral (riscos: sialadenite e fistulização) e excisão da glândula submandibular; outros métodos: ligação do duto de quatro glândulas ou recanulação do duto.

7. Aspiração.
    a. Traqueotomia frequentemente malsucedida na prevenção.
    b. A neurectomia timpânica perdeu preferência.
    c. A ligação do duto parotídeo e ressecção submandibular têm alguns relatos de sucesso.
    d. A separação laringotraqueal é bem-sucedida, teoricamente reversível.

TUMORES E CISTOS BENIGNOS

1. Tumor misto benigno.
    a. A neoplasia de glândula salivar mais comum em adultos e crianças.
    b. Cerca de 85% presentes na parótida, a maioria destes na cauda da parótida.
    c. O tumor misto parafaríngeo situa-se no espaço pré-estiloide, pode se apresentar como uma tumefação na cavidade oral — a ressecção transoral leva à maior recorrência.
    d. A US é mais comumente praticada na Europa. A RM é superior à TC.
    e. Um tumor benigno típico misto geralmente não constitui um dilema diagnóstico por AAF.
    f. Cápsula fibrosa incompleta.
    g. Histologia das células epiteliais e células estromais bifásico-benignas.
    h. Os tumores hipercelulares (ricos em epiteliais) mais firmes geralmente são tumores em uma fase mais precoce; os tumores mixoides hipocelulares geralmente se encontram em um estágio avançado e são mais propensos à ruptura.
    i. O cariótipo anormal mais comum é o de 8q12.
    j. O consentimento informado deve incluir a disfunção nervosa facial transitória e permanente, adormecimento da orelha, sudorese gustativa (síndrome de Frey), seroma, hematoma e recorrência.
    k. A exposição capsular quase universal onde o nervo facial ou fáscia se encontra com o tumor resulta em margem positiva em até 33% dos casos, que são habilmente realizados com dissecção do nervo facial.[5]
    l. A enucleação resulta em taxa de reincidência inaceitavelmente elevada — os pseudópodes são removidos.
    m. Os procedimentos mais amplamente aceitos são a parotidectomia superficial parcial (com dissecção do nervo facial e um corte de 2 cm do parênquima parotídeo normal ao redor do tumor) e parotidectomia superficial completa.
    n. Os tumores mistos que se estendem para o espaço parafaríngeo geralmente podem ser removidos por abordagem transcervical.
    o. A recidiva com procedimento de dissecção do nervo facial é de 1 a 4%.
    p. As recidivas são geralmente multinodulares, e o tratamento de escolha consiste na parotidectomia total.
    q. A ruptura do tumor resulta em uma taxa de 5% de recorrência.
    r. O tratamento de paciente recentemente enucleado para tumor misto benigno é a parotidectomia com dissecção do nervo facial.
    s. O tratamento do paciente idoso com múltiplas cirurgias para a recorrência pode incluir radioterapia.
    t. A cirurgia para os tumores mistos recorrentes resulta em uma taxa elevada de lesão do nervo facial.
    u. Até 33% dos tumores mistos recorrentes nunca são completamente erradicados.
2. Mioepitelioma.
    a. Composto quase inteiramente de células mioepiteliais e um elemento de estroma menor.
    b. Até 1% das neoplasias de glândulas salivares.
    c. Mais presente na parótida.
    d. As variantes histológicas não têm importância prognóstica.

3. Tumor de Warthin — cistadenoma linfomatoso papilar.
   a. Quase exclusivamente na parótida.
   b. A segunda neoplasia benigna mais comum da glândula parótida.
   c. Massa de crescimento lento, ocasionalmente pode tornar-se inflamada e dolorida.
   d. Até 20% são multifocais, 5% bilaterais.
   e. Associado ao tabagismo.
   f. A captação de tecnécio pertecnetato Tc-99m decorre de componente celular oncocítico.
   g. Com o exame de imagem, pode apresentar-se como massa cística.
   h. AAF: células oncocíticas e linfócitos, poderão ser não-diagnósticas se apenas o componente do cisto for aspirado.
   i. Histologia: epitélio oncocítico, arquitetura papilar, estroma linfoide e espaços císticos.
   j. Tratamento: parotidectomia superficial parcial com dissecção do nervo facial e a parotidectomia superficial completa mais amplamente praticada.
4. Adenoma de célula basal.
   a. Até 75% ocorrem na parótida, 2 a 5% dos tumores de glândulas salivares.
   b. Ocorre mais tarde na vida: sétima década.
   c. AAF e histologia: células basaloides pequenas — sem condroide ou focos mixoides.
   d. Apenas o subtipo de adenoma de célula basal membranoso está associado a alta recorrência.
5. Adenoma canalicular: normalmente no lábio superior, crescimento lento, assintomático.
6. Oncocitoma.
   a. Até 1% das neoplasias de glândulas salivares.
   b. Oncócitos: células epiteliais com acúmulos de mitocôndrias.
   c. Metaplasia oncocítica: transformação de células acinares e ductais em oncócitos — associada ao envelhecimento.
   d. Oncocitose: proliferação de oncócitos nas glândulas salivares difusamente ou em focos.
   e. Oncocitoma: AAF e histologia — população monótona de células oncocíticas com citoplasma granuloso abundante.
   f. O oncocitoma de glândula salivar maior raramente recorre.
   g. Os oncocitomas de glândula salivar menor podem ser localmente invasivos, surgindo de pregas vocais falsas e ventrículos.
7. Lipomas.
   a. A TC e RM têm aparência típica.
   b. Raramente ocorre reincidência.
8. Cistos adquiridos das glândulas salivares.
   a. Até 5 a 10% das doenças das glândulas salivares são tipos diferentes de cisto.
   b. Um verdadeiro cisto tem um revestimento epitelial — cisto de retenção.
   c. Os pseudocistos são comuns nas glândulas salivares menores: mucocele — frequentemente mais comum decorrente de morder o lábio.
   d. Glândulas de Blandin e Nuhn: mucoceles de glândulas salivares linguais anteriores.
   e. Cistos linfoepiteliais benignos em pacientes não acometido pelo HIV formam-se a partir de inclusões epiteliais ductais nos linfonodos que, depois, tornam-se císticos.
9. Sialadenose.
   a. Não-inflamatória, não-neoplásica; principalmente o aumento simétrico das glândulas salivares.
   b. Etiologia: endócrina (diabetes melito, distúrbios suprarrenais), distrófico-metabólica (alcoolismo, desnutrição) e neurogênica (medicamentos anticolinérgicos).

c. Células acinares normais de 30 a 40 μm, enquanto na sialadenose os diâmetros são de 50 a 70 μm.
d. Hipótese de ocorrência de sialadenose a partir de neuropatia autonômica periférica.
e. A AAF ou biopsia são diagnósticas.
f. A correção de problema sistêmico subjacente geralmente resulta em redução no tamanho da glândula.

10. Outras causas de aumento.
    a. Obesidade decorrente de infiltração de gordura.
    b. Adenose policística esclerosante: processo inflamatório reativo pseudoneoplásico das glândulas salivares maiores — unilateral, doloroso; tratamento: excisão.
    c. Queilite glandular: aumento das glândulas salivares dos lábios.
    d. Hiperplasia adenomatoide: lesões bem-circunscritas e não-encapsuladas formam lóbulos de ácinos mucinosos de aparência normal.
    e. O tecido de glândula parótida acessória ocorre anterior à parótida.
    f. TGS heterotópico, principalmente nas regiões da cabeça e do pescoço, tem origem presumida a partir de resquícios de glândula salivar.

TUMORES MALIGNOS

1. Incidência: 1 a 2 por 100.000 sem relação causal com o tabagismo e/ou álcool.
2. Embriologia de acordo com tumores benignos.
    a. Teoria da célula reserva: neoplasias de glândula salivar derivadas de células-tronco únicas.
    b. Teoria multicelular: todas as células na unidade salivar são capazes de replicação.
3. Considerações gerais.
    a. Crescimento lento e indolor.
    b. A disfunção do nervo facial, adenopatia, trismo, dormência sugerem malignidade.
    c. A imagem pode distinguir entre lesões benignas, mas geralmente não o faz.
4. Tratamento.
    a. A parotidectomia superficial com uma grande margem de tecido normal pode ser um tratamento adequado.
    b. Parotidectomia total de envolvimento de lobo profundo.
    c. Se o nervo facial estiver ativo, uma tentativa cirúrgica para salvá-lo deverá ser conjugada com radiação pós-operatória planejada.
    d. Massa de glândula submandibular deve ser submetida à AAF para determinar se uma neoplasia, ou massa inflamatória, está presente, e, se maligna, uma dissecção planejada do pescoço Ia-Ib é necessária.
    e. A neoplasia maligna de glândula sublingual é rara — mas, quando presente, uma dissecção deve incluir a mucosa e uma ressecção formal do assoalho da boca.
    f. A ressecção da glândula salivar menor depende da localização no trato respiratório superior.
    g. A dissecção do pescoço é adequada para os nódulos positivos, podendo ser considerada no pescoço N0 com carcinoma de célula escamosa mucoepidermoide de alto grau e adenocarcinoma de alto grau.
    h. Se o nervo facial estiver totalmente envolvido pelo tumor e sacrificado, deverá ser realizada a imediata enxertia do nervo.
    i. A mastoidectomia poderá ser necessária se o tronco principal do nervo facial for sacrificado.

j. A realização de imagens pré-operatórias é importante.
k. A radioterapia é indicada com margens comprometidas, extensão extraglandular, preservação do nervo facial com margens próximas, invasão perineural, linfadenopatia metastática, tumores de alto grau e tumores de baixo grau recidivantes.
l. A radioterapia de intensidade modulada (IMRT, na sigla em inglês) distribui doses elevadas ao alvo intencionado, limitando as doses a estruturas normais importantes (como a glândula parótida contralateral).
m. A taxa global de metástase distante é de cerca de 25%.
n. Quimioterapia atualmente não é eficaz.

5. Carcinoma mucoepidermoide.
    a. O tumor maligno mais comum das glândulas salivares em adultos e crianças.
    b. Histologia de baixo grau: estruturas glandulares e microcísticas.
    c. Histologia de grau intermediário: mais células epidermoides.
    d. Histologia de alto grau: lâminas sólidas de tumor.
    e. Adenopatia associada a grau histológico crescente.
    f. Tratamento cirúrgico: parotidectomia superficial completa e parotidectomia total quando há o envolvimento de lobo profundo.
    g. Radioterapia: tumor de alto grau, envolvimento perineural, margens positivas, adenopatia cervical.

6. Carcinoma adenoide cístico.
    a. Até 10% das neoplasias malignas de glândulas salivares.
    b. A segunda neoplasia maligna mais comum.
    c. O tumor maligno mais comum de glândulas salivares menores, submandibulares e sublinguais.
    d. O local mais comum do palato na cavidade oral.
    e. Propensão para invasão perineural.
    f. A metástase linfática não é comum.
    g. A RM ponderada em T1 com supressão de gordura ajuda a determinar disseminação de tumor perineural.
    h. Tipo cribriforme: padrão de queijo suíço com melhor prognóstico.
    i. Padrão tubular: tumor de baixo grau.
    j. Padrão sólido: tumor de alto grau.
    k. A disseminação local e tardia e a distância: a sobrevida não se estabiliza em 5 anos.
    l. Tratamento: cirurgia e radioterapia pós-operatória.
    m. O modo mais comum de insucesso é a metástase distante.

7. Carcinoma de células acinares.
    a. Mais comum na glândula parótida, ocasionalmente bilateral.
    b. Os múltiplos subtipos não têm significado prognóstico.
    c. Tumores de baixo grau.
    d. Tratamento: cirúrgico com boas margens.
    e. Recidiva local mais provável do que regional.

8. Carcinomas epitelial-mioepiteliais.
    a. Principalmente na parótida.
    b. Agressividade locorregional.
    c. Baixa mortalidade.
    d. Células claras associadas.

9. Carcinoma de duto salivar.
   a. Tumor de alto grau semelhante ao carcinoma ductal mamário.
   b. Pode apresentar pela primeira vez ou em estabelecimento de carcinoma ex-adenoma pleomórfico.
   c. Alto grau de malignidade com metástase regional precoce.
   d. Tratamento: cirurgia, dissecção do pescoço a ser considerada em pescoço N0, radioterapia.
   e. Metástase distante precoce: trastuzumabe, um anticorpo monoclonal para o fator de crescimento epidérmico, pode apresentar eficácia.
10. Adenocarcinoma de duto terminal (ou polimorfo de baixo grau).
    a. O segundo tumor maligno salivar mais comum na cavidade oral.
    b. Também ocorre na parótida.
    c. Em geral, bom prognóstico.
    d. Pode apresentar disseminação perineural.
11. Adenocarcinoma, sem outra especificação (SOE).
    a. Uma categoria pouco utilizada que costumava incluir o carcinoma de duto salivar, carcinoma epitelial-mioepitelial e outros.
12. Carcinoma ex-adenoma pleomórfico.
    a. O tumor maligno misto mais comum.
    b. Até 10% das neoplasias malignas de glândulas salivares.
    c. Decorre de tumor misto de longa duração.
    d. Apresenta-se como tumor de crescimento rápido em massa salivar de longa duração.
    e. Pode ocorrer em até 25% dos tumores mistos não-tratados.[6]
    f. Composto por carcinoma derivado do epitélio que se origina com tumor misto.
    g. Tratamento: cirurgia e radioterapia.
    h. Sobrevida a longo prazo precária.
    i. Carcinoma-sarcoma: a metástase deve exibir tanto componentes epiteliais malignos como mesenquimais malignos — história natural fulminante.
    j. Adenoma pleomórfico metastatizante: curiosidade rara — comporta-se com características inequivocamente malignas (metástases principalmente distantes com características histológicas benignas).
13. Linfoma.
    a. A parótida é a glândula salivar mais comumente envolvida.
    b. Os extranodais (linfoma primário) originam-se de linfócitos no interior da parótida.
    c. O linfoma extranodal mais comum é o linfoma de tecido linfoide associado à mucosa (MALT, na sigla em inglês).
    d. Linfomas MALT são classificados entre os linfomas de célula B da zona marginal.
    e. A principal característica do linfoma MALT é a lesão linfoepitelial.
    f. Linfomas MALT: frequentemente, doença localizada, prognóstico favorável, não há disseminação frequente.
    g. O tratamento localizado consiste em ressecção e/ou radioterapia.
    h. O linfoma nodal ou secundário ocasionalmente é observado com o linfoma sistêmico não-Hodgkin.
    i. O tratamento para o linfoma é sistêmico.

METÁSTASE PARA AS GLÂNDULAS SALIVARES MAIORES

1. O carcinoma espinocelular e o melanoma abrangem um grande número de neoplasias que metastatizam para a parótida.
   a. Outros incluem célula de Merkel, écrinos, carcinoma sebáceo.

b. Pode ocorrer por invasão direta, metástase linfática de um primário de glândula não-salivar e disseminação hematogênica de um primário distante.
c. Até 10% das metástases das glândulas salivares são de metástases de células cancerígenas.
d. O mais comum é o carcinoma espinocelular.
2. Carcinoma basocelular.
a. A maioria envolve a parótida por invasão direta.
3. Carcinoma espinocelular cutâneo.
a. Até 5% dos carcinomas espinocelulares cutâneos metastatizam para a parótida ou pescoço.
b. Normalmente, no prazo de 1 ano nos índices para o câncer.
c. Os fatores histológicos não distinguem do raro carcinoma espinocelular de glândula salivar primário.
d. Fatores de risco: diâmetro superior a 2 cm, espessura superior a 4 mm, reincidência local, pele pré-auricular ou lesão para o índice de orelha externa.
e. A parotidectomia superficial deve ser considerada no tratamento de cânceres espinocelulares pré-auriculares selecionados.
f. O câncer de lábio frequentemente pode metastatizar para a glândula submandibular.
g. A metástase parotídea a partir de primário cutâneo está associada a 25% de taxa de metástase clínica de pescoço e 35% de taxa de metástase oculta de pescoço.[7]
h. A metástase de primário cutâneo posterior para o canal auditivo externo apresenta pouca probabilidade de envolver a glândula parótida.
i. A radioterapia é usada associada com cirurgia nas metástases da parótida no primário cutâneo.
j. A metástase para o pescoço e parótida carrega um prognóstico pior do que a metástase parotídea isolada.
4. Melanoma.
a. A maioria dos melanomas parotídeos surge de um primário cutâneo de cabeça e pescoço.
b. As taxas metastáticas regionais correlacionam-se com a espessura do tumor; menos de 5% em tumores inferiores a 1 mm, 20% dos tumores entre 1 e 4 mm, e até 50% para os tumores com mais de 4 mm.
c. Nenhum experimento prospectivo demonstrou benefício de sobrevida pela dissecção eletiva de pescoço.
d. Biopsia de linfonodo sentinela adequada para T2, T3, T4 e N0; usar a linfocintigrafia e sonda gama portátil, injetada intradermicamente.
e. A biopsia de linfonodo sentinela sem parotidectomia formal pode ser realizada, mas pode conduzir a uma taxa mais elevada de disfunção do nervo facial.
f. Melanoma com padrões de drenagem inesperados.
g. Até o momento, nenhuma evidência de melhora da sobrevida com a biopsia de linfonodo sentinela.
h. Uma alta taxa de pacientes com metástase parotídea terá metástase para o pescoço.
i. A metástase para a glândula parótida tem prognóstico sombrio.

XEROSTOMIA INDUZIDA POR RADIAÇÃO

1. Considerações gerais.
a. Impacta 40.000 pacientes anualmente, nos EUA.
b. Provoca dificuldade de fala e mastigação, e leva a cárie dentária.
c. A radiação causa peroxidação lipídica catalisada por íons de metais pesados presentes nas células serosas.
d. A perda de células acinares poupa relativamente as células ductais.
e. Os danos irreversíveis da radiação começam com 27 Gy.

2. Tratamento paliativo.
   a. Ingestão frequente de água.
   b. Sialogogos orais.
   c. Uso de enxaguatório bucal.
   d. Substitutos da saliva.
   e. Pilocarpina, cevimelina: os efeitos colaterais frequentemente resultam em abandono do tratamento.
   f. Amifostina-radioprotetor: age intracelularmente limpando e ligando os radicais sem oxigênio, e ajudando no reparo do DNA após a exposição às radiações.
3. Transferência de glândula salivar submandibular.[8]
   a. A glândula é liberada a partir de estruturas circundantes e reposicionada no espaço submentual.
   b. O fluxo sanguíneo retrógrado para a glândula transferida deve ser assegurado.
   c. A glândula submandibular está blindada contra radioterapia e resulta em menos xerostomia.
4. Regeneração de TGS.[9]
   a. Engenharia de tecidos originais.
   b. Glândula salivar humana isolada e expandida *in vitro*, semeada em suportes de polímeros.
   c. Reimplantados em camundongos atímicos.
   d. Produção resultante de amilase e outras proteínas das glândulas salivares.

CIRURGIA DE GLÂNDULA SALIVAR

1. Cirurgia de parótida.
   a. A AAF ajuda a determinar a presença ou ausência de tumor, neoplasia benigna *versus* maligna e tipo de tumor menos confiável.
   b. AAF nem sempre essencial.
   c. Cerca de 90% de acurácia em distinguir neoplasias benignas de malignas.
   d. Monitores de nervo facial não são obrigatórios para as neoplasias superficiais móveis pequenas; aconselhados para tumores recorrentes, fixos, grandes ou com disfunção pré-operatória de nervo facial.
   e. Consentimento informado: disfunção do nervo facial temporária ou permanente, dormência, hematoma, seroma, recorrência de tumor, sudorese gustativa.
   f. A preservação do ramo posterior do nervo auricular maior pode resultar em menos adormecimento.
   g. Os dois pontos de referência mais importantes são a sutura timpanomastóidea e o ventre posterior do músculo digástrico.
   h. Identificado o tronco principal do nervo facial, a dissecção pode continuar com pinça hemostática mosquito, pinça bipolar com lâmina revestida por plástico.
   i. A abordagem retrógrada é útil para os tumores recorrentes com significativa formação de cicatriz na área do tronco principal do nervo facial.
   j. A drenagem fechada por sucção é preferível.
   k. O retalho de transposição do músculo esternocleidomastóideo após parotidectomia pode melhorar o defeito, mas também obscurecer o tumor recorrente.
   l. Síndrome de Frey (sudorese gustativa): ligação neural anormal entre fibras nervosas colinérgicas parassimpáticas da parótida com receptores simpáticos cortados inervando as glândulas sudoríparas.
   m. A síndrome de Frey, quando significativa (raro), pode ser tratada com a toxina botulínica.
   n. Tecido parotídeo de lobo profundo: 20% do volume, dissecados após o lobo superficial ser removido, imagens úteis para os tumores nesta localização.

o. Os tumores do lobo mais profundo e do espaço parafaríngeo podem ser removidos por abordagem transcervical; a mandibulotomia é necessária ocasionalmente — seja *swing* mandibular anterior, seja mandibulotomia vertical posterior.
p. Os tumores parafaríngeos podem apresentar-se como massa que empurra a fossa amigdaliana medialmente na cavidade oral, não devem ser removidos por abordagem transoral.
q. O tecido parotídeo acessório está localizado anterior à glândula parótida, mais frequentemente os tumores são malignos em comparação com a glândula parótida, geralmente nas proximidades dos ramos zigomático e bucal do nervo facial.
r. O tumor misto multifocal recorrente pode requerer a ressecção da pele com a reconstrução de retalhos.
s. A malignidade é mais comum com os tumores das glândulas submandibulares do que com os tumores parotídeos e ainda mais provável com os tumores das glândulas salivares menores e sublinguais.
t. A principal indicação para a excisão submandibular continua sendo as infecções recorrentes.
u. A incisão para a ressecção da glândula submandibular é de 3 cm inferior à mandíbula, preservando o ramo marginal mandibular do nervo facial.
v. O nervo hipoglosso é medial ao músculo digástrico.
w. A retração caudada da glândula submandibular e retração anterior do músculo miloióideo expõem o nervo lingual superiormente.
x. Os pequenos tumores sublinguais podem ser removidos através de abordagem transoral, transpondo o duto de Wharton, se possível ou ressecando a glândula submandibular, se tal não for possível.
y. Os tumores sublinguais maiores podem requerer a ressecção em bloco do assoalho das estruturas da boca.
z. Os tumores das glândulas salivares menores geralmente apresentam-se como massa submucosal, é necessária a realização de exames de imagem, a endoscopia pode ser necessária para lesões faringolaringotraqueais, os tumores das glândulas salivares menores parafaríngeos podem exigir apenas a dissecção da divisão inferior do nervo facial em oposição à extensão parafaríngea do tumor parotídeo que exige parotidectomia superficial antes da remoção do tumor.

Referências

1. Huang R, Pearlman S, Friedman W, *et al*. Benign cystic vs. solid lesions of the parotid gland in HIV patients. *Head Neck*. 1991;13:522–527.
2. Mariette X. Lymphomas in patients with Sjogren's syndrome: review of the literature and physiologic hypothesis. *Leuk Lymphoma*. 1999;33(1–2): 93–99.
3. Harrison JD. Histology and pathology of sialolithiasis. In: Witt RL, ed. *Salivary Gland Diseases, Surgical and Medical Management*. New York, NY: Thieme Medical Publishers; 2006:71–78.
4. Nahlieli O. Classic approaches to sialoendoscopy for treatment of sialolithiasis. In: Witt RL, ed. *Salivary Gland Diseases, Surgical and Medical Management*. New York, NY: Thieme Medical Publishers; 2006: 79–93.
5. Witt R. The significance of the margin in parotid surgery for pleomorphic adenoma. *Laryngoscope*. 2002;112:2141–2154.
6. Thackray A, Lucas R. *Tumors of the Major Salivary Glands (2nd series. Fasc. 10)*. Washington, DC: Armed Forces Institute of Pathology; 1974:107–117.
7. O'Brien CJ, McNeil EB, McMahan JD, *et al*. Incidence of cervical node involvement in metastatic cutaneous malignancy involving the parotid gland. *Head Neck*. 2001;23:744–748.
8. Seikaly H, Jha N, Harris JP, *et al*. Long-term outcomes of submandibular gland transfer for prevention of postradiation xerostomia. *Arch Otolaryngol Head Neck Surg*. 2004;130:956–961.
9. Sullivan CA, Joraku A, Yoo JJ. *et al*. Tissue engineering of functional salivary gland tissue. *Laryngoscope*. 2005;115:244–248.

Cavidade oral, faringe e esôfago 19

ANATOMIA NORMAL

Limites e subunidades

Cavidade oral
- Limites: borda do vermelhão com a junção dos palatos duro e mole, bem como papilas circunvaladas (*linea terminalis*)
- Subunidades: consistem nos lábios, mucosa bucal, cristas alveolares superior e inferior, trígonos retromolares, língua oral (anterior às papilas circunvaladas), palato duro e assoalho da boca

Orofaringe
- Limites: a partir da junção dos palatos duro e mole, bem como papilas circunvaladas até as valéculas (plano do osso hioide)
- Subunidades: consistem no palato mole e úvula, base da língua, pregas faringoepiglóticas e glossoepiglóticas, arco palatino (abrangendo as fossas e pilares amigdalianos), valéculas e paredes orofaríngeas lateral e posterior

Hipofaringe
- Limites: a partir do nível do osso hioide (pregas faringoepiglóticas) até o nível da borda inferior da cartilagem cricoide
- Subunidades: consistem no seio piriforme (sulco laringofaríngeo), delimitado pelas pregas ariepiglóticas medialmente e cartilagem tireóidea anteriormente com o seu ápice no nível da cartilagem cricoide, paredes posterior e lateral da faringe (a lateral funde com a parede lateral do seio piriforme), assim como região pós-cricóidea, inferior às aritenoides e que se estende à margem inferior da cartilagem cricoide, sendo contígua com a parede medial do seio piriforme

Esôfago
- Limites: a partir da cartilagem cricoide até o cárdia do estômago
- Subunidades: consistem no esfíncter esofágico superior (EES), corpo (cérvico-torácico-intra-abdominal) e esfíncter esofágico inferior (EEI)
- Dimensões: dos incisivos até o esfíncter cricofaríngeo, é de aproximadamente 16 cm, e até o estômago, de 38 a 40 cm (em adultos)

Anatomia da cavidade oral

Dutos salivares
1. Parótida (de Stenson): o orifício é lateral aos molares secundários
2. Submandibulares (de Wharton): o orifício fica no assoalho da linha média da boca adjacente ao frênulo lingual
3. Sublingual (de Rivinus): orifícios múltiplos que drenam para o assoalho da boca ou para o duto submaxilar

QUADRO 19.1 TABELA DE TEMPO APROXIMADO PARA A ERUPÇÃO DENTÁRIA

Decíduos	Idade (meses)	Permanentes	Idade (anos)
Incisivos mediais	7	Primeiro molar	6
Incisivos laterais	9	Incisivo medial	6 e 7
Primeiro molar	15	Incisivo lateral	8 e 9
Canino	18	Primeiro pré-molar	10 e 11
Segundo molar	20 a 24	Canino	10,5 a 11,5
		Segundo pré-molar	11 e 12
		Segundo molar	12 e 13
		Terceiro molar	17 a 25

Dentes
- Dentes decíduos: 20
- Adulto: 32, numerados superiormente da direita para a esquerda e inferiormente da esquerda para a direita (ver o Quadro 19.1)

Língua
ANATOMIA DE SUPERFÍCIE
1. Papilas: cobrem os dois terços anteriores da língua, consistindo nas filiformes (sem função gustativa), fungiformes (difusas) e foliáceas (lateral da língua). As papilas circunvaladas são grandes e situam-se em forma de V na junção das porções anterior e posterior da língua.
2. Sulco terminal: sulco na margem anterior das papilas circunvaladas.
3. Forame cego: depressão na junção do sulco terminal a partir da qual a tireoide embriológica inicia a sua descida (etiologia do cisto do duto tireoglosso).
4. Frênulo: prega anterior da membrana mucosa que se fixa na face inferior anterior da língua até o assoalho da boca e gengiva. Os dutos de Wharton abrem-se em um ou outro lado do frênulo. Pode ser congenitamente curto (língua presa).
5. Amígdala lingual: tecido linfoide que se estende ao longo da base da língua (considerada como sendo na orofaringe). O tamanho varia entre os indivíduos. Suprimento sanguíneo originário da artéria e veia linguais.
6. Valéculas: depressões em um ou outro lado da prega glossoepiglótica da linha média que se estende até o nível do osso hioide (consideradas como estando na orofaringe).

MÚSCULOS
1. Músculos extrínsecos da língua (XII nervo craniano): consistem no genioglosso, hioglosso, estiloglosso e palatoglosso
2. Músculos intrínsecos (XII nervo craniano): consistem nos longitudinais superior e inferior, vertical e transverso
3. Septos fibrosos (septos linguais): definem a linha mediana e contêm um coxim gorduroso visualizado na tomografia computadorizada (TC) axial

INERVAÇÃO SENSORIAL. ANTERIOR DIFERENTE DA POSTERIOR
1. Dois terços anteriores (língua oral): sensações de tato, dor e temperatura transmitidas através do nervo lingual (V_3). A sensação do paladar é transmitida através do nervo lingual até a corda do tímpano

    Paladar:

    Papilas → fibras aferentes → nervo lingual → corda do tímpano → gânglio geniculado → nervo intermediário → núcleo solitário

2. Terço posterior (base da língua): as sensações de tato e reflexo dos vômitos (visceral aferente) são transmitidas através do IX nervo craniano até o núcleo solitário

   Paladar: papilas circunvaladas da mucosa da epiglote e valécula → núcleo solitário da ponte através do IX nervo craniano

SUPRIMENTO VASCULAR
1. Artéria lingual: segundo ramo da carótida externa
2. Veia lingual: trafega com o nervo hipoglosso (veias de Ranine) (coloca o nervo hipoglosso em risco durante tentativas de controlar o sangramento)

DRENAGEM LINFÁTICA
- Língua anterior: a central drena os linfonodos ipsolaterais e contralaterais; a extremidade, os linfonodos submentuais; e a marginal (lateral), os linfonodos ipsolaterais. Linfonodos sem drenagem podem ser encontrados no nível 4
- Língua posterior: drena tanto os linfonodos cervicais ipsolaterais quanto os contralaterais (jugulodigástricos)
- Palato duro: forma os dois terços anteriores do palato e consiste no processo palatino da maxila e placas horizontais dos ossos palatinos. Coberto com epitélio escamoso estratificado fixado firmemente ao osso subjacente
- Forames do palato
  1. Forame palatino maior: transporta o ramo palatino descendente de V_2, inervando o palato, bem como a artéria palatina descendente (terceira divisão da artéria maxilar) é 1 cm medial ao segundo molar
  2. Forame palatino acessório: posterior ao forame palatino maior, transporta a artéria palatina descendente menor até o palato mole
  3. Forame da incisura: situa-se na linha média do palato anterior e transporta a artéria da incisura para o septo anterior
- Suprimento sanguíneo para o palato

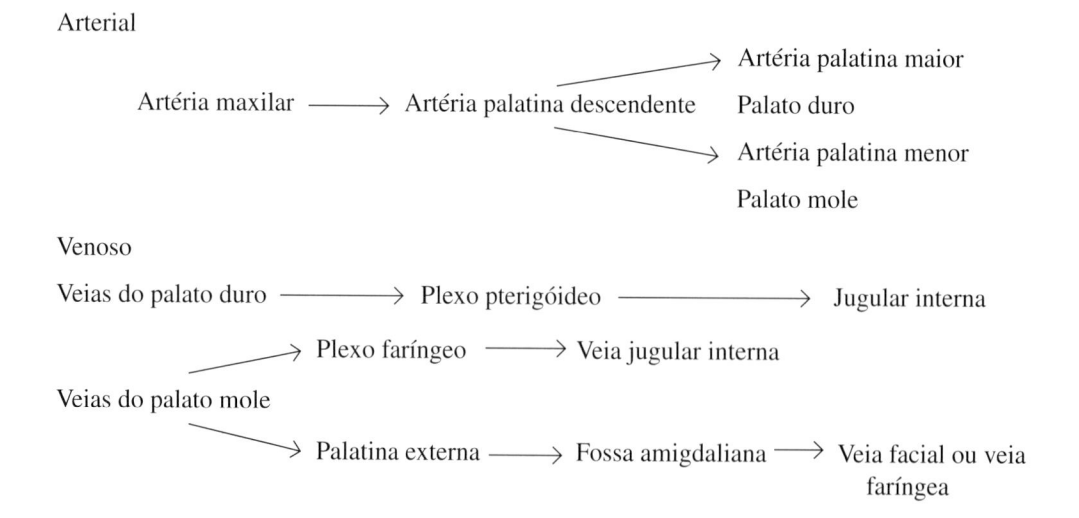

Arterial

Artéria maxilar ⟶ Artéria palatina descendente ⟶ Artéria palatina maior — Palato duro
⟶ Artéria palatina menor — Palato mole

Venoso

Veias do palato duro ⟶ Plexo pterigóideo ⟶ Jugular interna

Veias do palato mole ⟶ Plexo faríngeo ⟶ Veia jugular interna
⟶ Palatina externa ⟶ Fossa amigdaliana ⟶ Veia facial ou veia faríngea

Saliva (Ver Também o Cap. 18)
1. Total de 1.500 mℓ/dia. Quando não é estimulada, 66% são secretados pelas glândulas submandibulares, quando estimuladas, 66% por glândulas parótidas
2. Tem 99,5% de água e apenas 0,5% de sólidos orgânicos/inorgânicos. A composição eletrolítica é de 10 mEq/ℓ de sódio, 26 mEq/ℓ de potássio, 10 mEq/ℓ de cloro e 30 mEq/ℓ de bicarbonato. O pH é de 6,2 a 7,4
3. Componente orgânico: consistem em glicoproteína e amilase (a amilase circulante de origem salivar pode ser distinguida da de origem pancreática)

Músculos da Mastigação
1. Masseter, temporal, pterigóideo lateral, pterigóideo medial
2. Suprimento sanguíneo: ramos da artéria maxilar
3. Suprimento nervoso: V_3 (ramo motor)

Anatomia da faringe
Palato mole
- Músculos
  1. Palatoglosso (pilar anterior): aproxima o palato da língua e estreita a abertura orofaríngea
  2. Palatofaríngeo (pilar posterior): levanta a laringe e faringe, fechando a abertura orofaríngea
  3. Músculo da úvula: encurta a úvula
  4. Elevador do véu palatino: levanta o palato mole, entrando em contato com a parede faríngea posterior
  5. Tensor do véu palatino: puxa o palato mole lateralmente, conferindo rigidez e firmeza ao palato. O músculo provém, em parte, da cartilagem da tuba auditiva (TA), por isso a contração abre a tuba
- Inervação motora
  1. Divisão motora $V_3 \rightarrow$ plexo faríngeo $\rightarrow$ tensor do véu palatino
  2. X $\rightarrow$ plexo faríngeo $\rightarrow$ o restante dos músculos do palato
- Inervação sensorial: V_2, IX e X nervos cranianos
- Suprimento sanguíneo: ver anteriormente

Glândulas salivares menores
Amígdalas Palatinas
- Embriologia: a extensão lateral da segunda bolsa faríngea é absorvida, e os remanescentes dorsais persistem, tornando-se epitélio das amígdalas palatinas. Os pilares amigdalianos originam-se do segundo e terceiro arcos branquiais. As criptas amigdalianas são primeiramente observadas durante a 12ª semana de gestação, e a cápsula durante a 20ª semana.
- Anatomia: composto de tecido linfoide com centro germinativo que contém 6 a 20 criptas epiteliais revestidas. Existe uma cápsula sobre a superfície mais profunda, separada do constritor superior por fino tecido areolar. A amígdala palatina é contígua com o tecido linfoide da base da língua (amígdalas linguais).
- Suprimento sanguíneo arterial para a amígdala: a prega triangular é uma prega variável que consiste nos tecidos linfático e conjuntivo, situando-se entre a língua e o palatoglosso, dorsal ao arco glossopalatino.
  a. Facial $\rightarrow$ ramo amigdaliano $\rightarrow$ amígdala (ramo principal)
  b. Facial $\rightarrow$ palatina ascendente $\rightarrow$ amígdala
  c. Lingual $\rightarrow$ dorsal lingual $\rightarrow$ amígdala

d. Faríngea ascendente → amígdala
   e. Maxilar → palatina descendente menor → amígdala
- Amígdala de Gerlach: tecido linfoide no lábio da fosseta de Rosenmüller — envolve a TA.

Suprimento sanguíneo venoso
   a. Veia lingual
   b. Veia faríngea

IMUNOLOGIA
1. Os linfócitos B proliferam nos centros germinativos.
2. Imunoglobulinas (IgG, A, M e D), componentes do complemento, interferona, lisozimas e citocinas acumulam-se no tecido amigdaliano.
3. O papel da amígdala permanece controverso e até agora não há nenhum efeito imunológico comprovado decorrente da tonsilectomia.

AMBIENTE MICROBIOLÓGICO DA BOCA DO ADULTO
1. Estafilococos (o primeiro micróbio oral no recém-nascido; a partir de contaminação da pele)
2. Estreptococos não-hemolíticos
3. Lactobacilos
4. *Actinomyces*
5. *Leptothrix*
6. *Neisseria*
7. *Bacteroides*
8. Espiroquetas
9. Micrococos
10. Vírus
    a. Mixovírus
    b. Adenovírus
    c. Picornavírus
    d. Coronavírus

Paredes orofaríngeas
- Crista de Passavant: constrição visível da extremidade superior do constritor superior onde as fibras do constritor palatofaríngeo penetram. É observada durante a aproximação do palato à parede faríngea posterior e a elevação da faringe durante a deglutição.
- Cordões faríngeos laterais: são restos de tecido linfoide logo atrás dos pilares posteriores.
- Músculos

Constritores faríngeos
1. Constritor superior: origina-se na placa pterigoide medial, mandíbula e base da língua, e se insere na rafe mediana.
2. Constritor médio: origina-se no osso hioide e ligamento estiloióideo.
3. Constritor inferior: origina-se sobre a linha oblíqua da cartilagem tireóidea.

Elevadores faríngeos e laríngeos (encurtam a faringe)
1. Salpingofaríngeos: origem no osso temporal e TA.
2. Estilofaríngeos: origem no processo estiloide.
3. Estiloióideo: origem no processo estiloide.

- EES: o músculo cricofaríngeo é a porção mais inferior do constritor inferior, sendo separado dele por uma deiscência triangular denominada deiscência de Killian (através da qual um divertículo de Zenker pode ser formado). Outras deiscências consistem no espaço triangular de Laimer-Haeckerman, entre o cricofaríngeo posterior e a musculatura esofágica, e no espaço de Killian-Jamieson, uma deiscência lateral inferior ao cricofaríngeo através da qual passam os ramos da artéria tireóidea inferior. Durante o repouso, o músculo fica em contração tônica e relaxa durante a deglutição. O esfíncter é ativamente dilatado pela elevação laríngea durante a deglutição.

FISIOLOGIA NORMAL DA DEGLUTIÇÃO

Visão geral

A laringofaringe funciona como um *time-share* para a respiração e deglutição. A função mais básica da laringe é a proteção das vias respiratórias. Alguns herbívoros e lactentes são capazes de respirar e deglutir simultaneamente, enquanto os adultos devem interromper a respiração (geralmente durante expiração) para deglutir. Durante a deglutição, o bolo formado deve ser movido completamente através da faringe enquanto a glote é fechada. A deglutição incompleta resulta em nutrição inadequada, aspiração devido à incapacidade de proteger as vias respiratórias ou ambas. A deglutição normal é melhor compreendida dividindo-a em três fases (ver a Fig. 19.1).

1. A fase oral prepara o alimento para a distribuição para a faringe (alguns autores denominam esta fase de preparatória oral). Os componentes consistem em:
   a. Mastigação
   b. Adição e mistura de saliva
   c. Controle do bolo: língua, lábios, bucinador, palato
   d. Seleção e verificação da segurança do bolo (volume, paladar, ossos de peixes etc.)

   A fase oral está sob controle voluntário e termina quando o bolo é pressionado contra os arcos fauciais para precipitar a fase faríngea involuntária. Receptores sensíveis à pressão no pilar amigdaliano anterior (IX, X) desencadeiam a deglutição faríngea involuntária.
2. A fase faríngea da deglutição move o bolo rapidamente (em menos de 1 s) através da glote fechada e do EES até o esôfago. Os componentes da fase faríngea são:
   a. O fechamento nasofaríngeo com a elevação do palato (elevador, tensor do véu palatino) e contração do constritor superior (crista de Passavant)
   b. Cessação da respiração (normalmente durante a expiração)
   c. Fechamento glótico — com aproximação das cordas vocais verdadeiras, cordas vocais falsas e aritenoides à epiglote (na ordem)
   d. Propulsão do bolo — através da elevação da base da língua e contração dos músculos constritores da faringe
   e. Elevação da laringe e encurtamento faríngeo — resulta na proteção do vestíbulo da laringe, rotação epiglótica e dilatação ativa do esfíncter cricofaríngeo

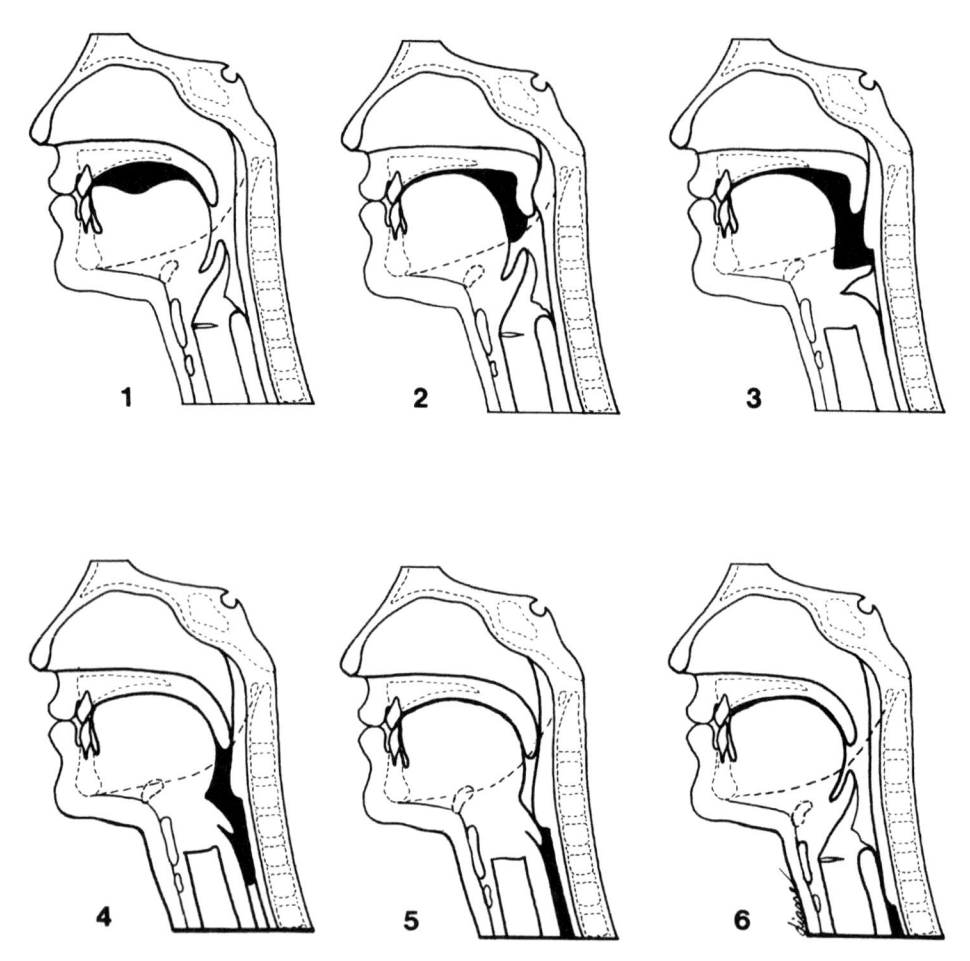

Fig. 19.1 Resumo da deglutição faríngea oral. (1) Fase oral após a preparação do bolo pela mastigação e adição de mistura de saliva. O bolo é posicionado na porção média da língua. (2) A fase oral termina quando o bolo é pressionado contra os arcos fauciais pela base da língua, e começa a fase faríngea da deglutição. (3) A fase faríngea começa com a cessação da respiração, fechamento glótico e elevação palatal. O bolo é propelido por uma combinação da propulsão da base da língua, contração dos constritores faríngeos e elevação laríngea. (4) A rotação epiglótica ocorre em decorrência da elevação da laringe e pressão do bolo. O EES é dilatado através da ação combinada de relaxamento cricofaríngeo e elevação laríngea. (5) O bolo passa pelo EES, terminando a fase faríngea da deglutição. (6) A fase esofágica dá continuidade ao trânsito do bolo para o estômago. (*Fonte: elaborado por Diane Robertson, AMI.*)

   f. Rotação epiglótica — ativa devido à elevação da laringe, passiva devido à pressão do bolo
   g. Relaxamento do músculo cricofaríngeo — possibilita a dilatação de EES quando combinado com a dilatação ativa por elevação da laringe e pressão do bolo
 3. A *fase esofágica* transmite o bolo para o estômago em uma média de 3 a 6 s, com peristalse primária e relaxamento da EES.

4. Nervos de deglutição:
   a. Receptores sensoriais — encontrados no palato mole, base da língua, pilares amigdalianos e parede faríngea posterior
   b. Gânglios centrais — V: gasserianos, IX: inferior (de Andersch) e superior (petrosal), X: inferior (jugular) e superior (nodoso)
   c. Vias eferentes — (lista):
      V — dentes, maxilares, mastigadores, bucinador
      V, X — palato
      VII — lábios, musculatura facial
      IX — faringe
      X — faringe, laringe, esôfago
      XII — língua
- Anatomia do esôfago: 40 cm de comprimento em adultos
- Músculos
   1. Não-seroso — o esôfago é fixado apenas no nível da carótida
   2. Camada longitudinal externa
   3. Camada circular interna
   4. Músculo esquelético superior a 5 cm
   5. Metade inferior do músculo liso
   6. A porção média superior é a sobreposição do músculo liso e estriado
   7. Inervação — plexo mioentérico de Auerbach nas camadas do músculo (células ganglionares parassimpáticas)
   8. Os nervos vagos giram no sentido horário quando observados de cima — os da esquerda se movem para a superfície anterior, os da direita para a superfície posterior
- Trânsito do bolo: terço superior é músculo estriado e tem peristalse mais rápida — trânsito de menos de 1 s. Dois terços inferiores são músculo liso, trânsito de aproximadamente 3 s. A gravidade desempenha apenas um papel secundário na deglutição normal, de modo que a posição altera minimamente.
- Excesso de distensão do esôfago leva a espasmo.
- Peristalse
   1. Primária — onda fisiológica propulsora de constrição e encurtamento sequencial
   2. Secundária — peristalse retrógrada não-fisiológica
   3. Terciária — constrição segmentar não-fisiológica sem propulsão
- Submucosa: contém tecido conjuntivo, vasos sanguíneos e linfáticos bem como células e fibras ganglionares parassimpáticas — plexo mioentérico de Meissner
- Mucosa: contém mucosa muscular, lâmina própria e epitélio escamoso estratificado com função secretora mínima e pouca absorção
- EEI
   1. O fechamento evita o refluxo do conteúdo gástrico no esôfago.
   2. Não é uma verdadeira estrutura anatômica, mas uma zona ativa de alta pressão que se estende 1 a 2 cm acima e abaixo do diafragma que relaxa durante a passagem da onda peristáltica.
   3. O ângulo de His é o ângulo oblíquo de entrada do esôfago para o estômago, sendo ausente em lactentes, predispondo-os ao refluxo — 66% dos lactentes de 4 meses de vida apresentam refluxo.
   4. A função do EEI é controlada pelo tônus parassimpático (acetilcolina) e gastrina.
   5. A crura diafragmática que circunda o hiato cria um dispositivo suspensório que ajuda na função esfinctérica. Este efeito é perdido com a hérnia de hiato.

DOENÇAS DA CAVIDADE ORAL, DA FARINGE E DO ESÔFAGO

Doenças da cavidade oral

- Anormalidades do desenvolvimento dental
    1. Anodontia (parcial ou completa) — é a ausência hereditária de dentes
    2. Dilaceração — a raiz do dente, decorrente de traumatismo, apresenta falha no desenvolvimento normal, resultando em malformação angular da raiz. A condição está associada ao raquitismo e cretinismo
    3. Dentes supranumerários
    4. Hipoplasia do esmalte
    5. Descoloração do esmalte — pode ser causada por exposição a antibiótico (tetraciclina) antes da erupção
- Doença periapical
    1. Granuloma (assintomático)
    2. Abscesso alveolar (devido a cáries envolvendo o canal radicular) — pode levar a sinusite, osteomielite, angina de Ludwig ou bacteriemia
    3. Cisto radicular
- Inflamação da mucosa oral — estomatite é o termo geral para qualquer distúrbio inflamatório da mucosa oral. Pode estar associada às seguintes doenças:
    1. Gengivite
    2. Periodontite (piorreia)
    3. Periodontose — destruição crônica degenerativa do tecido periodontal. A síndrome de Papillon-Lefevre é a periodontose, hiperceratose da planta dos pés e calcificação da dura
    4. A gengivite ulcerativa necrosante aguda (GUNA, angina de Vincent, boca de trincheira) é causada por infecção mista anaeróbica sinérgica, como a *Borrelia vincentii* (bacilo fusiforme). Os sintomas são hálito fétido, salivação excessiva e sangramento gengival. O tratamento consiste em higiene oral e penicilina
    5. A gengivoestomatite herpética e herpes labial são geralmente causados pelo herpes simples. O herpes labial é a infecção viral da boca mais comum. A infecção pelo herpes-zoster é rara
    6. Herpangina (vírus Coxsackie do grupo A) — erupção vesicular do palato mole, geralmente associada a febre e coriza
    7. Noma — gengivite necrosante aguda que se espalha rapidamente para o tecido mole adjacente. É mais comumente observado em países do terceiro mundo, com maior incidência em crianças. *Borrelia* e outros bacilos anaeróbicos fusiformes estão sempre presentes
    8. Estomatite bacteriana (estreptococos, estafilococos, gonococos)
    9. Afta (*Candida albicans*) — frequentemente observada na presença de imunocomprometimento, xerostomia ou em pacientes em uso de esteroides inalatórios. Pode representar manifestação precoce da AIDS. Terapia tópica ou sistêmica pode ser utilizada para o tratamento
    10. Actinomicose (bacilo filiforme) — forma abscessos com massas de bactérias que se assemelham a "grânulos de enxofre"
    11. Blastomicose
    12. Histoplasmose (*Histoplasma capsylatum*)
    13. Granuloma piogênico — quando se forma na gengiva, é denominado "epúlide"
    14. Mucosite — comumente encontrada como resultado de quimioterapia ou radioterapia

- Lesões não-infecciosas
    1. Doença de Sutton (úlceras aftosas recorrentes [UAR]) — forma úlceras múltiplas, grandes e profundas que podem provocar extensas cicatrizes na cavidade oral
    2. Eritema multiforme — lesões "semelhantes à íris" que podem envolver a cavidade oral, conjuntiva e pele. Frequentemente precedida por infecções do trato respiratório superior (ITRS)
    3. Pênfigo vulgar (bolhas intraepidermoides)
    4. Penfigoide (bolhas subepidermoides) — a diferenciação do pênfigo exige análise histológica com coloração da membrana basal
    5. Líquen plano — um padrão de ramificação reticular da leucoplasia, sendo a mucosa bucal o local mais comum. Casos avançados são chamados de líquen plano erosivo e têm 10 a 15% de chance de desenvolver carcinoma espinocelular. O tratamento é feito com esteroides tópicos
    6. Lúpus eritematoso sistêmico
    7. Doença de Behçet — ulcerações orais, conjuntivite, irite e uretrite
- Manifestações na mucosa oral de processos sistêmicos
    1. Anemia perniciosa — causada por carência de vitamina B_{12}. A língua pode apresentar lobulações na sua superfície ou, em casos avançados, ser brilhante, lisa e vermelha. A mucosa oral pode apresentar eritema irregular
    2. Anemia ferropriva — mucosa oral fica de cor cinza (pode ser associada à síndrome de Plummer-Vinson). A língua fica lisa e desprovida de papilas
    3. Talassemia (anemia mediterrânica) — a mucosa oral apresenta palidez difusa e cianose
    4. Policitemia — a mucosa oral tem coloração vermelho-azulada brilhante com sangramento gengival
    5. Doença de Osler-Weber-Rendu (telangiectasia hemorrágica hereditária) — forma vasos sanguíneos semelhantes a aranhas ou lesões de aparência angiomatosa na mucosa oral, língua e mucosa nasal, estando associada à epistaxe recorrente. O trato gastrintestinal pode estar envolvido e ser necessária transfusão
    6. Síndrome de Sturge-Weber — mancha vinho do Porto na face, cavidade oral ou associada a malformações vasculares das meninges e córtex cerebral
    7. Púrpura trombocitopênica — púrpura causada por redução acentuada das plaquetas devido a uma variedade de causas. As manifestações iniciais frequentemente são petéquias orais e equimose
    8. Gengivoestomatite da menopausa (atrofia senil) — mucosa oral seca com sensação de ardência, eritema difuso, mucosa brilhante e, ocasionalmente, formação de fissuras na prega melobucal. O tratamento é sintomático
    9. Doença nutricional (deficiência)
        a. Riboflavina — glossite atrófica, queilite angular, gengivoestomatite
        b. Piridoxina — queilite angular
        c. Ácido nicotínico — queilite angular
        d. Vitamina: C — gengivite e "sangramento das gengivas"
    10. Sarcoma de Kaposi — frequentemente apresenta-se como máculas violáceas na mucosa oral. Incomum, exceto quando em associação a AIDS, sendo então considerada uma condição de identificação dela
- Alterações de pigmentação da cavidade oral
    1. Melanose — pigmentação fisiológica, frequentemente observada como placas escuras da mucosa oral
    2. Tatuagem por amálgama — tatuagem inadvertida da gengiva devido a amálgamas dentários introduzidos através de laceração da mucosa

3. Síndrome de Peutz-Jeghers — máculas melanóticas perioralmente
4. Bismuto — preta
5. Chumbo — linha azul-acinzentada (linha de Burton) que acompanha a margem da gengiva
6. Mercúrio — linha azul-violeta
7. Prata — violeta/azul/cinza
8. Doença de Addison — marrom
9. Hemocromatose — bronze
10. Doença xantomatosa — amarela/cinza
11. Sarcoma de Kaposi — máculas violáceas
- Doenças comuns da infância com manifestações na cavidade oral
    1. Sarampo (rubéola) — manchas de Koplik (manchas pálidas arredondadas em base eritematosa) observadas nas mucosas bucal e lingual
    2. Catapora (varicela) — vesículas
    3. Escarlatina — língua em morango
    4. Doença cardíaca congênita — gengivite, gengivas cianóticas
    5. Doença de Kawasaki — língua em morango

Leucoplasia (placa branca) — lesão branca hiperceratótica que pode ou não estar associada a alteração displásica no exame histológico. Ocorre mais frequentemente no lábio (vermelhão) e, em seguida, em ordem decrescente de frequência, na mucosa bucal, gengiva mandibular, língua, assoalho da boca, palato duro, gengiva maxilar, mucosa labial e palato mole. Menos de 10% das leucoplasias *isoladas* (ver variante nodular adiante) irão apresentar carcinoma ou disfasia grave na biopsia.

Eritroplasia (placa vermelha) — área eritematosa granulosa, frequentemente encontrada em associação com leucoplasias (leucoplasia nodular). Cerca de 50% irão apresentar displasia grave ou carcinoma *in situ* na biopsia.

Leucoplasia nodular (placas brancas e vermelhas mistas) — maior potencial maligno, semelhante à eritroplasia no risco de malignidade. Pode ser observada em associação com câncer francamente invasivo.

Glossite romboide mediana — área da linha média avermelhada e lisa da língua desprovida de papilas. É uma anomalia de desenvolvimento, podendo estar associada a um supercrescimento de *Candida*.

Grânulos de Fordyce — nódulos amarelos pontilhados e indolores que ocorrem bilateralmente sobre a parte posterior da mucosa bucal. Representam glândulas sebáceas ectópicas aumentadas, sendo uma anomalia benigna do desenvolvimento.

- Macroglossia — pode ter várias causas
    1. Hemangioma
    2. Linfangioma
    3. Mixedema
    4. Acromegalia
    5. Amiloidose
    6. Cistos benignos
    7. Pierre Robin (na verdade, macroglossia relativa causada por micrognatia)
    8. Sífilis terciária
    9. Doença de von Gierke (doença do depósito de glicogênio tipo I)
    10. Síndrome de Hurler (mucopolissacaridose)
    11. Síndrome de Down
    12. Infecção (ou seja, actinomicose)

- Tumores da mandíbula (excluindo carcinoma)
    1. Torus mandibular — exostoses ósseas benignas comumente observadas na face medial da mandíbula anterior.
    2. Fibroma odontogênico — apresenta-se como radiolucência circunscrita com bordas lisas que ocorre em torno da coroa de dentes não-erupcionados em crianças, adolescentes e adultos jovens. Radiograficamente, lembra um cisto dentígero. O tratamento é a excisão, quase sempre curativa.
    3. Ameloblastoma — neoplasia que se origina no esmalte e apresenta-se na terceira e quarta décadas de vida. O local mais comum é a mandíbula, especialmente a região molar. Os tumores têm crescimento lento e indolor, expandindo o osso circundante. O tratamento é a excisão.
    4. Cementomas — ampla classe de lesões que formam cemento (o tecido conjuntivo semelhante a osso que cobre a raiz do dente). Os tumores em geral surgem na ponta da raiz dentária em adultos jovens. A aparência radiográfica pode variar de radiolucente até densamente radiopaca, dependendo da lesão. O tratamento é a enucleação simples.
    5. Odontoma — tumor composto de ameloblastos (esmalte) e odontoblastos (dentina). Afigura-se como massa radiopaca irregular, frequentemente entre as raízes dos dentes, e está associado a dentes não-erupcionados. A enucleação simples é suficiente.
    6. Adenoameloblastoma — cisto folicular bem-encapsulado que ocorre mais comumente na região anterior da maxila de meninas adolescentes em associação a dentes impactados. Existe uma variante maligna rara. O tratamento é a excisão.
    7. Fibroma ameloblástico — lesão indolor, de crescimento lento, observada na área molar da mandíbula em adolescentes e crianças. Contém tanto tecido epitelial quanto mesenquimatoso e é radiograficamente semelhante a um ameloblastoma.
    8. Sarcoma ameloblástico — variante maligna, de crescimento rápido, dolorosa e agressiva do fibroma ameloblástico. Ocorre mais comumente em adultos jovens. O tratamento é a excisão cirúrgica. A recorrência é comum.
    9. Sarcoma de Ewing — tumor de crescimento rápido com dor local e inchaço, mais comum entre 10 e 25 anos de idade. A mandíbula é o local mais comum na cabeça e no pescoço. Os outros tumores, como os linfomas, que podem simular o sarcoma de Ewing devem ser excluídos. O tratamento é a radioterapia e quimioterapia. A sobrevida é de cerca de 50%.
    10. Sarcoma osteogênico — tumor maligno agressivo de crescimento rápido do osso que ocorre principalmente em adolescentes e adultos jovens. A sobrevida da variante mandibular é melhor do que a do osso longo. O tratamento é cirúrgico — terapia combinada frequentemente utilizada.
- Cistos odontogênicos
    1. Cisto radicular — o mais comum, chamado de "cisto periapical" quando envolve a raiz dentária. É comumente causado por infecção dentária, sendo geralmente assintomático. Apresenta-se como área radiolucente no exame de raios X, e o tratamento é a extração ou tratamento do canal radicular.
    2. Cisto dentígero (folicular) — anormalidade do desenvolvimento causada por defeito na formação do esmalte. Está sempre associado à coroa dentária não-erupcionada, sendo mais comum no terceiro molar ou cúspide superiores. A formação do ameloblastoma ocorre na parede do cisto.

3. Ceratocisto odontogênico — simula cistos dentígeros se associado a raiz dentária. Se não, é chamado de "cisto primordial". O diagnóstico é baseado na histologia, e o tratamento é a excisão e curetagem. Há uma alta taxa de recorrência.
- Outras lesões da cavidade oral:
  1. Língua pilosa — causada por hiperplasia das papilas filiformes, podendo ser preta, azul, marrom ou branca, dependendo da flora e de manchamento por nicotina, e sendo frequentemente associada a supercrescimento de *Candida*.
  2. Epúlide — termo inespecífico para tumor ou massas semelhantes a um tumor da gengiva, frequentemente um granuloma piogênico. Comum na gravidez. A epúlide congênita é rara e assemelha-se a um mioblastoma das células granulosas. Uma epúlide das células gigantes (granuloma reparativo das células gigantes) é mais comum, e o exame histológico mostra tecido conjuntivo reticular e fibroso com inúmeras células gigantes. As radiografias mostram embainhamento ou margens escleróticas do osso.
  3. Rânula — mucocele da glândula sublingual que se apresenta no assoalho da boca. Se penetra o músculo milioídeo e apresenta-se como massa mole submentual no pescoço, é denominada rânula penetrante. A excisão deve incluir toda a glândula sublingual, a fim de evitar reincidência, tendo o cuidado de proteger o duto submandibular e o nervo lingual.
  4. *Torus* palatino — crescimento ósseo benigno excessivo na linha média do palato que continua a aumentar até depois da puberdade. Ocasionalmente, deve ser removido, a fim de evitar irritação da dentadura.
  5. Fenda palatina — ver o Cap. 11.

Distúrbios da orofaringe

- Palato mole:
  1. Fenda palatina — causada pela falha na fusão e associada a mudança da voz típica bem como regurgitação nasal de líquidos. Uma fenda submucosa pode estar presente. O distúrbio de TA é causado por falha do tensor do véu palatino em abrir a TA na deglutição (ver o Cap. 11).
      a. Alongamento congênito da úvula
      b. Papilomas escamosos
      c. Úlceras aftosas
      d. Leucoplasia, eritroplasia, câncer espinocelular
      e. Tumores de glândulas salivares menores
      f. Doença de Quincke — edema da úvula frequentemente em associação a amigdalite bacteriana aguda. O edema uvular também pode ocorrer com traumatismo (ronco alto, queimadura decorrente de alimentos ou bebidas quentes)
      g. Edema angioneurótico — pode ocorrer como familiar (deficiência de C1 esterase), alérgica ou devido a inibidor da enzima conversora de angiotensina (ECA). O angioedema induzido por inibidor da ECA é mais comum nos africanos e pode ocorrer em qualquer momento após o início da terapia. O edema grave pode ser precedido por edema sentinela. Pode ser necessária traqueotomia
- Amígdalas palatinas — diagnóstico diferencial de massa amigdaliana
  1. Amigdalite aguda
  2. Tonsilito
  3. Abscesso periamigdaliano

4. Mononucleose
5. Massa no espaço parafaríngeo
6. Linfoma
7. Câncer espinocelular
- Amigdalite aguda
    1. Etiologia
        a. Estreptococo beta-hemolítico do grupo A (EBHGA)
        b. *Haemophilus influenzae*
        c. *Streptococcus pneumoniae*
        d. Estafilococos (com desidratação, antibióticos)
        e. Tuberculose (em imunodeprimidos)
    2. Diagnóstico diferencial
        a. Mononucleose infecciosa
        b. Malignidade (linfoma, leucemia, carcinoma)
        c. Difteria
        d. Escarlatina
        e. Angina de Vincent
        f. Leucemia
        g. Agranulocitose
        h. Pênfigo
- Abscesso periamigdaliano agudo
    1. Pus localizado profundamente na cápsula amigdaliana e músculo constritor superior
    2. Apresenta-se com desvio da amígdala e úvula em direção à linha média, edema de palato mole, frequentemente com trismo
    3. Complicações do abscesso periamigdaliano
        a. Abscesso parafaríngeo (devido à ruptura através do constritor superior)
        b. Trombose venosa, flebite, bacteriemia, endocardite
        c. Envolvimento arterial que consiste em trombose, hemorragia, pseudoaneurisma
        d. Mediastinite
        e. Abscesso cerebral
        f. Obstrução das vias respiratórias
        g. Pneumonia aspirativa
        h. Nefrite (devido ao antígeno estreptocócico)
        i. Peritonite
        j. Desidratação
- Tonsilectomia
    1. Procedimento referido por Celsus em *De Medicina* (10 AD)
    2. A primeira cirurgia documentada por Cague de Reims (1757)
    3. Indicações
        a. Infecções recorrentes — três por ano durante 3 anos, cinco por ano para 2 anos, sete ou mais em 1 ano ou mais de 2 semanas de escola ou trabalho perdidos em 1 ano.
        b. Hipertrofia que causa a obstrução das vias respiratórias superiores (distúrbios de respiração durante o sono ou apneia do sono franca)
        c. Abscesso periamigdaliano
        d. Possibilidade de malignidade, unilateral aumentada ou pesquisa para câncer primário desconhecido

e. Hipertrofia que causa problemas de deglutição
f. Amigdalite recorrente que provoca convulsões febris
g. Portador de difteria
4. Morbidade — hemorragia pós-operatória de 2% a 4%
5. Mortalidade 1 em 25.000 (hemorragia, obstrução das vias respiratórias, anestesia)

Distúrbios da base da língua

1. Hipertrofia amigdaliana lingual
2. Amigdalite lingual
3. Tireoide lingual (falha de descida)
4. Cistos valeculares benignos
5. Neoplasias
   a. Câncer espinocelular
   b. Linfoma
   c. Tumores de glândulas salivares menores (geralmente malignos)
   d. Tireoide lingual (devido a falha de descida)

Distúrbios das paredes orofaríngeas

1. Inflamação dos cordões faríngeos laterais
2. Granulação — da parede posterior (inflamação de folículos linfoides esparsos)
3. Traumatismo (queda de criança com uma vareta na boca)
4. Câncer espinocelular
5. Síndrome de Eagle (dor devido ao processo estiloide alongado)

Doenças da hipofaringe

1. Inflamação (associada à supraglote)
2. Edema angioneurótico
3. Osteófitos
4. Artéria carótida aberrante
5. Aneurisma carotídeo
6. Massa no espaço parafaríngeo
7. Carcinoma hipofaríngeo

DISFAGIA — PODE SER ORAL, FARÍNGEA OU ESOFÁGICA

- História — observar doença subjacente, início e progressão, perda de peso, odinofagia, mudanças dietéticas e de consistências, tosse com as refeições, "muco" e pneumonia. Perguntar sobre e observar mudança na voz. Local orofaríngeo sugerido para aspiração (especialmente de líquidos), alimentos "enroscando" na região superior do pescoço, regurgitação nasal, falha do início da deglutição. Local esofágico sugerido por alimentos enroscando na área supraesternal ou subesternal, dor, azia.
- Avaliação — exame completo da cabeça e do pescoço. Exames radiográficos considerados padrões. Esofagograma — avalia o esôfago, deglutição modificada com bário (deglutição em três fases, deglutição com bário) — avalia a função faríngea. Considerar a avaliação endoscópica da deglutição (AED) com ou sem teste sensorial, juntamente com exame físico. Pode ser necessária a obtenção de ambos os exames. A esofagoscopia pode ser por via transoral ou transnasal (ETN).

- Achados radiográficos — dilatação faríngea, penetração na ou aspiração para a traqueia, para a laringe, estenose, obstrução, distúrbios de peristaltismo, barra cricofaríngea persistente.
- Entidades patológicas:
    1. Defeitos anatômicos — como fenda palatina, tumor, cirurgia de cabeça e pescoço, estenose
    2. Determinação do momento — em geral defeitos neurológicos, tais como AVC ou traumatismo craniano, alterações no nível de consciência, lesão do tronco encefálico, cerebelo, tratos longos ou nervos cranianos periféricos — sejam eles sensoriais ou motores
    3. Motoras — fraqueza muscular decorrente de miopatia primária, neuropatia periférica, lesão de nervo craniano ou plexo mioneural, ou lesão central do tronco encefálico ou cerebelo. Distúrbios de peristalse

Doenças com disfagia
1. Lesões inflamatórias da faringe associadas a infecções virais
2. Angina de Vincent
3. Afta (*Candida*)
4. Amigdalite (abscesso periamigdaliano e amigdalite lingual)
5. Abscesso retrofaríngeo
6. Síndrome de Plummer-Vinson
7. Pólio
8. Paralisia pseudobulbar
9. Acidente vascular cerebral
10. Leucemia mieloide aguda
11. Esclerose múltipla
12. Miastenia *gravis*
13. Polineurite
14. Dermatomiosite
15. Miotonia congênita
16. Miotonia distrófica
17. Distrofia muscular
18. Tumores musculares primários
19. Invasão muscular primária devido a invasão tumoral
20. Divertículo de Zenker
21. Carcinoma espinocelular
22. Adenocarcinoma
23. Carcinoma laríngeo
24. Massa tireóidea
25. Acalasia
26. Doença de Chagas
27. Esclerodermia
28. Fenômeno de Raynaud
29. Membranas esofágicas
30. Espasmo esofágico
31. Doença psicológica
32. Anel de Schatzki (esofágico inferior)
33. Queimaduras
34. Disfagia lusória
35. Liomioma (benigno)

Distúrbios neurológicos específicos da deglutição (sensorial, motor ou de coordenação central)

1. Fraqueza da base da língua — associada a doença neuromuscular, AVE, distúrbios do tronco encefálico, e manifesta-se pela fraca propulsão do bolo com resíduo na valécula e sobre a base da língua. O tratamento é a flexão do queixo para fechar a valécula, exercícios de fortalecimento da base da língua e enxágue com líquidos durante as refeições.
2. Disfunção oral — associada a AVE (principalmente o tronco encefálico), defeito de articulação e outros distúrbios neuromusculares. É manifestada por controle oral precário, resíduos orais e incapacidade de iniciar a deglutição. O tratamento consiste em exercícios de fortalecimento da língua e exercícios de articulação.
3. Perda sensorial faríngea — associada a AVE, refluxo gastresofágico, envelhecimento ou lesões cirúrgicas. É manifestada por secreções retidas na faringe, redução da sensação em testes sensoriais, penetração silenciosa (sem tosse) do vestíbulo laríngeo e aspiração, tipicamente pior com líquidos ralos. O tratamento consiste no espessamento dos líquidos para proporcionar mais tempo à resposta faríngea.
4. Paralisia da corda vocal — associada a acidente vascular do tronco encefálico ou lesão do nervo periférico. Suspeita com mudança da voz e aspiração de líquidos ralos. O tratamento consiste na medialização da corda vocal.
5. Fraqueza da corda vocal — associada ao envelhecimento, debilitação geral e doença de Parkinson. É manifestada por falha do fechamento glótico, arqueamento da corda vocal bem como voz fraca, sussurrada. O tratamento consiste em exercícios de adução da corda vocal e preenchimento da corda vocal.
6. Falha de elevação laríngea — associada a distúrbios neuromusculares, debilitação generalizada e AVC (sobretudo do tronco encefálico). Resulta em resíduos na base da língua e seios piriformes, bem como falha de abertura cricofaríngea. O tratamento consiste em exercícios de elevação laríngea, manobra de Mendelson (manter a laringe no nível mais elevado pelo maior tempo possível em cada ato de deglutir), eletromiografia (EMG), *biofeedback* e estimulação elétrica transcutânea dos músculos supra-hióideos.
7. Fraqueza faríngea generalizada — associada a AVE bem como a uma variedade de doenças gerais e neuromusculares. É manifestada por resíduos moderados a graves com falha em limpar completamente nas deglutições subsequentes, penetração/aspiração secundária, frequentemente pior com sólidos do que com líquidos. O tratamento consiste em múltiplas deglutições consecutivas, mordidas pequenas e lavagem com líquidos entre as mordidas.
8. Falha de abertura de EES — associada à falha de elevação laríngea, refluxo gastresofágico, doença neuromuscular e divertículo de Zenker. É manifestada por uma "barra" cricofaríngea ou divertículo faríngeo observados em exame radiográfico, resíduo faríngeo ou regurgitação após uma deglutição (podem estar presentes em até 30% dos idosos assintomáticos). O tratamento depende do diagnóstico e pode abranger o fortalecimento da abertura ativa de EES ou a redução do fechamento esfincteriano (quimiodenervação ou miotomia cricofaríngea).
9. Distúrbios de peristalse — reduzida (atonia), excessiva (espasmo) ou desordenada (secundária ou terciária).

Doenças do esôfago

- Doença inflamatória
    1. Refluxo gastresofágico com esofagite
    2. Esofagite de Barrett — metaplasia de epitélio escamoso para a mucosa colunar

3. Infecções — candidíase — comum no HIV. Tratar com antifúngicos, incluindo tópico ou sistêmico
- Divertículo
    1. Divertículo de Zenker — ocorre na deiscência de Killian inferior às fibras dos constritores inferior e superior ao cricofaríngeo. Associado à falha da dilatação cricofaríngea decorrente de falha de relaxamento muscular, fibrose muscular ou falha de dilatação ativa decorrente de falha de elevação da laringe. Os sintomas consistem em regurgitação de alimentos não-digeridos, disfagia e perda de peso, aspiração e tosse. O tratamento é a miotomia cricofaríngea com ou sem excisão, suspensão ou inversão do saco ou diverticulectomia endoscópica com *laser* ou grampeador.
    2. Divertículo epifrênico — ocorre imediatamente superior à junção cardioesofágica, em geral do lado direito. Os sintomas são mínimos, representando 13% dos divertículos esofágicos.
    3. Divertículo de tração — geralmente são mesoesofágicos, tipicamente do lado esquerdo e frequentemente decorrentes de tração do processo inflamatório adjacente (comumente, tuberculose).
- Hérnia hiatal (HH) — definida como uma porção do estômago que passa através do hiato esofágico do diafragma. A HH pode ser *deslizante* (mais comum), em que a junção esofagogástrica (JEG) hernia em direção ao tórax, ou *paraesofágica*, em que a JEG fica abaixo do diafragma, enquanto o fundo do estômago intumesce ao redor dela e através do diafragma na cavidade torácica. Os distúrbios associados à HH deslizante consistem em:
    1. Aumento da pressão intra-abdominal devido à gravidez, obesidade, roupas apertadas, ascite, obstipação
    2. Idade — a incidência é de 30% na população idosa
    3. Fraqueza do hiato esofágico — resulta em incompetência do EEI
    4. Cifoscoliose
    5. Síndrome de Sandifer — contorções anormais do pescoço associadas a hérnia hiatal não-diagnosticada em crianças
    6. Tríade de Saint — doença da vesícula, doença diverticular colônica e hérnia hiatal
- Distúrbios de motilidade — o diagnóstico é feito mediante exame com contraste de bário e manometria. Os achados radiográficos consistem em contrações terciárias que aprisionam o bário em segmentos, deslocamento retrógrado do bário, ondas espontâneas não precedidas por deglutição ou três a cinco ondas repetitivas após uma única deglutição. Algumas causas comuns dos distúrbios de motilidade são:

    Polimiosite — fraqueza muscular secundária a alterações inflamatórias e degenerativas no *músculo estriado*. A fraqueza muscular proximal (quadril e ombro) é o sintoma de apresentação mais comum. Quando associada a erupções cutâneas, denomina-se *dermatomiosite*. Envolve o músculo estriado da hipofaringe e o esôfago superior. A peristalse é reduzida e malcoordenada, e o esôfago pode estar dilatado. A avaliação manométrica demonstra redução da pressão do EES e redução das ondas peristálticas. Hérnia hiatal e refluxo são ausentes.

    Esclerodermia (esclerose sistêmica progressiva) — envolve músculo liso com uma queda acentuada na pressão de EEI, refluxo associado e esofagite. Pode apresentar o fenômeno de Raynaud. Cerca de 60% têm disfagia significativa, e até 40% dos pacientes desenvolvem estenose secundária ao refluxo. A peristalse normal pode ser observada na parte superior do esôfago, com aperistalse, dilatação e refluxo gastresofágico distalmente. O bário pode distender o esôfago na posição supina com passagem livre na posição vertical.

Acalasia — distúrbio de motilidade esofágica caracterizado por aperistalse, dilatação esofágica e fracasso de relaxamento do EEI. A acalasia primária é causada por degeneração idiopática das células ganglionares do plexo de Auerbach. A acalasia secundária pode ser causada por carcinoma, acidente vascular cerebral (AVC), doença de Chagas, síndrome pós-vagotomia ou diabetes melito. A deglutição com bário demonstra falha de peristalse, dilatação e um nível ar-líquido na posição vertical.

Outros distúrbios de motilidade do esôfago

1. Espasmo esofágico — simultâneo, repetitivo, não-peristáltico e frequentemente há contrações fortes do esôfago.
2. Presbiesôfago — associado à idade e manifestado por incoordenação da função do esfíncter, redução da peristalse e contrações terciárias frequentes.
3. Degeneração do gânglio — associada a acalasia, doença de Chagas e observada em idosos.
4. Distúrbios de motilidade devido a irritantes, tais como o refluxo gastresofágico ou lesões corrosivas.
5. Distúrbio neuromuscular decorrente de diabetes, alcoolismo, esclerose lateral amiotrófica (ELA) ou outra disautonomia.
6. O espasmo pode ser descrito como "frisado", "contrações terciárias", "esôfago em saca-rolhas" ou "esôfago em contas de rosário".
7. Acalasia cricofaríngea — falha de dilatação do EES — ver discussão anterior.
   - Anel esofágico inferior (anel do Schatzki) — anel concêntrico que ocorre na JEG, sendo encontrado em 6% a 14% dos exames com bário, mas apenas 33% são sintomáticos. Os sintomas são raros, a menos que a luz seja inferior a 13 mm. A disfagia é intermitente e principalmente para os alimentos sólidos. A pirose é rara, e a manometria se mostra normal. É melhor observado em exames com bário realizados na posição deitada ou com esofagogastroduodenoscopia (EGD). Frequentemente, não observado na esofagoscopia rígida. Um anel de Schatzki envolve apenas a mucosa, enquanto a estenose péptica decorrente de refluxo envolve tanto a mucosa quanto as camadas musculares.
   - Membranas esofágicas — disfagia desenvolve-se lentamente, são assimétricas (em oposição aos anéis e estenoses). Em geral, na parede anterior, frequentemente em associação com a síndrome de Plummer-Vinson (Patterson-Kelly, disfagia sideropênica).
   - Síndrome de Plummer-Vinson — mais comum no sexo feminino (F: M de 10:1), tipicamente de ascendência escandinava. Tal síndrome está associada a anemia ferropriva, membrana esofágica superior, hipotireoidismo, glossite, queilite e gastrite. A disfagia pode estar presente mesmo na ausência de uma *web*. Anemia pode preceder outras manifestações. Existe maior risco de carcinoma pós-cricoide (15% em um estudo). O diagnóstico é por deglutição com bário (que pode mostrar anormalidades na propulsão esofágica e/ou uma teia). Verificar hemograma completo, níveis séricos de ferro e ferritina. O tratamento é com a reposição de ferro e dilatação da *web*. A etiologia se mostra pouco clara — possível relação com a doença do refluxo gastresofágico (DRGE).

Traumatismo esofágico

- Síndrome de Boerhaave — laceração linear de 1 a 4 cm de comprimento pelas três camadas do esôfago devido a súbito aumento na pressão esofágica, geralmente em virtude de vômitos. Rara, ocorre no lado esquerdo em 90% das vezes, sendo mais comumente encontrada em pacientes do sexo masculino (5:1). Apresenta-se com dor epigástrica intensa semelhante a facada que se irradia para o ombro esquerdo, podendo ter hematêmese importante. Desenvolve dificuldade respiratória, enfisema subcutâneo e choque. O exame de raios X de tórax demonstra inicialmente ampliação do mediastino, em seguida derrame pleural ou hidropneumotórax à esquerda. Pode ser difícil diferenciar entre a laceração e o infarto do miocárdio, a embolia pulmonar ou úlcera perfurada. O tratamento é toracotomia e reparo.

- Síndrome de Mallory-Weiss — laceração do cárdia do estômago devido a vômitos forçados. É mais comumente encontrada em alcoólatras (geralmente homens com idade superior a 40 anos) e apresenta-se com hematêmese maciça.
- Corpos estranhos esofágicos — a localização mais comum é onde há estreitamento fisiológico ou fisiopatológico, como a cricofaríngeo, cicatriz de queimadura ou cirurgia anterior, ou no local de estenose péptica. A utilização de exames com bário e endoscopia flexível é controversa. A instrumentação e experiência adequadas na esofagoscopia são necessárias para assegurar o desfecho ideal. As baterias redondas levam a lesão particularmente grave devido ao vazamento de conteúdo alcalino.
- Perfuração iatrogênica — mais comumente ocorre em locais de estreitamento. O quadro clínico é o de dor de garganta, de pescoço e torácica após procedimento, frequentemente com taquicardia fora de proporção até febre. Febre e enfisema subcutâneo desenvolvem-se mais tarde. Radiografia de tórax e TC serão necessárias se houver suspeita clínica. Antibióticos, reanimação volêmica e exploração cirúrgica precoce com reparo são necessárias para garantir o desfecho ideal.
- Compressão esofágica — pode ser anatômica ou patológica.

    Anatômica — no cricofaríngeo (EES), aorta, brônquio principal esquerdo e diafragma (EEI)
    Patológica — aumento da tireoide ou timo, osteófitos da coluna cervical, massa mediastínica, aumento cardíaco ou aneurisma da aorta, ou aumento maciço do fígado

Doença do refluxo gastresofágico

- Sintomas — podem ser típicos (dor torácica subesternal, refluxo ácido) ou atípicos (sintomas laríngeos de rouquidão, mudança de voz, dor de garganta, globo ou tosse).
- Diagnóstico — frequentemente feito com base na anamnese, exame da laringe, pHmetria de 24 h, biopsia esofágica ou resposta a tratamento empírico (teste terapêutico). A deglutição com bário pode demonstrar esofagite, estenose e assim por diante. Ocasionalmente, pode-se observar refluxo, mas a ausência de refluxo de bário não exclui DRGE. O teste de Bernstein (reproduz os sintomas por instilação de ácido no esôfago é principalmente de interesse histórico. Esofagoscopia (transoral ou ETN) pode ser necessária para o diagnóstico. Até 50% dos pacientes selecionados com sintomas de DRGE podem apresentar anormalidades no esôfago ao exame de ETN. Particularmente preocupante é a esofagite de Barrett.
- Complicações — podem ser esofágicas (ulceração, estenose, esofagite de Barrett, carcinoma), laríngeas (laringite crônica, granulomas de processo vocal, ulceração ou edema subglótico) ou pulmonares (asma). O papel na sinusite, otite média pediátrica e câncer de laringe permanece controverso.
- Esofagite de Barrett — esôfago inferior revestido com epitélio gástrico (colunar) em vez de epitélio escamoso. Barrett dividido em segmentos curto (< 3 cm) e longo (> 3 cm). Observado um aumento da incidência. Progride para o câncer de esôfago em uma taxa de 1% a 2% por ano. A úlcera de Barrett é uma ulceração péptica profunda em uma área de esofagite de Barrett.

- Tratamento do refluxo gastresofágico e gastrofaríngeo — consiste em elevação da cabeceira da cama, mudanças dietéticas, evitar cafeína e nicotina, bem como antiácidos. Muitos pacientes respondem aos bloqueadores de H_2, mas os inibidores da bomba de prótons (IBP) atualmente são comumente utilizados. Relatos recentes do aumento da incidência de fraturas de quadril em idosos sob tratamento a longo prazo com IBP sugerem que o tratamento deve ser inferior a 1 ano.
- Carcinoma de esôfago — representa 4% das mortes por câncer com uma preponderância masculina de 5:1. Está aumentando a incidência, sendo associado a uso de álcool e tabaco, esofagite de Barrett ou queimadura anterior, cicatriz ou estenose, mas não há predisposição gástrica. O câncer que surge no terço superior geralmente é o carcinoma espinocelular, enquanto o dos dois terços distais provavelmente é adenocarcinoma. Em ordem decrescente, os mais comuns são o terço distal (40% a 50%), o próximo é o terço médio (30% a 40%), e menos de 33% surgem no terço superior. Outras neoplasias malignas consistem em sarcomas, como liomiossarcoma ou fibrossarcoma. Tumores benignos do esôfago são raros, consistindo em liomioma, fibroma ou lipoma.

Lesões congênitas

- Hérnias diafragmáticas congênitas — posterior denominado pleuroperitonial (de Bochdalek), enquanto o anterior é retroesternal (de Morgagni). O tratamento é cirúrgico.
- Fístula traqueoesofágica (FTE) — ocorrem em 1 em cada 3.000 nascimentos e estão associadas a polidrâmnio (16%), anormalidades cardíacas, anormalidades vestibulares, ânus imperfurado e anormalidades geniturinárias. Podem ser de vários tipos — a mais comum (85%) é uma FTE distal com atresia esofágica superior. Menos comuns são as bolsas esofágicas superior e inferior cegas sem uma conexão com a traqueia (8%) e uma fistula do tipo H verdadeira (4%). Em menos de 1%, o esôfago proximal abre-se na traqueia. Lactentes apresentam sialorreia e dificuldade de alimentação, tosse, distensão abdominal, vômitos e cianose. As radiografias demonstram preenchimento excessivo do estômago e do intestino proximal com ar bem como frequentemente pneumonia de lobo superior direito (aspiração). A passagem de sonda nasogástrica (NG) que encontra obstrução 9 a 13 cm a partir das narinas sugere o diagnóstico. Uma radiografia torácica com o cateter no local pode demonstrar a posição da bolsa, além de ar no estômago e intestino. Cerca de 60 a 80% sobrevivem; no entanto, se existirem anormalidades cardíacas ou geniturinárias, a sobrevida cairá para 22%. O exame com bário é diagnóstico.
- Disfagia lusória (síndrome de Bayford) — compressão sintomática do esôfago por localização anômala da artéria subclávia direita. Em vez de originar-se de artéria inominada, a subclávia direita anômala provém da aorta descendente distal à subclávia esquerda e passa posterior ao esôfago, chegando no braço. Está associada a um nervo laríngeo recorrente direito não-recorrente e aneurismas de aorta e artéria subclávia direita aberrante. Disfagia é intermitente, mas pode levar à perda de peso. A deglutição de bário mostra compressão posterior, e a TC é diagnóstica. O tratamento é a ligadura e divisão com anastomose da artéria subclávia distal para a carótida.
- Duplicação esofágica
- Anéis esofágicos, membranas (*webs*)
- Queimaduras esofágicas — tornaram-se mais raras com o aumento da conscientização do público e melhora das embalagens. Os álcalis (lixívia) são mais propensos a causar queimaduras profundas do que os ácidos. No entanto, ácidos concentrados estão associados a ruptura gástrica. As queimaduras orais não estão presentes em 8% a 20% daqueles com queimaduras no esôfago. Esofagoscopia para diagnóstico em um período de 24 h. Se não for encontrada queimadura, acompanhamento com deglutição de bário em 2 semanas. Se for identificada uma queimadura, não avançar além dela. Tratar com antibióticos e esteroides (2 a 3 semanas). A intubação nasogástrica é

controversa — pode funcionar como um buscador da luz. A sequência patológica das queimaduras é a seguinte:
1. 0 a 24 h — mucosa edematosa cianótica escura
2. 2 a 5 dias — cinzenta — surge cobertura branca de fibroblastos de proteína coagulada
3. 4 a 7 dias — esfacelo com demarcação da profundidade da queimadura. A parede esofágica fica mais fraca do dia 5 ao 8
4. 8 a 12 dias: aparecimento de colágeno
5. 6 semanas — formação de cicatriz e estreitamento evidente

Bibliografia

Asheraft KW, Holder TM. The story of esophageal atresia and tracheoesophageal fistula. *Surgery.* 1969;65:332–340.

Aviv JE, Martin JH, Kenn MS, *et al.* Air pulse quantification of supraglottic and pharyngeal sensation: a new technique. *Ann Otol Rhinol Laryngol.* 1993;102(10):777–780.

Bastian RW. Videoendoscopic evaluation of patients with dysphagia: an adjunct to the modified barium swallow. *Otolaryngol Head Neck Surg.* 1991;104:339–350.

Bennet JR. Esophageal strictures. *Gastroenterol Clin North Am.* 1978;7:555–569.

Bouquot JE, Gorlin RJ. Leukoplakia, lichen planus and other oral keratoses in 23,616 white Americans over the age of 35 years. *Oral Surg Oral Med Oral Pathol.* 1986;61:373–381.

Brown DL, Chapman WC, Edwards WH, *et al.* Dysphagia lusoria: aberrant right subclavian artery with a Kommerell's diverticulum. *Am Surg.* 1993;59:582–586.

Carrau RL, Murry T. *Comprehensive Management of Swallowing Disorders.* San Diego, CA: Singular Publishing Group, Inc; 1999.

Giordano A, Adams G, Boies L Jr, *et al.* Current management of esophageal foreign bodies. *Arch Otolaryngol.* 1981;107:249–251.

Hawkins DB, Demeter MJ, Barnett TE. Caustic ingestion: controversies in management: review of 214 cases. *Laryngoscope.* 1980;90:98–109.

Hollingshead WH. *Textbook of Anatomy*, 3rd ed. New York, NY: Harper & Row; 1974.

Langmore SE, Schatz K, Olsen N. Fiberoptic endoscopic examination of swallowing safety: A new procedure. *Dysphagia.* 1998;2:216–219.

Lasssen PE, Hegtuedt AK. Odontogenesis and odontogenic cysts and tumors. In: Cummings CW, *et al.*, eds. *Otolaryngology Head and Neck Surgery.* St Louis, MO: Mosby Year Book; 1993.

Postma GN, Cohen JT, Belafsky PC, *et al.* Transnasal esophagoscopy: Revisited (over 700 consecutive cases). *Laryngoscope.* 2005;115:321–323.

Sasaki CT, Isaacson G. Functional anatomy of the larynx. *Otolaryngol Clin North Am.* 1988;21:595–612.

Scherr SA, Naspeca JA, McKaelian DO, *et al.* Chronic candidiasis of the oral cavity and esophagus. *Laryngoscope.* 1980;90:769–774.

Turner H, Robinson P. Respiratory and gastrointestinal complications of caustic ingestion in children. *Emerg Med J.* 2005;22:359–361.

Vieth M, Schubert B, Lang-Schwarz K, *et al.* Frequency of Barrett's neoplasia after initial endoscopy with biopsy: A long-term histopathological follow-up study. *Endoscopy.* 2006;38:1201–1205.

Welsh JJ, Welsh LW. Endoscopic examination of corrosive injuries of the upper gastrointestinal tract. *Laryngoscope.* 1978;88:1300–1309.

Laringe 20

A laringe é uma valva que protege o acesso às vias respiratórias inferiores. A fonação e a fala são funções secundárias. As cordas vocais abduzem para abrir as vias respiratórias e aduzem para fechá-las. As bordas livres das cordas vocais estão revestidas por mucosa altamente especializada em vibrar e possuem uma estrutura laminada de submucosa. O som é produzido quando o ar é forçado a passar dos pulmões pela laringe aduzida.

EMBRIOLOGIA E DESENVOLVIMENTO

O desenvolvimento da laringe começa na quarta semana de vida embrionária, quando o divertículo respiratório aparece como um espessamento da parede ventral do intestino anterior situado pouco além do quarto arco branquial.[1] Esse divertículo alonga-se para formar a laringe, a traqueia e os pulmões. As cartilagens da laringe originam-se do quarto e sexto arcos branquiais. O músculo cricotireóideo é derivado do quarto arco, sendo inervado pelo nervo laríngeo superior (NLS), enquanto todos os outros músculos intrínsecos da laringe se originam do sexto arco e são inervados pelo nervo laríngeo recorrente (NLR). O lúmen da laringe é obliterado por mesênquima durante a sexta semana, mas começa a recanalizar na décima semana. As membranas laríngeas resultam da falha dessa recanalização. No Cap. 11, há detalhes adicionais sobre o desenvolvimento embrionário.

Ao nascer, a laringe está situada em uma posição alta no pescoço — no nível da segunda ou terceira vértebras — de modo que a epiglote fica em contato com o palato mole, o que resulta efetivamente em dois canais no trato aerodigestivo: um para os alimentos e outro para a deglutição. Essa configuração é característica dos mamíferos. Contudo, nos seres humanos, a laringe desce durante o desenvolvimento até o nível da quinta vértebra cervical. Essa migração para baixo resulta da expansão da cavidade craniana.[2] A cavidade comum volumosa da faringe é muito propícia à fonação, porque constitui uma caixa de ressonância para a fonação e um órgão versátil para a articulação. Entretanto, essa disposição complica a atividade de deglutir e aumenta as chances de ocorrer aspiração durante a deglutição. A estrutura laminada das bordas das cordas vocais não está presente ao nascimento nem se encontra totalmente desenvolvida senão ao final da adolescência e na idade adulta.

ANATOMIA

Estruturas osteocartilaginosas da laringe

- Osso hioide: o componente mais proximal. É um osso em forma de U que se encontra suspenso da mandíbula e da base do crânio por ligamentos; confere alguma estabilidade à laringe e faringe, sendo o ponto de inserção dos músculos pré-traqueais do pescoço e do músculo genioióideo.
- Cartilagem tireóidea: é o maior componente do esqueleto da laringe. Consiste em uma estrutura com formato de escudo aberto posteriormente, que confere suporte e proteção anteriores à laringe. Essa cartilagem é formada por duas asas, que se reúnem anteriormente para formar a protuberância

conhecida como pomo de Adão. Posteriormente, cada asa possui um corno superior que se estende para cima e um corno inferior mais curto. Os ligamentos tireóideos fixados ao corno superior suspendem a cartilagem tireóidea do osso hioide.
- Cartilagem cricóidea: situada diretamente abaixo da cartilagem tireóidea, está articulada com o corno inferior desta por meio das articulações critotireóideas. A cricóidea é a mais forte das cartilagens da laringe e tem formato semelhante a um anel de sinete. A porção plana do anel (ou lâmina) localiza-se posteriormente e estende-se para cima para formar a borda posterior da laringe. A cartilagem cricóidea forma o único suporte anular completo do esqueleto laríngeo, sendo essencial à manutenção das vias respiratórias fechadas.
- Epiglote: é uma estrutura em forma de folha, ligada anteriormente à superfície interna da cartilagem tireóidea e que projeta-se para cima e para trás acima do orifício da laringe. O pecíolo é a parte pequena e estreita da epiglote, ligada à superfície interna da cartilagem tireóidea.
- Cartilagens aritenóideas: as principais componentes móveis da laringe. Os músculos que aduzem e abduzem as cordas vocais atuam movimentando essas cartilagens. As cartilagens aritenóideas têm o formato de pera, e suas bases largas articulam-se com a superfície posterossuperior da cartilagem cricóidea por meio de articulações rasas em bola e cesto. A projeção anterior de cada cartilagem aritenóidea é conhecida como processo vocal, sendo o ponto de inserção do músculo tireoaritenóideo. A proeminência lateral de cada cartilagem aritenóidea é conhecida como processo muscular, sendo o ponto de inserção dos músculos cricoaritenóideos lateral e posterior. O músculo interaritenóideo conecta as superfícies mediais destas cartilagens.
- Cartilagens sesamóideas: as cartilagens corniculadas (também conhecidas como cartilagens de Santorini) são pequenas estruturas cartilaginosas situadas acima da cartilagem aritenóidea na prega ariepiglótica. As cartilagens cuneiformes também são conhecidas como cartilagens de Wrisberg.
- A cartilagem tritícea (nem sempre presente) é uma pequena estrutura cartilaginosa elástica situada no ligamento tireoióideo lateral. Quando calcificada, essa cartilagem pode ser confundida com um corpo estranho nas radiografias dos tecidos moles.

Ossificação: o osso hioide ossifica logo depois do nascimento, a partir de seis centros; tal ossificação se conclui aos 2 anos. A cartilagem tireóidea começa a ossificar na puberdade em sua margem inferior, e a ossificação avança em direção proximal. A cartilagem cricóidea ossifica mais tarde, a começar da região posterossuperior, progredindo em direção distal. Nas radiografias do pescoço em perfil, a ossificação focal da cricóidea posterior pode ser confundida com um corpo estranho. As cartilagens aritenóideas calcificam na terceira década de vida.[3]

- Articulação cricoaritenóidea: as cartilagens aritenóideas repousam sobre a superfície superior da cricóidea, articulando-se por meio de articulações rasas de bola e cesto. A mobilidade articular é predominantemente rotacional (em torno de um eixo variável) com pouco movimento de deslizamento. A aritenóidea gira para mover o processo vocal para cima e em direção lateral, durante a abdução bem como para baixo e em direção medial, durante a adução.
- Articulação cricotireóidea: os cornos inferiores da cartilagem tireóidea articulam-se com a cricóidea posterolateral de cada lado. Embora ocorra algum movimento de deslizamento, a mobilidade predominante é semelhante a um visor ou alça de balde.

Os ligamentos extrínsecos da laringe ligam as cartilagens às estruturas com as quais se articulam:

- A membrana tireoióidea liga a cartilagem tireóidea ao osso hioide. Essa membrana é perfurada de cada lado pelos vasos laríngeos superiores e o ramo interno do NLS.
- O ligamento tireoióideo mediano é a região mediana espessada da membrana tireoióidea.

- O ligamento tireoióideo corresponde à borda lateral espessada de cada lado da membrana tireoióidea. Em geral, a cartilagem tritícea está localizada nesse ligamento.
- A membrana cricotireóidea liga as superfícies anteriores das cartilagens cricóidea e tireóidea. Essa estrutura é relativamente avascular, podendo ser perfurada pela traqueotomia (cricotirotomia) de emergência com pouco risco de sangramento.
- O ligamento cricotraqueal conecta a cartilagem cricóidea ao primeiro anel traqueal.
- Ligamento tireoepiglótico: estende-se anteriormente a partir da epiglote até sua inserção na cartilagem tireóidea, pouco abaixo da incisura tireóidea.
- O ligamento hioepiglótico conecta a superfície posterior do osso hioide e a superfície lingual da epiglote.

Os ligamentos intrínsecos e membranas unem as cartilagens da laringe:

- Membrana quadrangular: estende-se da margem lateral da epiglote até as cartilagens aritenóidea e corniculada, bem como, inferiormente, até as falsas cordas vocais. Esta estrutura é a parte superior da membrana elástica (estrutura fibrosa da laringe).
- Cone elástico (também conhecido como membrana cricovocal ou membrana triangular): ligado à borda superior da cartilagem cricóidea inferiormente, à superfície profunda do ângulo da cartilagem tireóidea em posição superoanterior e ao processo vocal da cartilagem aritenóidea em posição superoposterior. Essa é a mais baixa das duas partes da membrana elástica da laringe, separadas pelo ventrículo laríngeo.
- Ligamento cricotireóideo mediano: um espessamento do cone elástico anterior.
- Ligamento vocal: a borda superior livre do cone elástico. Tem sua inserção na cartilagem tireóidea anterior e forma o ligamento de Broyle. As condensações existentes nas extremidades do ligamento vocal são conhecidas como *macula flava* anterior e posterior. Essas estruturas são importantes porque parecem produzir os componentes conjuntivos da lâmina própria da borda da corda vocal.

Músculos da laringe

Podem ser classificados como intrínsecos (conectam os componentes da laringe) ou extrínsecos (conectam a laringe às outras estruturas).

Músculos extrínsecos da laringe:

- Músculos depressores (e suas inervações): esternoióideo (C2, C3), tireoióideo (C1) e omoióideo (C2, C3).
- Músculos elevadores (e suas inervações): genioióideo (C1), digástrico (corno anterior, V; corno posterior, VII), miloióideo (V) e estiloióideo (VII).
- Músculos faríngeos (inervados pelo plexo faríngeo):
  - Os músculos constritores faríngeos são estruturas pareadas que têm sua inserção em uma rafe existente na linha média.
  - Os músculos constritores medianos e inferiores têm suas inserções na faringe e atuam sobre esta estrutura.
  - Os músculos constritores medianos originam-se do osso hioide e puxam a laringe para trás e para cima.
  - Os músculos constritores originam-se da linha oblíqua de cada lado da cartilagem tireóidea e distendem a laringe posterior e superiormente.
  - O músculo cricofaríngeo é uma estrutura muscular contínua que circunda o orifício esofágico e liga-se bilateralmente à cartilagem cricóidea. Essa estrutura forma o esfíncter esofágico superior.

Músculos intrínsecos da laringe: o NLR inerva todos estes músculos, com exceção do cricotireóideo.

- Músculo tireoaritenóideo:
  - Origem: superfície anteroinferior da cartilagem tireóidea.
  - Inserção: processo vocal e superfície anterior da aritenóidea.
  - Dois compartimentos:
    - Medial (vocal): aduz e controla o comprimento, a tensão e a rigidez.
    - Externo: a parte pequena tem sua inserção na membrana quadrangular na forma do músculo tireoepiglótico, que estreita o orifício laríngeo.
- Músculo cricoaritenóideo lateral:
  - Origem: arco cricóideo lateral
  - Inserção: processo muscular da cartilagem aritenóidea
- Ação: puxa o processo muscular para a frente e roda a aritenóidea, de modo que o processo vocal se movimente para dentro e para baixo.
- Músculo interaritenóideo: é o único músculo ímpar da laringe e conecta as duas cartilagens aritenóideas com dois tipos de fibras musculares (oblíquas e transversas). As fibras oblíquas contraem o orifício laríngeo, enquanto as fibras transversas ajudam a fechar a glote posterior.
- Músculo ariepiglótico: um músculo pequeno, frequentemente desconsiderado, que se estende ao longo da borda livre da prega ariepiglótica, entre a epiglote e a cartilagem aritenóidea.
- Músculo cricoaritenóideo posterior:
- Origem: lâminas cricóideas posteriores.
  - Inserção: processo muscular da cartilagem aritenóidea.
  - Dois compartimentos: medial (transverso) e lateral (oblíquo).
  - Ação: é o único abdutor da laringe. Puxa o processo muscular para baixo e para trás, bem como provoca a rotação da aritenóidea, de modo que o processo vocal se mova para cima e para fora. Esse músculo também se contrai simultaneamente com os músculos adutores durante a fonação de modo a oferecer estabilidade.
- Músculo cricotireóideo:
- Origem: anteriormente no arco da cartilagem cricóidea.
  - Inserção: corno inferior e corpo da cartilagem tireóidea acima.
  - Ação: fecha o espaço cricotireóideo e aumenta a distância entre a comissura anterior e a cricóidea posterior, o que aumenta o comprimento e a tensão da corda vocal.

Compartimentos do lúmen laríngeo

A laringe anterior é dividida em três partes — vestíbulo, ventrículo e subglote. Embora tecnicamente faça parte da faringe, a fossa piriforme pode ser considerada um dos componentes do lúmen laríngeo porque está localizada no arcabouço da laringe.

- Vestíbulo: espaço mais proximal que se estende do orifício da laringe até as bordas das cordas vocais falsas. Os limites do vestíbulo são:
  - Anterior: superfície posterior de epiglote
  - Posterior: espaço entre as cartilagens aritenóideas
  - Laterais: superfície interna das pregas ariepiglóticas e superfícies superiores
  das cordas vocais falsas
- Ventrículo (ventrículo de Morgagni): um recesso profundo entre as cordas vocais verdadeiras e falsas, revestido por mucosa que cobre a extensão superior oblíqua do músculo tireoaritenóideo. O sáculo é uma bolsa cônica que sobe da parte anterior do ventrículo e está localizado entre a superfície interna da cartilagem tireóidea e a corda vocal falsa. Várias glândulas salivares secundárias abrem-se para a superfície desse revestimento mucoso para lubrificar as cordas vocais.

- Glote (rima glótica): o espaço entre as margens livres das cordas vocais verdadeiras, amplo e pentagonal quando as cordas vocais estão abduzidas para permitir a inspiração profunda ou na fase expiratória da tosse, mas que se fecha e forma uma fenda durante a adução para a fonação. A glote fecha-se completamente durante a deglutição, a manobra de Valsalva e a fase compressiva da tosse. Nos adultos, o *chink* glótico mede 18 a 19 mm.
- Fossa piriforme: um recesso faríngeo que se estende dentro da lâmina tireóidea lateral aos músculos laríngeos e ao espaço paraglótico.

Divisões da laringe

A laringe tem três divisões, que *grosso modo* correspondem aos compartimentos intraluminares descritos anteriormente.

- Supraglote: estende-se da ponta da epiglote até o início do epitélio escamoso existente na junção entre a parede lateral e o assoalho do ventrículo. A supraglote contém a epiglote, as cordas vocais falsas e as pregas ariepiglóticas. As cordas vocais falsas (faixas ventriculares) estendem-se do ângulo da cartilagem tireóidea anteriormente até os corpos das cartilagens aritenóideas posteriormente. Essas estruturas participam do fechamento laríngeo completo durante a deglutição e a manobra de Valsalva.
- Glote: formada pelas cordas vocais verdadeiras e pela comissura posterior. Os dois terços anteriores das cordas vocais são conhecidos como pregas vocais membranosas por serem formados de tecidos moles: ligamento vocal, músculo e revestimento vocal. Essas pregas esticam da comissura anterior até o processo vocal da cartilagem aritenóidea, sendo as estruturas que vibram para produzir a voz. O terço posterior das cordas vocais corresponde à laringe cartilaginosa por ser formado pelas cartilagens aritenóideas. A parte posterior da glote é constituída por mucosa e músculo interaritenóideo que recobre a cartilagem cricóidea. As cordas vocais verdadeiras aproximam-se e ficam em contato para fechar a glote.
- Subglote: estende-se da junção dos epitélios escamoso e respiratório da superfície interna das cordas vocais verdadeiras até a borda inferior da cartilagem cricóidea.

Espaços da laringe

- Espaço paraglótico: limitado pela lâmina da cartilagem tireóidea, o cone elástico e a membrana quadrangular.
- Espaço pré-epiglótico: limitado pela mucosa valecular, cartilagem tireóidea, membrana tireoióidea e epiglote.

Mucosa

- O epitélio escamoso estratificado recobre as cordas vocais e a parte superior do vestíbulo laríngeo. O epitélio coluna ciliado reveste o restante da cavidade.

Histologia das cordas vocais

- A mucosa da borda livre é altamente especializada na vibração fonatória e possui uma estrutura submucosa organizada que permite ao epitélio vibrar livremente sobre o ligamento vocal subjacente.[4] Existem três camadas detectáveis na lâmina própria (Figs. 20.1 e 20.2):[5]
  - Superficial: tecidos fibrosos muito frouxos e ácido hialurônico
  - Intermediária: mais densa, com mais fibras elásticas
  - Profunda: colágeno com ligações cruzadas; progressivamente mais densa na direção do ligamento vocal

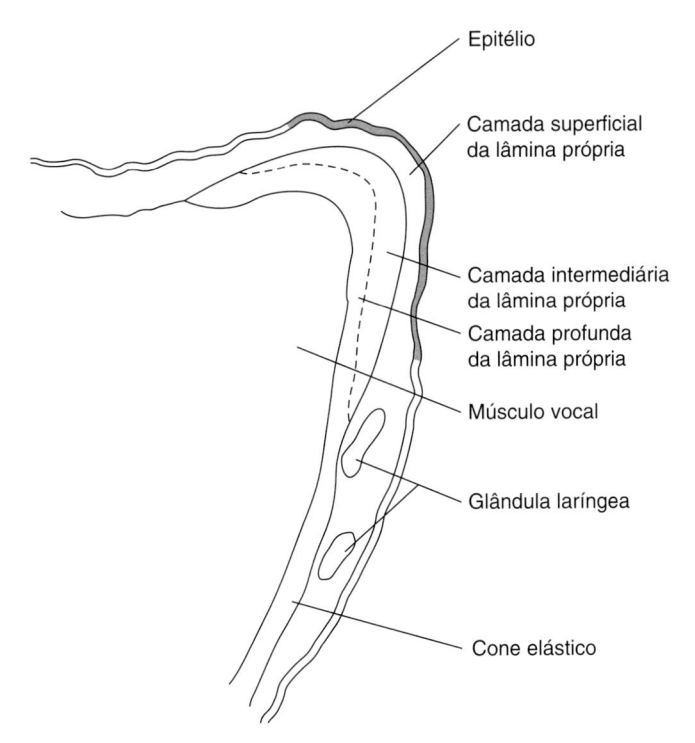

Fig. 20.1 Ilustração da corda vocal membranosa.[5]

Inervação

A laringe é inervada por dois ramos do nervo vago:

- NLS: este nervo emerge do vago no gânglio nodoso e divide-se em dois ramos — interno (sensorial) e externo (motor). O ramo interno entra na laringe pela membrana tireoióidea lateral e transmite as sensações aferentes geradas na laringe, na glote e nas estruturas situadas acima. O ramo externo inerva o músculo cricotireóideo.
- NLR: responsável pela inervação motora de todos os músculos laríngeos intrínsecos ipsolaterais (do mesmo lado), exceto o músculo cricotireóideo. O músculo interaritenóideo tem inervação bilateral, sendo o núcleo motor somático deste nervo conhecido como núcleo ambíguo. O NLR também transmite estímulos sensoriais originados da subglote e traqueia, projetando-se ao núcleo solitário depois de passar pelo gânglio nodoso.

O NLR descreve um trajeto muito mais longo no lado esquerdo que no lado direito. No lado esquerdo, as fibras desse nervo descem para dentro do tórax com o nervo vago, depois deixam o referido nervo no mediastino para descrever uma alça ao redor do ligamento arterial e do arco aórtico, subindo novamente até o pescoço. O NLR continua seu trajeto para cima no sulco traqueosofágico até entrar na laringe, pouco atrás da articulação cricotireóidea; no lado direito, sobe e descreve uma volta ao redor da artéria subclávia até chegar à laringe, também entrando por trás da articulação cricotireóidea. Os trajetos sinuosos do NLR são definidos pelo desenvolvimento embrionário. A laringe é derivada do sistema dos arcos branquiais, e o NLR consiste no nervo do sexto arco. A artéria do sexto

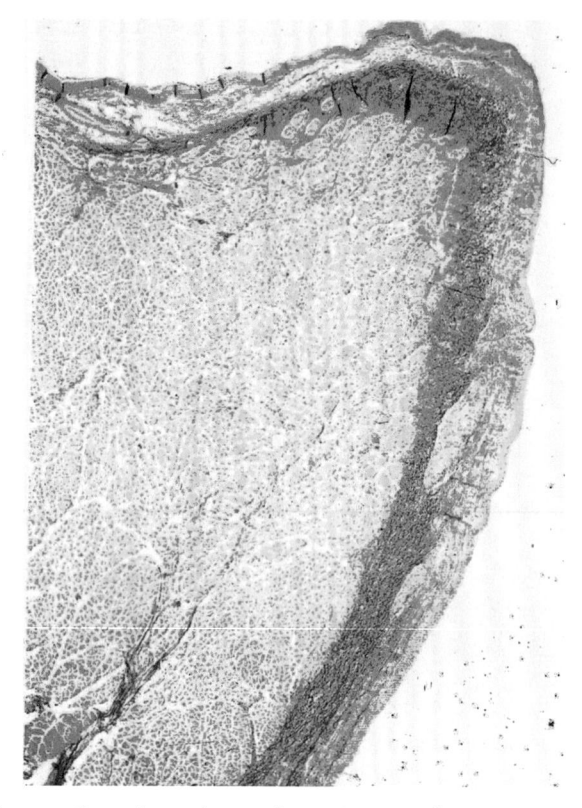

Fig. 20.2 Seção histológica contínua da corda vocal membranosa.[5]

arco segmentar persiste com o desenvolvimento do canal arterial (mais tarde, ligamento arterial). Essa estrutura é responsável por puxar o NLR esquerdo para dentro do tórax durante o desenvolvimento embrionário. Contudo, a artéria do sexto arco segmentar à direita desaparece por completo, de forma que o NLR direito é puxado para baixo apenas até a artéria do quarto arco (artéria subclávia). Em casos raros, o NLR direito desce diretamente à laringe, sem descrever uma volta depois de entrar no tórax, o que sempre é atribuído ao desaparecimento da artéria do quarto arco com uma artéria subclávia retroesofágica anômala.[6]

Nervo de Galeno (ramo comunicante): esse ramo conecta o NLS ao NLR.

IRRIGAÇÃO SANGUÍNEA E DRENAGEM LINFÁTICA

- Arterial: artérias laríngeas superior e inferior
  - Artéria laríngea superior: origina-se da artéria tireóidea superior, um ramo da artéria carótida externa
  - Artéria laríngea inferior: origina-se da artéria tireóidea inferior, um ramo do tronco tireocervical
- Venosa: veias laríngeas superior e inferior
  - Veia laríngea superior: drena a veia tireóidea superior e, em seguida, a veia jugular interna
  - Veia laríngea inferior: drena a veia tireóidea inferior e, depois, a veia inominada

- Linfática: profusamente compartimentalizada
  - A supraglote drena os linfonodos jugulares superiores com alguns entrecruzamentos
  - A subglote drena os linfonodos pré-traqueais e jugulares inferiores com alguns entrecruzamentos. A glote tem drenagem muito esparsa e apenas ipsolateral.

FISIOLOGIA

- A laringe é uma valva cuja principal função é proteger as vias respiratórias.
- A fonação e a fala são adaptações tardias.
- Funções:
  - Proteção durante a deglutição: níveis de proteção:
    - Elevação: a laringe movimenta-se para cima e para a frente, afastando-se da passagem do bolo alimentar ingerido
    - Epiglote: movimenta-se para baixo e para trás, afastando o bolo alimentar da linha média
    - Pregas ariepiglóticas: contraem-se para fechar o orifício laríngeo
    - Cordas vocais falsas: fechamento firme
    - Cordas vocais verdadeiras: fechamento firme
  - Tosse: expiração forçada contra a glote fechada, seguida de abertura repentina
    - A laringe abduz durante a fase inspiratória
    - Fechamento completo durante a fase compressiva
    - Abdução ampla durante a fase expulsiva
  - Abdução inspiratória: varia de acordo com o esforço respiratório
  - Adução expiratória: variável; contribui para o controle da frequência respiratória
  - Valsalva: a laringe fecha-se firmemente com os pulmões inflados
  - Estabilização do tórax para realizar ações musculares (p. ex., levantar peso)
  - Aumento da pressão intra-abdominal para evacuar, vomitar ou dar à luz
- Reflexos:
  - Fechamento reflexo em resposta aos estímulos táteis ou químicos
  - Laringospasmo com extrema estimulação ou redução do limiar (anestesia, hiperoxia)
  - Arritmia, bradicardia e, ocasionalmente, parada cardíaca podem ser causadas pela estimulação da laringe (p. ex., na intubação). O mecanismo parece envolver as fibras nervosas que se originam dos barorreceptores aórticos, podendo ser uma exacerbação das respostas que alteram a frequência cardíaca em resposta ao ciclo respiratório. Essas respostas podem ser bloqueadas pela atropina.[7]
  - A morte súbita do lactente pode ser causada pelo reflexo laríngeo hiperativo.
- Fonação: as cordas vocais vibram passivamente e são movimentadas pelo ar exalado.
- Requisitos para a fonação normal:
  - Aproximação adequada das cordas vocais
    - Muito frouxas → falta de ar
    - Muito apertadas → voz forçada
  - Força expiratória suficiente
  - Controle do comprimento e da tensão
  - Estrutura laminar preservada da lâmina própria para garantir a mobilidade da mucosa
  - Volume adequado das cordas vocais — as cordas vocais afinam com o envelhecimento em razão da atrofia dos músculos vocais
  - Ressonância do trato vocal
  - Articulação normal

- Mecanismo da fonação:
    - A glote fecha-se firmemente para permitir a fonação.
    - O ar exalado aumenta a pressão subglótica e afasta as cordas vocais.
    - O fluxo de ar pela glote aumenta a pressão negativa e empurra as cordas vocais, que se aproximam novamente (efeito Bernoulli).
    - Forças mioelásticas também puxam e aproximam as cordas vocais.
    - As cordas vocais fecham-se novamente, e o ciclo recomeça com a elevação da pressão subglótica.
- Acústica: a voz não é uma onda sinusoidal, mas forma uma onda complexa que pode ser descrita como um somatório de várias frequências, as quais, se forem harmônicas, produzirá voz agradável e clara. O aumento das frequências desarmônicas gera uma voz áspera.
- Ressonância: as cavidades da supraglote, hipofaringe, orofaringe e nasofaringe modulam o sinal sonoro, atuando como câmaras de ressonância que filtram o som e amplificam seletivamente determinadas frequências.
- Articulação: o palato, a língua, os dentes, a faringe e os lábios modulam o som vocal em vogais e criam as consoantes.

CAUSAS COMUNS DE ROUQUIDÃO

Laringites aguda e crônica

- Causas comuns da laringite aguda:
    - Infecção das vias respiratórias superiores (IVRS)
    - Uso excessivo da voz
    - Refluxo gastresofágico
    - Qualquer combinação das condições citadas anteriormente
- Em alguns pacientes, é possível identificar mais de um fator contribuinte. Durante uma IVRS, a inflamação da laringe geralmente é causada pelo traumatismo provocado pela tosse ou irritação causada pelas secreções infectadas — a infecção geralmente não acomete a laringe propriamente dita. A tosse e o uso excessivo da voz (gritar e falar alto) forçam as cordas vocais. Esta força é máxima nas extremidades posteriores das cordas vocais, formadas de cartilagem recoberta por mucosa. A compressão entre as cartilagens aritenóideas pode danificar a cobertura mucosa. O refluxo gastresofágico contribui para a lesão da laringe posterior, porque afeta principalmente a mucosa situada perto do orifício esofágico. Desse modo, na maioria dos casos de laringite aguda, a rouquidão não é decorrente de inflamação das cordas vocais propriamente dita. A inflamação é mais acentuada nos tecidos da laringe posterior, o que impede que as cordas vocais se aproximem adequadamente.
- Mecanismo da inflamação:
    - Em geral, não há infecção direta.
    - O traumatismo desencadeado pela tosse ou fonação sob alta pressão comprime a mucosa entre as cartilagens aritenóideas.
    - O refluxo das secreções ácidas danifica os tecidos interaritenóideos.
    - Essa lesão provoca edema dos tecidos interaritenóideos, o que limita o fechamento dos processos vocais.
    - O edema posterior aumenta o esforço necessário à fonação e agrava ainda mais a lesão.
- Diagnóstico:
    - História de rouquidão com início súbito.
    - História de fatores desencadeantes (abuso da voz por IVRS, sintomas de refluxo)
    - O refluxo ácido pode não ser evidenciado por sintomas da doença do refluxo gastresofágico (DRGE), como pirose e outras queixas.

- Não há dispneia (este sinal sugere outros diagnósticos)
- O refluxo deverá ser fortemente considerado se a rouquidão começar quando o paciente se deitar logo depois de uma refeição ou da ingestão de álcool. Gosto ácido na boca ao acordar é outro sinal de refluxo noturno.
- Exame físico:
  - Exame rotineiro da cabeça e do pescoço: buscar sinais de IVRS, sinusite, amigdalite
  - Exame da laringe: para excluir outras causas de rouquidão
    - Confirmar a mobilidade normal das cordas vocais
    - Excluir a existência de lesões das cordas vocais
    - Verificar se há edema interaritenóideo
- História natural:
  - Em geral, regride espontaneamente em 1 a 2 semanas.
  - Pode evoluir para laringite crônica.
  - A laringite desencadeada por um fator pode ser perpetuada por outros fatores, como refluxo gastresofágico preexistente ou hábitos vocais deletérios.
- Tratamento: sintomático e medidas de suporte
  - Higiene vocal — silêncio absoluto não é recomendável
  - Hidratação
  - Descongestionante se houver obstrução nasal
  - Supressão da tosse
  - Agentes mucolíticos
  - Evitar anti-histamínicos que provocam ressecamento
  - Bloqueadores H_2 ou inibidores da bomba de prótons se houver suspeita ou for detectado refluxo ácido
  - Os corticoides serão indicados apenas ser houver necessidade urgente de utilizar a voz (apresentação em público etc.). Os corticoides mascaram os sintomas; por esta razão, os apresentadores devem ser cuidadosamente monitorados para detectar lesões causadas pelo uso excessivo da voz.

Nódulos das cordas vocais

- Calos formados nas cordas vocais por:
  - Uso excessivo da voz: fonação bastante alta, falar muito, técnica vocal inadequada.
  - Em alguns casos, a tosse grave é responsável pela formação dos nódulos.
- Ocorrem comumente nas crianças e nos líderes de grupos.
- Os nódulos constituem um risco ocupacional para os cantores e professores.
- Nos cantores, os nódulos pequenos podem ter efeito protetor sem qualquer impacto na voz.
- História:
  - A voz é persistentemente áspera e pode haver episódios frequentes de laringite.
  - Os cantores podem referir a redução da amplitude vocal ou necessitar de aquecimento mais prolongado antes de cantar.
  - A história clínica não é suficiente para estabelecer o diagnóstico, mas é importante para identificar os fatores contribuintes.
- Exame físico:
  - A laringoscopia demonstra edema ou massas geralmente simétricas e opostas na parte intermediária da prega vocal membranosa.
  - O diagnóstico é tão característico que o examinador experiente pode excluir a possibilidade de malignidade sem qualquer dúvida.

- Assimetria significativa sugere outra doença (pólipo ou cisto).
- Macios e edemaciados nos estágios iniciais; firmes e cornificados quando crônicos.
- Tratamento:
  - A restrição ou o repouso vocal geralmente podem oferecer melhora transitória.
  - Terapia da voz é a abordagem terapêutica fundamental. Quando os hábitos vocais são corrigidos, os nódulos quase sempre desaparecem, processo que pode demorar semanas ou meses.
  - Em alguns casos, pode-se recomendar a ressecção cirúrgica precoce.
  - Se o problema vocal subjacente não for corrigido, os nódulos provavelmente reaparecerão depois da ressecção cirúrgica.
  - A ressecção cirúrgica pode causar disfunção vocal irreversível em consequência das retrações fibróticas.
  - A ressecção cirúrgica é indicada para as lesões sintomáticas que persistam depois da terapia vocal adequada.
    - Os nódulos podem ser muito grandes ou duros para regredir.
    - As lesões podem ser pólipos ou cistos e não nódulos.
  - Por essa razão, a escolha do tratamento deve basear-se na função vocal, e não no aspecto da lesão.

Pólipo das cordas vocais

- Massa de tecido mole liso na corda vocal membranosa, séssil e pedunculada.
- Histologia: saculações da mucosa distendida por edema e estroma frouxo.
- Etiologia: desconhecida, algumas vezes secundário a hematoma em regressão.
- Sintoma principal: rouquidão. Os pólipos grandes podem causar dispneia.
  - O sangramento dentro do pólipo pode ser responsável por seu súbito crescimento.
- Diagnóstico:
  - História: rouquidão crônica, episódios recidivantes de laringe são comuns.
  - Exame físico: massa de tecido mole liso geralmente pálida.
  - Tratamento: ressecção cirúrgica por microlaringoscopia direta.
    - Os pólipos não regridem com terapia da voz, embora a voz possa melhorar.

Úlcera e granuloma de contato

- Em geral, as úlceras e os granulomas laríngeos desenvolvem-se no processo vocal da cartilagem aritenóidea, mas em alguns casos podem ser encontrados na borda livre da corda vocal.
- Causas: uso excessivo da voz, limpeza da garganta, intubação, refluxo gastresofágico.
- Diagnóstico:
  - História: sintomas muito semelhantes aos da laringite crônica. Pode incluir:
    - Sensação de corpo estranho e/ou rouquidão
    - Limpeza repetida da garganta
    - História de intubação
    - Sintomas de refluxo ácido
    - Uso excessivo da voz, geralmente em ocupações que exigem falar muito
  - Exame físico:
    - O granuloma volumoso é facilmente detectado com um espelho.
    - A detecção das úlceras pode exigir a utilização de um telescópio rígido ou câmera de *chip*.
    - A endoscopia flexível detecta postura laríngea anormal durante a fala.
- Tratamento:
  - Controle do refluxo ácido: alterações do estilo de vida e da dieta bem como inibidores da bomba de prótons.
    - Podem ser necessários 6 meses ou mais para ocorrer regressão.
    - Eficaz mesmo nos pacientes sem sintomas de DRGE.

- Instruções quanto à higiene vocal.
- Terapia da voz se for detectado o seu uso excessivo.
- Alguns estudos mostraram que a injeção de toxina botulínica no músculo tireoaritenóideo é eficaz. Esse tratamento deve ser considerado para os casos refratários ou como coadjuvante da ressecção cirúrgica.
- O índice de recidiva depois da ressecção cirúrgica é muito alto, sendo as lesões recidivantes geralmente piores que as originais. Por esta razão, a ressecção cirúrgica é reservada às lesões sintomáticas que não responderem ao tratamento clínico ou quando houver suspeita de tumor ou outra patologia.

Cistos e sulcos das cordas vocais

Essas lesões sutis podem dificultar significativamente a vibração das cordas vocais e, deste modo, comprometer a voz. A etiologia é desconhecida, mas as lesões podem ser congênitas ou adquiridas (traumatismo vocal). A limitação da voz é causada pela lesão expansiva assim como pela deficiência de lâmina própria.

- Cistos: espaços revestidos por epitélio. Podem ser por retenção de muco ou epidermoides.
- Sulcos: os dois tipos consistem em bolsas revestidas por epitélio (pode ser um cisto rompido) ou área de lâmina própria deficiente (*sulcus vergeture*).
- Os pseudocistos são coleções submucosas de tecido fibrótico ou conjuntivo não-encapsuladas por epitélio; provavelmente são secundários ao traumatismo crônico.

Manifestação clínica: rouquidão

Diagnóstico: os cistos ou sulcos podem ser detectados pela endoscopia de rotina realizada no consultório, mas geralmente não são percebidos. A estroboscopia laríngea pode detectar massas submucosas ou restrição das oscilações da mucosa. Em geral, o diagnóstico é possível apenas por microlaringoscopia direta.

Tratamento:

- Os cistos e os pseudocistos geralmente são removidos por laringoscopia direta com ressecção microcirúrgica. A rouquidão pode persistir ou piorar em razão das retrações fibróticas ou da deficiência persistente de lâmina própria. Os pacientes devem ser alertados quanto a essa possibilidade, devendo a intervenção cirúrgica ser cuidadosamente avaliada.
- Os sulcos são mais difíceis de tratar e o prognóstico é imprevisível. As abordagens terapêuticas descritas consistem em excisão, injeção de colágeno ou corticoide, técnica de "cortes" da mucosa e elevação com enxerto submucoso.

Hiperplasia epitelial

- Ceratose e leucoplaquia são lesões epiteliais pré-malignas da mucosa laríngea.
- Etiologia: tabagismo, uso excessivo da voz, laringite crônica, DRGE e carências vitamínicas.
- Manifestação clínica: rouquidão
- Exame físico: placas espessadas, brancas ou avermelhadas.
- Estroboscopia: as lesões geralmente limitam o fechamento da glote. Contudo, a restrição das oscilações mucosas sugere a possibilidade de câncer invasivo.
- Diagnóstico: requer biopsia. Entretanto, quando não há forte suspeita de malignidade, pode-se fazer uma tentativa com medidas conservadoras.
- Tratamento:
  - Conservador: interrupção do tabagismo, tratamento antirrefluxo, terapia da voz
  - Microlaringoscopia direta com biopsia excisional
  - Seguimento periódico para detectar recidiva ou possíveis lesões novas
- Complicações: a excisão pode causar retrações fibróticas com rouquidão crônica.

Laringocele

Lesão que consiste em dilatação cheia de ar do apêndice do ventrículo. A laringocele também pode estar preenchida por líquido ou infectada. A laringocele interna mostra-se limitada completamente à estrutura da cartilagem tireóidea. A laringocele externa estende-se através da membrana tiroióidea, podendo ser evidenciada por massa cervical. Com as lesões mistas, há dilatação nessas duas regiões.

- Causa: as laringoceles externas geralmente são diagnosticadas nos sopradores de vidro e nos músicos que tocam instrumentos de sopro. Contudo, essas lesões também ocorrem nos pacientes sem exposição conhecida à pressão intraglótica elevada.
- Manifestação clínica: rouquidão, edema cervical. A laringocele externa pode crescer com a manobra de "soprar".
- Diagnóstico: o exame da laringe pode demonstrar dilatação das cordas vocais falsas ou de toda a supraglote. O diagnóstico definitivo é firmado por tomografia computadorizada (TC) ou ressonância magnética (RM), sendo importante excluir a existência de carcinoma espinocelular, porque existem descrições de associações entre laringoceles e este tipo de câncer.[8]
- Tratamento:
  - Marsupialização endoscópica das laringoceles internas
  - Abordagem externa para as laringoceles recidivantes ou externas

Tumores benignos

Papilomatose laríngea

Tumor benigno causado por infecções virais e que tem elevado índice de recidiva. A papilomatose laríngea ocorre em pacientes de todas as idades, porém tende mais a recidivar quando começa nos primeiros anos da infância. Existem relatos indicando que a papilomatose pediátrica regrida na puberdade. O foco primário da doença é a laringe, mas os papilomas agressivos podem envolver a traqueia e mesmo os brônquios distais. A papilomatose também pode afetar a faringe e as amígdalas. As lesões em focos isolados tendem menos a recidivar. A transformação maligna é possível. Nas crianças pequenas, o vírus é adquirido por transmissão das mães com verrugas genitais. A realização de cesariana não reduz a incidência desse tipo de transmissão.

- Causa: papilomavírus humano. A transformação maligna é mais comum com os subtipos 6, 9 e 11.[8]
- Manifestações clínicas: a rouquidão é um sinal precoce. Estridor e dispneia são sinais mais tardios.
- Diagnóstico: em geral, pode ser fortemente sugerido pelo exame endoscópico realizado no consultório. O diagnóstico definitivo requer laringoscopia e biopsia.
- Tratamento:
  - Costuma ser necessário realizar microlaringoscopia de suspensão e excisão. Na maioria dos casos, o cirurgião utiliza um microdesbridador ou *laser* de CO_2, mas também podem ser usados instrumentos microcirúrgicos.
  - As lesões pequenas e menos agressivas são tratadas por procedimentos endoscópicos com anestesia local no consultório.
  - Outras abordagens terapêuticas consistem em crioterapia, terapia fotodinâmica ou injeção de agentes antivirais (cidofovir).
  - O controle das vias respiratórias pode ser fundamental com as lesões obstrutivas e exige comunicação direta com o anestesiologista.
  - As recidivas são comuns. As intervenções cirúrgicas repetidas podem causar retrações fibróticas e membranas (*webs*) irreversíveis.

- A traqueotomia deve ser evitada, porque existe a possibilidade de causar a disseminação das lesões à subglote e traqueia. Entretanto, alguns estudos também mostraram que a traqueotomia de urgência é mais provável nos casos de doença agressiva, razão pela qual tal associação pode não ser etiológica.

Condroma

Tumor de crescimento lento, formado principalmente por cartilagem hialina e mais comum nos homens que nas mulheres. A incidência é maior no sexo masculino. O local de origem mais frequente é a superfície interna da placa posterior da cartilagem cricóidea e, em seguida, as cartilagens tireóidea e aritenóidea, bem como a epiglote.

- Manifestações clínicas: rouquidão, dispneia, disfagia e sensação de bolo na garganta.
- Diagnóstico: a massa submucosa pode ser percebida ao exame com espelho ou endoscopia realizada no consultório, mas geralmente é evidenciada apenas à TC.
- Tratamento: ressecção cirúrgica
  - Tireotomia para os tumores anteriores
  - Abordagem lateral para as demais áreas
  - As recidivas são comuns

Tumores benignos raros

- Neurofibroma originado das células de Schwann, mais comumente na prega ariepiglótica.
- Mioblastoma de células granulosas, geralmente na corda vocal posterior
- Adenoma
- Lipoma

DISTÚRBIOS NEUROLÓGICOS

Paralisia da laringe

Os sinais e sintomas da paralisia laríngea são muito variáveis. Em alguns casos, a paralisia laríngea unilateral é detectada no exame rotineiro de pacientes que perderam a voz ou se queixam de problemas respiratórios. Contudo, a maioria dos pacientes com paralisia laríngea unilateral tem rouquidão causada pelo fechamento parcial da glote durante a fonação. Em alguns casos, o fechamento da glote é tão ruim que há aspiração durante a deglutição. Nos pacientes com paralisia bilateral, o sintoma predominante geralmente é o estridor resultante da abertura inadequada da laringe durante a inspiração. É muito importante definir a causa da paralisia laríngea.

- Etiologia:
  - Câncer: pulmão, tireoide, esôfago, outros
  - Procedimentos cirúrgicos: tireoidectomia, coluna cervical
  - Cardiovascular: aneurisma aórtico, hipertrofia do coração etc.
  - Inflamatória: doenças do colágeno vascular, sarcoidose, doença de Lyme, sífilis
  - Lesões centrais: malformação de Arnold-Chiari. A paralisia laríngea isolada, causada por outras lesões centrais (como acidente vascular encefálico), é rara
  - Idiopática: cerca de 20% dos casos
- Tratamento da paralisia unilateral:
  - O objetivo é melhorar o fechamento da glote
- Terapia da voz
- Laringoplastia por injeção: algumas substâncias podem ser injetadas na corda vocal paralisada para recuperar a competência glótica. A injeção pode ser aplicada por laringoscopia direta com

anestesia local ou geral, ou no consultório por acesso oral ou cervical. A substância ideal deve ser bem-tolerada e produzir efeitos permanentes. Hoje, não há uma substância injetável ideal para o tratamento da paralisia da laringe.
- Durante a década de 1970, a injeção de Teflon era a técnica mais amplamente utilizada. A eficácia a curto prazo é excelente, mas muitos pacientes por fim desenvolvem granulomas, razão pela qual outros tratamentos se tornaram preferíveis.
- O Gelfoam transformado em pasta é um tratamento *off-label* (marcador) temporário. Alguns estudos mostraram sua eficácia durante 8 a 10 semanas, sendo esta técnica útil aos pacientes que ainda podem recuperar-se.
- A gordura autóloga pode ser retirada por lipoaspiração ou excisão. Os relatos quanto à sobrevida da gordura injetada são variáveis. Alguns estudos referem que a gordura se desintegra rapidamente, enquanto outros relatam sua persistência por longos períodos.
- Tiroplastia tipo II (laringoplastia de medialização):
  - Em geral, essa operação é realizada com anestesia local, assim os resultados vocais podem ser monitorados durante o procedimento. A posição das cordas vocais também pode ser monitorada no decorrer da operação por meio de um laringoscópio de fibra óptica.
  - Nessa operação, o cirurgião remove uma "janela" de cartilagem da asa tireóidea menor no nível da corda vocal. Uma bolsa é dissecada profundamente até a cartilagem e um implante é colocado para empurrar a corda vocal membranosa em direção medial, ajustando o tamanho e a posição do implante de modo a conseguir a melhor voz. Isshiki descreveu inicialmente a modelagem do implante a partir de um bloco de Silastic. Existem à venda no comércio alguns implantes pré-fabricados de Silastic ou hidroxiapatita em diversos tamanhos. Mais recentemente, alguns cirurgiões implantaram uma fita de Gortex dentro de uma bolsa.
- Complicações:
  - Obstrução respiratória pós-operatória causada pelo edema
  - Expulsão tardia do implante
  - Impossibilidade de conseguir a voz apropriada
  - Necessidade mais frequente de revisões: implante muito alto ou anterior. O implante pode funcionar bem durante o procedimento, mas se mostra muito pequeno depois da regressão do edema operatório ou da atrofia muscular subsequente.[9]
  - A laringoplastia de medialização não é eficaz nos pacientes com paralisia flácida e espaços posteriores amplos, ou com processos vocais em níveis diferentes.
- Adução da aritenoide:
  - Essa operação reproduz a ação do músculo cricoaritenóideo lateral de modo a rodar o processo vocal da cartilagem aritenoide de volta à linha média. A operação é indicada para paralisia laríngea unilateral dos pacientes com espaços glóticos amplos que não possam ser corrigidos pela laringoplastia por injeção ou medialização. Tal operação também pode ser combinada com um desses dois procedimentos de laringoplastia.[10]
  - Em geral, a adução da aritenoide é realizada com anestesia local, de modo que a voz e a posição das cordas vocais podem ser monitoradas durante o procedimento; além disso, as cordas vocais podem mover-se livremente em torno de um tubo endotraqueal.
  - O objetivo é aplicar suturas no processo muscular da cartilagem aritenoide e gerar tensão no sentido anterior, fixando as suturas à asa tireóidea anterior. O processo muscular pode ser exposto por rotação da laringe para o lado contrário, com transecção das inserções dos músculos constritores inferiores à asa tireóidea e rebatimento da fossa piriforme para longe da

aritenoide. Em alguns casos, é necessário remover uma parte da asa tireóidea posterior. Outra abordagem descrita é criar uma "janela" na asa tireóidea posterior.[11]
- Reinervação da laringe. Na maioria dos casos, um ramo do nervo alça cervical é anastomosado ao NLR distal. Uma técnica alternativa é usar um pedículo neuromuscular. De acordo com alguns autores,[12] a reinervação por uma dessas técnicas recupera o volume e o tônus dos músculos reinervados, mas não seus movimentos funcionais.

Tratamento da paralisia laríngea bilateral

O objetivo é ampliar as vias respiratórias com pouquíssimo impacto na voz. O diagnóstico deve incluir a diferenciação entre paralisia bilateral e fixação causada por tecidos fibróticos ou artrite. A eletromiografia (EMG) pode facilitar esta diferenciação, mas o diagnóstico definitivo depende da laringoscopia direta com palpação das cordas vocais.

- A traqueotomia é o padrão de referência para aliviar a obstrução. A fala ainda é possível com a oclusão digital do tubo de traqueotomia ou com uma valva de Passy-Muir.
- Lateralização estática de uma ou duas cordas vocais por:
  - Aritenoidectomia externa ou endoscópica. Esta ressecção pode ser total, apenas medial ou subtotal.
  - Cordectomia endoscópica, cordotomia ou lateralização por suturas.
- Abdução da aritenoide por abordagem externa.
- Reinervação com transferência de pedículo neuromuscular, nervo alça cervical ou nervo frênico. Os resultados experimentais são promissores, mas os resultados clínicos insatisfatórios.
- A "estimulação rítmica" da laringe com um estimulador implantável ainda é experimental.

Disfonia espasmódica

A disfonia espasmódica (DE) é uma distonia focal da laringe. A fala é interrompida por espasmos involuntários intermitentes dos músculos laríngeos intrínsecos. A forma mais comum é a DE adutora, na qual os espasmos dos músculos adutores resultam em voz tensa, forçada e estrangulada. Cerca de 10% dos pacientes com DE têm a forma abdutora, na qual a voz é interrompida pela repentina abertura da glote com voz de qualidade sussurrante e aspirativa. A etiologia é desconhecida, mas está claro que o processo é neurogênico em vez de psicogênico.

Diagnóstico: baseado principalmente na avaliação perceptiva do médico e exame da laringe para excluir outras doenças orgânicas. Uma conferência investigativa, realizada recentemente no National Institute on Deafness and Other Communication Disorders (NIDCD), definiu os seguintes critérios diagnósticos:[13]

- O paciente percebe que precisa fazer mais esforço para falar.
- Essa dificuldade varia ao longo do dia e/ou entre as diferentes atividades.
- Os sintomas persistem há mais de 3 meses.
- Uma ou mais das seguintes atividades vocais são normais: rir, chorar, gritar, sussurrar, cantar ou bocejar.
- O exame da laringe demonstra que a anatomia e a função da laringe são normais durante as atividades que não exigem falar.

Modalidades de tratamento:

- Isoladamente, a terapia da fala tem pouca eficácia.
- A transecção do nervo laríngeo recorrente foi o primeiro tratamento considerado eficaz para a DE. Contudo, alguns pacientes apresentam recidivas dos sintomas em 3 anos. Outros pacientes podem ficar com dispneia intolerável.
- Hoje, a injeção de toxina botulínica no músculo tireoaritenóideo é a técnica terapêutica mais comumente utilizada para tratar a DE adutora. Pequenos volumes da toxina são injetados em um

ou nos dois lados da laringe para enfraquecer, mas não paralisar, esse músculo. A injeção pode ser aplicada por vias percutânea (geralmente guiada por EMG) ou oral (dirigida por endoscopia). A dose eficaz varia em cada paciente, devendo ser definida por tentativa e erro bem como titulação progressiva. A toxina botulínica é menos eficaz na DE abdutora, que exige a injeção da toxina no músculo cricoaritenóideo posterior.

- A operação de "Berke" consiste em cortar os ramos adutores dos NLR e substituir esta inervação pelos ramos da alça cervical. O objetivo é suprimir os estímulos neurais espasmódicos e substituí-los por um tônus neural mais equilibrado.
- Alguns estudos demonstraram que a tiroplastia é eficaz em alguns casos. A tiroplastia de medialização pode melhorar o fechamento glótico dos pacientes com DE abdutora. A tiroplastia de lateralização também foi descrita como tratamento da DE adutora.

Aspiração incontrolável

Resultante da perda da função protetora da laringe, ocorre nos pacientes com déficits graves do tronco encefálico ou do IX, X e XI nervos cranianos. A pneumonia de aspiração pode ser uma complicação devastadora e fatal de uma doença de certa forma debilitante, mas não é letal (em geral, um distúrbio neurológico). Mesmo quando a alimentação oral é suspensa, a aspiração das secreções pode causar pneumonia potencialmente fatal. Várias técnicas cirúrgicas foram propostas para tratar essa condição, mas nenhuma é ideal.[14]

- Traqueotomia. O tubo com manguito não impede a aspiração, porém reduz a quantidade do material que chega aos pulmões, possibilitando sua sucção.
- Separação da laringe e traqueia pela criação de um traqueostoma e fechamento da laringe no nível do primeiro anel traqueal.
- Aplicação de retalhos epiglóticos nas aritenoides.
- Operação de derivação traqueosofágica de Lindeman com anastomose entre a traqueia proximal e o esôfago bem como a criação de traqueostoma permanente distal.
- Operação de fechamento glótico de Montgomery: as cordas vocais são suturadas uma com a outra por meio de uma laringofissura; teoricamente, é um procedimento reversível.
- Laringectomia total.

Infecções laríngeas

Candidíase

A candidíase da laringe é encontrada frequentemente nos pacientes que utilizam corticoides inalatórios em pó para tratar asma ou doença pulmonar obstrutiva crônica (DPOC). Outros fatores de risco são a DRGE, imunossupressão e tratamento antibiótico.

- Causa: o agente etiológico é a *Candida albicans*.
- Diagnóstico: história de rouquidão progressiva, tosse e/ou sensação de bolo na garganta.
  - O exame da laringe detecta placas brancas sobre a mucosa vermelho-viva.
- O tratamento consiste em antifúngicos sistêmicos. A nistatina tópica ou deglutida é ineficaz. A interrupção do tratamento com corticoide inalatório pode resultar na rápida regressão da infecção.

Epiglotite

A epiglotite caracteriza-se por inflamação e edema da supraglote por processos infecciosos. A epiglote edemaciada funciona como uma valva esférica, dificultando a inspiração, condição que causa dispneia rapidamente progressiva, podendo ser fatal em algumas horas, a menos que seja diagnosticada e tratada imediatamente. A epiglotite é mais comum nas crianças de 2 a 6 anos, mas também pode ocorrer nos adultos.

- Causa: geralmente *Haemophilus influenzae* (*H. influenzae*), embora também possa ser causada por outras bactérias ou vírus. Nos EUA, a incidência da epiglotite diminuiu rapidamente desde que a vacina contra o *H. influenzae* tipo B foi introduzida na rotina de imunização infantil no final da década de 1980.[15]
- Sintomas: dor de garganta, disfagia e baba, febre, estridor, dispneia (aliviada até certo ponto pela inclinação para a frente) e voz de "batata quente".
- Diagnóstico: baseado principalmente na história clínica. O exame deve ser cuidadoso e suave para evitar a estimulação do reflexo de engasgo, que pode desencadear súbita obstrução das vias respiratórias superiores. Não utilizar o abaixador de língua. Em geral, a endoscopia de fibra óptica flexível pode ser realizada nos adultos. Um sinal característico é a hipersensibilidade localizada na linha média do osso hioide. Nos casos duvidosos, as radiografias dos tecidos moles em perfil podem demonstrar a epiglote edemaciada. A epiglote com formato de ômega (uma variação normal) pode ser confundida com epiglotite nas radiografias do pescoço em perfil.[16] A TC pode demonstrar a rara formação de abscesso na epiglote. Contudo, quando a suspeita diagnóstica é forte, o tratamento não deve ser postergado até que o exame seja realizado. Além disso, todos os pacientes enviados para exame de imagem com suspeita de epiglotite devem ser observados continuamente por um médico capaz de realizar intubação ou traqueotomia de urgência, que tenha todos os equipamentos à disposição. As hemoculturas apresentam mais chances de detectar o patógeno responsável que as culturas das secreções mucosas, porém a estabilização das vias respiratórias tem mais prioridade que a obtenção de material para cultura.
- Tratamento:
    - Estabilizar e manter as vias respiratórias assim como administrar antibióticos intravenosos. Em condições ideais, as vias respiratórias devem ser estabilizadas por intubação orotraqueal ou traqueotomia realizada no centro cirúrgico em condições controladas. Alguns adultos que se apresentam mais de 8 h depois do início da epiglotite e têm estridor grave podem ser tratados sem intubação ou traqueotomia, mas apenas se for possível fazer cuidadosa monitoração.
    - Antibióticos intravenosos: devem oferecer cobertura eficaz para o *H. influenzae* produtor de penicilinase. Podem ser substituídos com base nos resultados das culturas e dos testes de sensibilidade.
    - Os corticoides podem ser úteis.

Crupe (laringotraqueobronquite aguda)

O crupe ocorre principalmente nas crianças de 1 a 3 anos de idade.

- Causa: provável etiologia viral.
    - Os vírus *parainfluenza* tipos 1 a 4 são frequentemente isolados.
    - Em geral, as culturas revelam *H. influenzae*, estreptococos, estafilococos e pneumococos.
- Sintomas:
    - Congestão e tosse espasmódica com rouquidão progredindo para estridor.
    - Com o agravamento da angústia respiratória, aparecem retrações supraesternais e a utilização dos músculos acessórios.
    - Agitação e pulso acelerado são sinais de hipercapnia.
    - Palidez perioral e cianose constituem sinais tardios.
- Diagnóstico: baseado principalmente na história clínica.
    - A radiografia dos tecidos moles do pescoço na incidência anteroposterior mostra o sinal do *steeple* (estreitamento subglótico causado pelo edema).
- Tratamento: depende da gravidade.
    - A inalação de vapor úmido pode levar à rápida regressão.
    - A internação hospitalar é necessária quando há angústia respiratória significativa e persistente.
    - Corticoides.
    - Oxigênio umidificado, epinefrina racêmica intermitente.

- Antibióticos podem ser administrados.
- Intervenção nas vias respiratórias (intubação endotraqueal, traqueotomia em alguns casos) se houver obstrução grave.
- Na verdade, o crupe grave pode ser traqueíte bacteriana.
- A criança com crupe recidivante pode ter alguma anomalia associada, como estenose, cisto ou hemangioma subglótico, sendo indicada a endoscopia operatória.

Traqueíte bacteriana
Complicação rara da bronquite e da laringotraqueobronquite virais.

- Causa: *Staphylococcus, Streptococcus* e/ou *Streptococcus pneumoniae*.
- Sintomas: febre alta, estridor e sintomas de crupe grave.
- Diagnóstico e tratamento: a broncoscopia demonstra traqueíte purulenta com obstrução causada pelo edema e pela mucosa necrótica desprendida com tampões de muco. Esses restos devem ser removidos, e geralmente, a broncoscopia precisa ser repetida. Os antibióticos intravenosos devem ser administrados de acordo com os resultados das culturas. A progressão para pneumonia é muito comum.

Infecções laríngeas menos comuns

- Tuberculose laríngea: quase sempre secundária à tuberculose pulmonar em atividade. O aspecto macroscópico pode ser semelhante ao do câncer de laringe. A localização mais comum é a laringe posterior, seguida da superfície laríngea da epiglote.
- Sífilis: raríssima. A laringe nunca é afetada pela doença no estágio primário. Ao exame da laringe, a doença pode ser semelhante ao câncer laríngeo. O diagnóstico baseia-se nos testes sorológicos.
- Escleroma: causado pela *Klebsiella rhinoscleromatis*, rara nos EUA. O tratamento consiste em tetraciclina e corticoide orais. Pode ser necessário realizar ressecção endoscópica e/ou traqueotomia.
- Mormo: causado pela *Burkholderia mallei* (antes conhecida como *Pseudomonas mallei*). Vários abscessos granulomatosos distribuídos pelo corpo.
- Hanseníase: causada pelo *Mycobacterium leprae* (ou bacilo de Hansen). Afeta a laringe em 10% dos casos. Tratamento: DDS (diaminofenilsulfona; dapsona) por 1 a 4 anos, corticoides, traqueotomia.
- Difteria: causada pelo *Corynebacterium diphtheriae*. Rara nos EUA em razão da imunização. O início se mostra insidioso, e o primeiro sintoma é a tosse crupoide rouca. O sinal característico consiste em membrana branco-acinzentada na garganta e odor de "rato de esgoto". As tentativas de remover a membrana geralmente provocam sangramento. A morte deve-se à obstrução das vias respiratórias. Tratamento: estabilizar as vias respiratórias bem como administrar antitoxina e penicilina.
- Infecções fúngicas:
  - Blastomicose: causada pelo *Blastomyces dermatitidis*. Doença endêmica no sul dos EUA, acomete principalmente a pele e os pulmões. Contudo, também pode ocorrer infecção primária da laringe com infiltração nodular difusa da laringe e fixação, úlcera e estenose das cordas vocais. O diagnóstico definitivo é firmado pelo isolamento das leveduras em cultura. O tratamento consiste em anfotericina B intravenosa. Os casos mais brandos da infecção podem ser tratados com cetoconazol ou itraconazol.
  - Histoplasmose: causada pelo *Histoplasma capsulatum*, endêmico nos vales dos rios Ohio, Mississipi e Missouri. Em geral, está associada à histoplasmose pulmonar. O tratamento consiste em anfotericina B.

DOENÇAS SISTÊMICAS QUE AFETAM A LARINGE

Sarcoidose

Esta doença granulomatosa sistêmica geralmente afeta os pulmões. O acometimento da laringe não é comum. As massas granulomatosas podem causar rouquidão, enquanto a linfadenopatia mediastínica pode provocar paralisia ou paresia da laringe.

- Manifestações clínicas: tosse, rouquidão, sensação de bolo na garganta e, ocasionalmente, dispneia.
- Diagnóstico: os granulomas aparecem como massas submucosas pálidas, geralmente na epiglote, mas algumas vezes nas pregas ariepiglóticas, nas cordas vocais falsas, na subglote e, ocasionalmente, nas cordas vocais verdadeiras.
    - O diagnóstico requer biopsia, que demonstra granulomas não-caseosos.
    - Infecções fúngicas e outras doenças granulomatosas devem ser excluídas.
- Tratamento:
    - Corticoides sistêmicos por períodos longos.
    - Injeção intralesional de corticoide, que pode ser repetida quando necessário.
    - As lesões volumosas podem requerer ressecção, desbaste ou mesmo traqueotomia.

Artrite reumatoide

A artrite reumatoide pode causar fixação inflamatória da articulação cricoaritenóidea e/ou nódulos inflamatórios na corda vocal. Outras causas de fixação articular inflamatória consistem em outras doenças do colágeno vascular, gota, doença de Crohn, espondilite ancilosante e traumatismo. Gonorreia, tuberculose e sífilis são causas raras da artrite cricoaritenóidea.

- Manifestações clínicas: rouquidão, dor, sensação de bolo na garganta, otalgia referida. A artrite bilateral pode causar estridor e dispneia.
- Diagnóstico:
    - O paciente pode referir história de artrite reumatoide.
    - O exame físico detecta aritenoides imóveis com eritema e edema causados pela artrite. Os nódulos podem ser semelhantes aos nódulos vocais comuns, mas geralmente são unilaterais e edematosos.
    - Exames laboratoriais: maior velocidade de hemossedimentação, fator reumatoide positivo, níveis baixos de complemento e painel lúpico anormal.
    - A TC de alta resolução pode mostrar erosão da articulação e edema dos tecidos moles.
- Tratamento:
    - Clínico: corticoides e outros agentes anti-inflamatórios.
    - A traqueotomia pode ser necessária para aliviar a obstrução das vias respiratórias. O tubo poderá ser retirado quando o estridor regredir com o tratamento.
    - Os nódulos podem ser removidos por microcirurgia, mas podem reaparecer.

Lúpus eritematoso sistêmico

Doença autoimune do tecido conjuntivo que é comum e afeta vários órgãos do corpo, como o miocárdio, rins, pulmões e sistema nervoso central (SNC). O acometimento da laringe é raro.

- Manifestações clínicas: erupção cutânea é uma apresentação muito comum, geralmente nas regiões malares depois da exposição ao sol; alguns pacientes apresentam úlceras orais. O envolvimento da laringe pode causar rouquidão por vários mecanismos e estridor.

- Diagnóstico:
  - História de lúpus eritematoso sistêmico (LES) e rouquidão.
  - O exame físico demonstra edema, paralisia, nódulos vocais eritematosos simétricos ou artrite.
- Tratamento: basicamente corticoides.

Granulomatose de Wegener

Vasculite autoimune que afeta principalmente os pulmões e rins. Em cerca de 25% dos casos, a laringe é acometida com tecidos de granulação exofíticos que geralmente progridem para estenose subglótica.

- Manifestações clínicas: tosse, rouquidão, estridor. Alguns pacientes têm o diagnóstico da doença estabelecido antes.
- Diagnóstico:
  - A biopsia demonstra granulomas necrosantes e trombose capilar.
  - O anticorpo antinuclear (AAN) pode ser positivo, mas o anticorpo anticitoplasma neutrofílico (C-ANCA) é mais sensível.
- Tratamento:
  - Clínico: corticoides e agentes citotóxicos.
  - Cirúrgico: a estenose pode ser excisada, mas comumente recidiva. A traqueotomia geralmente é necessária.

Policondrite recidivante

Doença que causa inflamação multissistêmica crônica em todos os tipos de cartilagem, como a das orelhas, do nariz, das articulações e traqueobrônquica.

- Manifestações clínicas: na maioria dos casos, a doença começa com inflamação dolorosa e eritema das orelhas que regride em alguns dias. Cerca da metade dos pacientes tem acometimento das vias respiratórias com rouquidão e estridor. Os episódios recidivantes de inflamação causam a progressiva destruição das cartilagens.
- Diagnóstico: baseado principalmente na história e no exame físico. A biopsia é inespecífica, mas pode excluir outras causas.
- Tratamento:
  - Corticoides, dapsona, azatioprina, ciclofosfamida, ciclosporina, penicilamina e plasmaférese.
  - A reconstrução cirúrgica é ineficaz. A doença das vias respiratórias pode evoluir para o óbito por pneumonia ou insuficiência respiratória obstrutiva.

Pênfigo e penfigoide

Doenças autoimunes que causam a formação de bolhas na pele e/ou mucosa.

- *Pênfigo*: destruição das desmogleínas e conexões entre as células epiteliais, causando a formação de bolhas intraepiteliais.
- *Penfigoide*: a destruição da membrana basal causa a formação de bolhas subepiteliais.
  - Manifestações clínicas: dor na boca e garganta, bem como rouquidão. Em geral, essas duas doenças começam com úlceras orais que podem espalhar-se até a laringe, mas não afetam a subglote ou traqueia.
  - Diagnóstico:
    - A biopsia com coloração imunofluorescente pode mostrar os anticorpos que causam as lesões, mas a histologia geralmente mostra apenas necrose inespecífica, principalmente no centro das lesões ulceradas.
    - Os testes sorológicos são úteis em alguns casos.

- Tratamento:
  - Dapsona, corticoides e azatioprina.
- Prognóstico:
  - A mortalidade ainda é alta (até 15%).
  - As lesões mucosas não-tratadas podem infectar e causar retrações fibróticas suficientes para obstruir as vias respiratórias.

Amiloidose

Doença que resulta da acumulação de substância fibrilar anormal nos tecidos. A amiloidose pode ser primária ou secundária ao mieloma múltiplo. A morte causada pela amiloidose generalizada geralmente é atribuída à insuficiência renal ou cardíaca. Contudo, a amiloidose laríngea geralmente se localiza apenas nesta estrutura.

- Manifestação clínica: rouquidão, estridor, sensação de bolo na garganta e disfagia.
- Diagnóstico: o exame da laringe demonstra lesões céreas cinzentas ou alaranjadas, geralmente na epiglote, mas às vezes na região glótica ou na subglótica.
- Biopsia: a biopsia corada com hematoxilina e eosina (HE) é inespecífica. Os espécimes devem ser processados com corante vermelho congo e examinados sob luz polarizada para mostrar a birrefringência cor de maçã verde.
- Tratamento:
  - Excisão endoscópica ou operação aberta para retirar ou desbastar as lesões sintomáticas.
  - A ressecção completa geralmente é impossível, e as recidivas são comuns.
  - A traqueotomia pode ser necessária.

Traumatismo da laringe

O traumatismo fechado da laringe pode causar fraturas sem sinais externos significativos. Tais lesões não são comuns porque a laringe está protegida posteriormente pela coluna vertebral e, anteriormente, o queixo e esterno proporcionam alguma proteção. Assim, as fraturas da laringe geralmente são resultantes de choques anteriores diretos com o pescoço estendido. Esse tipo de traumatismo também pode lesar a coluna cervical. Cerca da metade dos pacientes que sofrem fraturas da laringe entra em asfixia no local do acidente. Nos demais casos, a obstrução das vias respiratórias ocorre depois de um intervalo praticamente assintomático e pode levar à morte repentinamente. Outra causa de fratura da laringe é o estrangulamento com lesão por esmagamento.

- Manifestações clínicas:
  - Obstrução progressiva das vias respiratórias com dispneia e estridor. Contudo, o paciente pode ter um intervalo assintomático.
  - Disfonia ou afonia
  - Tosse e hemoptise
  - Disfagia e odinofagia
- Sinais físicos:
  - Alteração do contorno do pescoço em consequência do achatamento da cartilagem tireóidea.
  - Hematoma cervical
  - Enfisema subcutâneo
  - Crepitação sobre a estrutura da laringe
- As intervenções terapêuticas são determinadas pela estabilidade das vias respiratórias.

- Angústia respiratória aguda:
  - Levar diretamente ao centro cirúrgico para fazer traqueotomia com anestesia local, seguida de laringoscopia direta com anestesia geral para avaliar a gravidade da lesão.
  - Estar preparado para realizar traqueotomia de emergência durante a transferência ao hospital, caso haja a súbita obstrução das vias respiratórias.
  - A intubação orotraqueal não é recomendada porque a distorção da laringe torna o procedimento difícil e o tubo pode criar uma passagem falsa.
- Vias respiratórias estáveis:
  - Laringoscopia de fibra óptica flexível para avaliar a mobilidade das cordas vocais bem como verificar a existência de lacerações e cartilagem exposta.
  - Sendo a laringoscopia de fibra óptica normal, o tratamento deverá ser conservador com observação, umidificação e corticoides.
  - Se o exame de fibra óptica mostrar hematoma, edema, redução da mobilidade ou outro tipo de distorção, será necessário fazer TC. Se a TC mostrar fratura com deslocamento, o reparo cirúrgico deverá ser realizado. Nos demais casos, iniciar tratamento conservador com corticoides, ar umidificado e observação.
  - Se a laringoscopia de fibra óptica demonstrar lacerações ou cartilagem exposta, levar o paciente imediatamente ao centro cirúrgico para fazer traqueotomia de urgência com anestesia local, seguida de laringoscopia direta com anestesia geral.
  - Reparo cirúrgico: a tirotomia na linha média deve ser realizada para expor a mucosa da laringe. Todas as lacerações devem ser cuidadosamente suturadas. Retalhos locais ou enxertos de mucosa podem ser aplicados para fechar as falhas. Se a cartilagem aritenóidea tiver sofrido avulsão completa e estiver deslocada, será melhor retirá-la que tentar recolocá-la em sua posição.
  - As fraturas das cartilagens da laringe devem ser reduzidas e imobilizadas. O uso de placas facilita esse procedimento. Os *stents* laríngeos podem ser usados para aumentar a estabilidade, mas podem estimular a formação de tecidos de granulação.

Estenoses laríngea e traqueal

Em geral, os estreitamentos obstrutivos da laringe e traqueia são causados por traumatismo durante a intubação ou choques externos. Doenças sistêmicas e refluxo também podem causar estenoses. Os sintomas e o tratamento variam de acordo com a localização, a gravidade e a etiologia. A estenose supraglótica é muito menos comum que a glótica ou subglótica.

- Manifestações clínicas: estridor e dispneia progressivos com ou sem rouquidão.
- Diagnóstico:
  - História pregressa de intubação ou traumatismo.
  - Endoscopia realizada no consultório para avaliar as vias respiratórias supraglóticas e glóticas bem como a mobilidade das cordas vocais.
  - TC para avaliar as vias respiratórias subglóticas e traqueais assim como as articulações cricoaritenóideas. Laringoscopia direta e broncoscopia para avaliar a extensão da lesão e palpar as cordas vocais imóveis.
- Tratamento:
  - Estenose supraglótica: a excisão endoscópica dos tecidos fibróticos pode ser eficaz, mas o problema geralmente recidiva. A excisão externa — essencialmente uma laringectomia supraglótica — também pode ser eficaz.
  - A estenose glótica quase sempre consiste na fixação das cordas vocais em razão de retrações fibróticas posteriores. Por essa razão, a abordagem terapêutica deve levar em consideração a função vocal resultante. Se não for possível recuperar a mobilidade das cordas vocais, as vias respiratórias poderão ser apenas reparadas por dilatação estática, a qual melhora a qualidade da voz, que pode consistir em aritenoidectomia ou cordotomia. Em alguns casos, a melhor opção é a traqueotomia.

- Em alguns pacientes, a estenose subglótica poderá ser tratada por excisão endoscópica se a área fibrótica for fina e não-circunferencial, e o suporte oferecido pela cricóidea estiver preservado. Na maioria dos casos, é necessário realizar procedimentos cirúrgicos reparadores: laringotraqueoplastia ou ressecção cricotraqueal.
- A estenose traqueal é tratada definitivamente por ressecção e anastomose terminoterminal.
- As estenoses localizadas em vários pontos das vias respiratórias, ou que ocorrem nos pacientes com distúrbios clínicos complexos, são muito difíceis de tratar. Uma opção aos procedimentos cirúrgicos reconstrutores é colocar um tubo T para estabilizar as vias respiratórias.
- Os *stents* endotraqueais expansíveis não são recomendados em razão das complicações, como a formação de tecidos de granulação e possibilidade de erosão para dentro do mediastino.

ANOMALIAS CONGÊNITAS

Laringomalacia

A laringomalacia é a causa mais comum do estridor neonatal. Essa condição é causada pela flacidez da laringe, de modo que a epiglote é puxada para baixo e obstrui a laringe durante a inspiração. A etiologia é desconhecida, mas pode ser secundária à imaturidade neurológica ou estrutural. Alguns autores publicaram um sistema de classificação com abordagens cirúrgicas específicas:[17]

Tipo 1: pregas ariepiglóticas encurtadas ou apertadas
Tipo 2: tecidos redundantes na supraglote
Tipo 3: colapso da epiglote posterior em razão de distúrbios neuromusculares coexistentes

- Manifestações clínicas: o estridor geralmente não está presente ao nascer, mas começa logo depois. Os pais podem observar que o bebê respira melhor na posição prona que na supina; contudo, em razão da atual iniciativa de "colocar para dormir de costas" para evitar a síndrome da morte súbita do lactente, os pais são instruídos a NÃO colocar a criança deitada de bruços e relutam em tentar executar esta manobra.
- Diagnóstico:
  - Geralmente pode ser confirmado pela endoscopia flexível realizada no consultório. Nos casos clássicos, a epiglote é descrita por seu formato em "ômega" e cai para trás durante a inspiração. A mobilidade das cordas vocais é normal.
  - A endoscopia operatória será indicada se houver suspeita de outras anormalidades, ou se o estridor for muito grave e o paciente tiver cianose.
- Tratamento:
  - Em geral, acompanhamento clínico e informação de que o problema regridirá em 12 a 16 meses.
  - A traqueotomia pode ser necessária aos casos de estridor grave ou défice de crescimento.
  - Estudos mostraram que a epiglotoplastia endoscópica é eficaz.

Paralisia da laringe

A segunda causa mais comum do estridor neonatal. Na maioria dos casos, a paralisia é unilateral, mas também pode ser bilateral.

- Causas: idiopática, traumatismo obstétrico, cardiomegalia, malformação de Arnold-Chiari, ligadura do canal arterial persistente.
- Manifestações clínicas: choro débil, estridor inspiratório e/ou dificuldades alimentares.
- Diagnóstico:
  - Em geral, a paralisia pode ser detectada pela endoscopia de fibra óptica realizada no berçário.
  - Os exames de imagem são necessários para excluir causas cardíacas e neurológicas.
  - A esofagografia contrastada com bário é recomendável para detectar aspiração.

- Tratamento:
  - Observação se houver rouquidão e estridor leve.
  - Traqueotomia se ocorrer estridor grave (em geral, paralisia bilateral).
  - Parecer da equipe especializada em deglutição para tratar os problemas alimentares — tubo de gastrostomia se os distúrbios forem graves.
  - O procedimento laríngeo definitivo deve ser postergado na esperança de que haja recuperação espontânea e o paciente possa crescer.

Hemangioma

Essa lesão vascular causa a obstrução das vias respiratórias. Na maioria dos casos, o hemangioma afeta a subglote anterior à esquerda e comumente está associado a outros hemangiomas cutâneos (50% dos casos).

- Manifestações clínicas:
  - Estridor inspiratório progressivo iniciado logo depois do nascimento.
  - Em alguns casos, há episódios progressivos de crupe.
  - A voz geralmente é normal.
- Diagnóstico:
  - A laringoscopia direta e a broncoscopia demonstram massa eritematosa compressível.
  - A lesão não deve ser biopsiada.
  - A extensão da lesão pode ser avaliada por meio de exames de imagem.
- Tratamento:
  - Observação se os sintomas forem toleráveis.
  - Corticoides sistêmicos.
  - Epinefrina racêmica para os episódios agudos de estridor.
  - Traqueotomia se houver obstrução respiratória, até que a lesão regrida.
  - A excisão por *laser* de CO_2 pode ser realizada para evitar a traqueotomia, contanto que a lesão não seja cavernosa ou circunferencial.
  - Alguns estudos descreveram a excisão externa.
  - Outros estudos mostraram que a interferona alfa consegue acelerar a regressão do hemangioma. Em razão dos efeitos colaterais, o uso da interferona deve ser limitado aos hemangiomas potencialmente fatais que não tenham respondido às outras formas de tratamento.

Membrana (*web*) ou atresia da laringe

As membranas congênitas caracterizam-se por faixas que se estendem sobre parte da (membrana) ou toda (atresia) a glote; os dois terços anteriores da glote são os locais mais comuns.

- As manifestações clínicas dependem da gravidade da estenose glótica.
  - A atresia da laringe evidencia-se por obstrução completa ao nascer, a menos que uma fístula TE distal possibilite alguma ligação entre a traqueia e o ar ambiente. Em geral, há outras anomalias, e a taxa de mortalidade é muito alta. O paciente poderá morrer se a anomalia não for imediatamente diagnosticada e tratada.
  - As membranas anteriores pequenas podem ser assintomáticas.
  - As membranas maiores causam choro débil ou rouco.
- Diagnóstico: exame endoscópico.
- Tratamento:
  - Traqueotomia para aliviar a obstrução das vias respiratórias.
  - A membrana é reparada mais facilmente quando a criança está maior e a anatomia mais bem-definida.

Cisto laríngeo congênito

Os cistos laríngeos podem ser supraglóticos ou subglóticos. O diagnóstico e tratamento são realizados por endoscopia com ruptura ou marsupialização do cisto. As recidivas não se mostram comuns, mas a endoscopia subsequente é necessária para monitorar esta ocorrência.

Estenose subglótica congênita

Na maioria dos casos, é secundária à intubação e não propriamente uma anomalia congênita.

- Manifestações clínicas: estridor e insuficiência respiratória, geralmente depois das tentativas de extubar.
- Diagnóstico: broncoscopia.
- Tratamento: traqueotomia, separação cricóidea ou reconstrução laringotraqueal.

Fendas laríngeas

Anomalias raras, causadas pelo fechamento incompleto do septo laringotraqueal.

- Manifestações clínicas: cianose durante a amamentação, estridor e pneumonias recidivantes.
- Diagnóstico: laringoscopia direta e broncoscopia.
- Tratamento: alguns pacientes podem ser observados e finalmente melhoram; outros necessitam de reparo endoscópico ou operatório.

Síndrome do miado de gato

Esta síndrome tem seu nome originado do miado anormal, sendo causada por deleção parcial do cromossomo 5 do grupo B. Há várias outras anormalidades associadas, como retardamento mental, malformações faciais, hipotonia e estrabismo.

Corpos estranhos na laringe e na árvore traqueobrônquica

Anualmente, a asfixia por alimentos causa cerca de 3.000 mortes nos EUA, principalmente entre 1 e 3 anos de idade. Nos lactentes com menos de 1 ano de vida, a asfixia causada pela aspiração de corpos estranhos é a causa principal de morte acidental. Em mais de 33% dos casos, o evento não é presenciado. As crianças pequenas são mais suscetíveis porque tendem a colocar objetos na boca e correr ou brincar com alimentos na boca, bem como porque não possuem molares para triturar os alimentos (como as nozes). Os alimentos que mais comumente causam aspirações fatais são a salsicha, uva e amendoim.

- Manifestações clínicas: os corpos estranhos que se alojam na laringe podem causar obstrução total com morte rápida. Os corpos estranhos aspirados para a traqueia ou brônquio podem causar estridor ou apenas ter um intervalo assintomático silencioso depois do episódio de asfixia inicial. As manifestações tardias incluem pneumonias de repetição.
- Diagnóstico:
  - História de engasgo, nem sempre presenciado.
    - Em geral, há um intervalo assintomático e depois surgem dispneia e sibilos.
  - Exame físico:
    - Corpo estranho na traqueia — estridor bifásico; pode haver um estalido audível ou um baque palpável.
    - Corpo estranho no brônquio — sibilos expiratórios, redução do murmúrio vesicular no lado afetado.
  - Radiografias de tórax — apenas os corpos estranhos opacos podem ser demonstrados.
    - A radioscopia ou as radiografias inspiratória e expiratória demonstram atelectasia à inspiração e hiperinsuflação à expiração no lado em que se alojou o corpo estranho.
    - Também pode haver enfisema obstrutivo e condensação pulmonar.

- Tratamento:
  - Remover o corpo estranho por broncoscópio rígido com ventilação.
    - A broncoscopia será indicada se houver dúvida quanto ao diagnóstico. O paciente não precisa ter todos os sintomas. O resultado negativo da endoscopia é muito melhor que deixar que um corpo estranho passe despercebido.
  - A remoção do corpo estranho requer colaboração e comunicação entre os membros da equipe e que todos os equipamentos estejam disponíveis, montados, bem como em bom funcionamento.
  - Os telescópios e as pinças ópticas facilitam enormemente a remoção.
  - A anestesia geral é necessária, e a ventilação espontânea pode ser suplementada por anestesia local.
  - Os corticoides são recomendados para reduzir o edema.
- Complicações:
  - Edema, bronquite, pneumonia, ulceração e tecidos de granulação.
  - Pneumotórax, pneumomediastino.
  - Os corpos estranhos vegetais podem inchar e ficar impactados.
  - Haverá obstrução total se o corpo estranho ficar preso na laringe durante a remoção. Essa complicação poderá ser resolvida empurrando o corpo estranho de volta ao brônquio.

Recuperação da voz depois da laringectomia

A perda da capacidade de falar causa incapacidade significativa. Existem várias opções para recuperar a voz.

- Essencialmente, a fala esofágica consiste na geração de som por eructações controladas. O ar é deglutido ao esôfago e expelido para produzir vibrações na faringe, enquanto os lábios, a língua e os dentes modulam as palavras. A fala esofágica é uma técnica eficaz de comunicação e não requer o uso de aparelhos. Alguns pacientes adquirem essa capacidade com muito pouca instrução, enquanto outros não conseguem apesar do treinamento intensivo. A duração das frases é limitada, e a tonalidade da voz muito grave.
- A eletrolaringe é um vibrador que pode ser comprimido contra o pescoço para produzir vibrações na faringe, as quais podem ser moduladas em palavras. Um dispositivo alternativo gera o som que emana por um tubo fino, que pode ser mantido na boca. Na maioria dos casos, é mais fácil usar esses dispositivos que aprender a fala esofágica. Entretanto, a voz soa eletrônica e pouco natural com frequência invariável e pouca estrutura de ressonância.

Hoje, a recuperação da fala com sonoridade mais natural é possível com o *shunt* traqueosofágico. No passado, alguns procedimentos cirúrgicos foram desenvolvidos para criar uma fístula permanente entre a traqueia e o esôfago, de modo que, quando o traqueostoma estava fechado, o ar fosse forçado para dentro da faringe; em essência, isto gerava a fala esofágica propulsionada pelo volume pulmonar, em vez da pequena quantidade de ar que podia ser armazenada no esôfago, o que permitia frases mais longas e naturais. Hoje, a técnica mais utilizada é colocar uma prótese para manter a patência de uma punção entre a laringe e a traqueia. A prótese de Blom Singer e a de Groningen são as mais utilizadas com essa finalidade.

TRAQUEOTOMIA

A traqueotomia é realizada para criar um orifício temporário na traqueia. A traqueostomia, com a qual a traqueia é trazida até a pele e nela suturada, proporciona uma abertura permanente.

- Indicações:
  - Obstrução respiratória no nível da traqueia ou acima dela
  - Incapacidade de eliminar secreções

- Necessidade de respiração artificial prolongada
- Insuficiência pulmonar que melhore com a redução da resistência nas vias respiratórias superiores e do espaço morto
- Casos graves de apneia obstrutiva do sono
- Sinais de obstrução respiratória: é melhor intervir precocemente que esperar que surjam sinais avançados de obstrução das vias respiratórias superiores.
- Sinais precoces:
  - Retrações (supraesternais, supraclaviculares e intercostais)
  - Estridor inspiratório
- Sinais tardios:
  - Agitação e/ou alteração do nível de consciência
  - Aumentos das frequências do pulso e das respirações bem como pulso paradoxal
- Sinais de perigo:
  - Palidez ou cianose são sinais tardios de perigo
  - Fadiga e exaustão

Traqueotomia nos lactentes e nas crianças

Nos lactentes e crianças, a traqueotomia sempre deve ser realizada depois da introdução de um broncoscópio, tubo endotraqueal ou cateter para estabilizar uma via respiratória artificial e conferir alguma rigidez à traqueia. Tal procedimento transforma a traqueotomia de emergência em eletiva. Nesses pacientes pequenos, a dissecção pode facilmente ser aprofundada e estendida lateralmente em excesso, resultando em lesões do NLR, da artéria carótida comum, do ápice da pleura ou do esôfago cervical. Também é importante tomar cuidado ao incisar a parede traqueal de modo a não introduzir o tubo muito profundamente e lacerar a parede posterior. Quando a cabeça da criança é girada ou movimentada, a traqueia pode ser penetrada lateralmente. A colocação do broncoscópio ou tubo endotraqueal dentro da traqueia ajuda a evitar essas complicações. Nos pacientes pediátricos, a cricotiroidotomia com agulha pode ser realizada inicialmente para estabelecer uma via respiratória de emergência.

- Cuidados pós-operatórios:
  - Fixar firmemente o tubo, de preferência por suturas aplicadas diretamente para evitar desprendimento acidental.
  - Radiografias torácicas (anteroposterior e de perfil) para determinar o comprimento e a posição do tubo de traqueotomia bem como detectar pneumomediastino ou pneumotórax.
  - Não trocar o tubo externo nos primeiros 3 ou 4 dias para evitar reentrada em uma passagem falsa.
  - Aspirações frequentes bem como remoção e limpeza da cânula interna.
- Complicações:
  - Imediatas: sangramento, pneumotórax, pneumomediastino, enfisema subcutâneo, deslocamento ou obstrução do tubo, passagem falsa com tubo fora da traqueia, edema pulmonar pós-obstrutivo, apneia decorrente da perda do estímulo da hipoxia, tubo muito curto ou com formato inadequado (principalmente nos pacientes com obesidade mórbida).
  - Tardias: tecidos de granulação, infecção do estoma, estenose subglótica ou traqueal, traqueomalacia, fístula traqueosofágica, deslocamento do tubo, fístula traqueoinominada, fístula traqueocutânea persistente depois da descanulação.

Lasers em cirurgia da laringe

Quatro tipos de *laser* são utilizados nos procedimentos cirúrgicos da laringe: CO_2, argônio, ND:YAG e KTP-532 (*laser* titanilfosfato de potássio).

Os *lasers* geram energia luminosa coerente com ondas sincronizadas e comprimentos de ondas bem-definidos. A quantidade de energia do *laser* é expressa em Watts/cm^2, sendo conhecida como densidade de potência. A quantidade de energia aplicada em determinado tempo é expressa pelo número de joules. A luz do *laser* pode ser transmitida, absorvida ou refletida pelos tecidos. A energia absorvida é transmitida para aquecer e vaporizar os tecidos. A energia do *laser* pode produzir várias zonas de lesão (Fig. 20.3).[19] Com a densidade de potência de 1.000 watts/cm^2, o efeito térmico primário é a coagulação; com 10.000 watts/cm^2, o efeito térmico nos tecidos moles é a vaporização; com 100.000 watts/cm^2, o efeito do *laser* é cortar. Como a energia do *laser* é focada em uma área muito pequena, as dimensões do foco desempenham um importante papel na definição da aplicação da energia *laser*.

O *laser* de CO_2 é mais comumente utilizado em otorrinolaringologia; é invisível, tem comprimento de onda de 10,6 μm e, por esta razão, requer um feixe focado para que seja aplicável cirurgicamente. Esse *laser* é absorvido pelo vidro e pela água, e refletido por espelhos ou substâncias metálicas. Os óculos de proteção devem ser utilizados por todos da equipe do centro cirúrgico, porque os raios dispersos podem causar lesão ocular. Em geral, esse *laser* é utilizado com um microscópio cirúrgico. Recentemente, foram desenvolvidos sistemas de aplicação do *laser* por fibra óptica.

Laser de argônio

O *laser* de argônio é visível e tem comprimento de onda de 0,5 μm no espectro azul-verde; é absorvido apenas pela cor vermelha e transmitido pela água, pelo vidro e pelos tecidos de outras cores. Por essa razão, os óculos âmbar devem ser utilizados em todas as etapas de tal procedimento de modo a proteger os olhos dos feixes dispersos da luz *laser*. Esse *laser* é aplicado por instrumentos de fibra óptica.

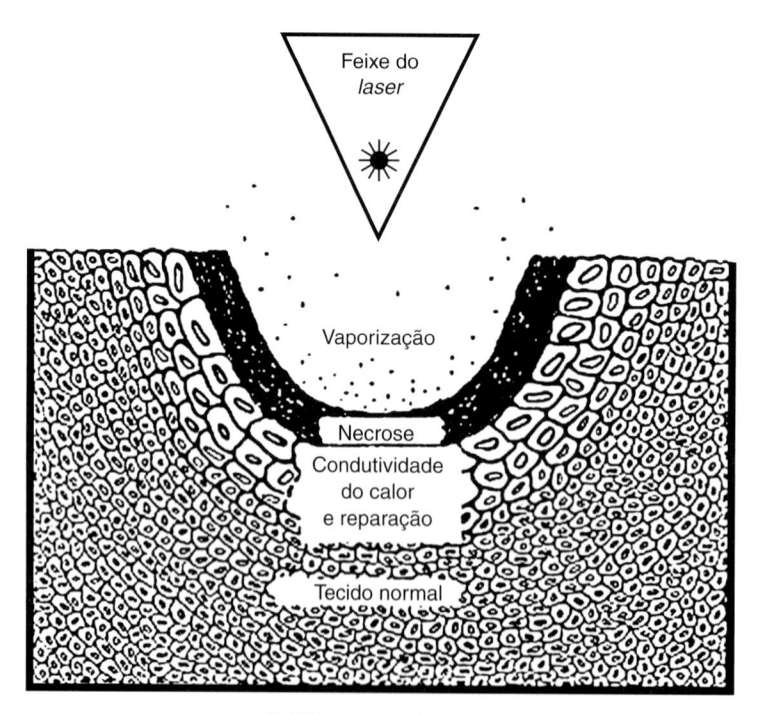

Fig. 20.3 Efeitos da energia *laser*, provocando a formação de várias áreas de lesão.[18]

Laser de YAG

O *laser* de Nd:YAG emite um feixe de luz invisível com comprimento de onda de 1,06 μm. Assim como ocorre com o *laser* de argônio, a luz é transmitida pelos tecidos não-vermelhos e pelo vidro. Contudo, esse *laser* é absorvido pela água e pelos pigmentos escuros; assim, óculos verdes devem ser utilizados como proteção.

O *laser* de Nd:YAG é um excelente fotocoagulador, podendo ser transmitido por cabos de fibra óptica. Entretanto, é menos preciso que os *lasers* de argônio e CO_2, penetrando profundamente. A aplicação principal do *laser* de Nd:YAG é para desbastar lesões endobrônquicas.

Laser de KTP-532

O *laser* de KTP-532 emite luz visível com comprimento de onda de 532 μm. Esse *laser* é menos preciso que o de CO_2, mas um foco com diâmetro muito pequeno (200 μm) pode ser liberado por um sistema de fibra óptica.

Cicatrização depois da cirurgia a *laser* da laringe

Os efeitos dos *lasers* na cicatrização da laringe são controvertidos. Existem casos descritos de retração fibrótica grave, atribuída aos efeitos térmicos locais. Contudo, alguns cirurgiões experientes conseguem excelentes resultados com a excisão a *laser*.

Controle intraoperatório das vias respiratórias

- Os tubos endotraqueais resistentes ao *laser* asseguram uma via respiratória excelente, mas obscurecem a glote superior e limitam o acesso às pregas mucosas, principalmente nas crianças.
- Ventilação a jato: depois de posicionar o laringoscópio de suspensão para visualizar a glote, um cateter fino é introduzido para conduzir o ar sob alta pressão e oxigênio. É fundamental manter a visão clara das vias respiratórias glóticas para permitir a saída do ar. Caso contrário, a pressão intrapulmonar aumenta e pode provocar a ruptura do pulmão ou da traqueia com pneumotórax ou pneumomediastino. A ponta do cateter deve ser colocada acima da laringe (proximal) ou na traqueia (distal). Um cateter útil à ventilação distal incorpora uma "cesta" flexível situada perto da sua ponta (cateter de Hunsacker) (Fig. 20.4).[20] As laterais da cesta ficam em contato com as paredes da traqueia de modo a manter o cateter no centro do lúmen traqueal e assegurar que o ar insuflado seja direcionado para dentro da traqueia. A ventilação proximal pode causar o ressecamento ou barotrauma das cordas vocais.
- Precauções de segurança:
  - Evitar anestésicos inflamáveis.
  - Manter a taxa de O_2 inspirado abaixo de 50%.
  - Cobrir os olhos com gaze úmida.

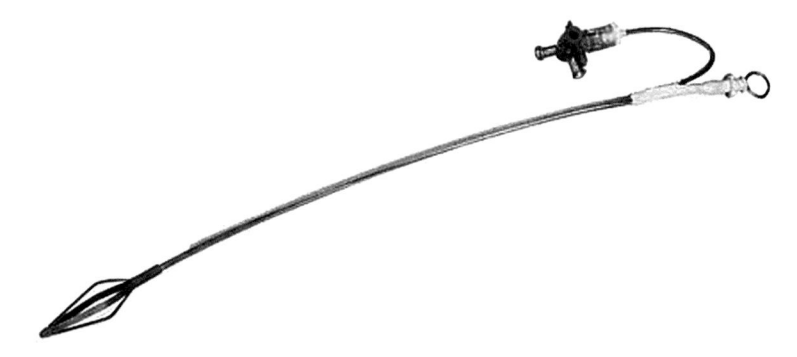

Fig. 20.4 Tubo de ventilação Hunsacker Mon Jet.

- Cobrir a face com toalhas molhadas.
- Proteger o tubo endotraqueal com gaze ou *pledgets* úmidos.
- Manter o material de proteção umidificado.
- Ficar atento aos sinais de incêndio. Esse é o risco mais grave dos procedimentos cirúrgicos a *laser* — mas, com as precauções de segurança, esta complicação é extremamente rara.
- Controle do incêndio nas vias respiratórias
    - Retirar imediatamente o tubo endotraqueal.
    - Ventilar por máscara e, se necessário, intubar novamente.
    - Administrar corticoides e antibióticos intravenosos.
    - Realizar broncoscopia rígida para retirar detritos chamuscados e avaliar a extensão dos danos.
    - Monitorar cuidadosamente o paciente na UTI depois da extubação e recuperação da anestesia.

Referências

1. Moore KL, Persaud TVN. *The Developing Human: Clinically Orientated Embryology*, 6th ed. Philadelphia, PA: W.B. Saunders; 1998;3:99–109.
2. Laitman JT, Reidenber JS. Advances in understanding the relationship between the skull base and larynx with comments on the origins of speech. *Hum Evol.* 1998;3:99.
3. Holingshead WH. *Anatomy for Surgeons, Vol. I. The Head and Neck*, 2nd ed. Hagerstown, MD: Harper & Row; 1968.
4. Hirano M. Phonosurgical anatomy of the larynx. In: Ford CN, Bless DM, eds. *Phonosurgery.* New York, NY: Raven Press; 1991.
5. Hirano M, Sato K. *Histological Color Atlas of the Human Larynx*. San Diego, CA: Singular Publishing Group; 1993.
6. Work WP. Unusual position of the right recurrent laryngeal nerve. *Ann Otol Rhinol Laryngol.* 1941;50:769–775.
7. Strong MS, Vaughan CA, Mahler DL, *et al.* Cardiac complications of microsurgery of the larynx: etiology, incidence and prevention. *Laryngoscope.* 1974;84:908–913.
8. Quiney RE, Wells M, Lewis FA, *et al.* Laryngeal papillomatosis: correlation between severity of disease and presence of HPV 6 and 11 detected by in situ DNA hybridization. *J Clin Pathol.* 1989;42:694–698.
9. Netterville JL, Stone RE, Civantos FJ, *et al.* Silastic medialization and arytenoid adduction—The Vanderbilt experience. *Ann Otol Rhinol Laryngol.* 1993;102:413–424.
10. Woodson G. Arytenoid repositioning. In: Blitzer A, Sulica L, eds. *Laryngeal Paralysis*. New York: Springer Berlin; 2005.
11. Maragos NE. The posterior thyroplasty window: anatomical considerations. *Laryngoscope.* 1999;109(8):1228–1231.
12. Crumley RL, Izdebski K. Voice quality following laryngeal reinnervation by ansa hypoglossi transfer. *Laryngoscope.* 1986;96(6):611–616.
13. Ludlow C, Adler C, Berke G, *et al.* Research priorities in spasmodie dysphonia: report of the NIH research planning workshop. June 23–24, Bethesda, MD. Submitted for publication, Otolaryn gology/Head and Neck Surgery.
14. Eibling DE, Johnson JJ, Bacon GW. *Understanding and Treating Aspiration*. Alexandria, VA: American Academy of Otolaryngology—Head and Neck Surgery Foundation; 1993:31–33.
15. Shah RK, Roberson DW, Jones DT. Epiglottitis in the Hemophilus influenzae type B vaccine era: Changing trends. *Laryngoscope.* 2004;114(3):557–560.
16. Swischukle LE. *Emergency Radiology of Acutely Injured Child*. Baltimore, MD: William and Wilkins; 1979.
17. Kay DJ, Goldsmith AJ. Laryngomalacia: A classification system and surgical treatment strategy. *Ear Nose Throat J.* 2006;85(5):328–331, 336.
18. Cummings, Ossoff RH, Garrelt CG, *et al. Cummings Otolaryngology Head and Neck Surgery*, 4th ed. Elsevier; 2005.
19. Medtronic Web site. http://www.xomcat.com/index.php?zone=both&cat=3&sub=20&prodline=509#.

Espaços e planos fasciais do pescoço

21

O conhecimento dos espaços cervicais e suas relações com as fáscias do pescoço é um pré-requisito ao entendimento da etiologia, dos sintomas, das complicações e do tratamento das infecções dos espaços cervicais profundos. Além disso, tal conhecimento possibilita a compreensão mais clara e a realização subsequente de vários tipos de dissecção cervical. Com as imagens da tomografia computadorizada (TC) e da ressonância magnética (RM), é possível definir com mais detalhes as infecções e massas que envolvem os espaços cervicais, o que permite ao cirurgião formular um plano de tratamento, inclusive sua abordagem operatória.

As fáscias revestem os músculos e órgãos, formando, deste modo, planos e espaços que direcionam e limitam a disseminação das infecções. As infecções de determinados espaços cervicais são consideradas potencialmente fatais, o que inclui os espaços submandibular, parafaríngeo, retrofaríngeo e pré-vertebral, assim como a região perigosa. As infecções localizadas nesses espaços podem ser fatais porque causam obstrução local das vias respiratórias ou disseminação para áreas vitais, como o mediastino e a bainha carotídea. As infecções que envolvem os outros espaços profundos tornam-se perigosas apenas quando se disseminam aos espaços citados anteriormente.

MICROBIOLOGIA DAS INFECÇÕES DOS ESPAÇOS CERVICAIS

Os micro-organismos isolados comumente nas infecções dos espaços cervicais são:

1. *Staphylococcus aureus*
2. *Streptococcus pyogenes*
3. *Peptostreptococcus*
4. *Bacteroides melaninogenicus*
5. *Fusobacterium*

A maioria dos abscessos tem origem odontogênica, consistindo em bactérias anaeróbias, como o *B. melaninogenicus*. As infecções anaeróbias produzem odor fétido. As infecções polimicrobianas são as mais comuns, e Bartlett e Gorbach[1] isolaram por cultura mais de cinco micro-organismos por caso.

Com o uso disseminado dos antibióticos, a incidência dos patógenos produtores de betalactamase está aumentando. Em um estudo com 78 crianças submetidas à drenagem cirúrgica dos abscessos localizados nos espaços cervicais, os autores demonstraram que 22% eram causados por bactérias aeróbias produtoras de betalactamase.[2]

Entre os usuários de drogas intravenosas, as bactérias aeróbias, como os estreptococos alfa-hemolíticos e os estafilococos, são os patógenos mais comuns.

O *Actinomyces* pode causar infecções cervicais profundas que não se limitam aos compartimentos fasciais, mas se disseminam indiscriminadamente através dos planos fasciais. Em geral, esses micro-organismos residem nas criptas amigdalianas, nos sulcos gengivodentais e nos dentes. O *Actinomyces* é uma bactéria, embora durante muitos anos tenha sido considerado um fungo; este bacilo Gram-positivo frequentemente se ramifica, o que lhe confere a aparência de um fungo. A marca característica da actinomicose é um granuloma crônico com grânulos de enxofre. O diagnóstico dessa infecção é firmado mais facilmente por biopsia, por ser o bacilo exigente e difícil de cultivar. A penicilina é o antibiótico preferido, devendo ser administrada por 6 a 12 meses.

A fasciite necrosante é uma infecção rapidamente progressiva e potencialmente fatal da pele, dos tecidos subcutâneos e dos músculos, podendo ocorrer em qualquer parte do corpo. Esta infecção desenvolve-se depois de lesões traumáticas, picadas de insetos ou procedimentos cirúrgicos. A fasciite necrosante é uma infecção polimicrobiana decorrente dos estreptococos do grupo A. As queixas iniciais consistem em sinais e sintomas gripais, dor, eritema cutâneo, edema e formação de bolhas. À medida que a infecção progride, há necrose dos tecidos em razão das toxinas produzidas pelas bactérias, podendo a doença evoluir para sepse, choque e morte. Alguns pacientes podem ter distúrbios predisponentes que os tornam mais suscetíveis, como o diabetes. O tratamento adequado consiste em antibióticos intravenosos e amplo desbridamento da ferida. Como esta infecção não respeita os planos teciduais, pode ser necessário realizar a ressecção radical dos tecidos situados na região da cabeça e do pescoço para assegurar alguma chance de cura.

TRIÂNGULOS DO PESCOÇO

Ver a Fig. 21.1.

Triângulo cervical anterior

1. Limites:
   - Superior: mandíbula
   - Anterior: linha média
   - Posterior: esternocleidomastóideo

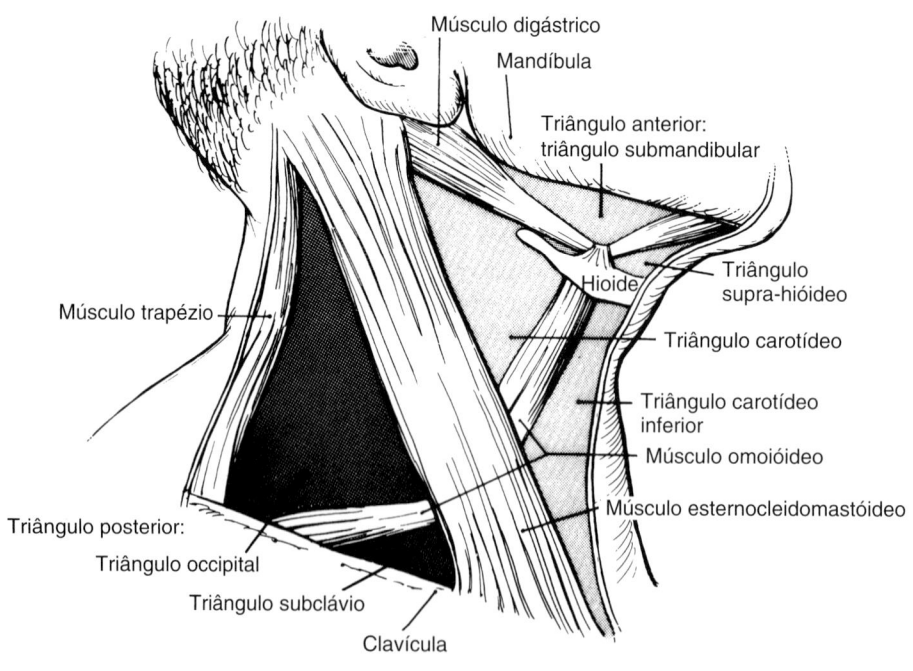

Fig. 21.1 Triângulos do pescoço.

2. Triângulos subordinados:
    a. Triângulo submaxilar (digástrico):
        - Superior: mandíbula
        - Anterior: ventre anterior do digástrico
        - Posterior: ventre posterior do digástrico
    b. Triângulo carotídeo:
        - Superior: ventre posterior do digástrico
        - Anterior: ventre superior do omoióideo
        - Posterior: esternocleidomastóideo
    c. Triângulo muscular:
        - Superior: ventre superior do omoióideo
        - Anterior: linha média
        - Posterior: esternocleidomastóideo
    d. Triângulo submentual (supra-hióideo)
        - Superior: sínfise da mandíbula
        - Inferior: osso hioide
        - Lateral: ventre anterior do digástrico

Triângulo cervical posterior

1. Limites:
    - Anterior: esternocleidomastóideo
    - Posterior: trapézio
    - Inferior: clavícula
2. Triângulos subordinados:
    a. Triângulo occipital:
        - Anterior: esternocleidomastóideo
        - Posterior: trapézio
        - Inferior: omoióideo
    b. Triângulo subclávio:
        - Superior: omoióideo
        - Inferior: clavícula
        - Anterior: esternocleidomastóideo

PLANOS FASCIAIS DO PESCOÇO

Ver a Fig. 21.2.

Fáscia cervical superficial

1. Envolve as seguintes estruturas:
    a. Platisma
    b. Músculos da expressão facial
2. Limites:
    a. Superior: processo zigomático
    b. Inferior: clavícula

O platisma é inervado pelo ramo cervical do nervo facial e protege o ramo mandibular de tal nervo, que se situa abaixo deste músculo. Abaixo da fáscia cervical superficial e do platisma, existe um espaço fascial potencial bem-definido que separa a fáscia superficial da fáscia cervical profunda. Esse espaço

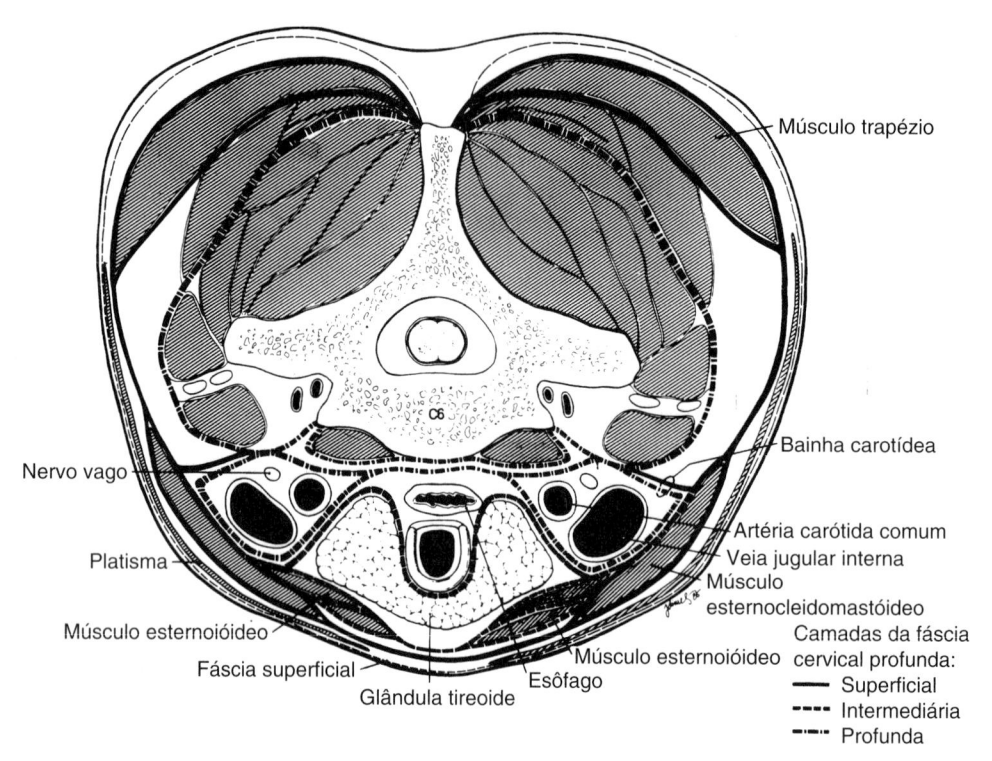

Fig. 21.2 Planos fasciais do pescoço. (*Fonte: adaptado de Paonessa DF, Goldstein JG. Anatomy and physiology of head and neck infections with emphasis on the fascia. Otolaryngol Clin North Am. 1978;9:561.*)

permite os movimentos livres da pele e da fáscia superficial sobre as estruturas profundas, podendo também ser utilizado como um excelente plano de clivagem para a dissecção.

Fáscia cervical profunda

1. Camada superficial — fáscia de revestimento
   a. Circunda as seguintes estruturas:
      (1) Músculos trapézio, esternocleidomastóideo e pré-traqueais
      (2) Glândulas submandibular e parótida
      (3) Músculos da mastigação: masseter, pterigóideo e temporal
   b. Limites:
      (1) Superior: mandíbula e zigoma
      (2) Inferior: clavícula, acrômio, espinha da escápula
      (3) Anterior: osso hioide
      (4) Posterior: processo mastóideo, linha nucal superior, vértebras cervicais

A camada superficial da fáscia cervical profunda reveste o espaço mastigatório superiormente, forma o ligamento estilomandibular posteriormente e desdobra-se para formar o espaço supraesternal de Burns em posição anteroinferior.

2. Camada intermediária — fáscia visceral:
   a. Recobre as seguintes estruturas:
      (1) Faringe, laringe, traqueia e esôfago
      (2) Glândulas tireoide e paratireoides
      (3) Músculos bucinador e constritor da faringe
      (4) Músculos pré-traqueais do pescoço: esternoióideo, esternotireóideo, tireoideóideo e omoióideo
   b. Limites:
      (1) Superior: base do crânio
      (2) Inferior: mediastino

A camada intermediária da fáscia cervical profunda forma a fáscia pré-traqueal (que recobre a traqueia) e fáscia bucofaríngea (situada na parede da faringe). A fáscia bucofaríngea forma uma rafe na linha média posterior que adere à fáscia pré-vertebral e uma rafe pterigomandibular localizada na faringe lateral.

3. Camada profunda — fáscia pré-vertebral:
   a. Recobre as seguintes estruturas:
      (1) Músculos paraespinhais
      (2) Vértebras cervicais
   b. Limites:
      (1) Superior: base do crânio
      (2) Inferior: tórax

A camada profunda da fáscia cervical profunda tem **duas** subcamadas:

A *camada pré-vertebral* está localizada bem à frente dos corpos vertebrais (desde a base do crânio até o cóccix) e lateralmente se fixa aos processos transversos das vértebras cervicais; a *camada alar* situa-se entre a camada pré-vertebral da fáscia profunda e a camada visceral da fáscia intermediária, estendendo-se desde a base do crânio até o mediastino. O espaço entre a camada pré-vertebral e a alar da fáscia cervical profunda é conhecido como espaço "perigoso".

4. Fáscia da bainha carotídea (Fig. 21.3):
   a. Circunda as seguintes estruturas:
      (1) Artéria carótida comum
      (2) Veia jugular interna
      (3) Nervo vago
   b. Limites:
      (1) Superior: base do crânio
      (2) Inferior: tórax

Essa bainha fibrosa com forma tubular é formada pelas três camadas fasciais profundas: fáscias de revestimento, visceral e pré-vertebral; tal espaço funciona como acesso potencial à disseminação das infecções, sendo conhecido como "autopista cervical de Lincoln".

CONSIDERAÇÕES GERAIS SOBRE O TRATAMENTO DAS INFECÇÕES DOS ESPAÇOS CERVICAIS

1. Diagnóstico:
   - Anamnese e exame físico:
      a. O paciente refere história de infecção das vias respiratórias superiores (IVRS), infecção dentária ou traumatismo[3] (inclusive procedimentos cirúrgicos) recente?
      b. Os sinais e sintomas geralmente ajudam a definir o espaço cervical infectado.

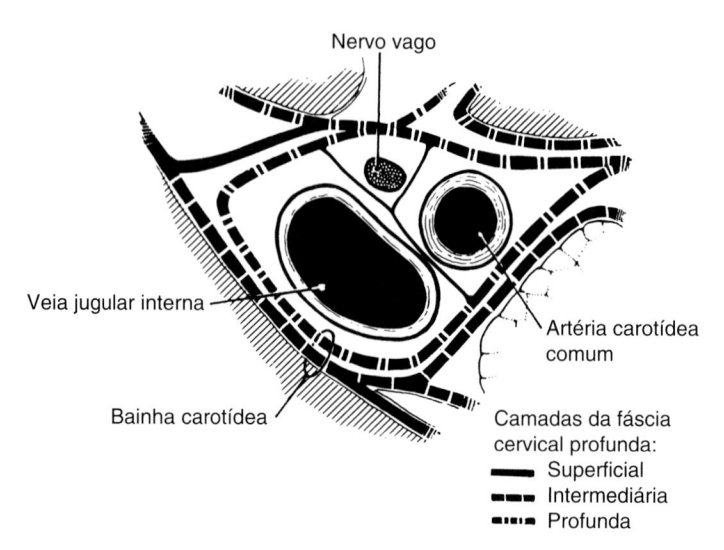

Fig. 21.3 Camadas fasciais da bainha carotídea.

    c. Há sinais de obstrução respiratória iminente?
    d. O paciente está séptico?
    e. Qual é a origem provável da infecção?
    f. O paciente tem fatores de risco, como uso de drogas intravenosas, diabetes malcontrolado?
    g. Fazer um exame detalhado da cabeça e do pescoço.
    h. Se houver comprometimento das vias respiratórias, considerar a traqueostomia (mais segura porque o paciente fica acordado) ou intubação com fibra óptica. Se possível, transferir o paciente para um ambiente controlado (sala de procedimentos cirúrgicos do setor de emergência ou centro cirúrgico).
- Exames complementares:
    a. Realizados apenas quando as condições do paciente são estáveis, isto é, exames bioquímicos do sangue e culturas.
    b. Considerar a realização de radiografias simples do pescoço em perfil. Nas crianças com infecções dos espaços retrofaríngeo e parafaríngeo, o alargamento dos tecidos retrofaríngeos em mais de 7 mm no nível de C2 e mais de 14 mm no nível de C6 é significativo.[2]
    c. A ultrassonografia (US) é rápida, podendo orientar a aspiração precisa de alguns abscessos cervicais por uma agulha.
    d. A TC contrastada é rápida e sensível (91%) na diferenciação entre abscesso e celulite/linfadenopatia, mas sua especificidade se mostra baixa (60%).[2]
    e. A RM/ARM podem ser mais esclarecedoras em presença de complicações vasculares, como trombose venosa.[3]
- Tratamento:
    a. Nos pacientes com infecções dos espaços cervicais profundos, sempre se lembrar do ABC (vias respiratórias, respiração e circulação).
    b. Se houver suspeita de abscesso, aspirar com uma agulha ou fazer um procedimento de incisão e drenagem tradicional (cultura do material retirado da ferida). Se ainda assim não existir um abscesso evidente, iniciar o tratamento antibiótico com monitoração rigorosa.
    c. Começar com antibióticos de amplo espectro e alterar o tratamento de acordo com os resultados dos testes de sensibilidade.
    d. Quando possível, tratar todas as causas subjacentes (p. ex., infecção dentária).

e. Corrigir ou controlar as comorbidades associadas (p. ex., diabetes melito mal-controlado).
f. Acompanhar os pacientes com infecções protraídas porque eles podem desenvolver infecções, como trombose da veia jugular interna.

ESPAÇOS CERVICAIS

Espaço parafaríngeo

Esse espaço tem a configuração de uma pirâmide invertida, correspondendo sua base à base do crânio (inclusive a parte petrosa do osso temporal) e seu ápice ao osso hioide.

1. Limites:
   - Superior: base do crânio (fossa craniana média)
   - Inferior: osso hioide
   - Anterior: rafe pterigomandibular
   - Posterior: fáscia pré-vertebral
   - Medial: fáscia faringobasilar (acima), músculo constritor superior
   - Lateral: lobo profundo da glândula parótida, mandíbula, pterigóideo medial
2. Conteúdo: o processo estiloide divide esse espaço em dois compartimentos:
   a. Compartimento pré-estilóideo — muscular (à frente do processo estiloide):
      (1) Gordura
      (2) Linfonodos
      (3) Artéria maxilar interna
      (4) Nervos alveolar inferior, lingual e auriculotemporal
      (5) Músculos pterigóideos medial e lateral
   b. Compartimento pós-estilóideo — neurovascular, isto é, todas as estruturas mais importantes (atrás do processo estiloide):
      (1) Artéria carótida
      (2) Veia jugular interna
      (3) Cadeia simpática
      (4) IX, X, XI e XII nervos cranianos (o XI nervo descreve um trajeto posterolateral depois de sair do forame jugular e não é absolutamente afetado pelas infecções do espaço parafaríngeo).
3. Infecção:
   a. Fontes:
      (1) Amígdalas: qualquer abscesso do espaço periamigdaliano é um abscesso potencial do espaço parafaríngeo.
      (2) Faringe
      (3) Dentes: na maioria dos casos, o terceiro molar mandibular; os abscessos dos dentes mandibulares são bem conhecidos por sua capacidade de disseminar-se aos espaços submandibular e faríngeo lateral.
      (4) Parte petrosa do osso temporal
      (5) Glândula parótida (lobo profundo)
      (6) Linfonodos que drenam o nariz e a faringe
   b. Mecanismos da disseminação:
      (1) Extensão direta a partir dos espaços comunicantes: parotídeo, submandibular, retrofaríngeo, mastigatório e da bainha carotídea.
      (2) Extensão de um abscesso periamigdaliano por dissecção direta pela parede faríngea, disseminação linfática, extensão perivascular ou trombose séptica das veias periamigdalianas.

c. Manifestações clínicas:
   (1) Deslocamento medial da parede faríngea lateral e da amígdala.
   (2) Trismo: indica a infecção do compartimento anterior com o envolvimento dos músculos da mastigação.
   (3) Edema da parótida
   (4) Edema cervical retromandibular
   (5) Disfagia
d. Tratamento:
   (1) Drenagem externa pelo triângulo submandibular com o controle dos vasos sanguíneos principais; encontrar a bainha carotídea e acompanhá-la até todas as áreas de acumulação de pus no pescoço, porque as três camadas da fáscia cervical profunda fazem parte desta bainha. Os abscessos do espaço parafaríngeo nunca devem ser acessados pela abordagem intraoral.
   (2) Traqueostomia
e. Complicações:
   (1) Trombose séptica da veia jugular interna: a complicação mais comum:
      (a) Manifestações clínicas: calafrios intensos, picos febris, prostração, hipersensibilidade no ângulo da mandíbula ou ao longo do músculo esternocleidomastóideo, torcicolo.
      (b) Diagnóstico: angiografia ou TC; o teste de Tobey-Ayer confirma a trombose da veia jugular quando a punção lombar é realizada para monitorar a pressão do líquido cefalorraquidiano (LCR): a pressão do LCR não se altera quando há obstrução trombótica da veia, mas a obstrução da veia contralateral causa a elevação acentuada da pressão do LCR.
      (c) Tratamento: antibióticos intravenosos por 2 a 3 semanas; ligadura da veia (não é mais amplamente recomendada); a heparinização é controvertida, mas pode evitar embolia pulmonar.[3]
      (d) Consequências: bacteriemia em 50% dos casos, embolia pulmonar séptica, flebite subclávia supurativa, trombose do seio lateral, trombose do seio cavernoso, abscesso cerebral, abscessos metastáticos.
   (2) Erosão da artéria carótida: a complicação fatal mais comum, com taxa de mortalidade entre 20% e 40% independent do tratamento, quando ainda não havia antibióticos:[4]

   Frequência dos sangramentos[5]
Artéria carótida interna	49%
Artéria carótida comum	9%
Artéria carótida externa	4%
Outros vasos sanguíneos	14%

   (a) Manifestações clínicas:
      (i) Sangramentos-sentinelas: pequenas hemorragias repetidas do nariz, boca ou orelha. O extravasamento do sangue para dentro dos tecidos quase certamente é decorrente de erosão das artérias. Em geral, a erosão venosa causa trombose.
      (ii) Evolução clínica protraída
      (iii) Hematoma dos tecidos circundantes
      (iv) Manifestações iniciais do choque
      (v) Edema periamigdaliano persistente depois da regressão do abscesso periamigdaliano
      (vi) Síndrome de Horner ipsolateral
      (vii) Paralisias inexplicáveis do IX ao XII nervos cranianos

(b) Diagnóstico: angiografia para localizar a origem do sangramento e avaliar o fluxo colateral.

(c) Tratamento: o sangramento faríngeo-sentinela é uma emergência aguda, requerendo drenagem externa com ligadura dos vasos sanguíneos principais. Em geral, a ligadura da artéria carótida comum controla a hemorragia, mas também poderá ser necessário ligar a artéria carótida externa se o sangramento tiver origem na artéria maxilar interna. A ligadura da artéria carótida comum reduz as pressões nas artérias carótidas interna e externa, causando menos morbidade que a ligadura da artéria carótida interna em razão do fluxo retrógrado.[4]

Em alguns casos, a embolização da artéria carótida pode ser uma opção.

(3) Disfunção dos nervos cranianos: síndrome de Horner (cadeia simpática cervical); rouquidão (X nervo craniano); paresia lingual (XII nervo). O nervo acessório espinhal tem localização mais profunda e raramente é afetado.

(4) Mediastinite: a infecção dissemina-se ao longo da bainha carotídea.

Fossa pterigopalatina (pterigomaxilar)

Lateralmente, a fossa pterigopalatina (ver a Fig. 21.4) está em comunicação direta com a fossa infratemporal por meio da fissura esfenomaxilar.

1. Limites:
   - Superior: osso esfenoidal e processo orbital do osso palatino
   - Anterior: parede posterior do antro maxilar
   - Posterior: processo pterigóideo, asa maior do esfenoide
   - Medial: osso palatino, mucoperiósteo nasal
   - Lateral: músculo temporal via fissura pterigomaxilar
2. Conteúdo:
   a. Nervo maxilar (V_2)
   b. Gânglio esfenopalatino
   c. Artéria maxilar interna
3. Infecção:
   a. Fontes:
      (1) Dentes molares maxilares, especialmente oterceiro molar
      (2) Osteomielite maxilar dos lactentes
   b. Mecanismos de disseminação: a celulite da gengiva molar superior estende-se à fossa pterigopalatina e depois às fossas infratemporal e temporal.
   c. Manifestações clínicas:
      (1) Edema doloroso da gengiva
      (2) Celulite em toda a região lateral da cabeça: maxilar, nariz, aurícula, parte superior do pescoço, músculo temporal
      (3) Oculares: edema palpebral com fechamento total, proptose e fixação do bulbo ocular ou paralisia do abducente
      (4) Trismo grave (diferencia entre acometimento orbitário associado e celulite ou abscesso orbitário)
      (5) Infecção secundária do seio maxilar

Lado direito

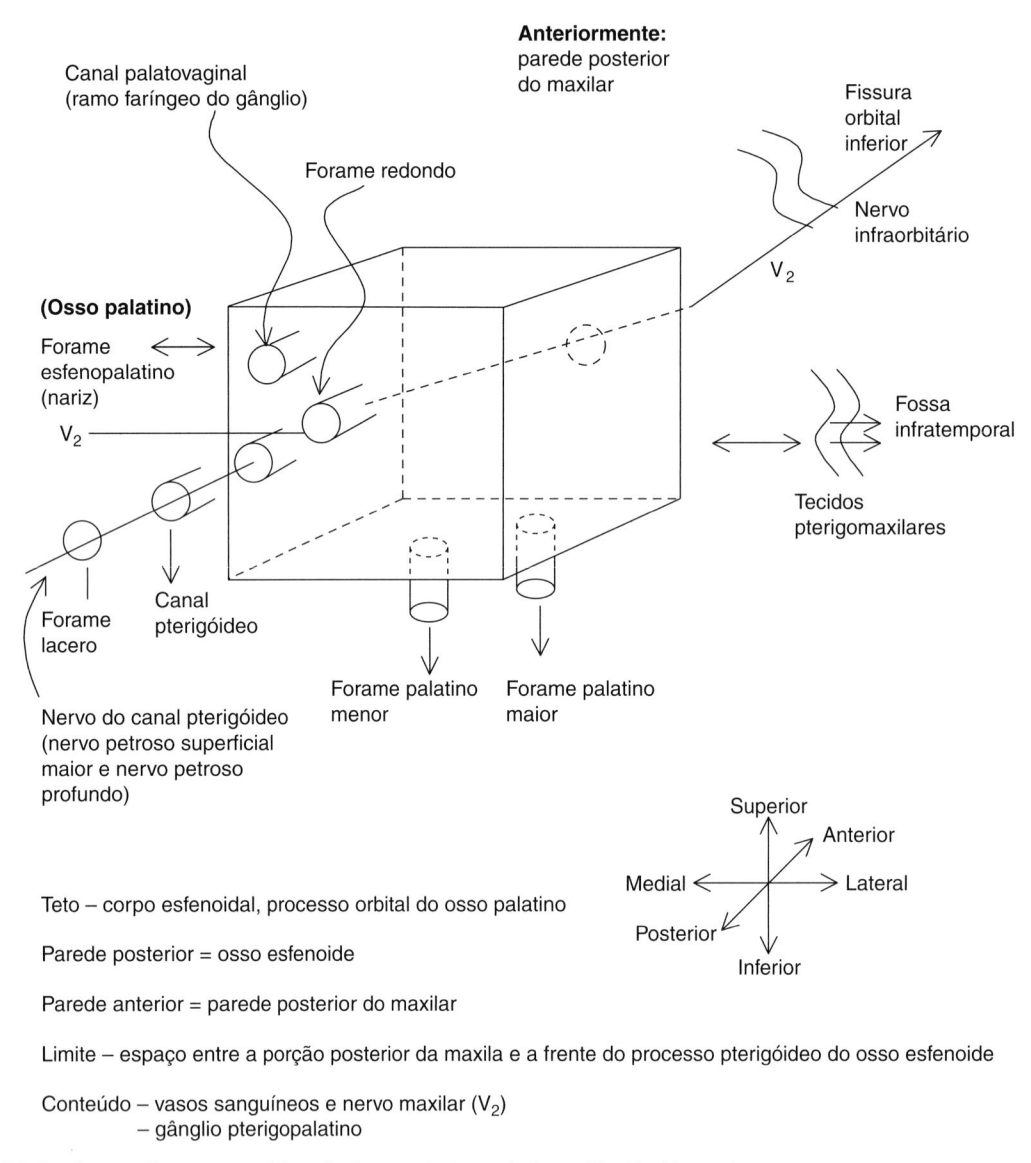

Fig. 21.4 Ilustração esquemática da fossa pterigopalatina. *(De Dr. Vasan.)*

Teto – corpo esfenoidal, processo orbital do osso palatino

Parede posterior = osso esfenoide

Parede anterior = parede posterior do maxilar

Limite – espaço entre a porção posterior da maxila e a frente do processo pterigóideo do osso esfenoide

Conteúdo – vasos sanguíneos e nervo maxilar (V_2)
– gânglio pterigopalatino

d. Tratamento — drenagem externa por:
(1) Incisão do sulco alveolobucal acima do terceiro molar com a dissecção de um túnel em direção posterior, superior e medial ao redor da tuberosidade maxilar, alcançando a fossa pterigopalatina por meio da fissura esfenomaxilar.
(2) Operação de Caldwell-Luc com a ressecção da parede posterior do antro e exposição direta da fossa pterigopalatina.

Espaço mastigatório

Esse espaço é formado por vários outros espaços definidos por um desdobramento da camada de revestimento da fáscia cervical profunda, à medida que se aproxima da mandíbula e estende-se para cima.[6] Sua posição é anterior e lateral ao espaço parafaríngeo e inferior ao espaço temporal. A fossa infratemporal está em posição medial a esse espaço.

1. Limites:
    Limite externo do espaço: a fáscia que recobre o músculo masseter
    Limite interno do espaço: a fáscia medial aos músculos pterigóideos
2. Conteúdo:
    a. Músculo masseter
    b. Músculos pterigóideos lateral e medial
    c. Ramo e corpo posterior da mandíbula
    d. Tendão de inserção do músculo temporal
    e. Nervo alveolar inferior (V_3)
    f. Artéria maxilar interna
3. Infecção:
    a. Fontes: dentes molares (mais comumente, o terceiro molar)
    b. Manifestações clínicas:
        (1) Trismo grave
        (2) Edema e hipersensibilidade do ramo posterior da mandíbula
    c. Tratamento: drenagem externa abaixo do ramo horizontal da mandíbula com incisão aprofundada até o periósteo mandibular.

Fossa temporal

1. Limites:[7]
    - Superior: linhas temporais na superfície lateral do crânio
    - Inferior: arco zigomático
    - Lateral: fáscia temporal
    - Medial: crânio, inclusive o ptério

No nível da crista infratemporal, a fossa temporal está em continuidade com a parte lateral da fossa infratemporal.

2. Conteúdo:
    - Músculo temporal
3. Manifestações clínicas:
    - Dor
    - Trismo
    - Desvio da mandíbula para o mesmo lado
4. Tratamento:
    - Realizar drenagem por uma incisão cerca de 3 cm atrás do ângulo lateral ou uma incisão superciliar horizontal[8]

Fossa infratemporal

Localizada na base do crânio, entre a faringe e o ramo da mandíbula, região que constitui um espaço anatômico importante, mas não definido por planos fasciais reais. As infecções isoladas desta fossa são raras. A fossa infratemporal pode ser envolvida quando os espaços adjacentes estão infectados (p. ex., espaço temporal ou masseterino).

1. Limites:[7]
   - Medial: superfície lateral da placa pterigóidea lateral com os músculos tensor e elevador do palato, músculo constritor superior. Nota: a fissura pterigomaxilar comunica-se com a fossa pterigopalatina.
   - Lateral: ramo mandibular e processo coronoide
   - Anterior: superfície posterior (infratemporal) do maxilar, fissura orbital inferior
   - Superior:
     Medialmente — osso (crista infratemporal, isto é, osso esfenoide/temporal)
     Lateralmente — existe um espaço profundo ao arco zigomático (com o qual as fossas temporal e infratemporal se comunicam)
2. Conteúdo:
   - Músculos pterigóideos medial/lateral
   - Inserção do músculo temporal no processo coronoide
   - Artéria maxilar e seus ramos
   - Plexo venoso pterigóideo
   - V_3 com o gânglio ótico e corda do tímpano
   - Ramos posterossuperiores de V_3
3. Manifestações clínicas:
   - Trismo
   - Febre
   - Dor facial unilateral (em alguns casos, sem edema facial)
4. Tratamento:
   - Precisa ser planejado por imagens de alta qualidade
   - Abordagem semelhante à utilizada para a fossa temporal

Espaço parotídeo

A camada superficial da fáscia cervical profunda divide-se e circunda a glândula parótida bem como seus linfonodos para formar o espaço parotídeo. Mas, esta fáscia é incompleta em sua região medial, onde se comunica com o espaço parafaríngeo.

1. Conteúdo:
   a. Glândula parótida
   b. Nervo facial
   c. Artéria carótida externa
   d. Veia facial posterior
2. Infecção:
   a. Fonte: glândula parótida
   b. Manifestações clínicas: edema acentuado do ângulo da mandíbula sem trismo ou edema faríngeo associado
   c. Tratamento: drenagem externa por incisão de parotidectomia. Se for necessário incisar a fáscia parotídea, as incisões deverão ser realizadas em paralelo ao nervo facial.
3. Complicações: o espaço parotídeo medial comunica-se diretamente com o espaço parafaríngeo; a disseminação das infecções para o espaço parafaríngeo e daí para o mediastino é uma das complicações da parotidite.

Espaço periamigdaliano

1. Conteúdo: tecido conjuntivo frouxo situado entre a cápsula da amígdala palatina medialmente e o músculo constritor superior lateralmente.

2. Infecção:
   a. Fontes: amígdalas, faringe
   b. Manifestações clínicas:
      (1) Disfagia, odinofagia
      (2) Baba
      (3) Voz abafada (voz de "batata quente")
      (4) Otalgia referida
      (5) Trismo
      (6) Deslocamento da amígdala para a linha média, para a frente e para baixo
      (7) Desvio da úvula cruzando a linha média até o lado oposto
   c. Tratamento: drenagem transoral pela metade superior do pilar amigdaliano anterior
   d. Complicações: disseminação ao espaço parafaríngeo através da parede faríngea posterior. Nos pacientes com história de amigdalite, abscesso periamigdaliano preexistente ou obstrução das vias respiratórias, a tonsilectomia deve ser realizada.

Espaço submandibular (submaxilar)

Ver a Fig. 21.5.

1. Limites:
   - Superior: mucosa do assoalho bucal
   - Inferior: digástrico
   - Anterior: miloióideo e ventre anterior do digástrico
   - Posterior: ventre posterior do digástrico e ligamento estilomandibular
   - Medial: hipoglosso e miloióideo
   - Lateral: pele, platisma e mandíbula

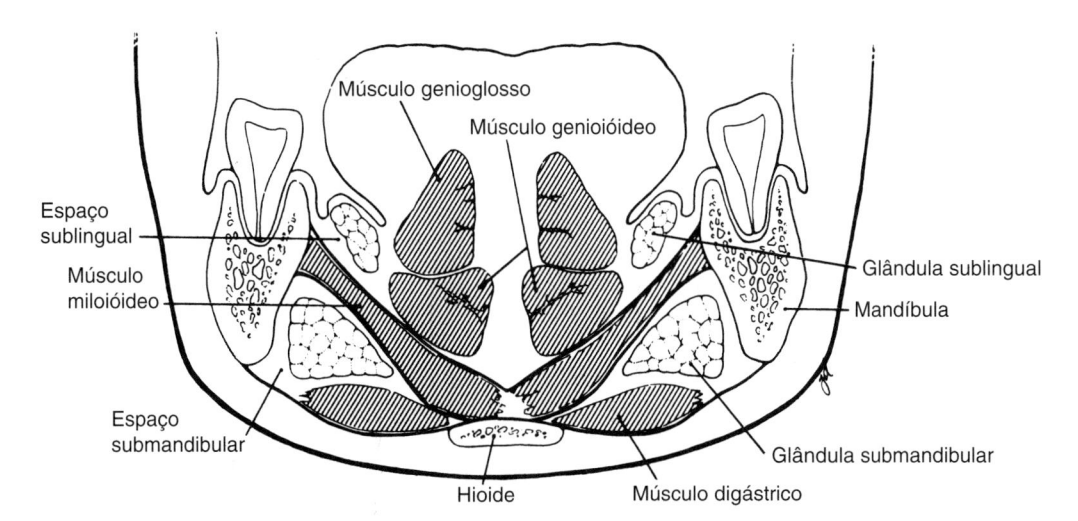

Fig. 21.5 Divisão do espaço submandibular em supramiloióideo e inframiloióideo pelo músculo miloióideo. (*Adaptado de Hollingshead WH. Fascia and fascial spaces of the head and neck. Em: Hollingshead WH, ed. Anatomy for Surgeons, Head and Neck, Vol. I. Philadelphia, PA: Harper & Row, págs. 269 a 289; 1982.*)

2. Conteúdo — o músculo miloióideo divide o espaço submandibular em:
   a. Espaço sublingual (supramiloióideo) (superior):
      (1) Glândula sublingual
   b. Espaço submaxilar (inframiloióideo) (inferior):
      (1) Glândula submandibular
      (2) Linfonodos

O espaço submandibular está em continuidade com o espaço sublingual ao longo da borda posterior do músculo miloióideo. A glândula submandibular localiza-se dentro desses dois espaços.

3. Infecção:
   a. Fontes:
      (1) Dentes (a maioria das infecções): a relação dos ápices dos dentes com a linha miloióidea determina a disseminação mais provável da infecção odontogênica. À frente do segundo molar, o espaço sublingual é afetado inicialmente porque os ápices dentários estão situados acima desta linha. As infecções que envolvem o segundo e o terceiro molares afetam inicialmente o espaço submandibular ou parafaríngeo, porque suas raízes se estendem abaixo da linha miloióidea.
      (2) Glândulas salivares
      (3) Faringe e amígdalas
      (4) Seios paranasais
   b. Mecanismos da disseminação: extensão direta e disseminação linfática
   c. Manifestações clínicas:
      (1) Disfagia
      (2) Odinofagia
   d. Tratamento:
      (1) Tratamento da doença subjacente
      (2) Drenagem externa se a infecção progredir:
         (a) Espaço sublingual: drenagem intraoral se a infecção estiver localizada no assoalho bucal acima do músculo miloióideo; evitar a região lateroposterior do assoalho bucal, que abriga a artéria e a veia bem como o nervo linguais.
         (b) Espaço submandibular: drenagem externa por incisão transversal abaixo do corpo da mandíbula (a cerca de 5 cm).
   e. Complicações: a angina de Ludwig[9] é uma infecção grave do assoalho bucal bem como dos espaços submentual e submandibular. A infecção dissemina-se pelos planos fasciais e não por via linfática. A história clínica típica inclui infecção ou extração dentária, seguida de inflamação localizada. Em seguida, há o envolvimento do assoalho bucal com edema e deslocamento da língua para cima e para trás contra o palato, causando obstrução respiratória. Quando a infecção penetra no músculo miloióideo, os sintomas progridem rapidamente com trismo acentuado, odinofagia e endurecimento no pescoço. Por fim, o paciente pode desenvolver sepse e desidratação. Como este processo pode progredir para a obstrução total das vias respiratórias, as infecções de tal espaço são tratadas como emergência respiratória, consistindo o tratamento em antibióticos intravenosos, traqueostomia e drenagem externa ampla. A manutenção das vias respiratórias patentes é fundamental ao tratamento dos pacientes com angina de Ludwig. Asfixia é a causa mais comum dos óbitos associados a esta doença.

Espaço da bainha carotídea

Ver a Fig. 21.3.

1. Limites:
   - Anterior: esternocleidomastóideo
   - Posterior: espaço pré-vertebral
   - Medial: espaço visceral
   - Lateral: esternocleidomastóideo
2. Conteúdo:
   a. Artéria carótida
   b. Veia jugular interna
   c. X nervo craniano
   d. Alça cervical
3. Infecção:
   a. Fontes:
      (1) Espaço parafaríngeo
      (2) Espaço submandibular
      (3) Espaço visceral (contaminação por perfuração esofágica, traqueotomia, tiroidectomia)
   b. Mecanismo da disseminação: invasão local a partir dos espaços fasciais adjacentes
   c. Manifestações clínicas:
      (1) Edema com cacifo sobre o esternocleidomastóideo
      (2) Torcicolo [(torcido) + colo (pescoço)]: contração cervical com a cabeça virada para o lado normal e o queixo rodado para o lado afetado
   d. Tratamento:
      (1) Drenagem externa
      (2) Antibióticos intravenosos
      (3) Possível ligadura da veia jugular interna
   e. Complicações:
      (1) Choque séptico (indica flebite ou trombose da veia jugular)
      (2) Erosão da artéria carótida
      (3) Endocardite
      (4) Trombose do seio cavernoso

Espaço visceral (pré-traqueal)

Ver a Fig. 21.6.

1. Limites:
   - Superior: osso hioide
   - Inferior: mediastino (nível de T_4/croça da aorta)
   - Anterior: camada superficial da fáscia cervical profunda
   - Posterior: espaço retrofaríngeo, espaço pré-vertebral
   - Lateral: espaço parafaríngeo, fáscia carótídea
2. Conteúdo:
   a. Faringe
   b. Esôfago
   c. Laringe
   d. Traqueia
   e. Glândula tireoide

Camadas da fáscia cervical profunda:
- Superficial
- Intermediária
- Profunda

Esôfago
Traqueia
Glândula tireoide

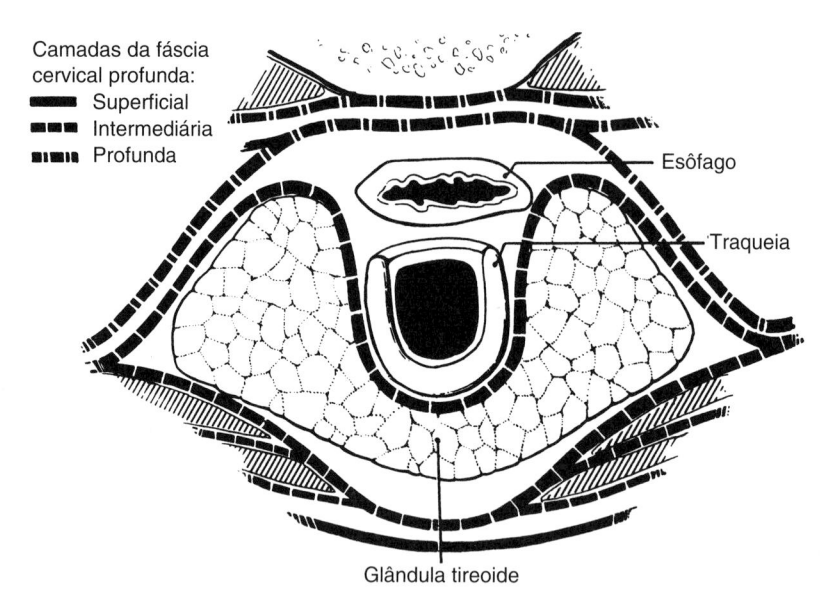

Fig. 21.6 Camadas fasciais que circundam o espaço visceral.

3. Infecção:
   a. Fontes:
      (1) Amígdalas
      (2) Lesão esofágica (decorrente de corpo estranho, iatrogênica)
      (3) Traumatismo fechado da laringe com laceração da mucosa
      (4) Tireoidite aguda
      (5) Infecção torácica
   b. Mecanismo da disseminação: extensão direta a partir do espaço parafaríngeo ou pré-vertebral; da faringe, esôfago ou laringe; ou da tireoide ou tórax.
   c. Manifestações clínicas:
      (1) Disfagia
      (2) Odinofagia
      (3) Rouquidão
      (4) Dispneia
      (5) Enfisema subcutâneo
   d. Tratamento:
      (1) Jejum
      (2) Hidratação intravenosa
      (3) Antibióticos
      (4) Traqueotomia
      (5) Drenagem cirúrgica por incisão transversal ao longo da borda anterior do músculo esternocleidomastóideo; a bainha carotídea é afastada lateralmente; a laringe, a traqueia e o esôfago são afastados medialmente.

e. Complicações:
   (1) As infecções deste espaço sempre são graves porque há possibilidade de disseminação ao mediastino anterior e/ou posterior.
   (2) Edema da laringe
   (3) Enfisema mediastinal
   (4) Broncopneumonia
   (5) Sepse

Espaço retrofaríngeo (retrovisceral)

Ver a Fig. 21.7.

1. Limites:
   - Superior: base do crânio
   - Inferior: mediastino superior; bifurcação da traqueia (T_4); a camada intermediária da fáscia cervical profunda funde-se com a camada alar da fáscia cervical profunda.
   - Anterior: faringe e esôfago (camada intermediária da fáscia cervical profunda — fáscia bucofaríngea)
   - Posterior: fáscia alar
   - Lateral: bainha carotídea

O espaço retrofaríngeo está referido aos linfonodos e contém o espaço situado à frente da fáscia alar bem como atrás da faringe e do esôfago. Logo atrás deste espaço, existe um espaço potencial que se situa entre a fáscia alar anteriormente e a fáscia pré-vertebral posteriormente. Tal área contém tecido conjuntivo frouxo que se estende da base do crânio até o diafragma. Embora alguns denominem esse

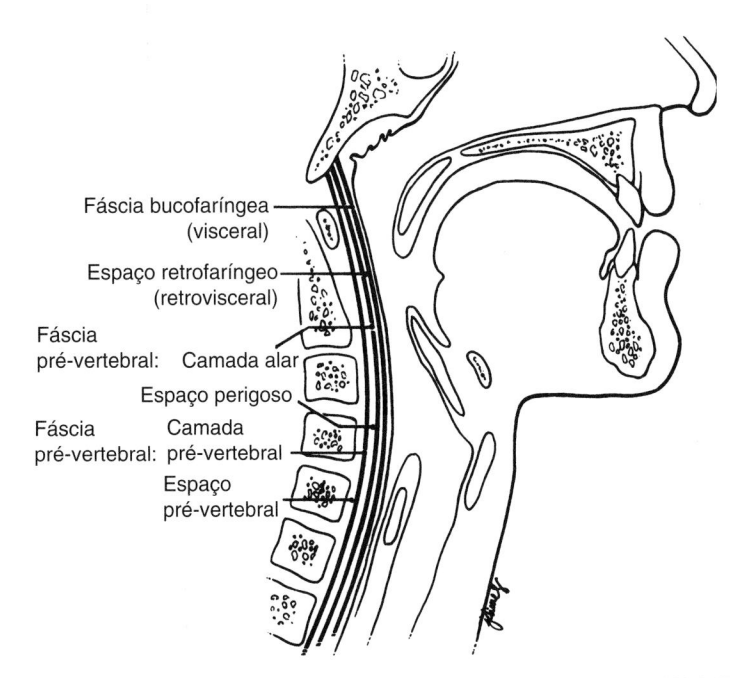

Fig. 21.7 Camadas fasciais do espaço retrovisceral. (*Adaptado de Hollingshead WH. Fascia and fascial spaces of the head and neck. Em: Hollingshead WH, ed. Anatomy for Surgeons, Head and Neck, Vol. I. Philadelphia, PA: Harper & Row, págs. 269-289; 1982.*)

QUADRO 21.1 COMPARAÇÃO ENTRE OS TRÊS ESPAÇOS PÓS-VISCERAIS

Espaço	Limites				Conteúdo
	Anterior	Posterior	Superior	Inferior	
Retrovisceral	Fáscia bucofaríngea	Fáscia alar	Base do crânio	Mediastino	Linfonodos; tecido conjuntivo
Perigoso	Fáscia alar	Fáscia pré-vertebral	Base do crânio	Diafragma	Tecido areolar
Pré-vertebral	Fáscia pré-vertebral	Vértebras	Fáscia da base do crânio	Cóccix	Tecido conjuntivo; músculo longo do pescoço

espaço como pré-vertebral, tal termo deve ser reservado ao espaço limitado anteriormente pela fáscia pré-vertebral e posteriormente pelos corpos vertebrais (ver o Quadro 21.1 e Fig. 21.7).

2. Conteúdo:
   a. Linfonodos
   b. Tecido conjuntivo
3. Infecção:
   a. Fontes:
      (1) Nariz
      (2) Seios paranasais
      (3) Adenoides
      (4) Nasofaringe
   b. Mecanismo da disseminação:
      (1) Disseminação direta a partir do espaço parafaríngeo.
      (2) Disseminação linfática da fonte primária para os linfonodos retrofaríngeos.

Nas crianças com menos de 4 anos de idade, há maior quantidade de linfonodos retrofaríngeos, o que explica a incidência relativamente maior de abscessos retrofaríngeos nesta faixa etária. Nos adultos, a infecção de tal espaço é rara, na maioria dos casos secundária a traumatismo.

   c. Manifestações clínicas:
      (1) Observadas principalmente nos lactentes e crianças pequenas como complicação das infecções agudas das vias respiratórias superiores.
      (2) Odinofagia e disfagia
      (3) Baba e dificuldade de eliminar as secreções
      (4) Rigidez cervical: o pescoço é mantido rígido e inclinado na direção do lado normal
      (5) Voz de "batata quente"
      (6) Dispneia
      (7) Abaulamento unilateral da parede faríngea posterior: a rafe da linha média, formada pelo constritor superior, está ligada à fáscia pré-vertebral, por esta razão o abscesso é unilateral.
      (8) Sepse
   d. Tratamento:
      (1) Jejum
      (2) Antibióticos intravenosos
      (3) Traqueotomia

(4) Drenagem cirúrgica de emergência:
  (a) Drenagem transoral através da parede faríngea posterior quando o abscesso for detectado precocemente e não estiver complicado por obstrução respiratória.
  (b) Drenagem externa por incisão transversal ao longo da borda anterior ou da posterior do músculo esternocleidomastóideo. O abscesso é aberto entre a bainha carotídea (localizada lateralmente) e o músculo constritor inferior (situado medialmente).
e. Complicações:
  (1) Ruptura do abscesso com aspiração e pneumonia
  (2) Mediastinite caracterizada por dor torácica, dispneia grave, febre persistente e evidências radiográficas de alargamento do mediastino (o abscesso do espaço retrofaríngeo é a causa mais provável da mediastinite originada do pescoço)[10]
  (3) Obstrução das vias respiratórias

Espaço perigoso

Ver a Fig. 21.7.

1. Limites:
   - Superior: base do crânio
   - Inferior: diafragma
   - Anterior: fáscia alar (da camada profunda da fáscia cervical profunda)
   - Posterior: fáscia pré-vertebral (da camada profunda da fáscia cervical profunda)
   - Lateral: processos transversos das vértebras
2. Conteúdo: tecido areolar frouxo
3. Infecção:
   a. Fontes:
     (1) Espaço retrofaríngeo
     (2) Espaço pré-vertebral
     (3) Espaço parafaríngeo
   b. Mecanismo de disseminação: extensão direta dos espaços adjacentes
   c. Manifestações clínicas:
     (1) As mesmas da infecção do espaço afetado originalmente
     (2) Sepse grave se houver o envolvimento do mediastino
   d. Tratamento: o mesmo que o da infecção do espaço afetado originalmente
   e. Complicações: o termo *espaço perigoso* refere-se à:
     (1) Possibilidade de disseminação rápida pelos tecidos areolares frouxos deste espaço
     (2) Disseminação inferior com o envolvimento do mediastino posterior até o nível do diafragma

Espaço pré-vertebral

Ver a Fig. 21.7.

1. Limites:
   - Superior: base do crânio
   - Inferior: cóccix
   - Anterior: fáscia pré-vertebral
   - Posterior: corpos vertebrais
   - Lateral: processos transversos das vértebras
2. Conteúdo: tecido areolar denso formando um espaço muito compacto

3. Infecção: as infecções agudas são relativamente raras e muito menos frequentes que as dos espaços localizados mais à frente. Antes do tratamento eficaz para a tuberculose, os abscessos deste espaço eram comuns e deviam-se mais comumente à extensão direta da tuberculose das vértebras cervicais.
    a. Fontes:
        (1) Corpos vertebrais
        (2) Lesões com perfuração
    b. Mecanismos da disseminação:
        (1) Extensão direta dos corpos vertebrais ou espaços cervicais adjacentes
        (2) A tuberculose vertebral pode disseminar-se e formar um abscesso "frio" (abscesso de Pott cervical)
    c. Manifestações clínicas
        (1) Abscesso na linha média (diferente do abscesso retrofaríngeo, que geralmente é unilateral)
        (2) Abscesso "frio" atrás da faringe em consequência da tuberculose vertebral; erosão dos corpos vertebrais, paciente com doença crônica, linfocitose, febre baixa
        (3) Em geral, a supuração neste espaço não se espalha para qualquer direção porque tal compartimento é compacto
    d. Tratamento:
        (1) Aspiração por agulha com tratamento subsequente para tuberculose
        (2) Estabilização da coluna vertebral
    e. Complicação:
        (1) A progressão do processo vertebral pode causar instabilidade da coluna vertebral

Referências

1. Bartlett JG, Gorbach SL. Anaerobic infections of the head and neck. *Otolaryngol Gun North Am.* 1976;9:655–678.
2. Ungkanont K, Yellon RF, Weissman JL, et al. Head and neck space infections in infants and children. *Otolaryngol Head Neck Surg.* 1995;112:375–382.
3. Gidley PW, Ghorayeb BY, Stiernberg CM. Contemporary management of deep neck space infections. *Otolaryngol Head Neck Surg.* 1997;116:16–22.
4. Alexander D, Leonard J, Trail M. Vascular complications of deep neck abscesses. *Laryngoscope.* 1968;78:361–370.
5. Salinger S. Hemorrhage from pharyngeal and peritonsillar abscess. *Laryngoscope.* 1934;44:765–768.
6. Bielamowicz SA, Strorper IS, Jabour BA, et al. Spaces and triangles of the head and neck. *Head Neck.* 1994;16:383–388.
7. McMinn RMH. *Last's Anatomy: Regional and Applied*, 8th ed. New York, NY: Churchill Livingstone; 1991.
8. Scott BA, Stiernberg CM, Driscoll BP. Chapter 58: deep neck space infections. In: Bailey BJ, ed. *Head and Neck Surgery—Otolaryngology*, 2nd ed. Philadelphia, PA: Lippincott-Raven; 1998.
9. Von Ludwig FW. Medicinisches Correspondez Blait des Wurttem. *Bergischen Arztuchien Vereins.* 1836;6:32.
10. Pearse HE Jr. Mediastinitis following cervical suppuration. *Ann Surg.* 1938;108:588–611.

Bibliografia

Scully RF, Galdabini JJ, McNeely BU. Case records of the Massachusetts General Hospital: weekly clinicopathological exercises. N Engl J Med. 1978;298:894–902.

Tireoide e paratireoides 22

ANATOMIA E EMBRIOLOGIA

"A extirpação da tireoide para o tratamento do bócio exemplifica talvez melhor do que qualquer operação o triunfo supremo da arte do cirurgião."

— Halsted, 1920

A tireoide é constituída por dois lobos laterais conectados por um istmo, que fica ao nível entre a segunda e a quarta cartilagens traqueais. Cada lobo da tireoide mede aproximadamente 4 cm de altura, 1,5 cm de largura e 2 cm de profundidade. A superfície ventral da tireoide é coberta pela musculatura infra-hióidea. O lobo piramidal, presente em cerca de 40% dos pacientes, pode ter origem na superfície superior do istmo mediano ou nos lobos tireóideos direito ou esquerdo.

O primórdio medial da tireoide surge como um divertículo ventral a partir do endoderma da primeira e segunda bolsas faríngeas no nível do forame cego, da junção da cópula e do tubérculo ímpar. O divertículo é formado com 4 semanas de gestação e desce da base da língua para sua posição adulta pré-traqueal na raiz do pescoço, seguindo um trajeto anterior na linha média, assumindo sua posição adulta final com 7 semanas de gestação. À medida que o primórdio medial desce, é alcançado pelos primórdios tireóideos laterais, com origem na quarta bolsa faríngea. As células C parafoliculares, provenientes da crista neural da quarta bolsa faríngea como corpúsculos ultimobranquiais, migram e infiltram os lobos tireóideos laterais em formação.

Se houver parada completa na migração da tireoide, o resultado será uma tireoide lingual sem qualquer tecido normal no local ortotópico. Se a porção mais inferior do trajeto do duto tireoglosso, for mantida, será formado um lobo piramidal. Se um resíduo de tecido tireóideo for deixado ao longo do trajeto do duto tireoglosso, poderá transformar-se em cisto, aumentar de volume e manifestar-se na vida adulta como massa na linha média do pescoço, quase sempre em íntima associação com o osso hioide. Por isso, a cirurgia do duto tireoglosso torna necessária a ressecção da porção média do osso hioide bem como a identificação e ressecção de qualquer trajeto que se estenda cranialmente e que se dirija na direção da base da língua.

Na base do pescoço, existe extensa rede linfática regional intra e periglandular. O istmo e os lobos tireóideos mediais drenam inicialmente os linfonodos de Delfos, pré-traqueais e mediastinais superiores, enquanto a tireoide lateral drena inicialmente a cadeia jugular interna. O polo inferior drena inicialmente os linfonodos paratraqueais próximo ao nervo laríngeo recorrente (NLR). A extensa rede linfática tireóidea pericapsular e intraglandular medeia a disseminação linfática intraglandular precoce do carcinoma papilar, no passado encarado como um carcinoma multifocal.

As vísceras cervicais — incluindo traqueia, laringe e tireoide — são embainhadas na camada média ou na visceral da fáscia cervical profunda. É importante distinguir entre a cápsula tireóidea verdadeira e o tecido areolar presente no intervalo entre a cápsula tireóidea verdadeira e a superfície inferior dos músculos infra-hióideos (*i. e.*, a bainha peritireóidea). A capsula tireóidea verdadeira está intimamente aderida ao parênquima da tireoide e se continua com os septos fibrosos que dividem em glóbulos o parênquima da glândula. À medida que os músculos infra-hióideos são elevados e separados da superfície ventral da tireoide, o fino tecido areolar da bainha peritireóidea é encontrado como um fino tecido semelhante a uma teia que pode ser lisado facilmente e, ocasionalmente, está associada a pequenos vasos que formam pontes e que se estendem da superfície inferior dos músculos infra-hióideos para a cápsula verdadeira da tireoide. À medida que a dissecção se estende ao redor do lobo posterolateral da tireoide durante a tireoidectomia, a separação das camadas da bainha peritireóidea torna possível o reconhecimento da paratireoide superior, que costuma estar intimamente associada à cápsula posterolateral da tireoide.

Ligamento de Berry

A tireoide se eleva juntamente com a laringe e a traqueia durante a deglutição. É isso que permite ao examinador estabelecer a diferença entre um nódulo da tireoide, que sofre elevação, e um linfonodo (LN) peritireóideo, que não sofre tal processo de elevação. A tireoide está presa ao complexo laringotraqueal através dos ligamentos suspensórios anterior e posterior. O ligamento suspensório anterior origina-se na parte anterior dos primeiros vários anéis traqueais para inserir-se na superfície inferior correspondente do istmo da tireoide. O ligamento suspensório posterior da tireoide (também conhecido como ligamento de Berry) pode ser encarado como uma condensação da cápsula da tireoide, que se estende desde a superfície lateral dos anéis traqueais superiores para formar uma densa conexão entre a traqueia e a superfície inferior correspondente de ambos os lobos da tireoide. Essa formação fibrosa é denominada de ligamento de Berry ou zona aderente de Berlin. O ligamento de Berry é tanto denso quanto bem-vascularizado, recebendo um ramo da artéria tireóidea inferior ao longo de sua borda inferior, pode estar intimamente associado ao tecido tireóideo adjacente, que pode, em um grau variável, introduzir-se na substância do ligamento e, ao fazê-lo, aproximar-se do NLR. Berlin e, mais recentemente, Wafae constataram que em um significativo percentual de pacientes o NLR pode mesmo penetrar na tireoide pelo ligamento de Berry. É esse conjunto de preocupações anatômicas que torna proibitiva a dissecção capsular como método capaz de prevenir a lesão do NLR. Ocasionalmente, o tecido tireóideo que penetra no ligamento de Berry pode ser visualizado após uma lobectomia no leito da tireoide como um pequeno perfil arredondado de tecido tireóideo, aproximando-se da borda seccionada do ligamento de Berry. Os restos deste tecido podem resultar em captação pelo leito da tireoide após uma "tireoidectomia toral".

Nervos laríngeos recorrente e superior

Os ramos cervicais do nervo vago que mais preocupam durante a cirurgia da tireoide são o nervo laríngeo superior (NLS), com seus ramos tanto interno quanto externo, assim como o NLR (Fig. 22.1). O ramo interno do NLS conduz aferentes viscerais gerais para a faringe inferior, laringe supraglótica e base da língua assim como eferentes viscerais especiais para os corpúsculos gustativos epiglóticos. O ramo externo do NLS conduz eferentes branquiais para o músculo cricotireóideo e o constritor inferior. O NLR contém eferentes branquiais para o constritor inferior e para todos os músculos intrínsecos laríngeos, exceto o músculo cricotireóideo, assim como aferentes viscerais gerais provenientes da laringe (cordas vocais e abaixo), esôfago superior e traqueia. Esses ramos transmitem também a inervação parassimpática para a faringe inferior, laringe, traqueia e esôfago superior. O nervo vago sai da parte nervosa do forame jugular e desce através do pescoço na bainha carotídea. À medida que o coração desce durante a vida embrionária, o NLR é carreado caudalmente pelo arco aórtico persistente mais inferior. O vago direito vai desde a parte posterior da veia jugular interna na base do pescoço até

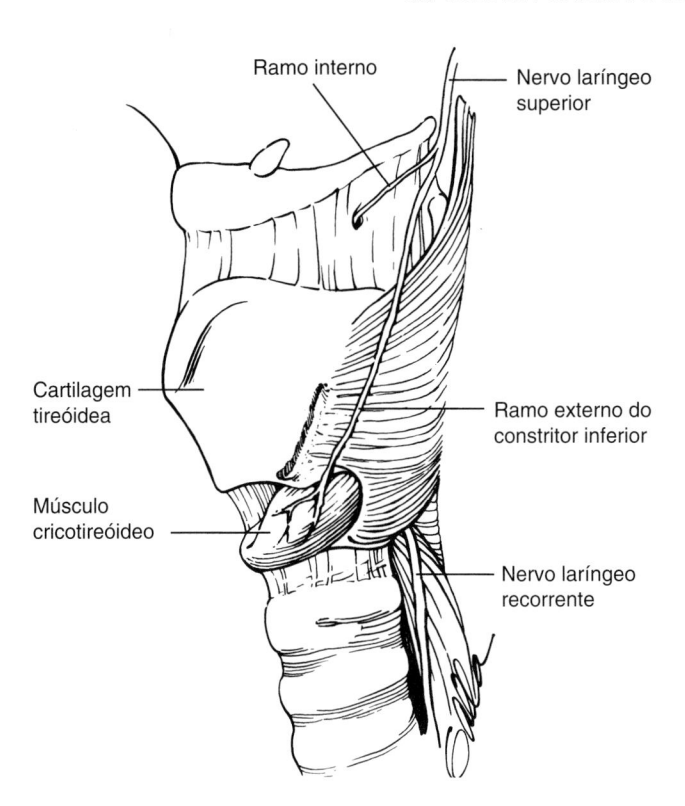

Fig. 22.1 Nervos laríngeos recorrente e superior.

cruzar adiante da primeira parte da artéria subclávia direita. O NLR ramifica-se do vago e se dirige para cima e atrás da subclávia direita para o interior do estreito torácico direito na base do pescoço. O vago esquerdo desloca-se desde a bainha carotídea na base do pescoço à esquerda anteriormente ao redor do arco aórtico. O NLR ramifica-se do vago, encurvando-se para cima por debaixo do arco aórtico lateralmente ao canal arterial obliterado. À direita, o quinto arco aórtico normalmente sofre degradação, o que coloca o NLR direito debaixo do quarto arco (i. e., da artéria subclávia direita) (ver a Fig. 22.2). Se o desenvolvimento do quarto arco direito falhar, a artéria subclávia direita terá origem na aorta e passará para a direita com um trajeto retroesofágico. Isso implica que o NLR direito simplesmente se ramificará a partir do vago no pescoço e se dirigirá da bainha carotídea para seu ponto de entrada laríngeo. Esse NLR não-recorrente ocorre em aproximadamente 0,5 a 1% dos casos. À esquerda, o quinto arco forma o canal arterial, e o quarto arco forma a aorta. O NLR esquerdo acaba colocando-se debaixo da aorta, lateralmente ao canal arterial obliterado. A não-recorrência do NLR foi identificada no contexto da transposição dos grandes vasos.

O NLR direito entra na base do pescoço no nível do estreito torácico mais lateralmente do que o recorrente esquerdo. O NLR direito sobe pelo pescoço, deslocando-se de lateral para medial, cruzando a artéria tireóidea inferior. Superiormente, desloca-se por debaixo das fibras mais inferiores do constritor inferior, estendendo-se para cima por detrás da articulação cricotireóidea para penetrar na laringe. O ponto de entrada laríngeo do NLR é marcado anteriormente pelo corno anterior

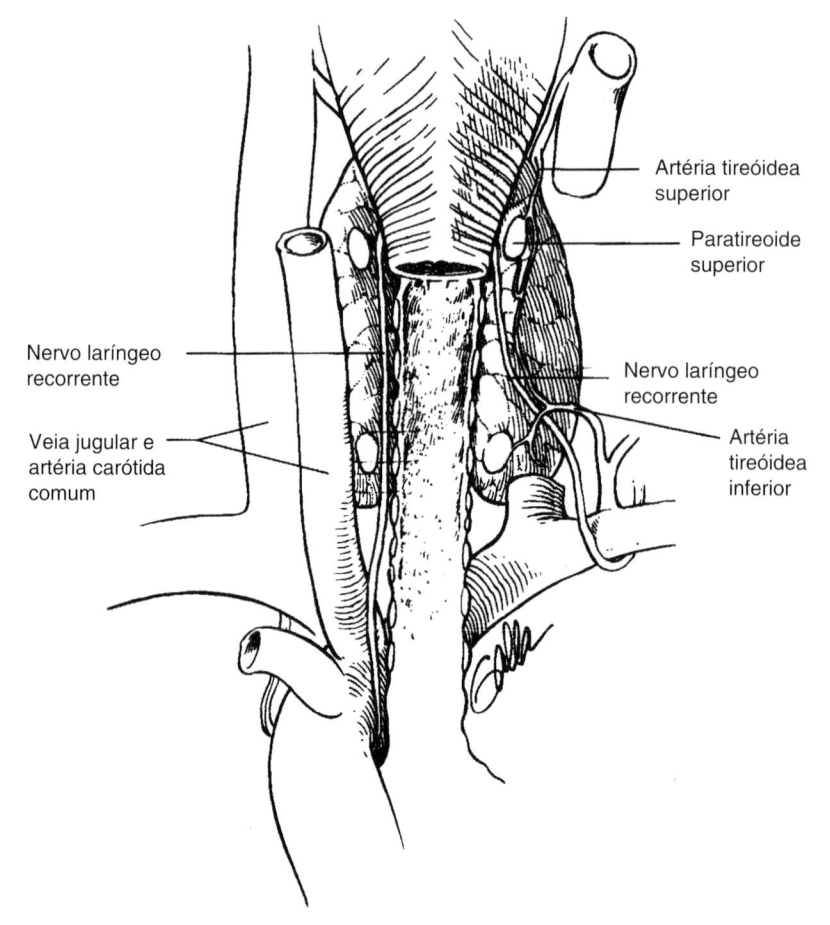

Fig. 22.2 Vista posterior da tireoide mostrando as artérias tireóideas superior e inferior e suas relações com os NLR.

da cartilagem tireóidea. O NLR esquerdo emerge por debaixo do arco aórtico e penetra no estreito torácico no lado esquerdo, em uma posição mais paratraqueal, e se estende para cima dentro ou próximo do sulco traqueoesofágico, acabando por cruzar os ramos distais da artéria tireóidea inferior. Tipicamente, ao longo do último centímetro, o NLR, antes de sua penetração na laringe, desloca-se perto da borda lateral da traqueia; pode ser identificado lateralmente no nível polar médio próximo ao ligamento de Berry (abordagem lateral), inferiormente na base do pescoço no estreito torácico (abordagem inferior), ou através de abordagem superior após a dissecção do polo superior no ponto de entrada laríngeo do NLR (abordagem superior). Em cerca de 33% dos casos, o NLR ramifica-se antes de seu ponto de entrada na laringe. Cerca de 90% das ramificações ocorrem acima do nível da interseção do NLR com a artéria tireóidea inferior. A ramificação do NLR pode variar de um lado para o outro no mesmo paciente.

A artéria tireóidea inferior deriva como um ramo dirigido para cima do tronco tireocervical, estendendo-se medialmente por debaixo da artéria carótida para cruzar o NLR. Este pode ocupar uma posição profunda ou superficial em relação à artéria ou ramificar-se para os ramos da artéria. No entanto, a relação básica consiste em interseção da artéria e do nervo.

A posição do NLR pode ser extremamente anormal na vigência de alteração bociosa e extensão subesternal. O bócio retrotraqueal pode colocar o nervo adiante do tecido tireóideo por escavar a região mais profunda ao nervo. Constatamos que, em cerca de 15% dos casos de grandes bócios cervicais ou subesternais, o nervo se mostra fixado ou espalhado sobre a superfície do bócio. Nos casos de bócio volumoso ou subesternal, a identificação sistemática do NLR no estreito torácico (entrada torácica) pode ser proibitiva por causa do tamanho do bócio. Alguns recomendam a dissecção digital romba para separar o bócio da ferida ou para colocar um bócio subesternal dentro do pescoço sem a identificação do NLR. Por causa da possibilidade de fixação do nervo ou de abertura do nervo associada à superfície inferior desse tipo de bócio, a dissecção romba sem a identificação do nervo comporta o risco do acarretar uma lesão por estiramento. Assim, a identificação do NLR através de abordagem superior nestas circunstâncias pode ser vantajosa.

O NLS tem origem na parte superior do nervo vago logo abaixo do gânglio nodoso e desce medialmente à bainha carotídea. Divide-se em ramos interno e externo cerca de 2 a 3 cm acima do polo superior da tireoide. O ramo interno desloca-se medialmente para o sistema carotídeo, penetrando na parte posterior da membrana tireoióidea, proporcionando sensibilidade à área supraglótica ipsolateral. O ramo externo desce para a região do polo superior e se estende medialmente ao longo do músculo constritor inferior para penetrar no músculo cricotireóideo. À medida que o ramo externo se inclina inferiormente sobre a musculatura constritora inferior, passa a ter uma íntima associação com o pedículo do polo superior. Tipicamente, o ramo externo diverge do pedículo vascular do polo superior em 1 cm ou mais acima da parte superior do polo superior da tireoide. No entanto, vários estudos documentaram que, em cerca de 20% dos casos, o ramo externo está intimamente associado ao pedículo vascular tireóideo superior no nível da cápsula do polo superior, o que lhe impõe um maior risco durante a ligadura dos vasos do polo superior. Dependendo do grau de desenvolvimento do polo superior, a divisão do músculo esternotireóideo pode ajudar na exposição da região do polo superior. Se ocorre lesão do ramo superior, observa-se o desaparecimento da tensão nas cordas vocais, manifestada por maior cansaço vocal ou perda dos registros mais altos. O exame pós-operatório feito após lesão unilateral do ramo externo mostra uma corda vocal abaulada e até certo ponto abaixada e a laringe rodada ligeiramente para o lado afetado. Foi uma lesão desse tipo que encerrou a carreira de Amelita Galli-Curci após uma cirurgia da tireoide.

A artéria tireóidea ima é um vaso inferior ímpar que pode ter origem na artéria inominada (braquicefálica), na artéria carótida ou no arco aórtico diretamente e está presente em 1,5 a 12% dos casos. A possibilidade de existir uma artéria inominada ou uma artéria tireóidea ima de localização alta tornam necessárias uma exposição ampla e cuidadosa dissecção ao longo da traqueia anterior durante a dissecção do istmo por ocasião de uma tireoidectomia.

As veias tireóideas consistem nas veias tireóideas superior, média e inferior (Fig. 22.3). A veia tireóidea superior deriva como um ramo da veia jugular interna e se desloca com a arteria tireóidea superior no pedículo vascular do polo superior. A veia tireóidea média se desloca com o complemento arterial e drena a veia jugular interna. A veia tireóidea inferior também se desloca com o complemento arterial, estendendo-se do polo inferior para a veia jugular interna ou braquicefálica. As veias tireóideas direita e esquerda podem formar um plexo de vasos na margem inferior da tireoide, denominado plexo tireóideo ímpar.

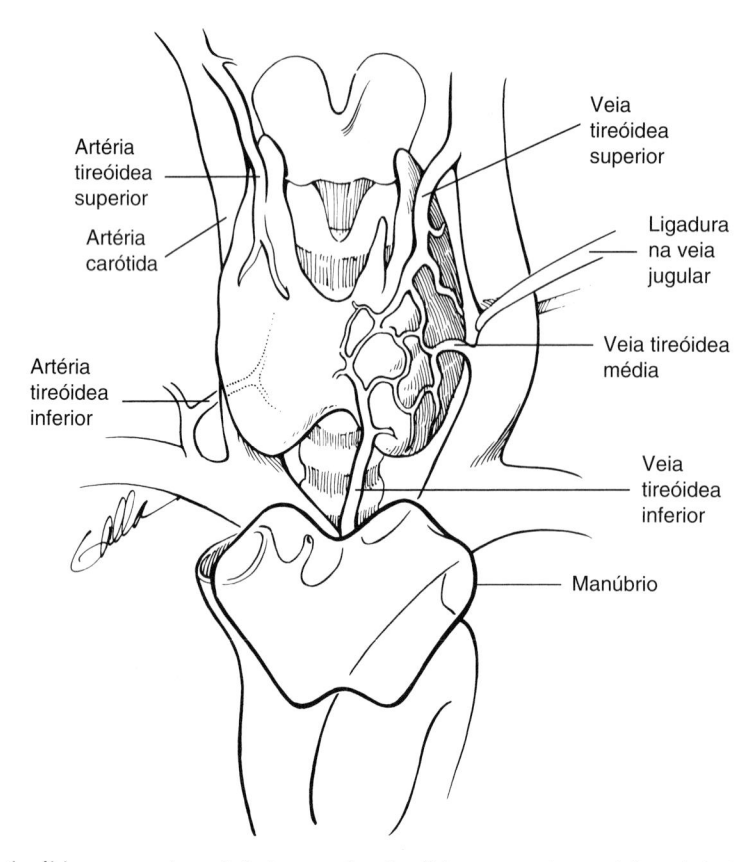

Fig. 22.3 Artérias tireóideas superior e inferior e veias tireóideas superior, média e inferior.

PROVAS DE FUNÇÃO TIREÓIDEA

A produção e secreção de hormônio tireoidiano (TH) são reguladas pelo hormônio tireoestimulante (TSH) hipofisário. Os dois hormônios tireoidianos são a tiroxina (T_4) e triiodotironina (T_3). Quando o TH diminui, o TSH aumenta na tentativa de estimular a tireoide a manter o ponto final preexistente. Os maiores níveis de TSH estimulam o tamanho e a vascularidade da glândula. À medida que o TH aumenta, a liberação de TSH é suprimida.

T_3

1. Fisiologicamente, várias vezes mais potente do que a T_4.
2. Cerca de 10% da produção de TH pela glândula tireoide.
3. Meia-vida de 1 dia, razão pela qual a reavaliação das provas de função tireóidea após uma mudança na dose de T_3 exogena deve ser feita após 1 ou 2 semanas.
4. Cerca de 80% da T_3 circulante resultam da conversão da T_4 na periferia.
5. A T_3 exógena está disponível como liotironina levotiroxina.

T_4

1. Admite-se que a enorme correlação com o nível de TSH desempenha um papel predominante no *feedback* negativo de TSH.
2. Cerca de 90% da produção de TH pela tireoide.
3. Meia-vida de 6 a 7 dias; por isso, com uma mudança na dose de T_4 exógena, as provas de função tireóidea devem ser reavaliadas após 5 a 6 semanas.
4. A T_4 exógena está disponível como levotiroxina.

Tanto T_4 quanto T_3

1. Estimulam a calorigênese, potencializam a epinefrina, reduzem os níveis de colesterol e desempenham pápeis no crescimento e desenvolvimento normais.
2. O iodo é transportado ativamente para dentro da célula folicular da tireoide, sendo oxidado em resíduos de tirosina ligados à tireoglobulina. Quatro dessas iodinizações resultam na formação de T_4; a retirada de um resíduo resulta na formação de T_3.
3. Subsequentemente são armazenadas em ligação com a tireoglobulina no coloide. O hormônio armazenado, após sua liberação, é captado a partir do coloide, clivado e separado da tireoglobulina, sendo lançado na circulação.
4. Ligadas predominantemente à proteína (principalmente à globulina fixadora de tiroxina [TBG]), com menos de 1% representando hormônio livre (*i. e.*, não-ligado).

Os testes de laboratório para a T_4 e T_3 medem a quantidade total de hormônio ligado à proteína e livre. Pode haver uma significativa flutuação nestas mensurações totais, dependendo das mudanças no nível de TBG. É o teste de captação de T_3-resina que permite fazer a correção do nível total de T_4 para uma flutuação em TBG. A captação de T_3-resina mede a capacidade de ligação de TBG existente. Quanto maior o número de locais de ligação disponíveis na TBG nativa, menor a captação pela resina de T_3 radiomarcada. Assim, nos estados com excesso de TBG, a captação de T_3 pela resina é baixa. Agora essa captação pela resina é enunciada com frequência como um indicador da captação de T_3 pela resina por parte do paciente em relação à captação normal como a relação de ligação de TH (THBR). Os altos níveis de TBG ocorrem nos estados hipoproteinêmicos (p. ex., síndrome nefrótica), na acromegalia bem como com os esteroides androgênicos e anabólicos. Convém assinalar que, na doença funcional verdadeira da tireoide, a captação total de T_4 e T_3 pela resina flutua na mesma direção; enquanto nas anormalidades de fixação das proteínas, as captações totais de T_4 e T_3 se processam em direções opostas (Quadro 22.1).

Os testes de TSH (testes ultrassensíveis de terceira geração capazes de detectar 0,01 mU/ℓ) atualmente disponíveis fazem com que esta mensuração seja o único teste necessário para diagnosticar objetivamente o hipotireoidismo ou hipertireoidismo. As mensurações de TSH são usadas agora não apenas para monitorar a terapia de reposição mas também para medir a terapia supressiva tanto para os nódulos da tireoide quanto no pós-operatório para o carcinoma de tireoide. Se o TSH for alto e a T_4 normal, será diagnosticado um hipotireoidismo subclínico. Esse tipo de padrão é observado tipicamente

QUADRO 22.1 PADRÕES DAS PROVAS DE FUNÇÃO TIREÓIDEA

	Eutireóideo	Hipertireóideo	Hipotireóideo	Estágios de TBG alta	Estágios de TBG baixa
TSH	Normal	↓	↑	Normal	Normal
T_4 total	Normal	↑	↓	↑	↓
Captação de T_3 por resina (ou THBR)	Normal	↑	↓	↓	↑
Índice de T_4 livre	Normal	↑	↓	Normal	Normal

na fase inicial da tireoidite de Hashimoto, admitindo-se que represente um estágio precoce de deterioração do eixo hipofisário-tireoidiano, sendo tratado com T_4. Se o TSH for baixo e a T_4 e T_3 normais, será diagnosticado um hipertireoidismo subclínico. Esse tipo de padrão é observado com frequência no bócio multinodular, à medida que o paciente desenvolve regiões hiperfuncionais progressivas dentro da tireoide e para evidenciar um hipertireoidismo franco. É recomendado tipicamente que sejam evitadas as sobrecargas de iodo, como os alimentos saudáveis que contêm algas marinhas, a amiodarona e os agentes de contraste para tomografia computadorizada (TC), assim como o monitoramento intermitente das provas de função tireóidea.

DOENÇA TIREÓIDEA BENIGNA

Hipotireoidismo

O hipotireoidismo é o estado funcional caracterizado por aumento de TSH e redução de TH, tem várias causas e pode manifestar-se com diversos sintomas (Quadro 22.2). O *mixedema* refere-se ao edema que não forma cacifo (não-depressível) decorrente do aumento dos glicosaminoglicanos no tecido no hipotireoidismo grave. O tratamento para o hipotireoidismo deve ser iniciado com uma pequena dose para evitar a correção brusca, especialmente nos pacientes idosos ou naqueles com coronariopatia. A T_4 deve ser iniciada na posologia de 0,05 mg/dia VO, sendo aumentada lentamente, titulada em conformidade com os níveis de função tireóidea.

Hipertireoidismo

O *hipertireoidismo* é o estado fisiológico com maior biossíntese e secreção de TH. A *tireotoxicose* refere-se à síndrome clínica com excesso de TH. O hipertireoidismo pode ocorrer como resultado de várias entidades patológicas e manifesta-se com sintomas característicos (Quadro 22.3). Incontestavelmente, a doença de Graves e o bócio nodular tóxico são responsáveis pela maioria dos casos de hipertireoidismo. O hipertiroidismo que pode ser atribuído a uma tireoidite é autolimitante.

Doença de Graves
1. Responsável por 60% dos casos de hipertireoidismo clínico
2. Doença autoimune que resulta da imunoglobulina, autoanticorpo que se fixa no receptor de TSH, resultando em atividade semelhante à do TSH.
3. Mais comum em mulheres, manifesta-se na terceira ou quarta décadas de vida.
4. O exame físico mostra uma tireoide nodular difusamente aumentada. A maior atividade metabólica se reflete por um fluxo sanguíneo também maior; assim, com certa frequência pode ser ouvido um sopro na tireoide.
5. Histologicamente, visualiza-se infiltração linfocítica generalizada.

QUADRO 22.2 HIPOTIREOIDISMO

Diagnóstico diferencial	Manifestações clínicas

1. Falência glandular primária (comum)
  a. Tireoidite de Hashimoto
  b. Deficiência de iodo
  c. Associada a tireoidite (linfocítica/pós-parto, subaguda)
  d. Induzida por radiação (I^{131} ou feixe externo)
  e. Pós-cirúrgica
  f. Drogas (lítio, iodo)
  g. Defeitos metabólicos hereditários na hormonogênese
2. Hipotireoidismo central (raro)
	Fadiga, atividade mental lenta, alterações de memória, depressão, intolerância ao frio, rouquidão, cabelos quebradiços, pele seca, língua espessa, aumento de peso, prisão de ventre/íleo, distúrbio menstrual, bradicardia, edema indepressível (sem cacifo), hiporreflexia, psicose, hiponatremia, hipoglicemia, coma. Em lactentes, retardamento mental/cretinismo

QUADRO 22.3 HIPERTIREOIDISMO

Diagnostico Diferencial	Manifestações clínicas
1. Doença de Graves 2. Bócio nodular tóxico/multinodular 3. Tireoidite 4. Hipertireoidismo exógeno/*struma ovarii*/câncer funcional de tireoide 5. Tireotropina, tumor secretante semelhante à tireotropina (hipofisário, trofoblástico, outros)	Perda de peso, fadiga, nervosismo, tremor, palpitações, aumento do apetite, intolerância ao calor, fraqueza muscular, diarreia, sudorese, distúrbio menstrual

6. Os pacientes podem ter uma oftalmopatia infiltrativa com exoftalmia. Apesar de considerada parte da doença de Graves, a oftalmopatia adota tipicamente uma evolução independente.
7. Os pacientes podem exibir também dermopatia infiltrativa, resultando em mixedema localizado (p. ex., pré-tibial) e, raramente, acropaquia tireóidea, caracterizada por baqueteamento digital bem como edema das mãos e dos pés.
8. A cintigrafia com iodo-123 (I^{123}) mostra uma captação difusamente maior na glândula.
9. O tratamento consiste em ablação com iodo radioativo, agentes antitireóideos ou cirurgia.

O hipertireoidismo pode resultar também de um bócio tóxico uninodular ou multinodular. Nesses casos, diferentemente da doença de Graves, o tecido hiperfuncionante se limita a uma ou mais regiões dentro da tireoide, que fica aumentada segundo um padrão nodular.

Bócio multinodular tóxico

1. Resulta de um bócio nodular atóxico preexistente.
2. Verifica-se mais frequentemente no bócio endêmico, ocorrendo em regiões com deficiência de iodo, e manifesta-se mais comumente em mulheres.
3. Não existem os achados oculares ou cutâneos que caracterizam a doença de Graves.
4. Formação progressiva de nódulos e evolução de regiões hiperfuncionantes, que elaboram uma quantidade excessiva de TH, resultando em supressão de TSH. Esta supressão de TSH faz com que a glândula normal adjacente se torne menos ativa nas cintigrafias com I^{123}, sendo as áreas hiperfuncionantes mais quentes.
5. Nesse estágio, a região hiperfuncionante não é autônoma, e uma supressão com I^{123} não mostra captação. Tal padrão pré-hipertireóideo com o TSH suprimido, mas a T_4 e T_3 normais, recebe a designação de hipertireoidismo subclínico.
6. O surgimento de hipertireoidismo franco nesses pacientes com a administração de iodo exógeno (p. ex., TC contrastada com iodo) denomina-se fenômeno de Jod-Basedow.
7. Com o passar do tempo, as regiões hiperfuncionates tornam-se verdadeiramente autônomas, continuando a secretar TH não obstante uma supressão significativa de TSH. Quando ocorre uma autonomia verdadeira, a cintigrafia com I^{123} mostra regiões quentes focais com ausência completa de glândula normal adjacente. A cintigrafia com supressão revela nesse momento captação focal contínua, demonstrando autonomia não obstante a supressão de TSH.

Bócio tóxico uninodular

1. O hipertireoidismo não ocorre até que o nódulo tenha um diâmetro de 3 cm ou mais.
2. Esses nódulos são caracterizados habitualmente por maior produção de T_3 em relação a T_4.

3. Diferentemente da doença de Graves, observa-se baixa taxa de remissão espontânea depois que a terapia com agentes antitireóideos é suspensa no bócio nodular tóxico.
4. O tratamento consiste em cirurgia ou iodo radioativo, sendo as medicações antitireóideas consideradas apenas um pré-tratamento antes da terapia definitiva com cirurgia ou radioablação.
5. A cirurgia corrige o hipertireoidismo de forma rápida e definitiva, estando associada a baixa morbidade, sendo a modalidade preferida.

Tratamento do hipertireoidismo

Quando o tratamento clínico é oferecido inicialmente para o hipertireoidismo, costuma ser feito primeiro com agentes antitireóideos, com o intuito de tornar o paciente eutireóideo. A ablação com iodo radioativo representa uma modalidade mais definitiva, envolvendo a administração oral de I^{123}. Lesionam-se as áreas de maior captação preferencialmente através da radiação beta. Não existe evidência de alteração genética nem de indução de malignidades com esse tratamento; no entanto, é contraindicado a mulheres grávidas ou que estão amamentando. Apesar de sua segurança, é usada apenas raramente em crianças e adolescentes.

Medicação antitireóidea

1. Propiltiouracila (PTU) e metimazol:
   a. Conhecidos como tionamidas ou agentes antitireóideos introduzidos na década de 1940.
   b. Bloqueiam a organificação do iodo e a síntese do TH. Além disso, a PTU bloqueia a conversão periférica de T_4 em T_3.
   c. A PTU deve ser administrada 3 vezes/dia, e o metimazol uma única vez ao dia. Para ambos, é necessária a administração por 6 a 8 semanas a fim de tornar o paciente eutireóideo.
   d. O período de retardo na terapia representa o tempo necessário para esgotar o TH pré-formado existente no coloide.
   e. Os efeitos colaterais consistem em erupção cutânea, febre, reação semelhante à do lúpus e supressão da medula óssea, reversível se identificada precocemente (a supressão da medula óssea ocorre em 0,3 a 0,4% dos casos).
   f. Esses agentes são contraindicados na gestação e durante a amamentação.
2. Iodetos:
   a. O iodeto de potássio e a solução de Lugol inibem a organificação e previnem a liberação de TH.
   b. Administrados no pré-operatório para reduzir a vascularidade da tireoide.
   c. O efeito antitireóideo é transitório, com "escape" em 2 semanas, recebendo a designação de efeito de Wolff-Chaikoff.
   d. As altas doses prolongadas de iodetos, especialmente na vigência de bócio nodular tóxico, podem resultar em hipertireoidismo.
3. Bloqueadores beta-adrenérgicos:
   a. São exemplos o propranolol e nadolol
   b. Bloqueiam os efeitos periféricos do TH (mas não alteram a produção deste hormônio).
   c. Úteis no controle sintomático enquanto estão sendo iniciados outros tratamentos e nas formas transitórias de hipertireoidismo associado a uma tireoidite (ver adiante).
   d. Contraindicados aos pacientes com asma, doença pulmonar obstrutiva crônica (DPOC), insuficiência cardíaca, diabetes dependente de insulina, bradiarritmias e aos que estão tomando inibidores da monoamina oxidade e agentes tricíclicos.

As medicações antitireóideas comportam certas vantagens no tratamento do hipertireoidismo. O início de sua ação é mais rápido, e sua utilização pode propiciar a remissão com um estado eutireóideo persistente após a interrupção do medicamento, com exceção dos betabloqueadores. Esta remissão é mais provavel nos pacientes com bócios pequenos, hipertireoidismo leve e naqueles que apresentam tireotoxicose caracterizada por níveis elevados de T_3 (toxicose induzida por T_3). Como assinalado anteriormente, a taxa de remissão após a interrupção das medicações antitireóideas é bastante baixa no bócio nodular tóxico. As desvantagens das medicações antitireóideas são o risco de agranulocitose, que torna necessário um estado de alerta contínuo e a realização de nova avaliação sempre que surgirem sintomas de infecção. Além disso, mesmo quando ocorre remissão após a suspensão dos agentes antitireóideos, verifica-se alta taxa de recidiva do hipertireoidismo. Um estudo mostrou que 74% dos pacientes sofriam recidiva quando acompanhados por um período de 5 anos.

Ablação com iodo radioativo
1. Constitui com frequência o tratamento definitivo e não comporta efeitos colaterais a longo prazo em termos de risco de vir a desenvolver malignidade ou de efeitos teratogênicos se a concepção for retardada por mais de 6 meses após o tratamento com iodo radioativo.
2. Alguns questionam sua aplicação no tratamento dos nódulos, que podem ser malignos, apesar de a maioria achar a incidência de malignidade dentro dos nódulos quentes bastante pequena.
3. As desvantagens consistem na taxa de hipotireoidismo após sua utilização. Até 80% dos pacientes com a doença de Graves e até 50% daqueles com nódulos tóxicos tratados com iodo radioativo acabam por se tornar hipotireóideos.
4. A incidência do hipotireoidismo varia de acordo com o esquema posológico.
5. A normalização dos níveis de TH é menos rápida do que com a cirurgia, levando 6 a 8 semanas.
6. O tratamento com iodo radioativo nas doses usadas para a doença de Graves e dos nódulos tóxicos não é associado ao desenvolvimento de mutação genética ou malignidade, porém ainda existe relutância em tratar pacientes jovens com radioablação.

Cirurgia para o hipertireoidismo
1. A correção do estado hipertireóideo é mais rápida do que com a administração de iodo radioativo e sem os riscos dos agentes antitireóideos.
2. Para o bócio tóxico uninodular ou multinodular, a cirurgia e a radioablação são consideradas tratamentos primários, porém a cirurgia é particularmente apropriada para os nódulos tóxicos, em que uma região distinta da tireoide pode ser ressecada com a preservação do tecido normal adjacente.
3. Muitos estudos mostram que, quando executada de forma apropriada, a cirurgia impõe menor risco de hipotireoidismo que a ablação com iodo radioativo.
4. Atualmente, nos EUA a cirurgia para a doença de Graves é recomendada quando os agentes antitireóideos ou a ablação com iodo radioativo falham, apesar de ter sido previamente o tratamento primário da doença de Graves nesse país e continuar a sê-lo no Japão.
5. A cirurgia para a doença de Graves é aventada quando existe: (1) falha ou efeitos colaterais significativos após o tratamento clínico, (2) a necessidade de um retorno rápido ao eutireoidismo, (3) um bócio maciço ou (4) o desejo de evitar o iodo radioativo.
6. O controle endocrinológico é essencial para recolocar o paciente no pré-operatório no estado eutireóideo, a fim de evitar uma tempestade tireóidea perioperatória. O eutireoidismo é obtido com agentes antitireóideos usados por 6 semanas antes da cirurgia com ou sem bloqueadores beta-adrenérgicos.

7. Quando o paciente encontra-se em um estado eutireóideo, alguns aventam uma sequência de 2 semanas de iodo pré-operatório (iodeto de potássio supersaturado [SSKI, de *super saturated potassium iodide*] ou de solução de Lugol), considerado capaz de reduzir a vascularidade e friabilidade da glândula, apesar de a eficácia desse tratamento ser controversa.
8. A meta da cirurgia para o hipertireoidismo consiste em remover o tecido hiperfuncionante e preservar uma quantidade suficiente de tecido tireóideo capaz de tornar o paciente eutireóideo. Na filosofia cirúrgica, está implícito que é preferível tornar o paciente hipotireóideo do que realizar uma ressecção inadequada com hipertireoidismo recorrente.
9. Tratamento cirúrgico para a doença de Graves:
   a. A conduta padronizada para a doença de Graves é a tireoidectomia subtotal bilateral com ressecção de qualquer lobo piramidal porventura existente.
   b. Como alternativa, alguns sugerem uma lobectomia total em um dos lados e ressecção subtotal contralateral como sendo a conduta preferível.
   c. Outros recomendam a tireoidectomia total, aceitando a necessidade pós-operatória resultante de reposição de TH.
   d. Quando são deixados alguns restos durante a cirurgia para a doença de Graves, em geral seu peso varia de 4 a 8 g.
   e. As taxas de complicações da tireoidectomia subtotal bilateral para a doença de Graves em mãos qualificadas mostram uma média de 0,4% de hipoparatireoidismo permanente e 1,2% de paralisia permanente das cordas vocais. O risco de hipotireoidismo pós-operatório é de aproximadamente 24%, em geral considerado mais baixo que a incidência do hipotireoidismo após radioablação.
   f. A taxa de hipertireoidismo recorrente pós-operatório após tireoidectomia subtotal bilateral para a doença de Graves em mãos qualificadas é de aproximadamente 6%, sendo proporcional ao tamanho do resíduo deixado, ao conteúdo de iodo na dieta e ao grau de infiltração linfocítica da glândula.
10. Tratamento cirúrgico para o(s) nódulo(s) tóxico(s):
    a. Ressecção da porção acometida da glândula, habitualmente através de lobectomia, método que resulta na incidência mais baixa do hipertireoidismo recorrente.
    b. No bócio multinodular tóxico, o nódulo identificado macroscopicamente ou por ultrassonografia (US) nem sempre corresponde à região hiperfuncionante identificada na cintigrafia. Assim, é preferível levar em conta a informação tanto cintigráfica quanto sonográfica ao elaborar um plano cirúrgico racional para o bócio multinodular tóxico.

Tireoidite

Tireoidite de Hashimoto

1. A forma mais comum de tireoidite e a doença isolada da tireoide mais frequente.
2. Doença autoimune com o aumento dos anticorpos tireoide-peroxidase (TPO) em 70 a 90% dos pacientes.
3. Mais comum em mulheres da terceira à quinta décadas de vida.
4. Em geral, os pacientes mostram-se eutireóideos por ocasião da apresentação, porém nesta oportunidade os sintomas de hipotireoidismo podem ocorrer em até 20% dos casos. O hipotireoidismo pode instalar-se com o passar do tempo e resultar da perda progressiva de células foliculares.
5. Manifesta-se como bócio indolor, firme e simétrico, apesar de a dor regional já ter sido relatada; observa-se tipicamente o aumento de volume de ambos os lobos.
6. Ao exame histológico, existem infiltração linfocítica com a formação de centros germinativos, atrofia acinar folicular, metaplasia das células de Hürthle e fibrose.

7. A cintigrafia com I^{123} fornece pouca informação para a pesquisa diagnóstica; mostra uma captação esparsa que varia de acordo com o grau de acometimento da tireoide; a cintigrafia com I^{123} consegue distinguir um lobo firme e circunscrito que mostra captação global de um nódulo focal.
8. Se o paciente se apresenta em um estado hipotireóideo, o tratamento com TH elimina os sintomas e reduz habitualmente o tamanho do bócio.
9. A cirurgia só deve ser aventada quando o bócio se mostra volumoso, sintomático ou refratário ao TH.
10. A aspiração com agulha fina (AAF) mostra desconcertantemente células de Hürthle e linfócitos, podendo resultar na recomendação de que a cirurgia é desnecessária, devendo ser evitada. No entanto, o desenvolvimento de qualquer anormalidade palpável circunscrita que não seja parte do bócio difuso, não obstante o diagnóstico preexistente de tireoidite, deve ser avaliado com AAF.
11. As variantes fibrosas mais raras da tireoidite de Hashimoto formam um bócio firme e maciço.
12. Uma complicação rara da tireoidite de Hashimoto é a transformação em linfoma da tireoide. Massa que aumenta rapidamente de volume dentro de uma glândula de Hashimoto deve gerar preocupação acerca de um possível linfoma, justificando a realização da AAF ou biopsia.

Tireoidite granulomatosa subaguda
1. Também conhecida como tireoidite de de Quervain, sendo a causa mais comum da tireoide dolorida.
2. De etiologia viral, manifesta-se com uma tireoide dolorida e aumentada de volume, comumente após infecção do trato respiratório superior; febre e mal-estar são comuns.
3. A dor na região peritireóidea irradia-se tipicamente pelo pescoço até o ângulo da mandíbula. A dor e o aumento de volume podem acometer apenas uma parte da glândula (p. ex., um único lobo), migrando subsequentemente para o lobo oposto.
4. Dos pacientes com tireoidite granulomatosa subaguda (TGS), 50% se apresentam com hipertireoidismo, com elevação do TH e da velocidade de hemossedimentação. Admite-se que exista uma ruptura das células foliculares de indução viral com transbordamento de TH resultante e surgimento secundário de hipertireoidismo.
5. A cintigrafia com I^{123} mostra tipicamente menos de 2% de captação; essa baixa captação distingue o hipertireoidismo transitório da TGS daquele da doença de Graves ou do bócio multinodular tóxico.
6. A dor na fase hipertireóidea regride tipicamente em 3 a 6 semanas.
7. Metade dos pacientes penetra em uma fase hipotireóidea que dura vários meses. A maioria dos pacientes acaba revertendo para o eutireoidismo; apenas 5% desenvolvem hipotireoidismo permanente.
8. Doença autolimitante; tratar, conforme necessário, com agentes anti-inflamatórios não-esteroides (AINE), como o ácido acetilsalicílico e, raramente, esteroides.

Tireoidite linfocítica
1. Também denominada tireoidite silenciosa, indolor ou pós-parto.
2. Etiologia desconhecida, considerada, porém, como processo autoimune.
3. Indolor, com evolução semelhante à da tireoidite subaguda.
4. Ocorre esporadicamente, mas é comum em mulheres no pós-parto; pode ocorrer em até 5% dessas mulheres.
5. Manifesta-se como aumento simétrico e indolor da tireoide bem como hipertireoidismo reversível.
6. A tireotoxicose é autolimitante, sendo desnecessário tratamento.

Tireoidite supurativa aguda
1. Infecção rara da tireoide com a formação de abscesso.
2. Mais frequentemente bacteriana (provocada comumente por *Staphylococcus, Streptococcus* ou *Enterobacter*), mas pode ser fúngica ou mesmo parasitária.

3. Manifesta-se tipicamente na vigência de infecção do trato respiratório superior.
4. O tratamento consiste em incisão e drenagem e antibióticos parenterais.
5. As crianças podem demonstrar fístulas do seio (fossa) pirifome esquerdo; assim, após o tratamento agudo, a avaliação desta afecção é razoável, incluindo deglutição de bário, TC ou endoscopia.

Tireoidite de Riedel

1. Processo inflamatório raro de etiologia desconhecida; equivalente tireóideo da colangite esclerosante ou da fibrose retroperitonial.
2. Grande bócio indolor com consistência lenhosa fixado nas estruturas circundantes.
3. Evolução clínica caracterizada por sintomas regionais progressivos que consistem em disfagia, compressão traqueal e, possivelmente, paralisia do NLR.
4. Os pacientes se apresentam em um estado eutireóideo, mas podem progredir para o hipotireoidismo.
5. Histologicamente, extenso processo fibroso, cuja marca registrada é a extensão extratireóidea da fibrose para as estruturas cervicais circundantes.
6. O tratamento pode exigir a realização de biopsia, geralmente na forma de istmectomia, que pode ser suficiente para eliminar os sintomas de pressão traqueal e esofágica. A cirurgia agressiva costuma ser evitada por causa do desaparecimento dos planos cirúrgicos em virtude da extensa fibrose extratireóidea.

Bócio eutireóideo (bócio difuso e multinodular atóxico)

O aumento de volume da tireoide sem desarranjo funcional significativo pode ocorrer com o aumento anodular difuso (bócio difuso atóxico) ou através da formação multinodular (bócio multinodular). O desenvolvimento do bócio pode ser esporádico ou estar associado à deficiência de iodo, a defeitos metabólicos hereditários ou à exposição a agentes bociogênicos. No bócio multinodular, os nódulos podem variar de tamanho, e a glândula pode mostrar um acometimento assimétrico, sendo um lobo maior que o outro. As provas de função tireóidea são normais para o bócio difuso atóxico. Para o bócio multinodular, as provas de função tireóidea podem mostrar T_4 e T_3 normais, com TSH na variação baixa-normal (hipertireoidismo subclínico), como mencionado anteriormente. Durante um período de anos, o hipertireoidismo subclínico pode evoluir para hipertireoidismo franco, especialmente com maior exposição ao iodo. A cintigrafia com iodo mostra tipicamente heterogeneidade, sendo algumas regiões frias e outras quentes.

O bócio pode manter-se estável por vários anos ou crescer lentamente. Os nódulos dentro do bócio multinodular também podem sofrer um aumento rápido e doloroso secundário a hemorragia. Esse aumento rápido no tamanho pode estar associado a dor e aumento nos sintomas regionais, incluindo desconforto respiratório.

Vários estudos sugerem que de 15 a 45% dos pacientes com grandes bócios cervicais ou bócios subesternais podem estar assintomáticos. Contudo, deve ser assinalado que os pacientes podem se encontrar assintomáticos e, ainda assim, terem evidências radiográfica de compressão traqueal e de obstrução das vias respiratórias nos estudos de fluxo-volume. Quando os pacientes com bócio são sintomáticos, podem apresentar-se com tosse crônica, dispneia noturna, sufocação e dificuldade respiratória com diferentes posições do pescoço ou na posição reclinada. Esses pacientes podem ter sido diagnosticados erroneamente como tendo asma ou apneia do sono obstrutiva. Várias séries cirúrgicas mostram que cerca de 20% dos pacientes com bócios cervicais e retroesternais se apresentam com desconforto respiratório agudo, necessitando até 10% de intubação. Pensamos que todos os pacientes sintomáticos, todos aqueles com evidência radiográfica significativa de obstrução das vias respiratórias e aqueles com bócio subesternal devem ser submetidos a cirurgia.

O exame físico desses pacientes deve incluir a avaliação do estado respiratório, o desvio traqueal e uma possível extensão subesternal. O surgimento de ingurgitação venosa ou de desconforto respiratório subjetivo com os braços estendidos sobre a cabeça (sinal de Pemberton) pode sugerir a obstrução do estreito torácico decorrente de um grande bócio subesternal. Todos os pacientes devem ter a mobilidade das cordas vocais avaliada. De maneira semelhante, os pacientes devem fazer um teste de TSH para excluir o hipertireoidismo subclínico.

A US deve ser feita mesmo se estiverem presentes múltiplos nódulos. Recomenda-se que — na presença de dois ou mais nódulos medindo 1 a 1,5 cm — aqueles com um aspecto ultrassonográfico suspeito, como microcalcificação e hipervascularidade intranodular, sejam aspirados. Além disso, se o TSH sérico for baixo ou baixo-normal, deverá ser feita uma cintigrafia com iodo radioativo para ser comparada com as imagens ultrassonográficas. A AAF deve ser aventada para os nódulos isofuncionantes ou não-funcionantes, especialmente aqueles com características ultrassonográficas suspeitas. A radiografia de tórax pode ser útil na avaliação da coluna de ar na traqueia. No entanto, se houver significativa preocupação acerca de possível desvio ou compressão traqueal, a TC axial será o estudo ideal, que consegue determinar o impacto do bócio sobre todas as vísceras cervicais adjacentes, sendo útil também na avaliação do grau de extensão subesternal e da relação de qualquer componente subesternal com os grandes vasos. É importante, ao solicitar uma TC, solicitá-la sem contraste até que o estado funcional da tireoide do paciente tenha sido claramente compreendido; no entanto, essa conduta pode dificultar a clara visualização dos vasos sanguíneos.

A supressão da tiroxina pode reduzir o tamanho do bócio e constatou-se que é mais útil no bócio difuso que no multinodular. Contudo, a redução no tamanho do bócio é imprevisível. Em geral, a supressão não é recomendada quando o TSH se mostra inferior a 1 mU/ℓ. O crescimento do bócio recomeça após a suspensão da T_4. A ablação com iodo radioativo foi utilizada com o bócio multinodular; no entanto, levando em conta que a captação costuma ser baixa e esparsa, a eficiência de tal modalidade é limitada. Além disso, em condições agudas, a ablação com iodo radioativo pode aumentar o tamanho do bócio. Novamente, a cirurgia deve ser aventada para todos os pacientes com grandes bócios cervicais com evidência respiratória ou esofágica de compressão nas radiografias ou com sintomatologia ativa. A cirurgia deve ser aventada também quando o bócio representa um problema estético significativo para os bócios subesternais, pois o tecido subesternal representa um tecido anormal, que não está disponível para o exame físico de rotina, o monitoramento ou uma AAF. Se ocorrer aumento de volume agudo dos componentes subesternais do bócio, a via respiratória sofrerá impacto no nível mediastinal.

Durante a cirurgia para o bócio, recomenda-se enfaticamente a identificação do nervo. Poderá ser necessário utilizar uma abordagem superior com a identificação do nervo no ponto de entrada na laringe após a dissecção do polo superior e, a seguir, dissecção retrógrada do nervo e sua separação do bócio. Em nossos estudos, encontramos uma incidência de aproximadamente 15% de fixação do nervo ou de divulsão do nervo sobre a superfície inferior do bócio nos grandes bócios cervicais e subesternais. Múltiplas séries cirúrgicas sugerem que a esternotomia para os grandes bócios cervicais e subesternais raramente é necessária. Em nossos estudos, não encontramos evidência de traqueomalacia, não obstante a significativa compressão traqueal pré-operatória. Esses pacientes — diagnosticados com traqueomalacia após cirurgia para o bócio cervical e o subesternal no passado — em verdade podem ter paralisia bilateral das cordas vocais. A cirurgia necessária para o bócio cervical e o subesternal varia de lobectomia a tireoidectomia subtotal bilateral. A tireoidectomia total raramente é necessária. A incidência de carcinoma (habitualmente pequenos carcinomas papilares intratireóideos) nesses bócios multinodulares é de aproximadamente 7,5%.

TRATAMENTO DOS NÓDULOS DA TIREOIDE

1. Os nódulos da tireoide são comuns, ocorrendo em 4 a 7% da população adulta. Pode-se esperar que cerca de 1 em 20 novos nódulos contenha um carcinoma. Cerca de 23.500 casos de novos carcinomas de tireoide são diagnosticados nos EUA a cada ano, e a incidência está aumentando principalmente em virtude da identificação mais precoce. Aproximadamente 1.100 mortes por carcinoma de tireoide ocorrem nos EUA a cada ano.
2. Dos nódulos da tireoide, 95% são nódulos coloides, adenomas, cistos tireóideos, tireoidite focal ou câncer, sendo possíveis também entidades menos prováveis (Quadro 22.4). Um nódulo coloide ou adenomatoso é um nódulo dentro de uma glândula afetada por bócio multinodular, representando um distúrbio hiperplásico focal na arquitetura tireóidea e, em geral, não se tratando de neoplasia clonal verdadeira. Os adenomas foliculares verdadeiros são tumores monoclonais com origem no epitélio folicular e podem ser autônomos ou não-autônomos. Não sabemos se alguns adenomas foliculares possuem a capacidade de evoluir para o carcinoma folicular.
3. Apesar da importância da história e do exame físico, isoladamente não são confiáveis na predição de um carcinoma. Os sinais mais ostensivos de malignidade detectada pelo exame físico ocorrem em um período bastante tardio durante a evolução do carcinoma de tireoide bem-diferenciado (CTBD) ou com o carcinoma anaplásico. Lamentavelmente, muitos desses mesmos achados evidenciados pelo exame podem ser causados por mudanças associadas a doença benigna, como hemorragia para o interior de cisto benigno. A história e o exame físico deverão fornecer-nos um quadro clínico no qual iremos interpretar a AAF (Quadro 22.5). Certamente, os pacientes com exames cronicamente estáveis, evidência de distúrbio funcional e aqueles com uma glândula multinodular sem um nódulo dominante preocupam muito menos em termos de malignidade. Contudo, os carcinomas papilares podem ser estáveis ao longo de muitos anos. Os pacientes com a tireoidite de Hashimoto podem ter um carcinoma papilar ou linfoma, e aqueles sem um nódulo dominante podem apresentar malignidade da tireoide. Os pacientes com menos de 20 anos de idade correm um risco mais alto de carcinoma. Nos pacientes com mais de 60 anos de idade a doença nodular é mais comum, e a doença maligna, se finalmente encontrada, comporta um prognóstico consideravelmente mais sombrio. História de exposição à radiação ionizante é um fator de risco para o possível desenvolvimento de nodularidade tireóidea benigna ou maligna,

QUADRO 22.4   DIAGNÓSTICO DIFERENCIAL DE NÓDULO DA TIREOIDE

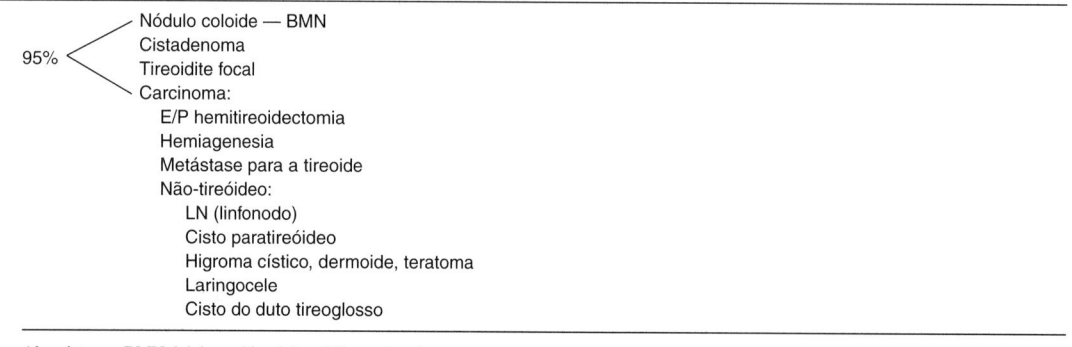

95%
- Nódulo coloide — BMN
- Cistadenoma
- Tireoidite focal
- Carcinoma:
  - E/P hemitireoidectomia
  - Hemiagenesia
  - Metástase para a tireoide
  - Não-tireóideo:
    - LN (linfonodo)
    - Cisto paratireóideo
    - Higroma cístico, dermoide, teratoma
    - Laringocele
    - Cisto do duto tireoglosso

Abreviaturas: BMN, bócio multinodular; E/P, estado pós.

QUADRO 22.5 GRAU DE PREOCUPAÇÃO CLÍNICA COM O CARCINOMA EM UM NÓDULO DA TIREOIDE COM BASE NA HISTÓRIA E NO EXAME FÍSICO

Menos preocupante	Mais preocupante
Exame cronicamente estável	Idade < 20 > 60 anos
Evidência de distúrbio funcional, p. ex., tireoidite de Hashimoto, nódulo tóxico	Homens
Glândula multinodular sem nódulo dominante	Crescimento rápido, dor
	História de radioterapia
	História familiar de carcinoma de tireoide
	Lesão dura e fixa
	Linfadenopatia
	Paralisia das cordas vocais
	Tamanho > 4 cm
	Comprometimento do trato aerodigestivo (p. ex., estridor, disfagia)

estando a nodularidade palpável presente em até 17 a 30% dos pacientes expostos. Cerca de 1,8 a 10% daqueles expostos a pequena dose de radiação acabarão desenvolvendo um carcinoma de tireoide. Alguns estudos sugerem que os pacientes com lesões palpáveis da tireoide e história de radioterapia podem comportar um risco de 30 a 50% de malignidade, apesar de outros estudos sugerirem uma incidência mais baixa de malignidade. O risco de malignidade folicular é mais alto nos nódulos maiores. Além disso, as lesões com mais de 4 cm comportam maior risco em termos de resultados falsos negativos durante a AAF. Comumente, quanto maior a firmeza do nódulo, maior a preocupação com um possível carcinoma. A linfadenopatia e a paralisia das cordas vocais são poderosos correlatos de malignidade. É certamente importante obter a história familiar de carcinoma medular, porém raramente estará presente. Os sintomas de crescimento, rápido, dor ou comprometimento do trato aerodigestivo podem ocorrer com malignidade em fase avançada, porém estão mais comumente associados a doença benigna. As pequenas doses de radioterapia (p. ex., 200 a 500 rads) foram utilizadas no passado para a hipertrofia das adenoides e amígdalas, o aumento de volume do timo, a acne facial e a tinha de cabeça e pescoço. Contudo, esse tipo de tratamento deixou de ser utilizado por volta de 1955 nos EUA. Os nódulos podem manifestar-se com uma latência de até 20 a 30 anos, o que torna uma vigilância constante necessária. A exposição a partículas radioativas liberadas durante explosões nucleares, a altas doses de radiação terapêutica (como ocorre na doença de Hodgkin) ou à irradiação dispersa da mama também parece aumentar o risco de doença nodular da tireoide.

4. É preferível orientar-se em relação à tireoide através dos pontos de referência laríngeos cartilaginosos adjacentes. Uma vez identificada a chanfradura (incisura) cartilaginosa (i. e., pomo de Adão), poderá ser encontrado facilmente o anel anterior da cricoide. A uma distância equivalente à largura do polegar abaixo da cricoide, o istmo pode ser palpado no nível da parte superior subjacente da traqueia cervical. Ao identificar o istmo na linha média ou os lobos bilaterais da tireoide lateralmente, é útil pedir ao paciente que degluta, a fim de perceber a tireoide deslizando para cima por debaixo do polegar. Com esse tipo de exame, nódulos com 1 cm ou maiores podem ser detectados sistematicamente. Como mencionado anteriormente, é importante determinar a firmeza do nódulo tireóideo e sua mobilidade ou fixação ao complexo laringotraqueal adjacente. Todos os pacientes com lesões tireóideas devem fazer um exame das cordas vocais para determinar sua movimentação. Deve ser enfatizado que a voz e a deglutição podem ser normais na presença de paralisia unilateral completa das cordas vocais.

Pesquisa diagnóstica: avaliação laboratorial

1. Teste sensível ao TSH (dosagem do TSH):
    a. Excelente teste de triagem para o diagnóstico definitivo de eutireoidismo, hipertireoidismo ou hipotireoidismo, recomendado na avaliação inicial dos pacientes com um nódulo da tireoide.
    b. Até certo ponto, o achado de hipertireoidismo ou hipotireoidismo desvia a atenção da pesquisa diagnóstica dirigida à exclusão de neoplasia com AAF e ao diagnóstico do distúrbio funcional da tireoide, como a doença de Hashimoto ou nódulo tóxico, que não costumam envolver AAF.
2. Os anticorpos TPO são úteis quando se suspeita de tireoidite de Hashimoto.
3. Tireoglobulina:
    a. Secretada pelo tecido tireóideo normal e, até certo ponto, pelo tecido maligno.
    b. Os anticorpos antitireoglobulina podem interferir no teste; esses anticorpos ocorrem em cerca de 15 a 25% dos pacientes
    c. Existe extensa superposição nos níveis de tireoglobulina entre as condições tireóideas benignas e o carcinoma de tireoide.
    d. As mensurações da tireoglobulina não são úteis na pesquisa diagnóstica do nódulo tireóideo, sendo desaconselhadas enfaticamente nas diretrizes terapêuticas.
4. A calcitonina, por causa da raridade do carcinoma medular de tireoide (CMT), não é considerada um teste de triagem de rotina razoável nos pacientes com um nódulo solitário.
5. Cintigrafia com radionuclídeo (com tecnécio 99m [Tc^{99}] ou I^{123}):
    a. Foi utilizada como rotina no passado para a pesquisa diagnóstica de nodularidade da tireoide.
    b. De todos os nódulos, acaba-se constatando que 95% são frios; apenas 10 a 15% dos nódulos frios mostram-se malignos.
    c. A cintigrafia da tireoide não torna possível classificar os nódulos nas categorias benigna e maligna.
    d. Pode ser útil, quando o TSH é subnormal, para identificar um nódulo hiperfuncionante.

Ultrassonografia

Recomenda-se que a (US) da tireoide seja feita em todos os pacientes com um ou mais nódulos tireóideos suspeitos; apesar de não distinguir as lesões benignas das malignas, pode proporcionar uma linha basal exata, propiciando informação basal acerca do tamanho do nódulo, identificando outros nódulos, incluindo nodularidade contralateral e identificando uma adenopatia cervical. As lesões císticas comportam menor probabilidade de serem malignas do que as sólidas, porém ambos os tipos podem ser malignos. Uma US consegue identificar o número, o tamanho e o formato dos linfonodos cervicais circundantes e distantes da tireoide. O tamanho e o formato desses linfonodos têm sido correlacionados com a presença de doença metastática linfonodal. A US pode ser útil também na triagem da tireoide para lesões pequenas nos pacientes que se apresentam com câncer metastático da tireoide e avaliação dessa glândula nos pacientes com história de irradiação da cabeça e do pescoço.

Aspiração por agulha fina

A aspiração com agulha fina (AAF) com orientação ultrassonográfica é recomendada enfaticamente como o procedimento diagnóstico de escolha para a avaliação de nódulo da tireoide; sua eficácia está relacionada com a perícia tanto de quem faz a aspiração quanto do citopatologista. A AAF reduziu acentuadamente o número de pacientes encaminhados à cirurgia em 20 a 50% e acarretou um aumento significativo no diagnóstico de carcinoma encontrado nas amostras cirúrgicas em 10 a 15%.

As categorias citopatológicas da AAF da tireoide são: (1) maligna, (2) suspeita/indeterminada, (3) benigna e (4) não-diagnóstica. Quando a AAF é interpretada como maligna, a probabilidade de malignidade é muito alta, com uma taxa falsa positiva de apenas 1%. Os resultados falsos positivos são decorrentes habitualmente do quadro citológico confuso na tireoidite de Hashimoto, doença de Graves ou nódulos tóxicos. Com frequência, estes últimos serão interpretados como neoplasia microfolicular/folicular. A tireoidite de Hashimoto pode mostrar grandes números de linfócitos sugestivos de linfoma assim como células de Hürthle e agregados microfoliculares. O CMT pode assumir uma grande variedade de formas histológicas e citológicas. Quando se suspeita de carcinoma medular, a imunoistoquímica com calcitonina pode confirmar o diagnóstico da AAF. Com bastante frequência, o carcinoma anaplásico é facilmente identificado com base no grau de anaplasia. O linfoma pode ser sugerido pela AAF, porém costuma ser necessária uma quantidade adicional de tecido obtido por biopsia aberta para confirmar o diagnóstico.

A principal dificuldade, observada com a AAF na identificação de malignidade, é a diferenciação entre o adenoma folicular e o carcinoma folicular. Esse diagnóstico baseia-se no achado histológico de invasão vascular pericapsular. Para poder diferenciar definitivamente o adenoma folicular do carcinoma folicular, é necessária a avaliação histológica de toda a cápsula. Porém, tal meta não pode ser alcançada com a AAF. Por isso, a AAF desses adenomas foliculares sofre mudanças gradativas alicerçadas em varias características citopatológicas que variam de macrofoliculares a microfoliculares, o que envolve um espectro de crescente hipercelularidade, quantidades menores de coloide e quantidades maiores de atipia nuclear. O achado menos inquietante, evidenciado pela AAF, de lesão folicular é descrito como lesão macrofolicular ou como nódulo adenomatoso coloide. Aí podem ser vistos grandes agregados foliculares com quantidades significativas de coloide e algumas lâminas foliculares. Os folículos não são microfoliculares, e o esfregaço não é hipercelular. Nessas lesões, acredita-se que exista pouco ou nenhum potencial maligno. Para uma lesão interpretada como microfolicular com pouco coloide e poucas lâminas foliculares, o risco de carcinoma oscila entre 5 e 15% e aumenta de acordo com o tamanho do nódulo.

As células de Hürthle são grandes células foliculares poligonais com citoplasma granuloso. Um aspirado com predominância de células de Hürthle pode indicar um adenoma subjacente de células de Hürthle ou carcinoma de células de Hürthle. Estas células podem estar presentes também como células metastáticas em uma ampla variedade de distúrbios tireóideos, como o bócio multinodular e tireoidite de Hashimoto. Por causa do risco de um carcinoma subjacente de células de Hürthle, os pacientes com AAF descritas como predominantes em células de Hürthle devem ser submetidos a uma cirurgia. Aspirados não-diagnósticos ocorrem em cerca de 15% dos casos, com cerca de 3% deles acabando por se revelarem malignos. Esses aspirados devem ser repetidos 3 meses após a última tentativa.

Com que frequência estaremos equivocados quando dizemos ao paciente que a AAF é benigna?

Os resultados falsos negativos da AAF variam de 1 a 6%; ocorrem com maior frequência em lesões pequenas, de menos de 1 cm, ou volumosas, com mais de 3 cm, assim como nas lesões císticas.

Durante a AAF, dá-se muita ênfase à palpação e estabilização do nódulo, habitualmente fixando o nódulo em relação à pele ou estabilizando-o sobre as estruturas adjacentes.

As opções para o tratamento dos pacientes com AAF relatadas como benignas são: (1) acompanhamento do paciente com exames ou US repetidos; (2) administração de terapia supressiva; e, raramente, (3) cirurgia. As lesões que acabam se revelando malignas e as suspeitas (microfoliculares com predominância de células de Hürthle) devem ser ressecadas.

Os cistos perfazem cerca de 20% dos nódulos da tireoide. A identificação de um nódulo da tireoide como sendo um cisto não equivale necessariamente a um diagnoóstico benigno. O cisto pode ser simples ou representar uma hemorragia para dentro de um nódulo coloide. Os carcinomas papilares podem manifestar-se com metástase cística com ou sem hemorragia. Em geral, a cor do líquido cístico não ajuda a firmar o diagnóstico (exceto que os tumores paratireóideos podem ter um líquido claro), porém o líquido hemorrágico e uma rápida recidiva do cisto são potencialmente sugestivos de carcinoma papilar cístico. A técnica de drenagem repetitiva do cisto por AAF mais ou menos terapia supressiva em geral é ineficaz quando os cistos têm mais de 3 a 4 cm de diâmetro. A cirurgia é recomendada nesses casos. O risco de carcinoma em um cisto que persistiu após várias tentativas de aspiração varia de 10 a 30%.

Diretrizes para o papel da biopsia por AAF

1. Recomendações:
   a. A AAF é o procedimento de escolha na avaliação dos nódulos da tireoide.
   b. Os aspirados repetidos não-diagnósticos dos nódulos císticos tornam necessária a observação atenta ou a excisão cirúrgica. A cirurgia é altamente recomendada se o nódulo não-diagnóstico for sólido.
   c. A cirurgia é recomendada para todos os aspirados categorizados como malignos.
   d. Os nódulos cuja citologia revela sua natureza benigna não necessitam de outros exames diagnósticos nem de qualquer tratamento além do acompanhamento.
   e. As interpretações suspeitas para carcinoma papilar ou neoplasia de células de Hürthle devem ser tratadas com lobectomia ou tireoidectomia total. Não há necessidade de cintigrafia com radionuclídios.

Algoritmo para a avaliação dos nódulos da tireoide

1. Os pacientes nos quais se constata que existem nódulos tireóideos com mais de 1 a 1,5 cm devem ser submetidos a exame físico e mensuração do TSH sérico, além de obter uma história completa.
2. Se o TSH for baixo, realizar a cintigrafia com I^{123} ou Tc^{99}; se a captação for uniforme e aumentada ou "quente", avaliar e tratar para o hipertireoidismo.
3. TSH normal ou elevado, prosseguir com a US.
4. Não sendo nenhum nódulo identificado pela US, e sendo o TSH alto, avaliar e tratar para o hipotireoidismo; se o TSH for normal, não haverá necessidade de pesquisa diagnóstica adicional.
5. Se a US mostrar um nódulo posterior, um nódulo com mais de 1 a 1,5 cm ou um nódulo mais de 50% cístico, fazer, a seguir, AAF orientada por US.
6. Resultados da AAF:
   a. Não-diagnóstica/inadequada: repetir AAF orientada por US em 3 meses; se novamente inadequada, acompanhamento atento ou cirurgia.
   b. Maligna: cirurgia.
   c. Indeterminada: se houver suspeita de carcinoma, prosseguir com cirurgia; se existir suspeita de neoplasia, aventar cirurgia *versus* observação, especialmente se o TSH for subnormal e a cintigrafia com I^{123} demonstrar um nódulo quente.
   d. Benigna: recomenda-se que os nódulos que se revelam benignos pela AAF e que sejam facilmente palpáveis sejam acompanhados clinicamente com intervalos de 6 a 18 meses. Os nódulos benignos não facilmente palpáveis devem ser acompanhados por US nos mesmos intervalos. Se houver evidência de crescimento de um nódulo benigno, repetir a AAF com orientação ultrassonográfica.
7. Os cistos com menos de 4 cm podem ser aspirados e potencialmente suprimidos, ficando a cirurgia reservada à formação recorrente do cisto. Os cistos com mais de 4 cm devem ser ressecados.

Supressão com hormônio tireoidiano

O uso sistemático da terapia de supressão com hormônio tireoidiano (TH) dos nódulos tireóideos benignos é enfaticamente desaconselhado. O TH tem sido usado para encolher ou estabilizar a nodularidade da tireoide, o que foi proposto por causa do efeito conhecido do tratamento com TH sobre o aumento de volume "bocioso" da tireoide. Admite-se que a redução do tamanho de um nódulo solitário em resposta à terapia com T_4 implique uma qualidade dependente do hormônio benigna. No entanto, sabe-se que existem receptores de TSH no tecido tireóideo normal assim como no maligno. Sabe-se, também que as lesões malignas podem encolher em resposta à T_4, razão pela qual tal resposta não é específica da doença benigna. Emerick mostrou que 11% dos pacientes com carcinoma folicular apresentavam uma redução no tamanho da lesão com a terapia supressiva. Inversamente, a ausência de resposta à supressão com T_4 não é específica de malignidade; Rojeski assinala que a cirurgia feita em nódulos que não haviam respondido à supressão com T_4 identificava a presença de carcinoma apenas em 20 a 40% dos casos. Como assinalado por Mazzaferri, não existem ensaios randomizados-controlados sugerindo claramente que a T_4 seja melhor que um placebo no tratamento dos nódulos coloides solitários. As doses supressivas de T_4 podem aumentar a frequência cardíaca noturna, reduzir o colesterol sérico e elevar o risco de fibrilação atrial nos idosos. Obviamente, a terapia supressiva não é recomendada aos pacientes com hipertireoidismo subclínico secundário a um nódulo ou bócio multinodular, devendo ser evitada se o TSH for inferior a 1 mU/ℓ. A terapia supressiva induz também à perda de densidade óssea.

CARCINOMA DE TIREOIDE BEM-DIFERENCIADO (CTBD)
Carcinoma papilar de tireoide

1. O carcinoma papilar caracteriza-se histologicamente pela formação de papilas e por aspectos nucleares ímpares. Os núcleos do epitélio neoplásico são grandes, com margens nucleares pregueadas ou sulcadas e nucléolos proeminentes que conferem um aspecto de "olho de Annie órfã" ("*Orphan Annie eye*"). Admite-se que as lesões com qualquer componente papilar, mesmo quando as características foliculares predominam, adotem evolução compatível com o carcinoma papilar. As lesões primárias do carcinoma papilar e as metástases linfonodais podem sofrer degeneração cística com bastante frequência. As formas histológicas desfavoráveis do carcinoma papilar consistem nas variantes esclerosante difusa e de células altas. Deve ser assinalado que não existe um equivalente neoplásico benigno para o carcinoma papilar de tireoide.
2. O carcinoma papilar é fortemente linfotrópico, com disseminação precoce através dos linfáticos intratireóideos assim como para as cadeias linfáticas cervicais regionais. Admite-se que os múltiplos focos de carcinoma papilar, observados com frequência dentro da tireoide, representam muito mais disseminação linfática intraglandular do que multifocalidade verdadeira.
3. Quando se manifesta em crianças, a metástase regional e distante é mais comum do que em adultos. Não obstante a apresentação com doença mais avançada, geralmente, o prognóstico em crianças é bastante favorável.
4. A maioria dos carcinomas papilares ocorre espontaneamente. A exposição a baixas doses de radiação é considerada como exercendo um papel indutor em alguns pacientes com carcinoma papilar. Um rearranjo dos oncogenes RET (rearranjo durante a transfecção) foi identificado em 10 a 30% dos pacientes com carcinoma papilar.
5. Por ocasião da apresentação, cerca de 30% dos pacientes são portadores de doença linfonodal cervical clinicamente evidente (até 60% dos pacientes pediátricos) com uma taxa de metástase distante a apresentação de aproximadamente 3%.
6. A alta prevalência de doença microscópica nas cadeias regionais do pescoço e no lobo tireóideo contralateral diferencia-se nitidamente da baixa recidiva clínica no pescoço (< 9%) e lobo contralateral (< 5%).
7. A maioria dos estudos sugere que a presença de metastase para os LN (linfonodos) cervicais não comporta significativas implicações prognósticas. Existe alguma evidência sugerindo que a presença de metástase para o LN cervical possa fazer aumentar a taxa subsequente de recidiva linfonodal.

Carcinoma folicular

1. O carcinoma folicular é uma malignidade tireóidea bem-diferenciada, carecendo a diferenciação folicular das características típicas do carcinoma papilar; observado tipicamente como pequenos aglomerados foliculares ou lâminas sólidas de células, exibe significativa superposição morfológica com o adenoma folicular benigno. A invasão vascular pericapsular é a indicação mais confiável de malignidade.
2. O grau de invasividade, um poderoso correlato prognóstico, varia. As lesões podem ser extensamente invasivas ou "minimamente" invasivas.
3. O tratamento para o carcinoma folicular esteve cercado de controvérsias acerca de sua natureza multifocal. No entanto, a maior parte da literatura considera o carcinoma folicular uma lesão unifocal da tireoide. A disseminação não se processa através dos canais linfáticos, mas por extensão direta e pela via hematogênica. Uma revisão recente das ressecções bilaterais da tireoide para o carcinoma folicular mostrou que a incidência de doença contralateral para o carcinoma folicular aproxima-se de zero.
4. O carcinoma folicular ocorre mais comumente em mulheres do que em homens e em um grupo etário mais velho que o carcinoma papilar, sendo a idade mediana na sexta década de vida. Sabe-se pouco acerca da etiologia do carcinoma folicular, apesar de haver maior incidência nas regiões com bócio endêmico por deficiência de iodo.
5. Existe menor probabilidade de o carcinoma folicular verdadeiro manifestar-se com metástase linfonodal (aproximadamente 9%), porém comporta uma taxa mais alta de metástase distante por ocasião da apresentação. Os relatos de metástase distante variam, porém uma estimativa razoável é a de uma taxa de 16%, o que faz sentido intuitivamente, pois o diagnóstico inicial de carcinoma folicular é feito pela identificação de invasão vascular no nível da cápsula.
6. O prognóstico para o carcinoma folicular depende de inúmeros fatores relacionados com o paciente e o tumor — principalmente o grau de invasividade, a presença de doença metastática e a idade por ocasião da apresentação. As formas insular e pouco diferenciada do carcinoma folicular comportam um prognóstico mais sombrio que o carcinoma folicular em geral.
7. O carcinoma de células de Hürthle é considerado um subtipo do carcinoma folicular. Admite-se que adote uma evolução mais agressiva que o carcinoma folicular em geral, especialmente no que concerne a metástase distante. A captação de iodo radioativo é tipicamente precária, o que confere um papel mais proeminente à cirurgia.

Grupamento de risco prognóstico para o CTBD

1. Começando com Woolner na década de 1960, a idade e o grau de invasividade foram usados para separar os pacientes com CTBD em diversos grupos prognósticos. A identificação das variáveis prognósticas mais significativas faz com que seja possível separar os pacientes com CTBD em um grande grupo de baixo risco e em um pequeno grupo de alto risco. A mortalidade no grupo de baixo risco é de aproximadamente 1 a 2%, enquanto no grupo de alto risco é de aproximadamente 40 a 50%. A segregação dos pacientes em grupos de baixo e alto riscos permite adotar um tratamento adequadamente agressivo no grupo de alto risco ao mesmo tempo em que se evita o tratamento excessivo e suas complicações nos pacientes incluídos na categoria de baixo risco.
2. Os elementos-chave do esquema prognóstico existente para CTBD são:
    a. Idade: tipicamente, para as mulheres com menos de 50 anos e homens com menos de 40, o prognóstico é aprimorado.
    b. Grau de invasividade/extensão extratireóidea: a maior invasividade eleva o risco de recidiva local, regional e distante, bem como reduz a sobrevida.

c. Metástase: a presença de metástases distantes faz aumentar a mortalidade.
d. Sexo: em geral, os homens comportam um prognóstico mais precário que as mulheres.
e. Tamanho: as lesões com mais de 5 cm comportam um prognóstico mais sombrio e as lesões com menos de 1,5 cm, um melhor prognóstico. Existem controvérsias quanto ao ponto limítrofe exato, descrevendo alguns autores um pior prognóstico nas lesões com mais de 4 cm.
3. Os dois esquemas prognósticos mais bem-conhecidos são os elaborados por Ian Hay e Blake de Cady. O esquema de Hay para o carcinoma papilar é resumido pelo recurso mnemônico AGES — para idade (*age*), gênero, extensão e tamanho (*size*). O esquema prognóstico de Cady volta-se para o carcinoma papilar e carcinoma folicular, sendo resumido pelo recurso mnemônico AMES — para idade (*age*), metástase, extensão e tamanho (*size*).
4. Foram estudados outros fatores de risco que afetam o prognóstico. Se persistir doença macroscópica após o término da cirurgia inicial, o prognóstico é sombrio. Se forem adotados no pós-operatório o iodo radioativo e a supressão com T_4, o prognóstico em geral melhora.

Diretrizes para o estadiamento pré-operatório do CTBD

1. Recomenda-se que os pacientes com achados citológicos malignos pela AAF, sendo tratados com tireoidectomia, devem fazer um exame ultrassonográfico pré-operatório do pescoço para a avaliação do lobo contralateral e dos linfonodos (LN) cervicais. A TC do pescoço pode ser aventada.
2. Atualmente, a mensuração pré-operatória da tireoglobulina sérica não é recomendada.

Extensão da tireoidectomia

1. Apesar de o câncer de tireoide bem-diferenciado poder representar certamente uma doença letal, está associado a sobrevida prolongada na grande maioria dos pacientes. O tratamento cirúrgico deve combinar uma abordagem oncológica agressiva com o compromisso de não prejudicar o paciente com um tratamento excessivo. O estudo retrospectivo de Mazzaferri, com acompanhamento a longo prazo de 1.358 pacientes, sugere que o tratamento inicial parece importante em termos de sobrevida. O estudo sugere que a cirurgia bilateral da tireoide prolonga a sobrevida e reduz a recidiva. Eles recomendaram a tireoidectomia quase total seguida por iodo radioativo e supressão com T_4 para as lesões com mais de 1,5 cm. Samaan também constatou que a sobrevida era melhor nos pacientes tratados com tireoidectomia total seguida por iodo radioativo pós-operatório. Contudo, existem muitos estudos mostrando não haver diferença na sobrevida entre os pacientes com CTBD tratados com hemitireoidectomia *versus* tireoidectomia total, incluindo os estudos de Shah e de Cady.
2. Foi mostrado que a recidiva é afetada favoravelmente pela cirurgia agressiva em alguns estudos, como os de Mazaferri, Rose e Grant. Contudo, muitos estudos questionam o significado da extensão da tireoidectomia sobre a taxa de recidiva, como os de Cady, Vickery e Tollefsen. Pasieka reviu a literatura e descreveu uma taxa de recidiva no lobo contralateral de 7% após cirurgia conservadora da tireoide.
3. A doença microscópica papilar oculta no lobo contralateral está presente com uma frequência muito maior que a manifestada clinicamente, o que é análogo à doença microscópica nas cadeias linfonodais cervicais e mediastinais. No passado, a dissecção eletiva do pescoço era realizada para o carcinoma papilar por causa da taxa de 68 a 80% de doença microscópica positiva nesses leitos. Tais dissecções cervicais foram abandonadas, pois somente 7 a 8% dos pacientes desenvolvem doença linfonodal clinicamente significativa. Assim, tanto o lobo contralateral da tireoide quanto os linfáticos cervicais regionais contêm habitualmente doença microscópica. Parece fazer sentido intuitivamente que a doença microscópica, contida no lobo contralateral, seja tão clinicamente silenciosa quanto aquela no pescoço.

4. Um argumento favorável à tireoidectomia total é que, através da indução do hipotireoidismo (TSH > 25 mU/ℓ), ela torna possível a cintigrafia corporal total e o uso da tireoglobulina como marcador no pós-operatório. No entanto, essas metas podem ser alcançadas com uma cirurgia conservadora e ablação dos resíduos. Além do mais, a tireoidectomia total, mesmo em mãos qualificadas, comporta uma considerável taxa de insucesso em termos da necessidade pós-operatória de ablação. Os estudos mostram que captações no leito da tireoide superiores a 1 a 2% ocorrem em cerca de 15% dos pacientes após tireoidectomia total.
5. A maior parte da literatura confirma as maiores taxas de complicações, principalmente a paralisia do NLR (nervo laríngeo recorrente) e o hipoparatireoidismo permanente, com a cirurgia tireóidea bilateral. A transformação anaplásica da doença contralateral microscópica anaplásica foi estimada como sendo um evento tão raro que não deve ser levada em conta no planejamento cirúrgico de rotina.
6. Em 1987, Hay proporcionou excelentes dados sugerindo que a extensão da tireoidectomia deveria ser ajustada ao grupamento do risco prognóstico do paciente. Ele constatou que a sobrevida era equivalente para os pacientes no grupo de baixo risco com cirurgia unilateral ou bilateral. A sobrevida no grupo de alto risco era aprimorada com a realização de cirurgia tireóidea bilateral em relação à cirurgia tireóidea unilateral. No entanto, a tireoidectomia total não proporcionava benefício de sobrevida superior ao proporcionado pela tireoidectomia quase total.
7. Um plano cirúrgico racional para os pacientes com CTBD pode ser elaborado não obstante a informação divergente existente na literatura. A cirurgia deve ser empreendida na tentativa de englobar toda a doença macroscópica tanto na tireoide quanto no pescoço, com base na compreensão de que a doença microscópica, embora presente, em geral tem pouco significado e raramente se manifesta clinicamente. A doença contralateral intratireóidea e a doença linfonodal devem ser avaliadas durante a cirurgia por palpação minuciosa, podendo ser detectadas também pela US pré-operatória. A maioria dos autores concorda em que a cirurgia tireóidea bilateral consegue otimizar a sobrevida dos pacientes nos grupos de alto risco, sendo a tireoidectomia quase total equivalente à ressecção total. Nos pacientes dos grupos de baixo risco com pequenas lesões intratireóideas, se o lobo contralateral for negativo na US pré-operatória e positivo na palpação intraoperatória, a cirurgia unilateral poderá ser apropriada. Um corte congelado da margem do istmo deve ser obtido durante a operação. É importante assinalar que, além do grupamento de risco do paciente, a extensão da tireoidectomia deve ser ajustada à maneira como se desenrolou a cirurgia específica. Se o primeiro lado revelou duas paratireoides com boa coloração e bons pedículos vasculares, além de um NLR identificado e que evidenciou satisfatória estimulação elétrica, a cirurgia da tireoide contralateral pode ser mais facilmente aventada. Se o primeiro lado não foi tão promissor, teoricamente a cirurgia contralateral deve ser cancelada ou pelo menos protelada, especialmente em um paciente de baixo risco.

Diretrizes específicas para o controle operatório apropriado do CTBD

1. Recomendações:
   a. A tireoidectomia total é indicada aos pacientes com tumores de mais de 4 cm, acentuada atipia ou suspeita de carcinoma papilar na biopsia, e história familiar de carcinoma de tireoide ou exposição actínica. Além disso, aqueles com doença nodular bilateral ou os que preferem se submeter a uma tireoidectomia bilateral, no lobo contralateral, a fim de evitar a possibilidade de virem a necessitar de outra cirurgia no futuro, devem ser submetidos também a uma tireoidectomia total.
   b. A maioria dos pacientes com câncer de tireoide deve fazer inicialmente uma tireoidectomia total ou quase total.
   c. A lobectomia isoladamente pode ser suficiente para os pequenos carcinomas papilares intratireóideos isolados de baixo risco sem doença linfonodal cervical.
   d. A dissecção do pescoço nível VI deve ser aventada nos pacientes com carcinoma papilar de tireoide e suspeita de carcinoma de Hürthle.

e. A tireoidectomia quase total ou total sem dissecção linfonodal central pode ser apropriada para o câncer folicular, podendo, quando seguida por terapia com iodo radioativo, proporcionar uma abordagem alternativa para os cânceres papilares e de células de Hürthle.
f. Nos pacientes com linfadenopatia cervical metastática comprovada por biopsia com probabilidade de não responderem ao tratamento com iodo radioativo com base no tamanho dos linfonodos (LN), no número ou em outros fatores, tais como histologia agressiva do tumor primário, deve ser feita uma dissecção dos linfonodos no compartimento lateral do pescoço.

Tratamento cirúrgico do pescoço para o CTBD

Em todos os casos, deve ser feita a avaliação sistemática das cadeias linfonodais do pescoço central (como o linfonodo de Delfos, peritireóideos, pré-traqueais, relacionados com o NLR, mediastinais superiores e nas regiões peritímicas), com a ressecção dos LN macroscopicamente aumentados. Se a doença linfonodal for evidente no pescoço lateral, recomenda-se uma dissecção cervical seletiva com preservação de todas as estruturas que englobam os níveis 2 a 4, +/- 5, dependendo dos achados dos exames de imagem, em vez de ressecar os linfonodos aleatoriamente. Esse tipo de dissecção sistemática do pescoço parece reduzir a recidiva linfonodal subsequente e a necessidade de realizar uma reoperação complicada, mas tem um impacto duvidoso sobre a sobrevida.

Doença invasiva

A doença extracapsular que envolve os músculos infra-hióideos ou o músculo esternoclidomastóideo (ECM) costuma ser facilmente controlada com a ressecção da musculatura envolvida. Quando a doença é focalmente aderente a um NLR funcionante, este deve ser dissecado e separado, removendo a doença macroscópica e preservando o nervo funcionante. Um NLR infiltrado deverá ser ressecado se houver paralisia pré-operatória. A doença invasiva da laringe e traqueia é controlada com a ressecção da doença macroscópica, preservando essas estruturas quando possível. A excisão quase total com tratamento adjuvante pós-operatório é equivalente, no que concerne à sobrevida, a uma ressecção mais radical. Se essa abordagem conservadora não permitir a remoção completa da doença macroscópica, será aconselhável, então, a ressecção completa com a reconstrução da via respiratória.

Acompanhamento pós-operatório para o CTBD

1. O TH, habitualmente T_4, é administrado a fim de reduzir o TSH para 0,1 a 0,3 mU/ℓ ou ainda mais baixo nos pacientes de alto risco. O I^{131} pode ser administrado após a tireoidectomia com base no grupamento de risco do paciente e na probabilidade de existir doença metastática. Os pacientes de alto risco com carcinoma papilar e a maioria dos pacientes com carcinoma folicular são considerados para o tratamento.
2. O I^{131} deverá ser administrado em doses ablativas que variam de 30 a 100 mCi se os pacientes foram submetidos a uma tireoidectomia aquém do total e houver uma captação superior a 1% na cintigrafia cervical regional. Esse tratamento completa a ablação da tireoide, tornando o paciente hipotireóideo. Recomenda-se utilizar a radioatividade mínima necessária à ablação, devendo os pacientes adotarem uma dieta pobre em iodo por 1 a 2 semanas antes de serem submetidos à ablação. Daí em diante, com um TSH superior a 30 mU/ℓ, poderá ser feita uma cintigrafia corporal total. Os pacientes devem ser submetidos à supressão de TH, interrompendo o uso de levotiroxina com ou sem mudança para levotriiodotironina pelo menos por 3 semanas antes da cintigrafia corporal total. As células do CTBD metastático exigem maiores níveis de TSH para serem induzidas a captar doses suficientes da cintigrafia com I^{131} a fim de revelarem sua presença na cintigrafia corporal total. Se for identificada a presença de doença nessas cintigrafias corporais totais, deverão ser administradas doses terapêuticas de I^{131} (100 a 150 mCi). Recomenda-se que a cintigrafia corporal total com iodo seja realizada 5 a 8 dias após a administração da dose ablativa terapêutica, para determinar a eficácia da ablação. Subsequentemente, nos pacientes de baixo risco com

tireoglobulina estimulada por TSH e US cervical negativas, as cintigrafias corporais totais de rotina como parte do acompanhamento não são recomendadas.
3. A radiação com feixes externos (utilizando 50 a 60 Gy) tem sido usada para mitigar a doença cervical central extensa, prolongar o controle local e melhorar a qualidade de vida nos casos inoperáveis ou quando persiste doença macroscópica no pós-operatório. Foi usada também como paliação para as metástases ósseas e para o sistema nervoso central (SNC).
4. A tireoglobulina é produzida pelo tecido tireóideo normal e, em menor grau, pelo tecido maligno, podendo funcionar como um marcador do câncer de tireoide bem- diferenciado. Como as células tireóideas normais elaboram tireoglobulina, ela não tem qualquer utilidade como marcador, a menos que a ablação tireóidea total tenha sido alcançada apenas com a cirurgia ou pela cirurgia mais radioablação pós-operatória. Nesses pacientes, recomenda-se enfaticamente medir a tireoglobulina sérica a cada 6 a 12 meses. Em geral, a tireoglobulina mostra-se elevada após ablação tireóidea total nos pacientes com doença metastática conhecida, podendo, juntamente com cintigrafia corporal total, ser usada para determinar o estado da doença metastática. Se a tireoglobulina for inferior a 2 ng/mℓ (pela supressão com T_4) após ablação tireóidea total e a cintigrafia corporal total se mostrar negativa, os pacientes raramente serão portadores de doença metastática.
5. A US cervical, feita em 6 e 12 meses e, a seguir, anualmente por 3 a 5 anos, é recomendada para avaliar o leito da tireoide e os compartimentos linfonodais centrais e laterais para a recidiva da doença ou presença de metástase.

CARCINOMA MEDULAR DE TIREOIDE

1. O carcinoma medular de tireoide (CMT) representa aproximadamente 5 a 10% dos cânceres de tireoide, tendo um comportamento clínico intermediário entre o câncer de tireoide bem-diferenciado e o carcinoma anaplásico. Essa lesão não resulta das células foliculares da tireoide, mas sim das células C parafoliculares.
2. Cerca de 75% dos carcinomas medulares ocorrem como neoplasia esporádica, manifestando-se tipicamente na quarta década como lesão unifocal sem endocrinopatia associada. O CMT hereditário engloba os 25% restantes, ocorrendo em uma faixa etária mais jovem com lesões tireóideas multifocais. Existem três formas distintas de CMT hereditário (Quadro 22.6).
3. As três formas de CMT hereditário são herdadas como traços autossômicos dominantes e associadas com CMT multifocal. Todas são precedidas por hiperplasia multifocal das células C. A incerteza acerca do diagnóstico pré-operatório do subtipo de CMT resultou na recomendação cirúrgica de realizar uma tireoidectomia total para todos os casos de carcinoma medular.
4. A calcitonina é secretada pelas células C parafoliculares normais, e sua elevação ocorre na hiperplasia de células C e em todas as formas de CMT. Esse marcador tumoral se revelou extremamente útil no estabelecimento de um diagnóstico em parentes assintomáticos de casos hereditários e na triagem pós-operatória para doença recorrente.
5. As mutações pontuais de linha germinativa de sentido incorreto do oncogene RET foram identificadas nos pacientes com CMT hereditário. Essas mutações podem ser detectadas graças a um único exame de sangue pela análise do DNA dos linfócitos periféricos e não estão presentes com a doença esporádica.
6. O CMT tem uma poderosa tendência para o acometimento linfonodal paratraqueal e dos linfonodos laterais do pescoço. De fato, o CMT de qualquer tipo palpável implica o acometimento linfonodal. Não dispomos de terapia realmente efetiva para o CMT, além da cirurgia. Por isso, todos os pacientes com CMT devem receber dissecção completa da área central do pescoço por ocasião da cirurgia, com maior ênfase nas regiões paratraqueais. Diante da alta incidência de doença cervical lateral microscópica, todos os pacientes com CMT palpável devem receber dissecção ipsolateral cervical dos níveis II a V, com uma consideração para a dissecção bilateral.

QUADRO 22.6 SUBTIPOS DE CARCINOMA MEDULAR DE TIREOIDE (CMT)

					Subtipos de CMT		
	Modalidade de transmissão	História familiar	Idade por ocasião da apresentação (década)	Probabilidade de acometimento dos LN regionais	Feocromocitoma	Hiperparatireoidismo	Neuromas mucosos/ biotipo marfanoide
Esporádico	–	Negativa	4ª	Alta	Não	Não	Não
NEM IIa	Autossômica dominante	Positiva ou negativa	3ª	Alta se diagnóstico com massa Baixa se diagnóstico com mapeamento	Sim	Sim	Não
NEM IIb	Autossômica dominante	Habitualmente negativa	1ª ou 2ª	Alta	Sim	Não	Sim
CMTF	Autossômica dominante	Positiva ou negativa	4ª	Baixa	Não	Não	Não

Abreviaturas: CMTF, carcinoma medular de tireoide com neoplasia endócrina não-múltipla familiar.

7. No pré-operatório, para todos os pacientes com suspeita de terem CMT, deve ser obtida uma coleta de urina de 24 h visando à determinação urinária das catecolaminas, de ácido vanililmandélico e da metanefrina, a fim de excluir a possível presença de feocromocitoma.
8. O CMT tende a metastatizar precocemente para as cadeias linfonodais cervicais e mediastinais, bem como sofrer recidiva local; eventualmente, pode metastatizar pela via hematogênica para o pulmão, fígado ou osso. Para todos os tipos de CMT, a taxa de sobrevida em 5 anos fica entre 78 e 91%; a sobrevida em 10 anos situa-se entre 61 e 75%.
9. Durante a tireoidectomia, para os pacientes com neoplasia endócrina múltipla (NEM) I e NEM IIa, as paratireoides devem ser exploradas. A maioria recomenda sua excisão somente quando estão macroscopicamente aumentadas de volume.

LINFOMA

1. O linfoma de tireoide ocorre habitualmente na sexta década de vida, manifestando-se tipicamente como massa indolor, firme e que aumenta rapidamente de volume. Se ocorreu disseminação extratireóidea, os pacientes podem apresentar-se com evidência de paralisia do NLR, disfagia e adenopatia regional. Com frequência, existe história de hipotireoidismo preexistente. O linfoma está associado à tireoidite de Hashimoto preexistente em 80% dos casos.
2. O tratamento consiste em radioterapia e, às vezes, quimioterapia. A cirurgia se restringe principalmente à biopsia.

CARCINOMA ANAPLÁSICO

1. O carcinoma anaplásico representa menos de 5% dos cânceres de tireoide e ocorre quase exclusivamente em uma faixa etária mais velha. Admite-se que o carcinoma anaplásico seja uma das malignidades humanas conhecidas mais agressivas, sendo geralmente considerado fatal, com uma sobrevida média de aproximadamente 6 meses.
2. Os pacientes com carcinoma anaplásico se apresentam tipicamente na sétima década de vida, tendo grandes lesões primárias extensamente invasivas, quase sempre fixadas ao complexo laringotraqueal, com paralisia das cordas vocais, adenopatia cervical e, com frequência, metástase distante. Costuma haver história de bócio preexistente que se manteve estável por vários anos. Em geral, o tratamento cirúrgico se limita à ressecção do istmo para biopsia, combinada frequentemente com traqueotomia. É importante obter material de biopsia suficiente para excluir a presença de um linfoma. A cirurgia agressiva, dirigida à tireoide e ao complexo laringotraqueal não costuma ser recomendada. As recomendações terapêuticas costumam consistir em radiação hiperfracionada com feixes externos combinada com quimioterapia baseada na doxorrubicina.

TIREOIDECTOMIA: ANATOMIA CIRÚRGICA

1. É feita uma incisão para a tireoide tipo colar, tipicamente um ou dois dedos de largura acima da chanfradura esternal com um formato curvilíneo, dentro de uma prega cutânea normal. Os traços finos cruzados são desnecessários, afetando negativamente a estética. Um retalho cutâneo subplatismal é levantado superiormente até o nível da chanfradura tireóidea.
2. Os músculos infra-hióideos são identificados na linha média, e os músculos esternoióideo (superficial) e esternotireóideo elevados em um único plano bem como afastados da superfície ventral do lobo tireóideo, ao mesmo tempo em que são controladas todas as pequenas veias que cruzam feito pontes. A avaliação de invasão franca deve ser feita à medida em que os músculos infra-hióideos são levantados.

3. Utilizando principalmente dissecção romba, o lobo é dissecado e mobilizado. Durante esta manobra, a tireoide é afastada medialmente na direção do complexo laringotraqueal, e os músculos infra-hióideos são afastados lateralmente, o que torna possível a identificação da veia tireóidea média que, quando controlada, proporciona uma maior exposição lateral (Fig. 22.4).
4. Mobilizada a tireoide, é importante identificar a cartilagem cricoide e a traqueia na linha média logo acima e abaixo do istmo da tireoide. Essa identificação da linha média proporciona um ponto de referência de ancoragem para o trabalho adicional, sendo de grande importância.
5. Nesse ponto, o polo inferior deve ser dissecado preliminarmente com muita atenção para a identificação da paratireoide inferior, que fica localizada 1 cm abaixo ou atrás do polo inferior da tireoide. Com frequência, a paratireoide inferior situa-se na parte mais superior do corno tireotímico (timo superior). Depois que essa paratireoide inferior tiver sido dissecada e separada do polo inferior da tireoide, será possível identificar o NLR.
6. O NLR pode ser identificado através da abordagem lateral no nível polar médio, logo abaixo do ligamento de Berry e de seu ponto de entrada na laringe. O NLR é identificado como uma estrutura esbranquiçada ondulante com uma tira vascular característica. A ramificação extralaríngea pode ocorrer, em cerca de 33% dos pacientes, acima do ponto de cruzamento do NLR e abaixo da artéria tireóidea. O nervo deve ser acompanhado através do ligamento de Berry. Um plano capsular de dissecção na tireoide não previne a lesão do nervo em todos os casos. À direita, o NLR desloca-se bem mais lateralmente que à esquerda. A estimulação do nervo pode ser usada para facilitar sua identificação. O ponto de entrada laríngeo é indicado pelo corno inferior da cartilagem tireoide. Convém ter em mente a possibilidade de um NLR não-recorrente no lado direito. O aumento de volume bocioso da tireoide pode distorcer acentuadamente a posição do

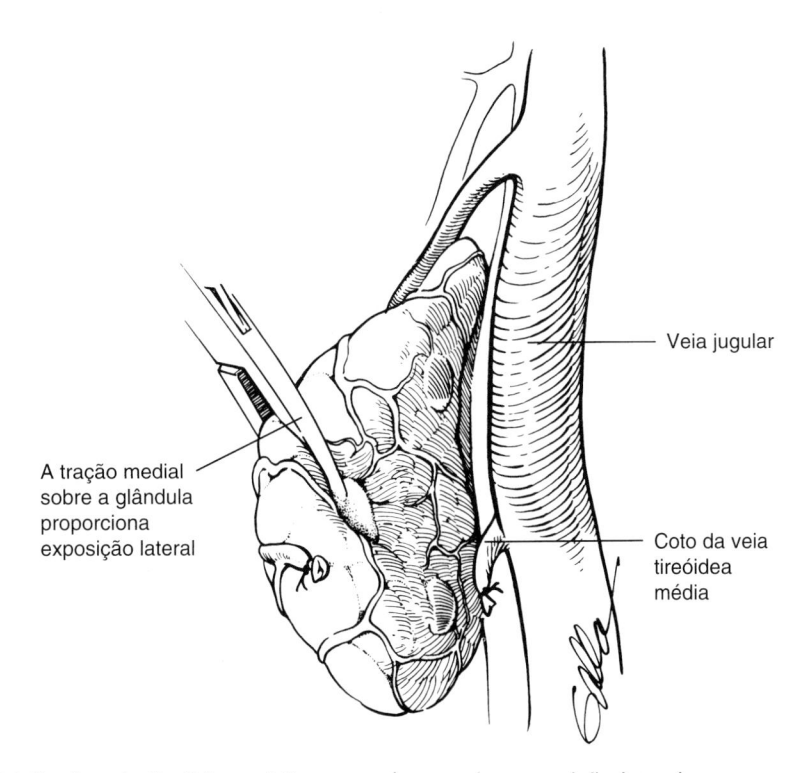

Fig. 22.4 A divisão da veia tireóidea média proporciona maior exposição lateral.

NLR, o mesmo podendo ocorrer com a doença paratraqueal nodal peri-NLR. Se, em virtude do aumento de volume do bócio ou da extensão subesternal, o nervo não puder ser encontrado lateralmente ou como descrito anteriormente, nem inferiormente no nível do estreito torácico, deverá ser procurado através de abordagem superior. Na primeira circunstância, o polo superior deve ser abaixado, prosseguindo de cima para baixo para identificar o nervo em seu ponto de entrada na laringe adjacente ao ligamento de Berry.

7. A dissecção do nervo através do ligamento de Berry deve ser lenta e meticulosa. O sangramento não deve ser controlado com o pinçamento indiscriminado. Em geral, as faixas de tecido podem ser cauterizadas com cautério "bipolar", porém os pequenos pontos sangrantes devem ser controlados preferencialmente pela pressão exercida com uma pequena compressa neurocirúrgica. O nervo deve ser acompanhado através do ligamento até seu ponto de entrada na laringe, mergulhando por debaixo das fibras mais inferiores do constritor inferior.

8. O NLR deve ser identificado em todos os casos, tanto visual quanto eletricamente, pelo monitoramento neural. A identificação elétrica do NLR é análoga à estimulação elétrica do nervo facial durante a cirurgia da parótida ou mastoide. A identificação elétrica reforça sua identificação visual e confere ao cirurgião uma nova dimensão acerca da anatomia cirúrgica. O monitoramento do NLR acelera a identificação do nervo, ajuda na dissecção (semelhante à estimulação do nervo facial durante uma parotidectomia) e ajuda a determinar a integridade do NLR após o término da cirurgia.

9. Os ramos distais das artérias tireóideas inferior e superior devem ser sempre controlados o mais próximo possível da tireoide a fim de otimizar a preservação das paratireoides (Fig. 22.5). Se a

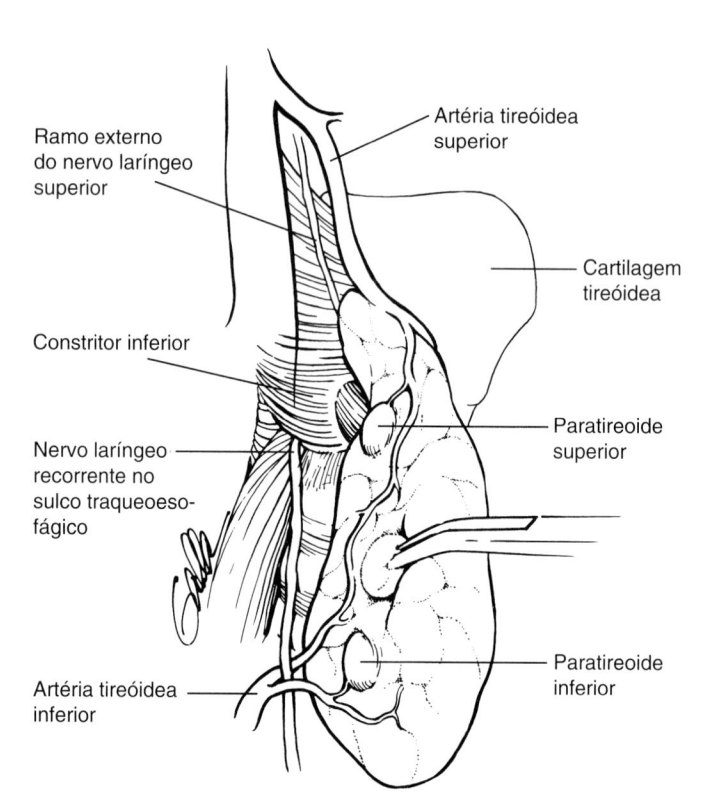

Fig. 22.5 Lateralmente, a artéria tireóidea inferior e, superiormente, a artéria tireóidea superior são acompanhadas para identificar as paratireoides inferior e superior.

paratireoide se tornou mais escura como resultado de sua dissecção ou se possui um pedículo vascular questionável, pode ser biopsiada, sendo confirmada como paratireoide e, a seguir, fragmentada e colocada dentro de várias bolsas no ECM.
10. O afastamento inferior e lateral do polo superior permite fazer a dissecção no intervalo entre a cartilagem tireoide medialmente e o polo superior lateralmente. Os vasos polares superiores são ligados individualmente no nível da cápsula da tireoide. Se a região do polo superior estiver coberta pelo esternotireóideo, este músculo poderá ser seccionado seletivamente para melhorar a exposição da região do polo superior. Em cerca de 20% dos casos, o ramo externo do NLS pode estar intimamente relacionado com os vasos do polo superior no nível da cápsula da tireoide, por isso, torna-se vulnerável e passível de sofrer lesão.
11. Nos casos em que parte do lobo é deixada no local a fim de preservar o tecido paratireóideo, é a porção posterolateral do lobo da tireoide que deve ser deixada *in situ*. É prudente, antes de tomar a decisão sobre a linha de ressecção dentro do lobo da tireoide, identificar o NLR inferiormente, para que seu trajeto distal possa ser avaliado antes de seccionar o lobo.

Complicações cirúrgicas

1. As taxas de paralisia do NLR variam. Nem todos os estudos envolvem o exame laríngeo pós-operatório, essencial para poder determinar com exatidão as taxas de paralisia pós-operatórias. Muitos relatos revelam taxas de 6 a 7%, fornecendo algumas taxas de até 23%. A incidência da paralisia do NLR aumenta com a cirurgia bilateral, cirurgia de revisão, cirurgia para malignidade, cirurgia para o bócio subesternal e nos pacientes levados de volta à sala de operação para controle de sangramento. Os autores acreditam que o NLR deva ser identificado claramente e dissecado ao longo de todo o seu trajeto durante uma tireoidectomia, e que a identificação seja feita tanto visualmente quanto pela estimulação elétrica neural. Essa estimulação é segura, permitindo ao cirurgião identificar uma lesão neural neuropráxica e, potencialmente, adiar uma cirurgia tireóidea contralateral. A paralisia temporária do NLR costuma regredir em 6 meses. A paralisia bilateral do NLR pode resultar em uma voz quase normal, mas também em insuficiência respiratória com estridor pós-operatório. Essas complicações deverão ser extremamente raras se a cirurgia do lobo contralateral for adiada ou realizada por estágios nos casos com possível lesão nervosa ipsolateral com base na estimulação elétrica intraoperatória. A paralisia do ramo externo do NLS ocorre em 0,4 a 3% dos casos e resulta em redução na tensão das cordas vocais cricotireóideas com a perda dos registros vocais altos. A corda vocal afetada fica em uma posição mais baixa e arqueada, com rotação laríngea.
2. O hipoparatireoidismo pode resultar em parestesias periorais e digitais. A irritabilidade neuromuscular progressiva resulta em espasmo carpopedal espontâneo, cólicas (cãibras) abdominais, estridor laríngeo, alterações no estado mental, prolongamento de QT no eletrocardiograma e, finalmente, contrações tetânicas. O sinal de Chvostek é o surgimento de contrações faciais com leves golpes aplicados sobre o nervo facial. Este sinal deve ser avaliado no pré-operatório, pois cerca de 5% da população normal possuem um sinal de Chvostek positivo na vigência de eucalcemia. O sinal de Trousseau é o espasmo carpal desencadeado através da compressão da artéria braquial induzida por manguito ou torniquete em pacientes com hipocalcemia. O tratamento para a hipocalcemia é iniciado habitualmente quando o nível de cálcio cai para menos de 7,5 mg/dℓ ou no paciente sintomático. O hipoparatireoidismo temporário, definido como sua ocorrência por menos de 6 meses, ocorre em 17 a 40% dos pacientes após tireoidectomia total. O hipoparatireoidismo permanente após tireoidectomia total na comunidade ocorre em cerca de 10% dos pacientes.

PARATIREOIDES

1. O produto hormonal das paratireoides, o paratormônio (PTH), mantém os níveis de cálcio através de maior absorção de cálcio no intestino, da mobilização do cálcio no osso, inibição da excreção renal de cálcio e estimulação da hidroxilase renal para manter os níveis de vitamina D.
2. Os níveis totais de cálcio variam de acordo com a flutuação da proteína, porém o cálcio ionizado é mantido dentro de variações estritas. Nos pacientes com albumina normal, o cálcio sérico total pode ser acompanhado. Se o nível de albumina for anormal, os níveis séricos totais de cálcio poderão ser corrigidos (os níveis séricos totais de cálcio caem em 0,8 mg/dℓ para cada queda de 1 g/dℓ na albumina), ou o cálcio ionizado poderá ser acompanhado.
3. A alteração adenomatosa ou hiperplásica das paratireoides pode elevar os níveis de PTH e produzir hipercalcemia. O termo *adenoma* implica uma única glândula aumentada no contexto das outras três glândulas normais. Constatou-se que os adenomas são neoplasias clonais benignas. Estas glândulas são hipercelulares, consistindo em células principais e oncocíticas, com menor quantidade de gordura intracelular e intercelular. O termo *hiperplasia* implica que as quatro glândulas estão envolvidas na alteração neoplásica, apesar de o aumento macroscópico das glândulas poder ser bastante assimétrico. Histologicamente, na hiperplasia existe maior número de células principais e oncocíticas em múltiplas paratireoides. O diagnóstico de adenoma *versus* hiperplasia incorpora informação tanto cirúrgica quanto histológica. A maioria dos autores acha que — se uma glândula mostra aumento macroscópico e histologicamente é hipercelular com menor quantidade de gordura, e uma segunda biopsia revela uma paratireoide de aspecto normal — a glândula aumentada deve ser considerada um adenoma.
4. O hiperparatireoidismo (HPT) primário, que ocorre em cerca de 1 em cada 500 mulheres e em 1 de cada 2.000 homens, pode ser espontâneo, familial ou estar associado às síndromes NEM; pode ocorrer com maior frequência nos pacientes com história pregressa de radioterapia com pequenas doses de feixes externos. O HPT é mediado habitualmente pela alteração adenomatosa de uma única glândula (aproximadamente 85%), embora possa ser causado pela hiperplasia das quatro glândulas em cerca de 5 a 15% dos casos. A hiperplasia das quatro glândulas pode ser esporádica ou ocorrer no HPT familiar ou nas síndromes NEM I (de Werner) e NEM IIa (de Sipple). Os adenomas duplos são responsáveis por 2 a 3% dos casos, sendo mais comuns em pacientes idosos. A degeneração carcinomatosa do tecido paratireóideo ocorre raramente e engloba aproximadamente 1% dos casos de HPT. Deve-se suspeitar de carcinoma paratireóideo se o nível de cálcio e, especialmente, o nível de PTH estiverem muito elevados. Uma elevação significativa no nível de PTH é definida como sendo de mais de 3 vezes o limite superior ao normal. Nos casos de carcinoma paratireóideo, o exame pré-operatório pode caracterizar-se por massa peritireóidea. Esses achados não ocorrem no HPT benigno.
5. O HPT secundário representa uma resposta hiperplásica do tecido paratireóideo, tipicamente à insuficiência renal. Quando essa resposta das paratireoides se torna autônoma, persistindo após a correção do distúrbio metabólico primário (comumente um transplante renal) com níveis aumentados de HPT, não obstante a normalização do cálcio, recebe a designação de HPT terciário.
6. O cálcio elevado e o fósforo reduzido com PTH elevado ajudam a estabelecer o diagnóstico de HPT, apesar de os níveis elevados de cálcio poderem ser causados por muitas outras entidades (Quadro 22.7).
7. Embora os achados de nível de cálcio alto e PTH alto praticamente diagnostiquem o HPT, a hipercalcemia hipocalciúrica familiar benigna (HHFB) merece ser levada em conta. Como o HPT, a HHFB está associada a altos níveis de cálcio e PTH. Trata-se de doença hereditária autossômica

QUADRO 22.7 DIAGNÓSTICO DIFERENCIAL DE HIPERCALCEMIA

HPT primário
HPT secundário
HPT terciário
Pseudo-HPT
Sarcoide
Doença granulomatosa (tuberculose, beriliose, granuloma eosinofílico)
Síndrome do leite-álcali (alcalina do leite)
Hipercalcemia hipocalciúrica familiar benigna
Malignidade (mama, pulmão, mieloma múltiplo)
Feocromocitoma
Intoxicação pela vitamina D
Ingestão excessiva de cálcio
Lítio e diuréticos tiazídicos
Hipertireoidismo
Insuficiência suprarrenal
Imobilização
Doença de Paget
Hipercalcemia artificial (efeito do torniquete)

dominante caracterizada por reabsorção renal excessiva de cálcio, dando origem a altos níveis séricos de cálcio e baixos níveis urinários de cálcio que se mantêm estáveis por toda a vida.

8. Conquanto os níveis cronicamente elevados de cálcio tenham sido detectados no passado através de "ossos doloridos, cálculos renais, ruídos abdominais, lamentos psíquicos e nuances de fadiga", a maioria dos casos de HPT primário é detectada agora em pacientes assintomáticos pelos painéis de rotina da triagem laboratorial. A hipercalcemia, quando grave e crônica, pode manifestar-se, porém, com um impressionante aglomerado de sintomas e doenças (Quadro 22.8).

9. A maioria dos cirurgiões e endocrinologistas concorda em que os pacientes com sintomas de hipercalcemia justificam uma exploração cirúrgica. Além disso, tipicamente todos os pacientes com níveis muito elevados de cálcio, mais de 1 mg/dℓ acima do limite superior ao normal, também devem ser submetidos a cirurgia, a qual deve ser oferecida também aos pacientes com menos de

QUADRO 22.8 MANIFESTAÇÕES DA HIPERCALCEMIA CRÔNICA

Perda de peso
Poliúria-polidipsia
Mal-estar
Fadiga
Confusão
Depressão
Alterações de memória
Hipertensão
Disfunção renal (variando de nefrolitíase a nefrocalcinose)
Úlceras duodenais e pépticas
Prisão de ventre
Prurido
Pancreatite
Artrite
Gota
Dor óssea, cistos, desmineralização, fratura
Ceratite em faixas, deposição de cálcio com fissura palpebral

50 anos por causa da possibilidade de virem a desenvolver sintomas se forem acompanhados sem cirurgia. Além disso, a cirurgia deve ser oferecida a todos os pacientes que a desejam ou que tiveram um episódio prévio de hipercalcemia ameaçadora. Há contravérsia em relação aos pacientes com mais de 50 anos assintomáticos. Nesses pacientes, havendo evidência de disfunção óssea ou renal significativa, a cirurgia deverá ser recomendada. Se em tal grupo de pacientes a depuração da creatinina estiver reduzida em 30% para a idade sem outra causa óbvia, o cálcio urinário se encontrar acima de 400 mg/dℓ, ou a densidade óssea estiver mais de dois desvios-padrão abaixo da média corrigida para a idade, o gênero e a raça, a cirurgia deverá ser recomendada.

Estudos de localização

1. O uso dos estudos pré-operatórios de localização nos primeiros episódios não-complicados de HPT é controverso. Por causa da alta taxa de sucesso dessas explorações (95%) em mãos experientes, a utilização dos estudos de localização está relacionada com a filosofia da exploração unilateral *versus* bilateral das paratireoides. A maioria dos autores concorda em que os estudos de localização se justificam nos casos de revisão. Quando se planeja uma exploração unilateral ou com acesso mínimo, os estudos de localização devem ser aventados (Fig. 22.6).
2. A US é relativamente barata, com sensibilidade na literatura que oscila entre 22 e 82%; no entanto, depende muito do operador e revela-se inadequada na avaliação das lesões localizadas atrás da laringe e traqueia ou no mediastino. A TC é relativamente cara e, em essência, revelou-se menos sensível que a ressonância magnética (RM). Esta última é cara, com sensibilidade que varia de 50 a 80%. O exame com sestamibi, introduzido inicialmente como uma cintigrafia

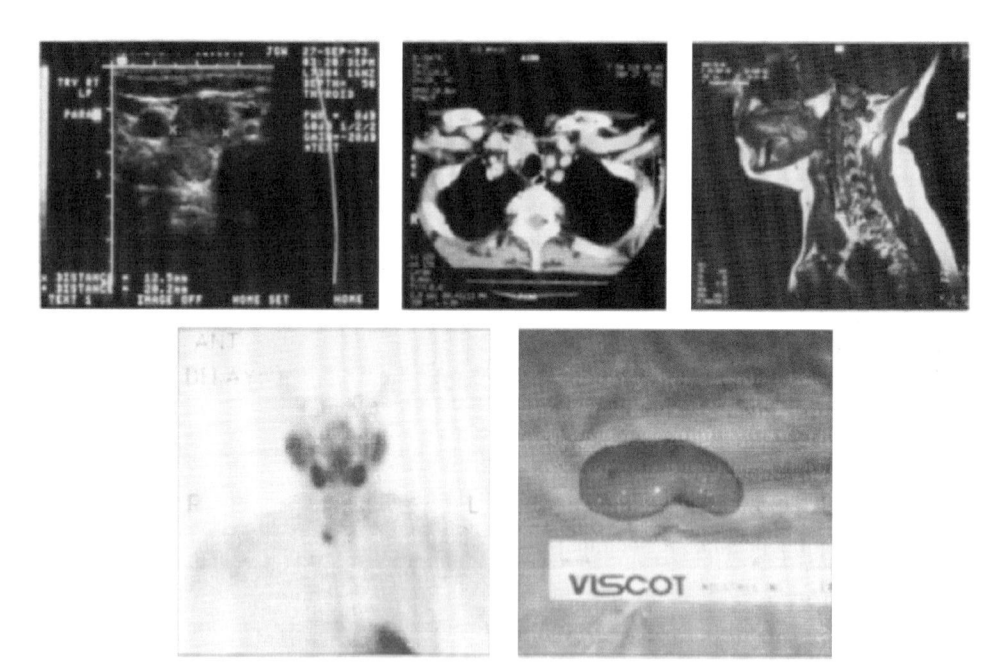

Fig. 22.6 Testes de localização das paratireoides: adenoma paratireóideo visualizado por US, TC, RM (acima) e exame com sestamibi (abaixo).

cardíaca, revelou ser excelente para a localização pré-operatória no HPT. Inicialmente, o sestamibi é captado tanto pela tireoide quanto pelas paratireoides. Com a passar do tempo, a captação pela tireoide é suprimida, porém o sestamibi é retido pelas paratireoides adenomatosas. Admite-se que a captação e retenção do sestamibi estejam relacionadas com o conteúdo mitocondrial das células. Os exames com eliminação de 2 a 3 h revelam as paratireoides aumentadas. Esse exame parece ser um dos testes mais sensíveis de que se dispõe para o diagnóstico do HPT, com sensibilidade relatada na literatura variando de 70 a 100%; porém, não consegue detectar os adenomas com menos de aproximadamente 200 mg ou com menos de 5 mm e pode também não identificar os pacientes já submetidos a uma cirurgia, que sofrem de doença multigrandular incluindo adenomas duplos, ou que possuem doença mediastinal. Uma patologia coexistente da tireoide também pode interferir na eliminação do sestamibi, especialmente as lesões das células de Hürthle.

Teoria cirúrgica para o hiperparatireoidismo

1. Embora um adenoma único seja mais provável, convém ter sempre em mente a hiperplasia ao elaborar o plano cirúrgico. O achado de uma única glândula aumentada não firma o diagnóstico de adenoma. É a comparação histológica do hipotético adenoma com uma suposta glândula paratireoide normal que produz o diagnóstico de adenoma e exclui a hiperplasia das quatro glândulas. Os que advogam a exploração unilateral sugerem que a ressecção do adenoma e a identificação e biopsia de uma glândula ipsolateral normal sejam suficientes para excluir a hiperplasia das quatro glândulas. Os defensores da exploração bilateral consideram que o adenoma deva ser ressecado e as três glândulas normais restantes visualizadas ou biopsiadas. Teoricamente, a exploração unilateral, somada à localização pré-operatória, acaba resultando em tempo operatório mais curto, redução nas complicações pós-cirurgicas e reduções nos custos.

2. Um levantamento de 53 unidades de cirurgia sugere que não exista uma abordagem que possa ser enfaticamente favorecida. Contudo, parece haver uma tendência geral à cirurgia unilateral e as abordagens minimamente invasivas com maior confiança nos testes pré-operatórios de localização e no corte por congelamento intraoperatório. Uma das tendências mais recentes na cirurgia das paratireoides é representada pelos ensaios intraoperatórios com PTH. Por causa da curta meia-vida do PTH, cerca de 10 min após a ressecção de um adenoma, o PTH cai para seus limites normais. Se forem observados critérios intraoperatórios rígidos em relação ao PTH após ter ocorrido uma queda suficiente nesse hormônio, pode-se ter sucesso em suspender a cirurgia.

3. Há controvérsia acerca do grau de operação considerado necessário à hiperplasia das quatro glândulas. As estratégias cirúrgicas variaram da ressecção apenas das glândulas aumentadas a uma ressecção subtotal de três glândulas e meia a uma ressecção das quatro glândulas com autotransplante para o antebraço. Em geral, a agressividade da abordagem cirúrgica está relacionada com a gravidade clínica do subtipo de hiperplasia das quatro glândulas. Nas formas mais leves — uma hiperplasia das quatro glândulas como esporádica não-familiar das quatro glândulas e NEM IIa —, recomenda-se que as quatro glândulas e as glândulas supranumerárias sejam identificadas, mas que apenas aquelas aumentadas de volume sejam ressecadas. Essa abordagem resulta em baixa taxa de recidiva hipercalcêmica em tais pacientes. Para os pacientes com as formas mais graves de hiperplasia das quatro glândulas — como no HPT familiar, HPT secundário e NEM I —, em geral recomenda-se uma abordagem cirúrgica mais agressiva. Para essas formas, a maioria dos autores propõe a ressecção subtotal de pelo menos três glândulas e meia com grampeamento residual restante ou paratireoidectomia total com transplante do resíduo para o antebraço.

Paratireoide: anatomia cirúrgica

1. As paratireoides têm sido descritas como de cor amarelo-marrom, caramelo ou mogno e, por causa disso, se distinguem da gordura amarela mais brilhante e menos distinta com a qual estão intimamente associadas. É essencial que a dissecção seja meticulosa e prossiga em um campo estritamente exsangue, para poder reconhecer estas características sutis. As paratireoides possuem um formato variegado, o que foi descrito de maneira apropriada por Wang como feijão plano ou semelhante a uma folha, comumente com uma tira vascular ao longo da linha média. A gordura é amarelo- brilhante, não-encapsulada e menos distinta. A tireoide é mais firme e mais avermelhada. Os linfonodos são mais duros, mais esféricos e de coloração cinzenta a vermelha. Não obstante seu tamanho, formato e cor característicos, um dos aspectos mais típicos das paratireoides é que aparecem no campo cirúrgico como estruturas encapsuladas e distintas com margens nítidas, podendo ser observadas como corpúsculos delimitados deslizando dentro da gordura mais amorfa que as circunda quando essa gordura é manipulada com delicadeza (sinal do deslizamento).
2. A grande maioria dos seres humanos possui quatro paratireoides, porém cerca de 5% dos pacientes têm mais de quatro glândulas.

Paratireoide superior: anatomia cirúrgica

A paratireoide superior deriva da quarta bolsa branquial e está associada ao complexo primórdio tireóideo lateral/células C. Assim, a paratireoide superior está intimamente associada com a superfície posterolateral dos lobos tireóideos bilaterais. A posição adulta final da paratireoide superior é menos variável que a da paratireoide inferior por causa de seu trajeto mais curto durante a migração embrionária. A paratireoide superior localiza-se tipicamente no nível da articulação cricotireóidea da laringe, cerca de 1 cm acima da interseção do NLR e da artéria tireóidea inferior. Nessa localização, a paratireoide superior está intimamente relacionada com a parte posterolateral do polo superior da tireoide, apoiada com frequência sobre a cápsula tireóidea nessa localização. A paratireoide superior é revelada quando as camadas da bainha peritireóidea são dissecadas em série em tal localização. A paratireoide superior localiza-se em um plano profundo (dorsal) ao plano do NLR no pescoço. A paratireoide superior pode localizar-se bastante profundamente no pescoço e tende para uma localização retrolaríngea e retroesofágica. Quando a glândula superior migra — em virtude da gravidade, da pressão intratorácica negativa ou da atividade muscular repetitiva da deglutição —, o faz para o mediastino posterior.

Paratireoide inferior: anatomia cirúrgica

A paratireoide inferior desfruta de posição adulta mais variável, admitindo-se que isto seja uma consequência de seu trajeto migratório embrionário mais longo quando comparado ao da paratireoide superior. As paratireoides inferiores derivam da terceira bolsa branquial e migram com o primórdio do timo. A paratireoide inferior é encontrada em íntima associação com o polo inferior da tireoide, quase sempre na superfície posterolateral da cápsula do polo inferior ou em 1 a 2 cm; nessas localizações, costuma estar intimamente associada à gordura espessada do corno tireotímico (*i. e.*, ligamento tireotímico), uma lingueta de timo que sofreu degeneração gordurosa e que provém do mediastino anterior e se estende superiormente através do estreito torácico e se fixa na superfície inferior do polo da tireoide. A ausência de descida da paratireoide inferior pode fazer com que a glândula seja encontrada em uma posição muito mais alta no pescoço. Em geral, a paratireoide inferior está localizada superficialmente (ventralmente) ao NLR.

Exploração das paratireoides

1. O princípio técnico predominante na exploração das paratireoides é a dissecção meticulosa em um campo exsangue, para evitar que os tecidos fiquem tintos de sangue. A ampliação com lupa é útil. Não se deve confiar apenas no teste de localização pré-operatória, devendo admitir a possibilidade de tratar-se de doença de múltiplas glândulas. Deve-se ter um baixo limiar em identificar o NLR, dependendo da profundidade da dissecção necessária. A simetria com imagem especular ocorre para as paratireoides superiores assim como para as inferiores. O encontro de uma glândula à esquerda pode ajudar a encontrar a glândula direita correspondente. Quando se identifica inicialmente uma glândula de aspecto normal, é apropriado dissecar com cautela e moderação essa glândula, para poder excluir um adenoma anexado. Com a análise intraoperatória do PTH, uma área de presumível adenoma pode ser palpada a fim de gerar um pico intraoperatório de PTH, o que ajuda a confirmar a presença de tecido paratireóideo nessa localização. Durante a exploração da paratireoide, nunca se deve remover uma glândula paratireoide normal, devendo evitar a realização de uma tireoidectomia empírica. A artéria tireóidea inferior pode ser usada e rastreada para encontrar as paratireoides. No entanto, esta dissecção deve ser feita com cautela ao longo dos ramos mais distais da artéria tireóidea inferior a fim de evitar a desvascularização das paratireoides. Uma biopsia normal de uma paratireoide pode ser útil com um corte de congelamento, mas não deve ser feita em excesso e deve ser realizada somente depois que todas as glândulas tiverem sido visualizadas. Os testes de densidade intraoperatórios foram usados no passado, mas devem ser substituídos pela análise dos cortes de congelamento. A queda intraoperatória do PTH pode ser extremamente útil para determinar quando a exploração pode ser interrompida adequadamente, desde que sejam obedecidos critérios rígidos para sua utilização.

2. A primeira etapa na exploração das paratireoides envolve uma exploração plena de todas as localizações normais das paratireoides. A segunda etapa consiste na identificação da "glândula que está faltando". Se não houver a glândula inferior, nesse caso o corno tireotímico deverá ser exposto/ressecado, sendo dissecadas as regiões com mais de 1 cm lateral ao polo inferior e medial ao polo inferior adjacente à traqueia. Se essa busca for improdutiva, deverão ser exploradas as localizações ectópicas da glândula inferior, como o timo inferior, aventada, a seguir, uma glândula ectópica que não desceu; por isso, a bainha carotídea deve ser aberta e explorada desde o hioide até o estreito torácico. Os pontos quentes para as paratireoides inferiores ectópicas que não desceram consistem na bifurcação carotídea e emergência da artéria tireóidea superior. Deve ser aventada também uma paratireoide inferior subcapsular ou intratireóidea. Se a paratireoide superior estiver faltando, deverão ser exploradas as localizações normais ampliadas para essa glândula, como a superfície posterolateral da metade superior do lobo da tireoide e as regiões retrolaríngeas e retroesofágicas. Sendo esta busca improdutiva, a glândula superior deverá ser procurada mais inferiormente nas regiões paraesofágica e retroesofágica, estendendo-se desde o hioide e descendo até o mediastino posterior.

3. Se a busca indicada no item 2 foi improdutiva e revelou apenas quatro glândulas de aspecto normal, deve-se pensar em uma quinta glândula. Tal adenoma de uma quinta glândula costuma ser encontrado no timo; por isso, justifica-se a exploração e ressecção tímicas mais agressivas.

4. A etapa final na exploração das paratireoides deve envolver uma análise ponderada antes do fechamento. Em primeiro lugar, o cirurgião deve pensar nos estudos que identificaram os adenomas que haviam passado despercebidos após a operação. Esses locais incluem o timo, as regiões paraesofágicas e retroesofágicas, a localização intratireóidea, a bainha carotídea e o mediastino anterior. Aventadas essas áreas, poderão ser inspecionados os locais de amostragem do PTH bilateralmente nas jugulares inferiores. Deve ser evitada a tireoidectomia empírica e nunca se deve remover

uma tireoide normal. Nesse ponto, a incisão deverá ser fechada e o diagnóstico reconsiderado com testes adicionais de sangue, urina e localização. Esses testes devem incluir a cintigrafia com sestamibi com TC com emissão fotônica única (SPECT), exames de imagem do tórax e, possivelmente, cateterização venosa seletiva. A reoperação, mais ou menos dissecção mediastinal, é contemplada após a reavaliação dos exames de cálcio, PTH e urina e dos exames de localização.

Complicações da cirurgia das paratireoides

Com cirurgiões experientes, a hipercalcemia persistente ocorre no pós-operatório em menos de 5% dos pacientes com HPT primário causado por adenoma. Passa a existir uma taxa de insucesso mais alta, de aproximadamente 10 a 50%, quando o HPT é causado por hiperplasia, algumas formas de HPT hereditário (p. ex., HPT familiar, NEM I) ou HPT secundário. Os motivos para o insucesso (i. e., hipercalcemia persistente ou recorrente) na cirurgia para o HPT consistem na incapacidade de encontrar a glândula adenomatosa em localização cervical normal, a incapacidade de encontrar um segundo adenoma, a impossibilidade de reconhecer a hiperplasia das quatro glândulas, a incapacidade de identificar uma glândula supranumerária (i. e., quinta glândula), o reaparecimento do adenoma a partir do coto não-ressecado de um adenoma ressecado, um carcinoma paratireóideo não-reconhecido ou um diagnóstico incorreto (p. ex., HHFB). As localizações ectópicas mais comuns para os adenomas das paratireoides são a retroesofágica, retrotraqueal, mediastinal anterior, intratireóidea, bainha carotídea e hioide/ângulo da mandíbula. O hipoparatireoidismo pode ocorrer após cirurgia para o HPT. O hipoparatireoidismo permanente ocorre após cirurgia para adenoma em aproximadamente 5% dos casos; verifica-se após cirurgia para hiperplasia ou HPT secundário em cerca de 10 a 30% dos casos. Nos pacientes com HPT grave ou de longa duração, especialmente se a fosfatase alcalina pré-operatória estiver elevada, as reservas ósseas de cálcio podem ficar profundamente exauridas, e a captação de cálcio pelo osso após uma cirurgia bem-sucedida pode resultar em hipocalcemia prolongada e significativa, que exigirá uma repleção agressiva.

Bibliografia

Arnold A, Staunton CE, Kim HG, *et al*. Monoclonality and abnormal parathyroid hormone genes in parathyroid adenomas. *N Engl J Med*. 1988;318:658–662.

Casas AT, Burke GT, Sathyanarayan A, *et al*. Perspective comparison of technetium 99m sestamibi–iodine 123 scan versus high-resolution ultrasonography for pre-operative localization of abnormal parathyroid glands in patients with previously unoperated primary hyperparathyroidism. *Am J Surg*. 1993;166:369–373.

Cooper DS, Doherty GM, Haugen BR, *et al*. Management guidelines for patients with thyroid nodules and differentiated thyroid cancer. *Thyroid*. 2006;16(2):109–142.

Eng C, Mulligan L, Smith D, *et al*. Mutation of RET proto-oncogene in sporadic medullary thyroid carcinoma. *Genes Chromosome Cancer*. 1995;12:209–212.

Farrag TY, Samlan RA, Lin FR, *et al*. The utility of evaluating true vocal fold motion before thyroid surgery. *Laryngoscope*. 2006;116(2):235–238.

Farwell AP, Braverman LE. Inflammatory thyroid disorders. *Otolaryngol Clin North Am*. 1996;29(4):541–556.

Hamming J, Goslings BM, Van Steenis AJ *et al*. The value of fine needle aspiration biopsy in patients with nodular thyroid disease divided into groups of suspicion of malignant neoplasm on clinical grounds. *Arch Intern Med*. 1990;150:113–116.

Hathaway H. Diagnosis and management of the thyroid nodule. *Otolaryngol Clin North Am*. 1990;23(2):303–337.

Hay ID. Thyroiditis: A clinical update. *Mayo Clin Proc*. 1985;60:836–843.

Heath H, Hodgson S, Kennedy MA. Primary hyperparathyroidism: Incidence, morbidity, and potential economic impact in a community. *N Engl J Med*. 1980;302(4):189–193.

Hurley D, Gharib H. Evaluation and management of multinodular goiter. *Otolaryngol Clin North Am*. 1996;29(4):527–540.

Kupferman ME, Patterson M, Mandel SJ, *et al.* Patterns of lateral neck metastasis in papillary thyroid carcinoma. *Arch Otolaryngol Head Neck Surg.* 2004;130(7):857–860.

Mazzaferri EL, Jhiang SM. Long-term impact of initial surgical and medical treatment for papillary and follicular thyroid cancer. *Am J Med.* 1994;97(5):418–428.

Mazzaferri EL, Young RL. Papillary thyroid carcinoma: A ten-year follow-up report on the impact of treatment in 576 patients. *Am J Med.* 1981;70:511–518.

McConahey WM, Hay I, Woolner C, *et al.* Papillary thyroid carcinoma treatment at Mayo Clinic 1946 through 1970: Initial manifestations, pathologic findings, treatment and outcome. *Mayo Clin Proc.* 1986;61:978–996.

Randolph GW. Papillary cancer of the thyroid in low risk patients: Extent of thyroidectomy. *Arch Otolaryngol Head Neck Surg.* 2001;127:462–466.

Randolph GW, Maniar D. Medullary carcinoma of the thyroid. *Cancer Control.* 2000;7(3):253–261.

Takahashi M. Oncogenic activity of the RET proto-oncogene in thyroid cancer. *Crit Rev Oncogene.* 1995;6(1):35–46.

Thule P, Tharoke K, Vasant J, *et al.* Pre-op localization of parathyroid tissue with technetium 99m sestamibi I^{123} subtraction scanning. *J Clin Endocrinol Metab.* 1994;78:77–82.

Venkatesh YS, Ordonez NG, Shultz PN, *et al.* Anaplastic carcinoma of the thyroid. *Cancer.* 1990;66:321–330.

Cistos e tumores dos maxilares 23

INTRODUÇÃO

A complexa interação das camadas do tecido embrionário no desenvolvimento dos dentes, maxilares (maxilas) e estruturas correlatas resulta na possibilidade de ocorrerem entidades císticas e neoplásicas incomuns nos maxilares (maxilas). Condições patológicas com origem nas estruturas ectodérmicas, neuroectodérmicas e mesodérmicas podem ser encontradas.

CISTOS DOS MAXILARES

Os cistos verdadeiros, isto é, estruturas com revestimento epitelial que se formam e se expandem dentro dos maxilares superior e inferior, são observados com grande regularidade, alguns se manifestando com sinais e sintomas agudos de expansão, e outros sendo reconhecidos apenas acidentalmente durante um exame radiográfico de rotina feito por outros motivos. Estes cistos verdadeiros são ímpares em seu aparecimento dentro dos ossos maxilares, mais provavelmente como resultado da relação única do ectoderma invaginado, formando os dentes dentro dos maxilares.

No entanto, nem todas as lesões dos maxilares (maxilas) identificadas como radiotransparências pelo exame radiográfico são cistos verdadeiros. No diagnóstico diferencial, devem ser aventadas diversas entidades que não possuem um revestimento epitelial, não obstante um aspecto radiográfico "cístico". Além disso, algumas lesões que parecem císticas devem ser classificadas preferencialmente como neoplasias tanto por causa de seu comportamento quanto em virtude do tratamento necessário, conforme refletido na classificação de 2005 da Organização Mundial de Saúde.

Os cistos da maxila são classificados por suas origens celulares como:

- *Odontogênicos,* com origem na proliferação anormal dos elementos em desenvolvimento dos dentes ou de restos embrionários desses elementos após a formação normal dos dentes

   ou

- *Não-odontogênicos* ou fissurais

Os cistos odontogênicos são categorizados também por sua fisiopatologia como:

- Inflamatórios

   ou

- Desenvolvimentais

Cistos odontogênicos — inflamatórios

Cisto radicular

Os cistos mais comuns são os associados às raízes dos dentes, daí a designação *cisto radicular*. A polpa dentro de um dente pode tornar-se necrótica como resultado da decomposição acentuada (cáries) ou de traumatismo. O tecido necrótico desencadeia uma resposta inflamatória no ápice do dente dentro do osso adjacente. Com frequência, um cisto é formado dentro do granuloma inflamatório crônico; admite-se que o revestimento epitelial do cisto seja derivado de restos epiteliais (restos de Malassez) aprisionados dentro do osso durante o desenvolvimento embrionário do dente. Muitos destes cistos são assintomáticos, causando dor, hipersensibilidade ou tumefação somente quando sofrem uma infecção secundária. O diagnóstico requer tanto o exame físico do dente sintomático quanto uma radiografia simples da área; um dente não-vital é uma exigência para fazer o diagnóstico. Um cisto radicular crônico pode ser evidenciado como uma fístula para a gengiva adjacente ou para a pele suprajacente do queixo ou da bochecha. O tratamento do cisto (e de qualquer fístula ou trajeto fistuloso) torna necessária a eliminação da fonte do estímulo inflamatório, seja pelo tratamento endodôntico da polpa necrótica do dente, seja pela remoção do dente.

Cisto residual

As lesões radiotransparentes presentes onde um dente foi removido previamente representam mais provavelmente restos do processo que resultou na perda do dente, seja em virtude de uma curetagem insuficiente por ocasião da extração do dente, seja pela continuação da resposta inflamatória por parte dos restos epiteliais na área. Estes cistos residuais são quase sempre assintomáticos, sendo diagnosticados por uma história apropriada quando observados em uma radiografia.

Cistos odontogênicos — desenvolvimentais

Cisto dentígero

O cisto dentígero ou folicular está associado à coroa de um dente que não erupcionou, sendo diagnosticado mais frequentemente na faixa etária de 10 a 30 anos, quando é observado mais comumente com os terceiros molares mandibulares impactados ou com os dentes das cúspides maxilares, apesar de qualquer dente permanente ou supranumerário que não erupcionou poder ser a fonte. Todos os dentes se desenvolvem a partir de um folículo com múltiplas camadas, o que confere à coroa em desenvolvimento dentro da maxila o aspecto de ser circundada por um halo. Na sequência normal de erupção dos dentes, o epitélio do esmalte reduzido que produziu o esmalte da coroa do dente funde-se com a gengiva suprajacente à medida que o dente emerge e penetra na boca. Quando o dente não consegue erupcionar, pode haver um acúmulo de líquido entre o esmalte e o epitélio, produzindo um folículo aumentado de volume ou cisto verdadeiro. Quando a espessura da radiotransparência que circunda a coroa do dente é inferior a 4 mm, a lesão é considerada habitualmente um folículo hiperplásico; quando a espessura é superior a 4 mm, estará presente um cisto dentígero verdadeiro. O cisto fica preso ao dente na junção da coroa com a raiz; que não é afetada. A natureza crônica dessas lesões resulta comumente em borda esclerótica evidente na radiografia. O deslocamento da coroa do dente de sua posição prevista na maxila é comum quando o cisto aumenta de volume; a reabsorção das raízes dos dentes adjacentes não é incomum. A diferenciação em relação a outras lesões, a serem abordadas e que comportam um prognóstico mais ominoso, não pode ser feita de maneira definitiva pelo exame clínico ou o radiográfico, o que torna mandatório o diagnóstico histológico. A simples enucleação do cisto, em geral juntamente com o dente associado, é curativa.

Cisto de erupção

Apesar de o folículo dentário em geral desaparecer sem deixar vestígios à medida que o dente erupciona, ocasionalmente um cisto arredondado e azulado aparece quando a gengiva suprajacente se torna mais fina durante o processo de erupção. Estes cistos são irrelevantes e não necessitam de tratamento, pois desaparecem quando o dente erupciona através deles. Uma condição análoga é observada ocasionalmente em recém-nascidos ou lactentes, especialmente na mandíbula anterior.

Cisto periodontal lateral

Raramente, as lesões císticas estão localizadas na superfície lateral da raiz do dente, sendo diferenciadas de um cisto dentígero por não apresentarem relação com a coroa do dente e de um cisto radicular por não terem contato com o ápice do dente; são detectadas durante o exame radiográfico de rotina. Admite-se que estes cistos assintomáticos derivem de restos da lâmina dentária dentro do ligamento periodontal adjacente à superfície da raiz. A simples enucleação costuma ser suficiente, e o dente pode ser deixado no lugar.

Uma variante multilocular do cisto periodontal lateral às vezes é denominada de cisto botrioide.

Cisto odontogênico ceratinizante

Antigamente, os clínicos e histopatologistas distinguiam um cisto produtor de ceratina das maxilas de acordo com o fato de a histologia mostrar ou não um processo de ortoceratinização ou paraceratinização. O último tipo mostrava um comportamento clínico claramente diferente, sendo apresentado na categoria dos tumores da maxila, que acompanha esta discussão. Continua havendo raríssimas lesões císticas da maxila, que não costumam ocorrer em associação com um dente e que se manifestam frequentemente em áreas onde um dente não se desenvolveu normalmente, e que mostram um revestimento ortoceratinizado da parede cística. No passado, alguns deles podem ter sido descritos como "cistos primordiais", porém essa terminologia deixou de ser utilizada. Pode parecer que alguns cistos ortoceratinizados estejam relacionados com a coroa de um dente que não erupcionou, em uma relação semelhante à de um cisto dentígero, sendo o único aspecto diferencial o histológico. A simples enucleação do cisto é curativa, sendo a taxa de recidiva relatada de 2%.

Cisto odontogênico glandular

Cisto incomum que ocorre mais frequentemente na mandíbula anterior — estendendo-se, na maioria das vezes, através da linha média de um lado do corpo mandibular para o outro, mostrando com frequência a expansão do osso e a preservação dos dentes cujas raízes são circundadas pela lesão "bem-corticalizada" —, sendo denominado de cisto odontogênico glandular por causa das células que tingem a mucina encontradas em seu revestimento. Apesar do grande tamanho, esta lesão pode ser enucleada sem perigo com a preservação dos dentes e sem a necessidade de empreender um procedimento reconstrutivo. A recidiva é improvável, porém a raridade da condição faz com que seja difícil apresentar estatísticas definitivas.

Cisto odontogênico calcificante

Lesão rara que mostra atividade tanto cística quanto proliferativa ou neoplásica, sendo descrita como aparecendo tanto na maxila quanto nos tecidos moles adjacentes. A presença de células-fantasmas, grandes células eosinofílicas que carecem de nucléolos, em seu revestimento é a característica patognomônica dessas lesões benignas, que, em sua fase inicial, podem não revelar calcificações radiograficamente evidentes; a seguir, as apresentações mostram um aspecto misto radiotransparente-radiopaco. Com frequência, os pacientes se apresentam com tumefação indolor do alvéolo, mais comumente na segunda ou terceira décadas de vida. As lesões têm sido descritas tanto como independentes quanto como associadas às coroas dos dentes que não erupcionaram. O tratamento consiste em enucleação e curetagem para as lesões intraósseas, bem como excisão para aquelas presentes nos tecidos moles.

Cistos não-odontogênicos (cistos fissurais)

Existem controvérsias entre os patologistas acerca da verdadeira natureza das lesões císticas nas maxilas antigamente consideradas como resultado do encarceramento ectodérmico durante a fusão de várias suturas faciais. Por exemplo, o cisto globulomaxilar, descrito classicamente como tendo origem entre o incisivo lateral maxilar e os dentes caninos (cúspides), era descrito como "fissural";

agora foi reconhecido que sua origem é odontogênica, sobressaindo-se apenas por sua localização particular no maxilar superior. De maneira semelhante, o "cisto mandibular mediano" era atribuído ao encarceramento do tecido epitelial durante a "fusão" das metades em desenvolvimento da mandíbula, no entanto melhor compreensão sobre a embriologia foi responsável pelo abandono dessa teoria. Tais cistos na linha média da mandíbula são considerados agora como de origem odontogênica à semelhança do cisto periodontal lateral ou de um cisto dentígero ou primordial associado com um dente supranumerário.

Cisto do duto nasopalatino

O cisto não-odontogênico mais comum da maxila é o cisto do duto nasopalatino (também denominado de cisto do canal incisivo), derivado do cordão embrionário do epitélio associado aos pares de nervos e vasos nasopalatinos. A progressão muito lenta do cisto derivado dessas células produz lesão radiotransparente acima das raízes dos incisivos centrais, deixando os dentes intactos e, em geral, inabalados. Ocasionalmente, em especial nos pacientes sem dentes, a pressão crônica sobre o forame incisivo pode inflamar o referido cisto, tornando-o sintomático. Comumente, não é necessário tratamento, porém os cistos sintomáticos podem ser simplesmente enucleados, resultando com frequência em um défice sensorial do palato anterior em geral irrelevante.

Cisto nasolabial

Este não é um cisto verdadeiro dos maxilares, ocorrendo nos tecidos moles da prega nasolabial entre a cartilagem alar e o lábio, mais provavelmente como resultado do epitélio encarcerado durante a fusão dos processos globular, lateral nasal e maxilar. Causa ocasionalmente adelgaçamento e deformação do osso alveolar subjacente, razão pela qual pode aparecer radiograficamente como "cístico". É observado mais comumente em mulheres na quarta e quinta décadas de vida. O tratamento consiste em excisão quando aumenta de volume ou se torna sintomático em virtude de infecção secundária.

"Imitadores" císticos (mimetizam cistos)

Várias lesões importantes são consideradas habitualmente no diagnóstico diferencial das lesões dos maxilares com aspecto cístico, apesar de não constituírem cistos verdadeiros, isto é, não possuírem um revestimento epitelial.

Cisto ósseo traumático

O "cisto traumático simples" é observado nos ossos longos assim como nos maxilares. Apesar de ser denominado também de cisto ósseo hemorrágico ou cisto ósseo traumático, o termo cavidade óssea idiopática provavelmente reflete melhor nossa compreensão de sua etiologia e natureza. Manifesta-se na mandíbula mais comumente que na maxila e costuma ser assintomático, sendo encontrado acidentalmente durante uma avaliação radiográfica dos dentes feita em adolescentes e adultos jovens. No entanto, não é incomum essa lesão manifestar-se como uma expansão da maxila. O aspecto radiográfico é o de um cisto com radiotransparência unilocular, aparecendo quase sempre acima do canal alveolar inferior, produzindo com frequência erosões ao redor e entre as raízes dos dentes sem qualquer deslocamento dos dentes. A aspiração da lesão com uma agulha calibre 18 ou não produz nada, ou dá saída a uma quantidade escassa de sangue atribuível ao traumatismo da própria aspiração, diferenciando, assim, esta radiotransparência das outras entidades patológicas que contêm sangue, ceratina ou soro. O tratamento consiste apenas em exploração da lesão através da criação de uma janela óssea após a elevação de um retalho mucoperiosteal; não existe tecido apreciável dentro da cavidade óssea, e o hematoma recente (fresco), que enche a cavidade após a exploração, organiza-se habitualmente com a formação de osso novo no transcorrer dos meses seguintes.

Cisto ósseo aneurismático

Lesão radiotransparente em expansão dentro dos maxilares, na maioria das vezes com aspecto multilocular e observada mais frequentemente em adolescentes e adultos jovens, que produz sangue sob baixa pressão por ocasião da aspiração, sendo mais provavelmente um "cisto" ósseo aneurismático. Como acontece com outros pseudocistos, esta lesão não possui um revestimento epitelial, mas consiste em tecido fibroso com muitos espaços cheios de sangue; a presença de células gigantes dentro do tecido é característica. Os dentes adjacentes são normais, com vitalidade, mas podem estar deslocados e pode haver uma reabsorção da raiz em associação com a lesão. A curetagem é curativa, sendo o sangramento intraoperatório controlado prontamente.

Cisto ósseo de Stafne

Ocasionalmente, parte da glândula submandibular se desenvolve em uma proximidade tão grande com a superfície lingual da mandíbula que o osso fica adelgaçado nesta área. O resultado é uma radiotransparência ovoide da mandíbula com uma borda opaca bem-definida imediatamente adiante ao ângulo da mandíbula e abaixo do canal mandibular. Esse achado não é nada mais do que uma alteração do formato do osso que confere o aspecto de lesão cística; seu aspecto mostra-se impressionante, porém nada mais é que um artefato radiográfico.

TUMORES DOS MAXILARES

Exatamente como acontece com as lesões císticas dos maxilares, o mesmo ocorre com as neoplasias nessa localização, de modo que a ampla variedade de tecidos de diferentes origens embrionárias resulta em um grande aglomerado de lesões patológicas potenciais. Tumores tanto odontogênicos quanto não-odontogênicos são encontrados, devendo ser aventados no diagnóstico diferencial. Alguns se comportam como neoplasias verdadeiras, enquanto outros podem representar hamartomas ou displasias.

Tumores odontogênicos

Epiteliais

AMELOBLASTOMA. O tumor odontogênico mais comum dos maxilares é o ameloblastoma, derivado da proliferação das células das quais deriva o esmalte dos dentes. Em verdade, essa entidade representa uma família de lesões que se manifestam com um comportamento clínico e histológico que varia de um tipo unicístico de lesão com tecido proliferativo mínimo a lesões complexas, multiloculares e extensamente destrutivas que acometem grandes segmentos da maxila. A OMS classificou o ameloblastoma, em 1992, como neoplasia benigna localmente invasiva, enquanto outros autores descreveram a entidade como "lesão basaloide maligna", capaz de um comportamento que varia de baixo grau a alto grau. Existem relatos de casos esporádicos de ameloblastoma metastático, o que confere credibilidade às alegações de malignidade, apesar de algumas dessas lesões na árvore pulmonar serem atribuídas muito mais à aspiração de células tumorais do que a metástase verdadeira. Em geral, a manifestação clínica é a de expansão reconhecível da maxila. O exame radiográfico revela uma variedade unicística ou multicística; em geral, a aspiração por agulha é infrutífera, o que torna preferível a realização de biopsia. Com exceção das lesões unicísticas verdadeiras observadas em pacientes mais jovens e que podem ser enucleadas e acompanhadas atentamente por um período prolongado, o ameloblastoma requer ampla excisão local com margens ósseas que, em geral, estendem-se por 1 cm além do que parece ser a extensão radiográfica da lesão; em alguns casos, as imagens pré-operatórias revelam a perfuração da cortical da maxila e a extensão do tumor para dentro dos tecidos moles adjacentes, caso em que são necessárias a remoção em bloco dos tecidos envolvidos e margem apropriada. A recidiva local até mesmo após ressecção ampla não é infrequente e o acompanhamento clínico e radiográfico regular é necessário para minimizar a necessidade de futuras cirurgias.

TUMOR ODONTOGÊNICO CERATOCÍSTICO. A classificação mais recente da OMS dos tumores de cabeça e pescoço em 2005 reclassificou o que havia sido conhecido como *ceratocisto odontogênico (paraceratinizante)*. Para refletir com maior exatidão o comportamento clínico agressivo desta lesão e sua associação com um gene supressor tumoral, é classificada agora como um tumor, e não como um cisto, recebendo a nova designação de *tumor odontogênico ceratocístico (TOC)*. Essas entidades representam até 35% dos tumores odontogênicos em algumas séries recentes, sendo consideradas a verdadeira patologia em até 10% dos que vinham sendo descritos como "cistos" na maxila. Podem manifestar-se como lesões solitárias ou lesões múltiplas em várias áreas dos maxilares superior e inferior. As lesões solitárias aparecem mais frequentemente na faixa etária de 10 a 30 anos; em geral, são assintomáticas, ocorrendo mais comumente na localização dos terceiros molares ou dentes caninos. O TOC pode ter um aspecto indiferenciável do de um cisto dentígero, mostrando relação pericoronal distinta com um dente que não erupcionou (que pode ter sido deslocado para muito longe de sua localização esperada), mas foi observado também em associação com um dente decíduo que carece de sucessor permanente, um dente supranumerário ou um dente ausente. Quando são visualizados múltiplos cistos, o clínico deve diagnosticar imediatamente a síndrome do carcinoma basocelular nevoide. Nesses pacientes, existe enorme constelação de anormalidades associadas, incluindo achados benignos como foice do cérebro ou foice do cerebelo prematuramente calcificadas, costelas bífidas e regiões palmares e plantares com depressões, mas também os achados mais importantes de carcinomas basocelulares dispersos. Esses pacientes necessitam de cuidados de acompanhamento vitalícios e tratamento não apenas para suas lesões maxilares mas também para seus tumores dermatológicos. O tratamento das lesões maxilares é controverso, porém grande parte da controvérsia diz respeito muito mais à terminologia do que ao tratamento propriamente dito: "curetagem agressiva" para um cirurgião é "ostectomia periférica" para outro; a curetagem pode ser mecânica, térmica ou química. Algumas lesões são tão extensas a ponto de exigirem a ressecção segmentar da maxila envolvida (e dos tecidos moles adjacentes quando a cortical do osso foi violada). Em todos esses casos, independentemente de a lesão ser solitária ou múltipla, o paciente deve ser acompanhado continuamente com radiografias da maxila pelo menos anualmente por um período de tempo indefinido. A histologia característica mostra um epitélio escamoso estratificado com paraceratinização, e o tecido conjuntivo adjacente pode exibir "cistos-filhos," o que é provavelmente responsável pela alta taxa de recidiva.

TUMOR ODONTOGÊNICO ADENOMATOIDE (TOA). É frequentemente classificado como hamartoma e não como uma neoplasia verdadeira, sendo observado em pacientes jovens, quase sempre em mulheres, como lesão radiotransparente bem-circunscrita associada à coroa de um dente impactado, tipicamente na maxila anterior. A enucleação simples é o tratamento definitivo.

TUMOR ODONTOGÊNICO EPITELIAL CALCIFICANTE (TOEC). Consiste em neoplasia benigna rara, localmente invasiva, com origem mais comumente no molar mandibular ou na área pré-molar de pacientes na quarta década de vida. As calcificações dentro do estroma produzem um aspecto misto opaco-transparente no exame radiográfico. Alguns pacientes podem apresentar-se com expansão da maxila, porém muitos podem ser detectados apenas por ocasião de um exame radiográfico de rotina. O comportamento clínico é semelhante ao do ameloblastoma em termos de invasão local e expansão, porém a evolução temporal do TOEC parece mais lenta. A excisão local ou a ressecção em bloco podem ser necessárias, dependendo do tamanho da lesão de apresentação.

Tumor Odontogênico Escamoso. Trata-se de entidade extremamente rara que ocorre na porção alveolar da maxila com um aspecto muitíssimo semelhante ao do cisto periodontal lateral. Os dois são diferenciados apenas pela natureza sólida desta lesão em virtude da proliferação de células epiteliais derivadas, mais provavelmente, dos restos de Malassez; em vez da proliferação limitada, destinada a produzir o revestimento de um cisto, a extensão da atividade neoplásica enche a lesão com tecido sólido. A excisão completa é definitiva; por causa do tamanho típico dessas lesões, o procedimento habitualmente consiste em biopsia excisional tanto diagnóstica quanto curativa.

Tumor Odontogênico de Células Claras (TOCC). Neoplasia extremamente rara que ocorre em mulheres mais velhas, comumente na maxila anterior, sendo constituída por células ricas em glicogênio e possuindo bordas indistintas; exibe um comportamento localmente agressivo. Foi descrita uma versão maligna ainda menos comum.

Epitelial-ectomesenquimal misto

Odontoma. A atividade anômala do epitélio odontogênico e ectomesênquima resulta no mais comum dos tumores odontogênicos, o odontoma. Ainda se discute se estas lesões representam hamartomas ou neoplasias verdadeiras, sendo divididas em odontomas compostos, reconhecíveis como um acúmulo delimitado de dentes em miniatura bem-formados, e odontomas complexos, que se manifestam como massa amorfa desorganizada de tecidos dentários calcificados. O odontoma composto é observado mais frequentemente nas mandíbulas anteriores, enquanto a variante complexa aparece com maior frequência na região molar. São reconhecidos habitualmente em crianças e adolescentes durante um exame de rotina. A enucleação é curativa quando a lesão está dificultando a erupção normal dos dentes adjacentes ou existe uma expansão disforme da mandíbula.

Fibroma Ameloblástico. A proliferação neoplásica verdadeira do epitélio odontogênico e do ectomesênquima pode produzir uma lesão expansiva na área dos dentes não-erupcionados de crianças ou adultos jovens. As lesões não são calcificadas, por isso aparecem como lesões radiotransparentes, quase sempre semelhantes a cistos dentígeros quando uniloculares ou ao ameloblastoma quando maiores e multiloculadas. O consenso é o de que a enucleação e a curetagem constituem o tratamento apropriado, e que a recidiva é rara, porém preocupa o relato de que o fibrossarcoma ameloblástico ocorra quase 50% das vezes em áreas de fibroma ameloblástico recorrente. A conduta conservadora com acompanhamento minucioso parece ser a opção mais prudente.

Fibro-odontoma Ameloblástico. Uma neoplasia benigna de origem mista que aparece a meio caminho ao longo do espectro entre o fibroma ameloblástico não-calcificado minimamente organizado e o odontoma calcificado bem- organizado é o fibro-odontoma ameloblástico. Existem lesões bem-circunscritas contendo tanto esmalte quanto matriz da dentina, sendo observadas em crianças com menos de 10 anos de idade em associação com dentes não-erupcionados. A natureza não-invasiva e expansiva dessas lesões permite o tratamento por enucleação simples.

Odontoameloblastoma. Antes conhecido como *odontoma ameloblástico*, o odontoameloblastoma se caracteriza por elementos de ameloblastoma, uma neoplasia do epitélio formador de esmalte, e elementos de odontoma, diferenciando-se os tecidos para produzir tanto o esmalte quanto a dentina, o que foi descrito como ocorrência simultânea de ameloblastoma e odontoma. Como o comportamento da lesão é semelhante ao do ameloblastoma, o tratamento também o é, sendo recomendada habitualmente sua excisão ampla.

Ectomesenquimal

MIXOMA. O mais comum dos tumores odontogênicos com origem no ectomesênquima que forma os dentes é o mixoma odontogênico, uma neoplasia semelhante aos tecidos da polpa dentária ou ao tecido conjuntivo folicular. Essas lesões ocorrem em qualquer uma das maxilas e tendem a expandir a cortical em vez de perfurá-la bem como a deslocar as raízes dos dentes em vez de reabsorvê-las. São observadas mais frequentemente em pacientes na terceira ou quarta décadas de vida. O aspecto radiográfico varia de simples radiotransparência unilocular semelhante a um cisto dentígero ao aspecto de uma "bolha de sabão" ou "favo de mel" que simula o ameloblastoma, o que torna a biopsia incisional uma etapa preliminar útil para o planejamento terapêutico. A excisão local ampla costuma ser suficiente, porém o grande tamanho dessas lesões por ocasião de seu reconhecimento torna necessária a ressecção em bloco da maxila afetada.

FIBROMA ODONTOGÊNICO. Uma neoplasia benigna bem-demarcada de fibroblastos, às vezes associada a um epitélio odontogênico inativo, pode ocorrer seja como um fibroma odontogênico central intraósseo, seja como lesão extraóssea na gengiva, representando um fibroma odontogênico periférico. Estas lesões são extremamente raras; admite-se que a enucleação simples e a cuteragem sejam suficientes para as lesões centrais, sendo a excisão usada efetivamente para a variedade periférica.

CEMENTOBLASTOMA. Constitui uma neoplasia verdadeira do tecido conjuntivo odontogênico que produz massa semelhante ao cemento no ápice dos dentes pré-molares ou malares mandibulares. As lesões são de crescimento muito lento e não interferem na vitalidade dos dentes, sendo detectadas habitualmente somente pelo exame radiográfico de rotina. Esta lesão é considerada o análogo do cemento para o tumor endosteal do osso, o osteoblastoma, devendo ser distinguida clinicamente de uma lesão reativa conhecida como *cementoma*, que se forma no ápice dos dentes, aparecendo primeiro como radiotransparência e progredindo através de vários estágios de calcificação até alcançar um aspecto densamente opaco. Uma variante de tal lesão reativa, que mostra múltiplas lesões associadas a muitos dentes, é denominada de displasia óssea florida; esta variante é observada tipicamente em mulheres mais velhas de origem caribenha ou afro-americana.

Tumores não-odontogênicos

As neoplasias que aparecem nas maxilas podem ser primárias, com origem em qualquer um dos tecidos desenvolvimentais dentro ou próximo das maxilas, ou metastáticas. Outras lesões semelhantes a tumores podem ser reativas ou indicativas de doença sistêmica.

Tumores primários

OSTEOMA, OSTEOBLASTOMA, SARCOMA OSTEOGÊNICO. À semelhança do que ocorre com os ossos longos, as neoplasias verdadeiras das maxilas passam por toda a variedade que vai de osteoma a osteoblastoma a sarcoma osteogênico. Os osteomas raramente têm algum significado, exceto quando são múltiplos e sugerem a presença da síndrome de Gardner; esses pacientes devem ser avaliados para pólipos colônicos hereditários, que exibem alta propensão para malignidade. O osteossarcoma se manifesta nas maxilas menos comumente do que nos ossos longos, sendo diagnosticado com frequência maior em homens jovens como lesão expansiva e agressiva. O aspecto característico de "raios solares" das trabeculações no osso expandido deve ser diferenciado do aspecto de papel fino (cascas de cebola) da expansão óssea lamelar observada em crianças pequenas como resultado de infecção dentária crônica. Esta última condição é conhecida como *osteomielite de Garré* e cria considerável ansiedade tanto nos pais quanto nos clínicos, pois a criança costuma estar assintomática na vigência de uma massa óssea que está aumentando claramente na superfície da maxila; o tratamento com antibióticos e a remoção da causa desencadeante são curativos. De maneira semelhante, os tumores ósseos devem ser distinguidos do osso exofítico de crescimento lento, observado com frequência na linha média do palato e ao longo da superfície lingual do alvéolo mandibular. Esse tipo de crescimento benigno é conhecido como *torus* e dispensa qualquer tratamento, a não ser quando o tamanho se torna disforme ou passa a interferir em uma prótese dentária; ocasionalmente, o adelgaçamento da mucosa suprajacente torna necessária a remoção do osso excessivo a fim de eliminar o traumatismo infligido aos tecidos moles.

CONDROMA, CONDROSSARCOMA, OSTEOCONDROMA. Os tumores primários de condrócitos não são inesperados na maxila anterior ou na mandíbula posterior, onde estão presentes restos desenvolvimentais de cartilagem nasal ou de cartilagem de Meckel. O condroma ou condrossarcoma são extremamente raros, mas podem ser observados nestas localizações. O osteocondroma representa o resultado do crescimento excessivo da cartilagem subarticular da mandíbula; levando em conta que costuma ser unilateral, o alongamento anormal do côndilo torna-se evidente com o desenvolvimento de crescimento assimétrico da mandíbula e má oclusão concomitante em adolescentes, tornando necessária a excisão.

Tumores metastáticos

As malignidades encontradas nas mandíbulas são mais comumente metastáticas a partir de localização diferente daquela do tumor primário. O local mais comum da metástase é a partir da mama, vindo a seguir os pulmões ou a próstata em termos de frequência; foram relatadas ocorrências raras de metástase para a mandíbula a partir de muitos outros locais. Curiosamente, mais de 50% dos pacientes em um estudo recente foram diagnosticados com lesão mandibular metastática antes de ter sido diagnosticada a malignidade primária. A apresentação da metástase costuma consistir em início inesperado de dormência na distribuição de um dos ramos do nervo trigêmeo, achado presente antes de haver qualquer evidência radiográfica de lesão mandibular, o que transforma a cintigrafia óssea por radionuclídios em instrumento diagnóstico útil.

Manifestações de condições sistêmicas

LINFOMA. A segunda malignidade mais comum na cavidade oral é o resultado de um linfoma, aparecendo seja como uma lesão isolada, seja como parte de uma doença sistêmica. É necessária uma pesquisa diagnóstica plena em busca desta ultima antes de poder formular um plano terapêutico.

HISTIOCITOSE DAS CÉLULAS DE LANGERHANS. Antes conhecida como *histiocitose X*, a histiocitose das células de Langerharns (HCL) é uma doença observada principalmente em crianças e mostra ampla variedade de manifestações clínicas que vão de uma única lesão maxilar isolada a uma doença generalizada de múltiplos órgãos, com um comportamento clínico que varia de um processo crônico a um resultado rapidamente fatal. Quando presentes nas maxilas, as lesões se manifestam com dor, tumefação e dentes "flutuantes" móveis e depressíveis. As lesões maxilares solitárias são tratadas com pequenas doses de radioterapia ou com uma ampla variedade de agentes quimioterápicos.

DOENÇA DE PAGET. A hiperatividade dos osteoblastos, habitualmente em pacientes com mais de 40 anos de idade, pode produzir um crescimento esclerótico excessivo do osso, acometendo frequentemente as maxilas e causando uma deformidade facial perceptível, particularmente na maxila anterior. O impacto do osso exuberante sobre os nervos e forames cranianos pode produzir dor ou défice neurais que induzem o paciente a procurar tratamento.

Lesões fibro-osseas

Amplo espectro de lesões fibro-ósseas, que vão desde as que se comportam como neoplasias verdadeiras até as consideradas acertadamente displásicas, é observado comumente na maxila, podendo ser generalizadas ou localizadas em sua apresentação.

Displasia Fibrosa. A substituição do osso medular normal por tecido conjuntivo proliferativo que cresce gradualmente pode aparecer em um único osso (responsável por 80% dos casos) ou ser poliostótica. O aumento de volume do osso afetado costuma ser assintomático, sendo observado em crianças em fase de crescimento, cessando habitualmente com o início da puberdade. O aspecto radiográfico clássico é descrito como "vidro fosco". Quando são afetados múltiplos ossos, o paciente pode exibir também lesões cutâneas melanóticas e múltiplas anormalidades endócrinas. O tratamento das lesões maduras da displasia fibrosa é feito pela redução com o "contorneamento" do osso para melhorar seu aspecto externo.

Fibroma Ossificante. Uma lesão mais localizada na maxila (mais frequentemente no maxilar inferior) compartilha características histológicas com a displasia fibrosa, porém o fibroma ossificante (também denominado fibroma "cemento-ossificante" em alguns textos) é bem-circunscrito e possui uma borda bem-definida com o osso adjacente diferentemente da displasia fibrosa. Dependendo da cronicidade dessa lesão, o aspecto radiográfico varia de radiotransparência no estágio mais precoce a um aspecto densamente opaco após a ocorrência da calcificação. Esta lesão é diagnosticada mais frequentemente em mulheres entre 20 e 40 anos de idade. Diferencia-se da forma juvenil, observada em pacientes com menos de 15 anos de idade, muito mais agressiva em termos de seu crescimento rápido e infiltração e deslocamento dos tecidos circundantes; em geral é necessária a excisão cirúrgica agressiva para prevenir a recidiva observada comumente após a enucleação incompleta deste processo.

Lesões de células gigantes

Granuloma Central de Células Gigantes. As lesões conhecidas atualmente como granuloma central de células gigantes (GCCG) estiveram cercadas de controvérsia por muitos anos. Antigamente continha o adjetivo "reparativa" em sua designação, sugerindo um processo reativo, porém esta noção foi abandonada em vista de um tipo mais neoplásico de comportamento. A lesão maxilar em geral ainda não é aceita como merecendo a designação de tumor de células gigantes dos ossos longos, não sendo também geralmente aceito que seja verdadeiramente um "granuloma". Uma controvérsia adicional entra nesta discussão por causa da aparente existência de duas lesões que parecem idênticas histologicamente quando exibem um comportamento muito benigno e indolente, por um lado, e um outro comportamento agressivo com crescimento bastante rápido e com tendências a recidivar, por outro lado. Lamentavelmente, não dispomos de um meio prático que permita estabelecer a diferença entre esses dois comportamentos antes de realizar o tratamento. O GCCG é observado mais frequentemente nas regiões anteriores dos maxilares superior ou inferior em crianças ou adultos jovens. A histologia característica é a de células gigantes multinucleadas dentro de um estroma de tecido fibroso bem-vascularizado. Admite-se que o tratamento deva constar de "curetagem agressiva", porém o sucesso dessa abordagem depende da categoria de GCCG na qual se enquadra tal lesão em particular; as lesões mais agressivas exigirão provavelmente uma ressecção em bloco do osso afetado. A sugestão de que as injeções intralesionais de esteroides seriam curativas foi essencialmente abandonada.

Tumor Marrom. Os pacientes com hiperparatireoidismo podem apresentar-se com lesões gengivais endo-ósseas ou exofíticas que contêm grandes números de células gigantes. Estas lesões são histologicamente indiferenciáveis do GCCG, sendo necessária a avaliação do paratormônio, cálcio e fósforo séricos do paciente para estabelecer o diagnóstico. Se a lesão for verdadeiramente um tumor marrom, o tratamento da doença paratireóidea será acompanhado com frequência por resolução espontânea da lesão maxilar.

QUERUBISMO. Existe uma condição autossômica dominante rara na qual a característica mais notável é o surgimento de lesões maxilares que contêm células gigantes tanto no maxilar superior quanto no inferior, produzindo um aspecto "querubínico". A lesão tende a aparecer e aumentar de volume durante o crescimento ativo, tornando-se estável com frequência quando o paciente alcança a puberdade; foi descrita a regressão espontânea das lesões, porém esse resultado é variável. Para as deformidades que persistem, os procedimentos de "contornamento" (escultura) são sugeridos quando a doença se tornou quiescente.

CISTO ÓSSEO ANEURISMÁTICO. Na análise dos cistos maxilares feita anteriormente, o cisto maxilar aneurismático, diagnosticado por aspiração positiva de lesão radiotransparente da maxila, é mencionado aqui novamente por causa da presença característica de células gigantes dentro de suas paredes. É considerado não-neoplásico, podendo ser tratado por curetagem definitiva, e devendo ser diferenciado do hemangioma do osso, que mostra um aspecto multilocular com bordas indistintas na radiografia. Estas lesões se manifestam frequentemente com dentes frouxos e sangramento espontâneo proveniente da margem gengival; a radiologia intervencional para embolizar os vasos nutrientes é utilizada antes da ressecção definitiva.

Osteonecrose

OSTEOMIELITE. Os sequestros necróticos de osso são característicos da história natural da osteomielite. Em geral, essas lesões se manifestam com dor e tumefação; ocasionalmente, o osso sequestrado pode ficar visível à medida que ocorre a esfoliação espontânea. A natureza infecciosa de tal processo, que acompanha com frequência um traumatismo, é bastante evidente pela história, sendo confirmada pelos exames patológico e bacteriológico. São necessários o desbridamento e a antibioticoterapia agressiva.

OSTEORRADIONECROSE. Diferente da osteomielite infecciosa, os pacientes que receberam altas doses de radiação na maxila correm o risco de ter o fenômeno vascular da osteorradionecrose (ORN). O osso desvitalizado acarreta a desintegração da mucosa suprajacente e a exposição do osso, especialmente após um traumatismo dos tecidos induzido por prótese, alimento duro ou procedimentos cirúrgicos odontológicos. A dor é a principal manifestação, porém a doença mais avançada mostra também fístulas ou fraturas patológicas da maxila. Nos casos leves e precoces, o desbridamento delicado com enxágue bucal pode ser suficiente, enquanto nos casos mais avançados podem ser necessárias a ressecção e reconstrução vascularizada. O uso de oxigenoterapia hiperbárica tem sido aconselhado como um adjuvante para o tratamento, porém por si só não é curativo.

OSTEONECROSE RELACIONADA COM OS BIFOSFONATOS (ONRB). Foi descrita recentemente uma variante da osteonecrose da maxila. Clinicamente, os pacientes se apresentam com múltiplas áreas de osso necrótico exposto em ambos os maxilares, quase sempre espontaneamente ou recidivando após prodedimentos cirúrgicos odontológicos simples. Eles não exibem áreas prévias de radioterapia. O elemento mais comum entre esses pacientes é o uso da poderosa terapia com bifosfonatos durante um longo período. Associada originalmente aos poderosos agentes usados para controlar as lesões ósseas do mieloma ou do câncer mamário metastático, apareceram agora alguns relatos de casos associando esta condição aos agentes usados mais extensamente e prescritos para o controle da osteoporose em mulheres na pós-menopausa. Nos estágios iniciais, a doença é controlada de forma expectante com peróxido ou enxágues bucais contendo antibióticos. Quando a infecção secundária dos tecidos moles suprajacentes é um problema de apresentação, a supressão antibiótica a longo prazo é utilizada para minimizar o problema secundário. Nos casos avançados em que ocorrem fraturas espontâneas, pode ser necessária a ressecção do osso afetado. Tanto a interrupção do tratamento com bifosfonatos quanto a terapia hiperbárica não parecem proporcionar benefício.

Bibliografia

Barnes L, Eveson JW, Reichart P, *et al.*, eds. *World Health Organization Classification of Tumors. Head and Neck Tumors*. Lyon: IARC Press; 2005.

Carlson E. Odontogenic cysts and tumors. In: Miloro M, Ghali G, Larsen P, *et al.*, eds. *Peterson's Principles of Oral and Maxillofacial Surgery*, 2nd ed. Hamilton, Ont.: B C Decker; 2004.

D'Silva N, Summerlin D-J, Cordell K, *et al.* Metastatic tumors in the jaws. *J Am Dent Assoc.* 2006;137:1667–1672.

Gold L. Odontogenic tumors: surgical pathology and management. In: Fonseca RJ, ed. *Oral and Maxillofacial Surgery*, Vol. 5. Philadelphia, PA: W.B. Saunders; 2000.

Jing W, Xuan M, Lin Y, *et al.* Odontogenic tumours: a retrospective study of 1642 cases in a Chinese population. *Int J Oral Maxillofac Surg.* 2007;36:20–25.

Stewart JCB, Fonseca RJ. Fibro-osseous diseases and benign tumors of bone. In: Fonseca RJ, ed. *Oral and Maxillofacial Surgery*, Vol. 5. Philadelphia, PA: W.B. Saunders; 2000.

Williams TP, Hellstein JW. Odontogenic cysts of the jaws and other selected cysts. In: Fonseca RJ, ed. *Oral and Maxillofacial Surgery*, Vol. 5. Philadelphia, PA: W.B. Saunders; 2000.

Tumores do corpo carotídeo e anomalias vasculares

TUMORES DO CORPO CAROTÍDEO

Definição
- O corpo carotídeo é um quimiorreceptor originado da crista neural localizado na bifurcação da carótida. Consiste em massa de 5 mm localizada posteromedialmente na camada adventícia da carótida.
- O tumor do corpo carotídeo é um paraganglioma do corpo carotídeo.

Epidemiologia
- Normalmente, ocorre na quarta e quinta décadas da vida.
- A proporção de mulheres/homens é de 2:1.
- É um tumor raro; entretanto, a incidência é maior nas populações que vivem em altitudes superiores a 2.000 m acima do nível do mar, o que é atribuído à hipoxia crônica e hiperplasia do corpo carotídeo.
- Os tumores do corpo carotídeo são os mais comuns dos paragangliomas de cabeça e pescoço, representando aproximadamente 65%.

Fisiopatologia
- Os paragânglios do corpo carotídeo contêm reguladores:
  - Quimiorreceptores, que detectam mudanças nos níveis de oxigênio e dióxido de carbono, pH e fluxo sanguíneo.
  - Barorreceptores, que detectam mudanças na pressão arterial.
- Os quimiorreceptores respondem com a liberação de catecolaminas na circulação sanguínea, resultando na elevação da frequência cardíaca, frequência respiratória e pressão arterial sistêmica.
- O corpo carotídeo recebe a inervação sensorial do nervo glossofaríngeo (nervo de Hering ou nervo do seio carotídeo).
- Os tumores do seio carotídeo surgem das células não-cromafins dos paragânglios parassimpáticos que contêm dois tipos celulares: tipo I ou células principais que contêm grânulos neurossecretores e tipo II ou células de sustentação que não possuem grânulos neurossecretores. Os paragangliomas originam-se nas células principais.
- Normalmente, o corpo carotídeo é suprido por pequenos vasos sanguíneos que saem da artéria carótida. Quando o tumor se desenvolve, uma rica rede de vasos sanguíneos é encontrada, originando-se predominantemente de vários ramos da artéria carótida externa assim como da artéria carótida interna e da artéria carótida comum.

Genética

- Há três categorias gerais de tumores do corpo carotídeo: esporádicos, familiares e hiperplásicos.
- Tumores esporádicos:
  - Os mais comuns, representando 85 a 90% dos casos.
  - O predomínio em mulheres é de 2:1.
  - Os tumores bilaterais ou múltiplos ocorrem em 10 a 20% dos casos.
- Tumores familiares do corpo carotídeo:
  - Representam aproximadamente 10% dos casos.
  - Estão associados a mutações no cromossomo 11.
  - Transmitidos de maneira autossômica dominante com um padrão de mutação tardia, o que resulta em gerações poupadas.
  - Os pacientes com tumores familiares possuem maior probabilidade de ter a doença bilateral, com taxas em torno de 30%.
- Hiperplasia do corpo carotídeo:
  - Encontrada mais frequentemente em populações que vivem em altitudes superiores a 2.000 m acima do nível do mar. Está diretamente relacionada com a altitude, ocorrendo as taxas mais altas em populações que vivem entre 3.000 e 4.500 m.

Patologia

- Histologicamente, as células principais estão organizadas em agrupamentos ou *Zellballen*. Possuem um fino citoplasma eosinofílico granuloso. As células principais também possuem grânulos neurossecretores argirofílicos que contêm catecolaminas.
- Estas células são circundadas por septos formados por fibras de reticulina e células sustentaculares, podendo estas últimas ser identificadas por microscopia eletrônica.

Avaliação clínica

- Normalmente, o paciente apresenta massa cervical indolor e de crescimento lento.
- Os tumores grandes podem causar disfagia, neuropatias da cadeia simpática, paralisia do nervo hipoglosso e/ou paralisia das cordas vocais.
- História de hipertensão lábil, rubor facial ou cefaleia deve ser investigada com exames laboratoriais para a detecção de um tumor funcional, tais como níveis de metabólitos na urina para a dosagem de epinefrina ou norepinefrina. A metanefrina urinária medida em 24 h é o exame mais sensível.
- Fisicamente, o tumor localiza-se na borda anterior do esternomastoide no nível do osso hioide.
- A massa é móvel lateralmente, mas não verticalmente.
- Pode ser auscultado um ruído, e a massa pode ser pulsátil.
- Em 2 a 10% dos pacientes, estes tumores podem ser bilaterais.

Investigação

- A aspiração com agulha fina (AF) foi descrita; entretanto, o diagnóstico é realizado principalmente pelos achados clinicorradiológicos.
- As imagens de ressonância magnética (RM) ponderadas em T1 exibem uma aparência característica do tipo "sal e pimenta".
- As imagens de RM ponderadas em T2 mostram um tumor hiperintenso.
- A angiografia pode mostrar o sinal de "Lyre", que se dá em função da dilatação das artérias carótidas interna e externa causada pelo tumor. A embolização dos vasos nutrientes pode ser realizada antes da ressecção.

Diagnóstico diferencial
- Cisto da fenda braquial, tumores neurogênicos do vago e hipoglosso, metástases linfonodais, linfoma, malformações vasculares.

Tratamento
- Se o paciente for um candidato apropriado, o tratamento deverá ser cirúrgico.
- Tendo o paciente um tumor funcional, será necessário o bloqueio farmacológico, isto é, o uso de betabloqueadores no pré-operatório durante pelo menos 2 semanas.
- A embolização pré-operatória é controversa. Alguns a recomendam para reduzir a perda sanguínea intraoperatória, enquanto outros sugerem que a embolização possa distorcer os planos teciduais e que a angiografia por si só não deixe de ser acompanhada de morbidade.
- Em 1971, Shamblin classificou os tumores do corpo carotídeo em três grupos com base no tamanho, fixação à artéria carótida e facilidade com a qual podem ser removidos. As porcentagens são:
    - Tipo 1 (26%): consiste em tumores com fixação mínima à carótida e que podem ser ressecados com a dificuldade ínfima, traumatismo mínimo à parede vascular ou cápsula do tumor.
    - Os tumores tipo 2 (46,5%) são os moderadamente fixados à carótida, seja parcialmente circundando o vaso, seja por mais aderência à camada adventícia do vaso. A ressecção destes tumores torna-se muito mais difícil, havendo necessidade de dissecção cirúrgica precisa, mas que pode ser realizada sem a ressecção da adventícia.
    - Os tumores tipo 3 (27%) são aqueles com uma relação íntima e aderência a toda a circunferência da bifurcação carotídea. A ressecção dos tumores tipo 3 requer a ressecção da artéria carótida.
- A ressecção é realizada no plano subadventício após o controle proximal e o distal da artéria carótida e após a identificação dos nervos cranianos. Um cirurgião vascular deve estar envolvido como suporte caso seja necessária a realização de enxerto arterial interposicional.
- A manutenção de níveis pressóricos normais durante todo o caso é essencial para evitar sequelas neurológicas.
- Os pacientes idosos podem ser observados, e a radioterapia de feixe externo ser apropriada como medida paliativa.

Prognóstico
- O prognóstico em geral é excelente.
- A recorrência do tumor pode ocorrer em 10% dos casos, podendo ser necessária a cirurgia de revisão.
- Os tumores malignos do corpo carotídeo são raros (< 5% dos tumores do corpo carotídeo), estando mais associados aos tumores familiares. Estes cânceres são uniformemente fatais com metástases a distância para os linfonodos, pulmões e ossos.

ANOMALIAS VASCULARES
- As anomalias vasculares são classificadas como:
    - Hemangioma
    - Malformação vascular
        - Baixo fluxo (venoso)
        - Alto fluxo (arteriovenoso)
    - Malformação linfática (linfovenosa)

HEMANGIOMAS

Definição
- Os hemangiomas são neoplasias hamartomatosas que representam remanescentes mesodérmicos do tecido de formação vascular (hiperplasia endotelial).
- São os tumores mais comuns da infância.

Epidemiologia
- Estão presentes em aproximadamente 3% dos neonatos e tornam-se aparentes em até 10% das crianças caucasianas nos primeiros meses de vida.
- Em crianças prematuras (peso < 1.000 g), a incidência do hemangioma é mais alta: 23%.
- Proporção nos sexos masculino:feminino:
  - Lesões cutâneas, 1:3
  - Hemangiomas subglóticos, 1:1
- As regiões da cabeça e do pescoço são as mais comumente envolvidas, particularmente o músculo masseter.

Fisiopatologia
- *Fase proliferativa:* a rápida proliferação durante o período neonatal no primeiro ano é característica. Histologicamente, é acompanhada de hiperplasia endotelial, aumento da renovação endotelial, infiltração de mastócitos e aumento dos níveis do fator de crescimento dos fibroblastos básico (FCF-b) e fator de crescimento endotelial vascular (FCEV). O hemangioma é composto por células endoteliais em rápida divisão, formando massas com e sem canalização (luz) ou *lumina*.

As enzimas envolvidas no remodelamento da matriz extracelular também se mostram aumentadas (colagenase tipo IV, proteases, uroquinase).

- *Fase involutiva:* lenta regressão do hemangioma durante 5 a 8 anos, embora possa durar mais tempo. Caracteriza-se por apoptose endotelial e regulação descendente da angiogênese com o aumento das metaloproteinases e mastócitos.

Esta fase caracteriza-se pela presença de fibrose, infiltração gordurosa, diminuição da celularidade e normalização da contagem de mastócitos.

- 80% involuem espontaneamente
- 20% podem posteriormente necessitar de intervenção

Evolução natural
- 30% estão presentes ao nascimento, e 90% tornam-se evidentes no primeiro ano de vida.
- 80% das lesões são solitárias e 20% múltiplas.
- A regressão é completa em 50% dos casos aos 5 anos e em 70% aos 7 anos.
- A melhora contínua é observada nas demais crianças até os 10 aos 12 anos de idade.
- A coloração acinzentada da porção cutânea da lesão anuncia a "mancha precursora", que significa involução iminente.

Avaliação clínica
- A anamnese e o exame físico devem diagnosticar mais de 95% dos casos.
- Hemangioma superficial: lesões vermelhas circunscritas, envolvendo a derme superficial.
- Hemangioma profundo: pele sobrejacente normal, mas pode haver uma tonalidade azulada, isto é, envolver a derme inferior ou o tecido subcutâneo.

- Hemangioma misto (capilar-cavernoso): possui componentes superficiais e profundos.
- Os hemangiomas podem ter consistência firme e flexível, tendendo a não serem compressíveis diferentemente das malformações venosas.

Exames
- Ultrassom: pode diferenciar entre as malformações de fluxo lento e os hemangiomas mas depende do técnico que realiza o exame.
- RM: fornece imagens detalhadas da lesão em relação aos planos teciduais circundantes e sobre as características do fluxo.
- Tomografia computadorizada (TC): útil nas lesões vasculares intraósseas.
- Angiografia: pode ser usada na avaliação e embolização superseletiva de malformações arterio-venosas (MAV) antes da cirurgia.

Tratamento
- A maioria dos hemangiomas costuma se resolver espontaneamente, devendo as lesões pequenas sem complicações ser deixadas intactas – *primum non nocere*.
- O tratamento ativo precoce deve ser empregado nos casos complicados e nas lesões em locais vitais.
- Os casos complicados podem envolver:
    a. Obstrução pelo hemangioma:
        Visual: pode causar ambliopia por deprivação ou falha de visão binocular.
        Hemangioma subglótico: esses pacientes em geral apresentam, após as 6 primeiras semanas de vida, uma síndrome semelhante à laringite com estridor, cianose e perda de peso. Há ausência de rouquidão durante o choro, e a cianose normalmente piora com o choro em razão da congestão vascular do hemangioma.
        90% dos casos são sintomáticos aos 3 meses de idade.
        50% terão um hemangioma cutâneo associado.
        O diagnóstico requer a realização da laringoscopia direta: a biopsia é contraindicada em razão do sangramento ou da aspiração.
        A involução geralmente ocorre entre os 12 e os 18 meses, podendo ser acelerada pelo tratamento com corticosteroides.
        A traqueostomia é um procedimento provisório e o *laser* de CO_2 pode ser usado em casos específicos.
    b. Ulceração e sangramento:
        Podem ocorrer nas lesões superficiais ou nas lesões expostas às áreas de traumatismo, isto é, nos lábios e na língua. Deve ser mostrado aos pais como aplicar pressão à lesão durante 10 min e, se o sangramento persistir, talvez possa ser necessário tratamento adicional com sutura. Para evitar a ulceração, as pomadas e os curativos habituais podem ser os únicos itens necessários.
    c. Complicações preocupantes:
        Insuficiência cardíaca congestiva: pode ocorrer em pacientes com hemangiomas múltiplos ou muito grandes envolvendo os órgãos, como, por exemplo, o fígado.
        Coagulopatia por sequestramento de plaquetas (síndrome de Kasabach-Merritt): é uma coagulopatia de consumo que produz baixa contagem de plaquetas, baixos níveis de fibrinogênio e aumento da razão normalizada internacional (RNI) e do tempo de tromboplastina parcial ativado (TTPA), o que pode levar ao quadro de hemorragia grave, por exemplo, gastrintestinal (GI) ou pulmonar.
        A mortalidade pode chegar a 30 a 40% apesar do uso de corticosteroides.

- Tratamento clínico:
  a. Corticosteroides:
     Usados para os hemangiomas complicados e "preocupantes".
     Os corticosteroides (prednisona), na dose de 2 a 3 mg/kg/dia durante 2 a 3 semanas, causarão uma resposta nas lesões sensíveis em 7 a 10 dias.
     A resposta normalmente é de 30 a 60%; entretanto, uma resposta variável a excelente ocorre em 30%, resposta duvidosa em 40% e ausência de resposta em 30%.
     A dose de corticosteroides deve ser reduzida, mas pode ocorrer um novo crescimento do hemangioma; nesse caso, os pacientes podem necessitar de tratamento com corticosteroides até que a lesão tenha involuído, ou seja, em 8 a 10 meses.
     Os efeitos colaterais do tratamento prolongado com corticosteroides devem ser rigorosamente monitorados.
     Nas lesões menores e acessíveis, pode-se usar a triancinolona no interior da lesão.
  b. Interferona alfa-2ª (rIFN-2ª):
     A interferona inibe a proliferação endotelial e a angiogênese, sendo usada atualmente na forma recombinante nas lesões complicadas com risco à vida, tais como a síndrome de Kasabach-Merritt refratária ao tratamento com corticosteroides.
     A dosagem é de 1 a 3 milhões de unidades/m^2 de área da superfície corporal, sendo administrada diariamente por via subcutânea.
     As complicações locais e sistêmicas são reduzidas, e o tempo até a involução pode ser diminuído em 90% dos pacientes.
     A duração do tratamento é de 9 a 14 meses.
     Efeitos adversos, como a diplegia espástica, podem ocorrer como resultado do tratamento com interferona.
- Cirurgia:
  - A cirurgia é geralmente indicada na excisão do tecido fibroadiposo após a involução do hemangioma.
  - O *laser* pulsado de corante pode ser usado nas lesões ulcerativas superficiais.
  - A cirurgia é indicada em certas circunstâncias antes da involução:
    - Obstrução visual pela lesão não-responsiva ao corticosteroide.
    - Excisão com *laser* de CO_2 dos pequenos hemangiomas subglóticos facilmente removidos, ou seja, do tipo pedunculado.
    - Problemas psicossociais em razão de preocupações estéticas.
- Lesões de importância especial:
  a. Hemangioma laríngeo no adulto:
     Geralmente supraglótico ou glótico e com frequência apresenta-se polipoide ou pedunculado em adultos.
     Raramente apresenta-se acompanhado por angústia respiratória, por isso a conduta pode ser expectante.
     Excisão com *laser* de CO_2 usada para os pacientes sintomáticos.
  b. Hemangioma da parótida:
     O tumor de parótida mais comum na infância.
     Recomenda-se a parotidectomia parcial do tecido residual com a preservação do nervo facial pós-involução.
  c. Hemangiomas do osso:
     Podem ocorrer nos corpos vertebrais, crânio, mandíbula e maxila.
     Geralmente ocorrem na segunda à quarta décadas da vida em pacientes predominantemente do sexo feminino.
     A expansão lentamente progressiva com aspecto radiográfico multilocular é característica.
  O tratamento é cirúrgico.

Malformações vasculares
Gerais
- Essas lesões vasculares estão sempre presentes ao nascimento, crescem proporcionalmente com o paciente e nunca regridem de modo espontâneo.
- Constituem erros difusos ou localizados do desenvolvimento embrionário, sendo, na maioria das vezes, esporádicas.
- As malformações vasculares podem ser arteriais (incluindo os capilares), venosas, arteriovenosas ou linfáticas.
- O aumento espontâneo pode ocorrer em razão de:
  - Mudanças hormonais, como a puberdade ou gravidez
  - Infecção, isto é, malformações linfáticas.
  - Traumatismo, ou seja, MAV.
- A dinâmica vascular permite a classificação dessas lesões em lesões de alto fluxo e em de baixo fluxo, o que possibilita a seleção apropriada do tratamento.
- A maioria dos diagnósticos pode ser feita clinicamente; entretanto, podem ser necessários exames de imagem.
- As decisões sobre o tratamento devem ser realizadas em ambiente multidisciplinar.

Malformações vasculares de baixo fluxo
A. Malformação capilar:
  - Também chamada de manchas de vinho do Porto (nevo flâmeo); essas lesões consistem em capilares anormalmente dilatados na derme superficial.
  - As manchas de vinho do Porto na distribuição V_1 podem ser parte da síndrome de Sturge-Weber, associada às anomalias vasculares coroidais e intracranianas.
  - O tecido conjuntivo pode ser hipertrófico, podendo estes pacientes apresentarem supercrescimento esquelético.
  - Tratamento:
    - *Laser*: crianças – *laser* ajustável pulsado (manchas claras ou pele sensível)
    - Adultos – *laser* de argônio.
    - Cirurgia: em casos selecionados, as lesões menores podem ser ressecadas, como, por exemplo, a excisão do contorno do lábio.
B. Malformações venosas:
  - Essas lesões podem ocorrer em combinação com as malformações capilares ou linfáticas, ou puramente como malformações venosas.
  - A trombose é comum, estando associada à calcificação distrófica que pode ser detectável radiologicamente como flebólitos.
  - As áreas mais comumente acometidas na cabeça e no pescoço são os lábios, as bochechas e o músculo masseter.
  - Essas malformações podem infiltrar vários planos teciduais com pele sobrejacente normal; são compressíveis e se expandem com a manobra de Valsalva.
  - As malformações venosas intraósseas podem demonstrar o aspecto em "bolha de sabão" na radiografia simples.

- Tratamento:
  - A maioria não requer tratatamento.
  - Escleroterapia: agentes como o etanol a 95% ou sulfato de tetradecil sódico a 3% são injetados na lesão por um radiologista intervencionista. Vários tratamentos podem ser necessários.
  - Cirurgia: para as lesões grandes ou sintomáticas. A ressecção pode ser facilitada pela realização da cirurgia após a escleroterapia. As lesões intraósseas podem ser tratadas com curetagem.
C. Malformações linfáticas:
  - Estas lesões são conhecidas como higromas císticos e linfangiomas que haviam causado confusão.
  - 50% estão presentes ao nascimento, e até 90% são evidentes até os 2 anos de idade.
  - Os sintomas estão relacionados com a localização e o tamanho da lesão.
  - As malformações linfáticas consistem em múltiplos canais linfáticos dilatados com linfócitos no tecido conjuntivo. A hemorragia é comum em razão do traumatismo.
  - Clinicamente, essas lesões podem ser descritas como:
    - Tipo I: lesões localizadas abaixo do nível do músculo miloióideo. Tais malformações envolvem os triângulos anterior/posterior do pescoço e tendem a ser grandes lesões císticas sem infiltração tecidual local.
    - Tipo II: lesões encontradas acima do nível do músculo miloióideo e envolvem a cavidade oral, especialmente os lábios e a língua. São caracteristicamente menores, com infiltração local do tecido conjuntivo circundante. As lesões tipo II podem estar associadas à obstrução das vias respiratórias, com necessidade de intubação e subsequente excisão ou traqueostomia.
  - Tratamento:
    - Evitar a incisão e drenagem.
    - A radioterapia não tem efeito.
    - A excisão cirúrgica é a base do tratamento. As lesões tipo I são mais passíveis de ressecção em comparação com as lesões tipo II uma vez que essas últimas podem requerer procedimentos repetidos para remover adequadamente a lesão. Em alguns casos, pode ser impossível a excisão completa.
    - A ressecção deve ser planejada antes dos 5 ou 6 anos de idade, se possível.
    - O *laser* de CO_2 pode ser útil para as lesões tipo I localizadas na cavidade oral/laringe.
    - OK-432, uma mistura da incubação liofilizada do *Streptococcus pyogenes* do grupo A e penicilina G; mostra ser mais eficaz para as lesões maiores, pois cria uma resposta inflamatória com subsequente fibrose e redução do tamanho da lesão.

Malformações vasculares de alto fluxo
- MAV:
  - Lesões menos comuns do que as malformações de baixo fluxo na cabeça e no pescoço, mas são lesões comuns que acometem os vasos intracranianos.
  - As MAV apresentam desorganização da lâmina elástica interna e do músculo liso das paredes do vaso que também se encontram espessadas.
  - Clinicamente, essas lesões em geral se manifestam tardiamente na infância ou no início da vida adulta.

- Os pacientes podem apresentar dor, zumbido pulsátil e ao exame podem ter ruído ou frêmito.
- A maioria das lesões permanece assintomática até que um fator local como traumatismo ou mudanças hormonais, faça com que aumentem de tamanho.
- As complicações consistem em necrose cutânea, ulceração, hemorragia e destruição dos ossos faciais.
- Tratamento:
    - As lesões assintomáticas não requerem tratamento.
    - As lesões complicadas em geral requerem ressecção, sendo, em alguns casos, realizada embolização superseletiva antes da cirurgia, para reduzir o sangramento intraoperatório.
    - A embolização tem como alvo o ninho da MAV e não os vasos nutrientes uma vez que esses últimos podem resultar no recrutamento de vasos colaterais.
    - Pela mesma razão, a ligação proximal do vaso nutriente não tem função no tratamento dessas lesões.
    - RM/angiografia por RM (angiorressonância) podem delinear melhor a lesão e os vasos nutrientes.
    - A ressecção incompleta da MAV pode levar à recorrência.

Bibliografia

Balatsouras DG, Eliopoulos PN, Economou CN. Multiple glomus tumours. *J Laryngol Otol.* 1992;106: 538–543.

Buckmiller, LM. Update on hemangiomas and vascular malformations. *Curr Opin Otolaryngol Head Neck Surg.* 2004;12:476–487.

Grufferman S, Gillman MW, Pasternak LR, *et al.* Familial carotid body tumors: case report and epidemiologic review. *Cancer.* 1980;46:2116–2122.

Heath D, Edwards C, Harris P. Postmortem size and structure of the human carotid body. *Thorax.* 1970;25:129–140.

Herrmann J. Delayed mutation model: Carotid body tumors and retinoblastoma. In: Mulvihill JJ, ed. *Genetics of Human Cancer.* New York, NY: Raven Press; 1977.

Heutink P, van der Mey AG, Sandkuijl LA, *et al.* A gene subject to genomic imprinting and responsible for hereditary paragangliomas maps to chromosome 11q23-qter. *Hum Mol Genet.* 1992;1:7–10.

Jackson IT, Carreno R, potparic Z, *et al.* Hemangiomas, vascular malformations: classification and methods of treatment. *Plast Reconstr Surg.* 1993;91:1216–1230.

Krempl, GA, Medina J. Management of tumors involving the cervical carotid. In: Loftus C, Kresowik T, eds. *Textbook of Carotid Artery Surgery.* New York, NY: Thieme; 1999.

Kyriakos M, El-Mofty S. Pathology of selected soft tissue tumors of the head and neck. In: Thawley SE, Panje WR, Batsakis JG, *et al.*, eds. Philadelphia, PA: W.B. Saunders; 1999, pp. 1322–1394.

McGill TJI, Forsen JW, Mulliken JB. Hemangiomas and vascular anomalies of the head and neck. In: Cummings CW, ed. *Pediatric Otolaryngology: Head and Neck Surgery.* St. Louis, MO: Mosby Year Book; 1998, pp. 66–80.

Milunsky J, Destefano AL, Huang X, *et al.* Familial paragangliomas: Linkage to chromosome 11q23 and clinical implications. *Am J Med Genet.* 1997; 72:66–70.

Netterville JL, Reilly KM, Robertson D, *et al.* Carotid body tumors: A review of 30 patients with 46 tumors. *Laryngoscope.* 1995;105:115–126.

Shamblin WR, ReMine WH, Sheps SG, *et al.* Carotid body tumors. *Am J Surg.* 1971;122:732–739.

Sobol SM, Bailey SB. Evaluation and surgical management of the neck: benign tumors. In: Thawley SE, Panje WR, Batsakis JG, *et al.*, eds. Philadelphia, PA: W.B. Saunders; 1999, pp. 1416–1449.

Classificação TNM em otorrinolaringologia — cirurgia de cabeça e pescoço

25

INTRODUÇÃO

O sistema TNM descreve o envolvimento de um tumor maligno no local primário (T) assim como a disseminação para os linfonodos regionais (N) e metástases a distância (M).

OBJETIVOS DO SISTEMA DE ESTADIAMENTO

O sistema de estadiamento TNM foi criado para descrever o câncer de maneira uniforme e proporcionar aos médicos uma linguagem comum para analisar a doença, o que permite melhor compreensão do prognóstico e o aconselhamento preciso do paciente. Os protocolos de tratamento podem ser desenvolvidos com base nos resultados dos tratamentos de tumores semelhantes. Finalmente, é útil estratificar os tumores para pesquisa clínica e para medir os resultados das várias opções terapêuticas.

HISTÓRIA

O American Joint Committee on Cancer (AJCC) foi criado em 1959, unificando os sistemas de classificação existentes anteriormente e proporcionando uma base para o atual sistema de estadiamento. Desde então, o AJCC continua atualizando um sistema de classificação de estadiamento para todos os locais e subsítios anatômicos. A revisão mais recente foi publicada em 2002.[1]

DEFINIÇÕES DAS CATEGORIAS TNM

T descreve a extensão do tumor primário. Há sete categorias: TX (o tumor primário não pode ser avaliado), T0 (sem evidência de tumor primário), T*is* (tumor *in situ*), T1, T2, T3 e T4. Na cabeça e no pescoço, o tamanho do tumor geralmente define o estágio T. Notável exceção é a mobilidade da prega vocal no câncer de laringe. A profundidade da invasão não é incluída no sistema de estadiamento.

N descreve a disseminação do tumor para os linfonodos regionais em cinco categorias: NX (os linfonodos regionais não podem ser acessados), N0, N1, N2 e N3. É basicamente descrito pelo tamanho dos linfonodos, sendo modificado pela localização dos linfonodos acometidos. A avaliação dos linfonodos removidos cirurgicamente, realizada por um patologista, pode influenciar o estágio N.

M descreve a presença de metástases distantes como MX, M0 ou M1. O paciente com uma metástase além dos linfonodos regionais tem a doença classificada como M1. M0 descreve a ausência de evidência de metástase após uma avaliação apropriada. MX indica que os exames para a pesquisa de metástases não foram completados, mas a probabilidade de metástases é baixa.

O atual sistema de estadiamento, abrangendo os locais e subsítios, está resumido nos quadros a seguir (as descrições detalhadas podem ser encontradas no manual atualizado da AJCC), sendo constituído por quatro categorias:

1. Lábios, cavidade oral, faringe e laringe (Quadros 25.1 a 25.7)
2. Cavidade nasal e seios paranasais (Quadros 25.8 e 25.9)
3. Glândulas salivares maiores (Quadro 25.10)
4. Glândula tireoide (Quadro 25.11)

O estadiamento dos linfonodos (Quadro 25.12) e os agrupamentos dos estágios (Quadros 25.13 e 25.14) são exibidos nos quadros subsequentes.

QUADRO 25.1 LÁBIOS E CAVIDADE ORAL

Consiste na língua, mucosa bucal, palato duro, crista alveolar, trígono retromolar, assoalho da boca e lábios

T1	< 2 cm
T2	> 2 cm, < 4 cm
T3	> 4 cm
T4	Invade as estruturas adjacentes (osso, nervo, tecido mole, músculos profundos da língua, pele)

QUADRO 25.2 NASOFARINGE

T1	Confinado à nasofaringe
T2	Estende-se à orofaringe, cavidade nasal ou extensão parafaríngea
T3	Invade as estruturas ósseas ou os seios paranasais
T4	Invade as estruturas adjacentes (crânio, nervos cranianos, fossa infratemporal, hipofaringe, órbita e espaço mastigador)

QUADRO 25.3 OROFARINGE

Consiste na base da língua, palato mole, amígdalas e parede faríngea

T1	< 2 cm
T2	> 2 cm, < 4 cm
T3	> 4 cm
T4	Invade as estruturas adjacentes (laringe, músculos profundos da língua, músculo pterigoide e osso)

QUADRO 25.4 HIPOFARINGE

Consiste em seio piriforme, parede faríngea e área pós-cricoide

T1	< 2 cm e limitado a um subsítio
T2	> 2 cm, < 4 cm, ou invade um subsítio adjacente ou hipofaringe ou local adjacente
T3	> 4 cm ou hemilaringe fixa
T4	Invade as estruturas adjacentes (cartilagem, osso, glândula tireoide, esôfago e fáscia pré-vertebral)

QUADRO 25.5 LARINGE SUPRAGLÓTICA

Consiste em: epiglote lingual, laríngea e infra-hióidea, falsas cordas, aritenoides e pregas ariepiglóticas

T1	Limitado a um subsítio
T2	Dissemina-se ao subsítio adjacente na laringe supraglótica ou fora da laringe supraglótica
T3	Fixação da corda vocal ou invade as estruturas adjacentes (área pós-cricoide, tecido pré-epiglótico, espaço paraglótico, invasão da cartilagem menor da tireoide)
T4	Invade as estruturas adjacentes ou estende-se para além da laringe

QUADRO 25.6 LARINGE GLÓTICA

T1	Limitado à(s) corda(s) vocal(ais)
T2	Estende-se à supraglote ou subglote e/ou mobilidade prejudicada
T3	Limitado à laringe com fixação da corda vocal
T4	Invade a cartilagem tireoide ou estende-se para além da laringe

QUADRO 25.7 LARINGE SUBGLÓTICA

T1	Limitado à subglote
T2	Estende-se às cordas vocais com mobilidade normal ou prejudicada
T3	Estende-se às cordas vocais com fixação
T4	Invade a cartilagem cricoide ou tireoide, ou estende-se para além da laringe

QUADRO 25.8 CAVIDADE NASAL E SEIOS ETMOIDAIS

T1	Limitado a um subsítio, com ou sem invasão óssea
T2	Invade dois subsítios em uma única região ou estende-se à região adjacente
T3	Estende-se à parede medial, assoalho ou órbita, seio maxilar, palato ou placa cribriforme
T4	Invade a órbita, pele, base do crânio, nervo craniano exceto o V_2, seio esfenoidal ou frontal.

QUADRO 25.9 SEIO MAXILAR

T1	Limitado à mucosa
T2	Invade a infraestrutura
T3	Invade o tecido subcutâneo, parede posterior, assoalho da órbita e etmoide
T4	Invade a órbita, pele, base do crânio, nervo craniano exceto o V_2, seio esfenoidal ou frontal, pterigoide, nasofaringe

QUADRO 25.10 GLÂNDULAS SALIVARES MAIORES

Consiste na parótida, submandibular e sublingual	
T1	< 2 cm
T2	> 2 cm e < 4 cm
T3	> 4 cm ou extensão extraparenquimatosa
T4	Invade a pele, osso, cartilagem, nervo facial e base do crânio

QUADRO 25.11 TIREOIDE

T1	< 1 cm
T2	> 1 cm e < 4 cm
T3	> 4 cm ou extensão mínima para além da tireoide (p. ex., músculo esternotireóideo)
T4	Invade as estruturas adjacentes ou qualquer tipo de carcinoma anaplásico

Nota: o estadiamento nodal será N0 se não houver metástase para linfonodo regional ou N1a para os linfonodos pré-traqueais/paratraqueais e N1b para outros linfonodos cervicais ou mediastinais.

QUADRO 25.12 ESTADIAMENTO N PARA OS LINFONODOS REGIONAIS

N0	Sem linfonodos
N1	Ipsolateral < 3 cm
N2a	Ipsolateral > 3 cm e < 6 cm
N2b	Ipsolateral múltiplo < 6 cm
N2c	Bilateral ou contralateral < 6 cm
N3	> 6 cm

QUADRO 25.13 AGRUPAMENTOS DOS ESTÁGIOS (EXCETO A TIREOIDE)

Lábios, cavidade oral, faringe, laringe, nariz, seios da face e glândulas salivares (exceto a nasofaringe)

Estágio I	T1	N0	M0
Estágio II	T2	N0	M0
Estágio III	T3	N0	M0
	T1 a T3	N1	M0
Estágio IV	T4	N0	M0
	Qualquer T	N2	M0
	Qualquer T	N3	M0
	Qualquer T	Qualquer N	M1

Nasofaringe

Estágio I	T1	N0	M0
Estágio II	T2	N0	M0
Estágio III	T3	N0	M0
	T1 a T3	N1	M0
	T1 a T3	N2	M0
Estágio IV	T4	N0	M0
	Qualquer T	N3	M0
	Qualquer T	Qualquer N	M1

QUADRO 25.14 AGRUPAMENTO DOS ESTÁGIOS DA TIREOIDE

Câncer papilar ou folicular de tireoide

Menos de 45 anos de idade

Estágio I	Qualquer T	Qualquer N	M0
Estágio II	Qualquer T	Qualquer N	M1

45 anos ou mais

Estágio I	T1	N0	M0
Estágio II	T2	N0	M0
Estágio III	T3	N0	M0
	T1 a T3	N1a	M0
Estágio IV	T4	N0	M0
	Qualquer T	N1b	M0
	Qualquer T	Qualquer N	M1

Câncer medular de tireoide

Estágio I	T1	N0	M0
Estágio II	T2	N0	M0
	T3	N0	M0
Estágio III	T1 a T3	N1a	M0
Estágio IV	T4	N0	M0
	Qualquer T	N1b	M0
	Qualquer T	Qualquer N	M1

Câncer anaplásico de tireoide

Estágio IV	Todos os cânceres anaplásicos de tireoide são do estágio IV

Referências

1. American Joint Committee on Cancer. *Cancer Staging Manual*, 6th ed. New York, NY: Springer-Verlag; 2002.

Melanoma maligno 26

INCIDÊNCIA/SOBREVIDA

A incidência do melanoma vem aumentando consistentemente desde 1975, tendo sido estimado que cerca de 60.000 pessoas seriam diagnosticadas em 2007. O melanoma é agora o sexto câncer mais comum tanto para os homens quanto para as mulheres, porém a sobrevida aumentou à medida que a incidência passou a se dever principalmente à identificação mais precoce. Existe ligeira predominância masculina e, quando avaliada pela década, a probabilidade de vir a desenvolver um melanoma alcança um pico para homens com mais de 70 anos de idade. O risco vitalício de desenvolver melanoma é de 1 em 49 para os homens e de 1 em 73 para as mulheres. Em síntese, atualmente a sobrevida é de 92% para todos os novos casos.

FATORES DE RISCO

A exposição solar, particularmente à UVA, as queimaduras repetidas e a exposição durante a infância — os filtros (protetores) solares não protegem uniformemente contra a exposição à UVA, por isso, não previnem o surgimento do melanoma maligno. Os dispositivos de bronzeamento fazem aumentar o risco relativo à exposição; os indivíduos que se bronzeiam mais de 10 vezes/ano aumentam seu risco em 7 vezes. Os fatores predisponentes que podem acelerar o dano à pele induzido pela exposição à UVA são a pele tipo 1 de Fitzpatrick, os cabelos ruivos, as sardas, os olhos azuis e as queimaduras repetidas com a formação de vesículas (bolhas).

A xerodermia pigmentosa — um defeito enzimático que predispõe esses indivíduos ao dano induzido pela UVA, resultando em cânceres de pele, como o melanoma maligno, que ocorre em 7% desses indivíduos.

Foi relatada uma mutação na linha germinativa CDKN2A que relaciona o surgimento do melanoma ao câncer pancreático e ao de mama. As pacientes com câncer de mama positivas para BRCA2 também evidenciam taxas mais altas para o surgimento do melanoma.

A história familiar — uma família propensa ao melanoma faz aumentar a probabilidade do indivíduo em 35 a 70%, dependendo da força da história familiar, enquanto uma história familiar de um único membro com melanoma aumenta o risco em 2 a 3 vezes.

A história de melanoma prévio — o risco relativo de vir a desenvolver um novo melanoma subsequente é até 8 vezes mais alto.

PREVENÇÃO

- Evitar as queimaduras solares, especialmente em crianças.
- Ter cautela com relação ao valor protetor dos filtros solares.
- Evitar os dispositivos de bronzeamento artificial.
- Promover a "proteção global em relação ao sol".

LESÕES PRECURSORAS

- Nevos displásicos — o risco relativo de vir a desenvolver um melanoma aumenta à medida que se torna maior o número de nevos, havendo um aumento de 2,3 vezes no risco para os com apenas um nevo displásico e de 12 vezes para os com mais de 10.

- Nevo gigante congênito — o risco vitalício relatado de transformação em melanoma varia de 5 a 20%.
- Sarda de Hutchinson (lentigo maligno) — o risco vitalício de transformação em melanoma varia de 3 a 5%.

IDENTIFICAÇÃO PRECOCE

As seguintes características devem fazer com que o melanoma seja aventado no diagnóstico diferencial das lesões pigmentadas: bordas irregulares, irregularidade superficial, ulceração, sangramento, prurido, lesões-satélites e múltiplas cores. Um nevo de longa duração deve ser analisado para o potencial de degeneração em melanoma quando ocorrem um ou mais dos seguintes eventos: intensificação da pigmentação, despigmentação, rápida mudança no tamanho (incluindo a nodularidade) ou o surgimento de adenopatia regional.

LOCALIZAÇÃO NA CABEÇA E NO PESCOÇO

A pele facial é a localização mais comum responsável por quase 50% dos melanomas de cabeça e pescoço. A pele do pescoço e do couro cabeludo é responsável por cerca de 15% dos casos, e a orelha aproxima-se dos 10%.

Dos melanomas de cabeça e pescoço, 1% se manifesta como tumor primário desconhecido. Curiosamente, esses parecem comportar melhor prognóstico do que a metástase linfonodal semelhante com um tumor primário identificado, particularmente quando a metástase tem menos de 3 cm de tamanho.

BIOPSIA DAS LESÕES SOB SUSPEIÇÃO

Sempre que possível, as lesões pigmentadas devem ser biopsiadas com uma biopsia excisional que tenha margens estreitas (2 mm), mas que seja planejada com extremo cuidado para um possível tratamento futuro caso tais lesões se transformem em melanoma. É preferível anestesiar com uma técnica de bloqueio em vez de infiltrar a lesão. Uma biopsia por punção é apropriada para as lesões maiores, devendo ser obtida da porção mais profunda da lesão e orientada corretamente pelo patologista, a fim de que possa ser determinada a profundidade da invasão. Em condições ideais, o laudo da patologia deve incluir um diagnóstico definitivo, incluindo a imunoistoquímica (s-100, hmb 45, melina A), a espessura medida (mm), o nível de Clark e a documentação da presença ou ausência de ulceração do tumor.

As biopsias por curetagem ou raspagem nunca são apropriadas para as lesões cutâneas pigmentadas, pois não fornecem a informação diagnóstica necessária.

Subtipos de melanoma

- *Melanoma com disseminação superficial* — o mais comum, responsável por cerca de 70% dos melanomas de cabeça e pescoço. O crescimento é horizontal no início, com mudanças na coloração, seguido por uma fase de crescimento vertical com o surgimento de áreas de nodularidade. Muitos deles têm origem em um nevo juncional preexistente.
- *Melanoma nodular* — responsável por cerca de 15 a 30% dos melanomas e começa, na maioria das vezes, espontaneamente a partir da pele normal. Esses carecem de uma fase de crescimento radial. Um subgrupo de tal tipo é o melanoma amelanótico. Os melanomas nodulares comportam um prognóstico sombrio.
- *Melanoma lentiginoso maligno* — responsável por 4 a 10% dos melanomas. Aparece como grandes áreas planas pigmentadas, sendo mais comum nas bochechas das pessoas idosas. Comporta o melhor prognóstico, com uma evolução mais indolente.

- *Melanoma desmoplásico* — é difícil para o patologista fazer o diagnóstico desse tumor raro, pois é amelanótico com demasiada frequência e aparece como neoplasia de células fusiformes cujo crescimento pode ter sido lento. Em comparação com outros subtipos, este exibe uma taxa mais alta de recidiva local, o que torna necessárias margens de excisão mais extensas.
- *Melanoma mucoso* — os melanomas podem ocorrer em todas as superfícies mucosas do trato aerodigestivo superior, sendo responsáveis por 3 a 10% dos melanomas de cabeça e pescoço. A cavidade oral é o local mais comum, seguida pela cavidade nasal, faringe e laringe. Os melanomas mucosos tradicionalmente não ocorrem em áreas onde a pigmentação é observada com frequência, como a mucosa bucal ou a área olfatória da cavidade nasal superior. Apesar de a maioria se manifestar como lesões pigmentadas, alguns possuem um aspecto benigno, podendo ser confundidos clinicamente com outras neoplasias. A incidência mais alta é observada entre a quinta e a sétima décadas. Por causa dessa entidade, qualquer lesão pigmentada em uma superfície mucosa deve ser biopsiada.

Os melanomas mucosos se comportam de maneira bastante diferente do melanoma cutâneo no que concerne aos padrões de metástase, com taxas muito mais baixas de metástase regional, apesar de as taxas de recidiva local após a excisão serem muito mais altas. A excisão cirúrgica continua sendo a modalidade terapêutica primária, frequentemente com excisões radicais. Em essência, o prognóstico dos melanomas mucosos é pior que o dos melanomas cutâneos. Os relatos iniciais evidenciavam taxas de sobrevida a longo prazo de um dígito. Os tratamentos combinados, utilizando cirurgia, radioterapia e terapia sistêmica, resultaram em melhora na sobrevida, apesar de continuar sendo um subtipo agressivo.

ESTADIAMENTO

A espessura do tumor é o fator prognóstico isolado mais importante para o melanoma, podendo ser medida com um micrômetro (American Joint Committee on Cancer Staging [AJCC]) ou pelo nível histológico de acometimento (nível de Clark). O estadiamento revisado do AJCC reconhece a importância do nível de Clark e da ulceração, tendo-os incorporado em algumas descrições. O estadiamento da doença no pescoço (linfáticos regionais) e a distância diferem do estadiamento tradicional dos tumores de cabeça e pescoço.

- Níveis de Clark:
    - Nível 1 — tumor confinado à epiderme
    - Nível 2 — tumor invadindo a derme papilar
    - Nível 3 — tumor enchendo a derme papilar
    - Nível 4 — tumor invadindo a derme reticular
    - Nível 5 — tumor invadindo os tecidos subcutâneos
- Estadiamento do AJCC:
    - T1 — tumor com 1,0 mm ou menos, com ou sem ulceração
    - T1a — tumor com 1,0 mm ou menos e níveis 2/3 sem ulceração
    - T1b — tumor com 1,0 mm ou menos e nível 4 ou 5 ou com ulceração
    - T2 — tumor com 1,01 a 2,0 mm com ou sem ulceração
    - T2a — tumor com 1,01 a 2,0 mm sem ulceração
    - T2b — tumor com 1,01 a 2,0 mm com ulceração
    - T3 — tumor com 2,01 a 4,0 mm com ou sem ulceração
    - T3a — tumor com 2,01 a 4,0 mm sem ulceração
    - T3b — tumor com 2,01 a 4,0 mm com ulceração
    - T4 — tumor com mais de 4,0 mm com ou sem ulceração

- T4a — tumor com mais de 4,0 mm sem ulceração
- T4b — tumor com mais de 4,0 mm com ulceração
- Estadiamento linfonodal:
  - N0 — sem metástase para os linfonodos regionais
  - N1 — metástase em um único linfonodo
  - N1a — metástase clinicamente oculta (microscópica)
  - N1b — metástase clinicamente aparente (macroscópica)
  - N2 — metástase em 2 ou 3 linfonodos regionais ou metástase regional intralinfática sem metástase linfonodal
  - N2a — metástase clinicamente oculta (microscópica)
  - N2b — metástase clinicamente aparente (macroscópica)
  - N2c — metástase-satélite ou em trânsito sem metástase linfonodal
  - N3 — metástase em 4 ou mais linfonodos regionais ou linfonodos metastáticos emaranhados ou metástase em trânsito ou satélite com metástase em linfonodo regional
- Estadiamento das metástases a distância:
  - M0 — sem metástases a distância
  - M1 — metástases a distância
    - 1a — pele, tecidos subcutâneos, linfonodos distantes
    - 1b — pulmão
    - 1c — outras áreas viscerais ou desidrogenase láctica (LDH) elevada
- Grupos de estadiamento clínico:
  - Estágio I — T1 e T2 sem metástase linfonodal
  - Estágio II — T2b e T4b sem metástase linfonodal
  - Estágio III — qualquer T com metástase linfonodal
  - Estágio IV — qualquer T, qualquer N com metástase linfonodal

AVALIAÇÃO DIAGNÓSTICA

- Avaliação essencial — LDH, radiografia de tórax.
- Avaliação opcional — imagens dos linfáticos regionais por tomografia computadorizada (TC) ou ressonância magnética (RM).
- Exame PET no melanoma — na identificação da metástase oculta para o melanoma em fase inicial (precoce) (T1 e T2a), foi relatada sensibilidade de apenas 10%. A recente atenção ao limiar para um laudo positivo do exame em lesões sutis e indeterminadas como sendo um estudo negativo resultou em taxas de sensibilidade de até 76% para as lesões mais avançadas (≥ T2b). Ainda mais importante, esses achados resultaram em mudanças na conduta terapêutica em até 27% dos pacientes em algumas séries, tornando, assim, indispensável sua utilização em todos os melanomas, com exceção dos mais precoces.

FATORES PROGNÓSTICOS

- Espessura do tumor — o fator prognóstico mais importante (ver o Quadro 26.1). Para os tumores primários T1 e T4, o nível de Clark não exerce um impacto significativo sobre a sobrevida a longo prazo; no entanto, para os tumores de espessura intermediária, o prognóstico para os tumores de espessura semelhante declina à medida que aumenta o nível de Clark.
- Ulceração — o segundo fator prognóstico mais importante. Para todos os estágios T, observa-se significativo declínio na sobrevida a longo prazo para os pacientes cujo tumor primário era ulcerado, o que independe do nível de acometimento. É digno de nota que o percentual de pacientes

QUADRO 26.1   SIGNIFICADO PROGNÓSTICO DA ESPESSURA DO TUMOR PRIMÁRIO

	Tamanho da amostra	Sobrevida de 10 anos
Espessura do tumor ≤ 1,00 mm		
Nível II	975	94,8
Nível III	688	84,7
Nível IV	450	88,6
Nível V	0	
Espessura do tumor de 1,01 a 2,00 mm		
Nível II	49	78,5
Nível III	425	75,8
Nível IV	713	72,4
Nível V	12	65,6
Espessura do tumor de 2,01 a 4,00 mm		
Nível II	18	50,9
Nível III	237	53,8
Nível IV	562	60,4
Nível V	55	37,3
Espessura do tumor > 4,00 mm		
Nível II	14	
Nível III	44	36,5
Nível IV	194	38,6
Nível V	132	38,8

Fonte: modificado de Buzaid AC, Ross MI, Balch CM et al. J Clin Oncol. 1997;15:1039.

com ulceração aumenta à medida que a profundidade do acometimento tumoral aumenta, com 60% dos tumores T4 demonstrando ulceração. (Ver o Quadro 26.2.)

Foi mostrado, na análise de múltiplas variáveis, que outros dois fatores se correlacionam com a sobrevida nos pacientes com metástase para os linfonodos: o número de linfonodos metastáticos e a carga tumoral por ocasião do estadiamento (metástase microscópica *versus* macroscópica para os linfonodos). Uma sobrevida mais baixa está associada a mais de três linfonodos microscópicos positivos e à doença macroscópica. As taxas de sobrevida pioram ainda mais quando o tumor primário se mostra ulcerado. A metástase em trânsito ou intralinfática comporta um prognóstico muito sombrio, especialmente na presença de doença linfonodal.

O nível sérico da LDH encontra-se entre os fatores mais preditivos para um resultado precário nos pacientes com doença avançada, independentemente dos outros fatores prognósticos.

Outros fatores que podem estar associados a um prognóstico sombrio consistem em sexo masculino, idade avançada, locais primários no couro cabeludo, tumores amelanóticos e o subtipo nodular.

QUADRO 26.2   SIGNIFICADO PROGNÓSTICO DA ULCERAÇÃO DO TUMOR PRIMÁRIO

	Número de pacientes com taxa de sobrevida de 10 anos				
Espessura (mm)	Sem ulceração	Ulceração	Sem ulceração	Ulceração	Valor *P*
0,01 a 1,00	2.017 (95,5%)	96 (4,5%)	92,0	69,1	< 0,0001
1,01 a 2,00	944 (78,8%)	255 (21,2%)	77,7	62,9	< 0,0001
2,01 a 4,00	500 (57,4%)	372 (42,6%)	59,5	53,2	0,006
> 4,00	146 (38,1%)	238 (61,9%)	54,5	35,5	0,0006

TRATAMENTO DO TUMOR PRIMÁRIO

A excisão cirúrgica é o tratamento para os tumores primários. Essa conduta pode ser aventada, mesmo nos casos de metástases generalizadas, como tratamento paliativo. O objetivo da excisão de um melanoma maligno de cabeça e pescoço consiste em produzir um resultado oncológico ao mesmo tempo em que se preserva o máximo possível da estética. A extensão da margem excisada deve se basear na espessura do tumor:

- Melanoma *in situ*: 0,5 a 1,0 cm de margem excisional
- Tumores com menos de 1,0 mm a 1,0 cm de margem excisional (com base no grupo Melanoma da OMS, que randomizou 600 pacientes e não evidenciou nenhuma diferença na recidiva entre as margens de 1,0 e 2,0 cm)
- Tumores com 1,0 a 4,0 mm a 2,0 cm de margem excisional
- Tumores com mais de 4,0 mm a 2,5 cm de margem excisional

Na cabeça e no pescoço existem vários locais anatômicos que não permitem obter tais margens com facilidade sem compromissos significativos, sendo, por isso, razoável mostrar-se mais conservador na ressecção planejada, desde que ainda se faça uma excisão adequada do tumor primário. Esses locais consistem nos lábios, pálpebras, orelhas e, em alguns casos, o nariz. Inversamente, os melanomas de couro cabeludo foram relatados como sendo a área da cabeça e pescoço com o percentual mais alto de insucesso local, razão pela qual a margem de 3 cm costuma ser apropriada para essas lesões.

A determinação da margem se baseia principalmente nos cortes histológicos permanentes. O corte por congelamento costuma ser difícil de avaliar, apesar de alguns estudos terem confirmado que os resultados negativos do congelamento continuam sendo negativos, razão pela qual são confiáveis, enquanto um resultado positivo no corte por congelamento pode acabar se revelando falso positivo. A coloração imunoistoquímica rápida poderá modificar esse quadro muito em breve, permitindo uma análise imediata mais precisa das margens do melanoma.

TRATAMENTO DO PESCOÇO N0

O tratamento do pescoço N0 tem sido controverso ao longo das últimas duas décadas com a introdução da linfocintigrafia, não obstante muito debate e estudo. Continuam existindo variações institucionais na prática. Existe pouca divergência acerca dos tumores T1, em que a incidência da metástase regional é inferior a 5%, razão pela qual pouquíssimos profissionais argumentariam ser necessário qualquer tratamento cirúrgico eletivo ou estadiamento cirúrgico do pescoço. Igualmente para os tumores com mais de 4,0 mm de espessura, a probabilidade de surgir metástase regional corresponde à probabilidade de surgir metástase a distância, e não houve qualquer vantagem em termos de sobrevida proporcionada pelo diagnóstico/tratamento precoce da doença regional. Assim, a maioria concorda em que não é necessário tratar eletivamente o pescoço desses pacientes. O melanoma de espessura intermediária é uma fonte de controvérsia, em que o risco de metástase oculta é de 25 a 35%. As opções atuais para estes pacientes são: dissecção cervical eletiva, biopsia do linfonodo-sentinela, irradiação eletiva do pescoço e observação.

- Dissecção cervical eletiva — vários estudos compararam a dissecção cervical eletiva com a observação, e nenhum demonstrou vantagem de sobrevida com a dissecção cervical eletiva *versus* a observação, razão pela qual sua prática não é generalizada.
- Biopsia do linfonodo-sentinela — a linfocintigrafia com mapeamento linfático é possível quando o tumor primário ainda não foi excisado. O valor da linfocintigrafia reside na identificação do escalão primário de disseminação que, para os melanomas de cabeça e pescoço, costuma ser imprevisível. Com frequência, esse procedimento identifica um a três linfonodos, a seguir avaliados. Apesar de haver alguma evidência preliminar de que os pacientes positivos (+) para o

linfonodo-sentinela podem ter um prognóstico ligeiramente pior, continua não existindo evidência de que o tratamento mais agressivo dos pacientes na forma de dissecção cervical abrangente, com ou sem imunoterapia sistêmica quando um linfonodo-sentinela é positivo, tenha qualquer valor definitivo. Em algumas instituições, uma biopsia positiva do linfonodo-sentinela permite a inclusão em alguns ensaios adjuvantes sistêmicos e, nesses casos, é quase sempre apropriado realizar biopsias do linfonodo-sentinela. Quase todas as instituições dispõem de tal tecnologia, devendo a biopsia do linfonodo-sentinela ser discutida claramente como possível opção para todos os melanomas de espessura intermediária, sendo a decisão tomada com base em cada caso, levando em conta os riscos e possíveis benefícios.
- Irradiação eletiva do pescoço — os planos tradicionais de tratamento por fracionamento resultaram em taxas de controle regional abaixo do que seria ideal para os melanomas de cabeça e pescoço. Foram introduzidos dois esquemas semelhantes de hipofracionamento que resultaram em melhores taxas de controle regional. A radiação é aplicada durante 2 semanas com 5 ou 6 dias de tratamento e uma dose total de 30 a 35 Gy, obtendo aceitação em algumas instituições no tratamento dos tumores de alto risco com espessura intermediária (T2b-T3) assim como nos pacientes N0 com tumores primários T4.
- A observação continua sendo uma opção viável, apoiada pelo trabalho de Fischer que, em uma série retrospectiva, mostrou uma sobrevida superior a 5 anos para os pacientes submetidos à dissecção cervical terapêutica retardada após o surgimento de doença clínica do que para os submetidos a dissecção eletiva imediata do pescoço. A situação mais comum para esta opção é a doença T4, ou quando o tumor primário foi excisado antes do encaminhamento para o cirurgião de cabeça e pescoço, o que torna a linfocintigrafia uma opção inviável.

TRATAMENTO DO PESCOÇO N+

Nos casos de doença linfonodal regional clinicamente evidente, o tratamento consiste em dissecção linfonodal das cadeias linfonodais apropriadas, o que pode ou não incluir uma parotidectomia. Existem vários grupos linfonodais que devem ser levados em conta para os tumores primários do couro cabeludo e auriculares — os linfonodos retroauriculares, linfonodos suboccipitais e linfonodos do triângulo posterior. A dissecção cervical radical não comporta vantagem significativa, por isso, na maioria dos casos, são realizadas dissecções cervicais radicais modificadas das cadeias linfonodais apropriadas.

A radioterapia pós-operatória, em pequenas séries, revelou-se capaz de aumentar o controle local/regional e de melhorar a sobrevida específica da doença. Os esquemas terapêuticos para isso são hipofracionados, aplicando cerca de 30 Gy através de 5 ou 6 tratamentos durante um período de 2 semanas.

TERAPIA SISTÊMICA

A terapia sistêmica foi utilizada em duas situações — no tratamento profilático dos pacientes de alto risco e no tratamento paliativo dos pacientes em fase avançada com doença metastática. Existem dois agentes aprovados pelo FDA para os pacientes com melanoma metastático: dacarbazina e interleucina (IL)-2. As taxas de resposta de ambos os agentes são bem inferiores a 20%, tendo sido observadas apenas raras respostas a longo prazo. Em geral, o melanoma metastático é um câncer muito resistente a um grande número de modalidades terapêuticas sistêmicas, como a quimioterapia com um único agente ou combinada, e a quimioimunoterapia com vários estimuladores imunes. Ainda não foi demonstrado nenhum benefício significativo proporcionado pela terapia sistêmica, recomendada somente no contexto de um estudo clínico com a intenção de encontrar um melhor agente ou uma combinação de agentes.

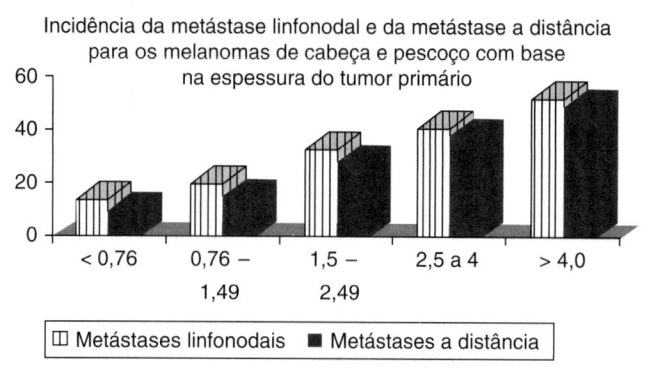

Fig. 26.1 Incidência das metástases linfonodal e a distância para o melanoma de cabeça e pescoço com base na espessura do tumor primário.

METÁSTASE A DISTÂNCIA

O surgimento de metástase a distância (ver a Fig. 26.1) se correlaciona muito bem com a taxa de metástase regional, sendo previsto mais adequadamente pela espessura do tumor primário. A maioria ocorre 3 a 4 anos após o tratamento do tumor primário. Contudo, cerca de 5% das metástases verificam-se aos 10 anos ou mais depois do tratamento do tumor primário. Os locais mais comuns de doença metastática são o fígado, os pulmões e o cérebro. A resposta à terapia sistêmica é muito precária, e a ressecção cirúrgica não proporcionou resultados melhores, razão pela qual a finalidade do tratamento passou a ser paliativa. A causa mais comum de morte por doença metastática é a insuficiência pulmonar ou como resultado de múltiplas lesões pulmonares, acompanhadas por complicações intracranianas das metástases cerebrais, apesar de a falência de múltiplos órgãos estar presente na maioria dos casos no momento do óbito.

POSSIBILIDADES FUTURAS — ESTADIAMENTO MOLECULAR

Um exame de sangue para o melanoma pode ser o próximo avanço no diagnóstico e tratamento do melanoma. Foram identificados dois marcadores potenciais: atividade inibitória do melanoma (AIM), uma proteína de 11 kDa, secretada pelas células do melanoma e lançada no sangue, e S 100 Beta, uma proteína fixadora do cálcio de 21 kDa, encontrada nas células do melanoma. Foi mostrada alguma correlação entre os níveis séricos desses marcadores e a extensão do tumor presente.

Bibliografia

AJCC Cancer Staging Manual, 6th ed. New York, NY: Springer-Verlag; 2002.

Balch CM, Soong SJ, Bartolucci AA, et al. Efficacy of an elective regional lymph node dissection of 1 to 4 mm thick melanomas for patients 60 years of age and younger. *Ann Surg*. 1996;224(3):255–263; discussion 263–266.

Bonnen MD, Ballo MT, Myers JN, et al. Elective radiotherapy provides regional control for patients with cutaneous melanoma of the head and neck. *Cancer*. 2004;100(2):383–389.

Borg A, Sandberg T, Nilsson K, et al. High frequency of multiple melanomas and breast and pancreas carcinomas in CDKN2A mutation-positive melanoma families. [see comment]. *J Natl Cancer Inst*. 2000;92(15): 1260–1266.

Clark PB, Soo V, Kraas J, et al. Futility of fluorodeoxyglucose F 18 positron emission tomography in initial evaluation of patients with T2 to T4 melanoma. [see comment]. *Arch Surg*. 2006;141(3):284–288.

Djukanovic D, Hofmann U, Sucker A, et al. Comparison of S100 protein and MIA protein as serum marker for malignant melanoma. *Anticancer Res.* 1920;(3B):2203–2207.

Falk MS, Truitt AK, Coakley FV, *et al.* Interpretation, accuracy and management implications of FDG PET/CT in cutaneous malignant melanoma. *Nucl Med Commun.* 2007;28(4): 273–280.

Fisher SR. Elective, therapeutic, and delayed lymph node dissection for malignant melanoma of the head and neck: Analysis of 1444 patients from 1970 to 1998. *Laryngoscope.* 2002;112(1): 99–110.

Goggins W, Gao W, Tsao H. Association between female breast cancer and cutaneous melanoma. *Int J Cancer.* 2004;111(5):792–794.

Hauschild A, Glaser R, Christophers E. Quantification of melanoma-associated molecules in plasma/serum of melanoma patients. [Review] [35 refs]. *Recent Results Cancer Res.* 2001;158:169–177.

Jemal A, Siegel R, Ward E, *et al.* Cancer statistics, 2007. *CA Cancer J Clin.* 2007;57(1):43–66.

Posther KE, Selim MA, Mosca PJ, *et al.* Histopathologic characteristics, recurrence patterns, and survival of 129 patients with desmoplastic melanoma. *Ann Surg Oncol.* 2006;13(5):728–739.

Riker AI, Radfar S, Liu S, *et al.* Immunotherapy of melanoma: A critical review of current concepts and future strategies. [Review] [147 refs]. *Expert Opin Biol Ther.* 2007;7(3):345–358.

Tas F, Yasasever V, Duranyildiz D, *et al.* Clinical value of protein S100 and melanoma-inhibitory activity (MIA) in malignant melanoma. *Am J Clin Oncol.* 2004;27(3):225–228.

Tucker MA, Halpern A, Holly EA, *et al.* Clinically recognized dysplastic nevi. A central risk factor for cutaneous melanoma. [see comment]. *JAMA.* 1997;277(18):1439–1444.

Westerdahl J, Olsson H, Masback A, *et al.* Use of sunbeds or sunlamps and malignant melanoma in southern Sweden. *Am J Epidemiol.* 1994;140(8): 691–699.

Zalla MJ, Lim KK, Dicaudo DJ, *et al.* Mohs micrographic excision of melanoma using immunostains. *Dermatol Surg.* 2000;26(8):771–784.

Zitelli JA, Moy RL, Abell E. The reliability of frozen sections in the evaluation of surgical margins for melanoma. *J Am Acad Dermatol.* 1991;24(1): 102–106.

Cânceres de laringe, seios paranasais e osso temporal

27

INCIDÊNCIA

- O câncer de laringe representa 1 a 2% dos novos cânceres em todo o mundo.
- Em 2007, foi estimado que 11.300 novos casos seriam diagnosticados nos EUA, e 3.660 óbitos seriam causados por câncer de laringe.[1]

EPIDEMIOLOGIA E PATOGENIA

- Razão homem:mulher de 3 a 5:1, porém o risco para as mulheres está aumentando em virtude do aumento do tabagismo
- Pico de incidência: sexta a sétima décadas de vida
- Tabaco: maior risco de câncer proporcional ao número de cigarros consumidos[2]
- Álcool: aumento do risco relativo (2,2) de câncer em comparação com não-alcoolistas: aumento do risco de câncer supraglótico[3,4]
- Ocupacional: produtos de refinaria:
  - Níquel
  - Produtos de couro
  - Tinta, pó de madeira
  - Exposição a radiação
- Outros: possivelmente doença do refluxo gastresofágico (DRGE): papilomavírus humano (HPV)

ANATOMIA ONCOLÓGICA

- A anatomia detalhada da laringe é descrita no Cap. 20.
- A laringe comporta três subdivisões (Figs. 27.1 e 27.2):
  - A supraglote inclui a epiglote:
    - Pregas ariepiglóticas (face laríngea)
    - Aritenoides
    - Falsas cordas vocais (FCV, bandas ventriculares)
  - A glote consiste nas superfícies superior e inferior das cordas vocais verdadeiras (CVV), incluindo as comissuras anterior e posterior.
    - Estende-se desde a margem lateral do ventrículo 1 cm inferiormente.
  - A subglote estende-se desde a borda inferior da glote até a borda inferior da cartilagem cricoide.

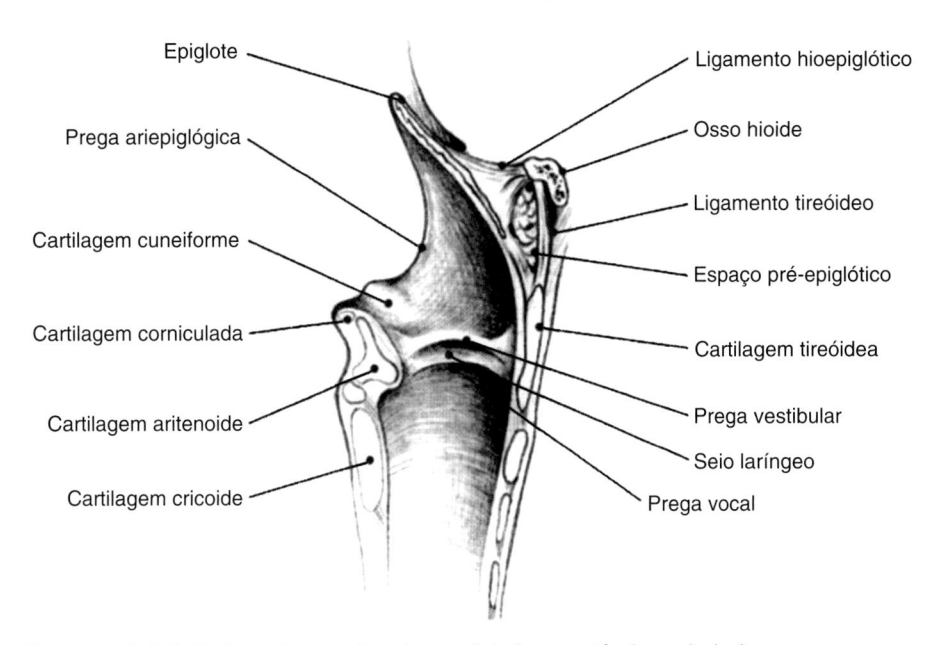

Fig. 27.1 Corte sagital da laringe demonstrando as divisões anatômicas da laringe.

ESPAÇOS LARÍNGEOS IMPORTANTES

1. Espaço pré-epiglótico
   - Fronteiras:
     - Superior: ligamento hioepiglótico
       mucosa da valécula

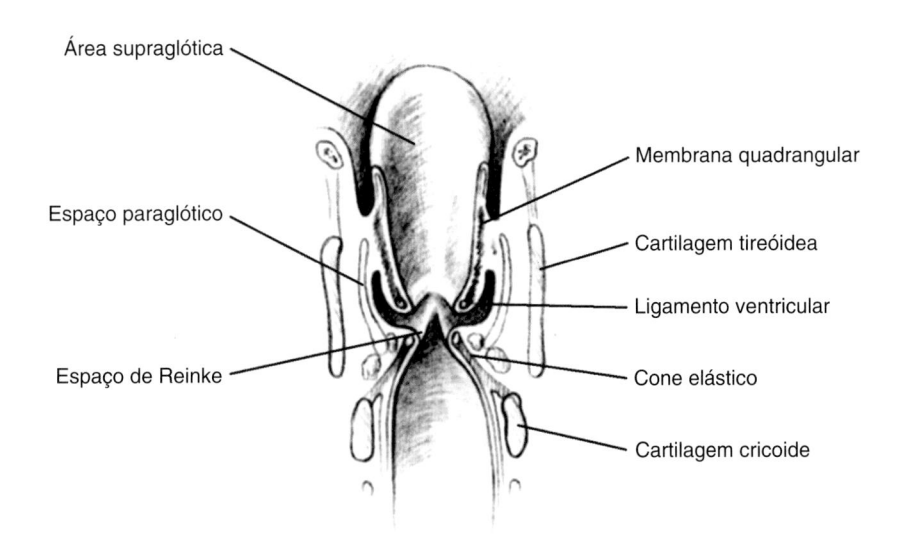

Fig. 27.2 Corte coronal da laringe ilustrando barreiras à disseminação de carcinoma.

- Anteriormente: ligamento tireóideo
  cartilagem tireóidea
  hioide
- Posteriormente: epiglote
  ligamento tireoepiglótico
- Como a epiglote tem forames, cânceres de superfície laríngea podem penetrar no espaço pré-epiglótico, isto é, elevar o estágio do câncer de T1 para T3.

2. Espaço paraglótico: um espaço potencial que se situa fora da abertura da laringe abaixo da mucosa.
   - Limites:
     - Lateral: anteriormente — cartilagem tireóidea
       posteriormente — mucosa sobre a parede medial do seio piriforme
     - Medial: membrana quadrangular acima
       cone elástico abaixo

ESTADIAMENTO

Ver o Quadro 27.1.[5]

PATOLOGIA

- Como o carcinoma espinocelular (CEC) é responsável por 95% dos cânceres de laringe, este capítulo concentra-se no tratamento do CEC de laringe.
- No entanto, todos os tipos de célula podem resultar em neoplasia maligna no interior da laringe.

1. Progressão do câncer:

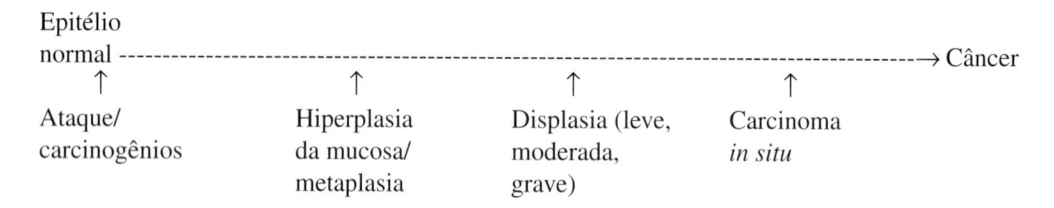

Epitélio normal --→ Câncer
   ↑   ↑   ↑   ↑
Ataque/   Hiperplasia   Displasia (leve,   Carcinoma
carcinogênios da mucosa/   moderada,   *in situ*
               metaplasia   grave)

- Quanto maior o grau de displasia, maior o aumento da probabilidade de transformação em carcinoma invasivo:
  - Leve: 7%
  - Moderado: 18% (torna-se CEC)
  - Grave: 24%

2. Disseminação do câncer e metástases cervicais:
   - Incidência das metástases N+ na apresentação de 55%.
   - Aumento do risco de metástase com disseminação para a base da língua (BDL), valécula, hipofaringe.
   - As metástases ocorrem principalmente nos níveis II, III e IV.
     (1) Supraglote:
       A maioria dos cânceres localiza-se na epiglote.
       Disseminação local.
       O CEC endofítico infra-hióideo pode se disseminar através dos forames epiglóticos em direção ao espaço/BDL/valécula.[6]
       Os cânceres ariepiglóticos comportam-se de maneira semelhante à neoplasia maligna do seio piriforme, ou seja, disseminação difusa e maior taxa de metástases.
       A rica rede linfática explica o elevado risco de metástases cervicais.

QUADRO 27.1 ESTADIAMENTO TNM[5]

Tumor primário (T)

TX	O tumor primário não pode ser avaliado
T0	Sem evidência de tumor primário
Tis	Carcinoma *in situ*

- *Supraglote*

T1	Tumor restrito a um sublocal da supraglote com mobilidade normal da corda vocal
T2	O tumor invade a mucosa de mais de um sublocal adjacente da supraglote ou glote ou região fora da supraglote (p. ex., mucosa da base da língua, valécula, parede medial do seio piriforme) sem fixação da laringe
T3	Tumor restrito à laringe com fixação da corda vocal e/ou que invade qualquer uma das seguintes áreas: área pós-cricoide, tecidos pré-epiglóticos, espaço paraglótico e/ou erosão da cartilagem tireóidea menor (p. ex., córtex interno)
T4a	O tumor invade através da cartilagem tireoide e/ou invade os tecidos além da laringe (p. ex., traqueia, tecidos moles do pescoço, como os músculos extrínsecos profundos da língua, músculos pré-tireóideos, tireoide ou esôfago)
T4b	O tumor invade o espaço pré-vertebral, envolve a artéria carótida ou invade as estruturas mediastinais

- *Glote*

T1	Tumor restrito à(s) corda(s) vocal(is) (pode envolver a comissura anterior ou a posterior) com mobilidade normal
T1a	Tumor restrito a uma corda vocal
T1b	O tumor envolve ambas as cordas vocais
T2	O tumor estende-se à supraglote e/ou subglote, e/ou com prejuízo da mobilidade das cordas vocais
T3	Tumor restrito à laringe com fixação da corda vocal e/ou que invade o espaço paraglótico, e/ou erosão da cartilagem tireóidea menor (p. ex., córtex interno)
T4a	O tumor invade através da cartilagem tireoide e/ou invade os tecidos além da laringe (p. ex., traqueia, tecidos moles do pescoço, como o músculo extrínseco profundo da língua, músculos pré-tireóideos, tireoide ou esôfago)
T4b	O tumor invade o espaço pré-vertebral, envolve a artéria carótida ou invade as estruturas mediastinais

- *Subglote*

T1	Tumor restrito à subglote
T2	O tumor estende-se para a(s) corda(s) vocal(is) com mobilidade normal ou diminuída
T3	Tumor restrito à laringe com fixação das cordas vocais
T4a	O tumor invade a cartilagem cricóidea ou tireóidea e/ou invade os tecidos além da laringe (p. ex., traqueia, tecidos moles do pescoço, como o músculo extrínseco profundo da língua, músculos pré-tireóideos, tireoide ou esôfago)
T4b	O tumor invade o espaço pré-vertebral, envolve a artéria carótida ou invade as estruturas mediastinais

Linfonodos regionais (N)

NX	Os linfonodos regionais não podem ser avaliados
N0	Sem metástase para linfonodo regional
N1	Metástase em um único linfonodo ipsolateral, com 3 cm ou menos em sua maior dimensão
N2	Metástase em um único linfonodo ipsolateral, com mais de 3 cm, porém não mais que com 6 cm em sua maior dimensão, ou em linfonodos ipsolaterais múltiplos, nenhum com mais de 6 cm em sua maior dimensão, ou em linfonodos bilaterais ou contralaterais, nenhum com mais de 6 cm em sua maior dimensão
N2a	Metástase em um único linfonodo ipsolateral, com mais de 3 cm, porém com não mais de 6 cm em sua maior dimensão
N2b	Metástases em múltiplos linfonodos ipsolaterais, nenhum com mais de 6 cm em sua maior dimensão
N2c	Metástases em linfonodos bilaterais ou contralaterais, nenhum com mais de 6 cm em sua maior dimensão
N3	Metástase em um linfonodo, com mais de 6 cm em sua maior dimensão

Metástases a distância (M)

MX	As metástases a distância não podem ser avaliadas
M0	Sem metástases a distância
M1	Metástase a distância

Agrupamento de estágios

Estágio 0	Tis	N0	M0
Estágio I	T1	N0	M0
Estágio II	T2	N0	M0
Estágio III	T3	N0	M0
	T1	N1	M0
	T2	N1	M0
	T3	N1	M0

(Continua)

QUADRO 27.1 ESTADIAMENTO TNM[5] (*CONTINUAÇÃO*)

Estágio IVA	T4a	N0	M0
	T4a	N1	M0
	T1	N2	M0
	T2	N2	M0
	T3	N2	M0
	T4a	N2	M0
Estágio IVB	T4b	Qualquer N	M0
	Qualquer T	N3	M0
Estágio IVC	Qualquer T	Qualquer N	M1

Tipo histopatológico

O câncer predominante é o carcinoma espinocelular. As diretrizes para o estadiamento são aplicáveis a todas as formas de carcinoma. Os tumores que não são epiteliais, como os do tecido linfoide, do tecido mole, osso e cartilagem (ou seja, linfoma, melanoma e sarcoma) não estão incluídos. A confirmação histológica do diagnóstico é necessária. Recomenda-se a classificação histopatológica do carcinoma espinocelular. A classificação é subjetiva e usa uma forma descritiva bem como numérica (ou seja, bem-diferenciado, moderadamente diferenciado e pouco diferenciado), dependendo do grau de proximidade ou desvio do epitélio escamoso nos locais da mucosa. Também recomendada, quando viável, em uma avaliação quantitativa sobre a profundidade da invasão do tumor primário e a presença ou ausência de invasão vascular bem como invasão perineural. Embora o grau do tumor não entre no estadiamento do tumor, deve ser registrado. A descrição anatomopatológica de qualquer amostra de linfadenectomia deve descrever o tamanho, o número e a posição do(s) linfonodo(s) envolvido(s), bem como a presença ou ausência de extensão extracapsular.

Classificação histológica (G)

GX	O grau não pode ser avaliado
G1	Bem-diferenciado
G2	Moderadamente diferenciado
G3	Precariamente diferenciado

As Figs. 5.1A, 5.1B, 5.2A, 5.2B, 5.3A, 5.3B, 5.4A e 5.4B mostram taxas de sobrevida observadas e relativas para os pacientes com carcinoma espinocelular de laringe (5.1A e B), carcinoma espinocelular de supraglote (5.2A e B), carcinoma espinocelular de glote (5.3A e B) e carcinoma espinocelular de subglote (5.4.A e B) para os anos 1985-1991, classificados de acordo com o estadiamento da AJCC.

Abreviaturas: AJCC, American Joint Committee on Cancer.
Fonte: de Greene FL, Page DL, Fleming, ID *et al*. AJCC Cancer Staging Manual, sexta edição, Nova York: Springer, 2002. Usado, com autorização, do American Joint Committee on Cancer (AJCC), Chicago, Illinois, EUA. A fonte original deste material é o AJCC Cancer Staging Manual, sexta edição (2002), publicado pela Springer Science and Business Media LLC, www.springerlink.com.

A incidência de metástases (pescoço N+) na apresentação é de 23 a 50%.
A incidência de metástases por estágio T consiste em:
T1, 63%
T2, 70%
T3, 79%
T4, 73%[7]
As lesões na linha média podem metastatizar bilateralmente.
Em pacientes com pescoço N + ipsolateral com de mais de 2 cm, o risco de metástases contralaterais é de 40%.[8]
(2) Glote:
A maioria dos cânceres envolve os dois terços anteriores das CVV.
A metástase cervical das lesões T1/2 é muito baixa:
T1, menos de 1%
T2, menos de 5%
T3/4, 20 a 25%

O ligamento de Broyles funciona como uma barreira para o câncer; no entanto, o envolvimento aqui pode levar à invasão da cartilagem tireóidea.

Envolvimento do espaço paraglótico → fixação da corda vocal.

Extensão para além da laringe — disseminação para os tecidos extralaríngeos ou linfonodo délfico. As lesões transglóticas indicam cânceres que envolvem a glote em continuidade com outra região da laringe (supraglote/subglote). A incidência de metástases/invasão é maior nestes casos[6] (Figs. 27.3 e 27.4).

(3) Subglote:

Menos comum.

Mais agressivo com padrão de crescimento infiltrativo.

Incidência das metástases de 20 a 30%, especialmente para os linfonodos paratraqueais.

Haverá risco de recorrência estomal se os linfonodos paratraqueais não forem abordados no momento da laringectomia.[6]

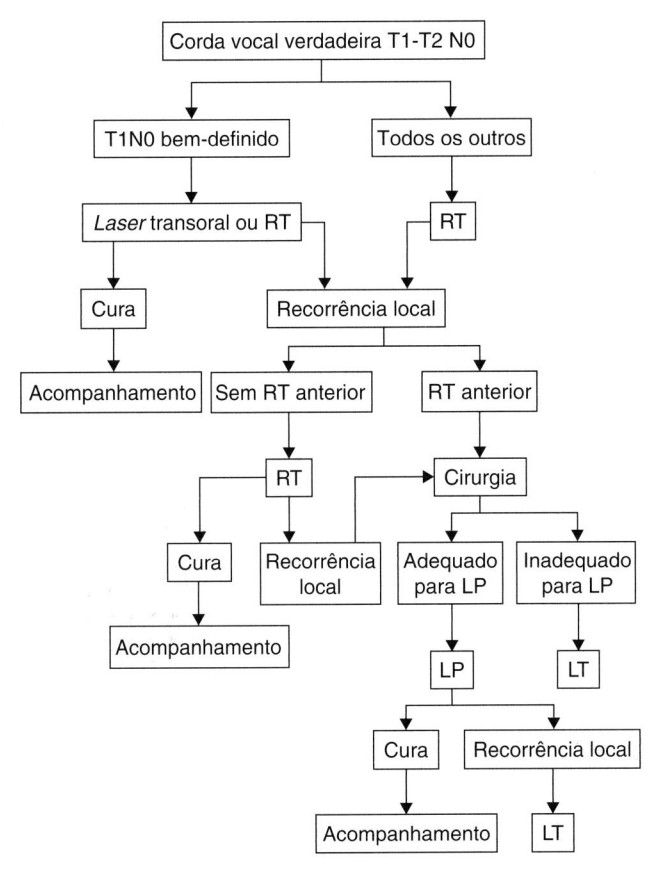

Fig. 27.3 Algoritmo de tratamento para o carcinoma espinocelular T1N0 e T2N0 de corda vocal verdadeira. RT, radioterapia; LP, laringectomia parcial; LT, laringectomia total. (*Fonte: adaptado da Ref. 6.*)

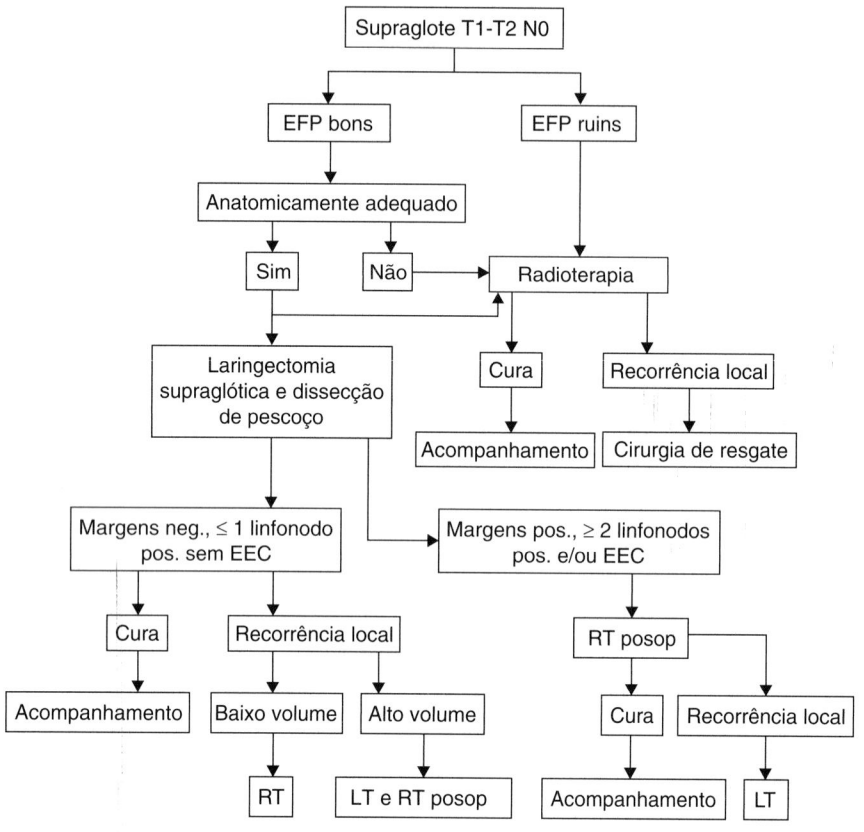

```
                    ┌─────────────────┐
                    │ Supraglote T1-T2 N0 │
                    └─────────────────┘
                      │             │
                ┌─────────┐     ┌─────────┐
                │ EFP bons │     │ EFP ruins │
                └─────────┘     └─────────┘
                     │                │
        ┌────────────────────────┐    │
        │ Anatomicamente adequado │    │
        └────────────────────────┘    │
              │         │             │
            ┌─────┐   ┌─────┐   ┌───────────┐
            │ Sim │   │ Não │──▶│ Radioterapia │
            └─────┘   └─────┘   └───────────┘
              │                   │        │
              ▼                ┌─────┐ ┌──────────────┐
    ┌──────────────────┐      │ Cura │ │ Recorrência local │
    │  Laringectomia    │      └─────┘ └──────────────┘
    │ supraglótica e     │        │          │
    │ dissecção de pescoço│    ┌────────────┐ ┌──────────────┐
    └──────────────────┘    │ Acompanhamento │ │ Cirurgia de resgate │
              │              └────────────┘ └──────────────┘
```

Fig. 27.4 Algoritmo de tratamento para o carcinoma espinocelular de supraglote T1N0 e T2N0. EFP, exames de função pulmonar; EEC, extensão extracapsular; LT, laringectomia total; RT, radioterapia. (*Fonte: Adaptado da Ref. 6.*)

AVALIAÇÃO CLÍNICA

Ver o Quadro 27.2.

1. História deve incluir:
   - História de tabagismo
   - Ingestão de álcool
   - Profissão
   - Comorbidades (*i. e.*, doença pulmonar obstrutiva crônica [DPOC])
   - Circunstâncias sociais e de apoio
2. Exame:
   - Exame minucioso da cabeça e do pescoço, incluindo a palpação do assoalho da boca e orofaringe (para o envolvimento da BDL)
   - Avaliação dentária
   - Exame do pescoço
   - Exame com espelho e fibra óptica

QUADRO 27.2 SINAIS E SINTOMAS DE CÂNCER LARÍNGEO

Sintomas

Rouquidão ou alteração da voz
Dificuldade respiratória
Dor de garganta
Tosse, hemoptise
Otalgia ipsolateral referida
Disfagia

Exame físico

Avaliação das características da voz
Laringoscopia indireta ou laringoscopia com fibra óptica
Palpação do pescoço e da laringe

Estadiamento

TC ± RM
Laringoscopia direta (microlaringoscopia)
Esofagoscopia direta, broncoscopia
Visualização da nasofaringe sob anestesia
Palpação digital da cavidade oral, orofaringe e pescoço
Biopsia de tecido viável
Mapeamento do tumor

EXAMES

- Aspiração com agulha fina (AAF) de massa no pescoço se tumor primário não for clinicamente aparente.
- Endoscopia formal sob anestesia geral (AG) para biopsia e estágio tumoral, bem como para excluir tumor primário sincrônico.
- Raios X de tórax (RXT) para excluir metástase pulmonar e doenças pulmonares.
- Exames de função pulmonar se for considerada cirurgia laríngea parcial.
- Tomografia computadorizada (TC) ou ressonância magnética (RM) do pescoço para determinar a(o):
  - Extensão do tumor
  - Patência das vias respiratórias
  - Envolvimento de cartilagens (a RM pode ser mais sensível)
  - Extensão subglótica
  - Espaços paraglótico/pré-epiglótico e envolvimento da hipofaringe
- Exames laboratoriais para avaliar a anemia, nutrição e eletrólitos.

CONDUTA

- O tratamento do câncer de laringe tem evoluído consideravelmente.
- As considerações na determinação do tratamento incluem:
  - O câncer: local, extensão, isto é, estágio
  - O paciente: idade, comorbidades e preferências do paciente
  - A instituição: experiência do médico, instalações disponíveis para o tratamento
- Decisões de tratamento ideais quando possível tomadas, em uma situação multidisciplinar, com a colaboração do:
  - Cirurgião de cabeça e pescoço
  - Oncologista de radioterapia
  - Médico para quimioterapia
  - Dentista
  - Cirurgião plástico

TRATAMENTO

As opções de tratamento para o câncer de laringe são múltiplas, porém podem ser classificadas como:

- Cirurgia:
    1. Laringectomia parcial:
        - Aberta
            - Laringofissura e cordectomia
            - Vertical
            - Horizontal
            - Supracricóidea
        - Endoscópica
            - *Laser* de CO_2
    2. Laringectomia total (LT)
- Não-cirúrgica:
    - Radioterapia
    - Quimioterapia

Idealmente, o tratamento deve incluir uma única modalidade, se possível, e, dependendo da histologia/desfecho do paciente, pode ser administrado tratamento posterior.

LT ± radioterapia oferecem a melhor vantagem de sobrevida — contudo, com a morbidade de tal operação e as alterações da qualidade de vida (QV) que este procedimento provoca, foram desenvolvidos procedimentos de preservação de órgãos e protocolos de quimioterapia/radioterapia.

Um resumo das opções de tratamento foi proposto por um painel de peritos da American Society of Clinical Oncology (ASCO).[9] Estas recomendações são apresentadas no Quadro 27.3.

O tratamento dos cânceres de laringe pode ser classificado em dois grupos:

1. Precoce (T1/T2 N0)
2. Avançado (T3/T4, pescoço N+)

Esta é uma generalização, devendo o leitor estar ciente de que todas as decisões de tratamento são individualizadas.

OPÇÕES DE TRATAMENTO

CIS de CVV

- Curável com cirurgia microlaríngea ou radioterapia.
- Algumas lesões podem abrigar CEC microinvasivo que pode contribuir para recorrência.
- A microexcisão e o cuidado de evitar o esvaziamento da corda vocal minimizam o efeito sobre a voz.
- Em casos recorrentes/persistentes de CIS após a cirurgia, a radioterapia pode ser usada com taxas de controle de cerca de 95%.

Carcinoma verrucoso

- Responsável por 1 a 2% dos cânceres laríngeos.
- Apresenta um padrão de crescimento exofítico e invade localmente.
- Não metastatiza.
- Foi detectado HPV nestes cânceres.
- Histologicamente, células escamosas bem-diferenciadas formam frondes papilares ("torres de igreja") com ceratose e acantose. A margem profunda mostra-se ativa e com cristas da rede largas. O diagnóstico histológico pode ser difícil, exigindo múltiplas biopsias.

QUADRO 27.3 RESUMO DAS ESTRATÉGIAS RECOMENDADAS PARA O TRATAMENTO DO LOCAL PRIMÁRIO VISANDO À PRESERVAÇÃO DA LARINGE[9]

Tipo de câncer	Estratégia de preservação de órgãos			
	Recomendada	Outras opções	Bases para recomendação	Qualidade das evidências
Câncer T1 de glote: T1 – tumor restrito à(s) corda(s) vocal(is) (pode envolver as comissuras anterior ou posterior) com mobilidade normal T1a – tumor restrito a uma corda vocal T1b – o tumor envolve ambas as cordas vocais	Ressecção endoscópica (pacientes selecionados) OU radioterapia	Cirurgia aberta de preservação de órgãos	Taxas altas de controle local e qualidade de voz após ressecção endoscópica comparadas com radioterapia; possível redução de custos; capacidade de reservar radiação para possíveis segundos cânceres primários do trato aerodigestivo superior; contudo, não adequado para todos os pacientes	Comparação de desfechos a partir de séries de casos/ estudos prospectivos de único grupo
Câncer T2 de glote, favorável: T2 – o tumor estende-se para a supraglote e/ou subglote, ou com mobilidade prejudicada da corda vocal	Cirurgia aberta de preservação de órgãos OU radioterapia	Ressecção endoscópica (pacientes selecionados)	A cirurgia aberta de preservação de órgãos está associada a taxas de controle local mais altas; contudo, leva a rouquidão permanente; as taxas de controle local após radioterapia também são altas, podendo os desfechos funcionais ser melhores	Comparação de desfechos a partir de séries de casos/ estudos prospectivos de único grupo
Câncer T2 de glote, desfavorável*	Cirurgia aberta de preservação de órgãos OU terapia de quimiorradiação concomitante (pacientes selecionados com doença de linfonodo positiva)	Radioterapia, ressecção endoscópica (pacientes selecionados)	Taxas de controle local mais altas após cirurgia comparadas com radioterapia isoladamente; qualidade de voz após radioterapia isolada; a qualidade de voz após terapia é pouco preocupante caso a função da corda vocal esteja irreversivelmente comprometida pela invasão tumoral; a cirurgia endoscópica requer cuidadosa seleção do paciente para aqueles com doença T2 N+, as evidências de estudos randomizados sustentam terapia concomitante com quimiorradiação como opção para a preservação do órgão	Comparação dos desfechos a partir de séries de casos/ estudos prospectivos de único grupo; estudos clínicos randomizado-controlados, comparando terapia de quimiorradiação concomitante, e/ou quimioterapia por indução seguida de radiação e/ ou radioterapia isolada e/ou cirurgia seguida de radiação
Câncer T1-T2 de supraglote, favorável:* T1 – tumor restrito a um sublocal da supraglote com mobilidade normal da corda vocal T2 – o tumor invade a mucosa de mais de um sublocal adjacente da supraglote ou glote ou região externa à supraglote (p. ex., mucosa da base da língua, valécula, parede medial do seio piriforme) sem fixação da laringe	Cirurgia aberta de preservação de órgãos OU radioterapia	Ressecção endoscópica (pacientes selecionados)	Cirurgia aberta de preservação de órgãos associada a taxas de controle local mais altas; contudo, requer traqueostomia temporária e pode levar a aumento do risco de aspiração após terapia; as taxas de controle local após radioterapia também são altas, e os desfechos funcionais podem ser melhores	Comparação de desfechos a partir de séries de casos/ estudos prospectivos de único grupo

(*Continua*)

QUADRO 27.3 RESUMO DAS ESTRATÉGIAS RECOMENDADAS PARA O TRATAMENTO DO LOCAL PRIMÁRIO VISANDO À PRESERVAÇÃO DA LARINGE[9] (CONTINUAÇÃO)

Tipo de câncer	Estratégia de preservação de órgãos			
	Recomendada	Outras opções	Bases para recomendação	Qualidade das evidências
Câncer T2 da supraglote, desfavorável*	Cirurgia aberta de preservação de órgãos OU quimiorradiação concomitante (pacientes selecionados com doença de linfonodo positiva)	Radioterapia, ressecção endoscópica (pacientes selecionados)	A cirurgia aberta de preservação de órgãos apresenta maior probabilidade de produzir taxas de controle local mais altas do que a radioterapia; para os pacientes com doença T2 N+, evidências de experimentos randomizados sustentam terapia de quimiorradiação concomitante como uma opção de preservação de órgãos	Comparação de desfechos a partir de séries de casos/ estudos prospectivos de único grupo; estudos clínicos randomizados controlados, comparando terapia de quimiorradiação concomitante e/ou quimioterapia por indução seguida de radiação e/ou radioterapia isolada, e/ou cirurgia seguida de radiação
Cânceres T3-T4 da glote ou supraglote: glote T3 – tumor restrito à laringe com fixação da corda vocal e/ou que invade o espaço paraglótico e/ou erosão da cartilagem tireóidea menor (p. ex., córtex interno) Supraglote T3 – tumor restrito à laringe com fixação da corda vocal e/ou que invade qualquer dos seguintes: área póscricoide, tecidos pré-epiglóticos, espaço paraglótico, e/ou erosão de cartilagem tireóidea menor (p. ex., córtex interno) Glote ou supraglote T4a – o tumor invade através da cartilagem tireóidea e/ou invade tecidos além da laringe (p. ex., traqueia, tecidos moles do pescoço, como o músculo extrínseco profundo da língua, os músculos pré-tireóideos, a tireoide ou o esôfago) Glote ou supraglote T4b – o tumor invade o espaço pré-vertebral, envolve a artéria carótida ou invade as estruturas mediastinais	Quimiorradiação concomitante OU cirurgia aberta de preservação de órgãos (em pacientes altamente selecionados)	Radioterapia	A taxa mais alta de preservação da laringe está associada à terapia de quimiorradiação concomitante comparada com outras abordagens baseadas em radiação, ao custo de toxicidades agudas mais altas, porém sem mais dificuldades a longo prazo na fala e deglutição; quando a laringectomia de resgate total é incorporada, não há diferença na sobrevida geral; a cirurgia com preservação de órgão é uma opção em pacientes altamente selecionados (p. ex., existem pacientes com cânceres supraglóticos T3 que apresentam invasão pré-epiglótica mínima ou moderada e são candidatos à cirurgia de preservação de órgãos)	Estudos clínicos controlados randomizados comparando terapia de quimiorradiação concomitante e/ou quimioterapia por indução seguida de radiação, e/ou cirurgia seguida de radiação isolada e/ou comparação de desfechos a partir de séries de casos/ estudos prospectivos de único grupo

*Uma lesão glótica T2 favorável é definida como um tumor superficial, na imagem radiográfica, com mobilidade normal da corda. Uma lesão glótica T2 desfavorável é definida como um tumor profundamente invasivo na imagem radiográfica, com ou sem extensão subglótica, com mobilidade da corda deficiente (indicando invasão mais profunda). Uma lesão supraglótica favorável é definida como tumor T1 ou T2 com invasão superficial na imagem radiográfica e mobilidade preservada da corda, e/ou tumor de prega ariepiglótica com envolvimento mínimo da parede medial do seio piriforme. As lesões supraglóticas T2 mais localmente avançadas e invasivas são consideradas desfavoráveis.

- As lesões pequenas são excisadas endoscopicamente, mas as maiores podem exigir laringectomia parcial/total.
- A radioterapia é controversa devido ao possível risco de transformação maligna.

Carcinoma laríngeo precoce (T1/T2)
- Geralmente tratado com uma única modalidade.
- A radioterapia, ressecção a *laser* de CO_2 ou cirurgia parcial da laringe curam 80 a 85% dos pacientes. A adição da segunda linha de tratamento cura mais de 90%.[10, 11]

Radioterapia
- As taxas de controle e taxas finais de controle para o câncer glótico são excelentes.
- Como a incidência de metástase de câncer glótico é muito baixa, os campos de radiação englobam apenas a laringe, isto é, não há irradiação para o pescoço.
- Para os cânceres supraglóticos, a incidência das metástases cervicais é elevada, incluindo o interior do pescoço contralateral (especialmente para as lesões de linha média). O pescoço N0 também deve ser incluído no plano de tratamento com irradiação eletiva.
- Geralmente, uma dose total de 60 a 70 Gy (2 Gy/dia em 5 dias por semana), administrada conforme o estágio.

Vantagens
- Melhor voz
- Ausência de hospitalização
- Deixa a cirurgia (parcial/total) como uma opção de resgate

Desvantagens
- Mucosite
- Edema laríngeo
- Possíveis condrite ou condronecrose
- 6 a 8 semanas de tratamento
- Torna difícil a detecção de recorrência em alguns casos

Ressecção transoral a laser
- Popularizada na Europa.
- Requer a excisão completa do tumor com o controle do corte de congelamento.
- Os cânceres maiores podem sofrer cortes transversais com *laser*, o que pode ajudar o cirurgião a determinar a profundidade do câncer.
- As taxas de controle locais para os cânceres glótico e supraglótico T1/T2 são de aproximadamente 85%.[12, 13]
- O controle local final excelente deve ser a cirurgia de resgaste, ou radioterapia deve ser necessária.

Vantagens
- Em geral, uma única visita ao centro cirúrgico
- Curta permanência hospitalar
- Rápido retorno ao trabalho
- Radioterapia como resgate

Desvantagens
- Requer equipamento especializado e perícia cirúrgica
- Tempos de cirurgia longos com o controle do corte de congelamento
- Alguns pacientes podem sofrer aspiração, má qualidade vocal

Cirurgia laríngea parcial
- É fundamental uma cuidadosa seleção do paciente.
- Requer conhecimentos técnicos.
- Os pacientes devem ter boas funções cardíaca e pulmonar.
- Ao selecionar casos, pode-se usar a laringectomia parcial como procedimento de resgate após radioterapia.
- A LT pode ser empregada como a opção final para resgate sem comprometer a sobrevida final de maneira significativa.[14]
- A radioterapia pós-operatória é recomendada com:
  - Margens positivas
  - Disseminação linfovascular ou perineural
  - Linfonodos positivos múltiplos
  - Disseminação extracapsular

CÂNCER GLÓTICO
- A laringofissura e cordectomia para as lesões de T1 pequenas restritas à CVV membranosa oferecem controle local semelhante à radioterapia, mas a qualidade da voz é pior.
- Laringectomia parcial vertical (LPV, hemilaringectomia), LPV estendida ou frontolateral. Esta operação e suas modificações envolvem essencialmente a ressecção da cartilagem tireóidea ipsolateral, CVV e CVF, espaço paraglótico e, possivelmente, porções das aritenoides (ou seja, hemilaringectomia estendida).
- Como a maioria dos cânceres glóticos T1/T2 é tratado com radioterapia, a LPV pode ser utilizada como um procedimento de resgate em casos selecionados com taxas de controle local de aproximadamente 77% (Quadro 27.4).[14]

CÂNCER SUPRAGLÓTICO
- Em virtude do aumento da incidência das metástases cervicais, o pescoço deve ser tratado cirurgicamente. Possível exceção é um pequeno tumor T1 da epiglote supra-hióidea.
- A dissecção seletiva eletiva de pescoço (pescoço N0/N1) deve abordar os níveis II, III e IV.
- Para os pescoços N+, a dissecção de pescoço deve ser abrangente.
- As lesões laríngeas de linha média ou volumosas exigem a dissecção de pescoço bilateral.

QUADRO 27.4 CIRURGIA EXTERNA DE LARINGE: INDICAÇÕES E CONTRAINDICAÇÕES PARA O CÂNCER GLÓTICO

Indicações

Lesões T1, T2 e T3 pequenas
  Restrito a uma corda vocal ou não atingindo mais que 5 mm da corda contralateral
  Extensão interna não superior a 12 a 15 mm na comissura anterior (10 mm nos casos de radiação de salvamento) e/ou 5 mm no processo vocal da aritenoide
  Extensão superior que não ultrapassa a extremidade livre da corda falsa (na parede lateral do ventrículo nos casos de radiação de salvamento)

Contraindicações

Lesões T1 grandes ou qualquer lesão T2
  Envolvimento de articulação interaritenóidea ou cricoaritenóidea
  Envolvimento bilateral aritenóideo ou mobilidade reduzida de ambas as cordas vocais
  Invasão da cartilagem tireóidea
  Extensões supraglóticas ou subglóticas que ultrapassam as listadas acima
  Reserva pulmonar precária ou contraindicações médicas

QUADRO 27.5 CIRURGIA EXTERNA DE LARINGE: INDICAÇÕES E CONTRAINDICAÇÕES PARA O CÂNCER SUPRAGLÓTICO[15]

Indicações

Lesões T1, T2 e T3 pequenas
Tumor restrito à região supraglótica 2 a 5 mm da comissura anterior
Mobilidade normal da corda vocal

Contraindicações

Fixação da corda vocal
Envolvimento interaritenóideo
Invasão da cartilagem tireóidea
Estado pulmonar precário (quase todos os pacientes aspiram no pós-operatório)

- A laringectomia supraglótica (LS, hemilaringectomia horizontal) será um procedimento oncologicamente seguro se forem seguidos critérios rigorosos para o paciente (Quadro 27.5).
- Em todos os casos, o consentimento informado deve incluir a LT, se necessário.
- A laringe supraglótica deriva-se de região distinta (bucofaríngea) daquela da glote/subglote (traqueopulmonar) embriologicamente. Tal evolução é responsável pelas barreiras anatômicas e pelo padrão de drenagem linfática que possibilitam a realização desta operação.
- A LS envolve a excisão da metade superior da cartilagem tireóidea com a CVF, epiglote, espaço pré-epiglótico e pregas ariepiglóticas. A medida superior será a valécula ou um segmento da BDL se o espaço for ressecado.
- As indicações estão expandindo-se com cânceres T3 específicos (extensão para o seio piriforme medial/espaço pré-epiglótico) ressecados desde que o movimento da corda vocal seja normal.
- O envolvimento da comissura anterior em carcinomas glótico/supraglótico com possível invasão da cartilagem tireóidea tem taxas de controle menores. Para abordar esta laringectomia supracricoide parcial (LSCP), pode-se considerar a primeira relatada por Laccourreye.
- A LSCP envolve a remoção da maior parte da laringe com a preservação da cricoide e uma aritenoide com seu suprimento neurovascular. O defeito é fechado com a aproximação da BDL ao remanescente da laringe.[6]
- As taxas de controle local relatadas para a LSCP são elevadas (98 a 100%), com uma sobrevida de 5 anos de 87%.[15]
- Em determinados pacientes, pode-se utilizar a laringectomia parcial como um procedimento de resgate após radioterapia ± quimioterapia. A LT é a última opção para resgate e não compromete a sobrevida final de maneira significativa.[14]

Carcinoma laríngeo avançado (T3/T4)

- Para o câncer de laringe avançado ressecável – o tratamento tradicional defendido era LT ± radioterapia, operação que oferece excelente controle local bem como possibilita ao paciente deglutir e falar (usando vários métodos).
- Com a LT, a desfiguração — ou seja, estoma, imagem corporal abalada, ansiedade social e percepção de comunicação prejudicada — tem um impacto sobre a qualidade de vida dos pacientes. Assim, os protocolos de quimiorradiação foram desenvolvidos para a preservação da laringe (órgão).[16]
- As decisões de tratamento devem ser tomadas em uma configuração multidisciplinar e o paciente ser informado sobre as diversas opções e o impacto que recairá sobre elas.
- Os protocolos de preservação da laringe esperam manter a "função" da laringe, contudo os pacientes com uma laringe "não-funcionante" — ou seja, com a obstrução das vias respiratórias, disfagia ou aspiração crônica — podem ser melhor atendidos com a LT ± radioterapia.

QUADRO 27.6 SOBREVIDA DE 5 ANOS DE CARCINOMA LARÍNGEO EM RELAÇÃO AO TIPO DE TRATAMENTO

Tumor	Sobrevida de 5 anos (%)	
	Radiação e resgate cirúrgico	Cirurgia
Glótico		
T1	93	90
T2	85	75
T3	66	55
T4	50	34
Supraglótico		
T1	90	71
T2	81	62
T3	64	55
T4	50	25
Subglótico		
T1-T4	36	42

- Os pacientes com penetração cancerosa através da cartilagem para os tecidos moles são candidatos fracos à preservação da laringe, sendo recomendada a LT.[9]
- Em geral, modalidades terapêuticas combinadas apresentam melhores taxas de sobrevida do que o tratamento com modalidade única para doença avançada primária ou do pescoço (Quadro 27.6).
- Os cânceres subglóticos são raros, mas tendem a apresentar-se tardiamente com cartilagem e envolvimento linfonodal, exigindo, assim, LT, dissecção bilateral do pescoço e radioterapia pós-cirúrgica para o pescoço e parte superior do mediastino.[17] A radiação confere apenas uma taxa de 36% de controle local com cânceres T4.[18] A recorrência periestomal é uma característica da doença.
- As opções para a preservação da laringe são:
  Radioterapia definitiva ± LT/parcial para resgate
  Radioterapia ± quimioterapia com cirurgia como resgate
  Cirurgia radical precedida por ou seguida de radioterapia

RADIOTERAPIA ± RESGATE CIRÚRGICO

- Cinquenta por cento atingem o controle local com radioterapia primária. Metade dos que falham é salva pela LT, e a sobrevida global, incluindo a morte devido a outras causas, é de 55% em 5 anos.[19-21]
- Os avanços em radioterapia podem aumentar a possibilidade de preservação da laringe. Os esquemas hiperfracionados acelerados para o CEC supraglótico apresentam excelente controle locorregional do tumor primário (64% para T3 e 40% para T4) e controle locorregional geral após resgate (88% para T3 e 51% para T4).[22]
- A previsão da resposta de radiação é fundamental na seleção dos pacientes para a radiação primária. Os melhores previsores são:
  Estágios T e N
  Anemia pré-tratamento[23]
  Achados tomográficos especialmente os relacionados ao tamanho do tumor[20,24,25]
  Envolvimento do espaço pré-epiglótico
  Extensão subglótica[26]

CAPÍTULO 27 / CÂNCERES DE LARINGE, SEIOS PARANASAIS E OSSO TEMPORAL

QUIMIOTERAPIA, RADIAÇÃO ± RESGATE CIRÚRGICO

- A quimioterapia tem sido utilizada em vários cenários para o tratamento dos cânceres de cabeça e pescoço, como adjuvante, concorrente de indução/neoadjuvante ou a combinação destas abordagens.[9]

Estudo VA (Veteran's Affairs) (Fig. 27.5):

- Um estudo prospectivo randomizado, publicado em 1991, comparou a quimioterapia por indução e a radioterapia definitiva com a LT e pós-cirúrgica.
- Os pacientes que demonstraram uma resposta precária à quimioterapia foram submetidos à LT e radioterapia.
- O estudo concluiu que a sobrevida foi equivalente entre os dois grupos, ou seja, 68% em 33 meses, e que a metástase a distância foi menor no grupo da quimioterapia (11% *versus* 17%).
- No entanto, a taxa de falha local foi maior no grupo da quimioterapia do que no da LT (12% *versus* 2%).
- Dos pacientes tratados por fim com quimioterapia e radioterapia, 64% preservaram sua laringe em 2 anos.
- O referido estudo também constatou que 71% dos pacientes com doença em T2-T3 preservaram a laringe em comparação com apenas 44% com doença em T4.
- Este foi o primeiro estudo a mostrar que a preservação da laringe com quimioterapia e radioterapia é possível para a doença nos estágios III/IV e que não há diminuição na sobrevida comparada à cirurgia ou após a cirurgia de resgate.[27]

Estudo RTOG 91-11:

- Em 2003, o Radiation Therapy Oncology Group (RTOG) e o Head and Neck Intergroup publicaram um estudo clínico randomizado que investigou três tratamentos baseados em radiação[28] (Fig. 27.6):
  - Quimiorradiação concomitante
  - Quimioterapia por indução e radioterapia
  - Radiação definitiva apenas
- Dos 547 pacientes, 518 foram analisados: Quadro 27.7
- Os pacientes que recebem quimioterapia apresentaram sobrevida livre da doença melhorada em comparação com o grupo submetido apenas à radiação

Delineamento do estudo VA

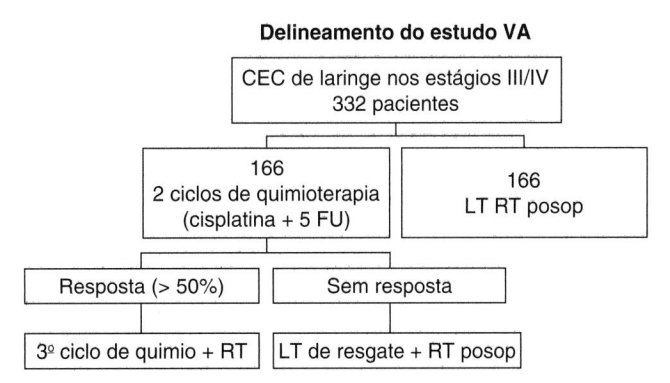

CEC de laringe nos estágios III/IV
332 pacientes

- 166 — 2 ciclos de quimioterapia (cisplatina + 5 FU)
  - Resposta (> 50%): 3º ciclo de quimio + RT
  - Sem resposta: LT de resgate + RT posop
- 166 — LT RT posop

Fig. 27.5 Delineamento do estudo VA. (*Fonte: adaptado da Ref. 27.*)

Estratificar

Localização
1. Glote
2. Supraglótico

Estágio T
1. T2
2. T3, corda fixada
3. T3, sem fixação da corda
4. T4, com base da língua ≤ 1 cm

Estágio N
1. N0 N1
2. N2 N3

Randomizar

Cisplatina/fluorouracila
Completa/parcial
Resposta → × 1 ciclo → radioterapia
↑
Grupo 1: cisplatina/fluorouracila × 2 ciclos
↓
Sem resposta → cirurgia → radioterapia

Grupo 2: radioterapia + cisplatina

Grupo 3: radioterapia

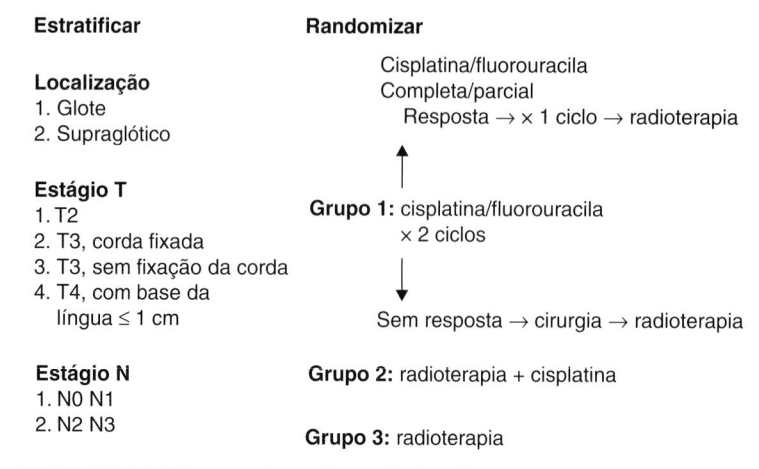

Fig. 27.6 Estudo RTOG 91-11. (*Fonte: adaptado da Ref. 29.*)

- O controle locorregional foi significativamente melhor no grupo concomitante comparado aos outros dois grupos.
- O estudo sugeriu tratamento concomitante para a doença nos estágios III/IV (T2/T3, T4 de baixo volume) para os pacientes que desejavam a preservação da laringe.
- Este tratamento não é preconizado para os pacientes debilitados, que têm invasão de cartilagem ou envolvimento da BDL.[28]
- Dos pacientes que requerem a LT de resgate ($n = 129$), 82% irão demonstrar controle regional.[29]

LT COM RADIOTERAPIA PÓS-CIRÚRGICA (± QUIMIOTERAPIA)
- Base do tratamento para os cânceres invasivos maiores.
- O controle locorregional é excelente com o uso das duas modalidades.
- No entanto, a sobrevida não difere dos protocolos de quimioterapia/radioterapia com cirurgia para resgate.[30]
- O risco de recorrência é significativamente maior com envolvimento subglótico e/ou da região pós-cricoide.[31]
- Dois estudos prospectivos randomizados, publicados em 2004, examinaram a quimiorradiação concorrente pós-cirúrgica para o CEC de alto risco de cabeça e pescoço (RTOG e EORTC). Ambos os estudos compararam a radiação pós-cirúrgica com a quimiorradiação concomitante usando cisplatina.[32, 33] O controle locorregional e a sobrevida livre de doença foram significativamente

QUADRO 27.7 ESTUDO ROTG 91-11

	Preservação da laringe aos 2 anos	Sobrevida geral		Sobrevida livre da doença		Toxicidade
		2 anos	5 anos	2 anos	5 anos	
Concomitante	88%	74%	54%	61%	36%	82%
Indução	75%	76%	55%	52%	38%	81%
Radioterapia	60%	75%	56%	44%	27%	61%

Forastiere A. A., Goepfert H., Maor M *et al.* Concurrent chemotherapy and radiotherapy for organ preservation in advanced laryngeal cancer. *N Engl J Med.* 2003.

melhores no grupo concomitante em ambos os estudos, mas somente o grupo EORTC demonstrou um benefício de sobrevida com este tratamento.[33] Em ambos os estudos, houve significativa toxicidade devido ao tratamento.
- A reabilitação da voz após LT consiste em:
  - Fala traqueoesofágica usando uma prótese traqueoesofágica
  - Eletrolaringe
  - Fala esofágica

TRATAMENTO DO PESCOÇO
a. Câncer supraglótico:

Primário: cirurgia   Pescoço N0: dissecção de pescoço seletiva bilateral (níveis II, III e IV)
Pescoço N+: pode exigir dissecção de pescoço radical/modificada

Primário: radioterapia ± quimiorradiação:

Pescoço N0: irradiação eletiva bilateral
Pescoço N+: definitivo (quimio)radiação ± dissecção de pescoço planejada (DPP)

b. Câncer glótico:

Primário: cirurgia   Pescoço N0: irradiação eletiva ipsolateral
Pescoço N+: pode exigir dissecção de pescoço radical/modificada

Primário: radioterapia ± quimiorradiação:

Pescoço N0: improvável que exija a irradiação do pescoço conforme o estágio T
Clinicamente, pescoço N+: considerar a (quimio)radiação definitiva ± DPP

c. Câncer subglótico:
- Cenário de tratamento semelhante ao do câncer supraglótico, contudo há necessidade de dissecção de linfonodo paratraqueal (ipsolateral/bilateral conforme a extensão da doença) se a LT tiver de ser realizada.
- A falha em abordar estes linfonodos é responsável pelas recorrências periestomais.
- A dissecção de linfonodo paratraqueal bilateral apresenta risco de hipoparatireoidismo, isto é, pode exigir autotransplante de tecido paratireóideo.
- O papel da DPP é controverso. Alguns promovem a DPP independentemente da resposta, enquanto outros sugerem não realizar a DPP se houver uma resposta completa ao tratamento no pescoço. Estudos têm demonstrado que 46 a 78% dos espécimes de pescoço contêm CEC após uma resposta parcial; no entanto, os pescoços, em muitos desses estudos, não foram tratados definitivamente para evitar problemas pós-cirúrgicos após dissecção de pescoço.[34-36] Este fato conflita com 0 a 31% das amostras patologicamente positivas de DPP após uma resposta completa.[34,35] Como a taxa de recorrência global isolada no pescoço para doença N1-3 após uma resposta completa com radioterapia ± quimioterapia é baixa (0 a 11%), DPP pode não ser necessária após uma resposta completa.[34,36-38]
- A dificuldade na avaliação da resposta tumoral após radioterapia ± quimioterapia pode ser difícil; contudo, espera-se que a tomografia com emissão de pósitrons (PET) 12 semanas após o tratamento possa ajudar a orientar o cirurgião a prosseguir ou não com a DPP.[39]

ESTRATÉGIAS ATUAIS PARA OS CÂNCERES AVANÇADO E RECORRENTE/METASTÁTICO DE CABEÇA E PESCOÇO

- A pesquisa em determinados agentes anticancerígenos que diferenciam entre células malignas e não-malignas tem sido concentrada no receptor do fator de crescimento epidérmico (RFCE).
- O RFCE se expressa em células não-malignas, mas se expressa grandemente em uma variedade de tumores, estando sua expressão relacionada com uma resposta precária ao tratamento, evolução da doença e sobrevida reduzida.
- Evidências de um papel para o RFCE na inibição e patogenia de vários cânceres levaram à concepção e desenvolvimento racionais de agentes visando seletivamente a este receptor, ou seja, tratamentos anti-RFCE.
- O cetuximabe, um anticorpo monoclonal direcionado contra o RFCE, foi aprovado pelo FDA como monoterapia para os cânceres metastático/recorrente de cabeça e pescoço ou tratamento refratário à platina e como tratamento concomitante para a doença avançada locorregionalmente sem metástase.[40]
- A sobrevida média para os pacientes tratados com cetuximabe foi de 49 meses em comparação com 29,3 meses para os pacientes que receberam radioterapia isolada. Cerca de 55% dos pacientes tratados com cetuximabe sobreviveram durante 3 anos em comparação com 45% das pessoas do grupo tratado apenas com radiação.[40] O estudo demonstrou benefício de sobrevida para os cânceres orofaríngeos (a maioria dos pacientes neste estudo), mas não para os cânceres laríngeo/hipofaríngeo. É necessário um estudo comparando este tratamento com a terapia-padrão baseada na cisplatina.

COMPLICAÇÕES DO TRATAMENTO

- Podem ser significativas.
- Fístula faringocutânea: incidência mais elevada (até 33% dos casos) quando o LE é realizado como procedimento de resgate.[29]
- Protocolos de radiação ± quimioterapia podem gerar graves efeitos colaterais locais que levam a um não funcionamento da laringe que precisa tanto de traqueotomia quanto de uma cânula e, em alguns casos, LT por motivos funcionais.[41]
- Com a utilização da radioterapia de alta intensidade, podem ocorrer estreitamentos hipofaríngeos/esofágicos.
- A QV é afetada para a LT e quimiorradiação, contudo uma análise por Hanna et al. encontrou escores para a QV semelhantes entre os dois grupos.[16]

PROGNÓSTICO

- Os pacientes exigem vigilância regular, mas a detecção de câncer laríngeo recorrente após o tratamento pode ser um desafio. A combinação PET-TC demonstrou ser melhor do que a PET ou TC em pacientes com câncer de laringe. A acurácia da PET-TC mostrou ser de 94% em comparação com 82% para a PET e 51% para a TC em um estudo recente.[42]
- Curiosamente, apesar dos avanços na cirurgia parcial de laringe e protocolos de radioterapia ± quimioterapia, a sobrevida diminuiu entre os pacientes com câncer de laringe nas últimas duas décadas, nos EUA.
- Hoffman et al. analisaram retrospectivamente o National Cancer Data Base para o câncer de laringe, observando que o câncer de laringe T3N0M0 (todos os sublocais) apresentou sobrevida de 5 anos precária para os que recebem quer quimiorradiação (59,2%), quer radiação isolada (42,7%),

quando comparados a pacientes tratados com cirurgia e radioterapia pós-cirúrgica (65,2%) e cirurgia isoladamente (63,3%).
- Isto pode ser um reflexo da curva de aprendizado com o uso de protocolos não-cirúrgicos.[43]

CÂNCER DOS SEIOS PARANASAIS

Epidemiologia
- São tumores raros.
- A incidência é de 1 por 100.000.
- A razão homem:mulher é de 2:1.
- Desenvolve-se principalmente entre a quinta e a sétima décadas de vida.
- Responde por 3% dos carcinomas de cabeça e pescoço.
- Afeta predominantemente brancos, contudo a incidência do CEC nasossinusal é ligeiramente superior em populações de japoneses e africanos.[43]

Patologia
- Cinquenta e cinco por cento dos cânceres envolvem o seio maxilar, a cavidade nasal em 23%, o seio etmoidal em 20%, o seio esfenoidal em 1% e o seio frontal em 1% dos pacientes.[44]
- O CEC é a neoplasia maligna mais comum, seguida pelo adenocarcinoma, tumores de glândulas salivares menores, particularmente o carcinoma adenoide cístico e carcinomas não-diferenciados.[44]
- Os outros tipos consistem no melanoma, estesioneuroblastoma, sarcoma, linfoma, plasmacitoma e carcinoma nasossinusal neuroendócrino.

Etiologia
- Os cânceres nasossinusais têm sido associados aos fatores ambientes industriais.[45]
- Os refinadores de níquel têm uma incidência de CEC 100 a 250 vezes maior que a da população geral, com um longo período latente (18 a 36 anos). Tais trabalhadores estão também em risco de cânceres laríngeo e pulmonar.[46]
- O risco de adenocarcinoma paranasal em madeireiros é alto com uma propensão para o seio etmoidal. O risco é 1.000 vezes maior que o da população geral.[43] Acredita-se que isto ocorra em decorrência do pó de madeira e não dos produtos químicos utilizados.
- Outros grupos profissionais de risco são os trabalhadores de curtumes, trabalhadores das indústrias têxteis, de refinarias de petróleo e fabricantes de pigmento de cromo.
- Os papilomas invertidos (papilomas schneiderianos) são lesões benignas que têm uma associação com o HPV. O risco de transformação maligna é de aproximadamente 10%.[47]
- O tabagismo não constitui um fator claro de risco, diferentemente dos outros cânceres do trato aerodigestivo.

Apresentação clínica
- Os cânceres dos seios paranasais são frequentemente assintomáticos até envolverem as estruturas circunvizinhas; por isso, a maioria dos cânceres já se mostra avançada na apresentação.
- Sinais e sintomas:[46]
  - Nasal:
    - Obstrução nasal unilateral (mais comum)
    - Epistaxe
    - Secreção nasal
    - Anosmia/hiposmia
    - Otite média com efusão (disseminação nasofaríngea)

- Oral:
  - Dor nos dentes superiores
  - Trismo
  - Plenitude/expansão do palato e/ou parestesia
  - Erosão do assoalho do seio maxilar/cavidade nasal para a cavidade oral
- Ocular:
  - Lacrimejamento unilateral (epífora)
  - Diplopia/oftalmoplegia
  - Dor ocular
  - Exoftalmia
  - Cegueira (implica o envolvimento do seio cavernoso)
- Facial:
  - Parestesia ao longo da distribuição do nervo infraorbitário
  - Dor e inchaço na bochecha
  - Assimetria facial
- O exame requer uma verificação minuciosa da cabeça e do pescoço, incluindo a avaliação dos nervos cranianos.
- Uma consulta oftalmológica é recomendada, podendo revelar mudanças sutis, como oclusão da veia retinal superior.
- A nasoendoscopia permite biopsia tecidual guiada.
- As neoplasias de seio esfenoidal são muito raras, podendo os pacientes apresentar dor de cabeça e distúrbios visuais. O envolvimento dos nervos cranianos anuncia prognóstico sombrio.[48]

Investigação

- A TC e a RM são utilizadas para avaliar os pacientes com câncer nasossinusal. A TC fornece detalhes da destruição óssea e do estado do pescoço, como linfonodos retrofaríngeos.
- A RM pode diferenciar entre os tecidos moles adjacentes, o envolvimento orbital, a extensão intracraniana e disseminação perineural.
- A RM também pode distinguir entre um seio obstruído devido a líquido e um decorrente de massa nasossinusal.
- Um RXT deve ser realizado para excluir metástase no tórax.

Estadiamento

- Öhngren, em 1933, dividiu o esqueleto facial com uma linha a partir do canto medial do olho até o ângulo da mandíbula, isto é, criando setores posterossuperiores e anteroinferiores. Os pacientes acima da linha, ou seja, posterossuperiores, tendiam a ter um prognóstico sombrio.
- Em 2002, o sistema de estadiamento[5] para os seios paranasais foi atualizado (Quadro 27.8).
- As alterações consistem em que:
  1. Um novo local foi adicionado. Além do seio maxilar, o complexo nasoetmoidal como um segundo local, com duas regiões dentro deste local: cavidade nasal e seios etmoidais.
  2. A cavidade nasal foi dividida em quatro sublocais: septo, assoalho, parede lateral e vestíbulo. A região do seio etmoidal é dividida em dois sublocais: direito e esquerdo.
  3. O estadiamento T das lesões etmoidais foi revisto para refletir os tumores nasoetmoidais, tendo sido adicionada descrição apropriada para o estadiamento T.
  4. Para os seios maxilares, as lesões T4 foram divididas em T4a (ressecáveis) e T4b (não-ressecáveis), levando à divisão do estágio IV em estágio IVA, estágio IVB e estágio IVC.

QUADRO 27.8 DEFINIÇÃO DE TNM[5]

Tumor primário (T)

TX	O tumor primário não pode ser avaliado
T0	Nenhuma evidência de tumor primário
Tis	Carcinoma *in situ*

- *Seio maxilar*

T1	Tumor restrito à mucosa do seio maxilar, sem erosão ou destruição do osso
T2	Tumor que provoca erosão ou destruição ósseas, incluindo a extensão para o palato duro e/ou meato nasal médio, exceto extensão para a parede posterior do seio maxilar e placas pterigoides
T3	O tumor invade qualquer das seguintes vias: osso da parede posterior do seio maxilar, tecidos subcutâneos, assoalho ou parede medial de fossa pterigoide da órbita, seios etmoidais
T4a	O tumor invade o conteúdo orbitário anterior, a pele da bochecha, as placas pterigoides, a fossa infratemporal, a placa cribriforme, os seios esfenoidal ou frontal
T4b	O tumor invade qualquer das seguintes: ápice orbitário, dura, cérebro, fossa craniana média, nervos cranianos que não a divisão maxilar do nervo trigêmeo (V_2), nasofaringe ou *clivus*

- *Cavidade nasal e seios etmoidais*

T1	Tumor restrito a qualquer sublocal, com ou sem invasão óssea
T2	O tumor invade dois sublocais em uma única região ou estende-se, envolvendo uma região adjacente no interior do complexo nasoetmoidal, com ou sem invasão óssea
T3	O tumor estende-se, invadindo a parede medial ou o assoalho do seio maxilar da órbita, palato ou placa cribriforme
T4a	O tumor invade qualquer das seguintes: conteúdo orbitário anterior, pele do nariz ou da bochecha, extensão mínima para a fossa craniana anterior, placas pterigoides, seios esfenoidal ou frontal
T4b	O tumor invade qualquer das seguintes áreas: ápice orbitário, dura, cérebro, fossa craniana média, outros nervos cranianos que não (V_2), nasofaringe, *clivus*

Linfonodos regionais (N)

NX	Os linfonodos regionais não podem ser avaliados
N0	Sem metástase de linfonodos regionais
N1	Metástase em um único linfonodo ipsolateral, tendo 3 cm ou menos em sua maior dimensão
N2	Metástase em um único linfonodo ipsolateral, com mais de 3 cm, porém não mais que 6 cm em sua maior dimensão, ou em múltiplos linfonodos ipsolaterais, nenhum com mais de 6 cm em sua maior dimensão
N2a	Metástase em um único linfonodo ipsolateral, com mais de 3 cm, porém não mais que 6 cm em sua maior dimensão
N2b	Metástase em múltiplos linfonodos ipsolaterais, nenhum com mais de 6 cm em sua maior dimensão
N2c	Metástases em linfonodos bilaterais ou contralaterais, nenhum com mais de 6 cm em sua maior dimensão
N3	Metástase em um linfonodo, com mais de 6 cm em sua maior dimensão

Metástases a distância (M)

MX	As metástases a distância não podem ser avaliadas
M0	Nenhuma metástase a distância
M1	Metástases a distância

Agrupamento dos estágios

Estágio 0	Tis	N0	M0
Estágio I	T1	N0	M0
Estágio II	T2	N0	M0
Estágio III	T3	N0	M0
	T1	N1	M0
	T2	N1	M0
	T3	N1	M0
Estágio IVA	T4a	N0	M0
	T4a	N1	M0
	T1	N2	M0
	T2	N2	M0
	T3	N2	M0
	T4a	N2	M0
Estágio IVB	T4b	Qualquer N	M0
	Qualquer T	N3	M0
Estágio IVC	Qualquer T	Qualquer N	M1

(Continua)

QUADRO 27.8 DEFINIÇÃO DE TNM[5] (*CONTINUAÇÃO*)

Tipo histopatológico

O câncer predominante é o carcinoma espinocelular. As diretrizes para o estadiamento são aplicáveis a todas as formas de carcinoma. Os tumores não-epiteliais, como os de tecido linfoide, de tecidos moles, osso e cartilagem, não estão incluídos. A confirmação histológica do diagnóstico é necessária. Recomenda-se a classificação histopatológica do carcinoma espinocelular. A classificação é subjetiva, usando uma forma descritiva bem como uma forma numérica (ou seja, bem-diferenciado, moderadamente diferenciado e pouco diferenciado), dependendo do grau de proximidade ou de desvio do epitélio escamoso nos locais de mucosa. Também recomendada, quando viável, em uma avaliação quantitativa da profundidade de invasão do tumor primário e a presença ou ausência de invasão vascular bem como invasão perineural. Embora o grau do tumor não entre no estadiamento do tumor, deve ser registrado. A descrição anatomopatológica de qualquer amostra de linfadenectomia deve descrever o tamanho, o número e a posição dos linfonodos envolvidos bem como a presença ou ausência de extensão extracapsular.

Classificação histológica (G)

GX	O grau não pode ser avaliado
G1	Bem-diferenciado
G2	Moderadamente diferenciado
G3	Precariamente diferenciado

De Greene F.L., Page D.L., Fleming, I.D. *et al.* AJCC Cancer Staging Manual, sexta edição, Nova York: Springer, 2002.
Usado, com autorização, do American Joint Committee on Cancer (AJCC), Chicago, Illinois, EUA. A fonte original deste material é o AJCC Cancer Staging Manual, sexta edição (2002), publicado pela Springer Science and Business Media LLC, www.springerlink.com/.

- Observação: embora o câncer predominante seja o CEC, este sistema de estadiamento é aplicável a todas as formas de carcinoma.
- Com a doença avançada, pode ser difícil determinar o local de origem.

Conduta

- Devido à raridade destes cânceres, grande variedade da histologia envolvida e posteriormente experiência institucional limitada, a melhor forma de tratamento ainda se encontra em processo de evolução.
- As decisões de tratamento devem ser tomadas em uma configuração multidisciplinar.
- Quase todos os estudos sobre o tratamento são retrospectivos, sendo, por isso, sujeitos a viés. Não há estudos clínicos randomizados comparando os desfechos entre os diferentes tipos de tratamento.[49]
- Como estes cânceres se desenvolvem de maneira insidiosa, geralmente apresentam-se com doença avançada que impacta o prognóstico de maneira negativa.
- A sobrevida geral de 5 anos para os pacientes é de 30 a 50%,[44, 50–53] usando uma variedade de modalidades de tratamento.
- A cirurgia isoladamente é indicada para a doença precoce, quando o câncer pode ser completamente ressecado com margens definidas.
- A doença avançada, se tratável, requer um tratamento com multimodalidades, isto é, com cirurgia combinada com radioterapia pré ou pós-cirúrgica.
- Katz *et al.* observaram que a taxa de controle local atuarial em 5 anos para os pacientes que receberam radioterapia pós-cirúrgica foi de 79% em comparação com 49% nos pacientes tratados apenas com radioterapia. Contudo, os pacientes com envolvimento do seio maxilar e cânceres não-epiteliais foram excluídos.[52]
- A radioterapia pode causar neuropatia óptica; em uma recente revisão retrospectiva, 27% desenvolveram cegueira unilateral e 5% dos pacientes tratados com radioterapia isolada sofreram cegueira bilateral.[52]

- Com técnicas mais recentes, como a radioterapia de intensidade modulada (RTIM), um aumento da dose administrada em um volume mais direcionado pode poupar o olho. Daly *et al.*, usando RTIM, administraram 60 a 70 Gy ao tumor enquanto poupavam estruturas circunvizinhas importantes. Apesar de não ter havido aumento inequívoco no controle locorregional em comparação com as técnicas de radioterapia convencionais, nenhum paciente desenvolveu cegueira.[53]
- O tipo histológico da malignidade, envolvimento cerebral, envolvimento orbital, margens cirúrgicas positivas e extensão para a fossa pterigomaxilar são fatores prognósticos adversos significativos.[44, 50, 51]
- A exenteração orbitária provavelmente não é necessária na maioria dos casos; no entanto, a decisão de deixar a órbita só pode ser feita intraoperatoriamente. Estudos recentes mostraram que a preservação orbitária não afeta o prognóstico.[44, 54]
- A quimioterapia, além da radioterapia e cirurgia, apresentou melhores resultados para a doença dos estágios III/IV. Lee *et al.* relataram sobrevida geral de 5 anos e sobrevida livre de doença de 73% e 67%, respectivamente, quando se utiliza a quimioterapia por indução, seguida de cirurgia e depois quimiorradiação (16/19 pacientes).[55] Em um relato de Samant *et al.*, utilizando cisplatina intra-arterial e radioterapia concomitante, seguida de cirurgia para doença em estágio avançado (16/19 eram cânceres T4), uma sobrevida global de 5 anos e sobrevida livre de doença foram de 53%.[56] Porém, a toxicidade pode ser significativa.
- A incidência das metástases cervicais na apresentação é baixa: 5 a 10%, contudo os seios que drenam os linfonodos retrofaríngeos, parafaríngeos e cervicais superiores bilateralmente devem ser avaliados com exames de imagem. Metástase cervical na apresentação anuncia prognóstico muito sombrio.
- Contraindicações ao tratamento radical:
    - Extensão do câncer para a nasofaringe com destruição clival
    - Envolvimento macroscópico do parênquima cerebral
    - Linfadenopatia cervical não-ressecável
    - Envolvimento bilateral do nervo/quiasma ópticos
    - Metástases a distância

A. Carcinoma de seio maxilar:
   a. Oitenta por cento dos carcinomas que afetam o seio maxilar são CEC.
   b. A maioria dos cânceres é tratada cirurgicamente com radioterapia pós-operatória ± quimioterapia.
   c. Os tumores inferiormente baseados localizados podem ser acessíveis por uma rinotomia lateral ou abordagem de *degloving* mediofacial, isto é, maxilectomia medial.
   d. Cânceres maiores podem exigir maxilectomia radical usando uma incisão de Weber-Fergusson.
   e. Os cânceres que se estendem envolvendo o seio etmoidal ou placa cribriforme exigem ressecção craniofacial.
   f. Os defeitos palatais após maxilectomia podem ser abordados com obturadores palatais para defeitos pequenos ou retalhos livres para defeitos maiores. Os obturadores possibilitam uma fácil inspeção da cavidade sinusal.
   g. Os pacientes com doença T2-4, cujo pescoço foi inicialmente N0, irão desenvolver metástases cervicais em 20 a 30% dos casos. O risco de desenvolvimento de metástases cai para 0% — contudo, se o pescoço for eletivamente irradiado,[57, 58] deverá ser considerado para os pacientes com doença avançada.
   h. As taxas gerais de sobrevida de 5 anos para o câncer do seio maxilar permanecem em 30 a 40% (Quadro 27.9).[59-63]

QUADRO 27.9 SOBREVIDA DE 5 ANOS DE CARCINOMA DE SEIO MAXILAR

Estudo	Número de pacientes	Geral (%)	Cirurgia e radiação (%)	Radiação isolada (%)
Lewis e Castro[59]	191	28	33	20
Cheng e Wang[60]	17	34	48	22
Lee e Ogura[61]	44	49	69	14
Tiwari et al.[62]	43	—	64	—
Waldron et al.[64]	110	43	—	31

B. Câncer de seio etmoide:
   a. A menos que o câncer seja pequeno, a maioria dos pacientes requer ressecção craniofacial para a remoção adequada do tumor, incluindo a placa cribriforme.
   b. A sobrevida de 5 anos livre de doença é de cerca de 59% para todas as histologias com esta abordagem.[50]
   c. Radioterapia pré e pós-cirúrgica tem sido utilizada, no entanto a cirurgia de resgate após tratamento definitivo com radiação é precária.[64]
   d. Em uma revisão de 34 pacientes, Jiang et al. apresentaram um sobrevida global de 5 anos de 55% tratados com cirurgia e radioterapia ou radioterapia isolada. A taxa de controle local atuarial de 5 anos foi de 74% para a cirurgia mais radioterapia e 64% para a radiação isoladamente.[65]
   e. Para os pacientes não candidatos a cirurgia, radioterapia ± quimioterapia constituem uma opção, mas há risco de lesão do(s) olho(s).
   f. O desfecho para o carcinoma de seio esfenoidal é uniformemente precário, qualquer que seja a modalidade utilizada.
C. Outras neoplasias malignas dos seios paranasais:
   a. O adenocarcinoma afeta principalmente os seios etmoidais e cavidade nasal superior. A ressecção craniofacial com radioterapia pré ou pós-cirúrgica melhorou a sobrevida de 5 e 10 anos para 58% e 40%, respectivamente. Estes resultados são atualmente semelhantes ao do CEC que acomete os seios etmoidais.[50]
   b. Os carcinomas adenoides císticos ocorrem com a mesma frequência que o adenocarcinoma, mas comumente afetam o seio maxilar. Esses tumores têm uma longa história natural com recidivas que ocorrem com o tempo, tanto locorregionalmente quanto a distância. A taxa de sobrevida de 5 anos consiste em aproximadamente 61%, mas a de sobrevida de 10 e 15 anos é de 31% quando tratados com cirurgia e radiação.[50]
   c. Estesioneuroblastomas são cânceres raros que surgem a partir do epitélio olfatório. Esses tumores apresentam atividade biológica variada, de indolente a altamente agressivo.[66] A cirurgia e radioterapia pós-cirúrgica parecem oferecer melhores taxas de sobrevida e menores taxas de recorrência em comparação com as outras formas de tratamento.[66]
   d. O melanoma maligno nos seios paranasais é raro. Os pacientes podem apresentar-se com secreção nasal negra, além de outros sintomas atribuíveis ao câncer de seio. O prognóstico é sombrio com sobrevida média de 2 anos.
D. Evolução recente:
   a. A ressecção endoscópica dos tumores malignos no interior da cavidade nasal e dos seios paranasais mostra resultados animadores. Pela sua natureza, a ressecção cirúrgica é realizada fragmentada com o controle do corte de congelamento. Lund et al. realizaram cirurgia endoscópica sinusal em 49 pacientes para uma variedade de cânceres em associação com quimioterapia ± radiação pré ou pós-cirúrgica com sobrevida global em 5 anos de 88%.[67]

b. A utilização da navegação cirúrgica intraoperatória também facilita a ressecção, como mostrado em um estudo recente de 11 pacientes com CEC nasossinusal tratado endoscopicamente. Novamente, o tratamento cirúrgico foi geralmente combinado com outras modalidades. Com um período de seguimento de 31,5 meses, a sobrevida global e livre de doença foi de 91%.[68]

c. Deve-se lembrar que, no momento atual, a ressecção endoscópica dos cânceres malignos nasossinusais ainda é investigacional, requerendo experiência cirúrgica e rigorosa seleção do paciente.

CÂNCERES DE CANAL AUDITIVO E OSSO TEMPORAL

Epidemiologia
- Os cânceres de canal auditivo externo (CAE) e osso temporal são raros.
- A incidência dos cânceres do CAE/osso temporal é de aproximadamente 6 por milhão de pessoas.[69]
- Os caucasianos são os principalmente acometidos, sendo os homens mais que as mulheres.
- Ocorre na sexta à sétima décadas de vida.

Etiologia e patologia
- Estes cânceres são originários do pavilhão auricular (60%), CAE (28%) e osso temporal (12%). Na apresentação, o local de origem pode ser difícil de determinar.[69]
- O CEC (80%) é mais comum do que o CBC (20%) para os cânceres do CAE.[70] NB: o CBC mais comum do que o CEC para o pavilhão auricular.
- Os possíveis fatores associados ao CEC do CAE/osso temporal consistem em:
  - Otite média crônica supurativa
  - Exposição solar e alterações actínicas, isto é, da pele circundante
  - Irradiação anterior[71]
- São outras patologias o carcinoma adenoide cístico, adenocarcinoma, melanoma e metástase.
- O rabdomiossarcoma (vulgarmente embrionário) pode acometer crianças.

Sinais e sintomas
- O diagnóstico frequentemente é retardado quando os sintomas comumente se assemelham aos da otite externa crônica ou otite média crônica supurativa.
- Os sintomas consistem em[71]:
  - Otorreia (69%)
  - Dor (64%), tríade clássica de CEC de osso temporal
  - Sangramento (31%)
  - Perda auditiva (condutiva), sensorineural se avançado
- Os sinais consistem em:
  - Paralisia de nervo facial ou quatro nervos cranianos inferiores
  - Ulceração ou pólipo do CAE
  - Massa sobrejacente ao osso temporal ou envolvendo o pavilhão
  - Perda auditiva
  - Massa parotídea
- A incidência das metástases na apresentação é incomum para a doença precoce, mas pode ocorrer em 10 a 20% dos casos avançados.[71,72]
- Cânceres de CAE podem atravessar as fissuras de Santorini, envolvendo a glândula parótida/linfonodos intraparotídeos ou articulação temporomandibular (ATM).
- Os linfonodos do nível II são os próximos linfonodos em risco de metástases.
- Todos os pacientes requerem um exame minucioso da cabeça e do pescoço com a avaliação dos nervos cranianos.
- A história clínica pregressa deve incluir tratamento prévio para os cânceres da pele.

Investigações

- Teste audiométrico abrangente obrigatório.
- Biopsia da lesão: pode ser feita dentro do consultório.
- TC: imagens coronal e axial de alta resolução de corte fino (1 mm) para avaliar erosão óssea, invasão dos tecidos moles e linfadenopatia cervical (com contraste).
- RM com gadolínio: para avaliar envolvimento vascular, ou seja, disseminação para a carótida, veia jugular interna, extensão intracraniana e perineural.
- RXT: para excluir metástases torácicas.

Estadiamento

- Não há sistema de estadiamento aceito universalmente para os cânceres de osso temporal/CAE.
- O sistema de estadiamento da Universidade de Pittsburgh para cânceres do CAE, proposto por Arriaga et al.[73] em 1990, tem sido usado em uma série de estudos (Quadro 27.10) e consiste tanto em avaliação clínica quanto radiológica.
- Recentemente, Moody et al.[72] sugeriram que a paralisia do nervo facial constitui uma lesão T4, pois o envolvimento do nervo implica doença extensa que envolve o segmento horizontal do nervo ao longo da parede medial da orelha média ou ao longo do segmento vertical, o que implica erosão óssea.

Conduta

- A menos que o paciente tenha uma doença não-ressecável, metástases a distância ou comorbidades graves que impeçam um anestésico seguro, o tratamento para estes cânceres é a cirurgia ± radioterapia.
- Para os cânceres avançados, o procedimento pode exigir ajuda neurocirúrgica e/ou cirurgia plástica.
- As cirurgias do osso temporal podem ser classificadas como:[74]
  1. Lateral: indicada para os cânceres precoces restritos ao CAE sem violação da membrana timpânica.
  2. Subtotal: indicada para os cânceres que envolvem a orelha média e a cavidade mastoide. A extensão média da ressecção incorpora a cápsula ótica, sendo ditada pela disseminação do câncer.

QUADRO 27.10 SISTEMA DE ESTADIAMENTO DO CÂNCER DE CAE DA UNIVERSIDADE DE PITTSBURGH[73]

Local primário:
- T1: tumor restrito ao CAE sem erosão óssea ou evidências de envolvimento dos tecidos moles
- T2: tumor com erosão óssea restrita ao CAE (sem espessura completa) ou achados radiográficos compatíveis com envolvimento restrito de tecido mole (< 0,5 cm)
- T3: tumor que provoca a erosão do CAE ósseo (espessura completa) com envolvimento restrito (< 0,5 cm) de tecido mole ou tumor envolvendo a orelha média, e/ou mastoide, ou pacientes com paralisia do nervo facial
- T4: tumor erodindo a cóclea, o ápice petroso, a parede medial da orelha média, o canal carotídeo ou forame jugular ou dura; ou com um extenso envolvimento dos tecidos moles (> 0,5 cm), tais como o envolvimento da ATM ou do forame estilomastóideo;

Pescoço:
- N1: linfonodo ipsolateral único, tendo tamanho < 3 cm
- N2: linfonodo ipsolateral único, tendo tamanho de 3 a 6 cm
- N2b: múltiplos linfonodos ipsolaterais, todos < 6 cm
- N2c: linfonodos bilaterais ou contralaterais, todos < 6 cm
- N3: linfonodos > 6 cm

Estadiamento do câncer:
- Estágio I: T1 N0 M0
- Estágio II: T2 N0 M0
- Estágio III: T3 N0 M0, T1 N1 M0, T2 N1 M0, T3 N1 M0
- Estágio IV: T4 N0 M0, T4 N1 M0, qualquer T N2 M0, qualquer T N3 M0, qualquer T qualquer N M1

3. Total: indicada para os tumores erodindo a cóclea, o ápice petroso e o canal carotídeo. O envolvimento por CEC do ápice petroso é considerado incurável, porém as lesões mais "indolentes", tais como o carcinoma cístico adenoide ou sarcoma, podem ser tratáveis com esta abordagem.

Em todos os casos, uma tentativa deve ser feita para remover o câncer em bloco — porém, em cânceres mais extensos que exigem uma ressecção subtotal do osso temporal (RSOT), o tumor geralmente é removido fragmentado pela fenda da orelha média.

- Doença precoce T1-2:
  - Para as lesões muito pequenas T1 da orelha externa, sem envolvimento ósseo, uma ressecção em "manga" pode ser considerada. O paciente deve consentir com uma ressecção do osso temporal lateral (ROTL) se for descoberto que o câncer é mais extenso, isto é, por corte congelado. A maioria dos cirurgiões considera alguma forma de ROTL nestes casos.
  - Medina *et al.*[75] classificaram a ROTL em quatro tipos:
    - Tipo I: remoção do osso timpânico e CAE lateral até a membrana timpânica
    - Tipo II: remoção de todo o osso timpânico, membrana timpânica, bigorna e martelo, preservando o nervo facial e a orelha interna
    - Tipo III: além da ressecção do tipo II, o nervo distal facial e o canal falopiano, ponta da mastoide, processo estiloide e forame estilomastóideo são removidos
    - Tipo IV: remoção apenas da ponta mastóidea e da porção inferior do osso timpânico
- Doença avançada T3-4:
  - Os pacientes podem necessitar de ROTL ou RSOT.
  - Dependendo da extensão da doença, a cirurgia também pode exigir:
    - Parotidectomia parcial/total
    - Craniotomia e ressecção da dura e/ou cérebro
    - Possível ressecção do ATM ou fossa infratemporal
    - Dissecção de pescoço:
      - Pescoço N0 → dissecção dos níveis II e III
      - Pescoço N+ → dissecção de pescoço seletiva ou abrangente
    - Sacrifício de nervo facial ± enxerto do nervo
    - Reconstrução com retalhos locais ou livres
  - A maioria dos casos requer radioterapia pós-operatória para margens positivas ou características histológicas adversas no anatomopatológico final, ou seja, disseminação perineural.

Prognóstico

- A doença precoce (T1-2) pode ser curada com as taxas de sobrevida de 80 a 100%, e os cânceres T3 demonstram 50 a 70% de sobrevida de 5 anos.[71, 72, 76, 77]
- Os cânceres T4 geralmente demonstram taxas de sobrevida de 5 anos sombrias de 7 a 20%,[72, 75, 77] apesar do intenso tratamento que reflete a natureza agressiva da doença. Estudos mais recentes têm mostrado taxas de sobrevida mais elevadas (38%), porém a maior parte desses estudos é realizada a partir de amostras de pequeno porte.[71]
- Cirurgia, seguida por radioterapia pós-operatória planejada, produz o melhor controle local e, posteriormente, melhores taxas de sobrevida em comparação com a radioterapia isolada.[71, 72, 76, 77]
- A sobrevida demonstra ser pior com margens positivas, doença do pescoço, envolvimento cerebral e em casos de resgate.[71]
- Dados de sobrevida de 5 anos são apresentados no Quadro 27.11.[71, 76-79]

QUADRO 27.11 SOBREVIDA DE 5 ANOS PARA OS CÂNCERES DE OSSO TEMPORAL TRATADOS COM RESSECÇÃO ± RADIOTERAPIA

Estudo	Número de casos	Sobrevida global de 5 anos (%)
Pfreunder et al.[78]	27	61
Zhang et al.[76]	33	52
Hashi et al.[79]	20	59
Yeung et al.[77]	59	54
Moffat el al.[71]	39	43

Referências

1. American Cancer Society. *Cancer Facts and Figures 2007.* Atlanta, GA: American Cancer Society; 2007.
2. Rothman KJ, Cann CI, Flanders W, et al. Epidemiology of laryngeal cancer. *Epidemiol Rev.* 1980;2:195–209.
3. Williams RR, Horm JW. Association of cancer sites with tobacco and alcohol consumption and socioeconomic status of patients: interview study of the third National Cancer Survey. *J Natl Cancer Inst.* 1977;58:525–547.
4. Silvestri F, Bussani R, Santa G. Supraglottic versus glottic laryngeal cancer. Epidemiological and pathological aspects. *ORL J Otorhinolaryngol rel Spec.* 1992;54(1):43–48.
5. Greene FL, et al. *AJCC Cancer Staging Handbook*, 6th ed. New York, NY: Springer-Verlag; 2002.
6. Mendenhall WM, Sulica L, Sessions RB. In: Harrison LB, Sessions RB, Hong WK, eds. *Early Stage Cancer of the Larynx Head and Neck Cancer: a Multidisciplinary Approach*, 2nd ed. Philadelphia, PA: Lippincott Williams and Wilkins; 2004.
7. Lindberg R. Distribution of cervical lymph node metastases from squamous cell carcinoma of upper respiratory and digestive tracts. *Cancer.* 1972;29:1446–1449.
8. Som M. Conservation surgery of carcinoma of the supraglottis. *J Laryngol Otol.* 1970;84(7): 655–678.
9. Pfister DG, Laurie SA, Weinstein GS, et al. American Society of Clinical Oncology Clinical Practice Guideline for the use of larynx preservation strategies in the treatment of laryngeal cancer. *J Clin Oncol.* 2006;24:3693–3704.
10. Spectoe JG, Sessions DG, Chao KS, et al. Stage I (T1N0M0) squamous cell carcinoma of the laryngeal glottis: Therapeutic results and voice preservation. *Head Neck.* 1999;21(8),707–717.
11. Orus C, Leon X, Vega M, et al. Initial treatment of the early stages (I, II) of supraglottic squamous cell carcinoma: partial laryngectomy versus radiotherapy. *Eur Arch Otorhinolaryngol.* 2000;257(9): 512–516.
12. Eckel HE, Thumfart W, Jungehulsing M, et al. Transoral laser surgery for early glottic carcinoma. *Eur Arch Otorhinolaryngol.* 2000;257(4):221–226.
13. Iro H, Waldfahrer F, Altendorf-Hofmann A, et al. Transoral laser surgery of supraglottic cancer: Followup of 141 patients. *Arch Otolaryngol Head Neck Surg.* 1998;124(11):1245–1250.
14. Motamed M, Laccourreye O, Bradley PJ. Salvage conservation laryngeal surgery after irradiation failure for early laryngeal cancer. *Laryngoscope.* 2006;116:451–455.
15. Laccourreye O, Muscatello L, Laccourreye L, et al. Supracricoid partial laryngectomy with cricohyoidoepiglottopexy for "early" glottic carcinoma classified as T1-T2N0 invading the anterior commissure. *Am J Otolaryngol.* 1997;18(6),385–390.
16. Hanna E, Sherman A, Cash D, et al. Quality of life for patients following total laryngectomy vs chemoradiation for laryngeal preservation. *Arch Otolaryngol Head Neck Surg.* 2004;130:875–879.
17. Dahm JD, Sessions DG, Paniello RC, et al. Primary subglottic cancer. *Laryngoscope.* 1998; 108(5):741–746.
18. Warde P, Harwood A, Keane T. Carcinoma of the subglottis. Results of initial radical radiation. *Arch Otolaryngol Head Neck Surg.* 1987; 113(11):1228–1229.
19. MacKenzie RG, Franssen E, Balogh JM, et al. Comparing treatment outcomes of radiotherapy and surgery in locally advanced carcinoma of the larynx: a comparison limited to patients eligible for surgery. *Int J Radiat Oncol Biol Phys.* 2000;47(1):65–71.
20. Parsons JT, Mendenhall WM, Stringer SP, et al. T4 laryngeal carcinoma: Radiotherapy alone with surgery reserved for salvage. *Int J Radiat Oncol Biol Phys.* 1998;40(3):549–552.
21. Davidson J, Keane T, Brown D, et al. Surgical salvage after radiotherapy for advanced laryngopharyngeal carcinoma. *Arch Otolaryngol Head Neck Surg.* 1997;123(4):420–424.
22. Nakfoor BM, Spiro IJ, Wang CC, et al. Results of accelerated radiotherapy for supraglottic carcinoma:

a Massachusetts General Hospital and Massachusetts Eye and Ear Infirmary experience. *Head Neck.* 1998;20(5):379–384.
23. Warde P, O'Sullivan B, Bristow RG, et al. T1/T2 glottic cancer managed by external beam radiotherapy: the influence of pretreatment hemoglobin on local control. *Int J Radiat Oncol Phys.* 1998;41(2):347–353.
24. Daugaard BJ, Sand HH. Primary radiotherapy of carcinoma of the supraglottic larynx—a multivariate analysis of prognostic factors. *Int J Radiat Oncol Biol Phys.* 1998;41(2):355–360.
25. Mendelhall WM, Parsons JT, Mancuso AA, et al. Definitive radiotherapy for T3 squamous cell carcinoma of the glottic larynx. *J Clin Oncol.* 1997;15(6):2394–2402.
26. Hermans R, Van den Bogaret W, Rijnders A, et al. Value of computed tomography as outcome predictor of supraglottic squamous cell carcinoma treated by definitive radiation therapy. *Int J Radiat Oncol Biol Phys.* 1999;44(4):755–765.
27. Wolf G, Hong K, Fisher S, et al. Induction chemotherapy plus radiation compared with surgery plus radiation in patients with advanced laryngeal cancer: The Department of Veterans affairs Laryngeal Cancer Study Group. *N Engl J Med.* 1991;324:1685–1690.
28. Forastiere AA, Goepfert H, Maor M, et al. Concurrent chemotherapy and radiotherapy for organ preservation in advanced laryngeal cancer. *N Engl J Med.* 2003;349:2091–2098.
29. Weber RS, Berkey BA, Forastiere A, et al. Outcome of salvage total laryngectomy following organ preservation therapy: the Radiation Therapy Oncology Group trial 91-11. *Arch Otolaryngol Head Neck Surg.* 2003;129:44–49.
30. Pignon JP, Bourhis J, Domenge C, et al. Chemotherapy added to locoregional treatment for head and neck squamous cell carcinoma: three meta-analyses of updated individual data. MACH-NC Collaborative Group. Meta-analysis of chemotherapy on head and neck cancer. *Lancet.* 2000;355(9208):949–955.
31. Yuen AP, Wei WI, Ho WK, et al. Risk factors for tracheostomal recurrence after laryngectomy for laryngeal carcinoma. *Am J Surg.* 1996;172(3):263–266.
32. Cooper JS, Pajak TF, Forastiere AA, et al. Postoperative concurrent radiotherapy and chemotherapy for high risk squamous cell carcinoma of the head and neck. *N Engl J Med.* 2004;350:1937–1944.
33. Bernier J, Domenge C, Ozsahin M, et al. Postoperative irradiation with or without concomitant chemotherapy for locally advanced head and neck cancer. *N Engl J Med.* 2004;350:1945–1952.
34. Robbins KT, Wong FSH, Kumar P, et al. Efficacy of targeted chemoradiation and planned selective neck dissection to control bulky nodal disease in advanced head and neck cancer. *Arch Otolaryngol Head Neck Surg.* 1999;125:670–675.
35. Wang SJ, Wang MB, Yip H, et al. Combined radiotherapy with planned neck dissection for small head and neck cancers with advanced cervical metastases. *Laryngoscope.* 2000;110:1794–1797.
36. Peters LJ, Weber RS, Morrison WH, et al. Neck surgery in patients with primary oropharyngeal cancer treated by radiotherapy. *Head Neck.* 1996;18:552–559.
37. Mendenhall WM, Villaret DB, Amdur RJ, et al. Planned neck dissection after definitive radiotherapy for squamous cell carcinoma of the head and neck. *Head Neck.* 2002;24:1012–1018.
38. Chan AW, Ancukiewicz M, Carballo N, et al. The role of postradiotherapy neck dissection in supraglottic carcinoma. *Int J Radiat Oncol Biol Phys.* 2001;50:367–375.
39. Pellitteri PK, Ferlito A, Rinaldo A, et al. Planned neck dissection following chemoradiation for advanced head and neck cancer: Is it necessary for all? *Head Neck.* 2006;28:166–175.
40. Bonner JA, Harari PM, Giralt J, et al. Radiotherapy plus cetuximab for squamous cell carcinoma of the head and neck. *N Engl J Med.* 2006;354(6):567–578.
41. Lefebvre JL. Laryngeal preservation in head and neck cancer: multidisciplinary approach. *Lancet Oncol.* 2006;7:747–755.
42. Gordin A, Daitzchman M, Doweck I, et al. Fluorodeoxyglucose—positron emission tomography/computed tomography imaging in patients with carcinoma of the larynx: diagnostic accuracy and impact on clinical management. *Laryngoscope.* 2006;116:273–278.
43. Costantino PD, Murphy MR, Moche JA. Cancer of the nasal vestibule, nasal cavity, and paranasal sinus. In: Harrison LB, Sessions RB, Hong WK, eds. *Head and Neck Cancer: a Multidisciplinary Approach*, 2nd ed. Philadelphia, PA: Lippincott Williams and Wilkins; 2004.
44. Dulguerov P, Jacobsen MS, Allal AS, et al. Nasal and paranasal sinus carcinoma: are we making progress? A series of 220 patients and a systematic review. *Cancer.* 2001;92:3012–3029.
45. Rousch GC. Epidemiology of cancer of the nose and paranasal sinuses—current concepts. *Head Neck.* 1979;2(1):3–11.

46. Batsakis JG. Pathology of tumors of the nasal cavity and paranasal sinuses. In: Thawley SE, Panje WR, Batsakis JG, et al., eds. *Comprehensive Management of Head and Neck Tumors*, 2nd ed. Philadelphia, PA: W.B. Saunders; 1999.
47. Delank KW, Alberty J, Schroter D, et al. Diagnosis and treatment modalities in sinonasal inverted papillomas. *Laryngo Rhino Otol*. 2000;79:226–232.
48. DeMonte F, Ginsberg LE, Clayman GL. Primary malignant tumors of the sphenoid sinus. *Neurosurgery*. 2000;46(5):1084–1091, discussion 1091–1092.
49. Waldron J, Witterick I. Paranasal sinus cancer: caveats and controversies. *World J Surg*. 2003;27:849–855.
50. Howard DJ, Lund VJ, Wei WI. Craniofacial resection for tumors of the nasal cavity and paranasal sinuses: a 25-year experience. *Head Neck*. 2006;28:867–873.
51. Ganly I, Patel SG, Singh B, et al. Craniofacial resection for malignant paranasal sinus tumors: report of an international collaborative study. *Head Neck*. 2005;27:575–584.
52. Katz TS, Mendenhall WM, Morris CG, et al. Malignant tumors of the nasal cavity and paranasal sinus. *Head Neck*. 2002;24:821–829.
53. Daly ME, Chen AM, Bucci MK, et al. Intensity-modulated radiation therapy for malignancies of the nasal cavity and paranasal sinuses. *Int J Radiat Oncol Biol Phys*. 2007;67(1):151–157.
54. Carrau RL, Segas J, Nuss DW, et al. Squamous cell carcinoma of the sinonasal tract invading the orbit. *Laryngoscope*. 1999;109(2 Pt 1):230–235.
55. Lee MM, Vokes EE, Rosen A, et al. Multimodality therapy in advanced paranasal sinus carcinoma: superior long-term results. *Cancer J Sci Am*. 1999;5(4):219–223.
56. Samant S, Robbins KT, Vang M, et al. Intra-arterial cisplatin and concomitant radiation therapy followed by surgery for advanced paranasal sinus cancer. *Arch Otolaryngol Head Neck Surg*. 2004;130:948–955.
57. Jiang GL, Ang KK, Peters LJ, et al. Maxillary sinus carcinomas: natural history and results of postoperative radiotherapy. *Radiother Oncol*. 1991;21:193–200.
58. Le QT, Fu KK, Kaplan MJ, et al. Lymph node metastases in maxillary sinus carcinoma. *Int J Radiat Oncol Biol Phys*. 2000;46:541–549.
59. Waldron JN, O'Sullivan B, Warde P, et al. Ethmoid sinus cancer: twenty-nine cases managed with primary radiation therapy. *Int J Radiat Oncol Biol Phys*. 1998;41(2):361–369.
60. Jiang GL, Morrison WH, Garden AS, et al. Ethmoid sinus carcinomas: natural history and treatment results. *Radiother Oncol*. 1998;49(1):21–27.
61. Dulguerov P, AS Allal, Calcaterra TC. Esthesioneuroblastoma: a meta-analysis and review. *Lancet Oncol*. 2001;2:683–690.
62. Lund V, Howard DJ, Wei WI. Endoscopic resection of malignant tumors of the nose and sinuses. *Am J Rhinol*. 2007;21(1):89–94.
63. Shipchandler TZ, Batra PS, Citardi MJ, et al. Outcomes for endoscopic resection of sinonasal squamous cell carcinoma. *Laryngoscope*. 2005;115:1983–1987.
64. Lewis JS, Castro EB. Cancer of the nasal cavity and paranasal sinuses. *J Laryngol Otol*. 1972;86(3):255–262.
65. Cheng VS, Wang CC. Carcinomas of the paranasal sinuses: a study of sixty-six cases. *Cancer*. 1977;40(6):3038–3041.
66. Lee F, Ogura JH. Maxillary sinus carcinoma. *Laryngoscope*. 1981;91(1):133–139.
67. Tiwari R, Hardillo JA, Mehta D, et al. Squamous cell carcinoma of the maxillary sinus. *Head Neck*. 2000;22(2):164–169.
68. Waldron JN, O'Sullivan B, Gullane P, et al. Carcinoma of the maxillary antrum: a retrospective analysis of 110 cases. *Radiother Oncol*. 2000;57(2):167–173.
69. Kinney SE. Clinical evaluation and treatment of ear tumors. In: Thawley SE, Panje WR, Batsakis JG, et al., eds. *Comprehensive Management of Head and Neck Tumors*, 2nd ed. Philadelphia, PA: W.B. Saunders; 1999.
70. Hyams VJ, Batsakis JG. Pathology of the ear. In: Thawley SE, Panje WR, Batsakis JG, et al., eds. *Comprehensive Management of Head and Neck Tumors*, 2nd ed. Philadelphia, PA: W.B. Saunders; 1999.
71. Moffat DA, Wagstaff SA, Hardy DG. The outcome of radical surgery and postoperative radiotherapy for squamous carcinoma of the temporal bone. *Laryngoscope*. 2005;115:341–347.
72. Moody SA, Hirsch BE, Myers EN. Squamous cell carcinoma of the external auditory canal: an evaluation of a staging system. *Am J Otolaryngol*. 2000;21:582–588.
73. Arriaga M, Curtin H, Takahashi H, et al. Staging proposal for external auditory meatus carcinoma based on preoperative clinical examination and computed tomography findings. *Ann Otol Rhinol Laryngol*. 1990;99(9 Pt 1):714–721.
74. Toh EH, Hirsch BE. Temporal bone resection. In: Lee, KJ, Toh EH, eds. *Otolaryngology. A Surgical Notebook*. New York, NY: Thieme; 2007.

75. Medina JE, Park AO, Neely JG, *et al.* Lateral temporal bone resections. *Am J Surg.* 1990; 160:427–433.
76. Zhang B, Tu G, Xu G, *et al.* Squamous cell carcinoma of temporal bone: reported on 33 patients. *Head Neck.* 1999;21:461–466.
77. Yeung P, Bridger A, Smee R, *et al.* Malignancies of the external auditory canal and temporal bone: a review. *ANZ J Surg.* 2002;72:114–120.
78. Pfreunder L, Schwager K, Willner J, *et al.* Carcinoma of the external auditory canal and middle ear. *Int J Radiat Oncol Biol Phys.* 1999;44(4):777–788.
79. Hashi N, Shirato H, Omatsu T, *et al.* The role of radiotherapy in treating squamous cell carcinoma of the external auditory canal, especially in early stages of disease. *Radiother Oncol.* 2000;56(2):221–225.

Carcinoma de cavidade oral, faringe e esôfago 28

Os cânceres de cavidade oral e faringe são responsáveis por 363.000 novos casos anuais em todo o mundo e quase 200.000 mortes. Para 2007, estimou-se que estas malignidades seriam responsáveis por aproximadamente 34.360 novos casos de câncer ou 3% de todos os cânceres nos EUA.[1] São pelo menos 2,5 vezes mais comuns em homens que em mulheres.

Mais de 90% das neoplasias malignas que surgem dentro da cavidade oral e faringe são carcinomas escamosos (CE). Os tumores de uma variedade de tipos histológicos que se manifestam nas glândulas salivares menores, distribuídos por toda a cavidade oral, são os segundos mais comuns. A etiologia dos CE de cavidade oral e faringe abrange fatores tanto ambientais quanto genéticos. Os fatores de risco comuns consistem em idade avançada, sexo masculino bem como o uso de tabaco e bebidas alcoólicas. O consumo combinado de tabaco e bebida alcoólica tem um efeito multiplicador em vez de aditivo, resultando em aumento de 15 vezes do risco de desenvolver esses cânceres. Vírus também foram implicados no desenvolvimento dos carcinomas orais e faríngeos. Vários estudos demonstraram o papel etiológico do papilomavírus humano (HPV) no CE de cavidade oral e orofaringe, bem como do vírus Epstein-Barr (EBV) no desenvolvimento do carcinoma nasofaríngeo.[2] A doença do refluxo gastresofágico tem sido implicada no desenvolvimento dos carcinomas hipofaríngeos e de esôfago.

ANATOMIA

Tradicionalmente, a cavidade oral e a faringe foram agrupadas para o estudo epidemiológico e visando facilitar a categorização. No entanto, os carcinomas de cavidade oral e faringe diferem muito em termos anatômicos, biológicos e histopatológicos. Além disso, a faringe é subdividida em três regiões distintas: orofaringe, hipofaringe e nasofaringe (ver a Fig. 28.1).

Cavidade oral

A cavidade oral estende-se da junção do vermelhão labial com a pele até os pilares amigdalianos anteriores. A borda posterior da cavidade oral também inclui as papilas circunvaladas inferiormente e a junção dos palatos duro e mole superiormente. Os outros locais dentro da cavidade oral são:

- Os lábios
- A língua oral (dois terços anteriores)
- O assoalho da boca
- A mucosa bucal
- A gengiva (crista alveolar) superior e a inferior
- O trígono retromolar (TRM)
- O palato duro

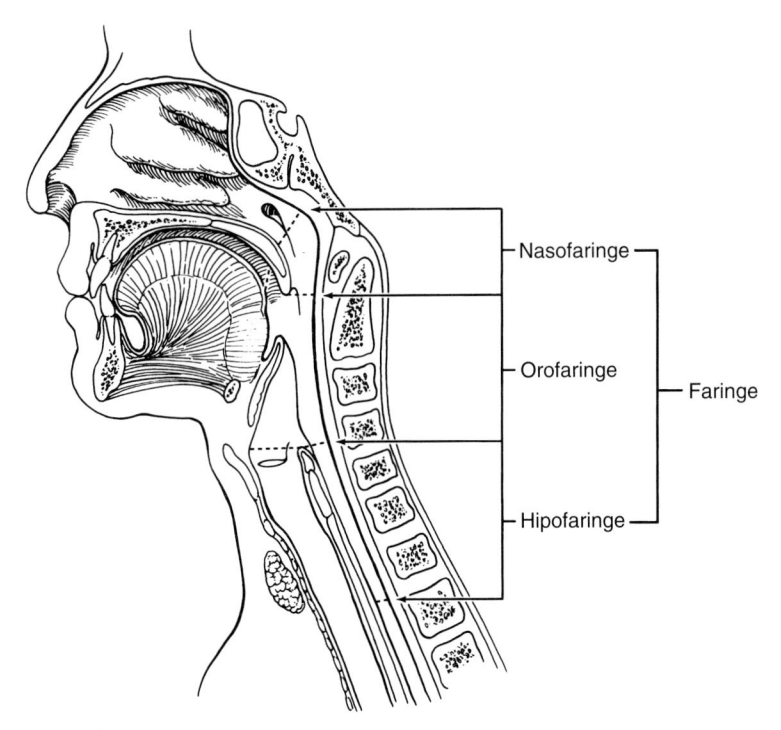

Fig. 28.1 A faringe é dividida em três sublocais anatômicos distintos. O palato mole, o osso hioide e a cartilagem cricoide servem para demarcar cada região.

Orofaringe

A orofaringe começa nos pilares amigdalianos anteriores e estende-se posteriormente até incluir o palato mole, as fossas amigdalianas, a parede faríngea posterior e a base da língua; estende-se verticalmente desde a superfície inferior do palato mole, na junção com o palato duro superiormente, até o plano da superfície superior do osso hioide; divide-se em quatro localizações anatômicas:

- Base da língua
- Palato mole e úvula
- Amígdala/fossas amigdalianas
- Parede faríngea (lateral e posterior)

Hipofaringe

A hipofaringe começa superiormente na borda superior do osso hioide e estende-se inferiormente até a borda inferior da cartilagem cricoide. Abrange três localizações:

- Seios piriformes (ou fossas) esquerdo e direito
- Parede hipofaríngea posterior
- Região pós-cricóidea

A área pós-cricóidea estende-se das cartilagens aritenoides até o aspecto inferior da cricoide e conecta os dois seios piriformes, formando, assim, a parede anterior desde a hipofaringe. Cada seio piriforme estende-se das pregas faringoepiglóticas até a extremidade superior do esôfago cervical e está limitado lateralmente pela cartilagem tireóidea e medialmente pela superfície da prega ariepiglótica bem como pelas cartilagens aritenoide e cricoide.

Nasofaringe

A nasofaringe é a parte superior da faringe, entre as coanas da cavidade nasal e a borda livre do palato mole inferiormente; está dividida em três partes:

- Paredes laterais (incluindo a fossa de Rosenmüller e o orifício da tuba de Eustáquio)
- Abóbada ou teto
- Parede posterior

ESTADIAMENTO TNM

O sistema baseado em *tumor* (T), linfo*nodo* (N) e *metástase* (M) ou TNM é um esquema de estadiamento clínico de acordo com a extensão da doença, conforme determinado pelo exame físico e por exames de imagem antes de se instituir o tratamento. Fornece uma estimativa útil do prognóstico, ajuda a escolher o tratamento e permite a avaliação dos seus resultados. O American Joint Committee for Cancer (AJCC) coordena e periodicamente atualiza os critérios para a avaliação e o estadiamento. A alteração mais recente no sistema de estadiamento para a cabeça e o pescoço subdividiu os tumores primários T4 nas categorias de ressecáveis (T4a) e irressecáveis (T4b).[3]

Embora esses esquemas sejam úteis para os clínicos e seus pacientes, mostram-se imperfeitos para a avaliação precisa do potencial biológico de um tumor e de sua resposta ao tratamento. Outros fatores preditivos consistem em aspectos do tumor primário, como a profundidade da invasão, o padrão de crescimento (exofítico *versus* infiltrativo) e o grau de disseminação no tecido mole adjacente e/ou ósseo. A presença e as características das metástases nos linfonodos, como a imobilidade ou ulceração através da pele, também são importantes. Por fim, critérios patológicos adversos importantes do tumor primário – como invasão perineural, espessura, profundidade da invasão e grau de diferenciação – ainda não estão incluídos em nenhum sistema de estadiamento, mas se correlacionam com resultados precários do tratamento. A disseminação extracapsular (DEC) de tumor metastático de um linfonodo é o preditor mais confiável do resultado insatisfatório do tratamento.

Estadiamento TNM para a cavidade oral, a orofaringe e a hipofaringe[3]

Estágio T, tumor primário
- Tx: o tumor primário não pode ser avaliado
- T0: sem evidência de tumor primário
- Tis: carcinoma *in situ*

LÁBIO E CAVIDADE ORAL
- T1: tumor ≤ 2 cm na dimensão maior
- T2: tumor > 2 cm, mas não > 4 cm na dimensão maior
- T3: tumor > 4 cm na dimensão maior

- T4 (lábio): o tumor invade as estruturas adjacentes (p. ex., através do osso cortical, nervo alveolar inferior, assoalho da boca, pele da face)
- T4a (cavidade oral): o tumor invade as estruturas adjacentes, como, por exemplo, através do osso cortical, os músculos extrínsecos da língua (hioglosso, palatoglosso, estiloglosso, genioglosso), o seio maxilar, a pele facial. (A erosão superficial apenas de osso/alvéolo dentário por tumor gengival primário não é suficiente para classificá-lo como T4.)
- T4b: o tumor invade o espaço mastigador, as placas pterigóideas ou a base do crânio e/ou encaixa-se na artéria carótida interna

OROFARINGE
- T1: tumor ≤ 2 cm na dimensão maior
- T2: tumor > 2 cm, mas não > 4 cm na dimensão maior
- T3: tumor > 4 cm na dimensão maior
- T4a: o tumor invade o músculo pterigoide medial, a mandíbula, o palato mole, os músculos extrínsecos da língua, a laringe
- T4b: o tumor invade o músculo pterigoide medial, as placas pterigóideas, a base do crânio, a nasofaringe lateral e encaixa-se na carótida

HIPOFARINGE
- T1: tumor limitado a um local ou dimensão maior ≤ 2 cm
- T2: o tumor acomete mais de um local da hipofaringe ou um adjacente, ou mede mais de 2 cm, porém não mais de 4 cm na dimensão maior sem fixação da hemilaringe
- T3: tumor > 4 cm na dimensão maior ou com fixação da hemilaringe
- T4a: o tumor invade a cartilagem tireóidea/cricoide, o osso hioide, a glândula tireoide, os músculos de fixação ou o esôfago
- T4b: o tumor invade a fáscia pré-vertebral, encaixa-se na carótida ou envolve as estruturas mediastínicas

Linfonodos regionais (N) da cavidade oral, da orofaringe e da hipofaringe
- Nx: os linfonodos regionais não podem ser avaliados
- N0: não há metástases para os linfonodos regionais
- N1: metástase em um único linfonodo ipsilateral ≤ 3 cm na dimensão maior
- N2a: metástase em um único linfonodo ipsilateral > 3 cm, mas não > 6 cm na dimensão maior
- N2b: metástase em múltiplos linfonodos ipsilaterais não > 6 cm na dimensão maior
- N2c: metástase em linfonodos bilaterais ou contralaterais não > 6 cm na dimensão maior
- N3: metástase em um linfonodo > 6 cm na dimensão maior

Metástases a distância (M) na cavidade oral, na hipofaringe e na nasofaringe
- Mx: as metástases a distância não podem ser avaliadas
- M0: não há metástases a distância
- M1: metástase a distância

```
              N₀            N₁         N₂ e 3  ou  N₁ e 3

      T₁      I

      T₂      II

                            III
      T₃
                                                IV
      T₄
```

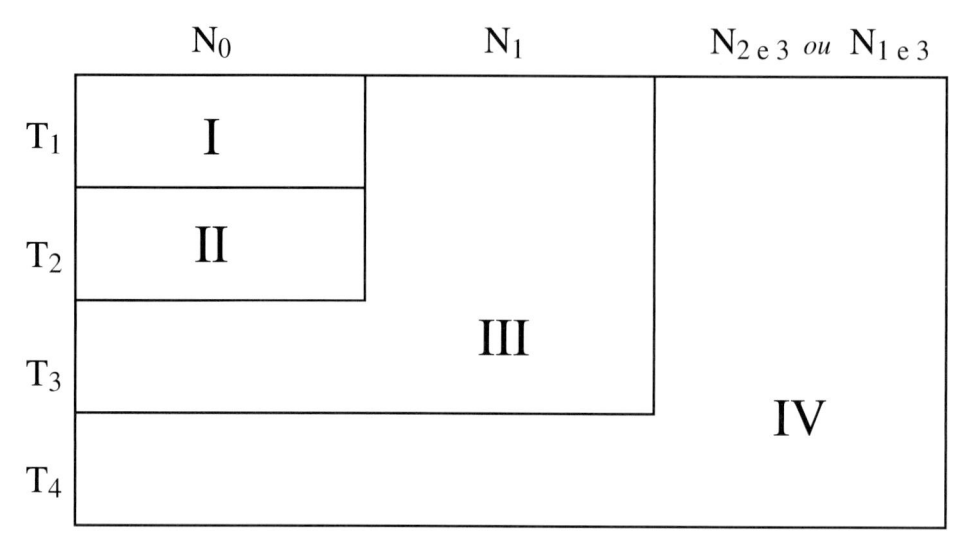

Fig. 28.2 Estadiamento TNM para a cavidade oral, orofaringe e nasofaringe. Os números romanos indicam o estágio.

Estadiamento por grupo na cavidade oral, na orofaringe e na hipofaringe
Ver detalhes na Fig. 28.2.

- Estágio 0:   Tis   N0   M0
- Estágio I: T1   N0   M0
- Estágio II: T2   N0   M0
- Estágio III: T3   N0   M   **ou**
                 T1 a 3   N1   M0
- Estágio IVA: T4a   N0 a 2   M0   **ou**
                 T1 a 4a   N2   M0
- Estágio IVB: Qualquer T   N3   M0   **ou**
                 T4b   Qualquer N   M0
- Estágio IVC: Qualquer T   Qualquer N   M1

Estadiamento TNM para a nasofaringe

O sistema de estadiamento do AJCC para o câncer nasofaríngeo é distintamente diferente daquele para os outros locais da cabeça e do pescoço. A classificação TNM foi designada para incorporar vários fatores prognósticos tanto do tumor primário quanto do nível e tamanho dos linfonodos cervicais. O estágio T é definido pela extensão do tumor primário, envolvendo os tecidos moles circundantes, o osso dos seios paranasais e a base do crânio, os nervos cranianos e o conteúdo intracraniano. Além do critério de tamanho, o estágio N é determinado pela localização anatômica dos linfonodos com relação à fossa supraclavicular, definida por três pontos: (1) a margem superior da extremidade esternal da clavícula, (2) a margem superior da extremidade lateral da clavícula e (3) o ponto onde o pescoço encontra o ombro, o que inclui a parte caudal dos níveis IV e V. Todos os casos com metástase em linfonodo nesta fossa são considerados N3b.

Tumor primário (T)
- Tx: o tumor primário não pode ser avaliado
- T0: sem evidência de tumor primário
- Tis: carcinoma *in situ*
- T1: tumor confinado à nasofaringe
- T2: o tumor se estende para os tecidos moles da orofaringe e/ou a fossa nasal
- T2a: sem extensão parafaríngea
- T2b: com extensão parafaríngea (*i. e.*, infiltração de tumor além da fáscia faringobasilar)
- T3: o tumor invade as estruturas ósseas e/ou os seios paranasais
- T4: tumor com extensão intracraniana e/ou acometimento de nervos cranianos, da fossa infratemporal, da hipofaringe ou da órbita

Linfonodos regionais (N)
- NX: os linfonodos regionais não podem ser avaliados
- N0: sem metástase em linfonodos regionais
- N1: metástase unilateral em linfonodo(s) ≤ 6 cm na dimensão maior, acima da fossa supraclavicular
- N2: metástase bilateral em linfonodo(s) ≤ 6 cm na dimensão maior, acima da fossa supraclavicular
- N3: metástase em linfonodo(s) > 6 cm e/ou para a fossa supraclavicular
- N3a: > 6 cm na dimensão maior
- N3b: extensão para a fossa supraclavicular

Metástase a distância (M) para a nasofaringe
- MX: a metástase a distância não pode ser avaliada
- M0: sem metástase a distância
- M1: metástase a distância

Estadiamento por grupo para a nasofaringe

Estágio 0:	Tis	N0	M0
Estágio I	T1	N0	M0
Estágio IIA	T2a	N0	M0
Estágio IIB	T1	N1	M0
	T2a	N1	M0
	T2b	N0 a 1	M0
Estágio III	T1 a 2	N2	M0
	T3	N0 a 2	M0
Estágio IVA	T4	N0 a 2	M0
Estágio IVB	Qualquer T	N3	M0
Estágio IVC	Qualquer T	Qualquer N	M1

CONSIDERAÇÕES GERAIS PARA AVALIAÇÃO E TRATAMENTO DE CARCINOMA DE CAVIDADE ORAL E FARÍNGEO

Sinais e sintomas

Embora difícil, o diagnóstico precoce do carcinoma de cavidade oral e faríngeo resulta em menores morbidade e mortalidade. Os primeiros sinais e sintomas podem consistir em lesão com alteração da cor ou que não cicatriza no lábio ou na mucosa, odinofagia, disfagia, otalgia, disfunção da tuba de Eustáquio ou rouquidão com mais de 2 semanas de duração. Linfadenopatia, disfunção de nervo craniano, obstrução nasal, disfagia grave, perda de peso não-intencional, hemoptise e dificuldade respiratória são observadas na doença avançada. A presença de qualquer desses sinais ou sintomas, particularmente em um paciente com fatores de risco para o carcinoma de cavidade oral ou faríngeo, deve resultar em avaliação completa para malignidade de cabeça e pescoço.

Avaliação

Nos pacientes em que se suspeita de malignidade, uma anamnese abrangente e o exame físico completo são essenciais para o diagnóstico e planejamento do tratamento. Todas as superfícies mucosas do trato aerodigestivo superior precisam ser examinadas para avaliar a localização e extensão da lesão primária, a presença de metástase regional e a possibilidade de malignidades primárias sincrônicas. Em geral, costuma ser necessária anestesia para avaliar o trato aerodigestivo superior. O diagnóstico é confirmado pelo exame histológico de biopsia tecidual do local primário e/ou citologia de aspirado com agulha fina (AAF) de linfonodo aumentado. Uma tomografia computadorizada (TC) ou ressonância magnética (RM) com contraste de tecido mole do pescoço dão informação clínica importante sobre o estadiamento, mostrando o tamanho e a localização do tumor primário bem como o acometimento das estruturas circundantes, além de linfonodos. Radiografias ou TC de tórax são exames de triagem importantes para detectar a existência de metástases a distância ou um câncer pulmonar primário. Panorâmicas ou radiografias dentárias deverão ser consideradas se o paciente precisar de radioterapia. O uso da tomografia por emissão de pósitrons com 18-fluorodesoxiglicose (FDG-PET) constitui uma pesquisa sensível de todo o corpo por locais de tecido metabolicamente ativo, como tumores, e o distingue dos tecidos normais. Embora a PET seja um recurso importante na detecção de doença residual ou recorrente, seu uso no estadiamento inicial do carcinoma de cavidade oral e faríngeo continua controverso. Vários estudos demonstraram a utilidade da PET ou PET/TC na detecção do acometimento de linfonodos cervicais, metástases a distância, outros tumores primários e tumores primários desconhecidos.[4]

Comorbidades, como doença pulmonar obstrutiva crônica, doença cardiovascular ou diabetes, estão associadas a maior mortalidade em pacientes com carcinomas escamosos de cabeça e pescoço (CECP). Piccirillo é a favor de que a comorbidade seja incluída no estadiamento TNM dos CECP.[5] Além dela e da história clínica pregressa, deve-se dar atenção ao estado nutricional de cada paciente. Os com perda de peso superior a 10% nos 6 meses da cirurgia correm maior risco de complicações pós-operatórias importantes.

Planejamento do tratamento multidisciplinar

A assistência ideal aos pacientes com cânceres oral e faríngeo deve ser feita em um contexto multidisciplinar e de colaboração entre especialistas nos campos das cirurgias de cabeça e pescoço, radioterapia e oncologia clínica, radiologia e patologia. Bons resultados estéticos e funcionais dependem da coordenação entre cirurgiões reconstrutores, fonoterapeutas, dentistas, cirurgiões de boca, fisioterapeutas e ortodontistas maxilofaciais.

Escolha do tratamento

Os carcinomas de cavidade oral e faríngeo (exclusive o nasofaríngeo) em estágio inicial (I a II) podem ser tratados com radioterapia ou cirurgia. No caso dos tumores avançados (estágios III e IV), o tratamento combinado com quimioterapia e radiação ou cirurgia e radiação pós-operatória resulta em taxas melhores de controle locorregional e sobrevida global em comparação com uma única modalidade terapêutica. A radioterapia com ou sem quimioterapia constitui o tratamento-padrão para o carcinoma nasofaríngeo.

Tradicionalmente, a cirurgia com radioterapia pós-operatória tem sido a pedra fundamental do tratamento dos CE de cabeça e pescoço em estágio avançado. No entanto, nas duas últimas décadas, o papel da quimio e da radioterapia como tratamento definitivo e para a preservação de órgãos ganhou popularidade, o que é particularmente válido no caso dos carcinomas em estágio avançado da orofaringe e hipofaringe, em que a preservação da função dos órgãos é fundamental para a fala e a deglutição. Vários ensaios clínicos demonstraram a eficácia dos esquemas combinados de quimio e radioterapia para o excelente controle locorregional, sobrevida sem doença e maior sobrevida global em pacientes com margens de ressecção positivas do tumor primário, extensão extracapsular do tumor dentro de um ou mais linfonodos ou múltiplos linfonodos.[6] O acréscimo da quimioterapia à radioterapia resulta em toxicidade significativa relacionada com o tratamento, a qual pode não ser bem-tolerada por pacientes debilitados ou com múltiplas comorbidades clínicas. O último avanço no tratamento dos CE de cabeça e pescoço envolve o uso de agentes biológicos para bloquear o receptor do fator de crescimento epidérmico (EGFR, na sigla em inglês) presente na superfície das células epidérmicas cancerosas. Mostrou-se que o cetuximabe, um anticorpo monoclonal contra o local de ligação do ligante do EGFR, melhora de forma significativa o controle locorregional e a sobrevida em pacientes com doença em estágio avançado, quando combinado com a radioterapia.[7] Ao decidir por um esquema de tratamento apropriado, é preciso considerar a extensão e a localização do tumor, seu estágio clínico no momento do diagnóstico e a condição clínica geral do paciente.

Tratamento do pescoço N0

A incidência da metástase cervical oculta é significativa em pacientes com carcinoma escamocelular oral e faríngeo. Embora a taxa dependa do local primário e do tamanho do tumor, há pouca controvérsia quanto ao alto risco de falha regional na maioria dos pacientes. Várias opções de tratamento foram defendidas para a doença N0 do pescoço: (1) conduta expectante, (2) linfadenectomia cervical eletiva ou (3) radioterapia eletiva do pescoço. No primeiro caso, "aguardar e observar" pode resultar em menos controle regional e menor sobrevida global. Os índices de resgate com relação a metástase regional tardia podem ser mais baixos.

Muitos defendem a dissecção eletiva do pescoço em vez da radioterapia se a incidência de metástase oculta for superior a 20 a 30%. Embora a metástase oculta possa ser tratada com resultados semelhantes, o exame histopatológico da amostra da dissecção do pescoço fornece dados prognósticos importantes, como o número de linfonodos envolvidos e a presença de disseminação extracapsular (DEC). Em seguida, o tratamento adjuvante pode ser instituído nestes pacientes de alto risco. Se não houver metástase ou existir apenas um único linfonodo sem DEC, o paciente poderá ser poupado da radioterapia.

A segunda malignidade primária nos carcinomas escamosos de cabeça e pescoço

A incidência aproximada dos segundos tumores primários é de 5 a 10%. Um segundo tumor primário sincrônico é encontrado simultaneamente com o câncer inicial de cabeça e o de pescoço, enquanto um tumor metacrônico se desenvolve após o tratamento. Aproximadamente 50% dos segundos tumores primários surgem na cabeça e no pescoço, sendo o pulmão o próximo local mais comum (20%). Compostos do ácido retinoico podem diminuir a taxa dos segundos tumores primários metacrônicos da cabeça e do pescoço, além de prevenir o desenvolvimento de câncer a partir de lesões pré-malignas da cavidade oral. Infelizmente, a toxicidade relacionada com o tratamento e a curta duração da resposta limitam o uso rotineiro desses compostos.

Biologia molecular dos carcinomas escamosos de cabeça e pescoço

Slaughter foi o primeiro a aventar a hipótese de "cancerização do campo" em 1953, especulando que a exposição a carcinógeno não se limitava ao tumor primário. Em vez disso, a exposição crônica a tabaco, álcool ou outros carcinógenos, ou infecção pelo HPV acarretam alterações da mucosa descamativa normal de todo o trato aerodigestivo, resultando em alterações epiteliais displásicas das quais podem surgir os cânceres. A frequência e distribuição dos segundos cânceres primários nos CECP constituem forte evidência da teoria de cancerização do campo mucoso.

Alterações fenotípicas, como displasia ou câncer, foram relacionadas com aquelas em nível molecular. Brennam e colegas demonstraram que anormalidades genéticas pré-malignas já estão presentes na mucosa adjacente ao tumor primário. Essas alterações genéticas resultam da inativação de genes supressores tumorais (p. ex., p53, retinoblastoma, p16) ou da ativação de proto-oncogenes em oncogenes (p. ex., RET, EGFR, RAS). É um acúmulo de várias mutações que por fim resulta na progressão da mucosa normal para displasia e carcinoma.

Metástase a distância

Desenvolve-se metástase a distância (MD) em 15% dos pacientes com cânceres de cabeça e pescoço. Embora poucos estudos tenham examinado a incidência da MD à apresentação, estima-se que seja de 5 a 7%. Não há uma nítida correlação entre a MD e os seguintes fatores clínicos antes do tratamento: estágio linfonodal mais alto, número de metástases linfáticas, estágio T avançado e hipofaringe como o local primário do tumor. Os pacientes com DEC, múltiplos linfonodos positivos e recorrência locorregional correm um risco significativamente maior de desenvolver MD. A triagem para a presença de MD pode incluir radiografias simples de tórax, TC de tórax ou PET/TC, dependendo do risco presumido, como já dito. No caso de metástase pulmonar isolada, a ressecção pode ser indicada.

Acompanhamento

A maioria dos pacientes com cânceres de cabeça e pescoço morre em decorrência de falha local ou regional — por isso, após o tratamento definitivo, exames de acompanhamento regulares são importantes. Quando a recorrência é identificada cedo, a terapia de resgate pode ser efetiva.

As recorrências em geral surgem nos dois primeiros anos de tratamento, de modo que um exame de cabeça e pescoço deve ser feito a cada 4 a 6 semanas durante o primeiro ano e a cada 3 meses durante o segundo ano. Como a incidência de um segundo câncer primário permanece constante em cerca de 4 a 5% por ano, consultas rotineiras para o controle do tumor devem ser feitas a cada 6 a 12 meses pelo resto da vida. Se o paciente ficar sintomático entre as consultas, o cirurgião deverá fazer um exame completo bem como solicitar exames e procedimentos auxiliares que possam ser necessários. A dor é um indicador sensível de recorrência do tumor, devendo servir como "sinal de alarme" para o oncologista de cabeça e pescoço.

CARCINOMA DE CAVIDADE ORAL

O tratamento mais comum do câncer de cavidade oral em estágio inicial é a cirurgia, embora a doença em estágio avançado seja tratada por modalidade terapêutica combinada. Como o tratamento bem-sucedido do câncer de cavidade oral se baseia no controle efetivo dos linfáticos regionais e do tumor primário, a dissecção eletiva do pescoço é recomendada para a maioria dos pacientes com características clínicas adversas, como estágio T avançado e profundidade de invasão > 4 mm. Dissecções terapêuticas do pescoço são feitas em pacientes com doença linfonodal clinicamente aparente. A radio ou a quimioterapia pós-operatórias são administradas aos pacientes com achados patológicos adversos, como margens positivas, invasão perineural, doença nodal extensa ou DEC.

Carcinoma de lábio
1. Informação geral:
   a. O local mais comum de câncer de cavidade oral
   b. Incidência: 1,8 por 100.000
   c. Histologia:
      (1) Mais de 95% são CE
      (2) O restante consiste em carcinomas de glândulas salivares menores ou carcinoma basocelular (CBC)
   d. Localização: 95% no lábio inferior e 5% no lábio superior
   e. O CBC é mais comum no lábio superior que no inferior, mas o CE ainda é o câncer mais comum do lábio superior
   f. Idade na época do diagnóstico: 50% dos pacientes entre 50 e 69 anos
   g. Predileção pelo sexo masculino: 20:1 a 35:1 no lábio inferior, mas 5:1 no lábio inferior
   h. Fatores de risco: exposição ao sol, ausência da camada pigmentada, tabagismo
2. Avaliação:
   a. Diagnosticado cedo por causa da localização proeminente
   b. Sintomas:
      (1) Iniciais: bolhas, crostas, ulceração ou leucoplasia
      (2) Tardios: invasão mandibular, acometimento do nervo mentoniano
   c. Metástase regional:
      (1) Ocorre em aproximadamente 10% dos pacientes
      (2) Verifica-se no final da evolução da doença em comparação com os outros locais da cavidade oral
      (3) A drenagem linfática é primariamente para os linfonodos submentonianos, submandibulares
      (4) A metástase bilateral é uma preocupação no caso das lesões perto da linha média
3. Tratamento
   a. Objetivos do tratamento em ordem de importância:
      (1) Completa erradicação do tumor
      (2) Manter ou restabelecer a competência oral
      (3) Conseguir um resultado estético aceitável
   b. As lesões pequenas (T1 e T2) são tratadas apenas com radiação ou cirurgia
   c. As lesões grandes (T3 e T4) em geral requerem modalidades terapêuticas combinadas
   d. A dissecção do pescoço é feita para linfadenopatia evidente ao exame clínico
   e. Ressecção e reconstrução:
      (1) A extensão da ressecção determina a reconstrução
      (2) O alinhamento apropriado da borda do vermelhão é imprescindível
      (3) O fechamento é feito em quatro camadas
      (4) A reconstrução (do lábio inferior) baseia-se no tamanho do defeito:[8]
         (a) Menos de um quarto a um terço: fechamento primário, facilitado por excisão em forma de V
         (b) Um quarto a metade: retalhos de avanço bilaterais ou para a "torção do lábio": Abbe, quando fecha a comissura oral; Estlander, quando envolve a comissura oral

(c) Metade a dois terços: retalho de Karapandzic
(d) Dois terços a total: reconstrução local com retalho (de Bernard-Burow ou Gillies) ou transferência de tecido livre
    f. Terapia adjuvante:
        (1) A radioterapia pós-operatória é indicada em pacientes de alto risco:
            (a) Doença localmente avançada (T3 a T4)
            (b) Invasão perineural no local primário
            (c) Margens positivas
            (d) Múltiplas metástases linfáticas ou DEC
        (2) Radiação primária para os pacientes inadequados à ressecção ou que não a querem
4. Resultados do tratamento:
    a. Controle local e regional em mais de 90% dos pacientes sem acometimento de linfonodo cervical
    b. Os carcinomas de lábio superior ou de comissura oral têm sobrevida 10 a 20% menor
    c. Taxas de sobrevida por 5 anos:
        (1) Global: 91%
        (2) Estágios I e II: > 90% com cirurgia ou radiação
        (3) Estágios III e IV: 30 a 70%
    d. Doença recorrente, invasão mandibular e acometimento de linfonodo têm prognóstico desfavorável

Carcinoma de língua oral

1. Informação geral:
    a. Ocorre na parte móvel da língua anterior às papilas circunvaladas
    b. É o segundo tumor mais comum da cavidade oral (30%)
    c. Surge com mais frequência ao longo das bordas laterais da língua
    d. Fatores de risco: tabaco, álcool, imunossupressão e possivelmente má higiene oral
    e. Histopatologia:
        (1) Profundidade da invasão > 2 a 4 mm, correlacionada com maiores índices de metástase regional, recorrência e mortalidade
        (2) A invasão perineural no local primário é outro indicador de recorrência e alta mortalidade
    f. A incidência do CE da língua em pacientes jovens aumentou nos EUA, de 4% em 1971 para 18% em 1993:
        (1) Nenhum aspecto clínico ou fator de risco (idade, abuso de substância) foi identificado com clareza
        (2) Postulou-se maior suscetibilidade genética para carcinogênese, hipótese confirmada por estudos preliminares baseados em técnicas epidemiológicas moleculares
2. Avaliação:
    a. O exame de toda a cavidade oral por dentistas, cirurgiões orais, otorrinolaringologistas e clínicos gerais, especialmente em pacientes com fatores de risco, é indispensável para a detecção precoce
    b. A eritroplasia (lesão inflamatória vermelha) é a forma de CE inicial mais comum
    c. Os sintomas tardios consistem em fixação da língua, sensação diminuída na língua, alteração na fala e na deglutição e linfadenopatia cervical

d. Os métodos de triagem consistem em coloração vital, análise espectral, ViziLite (quimioluminiscência) e biopsias por raspado (*swab*)
e. A maioria das lesões é passível de biopsia no consultório para o diagnóstico tecidual
f. Metástases regionais:
    (1) Drenagem linfonodal primária para os níveis I a III (ver a Fig. 28.3)
    (2) A incidência depende do tamanho do tumor primário e da profundidade da invasão
        (a) Detectáveis clinicamente: 25 a 33%
        (b) Ocultas: 20 a 25%
    (3) Risco de metástases para os linfonodos cervicais bilaterais com dorso da linha média ou superfície ventral da língua
3. Tratamento:
    a. Tratamento do tumor primário:
        (1) A glossectomia parcial é indicada para as lesões iniciais T1 a T2, com reconstrução por fechamento primário, segunda intenção ou enxerto cutâneo
        (2) Pode-se usar radiação por feixe externo, com ou sem braquiterapia, em pacientes com lesões T1 a T2 que não sejam candidatos à cirurgia ou não queiram realizá-la
        (3) Pode ser necessária a glossectomia quase total ou total para doença local extensa:
            (a) Mesmo com a reconstrução com retalho, há morbidade significativa associada à deglutição e manutenção de via respiratória adequada
            (b) A aspiração pode constituir um problema crônico, daí a laringectomia poder ser necessária
            (c) Em certos pacientes, a glossectomia total pode ser viável sem a laringectomia total

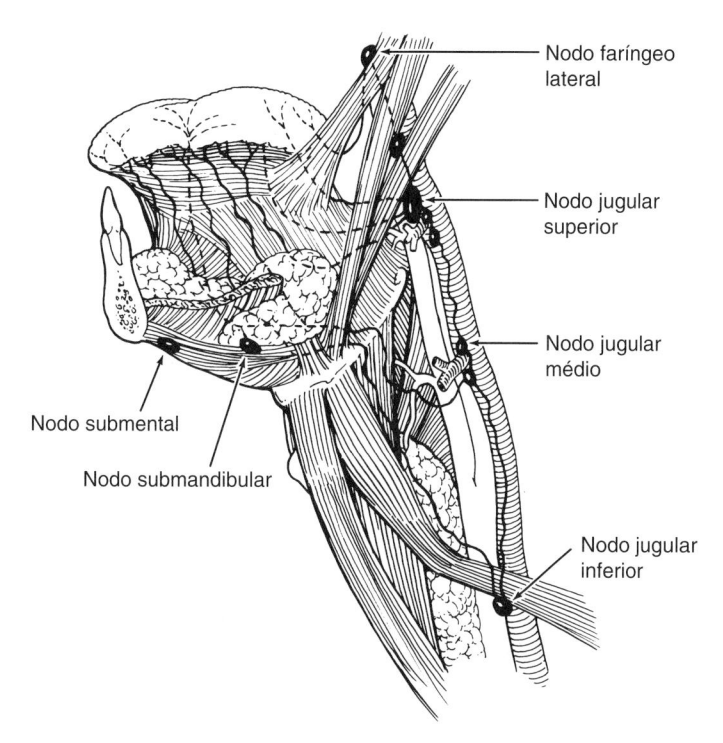

Fig. 28.3 Drenagem linfática da língua oral e da orofaringe.

(4) A quimiorradiação pode ser considerada para os cânceres T4 da língua. Entretanto, o acometimento ósseo em geral requer ressecção cirúrgica
  b. Tratamento da mandíbula:
    (1) Os tumores que se estendem superficialmente para a gengiva devem ser ressecados com periósteo como a margem profunda
    (2) Os tumores que envolvem o periósteo requerem pelo menos mandibulectomia marginal, que pode incluir um coxim horizontal de crista alveolar ou ressecção sagital do córtex interno ou do externo. Os pacientes com a mandíbula edêntula são mais propensos a precisar de mandibulectomia segmentar por causa da menor quantidade de osso e do maior risco de fratura.
    (3) A mandibulectomia segmentar é indicada para invasão óssea direta
  c. Tratamento do pescoço:
    (1) Os linfonodos jugulares superiores (73%), submandibulares (18%), os jugulares médios (18%) e os submentonianos (9%) são os locais mais frequentes de metástase do CE da língua oral
    (2) O tratamento eletivo do pescoço com cirurgia ou radiação é recomendado para os tumores primários com invasão por mais de 2 a 4 mm de profundidade:
      (a) A dissecção seletiva do pescoço deve incluir pelo menos os níveis I a III (dissecção supraomoióidea do pescoço)
      (b) As dissecções bilaterais do pescoço devem ser feitas para os cânceres de linha média do dorso da língua ou ventrais
      (c) Pode-se considerar a observação no caso de pacientes com invasão a < 2 mm de profundidade ou carcinoma *in situ*
    (3) A dissecção eletiva do pescoço proporciona resultado melhor do que a mera observação. A sobrevida após o tratamento de resgate por causa de metástase regional é de apenas 35 a 40%
    (4) Embora não seja o padrão de cuidados, mostrou-se que a biopsia do linfonodo-sentinela é viável e acurada para o estadiamento dos linfáticos regionais em pacientes com cânceres de cavidade oral T1 e T2, bem como N0[9]
4. Resultados do tratamento:
  a. Taxas de 91% de controle locorregional por 5 anos
  b. Taxas de sobrevida por 5 anos:
    (1) Estágios I e II: 60 a 75%
    (2) Estágios III e IV: 25 a 40%
  c. Impacto da DEC na sobrevida:
    (1) As taxas de doença específica e sobrevida global por 5 anos para os pacientes com o pescoço patologicamente negativo (pN–) foram de 88% e 75%; para os pacientes pN+/DEC–, de 65% e 50%; e para os pacientes pN+/DEC+, de 48% e 30%

Carcinoma de assoalho da boca
1. Informação geral:
  a. O assoalho da boca (ADB) estende-se do aspecto lingual da crista alveolar à superfície ventral da língua
  b. Os músculos miloióideo e hioglosso proporcionam a sustentação muscular para o assoalho da boca
  c. Os orifícios do duto submandibular (duto de Wharton) abrem-se no assoalho da boca de cada lado do frênulo da língua
  d. Terceiro local mais comum de câncer da cavidade oral

2. Avaliação:
   a. As pequenas lesões isoladas no assoalho da boca podem ser relativamente assintomáticas
   b. As lesões mais extensas podem invadir a mandíbula ou estender-se para a raiz da língua. A invasão dos nervos lingual ou mentoniano resulta em menor mobilidade da língua, alterações na fala e deglutição, além de menor sensibilidade sobre a língua, o lábio ou a pele da bochecha
   c. O tumor pode seguir ao longo do duto submandibular ou obstruir seu orifício, resultando em distensão da glândula submandibular
   d. A metástase cervical é verificada com maior frequência nos linfonodos submandibulares (64%), jugulares superiores (43%) e submentonianos (7%). A metástase bilateral não é rara, dada a localização do assoalho da boca na linha média
3. Tratamento:
   a. O tratamento do tumor primário, do acometimento mandibular e dos linfáticos cervicais é semelhante ao descrito para o câncer de língua oral já comentado
4. Resultados do tratamento:
   a. Controle locorregional: a recorrência no local primário (41%) é duas vezes mais comum que a falha no pescoço (18,5%)
   b. Taxas de sobrevida por 5 anos dos pacientes com câncer de assoalho da boca
      (1) Estágio I = 64 a 80%
      (2) Estágio II = 61 a 84%
      (3) Estágio III = 28 a 68%
      (4) Estágio IV = 6 a 36%

Carcinoma de trígono retromolar (TRM)

1. Informação geral:
   a. O TRM é uma região triangulada da gengiva superposta ao ramo ascendente da mandíbula
   b. O TRM representa uma área em forma de bacia, perto da mucosa bucal, da fossa amigdaliana, do sulco glossofaríngeo, do assoalho lateral da boca, do palato mole e, profundamente, do espaço mastigatório
   c. É difícil determinar a verdadeira incidência do carcinoma de TRM, pois os tumores em geral envolvem tanto o TRM quanto os locais adjacentes, o que dificulta saber com certeza onde está o epicentro do tumor
2. Avaliação:
   a. Uma fina camada de mucosa e tecido mole subjacente cobre a mandíbula, e o acometimento ósseo pode desenvolver-se cedo
   b. O acometimento do nervo alveolar inferior (V_3) pode ocorrer cedo em decorrência da grande proximidade do forame mandibular
   c. À apresentação, são comuns metástases regionais: 10 a 20%
   d. A drenagem linfática é feita predominantemente para os linfonodos jugulares superiores (nível II)
3. Tratamento:
   a. Para os tumores nos estágios I ou II, a cirurgia e a radiação são igualmente eficazes
   b. Tratamento do tumor primário:
      (1) Para as lesões superficiais extensas que envolvam o palato mole, mas não invadam o osso, a radioterapia pode ser a melhor opção de tratamento, pois a ressecção do palato pode resultar em problemas de fala e deglutição

(2) As lesões em estágio avançado geralmente requerem a combinação de cirurgia e radiação:
  (a) A mandibulectomia marginal às vezes será possível se o acometimento for apenas de periósteo
  (b) A maioria dos tumores avançados com invasão óssea requer ressecção composta. A abordagem pode ser transcervical após a elevação de retalho de tecido mole sobre o osso ou translabial (incisão de divisão do lábio) com mandibulotomia lateral
c. Opções para reconstrução:
  (1) Os defeitos pequenos (< 5 cm) da mandíbula lateral podem ser reparados com uma barra de reconstrução mandibular para abarcar o defeito ósseo e um retalho de tecido mole como um miocutâneo do peitoral maior ou livre do antebraço radial[10]
  (2) Os defeitos mandibulares com mais de 5 cm em geral requerem um retalho composto, como um osteocutâneo livre da fíbula[10]
  (3) Obturadores poderão ser necessários se a ressecção envolver uma parte significativa do palato
d. Deve-se fazer a dissecção unilateral eletiva do pescoço (níveis I a III) ou a dissecção terapêutica do pescoço nos pacientes sob maior risco de doença linfonodal
4. Resultados do tratamento:
  a. Controle locorregional e sobrevida sem doença melhores com a cirurgia e radioterapia do que com apenas a radioterapia
  b. Controle locorregional por 5 anos (cirurgia + radioterapia):
    (1) Estágios I a III = 87%
    (2) Estágio IV = 62%
    (3) Global = 71%
  c. Sobrevivência por 5 anos específica da causa (cirurgia + radioterapia):
    (1) Estágios I a III = 83%
    (2) Estágio IV = 61%
    (3) Global = 69%

Carcinomas de crista alveolar, de mucosa gengival ou de gengiva

1. Informação geral:
  a. Constituem 10% das malignidades da cavidade oral
  b. Surgem mais comumente em áreas edêntulas ou na margem livre da gengiva da crista alveolar inferior
2. Avaliação:
  a. Aproximadamente 40% dos pacientes terão invasão da mandíbula ou do maxilar na época do diagnóstico:
    (1) A invasão óssea superficial não constitui um tumor no estágio T4
  b. Alvéolos dentários abertos ou pequenos defeitos na crista mandibular edêntula são um bom acesso para a invasão tumoral no osso
  c. Os cânceres de crista alveolar superior podem estender-se através do osso para a cavidade nasal ou o seio maxilar
  d. A drenagem linfática para os cânceres de crista alveolar é mais frequente para os níveis I (submandibular e submentoniano) e II (linfonodos jugulares superiores profundos)
  e. Metástase regional:
    (1) Clinicamente detectável = 25 a 30%
    (2) Oculta = 15%

3. Tratamento:
    a. Tratamento do câncer primário:
        (1) Os pequenos cânceres de crista alveolar podem ser ressecados por via transoral
        (2) Em geral são necessárias maxilectomia parcial para as lesões da crista alveolar superior ou mandibulectomia para as da crista alveolar inferior, pois a invasão da mandíbula ou do maxilar não é rara
    b. Opções para reconstrução:
        (1) A reconstrução da mandíbula é semelhante à descrita antes para o câncer de assoalho da boca
        (2) Os pequenos defeitos da crista alveolar maxilar podem ser fechados com um retalho rotacional local do palato, enxerto cutâneo ou cicatrização por segunda intenção
        (3) Os defeitos grandes envolvendo o seio maxilar podem ser reconstruídos com um obturador ou prótese dentária, retalho de músculo temporal ou transferência de retalho livre de tecido
    c. Tratamento do pescoço:
        (1) O tratamento abrangente do pescoço é indicado para todos os pacientes que tenham doença do pescoço clinicamente positiva
        (2) Os cânceres primários em estágio inicial com pescoço clinicamente N0 podem ser observados — mas, nos pacientes com estágio T avançado, evidência radiológica ou histológica de invasão mandibular e/ou pouca diferenciação temporal, recomenda-se o tratamento eletivo do pescoço
    d. Terapia adjuvante:
        (1) Recomenda-se a radioterapia adjuvante para os pacientes com doença linfonodal extensa, critérios histopatológicos (invasão perineural, invasão linfovascular) ou margens inadequadas para a ressecção
        (2) A radioterapia como modalidade primária não é recomendada por causa da grande proximidade entre o tumor e o osso subjacente, a menos que o paciente não seja um bom candidato à cirurgia
4. Resultados do tratamento:
    a. Controle local e regional: 70 a 80%
    b. Taxas de sobrevida por 5 anos: 50 a 65%
    c. A presença de invasão cortical mandibular diminui a sobrevida por 5 anos de 85 para 68%
    d. As metástases cervicais também diminuem a sobrevida por 5 anos (de 86 para 59%)

Carcinoma de palato duro

1. Informação geral
    a. O palato duro estende-se da superfície lingual da crista alveolar maxilar à borda posterior do osso palatino
    b. Apenas 50% dos tumores são CE
    c. Tumores das pequenas glândulas salivares também são comuns
    d. A sialometaplasia necrosante é uma lesão inflamatória benigna da mucosa que pode ser confundida com malignidade do palato duro
2. Avaliação:
    a. A maioria dos carcinomas manifesta-se como ulceração granulosa superficial do palato duro, constituindo o mucoperiósteo uma barreira à disseminação tumoral

b. No caso das lesões mais avançadas, o tumor pode estender-se através do periósteo do osso para regiões adjacentes da cavidade oral, como os seios paranasais e o assoalho do nariz
c. O forame incisivo anteriormente bem como os forames palatinos maior e menor posteriormente servem como locais potenciais para a extensão tumoral até a cavidade nasal e a base do crânio, respectivamente
d. Dez a 20% dos pacientes apresentam metástases cervicais:
    (1) Os linfonodos de drenagem consistem no retrofaríngeo, jugular superior e submandibular
    (2) Devem ser solicitadas imagens pré-operatórias para avaliar os linfonodos faríngeos laterais, o que é difícil de fazer ao exame clínico
e. A avaliação cuidadosa do nervo trigêmeo é crucial. Deve-se solicitar RM para verificar se há invasão perineural para o gânglio de Gasser
3. Tratamento:
    a. Embora se possa usar radiação para tratar os carcinomas desse local, a cirurgia é preferível. É mais comum reservar a radiação como terapia adjuvante.
    b. Tratamento do tumor primário:
        (1) Excisão local ampla para a obtenção de margens cirúrgicas
        (2) Pode ser necessária maxilectomia infraestrutural no caso dos tumores que estejam erodindo parcialmente o osso
        (3) Na vigência de extenso acometimento de estruturas ósseas e tecido mole adjacentes, podem ser necessárias maxilectomia total com ou sem exenteração da órbita, ou ressecção da pele da bochecha
    c. Tratamento do pescoço:
        (1) O tratamento eletivo do pescoço em geral não é realizado por causa do baixo índice de metástases ocultas
    d. Opções para reconstrução:
        (1) Os defeitos pequenos e/ou superficiais do palato duro podem ser reconstruídos com um retalho local de palato ou regional do músculo temporal
        (2) Para os defeitos maiores do palato duro ou maxilectomia infraestrutural, um obturador com ou sem enxerto cutâneo constitui um método comum de reconstrução:
            (a) O obturador é elaborado a partir de um polímero sintético e proporciona separação oronasal, que pode resultar em fala e função de deglutição normais
            (b) Um obturador tem a vantagem de oferecer a visualização direta do local primário circundante para a vigilância do tumor
            (c) A desvantagem é que pode haver extravasamento de ar ou alimento e serem necessários muitos ajustes para manter uma boa adaptação
        (3) Os defeitos compostos podem requerer reconstrução com transferência de tecido livre para reconstruir os defeitos de osso e tecido mole:
            (a) Os retalhos livres do reto abdominal, da fíbula ou dos escapulares são os de uso mais comum
            (b) A reconstrução com retalho continua controversa porque um retalho volumoso pode retardar o diagnóstico de recorrência do tumor
    e. Papel da radiação
        (1) A radioterapia pode ser escolhida como tratamento primário ou adjuvante do câncer de palato

(2) A radioterapia pós-operatória costuma ser recomendada na doença avançada ou para os cânceres com os aspectos patológicos adversos já mencionados a fim de diminuir as recorrências local e regional
4. Resultados do tratamento:
    a. Taxa de recorrência local: 53%
    b. Taxa de recorrência regional: 30%
    c. Sobrevida por 5 anos: 44 a 75%

Carcinoma de mucosa bucal
1. Informação geral:
    a. A mucosa bucal compreende o revestimento interno dos lábios e bochechas
    b. Nos EUA, menos de 10% dos cânceres de cavidade oral ocorrem nesse local
    c. Alta incidência de câncer nesse local, na Índia, é atribuída, pelo menos em parte, à prática prevalente de mascar *pan*, uma combinação de noz de areca, cal e tabaco
    d. É mais comum o CE surgir de leucoplasia preexistente nesse local em comparação com as outras localizações na cavidade oral
    e. O carcinoma verrucoso, uma variante mais indolente do CE, tem predileção pela mucosa bucal
2. Avaliação:
    a. O músculo bucinador e o coxim gorduroso bucal são facilmente invadidos, constituindo uma barreira mínima ou nula à invasão tumoral
    b. Pode ocorrer a invasão da mandíbula, do palato duro, do seio maxilar, da pele da bochecha ou dos músculos pterigóideos na doença avançada
    c. A espessura do tumor (> 6 mm) tem correlação com morbidade e mortalidade maiores
    d. As metástases regionais são mais comuns nos linfonodos bucinadores, submentonianos e submandibulares
3. Tratamento:
    a. Tratamento do tumor primário:
        (1) Embora se possa usar apenas a radiação no caso dos cânceres em estágio inicial, a ressecção cirúrgica é o método preferido de tratamento para o tumor primário
        (2) As lesões pequenas em estágio inicial podem ser ressecadas por via transoral
        (3) As lesões mais extensas podem requerer mandibulectomia marginal ou segmentar, ressecção da pele da bochecha ou parcial do palato
    b. Tratamento do pescoço:
        (1) O tratamento eletivo do pescoço é recomendado mais frequentemente com a dissecção seletiva do pescoço ou, de modo alternativo, por meio de radiação com feixe externo
    c. Opções para reconstrução:
        (1) Pode-se deixar que ocorra granulação nas lesões em estágio inicial ou fechá-las com enxertos cutâneos ou retalhos avançados de mucosa
        (2) No caso dos defeitos mais extensos, pode ser necessário um retalho regional (p. ex., do peitoral maior, do músculo temporal) ou a transferência de tecido livre (p. ex., do antebraço radial, fíbula, escápula)
    d. Terapia adjuvante na forma de radiação ou quimiorradiação é recomendada para os pacientes com doença em estágio avançado e/ou os aspectos histopatológicos adversos já mencionados

4. Resultados do tratamento:
    a. A recorrência locorregional varia de 43 a 80%
    b. Sobrevida por 5 anos:
        (1) Estágio I = 78%
        (2) Estágio II = 66%
        (3) Estágio III = 62%
        (4) Estágio IV = 50%

CARCINOMA DE OROFARINGE

A orofaringe abrange as amígdalas palatinas e os pilares amigdalianos, a base da língua, o palato mole e a parede faríngea posterior. O CE é responsável por aproximadamente 90% dos carcinomas de orofaringe. O tecido linfoide é abundante na orofaringe como parte do anel de Waldeyer. Por isso, a malignidade seguinte, encontrada mais comumente, é o linfoma, em particular das amígdalas palatinas e da base da língua. Além desses tecidos, há glândulas salivares menores na orofaringe que podem sofrer transformação maligna, resultando em várias formas de carcinoma de glândula salivar (p. ex., carcinoma adenoide cístico, carcinoma mucoepidermoide etc.). A incidência de um segundo tumor primário é significativa. O uso crônico de tabaco e álcool constitui os principais fatores etiológicos, e estudos recentes mostraram uma relação entre o papilomavírus humano, especialmente o subtipo 16 (HPV-16), e o carcinoma orofaríngeo que surge em pacientes sem outros fatores de risco.[11]

Os cânceres que surgem dentro da orofaringe podem ficar bem grandes antes que o paciente desenvolva sintomas. Por isso, tais tumores tendem a apresentar-se já em um estágio avançado. É necessária uma cuidadosa avaliação da laringe e da nasofaringe para avaliar a extensão tumoral local para essas áreas. Metástase em linfonodos cervicais está presente em mais de 50% dos pacientes, sendo geralmente o primeiro sinal. Os linfonodos ao longo da cadeia jugular são mais comumente acometidos (níveis II a IV). Os linfonodos retrofaríngeos são locais potenciais de metástase linfonodal e precisam ser levados em consideração durante o planejamento do tratamento. Pode ser difícil distinguir entre disseminação direta para o pescoço e acometimento linfonodal extenso com extensão capsular. Os linfonodos cervicais metastáticos de locais orofaríngeos podem apresentar-se como sendo de natureza cística e ser facilmente confundidos com anomalias branquiais.

Os cânceres de orofaringe em estágio inicial são tratados de maneira efetiva com cirurgia ou radiação como modalidade terapêutica única. A liberação hiperfracionada da radioterapia por feixe externo (xRT) e a radioterapia "de reforço" concomitante podem melhorar o controle local e o regional. Houve um desvio no paradigma do tratamento do carcinoma orofaríngeo em estágio avançado nos últimos 10 a 15 anos. Tradicionalmente, a cirurgia com radioterapia pré ou pós-operatória era o tratamento-padrão para o carcinoma de orofaringe em estágio avançado. Contudo, estratégias de preservação de órgãos combinadas com quimioterapia e radiação provaram ser eficazes e agora são usadas comumente no tratamento do câncer orofaríngeo.[12]

Carcinoma de palato mole

1. Informação geral:
    a. Compreende menos de 2% dos cânceres mucosos de cabeça e pescoço
    b. É mais frequente na superfície oral do palato mole. Por isso, tais tumores são facilmente visíveis e sintomáticos mais cedo que aqueles em outros locais da orofaringe

c. Tem a maior incidência dos tumores primários adicionais:
    (1) Constitui o segundo tumor primário (aproximadamente 13%)
    (2) Tumor metacrônico (aproximadamente 26%)
2. Avaliação:
    a. O câncer pode aparecer como área de leucoplasia, eitroplasia ou lesão elevada
    b. O tumor primário se estende para a amígdala, os pilares amigdalianos, a nasofaringe ou o palato duro
    c. A metástase cervical está clinicamente presente em até 50% dos pacientes
        (1) No caso do palato mole, a espessura do tumor (> 3 mm) tem correlação com a metástase regional e a sobrevida
        (2) Mesmo nas lesões pequenas na linha média do palato mole, a propensão para metástase regional é grande (> 40%)
        (3) A taxa de metástases cervicais regionais varia de 5 a 15%
        (4) A drenagem linfática é para os linfonodos jugulares (nível II)
3. Tratamento:
    a. Os pequenos tumores primários podem ser tratados cirurgicamente por abordagem transoral ou radioterapia
    b. Os tumores primários maiores são tratados mais comumente com radiação ou quimiorradiação, na tentativa de preservar tecido para evitar insuficiência velofaríngea
    c. Em virtude do alto risco de metástases para os linfonodos cervicais bilaterais, o tratamento do pescoço por dissecção e/ou radiação com feixe externo deve ser realizado conforme o estágio do tumor
    d. A reconstrução do palato mole é difícil do ponto de vista funcional:
        (1) É possível não fazer a reconstrução ou fazê-la com retalhos locais no caso dos defeitos pequenos
        (2) É melhor reconstruir os defeitos maiores por transferência de tecido livre, com tecido mole fino e flexível, como um retalho do antebraço radial
4. Resultados do tratamento:
    a. Controle locorregional:
        (1) Estágios I e II = 75 a 90%
        (2) Estágio III = 75%
        (3) Estágio IV = 35%
    b. Sobrevida global por 5 anos:
        (1) Estágios I e II = 70 a 80%
        (2) Estágio III = 64%
        (3) Estágio IV = 20 a 40%

Carcinoma de amígdala e de pilares amigdalianos

1. Informação geral:
    a. É o local mais comum do carcinoma de orofaringe
2. Avaliação:
    a. Assintomático durante os estágios iniciais
    b. Os sintomas tardios consistem em disfagia, odinofagia, otalgia, massa no pescoço e/ou trismo
    c. A invasão de estruturas adjacentes é comum, como as do palato mole, do TRM, da base da língua, da mandíbula e dos músculos pterigóideos
    d. A linfadenopatia clinicamente positiva varia de 66 a 76%[13]

e. A drenagem linfática é primariamente para os níveis II a IV e os linfonodos retrofaríngeos
f. A taxa de metástases em linfonodos contralaterais chega a 22%[13]
3. Tratamento:
   a. Em geral, a modalidade de escolha é radiação ou quimiorradiação combinada
   b. A ressecção cirúrgica é útil como resgate ou para os pacientes com extensa invasão óssea:
      (1) A exposição do tumor é o principal desafio à ressecção cirúrgica
      (2) Abordagens à amígdala e à orofaringe lateral:
         (a) Excisão transoral: uso limitado para as lesões muito pequenas restritas à amígdala ou ao pilar amigdaliano
         (b) Mandibulotomia anterior com desvio mandibular: útil para os cânceres de amígdala e base da língua sem invasão óssea. Evita sacrificar o nervo alveolar inferior e preserva a sensibilidade no lábio e na parte inferior da face
         (c) Ressecção composta: ressecção em bloco da mandíbula posterior e do tumor primário. Utilizada para os grandes tumores que envolvem vários locais com invasão mandibular
   c. Dissecção do pescoço:
      (1) Pode ser feita antes da radiação ou da quimiorradiação em pacientes com doença N1 a N3
      (2) Pode ser feita após o tratamento de pacientes com doença N2 ou maior e/ou doença detectável ao exame clínico
      (3) Há alguma controvérsia quanto à necessidade de dissecção do pescoço em pacientes com doença N1 após tratamento com radiação ou quimiorradiação, desde que não exista mais doença detectável ao exame clínico
   d. Opções para reconstrução:
      (1) Podem-se conseguir o fechamento primário ou a cicatrização por segunda intenção no caso dos defeitos muito pequenos após ressecção cirúrgica
      (2) Retalhos pediculados regionais fornecem excelente volume de tecido mole e pele adequada para o fechamento dos grandes defeitos da mucosa envolvendo a orofaringe lateral e a base da língua:
         (a) O peitoral maior continua fornecendo um dos melhores retalhos para a reconstrução da orofaringe
         (b) Outros retalhos pediculados são os dos músculos grande dorsal e trapézio
      (3) Transferência de tecido livre:
         (a) O antebraço radial é útil para os defeitos em tecido mole da orofaringe lateral e da base da língua
         (b) Os defeitos compostos podem ser reconstruídos com retalhos osteocutâneos de fíbula ou escapulares
4. Resultados do tratamento:
   a. Controle locorregional:
      (1) Estágios I e II = 75 a 90%
      (2) Estágio III = 50%
      (3) Estágio IV = 20%
   b. Sobrevida global por 5 anos:
      (1) Estágios I e II = 80%
      (2) Estágio III = 50%
      (3) Estágio IV = 20 a 50%

Carcinoma de base da língua

1. Informação geral:
   a. Em termos anatômicos, é a região da língua posterior às papilas circunvaladas, incluindo a valécula
   b. Menos comum que o carcinoma de língua oral
   c. Mais agressivo que o câncer de língua oral
   d. O tecido lingual da amígdala na base da língua pode dar origem a linfoma, além de carcinoma escamoso
2. Avaliação:
   a. Os sinais mais comuns à apresentação são otalgia e odinofagia
   b. Como é difícil visualizar a base da língua ao exame físico de rotina, a detecção precoce de neoplasias da base da língua é menos provável
   c. A palpação da base da língua é parte importante da avaliação para o diagnóstico acurado e a verificação da extensão do tumor
   d. O tumor pode invadir as estruturas adjacentes da laringe, amígdala, palato mole e hipofaringe
   e. A taxa de metástases linfáticas é alta qualquer que seja o estágio T:
      (1) Mais de 60% dos pacientes têm metástases em linfonodos cervicais detectáveis ao exame clínico na época da primeira consulta
      (2) A taxa de metástases cervicais bilaterais aproxima-se de 20% devido à extensa drenagem linfática e bilateral da base da língua[13]
      (3) As zonas do pescoço II a IV são os locais mais comuns de metástases nos linfonodos
3. Tratamento:
   a. Semelhante ao dos outros cânceres da orofaringe, o da base da língua é tratado primariamente com radioterapia e quimiorradiação
   b. Em geral, a cirurgia é usada para os tumores pequenos primários ou como resgate após radiação ou quimiorradiação
   c. Há várias abordagens cirúrgicas à base da língua, conforme o tamanho e a localização do câncer primário:
      (1) Rotação mandibular ou ressecção composta, como discutido na seção Carcinoma de amígdala e de pilares amigdalianos
      (2) A mandibuloglossotomia mediana envolve a divisão da mandíbula na sínfise e da língua ao longo da rafe mediana para ter acesso a pequenos tumores isolados na parte média da base da língua. A exposição lateral é limitada
      (3) A faringotomia supra-hióidea aborda a base da língua mediante incisão no pescoço, penetrando na faringe imediatamente acima do osso hioide:
         (a) Útil para as pequenas neoplasias da base da língua sem extensão para outros locais
         (b) A "entrada às cegas" na faringe implica a possibilidade de penetrar no tumor
      (4) A ressecção transoral a *laser* pode ser feita por cirurgiões experientes no caso das lesões pequenas e superficiais em pacientes selecionados
   d. Pode ser necessária laringectomia para evitar aspiração crônica em pacientes submetidos a glossectomia total
   e. As opções para a reconstrução da base da língua são semelhantes às feitas em outros locais na orofaringe, como já visto. No caso da glossectomia para defeitos totais, um retalho com bom volume é útil, como os livres pediculados do peitoral maior ou do reto abdominal

4. Resultados do tratamento:
   a. Controle locorregional:
      (1) Estágios I e II = 75 a 90%
      (2) Estágio III = 50%
      (3) Estágio IV = 20%
   b. Sobrevida global por 5 anos:
      (1) Estágios I e II = 85%
      (2) Estágio III e IV = 20 a 50%

Metástases a distância

1. A incidência de metástases a distância no câncer orofaríngeo é de aproximadamente 15 a 20%.
2. Os tumores grandes com doença linfonodal extensa devem ser acompanhados com cuidado não só quanto a recorrência local e a regional como também com relação a sinais de falha a distância.
3. A TC de tórax e/ou a PET/TC podem ser úteis na avaliação inicial em pacientes que se acredita corram risco elevado de metástases a distância.

CARCINOMA DE HIPOFARINGE

1. Informação geral:
   a. Em termos anatômicos, a hipofaringe estende-se do nível do osso hioide até o nível inferior da cartilagem cricoide e está imediatamente contígua à laringe
   b. Áreas da hipofaringe:
      (1) Seio piriforme
      (2) Parede hipofaríngea posterior
      (3) Região pós-cricóidea
   c. Mais de 90% dos cânceres da hipofaringe consistem em CE
   d. Os fatores de risco são o uso de tabaco e álcool, além da doença do refluxo gastresofágico[14]
   e. A síndrome de Plummer-Vinson está associada ao câncer hipofaríngeo:
      (1) Tal distúrbio acomete mulheres entre os 30 e 50 anos de idade
      (2) Consiste em uma combinação de anemia por deficiência de ferro, disfagia, membranas mucosas (*web*), perda de peso, estomatite angular e glossite atrófica
      (3) Houve um associação ao carcinoma pós-cricóideo por causa da reversão na proporção habitual de 4:1 na prevalência em homens e mulheres de câncer em outras áreas da cabeça e do pescoço
   f. Nos EUA, o carcinoma de seio piriforme predomina (sendo responsável por 60 a 70% dos casos), enquanto na Europa predominam os carcinomas pós-cricóideos
2. Avaliação:
   a. Os sintomas mais comuns são a odinofagia, otalgia referida, disfagia, rouquidão e/ou massa no pescoço que surge em uma fase tardia da doença
   b. A rica rede linfática no tecido submucoso que circunda a hipofaringe permite a disseminação precoce para os linfonodos regionais e a extensão direta para os tecidos moles adjacentes
   c. Sessenta a 70% dos pacientes com carcinoma hipofaríngeo têm metástases cervicais palpáveis ao primeiro exame clínico
   d. Os carcinomas de parede medial da hipofaringe podem comportar-se de maneira diferente e ter maior propensão para metástases contralaterais do que as lesões da parede lateral

e. A extensão do tumor para a laringe é comum no câncer que surge ao longo da parede piriforme medial
f. Os cânceres cricóideos posteriores invadem os músculos cricoaritenóideos e a cartilagem da laringe
g. Os cânceres hipofaríngeos laterais podem estender-se superiormente para a orofaringe e nasofaringe, inferiormente a ponto de acometer o esôfago, ou profundamente para a fáscia pré-vertebral
h. A mortalidade das lesões que envolvem mais de um local na hipofaringe é muito maior
i. Um aspecto característico do câncer de hipofaringe é a tendência à disseminação para a submucosa, que tem de ser considerada durante a ressecção cirúrgica, para se obter uma margem negativa

3. Tratamento:
   a. O tratamento do carcinoma de hipofaringe continua sendo um desafio e motivo de controvérsia
   b. A escolha do tratamento depende do estágio, da localização, do estado geral do paciente e da preferência da instituição hospitalar
   c. Radioterapia:
      (1) Defendida como a modalidade primária de tratamento para as lesões T1 e T2 selecionadas
      (2) A dissecção do pescoço antes da radiação pode ser considerada em certos pacientes com metástase cervical extensa, porém ressecável
      (3) Pode ter um resultado funcional melhor (com a preservação do órgão)
      (4) Trata os linfonodos cervicais bilaterais e retrofaríngeos com menor morbidade
   d. A radioterapia adjuvante pós-operatória tem um papel crucial após a cirurgia para os carcinomas em estágio avançado da hipofaringe:
      (1) Melhora o controle local e o regional, aumenta a sobrevida
      (2) As indicações para radiação pós-operatória consistem em níveis múltiplos de doença linfonodal volumosa, invasão de cartilagem, DEC e margens cirúrgicas positivas
   e. O papel da quimioterapia simultânea com radioterapia no tratamento do CE de hipofaringe continua incerto:
      (1) O Head and Neck Cooperative Group da European Organization for Research and Treatment of Cancer (EORTC) mostrou resultados comparáveis aos da cirurgia e radioterapia pós-operatória, mas a taxa de sobrevida por 5 anos foi de apenas 35%
   f. Cirurgia:
      (1) Parede hipofaríngea posterior:
         (a) Certos tumores poderão ser ressecados com a preservação da laringe se não houver fixação à fáscia pré-vertebral
         (b) A abordagem é por via trans-hióidea ou glossotomia labiomandibular mediana
      (2) Mucosa posterior:
         (a) Em geral, esses tumores se apresentam em estágio avançado, por isso requerem laringofaringectomia total
         (b) Essas lesões podem envolver o esôfago cervical e requerer laringofaringoesofagectomia
      (3) Seio piriforme:
         (a) A laringofaringectomia foi descrita pela primeira vez por Ogura, podendo ser indicada para os carcinomas T1 e T2 selecionados

(b) A hemilaringofaringectomia preserva a integridade cricóidea e a aritenoide contralateral, além da corda vocal. Os resultados oncológicos foram comparáveis quando se empregou radioterapia
(c) Entretanto, costuma ser necessária laringofaringectomia total para a ressecção oncológica completa

(4) Ressecção endoscópica transoral a *laser*:
(a) Steiner e colaboradores demonstraram a eficácia da microcirurgia transoral com *laser* de CO_2 como abordagem para a preservação de órgãos em cânceres da hipofaringe (e da orofaringe)[15]
(b) O objetivo dessa abordagem é realizar uma ressecção oncológica com a preservação dos tecidos que não estão envolvidos
(c) A dissecção eletiva ou terapêutica do pescoço também deve ser feita
(d) À cirurgia, segue-se radioterapia pós-operatória por feixe externo
(e) Essa abordagem continua polêmica, mas vem sendo cada vez mais empregada

g. Opções para reconstrução:
(1) Fechamento primário:
(a) É possível em certos pacientes com mucosa adequada, ou seja, os submetidos a laringofaringectomia parcial ou laringectomia total com faringectomia parcial
(2) Reconstrução com retalho regional:
(a) O retalho miocutâneo do peitoral maior é útil para os defeitos submetidos a laringofaringectomia parcial, quando a mucosa remanescente não é suficiente para o fechamento primário
(b) Pode-se utilizar um retalho tubular do peitoral maior para os defeitos submetidos a laringofaringectomia total, mas o volume tecidual global e a estenose dos locais de anastomose são problemáticos
(3) Transferência de tecido livre microvascular:
(a) Retalhos do antebraço radial e do reto abdominal têm sido usados para os defeitos submetidos a faringectomia parcial. Também tem sido descrita a utilização de retalhos tubulares do antebraço radial, do reto ou outros fasciocutâneos para o fechamento dos defeitos resultantes de laringofaringectomia
(b) Costuma-se fazer a transferência de tecido livre usando um segmento do jejuno para reconstrução após laringofaringectomia total
(c) O levantamento gástrico é indicado quando se faz laringofaringectomia total com esofagectomia. Price e colaboradores observaram alta incidência (20%) do carcinoma esofágico sincrônico oculto

4. Resultados do tratamento:
a. Controle local e regional:
(1) Seio piriforme = 58 a 71%
(2) Parede faríngea: T1 = 91%; T2 = 73%; T3 = 61%; T4 = 37%
(3) Carcinoma pós-cricóideo: menos de 60%
b. Taxas de sobrevida por 5 anos:
(1) Seio piriforme = 20 a 50%
(2) Parede faríngea: 21%
(3) Carcinoma pós-cricóideo: 35%

c. Metástases a distância:
   (1) Inúmeros estudos documentaram alto índice de metástase sistêmica, próximo de 20%, do CE hipofaríngeo[16]
   (2) Os pacientes podem correr alto risco de disseminação hematogênica em comparação com aqueles com CE em outros locais primários

CARCINOMA DE NASOFARINGE (CNF)

1. Classificação da Organização Mundial de Saúde (OMS):
   a. Tipo I: CE ceratinizado:
      (1) Similar a outro carcinoma epidermoide de cabeça e pescoço
   b. Tipo II: CE não-ceratinizado
   c. Tipo III: carcinomas não-diferenciados:
      (1) Conhecidos, em termos históricos, como linfoepiteliomas ou tumores de Schmincke. Esses tumores pouco diferenciados são infiltrados por linfócitos T não-malignos
      (2) É a forma de CNF mais comum
   d. Distribuição na América do Norte:
      (1) Tipo I = 25%
      (2) Tipo II = 12%
      (3) Tipo III = 63%
   e. Classificação histológica do CNF:
      (1) CE ceratinizado (tipo I da OMS)
      (2) CE não-ceratinizado:
         (a) Diferenciado (tipo II da OMS)
         (b) Não-diferenciado (tipo III da OMS)
2. Epidemiologia:
   a. CNF endêmico (tipos II ou III da OMS)
      (1) Encontrado predominantemente nas províncias do sul da China, no Sudeste Asiático, em certas populações do Mediterrâneo e entre norte-americanos aleutas nativos
      (2) Os fatores de risco são o EBV, predisposição genética (HLA dos haplótipos das classes I e II), fatores ambientais (uso frequente de nitrosaminas como conservantes de alimentos em peixes salgados cantoneses):
         (a) A incidência do CNF entre os chineses nascidos na América do Norte é significativamente mais baixa que entre os nativos da China, mas ainda maior do que entre os caucasianos, enfatizando um papel sinérgico dos fatores ambientais
   b. CNF esporádico (tipo I da OMS):
      (1) Relacionado com exposição a tabaco e álcool
   c. Incidência máxima: quinta e sexta décadas de vida:
      (1) No entanto, 20% dos CNF desenvolvem-se em pacientes com menos de 30 anos de idade:
         (a) Esses pacientes mais jovens tendem a ter tumores não-diferenciados (III da OMS)
3. Patogenia: o papel do EBV no CNF:
   a. O EBV é um vírus de DNA de filamento duplo que faz parte da família dos herpesvírus humanos; estabelece uma infecção crônica persistente, em geral nos linfócitos B. Acredita-se

que seis proteínas nucleares (EBNA) e três de membrana (LMP) medeiem a carcinogênese do EBV.
   b. Prevalência do CNF: os anticorpos contra o EBV são adquiridos no início da vida mais nos países tropicais que nos industrializados, porém na idade adulta, 90 a 95% da população têm anticorpos demonstráveis contra o EBV
   c. O EBV é detectado em praticamente todos os pacientes com CNF, e seu RNA codificado está presente em praticamente todas as células tumorais do CNF[17]
   d. A sorologia para o EBV pode ser útil nas regiões onde o CNF é prevalente:
      (1) Anticorpos IgA para o capsídio viral ou o complexo antigênico inicial estão presentes em altos títulos em comparação com os de controles
      (2) A triagem sorológica prospectiva detectou CNF oculto, prevendo recorrências após a terapia
   e. Estudos citológicos moleculares confirmaram que a infecção pelo EBV é um evento precoce, possivelmente desencadeante, no desenvolvimento do carcinoma nasofaríngeo:
      (1) O DNA clonal do EBV estava presente em lesões pré-malignas, sugerindo que o CNF surge de uma única célula infectada pelo EBV
   f. Os linfócitos B devem servir como o único reservatório de EBV, sendo a infecção persistente dentro de células epiteliais sugestiva de pré-malignidade ou CNF
   g. Tem-se defendido a biopsia nasofaríngea com escova ou *swab* para triagem e diagnóstico precoce, usando a reação em cadeia da polimerase (PCR, na sigla em inglês) para detectar o genoma do EBV no epitélio nasofaríngeo. Contudo, serão necessários outros estudos para confirmar a acurácia e eficácia desta abordagem
4. Avaliação:
   a. Sintomas precoces são raros
   b. O desenvolvimento de massa no pescoço (em geral, dos níveis II ou V), plenitude aural e disfunção nasal são sintomas mais comuns[18] (ver o Quadro 28.1)
   c. As neuropatias cranianas (em especial dos III a VI nervos cranianos) são comuns e indicam invasão orbitária e/ou da base do crânio
   d. Extensão adicional pode envolver o XII nervo craniano no forame hipoglosso ou a cadeia simpática cervical, resultando na síndrome de Horner
   e. Metástases nos linfonodos cervicais:
      (1) Costuma haver linfadenopatia jugulodigástrica, cervical posterior e/ou retrofaríngea na época do diagnóstico
      (2) Pode ocorrer disseminação para os linfonodos parotídeos através dos linfáticos da tuba de Eustáquio

QUADRO 28.1 SINAIS E SINTOMAS INICIAIS DE CARCINOMA NASOFARÍNGEO EM ORDEM DE FREQUÊNCIA

1. Massa no pescoço	60%
2. Plenitude aural	41%
3. Perda auditiva	37%
4. Epistaxe	30%
5. Obstrução nasal	29%
6. Cefaleia, dor	16%
7. Otalgia	14%
8. Dor no pescoço	10%
9. Perda de peso	10%
10. Diplopia	8%

Fonte: adaptado, com autorização, da Ref. 18.

(3) Metástases cervicais baixas (para as cadeias jugular inferior ou supraclavicular) estão uniformemente associadas a prognóstico desfavorável

(4) Aproximadamente 87% dos pacientes apresentam-se com doença linfonodal palpável e 20% têm metástases bilaterais

f. Exames de imagem:

(1) A TC é útil para identificar a extensão paranasofaríngea desde o tumor e a invasão da base do crânio

(2) A RM é usada para avaliar a extensão do acometimento do tecido mole, invasão perineural bem como o envolvimento dos linfonodos retrofaríngeos e cervicais

(3) A PET pode ser útil para avaliar metástases a distância ou detectar câncer persistente ou recorrente após o tratamento

5. Tratamento:

a. Radioterapia:

(1) Radioterapia ou quimiorradiação são as modalidades primárias de tratamento do carcinoma nasofaríngeo. Quando liberada de forma apropriada, a terapia com feixe externo poupa os tecidos adjacentes e limita a morbidade para a hipófise, os olhos, as orelhas bem como os lobos frontal e temporal. O aprimoramento das imagens da TC e RM permitiu melhorar a dosimetria e os resultados do tratamento

(2) A reirradiação (com feixe externo e braquiterapia) pode ter um papel no tratamento de certos CNF recorrentes, em especial quando se usa terapia conformacional modulada pela intensidade

(3) Quando liberada por abordagem intracavitária tradicional, a braquiterapia teve pouca vantagem sobre a terapia com feixe externo. Foi desenvolvido um implante intersticial transnasal para liberar uma dose tumoricida mais efetiva

(4) Wei e colaboradores defenderam uma abordagem transpalatal para a colocação de grão de ouro (Au^{198}), a fonte de radiação preferida

b. Quimioterapia:

(1) Um estudo da fase III, realizado nos EUA, mostrou que a administração concomitante de quimioterapia e radioterapia melhora as taxas de sobrevida global.[19] Essa abordagem na população asiática revelou resultados semelhantes aos observados nos EUA

c. Cirurgia:

(1) A ressecção cirúrgica do CNF é tecnicamente difícil devido à arquitetura e inacessibilidade da base do crânio anterossuperior, bem como aos linfáticos retrofaríngeos

(2) A cirurgia é reservada aos pacientes altamente selecionados em casos de falha da radiação ou recorrência do tumor. Várias abordagens têm sido defendidas:

(a) Pela fossa infratemporal, descrita por Fisch

(b) Transpalatal, transmaxilar e transcervical combinadas

(c) axilotomia osteoplástica estendida ou "desvio do maxilar"

(3) A linfadenopatia que persiste após a radiação é tratada com dissecção radical ou radical modificada do pescoço:

(a) Deverá ser considerada a braquiterapia do pescoço se houver extensão extracapsular do tumor

6. Resultados do tratamento:

a. Controle local e regional:

(1) Radiação: 60%

(2) Radiação com quimioterapia concomitante: 70 a 80%[19]

b. Sobrevida por 5 anos:
   (1) Radiação: 36 a 58%
   (2) Radiação com quimioterapia concomitante: 70 a 80%[19]
c. Sobrevida por 10 anos:
   (1) O risco de recorrência continua após 5 anos
   (2) 10 a 40%
d. MD:
   (1) A nasofaringe é o local dentro da cabeça e do pescoço que tem o mais alto índice de metástases a distância
   (2) Presentes ou desenvolvem-se em 25 a 30% dos pacientes
   (3) Embora falhas local e regional tenham sido responsáveis pela maior parte da morbidade e mortalidade, a MD agora é um tipo frequente de falha e óbito

CARCINOMA DE ESÔFAGO

1. Informação geral:
   a. Em 2007, havia uma estimativa de 15.560 novos casos de câncer de esôfago[1]
   b. A maioria (mais de 90%) dos casos de câncer esofágico é de CE ou adenocarcinoma:[20]
      (1) Mais de 75% dos adenocarcinomas ocorrem no esôfago distal
      (2) O CE se distribui de maneira mais uniforme através do esôfago
   c. O local mais comum para o câncer esofágico primário é o terço inferior do esôfago, seguido pelo terço médio e raramente pelo esôfago cervical
   d. O carcinoma de esôfago cervical resulta mais comumente da extensão do câncer hipofaríngeo inferiormente para o esôfago cervical
   e. O esôfago cervical estende-se da borda inferior da cartilagem cricoide até a entrada torácica
2. Fatores de risco:[20]
   a. *CE*: uso de tabaco e álcool, acalasia, lesão cáustica, síndrome de Plummer-Vinson, antecedentes do câncer de cabeça e pescoço, de radioterapia no mediastino, condições socioeconômicas precárias e ceratoderma palmoplantar não-epidermolítico
   b. *Adenocarcinoma*: esofagite de Barrett, refluxo ácido semanal, uso de tabaco e antecedentes de radioterapia do mediastino
   c. *Esofagite de Barrett*:
      (1) Caracteriza-se por metaplasia da mucosa descamativa normal do esôfago distal para um epitélio colunar viliforme, semelhante ao revestimento epitelial do estômago
      (2) O epitélio metaplásico pode progredir para displasia e, por fim, adenocarcinoma
      (3) A taxa anual de transformação maligna é de 0,5%
3. Avaliação:
   a. São sintomas comuns a disfagia, odinofagia e perda de peso. Poderá ocorrer rouquidão se houver invasão do nervo laríngeo recorrente a partir do acometimento tumoral da laringe
   b. Exames de imagem:
      (1) Esofagograma baritado
      (2) TC com contraste do pescoço, tórax, abdome e pelve

(3) Pode-se recorrer à PET para avaliar linfadenopatia regional e detectar metástases a distância
(4) Deve-se fazer endoscopia flexível ou rígida para avaliar a extensão e localização da lesão bem como obter tecido para diagnóstico histopatológico
c. O câncer que acomete o esôfago cervical pode estender-se até a laringe e a traqueia
d. A fístula traqueoesofágica pode resultar da invasão do câncer através da parede posterior da traqueia
e. O câncer de esôfago distal pode estender-se inferiormente até atingir a junção esofagogástrica
f. Na época do diagnóstico, mais de 50% dos pacientes têm metástases ou tumor primário irressecável
4. Estadiamento do AJCC:
   - Estágio T (tumor primário):
     - Tx: o tumor primário não pode ser avaliado
     - T0: sem evidência de tumor primário
     - Tis: carcinoma *in situ*
     - T1: o tumor invade a lâmina própria ou a submucosa
     - T2: o tumor invade a lâmina própria muscular
     - T3: o tumor invade a adventícia
     - T4: o tumor invade as estruturas adjacentes
   - Estágio N (linfonodos regionais):
     - Nx: os linfonodos regionais não podem ser avaliados
     - N0: sem metástase em linfonodo regional
     - N1: metástase em linfonodo regional
   - Estágio M (MD):
     - Mx: as MD não podem ser avaliadas
     - M0: sem MD
     - M1: MD
       - Tumores do esôfago torácico inferior:
         - M1a: metástase em linfonodo celíaco
         - M1b: outra MD
       - Tumores do esôfago mesotorácico:
         - M1a: não-aplicável
         - M1b: linfonodos não-regionais e/ou outra MD
       - Tumores do esôfago torácico superior:
         - M1a: metástase em linfonodos cervicais
         - M1b: outra MD
   - Outros grupos de estadiamento:

Estágio 0:	Tis	N0	M0
Estágio I:	T1	N0	M0
Estágio IIA:	T2	N0	M0
	T3	N0	M0
Estágio IIB:	T1	N1	M0
	T2	N1	M0
Estágio III:	T3	N1	M0
	T4	Qualquer N	M0

- Estágio IV: Qualquer T Qualquer N M1
- Estágio IVA: Qualquer T Qualquer N M1a
- Estágio IVB: Qualquer T Qualquer N M1b

5. Tratamento:
   a. Ressecção cirúrgica:
      (1) A doença em estágio inicial é tratada com abordagem transtorácica ou trans-hiatal para esofagectomia parcial ou total
      (2) Abordagem transcervical para a extensão da hipofaringe até o esôfago cervical superior ou inferior
      (3) Pode ser necessária laringectomia com ou sem ressecção traqueal para o câncer de esôfago cervical superior
      (4) *Stents* colocados endoscopicamente podem ser desdobrados para tratamento paliativo de disfagia na doença em estágio avançado
   b. Radioterapia:
      (1) A radioterapia primária pode ser usada como tratamento alternativo em pacientes com comorbidades clínicas que impeçam a ressecção cirúrgica
      (2) Não se demonstrou melhora na sobrevida com a radioterapia pré-operatória[20]
      (3) A radioterapia pós-operatória melhora o controle da doença local, sendo útil em pacientes sob alto risco de recorrência, fístula esofágica ou presença de doença residual
   c. Quimioterapia:
      (1) A quimioterapia pré-operatória pode resultar em redução do tamanho do tumor primário bem como tratar metástases regionais e a distância, mas não demonstrou benefício em termos de sobrevida
      (2) A quimioterapia pós-operatória também pode tratar metástases regionais e a distância, mas resulta em maiores toxicidade e morbidade, além de nenhuma melhora na sobrevida
   d. Quimiorradiação combinada:
      (1) Maior toxicidade, mas melhor resposta do tumor com a terapia combinada
      (2) Quando usada no pré-operatório em pacientes com doença localmente avançada, a redução no tamanho do tumor pode permitir sua ressecção cirúrgica completa
      (3) Nenhum benefício claro em termos de sobrevida quando usada no pré-operatório
      (4) Útil como modalidade primária de tratamento em pacientes com doença irressecável
   e. Opções para reconstrução:
      (1) Transposição gástrica (elevação) em pacientes submetidos a esofagectomia total
      (2) O melhor reparo para a esofagectomia cervical ou laringofaringectomia total é com a transferência de tecido livre:
         (a) Retalho jejunal livre
         (b) Retalho livre tubular do antebraço radial
         (c) Retalho pediculado tubular do peitoral maior é possível, mas difícil, devido ao excesso de volume tecidual

6. Resultados do tratamento:
   a. A taxa de sobrevida global por 5 anos do câncer esofágico é de aproximadamente 14%[20]
   b. Taxas de sobrevida global por 5 anos:[20]
      (1) Estágio I = 50 a 80%
      (2) Estágio IIA = 30 a 40%

(3) Estágio IIB = 10 a 30%
(4) Estágio III = 10 a 15%
(5) Estágio IV = 0%
c. Há vários previsores independentes de prognóstico desfavorável:
(1) Perda de peso igual a 10% da massa corporal
(2) Disfagia
(3) Micrometástases linfáticas
(4) Idade avançada
(5) Tumor primário grande

Referências

1. Jemal A, Siegel R, Ward E, et al. Cancer statistics, 2007. *CA Cancer J Clin.* 2007;57:43–66.
2. Herrero R, Castellsaque X, Pawlita M, et al. Human papillomavirus and oral cancer: The International Agency for Research on Cancer multicenter study. *J Natl Cancer Inst.* 2003;95(23): 1772–1783.
3. Greene FL, Page DL, Fleming ID, et al., eds. *AJCC Cancer Staging Manual,* 6th ed. New York, NY: Springer-Verlag; 2002:17–58.
4. Hannah A, Scott AM, Tochon-Danquy H, et al. Evaluation of 18 F-fluorodeoxyglucose positron emission tomography and computed tomography with histopathologic correlation in the initial staging of head and neck cancer. *Ann Surg.* 2002;236(2): 208–217.
5. Piccirillo JF. Inclusion of comorbidity in a staging system for head and neck cancer. *Oncology (Huntingt).* 1995;9:831–836; discussion 841, 845–848.
6. Cooper JS, Pajak TF, Forastiere AA, et al. Postoperative concurrent radiotherapy and chemotherapy for high-risk squamous cell carcinoma of the head and neck. *N Engl J Med.* 2004;350:1937–1944.
7. Bonner JA, Harari MP, Giralt J, et al. Radiotherapy plus cetuximab for squamous cell carcinoma of the head and neck. *N Engl J Med.* 2006;354:567–568.
8. Larrabee WF. *Principles of Facial Reconstruction.* Philadelphia, PA: Lippincott-Raven; 1995: 172–173.
9. Civantos FJ, Moffat FL, Goodwin WJ. Lymphatic mapping and sentinel lymphadenectomy for 106 head and neck lesions: contrasts between oral cavity and cutaneous malignancy. *Laryngoscope.* 2006;113:1–15.
10. Campana JP, Meyers AD. The surgical management of oral cancer. *Otolaryngol Clin North Am.* 2006;39:331–348.
11. Gillison ML, Koch WM, Capone RB, et al. Evidence for a causal association between human papillomavirus and a subset of head and neck cancers. *J Natl Cancer Inst.* 2000;92:709–720.
12. Vokes EE, Kies MS, Haraf DJ, et al. Concomitant chemoradiotherapy as primary therapy for locoregionally advanced head and neck cancer. *J Clin Oncol.* 2000;18:1652–1661.
13. Lin DT, Cohen SM, Coppit GL, et al. Squamous cell carcinoma of the oropharynx and hypopharynx. *Otolaryngol Clin North Am.* 2005; 38:59–74.
14. Biacabe B, Gleich LL, Laccourreye O, et al. Silent gastroesophageal reflux disease in patients with pharyngolaryngeal cancer: further results. *Head Neck.* 1998;20:510–514.
15. Steiner W, Ambrosch P, Hess CF, et al. Organ preservation by transoral laser microsurgery in piriform sinus carcinoma. *Otolaryngol Head Neck Surg.* 2001;124:58–67.
16. Spector JG, Sessions DG, Haughey BH, et al. Delayed regional metastases, distant metastases, and second primary malignancies in squamous cell carcinomas of the larynx and hypopharynx. *Laryngoscope.* 2001;111:1079–1087.
17. Wei WI, Sham JST. Nasopharyngeal carcinoma. *Lancet.* 2005;365:2041–2054.
18. Neel HB III. Nasopharyngeal carcinoma. Clinical presentation, diagnosis, treatment, and prognosis. *Otolaryngol Clin North Am.* 1985;18:479–490.
19. Al-Sarraf M, LeBlanc M, Giri PG, et al. Chemoradiotherapy versus radiotherapy in patients with advanced nasopharyngeal cancer: phase III randomized intergroup study 0099. *J Clin Oncol.* 1998;16:1310–1317.
20. Enzinger PC, Mayer RJ. Esophageal cancer. *N Engl J Med.* 2003;349:2241–2252.

Cirurgia reconstrutora de cabeça e pescoço

INTRODUÇÃO E PERSPECTIVA HISTÓRICA

A cirurgia reconstrutora de cabeça e pescoço sofreu, nas últimas três décadas, um formidável avanço. Este progresso decorreu, em grande parte, do crescente emprego de técnicas microneurovasculares visando à transferência de tecido livre para defeitos congênitos e adquiridos, quer ablativos, quer traumáticos. Contribuíram para isto o conceito de reconstrução imediata[1] e o emprego do retalho fasciocutâneo deltopeitoral,[2] aos quais seguiu-se, em meados dos anos 1970, a aplicação dos então recém-criados retalhos miocutâneos, particularmente do retalho miocutâneo do peitoral maior.[3]

Apesar da descrição da transferência microvascular bem-sucedida de um retalho de interposição jejunal já em 1959,[4] a moderna era da microcirurgia reconstrutora clínica teve início no início dos anos 1970, com o maior refinamento da instrumentação e da técnica, descrição de novas modalidades de transferência e busca de novas aplicações para os retalhos previamente descritos. Isto caracterizou a década seguinte, com os relatos de grandes séries de cirurgias de interposição de jejuno livre,[5] do emprego do retalho fasciocutâneo do antebraço radial para a reconstrução oral[6] e, em particular, do retalho livre de fíbula para a reconstrução oromandibular.[7] O reconhecimento da superioridade destas técnicas, o desenvolvimento de equipes multiprofissionais bem como os procedimentos operatórios interdependentes e simultâneos alçaram a um nível, até então sem precedentes, a restauração estética e a funcional da cabeça e do pescoço.

O aumento do arsenal de opções confiáveis para a reconstrução deu ao cirurgião de cabeça e pescoço maior confiança para a execução, na doença avançada ou recorrente, de abordagens ablativas radicais ou tratamentos intensivos. Acarretou também, para os cirurgiões, maior responsabilidade em prever e planejar a reconstrução necessária a determinado procedimento bem como a de escolher as equipes de apoio adequadas. Os princípios gerais de análise do defeito e da concepção, anatomia e fisiologia do retalho aplicam-se igualmente a todas as técnicas, devendo ser enfatizados.

O conceito tradicional de *escada reconstrutora* começa com a análise do defeito mediante abordagem hierarquizada da adequação das técnicas a um determinado defeito, enfatizando a simplicidade, ascendendo do simples para o complexo. Esta escada começa pelo degrau mais baixo, com a reconstrução por fechamento primário, sobe pelo enxerto cutâneo até os retalhos locais, passa pelos retalhos regionais, pelos retalhos distantes e termina, no topo da escada, com uma transferência microneurovascular de tecido livre. Entretanto, os cirurgiões devem ter em mente que não estão obrigados a empurrar seus pacientes por todos os ou pela maior parte destes degraus (muitos dos quais condenados ao fracasso) e que o conceito de um *elevador* reconstrutor, que já desde a fase de planejamento pré-operatório inicial avança diretamente para a técnica microcirúrgica, é, muitas vezes, o mais apropriado (p. ex., a reconstrução oromandibular anterior após uma ressecção composta). Por outro lado, o cirurgião não deve aplicar extravagantemente uma técnica avançada, devendo ter sempre prontos múltiplos planos de contingência para o caso de falha do retalho ou de recorrência da doença. Os principais fatores a considerar em um defeito são o volume, a composição (tecido mole, osso), a localização (proximidade de estruturas vitais, necessidade de revestimento externo/interno) e o estado geral do paciente (*i. e.*, se, entre outros aspectos, o paciente foi previamente operado, irradiado, infectado, ou se há necessidade de separação oronasocraniana ou orofaringocervical). As considerações funcionais consistem na provisão de sensibilidade, de reserva óssea para a estrutura esquelética e para a osteointegração, superfície mucosa secretória, flexibilidade e assim por diante. Os locais doadores do retalho já foram, em grande parte, bem-definidos, sendo escolhidos pela capacidade de determinar déficits funcionais ou estéticos residuais aceitáveis.

ENXERTOS CUTÂNEOS

Os enxertos cutâneos aplicam-se primariamente aos pequenos defeitos da cavidade oral e orelha, aos retalhos de bochecha para as maxilectomias, aos retalhos de fáscia temporal, à cobertura dos retalhos livres de músculo ou de omento na reconstrução do couro cabeludo e à cobertura dos locais doadores de retalhos livres no antebraço radial e na fíbula. Os enxertos cutâneos permitem ao cirurgião superar o embaraço e a restrição de mobilidade que podem resultar do fechamento primário e afetar criticamente a função orolingual. Estes enxertos aderem geralmente bem sobre a gordura, o músculo, pericôndrio e a fáscia, bem como sobre as meninges ou o periósteo, mas não proporcionam, neste contexto, nem proteção adequada nem cobertura estável. Como são completamente dependentes do leito receptor para sobrevivência por neovascularização, mostram-se insatisfatórios para muitos locais previamente operados, irradiados ou francamente infectados, que se caracterizam, de modo variável, pela presença de tecido cicatricial isquêmico, de resposta inflamatória e de relativa hipovascularização do tecido mole. Estes enxertos são obtidos com um dermátomo pelo método de espessura controlada e mensurada (enxerto de pele de espessura mensurada, *split-thickness skin graft*, STSG), habitualmente da parte lateral da coxa ou nádega. A espessura varia, conforme a necessidade, desde cerca de 12 até 15 milésimos de polegada. Os enxertos mais finos aderem de forma mais confiável, embora sofram mais contratura que os enxertos mais grossos. A abertura em rendilhamento permite a expansão de uma folha de enxerto para que tenha dimensões maiores — mas, por motivos estéticos, fica geralmente restrita, nas regiões da cabeça e do pescoço, ao contexto do revestimento do couro cabeludo. A criação de uma "crosta de torta" é habitualmente desnecessária e ineficaz (selagem por fibrina), comprometendo também o aspecto estético.

Quando da obtenção de pequenos enxertos, os locais doadores são mais bem-manuseados mantendo no local, durante cerca de 1 semana, um curativo oclusivo semipermeável; os locais doadores maiores devem ser cobertos com gaze de xerofórmio até a separação. Dispositivos de fechamento a vácuo (VAC) também têm sido usados. Os cremes anestésicos tópicos (mistura eutética de anestésicos locais, EMLA na sigla em inglês) podem mitigar o desconforto do local doador que, às vezes, supera muito o desconforto do procedimento principal. O sucesso do enxerto caracteriza-se por efetiva imobilização — para evitar o cisalhamento (e permitir a implantação dos vasos), utilizam-se um coxim não-aderente impregnado de antibióticos, um dispositivo protodôntico intraoral e/ou suturas ou grampos em edredão. Os requisitos adicionais para o sucesso consistem em meticulosa hemostasia (para evitar os hematomas) e controle das infecções (dissolução enzimática), o que inclui a remoção periódica dos coxins, antes que ocorra colonização bacteriana significativa.

Os enxertos cutâneos de espessura total (*full-thickness skin grafts*, FTSG) são apropriados para muitos defeitos faciais pequenos externamente visíveis. Caracterizam-se pelo ajuste das cores, contorno e textura geralmente superiores (em relação ao STSG), pelo seu menor potencial de contratura (secundária) e pela pega mais difícil que a do STSG. Os locais doadores comuns são a pele pós-auricular e a da pálpebra superior (enxertos finos), bem como, para os enxertos mais espessos, a pré-auricular, a nasolabial e a supraclavicular. Por causa da contratura primária, o contorno das áreas receptoras deve ser levemente ultrapassado quando se coleta um FTSG. Estes enxertos são habitualmente obtidos com um bisturi e depois adelgaçados pela retirada, com tesouras, da gordura subcutânea (que iria parasitar o novo suprimento sanguíneo dérmico). Os enxertos compostos de aloenxerto dérmico acelular mais STSG do próprio paciente oferecem, ainda, uma outra opção para o revestimento dos tecidos moles, imitando os retalhos locais em espessura e consistência.

Retalhos cutâneos locais

Os retalhos cutâneos locais aplicam-se primariamente à reconstrução de defeitos faciais externos e caracterizam-se pela superioridade do ajuste das cores (em comparação com os enxertos), contorno, textura e pela facilidade de aplicação/disponibilidade. Os desenhos comumente usados consistem no avanço, rotação, retalho bilobado, transposição em ilha e transposição romboide (Fig. 29.1). A modelagem em tubo de tais retalhos pode ser útil para recriar estruturas especializadas (contorno da hélice, contorno alar, columela).

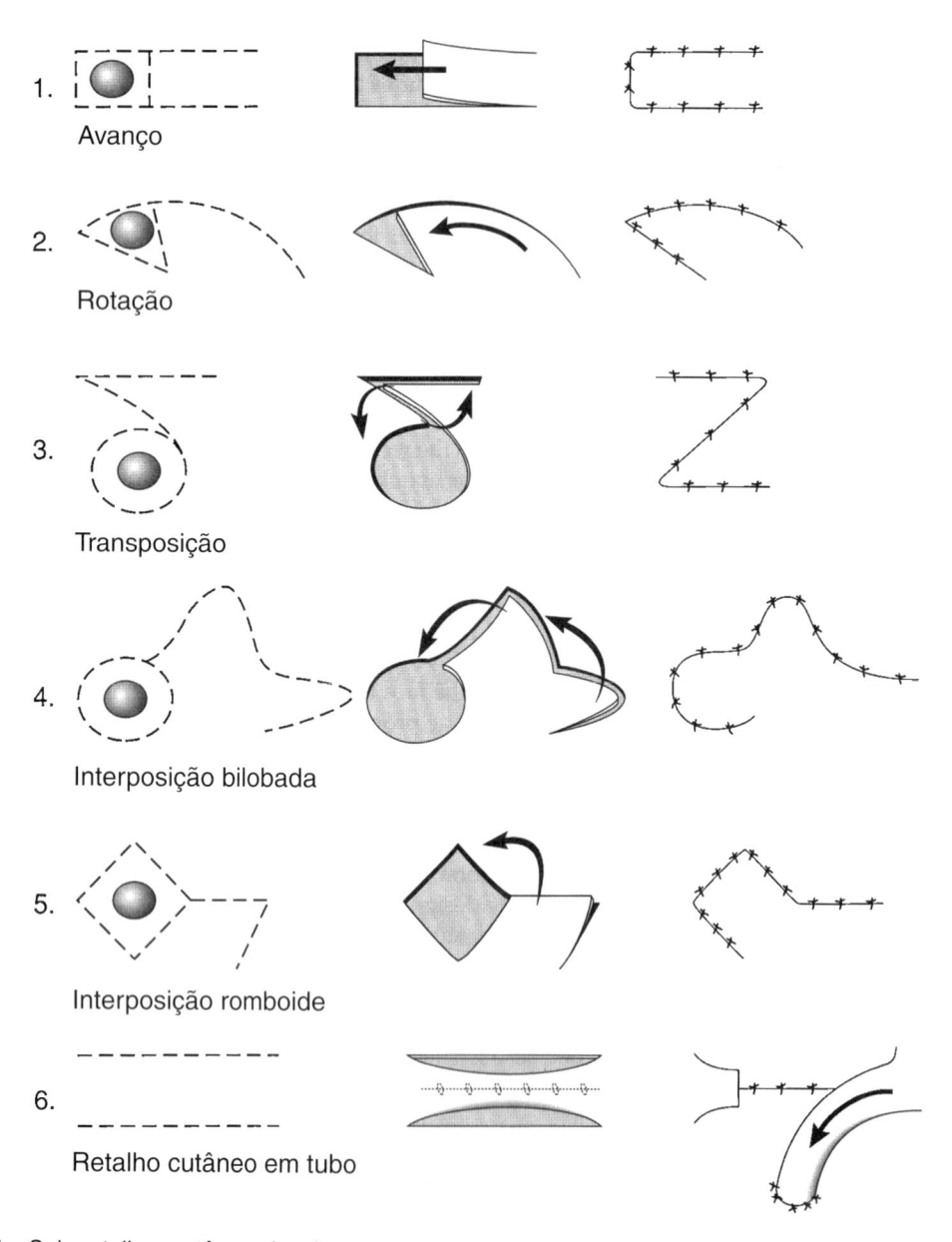

1. Avanço
2. Rotação
3. Transposição
4. Interposição bilobada
5. Interposição romboide
6. Retalho cutâneo em tubo

Fig. 29.1 Seis retalhos cutâneos locais comuns.

Estes retalhos são perfundidos por plexos subdérmicos e geralmente seguem a tradicional razão entre comprimento e largura de 3:1 ou menos. Maior compreensão sobre o suprimento sanguíneo microvascular da face refinou nossa compreensão dos retalhos com estes desenhos e a sua aplicação.[8] As propriedades viscoelásticas da pele e dos tecidos moles, tais como a deformação, o estiramento e o relaxamento após o estresse, são importantes conceitos na aplicação dos retalhos cutâneos locais e frequentemente dependerão, para que se obtenha um resultado ótimo, das contribuições equilibradas do retalho, local doador e sítio receptor. A tensão, idade, infecção e tabagismo têm particular impacto sobre a cura de feridas neste tipo de retalho, obrigando a meticulosa atenção no planejamento, execução e aconselhamento operatórios. O leitor é encaminhado a dois excelentes atlas de planejamento do desenho de tais retalhos.[9,10]

Umas das aplicações mais comuns deste tipo de retalho é o retalho nasolabial.[11] Retalhos de desenho romboide podem transferir couro cabeludo contendo cabelos para defeitos frontotemporais e são também desenhos versáteis, já que oito diferentes retalhos de desenho romboide podem ser concebidos a partir de um único defeito. O retalho de avanço rotativo de Mustarde, para a reconstrução da bochecha e pálpebra inferior, é uma outra aplicação clássica.

Retalhos regionais

À medida que a distância da transposição do retalho aumenta, a incorporação de um suprimento sanguíneo axial definido torna-se uma consideração fundamental, como nos retalhos frontais paramedianos (supratrocleares) bem como retalhos de Abbe e de Abbe-Estlander (labial superior).[12] O retalho frontal paramediano continua sendo uma ferramenta fundamental para as grandes reconstruções nasais[13] bem como para a reconstrução da parte medial da bochecha. Os desenhos de Abbe transferem não apenas pele mas também mucosa labial e o vermelhão do lábio, para compensar a deficiência de tecido mole na reconstrução do lábio. O retalho pós-auricular de Washio, o retalho de Mutter em ombreira e o retalho miomucoso com artéria facial (FAMM, na sigla em inglês) são de interesse histórico, tendo sido em grande parte suplantados por novas técnicas de transferência de tecido livre. As fáscias temporais (superficial ou temporoparietal e profunda) podem ser transferidas como um retalho bilobado pediculado sobre o sistema temporal superficial, podendo ser consideradas um leito transferível para o posicionamento de um STSG na reconstrução auricular tanto nas reconstruções póstraumáticas quanto nas da microtia congênita complexa. As camadas são altamente vascularizadas e flexíveis. O músculo temporal é passível de transferência, podendo ser transposto pelos métodos pré ou retrozigomático, mas estas técnicas já foram em grande parte suplantadas pelas técnicas de MVFF (retalho livre microvascular, na sigla em inglês). A anatomia já foi descrita em detalhe por Stuzin.[14,15] Os retalhos deltopeitorais e frontais são de interesse histórico. O reconhecimento de territórios definidos na pele sobrejacente, perfundidos por vasos perfurantes miocutâneos de orientação perpendicular, deu impulso a muitos dos avanços da reconstrução de cabeça e pescoço ao longo dos anos 1970. Esta orientação vascular permitiu a sutura circunferencial em torno das ilhas cutâneas transferidas com tais enxertos, sem comprometer a sua viabilidade. Embora a descrição do retalho miocutâneo de peitoral maior em 1978 tenha sido a mais importante neste gênero de retalho, os retalhos do grande dorsal e trapézio também foram explorados em várias aplicações na cabeça e pescoço. Os retalhos miocutâneos permitiram a transferência de significativos volumes de tecido mole (ilha cutânea, gordura subcutânea e músculo) para defeitos ablativos. Estes retalhos demonstraram confiabilidade e consequente versatilidade de aplicação muito superiores às de seus congêneres cutâneos e fasciocutâneos regionais, permitindo a expansão do escopo da cirurgia ablativa e reconstrução funcional existentes na época. As separações sinocraniana, orocervical e faringocutânea puderam ser obtidas com segurança. Reconstruções imediatas em um único estágio tornaram-se a norma. O fechamento primário do local doador reduziu significativamente a morbidade em comparação com os desenhos fasciocutâneos prévios. A aplicação destes retalhos como veículos para a transferência de segmentos vascularizados de osso (trapézio-escapular, peitoral-costela, grande dorsal-costela, esternoclidomastóideo-clavícula) foi um importante passo histórico em direção à transferência microvascular de osso.

Conceito de angiossoma:[17]
- Um volume de tecido suprido por uma única fonte arteriovenosa
- As artérias "de estrangulamento" (oscilantes) conectam os angiossomas adjacentes
- Captura-se um angiossoma adjacente pela interrupção da artéria-fonte adjacente devido à reversão do fluxo fisiológico
- A necrose é significativamente maior quando se estende para além do angiossoma adjacente (quando removido)

Peitoral maior

O retalho miocutâneo de peitoral maior continua sendo a principal transferência de tecido miocutâneo pediculado na reconstrução da cabeça e pescoço, sendo ainda o carro-chefe em certas aplicações. A facilidade de dissecção e a sua versatilidade fazem dele uma ferramenta fundamental no arsenal do cirurgião de cabeça e pescoço contemporâneo. O retalho tem como base o ramo peitoral da artéria toracoacrômico, que tem origem na segunda porção da artéria axilar. A arquitetura do suprimento axial segue a que geralmente se observa por todo o corpo, em que o pedículo axial penetra o músculo a partir de sua superfície inferior, correndo em um plano gorduroso até o início de seu curso intramuscular. A contribuição da artéria torácica lateral para este retalho é, na maior parte das transferências, insignificante.

Refinamento na técnica consiste no preparo de todo o retalho segundo a concepção em ilha, permitindo a transposição de uma quantidade mínima de tecido sobre a clavícula, reduzindo, assim, a deformidade externa. O seccionamento dos ramos que o nervo peitoral envia para o músculo irá assegurar que o pedículo não será comprimido contra ele quando rodado para o interior do defeito e que o componente muscular do retalho irá atrofiar e assumir o contorno dos defeitos externos de modo mais aceitável.

Na transferência do retalho através do pescoço, é mais fácil seguir os procedimentos de linfadenectomia radical, em que o músculo esternoclidomastóideo é sacrificado e a transposição do músculo peitoral confere cobertura confiável para as importantes estruturas neurovasculares expostas. O arco de rotação do retalho permite que alcance com segurança os níveis do palato duro e da hélice superior. O retalho pode ser aplicado a defeitos de quase qualquer configuração em estruturas abaixo destes níveis. A obtenção simultânea sem o reposicionamento do paciente é uma significativa vantagem. O retalho pode ser moldado como um tubo sobre si mesmo para formar um conduto de interposição para a reconstrução faringoesofágica em situações de resgate por retalho.

Um desenho genérico em forma de raquete, lunar curvilíneo de base medial facilita o fechamento primário do local doador e reduz, em pacientes do sexo feminino, a transferência de parênquima mamário bem como a deformidade. A marcação pré-operatória deve incluir o nível horizontal do mamilo contralateral, para diminuir a deformidade vertical durante o fechamento. A dissecção do retalho é baseada na visualização direta do pedículo, orientado em sentido inferolateral.

As desvantagens consistem na possível transferência de pele contendo pelos para a cavidade oral e na massa rarefeita deste retalho, o que às vezes obriga à transferência do retalho como se fora apenas do tipo muscular, podendo ser usado para a cobertura de defeitos externos, em combinação com outras técnicas, e depois coberto com um enxerto de pele. A transposição do retalho, tal como ocorre com todos os desenhos pediculados, é limitada pelo arco de rotação do pedículo do retalho sobre a clavícula. Não há vantagem em remover o osso para ganhar apenas uns poucos centímetros em comprimento. Tais retalhos inferiormente pediculados exibem uma tendência frequentemente inexorável à deiscência e/ou fistulização, tanto maior quanto mais forte a necessidade de posicionamento. Além da contribuição geométrica para este fenômeno, há o fato de que a parte mais distal do retalho miocutâneo (a mais precariamente perfundida e vulnerável) deve ser introduzida na parte mais superior, sendo frequentemente a mais crítica da área que requer cobertura. A perda parcial do retalho, a deiscência, a estenose (pela necessidade de resolução secundária de ferida, com contratura cicatricial isquêmica) e a fistulização não são fenômenos incomuns.

Grande dorsal

Este músculo forma a base do pedículo toracodorsal do versátil sistema de retalhos subescapulares. É um músculo largo e fino que pode ser transposto para as regiões da cabeça e do pescoço por via subcutânea ou por abordagem transaxilar.[18] Embora sua variedade de aplicações como um retalho pediculado e o volume de tecido mole transferido sejam similares aos do peitoral, a posição em decúbito, menor confiabilidade e alta incidência de morbidade do local doador fazem deste músculo a terceira escolha em relação ao peitoral e às técnicas de transferência de tecido livre.

As transferências de tecido livre caracterizam-se pela enorme superfície disponível, por uma consistência fina e flexível, bem como por um pedículo vascular longo, de grande calibre e anatomicamente uniforme, que permite fácil anastomose no pescoço. O retalho do grande dorsal é uma das primeiras escolhas entre os retalhos musculares para a reconstrução de defeitos maciços do couro cabeludo. Um STSG rendilhado completa a reconstrução.

Trapézio

Desenhos em forma de raquete ou remo de cabo curto, orientados tanto vertical quanto transversalmente, podem ser empregados com este retalho, tomando por base, respectivamente, os ramos cervicais occipitais e cervicais descendentes da carótida externa assim como os vasos cervicais transversos.[19] As aplicações deste retalho e de suas variações foram exploradas ao longo dos anos 1970 e 1980. Embora capazes de alcançar a linha média do pescoço, os defeitos situados posteriormente são os que mais se adaptam à reconstrução por este método. Estudos anatômicos documentaram acuradamente a existência de variações na anatomia vascular de tais vasos.[20] O ponto a que chegou a dissecção do pescoço é uma importante consideração, ainda mais porque, com frequência, o exato estado dos vasos cervicais transversos não é mencionado nas notas operatórias dos pacientes previamente tratados. As desvantagens significativas são as mesmas da transferência pediculada do grande dorsal descritas anteriormente, além da ocasional necessidade de um enxerto de pele para o local doador, o que faz deste retalho uma opção terciária.

Outros retalhos

Retalhos miocutâneos, tendo como base os músculos platisma e esternoclidomastóideo foram descritos, mas oferecem pouca vantagem na reconstrução contemporânea. Uma possível e mais comum aplicação é a do músculo esternoclidomastóideo como um retalho muscular pediculado superiormente, para apoiar as linhas de sutura oral e laringofaríngeas. A rotação é limitada pelo ponto de entrada do nervo acessório espinhal na borda anterior do músculo. No contexto da dissecção do pescoço ou das técnicas modificadas, este uso é particularmente favorecido. As doenças do pescoço em estágio avançado seriam, bem como a extensão extracapsular da doença metastática, contraindicações a esta aplicação.

Similarmente, os músculos elevador da escápula e escaleno posterior podem ser, para aplicações similares, destacados de suas inserções como retalhos musculares baseados superiormente. Os retalhos musculares em faixa, bipediculados ou unipediculados inferiormente (p. ex., omoióideo), sobrevivem mediante o suprimento microvascular transmitido através de suas origens e inserções ósseas bem como, mais centralmente, a partir da neovascularização por tecidos circunjacentes. Estes músculos são apenas ocasionalmente úteis à reconstrução de defeitos laríngeos parciais após procedimentos de conservação e conservação estendida.

TRANSFERÊNCIA DE TECIDO MICRONEUROVASCULAR LIVRE

A microcirurgia clínica propiciou a contribuição isolada mais importante das últimas duas décadas para a reconstrução da cabeça e do pescoço, restaurando pacientes a um grau até então sem precedentes de forma e função. É possível agora substituir tecidos ressecados ou desaparecidos por outros de tipo (p. ex., mucosa, osso, pele com sensibilidade, compostos), volume e caráter quase idênticos. Muitos dos mais significativos obstáculos inerentes às transferências miocutâneas pediculadas podem ser mais do que adequadamente abordados através da cuidadosa seleção de técnicas microcirúrgicas.

O "retalho livre" é um bloco de tecido composto (fáscia, músculo, gordura, osso, pele, vísceras ocas) perfundido por um pedículo vascular anatômico definido e pelos vasos perfurantes miocutâneos ou fasciocutâneos que dele se originam. O retalho é geometricamente "livre" das limitações impostas pela necessidade de estar fixado a um pedículo. Em um outro sentido, estas transferências são "livres" das limitações impostas pelos poucos tipos de tecido que podem ser transferidos razoavelmente para as regiões da cabeça e do pescoço mediante o emprego dos pedículos locorregionais disponíveis. O desenho e desenvolvimento corretos do retalho habitualmente resultarão em uma reconstrução em tudo superior às suas congêneres ou alternativas históricas. Além das vantagens mencionadas, essa técnica diminuiu a incidência das deiscências, fistulizações, perdas parciais do retalho e estenoses. A microcirurgia, ao possibilitar desenhos de confiabilidade e versatilidade sem precedentes, permitiu aos cirurgiões ablativos ampliar suas técnicas de ressecção, tornando-as mais radicais em procedimentos curativos e paliativos. A despeito dos inúmeros trabalhos sobre reconstruções simultâneas empregando múltiplos retalhos livres, tais *tour-de-force* cirúrgicos raramente oferecem vantagens significativas sobre um único e bem-planejado desenho de retalho, além de um real aumento dos riscos e da morbidade.

É da responsabilidade do cirurgião de cabeça e pescoço facilitar o desenvolvimento de abordagens simultâneas por duas equipes.

O planejamento pré-operatório, a seleção e a dissecção do retalho, bem como o cuidado perioperatório do paciente microcirúrgico são tão importantes quanto a própria anastomose microcirúrgica.

As características do local doador ideal são:

- Pedículo vascular longo, de grande calibre e anatomicamente uniforme
- Mínimas morbidades funcional e estética do local doador
- Abordagem simultânea por duas equipes
- Onde aplicável:
  - Função motora assegurada
  - Sensibilidade
  - Mucosa secretora
  - Reserva óssea capaz de aceitar implantes osteointegrados

Seleção dos pacientes

A mais importante aplicação da técnica microcirúrgica na cirurgia reconstrutora de cabeça e pescoço é a ablação pós-tumoral. Em geral, a maior parte dos pacientes candidatos a ressecções de finalidade curativa que resultam em defeitos que se beneficiariam por reconstrução por retalho livre é também candidata à técnica microcirúrgica. Várias publicações documentaram a segurança e eficácia destes procedimentos no idoso. Entretanto, o princípio geral "faça tudo de modo simples" deve prevalecer, e fatores comórbidos proibitivos ou de importância prognóstica devem ser respeitados e considerados durante a fase de planejamento. Idade, doença pulmonar obstrutiva crônica (DPOC), vasculopatia hipertensiva, doença vascular arteriosclerótica, má nutrição, alcoolismo e tabagismo ativo contribuem para um possível comprometimento do desfecho independentemente da técnica empregada, sendo o denominador comum de uma população de pacientes com cânceres de cabeça e pescoço. Entretanto, nenhum destes fatores é absolutamente impeditivo da aplicação de técnicas microcirúrgicas. Muitas destas condições trazem implicações sistêmicas ou relativas ao local doador em termos dos vasos doadores ou do retardo da cura da ferida, particularmente quando o local doador é, no membro inferior, a fíbula.

As técnicas microcirúrgicas são também seguras na população pediátrica, mas demandam um nível muito alto de especialização e capacidade. Sua aplicação em lesões pós-traumáticas é talvez a mais correta e tende a ocorrer em pacientes em seus 20 ou 30 anos de idade e em tudo o mais saudáveis. Os pacientes de meia-idade apresentam um perfil de saúde física similar, sendo característicos deste grupo etário os defeitos da parte média da face e mandibulares decorrentes de tentativas de suicídio bem como raras ressecções por doença maligna.

A história de tratamento prévio é de fundamental importância no planejamento pré-operatório, particularmente no que diz respeito aos vasos receptores, o que se mostra geralmente mais importante quando o paciente já foi tratado "em outro hospital", dada a frequente ausência, na maior parte das notas operatórias, de informações pertinentes aos detalhes microcirúrgicos. Os enxertos venosos são habitualmente evitáveis mediante um cuidadoso planejamento. A irradiação não apenas afeta a microcirculação mas também os grandes vasos em termos de acelerar a degeneração aterosclerótica, o espessamento da íntima e da média, a friabilidade bem como a formação de rosetas no endotélio e a deiscência. A atenção ao detalhe técnico é da maior importância em tais casos, os quais mesmo para a equipe mais experiente constituem desafio significativo. A cirurgia prévia, isolada ou realizada após radioterapia, traz um grau adicional de dificuldade em termos de dissecção, qualidade e escolha do vaso receptor.

Passos da técnica

Vários aspectos da cirurgia de ressecção devem ser modificados quando se prevê uma transferência microcirúrgica. O sacrifício rotineiro da veia jugular externa destrói uma veia receptora em potencial ou um conduto para o enxerto de veia, podendo habitualmente ser evitado. Os principais vasos arteriais e venosos a serem seccionados devem ser manuseados com o máximo cuidado técnico e sacrificados um pouco além de sua origem, de modo a deixar um coto satisfatório para uma anastomose terminoterminal, o que inclui o coto da veia jugular interna nas dissecções radicais, em que as técnicas término-para-o-coto podem ser aplicadas em um coto de comprimento satisfatório.

O tempo durante o qual o retalho permanece isquêmico deve geralmente ser reduzido a um mínimo, mas raramente define a sobrevivência do retalho. Na maior parte das vezes, este tempo é inferior a 1 h, com exceção das transferências ósseas, que frequentemente requerem, antes da revascularização, a inserção de componentes esqueléticos por osteossíntese. Os componentes entéricos (jejuno), musculares e osteocíticos dos retalhos são mais sensíveis à isquemia. A dissecção completa *in situ* do retalho, o posicionamento microscópico e a preparação do vaso receptor *antes* da transecção do pedículo maximizam o sucesso e minimizam o tempo isquêmico global. O resfriamento do retalho pela irrigação tópica com solução salina gelada durante todo o período isquêmico reduz significativamente as demandas metabólicas do tecido e estende o tempo disponível (tempo de isquemia a quente *versus* a frio) até o início das alterações importantes e irreversíveis.

Complicações

Embora nem sempre seja assim, a perda do retalho livre é habitualmente um fenômeno tudo ou nada. A maior parte das falhas ocorre nas primeiras 72 h da revascularização. A maioria das falhas anastomóticas pode ser resgatada com sucesso através do reconhecimento e revisão oportunos.[21] Uma miríade de filosofias de conduta e técnicas de monitoração perioperatória existe para o que era, em grande parte, uma arte idiossincrática e teórica. Pode ser que a instrumentação especializada para a monitoração de retalho livre sirva para melhorar a sobrevivência principalmente pelo aumento da vigilância por parte da equipe de enfermagem que cuida do paciente, e não por alguma superioridade intrínseca em relação à simples observação clínica.[22]

A dissecção, ruptura e pontos de sutura na parede vascular resultam em descontinuidade endotelial e exposição de colágeno subendotelial trombogênico. A agregação plaquetária é intensificada através da produção de uma prostaglandina, o tromboxano A2, por plaquetas ativadas. A trombose aguda é em grande parte baseada neste fenômeno, além de fatores mecânicos desfavoráveis (retalhos endoteliais, valvas, inclusão de adventícia, extravasamentos, pregueamento, incompatibilidade de tamanhos etc.) porventura presentes. Nisto se fundamenta a administração de ácido acetilsalicílico no pós-operatório e as infusões imediatas de dextrana-40 de baixo peso molecular após a revascularização. Doses em bolo de 1.000 a 3.000 unidades de heparina são tipicamente dadas logo antes da transecção do pedículo e novamente, logo antes da reperfusão do retalho. A heparinização sistêmica não ocorre nem é mantida. As infusões de minidoses de heparina são às vezes mantidas em casos que necessitam de enxertos de veias ou em casos de revisão. A restauração da continuidade endotelial ocorre durante as 2 semanas seguintes.

A manutenção da perfusão, decorrente da normalidade das pressões arteriais, é assegurada pelo estado euvolêmico e por não tentar modular excessivamente a pressão arterial dos hipertensos. De modo similar, a manutenção da normotermia minimiza a vasoconstrição periférica e o efluxo simpático geralmente deletérios para o fluxo sanguíneo microvascular. A atenção ao detalhe no desenho do retalho e na sua inserção (geometria do pedículo, tensão, dobras) deve minimizar a necessidade de posicionamento especial da cabeça. Um Trendelenburg reverso de cerca de 15º a 30º é preferido e relativamente benéfico com respeito ao edema geral, a pressão intracraniana e ao retorno venoso, e relativamente prejudicial no tocante ao fluxo arterial, ao extravasamento do líquido cerebroespinhal (LCE) e à manutenção de leve extensão do pescoço.

A falha irreversível da reperfusão através de anastomose microvascular é denominada de "fenômeno de não-reperfusão" e tem como base a isquemia e a tumefação das células endoteliais, a oclusão luminal e a liberação dos radicais livres tóxicos, com lesão e necrose progressivas do tecido mole distal.

Retalho radial do antebraço

Este retalho consiste em um desenho fasciocutâneo dotado de sensibilidade, baseado nos vasos *radiais*. Foi um dos primeiros retalhos comumente aplicados na reconstrução (intraoral) da cabeça e do pescoço, bem como representa uma das transferências mais comuns na reconstrução contemporânea. Os vasos fasciocutâneos são transmitidos para o retalho de pele através do septo intermuscular lateral (músculos braquiorradial e flexor radial do punho). O retalho pode incorporar um segmento monocortical do osso do rádio (de até 10 cm) pela inclusão de um manguito feito com o músculo flexor longo do polegar. O sentido do tato é provido pelos *nervos cutâneos antebraquiais lateral e medial*. O fenômeno do "progresso sensorial" tem sido observado na reconstrução sensorial da cavidade oral, onde o retalho do antebraço transferido, anastomosado ao nervo lingual receptor, demonstra maior fidelidade na capacidade de discriminação entre dois pontos, *após transferência* para a boca, do que quando *in situ* no antebraço, *antes* da transferência.[23] Acredita-se que isto se deva à maior representação cortical dedicada às estruturas orolinguais supridas pelo nervo lingual.

Além das capacidades mencionadas anteriormente, a maior vantagem intrínseca do retalho é o seu componente de tecido mole fino e flexível, que faz dele um instrumento excepcional para a reconstrução intraoral, e que facilita, em particular, a mobilidade da língua, permitindo a reconstituição, com relativa facilidade, dos contornos, sulcos, vestíbulos e estruturas afins. A inclusão no retalho do tendão do longo palmar oferece alguma vantagem teórica para suspender o retalho lateralmente nas reconstruções palatal e total do lábio inferior.[24] O retalho é também bem-adaptado aos defeitos faríngeos, laríngeos e esofágicos, sob a forma de um remendo ou de um tubo, e aos defeitos externos complexos, como os da bochecha, fronte e nariz. As desvantagens deste retalho giram em torno da óbvia e distal deformidade do local doador, obrigando ao enxerto cutâneo na maior parte das aplicações. Estas desvantagens são mitigadas por técnicas de enxertia composta. No acompanhamento a longo prazo, o impacto é grandemente diminuído e bem-aceito pela maior parte dos pacientes. A reserva óssea fornecida por esta transferência é frequentemente inadequada e bem inferior à das técnicas alternativas, o que se mostra importante quando se prevê a necessidade de implante osteointegrado para a reabilitação oromandibular.[25] O posicionamento imediato de uma placa (compartilhamento da carga) no defeito do rádio permite o retorno mais rápido à função e minimiza o risco de fratura patológica. A combinação da placa de reconstrução com o retalho fasciocutâneo, embora uma alternativa aparentemente atraente (simplicidade de dissecção, menor morbidade do local doador) aos retalhos livres compostos contendo osso, é claramente inferior na reconstrução anterior e frequentemente não poupa nem tempo nem recursos.

Retalho lateral do braço

Este retalho corresponde a um desenho fasciocutâneo dotado de sensação com base nos ramos posteriores dos vasos *colaterais radiais*. Os perfurantes fasciocutâneos são transferidos para a pele sobrejacente através do septo intermuscular lateral (braquial, braquiorradial, tricípite). O retalho pode incorporar o *nervo cutâneo posterior do braço* para prover sensação e/ou o *nervo cutâneo posterior do antebraço* para a enxertia vascularizada interposta. Desenhos que envolvem apenas a transferência de uma porção do úmero e fáscia foram descritos. A pele o os tecidos subcutâneos desta região do braço são um tanto mais grossos e menos flexíveis que os seus congêneres no antebraço. O calibre do pedículo é similar ao dos vasos radiais do antebraço. A entrada do pedículo na porção média da "raquete" cutânea complica a aplicação em certos defeitos. A dissecção do pedículo é mais difícil e seu comprimento menor que o do retalho do antebraço radial. A vantagem deste retalho consiste em que o local doador pode ser fechado primariamente com uma simples cicatriz linear posicionada em um local facilmente camuflado pela roupa, inclusive as de mangas curtas, o que pode ser mais adequado aos pacientes do sexo feminino e mais jovens. No paciente do sexo masculino, tal área do braço pode ter menos pelos que a do antebraço, tornando este retalho, em tais pacientes, uma escolha possivelmente melhor para a reconstrução intraoral.

Grande dorsal

O grande dorsal é mais comumente transferido como um retalho unicamente muscular para a reconstrução de defeitos maciços no couro cabeludo. Para o acabamento final, este retalho sofre enxertia cutânea com um STSG rendilhado. O retalho tem como base o pedículo *toracodorsal* que faz parte do sistema subescapular de retalhos. O ramo do serrátil anterior pode ser sacrificado, dando origem a um pedículo muito longo e de grande calibre, o que facilita a anastomose no pescoço. O músculo é largo e fino, facilitando a inserção sobre o contorno do calvário. Este retalho não permite a sensação, embora a reconstrução motora tenha sido descrita. A necessidade de obtenção do retalho em decúbito lateral geralmente obriga a uma alteração intraoperatória na posição do paciente, o que é uma desvantagem relativa.

Reto abdominal

Este retalho tem como base o pedículo vascular epigástrico inferior profundo, sendo geralmente transferido como um retalho miocutâneo ou retalho apenas muscular. Ele não permite a sensação física e em geral não se aplica a uma reconstrução motora funcional. O retalho pode ser desenhado em uma infinidade de orientações, mas é habitualmente orientado vertical ou horizontalmente (TRAM — músculo reto abdominal transverso, na sigla em inglês). Esta transferência encontrou particular utilidade na reconstrução de defeitos da base do crânio, em que o componente muscular pode ser usado para selar seguramente o espaço subaracnóideo e o tecido mole sobrejacente, bem como para acolchoar e revestir os defeitos maciços dos tecidos moles e esqueléticos do couro cabeludo e da fronte. O retalho é capaz de suportar um grande volume de tecido mole sobrejacente (p. ex., em um defeito de glossectomia total) e encontra aplicação adicional em defeitos maciços combinados (p. ex., craniorbitários) da cabeça e do pescoço.

A obtenção do retalho e a ressecção são conduzidas simultânea e facilmente. Transferências unilaterais podem resultar em fraqueza abdominal mensurável, bem-compensada pelos oblíquos remanescentes, pelo reto contralateral e por técnicas de obtenção poupadoras de músculo. Esta fraqueza não se nota na maior parte dos indivíduos. A possibilidade de herniação deve ser mínima se há atenção ao detalhe no fechamento da fáscia e em poupar músculo durante a obtenção.

Fíbula

Esta transferência revolucionou a reconstrução e reabilitação funcionais e estéticas oromandibulares desde que passou a ser aplicada à mandíbula. Tal retalho tem como base os vasos *peroneiros* do tronco tibioperoneiro, e o componente cutâneo é perfundido primariamente pelos vasos septocutâneos transmitidos através do septo crural posterior. A pele e o músculo (flexor longo do hálux) podem ser seguramente transferidos com o osso e vir a ser componentes fundamentais no revestimento intraoral e externo (a pele), bem como no contorno submandibular (o flexor). Estes componentes de tecido mole podem ser inseridos de modo diferenciado, o que acrescenta grande flexibilidade à aplicação de tal retalho.

O componente ósseo pode ser usado para reconstruir toda a mandíbula. Suas dimensões são esteticamente ideais à reconstrução mandibular e funcionalmente ideais para o posicionamento do implante osteointegrado. Também já se obteve com estes retalhos a reconstrução simultânea e independente do maxilar.[26] O *nervo cutâneo sural lateral* confere à raquete de pele a possibilidade de sensação.

As desvantagens deste retalho consistem nas ocasionais dificuldades na cura da ferida de tecido mole, características do membro inferior, e possível envolvimento dos vasos do pedículo pela doença vascular aterosclerótica. Estudos da função pós-operatória não demonstraram morbidade significativa do sítio doador a longo prazo, e apenas rigidez do tornozelo a curto prazo.[27] Um STSG é ocasionalmente necessário para revestir o local doador nas grandes reconstruções. A obtenção de imagens pré-operatórias é sugerida para os que têm anormalidades no exame do pulso periférico, arteriopatias ou doenças sistêmicas que afetam os vasos sanguíneos (p. ex., hipertensão, diabetes etc.). O raro achado de artéria peroneira magna elimina a possibilidade de empregar este retalho.

A possibilidade de implantes osteointegrados de próteses dentárias representa um significativo avanço técnico sobre as ortodônticas assestadas sobre tecidos, ao transferir diretamente a força mastigatória para o osso subjacente. Entretanto, é importante ter em mente que se trata de uma série de procedimentos caros e feitos em múltiplos estágios, fora do alcance financeiro de muitos pacientes de cabeça e pescoço. Na maior parte das séries, menos de 25% dos pacientes completam esta sequência de reabilitação.

Crista ilíaca

Este retalho tem como base o *sistema ilíaco circunflexo profundo* (DCIA, na sigla em inglês), sendo capaz de transferir para defeitos maciços grandes quantidades de tecido mole e osso. O retalho composto pode consistir em pele, tecido subcutâneo, crista ilíaca e músculo oblíquo interno. As desvantagens giram em torno do escasso volume de tecido e da potencial morbidade do local doador (herniação da parede abdominal). A maior possibilidade de inserir, de forma diferenciada, os componentes do retalho é um aspecto atraente de tal transferência.[28] Com exceção das situações de maior necessidade, este retalho tem sido relegado a um papel secundário, sendo preterido pelo retalho de fíbula na maior parte dos defeitos oromandibulares. A obtenção do retalho e a ressecção podem ser feitas simultânea e facilmente. Este retalho não suporta reconstruções motoras ou sensoriais.

Retalho da coxa lateral

Este retalho fasciocutâneo tem atualmente ampla aplicação em toda a região da cabeça e na do pescoço, como uma alternativa para o retalho livre do antebraço radial; é perfundido por vasos perfurantes septocutâneos originários da artéria e veia femoral profunda. Uma grande área superficial pode ser mais facilmente obtida (de até 25 cm × 14 cm ou mais) deste local doador relativamente inconspícuo. Embora o fechamento primário seja possível em muitos casos, um STSG pode ser aplicado ao vasto lateral e cabeça longa do vasto lateral para fechamento. Conquanto o retalho seja complicante e possa ser facilmente moldado em tubo, isto se dá um pouco menos do que com o antebraço devido à maior espessura do tecido subcutâneo e da derme.

Jejuno

A reconstrução por interposição de defeitos faringoesofágicos segmentares ou esofágicos cervicais altos adapta-se bem a este retalho, que tem como base os vasos das arcadas *mesentéricas* que o acompanham. Os vasos transversos cervicais, quando preservados durante os procedimentos de dissecção do pescoço, são particularmente úteis para a anastomose receptora. Uma "alça-sentinela" pode ser preparada e exteriorizada pela incisão do pescoço, para que se possa monitorar este retalho de outro modo sepulto.[29] As vantagens em transferir uma superfície mucosa secretória para o eixo oral e faríngeo são reais, particularmente no contexto de radiação. Em tais instâncias, o retalho pode ser dividido ao longo de sua borda antimesentérica e inserido como um enxerto de revestimento.

As possíveis desvantagens são as da laparotomia e anastomose entérica. Uma jejunostomia é necessária à alimentação. O retalho deve ser inserido em sentido isoperistáltico, já que as contrações persistem após a transferência. Uma vantagem deste retalho sobre a transposição gástrica é a possibilidade de sua inserção em defeitos situados em *qualquer* nível superior, ao passo que o estômago pediculado transferido tem frequentemente dificuldade de alcançar níveis acima da base da língua.[30, 31] A superior vascularização do jejuno transferido pode refletir-se em menor taxa de deiscência e fistulização do que a que se verifica com o estômago relativamente distal e isquêmico neste nível de inserção. A transferência jejunal é limitada pelo nível em que se mostra fácil e seguro realizar anastomose para o esôfago remanescente (entrada torácica) sem necessidade de toracotomia e/ou sem risco adicional de extravasamento (ou fístula) anastomótico intratorácico (o nível inferior *não* é problema na transposição gástrica). As desvantagens adicionais consistem nas duas anastomoses entéricas circunferenciais no pescoço (havendo no estômago apenas uma anastomose), a possibilidade de estenose anastomótica que requeira tratamento por dilatação e a ausência de esofagectomia total, que implica um perfil de maior risco para os carcinomas síncronos e metácronos, de propagação submucosa direta e de metástases descontínuas originárias de tumores primários situados mais inferiormente. Os vasos mesentéricos devem ser respeitados por sua friabilidade e tendência à formação de rosetas, bem como à separação da íntima.

RECONSTRUÇÃO MICROCIRÚRGICA DA PARALISIA FACIAL

Os casos de paralisia facial de longa duração caracterizam-se por atrofia e fibrose dos órgãos-alvo (a musculatura da mímica). Casos similares de perda de função seguem-se a ablações radicais, em que estes músculos da expressão facial são ressecados. Pode-se obter a reabilitação dinâmica destes pacientes mediante técnicas de transferência de tecido, principalmente as envolvidas na reconstrução dos movimentos do terço inferior da face ou, mais especificamente, do sorriso. A sequência começa com a identificação dos ramos bucais contralaterais do nervo facial e a realização de um enxerto que cruza a face, empregando um nervo sural revertido. Após o surgimento de evidências clínicas de que as fibras alcançaram o lado afetado (cerca de 1 ano), a transferência microcirúrgica do músculo grácil (*circunflexo medial femoral-obturador*), serrátil (*subescapular-torácico longo*) ou peitoral menor (*ramos subclávios*) pode ser realizada com anastomoses microvasculares e microneurais. A inserção do músculo faz-se a partir do zigoma para a comissura, enfatizando a reconstrução do sorriso. Uma vantagem dessa reconstrução funcional e dinâmica é a resposta emotiva e voluntária simétrica da hemiface reconstruída. As desvantagens consistem na necessidade de procedimentos em múltiplos estágios e procedimentos adicionais para a reabilitação periocular e facial superior.

RECONSTRUÇÃO DO COURO CABELUDO

Os tecidos especializados do couro cabeludo que contêm cabelos são geralmente improdutivos, requerendo o cuidadoso planejamento na reconstrução dos defeitos de tamanho médio. Os defeitos de pequeno tamanho podem ser fechados mediante uma variedade de desenhos de retalho de rotação-avanço local, incorporando a galeotomia e o enxerto de pele dos defeitos dos locais doadores, pequenos e facilmente camuflados pelo cabelo vizinho. Os grandes defeitos têm conduta similarmente direta, requerendo a avulsão a reimplantação microcirúrgica, sendo a necessidade de enxertia venosa quase obrigatória. A falha resulta em um paciente dependente de peruca. A técnica microcirúrgica também ajudou nesta área de reconstrução, como nos casos de perda ou ablação do couro cabeludo, em que a transferência do grande dorsal e os enxertos de pele permitem cobrir seguramente o calvário exposto com tecido mole durável e de fácil afeiçoamento. Os defeitos de tamanho médio podem ser conduzidos por enxerto cutâneo do pericrânio e, mais tarde, pela expansão tissular do couro cabeludo adjacente, embora exista, durante a expansão, morbidade associada, relacionada com a deformidade do crânio e o desconforto. Os desenhos de retalho de Orticochea 3 e 4 são de grande emprego nestes defeitos, sendo aplicados em defeitos de até 20 cm^2.

A reconstrução estética do limite frontal do implante dos cabelos é otimamente realizada mediante a transferência microcirúrgica de um retalho de Juri baseado em um vaso temporal superficial contralateral, que fornece cabelos cujo fluxo tem direção normal.

IMPLANTE ALOPLÁSTICO E MODULAÇÃO DA CICATRIZAÇÃO DA FERIDA

A ciência dos implantes aloplásticos continua a evoluir, devendo a sua aplicação à cirurgia estética ser pesquisada em outros textos. As principais reconstruções da cabeça e pescoço envolvem primariamente sistemas de implante para osteossíntese e reconstrução da descontinuidade óssea, bem como biomateriais destinados a diminuir a morbidade do local doador (p. ex., extensores ósseos — cimento de hidroxiapatita; reposição e regeneração do tecido mole — aloenxerto dérmico acelular). O titânio é o material básico de fixação interna rígida, sendo eminentemente biocompatível quando usado como um implante permanente. A absoluta atenção ao detalhe na aplicação correta destes sistemas é essencial, devendo resistir a uma frequente "mentalidade de loja de ferragens".[32] Enxertos ósseos autógenos continuam sendo o material de escolha para a reconstrução craniomaxilofacial e, nestes casos, o osso do calvário, rigidamente fixado aos componentes esqueléticos adjacentes, substituiu essencialmente a costela e a crista ilíaca. É essencial para o sucesso uma clara compreensão das questões concernentes à cirurgia e cura do osso.[33] Os defeitos de continuidade da mandíbula cuja extensão situa-se entre 4 e 6 cm, e que estejam situados em leitos receptores relativamente favoráveis (p. ex., de não-união, cominutivos), podem ser tratados com enxertos tricorticais originados da crista ilíaca. Os defeitos mais extensos ou leitos receptores hostis (irradiação prévia, cirurgia, infecção) obrigam, quando se deseja a sua reconstrução segura e previsível, ao emprego das técnicas de transferência de tecido livre revascularizado. Os sistemas de placas biorreabsorvíveis e de osteogênese por afastamento têm pouca utilidade na reconstrução de cabeça e pescoço em pacientes adultos diferentemente de seu importante papel na reconstrução craniofacial pediátrica.

Aloenxertos dérmicos acelulares

Este material de implante é biologicamente ativo, servindo como um andaime para dirigir o penetrante crescimento de elementos celulares do hospedeiro. A progressiva incorporação e integração ocorre sem resposta inflamatória ou imune, e o volume do implante resultante é previsível, mantendo-se estável ao longo do tempo. Os implantes em rolo podem ser usados para reconstruir os defeitos de parotidectomia e afins. Quando usados com um STSG para formar um enxerto composto, a polaridade do implante é fundamental para o sucesso do constructo, que em seu caráter mais lembra um FTSG. O STSG usado para cobrir o aloenxerto deve ser obtido muito fino (p. ex., 6 a 8 milésimos), tendo o implante aproximadamente 10 milésimos de espessura média. Diferente das espessuras mais tradicionais, o local doador de um STSG ultrafino é assintomático, curando-se com excepcional rapidez. O uso deste material pré-fabricado evita, em grande parte, a necessidade de locais doadores adicionais, podendo minimizar a necessidade de retalhos locais.

O FUTURO

A pré-fabricação por meio da engenharia de tecidos promete estender a nossa variedade atual de retalhos, com a possibilidade de personalizar seus tipos e composição tissular, sendo uma consequência lógica da técnica microcirúrgica. Similarmente, o aparente sucesso a curto prazo do transplante parcial de face, cujo fim último é o transplante de órgãos (p. ex., língua), foi produto do progresso da investigação laboratorial, clínica e ética.

Referências

1. Edgerton MT. Replacement of lining to oral cavity following surgery. *Cancer*. 1951;4:110–119.
2. Bakamjian VY. Total reconstruction of pharynx with medially based deltopectoral skin flap. *N Y State J Med*. 1968;68(21):2771–2778.
3. Ariyan S. The pectoralis major myocutaneous flap. A versatile flap for reconstruction in the head and neck. *Plast Reconstr Surg*. 1979;63:73–81.
4. Seidenberg B, Rosznak SS, Hurwittes, et al. Immediate reconstruction of the cervical esophagus by a revascularized isolated jejunal segment. *Ann Surg*. 1959;149:162.
5. Coleman JJ, Searles JM, Hester TR, et al. Ten years experience with free jejunal autograft. *Am J Surg*. 1987;154:394–398.
6. Soutar DS, McGregor IA. The radial forearm flap in intraoral reconstruction: the experience of 60 consecutive cases. *Plast Reconstr Surg*. 1986;78:1–8.
7. Hidalgo D. Fibula free flap: a new method of mandible reconstruction. *Plast Reconstr Surg*. 1989;84:71–79.
8. Whetzel TP. Arterial anatomy of the face: an analysis of vascular territories and perforating cutaneous vessels. *Plast Reconstr Surg*. 1992;89:591–603.
9. Baker SR, Swanson NA. *Local Flaps in Facial Reconstruction*. St. Louis, MO: Mosby; 1995.
10. Jackson LT. *Local Flaps in Head and Neck Reconstruction*. St. Louis, MO: Mosby; 1985.
11. Shumrick KA. The anatomic basis for the design of forehead flaps in nasal reconstruction. *Arch Otolaryngol Head Neck Surg*. 1992;118:373–379.
12. Pribaz J. A new intraoral flap: facial artery musculomucosal (FAMM) flap. *Plast Reconstr Surg*. 1992;90:421–429.
13. Burget GC, Menick FJ. *Aesthetic Reconstruction of the Nose*. St. Louis, MO: Mosby; 1994.
14. Stuzin JM. The anatomy and clinical applications of the buccal fat pad. *Plast Reconstr Surg*. 1990;85(1):29–37.
15. Stuzin JM. Anatomy of the frontal branch of the facial nerve: the significance of the temporal fat pad. *Plast Reconstr Surg*. 1989;83(2):265–271.
16. Schuller DE, Mountain RE. Head and neck reconstructive surgery. In: Lee KJ, ed. *Essential Otolaryngology*. 6th ed., Chap. 41. Norwalk, CT: Appleton & Lange; 1995:941–967.
17. Taylor G, Palmer J. The vascular territories (angiosomes) of the body: experimental study and clinical applications. *Br J Plast Surg*. 1987;40:113–141.
18. Sabatier RE, Bakamjian VY. Transaxillary latissimus dorsi flap reconstruction in head and neck cancer. *Am J Surg*. 1985;50:427–434.
19. Urken ML, Naidu R, Lawson W, et al. The lower trapezius island musculocutaneous flap revisited. Report of 45 cases and a unifying concept of the vascular anatomy. *Arch Otolaryngol Head Neck Surg*. 1991;117:502.
20. Netterville JL, Wood D. The lower trapezius flap: vascular anatomy and surgical technique. *Arch Otolaryngol Head Neck Surg*. 1991;117: 73–76.
21. Hidalgo DA, Jones CS. The role of emergent exploration in free-tissue transfer: a review of 150 consecutive cases. *Plast Reconstr Surg*. 1990;86(3):492–498.
22. Jones NF. Discussion of monitoring of free flaps with surface-temperature recordings: is it reliable? *Plast Reconstr Surg*. 1992;89(3):500–502.
23. Boyd B, Mulholland S, Gullane P, et al. Reinnervated lateral antebrachial cutaneous neurosome flaps in oral reconstruction: are we making sense? *Plast Reconstr Surg*. 1994;93(7):1350–1362.
24. Sadove R, Luce E, McGrath P. Reconstruction of the lower lip and chin with the composite radial

forearm-palmaris longus free flap. *Plast Reconstr Surg*. 1991;88:209–214.
25. Frodel JL, Funk GF, Capper DW, *et al.* Osseointegrated implants: a comparative study of bone thickness in four vascularized bone flaps. *Plast Reconstr Surg*. 1993;92(3):449–458.
26. Sadove R, Powell L. Simultaneous maxillary and mandibular reconstruction with one free osteocutaneous flap. *Plast Reconstr Surg*. 1993;92:141–146.
27. Anthony JP, Rawnsley JD, Benhaim P, *et al.* Donor leg morbidity and function after fibula free flap mandible reconstruction. *Plast Reconstr Surg*. 1995;96(1):146–152.
28. Urken ML, Vickery C, Weinberg H, *et al.* The internal oblique-iliac crest osseomyocutaneous free flap in oromandibular reconstruction: report of 20 cases. *Arch Otolaryngol Head Neck Surg*. 1989;115:339–349.
29. Bradford CR, Esclamado RM, Canoll WR. Monitoring of revascularized jejunal auto-grafts. *Arch Otolaryngol Head Neck Surg*. 1992;18:1042–1044.
30. Spiro RH. Gastric transposition for head and neck cancer: a critical update. *Am J Surg*. 1991;162:348–352.
31. Inoue Y. A retrospective study of 66 esophageal reconstructions using micro-vascular anastomoses: problems and our methods for atypical cases. *Plast Reconstr Surg*. 1994;94(2): 277–284.
32. DeLacure MD, Friedman CD. Metal plate and screw technology. *Otolaryngol Clin North Am*. 1994;27:983–1000.
33. DeLacure MD. The physiology of bone healing and bone grafts. *Otolaryngol Clin North Am*. 1994;27:859–874.

Cirurgia plástica de face 30

INTRODUÇÃO

A cirurgia plástica de face abrange os procedimentos cosméticos e reconstrutores da cabeça e do pescoço, superpondo-se em importância às especialidades de cirurgia plástica, cirurgia reconstrutora de cabeça e pescoço, bem como dermatologia. Os problemas clínicos encontrados nesta subespecialidade giram em torno de dois amplos temas: a modificação das alterações faciais associadas ao envelhecimento e a reescultura de aspectos faciais indesejáveis, sejam congênitos ou adquiridos.

ANÁLISE FACIAL

Um entendimento essencial das proporções faciais normais e estéticas orienta as discussões entre os cirurgiões, o ensinamento das técnicas, e facilita a comunicação com os pacientes no que diz respeito às intervenções propostas.

- Largura da face: cinco partes iguais, cada uma com a largura de um olho. A largura da base nasal deve ser igual a distância intercantal.
- Comprimento da face: três partes iguais. A distância que vai da linha de implantação dos cabelos à glabela representa o *terço superior*; a que vai da glabela à ponta do nariz representa o *terço médio*; da ponta do nariz ao mento, o *terço inferior*.
- Linha horizontal de Frankfort: linha imaginária traçada desde a parte superior do canal auditivo externo cartilaginoso (mais ou menos na parte mais alta do trago) e que passa através do contorno infraorbitário. Ao fotografar a face, deve-se, nas fotografias laterais, posicionar a cabeça do paciente de modo que esta linha imaginária fique paralela ao assoalho, padronizando, assim, a posição da face.
- Pontos de referência na face (Fig. 30.1):
    - Tríquio: a linha de implantação dos cabelos no plano mediossagital
    - Glabela: a porção mais proeminente da fronte no plano mediossagital
    - Násio: o ponto mais profundo do ângulo nasofrontal e o começo do dorso do nariz
    - Rádix: raiz ou "origem" do nariz. O segmento mais superior da pirâmide nasal
    - Rínion: junção dos dorsos ósseo e cartilaginoso do nariz, onde a pele é mais fina
    - Ponta do nariz: o ponto mais anterior do nariz
    - Base do nariz: a área do nariz definida pelos pilares laterais das cartilagens laterais inferiores e seus pilares médios conjuntos, formando a columela
    - Pogônio: o ponto mais anterior do queixo
    - Mento: o ponto mais inferior do queixo
- Ângulos faciais:
    - Ângulo nasofacial: o ângulo entre o plano da face e o dorso do nariz: normalmente, 36º
    - Ângulo nasolabial: o ângulo entre o lábio superior e a ponta do nariz; varia idealmente de 90 a 95º em homens e de 95 a 105º em mulheres

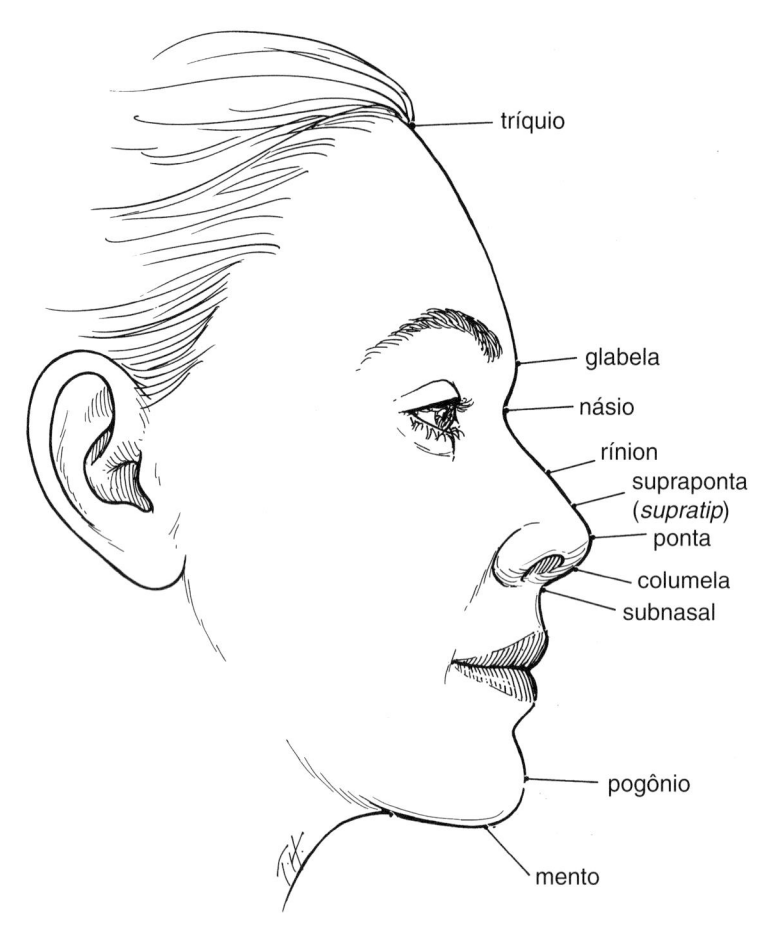

Fig. 30.1 Marcos anatômicos faciais. (*Fonte: adaptado, com autorização, de Cheney ML, ed. Facial Surgery, Plastic and Reconstrutive. Baltimore, MD: Williams and Wilkins, 1997.*)

- Outros itens e relações:
  - Projeção nasal: o grau com que a ponta do nariz se estende desde o plano da face
  - Rotação nasal: descreve o plano da abertura das narinas com respeito ao plano da face; a rotação insuficiente implica um nariz caído, ao passo que a rotação excessiva dá origem a um nariz em focinho de porco
  - Orelhas: a razão entre o comprimento e a largura é de 2:1, projetando-se a 20º em relação à mastoide
  - Projeção do pogônio: estende-se normalmente até a linha vertical originada no násio e que passa através do lábio inferior

Embora existam variações na anatomia normal da face, estas definições facilitam a identificação das desproporções faciais e as modificações possivelmente desejadas pelos pacientes.

A FACE EM ENVELHECIMENTO

Alterações cutâneas previsíveis ocorrem com o envelhecimento, que resulta em lassidão da pele e graus variáveis de enrugamento (rítides). A síntese do colágeno pelos fibrócitos da derme declina 3% ao ano durante a vida adulta, o que resulta em um adelgaçamento da derme papilar. Há também uma redução nas fibras de elastina na pele em envelhecimento. Os efeitos cumulativos da exposição ao sol, referidos como *fotoenvelhecimento*, consistem na atrofia dérmica, diminuição da gordura subdérmica, perda das fibras elásticas e homogeneização das fibras colágenas.

O exame preciso de cada zona da face ajuda a identificar cada área problemática, de modo que o tratamento possa ser adaptado adequadamente.

- Problemas no terço superior da face:
  1. Queda da linha do supercílio, rítides frontais horizontais
  2. Enrugamento glabelar proeminente, sulcagem
  3. "Pés de galinha"; rítides periorbitárias situadas lateralmente aos olhos
  4. Pseudo-hérnia gordurosa da pálpebra superior, lassidão
  5. Pseudo-hérnia gordurosa da pálpebra inferior, lassidão

A inspeção do terço superior da face em repouso e durante a expressão facial identifica quais destas condições existem e em que grau. A área do supercílio, historicamente desprezada, é agora reconhecida como fundamental para o resultado de um rejuvenescimento facial.

Elevação do supercílio

As técnicas de elevação das sobrancelhas podem abordar o supercílio ptótico, as rítides frontais horizontais e, até certo ponto, os pés-de-galinha laterais aos cantos externos. A posição correta das sobrancelhas acompanha o contorno supraorbitário nos homens e forma um arco lateral acima do contorno nas mulheres. O ponto mais alto da sobrancelha deve estar verticalmente acima do limite lateral do limbo e ser mais alto nas mulheres que nos homens. As partes medial e lateral das sobrancelhas devem situar-se na mesma altura horizontal. Há atualmente cinco técnicas cirúrgicas comumente empregadas para a correção de um supercílio caído.

1. Elevação coronal da fronte: constitui uma abordagem comum, que oferece excelente exposição e resultados previsíveis. Requer uma incisão coronal feita 4 a 6 cm atrás da linha anterior dos cabelos, através da gálea. A incisão deve ser paralela aos fios dos cabelos, para minimizar a perda de pelos. Os tecidos anteriores são dissecados nos planos subgaleal e supraperiósteo até o nível dos contornos supraorbitários, com o cuidado de não danificar os feixes neurovasculares que daí emanam. Lateralmente, o plano de dissecção fica imediatamente sobre a fáscia temporal profunda, para proteger o ramo frontal do nervo facial, que passa pela fáscia temporoparietal. Os músculos frontal, corrugador e prócero podem ser cortados ou parcialmente excisados para abordar as rítides glabelares e frontais, conforme apropriado. Em seguida, a pele é drapejada em direção posterossuperior, e uma faixa de 2 a 4 cm de pele e tecido mole é excisada ao longo de todo o comprimento da incisão e depois fechada.

   Vantagens:
   - Não fica cicatriz visível (mas não empregar em homens com alopecia)
   - Exposição inigualável
   - Capacidade de abordar precisamente diferentes grupos musculares

Desvantagens:

- Procedimento mais extenso (produz as perdas sanguíneas médias mais altas)
- Eleva a linha de limite dos cabelos
- Resulta em hipoestesia

2. A elevação da parte alta da fronte: realizada de modo similar ao da elevação frontal coronal, mas a incisão é realizada em posição imediatamente inferior à linha de implantação dos cabelos (elevação pré-triquial) em uma prega frontal ou em posição 2 mm posterior à linha de limite dos cabelos (elevação tricofítica), descendo lateralmente até a linha de limite dos cabelos. O plano de elevação é subgaleal, sendo qualquer musculatura problemática abordada do mesmo modo que na elevação coronal. A ferida deve ser meticulosamente fechada, já que pode às vezes ser visível na linha de limite dos cabelos.

Vantagens:

- Excelente exposição
- Não altera a altura da linha de limite dos cabelos, de modo que constitui uma boa escolha para os indivíduos com linha alta, nos quais aumentar a altura da fronte não seria apropriado

Desvantagens:

- Cicatriz possivelmente visível
- Hipoestesia do couro cabeludo

3. A elevação mediofrontal: realizada através de incisão feita ao longo de rítides horizontais preexistentes, na parte média da fronte. A incisão pode cursar sobre uma rítide ou pode-se empregar uma plástica em Z dirigida em ambas as suas porções laterais para o interior de uma rítide adjacente, para uma camuflagem adicional e para prevenir a depressão da ferida. O retalho é elevado acima da gálea e, em seguida, rebaixado para o plano subgaleal, à medida que se aproxima do contorno supraorbitário, o que preserva a sensação da área e ao mesmo tempo permite o acesso à musculatura para corte e excisão. É apropriada em homens com proeminentes rugas frontais, linha de limite dos cabelos recuada ou cabelo muito fino.

Vantagens:

- Procedimento menos extenso
- Não altera a linha de limite dos cabelos ou pode rebaixá-la se desejado
- Permite uma elevação precisa do supercílio

Desvantagens:

- Cicatriz visível
- Dificuldade de obter uma boa elevação lateral

4. Elevação direta do supercílio: procedimento agora empregado infrequentemente. Envolve a excisão de duas cunhas separadas de pele e tecido subcutâneo, uma acima de cada sobrancelha, correndo a parte inferior da incisão ao longo da borda superior da sobrancelha. Não permite a correção de sobrancelhas gravemente assimétricas e tem aplicação no paciente idoso ou frágil, em que o risco de procedimentos mais extensos não se justifica. É também apropriada aos pacientes com ptose funcional da sobrancelha (restrição do campo visual), nos quais a cosmética não é importante.

Vantagens:

- Procedimento rápido, simples, com mínima perda sanguínea
- Capaz de controlar rigorosamente a posição e forma da sobrancelha

Desvantagens:

- Cicatriz visível
- Incapaz de abordar as rítides laterais
- Não consegue manipular a musculatura subjacente

5. Elevação endoscópica do supercílio: a abordagem mais moderna para a elevação do supercílio emprega uma técnica minimamente invasiva, usando pequenas incisões do couro cabeludo e orientação endoscópica. O procedimento envolve a execução de várias pequenas incisões atrás da linha anterior de implantação dos cabelos, orientadas perpendicularmente a ela. Elevadores periósteos são inseridos através destas incisões, para dissecar anteriormente, no plano subperiósteo, até o contorno supraorbitário, e lateralmente, sobre a fáscia temporal. Se desejado, um endoscópio pode ser introduzido através de incisão adjacente, o que permite visualizar e evitar os feixes neurovasculares. Instrumentos de preensão longos e curvos podem ser inseridos, avançados para região da glabela e utilizados para ressecar os músculos prócero e corrugador. Parafusos ou dispositivos de fixação de tecido mole bioabsorvíveis são posicionados no crânio, nos locais da incisão, e os tecidos frontais mobilizados são elevados e presos por suturas ou tachas aos dispositivos fixados ao crânio, de modo a suspender o supercílio até sua posição elevada. O procedimento implica perda de sangue significativamente menor, dada a ausência de longas incisões no couro cabeludo.

Vantagens:

- O menos invasivo e com mínima perda de sangue
- Capaz de abordar problemas do supercílio e dos músculos

Desvantagens:

- Problemas ocasionais com os parafusos permanentes (infectam-se ou persistem palpáveis) ou reação tissular aos dispositivos bioabsorvíveis
- Pode não alcançar o mesmo grau de tração obtido com a elevação coronal

Complicações da elevação do supercílio

- Hematoma
- Infecção
- Assimetria
- Lesão dos nervos (ramo frontal do VII nervo craniano [NC], nervos supraorbitário e supratroclear)
- Alopecia
- Recorrência da ptose do supercílio

Blefaroplastia da pálpebra superior

O excesso de lassidão da pele da pálpebra superior (dermatocálase) é uma consequência comum da idade, podendo, em casos graves, levar ao comprometimento do campo visual. A pseudo-hérnia gordurosa dos compartimentos gordurosos central e médio pode, também, contribuir para a tumefação da pálpebra superior. Por *blefarocálase* entende-se uma condição específica e incomum, envolvendo episódios recorrentes de notável edema palpebral, que acaba resultando em atrofia e adelgaçamento da pele palpebral.

É importante não desprezar a contribuição da ptose do supercílio, independente daquela da lassidão da pálpebra superior, para a aparência dos olhos envelhecidos. Frequentemente, os pacientes não reconhecem a dualidade do problema e solicitam um procedimento que não resolve completamente a sua queixa.

Abordagem cirúrgica

O procedimento começa com marcas cutâneas precisas; a marca inferior é feita na borda superior da placa tarsal, na prega cutânea natural, a 7 a 10 mm da linha dos cílios. Um calibre é usado para marcar um ponto situado, na linha mediopupilar, entre 8 e 10 mm e, no canto lateral, 5 mm acima da linha dos cílios marcada. Em seguida, marcação elíptica é feita para abranger estes pontos, tendo o cuidado de nunca se estender medialmente por sobre a pele nasal, já que isso resulta em cicatriz hipertrófica e rendilhamento. Lateralmente, as marcas podem ser delicadamente curvadas para cima, para o interior do sulco entre o contorno da órbita e a pálpebra. Nos homens, a incisão deve ser interrompida no canto lateral, já que estes pacientes não empregam cosméticos pós-operatórios para camuflar a cicatriz visível. A pele da elipse é excisada, revelando o músculo orbicular dos olhos. Uma faixa de músculo é removida, e uma faixa do septo orbitário subjacente excisada. Se há excesso de gordura no compartimento central, ele deve ser removido de modo conservador. O compartimento de gordura medial não deve ser desprezado. Com o paciente em posição supina, é fácil não reconhecer a presença de excesso de gordura neste local e, assim, ressecá-la insuficientemente. Do mesmo modo, a ressecção excessiva de gordura leva a uma aparência oca, e as técnicas de hoje enfocam a preservação e o reposicionamento da gordura onde apropriado, para obter uma aparência natural.

Complicações

- Hematoma orbitário: raro, mas potencialmente catastrófico. O aspecto fundamental é o pronto reconhecimento, imediata descompressão pela abertura da incisão, evacuação do coágulo, cantólise quando necessário e consulta à oftalmologia. Um hematoma que causa a compressão do nervo óptico pode resultar em perda permanente da visão.
- Má cicatrização: eritema, depósitos miliares. A miliária pode ser descorticada ou tratada com um cautério de ponta em agulha.
- Ptose: a ptose unilateral pré-operatória pode ser desmascarada pela correção da lassidão da pálpebra superior. Uma ptose mínima (< 2 mm) pode ser tratada com a ressecção transconjuntival do músculo de Mueller. A ptose de maior grau é mais bem-abordada com a ressecção do elevador ou com o reparo da deiscência da aponeurose do elevador.
- Lagoftalmo: habitualmente, resolve-se com o tempo — mas, quando persistente, requer enxerto cutâneo de espessura total para a sua correção. Resulta de excisão exagerada da pele.

Blefaroplastia da pálpebra inferior

Quando consideramos a cirurgia de pálpebra inferior, a avaliação pré-operatória é fundamental para evitar complicações. Uma história pertinente inclui a presença de olhos secos e qualquer condição clínica que possa levar a problemas palpebrais (p. ex., hipertireoidismo). O teste de afastamento da pálpebra não deve mostrar mais de 10 mm de folga nos tecidos da pálpebra inferior. Um teste de retorno deve ser realizado para nos assegurarmos de que, quando puxada para fora do globo ocular e liberada, a pálpebra inferior retorne rápida e firmemente de volta ao globo. A fraqueza da pálpebra inferior deve ser identificada para evitar o ectrópio pós-operatório. A pseudo-hérnia gordurosa ocorre acima do contorno infraorbitário, ao passo que a retenção de líquido se dá ao longo e abaixo dele, não sendo corrigida por blefaroplastia.

Há várias abordagens comumente empregadas para a blefaroplastia de pálpebra inferior, cada uma apropriada para cenários clínicos específicos.

- Retalho cutaneomuscular:
    Indicado para a pseudo-hérnia e o excesso de pele
    É a abordagem mais comum
    Realizado através de incisão subciliar, feita 2 a 3 mm abaixo da linha dos cílios
    Estende-se desde uma posição 1 mm lateral ao ponto inferior até 8 a 10 mm lateral ao canto lateral
    Uma sutura de retenção é posicionada para a retração, sendo um retalho cutaneomuscular elevado ao nível do contorno orbitário
    A gordura é removida
    Posiciona-se o retalho cutaneomuscular em situação superotemporal, sendo a redundância excisada com a lâmina nivelada em sentido caudal, de modo a excisar 1 a 2 mm a mais de músculo que de pele, evitando, assim, a formação de crista muscular abaulada na linha de incisão
    Fechamento em um único plano
- Retalho de pele:
    Indicado aos pacientes com excessiva lassidão cutânea apenas
    Incisão subciliar através da pele apenas
    O retalho cutâneo é elevado ao nível imediatamente inferior ao contorno infraorbitário
    Posiciona-se o retalho, e o excesso de pele é removido, deixando 1 mm de redundância, de modo a evitar a ectrópio pós-operatório
    Fechamento em um único plano
- Abordagem transconjuntival:
    Indicada quando o excesso de gordura é o principal problema, e não o excesso de pele
    A retração é feita com um retrator de Desmarres e uma placa palpebral em calçadeira mediante delicada pressão sobre o globo ocular
    Incisão transversa é feita através da conjuntiva e dos retratores da pálpebra inferior
    Os compartimentos gordurosos são expostos e esvaziados após cauterização
    Fechamento com categute 6-0 de rápida absorção (opcional)

Uma significativa vantagem da abordagem transconjuntival é evitar a cicatrização e o possível ectrópio pós-operatório.

Complicações da blefaroplastia da pálpebra inferior
- Mau posicionamento da pálpebra
- Hematoma
- Epífora
- Miliária/cistos de inclusão
- Paralisia da musculatura extraocular
- Persistência da gordura (resultado indesejável)

As partes média e inferior da face

A análise da face em envelhecimento feita por zonas permite a conduta apropriada em cada segmento. Os dois terços inferiores da face são palco de uma série de anormalidades relacionadas com a idade, que podem ser categorizadas e abordadas quando necessário.

Problemas dos dois terços inferiores da face:

1. Lassidão cutânea generalizada, rítides
2. Pregas nasolabiais proeminentes
3. Papada (rebaixamento ao longo da mandíbula)
4. Queda e acúmulo de gordura submentais

As partes média e inferior da face podem ser classificadas conforme o grau de gravidade destes problemas. Os pacientes na *classe I* têm lassidão mínima e não são bons candidatos a cirurgia. A *classe*

II envolve apenas a lassidão da pele, ao passo que a *classe III* implica um grau de papada e excesso de gordura submental. Os pacientes da *classe IV* têm cintagem anterior do platisma, e os pacientes de *classe V* apresentam micrognatia congênita ou adquirida que pode beneficiar-se de aumento auxiliar do queixo. Os pacientes da *classe VI* têm um osso hioide em posição baixa. É importante que isso seja identificado e exposto durante o aconselhamento pré-operatório, já que os procedimentos de ritidectomia não corrigem o contorno cervicomental em tal grupo.

As partes média e inferior da face em envelhecimento são abordadas através de várias técnicas de elevação da face (também denominadas ritidectomias, ritidoplastias). Cada uma tem vantagens e desvantagens, entre as quais as principais são delineadas a seguir.

1. Técnicas de plicatura do sistema musculoaponeurótico superficial (SMAS): a abordagem mais comum para a ritidectomia envolve a plicatura da camada do SMAS. O procedimento-padrão envolve a elevação de retalhos cutâneos anteriores (temporal e pré-auricular) e posteriores (pós-auricular e cervical). A incisão é marcada desde a região temporal, no interior de uma prega pré-auricular, em torno do lóbulo, e por sobre a superfície pós-auricular do pavilhão auricular. É estendida para a linha posterior de implantação dos cabelos, voltando-se para cima em sua porção mais posterior, de modo a evitar uma aparência em orelha-de-cão no reposicionamento. A pele é elevada até a profundidade dos folículos pilosos nas porções do retalho cobertas por cabelo, e mais superficialmente, até a profundidade do plexo subdérmico nas porções restantes; é elevada a uma distância de 2,5 a 6 cm, podendo no pescoço ser elevada até a linha média ou perto. Em seguida, o SMAS é plicado com suturas permanentes para fornecer a suspensão profunda apropriada, e os retalhos de pele reposicionados bem como aparados para o fechamento. A drenagem por sucção costuma ser empregada.

    Modificações da elevação da face pelo SMAS, concebidas para fazer apenas pequenas alterações sobre uma zona problemática da face (média, inferior ou o pescoço), foram desenvolvidas para os pacientes das Classes 1 a 3. Estas "minitécnicas" utilizam incisões com menos de 5 cm de comprimento nas áreas temporal e pré-auricular ou na área pós-auricular; são realizadas sob anestesia local, têm rápida recuperação e produzem alteração muito menor do contorno facial global; tornaram-se extremamente populares para os pacientes que têm apenas envelhecimento facial leve.

2. Técnicas de elevação da face em planos profundos: durante os últimos 20 anos, técnicas mais agressivas de elevação da face foram descritas para obter o reposicionamento da pele facial e de várias estruturas subjacentes fundamentais. O conceito de que as pregas nasolabiais proeminentes resultam de deslocamento inferior da almofada gordurosa da bochecha e de que os sacos malares representam ptose da musculatura do orbicular do olho levaram ao desejo de reposicionar estas estruturas para a reconstituição apropriada do contorno facial.

    - As *técnicas de dissecção SMAS* começam tal como o descrito para o procedimento superficial de elevação da face. Uma vez exposta a superfície do SMAS, o próprio SMAS é elevado para longe da fáscia parotideomassetérica. Em seguida, um segmento é excisado e reposicionado com tensão, ao que se seguem o reposicionamento da pele e o fechamento, o que permite, quando necessário, um reposicionamento mais completo do platisma.
    - A *ritidectomia em plano profundo* segue um curso similar, mas o plano profundo jaz diretamente sobre a superfície anterior dos músculos zigomáticos maior e menor. Como estes músculos são inervados através de suas superfícies profundas, o risco de lesão do nervo facial é minimizado. Tal plano mais profundo permite o completo reposicionamento do coxim gorduroso da bochecha, tendo, assim, um efeito mais significativo sobre a região nasolabial.
    - A *ritidectomia composta* é uma extensão da técnica de plano profundo, em que o plano é aprofundado até o músculo orbicular do olho, de modo que o próprio músculo é contido no retalho elevado, de maneira bem-parecida com a que ocorre com o platisma inferiormente. O retalho é elevado no plano subperiósteo, sendo, em seguida, o orbicular dos olhos suspenso a uma posição mais alta, eliminando os sacos malares.

- As *técnicas endoscópicas* para a elevação da parte média da face também estão se tornando populares, com incisões mais curtas na área temporal, tendo a vantagem de cicatrizarem mais rapidamente e determinarem menor desconforto pós-operatório.

Ritidectomia de revisão

A elevação secundária da face é ocasionalmente desejada anos após um procedimento inicial, quando a lassidão reaparece. A elevação do retalho é geralmente mais fácil do que na ritidectomia primária, mostrando-se excelente a sobrevivência do retalho, mesmo com tensão, já que ele é, de fato, um retalho retardado originário do procedimento inicial. Para reposicionar a pele apropriadamente, os retalhos devem ser rodados superiormente em vez de puxados lateralmente como nos procedimentos primários.

Complicações da elevação da face

1. Hematoma: ocorre em 3 a 15% dos casos e se manifesta com dor unilateral. Se o hematoma não é tratado, a necrose dos retalhos cutâneos sobrejacentes ao sangue intersticial pode causar cicatrização permanente ou nodosidade. A imediata evacuação faz-se necessária.
2. Necrose da pele: ocorre quando é excessiva a tensão sobre os retalhos cutâneos. A área pós-auricular constitui o local mais comum. A necrose da pele manifesta-se como escara escura nas bordas da ferida. Mais frequentemente, a cura completa ocorre com um resultado satisfatório. Uma cicatrização ocasionalmente má pode ser revista em data posterior. É fundamental tranquilizar o paciente.
3. Perda de pelos: a alopecia pode ocorrer nas regiões que contêm pelos, quando a dissecção prejudica os folículos pilosos no plano subdérmico. A perda do pelo nas linhas de incisão pode ser evitada pela inclinação apropriada das incisões, feitas paralelamente aos fios dos cabelos, de modo que ocorra mínima perda dos folículos.
4. Lesão dos nervos: o grande nervo auricular e os ramos do nervo facial estão ambos sob risco. É mais comum lesar o grande nervo auricular, porém as lesões do nervo facial são mais graves. Os ramos frontal, bucal e mandibular do nervo facial têm, cada um, sido citados por diferentes autores como o ramo mais comumente lesado, de modo que o ramo cuja taxa de lesão é mais alta deve variar de acordo com cada técnica.
5. Outras complicações: infecção, edema prolongado, cicatrização hipertrófica e deformidades do lóbulo da orelha também já foram descritos, embora sua incidência seja baixa. Quando necessário, são tratadas com antibioterapia, massagem facial, injeção de esteroides e pequenos procedimentos de revisão, respectivamente.

Rejuvenescimento/*resurfacing* da pele da face

Para os problemas de textura da pele, lesões superficiais bem como rítides faciais rasas e médias generalizadas, são realizados procedimentos não-cirúrgicos, os quais podem também ser utilizados como tratamento adjuvante quando se planeja uma ritidectomia, embora o planejamento deva ser feito de modo que não ocorram múltiplas agressões simultâneas à derme. Há abordagens mecânicas (dermoabrasão) e químicas (quimioesfoliação) para lesar a epiderme e derme superficial (papilar), de modo que a reestruturação regenerativa desta camada resulta em um aspecto mais jovem da pele.

Camadas da pele

- Epiderme: contém ceratinócitos, melanócitos, células de Langerhans e células de Merkel
- Derme:
  - *Derme papilar*: fina, colágeno frouxo envolvendo as estruturas anexiais, fibras elásticas abundantes
  - *Derme reticular*: espessa, colágeno compacto. A lesão desta camada resulta em cicatriz permanente
- Fáscia superficial

Classificação dos tipos de pele (escala de Fitzpatrick)
- Classe I: muito branca, sempre queima, nunca bronzeia
- Classe II: branca, habitualmente queima, bronzeia muito pouco
- Classe III: branca a azeitonada, às vezes queima, bronzeia
- Classe IV: marrom, raramente queima, sempre bronzeia
- Classe V: marrom-escura, muito raramente queima, bronzeia profusamente
- Classe VI: negra, nunca se queima, bronzeia profusamente

Dermoabrasão

A dermoabrasão consiste em uma técnica na qual a epiderme é removida, a derme papilar penetrada, e a derme reticular deixada intacta. Historicamente, o procedimento era realizado por meio de escovas de metal ou fresas de diamante, mas agora é comumente feito com *laser*. Os tecidos faciais são o ideal para a ressuperficialização realizada deste modo, já que são ricos em anexos sebáceos, que são o folículo primordial para o processo de reepitelização. A pele é simplesmente limpa, e o *laser* passado sobre a área que requer tratamento. A configuração do *laser*, o número de passagens por sessão e o número de sessões necessárias variam de acordo com o tipo de pele, de *laser* e o efeito desejado. O método é simples e o grau de profundidade previsível. A desvantagem é o preço do equipamento e da sua manutenção.

Indicações:

- Cicatrizes cirúrgicas
- Cicatrizes de acne
- Remoção de tatuagens
- Telangiectasias
- Melasma
- Rugas
- Miliária

A dermoabrasão pode resultar em alterações da pigmentação. A hiperpigmentação é tratada com hidroquinona, embora a tretinoína pré-operatória habitualmente previna esta complicação.

Quimioesfoliação (abrasão química)

A abrasão química envolve a aplicação de agente cáustico sobre a pele da face por um período variável de tempo, seguida da sua remoção. Dependendo da substância usada e da duração da aplicação, diferentes profundidades de remoção de pele são possíveis. A profundidade da abrasão é classificada como superficial, média ou profunda, cada qual com aplicação clínica levemente diferente. Os candidatos ideais para as abrasões químicas são os pacientes caucasianos de pele clara com pele não-oleosa dos tipos I a III de Fitzpatrick.

Abrasões superficiais
- Nível de penetração: derme papilar, epidermólise parcial
- Efeitos: rejuvenescem a pele, abordam as rítides muito finas, tratam as alterações de pigmentação e as lesões actínicas
- Soluções:
  - Ácido glicólico
  - Tretinoína
  - Ácido tricloroacético (TCA) entre 10 e 25%
  - Solução de Jessner: 14 g de resorcinol, 14 g de ácido salicílico, 14 mℓ de ácido láctico em 100 mℓ de etanol (rompe as pontes intracelulares entre os ceratinócitos, permitindo que outros agentes penetrem mais profundamente)

Estas soluções podem ser usadas em peles de todos os tipos de Fitzpatrick e ser aplicadas de forma seriada, a cada 1 ou 2 semanas, até que o efeito desejado seja obtido. A cura leva 3 a 5 dias.

Abrasões de profundidade média
- Nível de penetração: derme reticular superficial
- Efeitos: remove ceratoses actínicas, alterações pigmentares e nivela as cicatrizes deprimidas
- Soluções:
    - TCA entre 35 e 50%
    - Fenol não-ocluído de potência máxima (88%)

A profundidade da esfoliação pode ser controlada pela concentração do TCA; a abrasão pode ser repetida a cada 6 ou 12 meses, conforme necessário. O TCA não é um tóxico sistêmico, podendo ser usado em pacientes com problemas clínicos; tem um efeito menos branqueador, de modo que pode ser considerado em pessoas com pele levemente mais escura. Cura em 7 a 10 dias.

Abrasões profundas
- Nível de penetração: derme reticular média
- Efeitos: corrige as lesões actínicas mais graves, rítides, a cicatrização por acne e as lesões cutâneas pré-malignas
- Soluções: fenol de Baker (fenol USP a 88%, 2 mℓ de água da torneira, 3 gotas de óleo de rícino, 8 gotas de solução saponácea)

Com estas abrasões, é importante evitar a pele do pescoço, já que ela carece de estruturas anexiais para promover a reepitelização. A toxicidade sistêmica (cardíaca e renal) é um risco. Não se deve empregar em peles dos tipos IV a VI de Fitzpatrick. A concentração de fenol é inversamente proporcional à profundidade da abrasão, porque altas concentrações resultam em mais coagulação de proteínas (crestadura), inibindo a penetração adicional do agente. A abrasão química profunda foi parcialmente suplantada pelo rejuvenescimento a *laser* em 1990, mas o conhecimento de possíveis resultados superiores, obtidos com a abrasão com fenol, levou a recente retorno de sua popularidade.

Complicações da abrasão química
- Alteração pigmentares
- Cicatrização
- Infecção
- Eritema prolongado
- Miliária
- Arritmias cardíacas (fenol)

Tecnologias emergentes
O rejuvenescimento já recebeu extraordinária atenção pelo seu potencial em comercializar novos produtos. As novas tecnologias que parecem estar conquistando o seu lugar no rejuvenescimento da pele são a radiofrequência não-ablativa e a terapia luminosa fotopulsátil intensa. Maiores escrutínio e comparação com os métodos honrados pelo tempo deverão esclarecer o seu papel.

CIRURGIA NASAL ESTÉTICA
A alteração da aparência nasal é um campo bem-desenvolvido. Uma sólida compreensão da anatomia e função do nariz, uma análise nasal precisa com respeito às proporções estéticas e as preferências do paciente são fundamentais ao desfecho.

Termos e relações anatômicas adicionais (Fig. 30.1):

- *Supratip*: abaixo do rínion, em posição imediatamente cefálica à ponta
- Lóbulo: vista pela base, a área triangular anterior às narinas, cujo ápex está na ponta nasal
- Columela: tecido mole e os pilares mediais que separam as narinas
- Asas: as paredes laterais das narinas
- Subnasal: ponto de junção da columela com o lábio superior
- Ângulo nasofrontal: entre o dorso nasal e a fronte. Idealmente é de 120°
- Altura nasal: deve representar 47% da altura da face desde o mento até a rádix
- Na visão lateral: a distância desde a borda do vermelhão até o subnasal deve ser igual aquela entre o subnasal e a ponta
- A distância da prega alar até o ponto médio das narinas deve ser igual aquela entre o ponto médio das narinas e a ponta
- Pele do nariz: o fator mais importante para o resultado final. A pele de moderada espessura é melhor, enquanto a pele espessa e sebácea pode gerar resultado insatisfatório mesmo quando as estruturas subjacentes são apropriadamente esculpidas. A pele fina revela irregularidades menores.

Com base nestes termos e relações, assim como na revisão, com o paciente, das fotografias e/ou programas de morfogênese digital, é desenvolvido um plano operatório. Há abordagens cirúrgicas fechadas e abertas, ditadas pela natureza da intervenção planejada, pela preferência do cirurgião e pelo contexto clínico.

Abordagem fechada

As incisões intercartilaginosas são feitas entre as cartilagens laterais superior e inferior e a pele, bem como o tecido mole envolvendo o dorso nasal é elevado. Um retrator de Aufrecht expõe os dorsos ósseo e cartilaginoso para as alterações. As estruturas da ponta nasal também podem ser modificadas de modo limitado. Maior exposição pode ser providenciada, se necessário, pela liberação das cartilagens laterais inferiores através de incisões marginais adicionais em suas bordas caudais.

Vantagens:

- Minimiza o edema da ponta
- Não há incisão externa
- Requer tempo operatório curto
  Desvantagens:
- É possível apenas uma limitada modificação da ponta
- A distorção da anatomia normal pode levar a erro cirúrgico

Abordagem aberta

As técnicas de rinoplastia aberta envolvem incisão transcolumelar, que permite a completa exposição das estruturas da ponta do nariz bem como dos dorsos cartilaginoso e ósseo. A incisão é habitualmente feita com a forma de "asa de gaivota" ou V invertido. A pele é elevada para fora do pilares mediais e conectada a incisões marginais ao longo dos pilares laterais. Todo o envelope de tecido mole (SSTE, na sigla em inglês) da ponta e supraponta é elevado juntamente com o do dorso nasal. A abordagem proporciona incomparável exposição tanto para propósitos diagnósticos quanto terapêuticos, sendo fortemente advogada como a melhor abordagem para o aprendizado.

Vantagens:

- Excelente exposição
- Capacidade de realizar manipulações cirúrgicas precisamente controladas

Desvantagens

- Cicatriz visível (é raro o paciente que se queixa)
- Edema prolongado do nariz
- Tempo operatório mais longo

A despeito da abordagem cirúrgica, as manobras para alterar os aspectos específicos do nariz são similares. Habitualmente, quando a abordagem fechada é empregada, o trabalho da ponta é realizado primeiro, e o trabalho dorsal feito para adaptar-se a ele, ao passo que, na abordagem aberta, o contorno do dorso nasal é trabalhado primeiro, seguido pelo trabalho da ponta.

Giba do dorso do nariz

O dorso cartilaginoso é rebaixado para a altura apropriada, o que implica a remoção de segmento da cartilagem do septo com ou sem uma faixa da porção medial das cartilagens laterais superiores. O dorso ósseo é reduzido do mesmo modo, usando um osteótomo de Rubin e/ou raspadeiras nasais. Raspadeiras com dentes cada vez menores são usadas sequencialmente, para criar uma superfície lisa. A espessura da pele sobrejacente varia, sendo mais espessa no ângulo nasofrontal e mais fina no rínion, de modo que é desejável deixar leve corcova na área do rínion para obter um perfil reto com o tecido mole sobrejacente.

Modificações da ponta

A chave para as modificações da ponta do nariz é obter a forma e a posição da ponta nasal apropriadas sem perder muito o seu suporte. As principais fontes de suporte da ponta são os pilares mediais e laterais das cartilagens laterais inferiores, as inserções dos pilares mediais na cartilagem do septo bem como as das cartilagens laterais superior e inferior. Contribuições menos importantes para o suporte da ponta são oferecidas pelo ligamento que abrange as abóbadas das cartilagens laterais inferiores, o dorso septal cartilaginoso, o complexo sesamóideo, as inserções das cartilagens alares à pele sobrejacente e a espinha nasal.

1. *Modelagem da cartilagem alar:* a redução da bulbosidade da ponta é obtida pela excisão de uma porção dos pilares laterais das cartilagens laterais inferiores juntamente com suas margens cefálicas. A quantidade de cartilagem removida depende do grau desejado de redução da largura da ponta. Em alguns casos, uma faixa completa do pilar lateral é removida para obter a redução desejada. Em seguida, os pilares reduzidos podem ser aproximados um do outro para dar mais apoio e uma definição mais refinada da ponta. Ao aparar a borda cefálica das cartilagens laterais inferiores, é fundamental preservar pelo menos 5 mm de largura alar, para evitar o colapso pós-operatório da valva nasal.
2. *Projeção da ponta:* as estratégias para aumentar a projeção da ponta consistem na sutura através do domo, no roubo do pilar lateral, nos enxertos de cartilagem na ponta (ou no lóbulo sob a ponta ou como uma cobertura do domo) e na colocação de armação columelar. Para as duas últimas manobras, a cartilagem septal é o material de enxerto mais popular. Os enxertos de ponta em escudo são esculpidos na forma de um escudo e seguros aos pilares mediais usando um náilon simples 6-0, de modo que a parte superior do enxerto crie uma definição nova, mais projetada, da ponta. Uma armação columelar pode ser posicionada depois que se cria primeiro uma bolsa entre os pilares mediais. Armação cartilaginosa é amoldada, inserida na bolsa e segura com sutura crômica. A armação é aparada para um comprimento apropriado, com a finalidade de dar à ponta um maior suporte de linha média e projeção adequada.
3. *Rotação da ponta:* a ponta nasal pode ser considerada um tripé, sendo os pilares mediais das cartilagens laterais inferiores uma das pernas, e constituindo os pilares laterais as outras duas. A rotação da ponta pode ser obtida pelo alongamento ou encurtamento de qualquer uma destas

pernas, de modo a proporcionar a rotação desejada. Por exemplo, a rotação do nariz em direção superior pode ser conseguida pelo encurtamento dos pilares laterais e por manter constante o comprimento dos pilares mediais. A projeção do nariz pode ser reduzida pelo encurtamento das três pernas igualmente, não dando origem a nenhuma rotação da ponta.

4. *Exposição columelar:* para diminuir a quantidade de exposição columelar, a borda caudal do septo e/ou dos pilares mediais pode ser aparada por vários milímetros. Em casos graves, um segmento de espessura total do septo membranoso pode, também, ser removido para diminuir a exposição columelar.

5. *Estreitamento e retificação da pirâmide óssea:* as osteotomias são utilizadas para estreitar ou retificar a pirâmide óssea; com frequência se mostram necessárias depois que a remoção de uma giba dorsal deixa uma deformidade em teto aberto. Na ausência de um teto desse tipo, as osteotomias mediais são também necessárias juntamente com osteotomias laterais. As osteotomias mediais são iniciadas entre as cartilagens lateral superior e o septo nasal, continuando através dos ossos nasais, curvando-se levemente em direção lateral. As osteotomias laterais são realizadas através de incisões intranasais nas inserções anteriores das conchas inferiores, ou por via transcutânea com um osteótomo reto de 2 mm. Uma bolsa de tecido mole é criada primeiro sobre o processo ascendente da maxila, e depois as osteotomias são feitas com um osteótomo de Park. Em seguida, os segmentos ósseos são trazidos para uma posição medial apropriada, com o osteótomo ou manualmente.

Problemas especiais na reconstrução nasal

A deformidade de nariz em sela

O aumento do dorso nasal é um tarefa difícil. Muitos materiais de aumento têm sido utilizados neste local, com sucesso variável. O osso e a cartilagem autólogos são populares, consistindo os locais doadores mais comuns na tábua externa do calvário, na crista ilíaca, na costela e cartilagem da concha. Com o enxerto ósseo, o contato direto osso a osso promove a rígida fixação do enxerto com reabsorção mínima. Os implantes de silicone, os de Gore-tex e materiais de homoenxertos foram superpostos ao dorso, embora os materiais estranhos sempre provoquem, a longo prazo, um risco de infecção, reação de corpo estranho e extrusão.

O nariz extremamente grande

O nariz extremamente grande ou largo é um desafio. As excisões da base nasal (excisões de Weir) podem ser acrescentadas às técnicas-padrão, para estreitar a base do nariz. A ressecção excessiva das cartilagens nasais pode levar ao colapso da valva nasal. Expectativas realistas sobre o que é cirurgicamente possível são importantes para que se possa ter um desfecho favorável.

Rinoplastia de revisão

Uma rinoplastia de mau resultado — por ressecção excessiva ou insuficiente, ou por complicação relativa à cicatrização — deve ser corrigida, o que frequentemente se acompanha de problemas funcionais, como o colapso da valva nasal interna ou da externa. O objeto da cirurgia de revisão é restaurar ou prover função adequada, abordando simultaneamente o problema estético.

O colapso da valva nasal interna é abordado com a colocação de enxertos espaçadores entre as cartilagens laterais superiores e o septo cartilaginoso. O colapso da valva externa, habitualmente causado por cartilagens laterais inferiores enfraquecidas ou que sofreram excessiva ressecção, é corrigido por um enxerto de reforço destinado a enrijecer os pilares laterais, ou pela excisão de segmentos côncavos, girando-os 180° e fixando-os novamente no lugar, criando, assim, uma convexidade que serve para abrir a valva externa.

CIRURGIA PARA A ALOPECIA

A correção cirúrgica da calvície de padrão masculino tornou-se mais sofisticada durante as últimas décadas. Duas abordagens para o problema incluem o transplante de cabelos e a rotação de retalhos contendo cabelos para as áreas de alopecia. A calvície pode ser classificada de acordo com várias escalas, a mais popular das quais é o esquema de classificação de Norwood (Quadro 30.1). As áreas específicas a serem abordadas são delineadas e o plano operatório desenvolvido em conformidade.

Transplante de cabelos

A técnica de transplante de cabelos sofreu notável refinamento nas últimas três décadas. As técnicas tradicionais envolviam a coleta de bocados de pele do couro cabeludo occipital com 4 a 5 mm e a sua transferência para as áreas anteriores de alopecia, o que dava à nova linha de implante de cabelos um aspecto de "roça de milho". Este procedimento foi substituído pelo minienxerto e o microenxerto, nos quais os enxertos coletados eram divididos em metades, quartos (minienxertos), cada qual contendo 3 a 8 fios de cabelo, e em décimas sextas partes (microenxertos), cada uma contendo 1 a 3 fios de cabelo. Uma série de minienxertos e microenxertos era posicionada de modo aleatório ao longo a linha anterior de implante de cabelos, para criar um aparência natural, não-operatória. Esta técnica de "emplumação" resulta em uma aparência mais natural que as técnicas mais antigas.

Mais recentemente, o enxerto de folículo único emergiu como o padrão-ouro, sendo realizado em várias sessões, cada uma com 4 meses de intervalo. Sob anestesia local, uma longa e estreita faixa de pele é coletada do couro cabeludo occipital, o tamanho da qual é determinado pela mensuração da densidade do cabelo e pela colocação sobre a região doadora de um gabarito de tamanho correspondente, de modo a obter 1.000 a 2.000 cabelos. O cabelo doador é raspado, e a faixa coletada com uma incisão paralela aos folículos pilosos. Uma margem da ferida doadora é desepitelizada e, em seguida, sobressuturada para promover o crescimento do cabelo através da cicatriz. A faixa é colocada em solução salina e levada para uma equipe de técnicos que a cortam em unidades foliculares (1 a 4 cabelos) sob orientação microscópica. Em seguida, os enxertos são posicionados individualmente, através de uma técnica "fura e põe" ou por uma técnica de fenda incisional. Com a primeira, um pequeno buraco é criado com um agulha calibre 20, e um único enxerto posicionado no momento em que a agulha é retirada. Com a última, a lâmina de bisturi é usada para criar todos os entalhes, e, em seguida, os enxertos são posicionados nas fendas; são posicionados em paralelo com os cabelos existentes em uma orientação natural. Os de 3 e 4 folículos pilosos são posicionados centralmente, e os de 1 a 2 folículos pilosos posicionados na periferia, em um padrão aleatório. A técnica dá bons resultados a longo prazo e — com um aconselhamento pré-operatório apropriado acerca da perda uniforme de todos os fios de cabelo durante os primeiros 2 ou 3 meses bem como sobre a qualidade mais grosseira do cabelo occipital — pode levar a um alto grau de satisfação do paciente.

QUADRO 30.1 CLASSIFICAÇÃO DE NORWOOD PARA A CALVÍCIE DE PADRÃO MASCULINO

Classificação	Descrição
Tipo I	Recessão mínima ou ausente do limite dos cabelos
Tipo II	Áreas de recessão no limite frontotemporal dos cabelos
Tipo III	Recessão profunda e simétrica nas têmporas, que são glabras ou apenas esparsamente cobertas
Tipo IV	A perda de pelos ocorre primariamente a partir do vértex, a recessão do limite frontotemporal dos cabelos é limitada
Tipo V	A região de perda de cabelos no vértex é separada da região frontotemporal de perda, mas menos distinta; a faixa de cabelo através da coroa é estreita
Tipo VI	As regiões de perda frontotemporal e do vértex já se uniram
Tipo VII	A forma mais grave. Resta apenas uma estreita faixa de pelos em forma de ferradura

Redução do couro cabeludo, dos retalhos Juri e elevação do couro cabeludo

O tratamento de escolha da calvície em coroa é a cirurgia de redução do couro cabeludo, em que a área de alopecia é excisada e fechada com retalhos locais. O desenho dos retalhos segue um de quatro padrões: a elipse sagital de linha média, o padrão em Y, o padrão paramediano e o padrão circunferencial. O fechamento é conseguido por extenso solapamento. Estas técnicas frequentemente requerem, para obter o resultado final, excisões em série. A expansão tissular pode ser usada para diminuir o número de procedimentos necessários.

O retalho Juri é um retalho de transposição temporoparietoccipital pediculado, tendo como base os vasos temporais superficiais; pode ser usado bilateralmente para cobrir a calvície frontal, e modificações envolvendo a coloração do retalho resultaram na cobertura de grandes áreas frontais de calvície.

A elevação do couro cabeludo é uma técnica mais recente, em que a grande elevação da pele abaixo da linha da nuca permite excisar uma grande área de pele calva.

OTOPLASTIA

A correção de orelhas proeminentes é mais comumente realizada antes da idade escolar (4 a 6 anos). A deformação específica deve ser identificada — proeminência auricular generalizada, ausência de anti-hélice, concha proeminente ou outras anormalidades — de modo que o tratamento cirúrgico possa ser individualizado.

Duas técnicas corretivas básicas existem. A *técnica de Mustarde* envolve a redução da proeminência auricular pela criação de prega anti-hélice, o que é feito pela excisão de elipse de pele na região da prega pós-auricular, afastando a pele da parte de trás da cartilagem auricular e passando várias suturas permanentes através da cartilagem bem como do pericôndrio anterior, de modo que a sua união cria uma delicada cintagem da cartilagem, mimetizando uma anti-hélice. O segundo método, denominado *escultura da cartilagem*, envolve o afastamento da pele anterior à região da anti-hélice proposta, e cortar, excisar ou, de outro modo, enfraquecer a cartilagem, até que ela se conforme a uma geometria apropriada. Em seguida, a cartilagem é fixada com pontos, e a elipse de pele fechada. Com qualquer dos métodos, deve-se ter o cuidado de preservar pelo menos 15 mm de pele desde o contorno da hélice até o contorno externo da elipse, para evitar a distorção secundária. As suturas permanentes são utilizadas para firmar a cartilagem da concha contra o periósteo da mastoide. O ângulo auriculomastóideo final deve ser de pelo menos 30°.

Complicações

- Infecção
- Hematoma
- Extrusão da sutura
- Assimetria pós-operatória, mau resultado estético

A infecção e o hematoma devem ser agressivamente tratados para evitar a pericondrite ou condrite, que podem produzir uma deformidade de orelha em couve-flor.

CIRURGIA PARA ALTERAR O ESQUELETO ÓSSEO FACIAL

A alteração do esqueleto ósseo facial para obter um contorno facial mais estético é realizada seja alterando a estrutura óssea existente, seja modificando o contorno pela adição de implantes autólogos, alogênicos ou sintéticos.

As propriedades de um implante sintético ideal consistem na capacidade de suportar as forças mecânicas e, ao mesmo tempo, manter a forma bem como a reatividade do tecido, de não ser alergênico ou carcinogênico, de resistir à degradação e de poder ser customizado no momento da cirurgia. São materiais autólogos úteis a derme, gordura, cartilagem e osso. Os enxertos de osso membranoso (p. ex., calvário) revascularizam duas vezes mais rápido do que os de osso endocondral (p. ex., ilíaco), mantendo, assim, taxas de viabilidade mais altas.

Recentemente, a reserva de osso alogênico, a cartilagem e a derme se tornaram populares, porque são comercialmente disponíveis e não requerem uma coleta separada.

GENIOPLASTIA

A projeção inadequada do queixo deve-se à microgenia (redução da eminência do queixo) ou retrognatismo, em que toda a mandíbula fica deslocada posteriormente, resultando em más relações de oclusão.

Genioplastia de aumento

Os materiais de implante para o queixo são o silicone, a poliamida e o polietileno, entre outros, podendo ser inseridos através de abordagem intraoral ou submental. Uma bolsa rigorosamente correspondente ao tamanho do implante é criada no subperiósteo ou supraperiósteo, e o implante inserido. Alguns estudos mostram maior reabsorção óssea subjacente com o implante subperiósteo. As complicações consistem no mau posicionamento, deslocamento e infecção do implante bem como reabsorção óssea, a ponto mesmo de interferir nas raízes dos dentes.

Genioplastia por deslizamento

A genioplastia por deslizamento requer uma osteotomia horizontal da sínfise mandibular, avanço do segmento mobilizado e fixação rígida com parafusos de compressão na nova posição. Esta técnica pode ser também empregada para trazer para trás um queixo excessivamente proeminente. O estreitamento do segmento para reduzir um queixo muito amplo é também possível. A técnica requer fixação rígida precisa e é habitualmente realizada sob anestesia geral. As complicações consistem em lesão nervosa do mento, sangramento, mau posicionamento da sínfise, má união óssea e lesão das raízes dos dentes durante a osteotomia.

AUMENTO DA PARTE MÉDIA DA FACE

O aumento da parte média da face pode ser realizado através de abordagem intraoral ou subciliar. Para a abordagem intraoral, uma incisão na fossa canina é usada, e uma bolsa exata criada. O implante é inserido no subperiósteo e mantido pelos próprios confins da bolsa em vez de sutura. Deve-se ter o cuidado de evitar o nervo infraorbitário. Na abordagem subciliar, uma incisão é feita 2 a 3 mm abaixo da linha dos cílios e um retalho de pele é elevado. Quando o contorno infraorbitário é alcançado, o plano é rebaixado até o subperiósteo e a bolsa é criada. Um implante é selecionado de acordo com a área de deficiência de volume, seja malar, submalar ou estendida. O implante é inserido no interior da bolsa, e um ponto tarsal para o periósteo é colocado para evitar o ectrópio. Os implantes mediofaciais mais comuns são feitos de silicone ou *medpore*. São complicações o desalinhamento inicial, movimento do implante, hematoma, lesão nervosa e infecção. A infecção obriga à remoção e ao tratamento com antibióticos.

CIRURGIA ORTOGNÁTICA

A análise cefalométrica pode assistir na identificação de relações maxilomandibulares inapropriadas, e existem técnicas para o reposicionamento destas estruturas visando à melhora da aparência facial e da oclusão dentária.

Prognatismo mandibular

Duas técnicas disponíveis para a retração de mandíbula protrusa são a osteotomia do ramo vertical (intraoral ou externa) e osteotomia em clivagem sagital. A osteotomia subcondiliana vertical envolve osteotomias bilaterais desde o entalhe sigmoide até o ângulo da mandíbula, posterior ao ramo nervoso alveolar inferior (ou antilingual). Os segmentos proximais são refletidos lateralmente, permitindo que a mandíbula anterior (o segmento distal) deslize em direção posterior. A abordagem em clivagem sagital envolve uma osteotomia horizontal através do córtex medial do ramo e uma osteotomia vertical no córtex lateral, na altura do segundo molar. As osteotomias são conectadas ao longo da crista ascendente. Esta abordagem provoca um maior risco para o feixe nervoso alveolar inferior; entretanto, permite a importante vantagem de fixação interna rígida, não sendo, por isso, necessária a fixação maxilomandibular (MMF, na sigla em inglês). A osteotomia de ramo vertical é menos arriscada para o nervo alveolar inferior, mas requer um período de MMF. Novas técnicas de acesso (*i. e.*, osteotomia de ramo vertical endoscópica) permitem uma fixação rígida sem grandes incisões.

Retrognatismo mandibular

O retrognatismo mandibular requer de ordinário uma osteotomia em clivagem sagital ou osteotomias verticais e enxerto ósseo. Mais recentemente, a osteogênese por afastamento tem sido utilizada para corrigir casos selecionados de retrognatismo mandibular.

Retrusão, displasia e deficiência transversa da maxila

A posição ou dimensão inapropriadas da maxila em todos os planos podem ser abordadas por osteotomia LeFort I. Incisão no sulco gengivolabial é realizada de um segundo molar ao outro, e o mucoperiósteo elevado para as aberturas piriformes. A osteotomia é feita, e a maxila fraturada para baixo, visando à mobilização completa. Em seguida, a maxila pode ser movida para a sua posição apropriada, colocada na correta posição de oclusão com a mandíbula e fixada por IMF/ou miniplacas. Se o aumento vertical é necessário, enxertos ósseos podem ser inseridos no local da osteotomia. Havendo hipoplasia maxilar com deficiência transversal, isso pode ser abordado acrescentando uma osteotomia de linha média no segmento maxilar mobilizado, com a inserção de enxerto ósseo espaçador.

A osteogênese por afastamento, na qual fixadores externos ou internos são colocados sobre os segmentos ósseos após a osteotomia e sequencialmente reposicionados para promover a formação de novo osso no local da osteotomia, é uma outra opção em evolução para os procedimentos ortognáticos. Dispositivos que permitem o movimento em dois planos foram desenvolvidos para fazer da osteogênese por afastamento uma opção mais atraente.

REVISÃO DAS CICATRIZES FACIAIS

A revisão das cicatrizes ajuda a camuflar ou melhorar a aparência de uma cicatriz existente. O conhecimento das linhas de tensão da pele relaxada (RSTL, na sigla em inglês) é fundamental quando se planeja abordar uma cicatriz desagradável ao olhar. Estas linhas são geralmente perpendiculares à musculatura facial subjacente e paralelas às rítides faciais (Fig. 30.2). As cicatrizes que não se alinham com as RSTL podem requerer técnicas que mudem a orientação da cicatriz (*i. e.*, plástica em Z).

A cura das feridas se dá com uma fase inflamatória (5 a 7 dias), seguida por uma fase proliferativa (6 semanas) — durante a qual ocorre a formação de colágeno, e a força da ferida se torna máxima — e, finalmente, com uma fase de maturação (12 a 24 meses), no decorrer da qual o colágeno tipo III é reposto por colágeno tipo I, e a cicatriz de ordinário se torna mais macia, mais pálida e menor. Por isso, a revisão da cicatriz deve ser postergada até que a fase de maturação esteja bem-adiantada em seu curso ou completa (6 a 12 meses).

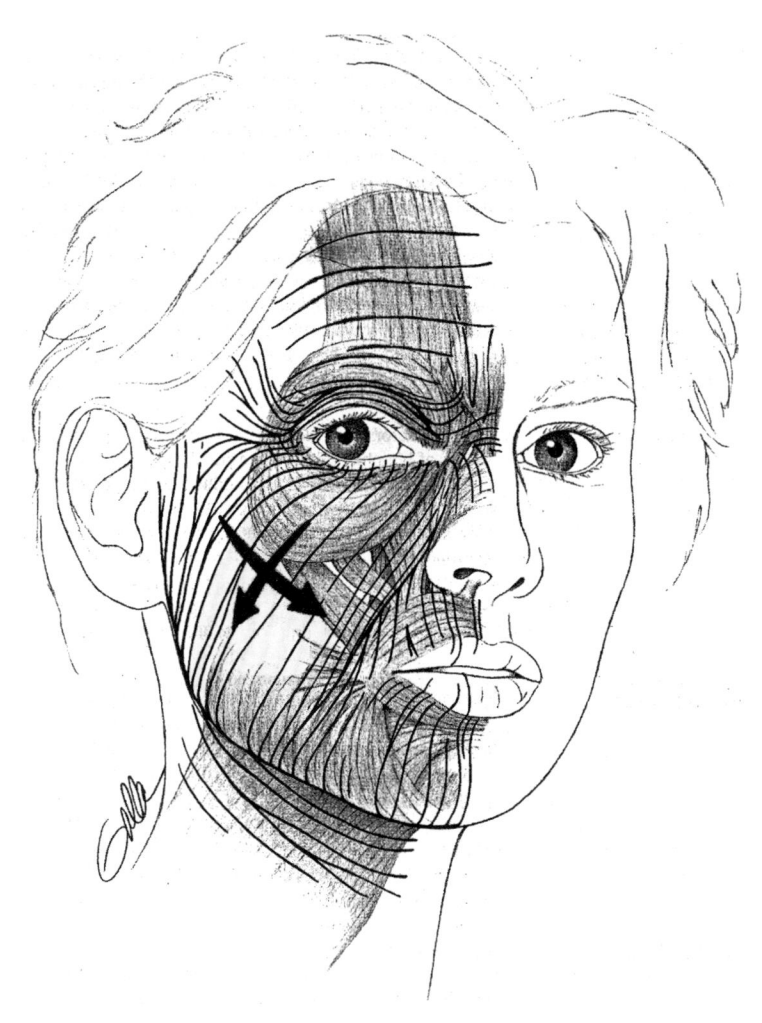

Fig. 30.2 Padrões de RSTL, perpendiculares à musculatura facial. (*Fonte: adaptado, com autorização, de Cheney ML, ed. Facial Surgery, Plastic and Reconstructive. Baltimore, MD: Williams and Wilkins, 1997.*)

Abordagens para a revisão de cicatrizes

Excisão

A excisão de uma cicatriz é feita ao longo das RSTL, das pregas faciais normais e junções entre unidades estéticas faciais distintas, com meticuloso fechamento evertido. A excisão seriada das cicatrizes maiores pode ser realizada em estágios, de acordo com estes princípios.

Desalinhamento

- Por *plástica em Z* se entende o alongamento de uma cicatriz pela adição de dois prolongamentos, um em cada extremidade da cicatriz existente, de comprimento similar ao da cicatriz e em ângulo de 60º com ela. Em seguida, os retalhos de pele são solapados, elevados e transpostos de modo a alterar a orientação da cicatriz. Usando ângulos de 30º, a cicatriz se alongará por 25%; com ângulos de 45º, por 50%; e com ângulos de 60º, por 75%. Ângulos inferiores a 30º resultam em necrose da ponta do retalho. Múltiplas plásticas em Z podem ser empregadas em uma cicatriz longa, para quebrar o alinhamento.

- Por *plástica em W*, também denominada plástica em ziguezague, entende-se a técnica de excisão da cicatriz mediante uma série de triângulos entrelaçados em cada lado dela. Uma plástica em Z contínua pode ser empregada para tratar uma cicatriz longa e única, bem como para desalinhá-la, tornando-a menos proeminente. Não adiciona significativo comprimento à cicatriz nem altera favoravelmente a orientação da cicatriz.
- O *fechamento geométrico em linha quebrada* (GBLC, na sigla em inglês) implica delinear um lado da cicatriz a ser excisada com uma composição irregular de formas retangulares, triangulares e semicirculares, assim como em criar uma área receptora complementar para a interdigitação no outro lado. A cicatriz é excisada de acordo com este padrão complexo, e a nova cicatriz exibe um padrão regularmente irregular, menos conspícuo.

Técnicas de abrasão

A abrasão com bisturi refere-se à feitura de hachuras superficiais da camada epidérmica de uma cicatriz. A criação destas microplásticas em Z previne algum grau de contratura da ferida.

A dermoabrasão mecânica ou a *laser*, descrita anteriormente, cria uma lesão controlada da derme papilar e permite a reepitelização a partir de estruturas anexiais da derme reticular. Serve como modalidade de tratamento das cicatrizes primárias ou adjuvante planejado na revisão das cicatrizes. Feridas do tipo cratera respondem admiravelmente bem, podendo as bordas agudas ser niveladas por dermoabrasão, de modo que o sombreamento é menos óbvio e a lesão menos evidente.

Após a revisão de qualquer cicatriz, a imobilização da ferida, a proteção da exposição ao sol e a massagem para promover a formação de um colágeno macio propiciam ótimos resultados finais.

TRATAMENTOS ADJUVANTES E OUTROS

Injeção de preenchimento

A injeção dos tecidos faciais com materiais de preenchimento para corrigir depressões da pele facial, rítides proeminentes e intensificar a borda do vermelhão tornou-se cada vez mais popular. Para o colágeno bovino, uma injeção de teste é obrigatória, já que 3% da população têm alergia à preparação. A reabsorção ocorre em um período de cerca de 3 a 9 meses. As novas preparações de ácido hialurônico e hidroxiapatita não requerem teste cutâneo, duram mais (9 a 24 meses) e parecem estar suplantando o colágeno como os injetáveis de primeira linha.

Partículas injetáveis de ácido poliláctico foram desenvolvidas para a correção de lipoatrofia facial, como a que se associa ao regime antiviral para o HIV e se deslocou da arena cosmética para a perda de volume facial associado à idade. Durante a fase de degradação, este material aumenta o volume facial, tumefazendo-se para alcançar 300 a 400% do volume injetado, promovendo vigorosa deposição de colágeno. A suspensão é administrada no plano subcutâneo, sendo necessários tratamentos seriados (2 a 4 no total), feitos com intervalos de 4 a 6 semanas, para obter ótimos resultados. Os efeitos duram aproximadamente 2 anos, após os quais a série pode ser repetida.

Toxina botulínica

A toxina botulínica também se tornou um tratamento injetável extremamente popular para as rítides faciais; age bloqueando a liberação de acetilcolina a partir da membrana pré-sináptica das terminações nervosas, o que resulta em paralisia temporária das fibras musculares afetadas. O efeito dura 3 a 9 meses, de modo que novas injeções são necessárias para manter o efeito desejado. A paralisia da musculatura da glabela e de outros músculos da fronte mediante o uso de toxina botulínica pode causar o desaparecimento das rítides sobrejacentes. É o único meio eficaz de reduzir as rítides dos cantos laterais (pés-de-galinha) que se formam ao sorrir, podendo, também, ser usado em muito pequenas doses para as rítides periorais. O tratamento do pescoço resulta em diminuição das faixas produzidas pelo platisma.

Bibliografia

Cheney ML, ed. *Facial Surgery, Plastic and Reconstructive.* Baltimore, MD: Williams and Wilkins; 1997.

Hamra S. *Composite Rhytidectomy.* St. Loius, MO: Quality Medical Publishing; 1993.

Johnson C, Toriumi D, eds. *Open Structure Rhinoplasty.* Philadelphia, PA: W.B. Saunders; 1990.

Papel ID, Nachlas NE, eds. *Facial Plastic and Reconstructive Surgery.* St. Louis, MO: Mosby Year Book; 1992.

Sheen JH, Sheen AP. *Aesthetic Rhinoplasty.* St. Louis, MO: Mosby Year Book; 1987.

Otorrinolaringologia pediátrica 31

Este capítulo enfatiza os problemas otorrinolaringológicos singulares ou típicos da população pediátrica. O texto não é um compêndio completo de otorrinolaringologia pediátrica. Os tópicos abordados nos outros capítulos devem ser consultados como referência. O capítulo está dividido em cinco seções: (1) vias respiratórias/trato aerodigestivo superior; (2) orelhas e audição; (3) cabeça e pescoço; (4) síndromes da cabeça e do pescoço; e (5) condições variadas.

VIAS RESPIRATÓRIAS/TRATO AERODIGESTIVO SUPERIOR

As vias respiratórias e o trato aerodigestivo superior compartilham o mesmo espaço, estando, por essa razão, diretamente relacionados. Tal relação é particularmente importante nos lactentes e crianças em geral.

Nos lactentes e crianças em geral, os sintomas de comprometimento das vias respiratórias consistem em:

- Respiração ruidosa
- Choro anormal
- Tosse
- Alteração da cor da pele
- Aumento do esforço respiratório
- Dificuldade de alimentação
- Alterações do estado mental

Sinais de comprometimento das vias respiratórias:

- Estridor ou estertor
- Rouquidão/alteração da voz
- Cianose
- Retração do pescoço e/ou do tórax durante a inspiração
- Taquipneia
- Insaturação de O_2
- Retenção de CO_2
- Défice de crescimento
- Insuficiência cardíaca direita

A investigação das crianças com disfunção das vias respiratórias deve incluir a avaliação sistemática de todo o trato aerodigestivo superior. Nesta seção, o trato aerodigestivo superior é dividido por seus componentes anatômicos. O texto discute a anatomia do desenvolvimento pertinente, os sinais e sintomas, os diagnósticos comuns e os tratamentos específicos de cada região anatômica.

Nariz/nasofaringe

Anatomia do desenvolvimento

O desenvolvimento do nariz está diretamente relacionado com o desenvolvimento craniofacial.

A. Desenvolvimento pré-natal das cavidades nasais[1]
   1. Em torno do 30º dia de gestação, os placoides nasais transformam-se nas depressões nasais.
   2. Cada depressão nasal está circundada por proeminências nasais medial e lateral.
   3. O septo nasal forma-se a partir da fusão do processo nasofrontal e das proeminências nasais mediais.
   4. Com cerca de 38 dias, as conchas nasais começam a formar-se a partir das saliências da parede nasal lateral.
   5. As proeminências maxilares crescem na direção das depressões nasais e, por fim, fundem-se para formar o segmento intermaxilar (cerca de 48 dias de gestação).
   6. O segmento intermaxilar é o precursor do filtro, da pré-maxila e do palato primário.
   7. As depressões nasais aprofundam-se, formando os sacos nasais e, por fim, as cavidades nasais.
   8. As cóanas primitivas localizam-se atrás do palato primário e se encontram patentes em torno da sétima semana de gestação.
   9. Com o desenvolvimento do palato secundário, as cóanas ficam localizadas na junção entre a cavidade nasal e a faringe.
   10. O sulco nasolacrimal separa a proeminência nasal lateral da proeminência maxilar (em torno da décima semana de gestação).
   11. O assoalho do sulco nasolacrimal espessa-se para formar o duto nasolacrimal (DNL).
B. Desenvolvimento pós-natal[2]
   1. O vômer e as partes perfuradas da placa cribriforme se ossificam em torno dos 3 anos de idade.
   2. As adenoides atingem dimensões máximas entre os 3 e 5 anos, começando a regredir com 8 anos de vida.
   3. A cavidade nasal cresce rapidamente nos primeiros 6 anos.
   4. As dimensões nasais externas geralmente estão definidas por volta dos 13 anos nas mulheres e 15 anos nos homens.
   5. A flora nasal normal consiste no *Staphylococcus*, *Haemophilus influenzae*, *Moraxella catarrhalis* e *Streptococcus pneumoniae*.

Sinais e sintomas

A. As manifestações clínicas das doenças geralmente estão relacionadas com obstrução nasal ou epistaxe.
B. Durante várias semanas depois do nascimento, os lactentes respiram obrigatoriamente pelo nariz.
C. Depois que os lactentes conseguem respirar pela boca, os sinais e sintomas clínicos dos distúrbios nasais podem limitar-se ao sono (apneia obstrutiva do sono) e à alimentação.

Avaliação clínica

A. Os exames completos da cabeça e do pescoço são importantes.
B. Os aspectos dismórficos devem ser assinalados.
C. A rinoscopia anterior, geralmente realizada com um otoscópio, é útil à avaliação do vestíbulo e da cavidade nasal anterior.
D. A nasoendoscopia de fibra óptica flexível é necessária para avaliar todas as vias nasais e a nasofaringe.
E. Os exames radiológicos de imagem podem ser úteis à definição mais clara do distúrbio nasal. Os exames de imagem específicos devem ser realizados conforme a necessidade.

Distúrbios/tratamento/complicações
A. Congênitos
  1. Atresia/estenose das cóanas.[3]
     a. Manifestações clínicas
        (1) Um em cada 5.000 nascidos vivos.
        (2) F:M = 2:1.
        (3) Unilaterais:bilaterais = 2:1.
        (4) Cerca de 50% dos pacientes têm outras anomalias congênitas.
        (5) A atresia pode ser óssea, osteomembranosa ou membranosa (na maioria dos casos, é osteomembranosa).[4]
        (6) Falha da absorção da membrana nasobucal.
        (7) Associadas à síndrome CHARGE (mutação do *CHD7*):
            C: coloboma da retina
            H: anomalias cardíacas (do inglês *heart defects*)
            A: atresia das cóanas
            R: retardos do crescimento e desenvolvimento, bem como anomalias do sistema nervoso central (SNC)
            G: anomalias geniturinárias
            E: anomalias da orelha (em inglês, *ear*), inclusive surdez; as malformações cocleares são comuns
        (8) Também pode ser encontrada nos pacientes com a síndrome de Treacher Collins (disostose mandibulofacial).
        (9) "Cianose cíclica", com obstrução das vias respiratórias e cianose em repouso, que desaparecem quando a criança chora ou fica agitada (quando a criança está com a boca aberta), é típica dos bebês com atresia bilateral das cóanas.
        (10) A atresia unilateral está associada à rinorreia purulenta e obstrução unilaterais.
        (11) Os lactentes que não respondem adequadamente às medidas de estabilização das vias respiratórias devem ser avaliados quanto à possibilidade de haver outras lesões das vias respiratórias.
     b. Diagnóstico
        (1) Achado clínico clássico de impossibilidade de passar cateteres 8 Fr do nariz para a orofaringe.
        (2) O exame de fibra óptica das vias nasais permite a inspeção visual direta das cóanas.
        (3) A tomografia computadorizada (TC) das cóanas confirma o diagnóstico e caracteriza o tipo de atresia.
        (4) A TC deve ser realizada com a utilização de um algoritmo ósseo com *gantry* do *scanner* inclinado em 30º proximal ao plano do assoalho nasal em uma incidência axial modificada.[5]
     c. Tratamento
        (1) Uma via respiratória oral artificial pode ser útil à conservação das vias respiratórias patentes enquanto o lactente respira obrigatoriamente pelo nariz.
        (2) O reparo cirúrgico imediato da atresia bilateral das cóanas é recomendável.
        (3) A atresia unilateral pode ser reparada mais tarde na infância, geralmente antes de entrar para a escola.
        (4) As abordagens cirúrgicas são a endoscópica, transpalatina, transnasal e transeptal. Em geral, *stents* são colocados durante o procedimento cirúrgico.

(5) Os lactentes com síndromes associadas à atresia das cóanas podem ter resultados mais desfavoráveis depois do reparo cirúrgico da atresia e necessitar de traqueotomia para o controle definitivo das vias respiratórias.[6,7]
2. Estenose congênita da abertura piriforme (ou obstrução nasal sem atresia das cóanas)
    a. Manifestações clínicas
        (1) Manifestações clínicas semelhantes às da atresia das cóanas.
        (2) Relacionadas com o crescimento exagerado do processo nasal do maxilar, que provoca a obstrução das aberturas piriformes.[8]
        (3) Associadas a um único incisivo central, à holoprosencefalia e às anomalias da hipófise (hipoplasia e disfunção).[9]
    b. Diagnóstico
        (1) Baseado no exame físico e confirmado pela TC.
        (2) TC (conforme descrita para a atresia das cóanas) a fim de delinear a anatomia do maxilar.
        (3) A ressonância magnética (RM) do crânio pode ser esclarecedora nos lactentes com disfunção hipofisária.
    c. Tratamento
        (1) A maioria dos pacientes não necessita de qualquer intervenção.
        (2) Os pacientes com comprometimento significativo das vias respiratórias podem requerer tratamento cirúrgico.
        (3) Os procedimentos cirúrgicos consistem em incisão sublabial, realização das aberturas piriformes e colocação de *stents* temporários.
3. Obstrução/cistos do DNL
    a. Manifestações clínicas
        (1) São causados pela falha de canalização do duto nasolacrimal distal.
        (2) Cerca de 90% dos casos são unilaterais.
        (3) F:M = 1:1.
        (4) Geralmente também se evidenciam as seguintes anormalidades: epífora, secreção no ângulo medial e conjuntiva sem congestão.
        (5) Obstrução nasal parcial no recém-nascido.
        (6) Os sintomas geralmente estão presentes com 1 a 3 semanas de vida.[10]
        (7) Valva lacrimal distal (valva de Hasner).[10]
    b. Diagnóstico: aparecimento de lesão cística no meato inferior.[10]
    c. Tratamento
        (1) Alguns casos podem regredir espontaneamente com a ruptura do cisto para dentro das vias nasais.
        (2) A marsupialização do cisto pode ser realizada no ambulatório.[11]
        (3) Pode ser necessário dilatar a estenose coexistente do DNL.
4. Encefalocele/glioma/dermoide nasal
    a. Manifestações clínicas
        (1) As encefaloceles e os gliomas são decorrentes de falha de fechamento do forame cego em torno da terceira semana de gestação. A pele da frente e do dorso do nariz se mostra preservada nos pacientes com essas lesões.
        (2) Encefalocele: envolve a dura-máter, elementos neurais organizados e comunicação com o espaço subaracnóideo.
            (a) Um em cada 35.000 nascidos vivos.
            (b) Trinta a 40% têm outras anormalidades.[12]

(c) As encefaloceles sincipitais evidenciam-se por massa no dorso do nariz (naso-etmoidal), nas órbitas (naso-orbitária) ou na glabela (nasofrontal).
(d) As encefaloceles basais geralmente se evidenciam por massas intranasais.
(3) Gliomas — originados das células gliais.
 (a) Intranasais ou extranasais, dependendo da relação com as estruturas ósseas do nariz.
 (b) Cerca de 15% dos gliomas têm um pedículo fibroso em continuidade com a dura-máter.
(4) Dermoides nasais — formados de elementos ectodérmicos e mesodérmicos
 (a) Em geral, estão associados a depressão na linha média do dorso nasal.
 (b) Podem ter comunicação com o assoalho da fossa craniana anterior por meio do forame cego.
b. Diagnóstico
 (1) Os sinais físicos que ajudam a diferenciar essas três condições são a localização, alteração com a respiração e transiluminação.
 (2) Os exames radiológicos, como a TC e/ou RM, são importantes para avaliar a possível comunicação com o espaço intracraniano.
c. Tratamento
 (1) As infecções devem ser tratadas com antibióticos.
 (2) A ressecção cirúrgica eletiva é necessária como tratamento definitivo.
 (3) O parecer do neurocirurgião pode ser necessário aos pacientes que tenham lesões com extensão intracraniana.
5. Deformidade nasal associada à fenda palatina. Ver o Cap. 11.
6. Doença de Tornwaldt[13]
 a. Manifestações clínicas
  (1) Persistência da bolsa faríngea.
  (2) Pode ser evidenciada por formação crônica de crostas na linha média da nasofaringe ou lesão cística nesta mesma região.
 b. Diagnóstico: a comunicação com as vértebras cervicais subjacentes pode ser demonstrada pela TC ou RM.
 c. Tratamento: as lesões devem ser removidas ou marsupializadas por abordagem transpalatina.
7. Síndrome dos cílios imóveis (discinesia ciliar primária)
 a. Manifestações clínicas
  (1) O distúrbio funcional resulta da anormalidade dos braços da dineína.
  (2) Pode ser familiar.
  (3) Síndrome de Kartagener.
   (a) Sinusite
   (b) *Situs inversus*
   (c) Bronquiectasia
   (d) Pode estar associada à infertilidade
 b. O diagnóstico baseia-se na biopsia dos cílios para examinar a motilidade e ultraestrutura ciliares.
 c. O tratamento é sintomático.
B. Traumáticos
 1. Desvio do septo
  a. O desvio septal neonatal é relativamente comum.[14]

(1) A maioria dos casos de desvio do septo neonatal melhora espontaneamente.
(2) Os desvios graves, associados à disfunção das vias respiratórias, devem ser corrigidos precocemente.[15]
b. O desvio septal adquirido está associado ao traumatismo do nariz.
(1) O impacto da correção cirúrgica precoce das deformidades nasosseptais no crescimento facial é controvertido.[16, 17]
(2) Alguns autores recomendam tratamento conservador com a ressecção mínima da cartilagem.[18]
c. O hematoma septal pode ser causado por traumatismo do nariz. Em geral, evidencia-se por obstrução nasal e rinorreia depois do traumatismo nasal. A longo prazo, há risco de desenvolver a deformidade do nariz em sela.
(1) Os sinais e sintomas do hematoma septal, como febre e dor no nariz, são sugestivos de abscesso septal.[19]
(2) O abscesso septal frequentemente está associado à destruição da cartilagem e à deformação do nariz.
(3) Requer drenagem e tratamento com antibióticos.
(4) Os micro-organismos comuns são o *S. pneumoniae* e estreptococos beta-hemolíticos do grupo A.
(5) Nas crianças com menos de 2 anos, hematoma ou abscesso septal sugerem traumatismo não-acidental (abuso infantil).
2. Fraturas de nariz
a. Manifestações clínicas
(1) A fratura de face mais comum na infância.
(2) Pode ocorrer depois de traumatismos nasais relativamente brandos.
(3) Podem-se verificar fraturas em galho-verde.
b. Diagnóstico: as radiografias geralmente não são úteis na população pediátrica.
c. Tratamento: a redução fechada é preferível para as fraturas associadas à deformidade do dorso do nariz.
3. Fraturas nasoetmoidais[20]
a. Relativamente raras nas crianças.
b. É preciso excluir outras lesões intracranianas e da coluna cervical.
c. Pode ser necessário realizar operações reconstrutoras de grande porte.
4. Corpo estranho no nariz
a. Associado à rinorreia fétida; geralmente é unilateral.
b. A presença de botões ou baterias de disco dentro do nariz causa necrose de liquefação da mucosa nasal e perfuração subsequente do septo.[21, 22] O corpo estranho deve ser retirado imediatamente.
C. Infecciosos/inflamatórios
1. Rinite alérgica (ver o Cap. 12)
a. Muito comum na infância.
b. História familiar positiva de atopia em 50 a 75% dos pacientes pediátricos com alergias ambientais.
c. Associada aos "olhos roxos alérgicos" e a um sulco transversal na região média do dorso do nariz.
d. Resposta alérgica mediada pela IgE (tipo I).
e. Deve ser tratada clinicamente (*sprays* nasais, anti-histamínicos, imunoterapia).

2. Rinite viral — muito comum na infância
   a. Os patógenos virais frequentes são o rinovírus, coronavírus, adenovírus e vírus sincicial respiratório.
3. Rinite bacteriana
   a. Difteria — formação de pseudomembrana no septo nasal. Tratada com antitoxina diftérica e antibióticos.
   b. Coqueluche (bactérias Gram-negativas) — associada a tosse persistente. Tratada com antibióticos macrolídeos.
   c. *Chlamydia* — mucosa nasal vermelho-viva no recém-nascido com rinorreia; transmissão vertical. Tratada com azitromicina.
   d. Sífilis (treponema) — infecção congênita. Tratada com penicilina.
      (1) Primeiro estágio — evidenciada nos primeiros 3 meses de vida por rinorreia líquida que progride para secreção mucopurulenta.
      (2) Segundo estágio — evidenciada mais tarde, na infância, com "fungadas" e formação de gomas na cavidade nasal.
4. Rinite do lactente[23]
   a. Pode causar obstrução significativa das vias respiratórias e problemas secundários de alimentação dos lactentes.
   b. Os sintomas começam depois do nascimento ou no primeiro mês de vida.
   c. Variação sazonal, mais comum no outono e inverno.
   d. Tratamento: aspiração com bulbo (pera), oximetazolina por 3 dias e solução salina nasal. Se não houver melhora em 3 dias, a oximetazolina deverá ser substituída por solução de corticosteroide.
      (1) A TC deverá ser reservada aos pacientes que não melhorarem com o tratamento clínico.
      (2) As culturas podem ser úteis.
5. Hipertrofia das adenoides
   a. Associada à obstrução nasal, fala hiponasal, rinorreia e disfunção da tuba auditiva.
   b. Pode contribuir para a rinossinusite crônica das crianças pequenas.
D. Neoplásicos — os tumores nasais mais comuns na infância são benignos.
   1. Teratomas nasofaríngeos: geralmente evidenciados ao nascer
      a. Podem estar associados à obstrução nasal e fenda palatina.
      b. Formados por tecidos originados das três camadas germinativas.
      c. Devem ser removidos cirurgicamente.
      d. Benignos com pouco potencial maligno.
   2. Angiofibroma nasofaríngeo juvenil (ANJ)
      a. Manifestações clínicas
         (1) O tumor nasofaríngeo benigno mais comum.
         (2) Incidência entre 1 por 5.000 e 1 por 60.000.
         (3) Afeta mais comumente meninos pré-púberes, com pico de incidência entre 14 e 18 anos.
         (4) Os primeiros sinais consistem em obstrução nasal e epistaxe.
         (5) Pode progredir e causar deformidade facial bem como proptose.
         (6) A massa vascular pode estar visível na cavidade nasal e nasofaringe.
      b. O diagnóstico é clínico; a biopsia geralmente se mostra desnecessária.
         (1) O tumor origina-se no recesso esfenopalatino e pode estender-se lateralmente ao espaço pterigomaxilar e superiormente ao seio cavernoso bem como à fossa craniana média.

(2) TC, RM e angiorressonância magnética (ARM) são úteis à definição da extensão da lesão.
(3) A angiografia confirma o diagnóstico.
   c. Tratamento
      (1) A ressecção cirúrgica é a principal modalidade de tratamento.
      (2) A embolização pré-operatória ajuda a reduzir o sangramento intraoperatório.
      (3) A abordagem cirúrgica depende da extensão da lesão. As abordagens são:
         (a) Endoscópica
         (b) Osteotomia Le Fort I e *degloving* mesofacial
         (c) Rinotomia lateral
         (d) Transpalatina
         (e) Fossa infratemporal lateral
      (4) Os tumores com extensão intracraniana significativa requerem o parecer do neurocirurgião, podendo, por fim, ser tratados mais adequadamente por radioterapia.
      (5) A utilidade do tratamento hormonal (estrogênios ou bloqueadores da testosterona) ainda não está definida.
      (6) Existem relatos de regressão espontânea, mas não são comuns.
   d. O acompanhamento rigoroso é necessário nos seguintes casos:
      (1) Tumores volumosos
      (2) Ressecção parcial
      (3) Doença intracraniana
      (4) Radioterapia
   e. Existem relatos de transformação maligna, que pode ser mais comum nos pacientes tratados com radioterapia.
3. Rabdomiossarcoma (ver Cabeça e pescoço adiante)
4. Linfoma (ver Cabeça e pescoço adiante)
E. Idiopáticos
   1. Granulomatose de Wegener — tríade de granulomas necrosantes agudos da mucosa das vias respiratórias superiores, vasculite dos vasos de pequeno e médio calibres, bem como glomerulonefrite.
      a. Diagnóstico: título alto de c-ANCA (anticorpo citoplasmático anticitoplasma neutrofílico)
      b. Tratamento: imunossupressores
   2. O lúpus eritematoso sistêmico — vasculite autoimune — pode estar associado a fator desencadeante extrínseco.
      a. Diagnóstico: quadro clínico, título alto de anticorpo antinuclear (AAN) e erupção típica em "asa de borboleta"
      b. Tratamento: agentes anti-inflamatórios não-esteroides (AINE), corticosteroides em doses baixas
   3. Sarcoidose — caracterizada por granulomas não-caseosos. Pode envolver qualquer sistema do corpo
      a. Diagnóstico: biopsia ou teste de Kveim positivo
      b. Tratamento: corticosteroides e imunossupressores
   4. Pênfigo — processo autoimune caracterizado por bolhas intraepidérmicas
      a. Diagnóstico: sinal de Nikolsky positivo; biopsia de pele com imunofluorescência para detectar anticorpos contra desmogleínas
      b. Tratamento: corticosteroides e imunossupressores

Seios paranasais

Anatomia do desenvolvimento[1]
A. Desenvolvimento pré-natal
1. Os seios maxilares formam-se como sulcos na parede nasal lateral com 65 a 70 dias de gestação.
2. Os seios etmoidais começam a formar-se no segundo trimestre. As lamelas basais das conchas nasais médias separam as células etmoidais anteriores e posteriores.

B. Desenvolvimento pós-natal
1. Ao nascer, o assoalho do seio maxilar fica acima do assoalho do nariz, praticamente no mesmo nível do assoalho nasal aos 8 a 9 anos e 4 a 5 mm abaixo do assoalho nasal nos adultos.
2. As células aéreas etmoidais anteriores e posteriores crescem depois do nascimento.
3. Os seios esfenoidais começam a se pneumatizar em torno dos 2 anos de idade, e o processo continua nos anos seguintes.
4. Os seios frontais geralmente estão evidentes aos 7 anos.

Sinais e sintomas
A. Infecção, rinorreia purulenta
B. Obstrução
C. Efeito compressivo

Avaliação clínica
A. Os achados ao exame físico podem ser muito escassos.
B. Os exames radiológicos de imagem são úteis à avaliação dos seios paranasais.

Distúrbios/tratamento/complicações
A. Congênitos — a aeração assimétrica dos seios paranasais é relativamente comum.
B. Neoplásicos
1. Displasia fibrosa
    a. Manifestações clínicas
        (1) Geralmente afeta o maxilar e a mandíbula.
        (2) Histologia benigna.
        (3) A maioria é monostótica.
        (4) As lesões poliostóticas podem estar associadas à síndrome de McCune-Albright
            (a) Várias manchas café com leite.
            (b) Puberdade precoce
            (c) Acometimento dos membros inferiores
2. Diagnóstico — lesão óssea com aspecto típico de "vidro fosco" na TC. Em geral, é um achado incidental. O exame histológico confirma o diagnóstico.
3. Tratamento — as lesões monostóticas tendem a diminuir a taxa de progressão na puberdade. As lesões sintomáticas devem se removidas, quando possível. O índice de recidiva é alto depois do tratamento por curetagem.

C. Infecciosos/inflamatórios
1. Rinossinusite aguda[24]
    a. Manifestações clínicas
        (1) Definida por rinorreia purulenta por mais de 10 dias e febre associada.
    b. Patógenos mais comuns:
        (1) *S. pneumoniae* (20 a 30%)
        (2) *M. catarrhalis* (15 a 20%)

(3) *H. influenzae* (15 a 20%)
(4) *Streptococcus pyogenes* (5%)
c. Diagnóstico
 (1) Baseado nos sintomas clínicos, porque a opacificação radiográfica dos seios paranasais é inespecífica nas crianças pequenas.
 (2) As culturas das secreções nasais não se correlacionam com os resultados das culturas sinusais.
 (3) As radiografias simples dos seios paranasais podem ser úteis ao tratamento da sinusite maxilar das crianças.
d. Tratamento
 (1) Tratamento empírico com antibióticos orais por 10 a 14 dias.
 (2) A amoxicilina oral ainda é a primeira opção. O cefdinir, a cefuroxima ou o cefpodoxima podem ser considerados para os pacientes alérgicos à penicilina. A clindamicina ou os antibióticos macrolídeos devem ser usados nos pacientes com alergias graves à penicilina.
 (3) Os sintomas devem melhorar nas 72 h após o início do tratamento antibiótico.
 (4) Se não houver melhora, os antibióticos deverão ser trocados para incluir um agente resistente às betalactamases.
  (a) Se a criança tiver sintomas graves, o tratamento deverá começar com um agente resistente às betalactamases.
2. Rinossinusite aguda recidivante
 a. Manifestações clínicas — os sintomas desaparecem completamente, no mínimo por 2 semanas entre os episódios de infecção.
 b. Diagnóstico
  (1) Os fatores contribuintes devem ser considerados, inclusive imunodeficiência, fibrose cística (FC), síndrome dos cílios imóveis e doença do refluxo gastresofágico (DRGE).
  (2) As dimensões das adenoides podem ser avaliadas por nasofaringoscopia de fibra óptica flexível, radiografias laterais do pescoço ou TC dos seios paranasais.
 c. Tratamento — cada episódio agudo pode ser tratado com antibióticos orais. A adenoidectomia pode ser útil como tratamento da rinossinusite das crianças.
3. Rinossinusite crônica
 a. Manifestações clínicas
  (1) Os sinais e sintomas consistem em congestão nasal, rinorreia, cefaleia, irritabilidade, tosse, gotejamento retronasal e halitose.
  (2) Os sintomas brandos persistem por mais de 12 semanas.
  (3) Patógenos mais comuns:
   (a) *Staphylococcus aureus*
   (b) *Streptococcus* alfa-hemolíticos
   (c) *M. catarrhalis*
 b. Diagnóstico
  (1) As culturas do material retirado do meato médio/células etmoidais podem ser esclarecedoras.
  (2) As culturas são necessárias nas seguintes condições:
   (a) Criança com manifestações sistêmicas da doença.
   (b) Progressão dos sintomas apesar do tratamento adequado.
   (c) Paciente imunossuprimido.
   (d) Complicações supurativas.
 c. O tratamento deve incluir antibiótico resistente às betalactamases por 4 a 6 semanas.

4. Tratamento da rinossinusite sem complicações
   a. Antibiótico (oral ou intravenoso, conforme a necessidade).
   b. A adenoidectomia pode ser útil nas crianças pequenas.
   c. As aberturas nasoantrais foram praticamente suplantadas pelas operações endoscópicas dos seios paranasais. As aberturas ainda podem ser úteis ao tratamento dos pacientes com disfunção ciliar e/ou FC.
   d. Cirurgia endoscópica dos seios paranasais
      (1) Geralmente se limita aos seios afetados, mais comumente os etmoidais anteriores e maxilares.
      (2) É necessária mais provavelmente para crianças com imunodeficiência, distúrbios da motilidade ciliar, alergia, asma e FC.
      (3) Indicações absolutas:
         (a) Complicações intracranianas
         (b) Trombose do seio cavernoso
         (c) Mucopiocele
         (d) Abscesso subperiósteo ou orbitário
         (e) Sinusite alérgica ou fúngica invasiva
         (f) Pólipo antrocoanal
         (g) Obstrução nasal total
         (h) Tumores das cavidades nasais ou dos seios paranasais
         (i) Fístulas de líquido cefalorraquidiano (LCR)
      (4) Indicações relativas:
         (a) Rinossinusite subaguda ou crônica depois do insucesso do tratamento clínico agressivo.
         (b) Rinossinusite aguda recidivante, para a qual a criança precisa usar frequentemente antibióticos orais.
5. Complicações da sinusite:
   a. Extracranianas
      (1) Celulite periorbitária
      (2) Abscesso subperiosteal
      (3) Celulite orbitária — associada à quemose
      (4) Abscesso orbitário
      (5) Tumor túrgido de Pott
   b. Intracranianas
      (1) Meningite
      (2) Trombose do seio cavernoso
      (3) Abscesso (subdural, epidural ou cerebral)
6. Tratamento da rinossinusite complicada
   a. Antibióticos intravenosos com excelente penetração nos tecidos moles e no SNC.
   b. Parecer da oftalmologia e/ou neurocirurgia
   c. Drenagem dos abscessos com cultura do material retirado
   d. Descompressão dos seios afetados com cultura
7. Pólipos nasais
   a. FC
      (1) Manifestações clínicas
         (a) Crianças com menos de 10 anos que têm pólipos nasais devem ser consideradas portadoras de FC.

(b) Associada à sinusite crônica.
(c) As crianças com sintomas gastrintestinais (GI) geralmente são diagnosticadas precocemente.
(2) Fisiopatologia/diagnóstico
(a) Anormalidade do transporte de cloreto na membrana celular, associada à mutação genética do deltaF508 (regulador da condutância transmembrana da fibrose cística [RTFC]). A utilidade dos testes genéticos está aumentando.
(b) Afeta os epitélios respiratório e GI bem como a função exócrina.
(c) Os níveis do tripsinogênio imunorreativo são usados como teste de triagem para a FC.
(d) Nível alto de cloreto no suor é o "padrão de referência" para o diagnóstico há muitos anos.
(e) A má absorção de gordura pode causar coagulopatia (deficiência de vitamina K).
(f) Anormalidades radiográficas clássicas de parede medial medializada do seio maxilar e pansinusite bilateral.
(3) Tratamento
(a) Clínico
  i. *Sprays* nasais de corticosteroide
  ii. Antibióticos orais para as exacerbações agudas
  iii. A utilidade dos antibióticos tópicos está aumentando
(b) Cirúrgico
  i. Indicado aos pacientes que não respondem ao tratamento clínico e os que parecem ter exacerbação da doença pulmonar em consequência da rinossinusite.
  ii. Verificar o perfil da coagulação antes da operação.
  iii. A melhora sintomática pode ocorrer em 2 a 3 anos.
(c) A operação endoscópica dos seios paranasais e/ou aberturas nasoantrais pode ser recomendada antes do transplante de pulmão.
b. Pólipos antrocoanais
(1) Manifestações clínicas
(a) Originam-se do antro do seio maxilar e frequentemente se estendem ao meato médio por meio do óstio maxilar.
(b) Unilaterais na maioria dos casos.
(c) Mais comuns nas crianças.
(2) Tratamento
(a) Exigem ressecção cirúrgica.
(b) Também foram descritas ressecções endoscópicas e operação de Caldwell-Luc.
(c) Tendência a recidivar.
D. Traumáticos
1. Fratura de assoalho orbitário
a. História de traumatismo precedente.
b. Complicações da lesão.
(1) Hiperestesia do nervo infraorbitário
(2) Encarceramento do músculo reto inferior
(3) Lesões associadas do bulbo ocular
(4) Enoftalmia

c. Diagnóstico confirmado por TC dos seios paranasais.
d. Pode ser necessário reparo cirúrgico.

Cavidade oral/orofaringe

Anatomia do desenvolvimento
A. Desenvolvimento pré-natal[1]
   1. O desenvolvimento da cavidade oral é definido pelo desenvolvimento do palato (ver o Cap. 11), da língua e da mandíbula.
   2. O botão lingual mediano (tubérculo ímpar) origina-se da faringe em posição proximal ao forame cego (em torno do final da quarta semana).
   3. Dois botões linguais distais (saliências linguais laterais) originam-se dos primeiros arcos branquiais e surgem a cada lado do botão medial.
   4. Os botões linguais laterais fundem-se na linha média para formar os dois terços anteriores da língua.
   5. O terço posterior da língua é formado pela cópula (originada do segundo arco branquial) e eminência hipobranquial (originada do terceiro e quarto arcos).
   6. A mandíbula forma-se a partir do primeiro arco branquial entre a quinta e oitava semanas.
B. Desenvolvimento pós-natal: todas as estruturas da cavidade oral crescem depois do nascimento. As amígdalas geralmente são pequenas ao nascer e, em geral, atingem a dimensão máxima entre os 5 e 8 anos de idade.

Sinais e sintomas
A. Lesão expansiva
B. Obstrução das vias respiratórias
C. Problemas alimentares
D. Sialorreia
E. Distúrbio da fala
F. Sangramento

Avaliação clínica
Em geral, o exame intraoral cuidadoso pode ser realizado nas crianças de qualquer idade.

Distúrbios/tratamento/complicações
A. Congênitos
   1. Anciloglossia — pode interferir na alimentação ou fala.
      a. A liberação da anciloglossia geralmente é realizada para corrigir os problemas de alimentação ou fala.
      b. As indicações específicas para a liberação da anciloglossia não estão bem-definidas.
   2. Fendas labial/palatina (ver o Cap. 11)
   3. Rânula
      a. Manifestações clínicas
         (1) Obstrução da glândula sublingual.
         (2) Pode ser evidenciada em qualquer idade.
         (3) Geralmente é evidenciada por lesão cística unilateral no assoalho da boca.
         (4) Pode perfurar o músculo miloióideo e estender-se para dentro do triângulo submandibular, isto é, a "rânula mergulhante".
      b. Diagnóstico
         (1) A apresentação clínica geralmente é diagnóstica.
         (2) A diferenciação principal é com a malformação linfática. As malformações linfáticas tendem a ser policísticas, enquanto as rânulas geralmente são formadas por um único cisto.
         (3) A diferenciação é baseada na histopatologia.

c. Tratamento
   (1) Marsupialização
       (a) Evita a dissecção extensiva do assoalho bucal.
       (b) Alta incidência de recidivas.
   (2) Ressecção cirúrgica
       (a) Exige a ressecção da glândula sublingual.
       (b) Menor incidência de recidivas.
4. Tireoide lingual
   a. Manifestações clínicas
      (1) Resulta da descida anormal do trato tireoglosso para o pescoço.
      (2) Aumenta de tamanho com a idade.
      (3) Sintomas relacionados com o efeito compressivo da base da língua.
      (4) Pode representar o único tecido tireóideo funcionante do paciente.
   b. A avaliação deve incluir cintigrafia da tireoide com radionuclídios para determinar se há outros tecidos tireóideos funcionantes nas regiões inferiores do pescoço e provas de função tireóidea.
   c. O tratamento é determinado pelos sintomas.
      (1) Observação dos pacientes com pouco ou nenhum sintoma.
      (2) Supressão da função tireóidea.
      (3) O tratamento cirúrgico pode ser indicado quando o tratamento clínico é ineficaz ou há suspeita de neoplasia maligna.
5. Glossite romboide da linha média
   a. Evidenciada por massa de tecido mole na linha média posterior da língua, na região do tubérculo ímpar embrionário.
   b. Anomalia do desenvolvimento da língua posterior.
6. Anomalias das fendas branquiais (ver o Cap. 11).
7. Glossoptose — geralmente com micrognatismo.
   a. Síndromes clínicas
      (1) Sequência de Pierre-Robin
          (a) Micrognatismo
          (b) Fenda em forma de U no palato secundário
          (c) Associada ao crescimento mandibular significativo nos primeiros 4 a 6 meses de vida (com a subsequente melhora da patência das vias respiratórias)
      (2) Síndrome de Stickler — causada mais comumente por mutações do *COL2A1*
          (a) Autossômica dominante
          (b) Miopia antes dos 10 anos de idade; maior risco de descolamento de retina
          (c) Micrognatismo/glossoptose
          (d) Hipoplasia mesofacial
          (e) Perda auditiva mista
      (3) Síndrome de Nager — disostose acrofacial
          (a) Anomalias da orelha externa, inclusive atresia aural
          (b) Micrognatismo/glossoptose
          (c) Hipoplasia do primeiro pododáctilo
      (4) Síndrome de Treacher Collins — disostose mandibulofacial; autossômica dominante; a maioria dos casos é causada por mutações espontâneas.
          (a) Hipoplasia malar com arcos zigomáticos pequenos
          (b) Colobomas palpebrais

(c) Hipoplasia mandibular grave
(d) Microtia e atresia bilaterais
(e) Atresia das cóanas
b. Tratamento
(1) Depende da gravidade da obstrução das vias respiratórias
(2) Tipos de intervenção:
(a) Posicionamento em pronação
(b) Via respiratória artificial nasofaríngea
(c) Adesão labiolingual
(d) Osteogênese de distração da mandíbula
(e) Traqueotomia
(3) Monitorar o estado nutricional e o ganho ponderal.
8. Macroglossia
a. Pode estar associada à:
(1) Síndrome de Beckwith-Wiedemann
(a) Macrossomia (peso ao nascer superior a 5 kg)
(b) Hipoglicemia neonatal
(c) Macroglossia — geralmente não causa obstrução significativa das vias respiratórias
(d) Onfalocele
(e) Hepatosplenomegalia
(f) Depressões auriculares
(2) Trissomia do 21 (síndrome de Down)
(3) Hipotireoidismo congênito
(a) Faz parte da triagem neonatal.
(b) O diagnóstico e a reposição precoce do hormônio tireoidiano permitem que o paciente tenha crescimento e desenvolvimento normais.
(c) A macroglossia é causada pelo mixedema da língua.
(4) Mucopolissacaridoses
b. A principal indicação das operações de redução da língua é a obstrução das vias respiratórias. Mostra-se difícil avaliar o efeito da redução da língua na fala.
B. Neoplásicos
1. Rabdomiossarcoma (ver Cabeça e pescoço adiante)
2. Linfoma (ver cabeça e pescoço adiante)
3. Carcinoma espinocelular
a. Raro nas crianças.
b. As lesões tendem a crescer rapidamente.
c. As metástases regionais ocorrem precocemente.
d. Afeta mais comumente a língua.
e. O lábio, o palato e a gengiva também podem ser afetados.
f. Tratamento semelhante ao recomendado para os adultos.
4. Epúlide — grupo heterogêneo de lesões benignas da gengiva.
a. Pode ter aspecto histológico fibroso, vascular ou granuloso.
b. Epúlide congênita:
(1) Afeta mais comumente o maxilar.
(2) F:M = 4:1.
c. Tratada por ressecção cirúrgica.

5. Epignatismo: lesão congênita do maxilar ou da mandíbula. Consiste em hamartomas, coristomas e teratomas. A ressecção cirúrgica é indicada.
C. Infecciosos/inflamatórios
    1. Amigdalite
        a. Etiologia viral na maioria dos casos.
        b. O *Streptococcus* beta-hemolítico do grupo A é o patógeno bacteriano mais comum.
            (1) Pode estar associada à febre reumática ou glomerulonefrite pós-estreptocócica.
            (2) O diagnóstico é firmado com base na cultura.
            (3) Os pacientes devem ser tratados com antibióticos para evitar complicações.
    2. Abscesso periamígdalar — geralmente se forma no polo superior da amígdala.
        a. Manifestações clínicas
            (1) História
                (a) Antecedentes de faringite
                (b) Pode ter sido tratado parcialmente com antibióticos orais
                (c) Odinofagia
            (2) Alterações do exame físico
                (a) Febre
                (b) Edema e congestão unilateral do palato
                (c) Amígdalas assimétricas
                (d) Desvio da úvula para o lado oposto
                (e) Trismo
        b. Diagnóstico
            (1) O exame clínico pode ser conclusivo.
            (2) A diferenciação entre celulite e abscesso periamígdalar pode ser difícil, principalmente nas crianças pequenas
            (3) A resposta aos antibióticos intravenosos pode ajudar a diferenciar entre celulite e abscesso.
            (4) A TC contrastada também pode fornecer informações adicionais.
        c. Tratamento
            (1) Em geral, a formação de abscessos requer drenagem por aspiração com agulha, incisão e drenagem ou tonsilectomia.
            (2) Antibióticos intravenosos.
    3. Hipertrofia amígdalar
        a. Manifestações clínicas
            (1) Associada às dificuldades respiratórias e alimentares.
            (2) Os distúrbios respiratórios evidenciam-se mais comumente por obstrução durante o sono.
            (3) Geralmente está associada à hipertrofia das adenoides.
            (4) Os sinais e sintomas coexistentes são:
                (a) Sonolência diurna excessiva
                (b) Latência curta até cochilar
                (c) Enurese
                (d) Défice de crescimento
            (5) Distúrbio comportamental e baixo desempenho escolar também são atribuíveis à privação crônica de sono.

b. Diagnóstico da apneia obstrutiva do sono
   (1) Baseado na história clínica (roncos e respiração ofegante durante o sono) fornecida pelo cuidador da criança.
   (2) O estudo do sono pode ajudar a definir a gravidade da obstrução e excluir a apneia de mecanismo central.
c. Tratamento
   (1) Indicações da tonsilectomia
      (a) Mais de três episódios de amigdalite por ano apesar do tratamento clínico apropriado.
      (b) Halitose persistente secundária à amigdalite crônica.
      (c) Abscessos periamígdalares recidivantes.
      (d) Tratamento imediato do abscesso periamígdalar.
      (e) Amígdalas assimétricas se houver dúvida quanto à existência de malignidade; nos demais casos, a assimetria amígdalar poderá ser acompanhada clinicamente.
      (f) Hipertrofia ou assimetria amígdalar nas crianças imunossuprimidas para excluir distúrbio linfoproliferativo.
      (g) Hipertrofia adenoamígdalar obstrutiva — a adenoidectomia também deve ser considerada quando a indicação principal é obstrução.
      (h) Má oclusão ou anormalidades do crescimento facial causadas pela hipertrofia adenoamígdalar obstrutiva.
      (i) Amigdalite crônica ou recidivante secundária ao estado de portador de estreptococos.
   (2) Complicações da adenotonsilectomia
      (a) Sangramento: 0,1 a 3 por 100
      (b) Pneumonia de aspiração
      (c) Insuficiência velofaríngea (IVF)
      (d) Estenose nasofaríngea
      (e) Torcicolo
      (f) Lesão da artéria carótida
      (g) Morte
      (h) Obstrução das vias respiratórias — mais comum nas crianças com menos de 3 anos, que apresentam obstrução significativa e história de disfunção pulmonar

4. Abscesso retrofaríngeo
   a. Infecção supurativa dos linfonodos localizados entre a fáscia visceral e a fáscia alar (presente nas crianças pequenas).
   b. A infecção pode estender-se inferiormente ao mediastino.
   c. É comum encontrar história pregressa de infecção das vias respiratórias superiores (IVRS).
   d. O quadro clínico pode consistir em:
      (1) Febre alta
      (2) Sialorreia progressiva
      (3) Torcicolo
      (4) Anorexia/disfagia
      (5) Obstrução das vias respiratórias
      (6) Edema ou massa na parede faríngea posterior
   e. Micro-organismos mais comuns
      (1) Estreptococos beta-hemolíticos
      (2) Estreptococos anaeróbios
      (3) *S. aureus*

f. Diagnóstico
   (1) As radiografias do pescoço em perfil mostram o espessamento dos tecidos moles pré-vertebrais. Nível hidroaéreo confirma o diagnóstico de abscesso. Os artefatos podem ser causados pelo choro ou rotação da cabeça do paciente.
   (2) A TC contrastada do pescoço pode ajudar a diferenciar entre celulite e abscesso.
g. O tratamento deve consistir em:
   (1) Drenagem cirúrgica
   (2) Antibióticos e líquidos intravenosos
5. Abscesso parafaríngeo
   a. Infecção supurativa do espaço parafaríngeo.
   b. Os pacientes tendem a ter mais idade que os que apresentam abscesso retrofaríngeo.
   c. Esses pacientes são mais suscetíveis a apresentar trismo secundário ao envolvimento da musculatura pterigóidea.
   d. O tratamento consiste em drenagem cirúrgica.
D. Traumáticos
   1. Traumatismo com perfuração da cavidade oral[25, 26]
      a. Manifestações clínicas
         (1) A empalação da orofaringe e do palato constitui lesão acidental relativamente comum na população pediátrica.
         (2) A proximidade da bainha carotídea e sua lesão potencial são preocupantes. As lesões laterais ao pilar amígdalar podem ter mais tendência a perfurar a bainha da carótida.
      b. Tratamento
         (1) As crianças com esse tipo de história devem ser cuidadosamente observadas ambulatorialmente ou no hospital.
         (2) O traumatismo intraoral dos lactentes que ainda não andam deve alertar o médico para a possibilidade de lesão traumática provocada.
         (3) A maioria das lesões não requer reparo cirúrgico.

Laringe/subglote
Anatomia do desenvolvimento
A. Desenvolvimento pré-natal[1]
   1. A laringe e a árvore traqueobrônquica originam-se do intestino anterior primitivo, e seu desenvolvimento começa em torno do 25º dia de gestação.
   2. A laringe, a traqueia e o esôfago são formados na oitava semana de gestação.
   3. A epiglote é derivada da eminência hipobranquial, relacionada com o terceiro e quarto arcos branquiais.
   4. A musculatura da laringe origina-se do quarto e sexto arcos.
   5. Os movimentos laríngeos podem ser detectados em torno do terceiro mês de gestação.
B. Desenvolvimento pós-natal[27]
   1. A glote do recém-nascido mede cerca de 7 mm em seu comprimento anteroposterior e 4 mm de largura.
   2. A subglote é a parte mais estreita das vias respiratórias do recém-nascido e mede cerca de 4 a 5 mm de diâmetro.

3. A laringe continua a descer ao longo do pescoço, com o segmento inferior da cartilagem cricóidea situado em:
   a. C4 ao nascer
   b. C5 aos 2 anos
   c. C6 aos 5 anos
   d. C6-C7 aos 15 anos

Sinais e sintomas
A. Em geral, os distúrbios da laringe evidenciam-se por:
   1. Estridor inspiratório (supraglótico) ou bifásico (glótico)
   2. Alterações da voz
   3. Distúrbios alimentares, inclusive aspiração
   4. Taquipneia
   5. Taquicardia
   6. Utilização dos músculos acessórios da respiração
B. Em geral, os distúrbios da subglote estão associados a:
   1. Estridor bifásico
   2. Tosse típica do crupe
   3. Distúrbios alimentares

Avaliação clínica
A. A ausculta sobre um segmento calibroso das vias respiratórias pode ajudar a detectar e caracterizar o estridor.
B. A cuidadosa inspeção do pescoço e tórax durante a inspiração é importante.
C. A laringoscopia de fibra óptica flexível, realizada com a criança acordada, geralmente é a técnica mais eficaz para avaliar a função da laringe.
D. A laringoscopia direta pode ser necessária para definir o distúrbio laríngeo.
E. A inspeção visual da subglote requer laringoscopia e broncoscopia com anestesia geral.
F. Saturação de O_2 (oxigênio) e níveis dos eletrólitos séricos.

Distúrbios/tratamento/complicações
A. Laringomalácia
   1. Manifestações clínicas
      a. A causa mais comum do estridor nos lactentes.
      b. Geralmente se evidencia por estridor inspiratório nas primeiras 6 semanas de vida.
      c. O estridor pode ser variável e geralmente desaparece quando o bebê chora.
      d. Cerca de 90% dos pacientes têm regressão espontânea dos sintomas, geralmente em torno de 1 ano de idade.
      e. As crianças com distúrbios neurológicos podem ter laringomalácia progressiva.
      f. A laringomalácia grave pode estar associada à disfunção mais grave das vias respiratórias (*i. e.*, estridor, retrações e insaturação), distúrbios alimentares e défice de crescimento.
   2. Diagnóstico: confirmado pela laringoscopia de fibra óptica flexível, que evidencia prolapso dos tecidos supraglóticos para dentro do orifício laríngeo durante a inspiração.
   3. Tratamento

a. A maioria dos pacientes não requer qualquer intervenção em vista do alto índice de remissão espontânea.
b. A incidência das outras lesões coexistentes nas vias respiratórias é de 10 a 20%, por esta razão os pacientes com sintomas mais graves ou atípicos devem fazer laringoscopia direta e broncoscopia para avaliar por completo a árvore traqueobrônquica.
c. Os lactentes com laringomalácia grave (*i. e.*, obstrução respiratória significativa com/sem défice de crescimento) podem melhorar depois da supraglotoplastia.
d. Os pacientes com outros distúrbios clínicos além da laringomalácia podem não melhorar depois da supraglotoplastia.
e. O refluxo gastresofágico (RGE) pode agravar a laringomalácia, devendo ser tratado imediatamente.

B. Disfunção das cordas vocais[28, 29]
  1. Manifestações clínicas
    a. A segunda anomalia laríngea mais comum na lactência
    b. Idiopática na maioria dos casos diagnosticados na lactência
    c. Iatrogênica na maioria dos casos diagnosticados nas crianças maiores
    d. A corda vocal esquerda é a mais comumente afetada
  2. Etiologia
    a. Congênita
      (1) Cardiopatia congênita complexa
      (2) Anomalias do SNC
        (a) Hidrocefalia
        (b) Anomalias da coluna vertebral
        (c) Disgenesia do núcleo ambíguo (em geral, bilateral e familiar)
        (d) Icterícia nuclear
      (3) Outras associações
        (a) Síndrome de Möebius — associada à paralisia bilateral do nervo facial
        (b) Trissomia do 21 (síndrome de Down)
        (c) Anomalias do mediastino
        (d) Traumatismo — geralmente melhora em 4 a 6 meses
        (e) Hérnia diafragmática
        (f) Paralisia de Erb
    b. Adquirida
      (1) Malformação de Arnold-Chiari[30]
        (a) Pode estar associada à paresia unilateral ou bilateral.
        (b) Também pode incluir a apneia do sono central.
        (c) A utilidade da descompressão da fossa posterior é duvidosa.
      (2) Infecciosa
        (a) Poliomielite
        (b) Guillain-Barré
        (c) Botulismo
        (d) Difteria
        (e) Sífilis
      (3) Iatrogênica
        (a) Operações cardíacas
        (b) Tireoidectomia
        (c) Lesão secundária à intubação

3. Tratamento
   a. Depende da gravidade da disfunção das vias respiratórias
   b. A recuperação espontânea pode ocorrer até vários anos depois
   c. Pode ser necessário fazer traqueotomia; os pacientes com paresia bilateral tendem mais a necessitar de traqueotomia que os indivíduos com paresia unilateral
C. Estenose subglótica (ESG)
   1. Congênita
      a. Pode ser membranosa (espessamento fibroso da subglote) ou cartilaginosa (cartilagem cricóidea anormal).
      b. Pode ser evidenciada por estridor ao nascer; os casos menos graves apresentam crupe recidivante.
      c. Os pacientes intubados podem ter dificuldade de extubação.
      d. O tratamento depende da gravidade dos sintomas.
   2. Adquirida
      a. Pode ser agravada pela DRGE.
      b. Associada à intubação prolongada.
      c. Os lactentes frequentemente necessitam de traqueotomia em razão da displasia broncopulmonar coexistente (que originou a necessidade de suporte ventilatório prolongado).
      d. Os pacientes com ESG congênita podem ter risco mais alto de desenvolver ESG adquirida.
      e. O tratamento definitivo geralmente consiste na reconstrução das vias respiratórias.
   3. Opções terapêuticas
      a. Tratamento endoscópico (dilatação, tratamento com *laser*); a mitomicina C pode ser usada como coadjuvante ao tratamento cirúrgico
      b. Cisão cricóidea anterior
      c. Reconstrução laringotraqueal
      d. Ressecção cricotraqueal
   4. Existem controvérsias quanto à melhor ocasião para a reconstrução das vias respiratórias; a intervenção cirúrgica só deverá ser realizada quando a função pulmonar for satisfatória.
D. Fendas laríngeas[31]
   1. Manifestações clínicas
      a. Separação incompleta do intestino anterior que se estende em direção proximal até o espaço interaritenóideo.
      b. Sistema de classificação baseado na extensão da fenda:
         (1) Tipo 1 — musculatura interaritenóidea
         (2) Tipo 2 — dentro da cartilagem cricóidea
         (3) Tipo 3 — ao longo da cricóidea posterior
         (4) Tipo 4 — ao longo da traqueia membranosa
   2. Diagnóstico — laringoscopia e broncoscopia
   3. Tratamento
      a. As fendas menores podem ser reparadas por via endoscópica.
      b. As fendas mais profundas geralmente exigem reparo cirúrgico aberto.
E. Cisto valecular
   1. Causa disfonia, disfagia e obstrução das vias respiratórias.
   2. O diagnóstico é confirmado pela detecção de lesão cística na valécula.
   3. Em geral, o tratamento consiste na marsupialização endoscópica.
F. Hemangioma subglótico (HSG) — a neoplasia mais comum das vias respiratórias pediátricas

1. Manifestações clínicas
    a. Início dos sintomas semelhantes aos do crupe entre a quarta e oitava semanas de vida; 85% dos casos são diagnosticados em torno dos 6 meses de vida
    b. F:M = 2:1
    c. O diagnóstico frequentemente é tardio
    d. Associado ao estridor bifásico
    e. Sintomas respiratórios associados ao crescimento progressivo da lesão durante a fase proliferativa do hemangioma
    f. Cerca de 50% têm hemangiomas cutâneos na cabeça e no pescoço
    g. A regressão espontânea da lesão pode ocorrer até os 2 anos de idade
2. Diagnóstico
    a. As radiografias dos tecidos moles do pescoço demonstram congestão da subglote.
    b. O diagnóstico é firmado com base no aspecto característico da lesão vascular da subglote. A biopsia não é necessária, mas pode ser esclarecedora.
    c. A TC e a RM podem ajudar a avaliar os pacientes com hemangiomas de pescoço e vias respiratórias.
3. Opções terapêuticas
    a. Traqueotomia
    b. Intubação
    c. Injeção de corticosteroide
    d. *Laser* de CO_2 — a principal opção terapêutica
    e. Ressecção cirúrgica aberta
    f. Alfainterferona sistêmica

G. Tumor de células granulosas — pode ter aspecto semelhante ao do HSG; deve ser removido cirurgicamente.

H. Neurofibroma — tumor benigno originado das células de Schwann com pouco potencial maligno.
1. Pode estar associado à neurofibromatose
2. Geralmente envolve as pregas aritenóideas ou ariepiglóticas
3. Deve ser tratado cirurgicamente
4. A ressecção completa pode ser difícil; pode ser necessário repetir a ressecção local

I. Tumores malignos da laringe
1. Lesões raras; exigem laringectomia total.
2. O tratamento coadjuvante depende do tipo de tumor.

J. Infecciosos/inflamatórios
1. Laringotraqueobronquite ou crupe
    a. Manifestações clínicas
        (1) Geralmente começa como infecção viral, mais comumente pelo vírus *parainfluenza*.
        (2) Pode haver superinfecção bacteriana (*H. influenzae* ou *S. aureus*).
        (3) Geralmente acomete crianças com menos de 2 anos.
        (4) As crianças apresentam tosse ladrida e estridor bifásico.
        (5) A gravidade da disfunção respiratória é variável.
    b. Diagnóstico — radiografias simples dos tecidos moles do pescoço (a incidência anteroposterior [AP] mostra o "sinal do campanário" na subglote.
    c. O tratamento consiste em medidas de suporte, como umidificação, hidratação, oxigênio suplementar e epinefrina racêmica. Os corticosteroides também podem ser úteis. A intubação deve ser evitada sempre que possível.

2. Epiglotite
   a. Manifestações clínicas
      (1) Geralmente causada pelo *H. influenzae* tipo B.
      (2) A incidência diminuiu significativamente desde a introdução da vacina contra HiB.
      (3) Associada ao rápido início dos sintomas, como dor de garganta, febre, estridor inspiratório, angústia respiratória e sialorreia.
      (4) Os pacientes geralmente se colocam na posição de "fungar" para ampliar as vias respiratórias.
      (5) Quando esse diagnóstico é considerado, devem ser tomadas medidas para evitar que a criança fique agitada (*i. e.*, exame intraoral, instalação de acesso intravenoso etc.)
   b. Diagnóstico
      (1) As radiografias simples do pescoço em perfil demonstram alargamento da epiglote. (A criança deve ser acompanhada ao setor de radiologia por algum profissional que possa estabelecer uma via respiratória de emergência.)
   c. O diagnóstico e tratamento definitivos devem ser realizados no centro cirúrgico.
      (1) É necessário administrar um anestésico por inalação.
      (2) A indução da anestesia é demorada em razão da obstrução das vias respiratórias.
      (3) A inspeção visual da epiglote edemaciada e eritematosa confirma o diagnóstico.
      (4) A intubação é fundamental.
      (5) Depois da estabilização da via respiratória, pode-se retirar material da secreção epiglótica e sangue para culturas.
3. Papilomatose respiratória recidivante[32]
   a. Manifestações clínicas
      (1) A neoplasia benigna mais comum da laringe pediátrica.
      (2) A segunda causa mais comum de rouquidão na infância.
      (3) Afeta mais comumente a laringe.
      (4) Pode envolver qualquer estrutura do trato aerodigestivo.
      (5) Diagnosticada mais comumente entre os 2 e 4 anos.
      (6) Nos EUA, anualmente são diagnosticados 1.500 a 2.500 casos novos.
      (7) Incidência estimada em 4,3 por 100.000.
   b. Classificação
      (1) Juvenil (1 a 12 anos de idade)
         (a) Tende a ser mais agressiva
         (b) Transmissão vertical
         (c) Os papilomavírus humanos (HPV) dos tipos 6 e 11 são mais comuns (os mesmos subtipos causam os condilomas genitais)
         (d) Lesões extralaríngeas em 30% dos pacientes; as estruturas acometidas são (em ordem decrescente de frequência):
            i. Cavidade oral
            ii. Traqueia
            iii. Brônquios
         (e) Pode ser um indício de abuso sexual quando os primeiros sintomas começam nas crianças com mais de 7 anos de idade

(2) Adulta
  (a) Tende a ser menos agressiva
  (b) Pico de incidência entre os 20 e 40 anos
  (c) Lesões extralaríngeas em 16% dos casos
c. Diagnóstico
  (1) As crianças com rouquidão e qualquer outro sinal de obstrução das vias respiratórias devem ter suas laringes examinadas visualmente.
  (2) Aspecto característico das lesões papilomatosas.
  (3) A biopsia confirma o diagnóstico.
  (4) A reação em cadeia da polimerase (RCP) pode ser usada para definir os subtipos virais específicos.
d. Tratamento
  (1) A traqueotomia parece estar associada à disseminação extralaríngea. Evitar traqueotomia quando possível ou remover o tubo tão logo possível
  (2) Os objetivos do tratamento são:
    (a) Assegurar a patência das vias respiratórias
    (b) Evitar lesão crônica das vias respiratórias
  (3) O tratamento geralmente requer vários procedimentos para desbastar a lesão expansiva. Várias modalidades têm sido utilizadas, porém o *laser* de CO_2 é usado mais comumente.
  (4) O *laser* de fosfato de potássio e titânio (KTP) pode ser útil para tratar as lesões traqueobrônquicas.
  (5) O tratamento coadjuvante pode ser indicado aos pacientes que necessitam de mais de quatro intervenções cirúrgicas por ano, para a disseminação distal e quando há rápidas recidivas.
    (a) Alfainterferona
    (b) Hoje, o tratamento fotodinâmico com cloreto de *m*-tetraidroxifenil (Foscan) está em fase de investigação
    (c) Outros fármacos com eficácia duvidosa:
      i. Indol-3-carbinol
      ii. Ribavirina
      iii. Aciclovir
      iv. Cidofovir intralesional
      v. Fármacos antirrefluxo

K. Iatrogênicos
  1. Lesão associada à intubação[33]
    a. Aguda
      (1) Edema
      (2) Tecido de granulação
      (3) Ulceração
    b. Crônica
      (1) Ilhas de tecido de granulação
      (2) Depressões ulceradas
      (3) Sulcos cicatrizados
      (4) Nódulos fibrosos cicatrizados

L. Idiopáticos
  1. Disfunção paroxística das cordas vocais
    a. Mais comum nas meninas com fatores de estresse social significativo.
    b. Comumente é confundida com asma

c. O diagnóstico é firmado pela laringoscopia flexível com adução da corda vocal durante a inspiração
  d. Associada ao RGE
  e. O tratamento pode consistir em *biofeedback*, controle do RGE e injeções de toxina botulínica

Árvore traqueobrônquica

Anatomia do desenvolvimento
A. Desenvolvimento pré-natal[1]
   1. Essas estruturas originam-se do tubo laringotraqueal distal.
   2. O botão pulmonar cresce na extremidade distal do tubo laringotraqueal.
   3. O botão pulmonar divide-se em dois botões brônquicos, que formam os brônquios primários primitivos.
   4. Os botões brônquicos continuam a dividir-se para formar as ramificações das vias respiratórias e o parênquima pulmonar associado.
   5. O surfactante é secretado com 23 a 24 semanas em quantidades suficientes para evitar o colapso pulmonar entre 28 e 32 semanas.
B. Desenvolvimento pós-natal
   1. A razão normal entre a cartilagem e a parede membranosa da traqueia é de cerca de 4:1.
   2. A traqueia continua a aumentar em comprimento e a descer mais profundamente para dentro do mediastino.
   3. A traqueia tem cerca de 4 cm ao nascer e cresce até 12 cm nos adultos.
   4. A traqueia do recém-nascido é mais complacente que a do adulto, por esta razão é mais suscetível a sofrer colapso.
   5. O crescimento pós-natal dos pulmões com divisão subsequente dos bronquíolos e alvéolos continua no mínimo por 8 anos depois do nascimento.

Sinais e sintomas
A. Dispneia
B. Tosse, grunhidos
C. Défice de crescimento
D. Aspiração

Avaliação clínica
A. Ausculta
B. Radiografias do tórax (posteroanterior [PA] e de perfil)
C. Radioscopia
D. TC e RM
E. Laringoscopia e broncoscopia — esta última requer anestesia geral nos lactentes e crianças
F. Saturação de oxigênio e eletrólitos séricos

Distúrbios/tratamento/complicações
A. Congênitos
   1. Traqueomalácia
      a. Manifestações clínicas
         (1) Evidenciada por grunhidos e estridor expiratório.
         (2) Pode causar pneumonias de repetição.
         (3) Classificação:

(a) Intrínseca — razão cartilagem-membrana de cerca de 2:1
(b) Extrínseca — razão normal com compressão extrínseca
  i. Anomalias vasculares (subclávia anômala, compressão pela artéria inominada etc.)
  ii. Massas mediastínicas
b. Diagnóstico
  (1) A radioscopia das vias respiratórias pode ser útil.
  (2) O diagnóstico definitivo é firmado pela inspeção da traqueia enquanto o paciente respira espontaneamente.
c. Tratamento — depende da gravidade da obstrução das vias respiratórias. Pode consistir em:
  (1) Observação
  (2) Pressão positiva nas vias respiratórias
  (3) Traqueotomia
  (4) Aortopexia
  (5) Reparo das anomalias vasculares
2. Fístula traqueosofágica
  a. Manifestações clínicas
    (1) 1 por 2.500 nascidos vivos.
    (2) Mais comum no sexo masculino
    (3) Separação incompleta do intestino posterior entre a quarta e a quinta semanas de gestação
    (4) Pode estar associada ao polidrâmnio
    (5) Associada à síndrome VACTERL, que consiste em anomalias:
       V: Vertebral/vascular
       A: Anorretal
       C: Cardíaca
       T: Traqueal
       E: Esofágica
       R: Radial/renal
       L: Membranares (do inglês *limb*)
  b. Diagnóstico — baseado nos exames contrastados do trato GI. Quatro tipos principais:
    (1) Atresia esofágica proximal com fístula traqueoesofágica distal nas proximidades da bifurcação (cerca de 90% dos casos).
    (2) Fístula tipo H — pode ser muito difícil de diagnosticar.
    (3) Fístula traqueoesofágica proximal com atresia esofágica distal.
    (4) Atresia esofágica proximal com fístula traqueoesofágica e atresia esofágica distal com fístula traqueoesofágica secundária.
  c. O tratamento consiste em reparo cirúrgico.
3. Estenose traqueal
  a. Manifestações clínicas
    (1) Resulta da divisão desigual do intestino anterior entre a traqueia e o esôfago.
    (2) Pode estar associada a fístula traqueoesofágica ou cardiopatia congênita complexa.
  b. Diagnóstico baseado na broncoscopia. A localização, a gravidade e a extensão da estenose devem ser definidas. Os exames radiológicos de imagem (TC ou RM) podem ser úteis.
  c. Tratamento — depende da gravidade da disfunção respiratória e das características da estenose. As opções são:

(1) Dilatação
(2) Ressecção do anel estenótico em "dedo de luva" e reanastomose
(3) Traqueoplastia de deslizamento
B. Infecciosos/inflamatórios
1. Aspergilose broncopulmonar alérgica[34]
   a. História de doença reativa das vias respiratórias ou FC é comum; evidenciada por sibilos, secreção mucosa, infiltrados pulmonares e níveis séricos altos de IgE.
   b. Pode causar sintomas unilaterais, podendo, por esta razão, ser difícil diferenciá-la da aspiração de corpo estranho (CE).
   c. O diagnóstico é confirmado pela recuperação de tampão cilíndrico da árvore traqueobrônquica.
   d. O tratamento consiste na remoção dos tampões e controle sistêmico da doença atópica.
2. Tuberculose (TB)
   a. Os granulomas podem ser detectados na árvore traqueobrônquica.
   b. O diagnóstico depende da biopsia da lesão.
   c. O tratamento consiste na administração de fármacos para a TB.
C. Aspiração de CE
1. Manifestações clínicas
   a. Anualmente, é responsável por mais de 1.000 mortes nos EUA.
   b. A causa mais comum de morte acidental entre as crianças com menos de 1 ano.
   c. Cerca de 25% dos corpos estranhos retidos nas vias respiratórias encontram-se presentes há mais de 2 semanas. Esses casos estão mais comumente associados à infecção pulmonar crônica e bronquiectasia.
   d. Frequentemente associada a um episódio de tosse, engasgo ou espirro.
   e. Os sintomas dependem do nível e da gravidade da obstrução.
   f. Em ordem decrescente, os locais de retenção dos CE nas vias respiratórias são:
      (1) Brônquio-fonte direito (60%)
      (2) Brônquio-fonte esquerdo (30%)
      (3) Hipofaringe (2 a 5%)
      (4) Traqueia (3 a 12%)
      (5) Laringe (1 a 7%)
2. Diagnóstico
   a. História de episódio de engasgo testemunhado.
   b. Anormalidades do exame físico:
      (1) Laríngeos — alteração da voz, tosse e odinofagia. Pode estar associada à obstrução completa das vias respiratórias
      (2) Traqueais — estalido audível; choque palpável e sibilos expiratórios
      (3) Brônquicos — tosse, sibilos unilaterais
   c. Anormalidades radiográficas:
      (1) Laríngeos — as radiografias dos tecidos moles do pescoço podem mostrar um CE
      (2) Brônquicos — radiografias do tórax em inspiração ou expiração forçada, ou em decúbito lateral
         (a) Hiperinsuflação ipsolateral ao CE (detectada em cerca de 50% dos pacientes com CE brônquico)
         (b) Retenção de ar no lado pendente e ausência de desvio do mediastino para o lado pendente
         (c) Desvio do mediastino para o lado oposto ao do CE

(d) Colapso pós-obstrução se o CE estiver presente há algum tempo
(e) Elevação do hemidiafragma contralateral
(f) Pode ser detectado um CE radiopaco (< 25%)
(3) Outras alterações preocupantes:
(a) Pneumomediastino
(b) Pneumotórax
(4) A videorradioscopia pode ser útil.
(a) O diagnóstico definitivo depende da broncoscopia.
3. Tratamento
a. Remoção broncoscópica do CE com visão direta.
b. A endoscopia sequencial pode ser necessária para CE retidos ou resposta inflamatória associada.
c. Requer comunicação direta com a equipe de anestesia.
d. O CE pode soltar-se da pinça óptica ao ser removido, o que ocorre mais comumente à medida que o CE está sendo retirado da glote; deve ser empurrado de volta ao brônquio do qual saiu, e outra tentativa de remoção deve ser realizada.
e. O CE pode ser removido em fragmentos.
f. Em alguns casos, é necessário realizar traqueotomia para remover CE volumosos.

Esôfago

Anatomia do desenvolvimento
A. Desenvolvimento pré-natal
1. Derivado do intestino anterior quando o septo traqueoesofágico separa a traqueia do esôfago, conforme descrito na seção sobre o desenvolvimento traqueal.
2. O esôfago alonga-se até a sétima semana de gestação.
B. Desenvolvimento pós-natal — o esôfago aumenta de comprimento até atingir 18 a 20 cm no adulto.

Sinais e sintomas
A. Em geral, a obstrução esofágica evidencia-se por distúrbios alimentares.
B. Pode estar associada à obstrução das vias respiratórias.

Avaliação clínica
A. A introdução de uma sonda nasogástrica ou orogástrica pode confirmar a patência do trato aerodigestivo superior.
B. A esofagografia contrastada pode ajudar a definir anomalias do esôfago.

Distúrbios/tratamento/complicações
A. Congênitos
1. Fístula traqueoesofágica (ver Árvore traqueobrônquica)
2. A estenose esofágica pode afetar qualquer segmento ao longo do comprimento do órgão, sendo, porém, mais comum no terço distal.
3. Acalasia — rara nas crianças
a. Manifestações clínicas
(1) As crianças apresentam défice de crescimento e doença pulmonar crônica secundária às aspirações repetidas.
(2) Evidenciada por redução das células ganglionares do sistema nervoso entérico, localizado na musculatura do esôfago.

b. Diagnóstico
   (1) Radiografias — o mediastino pode se mostrar alargado nas radiografias simples, e a esofagografia contrastada mostra a deformidade em "bico de pássaro", com esôfago proximal dilatado e afilamento do esôfago distal.
   (2) A manometria mostra hipertonia do esfíncter esofágico inferior (EEI), ausência de relaxamento deste esfíncter durante a deglutição e inexistência de peristalse no esôfago.
c. Tratamento
   (1) Medidas clínicas para melhorar a peristalse e reduzir o tônus do EEI.
   (2) A dilatação ou miotomia esofágica podem ser indicadas aos pacientes que não melhoram com tratamento clínico.

B. As lesões neoplásicas do esôfago são raras nas crianças.
C. Infecciosos/inflamatórios
   1. A síndrome de Stevens-Johnson pode afetar a mucosa GI
   2. Dermatomiosite
D. Traumáticos
   1. Ingestão de CE
      a. Manifestações clínicas
         (1) Evidenciada por disfagia, salivação excessiva e história de episódio de engasgo.
         (2) Pode causar a compressão da traqueia membranosa e obstrução das vias respiratórias.
         (3) O diagnóstico pode ser tardio.
      b. Diagnóstico
         (1) As radiografias do pescoço e do tórax (incidências AP e de perfil) são úteis para mostrar objetos radiopacos.
         (2) A esofagografia contrastada pode ser necessária para excluir a possibilidade de ingestão de CE radiotransparente.
      c. Tratamento
         (1) A remoção dos CE esofágicos é feita mais confiavelmente por via endoscópica com a ajuda de pinças ópticas.
         (2) Em geral, a esofagoscopia das crianças pequenas é realizada com anestesia geral.
         (3) As baterias em disco retidas no esôfago devem ser removidas em caráter de emergência. Essas baterias contêm soluções de hidróxido de sódio ou potássio que rapidamente provocam necrose de liquefação em presença da umidade do esôfago.
         (4) As baterias que passaram ao estômago geralmente podem ser acompanhadas radiograficamente até que sejam eliminadas espontaneamente.
         (5) As moedas alojam-se mais comumente no desfiladeiro torácico.
   2. Ingestão de substâncias cáusticas
      a. Manifestações clínicas
         (1) A ingestão acidental é mais comum na infância, ocorrendo mais frequentemente nos primeiros 3 anos. (Os adultos tendem a ingerir substâncias cáusticas nas tentativas de suicídio, por isso apresentam lesões mais graves.)
         (2) Tipos de corrosivos
            (a) Álcalis (na maioria dos casos, NaOH, KOH, NH_4OH), utilizados comumente nos desentupidores de ralos e baterias em disco; causam necrose de liquefação; tendem a difundir-se para os tecidos profundos.

(b) Ácidos (principalmente HCl, H_2SO_4, HNO_3) causam necrose de coagulação; a profundidade da lesão tende a ser mais superficial.
(c) Fenol (Lysol).
(d) O ácido hipocloroso (HClO) é o ingrediente ativo dos agentes alvejantes; transforma-se em ácido clorídrico quando o oxigênio é liberado.
(3) A gravidade da lesão está relacionada com o(a):
(a) Tipo de corrosivo
(b) Concentração do corrosivo
(c) Quantidade de corrosivo ingerida
(d) Duração do contato com a mucosa
b. Avaliação
(1) É importante identificar a substância ingerida.
(2) As lesões intraorais não se correlacionam com a exposição esofágica. A ausência de lesões intraorais não exclui a existência de lesões esofágicas significativas.
(3) O paciente deve ser avaliado por inteiro para excluir lesões das vias respiratórias e perfuração das vísceras ocas.
c. Tratamento
(1) Depende da gravidade atribuída à exposição.
(2) Os pacientes com poucos sintomas e exame físico normal podem ser acompanhados sem qualquer intervenção.
(3) Dieta de líquidos claros durante o período de observação e hidratação intravenosa, se for necessário.
(4) Os corticosteroides poderão ajudar a atenuar a lesão se forem administrados nas primeiras 8 h. Se a endoscopia detectar lesão esofágica grave, os corticosteroides deverão ser suspensos para reduzir o risco de perfuração do esôfago.
(5) Havendo indicação, a esofagoscopia deverá ser realizada 24 a 72 h depois do incidente de modo a definir as áreas lesadas. A endoscopia feita antes pode subestimar a gravidade da lesão. O endoscópio não deve ser introduzido além da área com lesão significativa para reduzir as chances de ruptura do esôfago.
(6) Se existir lesão esofágica grave evidenciada à endoscopia, deverá ser introduzido um tubo nasogástrico com visão direta.
(7) A alimentação por gastrostomia pode ser necessária.
(8) Os antibióticos podem acelerar a reepitelização.
(9) O paciente pode desenvolver estenose esofágica e necessitar de tratamento por dilatação, operações de *bypass* ou reconstrução.
E. Idiopáticos
1. RGE — regurgitação do conteúdo gástrico para o esôfago.
a. Muito comum nos lactentes.
b. Pode causar apneia, laringospasmo, tosse, broncospasmo e rouquidão.
c. Os exames diagnósticos consistem em:
(1) Esofagografia contrastada
(2) Dosagem do pH por sonda
(3) Exame radionuclídico
(4) Esofagogastroduodenoscopia
(5) Biopsia de esôfago

d. Tratamento
   (1) Medidas físicas
      (a) Elevação da cabeceira do leito
      (b) Alimentos engrossados
      (c) Refeições pequenas e frequentes
   (2) Medidas farmacológicas
      (a) Supressão da acidez
         i. Antiácidos
         ii. Ranitidina
         iii. Famotidina
         iv. Omeprazol
      (b) Agentes procinéticos
         i. Metoclopramida
         ii. Cisaprida
   (3) Intervenções cirúrgicas
      (a) Fundoplicatura
      (b) Gastrojejunostomia para alimentação

ORELHAS E AUDIÇÃO

Orelha externa (pavilhão auricular, canal auditivo externo e membrana timpânica)

Anatomia do desenvolvimento

A. Desenvolvimento pré-natal[1]
   1. O pavilhão auricular forma-se a partir dos seis montículos de His derivados do primeiro e segundo arcos branquiais a partir da sexta semana de gestação.
   2. O lóbulo da orelha é a última parte do pavilhão auricular a ser formada.
   3. O cavo da concha — derivado do primeiro sulco branquial — invagina-se em torno da oitava semana de gestação para formar o canal auditivo externo (CAE) cartilaginoso lateral.
   4. O CAE começa como meato acústico externo, que se invagina como um núcleo epitelial sólido (tampão meatal). A partir do sexto mês de gestação, as células epiteliais do tampão degeneram, o que provoca a canalização do CAE ósseo medial.
   5. A membrana timpânica (MT) origina-se da membrana situada entre o primeiro sulco branquial e a primeira bolsa faríngea; por fim, é formada pelo ectoderma do tampão meatal, endoderma do recesso tubotimpânico bem como o mesênquima do primeiro e segundo arcos branquiais.

B. Desenvolvimento pós-natal
   1. O CAE medial se ossifica nos primeiros 2 anos de vida.
   2. O CAE alcança o diâmetro do adulto em torno dos 9 anos.
   3. Ao nascer, a MT tem quase as mesmas dimensões que as do adulto, mas sua orientação é praticamente horizontal. À medida que o CAE cresce, a MT assume uma posição mais vertical.
   4. O pavilhão auricular cartilaginoso continua a crescer até os 10 a 12 anos e alcança cerca de 80% do comprimento do adulto em torno dos 8 anos. A partir daí, o lóbulo da orelha continua a crescer.

Sinais e sintomas
- Lesão ou anormalidade visível no pavilhão auricular, no CAE ou na MT.

Avaliação clínica
- Cuidadosa inspeção do pavilhão auricular, exame otoscópico e otomicroscopia.

Distúrbios/tratamento/complicações
A. Congênitos
  1. Depressão pré-auricular
     a. Provavelmente, está relacionada com a falha de fusão entre o primeiro e o segundo montículos.
     b. As depressões localizadas abaixo do trago geralmente representam resquícios da primeira fenda branquial.
     c. Não é um fator de risco para a perda da audição.
     d. As lesões com infecção aguda devem ser tratadas com antibióticos, e os abscessos precisam ser drenados.
     e. A excisão é recomendável para as lesões infectadas. Em condições ideais, o procedimento é realizado depois da regressão da inflamação aguda.
  2. Apêndice pré-auricular
     a. Resquício de um dos montículos de His.
     b. Provavelmente, não é um fator de risco para a perda da audição.
     c. Associado a várias síndromes craniofaciais.
     d. Pode ser removido eletivamente.
     e. Os apêndices faciais podem estar associados ao nervo facial.
  3. Microtia
     a. Manifestações clínicas
        (1) Cerca de 1 por 7.000 nascidos vivos.
        (2) Unilateral:bilateral — 3:1.
        (3) Os homens são afetados mais comumente.
        (4) A orelha direita costuma ser mais afetada.
        (5) Os esquemas de classificação baseiam-se na gravidade da anormalidade.
        (6) Associações clínicas:
           (a) Frequentemente associada à microssomia hemifacial
           (b) Atresia aural e défice auditivo condutivo máximo (ver adiante)
           (c) A microtia bilateral sugere uma síndrome craniofacial (Treacher Collins, síndrome de Nager)
           (d) Paralisia do nervo facial
        (7) A ausência do lóbulo não é comum, estando associada à embriopatia retinoica
     b. Avaliação
        (1) Exame clínico para excluir diagnósticos sindrômicos
        (2) Ver adiante (atresia)
     c. Tratamento
        (1) A reconstrução geralmente é iniciada quando a criança tem no mínimo 5 a 6 anos.
        (2) A operação de reconstrução deve ser realizada antes de qualquer tentativa de reparar a atresia.
        (3) Reconstrução cirúrgica:
           (a) Enxerto de costela autóloga
              i. Estágio 1: retirar o enxerto de costela e colocar a estrutura básica no local da microtia
              ii. Estágio 2: promover a transposição do lóbulo
              iii. Estágio 3: fazer enxerto de pele para formar o sulco retroauricular

(b) Vantagens
   i. Não requer cuidados especiais depois de realizar a reconstrução.
   ii. Os tecidos autólogos são bem-tolerados.
(c) Riscos e desvantagens
   i. Sangramento
   ii. Infecção
   iii. Perda da pele
   iv. Perda da cartilagem
   v. Pneumotórax (se for utilizada costela autóloga)
   vi. Resultado cosmético insatisfatório
(d) Outros materiais para implante
   i. *Medpore*
   ii. Costela irradiada
(4) Tratamento com próteses
   (a) Implante osteointegrado
      i. Requer a remoção do pavilhão auricular residual e colocação de enxerto de pele para formar a base receptora.
      ii. A orelha sintética é formada e ancorada sobre os implantes.
   (b) Adesivos teciduais — orelha sintética é aplicada sobre o resquício.
   (c) Vantagens
      i. A orelha sintética tem aspecto mais normal.
      ii. Não requer procedimentos de longa duração.
   (d) Riscos/desvantagens
      i. Infecção nos locais da osteointegração.
      ii. Possibilidade de deslocamento da orelha.
      iii. A orelha precisa ser retirada à noite e reaplicada de manhã.
4. Atresia aural
   a. Espectro clínico
      (1) Estenose — elevado risco de colesteatoma do canal[35]
      (2) Atresia medial
      (3) Atresia do CAE
   b. Avaliação
      (1) A avaliação audiológica da orelha afetada é fundamental, devendo ser realizada o mais rápido possível.
      (2) Monitoração audiológica.
      (3) Monitoração do desenvolvimento da fala e da linguagem.
      (4) TC de alta resolução dos ossos temporais para avaliar a condição das orelhas média e interna.
   c. Tratamento[36, 37]
      (1) Tratar as otites assintomáticas.
      (2) Monitorar cuidadosamente a orelha patente.
      (3) Amplificação e intervenção precoce se necessárias.
      (4) Os pacientes com microtia bilateral devem ser adaptados a um aparelho auditivo de condução óssea tão logo possível (contanto que haja função coclear normal).
      (5) Reparo da atresia

(a) As chances de conseguir melhora significativa da audição podem ser avaliadas pela cuidadosa análise da TC com base nos critérios de Jahrsdorfer:[38]
   i. Estribo (2 pontos)
   ii. Janela oval patente (1 ponto)
   iii. Janela redonda patente (1 ponto)
   iv. Espaço aerado na orelha média (1 ponto)
   v. Posição do nervo facial (1 ponto)
   vi. Complexo ossicular lateral (1 ponto)
   vii. Conexão incudoestapedial (1 ponto)
   viii. Pneumatização da mastoide (1 ponto)
   ix. Aspecto da orelha externa (1 ponto)
(b) A reparação da atresia somente deve ser realizada depois da reconstrução da microtia.
(c) Existem algumas controvérsias quanto à utilidade das operações para os pacientes com audição normal na orelha contralateral.
(d) Os principais riscos do procedimento cirúrgico são a paralisia do nervo facial, perda da audição e estenose do canal.

5. Deformidade da orelha proeminente
   a. Geralmente está associada à inexistência da cruz superior da fossa triangular ou anti-hélice.
   b. A otoplastia geralmente é muito bem-sucedida com o objetivo de recuperar o aspecto normal da orelha.

B. Traumáticos
   1. Hematoma auricular
      a. Geralmente associado às lutas.
      b. Requer incisão e drenagem para reduzir o risco de deformidade auricular.
      c. A ocorrência dessa lesão nos lactentes que ainda não andam deve sugerir a possibilidade de traumatismo não-acidental (abuso infantil).

Orelha média

Anatomia do desenvolvimento

A. Desenvolvimento pré-natal[1, 39]
   1. O segmento distal do recesso tubotimpânico da primeira bolsa faríngea transforma-se na cavidade timpânica.
   2. O segmento proximal do recesso tubotimpânico transforma-se na tuba auditiva e depois na tuba de Eustáquio.
   3. As células aéreas da mastoide formam-se em consequência da expansão da cavidade timpânica durante o desenvolvimento fetal tardio.
   4. A base do estribo e o ligamento anular originam-se da cápsula ótica.
   5. Os ossículos começam a formar-se nas primeiras 4 a 6 semanas de gestação.
   6. Os ossículos originam-se da(o):
      a. Cabeça do martelo, processo curto e corpo da bigorna que se originam da cartilagem do primeiro arco (mandibular).
      b. O manúbrio do martelo, o processo longo da bigorna e a supraestrutura do estribo originam-se da cartilagem do segundo arco (hióideo).
   7. Os ossículos atingem as dimensões e formatos dos adultos no sexto mês de gestação.

B. Desenvolvimento pós-natal
   1. A tuba auditiva dobra seu comprimento entre o nascimento e a idade adulta.
   2. A ponta da mastoide não se mostra totalmente desenvolvida ao nascer.
   3. As células aéreas da mastoide crescem significativamente nos primeiros 2 a 3 anos de vida.
   4. O forame estilomastóideo assume uma posição mais medial com o desenvolvimento da ponta da mastoide.

Sinais e sintomas
A. Défice da audição condutiva
B. Disfunção da orelha média
C. Otorreia
D. Otalgia
E. Desequilíbrio
F. Sintomas sistêmicos comuns nas crianças pequenas

Avaliação clínica
A. Exame otoscópico, inclusive otoscopia pneumática
B. Testes audiológicos, inclusive timpanometria
C. TC

Distúrbios/tratamento/complicações
A. Congênitos
   1. Colesteatoma congênito[40]
      a. Manifestações clínicas
         (1) Resulta da persistência de restos epiteliais no espaço da orelha média
         (2) Evidenciado mais comumente por um cisto ceratósico "fechado" em posição medial à MT anterossuperior
         (3) Em casos menos comuns, evidenciado por lesão infiltrativa "aberta" e mais extensiva
         (4) O diagnóstico pode ser dificultado pela história de disfunção da tuba auditiva
         (5) A média de idade por ocasião do diagnóstico é dos 2,5 aos 5 anos
         (6) Bilateral em 3% dos pacientes com colesteatoma congênito
         (7) F:M = 1:3
      b. Diagnóstico
         (1) Aspecto típico da lesão com MT intacta.
         (2) Inexistência de doença significativa da orelha média.
         (3) A TC dos ossos temporais pode ajudar a definir as lesões volumosas ou atípicas.
      c. Tratamento
         (1) A ressecção cirúrgica é fundamental.
         (2) As lesões anteriores pequenas geralmente podem ser retiradas por um retalho timpanomeatal modificado.
         (3) As lesões maiores devem ser retiradas por timpanomastoidectomia.
         (4) As recidivas são comuns com o tipo infiltrativo.
   2. Anomalias vasculares do ápice petroso
      a. Bulbo jugular alto — pode não ser visível através da MT.
      b. Artéria carótida anômala — pode estar associada a zumbido pulsátil.
   3. Anomalias ossiculares

a. Fixação congênita da base do estribo — défice auditivo estável desde o nascimento. Bilateral em 75% dos casos.
    (1) Sindrômica — associada às anomalias craniofaciais, osteogênese imperfeita, surdez mista progressiva ligada ao X com derrame perilinfático e síndrome bronquiolor-renal.
    (2) Não-sindrômica
b. Otosclerose juvenil — até 15% dos pacientes com otosclerose têm os primeiros sintomas antes dos 20 anos de idade.
    (1) Défice auditivo progressivo a partir dos 10 anos
    (2) Bilateral em 90% dos casos
    (3) História familiar em 50% dos casos

B. Lesões neoplásicas do osso temporal
   1. Benignas
       a. Tumores do glomo — extremamente raros nas crianças; podem ser confundidos com disfunção da tuba auditiva
       b. Histiocitose (ver Cabeça e pescoço adiante)
       c. Dermoide
       d. Tumor adenomatoso — originado da mucosa da orelha média
   2. Malignas
       a. Rabdomiossarcoma
       b. Adenocarcinoma
       c. Leucemia
       d. Sarcoma de Ewing
       e. Condrossarcoma
       f. Fibrossarcoma
       g. Seio endodérmico

C. Infecciosos (ver o Cap. 23)
   1. Otite média aguda (OMA)
       a. A OMA é a infecção bacteriana mais comum na infância.
       b. Cerca de 60% das crianças têm um episódio de infecção otológica antes de completar 1 ano; 80% apresentam OMA antes dos 3 anos.
       c. Micro-organismos mais comuns:
           (1) *S. pneumoniae*
           (2) *H. influenzae*
           (3) *M. catarrhalis*
       d. A incidência dos micro-organismos produtores de betalactamases fica em torno de 20 a 30%.
       e. Os recém-nascidos são mais suscetíveis a desenvolver infecções por bactérias Gram-negativas que causam OMA.
       f. Fatores de risco para a OMA recidivante:
           (1) Outras pessoas que fumam em casa
           (2) Creches com mais de 6 crianças
           (3) Irmãos com história de OMA recidivante
           (4) Início da infecção antes dos 6 meses de vida
           (5) Sexo masculino
           (6) Não ser amamentado
       g. Indicações para a timpanocentese:
           (1) Recém-nascido febril com derrame na orelha média
           (2) Resposta insatisfatória ao tratamento antibiótico empírico

(3) Complicações da otite média; também pode melhorar com a colocação de um tubo de timpanostomia para drenar o espaço da orelha média
(4) Criança toxêmica com OMA
2. Complicações da otite média
   a. Intracranianas
      (1) Meningite — as crianças com recidivas associadas à OMA devem ser avaliadas quanto à possibilidade de malformações cocleares
      (2) Trombose do seio sigmóideo
      (3) Hidrocefalia otítica
      (4) Abscesso epidural
      (5) Abscesso subdural
      (6) Abscesso intracraniano
   b. Extracranianas
      (1) Perfuração da MT
      (2) Colesteatoma
      (3) Paralisia do nervo facial
      (4) Fístula labiríntica
      (5) Abscesso de Bezold
      (6) Abscesso da raiz zigomática
3. Tratamento da otite média
   a. Vacinas
      (1) Embora a vacina contra HiB tenha alterado significativamente a incidência da meningite causada por este micro-organismo, a vacina não modificou a incidência da OMA porque o *H. influenzae* que a causa geralmente não é tipável.
      (2) O efeito da vacina antiestreptocócica na OMA ainda não está claro. Hoje, a vacina conjugada heptavalente é recomendada, parecendo ter um impacto positivo na incidência da OMA.[41]
   b. Tratamento antibiótico
   c. Colocação de um tubo de timpanostomia
   d. Adenoidectomia
   e. Timpanomastoidectomia
   f. Timpanoplastia
   g. Tratamento das complicações
D. Traumáticos
1. As fraturas do osso temporal são menos comuns nas crianças, mas tendem a ser oblíquas; há menos tendência de causarem paralisia facial ou défice auditivo neurossensorial (DANS)
2. Empalação da orelha média
   a. A maioria das perfurações traumáticas da MT cicatriza espontaneamente.
   b. Pode estar associada à fístula perilinfática.
   c. As crianças com vertigem ou DANS devem fazer uma avaliação audiológica, sendo também importante considerar o exame minucioso da orelha média.

Orelha interna

Anatomia do desenvolvimento

A. Desenvolvimento pré-natal
1. O placoide ótico aparece em torno da quarta semana de gestação.
2. O placoide ótico forma a depressão ótica, que origina a vesícula ótica.

3. A vesícula ótica é o precursor do labirinto membranoso.
4. O duto e o saco endolinfáticos originam-se da vesícula ótica.
5. A vesícula ótica tem duas partes:
   (a) Dorsal (utricular) — utrículo, canais semicirculares e dutos endolinfáticos
   (b) Ventral (sacular) — sáculo e duto coclear.
6. O órgão de Corti forma-se na parede do duto coclear.
7. A cápsula ótica é formada a partir do mesênquima ao redor da vesícula ótica.
8. O espaço perilinfático forma-se ao redor do duto coclear bem como contribui para a rampa timpânica e os vestíbulos.
9. A orelha média mostra-se desenvolvida em suas dimensões e funções por ocasião do nascimento.
B. Desenvolvimento pós-natal — saco endolinfático e crescimento do duto após o nascimento.

Sinais e sintomas
A. Retardo do desenvolvimento da fala
B. Distúrbios comportamentais
C. Desequilíbrio

Avaliação clínica
A. História
   1. Fatores de risco para a surdez congênita, definidos pela JCIH (Joint Committee on Infant Hearing):
      a. Mais de 48 h de permanência na unidade de terapia intensiva neonatal (UTIN)
      b. História familiar de défice auditivo irreversível na infância
      c. Sinais ou outras anormalidades comprovadamente associados à perda da audição
      d. Anomalias craniofaciais
      e. Infecção intrauterina, inclusive rubéola, citomegalovírus, herpes ou toxoplasmose
B. Testes de função auditiva (ver o Cap. 2)
   1. Testes fisiológicos
      a. Emissões otoacústicas evocadas
      b. Respostas auditivas do tronco cerebral
      c. Timpanometria — avalia as condições da orelha média. Não é útil nos lactentes em razão da complacência do CAE.
   2. Testes comportamentais
      a. Respostas audiométricas com reforço visual em campo sonoro ou com fones de ouvido; usadas nas crianças de 6 a 24 meses.
      b. Audiometria com atividade lúdica condicionada — respostas auditivas específicas; utilizadas nas crianças de 24 a 48 meses.
      c. Audiometria convencional — limiares de condução aérea e óssea específicos da audição.
C. Testes vestibulares (ver o Cap. 4)
D. Exames radiológicos de imagem dos ossos temporais
   1. A TC de alta resolução ainda é o padrão de referência para definir a morfologia coclear.
   2. A RM pode ser útil para delinear as condições das estruturas do CAI (canal auditivo interno), saco endolinfático e patência do duto coclear (i. e., componentes de tecidos moles/líquidos do osso temporal).

Distúrbios/tratamento/complicações
A. Défice auditivo congênito (ver o Cap. 5)
   1. Genético — centenas de genes foram associadas à perda da audição.
      a. Autossômico recessivo

(1) Mutações do gene *GJB2* da conexina — a causa isolada mais comum do DANS não-sindrômico. A mutação 35delG é responsável por cerca de 80% das mutações da conexina.
(2) Síndrome de Usher — a causa hereditária autossômica mais comum da surdez sindrômica.
   (a) Tipo 1 — défice auditivo profundo bilateral e congênito; ausência de função vestibular; retinite pigmentosa com défice visual progressivo. Gene *MYO7A*.
   (b) Tipo 2 — défice auditivo bilateral congênito leve a moderado; o défice auditivo pode ser progressivo; a disfunção vestibular é variável; défice visual progressivo. Gene *USH2A*.
(3) Síndrome de Pendred — genes *PDS* ou *SLC26A4*; a segunda causa mais comum da surdez sindrômica hereditária autossômica.
   (a) Associada ao bócio eutireóideo.
   (b) O exame diagnóstico é o teste de captação do perclorato.
   (c) Anormalidade da organificação do iodo.
   (d) Associada à síndrome do aqueduto vestibular dilatado.
(4) Síndrome de Jervel e Lange-Nielsen — o terceiro tipo mais comum de surdez sindrômica hereditária autossômica.
   (a) Intervalo QT prolongado. Associada à síncope recidivante ou morte súbita.
(5) Défice auditivo de Refsum com retinite pigmentosa — anormalidade do metabolismo do ácido fitânico; diagnosticado pela dosagem dos níveis séricos do ácido fitânico.

b. Autossômicos dominantes
(1) Braquio-otorrenal — *EYA1*
(2) Stickler — *COL2A1, COL11A1, COL11A2*
(3) Síndrome de Waardenburg
   (a) Tipo 1 — deslocamento lateral dos ângulos mediais do olho (distopia dos cantos); alterações pigmentares dos cabelos, da pele e da íris. Gene *PAX3*.
   (b) Tipo 2 — ausência de distopia dos cantos. O DANS e heterocromia das íris são as anormalidades mais comuns.
(4) Neurofibromatose II (NF2)
   (a) Schwannomas vestibulares bilaterais
   (b) Em geral, o défice auditivo começa na terceira década de vida
(5) Défice auditivo não-sindrômico autossômico dominante; vários genes identificados; pode ser progressivo

c. Recessivos ligado ao X
(1) Síndrome de Alport — DANS progressivo, glomerulonefrite progressiva e anormalidades oftálmicas variáveis
(2) DFN1 — défice auditivo pós-lingual progressivo não-sindrômico

d. Distúrbios mitocondriais — podem aumentar a suscetibilidade à ototoxicidade

2. Infecciosos
a. Congênitos — TORCH (toxoplasmose, outros [sífilis e infecções virais congênitas], rubéola, citomegalovírus, herpes)
(1) Toxoplasmose
(2) Outros: sífilis — causa potencialmente tratável de DANS.
(3) Rubéola
   (a) Oculares (cataratas, retinopatia, glaucoma)
   (b) Cardiovasculares (persistência do canal arterial, estenose da artéria pulmonar)

(c) Neurológicas (retardo do desenvolvimento, meningoencefalite)
(d) DANS
(4) Citomegalovírus — a causa infecciosa mais comum da surdez congênita. A síndrome congênita é muito variável e a maioria dos lactentes é assintomática. Os lactentes com infecção congênita grave (5% dos casos) podem ter:
(a) Retardo do crescimento intrauterino (RCIU)
(b) Icterícia
(c) Trombocitopenia (púrpura)
(d) Hepatosplenomegalia
(e) Microcefalia
(f) Calcificação intracerebral
(g) Retinite
(h) Défice auditivo — gravidade variável, pode ser progressivo
(5) Herpes
B. Adquiridos
1. Ototóxicos
a. Cisplatina
b. Carboplatina
c. Furosemida
d. Aminoglicosídios
e. Ruído
2. Outros
a. Meningite — qualquer micro-organismo pode causar défice auditivo
b. Parotidite
c. Traumático — fratura do osso temporal
3. Diagnóstico (ver o Cap. 2)
4. Tratamento
a. O diagnóstico precoce é essencial.
b. Os programas de triagem auditiva neonatal generalizada estão sendo implantados nos EUA.
c. O diagnóstico e a inscrição em programas de intervenção precoce antes de completar 6 meses estão associados ao desenvolvimento mais satisfatório da linguagem e das funções cognitivas.
d. Amplificação.
e. A família escolhe o sistema de linguagem/comunicação.
(1) Linguagem de sinais americanos
(2) Inglês exato sinalizado
(3) Auditivoverbal
(4) Fala dirigida
(5) Inglês sinalizado de Pidgin
f. Implante coclear (ver o Cap. 6)

CABEÇA E PESCOÇO

Anatomia do desenvolvimento (ver o Cap. 10)

Sinais e sintomas
I. Em geral, os sinais e sintomas estão associados ao efeito compressivo.
II. As vias respiratórias e o trato alimentar podem se mostrar comprometidos.

Avaliação clínica
I. Exames completos da cabeça e do pescoço, inclusive testes dos nervos cranianos.
II. Em geral, os exames radiológicos de imagem são úteis para definir a extensão das lesões expansivas.

Distúrbios/tratamento/complicações
CONGÊNITOS
A. Hemangioma
   1. Manifestações clínicas
      a. A neoplasia mais comum da infância.
      b. Restos mesodérmicos de tecidos vasoproliferativos.
      c. Pode ocorrer em qualquer parte do corpo; a cabeça e o pescoço são os locais mais comuns.
      d. Ocorre em 10 a 20% dos caucasoides.
      e. Mais comum nos lactentes prematuros.
      f. F:M = 3:1.
      g. Geralmente não é familiar.
      h. Em geral, a lesão é pequena ao nascer, e a fase proliferativa começa várias semanas depois do nascimento, estendendo-se até cerca de 1 ano.
      i. A involução espontânea geralmente começa entre os 6 e 9 meses de vida, demorando vários meses conforme as dimensões da lesão.
      j. As lesões mais profundas podem não estar associadas a quaisquer alterações cutâneas.
   2. Diagnóstico
      a. A história e o exame físico devem ser suficientes. Em geral, os exames sequenciais ajudam a definir o diagnóstico.
      b. A biopsia pode ser indicada para as lesões atípicas.
      c. Os exames de imagem podem ser necessários para as lesões profundas.
   3. Tratamento
      a. A maioria das lesões pode ser acompanhada clinicamente em vista do alto índice de involução espontânea.
      b. A intervenção terapêutica deve ser considerada quando há comprometimento das vias respiratórias, interferência no sistema visual, lesão operável e esteticamente desfigurante, invasão das cartilagens e doença sistêmica.
      c. As opções terapêuticas são:
         (1) Tratamento com corticosteroide sistêmico
         (2) Tratamento com corticosteroide intralesional
         (3) Tratamento com alfainterferona
         (4) Tratamento a *laser* — *laser* de corante pulsado (*laser* de CO_2 para as lesões das vias respiratórias)
         (5) Ressecção cirúrgica
      d. Pode ser necessária operação de reconstrução para corrigir as falhas cutâneas residuais.
B. Malformações e tumores vasculares
   1. Manifestações clínicas
      a. Classificação
         (1) Venosos
         (2) Linfáticos
         (3) Malformações linfaticovenosas
         (4) Malformações arteriovenosas — geralmente associadas a frêmito palpável, sopros, hipertricose, hipertermia e hiperidrose

(5) Fenômeno de Kasabach-Merritt — hemangioendotelioma e coagulopatia trombocitopênica
- b. As lesões linfáticas e venosas geralmente se evidenciam ao nascer e crescem proporcionalmente com a criança. As variações de tamanho podem ser causadas por infecção ou hemorragia.
- c. As lesões arteriais podem ser diagnosticadas mais tardiamente; o início pode estar relacionado com as alterações hormonais.
2. Diagnóstico
   - a. TC contrastada, RM contrastada e ARM podem ser úteis à diferenciação entre as diversas malformações.
3. Tratamento
   - a. Em geral, as malformações venosas e linfáticas devem ser removidas com cuidado para preservar as estruturas normais.
   - b. As malformações arteriovenosas devem ser tratadas definitivamente por embolização pré-operatória e ressecção cirúrgica. A embolização sequencial não é eficaz como tratamento dessas lesões.
   - c. Em geral, as recidivas e complicações estão relacionadas com a localização da lesão.
   - d. Os agentes esclerosantes e o tratamento a *laser* podem ser utilizados como medidas coadjuvantes.

C. Resquícios branquiais (ver o Cap. 10)
1. Cisto da fenda branquial — a lesão cística mais comum do triângulo anterior do pescoço das crianças.
2. Fístulas ou tratos sinusais da fenda branquial — a depressão externa pode estar localizada em qualquer ponto ao longo da borda anterior do esternocleidomastóideo (ECM); a comunicação interna é definida pela origem embrionária.
3. Resquícios da primeira fenda branquial:
   - a. Tipo 1 — origem ectodérmica; duplicação do CAE membranoso.
   - b. Tipo 2 — contém mesoderma e ectoderma; pode ser evidenciado por uma fístula entre o CAE e a região superior do pescoço.
4. Resquícios da bolsa faríngea.
5. Resquícios do arco branquial — restos cartilaginosos ao longo do ECM.

D. Cisto do duto tireoglosso
1. Manifestações clínicas
   - a. Lesão da linha média, localizada em qualquer ponto entre o forame cego e a glândula tireoide.
   - b. Move-se com a protrusão da língua.
   - c. Pode conter tecido tireóideo ectópico.
   - d. Pode representar o único tecido tireóideo funcionante.
   - e. Em geral, o segmento superior tem projeções para a base da musculatura lingual.
   - f. As alterações malignas são raras, mas estão descritas.
2. Diagnóstico
   - a. Deve ser diferenciado do dermoide, quando possível.
   - b. A ultrassonografia da tireoide pode confirmar a presença da glândula tireoide em sua posição normal no pescoço.
   - c. A cintigrafia da tireoide também pode ser útil.
3. Tratamento
   - a. A ressecção cirúrgica deve incluir o segmento intermediário do osso hióideo (operação de Sistrunk) para reduzir as chances de recidiva.

E. Dermoide
   1. Manifestações clínicas
      a. Evidenciado por lesão assintomática na linha média do pescoço
      b. Geralmente está fixado à pele
   2. Diagnóstico — o aspecto macroscópico da lesão é característico
   3. Tratamento — ressecção cirúrgica simples

NEOPLÁSICOS
A. Rabdomiossarcoma
   1. Manifestações clínicas
      a. A neoplasia mais comum dos tecidos moles na infância
      b. Origina-se dos tecidos mesenquimais
      c. Cerca de 40% estão presentes aos 5 anos
      d. Cerca de 70% estão presentes aos 12 anos
      e. Locais de origem mais comuns em ordem de frequência decrescente:
         (1) Orbitário — melhor prognóstico, evidenciado por início rápido de proptose na criança com menos de 10 anos.
         (2) Nasofaríngeo — evidenciado por disfunção unilateral da tuba auditiva, obstrução nasal e rinorreia. Diagnóstico tardio.
         (3) Orelha média/mastoide — otorreia unilateral com pólipo aural.
         (4) Sinonasal — sintomas de obstrução sinonasal. Diagnóstico tardio.
   2. Diagnóstico
      a. O diagnóstico requer biopsia.
      b. O estadiamento requer:
         (1) Inventário do sistema esquelético
         (2) Cintigrafia óssea com radionuclídio
         (3) Biopsia ou aspiração da medula óssea
      c. Tipos patológicos:
         (1) Embrionário (inclusive botireóideo) — mais comum nas crianças pequenas.
         (2) Pleomórfico — geralmente encontrado nos adultos.
         (3) Alveolar e indiferenciado — prognóstico sombrio.
         (4) As metástases podem ocorrer por vias hematogênica e linfática.
   3. Tratamento
      a. Determinado pelo estágio clínico da doença.
      b. A maioria dos pacientes melhora com quimioterapia coadjuvante.
      c. A radioterapia é apropriada para os tumores orbitários e as lesões removidas parcialmente.
      d. As lesões operáveis devem ser retiradas para evitar as sequelas tardias da radioterapia craniofacial.
      e. As lesões paramenínqeas tendem mais a causar o envolvimento das meninges e menos a serem removidas por inteiro.
   4. Prognóstico
      a. Depende da localização, do estágio clínico e da patologia da lesão.
      b. Os índices de sobrevivência em 2 anos variam de 40 a 85%.

B. Linfoma
  1. Linfoma de Hodgkin
     a. Manifestações clínicas
        (1) Neoplasia maligna do sistema linforreticular que acomete adolescentes e adultos jovens.
        (2) Raramente ocorre nas crianças com menos de 5 anos.
        (3) F:M = 1:2.
        (4) Origina-se dos linfonodos em 90% dos casos.
        (5) Em geral, o acometimento extralinfonodal está associado à progressão da doença; o baço é o órgão extralinfonodal mais comumente afetado.
        (6) Os linfonodos cervicais e supraclaviculares são afetados mais frequentemente.
        (7) O anel de Waldeyer raramente é acometido.
     b. Diagnóstico
        (1) Biopsia do linfonodo; o espécime deve ser enviado sem fixação.
        (2) O diagnóstico patológico é baseado na presença das células de Reed-Sternberg (células gigantes multinucleadas).
        (3) Quatro subtipos:
           (a) Predomínio linfocitário
           (b) Esclerose nodular — o tipo mais comum
           (c) Celularidade mista
           (d) Depleção linfocitária
        (4) Estadiamento
           (a) Radiografia ou TC do tórax
           (b) TC do abdome; possivelmente, laparotomia exploradora.
           (c) Inventário do sistema esquelético ou cintigrafia óssea.
           (d) Biopsia e aspiração da medula óssea.
           (e) Punção lombar
     e. Tratamento
        (1) Depende do estágio da doença por ocasião da apresentação clínica.
        (2) Os procedimentos cirúrgicos são indicados para definir o diagnóstico e o estágio da doença.
        (3) A radioterapia é utilizada nos estágios iniciais da doença.
        (4) A radioterapia e a quimioterapia são utilizadas nos estágios mais avançados.
     d. Prognóstico
        (1) 90% dos pacientes têm resposta inicial satisfatória ao tratamento, independentemente do estágio da doença.
        (2) Os índices de sobrevivência a longo prazo variam de 90% para os estágios iniciais a 35% para os estágios avançados da doença.
        (3) Risco significativo de neoplasias malignas secundárias.
  2. Linfoma não-Hodgkin
     a. Manifestações clínicas
        (1) Na população pediátrica, é mais comum na faixa etária de 2 a 12 anos.
        (2) Os meninos são afetados mais comumente.
        (3) A incidência é maior nas crianças imunossuprimidas.
        (4) Os linfonodos cervicais e supraclaviculares são as estruturas iniciais mais comumente afetadas.
        (5) Em geral, é evidenciado por linfadenopatia assintomática.

(6) Pode afetar o anel de Waldeyer.
(7) As crianças apresentam-se mais frequentemente com doença avançada.
b. Diagnóstico
(1) O diagnóstico histopatológico é necessário.
(2) Aspecto histopatológico heterogêneo.
(3) O estadiamento é o mesmo do linfoma de Hodgkin.
c. Tratamento
(1) Apenas radioterapia quando a doença se encontra em um estágio inicial.
(2) Radioterapia e quimioterapia para doença avançada.
d. Prognóstico
(1) Depende do estágio da doença por ocasião da apresentação.
(2) Os pacientes com envolvimento do SNC têm prognóstico pior.
3. Linfoma de Burkitt
a. Manifestações clínicas
(1) É um tipo de linfoma não-Hodgkin
(2) Associado à infecção pelo vírus Epstein-Barr (VEB)
(3) Diagnosticado quase exclusivamente nas crianças
(4) Os meninos são mais comumente acometidos
(5) Há possibilidade de rápida proliferação
(6) Doença africana:
(a) Afeta comumente as axilas; pode acometer a mandíbula.
(b) Geralmente está associada à dentição frouxa, distorção facial, proptose e trismo.
(7) Doença norte-americana:
(a) Evidenciada por massa abdominal.
(b) Cerca de 25% dos pacientes têm lesões na cabeça e no pescoço; a linfadenopatia assintomática é a apresentação inicial mais comum; existem casos descritos de acometimento nasofaríngeo e amígdalar.
b. Diagnóstico
(1) Aspecto histopatológico — proliferação difusa de células indiferenciadas uniformes com núcleos pequenos. Nos casos clássicos, é descrito como "padrão de céu estrelado" em razão dos macrófagos volumosos intercalados.
(2) Estadiamento — semelhante ao do linfoma não-Hodgkin
c. Tratamento
(1) Quimioterapia
(2) Desbaste cirúrgico indicado nos casos de obstrução intestinal
d. Prognóstico
(1) Cerca de 90% dos pacientes têm resposta completa ao tratamento inicial.
(2) O índice de sobrevivência global é de cerca de 50%.
(3) As crianças com menos de 12 anos por ocasião da apresentação têm prognósticos mais favoráveis.
(4) Os pacientes norte-americanos com títulos altos do antígeno anti-VEH também possuem prognóstico mais favorável.
C. Histiocitose
1. Manifestações clínicas
a. Consiste em células de Langerhans.

b. Subtipos clínicos:
   (1) Granuloma eosinofílico — lesão monostótica que afeta mais comumente o crânio; 50% dos casos são diagnosticados em torno do quinto ano de vida; prognóstico excelente.
   (2) Doença de Hand-Christian-Schüller — lesões multifocais evidenciadas nos primeiros anos da infância; pode ter comprometimento extraósseo; geralmente apresenta evolução crônica e causa morbidade associada.
   (3) Doença de Letterer-Siwe — histiocitose disseminada com acometimento de vários órgãos; em geral, é diagnosticada no terceiro ano de vida e tem evolução rapidamente progressiva.
c. Cerca de 20% dos pacientes apresentam distúrbio otológico
d. Os meninos são afetados com mais frequência
2. Diagnóstico
   a. Diagnóstico histopatológico — proliferação não-neoplásica das células de Langerhans; os grânulos de Birbeck (organelas localizadas no citoplasma nuclear) definem as células de Langerhans.
   b. A investigação clínica deve consistir em exame físico completo, inventário esquelético ou cintigrafia óssea, dosagens dos eletrólitos séricos e determinação da densidade urinária.
3. Tratamento
   a. O desbridamento cirúrgico e a curetagem podem tratar eficazmente as lesões bem-delimitadas.
   b. O tratamento coadjuvante pode ser necessário quando há envolvimento sistêmico.
   c. A radioterapia pode ser útil para tratar lesões cirurgicamente inacessíveis.
   d. Monitorar a densidade urinária para excluir a ocorrência de diabetes insípido.

INFECCIOSOS/INFLAMATÓRIOS

A. Linfadenite cervical — muito comum na infância; na maioria dos casos, caracteriza-se por linfadenopatia reativa que não requer qualquer intervenção. Pode estar associada a outras doenças, como:
   1. Doença da arranhadura do gato
      a. História de exposição aos gatos, geralmente filhotes
      b. Comumente assintomática, mas pode ter manifestações sistêmicas
      c. O agente etiológico é a *Bartonella henselae* (bastonete Gram-negativo)
      d. Responde ao tratamento com claritromicina e azitromicina
      e. A drenagem pode ser necessária quando há infecção supurativa
   2. Micobacteriose atípica
      a. Associada a eritema da pele sobrejacente
      b. Pode supurar e drenar espontaneamente
      c. Causada mais comumente pelo *Mycobacterium avium intracellulare* ou *Mycobacterium scrofulaceum*
      d. O diagnóstico pode ser estabelecido por técnicas de reação em cadeia da polimerase
      e. O diagnóstico é reforçado pela demonstração dos granulomas com caseação. A confirmação depende do isolamento do micro-organismo
      f. A curetagem pode ter efeito terapêutico
   3. Doença de Kawasaki — síndrome linfonodal mucocutânea
      a. Manifestações clínicas
         (1) Vasculite multissistêmica de etiologia desconhecida
         (2) Geralmente é diagnosticada nas crianças com menos de 5 anos

            (3) A causa mais comum de cardiopatia adquirida na infância
            (4) Associada à formação de aneurismas das artérias coronárias
        b. Diagnóstico
            (1) Febre há no mínimo 5 dias e quatro ou mais das seguintes manifestações clínicas
            (2) Conjuntivite não-exsudativa
            (3) Fissuras dos lábios ou língua em morango
            (4) Exantema polimórfico
            (5) Eritema palmar, edema sem cacifo nas extremidades, descamação periungueal
            (6) Linfadenopatia cervical não-supurativa com linfonodos de mais de 1,5 cm
        c. Tratamento — para evitar complicações coronarianas
            (1) Ácido acetilsalicílico
            (2) Imunoglobulina intravenosa

TRAUMÁTICOS
A. Torcicolo congênito/fibromatose cervical
    1. Manifestações clínicas
        a. Associados à posição de cócoras durante a vida intrauterina.
        b. Associados à displasia congênita do quadril.
        c. Evidenciados por massa cervical assintomática detectada nas primeiras 6 semanas de vida.
        d. A massa cervical está localizada no músculo ECM.
        e. Podem estar associados ao torcicolo.
    2. Diagnóstico — baseados na história clínica e nas alterações detectadas pelo exame físico.
    3. Tratamento
        a. A fisioterapia pode ser indicada para os lactentes com torcicolo.
        b. Observação é suficiente na maioria dos casos, por ser provável a regressão espontânea.
        c. Os casos mais graves necessitam de liberação.
B. Fístulas arteriovenosas
    1. Provocadas por traumatismo (diferentemente das malformações arteriovenosas congênitas).
    2. Poderão ser tratadas por abordagens angiográficas, se houver um único ponto de comunicação entre o sistema arterial e o venoso.
    3. Alguns casos requerem intervenção cirúrgica.

SÍNDROMES DA CABEÇA E DO PESCOÇO

Ver o Cap. 9.

OUTROS DISTÚRBIOS

Paralisia do nervo facial

Congênita
A. Traumática[42]
    1. Fatores de risco
        a. Mãe primípara
        b. Peso alto ao nascer
        c. Trabalho de parto prolongado

d. Parto vaginal com intervenção (fórceps ou vácuo)
   e. Sinais de traumatismo, equimose, fraturas ou laceração
  2. O diagnóstico baseia-se na história e no exame físico. Os estudos sequenciais da condução do nervo facial, realizados a partir do terceiro dia de vida, podem ajudar a diferenciar entre as paralisias traumáticas e as congênitas associadas ao desenvolvimento.
  3. Cerca de 90% dos casos regridem espontaneamente.
 B. Sindrômica
  1. Paralisia congênita do lábio inferior[43]
     a. Pode ser familiar
     b. Pode estar associada à cardiopatia congênita
     c. Ainda não está claro se o distúrbio se relaciona com a paralisia do nervo facial ou com a ausência de músculos (abaixador do ângulo da boca).
  2. Síndrome de Möebius
     a. Paralisias bilaterais de vários nervos cranianos.
     b. Afeta mais comumente o VI e VII nervos cranianos.
  3. Outras síndromes associadas à paralisia facial
     a. CHARGE
     b. Distrofia miotônica

Adquirida
 A. Infecciosa
  1. Otomastoidite
  2. Herpes-zoster ótico
  3. Paralisia de Bell
     a. O prognóstico é melhor nas crianças que nos adultos.
     b. O tratamento com corticosteroides se mostra controvertido, tendo em vista que o prognóstico é excelente.
 B. Doença do osso temporal

Tratamento
Ver o Cap. 8.

Distúrbios das glândulas salivares

Tumores das glândulas salivares na infância
 A. Nas crianças, os tumores mais comuns da parótida são os hemangiomas.
 B. Os tumores sólidos das glândulas salivares não são comuns.
  1. O adenoma pleomórfico é o mais frequente.
  2. Os carcinomas mucoepidermóideo e de células acinares podem ser diagnosticados na infância.
  3. Existem casos descritos de neoplasias de grau avançado; geralmente, estão associadas à paralisia dos nervos cranianos e fixação às estruturas circundantes.

Linfadenite
A causa mais comum das massas na glândula parótida.

Sarcoidose
Causa comum de crescimento bilateral das parótidas dos pacientes jovens e negros; a doença de Heerfordt caracteriza-se por febre uveoparotídea associada à sarcoidose.

Glândulas submandibulares
Desenvolvem-se comumente em pacientes com FC.

Parotidite recidivante da infância
1. Associada à sialectasia.
2. Evolução clínica imprevisível.
3. Geralmente progride e afeta os dois lados.
4. O tratamento consiste em medidas de suporte e antibióticos; evitar intervenções cirúrgicas.

Insuficiência velofaríngea

Manifestações clínicas
A. Escape do ar pelo nariz ao pronunciar as consoantes.
B. Hipernasalidade das vogais.
C. Associada a problemas secundários de articulação.
D. Sons que não requerem o fechamento velofaríngeo: m, n, ng, w, r, l, h.
E. Vinte e cinco a 40% dos pacientes com fenda palatina têm IVF depois do fechamento da fenda.

Diagnóstico
A. Avaliação sobre a compreensão da fala
B. Nasoendoscopia
C. Exame videorradioscópico multiplanar da fala

Tratamento
A. Aparelho dentário
   1. Elevador palatino
   2. Obturador
B. Tratamento cirúrgico
   1. Palatoplastia de Furlow
   2. Esfincterofaringoplastia
   3. Retalho faríngeo posterior
C. Terapia da fala — indicada para corrigir a IVF para sons específicos e os problemas compensatórios de articulação associados à IVF.

Referências

1. Moore K. *The Developing Human: Clinically Oriented Embryology*. Philadelphia, PA: W.B. Saunders; 1982;159–196.
2. Beck JC, Sie KC. The growth and development of the nasal airway. *Facial Plast Surg*. 1999; 7:257–262.
3. Hengerer AS, Strome M. Choanal atresia: a new embryologic theory and its influence on surgical management. *Laryngoscope*. 1982;92:913–921.
4. Brown OE, Pownell P, Manning SC. Choanal atresia: a new anatomic classification and clinical management applications. *Laryngoscope*. 1996; 106:97–101.
5. Chinwuba C, Wallman J, Strand R. Nasal airway obstruction: CT assessment. *Radiology*. 1986;159: 503–506.
6. Asher BF, McGill TJ, Kaplan L, *et al*. Airway complications in CHARGE association. *Arch Otolaryngol Head Neck Surg*. 1990;116:594–595.
7. Roger G, Morisseau-Durand MP, Van Den Abbeele T, *et al*. The CHARGE association: the role of tracheotomy. *Arch Otolaryngol Head Neck Surg*. 1999;125:33–38.
8. Brown OE, Myer CM III, Manning SC. Congenital nasal pyriform aperture stenosis. *Laryngoscope*. 1989;99:86–91.
9. Van Den Abbeele T, Triglia JM, Francois M, *et al*. Congenital nasal pyriform aperture stenosis: diagnosis and management of 20 cases. *Ann Otol Rhinol Laryngol*. 2001;110:70–75.

10. Mazzara CA, Respler DS, Jahn AF. Neonatal respiratory distress: sequela of bilateral nasolacrimal duct obstruction. *Int J Pediatr Otorhinolaryngol.* 1993;25:209–216.
11. Lusk RP, Muntz HM. Nasal obstruction in the neonate secondary to nasolacrimal duct cysts. *Int J Pediatr Otorhinolaryngol.* 1987;13:315–322.
12. Hengerer AS, Yanofsky S. Congenital malformations of the nose and paranasal sinuses. In: Bluestone CD, Stool SE, Kenna MA, eds. *Pediatric Otolaryngology*, Vol. 1. Philadelphia, PA: W.B. Saunders, 1996;831–842.
13. Miyahara H, Matsunaga T. Tornwaldt's disease. *Acta Otolaryngol Suppl.* 1994;517:36–39.
14. Kent SE, Reid AP, Nairn ER, et al. Neonatal septal deviations. *J R Soc Med.* 1988;81:132–135.
15. Emami AJ, Brodsky L, Pizzuto M. Neonatal septoplasty: case report and review of the literature. *Int J Pediatr Otorhinolaryngol.* 1996;35:271–275.
16. Healy GB. An approach to the nasal septum in children. *Laryngoscope.* 1986;96:1239–1242.
17. Bejar I, Farkas LG, Messner AH, et al. Nasal growth after external septoplasty in children. *Arch Otolaryngol Head Neck Surg.* 1996;122:816–821.
18. Healy GB, McGill T, Strong MS. Surgical advances in the treatment of lesions of the pediatric airway: the role of the carbon dioxide laser. *Pediatrics.* 1978;61:380–383.
19. Canty PA, Berkowitz RG. Hematoma and abscess of the nasal septum in children. *Arch Otolaryngol Head Neck Surg.* 1996;122:1373–1376.
20. Alcaraz N, Lawson W. Trauma of the nose and nasoethmoid complex in children and adolescents. *Facial Plast Surg.* 1999;7:175–183, viii.
21. McRae D, Premachandra DJ, Gatland DJ. Button batteries in the ear, nose and cervical esophagus: a destructive foreign body. *J Otolaryngol.* 1989;18:317–319.
22. Gomes CC, Sakano E, Lucchezi MC, et al. Button battery as a foreign body in the nasal cavities. Special aspects. *Rhinology.* 1994;32: 98–100.
23. Nathan CA, Seid AB. Neonatal rhinitis. *Int J Pediatr Otorhinolaryngol.* 1997;39:59–65.
24. Lusk RP, Stankiewicz JA. Pediatric rhinosinusitis. *Otolaryngol Head Neck Surg.* 1997;117: S53–S57.
25. Radkowski D, McGill TJ, Healy GB, et al. Penetrating trauma of the oropharynx in children. *Laryngoscope.* 1993;103:991–994.
26. Hellmann JR, Shott SR, Gootee MJ. Impalement injuries of the palate in children: review of 131 cases. *Int J Pediatr Otorhinolaryngol.* 1993;26:157–163.
27. Isaacson G. The larynx, trachea, bronchi, lungs, and esophagus. In: Bluestone CD, Stool S, Kenna M, eds. *Pediatric Otolaryngology*. Vol. 2. Philadelphia, PA: W.B. Saunders; 1996;1202–1211.
28. Daya H, Hosni A, Bejar-Solar I, et al. Pediatric vocal fold paralysis: a long-term retrospective study. *Arch Otolaryngol Head Neck Surg.* 2000;126:21–25.
29. de Jong AL, Kuppersmith RB, Sulek M, et al. Vocal cord paralysis in infants and children. *Otolaryngol Clin North Am.* 2000;33:131–149.
30. Choi SS, Tran LP, Zalzal GH. Airway abnormalities in patients with Arnold-Chiari malformation. *Otolaryngol Head Neck Surg.* 1999;121: 720–724.
31. Benjamin B, Inglis A. Minor congenital laryngeal clefts: diagnosis and classification. *Ann Otol Rhinol Laryngol.* 1989;98:417–420.
32. Derkay CS. Recurrent respiratory papillomatosis. *Laryngoscope.* 2001;111:57–69.
33. Benjamin B. Prolonged intubation injuries of the larynx: Endoscopic diagnosis, classification, and treatment. *Ann Otol Rhinol Laryngol Suppl.* 1993;160:1–15.
34. Cockrill BA, Hales CA. Allergic bronchopulmonary aspergillosis. *Annu Rev Med.* 1999;50: 303–316.
35. Cole RR, Jahrsdoerfer RA. The risk of cholesteatoma in congenital aural stenosis. *Laryngoscope.* 1990;100:576–578.
36. Declau F, Cremers C, Van de Heyning P. Diagnosis and management strategies in congenital atresia of the external auditory canal. Study Group on Otological Malformations and Hearing Impairment. *Br J Audiol.* 1999;33:313–327.
37. Chandrasekhar SS, De la Cruz A, Garrido E. Surgery of congenital aural atresia. *Am J Otol.* 1995;16:713–717.
38. Jahrsdoerfer RA, Yeakley JW, Aguilar EA, et al. Grading system for the selection of patients with congenital aural atresia. *Am J Otol.* 1992;13:6–12.
39. Kenna MA. The ear and related structures. In: Bluestone CD, Stool SE, Kenna MA, eds. *Pediatric Otolaryngology*. Vol. 1. Philadelphia, PA: W.B. Saunders; 1996;113–126.

40. McGill TJ, Merchant S, Healy GB, *et al.* Congenital cholesteatoma of the middle ear in children: a clinical and histopathological report. *Laryngoscope*. 1991;101:606–613.
41. Eskola J, Kilpi T, Palmu A, *et al.* Efficacy of a pneumococcal conjugate vaccine against acute otitis media. *N Engl J Med*. 2001;344:403–409.
42. Hughes CA, Harley EH, Milmoe G, *et al.* Birth trauma in the head and neck. *Arch Otolaryngol Head Neck Surg*. 1999;125:193–199.
43. Kobayashi T. Congenital unilateral lower lip palsy. *Acta Otolaryngol*. 1979;88:303–309.

Anestesia para procedimentos cirúrgicos da cabeça e do pescoço 32

ANESTESIA LOCAL

A anestesia local consiste no bloqueio da sensibilidade em uma área circunscrita. Quando são aplicados em concentrações suficientes nas estruturas recomendadas, os anestésicos locais têm em comum a capacidade de bloquear a condução dos impulsos nervosos no nível da membrana axônica. Todos os anestésicos locais utilizados clinicamente pertencem ao grupo dos aminoésteres ou das aminoamidas.[1] Além disso, tais fármacos têm as seguintes propriedades:

1. O bloqueio nervoso é reversível.
2. Há um intervalo previsível entre o início da ação e a duração do bloqueio da fibra nervosa.
3. O fármaco não provoca irritação local dos tecidos quando aplicado.
4. O fármaco é difusível, conseguindo difundir-se para os tecidos de modo a alcançar o local de ação necessário.
5. O índice terapêutico se mostra alto (i. e., a razão entre o índice terapêutico e os efeitos tóxicos é ampla), o que assegura uma margem de segurança mais ampla.
6. O fármaco é hidrossolúvel e clinicamente estável.

Mecanismo de ação

Os anestésicos locais interferem no funcionamento dos canais de sódio, reduzindo, assim, a corrente de sódio.[2-4] Quando uma significativa quantidade de canais é bloqueada, a propagação do impulso nervoso (potencial de ação) fica impedida, da mesma forma como ocorre durante o período refratário depois da despolarização.

Química

Os anestésicos locais são constituídos por três componentes: amina terciária, ligação intermediária e um grupo aromático. A ligação intermediária pode ser de dois tipos: éster (R-COO-R) ou amida (R-NHCO-R); por esta razão, os anestésicos locais são classificados como aminoésteres ou aminoamidas.[5]

Em geral, três propriedades básicas dos anestésicos influenciam sua atividade:[6]

1. *Lipossolubilidade*: afeta a potência e duração do efeito.
2. *Grau de ionização*: de acordo com a equação de Henderson-Hasselbach, a concentração local dos íons hidrogênio determina em que ponto ocorre o equilíbrio químico. Quanto maior o pKa, menor a porcentagem da forma não-ionizada em qualquer pH. Os valores de pKa dos ésteres são maiores que os das amidas, o que explica sua penetração mais limitada. A forma não-ionizada é essencial à difusão pela barreira lipoproteica no local de ação. Por isso, a redução da ionização por alcalinização aumenta o gradiente de concentração inicial do fármaco difusível, ampliando, assim, sua transferência através da membrana. Por essa razão, o pH baixo encontrado nos tecidos infectados resulta em quantidades menores do fármaco não-ionizado (ou em mais fármaco ionizado) e, consequentemente, diminui a concentração do anestésico no seu local de ação bem como resulta em um bloqueio insuficiente ou inexistente.
3. *Ligação às proteínas*: tal ligação é maior com os anestésicos locais de ação mais longa.

Captação, metabolismo e excreção

A maioria dos anestésicos locais difunde-se do seu local de ação nas mucosas e nos tecidos subcutâneos, sendo rapidamente absorvida para a corrente sanguínea. Entre os fatores que interferem neste processo, estão as propriedades fisicoquímicas e vasoativas do anestésico. O local da injeção, a dose, a presença de aditivos (p. ex., vasoconstritores) na solução injetada, os fatores relacionados com o bloqueio nervoso e as características fisiopatológicas do paciente também entram nessa equação.[7] Algumas áreas de particular interesse para o otorrinolaringologista (p. ex., mucosas da laringe e traqueia) estão associadas à captação tão rápida do anestésico, que seus níveis sanguíneos ficam próximos dos alcançados com as injeções intravenosas.

Os anestésicos locais do grupo das amidas são metabolizados pelo fígado por uma série complexa de etapas que começa com a N-desalquilação. Os anestésicos do grupo dos ésteres são hidrolisados pelas colinesterases hepática e plasmática. Esses dois processos de degradação dependem das enzimas sintetizadas pelo fígado, razão pela qual tais processos metabólicos se mostram comprometidos nos pacientes com doenças do parênquima hepático. Muitos dos produtos finais do catabolismo dos ésteres e das amidas são excretados principalmente pelos rins. É importante salientar que esses subprodutos podem conservar parte da atividade do composto original, razão pela qual podem contribuir para seus efeitos tóxicos.

Toxicidade

Efeitos tóxicos locais

São atribuídos à reação dos tecidos no local da injeção, o que inclui reações da pele e dos tecidos mesenquimais (celulite, ulceração, formação de abscesso e descamação dos tecidos), bem como lesões dos nervos periféricos (neuropatia). As causas mais comuns das reações nos tecidos locais são:

1. Técnica inadequada — contaminação dos anestésicos locais e administração traumática.
2. Reações ao próprio anestésico local.
3. Reações aos preservativos acrescentados ao anestésico local (metilparabeno ou metabissulfito).[8-10]
4. Reação aos agentes vasoconstritores (epinefrina).

Efeitos tóxicos sistêmicos

Consistem nas reações que ocorrem em consequência da absorção do fármaco para a circulação sistêmica (Quadro 32.1), as quais podem ser atribuídas ao nível sanguíneo excessivamente elevado do anestésico local, às concentrações altas de epinefrina acrescentada à solução anestésica, à alergia ou às causas variadas.

O nível sanguíneo tóxico pode ser alcançado por absorção rápida, dose excessiva e/ou metabolismo e redistribuição inadequados. Na maioria dos casos, a reação tóxica é causada pela administração de doses excessivas ou pela injeção intravascular acidental mais que à alergia propriamente dita.[10-13]

Os sinais e sintomas significativos de toxicidade induzida pelos anestésicos limitam-se principalmente aos sistemas cardiovascular e nervoso central (Quadros 32.2 e 32.3). As respostas do SNC aos efeitos tóxicos dos anestésicos locais começam com uma fase de excitação seguida de depressão. A

QUADRO 32.1 ÍNDICES DE ABSORÇÃO TÓPICA EM ORDEM DECRESCENTE

Árvore traqueobrônquica
Nariz
Faringe
Laringe
Esôfago

QUADRO 32.2 SINTOMAS TÓXICOS DOS ANESTÉSICOS LOCAIS

Sistema nervoso central: *excitação*
    Córtex cerebral → excitação, desorientação, fala confusa → convulsões
    Tronco encefálico → taquicardia, hipertensão, vômitos, sudorese
Sistema nervoso central: *depressão*
    Córtex cerebral → coma
    Tronco encefálico → bradicardia, hipotensão, apneia
Sistema cardiovascular: *depressão*
    Bradicardia
    Hipotensão
    Choque
Parada cardiorrespiratória
Morte

gravidade dos sintomas depende da concentração do anestésico.[14,15] Na prática clínica, os pacientes ficam agitados e referem sensações de tontura ou vertigem e desorientação com fala confusa e incoerente. Os calafrios e tremores dos músculos da face e dos membros distais podem progredir para convulsões tonicoclônicas[16] e finalmente ao coma, indicando a fase de depressão do SNC. Em seguida, o paciente pode apresentar depressão e parada respiratórias.

Os anestésicos locais produzem efeitos depressores dosedependentes no sistema cardiovascular. A contratilidade miocárdica e o tônus vascular periférico diminuem com a elevação dos níveis dos anestésicos locais. Com o aumento da potência do anestésico local, também cresce sua capacidade de causar depressão miocárdica,[17] embora isto possa não ocorrer com a bupivacaína e a etidocaína, que parecem ser relativamente mais cardiotóxicas.[18]

Os anestésicos locais apresentam uma importante correlação definida como razão CC/SNC. Esse parâmetro descreve a razão entre a dose necessária para causar colapso cardiovascular (CC) e a dose que causa efeitos tóxicos no sistema nervoso central (p. ex., convulsões). Quanto menor essa razão, menores serão os intervalos e as doses necessárias para que haja a progressão dos sintomas iniciais referidos ao SNC para colapso cardiovascular irreversível. Por exemplo, a bupivacaína tem razão CC/SNC significativamente menor que a lidocaína.[19]

Como também ocorre com a maioria das complicações iatrogênicas, a melhor forma de tratar os efeitos tóxicos dos anestésicos locais é impedir sua ocorrência, o que requer cuidados na escolha e administração do fármaco. Com exceção de alguns procedimentos simples, em todos os casos deve-se colocar um cateter venoso antes de começar porque isto pode ser mais difícil quando as atenções estão voltadas para o tratamento das manifestações tóxicas. Os equipamentos de reanimação devem se encontrar prontamente disponíveis e em perfeito funcionamento, e os profissionais habilitados estar presentes para ajudar.

QUADRO 32.3 PROFILAXIA E TRATAMENTO DOS EFEITOS TÓXICOS DOS ANESTÉSICOS LOCAIS

1. Profilaxia
   a. Evitar *overdoses*
   b. Administrar diazepam como pré-medicação
2. Manter contato verbal com o paciente durante todo o procedimento; ficar atento aos sinais e sintomas iniciais de excitação
3. Instalar um acesso IV antes de administrar os anestésicos locais
4. Quando ocorrerem sintomas tóxicos, interromper a operação e administrar oxigênio
5. Manter as vias respiratórias e a ventilação
6. Se possível, evitar a administração de mais depressores. Contudo, o diazepam, ou o tiopental IV, podem ser necessários para interromper as convulsões
7. Iniciar reanimação com líquidos ou vasopressores, conforme a necessidade

Quando surgem sinais preliminares de toxicidade, o cirurgião deve iniciar o ABC da reanimação: vias respiratórias (*airway*), respiração (*breathing*) e circulação (*circulation*), etapas que podem consistir na administração de oxigênio suplementar ao paciente e na palpação do pulso antes da intubação, ventilação mecânica e administração de vasopressores.[20] Os sintomas iniciais da fase de excitação podem ser controlados com benzodiazepínicos, como o diazepam ou midazolam, ou com barbitúricos, sempre lembrando que estes fármacos também podem agravar a depressão respiratória. Se ocorrerem convulsões, deverá ser assegurado o tratamento sintomático com os fármacos citados anteriormente, estabilização das vias respiratórias e ventilação adequada.

A epinefrina é acrescentada comumente às soluções de anestésicos locais para prolongar a duração do bloqueio nervoso, reduzir a absorção sistêmica do anestésico e diminuir o sangramento operatório; nas soluções de anestésicos locais preparadas comercialmente, geralmente está presente na concentração de 1:100.000 (1 mg/100 mℓ) ou 1:200.000 (1 mg/200 mℓ). Os efeitos tóxicos da epinefrina podem consistir em agitação, inquietude, sensação de desmaio iminente, cefaleia, palpitações, angústia respiratória, hipertensão e taquicardia, sinais e sintomas que podem progredir para irritabilidade ventricular e convulsões. O tratamento da toxicidade da epinefrina é o mesmo descrito anteriormente para controlar os efeitos tóxicos dos anestésicos. Além disso, podem ser utilizados agentes bloqueadores alfa-adrenérgicos ou beta-adrenérgicos (como o propranolol, labetalol ou esmolol).

As reações alérgicas verdadeiras aos anestésicos locais são incomuns (< 1% das reações adversas),[11] sendo, na maioria dos casos, atribuídas ao preservativo (metilparabeno ou metabissulfito) presente nos frascos que contêm doses múltiplas ou epinefrina;[9] ocorrem mais comumente com os derivados aminoésteres, porém são extremamente raras com os anestésicos locais do grupo das aminoamidas;[21] podem incluir uma variedade ampla que vai de erupções no local da inoculação até choque anafilático. As medidas terapêuticas indicadas para as reações alérgicas aos anestésicos locais são as mesmas recomendadas para qualquer reação alérgica.

A escolha da técnica anestésica para os pacientes com história de alergia aos anestésicos locais é um problema clínico comum. A história clínica detalhada (se possível, com documentação) deve ajudar a diferenciar entre reações tóxicas e alergia propriamente dita. Alguns especialistas recomendam a realização dos testes intradérmicos provocativos quando há suspeita de alergia.[10] Contudo, outros autores enfatizaram a inconfiabilidade geral desses resultados.[22] Como alternativa, certos autores sugeriram a utilização da classe oposta de anestésicos locais — por exemplo, uma aminoamida se o paciente já usou um aminoéster (sem preservativo) — como abordagem relativamente segura. A diclonina (piperidinopropriofenona), que não faz parte de nenhum desses dois grupos gerais, pode ser experimentada sem riscos nos raros pacientes em que se suspeita de alergia aos dois tipos de anestésico. Se ainda houver dúvida, deverão ser consideradas técnicas alternativas, como anestesia geral.

Entre os efeitos tóxicos variados, estão as reações adversas não específicas do anestésico local, o que inclui as propriedades bloqueadoras neuromusculares e ganglionares, bem como a atividade anticolinérgica. Contudo, esses efeitos tóxicos não parecem ter significado clínico nas aplicações rotineiras. O anestésico local prilocaína está associado a uma reação adversa singular. Quando é administrada em doses superiores a 600 mg aos adultos, uma porcentagem significativa da hemoglobina do paciente é reduzida à metemoglobina.[23] Essa forma reduzida tem menos capacidade de transportar oxigênio aos tecidos periféricos. (*Nota*: o oxímetro de pulso não consegue detectar a metemoglobina. Quando há níveis significativos de metemoglobina, a saturação de oxigênio pode ser de 85% independentemente do nível real de saturação; estas leituras podem gerar erros grosseiros e tornar tal método inconfiável nos referidos casos.) O tratamento da metemoglobinemia consiste em administrar lentamente uma solução de azul de metileno a 1% até a dose total entre 1 e 2 mg/kg. (*Nota*: o azul de metileno acarreta erros nos resultados da oximetria de pulso.)[24]

Anestésicos locais

O Quadro 32.4 oferece uma visão geral dos anestésicos locais.

Aminoésteres

COCAÍNA. Foi o primeiro anestésico local descoberto, sendo o único agente encontrado em seu estado natural;[25] é um éster do ácido benzoico presente nas folhas da *Erythroxylon coca*, uma planta que cresce nas montanhas dos Andes. Esse anestésico foi introduzido na prática clínica, para produzir anestesia tópica, por Sigmund Freud e Karl Koller em 1884, bem como obter bloqueio dos troncos nervosos por William Halsted em 1885.

A cocaína é ímpar entre os anestésicos locais por sua capacidade de bloquear a recaptação da norepinefrina e dobutamina nas terminações nervosas adrenérgicas. Este acúmulo excessivo de neurotransmissores é responsável pelos efeitos colaterais da cocaína, como a vasoconstrição, taquicardia, hipertensão, midríase, estimulação cortical, drogadição e sensibilização do miocárdio às catecolaminas. Outros fármacos que interferem no catabolismo das catecolaminas (p. ex., inibidores da monoaminoxidase) podem interagir com a cocaína e causar crises hipertensivas. Além disso, como a cocaína é decomposta pelas colinesterases plasmática e hepática, o risco de ocorrerem efeitos tóxicos pode ser maior nos pacientes com deficiências destas enzimas.

A cocaína é um anestésico tópico extremamente potente, mas tem razão terapêutica exígua e grande potencial de gerar drogadição; apesar desses inconvenientes, é um recurso clínico valioso. A dose máxima recomendada é de 2 a 3 mg/kg, e a concentração habitual das soluções de cocaína, de 4%. O início da ação é relativamente lento, durando 30 a 60 min os efeitos anestésicos. A cocaína é decomposta pela autoclavagem.

QUADRO 32.4 CONCENTRAÇÕES E DOSES MÁXIMAS SEGURAS DOS ANESTÉSICOS LOCAIS

Anestésico	Aplicação tópica		Infiltração	
	Concentração	*Dose máxima*	*Concentração*	*Dose máxima*
Ésteres				
Cocaína	4 a 10%*	3 mg/kg	...Não é usada...	
Procaína	...Não é eficaz...		1 a 2%	14 mg/kg nos adultos
				5 mg/kg nas crianças
Tetracaína	0,5 a 2%	1 mg/kg	0,10 a 0,25%	1 a 1,5 mg/kg
Cloroprocaína	...Não é eficaz...		2%	14 mg/kg
Benzocaína	20%	200 mg	...Não é usada...	
Amidas				
Lidocaína	2 a 4%	3 mg/kg	1 a 2%	3 mg/kg (sem epinefrina)
				7 mg/kg (com epinefrina)
Mepivacaína	...Não é eficaz...		1 a 2%	7 mg/kg
Prilocaína	...Não é eficaz...		1 a 2%	7 mg/kg
Bupivacaína	...Não é eficaz...		0,25 a 0,75%	3 mg/kg
Ropivacaína	...Não é eficaz...		0,2 a 1%	1 a 3 mg/kg (250 mg)
Etidocaína	...Não é usada...		0,25%	4 mg/kg (300 mg)
Dibucaína	1,0%	50 mg	...Não é usada...	
Piperidinas				
Diclonina	0,5%	4 mg/kg	...Não é usada...	
Epinefrina†	1:1.000 a 1:100.000	1 mg	1:1.000 a 1:100.000	1 mg

*Solução a 10% = 100 mg/mℓ; solução a 1% = 10 mg/mℓ.
†Na anestesia com halotano, podem-se administrar 10 mℓ da solução a 1:100.000 (0,1 mg) em um intervalo de 10 min ou 30 mℓ em 1 h (0,3 mg).

Procaína (Cloridrato). A procaína foi sintetizada pela primeira vez por Einhorn em 1905, em razão dos esforços combinados de vários pesquisadores para descobrir um substituto seguro para a cocaína; é um anestésico tópico relativamente fraco do grupo dos aminoésteres e não tem atividade nas superfícies (ineficaz quando aplicada topicamente). Quando administrada por infiltração, o início da ação é rápido (2 a 5 min), mas os efeitos têm duração curta (30 a 90 min). A procaína tem toxicidade relativamente baixa, e a dose máxima recomendada é de 100 mg. Esse anestésico é rapidamente hidrolisado pela colinesterase plasmática, razão pela qual pode prolongar o efeito da succinilcolina, também catabolizada por esta enzima. As aplicações mais comuns da procaína consistem em infiltrações com solução a 2% e bloqueios nervosos diferenciais.

Cloroprocaína. Consiste em um derivado halogenado da procaína, tendo propriedades farmacológicas semelhantes; é hidrolisada mais rapidamente que a procaína e tem potência relativamente baixa, contribuindo para sua toxicidade sistêmica pouco significativa; mostra-se ineficaz como anestésico tópico, podendo ser administrada para infiltrações e bloqueios dos nervos periféricos, geralmente na concentração a 2%. Contudo, a duração do bloqueio limita-se a 30 a 60 min. A dose máxima recomendada é de 800 mg (solução sem epinefrina) a 1.000 mg (solução com epinefrina).

Tetracaína. É um potente anestésico local do grupo dos aminoésteres com potência e toxicidade cerca de 10 vezes maiores que as da procaína; consiste em um excelente anestésico tópico, podendo ser aplicada na concentração de 1 a 2%. Esse anestésico é utilizado comumente para anestesiar a superfície endotraqueal por aplicação em aerossol. O início da ação é muito demorado (6 a 12 min), e os efeitos prolongados (90 a 120 min). A dose máxima recomendada em uma única aplicação é de 20 mg. Por essa razão, deve-se administrar apenas 1 mℓ da solução a 2% (que contém 20 mg/mℓ) para obter anestesia tópica das vias respiratórias superiores, tendo em vista sua captação rápida em tal região.

Benzocaína. Consiste em um éster do ácido para-aminobenzoico e tem estrutura semelhante à da procaína. Contudo, a hidrossolubilidade muito baixa e lipossolubilidade relativamente alta tornam esta substância excelente para suspensão em pomadas e soluções oleosas para aplicação tópica em superfícies cruentas ou ulceradas. Nessas condições, a captação da benzocaína é extremamente lenta e o risco de toxicidade é mínimo. A benzocaína está disponível comercialmente em solução a 20%. O início da ação é lento e os efeitos estendem-se por 30 a 60 min. A dose máxima recomendada em uma única aplicação é de 200 mg.

O fármaco conhecido como Hurricaine é uma solução contendo benzocaína a 20% em base de etilenoglicol hidrossolúvel aromatizada. Entre suas vantagens, está o fato de que essa preparação produz excelente anestesia tópica em todas as mucosas acessíveis, tem início de ação rápido e duração curta, bem como paladar agradável.

Aminoamidas

Lidocaína. Foi o primeiro anestésico local do grupo das aminoamidas utilizado na prática clínica;[26] seu poder de penetração é excelente, mostrando-se a lidocaína eficaz por todas as vias de administração, com início de ação rápido e efeitos moderadamente prolongados (1 a 3 h, quando utilizada em anestesia regional), além de ser eficaz como anestésico tópico. A ação da lidocaína pode ser prolongada pelo acréscimo da epinefrina em várias concentrações. Para infiltração ou bloqueio dos nervos periféricos, as soluções utilizadas têm concentrações entre 0,5 e 2%. A solução a 4% é usada para obter anestesia tópica da orofaringe e da árvore traqueobrônquica. A anestesia transcricóidea da traqueia é conseguida com a injeção de 4 mℓ da solução de lidocaína a 4% através da membrana cricotireóidea depois da aspiração do ar por um cateter nº 20. As doses máximas recomendadas são de 5 mg/kg (sem epinefrina) e 7 mg/kg (com epinefrina). A lidocaína (1,5 mg/kg) pode ser administrada durante a indução anestésica para atenuar a resposta à intubação traqueal. Esse anestésico atua por bloqueio das vias aferentes vagais e, assim, também ajuda a evitar broncospasmo.

A possibilidade adicional de a lidocaína suprimir a automaticidade dos focos miocárdicos ectópicos estimulou sua utilização no tratamento das arritmias ventriculares agudas. A dose de 1 a 1,5 mg/kg é administrada em injeção intravenosa rápida.

O fármaco Anestacon tem cloridrato de lidocaína a 2% em solução viscosa para anestesia tópica.

MEPIVACAÍNA. É uma amida com propriedades semelhantes às da lidocaína: início relativamente rápido da anestesia, duração de ação moderada e bloqueio intenso. Esse anestésico é eficaz em infiltrações e bloqueios dos nervos periféricos; contudo, mostra-se menos eficaz que a lidocaína como anestésico tópico; produz vasodilatação um pouco menor que a lidocaína e, por esta razão, tende a ter ação ligeiramente mais prolongada quando estes dois anestésicos são administrados sem epinefrina. Uma solução especial de mepivacaína a 3% está disponível para anestesia dentária.

PRILOCAÍNA. Tem perfil anestésico semelhante ao da lidocaína, porém seu metabolismo é mais veloz. O início da ação é rápido, os efeitos moderadamente prolongados, e o nível da anestesia profundo. A prilocaína também causa menos vasodilatação, o que a torna útil como anestésico sem epinefrina. Um efeito colateral particularmente indesejável desse anestésico é a metemoglobinemia quando se utilizam doses em torno de 600 mg.

A única preparação disponível hoje é o creme EMLA, mistura de lidocaína a 2,5% e prilocaína a 2% em emulsão.[27] Alguns estudos demonstraram que essa preparação é eficaz para atenuar a dor associada às punções venosas e à inserção de cateteres, mas também tem sido utilizada com sucesso para retirar enxertos cutâneos de espessura parcial.[28, 29] A anestesia satisfatória é conseguida com a aplicação do creme sob um curativo oclusivo, no mínimo 1 h antes do procedimento. O efeito anestésico máximo é obtido em 2 a 3 h e persiste por 1 a 2 h depois da sua remoção.

BUPIVACAÍNA. A bupivacaína — outra aminoamida — combina várias propriedades desejáveis: início moderadamente rápido, ação prolongada e produção de bloqueios motor e sensorial independentes. Esse anestésico pode ser utilizado em infiltrações, bloqueios de nervos periféricos bem como anestesias espinhal e epidural. As concentrações variam de 0,125% a 0,75%. A duração média da ação anestésica é de 3 a 10 h, dependendo do tipo de bloqueio (o efeito mais prolongado ocorre no bloqueio do plexo braquial, que pode durar até 10 a 12 h).

A bupivacaína liga-se firmemente aos tecidos e proteínas plasmáticas, e não alcança níveis sanguíneos altos quando administrada adequadamente. Contudo, a toxicidade pode causar sinais e sintomas cardiovasculares e neurológicos centrais graves (convulsões incontroláveis e colapso cardiovascular). Como já mencionado, a bupivacaína tem razão CC/SNC baixa. A dose máxima recomendada é de 2 a 3 mg/kg.

ROPIVACAÍNA. Esse é o anestésico mais novo do grupo das aminoamidas. Sua estrutura química é semelhante à da bupivacaína, mas há apenas um único isômero em vez de mistura racêmica. O perfil farmacológico da ropivacaína é semelhante ao da bupivacaína com relação ao bloqueio sensorial, mas este primeiro anestésico causa menos bloqueio motor em concentrações equivalentes. A ropivacaína é fornecida em soluções de 0,2 a 1% e pode ser administrada para obter anestesia epidural, bloqueios de nervos calibrosos ou bloqueios regionais. A duração da anestesia varia de 2 a 8 h. Alguns estudos preliminares sugeriram que a ropivacaína seja menos cardiotóxica em doses mais baixas, porém tal efeito benéfico desaparece com as concentrações mais altas. A dose desse anestésico varia de 1 a 3 mg/kg. (*Nota*: assim como ocorre com todos os anestésicos locais, a administração deve ser progressiva, com atenção para possíveis sintomas de toxicidade.) A ampliação do uso clínico da ropivacaína definirá a utilidade deste anestésico.

ETIDOCAÍNA. É uma amida quimicamente semelhante à lidocaína. Em comum com a bupivacaína, a etidocaína tem ação prolongada, mas difere deste último anestésico por seu início de ação mais rápido; também produz bloqueio sensorial e motor intensos, diversamente do bloqueio diferencial obtido com a bupivacaína. As concentrações utilizadas comumente para a infiltração e bloqueios dos nervos periféricos são de 0,5 e 1%. O perfil clínico desse fármaco inclui início de ação rápido e efeitos prolongados (2 a 12 h). A dose máxima recomendada é de 300 mg (sem epinefrina) ou 400 mg (com epinefrina).

DIBUCAÍNA. Consiste em potente aminoamida utilizada principalmente em anestesia espinhal, exceto nos EUA.[30] Esse anestésico tem sido usado para obter anestesia tópica e por infiltração, mas seu uso não foi difundido em razão da alta incidência de efeitos tóxicos locais relatados.

O número anexado à dibucaína é uma medida da porcentagem de inibição da colinesterase plasmática (pseudocolinesterase) pelo anestésico. A colinesterase plasmática normal é inibida *in vitro* pela dibucaína, que recebe um número entre 75 e 85. Os indivíduos heterozigotos têm números de 30 a 65, enquanto os pacientes homozigotos para a enzima atípica possuem níveis entre 16 e 25. Por essa razão, os pacientes com deficiência de colinesterase plasmática (número baixo de dibucaína) apresentam respostas prolongadas a todos os fármacos que dependem desta enzima para seu metabolismo (p. ex., succinilcolina).

FÁRMACOS DIVERSOS. O fármaco cetocaína é um anestésico tópico desenvolvido para anestesiar as mucosas acessíveis. Essa preparação contém benzocaína, butilaminobenzoato e cloridrato de tetracaína. Produz anestesia rápida em 30 s. A dose máxima recomendada é de cerca de 400 mg. (*Nota*: a aplicação do *spray* de cetocaína por 1 s libera 200 mg do anestésico. Por essa razão, a duração da aplicação do *spray* não deve passar de 2 s.)

A diclomina consiste na 4'-butoxi-3-piperindinopropiofenona. Como não é aminoéster ou aminoamida, o referido anestésico pode ser utilizado pelos pacientes com alergia comprovada a estes dois grupos de anestésicos. O início da ação é rápido (2 a 10 min), e os efeitos têm curta duração (30 min). A diclomina é utilizada em solução tópica a 0,5%. A dose máxima recomendada para os adultos é de 300 mg. Se for injetado, esse anestésico provocará irritação grave dos tecidos, razão pela qual seu uso é quase exclusivamente tópico.

PRÉ-MEDICAÇÃO

O ato anestésico começa no momento da entrevista pré-operatória. A maioria dos pacientes mostra algum grau de apreensão quanto ao procedimento cirúrgico iminente e, na maior parte dos casos, a "anestesia" é uma das principais razões dessa ansiedade. Consequentemente, é fundamental que o anestesiologista dedique o tempo necessário (se as condições permitirem) para explicar a sequência de eventos que compõem a anestesia e responda detalhadamente a quaisquer perguntas que os pacientes ou seus familiares possam fazer. É importante conquistar a confiança dos pacientes nesse breve encontro bem como, ao mesmo tempo, transmitir-lhes tranquilidade quanto à sua competência e capacidade de acompanhá-los durante esses momentos difíceis.

Um dos aspectos fundamentais é a relutância dos pacientes em perder o "controle" da situação. Além da preparação psicológica adequada, é nesses casos que os agentes farmacológicos coadjuvantes podem ser úteis. Não existe um esquema de pré-medicação "ideal". Comumente, as diversas

QUADRO 32.5 FÁRMACOS PRÉ-OPERATÓRIOS UTILIZADOS COMUMENTE

Fármaco	Dose
Tranquilizantes	
Diazepam	5 a 10 mg VO
Midazolam	0,5 a 1,0 mg/kg IM
Lorazepam	2 a 4 mg VO
Hidroxizina	25 a 100 mg VO
Droperidol	2,5 a 5,0 mg IM
Barbitúricos	
Pentobarbital	50 a 100 mg VO ou IM
Secobarbital	50 a 100 mg VO ou IM
Narcóticos	
Morfina	2 a 10 mg IM (0,1 a 0,2 mg/kg)
Meperidina	25 a 100 mg IM
Fentanila	0,025 a 0,100 mg IM
Anticolinérgicos	
Atropina	0,2 a 0,5 mg IM
Escopolamina	0,2 a 0,4 mg IM
Glicopirrolato	0,2 a 0,4 mg IM
Antiácidos	
Cimetidina	400 mg VO/300 mg IM ou IV
Ranitidina	150 mg VO/50 mg IV
Famotidina	40 mg VO/20 mg IV
Nizatidina	150 mg VO
Citrato de sódio	15 a 30 mℓ VO
Gastrocinéticos	
Metoclopramida	10 mg VO/IM/IV

combinações dependem da experiência do anestesiologista (Quadro 32.5). Entretanto, quando se prescreve qualquer pré-medicação, algumas metas devem ser mantidas em mente, o que inclui efeito ansiolítico, amnésia, efeito antiemético, sedação com ou sem analgesia, redução das secreções das vias respiratórias assim como diminuição do volume e da acidez do conteúdo gástrico. Como a pré-medicação é um prelúdio à anestesia propriamente dita, deve ser escolhida com os mesmos critérios e preocupações quanto à técnica anestésica e individualizada caso a caso. Um dos autores deste capítulo (K J Lee) administra 100 mg de secobarbital por via oral 2 h antes da operação, depois 8 a 10 mg de morfina por via intramuscular e 8 a 10 mg de diazepam por via intramuscular quando o paciente é chamado ao centro cirúrgico. Entretanto, nos tempos atuais de internações hospitalares cada vez mais curtas, a maioria dos procedimentos cirúrgicos do nariz, da orelha e da garganta é realizada no ambulatório (i. e., internação e alta no mesmo dia). A maior parte dos pacientes é admitida 1 h antes do procedimento e recebe alta 2 h depois da recuperação do efeito do anestésico geral — um pouco antes, se forem utilizados cuidados anestésicos monitorados. Por essa razão, precisamos utilizar fármacos com início de ação rápido e permitir que os pacientes se recuperem em intervalos relativamente curtos depois do procedimento, de modo que a alta possa ocorrer no tempo esperado.

A seguir, procuramos descrever sucintamente as classes de fármacos utilizados mais comumente na pré-medicação.

Hipnótico-sedativos/tranquilizantes

Benzodiazepinas

Esses fármacos são muito populares em razão de sua confiável capacidade de produzir amnésia, reduzir a ansiedade e elevar o limiar convulsivo sem causar depressão respiratória ou cardiovascular indesejável.[31] A profilaxia das convulsões pode ser desejável quando se utilizam anestésicos locais.

As três benzodiazepinas utilizadas mais comumente são o diazepam, midazolam e lorazepam. O midazolam possui várias vantagens: é hidrossolúvel, o que reduz a dor das injeções intramusculares e intravenosas, que ocorre com o diazepam; mostra-se quase 2 vezes mais potente que o diazepam, com início mais rápido do efeito máximo (30 a 60 min) e meia-vida de eliminação de 1 a 4 h; por essa razão, é apropriado aos procedimentos mais curtos (quando a extubação é provável) ou à sedação durante a anestesia local (0,5 a 1 mg/kg IM ou titulação da dose entre 1 e 2 mg IV). O antagonista benzodiazepínico específico é o flumazenil, fornecido em soluções de 0,1 mg/mℓ (100 µg/mℓ). A dose recomendada é de 200 µg por via intravenosa em 15 s, mas pode ser repetida em intervalos de 60 s até completar quatro doses (total de 1 mg). Não é recomendável administrar mais de 3 mg em 1 h.[32]

Barbitúricos

Têm sido utilizados com segurança há muitos anos para produzir sedação pré-operatória, podendo ser administrados por vias oral e parenteral. Entretanto, quando há dor, os pacientes podem ficar desorientados, mas não sedados. Além disso, os barbitúricos são contraindicados aos pacientes com alguns tipos de porfiria. Os barbitúricos utilizados comumente são o secobarbital e pentobarbital. Em geral, o primeiro é administrado por via oral nas doses de 50 a 200 mg (adultos), com início de ação em 60 a 90 min e efeitos por mais de 4 h. O pentobarbital pode ser administrado por vias oral ou intramuscular nas doses de 50 a 200 mg. É importante ressaltar que esses dois fármacos têm ações relativamente longas, razão pela qual podem ser menos convenientes para procedimentos mais curtos.

Butirofenonas

O droperidol pode ser administrado em doses de 2,5 a 7,5 mg para produzir um efeito aparentemente sedativo. Entretanto, na verdade os pacientes podem ficar agitados e incapazes de expressar isto. Embora o objetivo final da administração não seja esse, o droperidol permite a realização de alguns procedimentos (p. ex., intubação com fibra óptica flexível) com menos risco de sedação excessiva e subsequente comprometimento das vias respiratórias. Esse fármaco também é útil como antiemético em doses baixas (até 2,5 mg IV). Existe outra preparação (citrato de fentanila com droperidol) disponível para pré-medicação ou sedação (neuroleptoanalgesia). Um mililitro dessa preparação contém (em uma razão de 1:50) o equivalente a 50 µg de fentanila e 2,5 mg de droperidol. Vale lembrar que o droperidol pode causar efeitos extrapiramidais (porque atua como antagonista da dopamina) e que também tem propriedades bloqueadoras alfa-adrenérgicas.

O haloperidol é um agente antipsicótico de ação prolongada que pode ser útil à pré-medicação dos pacientes que fazem uso crônico deste fármaco. Contudo, o uso rotineiro do haloperidol não é recomendado.

Hidrato de cloral

Produz amnésia e efeito ansiolítico, sendo amplamente utilizado nos pacientes pediátricos e geriátricos. As doses variam de 20 a 40 mg/kg por via oral a cada 8 h (crianças) e de 500 a 1.000 mg por via oral (adultos). Contudo, recentemente as benzodiazepinas suplantaram em grande parte a utilidade do hidrato de cloral.

Anti-histamínicos

A hidroxizina é um anti-histamínico e antiemético, sendo utilizada principalmente para potencializar os efeitos dos opioides. A dose varia de 25 a 100 mg por vias oral ou intramuscular.

A difenidramina, também um anti-histamínico, produz efeitos sedativos e anticolinérgicos, além de ter propriedades antieméticas. A dose habitual é de 25 a 50 mg por vias oral, intramuscular ou intravenosa. Como esse fármaco bloqueia a liberação da histamina, pode ser utilizado em combinação com corticosteroides e bloqueadores H_2 como profilaxia das reações alérgicas.

Fenotiazinas

Mostram-se úteis como fármacos pré-operatórios porque têm excelentes propriedades sedativas, antieméticas e anticolinérgicas, podendo ser administrados por vias oral ou parenteral antes dos procedimentos cirúrgicos. Deste grupo, os fármacos utilizados comumente em pré-medicação são a prometazina (25 a 50 mg), a clorpromazina, a perfenazina e a proclorperazina (5 a 10 mg).

Opioides

Os narcóticos opioides, principalmente a morfina e a meperidina, são os fármacos deste grupo utilizados mais comumente em pré-medicação intramuscular. Os opioides são especialmente apropriados para atenuar a dor, razão pela qual teoricamente não devem ser utilizados quando não existe dor. Contudo, na verdade esses fármacos podem ser utilizados como agentes coadjuvantes aos fármacos administrados em pré-medicação (p. ex., benzodiazepinas) para produzir um estado de relaxamento e tranquilidade. Os opioides também asseguram relativa estabilidade cardiovascular. Contudo, é importante lembrar que os efeitos colaterais desses fármacos consistem em depressão respiratória e neurológica central, além de náuseas e vômitos. Os pacientes idosos podem ser mais sensíveis aos seus efeitos, devendo-se ter cautela nesta faixa etária. A morfina não deve ser administrada aos pacientes asmáticos porque pode provocar a liberação de histamina com aumento subsequente do tônus vagal central e possivelmente broncospasmo. As doses intramusculares da morfina variam de 0,1 a 0,15 mg/kg, e as da meperidina, de 0,5 a 1 mg/kg.

A fentanila, a sufentanila e a alfentanila são opioides sintéticos que podem ser usados na pré-medicação, embora geralmente sejam administrados por via intravenosa em pequenas doses para a indução da anestesia geral ou em doses tituladas até produzir sedação consciente ou alívio da dor pós-operatória. A sufentanila é 5 a 10 vezes mais potente que a fentanila, enquanto a potência da alfentanila é de cerca de um quarto da potência deste último fármaco (ainda que 30 a 50 vezes mais potente que a morfina), o que também possibilita uma comparação relativa das doses. Por exemplo, em termos gerais, 1 mg de morfina equivale a 50 μg de fentanila, 5 a 10 μg de sufentanila ou 200 μg de alfentanila.

Recentemente, a remifentanila — um agonista seletivo dos receptores micro-opioides de ação ultracurta — foi lançada no mercado. Esse opioide é cerca de 15 a 30 vezes mais potente que a fentanila nos seres humanos,[33] e seus efeitos farmacológicos são semelhantes. A ramifentanila é rapidamente hidrolisada pelas esterases plasmáticas e teciduais inespecíficas, o que explica o início de ação rápido e a recuperação curta depois da interrupção da administração, sem quaisquer efeitos cumulativos. Em razão dessas características, a remifentanila parece facilmente titulável para conseguir o nível desejado de anestesia. Contudo, essa rápida recuperação da consciência acompanha-se da perda da analgesia pós-operatória, razão pela qual deverá ser considerado outro fármaco se for esperada dor pós-operatória significativa. Do mesmo modo, a remifentanila produz efeitos colaterais semelhantes aos outros micro-opioides, embora também tenham duração mais curta.[34]

As doses devem ser calculadas com base no peso ideal, porque a depuração e distribuição correlacionam-se mais diretamente com a massa corporal seca[35] e não parecem ser alteradas pelas disfunções renal ou hepática.[36] A concentração final da remifentanila deve ser de 25 a 250 μg/mℓ depois da reconstituição, dependendo da idade, do tipo de anestesia (i. e., geral *versus* sedação consciente) e da técnica anestésica (i. e., injeção rápida *versus* infusão contínua). (*Nota*: a remifentanila precisa ser reconstituída antes de ser usada.) Como também ocorre com todos os opioides, a administração deve ser realizada por profissionais treinados e capazes de tratar os efeitos adversos potenciais, tais como depressão respiratória e hipotensão.

A remifentanila possibilita algumas abordagens operatórias novas em razão de suas propriedades singulares, podendo ser útil em neurocirurgia, cirurgia ambulatorial e procedimentos dolorosos, ou ainda nos setores de emergência e nas unidades de terapia intensiva quando se deseja a rápida recuperação da consciência.

Também existem combinações de fármacos agonistas e antagonistas (p. ex., pentazocina, butorfanol e nalbufina). Contudo, essas combinações mostram efeito limitante quanto à analgesia, razão pela qual podem ser menos úteis. O antagonista opioide específico é a naloxona, fármaco fornecido em ampolas com 0,4 mg/mℓ (400 µg/mℓ) — mas, a não ser que haja uma situação de emergência, as doses podem ser tituladas em incrementos de 20 a 40 µg até conseguir o nível desejado de sedação. A naloxona pode causar edema pulmonar fulminante quando administrada rapidamente, em geral em doses mais altas.

Derivados da beladona

O sulfato de atropina (0,4 a 0,8 mg IM ou IV), escopolamina (0,2 a 0,4 mg IM) e glicopirrolato (0,2 a 0,4 mg) são os derivados da beladona utilizados mais comumente. Usados em razão dos seus efeitos antimuscarínicos, o glicopirrolato e a escopolamina são potentes antissialagogos. Em razão de sua estrutura de amina terciária, a atropina e a escopolamina atravessam a barreira hematencefálica e atuam no sistema nervoso central, produzindo sedação ou excitação. Entre esses três, a atropina é o agente vagolítico mais potente, razão pela qual causa aumentos mais significativos da frequência cardíaca.

Antagonistas dos receptores histamínicos tipo 2

A cimetidina (400 mg VO ou 300 mg IM ou IV), ranitidina (150 mg VO ou 50 mg IV), famotidina (40 mg VO ou 20 mg IV) e nizatidina (150 mg VO) são administradas comumente como parte do esquema de pré-medicação. Tais fármacos são utilizados para aumentar o pH das secreções ácidas do estômago acima do nível crítico de 2,5, reduzindo, assim, as sequelas pulmonares quando há aspiração. Vale lembrar que nenhum desses fármacos atua no ácido gástrico já secretado.

Agentes gastrocinéticos

A metoclopramida (10 mg VO, IM ou IV) é um antagonista da dopamina que pode ser administrado para acelerar o esvaziamento gástrico e aumentar o tônus do esfíncter gastresofágico.

Antiácidos não-particulados

O citrato de sódio, administrado na dose de 15 a 30 mℓ pouco antes da indução da anestesia, consegue aumentar o pH das secreções gástricas presentes no estômago. Em combinação com os bloqueadores H_2 e a metoclopramida, isso pode ajudar a reduzir o risco de aspiração nos indivíduos suscetíveis.

SEDAÇÃO INTRAVENOSA

A "sedação consciente" ou intravenosa (IV), termo criado por Bennett, tornou-se um coadjuvante popular da anestesia local.[37] Como mencionado antes na seção sobre pré-medicação, os objetivos específicos da sedação intravenosa devem ser mantidos claramente em mente ao escolher uma técnica anestésica. A sedação não pode substituir um bloqueio anestésico local adequado. Contudo, os limites desses procedimentos estão em constante expansão à medida que são introduzidos fármacos mais modernos com ações mais curtas. A sedação consciente deve tornar o paciente calmo e relaxado, capaz de responder adequadamente (não necessariamente por palavras) aos comandos simples (p. ex., "faça uma inspiração profunda") e manter os reflexos protetores das vias respiratórias.[38]

O anestesiologista monitora o nível de consciência por meio de contatos verbais frequentes e com base em parâmetros objetivos, como o eletrocardiograma (ECG), volume corrente final de CO_2 e oximetria de pulso, utilizada para medir a saturação de oxigênio (hoje, a oximetria de pulso passou a ser um padrão de cuidado). A técnica escolhida depende de vários fatores, como o tipo e duração do procedimento, localização da área operada, doenças coexistentes do paciente e pretensões específicas do cirurgião. Evidentemente, a segurança do paciente deve ter prioridade sobre todas as outras considerações.

Todos os fármacos descritos anteriormente, na seção sobre pré-medicação, podem ser utilizados para conseguir sedação consciente. Em geral, as combinações de vários fármacos (p. ex., benzodiazepinas e opioides) podem ser tituladas de modo a obter o efeito desejado. Outros fármacos que podem ser utilizados são o propofol, tiopental sódico, cetamina e etomidato, todos agentes indutores anestésicos para uso intravenoso. Entretanto, quando administrados em doses pequenas e crescentes, podem produzir sedação consciente em graus variáveis. Entre esses fármacos, o propofol é o mais novo e provavelmente produziu o maior impacto no sentido de expandir tais possibilidades.

O propofol é um agente hipnótico-sedativo intravenoso que produz rapidamente hipnose (em geral, em 40 s). Esse fármaco também causa vários efeitos colaterais importantes: hipotensão arterial (redução de cerca de 20 a 30%), apneia, obstrução das vias respiratórias e insaturação de oxigênio; foi associado à dor no local da injeção, que pode ser atenuada pela injeção prévia de 1 mℓ de lidocaína a 1%.

Quando se utiliza a técnica de injeções intermitentes, os níveis plasmáticos de propofol diminuem rapidamente depois da aplicação em razão da acelerada depuração metabólica e da rápida redistribuição aos tecidos. Em virtude dessa rápida redução, o acúmulo depois da aplicação de doses repetidas ou da infusão contínua é mínimo. As injeções intermitentes de propofol na dose de 10 a 20 mg (10 mg/mℓ) ou a infusão contínua de 25 a 75 μg/kg/min (1,5 mg/kg/h), podem ser administradas até que seja alcançado o nível desejado de sedação. Como sempre, essa dose deve ser cuidadosamente titulada até a obtenção do efeito desejado. Também é importante salientar que a incidência de náuseas e vômitos é menor com o propofol.

TÉCNICAS DE BLOQUEIO

Com quase todos os tipos de bloqueio, a indução de parestesia adequada antes da injeção do agente anestésico ajuda a assegurar o sucesso da técnica.

Laringoscopia e traqueoscopia

A laringe e a traqueia recebem sua inervação sensorial dos nervos laríngeos superior e inferior, que são ramos do nervo vago.

A anestesia da laringe pode ser conseguida com a aplicação tópica de um anestésico local (por meio de uma seringa laríngea) na mucosa da fossa piriforme (sob a qual se estende o nervo laríngeo superior) e na superfície laríngea da epiglote bem como nas cordas vocais (Fig. 32.1). A anestesia local da laringe e da traqueia também pode ser obtida por infiltração percutânea da solução anestésica local ao redor do nervo laríngeo superior e da aplicação transtraqueal do anestésico local na mucosa traqueal. Para fazer a infiltração percutânea, o nervo laríngeo superior é localizado na área em que atravessa a membrana tiroióidea (Fig. 32.2). A aplicação transtraqueal do anestésico requer a introdução de uma agulha n$^{\underline{o}}$ 25 na linha média da membrana cricotireóidea (Fig. 32.3).

Redução da luxação da articulação temporomandibular

Na apresentação clínica comum da luxação temporomandibular, o côndilo apoia-se na vertente anterior da eminência articular (Fig. 32.4). O paciente refere dor intensa e apresenta espasmo grave da musculatura mandibular. A redução dessa luxação é conseguida frequentemente depois da injeção intracapsular unilateral de um anestésico local.

Redução e fixação da fratura mandibular

A anestesia completa necessária à redução e fixação das fraturas mandibulares requer anestesia adequada dos ramos maxilar e mandibular do nervo trigêmeo bem como dos ramos superficiais do plexo cervical (Fig. 32.5).

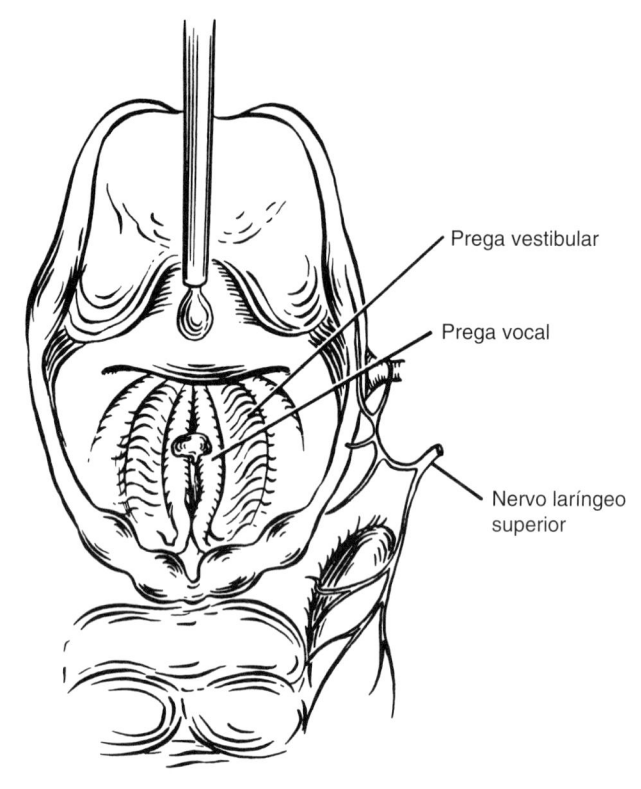

Fig. 32.1 Anestesia tópica da laringe.

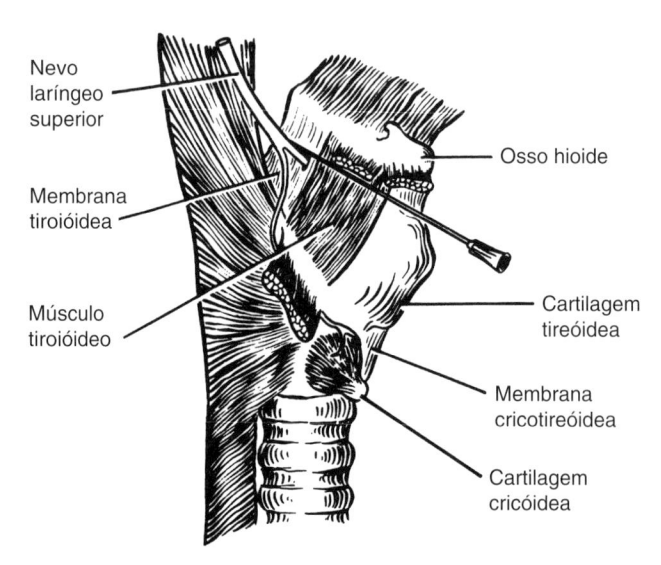

Fig. 32.2 (1) Palpar o corno maior do osso hioide. (2) Introduzir uma agulha nº 25 cerca de 1 cm abaixo dessa estrutura. (3) Avançar a agulha a uma profundidade aproximada de 1 cm, até encontrar a consistência firme da membrana tiroióidea. (4) Injetar 3 mℓ da solução do anestésico local.

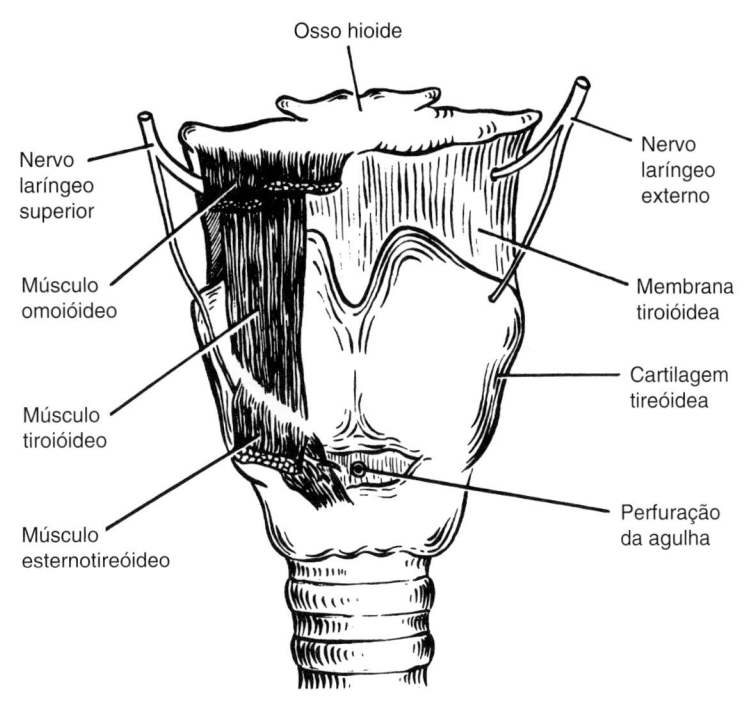

Fig. 32.3 (1) Introduzir a agulha nº 25 na linha média entre as cartilagens tireóidea e cricóidea. (2) Puncionar a membrana cricotireóidea, facilmente percebida por um "estalido". A aspiração livre de ar pela seringa conectada à agulha confirma a posição intratraqueal da ponta da agulha. (3) Instilar 4 mℓ da solução anestésica. Além de anestesiar a laringe e a traqueia (etapas 1 e 2), a aplicação tópica do anestésico local na orofaringe é necessária à inspeção visual adequada durante a laringoscopia e a traqueoscopia.

O ramo mandibular do nervo trigêmeo é facilmente anestesiado perto da área em que emerge do crânio pelo forame oval (Fig. 32.6). A anestesia do ramo maxilar do nervo trigêmeo pode ser conseguida na fossa pterigopalatina (perto do forame redondo), na região em que este primeiro nervo emerge do crânio (Fig. 32.7). A complicação mais comum dos bloqueios dos nervos maxilar e mandibular é o sangramento dentro da bochecha, geralmente controlado com medidas conservadoras. Injeções subaracnóideas e bloqueios do nervo facial são duas complicações adicionais descritas raramente.

Os ramos superficiais do plexo cervical são facilmente bloqueados na área em que emergem ao longo da margem posterior do músculo esternocleidomastóideo; a infiltração é realizada ao longo da margem posterior deste músculo com 10 a 15 mℓ da solução anestésica.

Otologia

A inervação sensorial da orelha externa está ilustrada na Fig. 32.8. A orelha média recebe sua inervação sensorial do plexo timpânico (V_3, IX e X nervos cranianos).

- V_3: nervo auriculotemporal
- IX: nervo de Jacobson
- X: nervo auricular

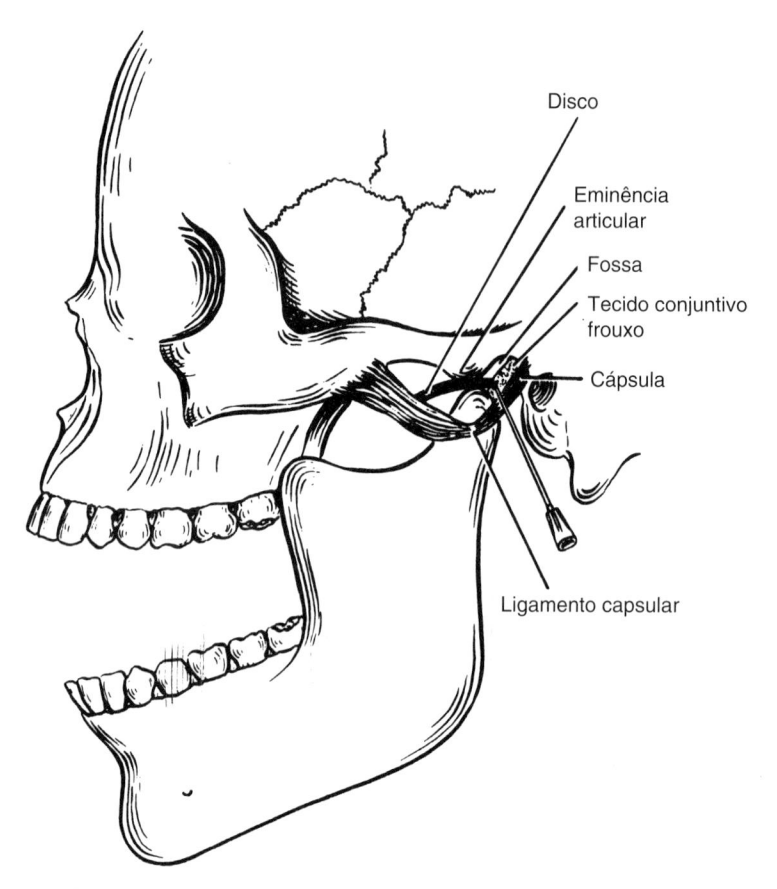

Fig. 32.4 (1) Com a cabeça do processo condiloióideo travada anteriormente, a depressão da fossa glenóidea pode ser facilmente palpada. (2) Introduzir a agulha na depressão da fossa glenóidea e direcioná-la para a frente na direção da cabeça do processo condiloióideo. (3) Quando o processo condiloióideo é contraído, a agulha retrocede ligeiramente. (4) Instilar 2 mℓ da solução anestésica local no interior da cápsula.

Miringotomia

Antes de realizar a miringotomia, deve-se injetar o anestésico na junção osteocartilaginosa do canal auditivo externo. Em vez de injetar o anestésico local nas posições clássicas de 12, 3, 6 e 9 h, infiltrar nas posições de 12, 2, 4, 6, 8 e 10 h. Depois da primeira injeção, as áreas em que serão aplicadas as injeções subsequentes já estarão anestesiadas antes da introdução da agulha. Quando a miringotomia é o único procedimento a ser realizado, não se faz necessário infiltrar a pele da parede do canal auditivo, e o anestésico local não deve ser infiltrado dentro da cavidade da orelha média. (Ver Complicações, adiante.)

Estapedectomia

Além da técnica descrita para a miringotomia, com a estapedectomia é necessário infiltrar o retalho timpanomeatal. Essa técnica assegura a anestesia adequada e, ao mesmo tempo, causa vasoconstrição (lidocaína a 1% com epinefrina a 1:100.000) favorável à hemostasia.

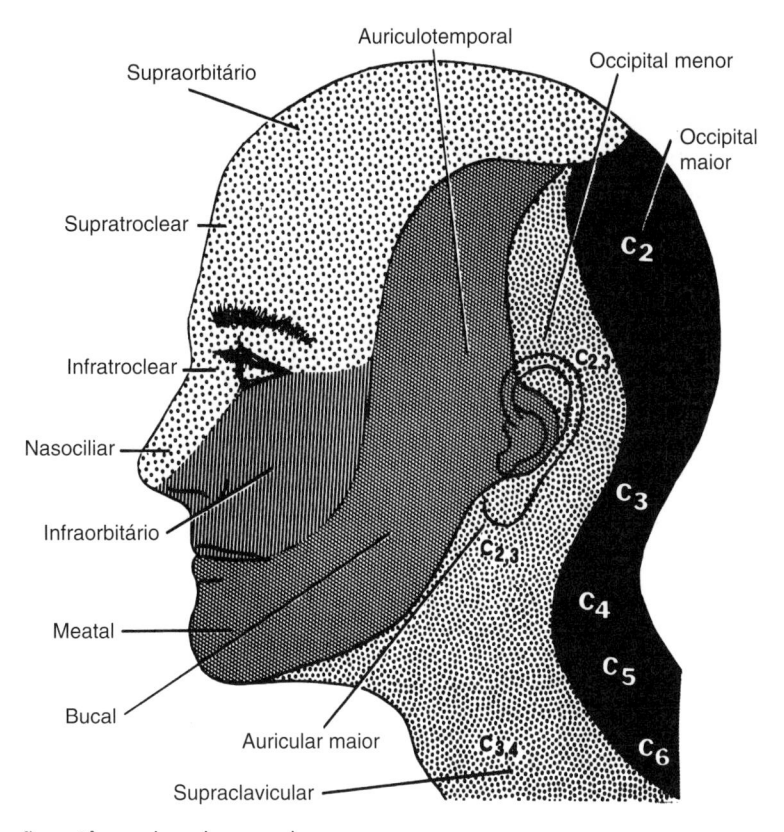

Fig. 32.5 Inervação cutânea da cabeça e do pescoço.

Complicações

A infiltração do anestésico local para realizar a estapedectomia está associada a duas complicações transitórias que resultam da difusão do anestésico local do retalho timpanomeatal para a cavidade da orelha média.

1. A paralisia transitória do nervo facial ocorre quando o anestésico fica em contato com o nervo facial deiscente. Paciência e tranquilização por algumas horas resolvem esse problema.
2. Vertigem violenta com nistagmo (semelhante a uma crise da doença de Ménière) pode ocorrer 45 min depois da infiltração. Contanto que o labirinto vestibular não tenha sido lesionado, essa complicação deve-se ao efeito da lidocaína no labirinto membranoso depois de passar pela janela oval ou pela redonda.

Tais complicações são particularmente angustiantes quando ocorrem depois da miringotomia realizada no consultório. Por essa razão, recomendamos que o cirurgião não injete anestésico local na pele da parede do canal auditivo ósseo. A aplicação do anestésico local na junção osteocartilaginosa do canal é suficiente e não acarreta risco de migração para dentro da cavidade da orelha média.

Timpanoplastia e mastoidectomia (canaloplastia, meatoplastia)

Em geral, a timpanoplastia e a mastoidectomia são realizadas com anestesia geral, embora também possam ser efetuadas com anestesia local. Além da infiltração descrita para a estapedectomia, também é necessário infiltrar a inervação sensorial das regiões pós-auricular e da concha (Fig. 32.8).

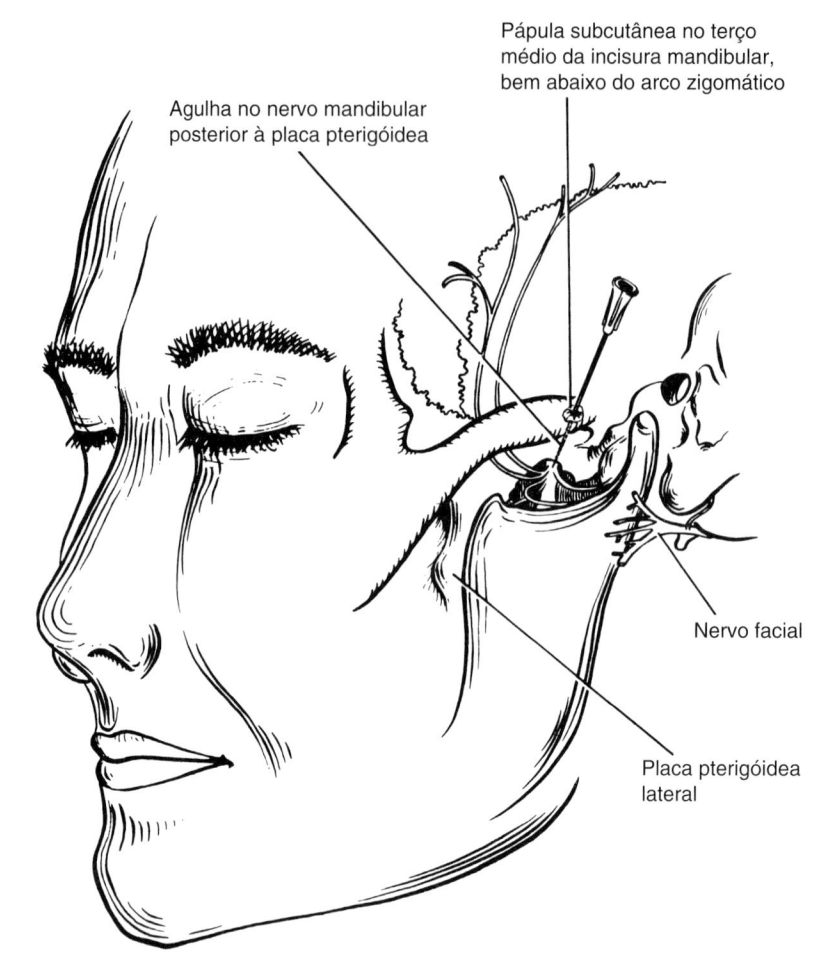

Fig. 32.6 (1) Levantar uma pápula subcutânea no ponto médio entre o côndilo e o processo coronoide da mandíbula, pouco abaixo do zigoma. (2) Introduzir uma agulha de 8 cm em direção perpendicular à pele, até que haja contato com a lâmina pterigóidea, em geral em uma profundidade de 4 cm. (3) Retroceder a agulha e, em seguida, reintroduzir em posição ligeiramente posterior até alcançar a profundidade aproximada de 6 cm. (4) Quando o paciente referir parestesia na área da divisão mandibular, fixar a agulha e aplicar cerca de 5 ml da solução anestésica.

A pele da parede anterior do canal auditivo precisa ser anestesiada quando o procedimento cirúrgico inclui esta região anatômica.

Operações nasais

Polipectomia nasal

A aplicação de compressas embebidas em cocaína nas superfícies mucosas e em contato com o gânglio esfenopalatino produz anestesia suficiente para a realização da polipectomia. Em alguns casos, é necessário suplementar essa anestesia com infiltração (p. ex., rinoplastia).

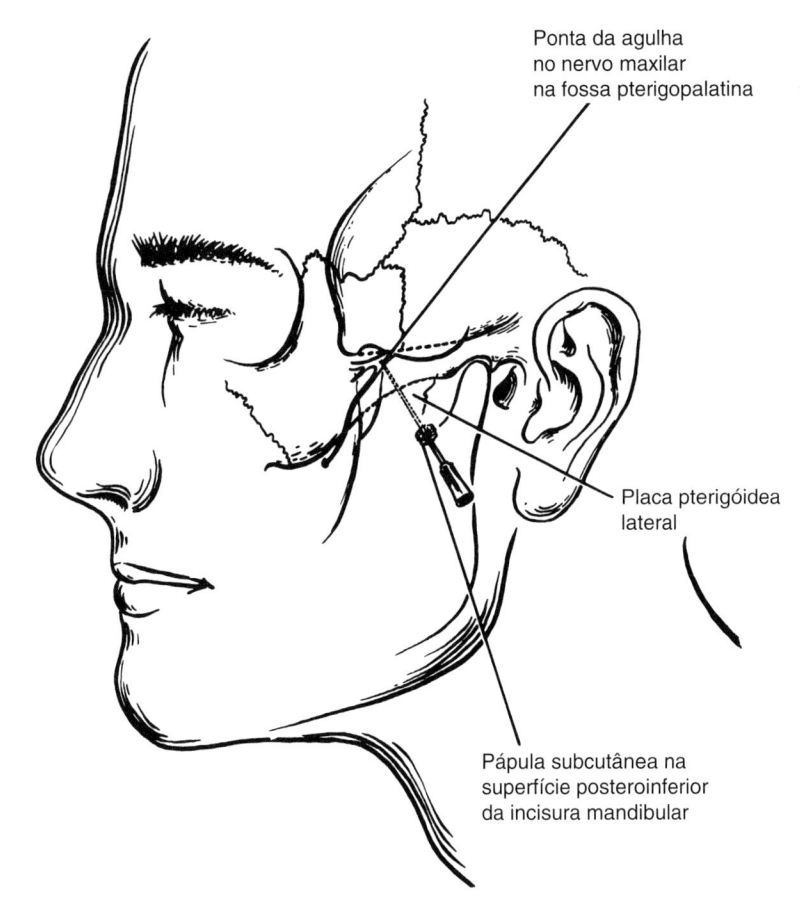

Fig. 32.7 (1) Levantar uma pápula subcutânea pouco acima da superfície posteroinferior da incisura mandibular. (2) Introduzir uma agulha de 8 cm em posição transversal e ligeiramente à frente, até chegar à profundidade de 4 a 5 cm, quando a ponta da agulha fica em contato com a lâmina pterigóidea lateral. (3) Retroceder ligeiramente a agulha e direcioná-la com um ângulo mais anterossuperior de modo a passá-la à frente da lâmina pterigóidea e introduzi-la na fossa pterigopalatina. (4) Avençar a agulha por mais 0,5 a 1,5 cm, até que o paciente refira parestesia. Injetar o total de 5 a 10 mℓ da solução do anestésico local.

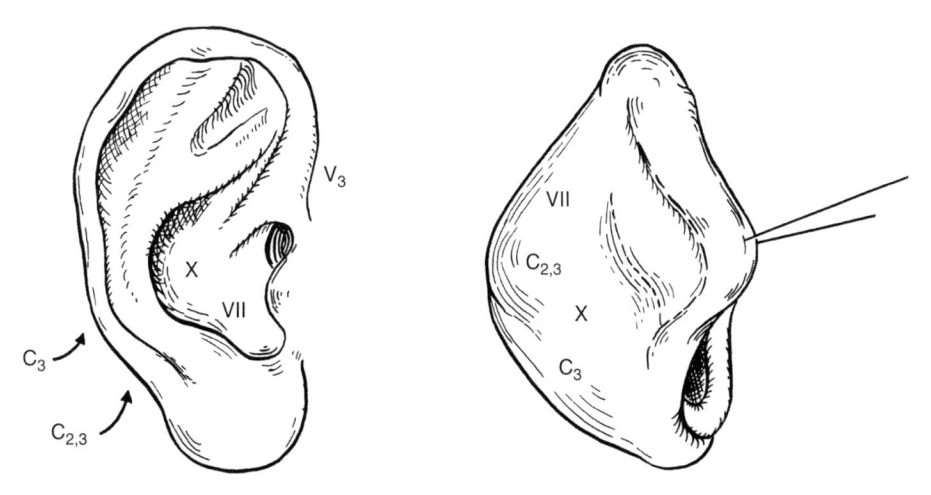

Fig. 32.8 Inervação sensorial da orelha externa.

Septoplastia e rinoplastia

A inervação sensorial do septo e do nariz externo está ilustrada nas Figs. 32.9 a 32.12, sendo descrita nos Quadros 32.6 a 32.8. Além da infiltração local ilustrada na Fig. 32.13, compressas embebidas em cocaína são aplicadas nas superfícies mucosas e no gânglio esfenopalatino antes de realizar a septoplastia e a rinoplastia. Para assegurar melhor hemostasia e resultados anestésicos mais satisfatórios, é recomendável aguardar no mínimo 20 min antes de iniciar a operação.

Operações dos seios paranasais

Operação de Caldwell-Luc

Para conseguir anestesia satisfatória às operações sinusais, é preciso bloquear o nervo infraorbitário, o gânglio esfenopalatino e o nervo alveolar posterossuperior. Esse último nervo origina-se do nervo maxilar nas proximidades do gânglio esfenopalatino. Com o objetivo de bloquear esse gânglio e o nervo alveolar posterossuperior, introduzir o anestésico local pelo forame palatino maior por meio de agulha curva.

A ampliação da anestesia local é conseguida com a aplicação intranasal das compressas embebidas em cocaína sobre o gânglio esfenopalatino. A infiltração local da mucosa da fossa canina assegura a hemostasia necessária na linha da incisão.

Seios etmoidais

A inervação sensorial dos seios etmoidais está entrelaçada com a do nariz e a do septo. Além disso, tais seios paranasais são inervados pelo nervo etmoidal superior (ramo do nasociliar, V_1) e pelo nervo etmoidal posterior (ramo do infratroclear, VI).

Seios esfenoidais

A inervação sensorial dos seios esfenoidais origina-se do ramo faríngeo do nervo maxilar e do nervo etmoidal posterior.

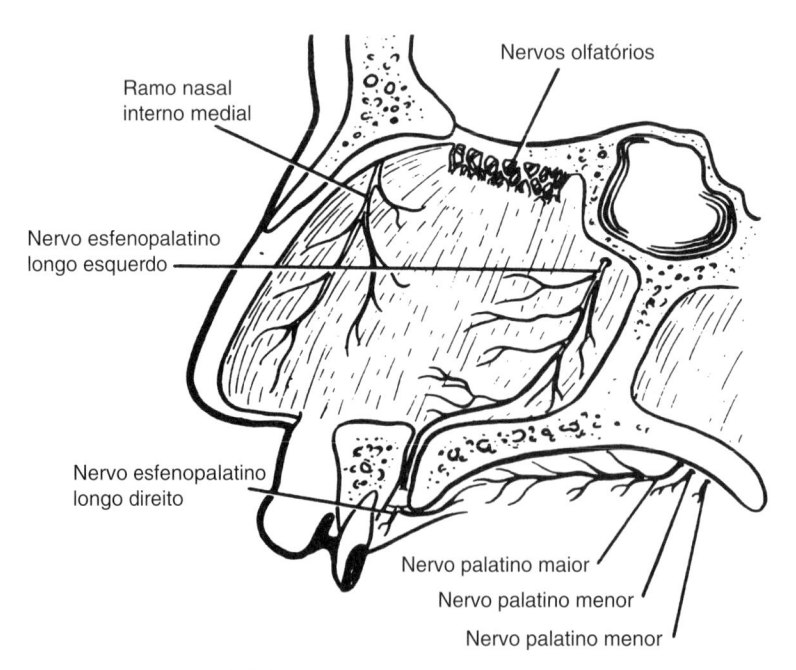

Fig. 32.9 Inervação sensorial do nariz interno.

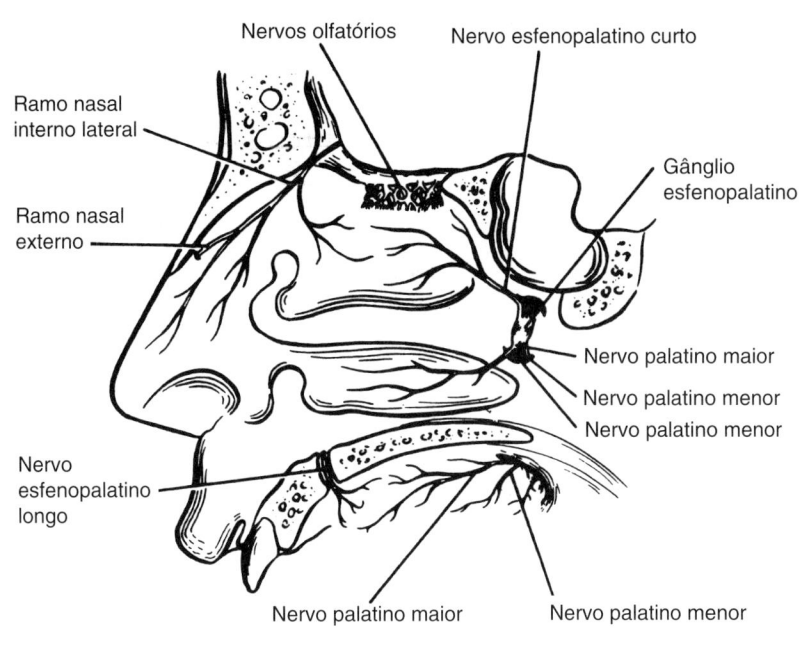

Fig. 32.10 Inervação sensorial do nariz.

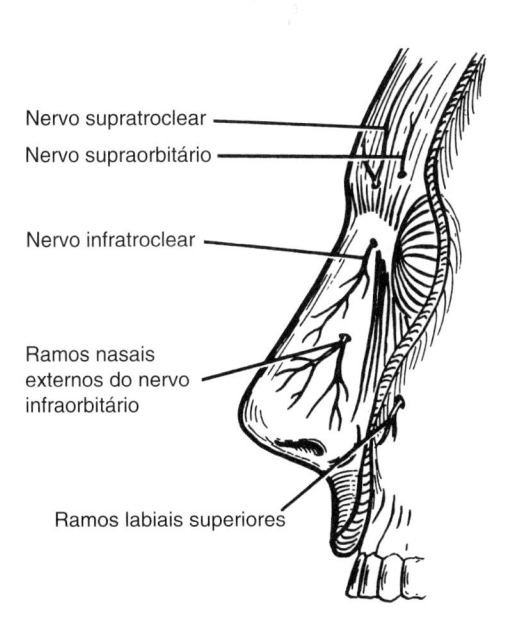

Fig. 32.11 Inervação sensorial do nariz.

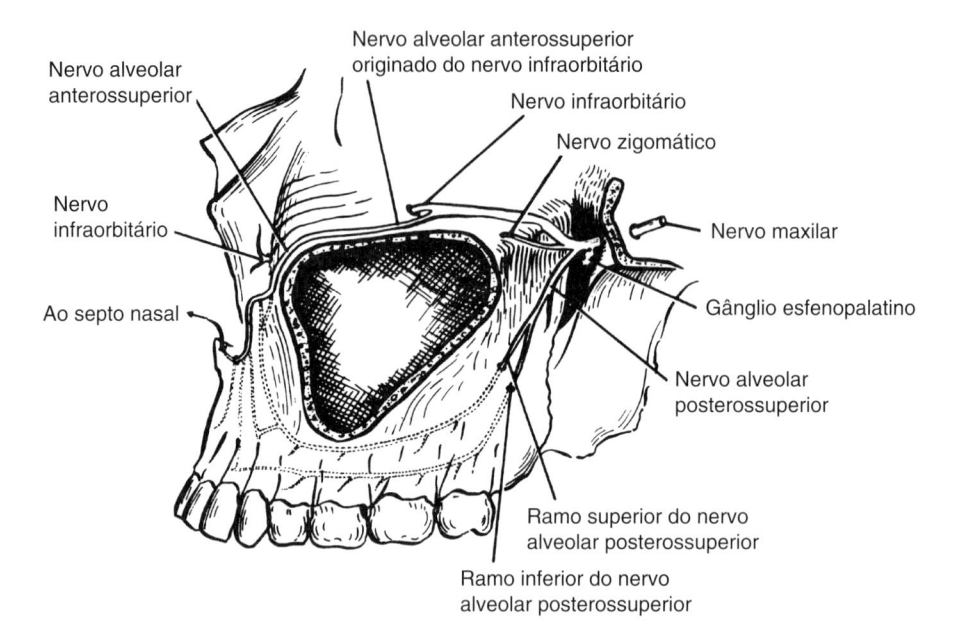

Fig. 32.12 Inervação sensorial do nariz.

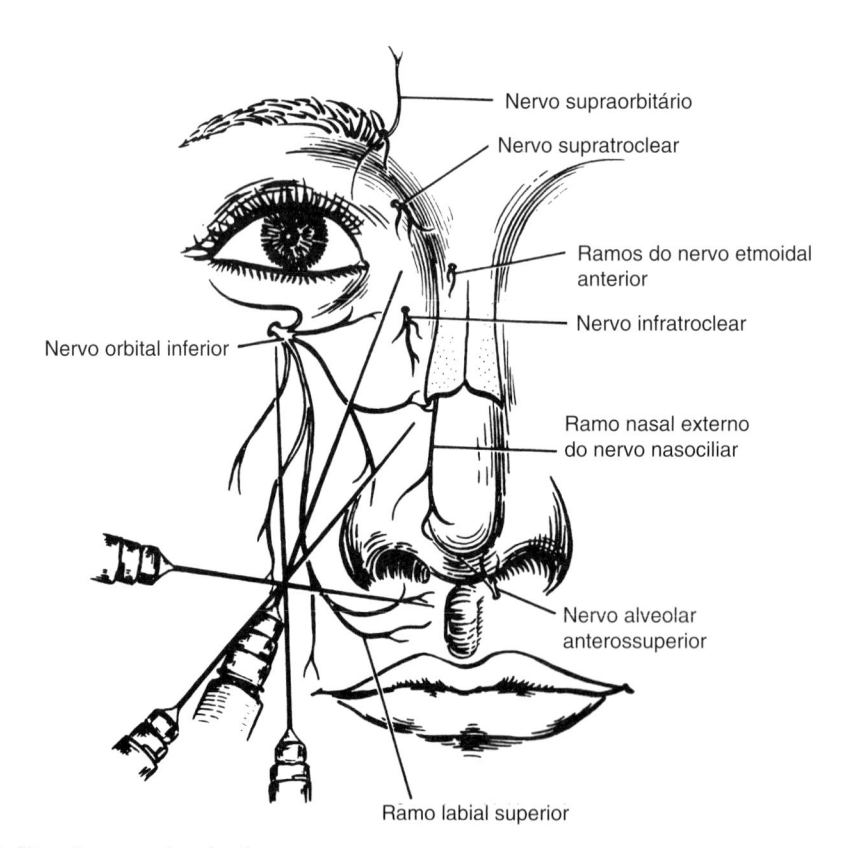

Fig. 32.13 Infiltração para rinoplastia.

QUADRO 32.6 INERVAÇÃO SENSORIAL DO NARIZ (I)

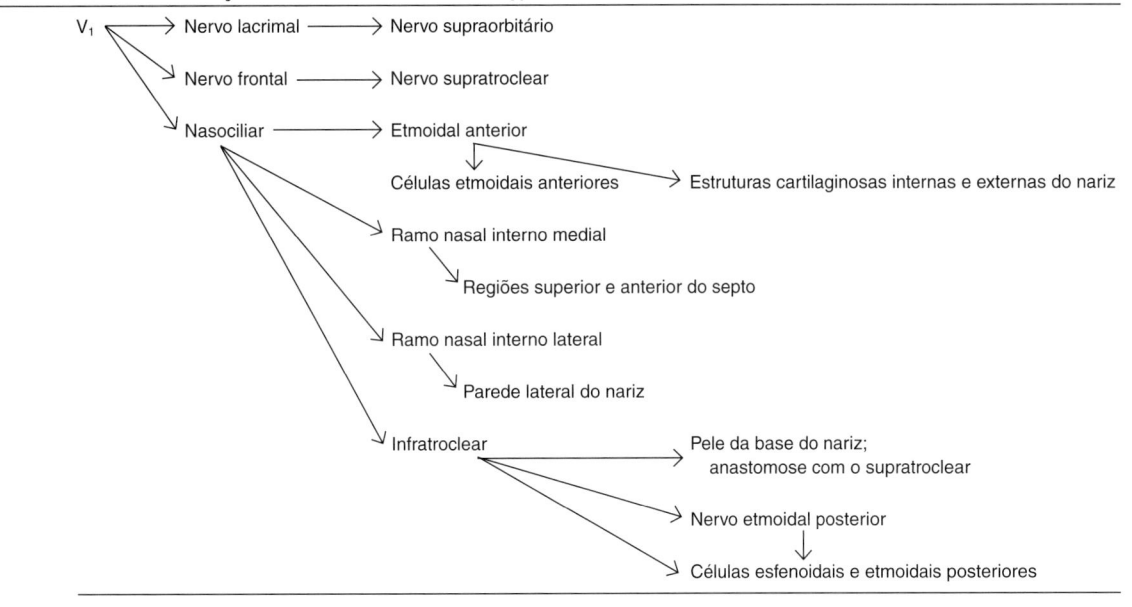

- V₁
  - → Nervo lacrimal → Nervo supraorbitário
  - → Nervo frontal → Nervo supratroclear
  - → Nasociliar
    - → Etmoidal anterior
      - → Células etmoidais anteriores → Estruturas cartilaginosas internas e externas do nariz
    - → Ramo nasal interno medial
      - → Regiões superior e anterior do septo
    - → Ramo nasal interno lateral
      - → Parede lateral do nariz
    - → Infratroclear
      - → Pele da base do nariz; anastomose com o supratroclear
      - → Nervo etmoidal posterior
        - → Células esfenoidais e etmoidais posteriores

QUADRO 32.7 INERVAÇÃO SENSORIAL DO NARIZ (II)

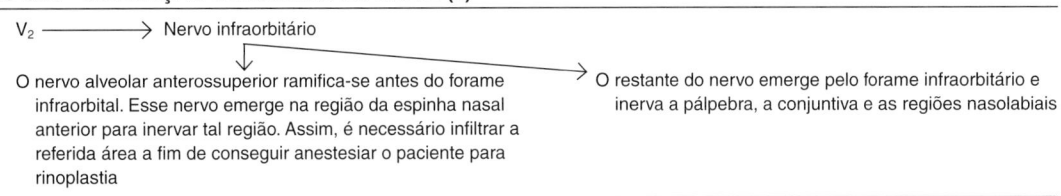

V₂ → Nervo infraorbitário

O nervo alveolar anterossuperior ramifica-se antes do forame infraorbital. Esse nervo emerge na região da espinha nasal anterior para inervar tal região. Assim, é necessário infiltrar a referida área a fim de conseguir anestesiar o paciente para rinoplastia

→ O restante do nervo emerge pelo forame infraorbitário e inerva a pálpebra, a conjuntiva e as regiões nasolabiais

QUADRO 32.8 INERVAÇÃO SENSORIAL DO NARIZ (III)

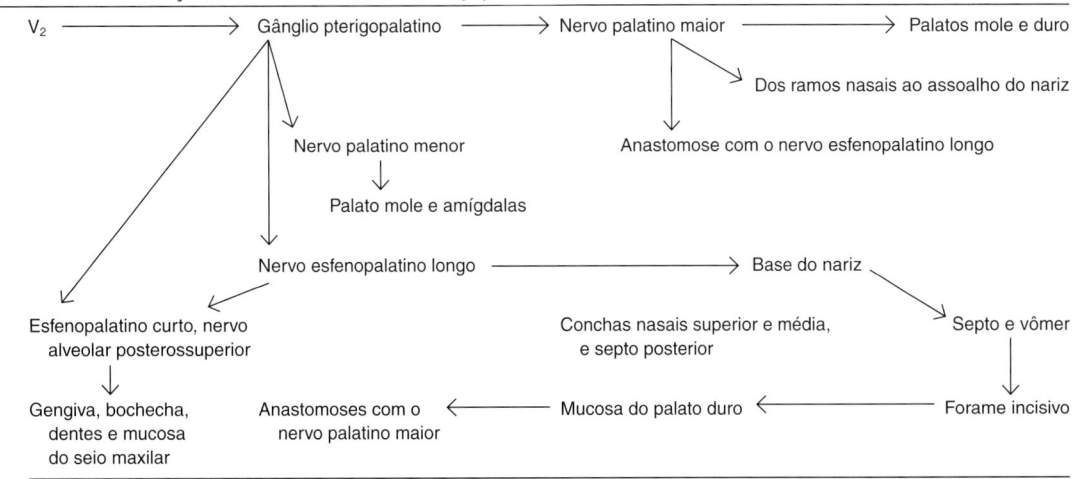

- V₂ → Gânglio pterigopalatino
  - → Nervo palatino maior → Palatos mole e duro
    - → Dos ramos nasais ao assoalho do nariz
    - Anastomose com o nervo esfenopalatino longo
  - → Nervo palatino menor
    - → Palato mole e amígdalas
  - → Nervo esfenopalatino longo → Base do nariz
    - Conchas nasais superior e média, e septo posterior
    - → Septo e vômer
      - → Forame incisivo
      - ← Mucosa do palato duro
      - ← Anastomoses com o nervo palatino maior
  - → Esfenopalatino curto, nervo alveolar posterossuperior
    - → Gengiva, bochecha, dentes e mucosa do seio maxilar

ANESTESIA GERAL

A anestesia geral possibilita um estado reversível de inconsciência, analgesia, relaxamento muscular e depressão dos reflexos. Arte e ciência estão envolvidas neste processo. Embora os mecanismos exatos da ação dos anestésicos gerais não estejam definidos, várias teorias foram propostas para explicar esse estado. Comumente, acredita-se que os anestésicos atuem inibindo reversivelmente a função neurossináptica de várias regiões ou componentes da membrana celular, seja por ação nas proteínas ou nos lipídios da membrana, seja por modulação do neurotransmissor inibitório GABA (ácido gama-aminobutírico). Como tais componentes estão envolvidos em algumas vias multissinápticas, suas repercussões vão muito além dos seus locais de ação. Em razão da alteração do tônus simpático, esses fármacos afetam quase todos os sistemas do organismo, especialmente o cardiovascular.

Anestésicos gerais

Agentes inalatórios

Os anestésicos inalatórios são gases voláteis administrados nos pulmões. Esses anestésicos são administrados por máscara ou tubo endotraqueal, alcançam determinadas concentrações nos alvéolos, difundem-se pela membrana alveolocapilar e são transportados pelo sangue aos seus locais de ação no SNC. Alguns fatores afetam a captação e a distribuição dos agentes voláteis, como a concentração do anestésico, a ventilação por minuto, a capacidade de difusão pela membrana alveolar, o coeficiente de partição entre o gás e o sangue (solubilidade), o débito cardíaco, o gradiente alveoloarterial e o coeficiente de partição entre o sangue e o cérebro.

A potência dos anestésicos inalatórios geralmente é descrita com base na concentração alveolar mínima (CAM; Quadro 32.9), definida como concentração do anestésico em uma atmosfera que impede movimentos em resposta a um estímulo cirúrgico (incisão cirúrgica) em 50% dos indivíduos, o que permite uma avaliação semiquantitativa do volume do anestésico administrado. É importante ressaltar que a CAM é aditiva; por exemplo, se a metade das CAM de dois anestésicos for administrada simultaneamente, isto equivalerá a uma CAM de um único anestésico. Tal conceito possibilita uma "técnica anestésica equilibrada", ou seja, quantidades menores de vários agentes anestésicos (p. ex., um potente agente inalatório e um narcótico) podem ser combinadas para produzir anestesia adequada com menos efeitos colaterais, que seriam produzidos pelas doses grandes de um único fármaco.

Entre os anestésicos inalatórios utilizados atualmente, estão o isoflurano, o enflurano, o halotano, o desflurano e o sevoflurano. Esses anestésicos são exemplos de hidrocarbonetos halogenados: o desflurano, o isoflurano e o sevoflurano são éteres, e o halotano um alcano (que predispõe às arritmias).

QUADRO 32.9 ANESTÉSICOS INALATÓRIOS

Anestésico	CAM (%)
Halotano	0,77
Enflurano	1,7
Isoflurano	1,15
Sevoflurano	2
Desflurano	6
Óxido nitroso	104

Embora tenham sido introduzidos apenas recentemente, o desflurano e o sevoflurano geraram grandes possibilidades nas trincheiras dos anestésicos voláteis mais antigos e, em muitos serviços, este último gás praticamente substituiu o halotano como agente indutor da anestesia nas crianças. É fácil entender por que o sevoflurano conquistou popularidade tão rapidamente quando se considera que este anestésico é inodoro, menos solúvel, tem menor CAM com o paciente acordado (a concentração que permite resposta voluntária aos comandos em 50% dos indivíduos) e se mostra menos arritmogênico.[39] O sevoflurano também pode ser administrado por um vaporizador convencional. Um inconveniente potencial da utilização desse anestésico nos procedimentos mais longos é sua biodegradação em uma substância tóxica (composto A) que pode causar lesão renal. Para reduzir essa possibilidade, deve-se limitar a utilização do sevoflurano aos procedimentos de duração curta a moderada e às condições com fluxos adequados de gás novo (> 2 ℓ/min).

O desflurano — um agente insolúvel que requer a utilização de um vaporizador aquecido em razão da sua pressão parcial — também fez grandes progressos desde que foi introduzido. Esse anestésico tende a ter odor mais pungente, razão pela qual é menos propício à indução por inalação que o sevoflurano, porém a recuperação é mais rápida com o desflurano; produz efeitos hemodinâmicos semelhantes aos do sevoflurano, com frequência cardíaca e pressão arterial relativamente estáveis.

O isoflurano provavelmente é o anestésico inalatório utilizado mais comumente nos adultos, embora os fármacos mais novos possam alterar este quadro no futuro; mostra-se mais solúvel que o desflurano, razão pela qual não é eliminado tão rapidamente e produz intervalos um pouco maiores (cerca de 3 vezes maiores) até alcançar a CAM com o paciente acordado.

O halotano provavelmente é o anestésico mais comumente utilizado em todo o mundo, mas nos EUA, até pouco tempo atrás, era usado quase exclusivamente nas crianças. Em razão de uma complicação grave (hepatite associada ao halotano), esse anestésico praticamente deixou de ser utilizado nos adultos, nos EUA. A hepatite associada ao halotano parece ter alguma predisposição genética que desencadeia a destruição hepatocelular por mecanismos alérgicos.

O óxido nitroso (NO_2) está entre os agentes inalatórios mais antigos em uso na atualidade e ainda é um valioso componente do nosso repertório. Em anestesia geral, esse anestésico é utilizado principalmente como coadjuvante porque, diferente dos agentes voláteis potentes, o NO_2 é considerado um anestésico mais fraco. Isso ocorre porque sua CAM passa de 100% (104%), razão pela qual não é possível administrar uma CAM de NO_2, exceto em câmara hiperbárica. Em geral, esse anestésico é administrado em concentrações de 50 a 70% em combinação com oxigênio. Em virtude da insolubilidade relativa do desflurano, o NO_2 não precisa ser combinado com este primeiro anestésico.

Anestésicos intravenosos

Alguns anestésicos intravenosos já foram descritos nas seções precedentes. Entre os fármacos destinados especificamente à indução da anestesia, estão o tiopental, o propofol, o etomidato, o metoexital e a cetamina. Todos esses anestésicos têm vantagens e desvantagens em seus perfis clínicos, de modo que nenhum pode ser considerado "ideal" para todas as circunstâncias.

O tiopental é um tiobarbitúrico de ação ultracurta amplamente utilizado há muitos anos; está associado à depressão cardiorrespiratória e pode acumular-se depois de doses repetidas, possivelmente prolongando o intervalo até o paciente acordar. A dose habitual para indução varia de 3 a 5 mg/kg por via intravenosa.

O propofol — o mais novo desse grupo — rapidamente se tornou uma opção útil à indução; é rapidamente eliminado e tem acúmulo mínimo depois das doses repetidas, possibilitando a recuperação mais rápida da consciência. Esse anestésico também foi associado à incidência menor de náuseas e vômitos, o que é particularmente conveniente durante os procedimentos ambulatoriais. A dose para indução varia de 1,5 a 2,5 mg/kg por via intravenosa. Entretanto, com exceção do etomidato e da cetamina, todos esses fármacos causam depressão miocárdica, que deve ser levada em consideração.

A cetamina — um derivado da fenciclidina — induz a um estado peculiar conhecido como anestesia dissociativa, no qual os pacientes não respondem aos estímulos danosos, mas podem parecer despertos porque mantêm os olhos abertos e movimentos espontâneos. Os reflexos faríngeos e laríngeos também são mantidos até que sejam atingidos níveis anestésicos muito profundos. É importante ressaltar que a cetamina está associada às reações disfóricas, razão pela qual geralmente não constitui a primeira opção para pacientes saudáveis sob outros aspectos.

Relaxantes musculares

Os agentes bloqueadores neuromusculares conseguem interromper a condução dos impulsos nervosos na junção neuromuscular, o que causa relaxamento muscular, utilizado para facilitar a intubação traqueal e oferecer condições operatórias ideais. Os relaxantes musculares podem ser classificados em despolarizantes (a succinilcolina é o único exemplo disponível clinicamente) e não-despolarizantes (D-tubocurarina, pancurônio, metocurina, vecurônio, atracúrio, mivacúrio, doxacúrio, pipecurônio, rocurônio e cisatracúrio). Os agentes não-despolarizantes podem, ainda, ser subdivididos em fármacos de ações curta, intermediária ou longa (Quadro 32.10).

A succinilcolina é o padrão com o qual todos os outros relaxantes musculares são comparados com referência à rapidez com que propiciam condições adequadas à intubação (45 a 60 s). As tentativas de desenvolver agentes não-despolarizantes novos com esse rápido início de ação e com efeitos de curta duração ainda não foram bem-sucedidas. Contudo, as pesquisas em tal área ainda continuam. O rocurônio é um relaxante muscular não-despolarizante introduzido recentemente; é classificado como um agente de ação intermediária semelhante ao vecurônio, mas tem início de ação mais rápido. Nas doses de 0,6 a 1 mg/kg, a intubação pode ser realizada em cerca de 60 a 90 s. Por essa razão, tal relaxante muscular não-despolarizante é apropriado às situações em que se necessita de rápida intubação, porém às quais a succinilcolina é contraindicada.

A monitoração do bloqueio neuromuscular deve ser realizada por estimulação elétrica supramáxima aplicada em um músculo por um estimulador neuromuscular. A redução da amplitude dos abalos (relaxantes despolarizantes) ou seu enfraquecimento (agentes não-despolarizantes) em resposta a uma série de quatro (quatro impulsos de 2 Hz em 2 s) ou à tetania (50 a 100 Hz em 5 s) é proporcional à porcentagem do bloqueio neuromuscular. Assim, no mínimo com um abalo depois de uma série de quatro, a reversão do bloqueio pode ser obtida de modo confiável. A reversão é conseguida com edrofônio

---

QUADRO 32.10 RELAXANTES MUSCULARES

Despolarizantes
  Succinilcolina
Não-despolarizantes
  Ação curta
    Mivacúrio
  Ação intermediária
    Atracúrio
    Vecurônio
    Rocurônio
    Cisatracúrio
  Ação longa
    D-tubocurarina
    Doxacúrio
    Metocurina
    Pancurônio
    Pipecurônio

(1 mg/kg), neostigmina (40 a 75 μg/kg) ou piridostigmina (0,2 mg/kg). Tais inibidores da acetilcolinesterase causam acúmulo de acetilcolina na junção neuromuscular e, por isso, facilitam a transmissão dos impulsos nervosos e a reversão do bloqueio. É importante ressaltar que os agentes anticolinérgicos (atropina ou glicopirrolato) devem ser administrados junto com os agentes reversores para evitar efeitos muscarínicos indesejáveis (apenas os efeitos colinérgicos nicotínicos são necessários).

Controle da dor pós-operatória

Nos últimos anos, houve significativos avanços no campo da analgesia pós-operatória. A analgesia controlada pelo paciente (ACP) passou a ser um método bem-estabelecido para a administração dos analgésicos tradicionais (em geral, morfina ou meperidina) aos pacientes pós-operatórios. Em geral, esse método é bem-aceito pelos pacientes porque lhes permite algum grau de controle sobre sua situação. A ACP também é facilmente adaptável a todas as faixas etárias, desde os pacientes pediátricos aos geriátricos.

Outros analgésicos — como a dezocina (agonista/antagonista misto) e o cetorolaco (agente anti-inflamatório não-esteroide potente), que podem ser administrados por vias oral ou intramuscular — tornaram-se coadjuvantes úteis ao controle da dor pós-operatória. Além disso, os bloqueios nervosos utilizados nos procedimentos cirúrgicos podem oferecer alívio no período pós-operatório imediato.

Complicações

A descrição das complicações da anestesia geral limita-se às relevantes aos otorrinolaringologistas. Entretanto, não se deve perder de vista o fato de que a anestesia altera todos os sistemas do organismo, podendo causar complicações potenciais.

A pneumonite de aspiração (síndrome de Meldenson) pode ocorrer durante a anestesia geral, seja durante a intubação traqueal, seja durante a extubação. O conteúdo gástrico com volume superior a 25 mℓ e pH inferior a 2,5 está associado a um risco elevado de ocorrer esta síndrome, embora não existam estudos publicados confirmando tal correlação.[40] Um aspecto particularmente preocupante é que a aspiração também pode ocorrer com um tubo endotraqueal com manguito (*cuff*) adequadamente posicionado, podendo chegar a 5% a incidência desta complicação. Os materiais estranhos (sangue, secreções ou conteúdo gástrico) que se acumulam podem ter acesso à árvore traqueobrônquica quando os reflexos protetores das vias respiratórias estão suprimidos. Para evitar essa complicação muito grave, é extremamente importante dar atenção máxima ao controle das vias respiratórias dos pacientes sob risco de aspiração.

Alguns dos anestésicos inalatórios (principalmente o halotano) estão associados à sensibilização do miocárdio às catecolaminas.[41] Em presença de níveis excessivos de catecolaminas endógenas ou exógenas, os pacientes podem desenvolver arritmias cardíacas (ectopia ou fibrilação ventricular). Por essa razão, recomenda-se que a dose de epinefrina administrada não passe de 10 mℓ da solução a 1:100.000 (*i. e.*, 100 μg) em qualquer intervalo de 10 min, enquanto esses anestésicos estiverem sendo administrados.

A hipertermia maligna (HM) é uma complicação rara (incidência de 1:10.000 a 1:50.000 anestesias) e potencialmente fatal, descrita pela primeira vez em 1960. Essa complicação é desencadeada pelos anestésicos inalatórios potentes e pela succinilcolina, estando associada a uma predisposição genética. Quando ocorre, a HM provoca o aumento maciço do cálcio intracelular e interrupção dos processos metabólicos, que acarretam elevações extremas da temperatura, aumento da produção de CO_2, acidose metabólica, arritmias cardíacas e (se não for tratada) colapso cardiovascular final.[42] O tratamento específico é administrar dantroleno, que bloqueia a liberação do cálcio intracelular. Se o paciente tiver história de HM ou for suscetível a esta complicação — por apresentar rigidez do músculo masseter (RMM), história familiar positiva ou distrofia muscular preexistente —, o anestesiologista deverá optar por uma "técnica não-desencadeante" ou utilizar um anestésico de condução.

Outra complicação é a elevação da pressão da orelha média induzida pelo óxido nitroso. Em razão de sua maior solubilidade em comparação com o nitrogênio (34 vezes mais solúvel), a administração do óxido nitroso pode causar significativa expansão do espaço fechado da orelha média e provocar a ruptura de um enxerto timpânico. Essa distensão pode ser prontamente revertida quando se interrompe a inalação do óxido nitroso e administra-se oxigênio a 100%.[43]

A hepatotoxicidade é uma complicação potencial de quase todas as técnicas anestésicas, porque elas reduzem o fluxo sanguíneo hepático em algum grau. Uma hepatite subclínica preexistente pode ser agravada pela exposição aos anestésicos e atribuída erroneamente a estes fármacos.

Com o advento do eletrocautério e dos *lasers* cirúrgicos, a possibilidade de ocorrerem incêndios nas vias respiratórias aumentou.[44] A atmosfera rica em oxigênio e/ou óxido nitroso que se forma na orofaringe promove facilmente a combustão dos materiais inflamáveis (p. ex., tubo endotraqueal). Por essa razão, várias precauções devem ser tomadas para garantir a segurança dos pacientes e da equipe médica. É importante compreender que existem diferentes tipos de *lasers* capazes de gerar níveis diversos de energia,[45] a qual determina o intervalo necessário para incendiar um objeto, que também depende do material do qual é feito. Em primeiro lugar, deve-se utilizar a menor concentração possível de oxigênio (FI_{O_2} entre 21 e 40%) capaz de manter a saturação adequada de oxigênio. Em segundo lugar, é recomendável utilizar tubos endotraqueais produzidos com materiais com pontos de ignição altos ou um tubo envolvido com material reflexivo para reduzir a quantidade de energia absorvida. A colocação de compressas embebidas em soro fisiológico ao redor do campo cirúrgico também ajuda a dissipar o excesso de energia térmica assim como qualquer feixe de *laser* maldirigido. A aplicação de ciclos de curta duração e o enchimento do manguito (*cuff*) do tubo endotraqueal com soro fisiológico colorido com azul de metileno também ajudam a reduzir o risco de incêndio das vias respiratórias.[46] Se realmente ocorrer um incêndio, recomenda-se que o tubo endotraqueal seja imediatamente retirado, que qualquer outro material em combustão seja apagado e retirado da via respiratória, e que o paciente seja reintubado. A equipe deve dispor de um protocolo prontamente disponível para tratar essas emergências.[47]

CONCLUSÃO

A anestesia para os procedimentos cirúrgicos da cabeça e do pescoço pode gerar alguns dos momentos mais difíceis e estressantes vividos no centro cirúrgico. Embora alguns desses procedimentos possam ser considerados de "pequeno porte" por não envolverem os principais órgãos ou cavidades do corpo, o acesso exigido e as manipulações das vias respiratórias testam constantemente os limites da capacidade de o anestesiologista prever e evitar complicações potencialmente graves. Por essa razão, é extremamente importante que o anestesiologista e o otorrinolaringologista trabalhem conjuntamente para assegurar o sucesso do procedimento.

Referências

1. Strichartz GR, Covino BG. Local anesthetics. In: Miller RD, ed. *Anesthesia*. 3rd ed. New York, NY: Churchill Livingstone; 1990:437–470.
2. Ritchie JM. Mechanism of action of local anesthetic agents and biotoxins. *Br J Anaesth*. 1975;47:191–198.
3. Taylor RE. Effect of procaine on electrical properties of squid axon membrane. *Am J Physiol*. 1959;196:1071–1078.
4. Hille B. The common mode of action of three agents that decrease the transient change in sodium permeability in nerves. *Nature*. 1966;210:1220–1222.
5. Strichartz GR, Covino BG. Local anesthetics. In: Miller RD, ed. *Anesthesia*. 3rd ed. New York, NY: Churchill Livingstone; 1990:438.
6. Strichartz GR, Covino BG. Local anesthetics. In: Miller RD, ed. *Anesthesia*. 3rd ed. New York, NY: Churchill Livingstone; 1990:438–440.
7. Stoelting RK. Local anesthetics. In: *Pharmacology and Physiology in Anesthesia Pratice*. 2nd ed. Philadelphia, PA: Lippincott; 1992:150.

8. Aldrete AJ, Johnson DA. Allergy to local anesthetics. *JAMA.* 1969;207:356–357.
9. Nagel JE, Fuscaldo JT, Fireman P. Paraben allergy. *JAMA.* 1977;237:1594–1596.
10. Aldrete JA, Johnson DA. Evaluation of intracutaneous testing for investigation of allergy to local anesthetic agents. *Anesth Analg.* 1970;49:173–183.
11. Adriani J. Reactions to local anesthetics. *JAMA.* 1966;196:119–122.
12. Brown DJ, Beamish D, Wildsmith JAW. Allergic reaction to an amide local anesthetic. *Br J Anaesth.* 1981;53:435–437.
13. Incaudo G, Schatz M, Patterson R, et al. Administration of local anesthetics to patients with a history of prior adverse reaction. *J Allerg Clin Immunol.* 1978;61:339–345.
14. Liu PL, Feldmen HS, Giasi R, et al. Comparative CNS toxicity of lidocaine, etidocaine, bupivacaine and tetracaine in awake dogs following rapid IV administration. *Anesth Analg.* 1983;62:375–? 379.
15. Wagman IH, deJong RH, Prince DA. Effects of lidocaine on the central nervous system. *Anesthesiology.* 1967;28:155–161.
16. deJong RH, Robles R, Corbin RW. Central actions of lidocaine-synaptic transmission. *Anesthesiology.* 1969;30:19–23.
17. Block A, Covino BG. Effect of local agents on cardiac conduction and contractility. *Reg Anaesth.* 1981;6:55–61.
18. deJong RH, Ronfeld RA, DeRosa R. Cardiovascular effects of convulsant and supraconvulsant doses of amide local anesthetics. *Anesth Analg.* 1982;61:3–9.
19. Morishima HO, Pederson H, Finster M, et al. Bupivacaine toxicity in pregnant and nonpregnant ewes. *Anesthesiology.* 1985;63:134–139.
20. Moore S, Bridenbaugh LD. Oxygen: the antidote for systemic toxic reactions from local anesthetic drugs. *JAMA.* 1960;174:842–847.
21. Strichartz GR, Covino BJ. Local anesthetics. In: Miller RD, ed. *Anesthesia.* 3rd ed. New York, NY: Churchill Livingstone; 1990:465.
22. Fisher MMCD. Intradermal testing in the diagnosis of acute anaphylaxis during anesthesia—results of five years experience. *Anesth Intensive Care.* 1979;7:58.
23. Climie CR, McLean S, Starmer GA, et al. Methaemoglobinemia in mother and foetus following continuous epidural analgesia with prilocaine. *Br J Anaesth.* 1967;39:155.
24. Lund PC, Cwik PC. Propitocaine (Citanest) and methemoglobinemia. *Anesthesiology.* 1965;26:569–571.
25. Bull CS. The hydrochlorate of cocaine as a local anaesthetic in ophthalmic surgery. *N Y Med J.* 1884;40:609.
26. Covino BG. Clinical pharmacology of local anesthetic agents. In: Cousins MJ, Bridenbaugh PO, eds. *Neural Blockade in Clinical Anesthesia and Management of Pain.* 2nd ed. Philadelphia, PA: Lippincott; 1988:137.
27. Evers H, VonDardel O, Juhlin L. Dermal effects of compositions based on the eutectic mixture of lignocaine and prilocaine (EMLA). *Br J Anaesth.* 1985;57:997.
28. Hallen B, Uppfeldt A. Does lidocaine-prilocaine cream permit pain-free insertion of IV catheters in children? *Anesthesiology.* 1982;57:340–342.
29. Ohlsen L, Englesson S, Evers H. An anaesthetic lidocaine/prilocaine cream (EMLA) for epicutaneous application tested for split skin grafts. *Scand J Plast Reconstr Surg.* 1985;19:201–209.
30. Covino BG. Clinical pharmacology of local anesthetic agents. In: Cousins MJ, Bridenbaugh PO, eds. *Neural Blockade in Clinical Anesthesia and Management of Pain.* 2nd ed. Philadelphia, PA: Lippincott; 1992:139.
31. Moyers JR. Preoperative medication. In: Barash PG, Cullen BF, Stoelting RK, eds. *Clinical Anesthesia.* 2nd ed. Philadelphia, PA: Lippincott; 1992.
32. Kantor GSA. Flumazenil: a review for clinicians. *Am J Anesth.* 1997;26:2.
33. Glass PSA, Hardman D, Kamiyama Y, et al. Preliminary pharmacology and pharmacodynamics of an ultra-short opioid: remifentanil (GI87084B). *Anesth Analg.* 1993;77:1031–1040.
34. Egan TD. The clinical pharmacology of the new fentanyl congeners. IARS 1997 Review Course Lectures.
35. Egan TD, Gupta SK, Sperry RJ, et al. The pharmacokinetics of remifentanil in obese versus lean elective surgery patients. *Anesth Analg.* 1996;82:S100.
36. Egan TD. Remifentanil pharmacokinetics and pharmacodynamics: a preliminary proposal. *Clin Pharmacokinet.* 1995;29:80–94.
37. Bennett CR. *Conscious Sedation in Dental Practice.* 2nd ed. St. Louis, MO: CV Mosby; 1978:12.
38. Wetchler BV. Outpatient anesthesia. In: Barash PG, Cullen BF, Stoelting RK, eds. *Clinical An-*

esthesia. Philadelphia, PA: Lippincott; 1989: 1347–1348.
39. Eger EI, II. New inhaled anesthetics: sevoflurane and desflurane. IARS 1997 Review Course Lectures, p. 39.
40. Gibbs CP, Modell JH. Management of aspiration pneumonitis. In: Miller RD, ed. *Anesthesia*. 3rd ed. New York, NY: Churchill Livingstone; 1990:1297.
41. Moore M, Weiskopf RB, Eger EI, II. Arrhythmogenic doses of epinephrine are similar during desflurane or isoflurane anesthesia in humans. *Anesthesiology*. 1993;79:943–947.
42. Denborough MA. The pathopharmacology of malignant hyperpyrexia. *Pharmacol Ther.* 1980;9:357–365.
43. Casey WF, Drake-Lee AB. Nitrous oxide and middle ear pressure. *Anesthesia*. 1982;37:896–900.
44. Bailey MK, Bromley HR, Allison JG, *et al.* Electrocautery-induced airway fire during tracheostomy. *Anesth Analg.* 1990;71:702–704.
45. Cork RC. Anesthesia for otolaryngologic surgery involving use of a laser. In: Brown BR, ed. *Anesthesia and ENT Surgery—Contempory Anesthesia Practice*. Philadelphia, PA: FA Davis Co.; 1987.
46. Fried M. A survey of the complication of laser microlaryngoscopy. *Arch Otolaryngol.* 1984;110:31–34.
47. Fein A, Leff A, Hopewell PC. Pathophysiology and management of the complications resulting from fire and the inhaled products of combustion. *Crit Care Med.* 1980;8:94–98.

Hemostasia cirúrgica e mecanismos da coagulação

33

INTRODUÇÃO

As considerações mais importantes para manter a hemostasia cirúrgica começam antes da operação. Este capítulo proporciona instrumentos práticos para a abordagem dos pacientes antes do, durante e após o procedimento cirúrgico; é apresentada uma explicação sucinta da hemostasia normal e de como pode ser conceitualizada em quatro componentes básicos. São fornecidas explicações básicas para explicar as utilizações e limitações dos testes de coagulação de rotina. É apresentada uma descrição dos anticoagulantes comuns e de seu controle no ambiente pré-operatório e no pós-operatório. São listados os distúrbios comuns e incomuns da coagulação em uma série de quadros. É apresentada uma discussão sucinta dos complexos distúrbios da coagulação intravascular disseminada (CID) e da trombocitopenia induzida pela heparina (TIH). A aplicação clínica sistemática desses conceitos básicos da coagulação do sangue pode facilitar a atividade prática e beneficiar os pacientes.

HEMOSTASIA

Em seu sentido mais amplo, hemostasia é um termo que descreve os complexos processos que mantêm o sangue em seu estado líquido dentro da árvore vascular, mas que tornam possível sua coagulação para interromper uma hemorragia. Quando utilizada nesta acepção, a hemostasia descreve o equilíbrio entre os componentes antitrombóticos e os protrombóticos do sangue.

Os quatro componentes conceituais da hemostasia

O processo da coagulação pode ser dividido conceitualmente em quatro componentes básicos, assim listados: (1) vaso sanguíneo, (2) plaquetas, (3) sistema da coagulação e (4) sistema fibrinolítico (Quadro 33.1). Os quatro componentes sofrem uma série de eventos regulados que resultam na formação do coágulo. Para explicar a hemostasia normal, é usada como exemplo a série de eventos da coagulação que ocorrem após uma incisão cirúrgica em um indivíduo normal nos demais aspectos.

Hemostasia primária

A reação inicial a uma incisão cirúrgica começa com o próprio vaso sanguíneo desencadeando o processo da vasoconstrição, induzida por mediadores sinalizadores vasoconstritores liberados localmente. Na resposta inicial à lesão do vaso, esses fatores são predominantemente parácrinos (p. ex., prostaglandinas) provenientes dos tecidos e das células. Do ponto de vista clínico, os distúrbios hemorrágicos significativos que afetam este processo são extremamente raros, apesar de poderem ocorrer alguns distúrbios hereditários e adquiridos das proteínas estruturais dos vasos sanguíneos. Um esboço resumido dos defeitos hemostáticos dos vasos sanguíneos é fornecido adiante, neste capítulo (Quadro 33.2).

O próximo evento na série de processos da hemostasia primária envolve a interação do fator de von Willebrand (vWF), das plaquetas e do colágeno exposto. Para compreender a reação de liberação

QUADRO 33.1 QUATRO COMPONENTES CONCEITUAIS DA HEMOSTASIA

Componente	Composição/reações
Vaso sanguíneo	Parede do vaso; vasoconstrição; proteínas extravasculares, p. ex., colágeno; e fator tecidual
Plaqueta	Aderência, liberação, agregação
Sistema da coagulação	Todos os fatores da coagulação, vWF, e proteínas anticoagulantes naturais, p. ex., proteína C, AT3
Sistema fibrinolítico	Lise do coágulo, produtos de fracionamento

das plaquetas da hemostasia primária, é necessário separar as reações plaquetárias em quatro eventos conceituais. Existem duas reações de ligação sofridas pelas plaquetas e duas reações de "secreção". As reações de ligação das plaquetas são denominadas *adesão* e *agregação*. Além dessas duas reações de ligação, as plaquetas sofrem também uma "mudança de formato", seguida por uma reação de "secreção/liberação" que descarrega o conteúdo dos grânulos das plaquetas. Assim, existem quatro eventos plaquetários durante a hemostasia primária: aderência, agregação, mudança de formato e liberação. A interação do contato inicial entre as plaquetas e *qualquer superfície não-plaquetária*, como a parede do vaso, é denominada *aderência plaquetária*. Tal reação é análoga à "colocação de um dedo no dique". Essa é a reação inicial que ocorre entre as plaquetas e o vWF. Momentos após a lesão do vaso sanguíneo, as plaquetas *aderem* às fibras expostas do colágeno ou a outras substâncias debaixo do endotélio vascular, processo mediado por um receptor glicoproteico da superfície da plaqueta denominado complexo GPIb e pela proteína plasmática, vWF. Apesar de as plaquetas poderem aderir diretamente ao colágeno graças a receptores superficiais distintos, a aderência é mediada mais eficientemente por GPIb e vWF que, por sua vez, se fixa ao colágeno ou a outras fibrilas expostas debaixo do epitélio vascular. Esta reação entre vWF e as plaquetas é extremamente importante nos estados de altos desvios do fluxo sanguíneo. Sobre a plaqueta, o receptor GPIb de vWF é de fato um complexo constituído por proteínas que são os produtos dos quatro seguintes genes distintos: *GPIbα, GPIbβ, GPIX* e *GPV*. O complexo final GPIb agregado é um heptâmero (sete proteínas) constituído por molécula de GPV associada não-covalentemente a duas moléculas de GPIbα, GPIbβ e GPIX. O complexo GPIb se expressa na superfície de plaquetas não-estimuladas, tornando-as ativadas (escorvadas) para a interação com vWF, sempre que este último se encontra fixado às fibras expostas do tecido conjuntivo subendotelial.

A próxima série de eventos na homostasia primária é quase simultânea e resulta na estimulação das plaquetas bem como na formação do receptor da agregação plaquetária. Poucos momentos após a aderência das plaquetas, elas sofrem uma reação morfológica denominada *mudança de formato*, reação que ocorre quando as plaquetas discoides de formato normal enviam projeções citoplasmáticas denominadas "peseudópodes" e se tornam mais esféricas. Agora, ocorre uma série complexa de reações que envolvem múltiplos sistemas de sinalização intracelulares e que resultam em ativação plaquetária bem como liberação do conteúdo dos grânulos. A ativação plaquetária resulta também na formação de um receptor da superfície da membrana da plaqueta, "o receptor da agregação", não presente nas plaquetas que não foram estimuladas. O receptor da agregação plaquetária é constituído por duas proteínas da

QUADRO 33.2 DISTÚRBIOS HEMORRÁGICOS VASCULARES COMUNS E INCOMUNS

Hereditários	Síndrome de Ehlers-Danlos
	Síndrome de Williams-Beuren
	Osteogênese imperfeita
Adquiridos	Escorbuto
	Amiloidose

superfície da plaqueta, denominadas GPIIb/GPIIIa, as quais fazem parte de uma família diversificada de receptores da superfície celular denominados integrinas, encontradas em muitos tipos de célula. Os biologistas especializados em plaquetas descobriram essas proteínas, denominando-as GPIIb e GPIIIa. Ao mesmo tempo, proteínas idênticas foram encontradas por biologistas celulares que estavam pesquisando os receptores de superfície. Os biologistas celulares catalogaram as moléculas de superfície de um modo mais geral em uma ampla variedade de células, denominando-as integrinas. Diferente do complexo GPIb, as subunidades do complexo GPIIb/GPIIIa devem ser reunidas no receptor ativo de agregação antes que a agregação possa ocorrer. Uma vez formado o receptor de agregação plaquetária, as plaquetas se unem a outras plaquetas através de uma proteína intermediária que se fixa ao complexo GPIIb/GPIIIa em cada plaqueta; assim, uma ponte cobrirá a lacuna entre as plaquetas em fase de agregação. A proteína de agregação intermediária primária é o fibrinogênio. No entanto, em algumas circunstâncias, o fibrinogênio pode ser substituído pelo vWF. Toda esta sequência, desde a vasoconstrição até a formação de uma rolha de plaquetas e, finalmente, massa agregada de plaquetas, constitui o processo da hemostasia primária. Os defeitos no componente vaso sanguíneo ou plaqueta de tal reação podem resultar em sangramento microvascular, caracterizado frequentemente como sangramento "mucocutâneo". Os defeitos hereditários e adquiridos na função plaquetária são descritos no Quadro 33.3. O processo da hemostasia primária independe da coagulação sanguínea, ocorrendo mesmo nos pacientes com hemofilia. Porém, a rolha (tampão) de plaquetas formada em tal processo é insuficiente para parar completamente uma hemorragia. Durante esses eventos da hemostasia primária, o próximo processo da coagulação sanguínea, denominado *hemostasia secundária,* também terá sido desencadeado. Tais eventos da hemostasia secundária e a formação do coágulo final são descritos a seguir.

Hemostasia secundária

Na hemostasia normal, após os eventos hemostáticos primários descritos anteriormente, uma série de reações intermediárias de mediação enzimática inicia a formação de um coágulo de fibrina estável. A formação desse coágulo complementa e aprimora a rolha (tampão) plaquetária temporária,

QUADRO 33.3 DISTÚRBIOS HEMORRÁGICOS PLAQUETÁRIOS COMUNS E INCOMUNS

Hereditários	Síndrome de Bernard-Soulier
	Trombastenia de Glanzmann
	Distúrbios dos reservatórios de armazenamento
	Chediak-Higashi
	Hermansky-Pudlak
	Síndrome de Wiskott-Aldrich
	Síndrome de Scott
	Síndrome das plaquetas cinzentas
	Doença de von Willebrand tipo plaqueta
	Defeitos do receptor P2 de ADP
	Deficiência do receptor de tromboxano A2 plaquetário (TXA2)
	Deficiência da sintase do tromboxano plaquetário
	Deficiência de ciclo-oxigenase plaquetária
Adquiridos	Trombocitemia essencial
	Policitemia vera
	Pseudossíndrome de Bernard Soulier
	Doença de Gaucher tipo I
	Leucemia megaloblástica aguda
	Pós-bomba para *bypass* cardíaco

Abreviatura: ADP, difosfato de adenosina.

porém instável, formada durante a hemostasia primária. O processo de formação do coágulo recebe a designação de hemostasia secundária. O elemento-chave nesse evento é o fator tecidual (FT),[1] uma lipoproteína e um componente do denominado "sistema extrínseco da coagulação". Provavelmente, a descoberta mais importante na coagulação sanguínea ao longo dos últimos 25 anos foi o reconhecimento de que o FT e o fator ativado FVII (FVIIa) iniciam a cascata da coagulação. Historicamente, o FT era conhecido como "tromboplastina", o material desconhecido nos extratos celulares que coagulava o sangue rapidamente. Após a descrição inicial na década de 1940 e as tentativas de purificação na década de 1960, o cDNA do FT foi clonado finalmente em 1987, e seu gene reside no cromossomo 1.[2] A descoberta do gene do FT e de sua regulação desvendou muitos segredos da coagulação. O FT é essencial à coagulação do sangue em todos os seres humanos. Tal compreensão ajudou a explicar os distúrbios hemorrágicos das deficiências de FVIII e de FXI, assim como o papel de FVII ativado como um agente hemostático geral. A deficiência de FT não foi relatada em seres humanos, e os camundongos que carecem do FT morrem *in utero*.[3]

O FT é o receptor celular e cofator da glicoproteína da coagulação bem como o fator VII que é um membro da família serina-protease. Na vigência de condições fisiológicas, as células no sangue, ou em contato com a corrente sanguínea, não expressam o FT. Em algumas células, a expressão do FT é constitutiva e, em outras, sua expressão é induzida por certos estímulos. O FT se expressa de maneira específica em relação ao tecido, com altos níveis nos tecidos, tais como coração e cérebro, e baixos níveis em outros tecidos. A expressão do FT pelos astrócitos no cérebro e pelos cardiomiócitos no coração parece conferir uma proteção hemostática adicional a esses tecidos. A expressão constitutiva do FT pelos fibroblastos fora dos vasos sanguíneos é denominada "barreira hemostática", e o contato com o FT ativa rapidamente a coagulação sanguínea. Após lesão tecidual (ruptura das células endoteliais), o FT expresso nestas células se fixa ao FVIIa circulante. Subsequentemente, o complexo FT-fator VIIa ativa dois fatores da coagulação circulantes adicionais, FIX e FX. A ativação desses dois fatores resulta em dois sinais distintos que promovem os eventos da coagulação. A ativação de FX por FT-FVIIa resulta em ativação das plaquetas. A ativação de FIX por FT-FVIIa resulta na produção de muito mais cópias de FXa e na reunião de um complexo de proteínas procoagulantes sobre a superfície das plaquetas. O resultado final desses eventos de ativação é a geração de uma grande quantidade de trombina, o que é conhecido como a "explosão de trombina", suficiente para formar um coágulo apropriado e normalmente hemostático (ver a Fig. 33.1).

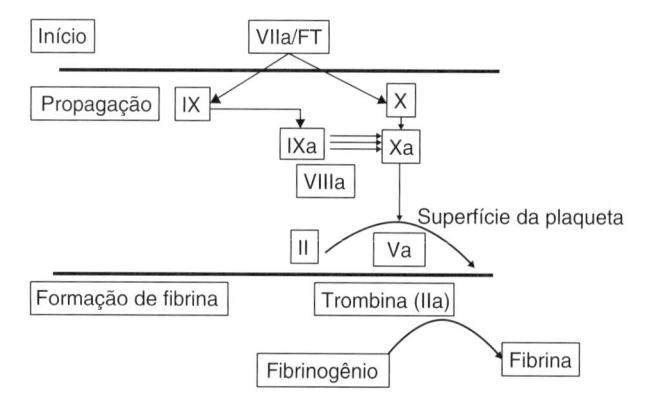

Fig. 33.1 Via da coagulação simplificada.

TRIAGEM PRÉ-OPERATÓRIA

História e exame físico

A história clínica pré-operatória e o exame físico foram aceitos como os componentes mais importantes de uma avaliação pré-operatória da capacidade hemostática do paciente. Várias revisões retrospectivas comprovaram repetidamente que os testes de triagem de rotina da coagulação não permitem prever os riscos de sangramento nos pacientes cirúrgicos e, mais especificamente, nos que vão ser submetidos a amigdalectomia.[4,5] No entanto, foi reconhecido também que ocorre considerável variação na adequação de uma história e um exame de triagem pré-operatória (Quadro 33.4), especialmente quando estão sendo pesquisados os fatores de risco para sangramento assim como os sinais e sintomas de sangramento. Existem três questões simples que devem ser lembradas ao obter uma história de sangramento. A primeira questão é: "Você já foi submetido(a) a uma cirurgia?". Não deixar de perguntar acerca de cirurgia odontológica (extração de dentes), que representa um bom teste de hemostasia. Uma resposta positiva a tal pergunta — isto é, uma cirurgia prévia sem problemas de sangramento — funciona como um "teste de estresse hemostático". Para interpretar corretamente a referida resposta, deve ser levado em conta também o quadro clínico do paciente. Se o paciente foi submetido recentemente a uma cirurgia de porte (entre de 1 e 2 anos) sem sangramento bem como sem sinais e sintomas ativos de sangramento, pode-se ter certeza de que as chances de um defeito hemostático são extremamente pequenas. A segunda questão é: "O que você toma para combater a dor?". Essa é a maneira mais simples de obter informação acerca do uso pelo paciente de agentes anti-inflamatórios não-esteroides (AINE), ácido acetilsalicílico (AAS) ou outra medicação que ele se esquece com frequência de incluir em sua lista das medicações, pois sua utilização é intermitente e tais produtos não são prescritos. Outros medicamentos incomuns com alguma possibilidade hemorrágica são o "alho" e os suplementos de vitamina E e óleos de peixe. A terceira questão é: "Existe uma história familiar de sangramento ou coagulação?". Esta questão visa obviamente evidenciar um defeito hemostático familiar que ainda não se tornou clinicamente aparente ou que poderia emergir somente no ambiente pós-operatório (como ocorre com os distúrbios fibrinolíticos).

Uso dos testes de triagem da coagulação

Os testes de triagem da coagulação e qual dos quatro componentes da hemostasia esses testes medem são listados no Quadro 33.5. Tais testes não medem o nível do fator da coagulação de um indivíduo, mas são testes globais funcionais. Resumidamente, o estudo do Quadro 33.5 evidencia por que esses testes constituem medidas insuficientes para determinar o risco pré-operatório de sangramento ou garantir a integridade hemostática. O tempo de sangramento é insensível para muitos distúrbios hereditários, como a doença de von Willebrand. Vários estudos assinalaram que o tempo de sangramento constitui um preditor inadequado do risco de sangramento pós-operatório. Entretanto, nunca se pretendeu com o teste prever a ocorrência de sangramento. Trata-se simplesmente de um instrumento de triagem destinado a avaliar um paciente para possíveis defeitos na hemostasia primária, quando é obtida história compatível com defeito na hemostasia primária. O tempo de protrombina (TP) e o tempo de tromboplastina ativado (TTPa) são reflexos artificiais de hemostasia normal. (Eles não utilizam concentrações fisiológicas do FT.) Em segundo lugar, com bastante frequência se mostram insensíveis aos níveis leve-

QUADRO 33.4 HISTÓRIA DE SANGRAMENTO/COAGULAÇÃO

Três questões simples	Informação obtida
"Você já foi submetido(a) a uma cirurgia?" Não esquecer uma cirurgia odontológica "O que você toma para combater a dor?"	"Teste do estresse hemostático" — cirurgia e nenhum sangramento em 1 ou 2 anos Evidenciar AINE, AAS Lembrar também que o alho e a vitamina E aumentam o risco de sangramento
"Existe alguma história familiar de sangramento ou coagulação?"	Uma resposta positiva revela tendências hemorrágicas assintomáticas ou não-detectadas

QUADRO 33.5 TESTES DE TRIAGEM DE COAGULAÇÃO EM RELAÇÃO AO COMPONENTE HEMOSTÁTICO

Componente hemostático conceitual	Testes de triagem para coagulação
Vaso sanguíneo	Tempo de sangramento
Plaqueta	Tempo de sangramento; hemograma completo
Sistema da coagulação	TP, TTPa, TT[a]
Sistema fibrinolítico	Não-medido

Abreviatura: TT, tempo de trombina.

mente reduzidos dos fatores da coagulação individuais. Finalmente, o quadro mostra que não existe um instrumento de triagem disponível sistematicamente para avaliar o sistema fibrinolítico. Os pacientes com distúrbios hemorrágicos fibrinolíticos hereditários ou adquiridos podem ser erroneamente diagnosticados ao se confiar apenas nos testes de triagem para avaliar a integridade hemostática.

ANTICOAGULANTES NOS PACIENTES CIRÚRGICOS

É extremamente importante compreender o uso da anticoagulação nos pacientes cirúrgicos para prevenir e tratar as complicações pós-operatórias, como tromboembolia. Além disso, tal conhecimento é indispensável para os pacientes submetidos a cirurgia que já estão tomando anticoagulantes por vários motivos.

Heparina não-fracionada

A heparina foi descoberta por McLean em 1916. É uma molécula heterogênea com um peso molecular que varia de 3.000 a 30.000 Da. Cerca de 33% das moléculas de heparina exercem função anticoagulante, as quais atuam fixando-se na antitrombina (AT), resultando em um complexo heparina-AT que inativa uma trombina (IIa) e os fatores Xa, IXa, XIa e XIIa. Além de se fixar na AT, a *heparina não-fracionada* (UFH, de *unfractionated heparina*) se fixa também inespecificamente em inúmeras proteínas plasmáticas e plaquetas, prolonga o tempo de sangramento, faz aumentar a permeabilidade das paredes dos vasos e suprime a proliferação das células musculares lisas vasculares assim como a formação de osteoblastos. Esta fixação inespecífica resulta em variabilidade na resposta anticoagulante em diferentes pacientes. A UFH é depurada (eliminada) por polimerização após fixação nos receptores das células endoteliais e nos macrófagos. As grandes moléculas de heparina são depuradas pelos rins. A resposta anticoagulante à UFH é não-linear, e a intensidade e a duração do efeito aumentam desproporcionalmente com os aumentos na posologia. A dose de UFH varia com base na indicação do tratamento ou da profilaxia. Quando utilizada para o tratamento da tromboembolia venosa, o gotejamento intravenoso de UFH deve ser titulado em conformidade com um TTPa que esteja correlacionado com um teste anti-Xa de 0,3 a 0,7 UI/ml. Em geral, a dose profilática é administrada por via subcutânea, sendo de 5.000 unidades a cada 8 h.

Heparina de baixo peso molecular

Existem várias heparinas de baixo peso molecular (HBPM), como a enoxaparina, dalteparina, nadroparina, tinzaparina e danaparoide sódica. As usadas mais comumente nos EUA são a enoxaparina e dalteparina. Danaparoide não está disponível nos EUA. As HBPM são glicosaminoglicanos polissulfatados obtidos por despolimerização da heparina que possuem um peso molecular médio variando entre 4.000 e 5.000 Da. Como a despolimerização de UFH produz fragmentos menores, a extensão da fixação inespecífica nas proteínas plasmáticas e plaquetas é muito menor que para a UFH, o que resulta também na meia-vida mais longa desses fármacos. As HBPM atuam através da AT e potencializam a inibição dos fatores anticoagulantes Xa e IIa. A relação da atividade anti-Xa/anti-IIa é superior a quatro com a enoxaparina (enquanto essa relação é igual a 1 com a UFH), o que resulta em menor efeito sobre a atividade da TTPa, pois a TTPa é um reflexo principalmente da atividade anti-IIa. O ensaio anti-Xa pode ser usado para monitorar a atividade da HBPM, apesar de tal monitoramento nem sempre ser necessário, pois a maioria das HBPM é administrada em doses fixas baseadas no peso corporal. No entanto, este ensaio deve ser utilizado nos pacientes que pesam mais de 150 kg, naqueles com insuficiência renal ou nas mulheres grávidas. A atividade anti-Xa deve ser medida 4 h após a administração subcutânea com um alvo terapêutico de 0,6 a 1,0 UI/mℓ para a enoxaparina. O alvo médio da atividade anti-Xa para a tinzaparina, a nadroparina e dalteparina é de 0,85, 1,3 e 1,03 UI/mℓ, respectivamente.

Varfarina

A varfarina é um dos medicamentos mais frequentemente usados em todo o mundo. Seu efeito anticoagulante resulta da inibição dos fatores da coagulação II, VII, IX e X, que dependem da vitamina K bem como das proteínas C e S. A varfarina é indicada em múltiplas condições, como a trombose venosa, valvas cardíacas sintéticas, prevenção do acidente vascular encefálico e fibrilação atrial; consiste em mistura racêmica de estereoisômeros, dos quais 99% estão acoplados à albumina, sendo metabolizados no fígado e nos rins. Existem muitos fatores que influenciam a posologia da varfarina, como medicações concomitantes, dieta, idade avançada, função hepática, estado da vitamina K e malignidade oculta. A meia-vida da varfarina varia de 20 a 60 h, com média de 40 h. A duração do efeito é de até 2 a 5 dias, observando o efeito máximo com 48 h. O efeito da varfarina é medido pela relação normalizada internacional (RNI). As modificações mais precoces na RNI são observadas tipicamente 24 a 36 h após a dose inicial. Essas mudanças decorrem da depuração do fator VII que tem uma meia-vida de 6 h. No entanto, o efeito antitrombótico da varfarina ou a capacidade de prevenir a expansão do coágulo são observados somente por volta do quinto dia de terapia. Esse efeito depende da depuração do fator fracional II (protrombina), que possui meia-vida de aproximadamente 50 h nos pacientes com função hepática normal. As doses de impregnação (de ataque) de varfarina (i. e., 10 mg ou mais por dia) são de valor limitado, podendo fazer aumentar o risco de sangramento do paciente no início da terapia por eliminarem o fator VII. Admite-se também que as doses de impregnação (de ataque) potencializam um estado hipercoagulável por depleção da proteína C. Assim, a prática de utilizar essas doses de ataque deve ser abandonada. As diretrizes atuais do American College of Chest Physician (ACCP) recomendam uma superposição plena de 5 dias de varfarina com UFH ou uma HBPM até que a RNI-alvo tenha sido alcançada e seja estável nos pacientes com trombose venosa.[6]

Outros anticoagulantes

O fondaparinux é um novo inibidor sintético e seletivo do fator Xa, sendo claramente diferente da UFH e das HBPM. É modelado em conformidade com a sequência de pentassacarídios na heparina responsável pela fixação na AT. Depois que o fondaparinux se fixa na AT, induz a uma mudança na conformação na AT, complexo que inibe o fator Xa, o qual bloqueia a geração de trombina e a formação de fibrina. A meia-vida é de 14 a 20 h, e a dose é administrada 1 vez a cada dia. Foi aprovado pelo FDA para o tratamento da trombose venosa profunda aguda, quando administrado juntamente com varfarina, e para o tratamento da embolia pulmonar aguda, quando administrado em combinação com a varfarina sempre que a terapia inicial é realizada no hospital; foi aprovado também para a profilaxia tromboembólica na cirurgia para a correção de fratura de quadril, cirurgias de reposicionamento do joelho, do quadril e abdominal. Não afeta o TTPa, o TP nem o tempo de coagulação. Os níveis do medicamento só podem ser monitorados por ensaios anti-Xa especiais que, no entanto, não se encontram amplamente disponíveis. É importante assinalar que não se dispõe de um agente capaz de induzir à sua reversão. Contudo, foi relatado que o fator VIIa recombinante reverte o efeito anticoagulante em voluntários sadios. A TIH não foi relatada como um efeito adverso desse agente.

Nenhum inibidor anti-Xa oral foi aprovado pelo FDA nos EUA, porém um pequeno número está sendo testado em estudos clínicos da fase III.

REVERSÃO DA ANTICOAGULAÇÃO E CONTROLE PERIOPERATÓRIO DA ANTICOAGULAÇÃO

Heparina não-fracionada

O sangramento é um efeito adverso comum observado com a UFH e com qualquer outro coagulante. Se o sangramento for pequeno, em geral a interrupção do gotejamento intravenoso e a terapia transfusional serão suficientes. É essencial um monitoramento minucioso do hematócrito. Se o sangramento é maciço, deve ser usado o sulfato de protamina, sendo esta uma proteína derivada do esperma dos peixes que se fixa na heparina para formar um sal estável. Um miligrama de protamina neutraliza cerca de 100 unidades de UFH. Por isso, a dose intravenosa apropriada deve ser calculada e administrada na veia durante 1 a 3 min para evitar a bradicardia e a hipotensão, o que é fácil se o início do sangramento ocorre após uma dose a jato (*bolus*) de UFH. Fica bastante mais complicado nos pacientes recebendo gotejamentos intravenosos, pois a UFH, administrada várias horas antes, deve ser conhecida para poder calcular a dose de protamina, admitindo que a meia-vida da UFG é de aproximadamente 60 min. O TTPa pode ser usado para determinar a eficácia da protamina. Outros agentes também são capazes de reverter o efeito da UFG. Contudo, isto raramente é necessário, pois as medidas mencionadas anteriormente em geral são suficientes para estabilizar o paciente. O sangramento maciço, incluindo a hemorragia intracraniana (HIC), é abordado adiante, nesta seção.

Heparina de baixo peso molecular

Diferentemente da UFG, não existe um agente reversor para as HBPM. Estudos *in vitro* e realizados em animais demonstraram uma neutralização de até 60% de anti-Xa pelo sulfato de protamina, porém ainda não foi esclarecido seu valor em termos de benefícios clínicos. A terapia com o fator VII ativado se revelou capaz de reduzir o sangramento pós-operatório. As atuais diretrizes do ACCP recomendam utilizar 1 mg de protamina para 100 unidades antifator Xa, se a última dose de HBPM foi administrada há menos de 8 h, e 0,5 mg de protamina para 100 unidades antifator Xa, se a dose foi administrada há mais de 8 h. Por exemplo, 1 mg de enoxaparina é igual a aproximadamente 100 unidades do antifator Xa. A farmácia deve ser imediatamente contatada para ajudar nos cálculos, juntamente com o apoio simultâneo da terapia transfusional, devendo ser aventada a obtenção do parecer da hematologia.

Varfarina

Uma RNI supraterapêutica, gerada pela terapia com varfarina, é extremamente comum na prática clínica. A conduta deve basear-se no fato de a RNI supraterapêutica estar ou não associada a sangramento. Para uma elevação da RNI de até 8 em um paciente sem outros fatores de risco para sangramento, a suspensão da varfarina e o atento acompanhamento da RNI até que haja caído para menos de 4 são suficientes antes de reiniciar a varfarina em uma dose reduzida. Além de suspender a varfarina, a administração oral de fitomenadiona (vitamina K_1) pode ser feita na dose de 2,5 mg, nos pacientes com RNI superior a 8, juntamente com outros fatores de risco para sangramento. Se a RNI elevada está associada a sangramento ativo, a varfarina deve ser suspensa, podendo ser administrados 5 mg de fitomenadiona por via oral, intravenosa ou subcutânea.[7]

Se houver um sangramento significativo, o plasma fresco congelado (PFC) deverá ser administrado juntamente com a vitamina K_1. O frequente monitoramento do hematócrito e as transfusões (quando necessárias) são por demais importantes. A RNI deve ser medida 4 a 6 h após a terapia com a vitamina K_1, pois poderão ter que transcorrer até 6 h para ser efetiva. Com base nos achados clínicos, uma TC do cérebro, tórax, abdome ou pelve deve ser obtida juntamente com o parecer hematológico. Foi relatado que o concentrado do complexo de protrombina e o concentrado do fator VIIa recombinante são benéficos nos pacientes com sangramento significativo, incluindo sangramento intracraniano.

Fator VIIa recombinante na reversão da anticoagulação

O fator VIIa recombinante (rFVIIa) foi desenvolvido originalmente para o tratamento do sangramento em pacientes com hemofilia congênita e adquirida. No entanto, foi estudado em pacientes com sangramento excessivo como terapia de resgate quando a terapia tradicional falha. Vários relatos de casos e séries de casos demonstram a parada efetiva de um sangramento maciço com o uso de rFVIIa. A utilização bem-sucedida é relatada também nos pacientes com HIC decorrente de anticoagulação excessiva. Foi mostrado também que reverte o efeito anticoagulante da HBPM e UFH após o insucesso com a protamina. São fatores limitantes a falta de dados de resultados em grande escala, o custo alto, alguns raros relatos de trombose e a ausência de monitoração objetiva de sua eficácia. Assim, tal conduta deve ficar reservada como terapia de resgate sob a orientação de um hematologista ou de outro especialista treinado, como o anestesiologista, quando o sangramento é intraoperatório.[8]

Controle perioperatório da anticoagulação

Os cirurgiões se deparam frequentemente com pacientes recebendo anticoagulantes e que necessitam de cirurgia. Se os pacientes estiverem recebendo varfarina para tromboembolia venosa, o tratamento dependerá da urgência do procedimento cirúrgico. Sendo o procedimento eletivo, recomendamos suspender a varfarina 5 dias antes da cirurgia. Durante esses 5 dias os pacientes deverão receber uma dose subcutânea de uma HBPM ou de fondaparinux. A ultima dose da HBPM, quando se trata da enoxaparina, deve ser administrada na noite que precede a cirurgia e, em se tratando de fragmina ou fondaparinux, será administrada na manhã do dia anterior à cirurgia. As medidas profiláticas tromboembólicas de rotina com dispositivos de compressão sequencial devem ser adotadas durante a operação. Após a cirurgia, o paciente deverá ser medicado novamente com uma HBPM ou fondaparinux no dia seguinte e voltar a receber varfarina por um período de 5 dias para alcançar seu alvo de uma RNI terapêutica. Se a cirurgia é urgente, a reversão anticoagulante deve obedecer às diretrizes abordadas nos parágrafos anteriores para a rápida reversão anticoagulante. O uso sistemático de uma dose alta de vitamina K_1 (10 mg) deve ser evitado, pois o retorno à anticoagulação terapêutica com varfarina será retardado. A melhor abordagem é uma pequena dose de vitamina K_1 juntamente com PFC (plasma fresco congelado) "ao receber a chamada" para a cirurgia. Os pacientes com insuficiência renal e valvas cardíacas mecânicas necessitam de hospitalização para a interrupção da varfarina, reversão e terapia intravenosa com UFH poucos dias antes da cirurgia. Nos pacientes recebendo varfarina para fibrilação atrial sem história de eventos embólicos ou de trombo intracardíaco, basta suspender a varfarina 5 dias antes da cirurgia e reiniciá-la no pós-operatório.

Abordagem ao paciente com TTPa ou TP/RNI elevados

A avaliação anestésica pré-operatória de rotina ou a avaliação laboratorial podem revelar uma elevação do TTPa ou do TP ou de ambos. A cirurgia eletiva pode ser adiada na presença desse achado para que seja feita uma avaliação adicional. O TTPa reflete deficiências dos fatores VIII, IX, XI e XII, assim como dos fatores II, V e X. O TP reflete os três últimos juntamente com a atividade do fator VII. O prolongamento isolado do TTPa é observado nos pacientes com deficiências dos fatores VIII, IX ou XI. Pode ser observado também nos pacientes que sofrem de deficiência hereditária do fator XII, de pré-calicreína e dos cininogênios de alto peso molecular, apesar de tais deficiências não estarem associadas a sangramento clínico. O prolongamento isolado do TP é observado habitualmente na deficiência do fator VII. O prolongamento tanto do TTPa quanto do TP reflete deficiências de múltiplos fatores, como acontece na CID ou na presença de disfunção hepatocelular significativa, ou se houver um inibidor adquirido.

É extremamente importante identificar se um paciente apresenta a deficiência de algum fator ou possui um inibidor adquirido, pois o tratamento pode ser completamente diferente, o que é conseguido com a realização de um *estudo de mistura,* pelo qual o plasma do paciente é misturado a um volume igual de plasma estocado proveniente de doadores voluntários normais. Se a anormalidade for corrigida, isso irá sugerir que existe deficiência de algum fator, pois 50% dos fatores normais são suficientes para resultarem em TTPa e TP normais. Mas, esses valores não serão corrigidos na presença de um anticorpo inibidor. Para fazer o diagnóstico de alguns inibidores, poderá ser necessária a incubação da mistura de plasma por várias horas. Os inibidores do fator VIII e os anticoagulantes lúpicos (AL) são os inibidores mais frequentemente encontrados. Os inibidores do fator IX são raros.

Um inibidor adquirido do fator VIII deverá ser suspeitado se houver o súbito aparecimento de grandes equimoses e hematomas com uma contagem normal de plaquetas na presença de um TTPa prolongado não corrigido com um *estudo de mistura*. A imediata identificação é importante, pois essa condição pode causar grandes hematomas que se expandem rapidamente e podem comprimir a traqueia ou outras estruturas vitais, resultando em morte. O nível específico do fator VIII será extremamente baixo, e a inibição do fator VIII será positiva. As opções terapêuticas consistem no concentrado do fator VIII porcino, rFVIIa e uma infusão do concentrado do complexo do fator IX ativado. São outras opções os corticosteroides, ciclofosfamida ou gamaglobulina intravenosa. No entanto, essa conduta deve ser protelada e executada por um hematologista treinado.

Já os anticoagulantes circulantes são anticorpos antifosfolipídicos representados pelas imunoglobulinas G ou M que prolongam a coagulação *in vitro* a qual depende dos fosfolipídios pela fixação em locais dentro do componente fosfolipídico do complexo fator Xa-fator Va-fosfolipídio-íon cálcio, reconhecido pela primeira vez em um paciente com lúpus eritematoso sistêmico, razão pela qual recebeu a designação de AL, apesar de ser encontrado mais frequentemente em pacientes sem lúpus. Tal condição está associada muito mais com trombose do que com sangramento. A International Society for Thrombosis and Hemostasis (ISTH) recomenda que devem ser feitos dois ou mais testes como triagem para a AL. Convém ter como base uma baixa concentração de fosfolipídio, como o tempo de coagulação com caolim, o tempo de coagulação com veneno da víbora de Russel ou um TTPa. Eventualmente, os pacientes com AL poderão ser diagnosticados com a síndrome do anticorpo antifosfolipídico (SAAF). Esta síndrome exige a presença de um teste AL positivo ou anticorpos anticardiolipina positivos ou isótipos IgG e IgM ou anticorpo positivo para a beta-2 glicoproteína 1 do isótipo IgG ou do IgM testados positivos em duas ou mais ocasiões, com um intervalo de 12 semanas, juntamente com história de trombose vascular e de morbidade durante a gestação.[9]

DISTÚRBIOS DE SANGRAMENTO CLÍNICO COMUNS E INCOMUNS

Ultrapassa o alcance desta obra fazer uma descrição detalhada de muitos dos distúrbios comuns e incomuns do sangramento clínico. São fornecidos quatro quadros que listam esses distúrbios (ver os Quadros 33.2, 33.3, 33.6 e 33.7). A natureza do distúrbio do sangramento é agrupada amplamente pelo componente hemostático conceitual afetado. Os leitores que desejarem ter um conhecimento mais aprofundado de cada um dos distúrbios podem consultar publicações específicas procurando os bancos de dados de referência pelo nome do distúrbio.

DISTÚRBIOS MULTIFACETADOS: COAGULAÇÃO INTRAVASCULAR DISSEMINADA E TROMBOCITOPENIA INDUZIDA PELA HEPARINA

Coagulação intravascular disseminada

A coagulação intravascular disseminada caracteriza-se por ativação intravascular sistêmica da coagulação, resultando em deposição generalizada de fibrina e falência de múltiplos órgãos. A ativação da coagulação resulta em depleção das plaquetas e dos fatores da coagulação, que pode resultar em sangramento (coagulopatia por consumo). As causas subjacentes mais comuns da CID consistem na infecção ou inflamação grave, traumatismo, câncer ou calamidades obstétricas, tais como embolia de líquido amniótico ou descolamento prematuro da placenta (*abruptio placentae*). O diagnóstico de CID pode ser feito

QUADRO 33.6 DISTÚRBIOS HEMORRÁGICOS DA COAGULAÇÃO COMUNS E INCOMUNS

Hereditários	Hemofilia FVIII, FIX, FXI
	Deficiências de todos os outros fatores da coagulação
	Doença de von Willebrand
	Deficiência do fator XIII
	Hipofibrinogenemia
	Disfibrinogenemia
Adquiridos	Inibidores adquiridos de fatores específicos
	Doença de von Willebrand adquirida
	CID
	AL, deficiência do fator II
	Amiloidose
	Anticoagulante semelhante à heparina adquirido

pela história clínica e apresentação juntamente com uma combinação de anormalidades laboratoriais. Petéquias, equimoses e vazamento através de cateteres de demora, de linhas vasculares e dos locais de traqueostomia são observados mais comumente em pacientes pós-cirúrgicos. A disfunção renal aguda, a disfunção hepática, a tromboembolia, a síndrome de angústia respiratória aguda e a disfunção do sistema nervoso central concomitantes, representada por coma, delírio e choque, podem ser observadas. No Quadro 33.8, podem ser verificadas as anormalidades laboratoriais juntamente com os achados clínicos.

A ISTH categoriza amplamente a CID nas categorias *evidente* e *não-evidente*, bem como recomenda um algoritmo de escores baseado na extensão das anormalidades laboratoriais na presença das condições subjacentes que costumam causar a CID, listadas no Quadro 33.9.[10]

Em geral, a CID crônica é observada nos pacientes com história de malignidades. Nesses pacientes, por causa do ritmo de consumo muito lento, as anormalidades laboratoriais podem não ser tão profundas quanto na CID aguda. Assim, nos pacientes com história de malignidade, deve-se suspeitar de CID crônica na presença de redução moderada no número de plaquetas, de aspecto microangiopático do esfregaço de sangue periférico e de uma quantidade elevada dos produtos de degradação da fibrina, como o D-dímero.

Controle da CID

Na CID, foram relatadas taxas de mortalidade de até 80% nos pacientes com um escore de CID da ISTH superior a 5.[11] Assim, a identificação e o tratamento precoces da causa subjacente, juntamente com os apoios hemodinâmico e ventilatório apropriados, são de primordial importância nesses pacientes. Em pacientes selecionados com contagens de plaquetas inferiores a 20.000/µℓ ou inferiores a 50.000/µℓ com sangramento significativo, pode ser aventada a transfusão de plaquetas. O plasma fresco congelado (PFC) ou crioprecipitado pode ser criteriosamente usado nos pacientes com RNI muito elevada e/ou concentração de fibrinogênio inferior a 50 mg/dℓ.

O uso de UFH na CID não se revelou benéfico nos pacientes com esta afecção, podendo potencializar o sangramento nesses pacientes. No entanto, o uso cauteloso de UFH é recomendado quando a CID se manifesta como tromboembolia, como acontece com a tromboflebite migratória (síndrome de Trousseau) observada nos pacientes com CID crônica na vigência de malignidade. Foi mostrado que a proteína C ativada recombinante resulta em uma redução de 40% no risco relativo de mortalidade. Os concentrados de AT podem ser aventados em pacientes selecionados com choque séptico.[12]

QUADRO 33.7 DISTÚRBIOS HEMORRÁGICOS FIBRINOLÍTICOS COMUNS E INCOMUNS

Hereditários	Deficiência do inibidor 1 do ativador do plasminogênio
Adquiridos	CID
	Doença hepática
	Bomba pós-*bypass* cardíaco

QUADRO 33.8 ANORMALIDADES LABORATORIAIS

Parâmetro laboratorial	Achados de CID
Contagem de plaquetas	Reduzida
TP	Prolongado
TTPa	Prolongado
Tempo de trombina	Prolongado
AT/proteína C/proteína S	Reduzidas
Fatores V e VIII	Reduzidos
Fibrinogênio plasmático	Reduzido
Produtos de degradação da fibrina/dímero D	Elevados
Esfregaço de sangue periférico	Anemia hemolítica microangiopática com esquistócitos, células em capacete (elmo)

A CID deve ser diferenciada particularmente da TIH e da púrpura trombocitopênica trombótica-síndrome hemolítico-urêmica (PTT-SHU), pois a patogenia e o tratamento dessas entidades são diferentes daqueles da CID.

Trombocitopenia induzida pela heparina (TIH)

Trata-se de complicação iatrogênica comum e potencialmente devastadora que ocorre em virtude da exposição do paciente à UFH ou HBPM. A TIH é definida como uma queda de plaquetas para menos de 150.000/µℓ OU redução de 50% em relação à contagem basal, 5 a 14 dias após a exposição inicial a esses fármacos. Pode ocorrer também mais rapidamente se o paciente teve uma exposição prévia recente a tais anticoagulantes (em geral, no período de 100 dias). Pode manifestar-se também como "*TIH de início tardio*" que ocorre 9 a 30 dias após a interrupção da terapia com UFH/HBPM. A incidência da CID nos pacientes expostos à UFH é de 3 a 5%, sendo de 1% nos pacientes expostos a uma HBPM,[13] com até 60.000 casos e resultando em 90.000 mortes por ano. Sua ocorrência é mais frequente com a UFH porcina em pacientes cirúrgicos *versus* pacientes clínicos.[14]

A TIH é um estado altamente pró-trombótico, e os pacientes diagnosticados com esta condição correm um risco 30 vezes maior de trombose que as populações-controle. A maioria das tromboses é de natureza venosa, apesar de a trombose arterial também ser observada. São manifestações atípicas a gangrena venosa de um membro, lesões cutâneas nos locais de injeção da heparina, infarto suprarrenal, CID e reação sistêmica aguda após injeção a jato (*bolus*).

As plaquetas contêm grânulos alfa que abrigam o fator 4 plaquetário (FP4). Na HIT, quando os pacientes são expostos à UFH ou a uma HBPM, a molécula de FP4 escapa para a superfície e se fixa na molécula de heparina, formando o complexo heparina-FP4. Um anticorpo IgG fixa este complexo heparina-FP4 ao receptor Fc na superfície da plaqueta, o que enfraquece a superfície da plaqueta, resultando na liberação de serotonina, um poderoso agregador plaquetário, e resulta na formação de um trombo rico em plaquetas. As manifestações clínicas dependem da localização da trombose. A TIH

QUADRO 33.9 ALGORITMO SE ESTIVEREM PRESENTES CONDIÇÕES QUE CAUSAM SABIDAMENTE CID

Contagem de plaquetas (> 100 = 0; < 100 = 1; < 50 = 2)
Marcador relacionado com a fibrina elevado (monômeros da fibrina solúveis/produtos de degradação da fibrina/dímero D) (nenhum aumento: 0; aumento moderado: 2; grande aumento: 3)
TP prolongado (< 3 s = 0; 3 a 6 s = 1; > 6 s = 2)
Nível de fibrinogênio (> 1,0 g/ℓ = 0; < 1,0 g/ℓ = 1)

Escore > 5: compatível com CID evidente
Se < 5, sugestivo de CID não-evidente; repetir nos próximos 1 a 2 dias

Fonte: modificado da Ref. 10.

é um diagnóstico clínico confirmado por exames de laboratório. A identificação da queda típica no número de plaquetas após a exposição à UFH é de primordial importância para poder fazer o diagnóstico de TIH. O diagnóstico clínico pode ser desafiador, pois será necessário excluir outras causas de trombocitopenia, como o sangramento por diluição, induzido por drogas e pós-operatório, a CID e a sepse. A TIH pode ocorrer em combinação com outros distúrbios. Os testes de laboratório consistem nos ensaios de ativação funcional e um ensaio com antígeno. Os ensaios funcionais são o ensaio de agregação plaquetária induzida pela heparina (HIPA) e o ensaio com liberação de serotonina (SRA), sendo estes menos sensíveis e mais específicos. No entanto, o ensaio heparina-anticorpo FP4 é altamente sensível, porém menos específico. Assim, ambos os tipos de ensaio deverão ser feitos se houver alguma dúvida acerca do diagnóstico.

O tratamento da TIH consiste na suspensão imediata de todos os produtos com heparina, incluindo infusões, injeções, irrigações, cateteres intravenosos centrais revestidos com heparina, a heparina existente na nutrição parenteral total e durante a hemodiálise. A HBPM está contraindicada nos pacientes com TIH, por causa da reatividade cruzada aos anticorpos.

Os dois medicamentos aprovados pelo FDA para o tratamento da TIH são argotrobana e lepirudina, inibidores da trombina diretos (ITD), que se unem com e inibem a trombina livre e ligada ao coágulo. Eles não resultam na formação do anticorpo heparina-FP4 nem em reação cruzada com esses anticorpos. A argatrobana é metabolizada no fígado, devendo ser usada com cautela na insuficiência hepática leve e evitada na insuficiência hepática grave. Já a lepirudina é metabolizada pelos rins, devendo ser evitada nos pacientes com insuficiência renal. Esses dois fármacos tornam necessária a monitoração do TTPa e interferem nos e prolongam os níveis de TP/RNI. É extremamente importante lembrar que a varfarina *não deve* ser usada isoladamente sem superposição da terapia com ITD. A transição precoce para a terapia com varfarina durante a TIH aguda *não deve* ser tentada, pois essas duas abordagens podem resultar em mais eventos trombóticos devastadores, dos quais o mais importante é a gangrena venosa de um membro. O início da administração de varfarina deve ser protelado até que a contagem de plaquetas do paciente tenha alcançado níveis quase normais (> 150.000/μℓ). A varfarina deve ser iniciada com uma pequena dose (2,5 a 5 mg), superposta com um ITD por um mínimo de 4 ou 5 dias e até que a RNI seja superior a 2,0 por 2 dias consecutivos.[15] A varfarina deverá ser continuada por 3 meses se a TIH não estiver associada à trombose. Quando associada à trombose, a duração mais prolongada da terapia com varfarina dependerá do local da trombose.

Referências

1. Wiiger MT, Prydz H. The changing faces of tissue factor biology. A personal tribute to the understanding of the "extrinsic coagulation activation." *Thromb Haemost*. 2007;98:38–42.
2. Morrissey JH, Fakhrai H, Edgington TS. Molecular cloning of the CDNA for tissue factor, the cellular receptor for the initiation of the coagulation protease cascade. *Cell*. 1987;50(1):129–135.
3. Carmeliet P, Mackman N, Moons L, et al. Role of tissue factor in embryonic blood vessel development. *Nature*. 1996;383(6595):73–75.
4. Asaf T, Reuveni H, Yermiahu T, et al. The need for routine pre-operative coagulation screening tests (prothrombin time, PT/partial thromboplastin time, PTT) for healthy children undergoing elective tonsillectomy and/or adenoidectomy. *Int J Pediatr Otorhinolaryngol*. 2001;61(3):217–222.
5. Howells RC, Wax MK, Ramadan HH. Value of preoperative prothrombin time/partial thromboplastin time as a predictor of postoperative hemorrhage in pediatric patients undergoing tonsillectomy. *Otolaryngol Head Neck Surg*. 1997;117(6):628–632.
6. Bartholomew JR, Hursting MJ. Transitioning from argatroban to warfarin in heparin-induced thrombocytopenia: an analysis of outcomes in patients with elevated international normalized ratio (INR). *J Thromb Thrombolysis*. 2005; 19(3):183–188.
7. Hirsh J, Raschke R. Heparin and low-molecular-weight heparin: The Seventh ACCP Conference on Antithrombotic and Thrombolytic Therapy. *Chest*. 2004;126(3 Suppl):188s–203s.
8. Hanley JP. Warfarin reversal. *J Clin Pathol*. 2004; 57(11):1132–1139.

9. Hedner U. Recombinant factor VIIa: its background, development and clinical use. *Curr Opin Hematol.* 2007;14(3):225–229.
10. Taylor FB, Jr., Toh CH, Hoots WK, *et al.* Towards definition, clinical and laboratory criteria, and a scoring system for disseminated intravascular coagulation. *Thromb Haemost.* 2001;86(5):1327–1330.
11. Levi M, De Jonge E, Van Der Poll T. New treatment strategies for disseminated intravascular coagulation based on current understanding of the pathophysiology. *Ann Med.* 2004;36(1):41–49.
12. Levi M. Current understanding of disseminated intravascular coagulation. *Br J Haematol.* 2004;124(5):567–576.
13. Toh CH, Downey C. Performance and prognostic importance of a new clinical and laboratory scoring system for identifying non-overt disseminated intravascular coagulation. *Blood Coagul Fibrinolysis.* 2005;16(1):69–74.
14. Arepally GM, Ortel TL. Clinical practice. Heparin-induced thrombocytopenia. *N Engl J Med.* 2006;355(8):809–817.
15. Warkentin TE, Kelton JG. A 14-year study of heparin-induced thrombocytopenia. *Am J Med.* 1996;101(5):502–507.

Quimioterapia dos cânceres de cabeça e de pescoço

Os cânceres de cabeça e de pescoço compreendem aproximadamente 3% dos novos casos de câncer no sexo masculino, nos EUA, de acordo com estatísticas de 2007 da American Cancer Society. Infelizmente, 60% dos casos apresentam-se nos estágios III e IV da doença. A taxa de sobrevida para esse grupo de pacientes, mesmo quando o câncer se mostra ressecável, é de apenas 10 a 40%, dependendo da localização e do estágio do tumor.[1] Assim, os pacientes deparam-se não apenas com a possibilidade de recorrência como também de um segundo tumor primário, que pode ser encontrado em 3 a 7% deles por ano.[2]

Esses tumores são muito agressivos, razão pela qual uma variedade de estratégias tem sido pesquisada tanto para melhorar o controle locorregional quanto diminuir a incidência das metástases a distância. É essencial uma abordagem multidisciplinar coordenada para melhorar as condições da maioria dos pacientes com doença avançada no local e doença metastática. O papel dos oncologistas clínicos tornou-se mais complexo com o acréscimo de novos agentes quimioterápicos e métodos de tratamento. Lamentavelmente, ainda há muito a conseguir para melhorar as condições dos pacientes com a doença nos estágios III e IV.

O conceito de controle da doença locorregional junto com doença micrometastática potencial parece ser o mais atraente. A quimioterapia precisará levar em conta esse objetivo se tiver de desempenhar um papel essencial no tratamento de tais tumores. As modalidades de tratamento sistêmico tornaram-se mais sofisticadas e bem-sucedidas, especialmente nas malignidades em que a morte está mais relacionada com insuficiência sistêmica que primária. Um dos desafios que enfrentamos consiste em nossa impossibilidade de reconhecer a doença micrometastática. O aprimoramento nas técnicas de imagem (p. ex., a tomografia por emissão de pósitrons [PET]) certamente é uma etapa nesta direção.

Modificações na dosagem e nos intervalos dos planos de quimioterapia têm ocorrido de modo contínuo. Um afluxo de agentes novos, acompanhado da incorporação de agentes mais antigos, tem ocorrido em uma variedade de protocolos. Melhorias não apenas na sobrevida, mas também na qualidade de vida são medidas importantes. Os objetivos da quimioterapia estão resumidos no Quadro 34.1.

PATOLOGIA

Houve aprimoramentos técnicos na patologia em diversos campos da oncologia. Nos cânceres de cabeça e de pescoço, a maioria dos tumores é um carcinoma escamocelular (ou espinocelular, CECCP), com um espectro de graus patológicos que varia do bem-diferenciado ao pouco diferenciado. Vários fatores precisam ser analisados, mas geralmente baseiam-se na ceratinização vista à microscopia. O índice de mitose e o tamanho dos núcleos celulares também são quantificados bem como as respostas do hospedeiro. Os padrões baseiam-se no grau de demarcação e nas características infiltrativas.

Os alvos moleculares e oncogenéticos, além das vias da carcinogênese, estão sendo rapidamente esclarecidos, fornecendo indícios diagnósticos poderosos e alvos terapêuticos potenciais.

QUADRO 34.1 OBJETIVOS DA QUIMIOTERAPIA NOS CÂNCERES DE CABEÇA E DE PESCOÇO

- Agir como um adjunto à radiação primária e ao tratamento cirúrgico
- Aumentar o controle locorregional e a cura
- Diminuir o volume do tumor
- Tratar as células tumorais resistentes à radiação
- Aumentar a sensibilidade da célula tumoral à radiação
- Tratar doença metastática a distância
- Não comprometer o tratamento cirúrgico ou a radiação
- Melhorar a taxa de cura global

Anormalidades citogenéticas costumam ser detectáveis no CECCP, com mais frequência nos cromossomos 1, 9 e 11. Em mais de 50% do CECCP, há mutações no gene supressor tumoral p53, proteína que inibe a síntese do DNA, induzindo à apoptose. As mutações no gene p53 implicam prognóstico desfavorável e baixa sensibilidade à quimioterapia.[3] A "terapia gênica", em que são introduzidos genes p53 normais via liberação intratumoral com um vetor adenoviral, pode vir a ser uma nova modalidade de tratamento no futuro.[4] O fator de crescimento endotelial vascular (FCEV ou VEGF) é um promotor da angiogênese e, portanto, do crescimento e da disseminação de células cancerosas. No CECCP, observa-se a expressão do VEGF em 40% dos casos, sendo um previsor de recorrência local e sobrevida curta.[5] Os inibidores da tirosinoquinase (ITQ ou TKI) ligados ao receptor do fator de crescimento epitelial (RFCE ou EGFR) estão envolvidos no crescimento celular pelas vias de transdução do sinal, que estão sendo alvejadas com novas moléculas e anticorpos monoclonais.[4] O Ras é um regulador do crescimento intracelular que sofre mutação em 25% dos CECCP; funciona mediante a atividade da enzima farnesil transferase (FT) e de inibidores que estão sendo desenvolvidos para alvejar essa importante via sinalizadora.[4]

Os cânceres nasofaríngeos apresentam-se com histologia linfoepitelial, representando entidade clinicopatológica única. A infecção pelo vírus Epstein-Barr predispõe ao desenvolvimento desses tumores que, devido à resposta acentuada à rádio e à quimioterapia, têm um prognóstico melhor do que o CECCP. Em geral, a quimioterapia e a radioterapia são muito bem-sucedidas nesta doença, e a cirurgia não costuma fazer parte do paradigma de tratamento. A quimioterapia baseada na cisplatina continua sendo a abordagem-padrão para tais tumores, e o papel do tratamento neoadjuvante ainda está sendo definido. A maioria dos tumores de cabeça e de pescoço é constituída por carcinomas escamo/espinocelulares (CEC) e continuará a ser o foco deste capítulo.

JUSTIFICATIVA PARA A QUIMIOTERAPIA NOS CÂNCERES DE CABEÇA E DE PESCOÇO

Há muito tempo, sabe-se que fatores locais — como a localização e o tamanho do tumor, além da extensão da invasão tecidual e da disseminação para os linfonodos — exercem grande influência sobre o resultado do tratamento dos pacientes com CECCP. O sistema de estadiamento TNM (tumor/linfonodo/metástase), de prognóstico confiável, incorpora as variáveis clínicas. O cirurgião especialista em cânceres de cabeça e de pescoço entende a anatomia dos linfonodos regionais e os padrões de drenagem que permitem a cura cirúrgica de alta porcentagem dos pacientes com lesões em estágios iniciais. Quando os tumores já se encontram em um estágio mais avançado (III ou IV), são biologicamente mais agressivos ou ambos, essas abordagens cirúrgicas têm menos sucesso.

Apesar da disseminação locorregional, sabe-se que o CECCP é influenciado por fatores sistêmicos. O tabagismo e o uso intenso de bebidas alcoólicas não apenas predispõem ao desenvolvimento de CECCP como também influenciam a saúde geral do paciente. Assim, o resultado global do tratamento sofre certo impacto, porque a capacidade do paciente de resistir ao tratamento fica limitada.

Fatores naturais que resultam em perda de peso, deficiência de vitaminas e incompetência imune têm um impacto significativo no resultado da terapia. Comorbidades, como enfisema e cirrose, influenciam a capacidade de liberar terapias definitivas e seus resultados. A atenção com a saúde geral do paciente, a reposição nutricional e o tratamento de comorbidades também são importantes para o resultado dos tratamentos do CECCP. Em alguns casos, há necessidade de traqueostomia e/ou jejunostomia para alimentação, antes do início do tratamento definitivo.

Os quimioterápicos liberados por via sistêmica são capazes de agir localmente para reduzir o tamanho do tumor, promover sensibilidade à radiação e diminuir a extensão da cirurgia. Ao mesmo tempo, têm o potencial de tratar doença micrometastática a distância. Os agentes capazes de estimular ou reconstituir o sistema imune também podem agir como tratamentos adjuvantes ou primários tradicionais.

Com o melhor entendimento sobre a carcinogênese da cabeça e do pescoço, os agentes sistêmicos (p. ex., retinoides) podem impedir o desenvolvimento do CEC, reduzir a incidência de um segundo tumor e, talvez, diminuir a propensão à recorrência de um câncer considerado em remissão completa com a terapia primária.[6,7]

A quimioterapia sistêmica pode resultar em respostas tumorais impressionantes em apenas uma fração de nossos pacientes com CECCP metastático ou recorrente. No entanto, a porcentagem e a extensão dessas respostas aumentam quando a quimioterapia é administrada antes de outros tratamentos. Mas, apesar dos resultados impressionantes, o impacto global da quimioterapia sobre o prognóstico do CECCP ainda é limitado.[8] Como incorporar os quimioterápicos da maneira ideal à estratégia de tratamento primário continua a ser um desafio no caso dos pacientes com câncer no estágio III ou no IV para traduzir a resposta objetiva em cura global de fato (Quadro 34.2). Existe agora um grupo de agentes mais novos que estão sendo incorporados nos planos de tratamento, incluindo anticorpos monoclonais contra o EGFR.

QUIMIOTERAPIA COM AGENTE ÚNICO

Ainda é empregada atualmente, mas na maioria dos casos em um contexto paliativo, quando há recorrência após tratamento prévio concomitante ou metástase franca a distância. Muitos de nossos agentes ativos de início eram testados no contexto metastático. No passado, houve muita empolgação com o uso do metotrexato como agente único. Com o acréscimo das classes de fármacos mais modernos (p. ex., os taxanos), ele ficou menos popular. Sem dúvida, há circunstâncias em que o tratamento com agente único ainda é empregado (p. ex., pacientes com mau estado geral). Agentes antigos, como a hidroxiureia, os alacaloides da vinca e a bleomicina, geralmente não fazem parte dos protocolos atuais de tratamento. O papel das TKI do EGFR também ainda não foi definido.

Metotrexato

É um antimetabólito que interfere no metabolismo do ácido fólico ao ligar-se firmemente à enzima diidrofolato redutase. Mostra-se efetivo por via oral, mas costuma ser administrado por via

---

QUADRO 34.2 VARIÁVEIS NO TRATAMENTO QUIMIOTERÁPICO

- Dose do fármaco quimioterápico
- Esquema de tratamento
- Via de administração
- Combinação com outros agentes quimioterápicos
- Simultaneidade com tratamentos não-quimioterápicos

intravenosa, como uma injeção semanal, na dose-padrão de 40 a 60 mg/m². Tradicionalmente, era o agente único preferido para tratar os pacientes com doença recorrente ou metastática, para paliação. Dez a 20% dos pacientes respondem a esse tratamento, às vezes de forma excelente. Para que haja resposta máxima, a dose tem de ser aumentada conforme a tolerância do paciente. A toxicidade limitante da dose costuma ser a mucosite, em especial nos pacientes já submetidos a irradiação. Como o metotrexato é excretado pelos rins, sua toxicidade é muito acentuada por alterações na função renal. Os pacientes que recebem injeções semanais estáveis de metotrexato poderão desenvolver intoxicação grave se ocorrerem alterações da função renal, precisando, por isso, ser estritamente monitorados. A meia-vida plasmática do metotrexato pode ser prolongada por lixiviação do líquido (pleural e ascítico) do terceiro espaço, causando, assim, toxicidade inaceitável.

O metotrexato pode ser administrado com relativa segurança em doses moderadamente altas (500 mg/m²) ou muito altas (5.000 mg/m²) com o uso da vitamina leucovorina para impedir os efeitos do fármaco sobre as células normais. Contudo, não há uma vantagem terapêutica clara em administrar o metotrexato em doses elevadas no CECCP. Foram usados vários análogos do metotrexato em ensaios clínicos, na tentativa de melhorar a eficácia terapêutica ou diminuir sua toxicidade, porém ainda não se encontrou um agente antifolato mais efetivo que o metotrexato.

5-Fluoruracila

A 5-FU é um antimetabólito fluoropirimidínico cuja forma ativada (FdUMP) intoxica as células ao ligar-se à enzima timidilato sintetase. Como agente único, exerce 10 a 15% de atividade contra o CECCP recorrente e metastático.[6] A atividade relativamente baixa como agente único melhora quando o fármaco é administrado por infusão venosa contínua (p. ex., 600 a 1.000 mg/m²/dia durante 4 dias).[9] Em geral, é bem-tolerado quando administrado como injeção intravenosa semanal (600 mg/m²). Sua maior toxicidade é sobre o trato gastrintestinal, causando principalmente mucosite em pacientes que tenham recebido tratamento prévio ou estejam sob radioterapia ativa. O fármaco sensibiliza as células cancerosas aos efeitos tóxicos da irradiação. A atividade da 5-FU pode ser acentuada pela administração de leucovorina ou interferona α2b ou hidroxiureia.[10]

Leucovorina (ácido tetraidrofólico)

A leucovorina é um metabólito do ácido fólico com atividade distal ao bloqueio do metabolismo do ácido fólico exercido pelo metotrexato; pode impedir os efeitos tóxicos do último sobre as células, mesmo quando permanece do sistema circulatório. Por isso, pode ser usada como antídoto à toxicidade do metotrexato. A terapia com altas doses de metotrexato expõe as células aos seus efeitos tóxicos por 24 a 36 h, em níveis que as doses convencionais não atingem. O acréscimo de leucovorina (na dose e no esquema apropriados) supera de forma competitiva o bloqueio metabólico, podendo impedir a toxicidade subsequente.

A leucovorina também afeta os compartimentos intracelulares de monofosfato de desoxiuridina (dUMP), mecanismo pelo qual acentua os efeitos citotóxicos da 5-FU,[10] cuja toxicidade também pode ser acentuada (especialmente a mucosite), o que pode limitar sua dose quando combinada com radiação.

Mitomicina C

Também é um antibiótico antitumoral comum que faz ligação cruzada com o DNA. Embora exerça pouca atividade como agente único no CECCP, constitui um radiossensibilizante ativo contra as células hipóxicas,[10] 2 a 3 vezes mais sensíveis à radiação que as oxigenadas,[8] fator de particular importância em tumores volumosos, o que limita sua cura pela radiação. A mitomicina C tem sido usada simultaneamente com a radiação, na tentativa de explorar essas propriedades e melhorar a resposta local.[11]

A mitomicina C é administrada por infusão intravenosa breve na dose de 10 a 15 mg/m² a cada 4 a 6 semanas; constitui um forte vesicante, podendo causar dano tecidual nos locais de infusão intravenosa, mesmo em mãos de profissionais experientes. Trata-se de um fármaco com efeito cumulativo forte e demorado sobre a medula óssea, causando especialmente trombocitopenia prolongada. As contagens sanguíneas precisam ser monitoradas estritamente. Também foi associada a um efeito colateral raro, mas grave, conhecido como síndrome hemolítico-urêmica (SHU).

Compostos da platina

A cisplatina continua sendo um dos agentes mais ativos no CECCP, usado como agente único com taxa de resposta de aproximadamente 20 a 30%. Por ser excretada predominantemente pelos rins, é indispensável a cuidadosa avaliação da função renal para determinar a segurança da dosagem e minimizar a toxicidade. Consiste em um metal pesado que age como agente alquilante, ligando-se tanto ao DNA quanto ao RNA. Costuma ser considerada um dos quimioterápicos mais emetogênicos. Os sintomas podem ser controlados com uma combinação de antieméticos (p. ex., antagonistas da serotonina) e protocolos à base de dexametasona. Um fenômeno comum associado à cisplatina é uma entidade conhecida como *êmese tardia*. Na prática, isto significa que os pacientes podem ter náuseas 3 a 4 dias após a terapia, mas o problema pode ser controlado com a administração de antieméticos. Também há um esquema antiêmese efetivo que inclui uma medicação chamada aprepitante, a qual antagoniza de forma seletiva os receptores da substância humana P/neurocinina 1.

A depuração da creatinina precisa ser monitorada durante todo o tratamento, e o fármaco administrado apenas aos pacientes com depuração superior a 70 cc/min; para evitar a nefrotoxicidade, tem de ser administrado após hidratação inicial com diurese pós-tratamento de 4 a 6 h. O padrão de administração é a infusão de 80 a 100 mg/m² a cada 3 a 4 semanas, mas pode ser dado em doses semanais menores (p. ex., 20 a 30 mg/m²). Protocolos antigos também usavam infusão de 24 h.

A carboplatina é um análogo da cisplatina administrado com risco mínimo de nefrotoxicidade. Por isso e pelo menor risco de causar náuseas e vômitos, é mais fácil de administrar no contexto ambulatorial. Contudo, causa supressão grave da medula óssea, o que limita sua dosagem. Tem menos atividade como agente único que a cisplatina, mas ainda assim sensibiliza à radiação. A carboplatina também parece ser menos neurotóxica em comparação com a cisplatina. O tratamento com platina continua sob investigação em uma variedade de esquemas combinados com a radioterapia.

Taxanos

Os taxoides são uma família de compostos com um esqueleto taxano. Os compostos de taxano promovem a montagem microtubular e estabilidade, além de exercerem citotoxicidade, impedindo a despolimerização microtubular e, portanto, inibindo a reorganização dinâmica normal das redes microtubulares.[12] O primeiro toxoide foi extraído da casca do teixo do Pacífico e ficou disponível em 1992 como paclitaxel (Taxol). O docetaxel (Taxotere) é um extrato semissintético dos espinhos do teixo.

Os taxanos estão associados a uma variedade de toxicidades. As mais comuns são as citopenias, em que a neutropenia é a mais frequente. Alopecia é quase universal. Outra questão é a incidência de neurotoxicidade, que parece mais proeminente no paclitaxel que no docetaxel. Mucosite oral e mialgias são notadas com frequência. Os pacientes também enfrentam o risco de reações de hipersensibilidade que podem ocorrer com ambos os compostos de taxano. Acredita-se que isso seja causado pelo conservante com que o fármaco é misturado. O risco de uma reação de hipersensibilidade poderá ser significativamente reduzido se for administrada a pré-medicação apropriada com dexametasona. Uma variedade de protocolos foi desenvolvida nos últimos anos. O risco de reação aumenta à medida que o tratamento progride, mas pode ocorrer a qualquer momento. É interessante o fato de que muitas das reações se verificam com a segunda dose. Em geral, se ocorre uma reação significativa, o paciente não costuma ser desafiado novamente. Em alguns casos, pode-se tentar administrar o outro composto do taxano com sucesso.

Os taxanos parecem ter alto índice de resposta global (cerca de 40%) quando usados como agentes únicos,[12] podendo ser efetivos em pacientes refratários à cisplatina.[7] Devido à sua alta taxa de atividade e à localização diferente da toxicidade, os taxoides (especialmente o docetaxel) estão sendo incorporados aos esquemas que contêm 5-FU e cisplatina. Como sensibilizante para a radiação, o paclitaxel pode ser mais efetivo quando administrado por infusão intravenosa contínua.[13-15]

Modificadores da resposta biológica

As citocinas (p. ex., fator estimulante das colônias dos granulócitos [FEC-G ou G-CSF] e o fator estimulante das colônias dos granulócitos e macrófagos [FEC-GM ou GM-CSF]) mostraram capacidade de amenizar a imunossupressão e provavelmente terão um papel em reduzir a toxicidade bem como melhorar os resultados em alguns protocolos combinados.[16] São poucos os benefícios com a utilização destas citocinas. O uso mais notável é em conjunto com a quimioterapia para diminuir o período de neutropenia. O FEC-G pode ser administrado diariamente (p. ex., Neupogen) após a quimioterapia ou em uma única injeção de ação prolongada (p. ex., Neulasta). Ambos os métodos têm sido úteis para manter um esquema adequado e a intensidade da dose da quimioterapia. Em geral, estas medicações são bem-toleradas. A principal reação adversa é a dor nos ossos e o desconforto por causa da estimulação da medula óssea, o que, às vezes, pode ser muito grave e costuma requerer medicações para a dor.

Inibidores da transdução do sinal

Existe uma nova classe de agentes anticancerosos desenvolvida como resultado direto do maior entendimento da biologia celular normal e subcelular cancerosa. As vias de transdução do sinal são alvos importantes para os medicamentos anticancerosos. Ao interrompê-las, por serem essenciais para o metabolismo celular normal, a sobrevivência da célula tumoral também sofre acentuada supressão.

O receptor do fator de crescimento epidérmico (RFCE ou EGFR) é parte de uma família de moléculas de tirosinoquinases receptoras transmembrana (RTK) que promovem a proliferação mitogênica das células induzida pelo fator de crescimento. Mais recentemente, o FDA aprovou o cetuximabe em combinação com a radioterapia, com base em um estudo randomizado da fase III com 424 pacientes tendo CEC da orofaringe em estágios III/IV que não receberam tratamento prévio. O tratamento com cetuximabe e radioterapia resultou em mais tempo de sobrevida e melhor controle locorregional em comparação com o grupo tratado apenas com radiação.[16]

O tratamento inicial com cetuximabe foi instituído para os pacientes em que a quimioterapia com cisplatina havia falhado. Um estudo mais recente da fase III comparou o cetuximabe com a cisplatina *versus* a última somente. Os resultados revelaram que o acréscimo do cetuximabe melhorou de forma significativa as taxas de resposta. A vantagem em termos de sobrevida foi menos clara.[17] Atualmente, há estudos em andamento para o uso da quimioterapia com cetuximabe no contexto adjuvante. As reações cutâneas são o efeito colateral verificado com maior frequência. Podem surgir febre, calafrios e hepatite como manifestações de reações alérgicas a proteína. (Ver no Quadro 34.3 um resumo da terapia medicamentosa com agente único.)

QUADRO 34.3 TRATAMENTO COM AGENTE FARMACOLÓGICO ÚNICO

Fármaco	Classe	Resposta	IM VO	IM SC	IV Injeção	IV Infusão	Dose	Combinação	Sensibilizante
Metotrexato	Antimetabólito	10 a 20%	+	...	+	...	40 a 60 mg/m² IV/semana	Sim	Não
5-FU	Antimetabólito	10 a 15%	...	...	+	+	600 mg/m² IV/semana 800 a 1.000 mg/m²/dia, 5 dias a cada 3 semanas	Sim	Sim
Leucovorina	Vitamina	0	+	...	+	...	40 a 400 mg/m²	Sim	Não
Bleomicina	Antibiótico antitumoral	10 a 20%	...	+	+	+	10 U/m² IV/semana 15 U/dia β × 4 a cada 3 a 4 semanas	Sim	Sim
Cisplatina	Metal pesado	20 a 30%	−	−	+	+	80 a 100 mg/m² a cada 3 a 4 semanas	Sim	Sim
Carboplatina	Metal pesado	15 a 20%	−	−	+	+	300 mg/m² IV a cada 3 a 4 semanas	Sim	Sim
Mitomicina C	Antibioticoterapia antitumoral	5%	−	−	+	−	10 a 12 mg/m² a cada 4 a 6 semanas	Não	Sim
Hidroxiureia	Antimetabólito	5 a 10%	+	−	−	−	500 a 1.000 mg/m² VO 1 dia	Sim	Sim
Vincristina	Alcaloide da vinca	10%	−	−	+	−	1 mg/m² IV/semana	Sim	Não
Vimblastina	Alcaloide da vinca	10%	−	−	+	−	4 a 5 mg/m² IV/semana	Sim	Não
Paclitaxel	Antimicrotúbulo	40%	...	...	...	+	175 a 250 mg/m² durante 4 h a cada 3 a 4 semanas	?	Sim
Docetaxel	Antimetabólito	40%	−	−	−	+	60 a 100 mg/m² IV durante 1 h a cada 3 semanas 25 a 40 mg/m² IV durante 1 h a cada 3 semanas	Sim	Sim
Interferona	Modificador da resposta biológica	5 a 10%	...	+	...	...	5 × 10⁶ IM/dia	Sim	Não
Interleucina 2	Modificador da resposta biológica	10 a 20%	−	−	−	+	3 × 10⁶/m²/dia a cada 4 dias por 3 a 4 semanas	Sim	Não
Betacaroteno	Retinoide	0	+	...	...	...	30 a 90 mg/dia	Sim	Sim
Isotretinoína	Retinoide	0	+	...	...	...	1 a 2 mg/kg/dia	Sim	Não
Amifostina	Radioprotetor	0	−	...	+	+	200 mg/m²/dia com radiação	Sim	Não
Gencitabina	Antimetabólito	10%	...	...	...	+	50 a 300 mg/m² semanalmente	−	Sim
Cetuximabe (C225)	Anticorpo monoclonal	0	...	...	...	+	100 a 400 mg/m²/semana durante 4 semanas	Sim	Sim

(*Continua*)

QUADRO 34.3 TRATAMENTO COM AGENTE FARMACOLÓGICO ÚNICO (CONTINUAÇÃO)

Fármaco	N + V	Mucosite	Medula óssea	Alopecia	Coração	Pulmão	Rins	Nervo	Vesicante	Outro
Metotrexato	1+	4+	2+	1+	...	1+	1+	...	...	...
5-FU	1+	3+	2+	1+	...	...	...	...	...	...
Leucovorina	...	...	...	...	...	...	...	...	...	...
Bleomicina	1+	4+	...	...	...	4+	...	...	...	...
Cisplatina	4+	–	3+	2+	–	–	4+	3+	–	...
Carboplatina	3+	–	4+	2+	–	–	–	3+	–	...
Mitomicina C	1+	...	4+	...	...	1+	2+	...	...	...
Hidroxiureia em 24 h de injeção	2+	1+	3+	1+	–	–	–	–	–	...
Vincristina	...	...	...	3+	...	...	...	4+	3+	...
Vimblastina	2+	...	4+	3+	...	...	...	2+	3+	...
Paclitaxel	4+	...	4+	4+	1+	...	...	3+	...	...
Docetaxel	4+	...	4+	4+	1+	1+	...	2+	...	...
Interferona	1+	...	2+	1+	...	...	2+	...	...	...
Interleucina 2	2+	–	2+	1+	2+	3+	2+	3+	–	...
Betacaroteno	1+	...	–	–	–	–	–	1+	–	...
Isotretinoína	1+	...	...	...	...	...	...	1+	...	...
Amifostina	1+	...	...	...	...	...	...	...	...	...
Gencitabina	+	...	3+	1+	...	...	...	...	...	...
Cetuximabe	1+	...	...	...	...	...	...	...	...	...

Toxicidade (1 a 4+)

Agentes radioprotetores

As manifestações mais comuns de toxicidade da radioterapia no CECCP são a mucosite aguda bem como xerostomias aguda e crônica, em geral acentuadas por agentes radiossensibilizantes e quimioterápicos que causam mucosite por si sós. Compostos contendo tiol exibem radioproteção, eliminando os radicais livres induzidos pela radiação. O agente radioprotetor mais estudado é a amifostina, que pode ser administrada por via intravenosa, e agora há evidência de que também o pode ser por via subcutânea. Os efeitos adversos mais comuns são náuseas, vômitos, febre, exantema e variabilidade da pressão sanguínea. Também podem ocorrer calafrios, rubor e soluços. As reações imediatas à infusão precisam ser monitoradas. Os eletrólitos (p. ex., cálcio) também devem ser verificados.

Um estudo randomizado recente da fase III indicou que a incidência de xerostomia aguda do grau 2 ou maior e a mucosite do grau 3 ou maior melhoraram significativamente no grupo que recebeu amifostina (200 mg/m^2) durante a quimiorradioterapia.[18] Publicações anteriores mostraram resultados semelhantes.[19] Metanálise publicada em 2006 confirmou que nos pacientes tratados com amifostina a incidência de mucosite e esofagite é menor bem como de xerostomia precoce ou tardia.[20]

Um estudo holandês comparou a administração de amifostina 3 vezes/semana com 5 dias por semana ou nenhuma. A conclusão foi de que os pacientes que receberam amifostina 5 dias por semana tiveram menos sintomas de xerostomia até o sexto mês, mas depois disso ambos os grupos se equipararam.[21] Um estudo da fase II verificou a administração subcutânea de amifostina na dose de 500 mg/dia. Os resultados indicaram que ela foi bem-tolerada e houve redução na xerostomia.[22] Até o momento, não parece haver uma abordagem-padrão, o que pode ser um tanto complicado.

Agentes quimiopreventivos

Os retinoides são análogos naturais e sintéticos da vitamina A que desempenham um papel na supressão da carcinogênese epitelial.[6] A epidemiologia do CEC do sistema aerodigestivo identificou o consumo de tabaco e álcool como fatores de risco independentes e aditivos. Os retinoides podem modular o crescimento e a diferenciação das células epiteliais normais e malignas em cultura. Os carotenoides são uma família de compostos da qual o betacaroteno é a substância de ocorrência natural, sendo precursores da vitamina A. O betacaroteno e os retinoides sintéticos podem produzir respostas objetivas no processo pré-maligno de leucoplasia. O betacaroteno é menos tóxico, mas os retinoides sintéticos (ácido retinoico 13-cis, isotretinoína) exercem efeito maior.[23] Estão em andamento estudos incorporando os retinoides como tratamento adjuvante de doença primária e na quimioprevenção de segundos tumores primários, mas até o momento não surgiram resultados positivos consistentes ou recomendações terapêuticas.

QUIMIOTERAPIA COMBINADA

Depois de demonstrada a atividade de um agente único, a próxima etapa lógica tem sido combinar os agentes ativos para obter resultados aditivos ou mesmo sinérgicos. Quando os quimioterápicos têm toxicidades que se superpõem, é preciso diminuir as doses para usá-los juntos. Contudo, quando as toxicidades não se superpõem, costuma ser possível usá-los combinados com força total. O uso de agentes efetivos com toxicidades que não se superpõem tem sido a estratégia por trás da maioria das combinações de fármacos.

No CECCP, são alcançadas taxas de resposta significativamente melhores com a quimioterapia combinada do que com agente único.[24] Essas respostas melhores ainda não se traduziram em maior sobrevida dos pacientes, sejam os com doença recorrente ou metastática. No entanto, respostas melhores e em especial porcentagens maiores de respostas completas são um pré-requisito para o avanço no tratamento de tais cânceres. Esses resultados melhores se traduzem em sobrevida prolongada de pacientes com cânceres irressecáveis localmente avançados, quando a quimioterapia é instituída em conjunto com a radioterapia.[6, 25]

Cisplatina e 5-FU

Como a cisplatina não causa mucosite significativa, pode ser administrada em combinação com a 5-FU em infusão contínua, sem grande alteração da dose máxima tolerada de cada fármaco. A toxicidade para a medula óssea é aditiva, mas em geral tratável; pode ser combatida com o uso de G-CSF. Foram encontradas taxas de resposta em mais de 30% dos pacientes com doença recorrente ou metastática e 60 a 80% nos que não receberam tratamento prévio com essa combinação.[26] Contudo, em geral o tratamento requer o uso de bomba de infusão e às vezes pode ser necessária hospitalização. A dose habitual de cisplatina é de 75 a 100 mg/m^2 1 vez/dia, com 800 a 1.000 mg/m^2/dia de 5-FU por 4 dias durante 3 semanas. Em comparação com o metotrexato como agente único, as respostas são 3 vezes maiores, mas é difícil fazer com que durem e manter a sobrevida mediana.

Cisplatina, 5-FU e leucovorina

Como a leucovorina melhora a eficácia terapêutica da 5-FU, vem sendo acrescentada à combinação medicamentosa,[11, 13, 29-37] que parece explorar o sinergismo (da 5-FU com a leucovorina), melhorar a farmacocinética da cisplatina por infusão e a intensidade do fármaco para a obtenção dos resultados máximos. As variáveis significativas nestes esquemas são a infusão da dose de cisplatina (75 a 125 mg/m^2 por 4 a 5 dias), da de 5-FU (500 a 1.000 mg/m^2 por 5 a 6 dias) e da quantidade de leucovorina (100 a 500 mg/m^2 por 4 a 5 dias), bem como a via de administração (IV *versus* VO). A taxa de hospitalização por complicações da terapia é alta (20 a 30%) e espera-se que alguns pacientes morram em decorrência de complicações tóxicas (2 a 10%). Cerca de 40% dos pacientes desenvolverão mucosite dos graus III/IV, e 60% neutropenia dos graus III/IV. Comumente, não se podem administrar um segundo ou terceiro ciclos, ou isso é feito com doses atenuadas.

Foram observados 30 a 50% de respostas completas e 80 a 90% de respostas completas e parciais. Tais resultados são muito animadores. Além disso, tal esquema reduziu o desenvolvimento de doença metastática distinta,[27-29] embora com uma tendência a aumento de segundos tumores primários nos pacientes que sobreviveram.

Cisplatina, 5-FU e taxoides

Os taxanos têm altas taxas de resposta a agente único,[28, 29] sendo os fármacos lógicos para incorporar nas combinações terapêuticas antes bem-sucedidas, o que é especialmente verdadeiro por causa do mecanismo único de ação e do efeito aditivo com o da cisplatina.[30] Mas as toxicidades superpostas, em especial neutropenia, serão limitantes da dose e graves.[31, 32] O docetaxel é administrado na dose de 50 a 80 mg/m^2 em infusão por 1 a 4 h, antes de outros fármacos. Os resultados desse esquema são animadores, com 25 a 65% de respostas completas e 75 a 100% de respostas completas e parciais.[29-36] Embora a melhor maneira de usar os taxanos na combinação quimioterápica ainda não tenha sido definida, eles devem melhorar os resultados de esquemas prévios no contexto neoadjuvante bem como na quimiorradioterapia concomitante e nas aplicações adjuvantes.

APLICAÇÕES DA QUIMIOTERAPIA

A quimioterapia é o tratamento-padrão para o CECCP recorrente ou metastático. Sua integração nos tratamentos cirúrgicos radioterápicos vem sendo testada com padrões iniciais, concomitantes e adjuvantes. As combinações ideais, sequências de tratamento e os esquemas de administração ainda não foram estabelecidos, porém cada vez mais a quimiorradioterapia simultânea está se tornando o padrão para os pacientes com CECCP irressecável e para a preservação de órgãos no câncer de laringe.[37-39]

Ao analisar os relatos sobre o uso da modalidade terapêutica combinada, o leitor precisa lembrar das inúmeras variáveis que podem influenciar o resultado do tratamento. A seleção dos pacientes, levando em conta a idade, estado geral (*patient status*) e comorbidades, pode influenciar o resultado. O estágio do tumor, sua localização e histologia também podem afetar os resultados. O momento da quimioterapia (antes de, após e concomitante a ela) com radioterapia precisa ser considerado. Outras questões consistem na escolha do(s) medicamento(s), sua dose e o esquema de administração. Por fim, a dose total, sua intensidade e o esquema de administração da radiação causarão impacto no resultado e na tolerância. Dadas essas variáveis, não surpreende a dificuldade de interpretar a literatura. É possível tirar algumas conclusões desse turbilhão e revê-las a seguir, mas o impacto global da quimioterapia sobre o CECCP em metanálises continua superficial.[8]

Quimioterapia de doença recorrente no local ou metastática

Os pacientes já submetidos a tratamento local definitivo que tenha falhado ou aqueles em que surgiu doença recorrente no local ou metastática têm sido considerados tradicionalmente para um estudo com quimioterapia sistêmica. Em geral, tal tratamento é instituído para benefício paliativo, mas parece haver uma vantagem em termos de sobrevida nos que respondem, o que pode variar de 20 a 40%. Infelizmente, a duração da resposta costuma ser limitada.

Ao tratar esses pacientes, é preciso lembrar o acompanhamento frequente da hipercalcemia decorrente da produção de um hormônio semelhante ao paratireóideo pelos referidos tumores. Além disso, quando o câncer envolve a coluna vertebral (geralmente causando dor), é preciso pensar nos possíveis riscos de acometimento ou mesmo compressão da medula óssea, comumente tratada com radioterapia de emergência.

Há anos, múltiplos quimioterápicos vêm sendo estudados. A cisplatina é um fármaco que consistentemente parece ser o mais efetivo, em especial quando administrada com radiação. O esquema posológico ideal ainda não foi definido, mas muitos clínicos são a favor da dose de 100 mg/m^2 a cada 3 semanas, o que também pode ser combinado com a 5-FU em muitos esquemas diferentes de liberação. A maioria é administrada por infusão. As taxas de resposta podem ser limitadas, e o nível de toxicidade é sempre uma preocupação. O metotrexato, quando administrado por injeção intravenosa semanal na dose de 40 mg/m^2, costuma ser bem-tolerado, mas injeções repetidas tendem a induzir à mucosite, além de alterações possíveis na função renal. O docetaxel também tem sido considerado para esses pacientes, podendo ser útil naqueles em que a cisplatina tenha falhado.[13]

Até o momento, não parece haver um esquema-padrão para a doença recorrente ou a metastática. Como na maioria dos outros tumores, o objetivo é conseguir a paliação com alguma esperança de vantagem na sobrevida. A taxa de resposta é importante, mas deve-se considerar a toxicidade global. O papel da terapia combinada *versus* a quimioterapia com agente único ainda não foi definido com clareza.

A maioria dos oncologistas clínicos irá considerar a terapia combinada para os pacientes que continuem a ter um bom estado geral.

Quimioterapia indutiva

A quimioterapia indutiva refere-se ao uso de tratamento sistêmico no início, antes da intervenção com cirurgia ou radioterapia. Em geral, os pacientes se mostram debilitados após o tratamento cirúrgico inicial e a radiação. A vascularidade do tumor é afetada de maneira adversa pela radiação, o que limita a penetração do fármaco e sua concentração. Por isso, espera-se que a resposta à quimioterapia em pacientes tratados pela primeira vez seja maior do que a observada naqueles com doença recorrente. Também é de esperar que os pacientes que respondem à quimioterapia inicial precisem menos de tratamento cirúrgico e que ele seja mais bem-sucedido, bem como a radiação mais efetiva para a doença em termos de diminuir o volume do tumor.

Os oncologistas clínicos que tratam de pacientes com CECCP e enfermidade crônica ou doença recorrente têm observado respostas excelentes e gratificantes à quimioterapia neoadjuvante. Sessenta a 90% dos pacientes exibem regressão do tumor e 20 a 40% mostram uma resposta completa.[27–34, 40–46] Tais respostas foram documentadas no local primário e observadas também, embora com menor frequência, nos linfonodos metastáticos no momento da remoção cirúrgica ou da nova biopsia.

O esquema de quimioterapia indutiva, usado com maior frequência e com o qual se tem mais experiência, é o da 5-FU por infusão contínua em conjunto com a cisplatina. Os pacientes que conseguem uma resposta completa com a quimioterapia são os que se beneficiam da radioterapia subsequente.[46]

Entretanto, os resultados inicialmente animadores desses tratamentos acabaram sendo decepcionantes porque não pareceram induzir a melhora significativa na sobrevida global naqueles tratados com quimioterapia indutiva,[39] o que levou à conclusão de que uma resposta à quimioterapia simplesmente pode selecionar um grupo mais favorável de pacientes que pode ter respondido à terapia convencional apenas. Contudo, estudos randomizados com grandes grupos de pacientes começaram a demonstrar uma vantagem da quimioterapia neoadjuvante com relação à sobrevida.[25] O acompanhamento a longo prazo pode demonstrar as vantagens de esquemas de indução mais agressivos em termos de sobrevida. Os novos protocolos de indução podem ser e estão sendo continuamente testados e desenvolvidos. Atualmente, há muito interesse em usar a combinação de cisplatina, docetaxel e infusão de 5-FU no contexto neoadjuvante.[47]

Os resultados desses ensaios mostraram vários princípios importantes. Os agentes quimioterápicos mostraram induzir a respostas, inclusive completas, contra o CECCP em alta porcentagem de pacientes quando administrados antes da radioterapia. A quimioterapia indutiva não afeta de maneira adversa os resultados da cirurgia ou da radioterapia subsequentes nem aumenta as complicações decorrentes delas. A resposta à quimioterapia antevê uma resposta à radiação; os pacientes que apresentam resposta completa têm uma sobrevida previsivelmente mais longa.[35] Por fim, a frequência de metástases a distância como uma causa de falha do tratamento diminuiu em muitos dos ensaios com neoadjuvantes.[36] Esse achado importante implica que, quanto mais efetivo o tratamento local de um CECCP volumoso, mais provável que a falha do tratamento resulte de doença metastática, o que aumenta o papel e a importância da terapia sistêmica em qualquer protocolo de tratamento.

Terapia por quimiorradiação

Embora a quimioterapia indutiva não tenha resultado em sobrevida muito melhor de pacientes com CECCP localmente avançado, havia esperança com essa abordagem, e a metanálise mostrou um aumento pequeno, mas definitivo, na sobrevida global.[8, 48, 49] Esses achados levaram os pesquisadores a usar a quimioterapia simultaneamente com a radiação, na tentativa de maximizar o benefício de ambas. O uso concomitante de quimioterapia e radioterapia tem o potencial de melhorar os resultados globais da radiação. Essa abordagem visa explorar a alta taxa de resposta à quimioterapia em pacientes não submetidos a tratamento antes, além de melhorar a vantagem terapêutica da radiação com feixe externo ao usar agentes quimioterápicos que sensibilizam células malignas à radiação. Também se espera que a quimioterapia sistêmica tenha o benefício adicional de tratar a doença metastática.

Os agentes quimioterápicos podem ser mais efetivos contra populações de células também relativamente radiorresistentes.[10] Demonstrou-se a atividade da mitomicina C contra as células hipóxicas,[50] enquanto os antimetabólitos são mais efetivos contra as células em ciclo ativo; ambas estas populações de células são mais resistentes à irradiação com feixe externo.[10] Ao mesmo tempo, tais fármacos podem aumentar a radiossensibilidade das células que respondem à radiação. O desafio dos referidos protocolos é incorporar esquemas de tratamento medicamentosos efetivos simultaneamente com a radiação sem níveis inaceitáveis de toxicidade que possam resultar em atrasos potencialmente prejudiciais na radioterapia.

Uma das principais dificuldades com a quimiorradioterapia é a mucosite no campo irradiado. O problema ocorre com a 5-FU, o metotrexato, a bleomicina, os taxanos e a gencitabina. A cisplatina não apresenta superposição de toxicidade para as mucosas, mas acentua a radiação contra as células tumorais. Como o único agente com a maior atividade contra o CECCP, é o fármaco ideal para ser incluído nos protocolos de quimiorradioterapia.[51] O acréscimo de outros fármacos à cisplatina, como a 5-FU, os taxanos ou as TKI mais novas à radiação, traz a esperança de taxas de resposta mais elevadas, especialmente em tumores de prognóstico mais desfavorável.[35, 52, 53] A dificuldade é manter esses tratamentos agressivos com graus "aceitáveis" de toxicidade sem comprometer a dose de radiação e os esquemas de tratamento ao mesmo tempo. Ao dar atenção ao estado nutricional do paciente (e, quando necessário, providenciar alternativas de alimentação enteral) bem como estar familiarizado com e atento às toxicidades e aos métodos seguros de administração dos fármacos, é possível reduzir e controlar a toxicidade. A quimiorradioterapia concomitante emergiu como o padrão de cuidados para a maioria dos CECCP na oro e na hipofaringe.[54–56]

Quimiorradiação para a preservação de órgãos

Os défices funcionais, psicológicos e estéticos causados pela cirurgia ablativa no CECCP são consideráveis. Recentemente, a American Society of Clinical Oncology (ASCO) publicou diretrizes clínicas práticas para estratégias de preservação da laringe.[57] Ao usar combinações de quimioterapia indutiva ou quimioterapia e radiação simultâneas (quimiorradioterapia), são obtidas respostas globais e sobrevida melhores, muitas vezes com menos cirurgias debilitantes e desfigurantes. O paradigma tradicional de cirurgia em primeiro lugar, seguida por irradiação adjuvante, está passando para quimiorradioterapia, seguida, se necessário, por cirurgia para a doença nos estágios III e IV. É preciso ressaltar que o objetivo desses tratamentos ainda é melhorar os índices de cura global e, em segundo lugar, preservar a função orgânica.

Essa abordagem não foi tão bem-estudada em parte alguma do corpo como na laringe e na hipofaringe. Os carcinomas de laringe em geral não são melhores do que outros CECCP, e o objetivo de preservar a fala é prioritário. Estudos sugeriram que a cirurgia pode ser evitada sem comprometer a chance de cura em pacientes tratados com quimiorradioterapia combinada.[58–60] Com os estudos clínicos feitos, desenvolveu-se um padrão para obter resultados melhores com a quimiorradioterapia do que com a quimioterapia indutiva ou a radioterapia apenas. O Intergroup Trial R91-11 distribuiu aleatoriamente pacientes com tumores de laringe e supraglóticos para radiação apenas, quimioterapia indutiva com cisplatina/5-FU ou quimiorradioterapia com cisplatina. Foi um grande estudo, feito com 547 pacientes. Conseguiu-se melhor preservação da laringe com 2 anos de quimiorradioterapia em comparação com a quimioterapia indutiva e a radiação apenas.[39, 61] Um acompanhamento de 5 anos foi apresentado recentemente no encontro de 2006 da ASCO, confirmando esses resultados. Com a quimiorradioterapia simultânea, a laringe foi preservada em 83,6% dos casos, *versus* 70,5% dos submetidos à quimioterapia indutiva. A radiação apenas resultou em preservação da laringe em

65,7%. Ocorreram metástases a distância em 22% dos pacientes tratados com radiação apenas *versus* 13 a 14% com ambos os tipos de quimioterapia.[62]

Outras combinações de radiação e quimioterapia

Como já comentado, a quimioterapia pode ser empregada antes da radiação ou ao mesmo tempo. A quimioterapia adjuvante tradicional também poderá ter um papel se o objetivo de cura locorregional for alcançado pelo tratamento primário e, por isso, o paciente corre grande risco de vir a ter doença metastática. Em um esforço para diminuir a toxicidade da terapia simultânea, a radiação e a quimioterapia têm sido administradas em sequência. Tal abordagem pode reduzir a toxicidade tecidual não-maligna e melhorar a tolerância do paciente. Embora a abordagem sequencial tenha se mostrado promissora[44] e a sobrevida global equivalente à observada com a terapia simultânea, a sobrevida sem recidiva só parece melhor nos pacientes tratados simultaneamente com radiação e quimioterapia.[45, 46, 48–50]

Estão surgindo alguns dados sobre a terapia adjuvante após cirurgia. Foi realizado um estudo multicêntrico recente sobre a radiação pós-operatória *versus* a radioterapia e a quimioterapia concomitantes em pacientes sob alto risco de CECCP. Com tal estudo, chegou-se à conclusão que os pacientes de alto risco (invasão de dois ou mais linfonodos, extensão extracapsular e acometimento microscópico de margens) obtiveram o maior benefício com a quimiorradioterapia pós-operatória simultânea.[63]

Outro estudo importante foi publicado em 2003. Era um estudo intergrupo em que foi comparado o uso da radioterapia-padrão com dois esquemas de quimioterapia concomitante em pacientes com CECCP irressecáveis. Os resultados indicaram que o uso de quimioterapia com cisplatina como agente único, na dose de 100 mg/m^2 a cada 21 dias juntamente com a radiação, parece a melhor abordagem, com vantagem em termos de sobrevida. Os outros dois esquemas do estudo foram radiação apenas e cisplatina com infusão de 5-FU e radioterapia em seguida.[64]

CONCLUSÕES

O difícil dilema no tratamento do CECCP é multifatorial. A questão dupla de recorrência locorregional possível com o risco de doença micrometastática ou metastática franca é sempre um desafio. Espera-se que o objetivo de aprimorar tanto a terapia local quanto a sistêmica altere o prognóstico para esses tumores. As técnicas de radiação parecem estar melhorando com relação aos efeitos adversos e à intensidade da dose (p. ex., radioterapia modulada pela intensidade [RTMI ou IMRT]). As opções quimioterapêuticas também estão aumentando. Uma área que pode vir a melhorar mais os resultados deve ser o uso de inibidores do EGFR (p. ex., cetuximabe).

À medida que muitos dos ensaios atuais cheguem ao fim, seremos capazes de incorporar os usos mais efetivos da terapia multimodalidade. Sem dúvida, há áreas que precisam ser aprimoradas (p. ex., doenças recorrente/metastática). Esse é um aspecto importante porque a maioria dos pacientes se apresenta com estágios avançados e não obtém a cura com a cirurgia convencional e a radioterapia. Os médicos que cuidam desses pacientes têm observado resultados melhores com a modalidade terapêutica combinada, e acompanhamentos mais prolongados confirmam estas impressões. Podemos dizer agora que a terapia combinada deve ser considerada o padrão para os pacientes com CECCP irressecável.

Embora o uso padrão da quimioterapia sistêmica para o CECCP local recorrente ou metastático só tenha resultado em pequena melhora clínica global nos referidos pacientes, levou à investigação e a um entendimento melhor das ações de tais fármacos e suas interações entre si e com a radiação.

Foram obtidas melhoras significativas nas respostas tumorais com combinações melhores, aplicadas no início da doença. Embora até o momento o impacto sobre as taxas de sobrevida ainda seja pequeno, a incorporação de agentes químicos ao protocolo de tratamento combinado dos pacientes com CECCP dos estágios III ou IV continua sendo a abordagem mais racional.

Na medida em que os pesquisadores continuam estudando o papel das combinações quimioterápicas mais modernas, esperamos aprender que a melhor abordagem não é apenas a terapia simultânea, mas também aquela capaz de combater as doenças recorrente/metastática. Também há pesquisas em andamento para tentar definir o papel da terapia adjuvante, lamentavelmente não tão bem-sucedida como em outros tumores (p. ex., câncer de mama). É difícil definir por que os resultados da quimiorradioterapia em termos de preservação de órgão em outros CEC (p. ex., câncer anal)[65] não foram conseguidos com relação ao CECCP. Talvez a resposta esteja na base biológica do tumor. Conforme mais esforços e estudos sejam direcionados para o tratamento deste câncer, certamente surgirão resultados mais favoráveis.

Como os radioterapeutas e radiobiólogos passaram a conhecer mais a respeito da dose e do esquema dos tratamentos radioterápicos, o uso simultâneo de agentes sistêmicos (em conjunto com melhores cuidados de suporte) já resultou em um prognóstico mais favorável para os pacientes com CECCP. Uma compreensão mais aprofundada sobre a biologia molecular desses cânceres também está se traduzindo em alvos moleculares mais específicos para o tratamento, como adjuvantes ao tratamento cirúrgico, à radioterapia e à quimioterapia. Agentes quimioprotetores mais eficazes e toleráveis também estão ficando disponíveis. Por fim, os pacientes e a população mais bem-informados a respeito das causas e alterações no estilo de vida necessárias à prevenção dessas malignidades podem reduzir sua incidência global.

Referências

1. Parkin DM, Pisani P, Ferlay J. Estimates of wordwide incidence of 25 major cancers in 1990. Int J Cancer. 1999;80:827–841.
2. Vokes EE, Weichselbaum RR, Lippman SM, *et al.* Head and neck cancer. *N Engl J Med.* 1993;328:184–193.
3. Temam S, Flahault A, Périé S, *et al.* p53 gene status as a predictor of tumor response to induction chemotherapy in patients with locoregionally advanced squamous cell carcinomas of the head and neck. *J Clin Oncol.* 2000;18:385–394.
4. Khuri FR, Kim ES. Molecularly targeted strategies for the treatment of upper aerodigestive tract cancers. In: Perry MC, ed. *American Society of Clinical Oncology Educational Book.* 2001, pp. 347–358.
5. Smith BD, Smith GL, Carter D, *et al.* Prognostic significance of vascular endothelial growth factor protein levels in oral and oropharyngeal squamous cell carcinoma. *J Clin Oncol.* 2000;18:2046–2052.
6. Hong WK, Lippman SM, Itri LM, *et al.* Prevention of second primary tumor with isotretinoin in squamous cell carcinoma. *N Engl J Med.* 1990;323:795–801.
7. Shin DM, Khuri FR, Murphy B, *et al.* Combined interferon-alpha, 13-cis-retinoic acid, and alpha-tocopherol in locally advanced head and neck squamous cell carcinoma: novel bioadjuvant phase II trial. *J Clin Oncol.* 2001;19;3010–3017.
8. Pignon JP, Bourhis J, Domenge C, *et al.* Chemotherapy added to locoregional treatment for head and neck squamous-cell carcinoma: Three meta-analyses of updated individual data. MACH-NH Collaborative Group. Meta-Analysis of Chemotherapy on Head and Neck Cancer. *Lancet.* 2000;355:949–955.
9. Vokes EE, Schilsky RL, Weichselbaum RR, *et al.* Induction chemotherapy with cisplatin, fluorouracil and high-dose leucovorin for locally advanced head and neck cancer. *Clin Pharmacol Anal J Clin Oncol.* 1990;8:241–247.
10. Vokes EE, Weichselbaum RR. Chemoradiotherapy for head and neck cancer. *Principles Prac Oncol.* 1933;7(PPO Updates):1–12.
11. Weissberg JB, Son YH, Papac RJ, *et al.* Randomized clinical trial of mitomycin C as an adjunct to radiotherapy in head and neck cancer. *Int J Radiat Oncol Biol Phys.* 1989;17:3–9.
12. Cortes JE, Pagdur R. Doxetaxel. *J Clin Oncol.* 1995;13:2643–2655.

13. Sunwoo JB, Herscher LL, Kroog GS, et al. Concurrent paclitaxel and radiation in the treatment of locally advanced head and neck cancer. *J Clin Oncol.* 2001;19:800–811.
14. Rosenthal DI, Lee JH, Sinard R, et al. Phase I study of paclitaxel given by seven-week continuous infusion concurrent with radiation therapy for locally advanced squamous cell carcinoma of the head and neck. *J Clin Oncol.* 2001;19:1363–1373.
15. Forastiere AA, Leong T, Rowinsky E, et al. Phase III comparison of high-dose paclitaxel + cisplatin + granulocyte colony-stimulating factor versus low-dose paclitaxel + cisplatin in advanced head and neck cancer: Eastern Cooperative Oncology Group Study #1393. *J Clin Oncol.* 2001;19:1088–1095.
16. Bonner JA, Harari PM, Giralt J, et al. Radiotherapy plus cetuximab for squamous cell carcinoma of the head and neck. *N Engl J Med.* 2006;354:567–578.
17. Burtness B, Goldwater M, Flood W, et al. Phase III randomized control trial of cisplatin plus placebo compared with cisplatin plus cetuximab in metastatic/recurrent head and neck cancer: An Eastern Cooperative Oncology Group Study. *J Clin Oncol.* 2006;23:8646–8654.
18. Buentzel J, MIcke O, Adamietz IA, et al. Intravenous amifostine during chemoradiotherapy for head and neck cancer: A randomized placebo-controlled phase III study. *Int J Radiat Oncol Biol Phys.* 2006;64:684–691.
19. Brizel DM, Wasserman TH, Henke M, et al. Phase III randomized trial of amifostine as a radioprotector in head and neck cancer. *J Clin Oncol.* 2000;18:3339–3345.
20. Sasse AD, Clark LG, Sasse EC, et al. Amifostine reduces side effects and improves complete response rate during radiotherapy: Results of a meta analysis. *Int J Radiat Oncol Biol Phys.* 2006;64:784–791.
21. Jellema AP, Slotman BJ, Muller MJ, et al. Radiotherapy alone, versus radiotherapy with amifostine 3 times weekly versus radiotherapy with amifostine 5 times weekly: A prospective randomized study in squamous cell head and neck cancer. *Cancer.* 2006;107:544–553.
22. Anne PR, Machtay M, Rosenthal DI, et al. A phase II trial of subcutaneous amifostine and radiation therapy in patients with head and neck cancer. *Int J Radiat Oncol Biol Phys.* 2007;67:445–452.
23. Lippman S, Batsakis JG, Toth BB, et al. Comparison of low dose isotretinoin with beta carotene to prevent oral carcinogenesis. *N Engl J Med.* 1993;328:15–20.
24. Jacobs C, Lyman G, Velez-Garcia E, et al. Induction chemotherapy in advanced head and neck tumors: Results of two randomized trials. *Int J Radiat Oncol Biol Phys.* 1992;23:483–489.
25. Pfister DG, Strong E, Harrison L, et al. Larynx preservation with combined chemotherapy and radiation therapy in advanced but resectable head and neck cancer. *J Clin Oncol.* 1991;9:850–859.
26. Forastiere AA, Metch B, Schuller CE, et al. Randomized comparison of cisplatin plus fluorouracil and carboplatin plus fluorouracil versus methotrexate in advanced squamous cell carcinoma of the head and neck: A southwest oncology group study. *J Clin Oncol.* 1992;10:1245–1251.
27. Papadimitrakopoulou V, Dimery I, Lee J, et al. Cisplatin, fluorouracil, and I-leucovorin induction therapy for locally advanced head and neck cancer; the M.D. Anderson Cancer Center experience. *Cancer J Sci Am.* 1997;3:92–99.
28. Forastiere A, Neuberg D, Taylor SIV, et al. Phase II evaluation of Taxol in advanced head and neck cancer: An Eastern Cooperative Oncology Group trial. *Monogr Natl Cancer Inst.* 1993;15:181–184.
29. Dreyfuss A, Clark J, Norris C, et al. Taxotere for advanced, inoperable squamous cell carcinoma of the head and neck) [abstract]. *Proc ASCO.* 1994;13:931.
30. Schöffski P, Wanders J, Catimel G, et al. for the EORTC Early Clinical Trials Group. Docetaxel and cisplatin: A highly active regimen for squamous cell carcinoma of the head and neck. *Proc Am Soc Clin Oncol.* 1997;16:402A;Abstract 1436.
31. Janinis J, Papadakou M, Panagos G, et al. A phase II study of combined chemotherapy with docetaxel, cisplatin and 5-fluorouracil (5-FU) in patients with advanced squamous cell carcinoma of the head and neck (SCCHN) and nasopharyngeal carcinoma (NC). *Proc Am Soc Clin Oncol.* 1996;15:310; Abstract 871.
32. Posner M, Norris C, Colevas A, et al. Phase I/II trial of docetaxel, cisplatin, 5-fluorouracil and leucovorin (TPFL) for curable, locally advanced squamous cell cancer of the head and neck (SCCHN). *Proc Am Soc Clin Oncol.* 1997;16:387A; Abstract 1380.
33. Schneider M, Etienne M, Milano G, et al. Phase II trial of cisplatin, fluorouracil, and pure folinic acid for locally advanced head and neck cancer: A pharmacokinetic and clinical survey. *J Clin Oncol.* 1995;13:1656–1662.
34. Clark J, Busse P, Norris C, et al. Long term results of induction chemotherapy with cisplatin, 5-FU and high dose leucovorin (PFL) for squamous cell carcinoma of the head and neck (SC-CHN) [abstract]. *Proc ASCO* 1996;15:317.

35. Posner MR, Glisson B, Frenette G. Multicenter phase I–II trial of docetaxel, cisplatin, and fluorouracil induction chemotherapy for patients with locally advanced squamous cell cancer of the head and neck. *J Clin Oncol.* 2001;19:1096–1104.
36. Tischler R, Colevas AD, Norris CM, et al. A phase I/II trial of concurrent docetaxel (T) and once daily radiation following induction chemotherapy in squamous cell cancer of the head and neck. Program and abstracts of the 37th Annual Meeting of the American Society of Clinical Oncology; May 12–15, 2001, San Francisco, CA, Abstract 930.
37. Wendt TG, Grabenbauer GG, Rödel CM, et al. Simultaneous radiochemotherapy versus radiotherapy alone in advanced head and neck cancer: A randomized multicenter study. *J Clin Oncol.* 1998;16:1318–1324.
38. Wanebo HJ, Chougule P, Ready N, et al. Preoperative paclitaxel, carboplatin, and radiation therapy in advanced head and neck cancer (stage III and IV). *Semin Radiat Oncol.* 1999;9(2 Suppl 1):77–84.
39. Forastiere AA, Berkey B, Maor M, et al. Phase III trial to preserve the larynx: Induction chemotherapy and radiotherapy versus concomitant chemoradiotherapy versus radiotherapy alone, Intergroup Trial R91-11. Program and abstracts of the 37th Annual Meeting of the American Society of Clinical Oncology; May 12–15, 2001, San Francisco, CA, Abstract 4.
40. Laramore GE, Scott CB, Al-Sarraf M, et al. Adjuvant chemotherapy for resectable squamous cell carcinomas of the head and neck: Report on intergroup study 0034. *Int J Radiat Oncol Biol Phys.* 1992;23:705–713.
41. Jaulberry C, Rodriquges J, Brunin F, et al. Induction chemotherapy in advanced head and neck tumors: Results of two randomized trials. *Int J Radiat Oncol Biol Phys.* 1992;23:483–489.
42. Merlano M, Benasso M, Corvo R, et al. Five-year update of a randomized trial of alternating radiotherapy and chemotherapy compared with radiotherapy alone in treatment of unresectable, squamous cell carcinomas of the head and neck. *J Natl Cancer Inst.* 1996;88:583–589.
43. Head and Neck Contracts Program. Adjuvant chemotherapy for advanced head and neck squamous carcinoma: Final report of the head and neck contracts program. *Cancer.* 1987;60:301–311.
44. Kish J, Drelichman A, Jacobs J, et al. Clinical trial of cisplatin and 5-FU infusion as initial treatment for advanced squamous cell carcinoma of the head and neck. *Cancer Treat Rep.* 1982;66:471–474.
45. Dreyfuss AI, Clark JR, Wright JE, et al. Continuous infusion high-dose leucovorin with 5-fluorouracil and cisplatin for untreated stage IV carcinoma of the head and neck. *Ann Int Med.* 1990;112:167–172.
46. Rooney M, Kish J, Jacobs, J, et al. Improved complete response rate and survival in advanced head and neck cancer after three-course induction therapy with 120-hour 5-FU infusion and cisplatin. *Cancer.* 1985;55:1123–1128.
47. Haddad R, Colevas AD, Tischler R, et al. Docetaxel, Cisplatine and 5-Fluorouracil-based induction chemotherapy in patients with locally advanced squamous cell carcinoma of the head and neck. *Cancer.* 2003;97:412–418.
48. El-Sayed S, Nelson N. Adjuvant and adjunctive chemotherapy in the management of squamous cell carcinoma of the head and neck region: A meta-analysis of prospective and randomized trials. *J Clin Oncol.* 1996;14:838–847.
49. Munro A. An overview of randomised controlled trials of adjuvant chemotherapy in head and neck cancer. *Br J Cancer.* 1995;71:83–91.
50. Beard CJ, Coleman CM. Current therapeutic strategies toward hypoxic tumor cells. *Prin Pract Oncol Updates.* 1991;51.
51. Al-Sarraf M, Pajak TF, Marcial VA, et al. Concurrent radiotherapy and chemotherapy with cisplatin in inoperable squamous cell carcinoma of the head and neck: An RTOG study. *Cancer.* 1987;59:259–265.
52. Gray J, Meluch A, Greco F, et al. Induction paclitaxel/carboplatin/5FU followed by concurrent radiotherapy and weekly paclitaxel/carboplatin for patients with locally advanced head and neck cancer (HNC): A Minnie Pearl Cancer Research Network Trial. Program and abstracts of the 37th Annual Meeting of the American Society of Clinical Oncology; May 12–15, 2001, San Francisco, CA, Abstract 900.
53. Urba S, Wolf G, Eisbruch A, et al. One cycle of chemotherapy followed by concurrent chemoradiation for laryngeal preservation. Program and abstracts of the 37th Annual Meeting of the American Society of Clinical Oncology; May 12–15, 2001, San Francisco, CA, Abstract 899.
54. Forastiere AA, Trotti A. Radiotherapy and concurrent chemotherapy: A strategy that improves locoregional control and survival in oropharyngeal cancer. *J Natl Cancer Inst.* 1999;91:2065–2066.
55. Brizel DM, Alberts ME, Fisher SR, et al. Hyperfractionated irradiation with or without concurrent chemotherapy for locally advanced head and neck cancer. *N Engl J Med.* 1998;338:1798–1804.

56. Calais G, Alfonsi M, Bardet E, *et al.* Randomized trial of radiation therapy versus concomitant chemoradiotherapy and radiation therapy for advanced-stage oropharynx carcinoma. *J Natl Cancer Inst.* 1999;91:2081–2086.
57. Pfister DG, Laurie GS, *et al.* American Society of Clinical Oncology Clinical Practice Guideline for the Use of Larynx-Preservation Strategies in the Treatment of Laryngeal Cancer. *J Clin Oncol.* 2006;24:3693–3704.
58. Paccagnella A, Orlando A, Marchiori C, *et al.* Phase III trial of initial chemotherapy in stage III or IV head and neck cancers: A study by the Gruppo di Studio sui Tumori della Testa e del collo. *J Natl Cancer Inst.* 1994;86:265–272.
59. Lefebvre J, Chevalier D, Luboinski B, *et al.* Larynx preservation in pyriform sinus cancer: Preliminary results of a European Organization for Research and Treatment of Cancer phase III trial. *J Natl Cancer Inst.* 1996;88:890–898.
60. The Department of Veterans Affairs Laryngeal Cancer Study Group. Induction chemotherapy plus radiation compared with surgery plus radiation in patients with advanced laryngeal cancer. *N Engl J Med.* 1991;324:1685–1690.
61 Forastiere AA, Goepfert H, Maor M, *et al.* Concurrent chemotherapy and radiotherapy for organ preservation in advanced laryngeal cancer. *N Engl J Med.* 2003;349:2091–2098.
62. Forastierre AA, Maor M, *et al.* Long term results of Intergroup RTOG 91-11. A phase III trial to preserve the larynx-induction cisplatin/5 FU and radiation therapy versus concurrent cisplatin and radiation therapy versus radiation therapy. 2006 ASCO Annual Meeting Proceedings Part I, Vol. 24, No. 18S (June 20 Supplement). 2006;5517.
63. Cooper JS, Thomas PF, Forastiere AA, *et al.* Postoperative concurrent radiotherapy and chemotherapy for high-risk squamous cell carcinoma of the head and neck. *N Engl J Med.* 2004;350:1937–1944.
64. Adelstein DJ, Li Y, Adams GL, *et al.* An intergroup phase III comparison of standard radiation therapy and two schedules of concurrent chemoradiotherapy in patients with unresectable squamous cell head and neck cancer. *J Clin Oncol.* 2003;21:92–98.
65. Miller EJ, Quan SH, Thaler T. Treatment of squamous cell carcinoma of the anal canal. *Cancer.* 1991;67:2038–2041.
66. Poon MA, O'Connell MJ, Moertel CG, *et al.* Biochemical modulation of fluorouracil: Evidence of significant improvement of survival and quality of life in patients with advanced colorectal carcinoma. *Clin Pharmacol Anal J Clin Oncol.* 1990;8:241–247.
67. Vokes EE. Interactions of chemotherapy and radiation. *Semin Oncol.* 1993;20:70–79.

Neurologia e neurocirurgia pertinentes à otorrinolaringologia

ESCLEROSE MÚLTIPLA

- A esclerose múltipla (EM) é uma doença desmielinizante do sistema nervoso central de etiologia desconhecida.
- Os focos de desmielinização ou as placas são encontrados nos nervos ópticos, nos hemisférios cerebrais, no tronco encefálico e na medula espinhal.
- Nos casos clássicos, a síndrome clínica caracteriza-se por distúrbio recidivante e remitente com início na idade adulta.

Epidemiologia

- O pico de incidência ocorre entre os 20 e 40 anos de idade.
- As mulheres são acometidas com frequência quase 2 vezes maior que os homens.
- A prevalência aumenta com a ampliação da distância do equador.
- Há predisposição genética. Os familiares (principalmente irmãos) do paciente têm maior risco.

Patogenia

- Existem evidências indiretas da participação de mecanismos imunes celulares. Os dados acumulados sugerem que um ou mais fatores ambientais ainda indefinidos possam desencadear a doença nos indivíduos geneticamente predispostos.

Manifestações clínicas

- Visuais: turvação ou perda repentina da visão de um olho (neurite óptica), pupila de Marcus-Gunn, redução da acuidade visual.
- Do tronco encefálico: vertigem, disartria, diplopia, oftalmoplegia internuclear, nistagmo, paresia facial.
- Cerebelares: ataxia do tronco e dos membros, disartria, nistagmo, tremor.
- Motoras: hemiparesia, paraparesia, monoparesia, espasticidade, hiper-reflexia, sinal de Babinski.
- Sensoriais: dormência, parestesia, disestesia, dor, redução da sensibilidade à dor, à temperatura e à vibração, ou à posição das articulações, "nível sensorial".
- Espinhais: tetraparesia, paraparesia, "nível sensorial", bexiga neurogênica, distúrbios da função intestinal.
- Cerca de 30 a 50% dos pacientes com EM queixam-se de vertigem.

Diagnóstico

- O diagnóstico da EM com base nos critérios de McDonald requer no mínimo dois episódios e evidências de pelo menos duas lesões diferentes, detectadas clinicamente ou pela ressonância magnética (RM).
- A história e o exame físico têm importância fundamental.

- RM do cérebro e da medula espinhal. A RM do cérebro consegue resultados positivos em 85 a 90% dos pacientes com EM detectada clinicamente.
- Exame do líquido cefalorraquidiano (LCR). As alterações que reforçam esse diagnóstico consistem nas concentrações altas de IgG e existência de bandas oligoclonais ausentes no soro.

Tratamento

- Tratamentos profiláticos oferecidos com o objetivo de retardar a progressão da doença:
    - Interferona beta
    - Acetato de glatirâmer
    - Mitoxantrona
    - Outros fármacos potencialmente úteis:
        - Imunoglobulina intravenosa (IGIV)
        - Ciclofosfamida, azatioprina, metotrexato
    - Tratamento das exacerbações agudas:
    - Metilprednisolona intravenosa, 1 g/dia durante 3 a 5 dias, seguida de um ciclo de prednisona oral.
    - IGIV
- Tratamento sintomático
    - Fadiga, espasticidade, bexiga neurogênica, disfunção intestinal, disfunção sexual, dor, neuralgia do trigêmeo, espasmos tônicos dolorosos, tremor
- Exercícios

CEFALEIA E DOR FACIAL

As cefaleias do tipo primário (ver o Quadro 35.1) são:

- Enxaqueca
    - Enxaqueca sem aura
    - Enxaqueca com aura
- Cefaleia tensional
- Cefaleia em salvas e hemicrania paroxística crônica

Enxaqueca

- Critérios diagnósticos da enxaqueca sem aura:
    - No mínimo, cinco episódios atendendo aos critérios B a D.
    - Cefaleia com duração entre 4 e 72 h (sem tratamento ou sem resposta ao tratamento)

QUADRO 35.1 ESTRUTURAS CRANIANAS SENSÍVEIS À DOR

Intracranianas	Extracranianas
Seios venosos	Periósteo craniano
Artérias meníngeas anterior e média	Pele, tecidos subcutâneos, músculos e artérias
Dura-máter na base do crânio	Músculos do pescoço
V, IX e X nervos cranianos	Segunda e terceira raízes dos nervos cervicais
Artérias carótidas internas no polígono de Willis	Orelhas, olhos, dentes, seios paranasais e orofaringe
Substância cinzenta periaquedutal do tronco encefálico	Mucosas da cavidade nasal
Núcleos sensoriais do tálamo	

- Cefaleia no mínimo com duas das seguintes características:
    - Localização unilateral
    - Tipo pulsátil
    - Intensidade moderada ou grave (inibe ou impede as atividades diárias)
    - Agravada pelas atividades físicas rotineiras
- No mínimo, uma das seguintes manifestações clínicas:
    - Náuseas, vômitos ou ambos
    - Fotofobia e fonofobia
- A anamnese, o exame físico ou os exames complementares não indicam outra causa para a cefaleia.
- A enxaqueca é uma síndrome trigeminovascular e, como a dor segue a distribuição do nervo trigêmeo, frequentemente é confundida com a cefaleia de origem sinusal.
- Tratamento
    - Identificação e eliminação dos fatores desencadeantes, como alguns alimentos e anticoncepcionais orais.
    - Alterações do estilo de vida, como dieta, exercícios, hábitos de sono, hidratação e estresse.
    - Fármacos:
        - Tratamento sintomático:
            - Analgésicos simples:
                - Ácido acetilsalicílico
                - Naproxeno
            - Analgésicos combinados:
                - Acetaminofen, ácido acetilsalicílico e cafeína
                - Butalbital, ácido acetilsalicílico e cafeína
                - Isometepteno, dicloralfenazona, acetaminofen
            - Os narcóticos não devem ser usados para tratar a cefaleia crônica
        - Tratamento supressor
            - Agonistas 1b/1d da 5-HT:
                - Almotriptana, eletriptana, frovatriptana, naratriptana, rizatriptana, sumatriptana, zolmitriptana
            - Diidroergotamina
                - Administrada por vias intramuscular, intravenosa ou em *spray* intranasal
        - Tratamento profilático:
            - Antidepressivos tricíclicos
                - Amitriptilina, nortriptilina
            - Anticonvulsivantes
                - Divalproato de sódio
                - Topiramato
            - Betabloqueadores
                - Propranolol, metoprolol, atenolol, timolol
            - Agentes anti-inflamatórios não-esteroides (AINE)
                - Naproxeno
            - Outros
                - Matricária, magnésio, vitamina B_2

Cefaleia tensional
- Cefaleia difusa, não-pulsátil ou compressiva, ou com distribuição em faixa
- Persiste por horas, dias ou semanas.
- Aliviada por relaxamento, repouso ou massagem.
- A cefaleia intensa pode estar associada à turvação da visão ou às náuseas.
- Tratamento:
    - Ácido acetilsalicílico, acetaminofeno ou AINE
    - Alterações do estilo de vida, exercícios físicos regulares
    - Técnicas de massagem e relaxamento
    - Antidepressivos tricíclicos, miorrelaxantes

Cefaleia em salvas
- Mais comum nos homens.
- Dor periorbitária perfurante intensa, unilateral e que sempre afeta o mesmo lado.
- Sintomas autônomos locais, como lacrimejamento e congestão nasal unilaterais.
- Ocorre em salvas que persistem por semanas ou pode ser crônica.
- Um ou mais episódios por dia com cefaleias que começam quase na mesma hora do dia.
- A cefaleia persiste por 30 a 90 min.
- Agravada pelo álcool.
- Tratamento:
    - Supressivo:
        - O_2 por máscara facial a 7 ℓ/min.
        - Sumatriptana por vias oral ou subcutânea.
        - Zolmitriptana por *spray* nasal ou via oral.
    - Profilático:
        - Verapamil
        - Prednisona
        - Lítio

Cefaleia associada ao uso abusivo de fármacos ou drogas
- Causada pelo uso muito frequente de analgésicos, narcóticos ou fármacos do grupo das triptanas.
- O paciente desenvolve ciclo vicioso de cefaleia de rebote e agravamento da dependência farmacológica.
- Padrão crônico de cefaleias diárias.
- Os fármacos profiláticos são ineficazes.
- É essencial orientar o paciente a adotar uma estratégia para a interrupção do fármaco.

Em alguns casos, a cefaleia é o sintoma de um distúrbio que requer intervenção imediata ou em caráter de urgência. Esses distúrbios podem ter apresentação aguda ou crônica (Quadro 35.2).

Neuralgia do trigêmeo
- Dor excruciante que ocorre espasmodicamente em estocadas semelhantes a um relâmpago.
- Em geral, a dor fica confinada à área facial inervada pelos ramos maxilar e mandibular do nervo trigêmeo.
- A neuralgia do trigêmeo pode ser uma manifestação clínica da EM, devendo este diagnóstico ser considerado nos indivíduos mais jovens.
- Tratamento
    - Carbamazepina. Esse fármaco está associado a um elevado índice de remissão, devendo a dose ser titulada de acordo com a resposta do paciente.

QUADRO 35.2 SÍNDROMES ASSOCIADAS AS CEFALEIAS AGUDA E SUBAGUDA

	Distúrbio	Sinais e sintomas
Aguda	Hemorragia subaracnóidea	Início repentino: "A pior cefaleia que senti em minha vida"
	Hemorragia intracerebral	Cefaleia focal ou difusa, sinais neurológicos centrais focais, alterações do estado mental
	Meningite ou encefalite	Cefaleia difusa, rigidez de nuca, febre
	Encefalopatia hipertensiva	Cefaleia difusa, hipertensão arterial, sinais de disfunção focal ou difusa do SNC
	Glaucoma de ângulo fechado	Dor na região periorbitária e na fronte
Subaguda	Arterite de células gigantes	Idade > 50 anos, hipersensibilidade no couro cabeludo, claudicação mandibular, mialgias, elevação da velocidade de hemossedimentação
	Tumor intracraniano	Sinais de disfunção focal do SNC, cefaleia mais intensa ao despertar e ao tossir ou abaixar-se
	Pseudotumor cerebral	Edema da papila, défices visuais, obesidade, predomínio no sexo feminino

- Gabapentina
- Opções cirúrgicas
  - Radiocirurgia estereotáxica
  - Descompressão microvascular
  - Termocoagulação por radiofrequência do gânglio gasseriano
  - Injeção de glicerol
  - Ablação do nervo por balão

Neuralgia glossofaríngea
- O tipo de dor é semelhante ao da neuralgia do trigêmeo.
- A dor localiza-se na orofaringe, nos pilares amigdalianos, na base da língua ou no meato auditivo.
- A dor é desencadeada pela fala ou deglutição.
- Resposta sintomática à carbamazepina.

DOENÇA VASCULAR CEREBRAL
- A doença das artérias vertebrobasilares entra no diagnóstico diferencial das vertigens agudas e recidivantes.
- Afeta as artérias vertebral e basilar bem como seus ramos, como as artérias cerebrais posteriores que irrigam as seguintes áreas:
  - Tronco encefálico (bulbo, ponte e mesencéfalo)
  - Cerebelo
  - Tálamos
  - Lobos occipitais
  - Lobos temporais medianos
- Além da vertigem, outros sinais e sintomas de isquemia desse território consistem em:
  - Hemianopsia homônima total ou parcial
  - Confusão e perda da memória
  - Diplopia ou oscilopsia
  - Dormência periorbitária, hemifacial ou nos membros
  - Fraqueza hemifacial ou nos membros
  - Ataxia
  - Disartria ou disfagia

- Náuseas e vômitos
- Bocejos e soluços
- O acometimento dos nervos cranianos de um lado com o envolvimento dos membros contralaterais ("défice cruzado") é típico de uma lesão ou um AVE unilateral do tronco encefálico.
- A perda auditiva súbita isolada com tontura moderada pode ser causada por infartos no território da artéria auditiva interna.
- Hemorragia cerebelar aguda
    - Sinais e sintomas
        - Cefaleia de início súbito
        - Náuseas, vômitos, vertigem e ataxia podem começar depois de algumas horas
    - A tomografia computadorizada (TC) do cérebro confirma o diagnóstico.
    - A drenagem do hematoma em caráter de emergência pode salvar a vida do paciente.
- Nistagmo
    - O nistagmo ocorre comumente nos pacientes com infarto ou hemorragia do cerebelo ou do tronco encefálico.
    - O nistagmo de origem central pode ser diferenciado do nistagmo de origem periférica com base nas seguintes manifestações clínicas:
        - Central
            - A direção do nistagmo muda de acordo com a direção do olhar, porém ele é mais acentuado quando o paciente olha na direção da lesão.
            - O paciente tende a oscilar ou cair na mesma direção do nistagmo.
        - Periférico
            - O nistagmo geralmente é unidirecional, e a fase rápida ocorre na direção contrária ao lado da lesão.
            - O paciente oscila na direção da lesão ou na direção contrária à do nistagmo.

MIASTENIA *GRAVIS*

- Patogenia
    - Doença da junção neuromuscular mediada por anticorpos.
    - Os anticorpos dirigidos contra o receptor nicotínico da acetilcolina bloqueiam a placa terminal pós-sináptica da junção neuromuscular.
- Sinais e sintomas
    - Diplopia secundária à fraqueza dos músculos oculomotores
    - Ptose
    - Dificuldade de mastigar, deglutir ou articular em razão da fraqueza dos músculos orofaríngeos
    - Queda da cabeça em consequência da fraqueza dos músculos extensores do pescoço
    - Fraqueza dos músculos dos membros
    - A fraqueza é tipicamente diurna, sendo mais acentuada no final do dia ou depois de atividades prolongadas ou repetitivas (p. ex., ler ou mastigar)
- Diagnóstico
    - Teste do cloreto de edrofônio (Tensilon)
    - Estudos eletrodiagnósticos
        - Estimulação nervosa repetitiva
        - Eletromiografia (EMG) de fibras isoladas

- Pesquisa de anticorpos contra o receptor da acetilcolina
  - Detectados em 74 a 99% dos pacientes com miastenia *gravis*
- Pesquisa para o anticorpo contra a quinase muscular específica (MUSK), quando o anticorpo para o receptor da acetilcolina é negativo
- Cerca de 10 a 15% dos pacientes apresentam tumores do timo
  - A TC do tórax deve ser realizada em todos os pacientes
- Tratamento
  - Brometo de piridostigmina
  - Corticosteroides (prednisona)
  - Azatioprina
  - IGIV
  - Plasmaférese
    - Utilizada nas crises miastênicas ou em preparação para a timectomia
  - Timectomia
    - A utilidade potencial da timectomia está sendo investigada
- Fármacos que podem agravar a fraqueza dos pacientes com miastenia *gravis*:
  - Succinilcolina, D-tubocurarina ou outros bloqueadores neuromusculares
  - Quinina, quinidina ou procainamida
  - Antibióticos aminoglicosídios
  - Maleato de timolol (colírio ocular)
  - Betabloqueadores
  - Bloqueadores dos canais de cálcio
  - D-penicilamina

ADENOMA HIPOFISÁRIO

A hipófise tem sido descrita como a "glândula-mestre" do organismo. Essa glândula coordena as funções secretoras do hipotálamo com os órgãos externos ao SNC por meio dos seus próprios hormônios secretados. Nos seres humanos, a hipófise tem duas partes. A parte anterior é conhecida como adenoipófise. Entre os hormônios secretados pelas células epiteliais glandulares da adenoipófise, estão a prolactina (PRL), o hormônio do crescimento (GH), o hormônio adrenocorticotrópico (ACTH), o hormônio de estimulação da tireoide (TSH), o hormônio foliculoestimulante (FSH) e o hormônio luteinizante (LH). As secreções de todos esses hormônios são controladas pelos fatores hipotalâmicos, pelos hormônios liberados ou por ambos.

A PRL é um polipeptídio de 198 aminoácidos. As células produtoras de PRL tendem a localizar-se na parte lateral da hipófise, e este hormônio facilita a lactação. A secreção da PRL é estimulada pelo hormônio de liberação da tireotropina (TRH), estrogênio, estresse e exercícios, mas inibida pela dopamina.

O GH é um hormônio polipeptídico de 191 aminoácidos. As células produtoras desse hormônio tendem a acumular-se ao longo da parte lateral da adenoipófise. A secreção ocorre em ciclos transitórios a cada 3 a 4 h, sendo estimulada pelo hormônio de liberação do hormônio do crescimento (GNRH), pela hipoglicemia induzida pela insulina, pela arginina, pela L-dopa, pelo propranolol e pelos exercícios. A secreção desse hormônio é inibida pela somatostatina (secretada pelo hipotálamo). O GH estimula a captação dos aminoácidos e participa da regulação da glicose. Esse hormônio produz efeitos contrários aos da insulina, estimula a liberação dos ácidos graxos livres armazenados e media a síntese dos fatores de crescimento semelhantes à insulina (IGF) no fígado e em outros tecidos. Os IGF (também conhecidos como somatomedinas) estimulam a oxidação da glicose no tecido adiposo e a síntese das proteínas nos músculos e ossos.

O ACTH é um polipeptídio de 39 aminoácidos, cujas células secretoras tendem a localizar-se na região mediolateral da parte distal. Esse hormônio estimula o crescimento do córtex suprarrenal e a síntese dos seus hormônios correspondentes. A secreção do ACTH é estimulada pelo hormônio de liberação da corticotropina (CRH), pela vasopressina e pelo estresse, mas inibida por *feedback* negativo do cortisol. A secreção segue um ritmo circadiano.

O TSH é uma glicoproteína formada por uma subunidade alfa inativa e uma subunidade beta biologicamente ativa. Esse hormônio regula a síntese da triiodotironina (T3) e da tiroxina (T4) pela tireoide bem como contribui para as funções metabólicas normais. As células produtoras de TSH tendem a localizar-se na região anteromedial da hipófise.

As células produtoras dos hormônios gonadotrópicos secretam FSH e LH, estando localizadas em posição medial na adenoipófise. Esses dois hormônios são glicoproteínas formadas por duas subunidades: a subunidade alfa inativa e a subunidade beta biologicamente ativa, ambas necessárias ao desenvolvimento sexual e à fertilidade normais. Nas mulheres, o FHS estimula a proliferação dos folículos ovarianos. Nos homens, esse hormônio promove o crescimento dos testículos e a espermatogênese. Nas mulheres, o LH estimula a ovulação e a luteinização do folículo ovariano, assim como a produção de estrogênio e progesterona pelos ovários. Nos homens, o LH estimula a secreção de testosterona pelos testículos porque promove a função das células intersticiais (de Leydig).

A parte posterior da hipófise é conhecida como neuro-hipófise e secreta o hormônio antidiurético (ADH; vasopressina) bem como ocitocina. Na verdade, esses dois hormônios são sintetizados nos núcleos supraópticos e paraventriculares do hipotálamo, de onde são transportados por seus respectivos axônios (pelo trato supraóptico-hipofisário) à neuro-hipófise para armazenamento e posterior liberação. O trato túbero-hipofisário, originado das partes média e posterior do hipotálamo, também envia axônios à hipófise posterior.

A vasopressina (ADH) é um peptídio pequeno de nove aminoácidos. Esse hormônio estimula a reabsorção da água pelos rins em razão do aumento da permeabilidade transepitelial dos túbulos convolutos distais e dos dutos coletores. A vasoconstrição é outra ação importante do ADH.

A estrutura da ocitocina é semelhante à do ADH, mas este hormônio provoca a contração dos músculos lisos do útero durante o trabalho de parto e logo depois do nascimento.

À microscopia óptica, os tipos celulares identificados na adenoipófise consistem nas células cromófobas (que representam 50% da população celular total), acidófilas (também conhecidas como células alfa, representando 40% das células hipofisárias) e basófilas (igualmente chamadas células beta, constituindo 10% das células). As células gliais da neuro-hipófise são denominadas pituicito. O método mais antigo usado para classificar os adenomas hipofisários por microscopia óptica com a técnica tradicional de coloração por hematoxilina-eosina (adenomas cromófobos, eosinofílicos ou basofílicos), não é apropriado em razão dos resultados recentes dos estudos imunoistoquímicos, de microscopia eletrônica e de ensaios para os hormônios séricos. Os tumores hipofisários são classificados com mais precisão como funcionantes (secretores de hormônio) ou não-funcionantes (que não secretam hormônio). Os adenomas com menos de 10 mm de diâmetro são descritos como microadenomas, enquanto os tumores maiores que isto são conhecidos como macroadenomas.

DIAGNÓSTICO DIFERENCIAL DAS LESÕES SELARES E PARASSELARES

1. Adenoma hipofisário — 10 a 15% dos tumores cerebrais primários
    a. Tumores funcionantes (secretores)
        (1) Secretores de PRL (mais comuns)
        (2) Secretores de GH
        (3) Secretores de ACTH
        (4) Secretores mistos (PRL-GH etc.)
        (5) Outros tumores secretores menos comuns (tireotropina etc.)

b. Tumores não-funcionantes: adenoma de células indiferenciadas. Não existem indícios clínicos de maior secreção hormonal. Não há hormônios detectáveis nos exames imunoistoquímicos.
2. Carcinoma hipofisário: raro
3. Meningioma: tubérculo selar, diafragma selar, seio cavernoso, terço medial da asa do esfenoide
4. Craniofaringioma
5. Epidermoide, dermoide, germinoma
6. Tumores de origem condro-osteal: cordoma, condrossarcoma, osteocontroma, mieloma
7. Lesões hipotalâmicas
   a. Glioma óptico e/ou hipotalâmico
   b. Hamartoma do hipotálamo
8. Neuro-hipofisário: infundibuloma, mioblastoma de células granulosas
9. Neoplasias metastáticas: de mama, pulmão, próstata etc.
10. Vasculares
    a. AVE hipofisário
    b. Aneurisma, principalmente na porção cavernosa da artéria carótida interna
11. Síndrome da sela vazia: pode ser primária ou secundária, com ou sem dilatação do terceiro ventrículo
12. Inflamatórios
    a. Abscesso ou empiema selar
    b. Mucocele do seio esfenoidal
    c. Doenças granulomatosas: sarcoidose, tuberculose, micoses
    d. Hipofisite linfocítica
13. Cistos
    a. Fenda de Rathke
    b. Aracnóideo

HISTÓRIA SUCINTA DA CIRURGIA TRANSESFENOIDAL

As operações hipofisárias são realizadas há mais de 100 anos. Inicialmente, as abordagens usadas eram intracranianas; pouco depois, as abordagens transinusais foram popularizadas, culminando na abordagem transesfenoidal. Essa técnica foi introduzida por Harvey Cushing e pouco depois substituída pela craniotomia. Contudo, Norman Dott da Escócia e Gerard Guiot da França, entre outros, continuaram a insistir na abordagem transesfenoidal. Jules Hardy aprendeu a técnica com Guiot no final da década de 1960 e, na América do Norte, foi um estímulo importante à aceitação da abordagem transesfenoidal à maioria dos tumores hipofisários.

Mais recentemente, Jho e outros cirurgiões introduziram as técnicas endoscópicas para a ressecção eficaz dos tumores hipofisários. Hoje, a radioscopia intraoperatória, popularizada por Hardy na América do Norte, é complementada pelos sistemas navegacionais estereotáxicos *frameless*, ultrassonografia (US) e mesmo RM intraoperatória em determinados casos. Atualmente, a mortalidade operatória é muito baixa, e a morbidade diminui progressivamente.

Sinais e sintomas

Os sinais e os sintomas dos tumores hipofisários podem ser agrupados em três categorias: (1) endócrinos, (2) visuais e (3) cefaleia. Os tumores funcionantes tendem a produzir sintomas mais precoces que os não-funcionantes.

Endócrinos

1. Os tumores funcionantes endócrinos são os seguintes:
    - *Prolactinoma*. É o tumor hipofisário mais comum (cerca de 40% dos casos). Os níveis séricos de PRL geralmente mostram-se superiores a 200 ng/mℓ. O prolactinoma é diagnosticado mais comumente nas mulheres jovens que apresentam amenorreia com ou sem galactorreia. A maioria dos prolactinomas (60 a 70% dos casos) é evidenciada clinicamente como microadenomas. Nos homens, não é comum encontrar galactorreia como sintoma inicial. Por essa razão, os homens tendem a apresentar-se mais tardiamente com anormalidades secundárias ao efeito compressivo ou ao hipopituitarismo, como défice visual, impotência e perda da fertilidade. De acordo com a classificação por microscopia óptica, a maioria desses tumores consiste em adenomas cromófobos. A maior parte dos prolactinomas responde ao tratamento clínico com agonistas dos receptores da dopamina: cabergolina ou bromocriptina. Esses fármacos são bem-tolerados pela maioria dos pacientes. Os níveis séricos da PRL voltam rapidamente ao normal, as menstruações regulares recomeçam, e os tumores regridem, na grande maioria dos casos, tratados com cabergolina ou bromocriptina. Contudo, a interrupção do tratamento farmacológico geralmente é seguida de crescimento do tumor. Por essa razão, tais fármacos devem ser utilizados por tempo indeterminado. As indicações para a ressecção cirúrgica dos prolactinomas são intolerância ao fármaco (incomum), preferência do paciente e/ou incapacidade de reduzir significativamente a hiperprolactinemia com o tratamento farmacológico. A radiocirurgia estereotáxica ou a radioterapia estereotáxica fracionada podem ser realizadas nos casos refratários ao tratamento clínico ou cirúrgico.
    - *Adenomas secretores de GH*. Nas crianças, o gigantismo pode ocorrer antes do fechamento das epífises dos ossos longos. Nos adultos, o quadro clínico é de acromegalia. O crescimento das mandíbulas, das mãos e/ou dos pés é evidenciado na maioria dos adultos. Esses pacientes também podem ter hiperidrose, hipertricose, fadiga, perda da libido, parestesias (como a síndrome do túnel do carpo), hipertensão, doença cardíaca, diabetes melito e outras anormalidades. Nos casos clássicos, tais tumores eram descritos como adenomas eosinofílicos. Contudo, a maioria dos casos estudados à microscopia óptica consiste em adenomas cromófobos. Os adenomas secretores de GH representam a segunda causa mais comum de tumores hipofisários endocrinamente ativos. A maioria dos casos requer tratamento cirúrgico. O análogo da somatostatina conhecido como octreotida produz a regressão da acromegalia em uma significativa porcentagem dos casos. Contudo, sua via de administração é inconveniente, e o fármaco precisa ser administrado por injeção subcutânea até 3 vezes/dia. A bromocriptina ou a cabergolina não reduziram eficazmente os níveis do GH na grande maioria dos casos em que estes fármacos foram experimentados. Para os tumores recidivantes/persistentes, podem ser necessárias reoperação, radiocirurgia estereotáxica ou radioterapia estereotáxica fracionada.

        As anormalidades laboratoriais que confirmam esse diagnóstico consistem em nível alto de GH em jejum (> 10 ng/mℓ), concentração elevada de IGF-1 (somatomedina C) e níveis persistentemente altos de GH com hipoglicemia induzida pelo teste de tolerância à glicose oral (TTG).
    - *Adenomas secretores de hormônio adrenocorticotrópico*. Clinicamente, esses tumores causam a doença de Cushing, um distúrbio particularmente grave com coeficiente de mortalidade de até 50% em 5 anos, caso não seja tratado. Obesidade com "corcova de búfalo", "fácies de Lua", estrias abdominais, hipertensão, hirsutismo, osteoporose e depressão constituem os sinais e sintomas mais comumente encontrados. Em geral, esses tumores consistem em microadenomas, são mais raros que os prolactinomas e os tumores secretores de GH, bem como

se mostram assintomáticos na maioria das mulheres. Hiperpigmentação com ampliação das dimensões da sela túrcica pode ocorrer na síndrome de Cushing depois da adrenalectomia bilateral. Essa condição é conhecida como síndrome de Nelson. Os tumores secretores do hormônio adrenocorticotrópico geralmente são diagnosticados pela microscopia óptica com as técnicas de coloração por hematoxilina-eosina. A ressecção cirúrgica transesfenoidal é o tratamento mais recomendado. A radiocirurgia estereotáxica ou a radioterapia estereotáxica fracionada e/ou o tratamento farmacológico (ciproeptadina ou cetoconazol) podem ser adotados nos casos resistentes e/ou tumores recidivantes, ou nos pacientes que não possam ser operados.

O diagnóstico da doença de Cushing inclui nível alto de cortisol na urina de 24 h e impossibilidade de suprimir este hormônio com uma dose baixa de dexametasona. Nos casos em que a localização intrasselar do tumor não é evidente, a coleta de amostras de sangue da veia petrosa pode ser útil.

- *Tumores endócrinos múltiplos.* Adenomas hipofisários raramente ocorrem como parte da síndrome de tumores endócrinos múltiplos. Muitos casos de síndrome de Wermer (adenomatose endócrina múltipla tipo 1) estão associados aos tumores hipofisários, assim como aos tumores de paratireoide, do pâncreas, da suprarrenal, e/ou da tireoide.

2. Tumores não-funcionantes: essas neoplasias representam cerca de 25% dos tumores hipofisários e não causam deficiências endócrinas, ou se evidenciam por perda da função de um ou mais hormônios. Pan-hipopituitarismo, com sintomas visuais, sinais de hipertensão intracraniana e/ou paralisias dos músculos extraoculares, pode ocorrer nos pacientes com tumores avançados. Como não há sintomas atribuíveis à falta dos hormônios secretados, esses tumores tendem a apresentar-se como macroadenomas. O tratamento cirúrgico, em geral por abordagem transesfenoidal, é indicado na maioria dos casos.

Sinais e sintomas visuais

1. A anormalidade visual clássica, associada ao crescimento da parte suprasselar dos adenomas hipofisários, é a hemianopsia bitemporal com redução progressiva da acuidade visual.
2. Quando há disseminação lateral significativa do tumor para o seio cavernoso, podem ser detectadas paralisias dos músculos extraoculares (III, IV e/ou VI nervos cranianos).
3. A RM e a TC mostram que a ocorrência de algum sangramento dentro do tumor hipofisário é muito comum. Felizmente, a síndrome completa de um AVE hipofisário não é frequente. Nesses casos, há perda súbita da visão causada por hemorragia dentro do adenoma hipofisário. Cefaleia grave, depressão do nível de consciência, paralisia dos músculos extraoculares e meningismo também podem ocorrer nesses casos. O AVE hipofisário é uma emergência relativa e uma das principais indicações da abordagem transesfenoidal para a ressecção do hematoma, caso o paciente com esta síndrome seja atendido em um intervalo relativamente curto depois do episódio apoplético.

Cefaleia

A cefaleia é um sintoma associado comumente aos adenomas hipofisários; inicialmente, pode ser secundária à compressão causada pelo crescimento do tumor ao longo da cobertura dural do seio cavernoso, pelo estiramento da dura-máter do diafragma selar ou por ambos. Com o crescimento suprasselar adicional do tumor, pode haver obstrução do forame de Monro com hidrocefalia e hipertensão intracraniana secundárias. Em geral, esse quadro indica evolução avançada. Os pacientes com adenomas hipofisários que referem cefaleia como único sintoma geralmente não são diagnosticados precocemente porque este sintoma é muito comum e inespecífico.

Hipopituitarismo

O hipopituitarismo está associado principalmente aos macroadenomas não-secretores. As crianças de estatura baixa podem apresentar deficiência de GH. Com a supressão do ACTH, o paciente pode ter emagrecimento, fadiga, palidez cutânea, depressão da resposta ao estresse e hipotensão. Com a supressão das gonadotropinas, os homens podem apresentar impotência, queda dos pelos e atrofia dos testículos. As mulheres têm amenorreia. Com a supressão do TSH, o paciente desenvolve hipotireoidismo.

Diagnóstico e avaliação pré-operatória

A maioria dos adenomas hipofisários funcionantes é diagnosticada por lesões intrasselares com ausência de sinais de efeito compressivo. A maioria dos tumores não-funcionantes (endocrinamente inativos) não é diagnosticada até que surjam sinais e sintomas de hipopituitarismo ou efeitos compressivos. Ocasionalmente, as radiografias do crânio ou dos seios paranasais mostram crescimento da sela túrcica dos pacientes assintomáticos.

Avaliação pré-operatória

A abordagem multidisciplinar é essencial à investigação clínica das lesões situadas nas proximidades da hipófise. A avaliação e o tratamento abrangem os seguintes itens:

1. Avaliação clínica geral, principalmente quanto às funções cardíaca, pulmonar e renal.
2. Exame otorrinolaringológico completo, inclusive dos seios paranasais, das vias respiratórias nasais, das gengivas e dos dentes.
3. Exame neurológico completo.
4. Avaliação neuro-oftálmica com ênfase nos exames do fundo de olho, dos campos visuais e da acuidade visual.
5. Investigação endócrina: a avaliação endocrinológica completa é indicada antes do tratamento dos adenomas hipofisários. Os exames endócrinos consistem no cortisol sérico (manhã e noite), GH (com dosagem simultânea da glicose sérica), IGF-1, PRL, provas de função tireóidea (inclusive captação de T3 e T4 etc.), FSH, LH e eletrólitos, assim como osmolalidades sérica e urinária. Em alguns casos, podem ser necessários exames adicionais, como teste de tolerância à insulina (TTI), estimulação com TRH e TTG. Os valores normais desses exames variam de acordo com cada laboratório.
6. Exames de imagem diagnósticos: a RM é a modalidade de exame de imagem diagnóstico preferida. Essa técnica não requer radiação, e as estruturas vasculares (artérias carótidas) e neurais (quiasma óptico e nervos) são evidenciadas claramente. As imagens em vários planos podem ser obtidas facilmente. Os tumores hipofisários são demonstrados mais claramente nas imagens sagitais e coronais. Em geral, nas imagens em T1, os microadenomas aparecem como áreas hipointensas dentro da hipófise normal mais hiperintensa. Há o crescimento da glândula normal, acentuando o sinal hipointenso do tumor com a administração do gadolínio (um contraste ferromagnético). Os macroadenomas tendem a ser isointensos ou ligeiramente hipointensos nas imagens T1, mas aparecem como áreas hiperintensas nas imagens em T2. O sangue localizado dentro da hipófise geralmente emite sinais de intensidade alta nas imagens em T1, contanto que haja metemoglobina. Os casos mais agudos de AVE hipofisário contêm desoxiemoglobina e apresentam áreas hipointensas nas imagens em T2. Os pacientes com marca-passos cardíacos não podem fazer RM, sendo a TC realizada nesses casos. Na TC contrastada, os microadenomas são hipodensos. O sangue localizado na hipófise mostra densidade alta nos exames sem contraste.
7. Cultura e testes de sensibilidade das secreções nasais e faríngeas.
8. Antibióticos conforme a necessidade: em geral, a cefazolina é administrada, preferencialmente 1 h antes da incisão cutânea, a menos que as culturas pré-operatórias dos espécimes nasais e

faríngeos indiquem bactérias resistentes; nestes casos, a escolha do antibiótico deve ser baseada nos resultados do antibiograma.

9. Corticosteroides pré-operatórios e intraoperatórios, mantidos no período pós-operatório.
10. Consentimento esclarecido do paciente, com descrições detalhadas das indicações, das alternativas, dos benefícios potenciais, das expectativas realistas e dos riscos da operação transesfenoidal. Todas as perguntas do paciente devem ser respondidas.

Abordagem transesfenoidal transeptal à sela túrcica

Anatomicamente, as considerações importantes acerca da sela túrcica são:

1. Inferiormente, a glândula hipófise está recoberta pela dura-máter.
2. Superiormente, há o diafragma selar, e em seu hiato passa o infundíbulo hipofisário.
3. Anteriormente, o seio circular venoso localiza-se dentro da dura-máter.
4. Posteriormente, o dorso selar pode ser palpado durante a exploração intrasselar.
5. O seio cavernoso localiza-se lateralmente em um dos lados da sela túrcica, e contém o III, IV e VI nervos cranianos, assim como a primeira e a segunda divisões do V nervo craniano, além da parte cavernosa da artéria carótida interna.

Tratamento endócrino pós-operatório

Alguns pacientes submetidos às operações da hipófise desenvolvem diabetes insípido transitório, complicação que, em alguns casos, pode ser irreversível, principalmente nos indivíduos que foram submetidos à hipofisectomia total ou semitotal. A monitoração do débito urinário e da densidade urinária de hora em hora é necessária no período pós-operatório imediato. Além disso, devem-se monitorar cuidadosamente os níveis séricos e urinários dos eletrólitos assim como as osmolalidades do soro e da urina. Na fase aguda, pode-se supor que o paciente tenha diabetes insípido se o débito urinário ficar persistentemente acima de 250 ml/h com densidade urinária de 1,005 ou menos, e a osmolalidade urinária for inferior a 300 mOsm/kg de H_2O. A osmolalidade plasmática geralmente é superior a 290 mOsm/kg de H_2O.

O tratamento inicial pode consistir em reposição de líquidos intravenosos em volume suficiente para repor o débito urinário da hora precedente. Entretanto, se o volume urinário tornar-se excessivo, prolongado ou ambos, poderá ser administrado acetato de desmopressina (DDAVP), um análogo sintético da vasopressina. Na fase aguda, esse fármaco pode ser administrado por vias intravenosa ou subcutânea. Nos pacientes com diabetes insípido irreversível, a administração oral ou a intranasal do DDAVP é o método preferido de tratamento.

O tratamento de manutenção com corticosteroide ou hormônio tireoidiano (ou ambos) pode ser necessário, principalmente nos casos de pan-hipopituitarismo pré-operatório. Nesses pacientes, é suficiente administrar 37,5 mg do acetato de cortisona ou 15 mg de hidrocortisona (doses totais) por dia e/ou 0,05 a 0,2 mg de levotiroxina sódica por dia. Estas doses são necessárias aos pacientes que fizeram hipofisectomia e aos casos em que o adenoma hipofisário evidencia-se por hipofunção.

Resultados cirúrgicos

A abordagem transesfenoidal transeptal aos tumores hipofisários geralmente constitui uma operação segura. O coeficiente de mortalidade dos pacientes com microadenomas é inferior a 0,5%, e o coeficiente de morbidade inferior a 2% (a rinorreia de LCR é a complicação mais comum). Os riscos associados às operações para a ressecção dos macroadenomas são um pouco maiores. O coeficiente de mortalidade é de cerca de 1%, e o índice de morbidade varia em torno de 15%. Lesão do hipotálamo é a causa mais comum das mortes pós-operatórias.

Índices de sucesso operatório inicial (normalização dos níveis hipersecretórios) entre 75 e 80% são conseguidos nos pacientes com microadenomas funcionantes, mas este índice varia de 30 a 35%

nos casos de macroprolactinomas ou macroadenomas secretores de GH. Nos pacientes com macroadenomas secretores de ACTH, os índices de sucesso operatório podem ficar acima de 50%.

O índice de recidiva em 5 anos parece ficar em torno de 10%, com exceção dos pacientes que têm doença de Cushing e macroadenomas. Nesse último grupo, o índice de recidiva em 5 anos parece ser significativamente maior.

As técnicas endoscópicas são utilizadas com frequência crescente para remover adenomas hipofisários pela abordagem transnasal transesfenoidal, seja como técnica isolada ou combinada com microscopia. Em comparação com as técnicas microcirúrgicas convencionais, os resultados a longo prazo quanto à morbidade, mortalidade e persistência/recidiva dos tumores parecem ser semelhantes, embora com mais chances de ressecção total do tumor e menos complicações.

OUTRAS OPÇÕES DE TRATAMENTO

Cerca de 95% dos tumores hipofisários podem ser tratados pela abordagem transesfenoidal. Outras opções de tratamento dos adenomas hipofisários são:

1. Acompanhamento clínico: até 25% dos estudos de necropsia detectaram tumores hipofisários casuais. Os microadenomas clinicamente assintomáticos podem ser detectados em 10 a 12% das RM realizadas rotineiramente. Nos pacientes assintomáticos, o acompanhamento clínico pode ser uma opção razoável, principalmente se tiverem microadenomas não-secretores.
2. Tratamento farmacológico: conforme indicado antes para os tumores secretores específicos.
3. Craniotomia: indicada para os tumores com extensão extrasselar significativa para a fossa anterior, a mediana ou a posterior. Se os exames demonstrarem um diafragma selar "estreito" e um tumor com aspecto de vidro de relógio, a craniotomia poderá ser indicada.
4. Radiocirurgia estereotáxica/radioterapia estereotáxica fracionada: indicadas para tratar tumor pós-operatório residual ou recidivante, embora os resultados iniciais indiquem ressecção completa. Com essas modalidades, pode-se conseguir índice de controle a longo prazo de 90 a 95%.

DIAGNÓSTICO DIFERENCIAL DOS TUMORES DO ÂNGULO CEREBELOPONTINO

Schwannoma vestibular (neuroma do acústico)

O schwannoma vestibular é o tumor primário encontrado mais comumente no ângulo cerebelopontino (ACP). A perda de audição (padrão retrococlear) é um sintoma inicial, geralmente associado ao tinido. Com o crescimento progressivo do tumor, há o envolvimento do VII (paresia facial periférica) e V (redução do reflexo córneo, hiperestesia facial) nervos cranianos. O crescimento adicional do tumor pode afetar o cerebelo (ataxia da marcha, dismetria, nistagmo etc.), o tronco encefálico (hemiparesia, sinal de Babinski etc.) e/ou o forame jugular (IX, X e XI nervos cranianos). Os neuromas acústicos bilaterais podem estar associados à doença de von Recklinghausen (neurofibromatose tipo 2).

Com os avanços das técnicas de RM e TC, não há mais indicação para angiografia, radiografias convencionais e outros exames diagnósticos de imagem. A RM é a modalidade preferida como exame de imagem porque não requer radiação ionizante, não é necessário injetar contraste subaracnóideo, não ocorrem artefatos ósseos e é possível obter imagens em vários planos. A RM se mostra particularmente eficaz para detectar schwannomas vestibulares intracanaliculares. Em geral, estas lesões se acentuam (sinal hiperintenso) com a administração do gadolínio. A utilização das técnicas de supressão da gordura com cortes finos facilita ainda mais a detecção dos tumores pequenos. Nas imagens em T1, essas lesões parecem hiperintensas, geralmente com alterações heterogêneas atribuídas à formação cística, à necrose do tumor ou à hemorragia (ou a qualquer combinação destas).

A TC também é altamente sensível para detectar os tumores maiores (5 a 10 mm de diâmetro ou mais). Em geral, os schwannomas vestibulares evidenciam-se por massas bem-demarcadas com densidades próximas dos tecidos neurais que aumentam significativamente com a administração de contraste.

Meningioma

O meningioma é a segunda causa mais frequente das lesões tumorais primárias do ACP. A perda auditiva tende a ocorrer mais tardiamente na evolução desses tumores em comparação com os schawnnomas vestibulares. À medida que o tumor cresce, podem surgir paralisias de vários nervos cranianos e sinais referidos ao tronco encefálico bem como ao cerebelo. Pacientes com tumores mais volumosos podem desenvolver hidrocefalia em consequência da torção do aqueduto de Sylvius, do bloqueio da circulação do LCR na fossa posterior ou de ambos.

As radiografias podem demonstrar calcificação anormal, hiperosteose localizada no sulco petroso ou ambas, mas o meato auditivo interno tem diâmetro normal. O exame diagnóstico preferido é a RM. Nas imagens em T1 e T2, esses tumores tendem a ser isointensos com os tecidos neurais circundantes. Em geral, há intensa acentuação depois da administração do gadolínio, e o tumor passa a ter sinais hiperintensos. A base ampla de inserção ao osso petroso ou ao tentório pode ser evidenciada com uma "cauda" adjacente de acentuação da dura-máter. A TC também é positiva em quase todos os casos, e as lesões mostram significativa acentuação depois da administração do contraste.

Tumor epidermoide

Este tumor é a terceira causa mais comum das lesões expansivas primárias do ACP. Quando ocorre, a perda auditiva tende a ser tardia na evolução clínica do paciente. Tais pacientes podem ter paralisias de vários nervos cranianos com ou sem sinais referidos ao tronco encefálico e/ou cerebelo. Nos casos de tumores volumosos, os pacientes podem referir história de cefaleia inespecífica, difusa e progressiva ou dor cervical unilateral. Esses tumores têm crescimento lento e tendem a ser muito volumosos quando levam os pacientes a procurar atendimento médico. Os tumores epidermoides podem apresentar aspecto variável na RM, dependendo das quantidades de gordura (inclusive cristais de colesterol) e proteínas presentes no tumor. Em geral, as lesões são relativamente mais intensas quando comparadas com as estruturas neurais circundantes nas imagens em T1. Nas imagens em T2, esses tumores parecem mais hiperintensos. A administração do gadolínio não aumenta significativamente a intensidade dos sinais nas imagens em T1. A TC pode mostrar lesão de densidade baixa na região do ACP, que não apresenta acentuação depois da administração do contraste.

A discrepância entre o volume expressivo do tumor e a escassez relativa de manifestações clínicas, bem como o aspecto típico de interstícios digitiformes do tumor infiltrando o espaço subaracnóideo nos exames de imagem sugerem o diagnóstico de tumor epidermoide.

Neoplasia metastática

Os tumores metastáticos (pulmão, mama etc.) do ACP têm evolução clínica mais acelerada que as lesões benignas. As paralisias bilaterais de vários nervos cranianos inferiores (e superiores) podem ser algumas das manifestações clínicas da carcinomatose meníngea. Na maioria dos casos, há história de neoplasia, e geralmente existem indícios de doença metastática em outros locais.

Nesses casos, a RM geralmente fornece dados mais definitivos que a TC. As lesões intraparenquimatosas múltiplas assim como a carcinomatose meníngea podem ser evidenciadas por áreas hiperintensas nas imagens contrastadas em T1. Em geral, a TC é positiva, e a administração de contraste acentua as lesões maiores. Outras lesões intracranianas múltiplas podem ser diagnosticadas. Nas fases iniciais da carcinomatose meníngea, a TC pode ser negativa. O nível de proteína do LCR pode estar aumentado, e as células tumorais ser identificadas pela citologia do LCR.

Glioma

Ocasionalmente, os gliomas do tronco encefálico ou do cerebelo (astrocitoma, subependimoma etc.) podem "escapar" para o espaço subaracnóideo e crescer na direção do ACP. Esses pacientes podem ter sinais e sintomas referidos a lesão localizada nessa área. O exame clínico pode detectar sinais predominantemente cerebelares ou referidos ao tronco encefálico.

A TC mostra que os gliomas do tronco encefálico são isodensos, hipodensos ou mistos. Cerca de 50% desses tumores demonstra alguma acentuação pelo contraste. Em geral, os gliomas do tronco encefálico são hipointensos nas imagens em T1 e tendem a ser mais intensos nas imagens em T2 da RM. Os astrocitomas cerebelares costumam ser hipodensos na TC e hipointensos nas imagens em T1 da RM. As imagens em T2 mostram sinais hiperintensos. Com as lesões císticas, a administração do gadolínio pode mostrar acentuação nodular nas imagens em T1.

Aneurismas e outras lesões

Uma porcentagem significativa dos aneurismas intracranianos é detectada pela angiorressonância magnética (ARM) e/ou angiotomografia computadorizada (ATC). Essas lesões aparecem como áreas destituídas de sinais (em preto) em razão do fluxo sanguíneo. O diagnóstico definitivo é firmado pela angiografia. Os cordomas e outras lesões ósseas podem ser diagnosticados pelos exames de imagem apropriados, como RM e TC. Os cordomas tendem a ser hiperintensos nas imagens da RM em T1. Na TC, esses tumores aparecem como áreas de destruição óssea com fragmentos de calcificação em seu interior.

Bibliografia

Anand VK, Schwartz TH, Hittzik DH, *et al.* Endoscopic transsphenoidal pituitary surgery with real-time intraoperative magnetic resonance imaging. *Am J Rhinol*. 2006;20(4):401–405.

Caplan L. Posterior circulation ischemia: then, now, and tomorrow. *Stroke*. 2000;31:2011–2023.

Ciric I, Rosenblatt S, Kerr W, *et al.* Perspective in pituitary adenomas an end of the century review of tumorigenesis, diagnosis, and treatment. In: Howard MA, ed. *Clinical Neurosurgery*. Vol. 47. Philadelphia, PA: Lippincott Williams & Wilkins; 2000:99–11.

Frank G, Pasquini E, Farneti G, *et al.* The endoscope versus traditional approaches in pituitary surgery. *Neuroendocrinology*. 2006;83:240–248.

Goodrich I, Lee KJ, eds. *The Pituitary: Clinical Aspects of Normal and Abnormal Function*. Amsterdam: Elsevier; 1987.

Gronseth GS, Barohn RJ. Practice parameter: thymectomy for autoimmune myasthenia gravis (an evidence-based review). *Neurology*. 2000;55:7–15.

Izawa M, Hayashi M, Nakaya K, *et al.* Gamma knife radiosurgery for pituitary adenomas. *J Neurosurg*. 2000;93:19–22.

Jho HD, Park IS, Alfieri A. The future of pituitary surgery. In: Howard MA, ed. *Clinical Neurosurgery*, Vol. 47. Philadelphia, PA: Lippincott Williams & Wilkins; 2000:83–98.

Kabil MS, Eby JB, Shahinian HK. Full endoscopic endonasal versus transseptal transsphenoidal pituitary surgery. *Minim Invasive Neurosurg*. 2005;48:348–354.

Laske DW, Oldfield EH. Assessment of pituitary function. In: Rengachary SS, Wilkins RH, eds. *Principles of Neurosurgery*. London: Wolfe Publishing; 1994:32.2–32.38.

Nelson PB. Antidiuretic hormone. In: *Concepts in Neurosurgery*, Vol. 5. *Neuroendocrinology*. Baltimore, MD: Williams & Wilkins; 1992: 201–207.

Noseworthy JH, Lucchinetti C, Rodriguez M, *et al.* Multiple sclerosis. *N Engl J Med*. 2000;343: 938–952.

Physicians' Desk Reference. Oradell, NJ: Medical Economics; 1994.

Oftalmologia relacionada 36

ANATOMIA

1. A órbita forma uma pirâmide quadrilátera: assoalho, teto, parede medial e parede lateral.
   - *Teto:* processo orbitário do osso frontal; asa menor do esfenoide
   - *Assoalho*: placa orbitária da maxila; superfície orbitária do zigoma; processo orbitário do osso palatino
   - *Parede medial*: processo frontal da maxila; osso lacrimal; osso esfenoide; lâmina papirácea do osso etmoide
   - *Parede lateral*: asas menor e maior do esfenoide; zigoma
2. A tróclea, uma roldana por onde corre o tendão do músculo oblíquo superior (OS), está localizada entre o teto e a parede medial. Uma tróclea deslocada provoca diplopia no olhar para baixo.
3. A fissura orbitária inferior situa-se no interior do assoalho da órbita; é ligada pela asa maior do esfenoide, superfície orbitária da maxila e processo orbitário do osso palatino; leva o nervo infraorbitário, vasos infraorbitários, nervo zigomático, ramos finos a partir do gânglio esfenopalatino até a glândula lacrimal e ramo da veia oftálmica.
4. Os forames etmoidais anterior e posterior estão situados na junção entre o osso frontal e o etmoidal, na parte frontal da linha de sutura.
5. A fissura orbitária superior situa-se entre o teto e a parede lateral do nariz; é uma lacuna entre a asa menor e a maior do esfenoide; leva os III IV, V_1, VI nervos cranianos, veia orbitária, veia oftálmica, ramo orbitário da artéria meníngea média e ramo recorrente da artéria lacrimal.
6. O canal óptico corre a partir da fossa craniana média até o ápice da órbita; é formado por uma porção curvilínea da asa menor do osso esfenoide, e através dela cursam o nervo óptico e a artéria oftálmica.
7. A pálpebra superior contém:
   a. Orbicular do olho
   b. Levantador da pálpebra superior
   c. Músculo de Müller
   d. Glândulas sudoríparas
   e. Glândulas meibomianas
   f. Glândulas de Wolfring
   g. Placa tarsal
8. A pálpebra inferior contém:
   a. Placa tarsal
   b. Retratores da pálpebra inferior
   c. Orbicular do olho
   d. Glândulas sudoríparas
   e. Glândulas meibomianas
   f. Glândulas de Wolfring

9. As extremidades laterais do tarso unem-se, formando o ligamento palpebral lateral, que se fixa sobre a superfície orbitária do osso zigomático. Um ligamento deslocado lateral do canto pode dar origem a um canto inferiormente deslocado ou ligeira ptose. Além disso, com a perda do fórnix inferior, uma prótese não vai permanecer no lugar, se for necessária.
10. As extremidades mediais dividem-se em cabeças profundas e superficiais. As cabeças superficiais unem-se e formam o tendão medial do canto, que ancora as pálpebras medialmente. Se este suporte for perdido, ocorrerá um arredondamento da face medial da pálpebra que resultará em pseudo-hipertelorismo. As cabeças profundas formam o diafragma muscular sobre a fossa lacrimal, envolvem os pontos lacrimais e viram-se de volta, fixando-se à crista lacrimal posterior, estabelecendo o mecanismo de "bomba lacrimal". O rompimento desta inserção muscular pode resultar em epífora.
11. O septo orbitário é o periósteo orbitário, que se estende até a pálpebra, inserindo-se nas placas tarsais; separa a pálpebra do conteúdo orbitário. Havendo exposição de gordura, a órbita terá entrado, pois não existe gordura subcutânea nas pálpebras. O septo orbitário superior insere-se no aparelho levantador com inserção subsequente à placa tarsal, enquanto o septo inferior insere-se diretamente na placa tarsal; medialmente, é fundido com o ligamento palpebral que leva em direção à crista lacrimal posterior.
12. O ligamento suspensório de Lockwood é uma faixa contínua de tecido fibroso lançada abaixo do globo ocular de um lado para o outro. As extremidades do ligamento suspensório misturam-se com os ligamentos da bochecha e cornos medial e lateral da aponeurose do levantador da pálpebra superior.
13. Os retratores da pálpebra inferior são as cabeças capsulopalpebrais do reto inferior/complexo oblíquo inferior, provocando uma ligeira retração da pálpebra inferior com aberturas forçadas. As fibras podem ser separadas, supridas pelos nervos simpáticos bem como pelo III nervo craniano.

CONTROLE DO MOVIMENTO DO OLHO

1. A pálpebra superior é aberta pelo elevador superior da pálpebra (III nervo) e músculo de Müller (fibras simpáticas), e fechada pelo orbicular do olho (VII nervo). A divisão oftálmica do V nervo é responsável pela inervação sensorial da pálpebra superior, e a pálpebra inferior é inervada pelas primeiras duas divisões do V nervo.
2. Entrópio: virada da margem palpebral para dentro. Ectrópio: virada da margem palpebral para fora.
3. Síndrome de Horner: paralisia do nervo simpático, especialmente dos simpáticos cervicais superiores, dando origem a ptose palpebral, miose e anidrose. A ptose é causada por fraqueza ou paralisia do músculo de Müller, que pode ser responsável por 3 a 6 mm de retração da pálpebra superior.

MÚSCULOS

1. Os seis músculos extraoculares e suas funções são:
   a. Reto lateral (RL) para adução
   b. Reto medial para abdução
   c. Reto superior para elevação (e rotação interna)
   d. Reto inferior para abaixamento (e rotação externa)
   e. Oblíquo superior para rotação interna (e abaixamento)
   f. Oblíquo inferior para rotação externa (e elevação)

2. O RL é inervado pelo VI nervo; o OS é inervado pelo IV nervo. O restante dos músculos extraoculares é inervado pelo III nervo.
3. O músculo reto inferior é o músculo mais comumente aprisionado em uma fratura em explosão (*blowout*), sendo o segundo o oblíquo inferior. Quando tais músculos estão presos, o paciente pode ter dificuldade de olhar para cima. A referida condição não é causada por paralisia, mas por aprisionamento dos dois músculos citados anteriormente. Para diferenciar paralisia dos elevadores de aprisionamento dos músculos reto inferior e oblíquo inferior, o "teste de ducção forçada" é realizado sob anestesia local ou geral. Esse teste consiste em segurar o globo adjacente ao limbo com uma pinça pequena, girando-o para cima, para baixo, para dentro e para fora. Se o globo se move livremente, não há encarceramento desses músculos. O grau de movimento deve ser comparado com o do globo oposto não-acometido.
4. Há seis direções principais do olhar, cada uma controlada por um grupo de dois músculos:
   a. Olhos para a direita, RL direito e reto medial esquerdo
   b. Olhos para a esquerda, reto medial direito e RL esquerdo
   c. Olhos para cima e para a direita, reto superior direito e oblíquo inferior esquerdo
   d. Olhos para baixo e para a direita, reto inferior direito e OS esquerdo
   e. Olhos para cima e para a esquerda, oblíquo inferior direito e reto superior esquerdo
   f. Olhos para baixo e para a esquerda, OS direito e reto inferior
5. Quando ocorre diplopia, ela pode existir em mais de uma direção. Os músculos com suspeita de envolvimento são os que controlam a direção do olhar em que as imagens da diplopia estão mais distantes. Em geral, o olho acometido é evidente. Contudo, quando este não é o caso, cada olho deve ser coberto de uma vez e testado. O olho que vê a imagem periférica é o que apresenta a lesão.
6. A avaliação da diplopia é muito difícil, exigindo um exame oftalmológico detalhado. Deve-se verificar se a diplopia é vertical, horizontal ou rotacional e se ela ocorre em posições de olhar a uma certa distância ou próximas, para cima ou para baixo.
7. Podem ocorrer lesões na tróclea durante a trepanação do assoalho do seio frontal ou etmoidectomia externa, causando disfunção do OS e subsequente diplopia.

SISTEMA LACRIMAL

1. A glândula lacrimal (uma glândula predominantemente serosa) localiza-se em uma fossa no interior do processo zigomático do osso frontal. O saco lacrimal encontra-se em uma fossa ligada pelo osso lacrimal, o processo frontal da maxila e o processo nasal do osso frontal.
2. A glândula lacrimal secreta lágrimas através de 17 a 20 aberturas. Embora a glândula seja desenvolvida, a secreção de lágrimas não ocorre até 2 semanas após o nascimento. As lágrimas são compostas de componentes aquosos, oleosos e mucoides, presentes tanto no lacrimejamento básico quanto no reflexo.
3. Quando se faz a canulação dos canalículos superior e inferior, é importante lembrar que cada canalículo tem uma porção vertical (cerca de 2 mm) e uma porção horizontal mais longa (cerca de 8 mm). Os canalículos juntam-se em um canalículo comum de comprimento variável. A laceração de um dos ou ambos os canalículos exige a inserção de um tubo de silicone, colocado formando uma alça entre os pontos lacrimais inferior e superior no canto medial do olho, trazido através do duto nasolacrimal e preso no interior da cavidade nasal. A laceração pode ser suturada ao longo do tubo, deixado no local durante 6 semanas a 3 meses. O saco lacrimal tem cerca de

l2 mm de comprimento, e o duto cerca de 17 mm de comprimento. O duto nasolacrimal esvazia na porção anterior do meato inferior. O local mais comum de obstrução congênita do sistema lacrimal é uma estenose da valva de Hasner, do duto nasolacrimal, no meato inferior. As causas adquiridas de obstrução, principalmente na parte superior do sistema de coleta, consistem em infecção (dacriocistite) — muitas vezes com a formação de dacriolitos —, traumatismo, e causas idiopáticas. As condições idiopáticas são comumente observadas em mulheres na pós-menopausa.

ORBITOPATIA GRAVE

1. A exoftalmia maligna é causada por um distúrbio endócrino. Uma das causas consiste em um excesso de secreção do "fator de exoftalmia" pela hipófise anterior. Este fator é possivelmente ligado ao hormônio estimulador da tireoide (TSH). A forma mais grave de exoftalmia é causada por edema orbitário excessivo, dando origem a um aumento na maior parte dos músculos extraoculares e tecidos adiposos. Observa-se, neste momento, que tais tecidos adiposos contêm maior quantidade de mucopolissacarídios do que o normal. Os músculos extraoculares são particularmente acometidos por este processo inflamatório, que subsequentemente leva à deposição de colágeno e fibrose. Estudos de imagem com tomografia computadorizada (TC) ou ultrassonografia A-*scan* frequentemente demonstram espessamento significativo das faces média e posterior dos músculos extraoculares. O globo descomprime-se através da órbita anterior, criando a observada proptose. A retração da pálpebra superior com exposição da esclera superior pode ser evidente. Os sintomas oculares consistem em ardência leve, sensação de corpo estranho e lacrimejamento decorrente de exposição da córnea, progredindo para perda grave da visão devido à neuropatia óptica compressiva. O tratamento da orbitopatia de Graves baseia-se na gravidade da doença, devendo ser coordenado por uma equipe constituída por endocrinologista, oftalmologista e otorrinolaringologista. O tratamento clínico para os sintomas mais graves consiste no uso de medicamentos anti-inflamatórios, corticosteroides e radiação.
2. A exoftalmia não apenas é esteticamente indesejável como também pode levar a:
   a. Exposição da córnea e dessecação devido à falha em fechar as pálpebras sobre a córnea.
   b. Quemose secundária a estase venosa.
   c. Fixação dos músculos extraoculares, causando oftalmoplegia. A primeira limitação observada é no olhar para cima.
   d. Congestão venosa retiniana que leva a cegueira.
   e. Conjuntivite decorrente de exposição, dessecação e inflamação.
3. Pelo fato de as consequências da exoftalmia maligna serem graves, conceberam-se muitas correções cirúrgicas.
   a. O procedimento de Krönlein remove a parede orbitária lateral, possibilitando que o conteúdo orbitário se expanda para a área zigomática.
   b. O procedimento de Naffziger remove o teto da cavidade orbitária, possibilitando a expansão do conteúdo orbitário para a fossa craniana anterior; não expõe qualquer dos seios paranasais e preserva a borda orbitária superior. No pós-operatório, as pulsações cerebrais podem ser observadas na órbita.
   c. O procedimento de Sewell consiste em etmoidectomia e remoção do assoalho do seio frontal para expansão.

QUADRO 36.1 CLASSIFICAÇÃO DETALHADA DE WERNER

Classe	Descrição
0	Sem sinais ou sintomas físicos
1	Apenas sinais (retração da pálpebra superior, olhar parado e abaixamento palpebral)
2	Sintomas (irritação etc.) juntamente com sinais da classe 1
3	Proptose
4	Envolvimento de músculo extraocular
5	Envolvimento da córnea
6	Perda visual com neuropatia óptica

   d. O procedimento de Hirsch remove o assoalho orbitário, possibilitando descompressão em direção ao seio maxilar. Uma crista de osso ao redor do nervo infraorbitário é preservada para apoiar o nervo.
   e. Historicamente, o procedimento de Ogura combinou as ressecções do assoalho e da parede lateral para descompressão máxima.
   f. Enxertos de esclera para alongar as pálpebras superiores podem ser necessários quando a formação de cicatrizes houver encurtado as pálpebras através de retração.
   g. Atualmente, o tratamento de escolha é a descompressão endoscópica da órbita medial através de etmoidectomia com remoção da lâmina papirácea e ressecção parcial do assoalho da órbita.
   h. A classificação da oftalmopatia da tireoide tem-se baseado no grau detalhado de acometimento orbital de Werner (Quadro 36.1), sendo que as classes 5 e 6 mais frequentemente exigem descompressão cirúrgica.
   i. A orbitopatia da tireoide é tratada principalmente através do controle clínico do hipertireoidismo. A descompressão geralmente é indicada em pacientes eutireóideos que continuam a ter exposição corneana persistente, distúrbios de motilidade e/ou perda visual progressiva.

EXOFTALMIA E PROPTOSE

1. As causas da exoftalmia e proptose orbital consistem em:
   a. Pseudotumor
   b. Linfoma
   c. Hemangioma
   d. Orbitopatia da tireoide (Graves)
   e. Celulite orbitária/abscesso
   f. Tumor metastático
   g. Massa de seio paranasal
   h. Fístula carotidocavernosa
2. O pseudotumor de órbita é geralmente observado em jovens adultos, sendo bastante responsivo a alta dose de esteroides parenterais; é de origem idiopática.
3. O linfedema de órbita pode, muitas vezes, ser diagnosticado por TC ou RM, e confirmado por biopsia ou aspiração com agulha. A biopsia aberta pode exigir o uso de abordagem de orbitotomia medial ou lateral.
4. Os tumores vasculares da órbita geralmente podem ser diagnosticados por ultrassonografia orbitária, e confirmados por angiografia por ressonância magnética (ARM) ou arteriografia. A

abordagem cirúrgica é necessária para evitar a cegueira iminente, enquanto a radioterapia pode ser indicada para retardar o crescimento do tumor.
5. A celulite orbitária frequentemente provoca proptose sem oftalmoplegia. Quando o movimento do globo é reduzido, deve-se suspeitar da presença de abscesso orbitário, devendo-se realizar uma TC ou RM. A maior parte das condições inflamatórias da órbita origina-se de doença dos seios paranasais, com drenagem cirúrgica através de orbitotomia anterior. A infecção fúngica orbitária é uma emergência cirúrgica. A inflamação da pálpebra anterior até o septo orbitário geralmente permanece localizada na pálpebra (celulite pré-septal), enquanto, se posterior ao septo, é por definição uma infecção orbitária.
6. Os tumores metastáticos da órbita em geral originam-se na mama. Um exame físico completo irá revelar o tumor mamário, embora a mamografia possa ser indicada se ele não for evidente. A exenteração da órbita não costuma ser realizada, em favor de quimioterapia e radioterapia.
7. Os tumores dos seios paranasais podem invadir a órbita — adenocarcinoma ou carcinoma de células escamosas. Em geral, indica-se a ressecção em bloco do tumor do seio orbitário com exenteração. A doença polipoide dos seios bem como um osteoma do seio frontal podem empurrar a órbita, causando proptose.
8. Uma fístula na artéria carótida-seio cavernoso pode ocorrer após traumatismo de cabeça ou facial, apresentando-se com exoftalmia pulsátil. Uma TC ou ARM irá demonstrar a fístula, podendo-se auscultar sopro orbitário. Esta condição exige o fechamento intracraniano da fístula.

Bibliografia

Char DH. *Thyroid Eye Disease.* New York, NY: Churchill-Livingstone; 1990.

Dollinger J. Die drickentlastlung der Augenhokle durch entfurnung der aussern Orbital-wand bei hochgradigen Exophthalmos and Koneskutwer Hornhauterkronkung. *Dtsch Med Wochenschr.* 1911;37:1888–1890.

Levine MR, ed. *Manual of Oculoplastic Surgery*, 2nd ed. USA: Butterworth-Heinemann; 1966.

Naffziger HC. Progressive exophthalmos following thyroidectomy: its pathology and treatment. *Ann Surg.* 1931;94:582–586.

Nesi FA, Lisman RD, Levine MR, eds. *Smith's Ophthalmic Plastic and Reconstructive Surgery.* St. Louis, MO: Mosby; 1998.

Rootman J. *Diseases of the Orbit.* Philadelphia, PA: JB Lippincott; 1988.

Shields JA. *Diagnosis and Management of Orbital Tumors.* Philadelphia, PA: W.B. Saunders; 1989.

Sisler HA, Jakobiac FA, Trokel SL. Ocular abnormalities and orbital changes of Graves' disease. In: Duane TD, Jaeger EA, eds. *Clinical Ophthalmology*, Vol. 2. Philadelphia, PA: Harper & Row; 1986.

Steward WB, ed. *Surgery of the Eyelid, Orbit and Lacrimal System*, Vol. 3. American Academy of Ophthalmology; 1995.

Werner SC. Modification of the classification of the eye changes of Graves' disease. *Am J Ophthalmol.* 1977;83:725–727.

Zide BM, Barry M, Jelks GW. *Surgical Anatomy of the Orbit.* New York, NY: Raven Press; 1985.

O tórax 37

Muitos encaram a fisiologia pulmonar como uma disciplina tão complexa que consideram que somente os médicos especializados em medicina pulmonar e tratamento intensivo precisam estar familiarizados com seus princípios. Na verdade, todos os médicos devem possuir uma compreensão básica dos elementos fundamentais da função pulmonar. Os otorrinolaringologistas, em particular, precisam estar bem-inteirados acerca dos elementos básicos da função pulmonar, pois um grande número de pacientes tratados por eles sofre de doenças concomitantes que envolvem os pulmões.

DEFINIÇÕES

Os volumes pulmonares podem ser divididos em volumes primários e capacidades.

1. Volumes primários
   a. *Volume corrente (VC)*: o volume de gás inspirado ou expirado durante cada ciclo respiratório normal.
   b. *Volume residual*: a quantidade de gás que permanece nos pulmões no final de cada esforço expiratório máximo.
2. Capacidades
   a. *Capacidade pulmonar total*: a quantidade de gás contida no pulmão no final de um esforço inspiratório máximo.
   b. *Capacidade vital*: o volume máximo de gás exalado quando um paciente faz uma exalação forçada após inspirar até a capacidade pulmonar total.
   c. *Capacidade residual funcional*: o volume de gás que permanece no pulmão no final de uma expiração tranquila.

São apresentados, a seguir, os volumes pulmonares dinâmicos:

1. Volume expiratório forçado em 1 s (VEF_1): o volume de gás exalado pelo pulmão após o início de uma expiração forçada depois de uma inspiração máxima.
2. Relação do volume expiratório forçado em 1 s/capacidade vital forçada (VEF_1/CVF): a relação do volume de gás exalado pelos pulmões durante o primeiro segundo após uma expiração forçada dividido pelo volume total de gás exalado após uma expiração forçada.

TESTES BÁSICOS DE FUNÇÃO PULMONAR

Espirometria

A espirometria é usada amplamente nos laboratórios de função pulmonar, pois ela e um analisador de nitrogênio ou de hélio permitem ao médico obter dados acerca dos volumes pulmonares, das capacidades e dos volumes pulmonares dinâmicos. Ao analisar os dados obtidos com um espirômetro, o médico será capaz de determinar se o paciente possui uma função pulmonar normal ou anormal. Além disso, o espirômetro permite ao médico avaliar as anormalidades da função e coloca o indivíduo em uma ou duas categorias principais de doenças pulmonares: limitação crônica do fluxo de ar (doenças como asma, bronquite crônica e enfisema pulmonar) ou doença pulmonar restritiva (doenças como a fibrose pulmonar).

Curvas de volume de fluxo

A curva de volume de fluxo expiratório máximo foi extensamente usada pelos laboratórios pulmonares no transcorrer dos últimos anos. Em um traçado espirométrico, o volume é plotado contra o tempo (VEF_1 é o volume de gás exalado durante o primeiro segundo após a exalação a partir de uma inspiração máxima). Se a relação volume-tempo for normal, admite-se que a velocidade do fluxo também seja normal; em verdade, o fluxo nunca é realmente medido. Na curva de volume de fluxo, porém, o fluxo instantâneo é medido por um pneumotaquígrafo, e o fluxo plotado contra o volume pulmonar. As condições que produzem a limitação do fluxo de ar causam redução nas velocidades medidas do fluxo durante toda a manobra de CVF do paciente.

A Fig. 37.1 ilustra uma curva de volume de fluxo normal e uma curva de volume de fluxo de um paciente com limitação crônica do fluxo de ar (como doença pulmonar obstrutiva crônica [DPOC]). Observar que o formato da curva é côncavo no paciente normal, porém convexo no paciente com fluxo limitado. Observar, também, que a curva de volume de fluxo caracteriza a relação entre o fluxo e o volume durante a fase inspiratória do ciclo respiratório. As utilizações de tal porção da curva são discutidas em uma seção subsequente deste capítulo.

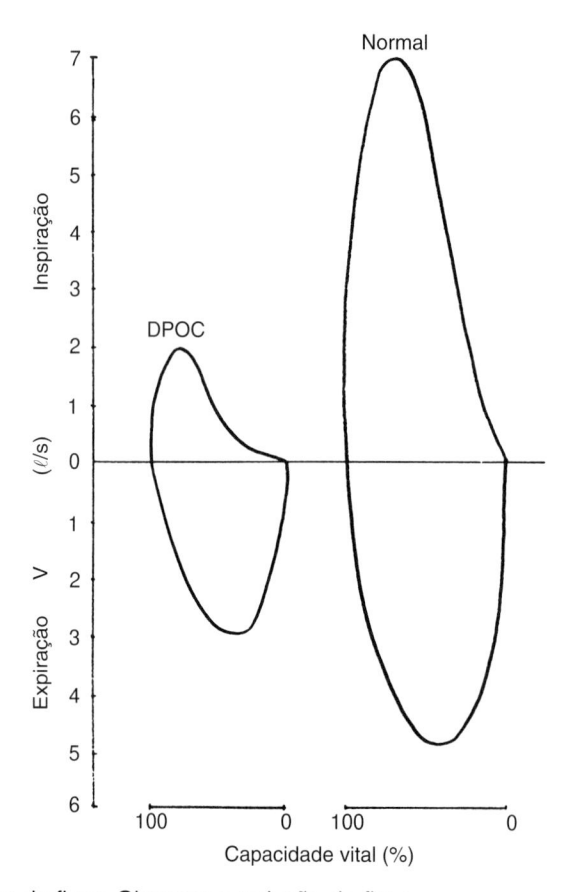

Fig. 37.1 Curva de volume de fluxo. Observar a redução do fluxo.

À semelhança dos pacientes cujos traçados espirométricos indicam limitação do fluxo de ar, a medicação broncodilatadora é administrada aos pacientes com curvas de volume de fluxo anormais e limitação do fluxo de ar. Os pacientes com doença reversível apresentam melhora de 15 a 20% na curva de volume de fluxo após a administração do broncodilatador. Os pacientes com doenças pulmonares restritivas possuem curvas de volume de fluxo anormais — porém, e levando em conta que eles não possuem anormalidade das vias respiratórias, sua relação VEF_1/CVF costuma ser normal. A inclinação da curva expiratória nesses pacientes é normal em conformidade com suas vias respiratórias normais.

Outras utilizações da curva de volume de fluxo

Como assinalado, a curva de volume de fluxo pode ser usada para avaliar a inspiração assim como a expiração. Esta característica permite ao fisiologista pulmonar avaliar a via respiratória superior e determinar a presença ou ausência de obstrução da via respiratória superior; esse pode ser também um teste útil para o otorrinolaringologista.

A capacidade de a curva de volume de fluxo detectar uma obstrução da via respiratória superior baseia-se no seguinte princípio fisiológico: com a inspiração, a pressão pleural torna-se mais negativa que a pressão intraluminal nas vias respiratórias intratorácicas.

Consequentemente, com a inspiração o calibre das vias respiratórias localizadas dentro do tórax aumenta. Porém, nas vias respiratórias extratorácicas, como a traqueia, a inspiração acarreta uma redução na pressão intraluminal, tornando a pressão atmosférica mais elevada que a pressão dentro do lúmen traqueal. Como resultado, durante a inspiração o calibre do lúmen traqueal tende a diminuir, pois a pressão atmosférica ultrapassa a pressão intratraqueal.

Nos pacientes com obstrução extratorácica (via respiratória superior) variável, a obstrução tende a estreitar o lúmen traqueal. Na inspiração, esse estreitamento torna-se mais pronunciado pelo efeito da inspiração, que acarreta também uma redução no tamanho do lúmen traqueal. Consequentemente, com a inspiração os pacientes com lesões obstrutivas variáveis da via respiratória superior mostram uma redução no fluxo inspiratório, fazendo com que a curva inspiratória pareça achatada. Com a expiração, a pressão intratraqueal torna-se mais alta que a pressão atmosférica, o que acarreta a expansão do lúmen traqueal. Essa expansão tende a anular o efeito de uma lesão traqueal com obstrução variável, e a porção expiratória da curva de volume de fluxo parece normal mesmo na presença de uma lesão com obstrução variável. Assim, em um paciente com uma lesão com obstrução variável da via respiratória superior, a curva inspiratória é achatada, enquanto a curva expiratória parece normal. A Fig. 37.2 ilustra a curva produzida por lesões extratorácicas (via respiratória superior) com obstrução variável.

Complacência pulmonar

A complacência do pulmão se refere às propriedades elásticas do órgão. A complacência é uma medida da distensibilidade, ou elasticidade, do parênquima pulmonar. Muitos médicos têm dúvida acerca do termo elasticidade, a qual se refere à capacidade de uma estrutura se opor à deformação. Uma faixa de borracha é designada, com frequência, "faixa elástica"; trata-se de uma estrutura elástica não porque pode ser distendida, mas porque retorna ao seu comprimento original quando liberada. Assim, a elasticidade é uma propriedade pela qual o formato original é preservado.

Por outro lado, a distensibilidade é a facilidade com que o formato se altera. Uma estrutura elástica não é distensível, enquanto uma estrutura distensível não possui qualidades elásticas. No pulmão, a distensibilidade se refere à facilidade com que as mudanças na pressão de distensão modificam o volume pulmonar. Um pulmão no qual uma pequena pressão de distensão produz grandes mudanças no volume é um pulmão altamente distensível (ou altamente complacente). Um pulmão no qual são necessárias altas pressões de distensão para produzir mudanças mesmo pequenas no volume pulmonar é precariamente distensível e precariamente complacente. É também um pulmão altamente elástico

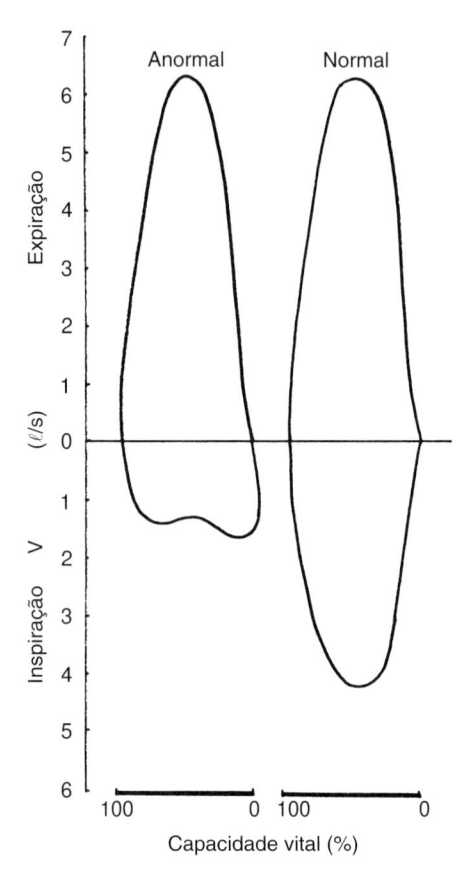

Fig. 37.2 Obstrução extratorácica.

(ou "inflexível"). Como exemplos clínicos temos (1) o pulmão enfisematoso, altamente distensível, altamente complacente e precariamente elástico em virtude da destruição de suas estruturas elásticas, e (2) o pulmão fibrótico, precariamente complacente, precariamente distensível e muito elástico ou "inflexível" em virtude da maior deposição de colágeno. A Fig. 37.3 ilustra as curvas de complacência nos pacientes com pulmões normais, altamente complacentes (enfisematosos) ou "inflexíveis" (fibróticos).

Capacidade de difusão

A capacidade de difusão se refere à quantidade de um gás específico que se difunde através da membrana alveolocapilar por unidade de tempo; é usada com frequência para determinar o tamanho do volume de sangue nos capilares pulmonares. Uma discussão plena dos métodos utilizados para medir a capacidade de difusão ultrapassa a finalidade desta obra. Na maioria dos laboratórios de função pulmonar, é usado monóxido de carbono para medir a capacidade de difusão. Este gás se fixa avidamente na hemoglobina. Na prática clínica, admite-se que a capacidade de difusão representa o volume de sangue capilar dentro do qual pode dissolver-se o monóxido de carbono. Doenças como o enfisema, que se caracteriza por uma redução no volume de sangue capilar, estão associadas a uma baixa capacidade de difusão.

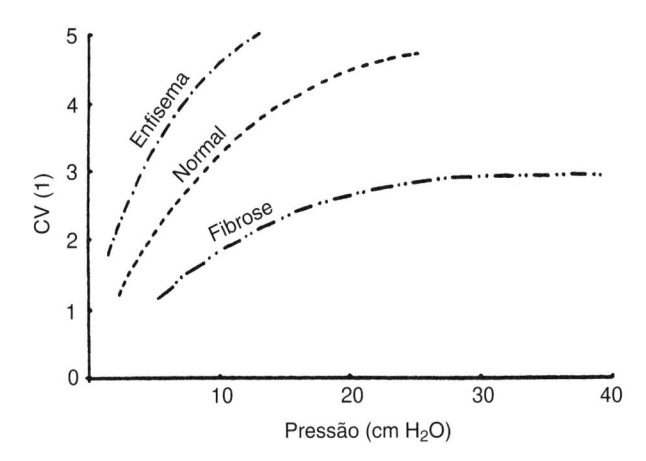

Fig. 37.3 Curva de complacência: relação pressão-volume.

Gases sanguíneos

A ventilação alveolar se refere ao volume de gás em cada incursão respiratória que participa na troca gasosa vezes a frequência respiratória. A ventilação alveolar determina o nível de dióxido de carbono arterial; no ambiente clínico, a adequação da ventilação alveolar é avaliada pela mensuração da pressão parcial arterial do dióxido de carbono (P_{CO_2}).

Na prática clínica, as causas mais comuns de hipoxemia são a hipoventilação simples e a desigualdade ventilação-perfusão. Outras causas de hipoxemia são as derivações (*shunts*) anatômicas e as anormalidades da difusão, apesar de tais problemas serem encontrados raramente na hipoxemia clínica.

Com frequência, o otorrinolaringologista depara-se com um paciente cujas mensurações dos gases sanguíneos revelam hipoxemia, sendo importante que o pofissional médico seja capaz de distinguir os pacientes que sofrem de uma doença pulmonar intrínseca daqueles com hipoventilação simples (como a que pode ser produzida pela administração de um anestésico) e pulmões normais. Uma técnica útil para avaliar a presença ou a ausência de doença pulmonar intrínseca é a determinação do gradiente alveolar-arterial (A-a). Uma maneira simples de calcular o gradiente A-a consiste em pressupor que a tensão do oxigênio alveolar seja igual a 148-P_{CO_2} arterial × 1,2. Se a tensão do oxigênio alveolar for calculada e a P_{O_2} arterial medida, poderá ser estimado o gradiente A-a. Havendo um gradiente inferior a 20 mmHg entre as tensões do oxigênio alveolar e o arterial, será provável que os pulmões sejam normais e que a hipoventilação alveolar constitua a única anormalidade produzindo a hipoxemia. Os pacientes com pulmões normais que exibem hipoventilação alveolar primária possuem tensões de oxigênio normais quando a causa da hipoventilação alveolar é eliminada. O paciente com *overdose* de um sedativo possui oxigenação normal quando desaparecem os efeitos do sedativo sobre o impulso respiratório.

As doenças que possuem um gradiente A-a alargado produzem uma hipoxemia que não pode ser corrigida pelo simples aumento do nível de ventilação alveolar. Como já assinalado, a causa mais comum de hipoxemia nesses pacientes é a distribuição inadequada da ventilação alveolar e do fluxo sanguíneo pulmonar. Doenças como asma, bronquite e enfisema prejudicam a ventilação por causa de um fluxo anormal nas vias respiratórias. A redução no fluxo produz relações anormais de ventilação-fluxo sanguíneo, o que gera a hipoxemia observada.

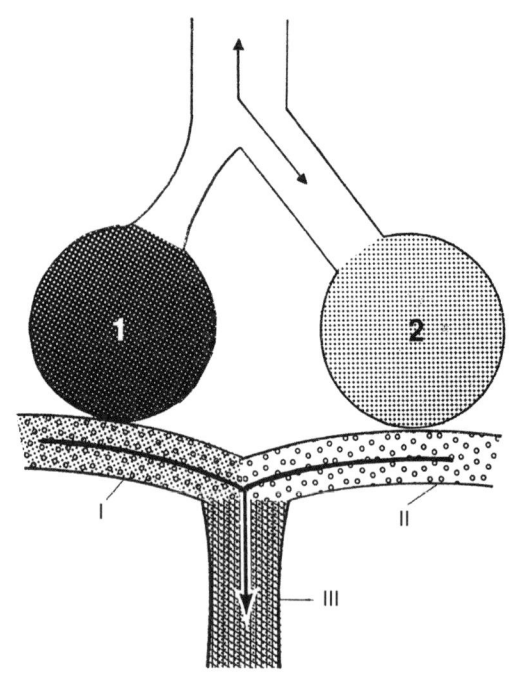

Fig. 37.4 Disparidade ventilação-perfusão. 1, 2, alvéolos; I, II, III, vasos sanguíneos.

A base lógica para o tratamento da hipoxemia produzida por anormalidade de ventilação-perfusão é ilustrada na Fig. 37.4. Se o alvéolo 1 tiver uma redução na ventilação decorrente de estreitamento das vias respiratórias, a tensão do oxigênio alveolar no alvéolo 1 cairá. A saturação de hemácias no vaso sanguíneo I que irriga o alvéolo 1 também cairá. O alvéolo 2, que recebe uma ventilação normal, possui uma tensão de oxigênio alveolar normal. As hemácias no vaso sanguíneo II que irriga o alvéolo 2 são saturadas normalmente. O vaso sanguíneo III, que recebe sangue dos vasos I e II, contém hemácias parcial e plenamente saturadas, razão pela qual a saturação das hemácias no vaso III é reduzida. As anormalidades de ventilação-perfusão não podem ser corrigidas por uma simples hiperventilação, pois esta não acarreta um aumento na tensão do oxigênio alveolar no alvéolo 1 que seja suficiente para aumentar a saturação das hemácias no vaso I. A hiperventilação consegue aumentar levemente a tensão do oxigênio alveolar no alvéolo 2, porém as hemácias no vaso sanguíneo II já estão plenamente saturadas, por isso o aumento na tensão do oxigênio alveolar não consegue aprimorar a saturação nos vasos sanguíneos que irrigam o alvéolo. Assim, o vaso III, abastecido pelos vasos I e II, continua com uma saturação aquém do ideal. Por outro lado, se a tensão do oxigênio inspirado fornecido ao paciente for aumentada, a tensão do oxigênio alveolar no alvéolo 1 poderá ser aprimorada, e a saturação das hemácias aumentará. As amostras de sangue do vaso III também mostrarão um aumento na saturação.

Como mostra a Fig. 37.5, o formato da curva de dissociação da hemoglobina é do tipo em que pequenos acréscimos na tensão do oxigênio podem estar associados a aprimoramentos significativos na saturação do oxigênio se os acréscimos ocorrem na parte com inclinação íngreme da curva de dissociação. Uma tensão do oxigênio inspirado mais alta cria uma situação na qual a tensão do oxigênio alveolar no alvéolo 1 sobe, elevando assim a saturação das hemácias no vaso I. Como já assinalado, as

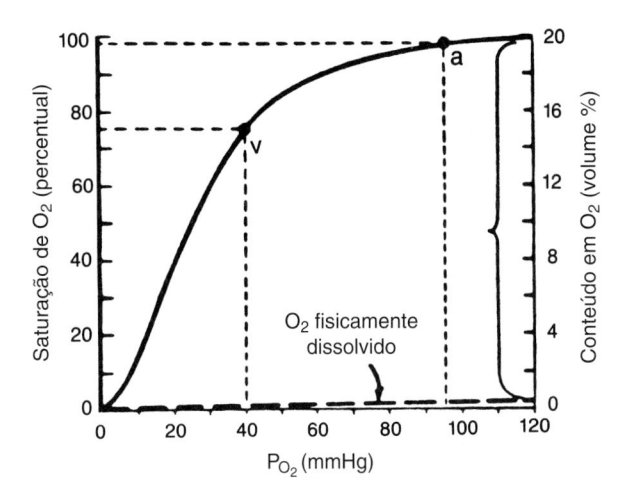

Fig. 37.5 Curva de dissociação da oxiemoglobina. A saturação de O_2 é fornecida pelo eixo vertical à esquerda e o conteúdo em O_2 pelo eixo vertical à direita. Observar o formato em S da curva e a localização do ponto arterial na parte plana da curva de dissociação bem como o ponto venoso da porção íngreme da curva. O conteúdo em hemoglobina desse sangue é de 15 g/dℓ, e a quantidade de O_2 carreada em solução física mostra-se muito menor que a ligada à hemoglobina, como indicado pelo colchete sobre o eixo do conteúdo em O_2.

hemácias no vaso II estão plenamente saturadas, porém agora o vaso III possui melhor saturação das hemácias que emanam do vaso I, assim como um sangue normalmente saturado proveniente do vaso II. É evidente que, se a tensão do oxigênio inspirado fornecido ao paciente tiver sido aumentada, a tensão do oxigênio alveolar no alvéolo 1 poderá ser aprimorada, e a saturação das hemácias aumentará. Amostras de sangue obtidas do vaso III também demonstrarão um aumento na saturação.

É por esses motivos que as doenças caracterizadas por disparidade da ventilação-perfusão mostram melhora na hipoxemia quando tratadas com tensões mais altas de oxigênio inspirado. Entretanto, se houver uma derivação (*shunt*) anatômica verdadeira no alvéolo 1, de modo que o vaso sanguíneo I não entre em contato com o alvéolo, uma elevação na tensão do oxigênio inspirado não exercerá efeito sobre a hipoxemia, pois a saturação das hemácias no vaso I não poderá ser aumentada. As derivações (*shunts*) anatômicas verdadeiras não respondem aos aumentos no oxigênio inspirado.

VOLUMES PULMONARES E CAPACIDADES

- *VC*: profundidade da respiração; volume de gás inspirado ou expirado durante cada ciclo respiratório; 0,5 ℓ (média).
- *Volume reserva inspirado (VRI):* máximo que pode ser inspirado a partir da posição inspiratória final; 3,3 ℓ (média).
- *Volume reserva expirado (VRE):* volume máximo que pode ser expirado a partir do nível respiratório final; 0,7 a 1,0 ℓ (média).
- *VR:* volume que permanece nos pulmões após uma expiração máxima; 1,1 ℓ (média).
- *VEF_1:* deve ser de 80% ou mais do valor previsto a partir de uma tabela normativa.

- *CVF:* deve ser de 80% ou mais do valor previsto a partir de uma tabela normativa. A relação VEF_1/CVF deve ser superior a 0,75 para os pacientes mais jovens e a 0,70 para os indivíduos mais velhos.
- *Capacidade pulmonar total (6 ℓ para homens; 4,2 ℓ para mulheres):* VRI + VC + VRE + VR (volume total contido nos pulmões após uma inspiração máxima).
- *Capacidade vital (4,8 ℓ para homens; 3,1 ℓ para mulheres):* VRI +VC + VRE (volume máximo que pode ser expelido dos pulmões com cada esforço após uma inspiração máxima).
- *Capacidade residual funcional (2,2 ℓ para homens; 1,8 ℓ para mulheres):* VR + VRE (volume nos pulmões para um nível expiratório em repouso).
- *Espaço morto fisiológico (espaço morto da via respiratória superior contornado [bypassed] pela traqueotomia, 70 a 100 mℓ):* espaço morto anatômico + o volume de gás que ventila os alvéolos que não possuem fluxo sanguíneo + o volume de gás que ventila os alvéolos em excesso em relação ao necessário para arterializar o sangue capilar.

VALORES NORMAIS MÉDIOS DOS GASES SANGUÍNEOS E ACIDOBÁSICOS

	Sangue arterial	*Sangue venoso misto*
pH	7,40	7,37
P_{CO_2}	41 mmHg	46,5 mmHg
P_{O_2}	95 mmHg	40 mmHg
Saturação de O_2	97,1%	75,0%
HCO_3	4,0 mEq/ℓ	25,0 mEq/ℓ

OUTRAS INFORMAÇÕES

1. Doença dos enchedores de silo (bronquiolite obliterante) é uma entidade patológica que consiste em um acúmulo de exsudato nos bronquíolos, obliterando o lúmen. Esta complicação acompanha, com frequência, a inalação de dióxido de nitrogênio, a exposição a garrafas abertas de ácido nítrico e a exposição aos silos. O diagnóstico se baseia em uma história de exposição, dispneia, tosse e achados radiográficos semelhantes aos da tuberculose miliar. O tratamento é sintomático. O prognóstico se mostra precário; a maioria dos pacientes acaba por sucumbir a esta doença.
2. Os cistos broncogênicos são congênitos, têm origem nos brônquios e são revestidos por células epiteliais. Além disso, suas paredes podem conter glândulas, músculos lisos e cartilagem. Na ausência de infecção, podem permanecer assintomáticos; quanto ao restante, produzem uma tosse produtiva, hemoptise e febre. O tratamento recomendado é a excisão cirúrgica.
3. Vesículas ou bolhas são estruturas que contêm ar semelhantes a cistos, porém suas paredes não são revestidas por epitélio.
4. A antracossilicose é também denominada pneumoconiose dos mineiros de carvão.
5. A beriliose se caracteriza por uma infiltração dos pulmões por berílio, sendo observada com frequência em trabalhadores nas fábricas de lâmpadas fluorescentes.
6. A bagassose é caracterizada por uma infiltração dos pulmões por fibras de cana-de açúcar.
7. A bissinose se caracteriza por uma infiltração dos pulmões por poeira de algodão.
8. O adenocarcinoma do brônquio é o principal carcinoma pulmonar primário em mulheres, sendo o tipo broncogênico (de células escamosas) mais comum em homens.
9. A síndrome de Pancoast (tumor do sulco superior) é causada por qualquer processo do ápice do pulmão que pode invadir as camadas pleurais e infiltrar-se entre os cordões inferiores do plexo

braquial, podendo afetar a cadeia nervosa simpática cervical bem como os nervos frênico e laríngeo recorrente. Em geral é secundária a um tumor benigno ou maligno; no entanto, um grande processo inflamatório também pode causar esta síndrome. Os sintomas são:
   a. Dor no ombro e no braço, particularmente na axila e na superfície interna do braço
   b. Atrofia dos músculos intrínsecos da mão
   c. Síndrome de Horner (enoftalmia, ptose da pálpebra superior, constrição da pupila com estreitamento da fissura palpebral e sudorese reduzida no lado da lesão)
10. A agenesia congênita do pulmão foi assim classificada por Schneider:
    - Classe I: agenesia total.
    - Classe II: está presente apenas a traqueia.
    - Classe III: estão presentes a traqueia e os brônquios, sem qualquer tecido pulmonar.
11. A apneia após traqueotomia é decorrente da narcose induzida pelo dióxido de carbono, acarretando depressão do bulbo. Antes da traqueotomia o paciente estava respirando em virtude da falta de oxigênio. Após a traqueotomia esse impulso do oxigênio é eliminado e, consequentemente, o paciente se mantém apneico. O tratamento consiste em ventilar o paciente até que o excesso de dióxido de carbono tenha sido reduzido. O enfisema mediastinal e pneumotórax são as complicações mais comuns da traqueotomia. (Para outras complicações, ver o Cap. 31.)
12. A hipoxemia é definida como uma saturação de oxigênio inferior a 75% ou como uma P_{O_2} inferior a 40 mmHg. Um nível de metemoglobina superior a 5 mg/dℓ produz cianose.
13. O cisto broncogênico é um defeito observado na quarta semana de gestação e constitui menos de 5% dos cistos e tumores mediastinais.
14. O anel da árvore brônquica é cartilaginoso até alcançar 1 mm de diâmetro. Esses pequenos bronquíolos sem anéis cartilaginosos são mantidos patentes pela propriedade elástica do pulmão. A árvore brônquica é revestida por epitélio ciliado colunar pseudoestratificado assim como por epitélio cuboide não-ciliado.
15. A traqueia adulta mede 10 a 12 cm e possui 16 a 20 anéis. O diâmetro é de aproximadamente 20 mm × 15 mm.
16. A laringe desce com a inspiração e sobe com a expiração. Sobe também no processo da deglutição e na produção de uma nota de alto timbre.
17. O lúmen esofágico se alarga durante a inspiração.
18. A superfície pulmonar total mede 70 m². O pulmão contém 300 milhões de alvéolos. Secreta 200 mℓ de líquido por dia.
19. Durante a inspiração, o nariz constitui 79% da resistência respiratória total, a laringe 6%, e a árvore brônquica, 15%. Durante a expiração, o nariz constitui 75% da resistência, a laringe 3%, e a árvore brônquica, 23%.
20. A traqueopatia osteoplásica é uma doença rara, caracterizada por formações de cartilagem e osso dentro das paredes da traqueia e dos brônquios que produzem placas sésseis que se projetam para dentro do lúmen. Não existe tratamento específico além das medidas de apoio. Sua etiologia é desconhecida. O cálcio sérico é normal e não existem outros depósitos de cálcio.
21. Uma calcificação encontrada em um nódulo pulmonar implica tratar-se de um nódulo benigno.
22. A síndrome do lobo médio (ver o Cap. 39) pode estar presente.
23. O lobo superior direito e seu brônquio são o lobo mais suscetível a ter uma anomalia congênita.
24. A fibrose cística (mucoviscidose) é familiar, podendo ser autossômica recessiva. O paciente se apresenta com múltiplos pólipos, infiltração pulmonar com abscessos e prolapso retal. O pâncreas

é acometido por um processo fibrocístico e não produz enzimas. Não existe tripsina na secreção gástrica. Dez a 15% dos pacientes eliminam tripsina nas fezes. Ocorre má absorção generalizada das vitaminas lipossolúveis. O tratamento consiste em dieta rica em proteínas e pobre em gorduras com vitaminas hidrossolúveis e extratos pancreáticos. Muitos pacientes falecem de abscessos pulmonares.
25. Uma pessoa ventilada com oxigênio puro por 7 min elimina 90% do nitrogênio e consegue suportar 5 a 8 min sem qualquer oxigenação adicional.

MEDIASTINO

1. A fossa supraesternal possui estas características:
   a. É a região na qual os músculos esternoclidomastóideos convergem para suas inserções esternais. Limitados inferiormente pela chanfradura supraesternal, não possuem limite superior.
   b. A fáscia cervical profunda se divide em uma porção anterior e outra posterior. Tais porções estão inseridas, respectivamente, nas margens anterior e posterior do manúbrio.
   c. O espaço entre essas camadas fasciais é o pequeno espaço supraesternal que contém (1) as veias jugulares anteriores e (2) tecidos conjuntivos adiposos.
   d. Atrás desse espaço fica a fáscia pré-traqueal.
   e. De cada lado estão as bordas mediais dos músculos esternoióideo e esternotireóideo.
2. No adulto, a artéria inominada (braquicefálica) cruza adiante da traqueia, atrás da metade superior do manúbrio. Na criança, cruza ao nível da borda superior do esterno.
3. A traqueia penetra no mediastino no lado direito.
4. A traqueia se bifurca ao nível de T4-T5 ou a aproximadamente 6 cm da chanfradura supraesternal. Quando a pessoa se aproxima dos 65 anos de idade ou mais, é possível que a traqueia se bifurque em T6.
5. À esquerda da traqueia estão a aorta, o nervo laríngeo recorrente e a artéria subclávia esquerda; à direita, estão a veia cava superior, a veia ázigo, o vago direito e a pleura pulmonar direita.
6. As artérias inominada (braquicefálica) e a carótida esquerda localizam-se adiante da traqueia perto de sua origem. À medida que sobem, a artéria braquicefálica fica à direita da traqueia.
7. A artéria pulmonar passa adiante dos brônquios e assume uma posição superior aos brônquios no nível do hilo, com a exceção de que o brônquio para o lobo superior direito está acima da artéria pulmonar direita.
8. O brônquio principal esquerdo cruza adiante do esôfago. Exerce pressão sobre o esôfago e, juntamente com a aorta, forma a constrição broncoaórtica. A primeira parte da aorta fica à esquerda do esôfago. À medida que desce, assume uma posição posterolateral esquerda em relação ao esôfago.
9. O trajeto do esôfago é mostrado na Fig. 37.6. O esôfago possui quatro pontos de constrição:
   a. Músculo cricofaríngeo.
   b. Cruzamento da aorta.
   c. Cruzamento do brônquio-fonte principal esquerdo.
   d. Diafragma (a < b = c < d). No nível de c, o esôfago passa do mediastino superior para o mediastino posterior.

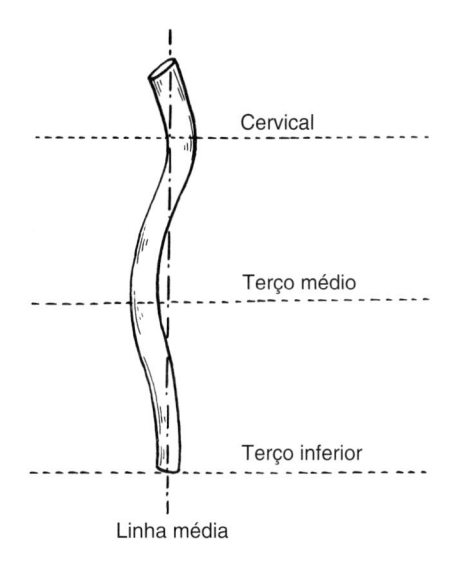

Fig. 37.6 Trajeto do esôfago.

10. As seguintes estruturas são encontradas dentro da concavidade da aorta:
    a. Brônquio-fonte principal esquerdo
    b. Nervo laríngeo recorrente esquerdo
    c. Linfonodos traqueobrônquicos
    d. Parte superior do plexo cardíaco
11. O brônquio-fonte principal direito é mais largo, mais curto e adota um trajeto mais vertical que o esquerdo.
12. A veia tireóidea inferior fica imediatamente adiante da traqueia em sua porção infraistímica.
13. Cerca de 10% das pessoas possuem uma artéria tireóidea ima, com origem na artéria inominada (braquicefálica) ou na aorta e que sobe ao longo da superfície anterior da traqueia.

Trajeto do vago

Lado esquerdo
1. Passa inferiormente entre a subclávia esquerda e a carótida esquerda.
2. Acompanha a subclávia até sua origem.
3. Passa à esquerda do arco da aorta.
4. Dá origem ao nervo laríngeo recorrente, que passa superiormente ao longo da borda esquerda do sulco traqueoesofágico (entre o esôfago e a traqueia).
5. O vago principal continua descendo atrás do brônquio-fonte principal esquerdo.

Lado direito
1. Desce adiante da subclávia, onde dá origem ao nervo laríngeo recorrente que forma uma alça ao redor da artéria subclávia e sobe no sentido posteromedial em relação à artéria carótida comum direita para alcançar o sulco traqueoesofágico (entre o esôfago e a traqueia).
2. O tronco principal desce posteriormente ao longo do lado direito da traqueia, entre a traqueia e a pleura direita.
3. Desce atrás do brônquio direito.

Fáscia do mediastino

O espaço entre os vários órgãos mediastinais é ocupado por tecidos areolares frouxos. As camadas fasciais do mediastino são uma continuação direta da fáscia cervical. Uma parte da fáscia cervical, a fáscia perivisceral, engloba a laringe, a faringe, a traqueia, o esôfago, a tireoide, o timo e o conteúdo da bainha carotídea. Tal espaço envolto por esta fáscia perivisceral se estende até a bifurcação da traqueia. Anteriormente é limitado pela fáscia pré-traqueal, a qual é um importante ponto de referência na mediastinoscopia, em que a dissecção deve ser realizada somente por baixo dessa camada.

Limites do mediastino

Ver a Fig. 37.7.

- Lateral: pleura parietal
- Anterior: esterno
- Posterior: vértebras
- Inferior: diafragma
- Superior: abertura superior do tórax

Mediastino superior

Os limites são:

- Superior: abertura superior do tórax
- Anterior: manúbrio com os músculos esternotireóideo e esternoióideo
- Posterior: vértebras torácicas superiores
- Inferior: manúbrio até a quarta vértebra

As estruturas do mediastino superior são o timo, as veias inominadas (braquicefálicas), a aorta, o vago, o nervo laríngeo recorrente, o nervo frênico, a veia ázigo, o esôfago e o duto torácico.

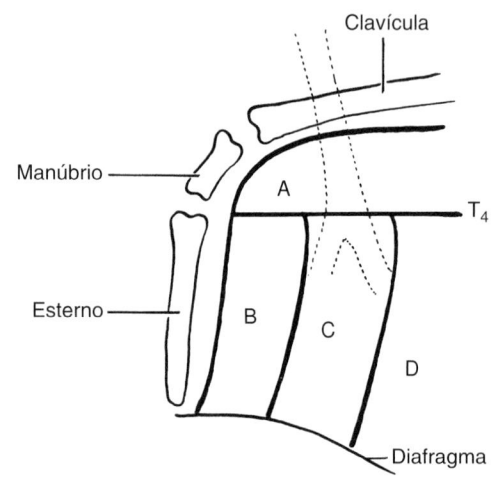

Fig. 37.7 As várias câmaras do mediastino. A, Mediastino superior; B, mediastino anterior; C, mediastino médio: D, mediastino posterior.

Mediastino anterior

Fica entre o corpo do esterno e o pericárdio, contendo:

1. Tecidos areolares frouxos
2. Linfáticos
3. Linfonodos
4. Timo

Mediastino médio

Contém o coração, a aorta ascendente, a veia cava superior, a veia ázigo, a bifurcação do brônquio principal, o tronco da artéria pulmonar, as veias pulmonares direita e esquerda, os nervos frênicos e os linfonodos traqueobrônquicos.

Mediastino posterior

Anteriormente, ficam a bifurcação da traqueia, a veia pulmonar, o pericárdio e a parte posterior da superfície superior do diafragma. Posteriormente, fica a coluna vertebral de T4 a T12. Lateralmente, fica a pleura mediastinal.

O mediastino posterior contém a aorta torácica, a veia ázigo, a veia hemiázigo, o X nervo craniano, o nervo esplâncnico, o esôfago, o duto torácico, os linfonodos mediastinais posteriores e as artérias intercostais.

LINFONODOS DO TÓRAX

Ver a Fig. 37.8.

1. Os linfonodos parietais não têm importância clínica; estão agrupados em linfonodos intercostais, esternais e frênicos.
2. Os linfonodos viscerais comportam maior importância clínica; estão assim agrupados:
    a. Peritraqueobrônquicos
        (1) Paratraqueais
        (2) Pré-traqueais
        (3) Traqueobrônquicos superiores
        (4) Traqueobrônquicos inferiores
    b. Broncopulmonares (linfonodos hilares)
    c. Mediastinais anteriores ou prevasculares
    d. Pulmonares
    e. Mediastinais posteriores

Drenagem linfática do pulmão

Lado direito

1. Área superior (área anteromedial do lobo superior direito): linfonodos paratraqueais direitos
2. Área média (área posterolateral do lobo superior direito, lobo médio direito e porção superior do lobo inferior direito): linfonodos paratraqueais direitos e linfonodos traqueobrônquicos inferiores
3. Área inferior (metade inferior do lobo inferior direito): linfonodos traqueobrônquicos inferiores e linfonodos mediastinais posteriores

Lado esquerdo

1. Área superior (lobo superior esquerdo): linfonodos paratraqueais esquerdos, mediastinais anteriores e subaórticos.
2. Área média (parte inferior do lobo superior esquerdo e porção superior do lobo inferior esquerdo): linfonodos paratraqueais esquerdos, traqueobrônquicos inferiores e mediastinais anteriores.

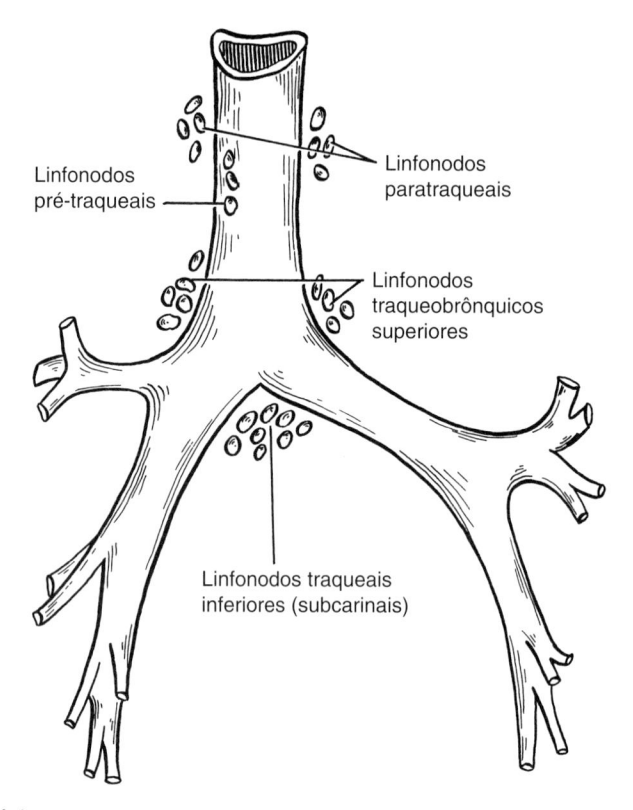

Fig. 37.8 Linfonodos torácicos.

3. Área inferior (parte inferior do lobo inferior esquerdo): linfonodos traqueobrônquicos inferiores. (Os linfonodos traqueobrônquicos inferiores drenam os linfonodos paratraqueais direitos.)
    - Pulmão superior direito: pescoço direito
    - Pulmão inferior direito: pescoço direito
    - Pulmão inferior esquerdo: pescoço direito
    - Pulmão superior esquerdo: pescoço esquerdo
    - Lobo lingular: ambos os lados do pescoço

FINALIDADES DA MEDIASTINOSCOPIA

A deglutição de bário e o traqueograma são obtidos habitualmente antes da mediastinoscopia, se indicada.

1. Diagnóstico histológico
2. Para determinar que linfonodos estão envolvidos
3. Para fazer o diagnóstico de sarcoidose

TUMORES MEDIASTINAIS

Dos tumores mediastinais, 33% são malignos. Entre os malignos, o linfoma é encontrado mais comumente.

1. Mediastino superior: tireoide, neurinoma, timoma, paratireoide
2. Mediastino anterior: dermoide, teratoma, tireoide, timoma
3. Mediastino anterior baixo: cisto pericárdico
4. Mediastino médio: cisto pericárdico, cisto brônquico, linfoma, carcinoma
5. Mediastino posterior: neurinoma, cisto enterógeno

SÍNDROME DA VEIA CAVA SUPERIOR

1. Etiologia: metástase maligna, tumores mediastinais, fibrose mediastinal, trombose da veia cava
2. Sinais e sintomas: edema e cianose da face, do pescoço e das extremidades superiores; hipertensão venosa com veias dilatadas; pressão venosa normal nas extremidades inferiores; circulação venosa visível da parede torácica anterior

ENDOSCOPIA

Tamanho dos tubos de traqueotomia e dos broncoscópios

Idade	Tubos de traqueotomia	Broncoscópio (mm)
Prematuro	Nº 000 × 26 mm ao Nº 00 × 33 mm	3
6 meses	Nº 0 × 33 ao Nº 0 × 40 mm	3,5
18 meses	Nº 1 × 46 mm	4
5 anos	Nº 2 × 50 mm	5
10 anos	Nº 3 × 50 mm ao Nº 4 × 68 mm	6
Adulto		7

Esofagoscopia

- Tamanho do esofagoscópio
  Criança: 5 mm × 35 mm ou 6 mm × 35 mm
  Adulto: 9 mm × 50 mm
- Distância média dos dentes incisivos até outras áreas durante a esofagoscopia
  Ver a Fig. 37.9.
- Pulmão esquerdo: lobos e segmentos
  1. Divisão superior do lobo superior
     a. Apical posterior
     b. Anterior
  2. Divisão inferior do lobo superior
     a. Superior
     b. Inferior
  3. Lobo inferior
     a. Superior
     b. Anteromedial basal
     c. Lateral basal
     d. Posterior basal
- Pulmão direito: lobos e segmentos
  1. Lobo superior
     a. Apical
     b. Posterior
     c. Anterior

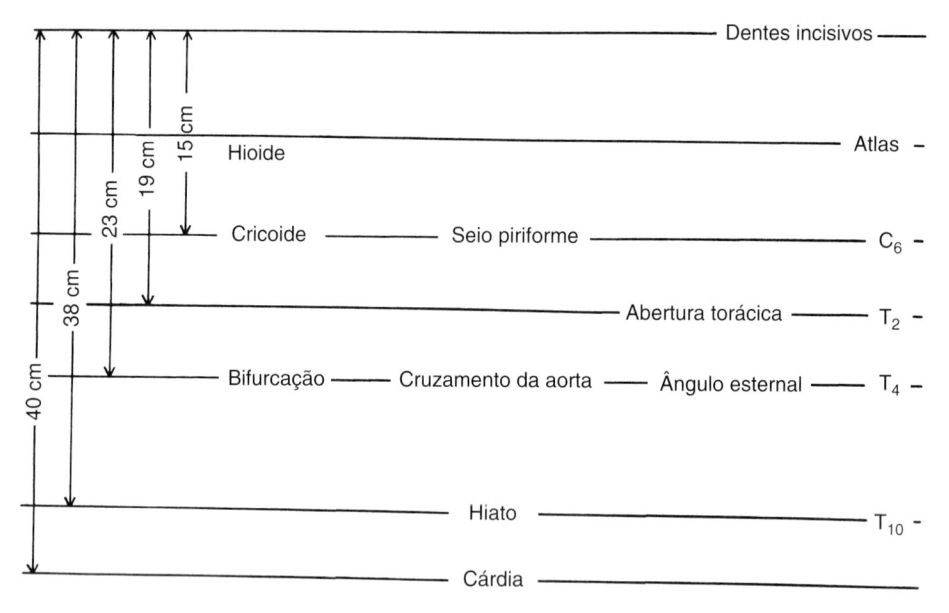

Fig. 37.9 Pontos de referência relativos para a esofagoscopia.

   2. Lobo médio
      a. Lateral
      b. Medial
   3. Lobo inferior
      a. Superior
      b. Medial basal
      c. Anterior basal
      d. Lateral basal
      e. Posterior basal
- Contraindicações relativas à esofagoscopia
   1. Aneurisma da aorta
   2. Deformidades vertebrais, osteófitos
   3. Queimaduras do esôfago e tratamento com esteroides
- Contraindicações relativas à broncografia
   1. Infecção aguda
   2. Ataques asmáticos agudos
   3. Insuficiência cardíaca aguda
- Causas de hemoptise
   Em ordem decrescente de frequência:
   1. Bronquiectasia
   2. Adenoma
   3. Traqueobronquite
   4. Tuberculose
   5. Estenose mitral

- Corpos estranhos
  1. Brônquio para o lobo superior direito: o local mais comum
  2. Brônquio para o lobo superior esquerdo: o segundo local mais comum
  3. Traqueia: o local menos provável
  4. Esôfago cervical: o local mais comum para os corpos estranhos esofágicos
  5. Corpos estranhos mais comuns em crianças: amendoim, alfinete de segurança, moeda
  6. Corpos estranhos mais comuns em adultos: carne e osso

ANOMALIAS VASCULARES

Ver o Cap. 10 e a Fig. 10.2. Os grandes vasos normais são mostrados na Fig. 37.10.

1. Arco aórtico duplo: esta anomalia é um anel vascular verdadeiro; deve-se à persistência do vaso para o quarto arco brônquico direito. Os sintomas consistem em estridor, disfagia intermitente e pneumonite por aspiração. O arco posterior direito geralmente é o mais volumoso dos dois arcos.
2. Arco aórtico direito com ligamento arterial: é decorrente da persistência do vaso para o quarto arco brônquico direito, transformando-se na aorta em vez do vaso para o quarto arco esquerdo. Esse vaso cruza a traqueia, acarretando uma compressão anterior.
3. Artéria subclávia direita anômala: deve-se à origem da artéria subclávia direita na aorta dorsal, causando a compressão posterior do esôfago. Não existe constrição sobre a traqueia.
4. Artéria braquicefálica e/ou carótida comum esquerda anômalas: a artéria inominada (braquicefálica) tem origem à esquerda, muito longe da aorta, e cruza a traqueia anteriormente, causando compressão anterior. A carótida comum esquerda tem origem na aorta à direita ou na artéria

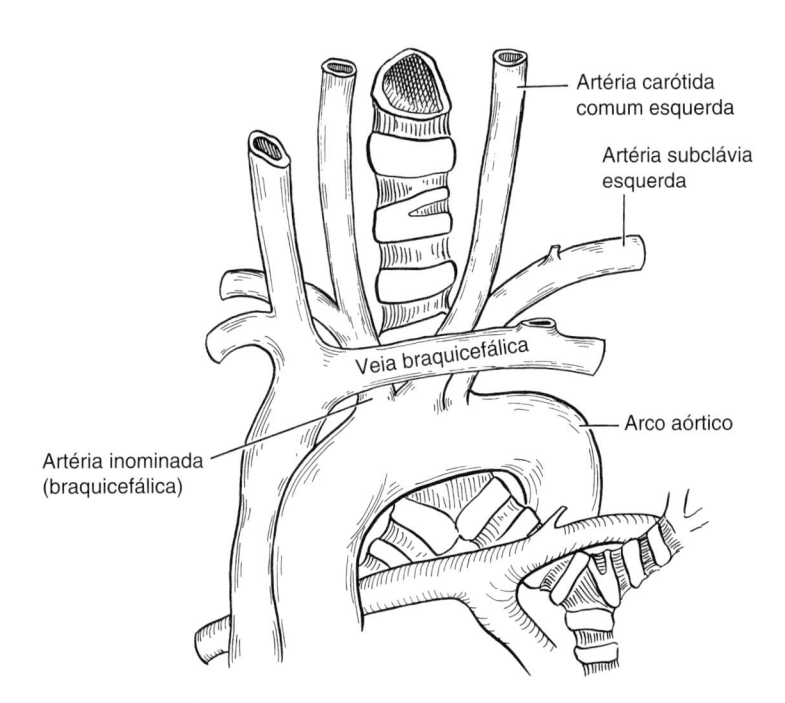

Fig. 37.10 Grandes vasos normais.

inominada. Ela também causa a compressão anterior da traqueia. Em uma variante dessa anomalia, a inominada e a carótida comum direita têm origem no mesmo tronco e, quando se dividem, circundam a traqueia bem como o esôfago, acarretando obstrução da via respiratória assim como disfagia.
5. Canal arterial patente.
6. Coarctação da aorta.
7. Coração aumentado de volume: um coração aumentado, especialmente com insuficiência mitral, pode comprimir o brônquio esquerdo.
8. Disfagia lusória: este termo é usado para incluir a disfagia causada por qualquer grande vaso aberrante. A causa comum é uma artéria subclávia anormal com origem na aorta descendente.
9. Artérias inominadas (braquicefálicas) anômalas: consideradas a anomalia vascular mais comum; causam a compressão anterior da traqueia. Durante a broncoscopia, se a pulsação for obliterada com o broncoscópio, o pulso radial no braço direito e o pulso temporal serão reduzidos. No caso de uma anomalia da subclávia, o broncoscópio que comprime a subclávia anormal produz uma redução do pulso radial, porém o pulso radial continua normal. Um broncoscópio que comprime um arco aórtico duplo não produz alterações nos pulsos tanto radial quanto temporal.

Doenças que produzem limitação do fluxo de ar

As doenças pulmonares que produzem uma redução no fluxo de ar através das vias respiratórias com mais de 2 mm de diâmetro fornecem evidência espirométrica para esse fluxo de ar limitado. A limitação do fluxo de ar se reflete nos traçados espirométricos como uma redução na CVF e VEF_1. Além disso, a relação VEF_1/CVF cai até abaixo do valor normal preditivo. A capacidade residual funcional mostra-se elevada, o mesmo ocorrendo com o VR. Nos casos mais avançados, a capacidade pulmonar total também se encontra aumentada.

Um espirograma anormal não indica a causa da doença, pois a asma, a bronquite crônica e o enfisema mostram evidência de limitação do fluxo de ar. Quando um traçado espirométrico revela evidência de limitação do fluxo de ar, o paciente recebe normalmente um broncodilatador (p. ex., metaproterenol), e o teste é repetido.

Os pacientes com limitação reversível do fluxo de ar, como asma, apresentam mais frequentemente melhora de 15 a 20% nos volumes pulmonares dinâmicos após a administração de um broncodilatador. Esses pacientes são descritos como exibindo "limitação reversível do fluxo de ar".

Os pacientes cujos traçados pré e pós-broncodilatador não variam podem ter bronquite crônica ou enfisema, ou estar tendo um ataque asmático tão grave que a resposta ao broncodilatador seja silenciada. Por isso, não será possível eliminar a asma como possibilidade diagnóstica se o estudo com broncodilatador não mostrar reversibilidade.

Sabendo que a incidência de complicações pulmonares pós-operatórias aumenta de acordo com a gravidade da limitação do fluxo de ar, é importante realizar a espirometria em todos os pacientes que, com base na história e nos achados do exame físico, comportam alta probabilidade de apresentar doenças pulmonares caracterizadas por obstrução do fluxo. Se o espirograma for anormal e indicativo de obstrução, deverá ser administrado um broncodilatador. Se for mostrada a reversibilidade, o paciente receberá um broncodilatador antes da cirurgia para maximizar sua função pulmonar no pré-operatório e reduzir a incidência de complicações pós-operatórias.

Doença pulmonar restritiva

A anormalidade espirométrica produzida pelos pacientes com doença pulmonar restritiva difere muito das curvas produzidas por pacientes com limitação crônica do fluxo de ar. Os pacientes com doença pulmonar restritiva exibem uma redução em sua capacidade pulmonar total. As doenças que produzem restrição consistem naquelas nas quais um pulmão funcionante é substituído por granulomas ou fibrose (p. ex., sarcoide ou fibrose intersticial), doenças que resultam em expansão restrita dos pulmões, conforme observado nos distúrbios neurológicos primários (esclerose lateral amiotrófica) ou distúrbios musculares primários (distrofia muscular), doenças nas quais existe redução no funcionamento pulmonar (pneumonectomia), e aquelas em que há redução na expansão pulmonar (escoliose e fibrotórax).

O traçado espirométrico de um paciente com doença pulmonar restritiva demonstra uma redução na CVF e VEF_1, porém a relação VEF_1/CVF é preservada. Enquanto com uma limitação crônica do fluxo de ar os valores para a capacidade residual funcional, VR, e capacidade pulmonar total estão elevados, nas doenças pulmonares restritivas esses valores são reduzidos.

Os pacientes com doenças pulmonares restritivas não apresentam melhora alguma após a administração de broncodilatadores, pois o defeito nestas doenças não reside nas vias respiratórias propriamente ditas.

Bibliografia

Bates D. *Respiratory Function in Disease*, 3rd ed. Philadelphia, PA: W.B. Saunders; 1989.

Bickerman HA. Lung volumes, capacities, and thoracic volumes. In: Chusid EL, ed. *The Selective and Comprehensive Testing of Adult Pulmonary Function.* 1983:5.

Bone RC, Dantzker DR, George RB, *et al. Pulmonary and Critical Care Medicine*, Vols. 1 & 2. St. Louis, MO: Mosby Year Book; 1993.

Cherniack N. *Chronic Obstructive Pulmonary Disease.* Philadelphia, PA: W.B. Saunders; 1991.

Comroe JH Jr. *Physiology of Respiration*, 2nd ed. Chicago, IL: Mosby Year Book; 1974.

Emerson P. *Thoracic Medicine.* Stoneham, MA: Butterworths; 1981.

George R, Light R, Matthay M, *et al.*, eds. *Chest Medicine: Essentials of Pulmonary and Critical Care Medicine*, 2nd ed. Baltimore, MD: Williams & Wilkins; 1990.

Hollinshead WH. Anatomy for surgeons. *The Head and Neck*, 2nd ed., Vol. 1. New York, NY: Harper & Row; 1968.

Kazemi H. Oxygen and carbon dioxide transport. In: *Science and Practice of Clinical Medicine. Disorders of the Respiratory System*, Vol. 2; 42.

Miller DR, Hyatt RE. Evaluation of obstructing lesions of the trachea and larynx by flow-volume loops. *Am Rev Respir Dis.* 1973;108:478.

Murray JF, Nadel JA. *Textbook of Respiratory Medicine.* Philadelphia, PA: W.B. Saunders; 1988.

Murray JF. *The Normal Lung—The Basis for Diagnosis and Treatment of Pulmonary Disease.* Philadelphia, PA: W.B. Saunders; 1976:82.

Pennington J, ed. *Respiratory Infections: Diagnosis & Management*, 2nd ed. New York, NY: Raven Press; 1989.

Fluido, eletrólitos e nutrição 38

A desnutrição é um problema comum em pacientes com câncer e está presente em mais de 20% dos pacientes com carcinomas de cabeça e pescoço. Pode ser definida como uma perda de peso superior a 10% do peso considerado ideal associada à perda muscular, sendo de origem multifatorial. Os três principais mecanismos envolvidos na patogênese da desnutrição em pacientes com câncer consistem na ingestão alimentar reduzida, anorexia e caquexia induzida pelo câncer.

A desnutrição tem sido associada à maior morbidade perioperatória, incluindo taxas elevadas de sepse pós-operatória e de infecção na lesão. O suporte nutricional perioperatório, especialmente a substituição nutricional pré-operatória no paciente com desnutrição grave, parece estar associado a uma redução da morbidade operatória, da mortalidade e dos custos gerais do tratamento de saúde. É fundamental o fato de que a avaliação nutricional seja incorporada como um componente rotineiro no acompanhamento dos pacientes com carcinomas de cabeça e pescoço.

DESNUTRIÇÃO

A avaliação nutricional se inicia com um histórico completo e um exame físico, bem como com uma diversa faixa de testes antropométricos e laboratoriais. Considerando que nenhum teste ou avaliação pode diagnosticar a desnutrição, o médico deve incluir uma série de fatores para determinar o estado nutricional de um determinado paciente.

História
1. Perda de peso superior a 12 a 20% do peso corporal ideal.
2. Abuso de álcool.
3. Cânceres avançados (estágios III-IV) de cabeça e pescoço (particularmente na cavidade oral e na orofaringe).

Exame físico
1. Perda de gordura subcutânea/músculo.
2. Queilose, estomatite, pele seca escamosa (deficiências de diversas vitaminas).

Antropométrica
1. Avaliar a gordura corporal através de medições da dobra da pele.
2. O índice de massa corporal (IMC) = peso (kg)/altura (cm) × 100 fornece o cálculo/estimativa da massa corporal delgada e da gordura corporal total.
3. A circunferência do antebraço pode ser usada para estimar a massa muscular esquelética.

Medidas laboratoriais
1. As proteínas viscerais avaliadas são a albumina e a transferrina. Níveis de albumina inferiores a 3,0 mg/dℓ estão associados a elevada morbidade perioperatória. A transferrina, uma proteína da fase aguda de meia-vida mais curta (7 dias), pode refletir mais precisamente alterações rápidas do estado nutricional. Um valor de transferrina inferior a 150 mg/dℓ indica um prognóstico pior. A

pré-albumina sérica (meia-vida de 3 a 5 dias) é outro parâmetro laboratorial utilizado para avaliar o estado nutricional e a resposta à suplementação nutricional.
2. A transferrina pode ser avaliada diretamente no soro ou calculada a partir da sua capacidade de ligação ao ferro total (TIBC), usando a transferrina = (0,68 × TIBC) + 21.
3. A função imunológica está intimamente relacionada com o estado nutricional, e a desnutrição é associada à diminuição das imunidades celular e humoral. Estima-se que cerca de 33% dos pacientes anérgicos desenvolvem complicações sépticas *versus* apenas 5% dos hospedeiros imunocompetentes. A imunidade celular pode ser avaliada pela injeção intradérmica de antígenos (caxumba, *Candida*, derivado de proteína purificada [PPD], tétano etc.).
4. Uma contagem de linfócitos totais (CLT) inferior a 1.700/μℓ é associada a um aumento de 5 vezes no risco de infecção da lesão. A CLT representa uma avaliação grosseira da imunidade humoral.

Resumo

Considerando o fato de que nenhum parâmetro é adequado para avaliar a desnutrição, foi desenvolvida uma fórmula chamada de *índice nutricional prognóstico* (INP) que combina diversos fatores.

$$INP = 158 - 16,6 \text{ (albumina)} - 0,78 \text{ (gordura corporal da pele do tríceps)} - 0,20 \text{ (transferrina)} - 5,8 \text{ (hipersensibilidade retardada)}$$

Em estudos de traumatismo cirúrgico, o INP é indicativo de complicações e morbidade. Buzby e colaboradores mostraram que, em pacientes que passaram por cirurgias gastrintestinais (GI) com um INP inferior a 40%, a taxa das complicações apresentadas foi de 8%, e a mortalidade, de 3%. Em pacientes com um INP superior a 40%, as taxas das complicações subiram para 40% e a mortalidade para 22%. Em pacientes com cânceres de cabeça e pescoço, Hooley e colaboradores demonstraram a associação de um INP superior a 20% a maior risco de complicações pós-cirúrgicas.

NECESSIDADES NUTRICIONAIS

Confirmado o diagnóstico de desnutrição, o médico deve definir precisamente as necessidades calóricas e nutricionais do paciente. Em média, o paciente irá utilizar 25 a 45 kcal/kg/dia com ampla variação individual. A fórmula de Harrison-Benedict, que incorpora idade, sexo, peso, altura, atividade e um índice de traumatismo, pode determinar mais precisamente as necessidades do paciente. Definidas as necessidades calóricas, uma série de variáveis deve ser incorporada.

1. Adulto médio — 30 a 35 kcal/kg/dia. Casos complexos podem requerer a avaliação do equilíbrio de nitrogênio para avaliar o estado calórico e o proteico.
2. Um grama de nitrogênio por 125 a 150 kcal (*i. e.*, 6,25 g de proteína por 125 a 150 kcal). A proporção caloria/nitrogênio é importante para evitar o desequilíbrio proteína-caloria e permitir a restauração dos reservatórios proteicos.
3. Avaliação específica de vitaminas, minerais e micronutrientes.
4. Avaliação contínua de peso, parâmetros laboratoriais e uso seletivo do esquema de 24 h para a coleção de urina, a fim de avaliar o equilíbrio do nitrogênio.

TÉCNICAS DE IMPLEMENTAÇÃO NUTRICIONAL

Todos os pacientes com desnutrição precisam repor suas deficiências. A reposição pode ser simples, como a suplementação oral com uma bebida rica em calorias e proteínas, ou sofisticada, como a nutrição parenteral completa (NPC) por acesso venoso central. Enquanto alguns pacientes com carcinomas avançados de cabeça e pescoço necessitam de suporte nutricional perioperatório, a maioria apresenta um funcionamento normal do trato GI e se mostra capaz de receber alimentação enteral.

Alimentação enteral

Existe ampla variedade de formas de alimentação enteral, que variam nas suas composições física e química. Dependendo da condição clínica do paciente, pode-se escolher uma fórmula para os pacientes com insuficiência renal, insuficiência hepática, insuficiência pulmonar ou traumatismo recente. Uma dieta elementar é livre de resíduos e contém proteínas sob a forma de aminoácidos ou hidrolisadas; constitui uma dieta essencialmente livre de gorduras, exceto pelos ácidos graxos essenciais, e os carboidratos se encontram sob a forma de oligossacarídios. Uma dieta elementar aplica-se particularmente aos pacientes que não podem tolerar resíduos no trato GI em decorrência de fístula de saída baixa ou síndrome do intestino delgado.

A via de alimentação pode ser nasogástrica (NG), por gastrostomia (por técnica aberta ou percutânea [PEG]) ou por jejunostomia. Cada técnica possui suas indicações próprias bem como vantagens e desvantagens associadas.

- Alimentação NG

  Vantagens

  1. Usada por curto período de tempo (< 2 a 4 semanas)
  2. De fácil administração
  3. Cateteres macios de silicone mais recentes (8F) bem-tolerados

  Desvantagens

  1. Reação tissular significativa (nariz, nasofaringe etc.)
  2. Refluxo esofágico com risco de aspiração
  3. Esofagite
  4. Colabamento do tubo, requerendo substituição frequente

- Alimentação por gastrostomia

  Vantagens

  1. Mais bem-tolerada a longo prazo
  2. Pode-se optar por técnica aberta ou PEG
  3. A PEG fornece a opção por anestesia local/cirurgia externa ao paciente
  4. A gastrostomia aberta permite um tubo mais largo
  5. Não interfere na deglutição normal, nas vias respiratórias ou na voz
  6. De maior apelo estético

  Desvantagens

  1. Procedimento cirúrgico
  2. Complicações na lesão

- Indicações para jejunostomia

  1. Laringofaringoesofagectomia total com *pull-up* gástrico
  2. Reconstrução utilizando retalho livre jejunal
  3. Doença gástrica grave básica

NUTRIÇÃO PARENTERAL

O uso da nutrição parenteral propicia ao médico uma técnica de substituição nutricional relativamente rápida independente do trato alimentar. A nutrição parenteral periférica (NPP) é administrada

QUADRO 38.1 COMPOSIÇÃO DOS ELETRÓLITOS DO FLUIDO CORPORAL

Substância	Fluido extracelular (mEq/ℓ)	Fluido intracelular (mEq/ℓ)
Sódio	140	10
Potássio	4	150
Magnésio	1,7	40
Cloreto	105	10
Bicarbonato	28	10
Fosfato/sulfato	3,5	150
Ânions de proteína	15	40

por uma veia periférica e não se mostra adequada à suplementação nutricional completa. Pode ser administrada como um suplemento composto de 5 a 10% de dextrose, 3,5% de aminoácidos e intralipídios, a fim de fornecer 1.000 a 2.000 cc/dia. A NPC é administrada por acesso venoso central para evitar um trato GI não-ativo.

- Indicações para NPC
  1. Desnutrição proteica grave com perda da função normal do sistema GI.
  2. Doença primária do sistema GI.
  3. Incapacidade de engolir com segurança (a maioria dos casos pode tolerar a alimentação enteral).
  4. Liberação de líquido após a dissecção do pescoço.
- Vantagens da NPC
  1. Habilidade para repor calorias, proteínas e vitaminas independente da função GI.
  2. Reposição rápida das deficiências nutricionais (1 a 2 semanas).
  3. Manutenção de uma curva de crescimento normal.
  4. Restauração das competências nutricional e imunológica, reduzindo a morbidade e mortalidade cirúrgicas.

FLUIDOS, ELETRÓLITOS E EQUILÍBRIO ACIDOBÁSICO

O traumatismo, procedimentos operatórios e múltiplas doenças clínicas podem produzir alterações na composição, na distribuição e no volume dos fluidos corporais. Distúrbios críticos nos fluidos, nos eletrólitos ou no equilíbrio acidobásico do corpo podem não apresentar sinais ou sintomas externos e serem diagnosticados apenas através de procedimentos laboratoriais. Os pacientes cirúrgicos são particularmente propensos a tais distúrbios devido aos efeitos da anestesia, alimentações parenterais, doenças de base e deslocamentos de fluido pós-operatórios.

O homem médio de 70 kg é composto de 60% (42 ℓ) de água. Destes 42 ℓ, aproximadamente dois terços (28 ℓ) são intracelulares e um terço (14 ℓ) extracelular. O compartimento extracelular pode ser posteriormente dividido em fluido intersticial (10 ℓ) e plasma (4 ℓ). Diversos eletrólitos estão distribuídos entre os diferentes compartimentos de fluido do corpo (ver o Quadro 38.1).

Troca de fluido

Vias		Volume diário médio (mℓ)
Entrada de água:	Fluidos orais	800 a 1.500
	Alimentos sólidos	500 a 700
	Oxidação da água	250
Perda de água:	Eliminação pela urina	800 a 1.500
	Intestinal	250
	Insensível	500 a 700

Necessidades de fluido

Adultos: 35 cc/kg/24h
Crianças:
- Primeiros 10 kg: 100 cc/kg/24h ou 4 cc/kg/h
- Segundos 10 kg: 50 cc/kg/24h ou 2 cc/kg/h
- Segundos > 20 kg: 25 cc/kg/24h ou 1 cc/kg/h

Febre: 500 cc/24 h/C com mais de 38,3°C

Alterações dos fluidos

- Super-hidratação (excesso de volume)
  - Poliúria
  - Sódio na urina superior a 30 mEq/ℓ
  - Edema pulmonar
  - Veias do pescoço distendidas
  - Ascite
  - Edema periférico
  - Hipertensão sistólica
  - Maior pressão de encravamento
- Desidratação (depleção de volume)
  - Oligúria
  - Sódio na urina inferior a 10 mEq/ℓ
  - Hipotensão
  - Turgor cutâneo fraco
  - Globos oculares fundos
  - Sede
  - Taquicardia
  - Hemoconcentração
  - Pressão de encravamento baixa

Sódio

- Concentração normal de Na no soro de 135 a 145 mEq/ℓ
- Ingestão normal de Na de 1 mEq/kg/24h
- Hipernatremia (Na > 150 mEq/ℓ)
  - Etiologia
    - Perda de água livre: diabetes insípido, sudorese, queimaduras, diarreia, vômitos, osmótica, perdas insensíveis
    - Carga de soluto: alimentação por sonda, lesão do tronco encefálico, administração por via intravenosa inadequada, síndrome de Cushing
  - Terapia: depende da concentração do fluido, porém o princípio básico é tratar o distúrbio básico e reidratar lentamente com fluido hipotônico. A reidratação rápida pode levar ao edema cerebral ou insuficiência cardíaca congestiva (ICC).
- Hiponatremia (Na < 130 mEq/ℓ)
  - Etiologia: iatrogênica, intoxificação aquosa, sepse, insuficiência renal, cirrose, síndrome do hormônio antidiurético inadequado (SHADI), ICC, mixedema, efeito osmótico hiperglicêmico (corrigir em 2 mEq para cada 100 mg de excesso de glicose, a fim de obter uma concentração sérica de sódio que reflita corretamente a relação sódio/fluido).

- Terapia: depende da concentração de fluido do paciente. Em caso de excesso (ICC, insuficiência renal), restringe-se o fluido e utilizam-se diuréticos. Se o volume estiver depletado, procede-se à reidratação com solução salina normal. Em caso de sintomas graves (sistema nervoso central [SNC]), faz-se a reposição de metade do défice por 4 a 6 h com solução salina hipertônica a 3%. Repor o restante durante as próximas 24 a 48 h.

Potássio

- Concentração normal no soro de 3,5 a 5 mEq/ℓ
- Ingestão normal
    - Adultos: 40 a 60 mEq/24h
    - Crianças: 2 mEq/kg/24h
- Hiperpotassemia ($K^+ > 5,5$)
    - Etiologia: ingestão excessiva, insuficiência renal, rabdomiólise, lesão por esmagamento, acidose, inibidores da enzima conversora de angiotensina (ECA), diuréticos que não eliminam K^+
    - Diagnóstico: fraqueza, perda do reflexo do tendão profundo (RTP), confusão, irritabilidade, alterações no eletrocardiograma (ECG) (ondas T em pico, QRS prolongada, parada sinusal, assístole)
    - Terapia: suspensão das fontes exógenas, Kayexalato, situação de emergência com K^+ superior a 7,5 ou alterações no ECG, combinação de $D50/insulina/NaHCO_3/Ca$. Considerar a possibilidade de diálise
- Hipopotassemia ($K^+ < 3,0$ mEq/ℓ)
    - Etiologia: menor ingestão, perda GI especialmente por sucção NG, vômitos, diarreia, abuso de laxantes, diuréticos, terapia com esteroides
    - Diagnóstico: anorexia, náuseas, vômitos, íleo, fraqueza, alterações no ECG (QT prolongada, depressão ST, PVC)
    - Terapia: repor a taxa máxima de 40 mEq/h (monitorando)
        - Periférica – 20 mEq em 50 a 100 cc D_5W
        - Central – 20 a 40 mEq em 50 a 100 cc D_5W

Lembrar que o pH do soro afeta a concentração sérica de K^+ (a acidose leva a um aumento no K^+ sérico enquanto a alcalose produz uma diminuição).

Cálcio

- Concentração normal de Ca^{2+} no soro de 8,5 a 10,6 mg/dℓ
- Ingestão normal
    - 1 a 3 g/24h.
    - Reservatórios totais do corpo de 1 a 2 g.
    - Ca^{2+} sérico de 50% ionizado, 50% não-ionizado.
    - O Ca^{2+} total sérico diminui proporcionalmente à proteína sérica; entretanto, o Ca^{2+} ionizado permanece constante. Checar o Ca^{2+} ionizado ou corrigir o Ca^{2+} sérico, considerando que uma diminuição de 0,8 mg/dℓ de Ca^{2+} é observada a cada redução de 1,0 g/dℓ na albumina sérica abaixo de 4,0 g/dℓ.
- Hipocalcemia ($Ca^{2+} < 8$ mg/dℓ)
    - Etiologia: hipoparatireoidismo (o iatrogênico é o mais comum), albumina reduzida, pancreatite, insuficiência renal, hipomagnesemia, deficiência de vitamina D, má absorção, pseudo-hipoparatireoidismo
    - Diagnóstico: geralmente sintomático abaixo de 7,5 mg/dℓ, dormência, formigamento, dor de cabeça, cólica, sinal de Chvostek (irritabilidade do nervo facial), sinal de Trousseau (espasmo carpopedal)

- Terapia: gliconato de Ca emergente ou cloreto, 1 g (10 cc de uma solução a 10% = 1 ampola), pielograma intravenoso (PIV) por 10 a 15 min com monitoramento cardíaco
    - Lembrar-se de checar o Mg.
    - Em caso de hipocalcemia crônica, reposição com Os-cal, 1,5 a 3,0 g/dia com vitamina D (calcitriol, 0,25 a 2,0 µg/dia); começar com 0,25 µg/dia e, em seguida, aumentar 0,25 µg/dia até 2 a 4 semanas, conforme necessário.
    - Uma hipocalcemia transitória (7,0 a 8,0) após cirurgia da tireoide pode não precisar de tratamento.
    - Novos ensaios rápidos do hormônio da paratireoide (PTH) podem guiar o cirurgião após a tireoidectomia, com um nível de PTH imediato superior a 10 a 12 pg/mℓ sugerindo um risco muito baixo de hipocalcemia pós-tireoidectomia.
- Hipercalcemia (Ca^{2+} > 10,6)
    - Etiologia: hiperparatireoidismo, produção ectópica de PTH, malignidade, metástase óssea, síndrome do leite alcalino, toxicidade por vitamina D, sarcoide, tuberculose (TB), doença de Paget, tiazidas, malignidade da paratireoide
    - Diagnóstico: elevações brandas (< 11,5), em geral assintomáticas, podendo não requerer tratamento, noctúria, polidipsia, anorexia, náuseas, vômitos, dor abdominal, confusão
    - Níveis de emergência superiores a 14 a 16
- Terapia
    - Tratar o distúrbio básico
    - Hidratação (solução salina de 1 a 2 ℓ por 2 h)
    - Diuréticos
    - Fosfatos, esteroides, calcitonina, mitramicina

Magnésio

- Concentração normal no soro de 1,6 a 2,5 mg/dℓ
- Ingestão normal de 20 mEq/dia
- Hipomagnesemia, Mg^{2+} inferior a 1,5 mg/dℓ
    - Etiologia: abuso de laxantes, diuréticos, SHADI, paratireoidectomia, queimaduras, menor ingestão (abuso de álcool, NPC, má nutrição), menor absorção GI
    - Diagnóstico: fraqueza muscular, arritmia cardíaca, mioclonia
    - Terapia
        - Urgente; 1 a 2 g $MgSO_4$ (8 a 16 mEq) por 15 a 30 min e, em seguida, 1 g IM por 4 a 6 h ou óxido de Mg (Uromag), 2 tabletes 2 vezes/dia.
        - Importante corrigir o baixo Mg no caso do paciente hipocalcêmico.
- Hipermagnesemia, Mg^{2+} superior a 3 mg/dℓ
    - Etiologia: insuficiência renal, ingestão excessiva
    - Diagnóstico: hipertensão, náuseas, vômitos, letargia, fraqueza, alterações no ECG (bloqueio AV, QT prolongada)
    - Terapia: administrar urgente gliconato de Ca de 20 cc em solução a 10% PIV, eliminar as fontes exógenas, diálise

DISTÚRBIOS ACIDOBÁSICOS

O sistema acidobásico tem como função manter o pH em um nível de 7,4 para o funcionamento ótimo em nível celular. Diversos mecanismos, como o sistema respiratório, o sistema renal, os tampões extracelulares (principalmente HCO_3^-) e os tampões intracelulares (proteínas, fosfatos e hemoglobina) existem para manter o controle do pH nesta faixa estreita (Quadro 38.2).

QUADRO 38.2 DISTÚRBIOS ACIDOBÁSICOS

Distúrbio	pH	H+	Compensação	Exemplos
Acidose metabólica	Diminui	Aumenta	Pa_{CO_2} diminui de 1,3 mmHg para cada mEq/ℓ reduzido no HCO_3	Acidose láctica, cetoacidose
Alcalose metabólica	Aumenta	Diminui	Pa_{CO_2} aumenta 5 a 7 mmHg para cada mEq/ℓ aumentado no HCO_3	Vômitos, sucção no tubo NG, síndrome de Cushing
Acidose respiratória	Diminui	Aumenta	HCO_3 aumenta em 1 mEq/ℓ para cada 10 mmHg aumentado na Pa_{CO_2}	Hipoventilação, lesão do SNC
Alcalose respiratória	Aumenta	Diminui	HCO_3 diminui 2 mEq/ℓ para cada 10 mmHg reduzido na Pa_{CO_2}	Hiperventilação, febre/sepse, hipoxemia

O excesso de íon hidrogênio (ácido) é eliminado pelos pulmões com base na seguinte reação:

$$H^+ + HCO_3^- = H_2CO_3 = CO_2 + H_2O$$

A maior parte do excesso de hidrogênio é eliminada por esta via, sendo uma quantidade relativamente pequena (cerca de 70 mEq) eliminada pelo sistema renal. Ambos os sistemas, pulmonar e renal, ajustam-se para compensar as alterações no equilíbrio acidobásico (Quadro 38.2). Existem quatro categorias gerais de distúrbios acidobásicos: acidose e alcalose respiratórias bem como acidose e alcalose metabólicas.

Acidose respiratória

A acidose respiratória primária caracteriza-se por um aumento na pressão parcial do CO_2 arterial (P_{CO_2}), secundário a distúrbios que limitam a função pulmonar. É mais comumente encontrada em doenças que limitam a habilidade do corpo em eliminar CO_2, como a insuficiência pulmonar obstrutiva crônica, comprometimento da respiração central (lesões da cabeça ou drogas) ou algum traumatismo da parede torácica que impeça a ventilação adequada. O diagnóstico é confirmado por uma avaliação do sangue arterial que evidencie um baixo pH e uma P_{CO_2} elevada. O pH reduzido reflete a tentativa do corpo em compensar a elevação da P_{CO_2}, como mostrado na fórmula indicada anteriormente. Em situações crônicas, o sistema renal pode contribuir para a compensação através da retenção de HCO_3^-. O tratamento é direcionado à hipoventilação crônica e pode consistir em esteroides, antibióticos, inalantes, reversão da supressão respiratória e considerações a respeito dos procedimentos de intubação/ventilação mecânica.

Alcalose respiratória

A alcalose respiratória primária caracteriza-se por uma hiperventilação que leva a uma redução na P_{CO_2}. As duas etiologias primárias são o estímulo direto dos centros respiratórios centrais (ácido acetilsalicílico, tumores do SNC/traumatismo/acidente vascular encefálico [AVE]) ou o estímulo indireto através da hipoxia. Também pode ser observada em situações de hiperventilação psicogênica, sepse, erros na ventilação mecânica e febre. O diagnóstico é confirmado por uma avaliação do sangue arterial que evidencie um pH elevado (> 7,45) com uma baixa P_{CO_2} (< 35). O tratamento é direcionado à correção do distúrbio básico.

Acidose metabólica

A acidose metabólica resulta de uma variedade de distúrbios que levam a um excesso de carga ácida, à menor secreção de ácido ou a uma perda excessiva de bicarbonato. É caracterizada por um

QUADRO 38.3 ETIOLOGIA DA ACIDOSE METABÓLICA

- Intervalo aniônico normal
  - Ingestão de ácido em excesso (HCl, NH₄Cl)
  - Perda de bicarbonato
    - Trato GI (diarreia, fístulas, sonda NG)
    - Acidose tubular renal proximal
    - Acidose tubular renal distal
- Aumento do intervalo aniônico
  - Cetoacidose (diabetes melito, álcool)
  - Acidose láctica
  - Venenos (ácido acetilsalicílico, etilenoglicol)
  - Insuficiência renal

baixo pH arterial (< 7,36) e uma baixa concentração de HCO_3 (< 22). A redução no pH arterial leva a uma hiperventilação compensatória que diminui a P_{CO_2} e minimiza a alteração no pH arterial. O importante de distinguir entre as diversas causas de uma acidose metabólica é o intervalo aniônico, o qual permite que o médico classifique as causas da acidose metabólica entre um intervalo aniônico alto ou entre um intervalo aniônico normal (Quadro 38.3). O intervalo aniônico é calculado subtraindo a soma do cloreto com o bicarbonato da concentração de sódio. O valor normal é de 10 mEq/ℓ.

O diagnóstico é confirmado por uma avaliação do sangue arterial que evidencie um baixo pH e uma redução do HCO_3^-. O intervalo aniônico deve ser calculado para auxiliar a determinação de uma etiologia. O tratamento é direcionado ao distúrbio básico. Em alguns casos de acidose metabólica branda (pH > 7,25), não há necessidade de tratamento. O uso de bicarbonato para tratar a acidose metabólica é controverso e, em alguns pacientes com acidose láctica e cetoacidose, pode causar mais prejuízos do que benefícios. Em situações especiais (pH < 7,20, HCO_3^- < 10 mEq/ℓ), alguns médicos utilizam bicarbonato enquanto estão lidando com a causa básica da acidose.

Alcalose metabólica

A alcalose metabólica é causada por uma elevação primária no HCO_3^- plasmático superior a 27 mEq/ℓ, levando a um pH elevado, superior a 7,44. O pH elevado estimula uma redução na ventilação pulmonar. A queda na ventilação leva a um aumento na P_{CO_2}, tentando, dessa forma, minimizar as alterações no pH sanguíneo. As causas básicas da alcalose metabólica são decorrentes de uma perda de ácido ou excesso de ingestão alcalina. O Quadro 38.4 lista as causas mais comuns da alcalose metabólica. De longe, a causa mais comum está relacionada com a perda de ácidos (HCl). Em geral, não há um quadro clínico clássico de alcalose metabólica. O mais comum é que os índices laboratoriais indiquem um nível elevado de bicarbonato no soro (> 30 mEq/ℓ). Uma avaliação do sangue arterial deve ser feita em seguida, a fim de avaliar o estado acidobásico e afastar a possibilidade de alcalose

QUADRO 38.4 ETIOLOGIA DA ALCALOSE METABÓLICA

- Perda ácida (geralmente HCl)
  - GI (vômitos, tubo NG)
  - Maior acidificação da urina
    - Diuréticos
    - Excesso de aldosterona
    - Síndrome de Bartter
- Excesso de álcalis
  - Abuso de álcalis
  - Excesso de tratamento da acidose metabólica (i. e., HCO_3^-)
- Depleção grave de potássio

metabólica, ou o bicarbonato elevado pode refletir uma resposta compensatória de uma real situação de acidose respiratória.

Se a avaliação metabólica confirmar um HCO_3^- elevado com um pH alcalino, o próximo passo será avaliar o estado de volume do paciente. Mais comumente, as perdas GI (vômitos, sonda NG) contribuirão para a alcalose metabólica, devendo o tratamento ser dirigido para o restabelecimento de um volume adequado, níveis de cloreto e ingestão de potássio, que permitirão ao corpo restabelecer seu próprio equilíbrio acidobásico. Obviamente, o distúrbio básico deve ser tratado ao mesmo tempo que se disponibilizem os fluidos e eletrólitos necessários, o que permitirá ao sistema renal excretar o excesso de bicarbonato. A quantidade de fluido e eletrólitos é determinada pela resposta clínica do paciente, porém geralmente são necessários vários litros de solução salina normal e centenas de miliequivalentes de potássio durante vários dias.

Bibliografia

Nutrição

Boumpous JM, Maves MD. Total lymphocyte count as a predictor of wound infections in head and neck surgery. *Am J Otolaryngol.*, in press.

Bumpous JM, Snyderman CH. Nutritional considerations in patients with cancer of the head and neck. In: Myers EN, Suen JY, eds. *Cancer of the Head and Neck*. Philadelphia, PA: W.B. Saunders; 1996, 105–116.

Buzby GP, Mullen JL, Matthews DC, *et al.* Prognostic nutritional index in gastrointestinal surgery. *Am J Surg.* 1980;139:160–167.

Campos AC, Butters M, Meguid MM, *et al.* Home enteral nutrition via gastrostomy in advanced head and neck cancer patients. *Head Neck.* 1990;12:137–142.

Detsky AS, Smalley PS, Chang J. Is this patient malnourished? *JAMA.* 1994;271:54–58.

Elia M. Changing concepts of nutrient requirements in disease; Implications for artificial nutritional support. *Lancet.* 1995;345:1279–1284.

Hall JC. Nutritional assessment of surgery patients. *J Am Coll Surg.* 2006;202:837–843.

Hooley R, Levine H, Flores TC, *et al.* Predicting post operative head and neck complications using nutritional assessment. The Prognostic Nutritional Index. *Arch Otolaryngol.* 1983;109:83–88.

Mathews TW, Lampe HB, Dragosz KD, *et al.* Nutritional status in head and neck cancer patients. *J Otolaryngol.* 1995;24:87–91.

Mullen JL, Buzby GP, Waldman MT, *et al.* Prediction of operative morbidity and mortality by preoperative nutritional assessment. *Surg Forum.* 1979;30:80–82.

Shike M, Berner YN, Gerdes H, *et al.* Percutaneous endoscopic gastrostomy and jejunostomy for long term feeding in patients with cancer of the head and neck. *Otolaryngol Head Neck Surg.* 1989;101:549–554.

Fluido e eletrólitos

Forman BH. Fluids, electrolytes, and acid-base balance. In: Lee KJ, ed. *Essential Otolaryngology Head and Neck Surgery*. Flushing, NY: Medical Examination Publishing Co.; 1991;330–340.

Gann DS, Amaral JF. Fluid and electrolyte management. In: Sabiston DC, ed. *Essentials of Surgery*. Philadelphia, PA: W.B. Saunders; 1987, 29–61.

Khafif A, Pivoarox A, Medima JE, *et al.* Parathyroid hormone: a sensitive predictor of hypocalcemia following thyroidectomy. *Otolaryngol Head Neck Surg.* 2006;134:907–910.

Nussbaum MS, Ogle CK, Higashigushi T, *et al. The Mont Reid Handbook*. Chicago, IL: Year Book Medical Publishers; 1987, 15–31.

Payne RJ, Hier MP, Tamilia M, *et al.* Same day discharge after total thyroidectomy: the value of 6 hour serum parathyroid hormone and calcium levels. *Head Neck.* 2005;27:1–7.

Tratamento antimicrobiano em otorrinolaringologia/ cirurgia de cabeça e pescoço

Nos EUA, os gastos anuais com antibióticos passam de US$ 7 bilhões, a maioria para o tratamento das infecções das orelhas, da garganta, da cabeça e do pescoço. Por essa razão, o otorrinolaringologista/cirurgião de cabeça e pescoço devem estar especialmente atualizados em seus conhecimentos sobre os antibióticos.

Este capítulo descreve, por grupos gerais, os fármacos mais comumente utilizados nessas especialidades e enumera suas principais indicações bem como os inconvenientes associados ao seu uso. O leitor pode encontrar informações mais detalhadas em outras publicações mais abrangentes.[1-3]

AGENTES ANTIMICROBIANOS INDICADOS PARA AS INFECÇÕES DA CABEÇA E DO PESCOÇO

Penicilinas (antibióticos betalactâmicos)

Os exantemas leves (morbiliformes ou semelhantes aos do sarampo) causados pelas penicilinas são comuns, recidivam em apenas 50% dos pacientes expostos previamente a estes antibióticos e não estão associados à anafilaxia. As reações alérgicas graves, como anafilaxia, urticária difusa, angioedema e broncospasmo, podem ser fatais. Estas reações não ocorrem necessariamente nos pacientes que já desenvolveram erupções cutâneas e são contraindicações ao uso das penicilinas pelo resto da vida. Os casos fatais estão mais comumente associados à administração parenteral.

Penicilinas G ou V
- Ativas contra:
  - Alguns *Streptococcus pneumoniae*
  - *Streptococcus pyogenes* (estreptococos beta-hemolíticos dos grupos A [BHGA], B, C e G).
  - Muitos dos anaeróbios da cavidade oral
- Desvantagens:
  - São decompostas pelo ácido gástrico
  - Exantemas (5%)
  - Anafilaxia/angioedema (1/10.000)
  - São inativadas por penicilinases/betalactamases (produzidas por *Haemophilus*, *Staphylococcus* etc.)
  - Algumas cepas do *S. pneumoniae* têm resistência relativa (intermediária ou de alto nível)

Penicilinas antiestafilocócicas (resistentes à penicilinase): meticilina, oxacilina, dicloxacilina e nafcilina
- Eficazes contra:
  - *Staphylococcus aureus* (exceto as cepas de *S. aureus* resistentes à meticilina: "MRSA")

- Desvantagens:
  - As cepas de MRSA são comuns
  - As reações alérgicas são as mesmas encontradas com outras penicilinas (ver item anterior)

Aminopenicilinas: ampicilina, amoxicilina
- Ativas contra:
  - Muitas cepas do *Haemophilus influenzae*
  - *Escherichia coli* e espécies de *Proteus*
  - *S. pyogenes* (BHGA) e estreptococos dos grupos B, C e G
  - *S. pneumoniae* (cepas sensíveis e com resistência intermediária às penicilinas)
  - Muitos anaeróbicos
- Desvantagens:
  - Resistência dos *S. aureus*
  - Resistência dos *Haemophilus* (> 30%)
  - Resistência da *Moraxella catarrhalis* (> 90%)
  - Resistência do *S. pneumoniae* (cepas com níveis altos de resistência)
  - Reações alérgicas (iguais às descritas anteriormente)

Aminopenicilinas potencializadas (combinações com inibidores das betalactamases): amoxicilina/clavulanato, ampicilina/sulbactamo
- Ativas contra:
  - *H. influenzae*
  - *M. catarrhalis*
  - *S. aureus* (exceto MRSA)
  - *S. pyogenes* (BHGA) e estreptococos dos grupos B, C e G
  - *S. pneumoniae* (cepas sensíveis e com resistência intermediária às penicilinas)
  - *E. coli*, *Proteus*
  - A maioria dos anaeróbios
- Desvantagens:
  - Náuseas, diarreia (uso oral)
  - Proliferação excessiva de fungos
  - Reações alérgicas (iguais às descritas anteriormente)

Penicilinas antipseudomonas: ticarcilina, mezlocilina, piperacilina
- Ativas contra a maioria das cepas de *Pseudomonas aeruginosa* etc.
- Desvantagens:
  - Disponíveis apenas para uso parenteral (IV)
  - Resistência dos estafilococos e anaeróbios
  - Reações alérgicas (iguais às descritas anteriormente)

Penicilinas antipseudomonas combinadas com inibidores das betalactamases: ticarcilina/clavulanato, piperacilina/tazobactamo
- Ativas contra a *Pseudomonas*, a maioria dos anaeróbios, estafilococos (exceto MRSA) etc.
- Desvantagens:
  - Reações alérgicas (iguais às descritas anteriormente)

Cefalosporinas (antibióticos betalactâmicos)

A relação química com as penicilinas provavelmente significa que os pacientes com história de reação anafilática a estes últimos antibióticos não devem usar cefalosporinas de primeira geração. Contudo, nos pacientes com história de reações exantemáticas leves às penicilinas, as cefalosporinas são utilizadas comumente.

As cefalosporinas são subdivididas em fármacos de primeira, segunda e terceira/quarta gerações. Em geral, as cefalosporinas de primeira geração são ativas contra os cocos Gram-positivos, enquanto os fármacos de terceira/quarta gerações se mostram mais eficazes contra as bactérias Gram-negativas; as cefalosporinas de segunda geração demonstram ser mais ou menos eficazes contra as bactérias destes dois grupos gerais.

Cefalosporinas de primeira geração: cefalexina oral, cefazolina injetável etc.
- Ativas contra:
  - *S. aureus* (exceto MRSA)
  - *S. pyogenes* (BHGA) e estreptococos dos grupos B, C e G
  - Algumas cepas do *S. pneumoniae* (exceto as cepas resistentes às penicilinas)
  - *E. coli, Proteus, Klebsiella*
- Desvantagens:
  - Resistência dos *Haemophilus, M. catarrhalis* e *Pseudomonas*
  - Alguns *S. pneumoniae* e *S. aureus* são resistentes
  - Alergia cruzada com as penicilinas, se tiver ocorrido anafilaxia

Cefalosporinas de segunda geração e seus equivalentes: cefuroxima, cefprozila, cefpodoxima, loracarbefe, cefdinir etc.
- Eficazes contra:
  - *H. influenzae*
  - A maioria das cepas da *M. catarrhalis*
  - *Neisseria gonorrhoeae*
  - *S. pyogenes* (BHGA) e estreptococos dos grupos B, C e G
  - *S. pneumoniae* (cepas sensíveis às penicilinas)
- Desvantagens:
  - Resistência das *Pseudomonas* e dos anaeróbios
  - Algumas cepas do *S. pneumoniae* são resistentes (cepas resistentes às penicilinas)
  - Pouca penetração no líquido cefalorraquidiano (LCR) (exceto a cefuroxima)

Cefalosporina oral de terceira geração: ceftibuteno
- Ativas contra o *Haemophilus, Moraxella, Neisseria*
- Desvantagens: pouca eficácia contra os estafilococos, estreptococos e pneumococos

Cefalosporinas parenterais de terceira geração: ceftriaxona, cefotaxima
- Eficazes contra:
  - *H. influenzae* e *M. catarrhalis*
  - Todas as cepas do *S. pneumoniae*, exceto as que mostram níveis altos de resistência a vários antibióticos
  - *Neisseria meningitidis* e *gonorrhoeae*
  - Excelente penetração no LCR e ação duradoura (ceftriaxona)
- Desvantagem: resistência das *Pseudomonas*

Cefalosporinas antipseudomonas de terceira/quarta gerações: ceftazidima, cefepima
- Ativas contra a *P. aeruginosa* etc.
- Desvantagens: disponíveis apenas para uso parenteral

Outros antibióticos betalactâmicos
Carbapenêmicos: imipeném/cilastatina, meropeném, ertapeném
- Eficazes contra:
  - *S. aureus* (exceto MRSA)
  - *S. pyogenes*, estreptococos dos grupos A, B, C e G e *Streptococcus viridans*
  - *S. pneumoniae* (exceto estreptococos resistentes à penicilina)
  - *H. influenzae*
  - *N. gonorrhoeae*
  - *E. coli*, *Klebsiella*
  - *Bacteroides* e outros anaeróbios
  - *P. aeruginosa* (exceto ertapenem)
- Desvantagens:
  - Reações dos pacientes alérgicos à penicilina
  - Convulsões (imipeném/cilastatina em doses altas)

Macrolídeos
Eritromicina e claritromicina
- Eficazes contra:
  - *S. pyogenes* (BHGA) e estreptococos do grupo B
  - Alguns *S. pneumoniae* (exceto as cepas resistentes às penicilinas e aquelas resistentes a vários antibióticos)
  - Alguns *S. aureus* (a resistência desenvolve-se durante o tratamento)
  - *Mycoplasma, Legionella, Chlamydophila, Bordetella pertussis*
- Desvantagens:
  - Muitos *S. aureus* e *S. pneumoniae* são resistentes
  - Resistência dos *Haemophilus*
  - Náuseas, cólicas e vômitos
  - Ototoxicidade: rara (*i. e.*, uso IV em doses superiores a 4 g/dia)
  - Potencializam os efeitos da teofilina e de outros fármacos metabolizados pelo citocromo P-450 ("estatinas", antiarrítmicos, digoxina, benzodiazepinas, alfentanila etc.)
  - Prolongam o intervalo QT do ECG

Nota: a telitromicina (oral) é um macrolídeo com espectro de ação semelhante, embora com menos resistência dos pneumococos. Toxicidade hepática e distúrbios visuais limitam sua utilidade.

Azitromicina
- Eficaz contra:
  - *M. catarrhalis*
  - *Mycoplasma, Legionella, Chlamydophila, B. pertussis*
  - Ação prolongada, poucas interações farmacológicas

- Desvantagens:
  - Menos ativa contra o *S. pyogenes* e *Haemophilus*
  - Menos ativa contra o *S. pneumoniae* — muitas cepas são resistentes

Clindamicina (VO e IV)
- Eficaz contra:
  - Bactérias anaeróbias (orais, respiratórias etc.), *Bacteroides fragilis* etc.
  - A maioria dos *S. aureus* (inclusive MRSA isolados da comunidade)
  - Estreptococos dos grupos A, B e C e *Peptostreptococcus*
  - Muitas cepas do *S. pneumoniae*
- Desvantagens:
  - Náuseas, cólicas, diarreia, esofagite (não administrar à hora de deitar)
  - Enterocolite pseudomembranosa
  - Resistência de algumas cepas do *S. pneumoniae*
  - Os MRSA isolados nos hospitais geralmente são resistentes

Tetraciclinas: doxiciclina, minociclina, tigeciclina (IV) etc.
- Ativas contra:
  - *Mycoplasma, Chlamydophila, Legionella*
  - A maioria dos *S. aureus* (inclusive MRSA)
  - A maioria dos *S. pneumoniae*
  - A tigeciclina é eficaz contra as cepas do *S. pneumoniae* resistentes a vários antibióticos
- Desvantagens:
  - Resistência de muitos estreptococos
  - Resistência de alguns *S. aureus*
  - Resistência de muitos *Haemophilus*
  - Fotossensibilidade
  - Esofagite (doxiciclina: não administrar à hora de deitar)
  - Vertigem (minociclina)
  - Coloração dos dentes e disgenesia

Nota: não administrar esses antibióticos na última metade da gravidez ou às crianças com menos de 6 meses até 10 anos.

Cloranfenicol
O cloranfenicol (preparação oral) não está mais disponível nos EUA porque pode causar supressão medular fatal. (Ainda se encontra disponível em outros países.) Esse antibiótico é eficaz contra *Haemophilus, Neisseria*, estreptococos, anaeróbios e quantidades cada vez menores de *S. pneumoniae*. O cloranfenicol tem boa penetração no LCR. Todas as indicações ao uso desse antibiótico são atendidas pela ceftriaxona ou fluoroquinolonas.

Sulfonamidas — inibidores do folato: trimetoprima/sulfametoxazol
- Eficazes contra:
  - Alguns *S. pneumoniae* (muitos são resistentes)
  - Muitos *H. influenzae* (alguns são resistentes)
  - MRSA isolados da comunidade

- Desvantagens:
  - Muitas resistências (estreptococos, estafilococos, *M. catarrhalis* etc.)
  - Resistência dos *S. aureus*, MRSA, isolados nos hospitais
  - Erupções, urticária, fotossensibilidade

Fluoroquinolonas

Quinolonas antipseudomonas: ciprofloxacino (VO e IV), levofloxacino (VO e IV)
- Eficazes contra:
  - *P. aeruginosa*, bactérias Gram-negativas
  - *H. influenzae*
  - *M. catarrhalis*
  - *N. gonorrhoeae*
- Desvantagens:
  - Pouca atividade contra o *S. pyogenes* (exceto o levofloxacino)
  - Pouca atividade contra o *S. pneumoniae* (exceto o levofloxacino)
  - A resistência das *Pseudomonas* pode desenvolver-se durante o tratamento; recomenda-se associar outro antibiótico
  - A resistência das *Pseudomonas* é encontrada nas comunidades em que o uso desses antibióticos é frequente
  - Potencializam os efeitos da teofilina etc. (semelhante às eritromicinas, ver seção anterior)
  - Antiácidos, zinco e ferro interferem na absorção
  - O uso não foi aprovado para crianças

Quinolonas "respiratórias": levofloxacino, gatifloxacino, moxifloxacino
- Eficazes contra:
  - Estreptococos dos grupos A, B, C e G (inclusive BHGA), *S. viridans*
  - *S. pneumoniae* (inclusive cepas altamente resistentes a vários antibióticos)
  - *Mycoplasma, Chlamydophila, Legionella*
  - Cepas do *S. aureus* sensíveis à meticilina, mas não MRSA
- Desvantagens:
  - Antiácidos, zinco e ferro reduzem a absorção
  - Ainda não foram aprovadas para crianças
  - Não foram bem-estudadas contra a meningite, mas provavelmente são eficazes
  - Interações farmacológicas e alterações do eletrocardiograma (ECG), embora menos frequentes que com as eritromicinas ou o ciprofloxacino
  - Alterações da glicemia com o gatifloxacino (adultos idosos)

Aminoglicosídios: gentamicina, tobramicina, amicacina
- Eficazes contra:
  - *P. aeruginosa* (muitas cepas)
  - *E. coli, Klebsiella, Serratia, Enterobacter, Proteus*
  - *S. aureus* sensível à meticilina, mas não MRSA
- Desvantagens:
  - Resistência dos anaeróbios
  - Ototoxicidade e nefrotoxicidade
  - Disponíveis apenas para uso parenteral

- A resistência das *Pseudomonas* é comum, podendo desenvolver-se durante o tratamento
- É recomendável associar os aminoglicosídios com qualquer outro agente antipseudomonas

Metronidazol (VO e IV)
- Ativo apenas contra anaeróbios:
  - *B. fragilis* e outras espécies
  - *Peptococcus, Peptostreptococcus*
  - *Clostridium difficile* (enterocolite pseudomembranosa induzida por antibiótico)
  - Ampla penetração no LCR
- Desvantagens:
  - Inativo contra os aeróbios, mas pode ser combinado com qualquer outro antibiótico
  - Interações adversas com bebidas alcoólicas

Vancomicina, dalbavancina, teicoplanina
- Eficazes contra:
  - *S. aureus* (inclusive MRSA)
  - *S. pneumoniae* (todas as cepas, inclusive as altamente resistentes a vários antibióticos)
  - Estreptococos dos grupos A, B, C e G e *Peptostreptococcus*
  - *Enterococcus*, a maioria dos outros cocos
  - *C. difficile*
- Desvantagens:
  - Ototoxicidade (doses altas) e nefrotoxicidade
  - Disponíveis apenas para uso intravenoso (exceto na enterocolite)

Linezolida (VO e IV), daptomicina (IV)
- Ativas contra:
  - *Staphylococcus epidermidis* e *aureus* (inclusive MRSA)
  - *S. pneumoniae* (inclusive cepas altamente resistentes a vários antibióticos)
- Desvantagem: custo elevado

Rifampicina
A rifampicina é eficaz contra o *S. aureus, S. pyogenes, S. pneumoniae, Haemophilus, N. meningitidis* e *gonorrhoeae, Legionella*, anaeróbios etc. Contudo, os micro-organismos desenvolvem resistência durante o tratamento quando se administra um único antibiótico para tratar infecções estabelecidas. A rifampicina é útil à profilaxia e ao tratamento dos estados de portador de micro-organismos nasais/nasofaríngeos.

Antifúngicos
Anfotericina B (IV, tópica para irrigações nasais)
- Ativa contra a maioria das infecções fúngicas sistêmicas (*Aspergillus, Mucor*)
- Inconveniente: nefrotoxicidade

Voriconazol (VO e IV)
- Ativo contra o *Aspergillus, Candida* etc. (não contra o *Mucor*)

Flucitosina (VO)
- Ativa contra a *Candida, Cryptococcus* e *Aspergillus* (este último em combinação com anfotericina B)

Cetoconazol (VO e tópico)
- Eficaz nas candidíases da mucosa/pele

Fluconazol (VO e IV)
- Eficaz contra a *Candida, Cryptococcus*
- Boa penetração no LCR

Itraconazol (VO e IV)
- Eficaz contra o *Aspergillus, Candida, Alternaria, Curvularia, Bipolaris*

Posaconazol (VO)
- Ativo contra o *Aspergillus, Candida,* zigomicetos, histoplasma, *Blastomyces, Coccidioides, Cryptococcus, Mucor* etc.

  Nota: os antifúngicos sistêmicos do grupo dos azólicos (ver itens anteriores) estão sujeitos às interações farmacológicas com fenitoína, terfenadina, triazolam, anticoagulantes orais, estatinas, efavirenz e muitos outros fármacos.[1]

Caspofungina (IV)
- Ativa contra as espécies do *Aspergillus* e *Candida*

Nistatina (suspensão e tabletes)
- Ativa contra a candidíase das mucosas

Miconazol (tópico)
- Ativo contra a candidíase das mucosas

Clotrimazol (tópico)
- Útil para as infecções cutâneas por *Taenia* e *Candida*

Griseofulvina (comprimidos e suspensão)
- Útil para as dermatofitoses da pele/cabelos

Terbinafina (VO)
- Eficaz nas dermatofitoses das unhas das mãos e dos pés

Antivirais

Ver descrição dos agentes anti-HIV nos textos mais abrangentes.

Aciclovir, valaciclovir, fanciclovir
- Fármacos orais ativos contra o *Herpes simples* e o *Herpes zoster*

Doconasol e penciclovir
- Fármacos tópicos ativos contra as infecções labiais por *Herpes simples*

Amantadina e rimantadina
- Fármacos orais ativos contra a *influenza* A (embora muitas cepas resistentes tenham sido isoladas em 2006)

Oseltamivir (VO)
- Eficaz contra as *influenza*s A e B

Zanamivir (inalatório)
- Eficaz contra as *influenza*s A e B

OPÇÕES E RECOMENDAÇÕES TERAPÊUTICAS

Otite média aguda

A otite média aguda geralmente é viral, mas os seguintes patógenos bacterianos devem ser considerados:

- O *S. pneumoniae* é responsável por 25% dos casos de otite média bacteriana. Essa bactéria é o patógeno mais virulento e invasivo, causando a maioria das complicações da otite média, inclusive mastoidite. A infecção regride, sem tratamento antibiótico adequado, em menos de 20% dos casos. As resistências à penicilina, amoxicilina, cefalosporinas, macrolídeos, sulfonamidas e clindamicina são comuns.
- O *H. influenzae* é responsável por 20 a 25% dos casos de otite média bacteriana. Cerca de 50% dos casos regridem sem antibióticos. Cerca de 40% das cepas são resistentes à amoxicilina e às cefalosporinas de primeira geração. Muitas são resistentes aos macrolídeos e à clindamicina.
- A *M. catarrhalis* causa 10 a 25% dos casos. Mais de 80% dos casos regridem sem antibióticos. Essa bactéria geralmente é resistente às sulfonamidas e quase sempre resistente à amoxicilina, às cefalosporinas de primeira geração e à clindamicina.

Opções de tratamento farmacológico: mais de 50% dos casos de otite média aguda regridem sem antibióticos (ou com antibióticos selecionados sem bases lógicas). Contudo, os antibióticos bem-selecionados ajudam a aliviar a dor, aceleram a recuperação bem como evitam perda auditiva e mastoidite. As seguintes opções podem ser recomendadas:

1. A amoxicilina tem custo baixo e trata a maioria dos casos. Contudo, muitos patógenos são resistentes.
2. A eritromicina (ou clindamicina) para o pneumococo — acrescida de uma sulfonamida para o *Haemophilus* — é uma alternativa de baixo custo para os pacientes alérgicos à penicilina. Contudo, alguns patógenos são resistentes.

As alternativas descritas a seguir são preferíveis quando as resistências se mostram comuns na comunidade (p. ex., creches, famílias com crianças que frequentam creches etc.). Se o paciente tiver usado penicilina ou cefalosporina nos últimos 3 meses, ou se a amoxicilina não conseguir produzir melhora em 3 a 5 dias:

1. Usar amoxicilina potencializada: amoxicilina (dose alta) para pneumococos (nível intermediário de resistência) com clavulanato para evitar as resistências do *Haemophilus* e da *M. catarrhalis*.
2. Administrar injeções intramusculares de ceftriaxona em dias alternados, até completar três doses, para tratar os pneumococos bem como *Haemophilus* e *M. catarrhalis* resistentes.
3. Usar levofloxacino ou moxifloxacino (para os adultos) para tratar os pneumococos resistentes a vários antibióticos bem como *Haemophilus* e *M. catarrhalis* resistentes.

Otite média supurativa crônica

Os pacientes com secreção na orelha e membrana timpânica preservada devem ser tratados para a *P. aeruginosa*, *S. aureus* e, ocasionalmente, bactérias anaeróbias. São opções:

1. Gotas otológicas de ciprofloxacino ou ofloxacino
2. Ciprofloxacino ou levofloxacino oral (em alguns casos)
3. Clindamicina oral (raramente) para os anaeróbios ou estafilococos

Otite externa aguda

Também conhecida como "orelha do nadador", deve ser tratada para a *P. aeruginosa* e ocasionalmente *S. aureus*. A limpeza é importante e as opções farmacológicas incluem:

1. Soluções ácidas/antissépticas tópicas (ácidos acético ou bórico mais álcool isopropílico)
2. Vinagre branco mais fricção com álcool a 50%
3. Gotas otológicas de ciprofloxacino ou ofloxacino
4. Gotas otológicas de neomicina/polimixina
5. Gotas otológicas/colírios de gentamicina
6. Ciprofloxacino ou levofloxacino oral (raramente)

Otomicose

As infecções fúngicas do canal auditivo externo (e do processo mastóideo) geralmente são causadas pelo *Aspergillus*, mas em alguns casos pela *Candida* e outros fungos. A limpeza é essencial, e os seguintes agentes antissépticos e acidificantes tópicos são indicados:

1. Ácidos bórico ou acético com álcool isopropílico
2. Vinagre branco e álcool para fricção em mistura a 50%
3. Acetato de M-cresila a 25%, se a membrana timpânica estiver preservada
4. Mertiolato, se a membrana timpânica se mostrar preservada
5. Iodopovidona
6. Violeta de genciana (2% em álcool a 95%)

Rinossinusite aguda

A rinossinusite aguda (exceto quando tem origem dentária) é causada pelos mesmos agentes virais e bacterianos envolvidos na otite média aguda. Igualmente, muitos casos regridem sem tratamento antibiótico. Quando isso não acontece, e para aliviar a dor assim como evitar complicações, as opções terapêuticas recomendadas são semelhantes:

1. Amoxicilina. Se a dor não melhorar em 3 a 5 dias, trocar para uma das seguintes opções:
   - Amoxicilina potencializada (com um componente de amoxicilina potencializada)
   - Ceftriaxona (injeções IM)
   - Levofloxacino, moxifloxacino ou gatifloxacino (para adultos)
   - Clindamicina mais trimetoprima/sulfa
   - Eritromicina/claritromicina mais trimetoprima/sulfa (muitas resistências)
   - Cefpodoxima ou cefdinir

Disseminação da rinossinusite aguda para a órbita ou para o sistema nervoso central

A celulite orbitária pode ser um fator predisponente à meningite rinogênica. O *S. pneumoniae* e *H. influenzae* devem ser considerados e tratados com fármacos intravenosos que atravessem a barreira hematencefálica. As opções consistem em:

1. Ceftriaxona (IV)
2. Levofloxacino ou moxifloxacino (IV)
3. Vancomicina (IV) e ceftriaxona (IV) (para os pneumococos altamente resistentes)

Rinossinusite crônica

Em geral, a rinossinusite crônica é causada por uma infecção mista que envolve alguns micro-organismos anaeróbios e comumente o *S. aureus*. As exacerbações agudas da sinusite crônica podem ser causadas pelas bactérias aeróbias que causam rinossinusite aguda. As infecções fúngicas localizadas também são comuns. O tratamento antimicrobiano raramente é eficaz como medida isolada. As opções terapêuticas estão baseadas nos resultados das culturas/testes de sensibilidade e consistem em:

1. Amoxicilina potencializada
2. Clindamicina
3. Metronidazol com cefalexina
4. Ciprofloxacino ou levofloxacino (se houver pólipos)
5. Itraconazol (oral) ou irrigações com anfotericina B (infecções fúngicas)

Amigdalite

A amigdalite aguda pode ser causada predominantemente pelo *S. pyogenes* (BHGA). Contudo, outras bactérias geralmente estão presentes como patógenos associados e resistentes à penicilina, tornando esta opção terapêutica ineficaz. O vírus Epstein-Barr (mononucleose infecciosa) e outros agentes virais não respondem a qualquer antibiótico, mas as infecções secundárias mistas por bactérias aeróbias/anaeróbias melhoram com o tratamento antibiótico. A amoxicilina, administrada aos pacientes com mononucleose, provavelmente causa erupções cutâneas. Os seguintes fármacos são úteis para o tratamento das amigdalites aguda e crônica:

1. Cefalexina com metronidazol
2. Clindamicina (principalmente se houver mononucleose ou abscesso)
3. Amoxicilina potencializada (se não se verificar mononucleose)

Abscesso cervical profundo

A maioria dos abscessos cervicais profundos é causada por bactérias anaeróbias mistas. As decisões terapêuticas geralmente são empíricas ou tomadas com base nos resultados da coloração do pus pelo Gram, porque os anaeróbios têm crescimento muito lento. As opções são as seguintes:

1. Ampicilina/amoxicilina potencializada (com sulbactamo/clavulanato, respectivamente)
2. Clindamicina
3. Metronidazol mais cefazolina ou vancomicina

Nos casos de abscesso/celulite necrosante, acrescentar gentamicina, ceftazidima ou meropeném a qualquer um dos esquemas citados anteriormente.

Faringite

A infecção aguda da faringe pode ser viral, mas 30% dos casos diagnosticados no inverno americano são causados pelo S. pyogenes (estreptococos BHGA). Outras cepas do Streptococcus também causam faringite sintomática assim como o Mycoplasma, Chlamydia e Gonococcus, que produzem resultados negativos nas culturas para "estreptococos". As opções terapêuticas para a faringite presumivelmente bacteriana são as seguintes:

1. Eritromicina ou claritromicina
2. Cefalexina ou cefpodoxima
3. Penicilina

Nas infecções gonocócicas, deve-se supor a coexistência de Chlamydia, devendo o tratamento ser com ceftriaxona (injeções IM) ou ceftibuteno (oral) com doxiciclina ou eritromicina ou azitromicina.

Traqueobronquite

A tosse aguda que persiste por alguns dias geralmente tem etiologia viral, mas a tosse persistente por várias semanas pode ser causada pelo Mycoplasma, Chlamydophila, B. pertussis, Legionella, Haemophilus ou S. pneumoniae. As opções terapêuticas são as seguintes:

1. Amantadina, zanamivir ou oseltamivir, administrados imediatamente quando há suspeita de influenza
2. Eritromicina (ou claritromicina) ± trimetoprima/sulfa
3. Doxiciclina ± trimetoprima/sulfa
4. Levofloxacino, moxifloxacino ou gatifloxacino

Laringite

A laringite aguda (se não estiver associada ao uso excessivo da voz) geralmente é viral. Contudo, em alguns casos as mesmas bactérias citadas anteriormente como agentes etiológicos da traqueobronquite podem estar envolvidas, sendo as opções terapêuticas iguais.

Crupe

Em geral, o crupe subglótico é causado por uma infecção viral, mas 10% dos casos (principalmente se tiverem evolução protraída) têm infecção secundária por S. aureus ou, menos comumente, Haemophilus. As opções de tratamento são:

1. Ceftriaxona ou cefuroxima
2. Ampicilina/amoxicilina potencializada
3. Levofloxacino ou moxifloxacino (se houver história de anafilaxia à penicilina)

Epiglotite

O "crupe" supraglótico, ou epiglotite, quase sempre é causado pelo H. influenzae. O tratamento também pode incluir cobertura contra outros patógenos possíveis:

1. Ceftriaxona
2. Ampicilina/sulbactamo
3. Levofloxacino ou moxifloxacino (se houver história de anafilaxia à penicilina)

Profilaxia para os procedimentos cirúrgicos

O antibiótico deve estar presente nos tecidos por ocasião da contaminação. A administração deve começar 30 a 60 min antes da incisão.

1. Para as incisões cutâneas, fazer profilaxia para o *S. aureus*: cefazolina ou clindamicina.
2. Para as incisões das mucosas, tratar os anaeróbios: clindamicina ou ampicilina/sulbactamo.
3. Para as cirurgias de grande porte da cabeça e do pescoço, assegurar cobertura para o *S. aureus, Pseudomonas* e anaeróbios: clindamicina com gentamicina.
4. Para as feridas abertas na laringe, usar profilaxia contra a flora oral anaeróbia: amoxicilina (oral).
5. Para a contaminação do LCR em presença de infecção: vancomicina (contra o *S. aureus* e *S. pneumoniae*) com ceftazidima (contra a *Pseudomonas*) e metronidazol (anaeróbios).

Referências

1. *The Sanford Guide to Antimicrobial Therapy* (current edition). Also, *The Sanford Guide to HIV/AIDS*. Antimicrobial Therapy, Inc., P.O. Box 276, 11771 Lee Highway, Sperryville, VA 22740-0276.
2. *The Medical Letter Handbook of Antimicrobial Therapy*. Medical Letter, Inc., 56 Harrison Street, New Rochelle, NY 100801.
3. Fairbanks DNF. *Pocket Guide to Antimicrobial Therapy in Otolaryngology—Head and Neck Surgery*, 13th ed. American Academy of Otolaryngology—Head and Neck Surgery. One Prince Street, Alexandria, VA 22314-23357.

Farmacologia e terapêutica 40

HISTAMINA

A histamina é uma amina endógena armazenada nos mastócitos e basófilos. A liberação de histamina, resultante de reações antígeno-anticorpo ou de exposição a várias substâncias químicas, produz, em todo o corpo, inúmeros efeitos farmacológicos de intensidades diferentes, os quais vão desde leve irritação e prurido até anafilaxia e morte. A histamina também parece agir como um neurotransmissor no sistema nervoso central (SNC); interage, nas células do tecido-alvo, com receptores específicos subdivididos em H1, H2 e H3. Seus efeitos no tecido dependem da função da célula e da razão entre os receptores H1 e H2.

ANTI-HISTAMÍNICOS

Um anti-histamínico age como um antagonista competitivo, ocupando o receptor de histamina existente sobre as células efetoras; não impede a liberação de histamina (ao contrário do que faz, por exemplo, o cromolin) nem a destrói. Sabe-se agora que a histamina age em pelo menos três receptores distintos. A contração dos músculos lisos brônquicos e intestinais bem como o aumento da permeabilidade capilar são mediados pelos receptores H1 e antagonizados pelos bloqueadores destes receptores (os "anti-histamínicos" convencionais). A ação da histamina sobre a secreção gástrica e sobre a aceleração do ritmo cardíaco é mediada pelos receptores H2. A estimulação dos receptores H2 é antagonizada por agentes como a famotidina, ranitidina, cimetidina e nizatidina. Os recentemente descobertos receptores H3 inibem por *feedback*, uma ampla variedade de sistemas orgânicos. Atualmente, os agonistas e antagonistas do receptor H3 estão disponíveis apenas para fins de pesquisa, não tendo importância clínica.

Todos os antagonistas disponíveis do receptor H1 são inibidores competitivos da interação da histamina com estes receptores. Os antagonistas de primeira geração também podem estimular e deprimir a função do SNC. A depressão do SNC é um efeito colateral comum e consiste em redução da atenção, aumento dos tempos de reação, visão borrada, diplopia, fadiga e sonolência. As etanolaminas são especialmente propensas a determinar estes sintomas. Tem ação sedativa sinérgica com a de outros depressores do SNC, como os barbituratos e o álcool. Alguns anti-histamínicos (difenidramina, pirilamina e doxilamina) são vendidos como soníferos, tirando vantagem de sua atividade depressora sobre o SNC. A estimulação do SNC consiste em inquietação, nervosismo, euforia, tremor, insônia e convulsões focais (em pacientes com lesões cerebrais preexistentes); podendo observar-se em pacientes que tomam doses terapêuticas ou tóxicas. A fenindamina (Nolahist) tem o efeito incomum de estimular o SNC mesmo em doses terapêuticas. Os antagonistas do receptor H1 de segunda geração, introduzidos mais recentemente, não cruzam a barreira hematencefálica, carecendo, por isso, de efeitos colaterais sobre o SNC. Estes fármacos consistem, entre outros, na terfenadina, astemizol, loratadina, desloratadina, cetirizina e a fexofenadina. O astemizol não tem ação sedativa nem interação sinérgica com o álcool.

A azelastina foi o primeiro anti-histamínico a ser administrado sob a forma de aerossol tópico nasal. Sua eficácia foi comprovada tanto na rinite alérgica quanto na rinite vasomotora não-alérgica.

Alguns antagonistas do receptor H1 podem suprimir o enjoo do movimento, embora sejam menos eficazes contra um episódio já instalado. O dimenidrinato, a difenidramina, a prometazina e os derivados da piperazina são eficazes nesta eventualidade, embora menos que o fármaco anticolinérgico (muscarínico) escopolamina. Todos os anti-histamínicos de primeira geração têm atividade atropínica e dão origem a xerostomia, possíveis problemas de micção e impotência. É também possível que surjam visão borrada, diplopia, euforia, elevação da pressão arterial, anorexia, constipação, diarreia e desconforto epigástrico. Os anti-histamínicos dotados de ação anticolinérgica mais proeminente, como a difenidramina, podem secar as secreções salivares e brônquicas, o que, em pacientes com asma, pode constituir uma ação adversa. Os novos anti-histamínicos de "segunda geração" (loratadina e fexofenadina) possuem muito menor atividade anticolinérgica. Alguns antagonistas do receptor H1, como a difenidramina, prometazina e a pirilamina, apresentam doses mais altas, atividade anestésica local (Quadro 40.1).

O tratamento com anti-histamínicos H1 é útil para aliviar ou prevenir a rinite alérgica, urticária, alguns tipos de asma (de origem alérgica), enjoo do movimento e os efeitos tóxicos de picadas de insetos. O uso isolado de anti-histamínicos traz pouco ou nenhum benefício no tratamento da maior parte dos tipos de asma, emergências anafiláticas, afecções inflamatórias da pele, dos olhos e do nariz, ou no resfriado comum, sendo contraindicados a pacientes que fazem uso de inibidores da monoaminoxidase (MAO).

Os antagonistas H1 são metabolizados pelo fígado. A ação da maior parte dos anti-histamínicos persiste por cerca de 4 h. O metabolismo pode ser mais lento e a ação mais prolongada em pacientes idosos. Os sintomas de uma *overdose* de anti-histamínicos são similares aos de uma *overdose* de atropina, consistindo em excitação do SNC e convulsões: o tratamento é de suporte. O prolongamento do intervalo QT e as *torsade de pointes* (taquicardia ventricular polimórfica), com possível morte súbita, são complicações conhecidas do aumento dos níveis de terfenadina e astemizol decorrente de *overdose* ou inibição do metabolismo hepático. Estas complicações podem ser observadas em casos de doença hepática preexistente, em certas condições cardiovasculares ou em decorrência de interação com antibióticos macrolídeos (eritromicina) ou com cetoconazol (Nizoral) administrados simultaneamente. Por esta razão, os dois agentes (terfenadina e astemizol) foram retirados do mercado.

Os antagonistas H2 inibem a secreção gástrica causada pela histamina, gastrina e acetilcolina, bem como por alimentos. Os anti-histamínicos H2 são menos lipossolúveis, não tendo, por isso, as propriedades sedativas, anestésicas e anticolinérgicas que se observam com os antagonistas H1. Entretanto, há receptores H2 no cérebro e efeitos centrais, como agitação, confusão e depressão, podem ser observados (menos com a famotidina do que com a cimetidina ou a ranitidina). A cimetidina e a ranitidina podem inibir a depuração renal dos fármacos secretados pelo túbulo renal, e a cimetidina pode inibir o sistema do citocromo P450.

QUADRO 40.1 AÇÕES DOS ANTI-HISTAMÍNICOS TRADICIONAIS CONFORME OS GRUPOS ESTRUTURAIS

Classe	Atividade anti-histamínica	Efeitos sedativos	Atividade anticolinérgica	Efeitos antieméticos	Efeitos colaterais GI	Duração da ação
Amino alquil éteres (etanolaminas)	+ a ++	+ a +++	+++	++ a +++	+	4 a 6 h
Etilenodiaminas	+ a ++	+ a ++	−	−	+++	4 a 6 h
Alquilaminas (propilaminas)	++ a +++	+ a ++	++	−	+	4 a 25 h
Fenotiazinas	+ a +++	+++	+++	++++	−	4 a 24 h

Os antagonistas H2 são indicados nos estados hipersecretores (síndrome de Zollinger-Ellison); na insuficiência pancreática; nas úlceras duodenais ativas ou gástricas benignas (tratamento a curto prazo); na prevenção da recorrência da úlcera duodenal (tratamento prolongado), úlcera induzida por "estresse" em pacientes hospitalizados e lesão gástrica induzida por anti-inflamatórios não-esteroides (AINE); e no tratamento da esofagite por refluxo.

Os efeitos adversos, observados mais comumente com a cimetidina do que com os outros antagonistas H2, consistem em tontura, confusão (pacientes idosos), leucopenia, exantemas, mialgias, ginecomastia e impotência. Efeitos colaterais sérios não são habituais. As interações medicamentosas podem ser um problema com a cimetidina, que inibe o citocromo P-450 e pode reduzir o metabolismo de muitos outros fármacos.

A ranitidina, a famotidina e a nizatidina normalmente não inibem as enzimas microssômicas hepáticas que metabolizam fármacos, por isso não interferem na maior parte dos outros medicamentos.

Subtipos do receptor	Distribuição
H1	Músculo liso, endotélio, cérebro
H2	Mucosa gástrica, músculo cardíaco, mastócitos, cérebro
H3	Pré-sinápticos: cérebro, plexo mioentérico, outros neurônios

Antagonistas H1

1. Primeira geração (Quadro 40.2):
    - Rápida absorção oral
    - Concentrações sanguíneas de pico em 1 ou 2 h
    - Ampla distribuição corporal (incluindo o SNC)
    - Metabolismo hepático
    - Ativos por 4 a 6 h
    - Sedação (excitação em doses habituais em crianças e alguns adultos)
2. Segunda geração (Quadro 40.3):
    - Menos lipossolúveis
    - A penetração no SNC é mínima
    - Sedação ou bloqueio autônomo mínimos ou ausentes
    - Ação mais prolongada (ativos por 12 a 24 h)
    - A terfenadina, loratadina, azelastina e astemizol têm metabólitos ativos

Antagonistas H2

- Menos lipossolúveis
- Pouco ou nenhum efeito sobre os receptores H1
- Inibem as secreções ácidas noturnas e basais (de jejum) bem como a secreção estimulada (*i. e.*, a que se deve a alimentos, produtos químicos etc.)
- Reduzem tanto o volume quanto a concentração de H+ no suco gástrico secretado
- Não têm ações sedativas, anticolinérgicas ou anestésicas locais importantes
- Podem causar confusão mental (especialmente em idosos), agitação e depressão (observada mais comumente com a cimetidina do que com a ranitidina ou a famotidina)
- A ranitidina é mais potente e apresenta menor incidência de efeitos adversos, quando comparada com a cimetidina

MODIFICADORES DOS LEUCOTRIENOS

Os leucotrienos são compostos biologicamente ativos que derivam do metabolismo do ácido araquidônico. A fosfolipase A2 libera o ácido araquidônico da bicamada de fosfolipídios da membrana

QUADRO 40.2 ANTI-HISTAMÍNICOS H1 DE "PRIMEIRA GERAÇÃO"

	Dose habitual para adultos	Comentários
Etanolaminas		
Carbinoxamina	4 a 8 mg	Sedação leve a moderada
Dimenidrinato	50 mg	Sedação moderada, atividade antiemética
Difenidramina	25 a 50 mg	Sedação moderada, atividade antiemética
Doxilamina	1,25 a 25 mg	Sedação notável, vendido sem receita como sonífero
Fumarato de clemastina	1,34 a 2,68 mg	Sedação mínima
Etilenodiaminas		
Antazolina	1 a 2 gotas	Compõe soluções oftálmicas
Pirilamina	25 a 50 mg	Sedação moderada, vendido sem receita como sonífero
Tripelenamina	25 a 50 mg	Sedação moderada
Derivados da piperazina		
Ciclizina	25 a 50 mg	Sedação leve, atividade contra o enjoo causado por movimento
Meclizina	25 a 50 mg	Sedação leve, atividade contra o enjoo causado por movimento
Cloridrato de hidroxizina	25 mg	Agente de escolha para o tratamento da urticária crônica
Pamoato de hidroxizina	25 mg	Agente de escolha para o tratamento da urticária crônica e em muitas afecções dermatológicas
Alquilaminas		
Bronfeniramina	4 a 8 mg	Sedação leve
Clorfeniramina	4 a 8 mg	Sedação leve, vendido sem receita para tratar o "resfriado"
Dexclorfeniramina	2 a 4 mg	Sedação leve, isômero ativo da clorfeniramina
Dexbronfeniramina	2 a 4 mg	
Cloridrato de triprolidina	2,5 mg	Sedação mínima
Derivados da fenotiazina		
Prometazina	10 a 25 mg	Sedação notável, atividade antiemética e antimuscarínica
Metdilazina	8 mg	Usado principalmente como antipruriginoso
Tartarato de trimeprazina	2,5 mg	Usado principalmente como antipruriginoso
Outros		
Ciproeptadina	4 mg	Sedação moderada, atividade antisserotonina
Maleato de azatadina	1 a 2 mg	Similar a ciproeptadina
Cloridrato de difenilpiralina	5 mg	Sedação leve
Tartarato de fenindamina	25 mg	Pode causar sonolência/pode ocorrer excitação

QUADRO 40.3 ANTI-HISTAMÍNICOS H1 DE "SEGUNDA GERAÇÃO"

	Dose habitual para adultos	Comentários
Piperidinas		
Astemizol	10 mg	Baixa incidência de sedação
Terfenadina	60 mg	Baixa incidência de sedação
Loratadina	10 mg	Baixa incidência de sedação
Desloratadina	5 mg	Baixa incidência de sedação
Cloridrato de levocabastina	Uma gota	
Fexofenadina	60 mg	
Alquilaminas		
Acrivastina	8 mg	
Piperazinas		
Cloridrato de cetirizina	5 a 10 mg	

celular. Em seguida, o ácido araquidônico sofre metabolismo oxidativo (através da via da 5-lipo-oxigenase) para formar os cisteinil-leucotrienos ou, pela via da ciclo-oxigenase, para gerar as prostaglandinas, prostaciclinas e tromboxanos.

Verificou-se que os cisteinil-leucotrienos têm um importante papel na fisiopatologia da asma. Os cisteinil-leucotrienos C4, D4 e E4 induzem à contração do músculo liso das vias respiratórias, promovem o edema das vias respiratórias mediante extravasamento vascular, recrutam eosinófilos e intensificam a secreção mucosa, contribuindo, assim, para a obstrução das vias respiratórias na asma.

A ação dos leucotrienos pode ser bloqueada, interferindo na sua reação com o receptor ou bloqueando sua síntese mediante inibição enzimática. O zafirlucaste e o montelucaste são antagonistas dos receptores de leucotrieno, ao passo que a zileutona age inibindo ativamente a 5-lipo-oxigenase.

A zileutona e o zafirlucaste são dois modificadores orais do leucotrieno aprovados para a profilaxia e o tratamento crônico da asma em indivíduos com mais de 12 anos de idade.

FÁRMACOS ANTICOLINÉRGICOS

Os anticolinérgicos são muitas vezes considerados os fármacos mais eficazes para a prevenção e tratamento do enjoo do movimento. Seu mecanismo de ação é a inibição competitiva da acetilcolina nos locais receptores muscarínicos, produzindo, por ações periférica e central, efeitos parassimpaticolíticos, inibição do músculo liso bem como depressão dos centros cerebrais e bulbares. Evidências experimentais sugerem que os receptores vestibulares são colinérgicos e que a ação cortical contribui para os efeitos sobre a função vestibular.

Os fármacos nesta classe consistem na atropina, escopolamina e glicopirrolato. A escopolamina é o fármaco mais eficaz para o enjoo do movimento, tendo menos efeitos colaterais que os outros da sua classe. Todos os agentes usados para este propósito devem ser dados profilaticamente, já que são muito menos eficazes após as náuseas ou os vômitos graves já terem se instalado. Uma preparação transdérmica, o Transderm-Scop, é altamente eficaz quando aplicada cerca de 4 h antes da exposição, e libera sua dose de 0,5 mg ao longo de 72 h. O glicopirrolato parenteral é comumente administrado antes da administração de um anestésico geral, para inibir a salivação e as secreções do trato respiratório, facilitando as cirurgias de cabeça e pescoço assim como o diagnóstico endoscópico. A atropina é usada no tratamento de bradidisritmias cardíacas. Os efeitos colaterais clássicos desta classe de fármacos são a xerostomia, taquicardia, tontura, cefaleia, irritação gastrintestinal (GI), pesadelos, visão borrada, glaucoma agudo e retenção urinária.

O brometo de ipratrópio é o único anticolinérgico disponível para uso tópico sob a forma de um aerossol nasal (Atrovent a 0,03% ou 0,06%). Sua ação tem início rápido e é essencialmente livre de efeitos colaterais sistêmicos. Este agente tira vantagem do fato de a rinorreia ter mediação principalmente colinérgica; o ipratrópio liga-se competitivamente a receptores colinérgicos existentes sobre as células, sendo igualmente eficaz para as rinites crônicas alérgica, não-alérgica, vasomotora ou mediada por gustação (na concentração de 0,03%), bem como para a que se relaciona ao resfriado comum (na concentração de 0,06%). É menos eficaz para a congestão, espirros e gotejamento pósnasal.

VASOCONSTRITORES

Epinefrina

1. Tem efeitos estimulatórios muito potentes (inotrópicos e cronotrópicos) sobre o músculo cardíaco (através dos receptores β1) e produz vasoconstrição (receptores α).
2. Também estimula os receptores β2, causando vasodilatação de alguns vasos (músculo esquelético) e broncodilatação.

3. A aplicação tópica produz rápida instalação de palidez e retração das mucosas.
4. Pode ser irritante para a mucosa nasal (a fenilefrina e epinefrina são menos irritantes).
5. Não é administrada por via oral.
6. Administrada por aerossol (para o broncospasmo) ou pelas vias tópica (nasal), oftálmica, subcutânea ou parenteral.

Efedrina
1. Um simpaticomimético não-catecol.
2. Libera as catecolaminas armazenadas e estimula diretamente os receptores.
3. Tem efeitos similares aos da epinefrina (não-seletivos), causando também estimulação central que pode produzir insônia, palpitações e nervosismo.
4. Ação de longa duração.
5. Disponível em preparações orais e tópicas.
6. Pode causar retenção urinária ou extrassístoles.
7. O análogo pseudoefedrina é um descongestionante oral eficaz, disponibilizado como uma formulação de liberação prolongada e/ou em combinação com anti-histamínicos H1 ou mucolíticos.

Fenilefrina
1. Um simpaticomimético não-catecol.
2. Agonista alfa puro.
3. Descongestionante eficaz.
4. Disponível como um aerossol nasal tópico.

Fenilpropanolamina
1. Um descongestionante frequentemente combinado a anti-histamínicos destinados a combater suas propriedades sedativas e usado em muitos supressores do apetite vendidos sem receita (VSR).
2. Um derivado da anfetamina.
3. Recentemente retirado do mercado, em virtude do aumento documentado da incidência de acidentes vasculares cerebrais hemorrágicos entre os pacientes que faziam uso deste medicamento.

Tópicos
1. Cocaína: um anestésico local com ação simpaticomimética periférica, mediada pelo bloqueio da recaptação de catecolaminas nas terminações nervosas simpáticas. Penetra prontamente no sistema nervoso central e produz um curto, mas intenso, efeito similar ao da anfetamina. O uso tópico pode resultar em testes sanguíneos e urinários reativos para cocaína, por isso o médico deve informar o paciente sobre tal fato e documentar o uso do medicamento nos relatos cirúrgicos. Os cirurgiões que não usam luvas de látex e os que manuseiam as embalagens também podem apresentar testes positivos.
2. Oximetazolina
3. Efedrina
4. Fenilefrina
5. Propilexedrina
6. Nafazolina
7. Tetraidrozolina
8. Xilometazolina

O uso crônico por mais de 3 a 5 dias pode resultar em taquifilaxia e rinite medicamentosa.

CORTICOSTEROIDES

O córtex suprarrenal produz muitos esteroides diferentes, derivados do colesterol. Entre eles estão os androgênios, glicocorticoides e mineralocorticoides.

Os mineralocorticoides, que promovem a retenção de Na+ e secreção de K+, não têm propriedades anti-inflamatórias. O principal mineralocorticoide é a aldosterona, responsável pela regulação do equilíbrio hidrossalino; é controlada principalmente pelo sistema renina-angiotensina.

Os glicocorticoides ajudam a regular o metabolismo das proteínas, lipídios e carboidratos. A hidrocortisona constitui o principal glicocorticoide e sua secreção é controlada pelo hormônio pituitário adrenocorticotrópico (ACTH) em um sistema de *feedback* negativo.

As ações dos glicocorticoides consistem em:

1. Aumento da gliconeogênese
2. Redução da ação da insulina sobre os tecidos periféricos
3. Aumento do catabolismo proteico
4. Diurese de água livre
5. Retardo na cura das feridas
6. Estímulo à eritropoiese
7. Aumento do número de leucócitos circulantes
8. Retardo da ação dos centros de crescimento ósseo e promoção da osteoporose
9. Inibição da formação de colágeno pelos fibroblastos e neovascularização dos tecidos
10. Imunossupressão
11. Aumento da histamina oxidase
12. Supressão do ACTH na pituitária anterior

Por suas propriedades anti-inflamatórias, os glicocorticoides foram amplamente usados em inúmeros distúrbios otorrinolaringológicos e condições perioperatórias, tais como:

1. Tratamento de doenças das vias respiratórias – crupe, supraglotite, asma
2. Doenças infecciosas (uso a curto prazo, limitado, sob cobertura de antibióticos adequados) – amigdalite aguda, mononucleose infecciosa
3. No perioperatório, durante microlaringoscopias, manipulações endolaríngeas, uvulopalatofaringoplastias, amigdalectomias bem como outros procedimentos orais e orofaríngeos.
4. Pós-traumático – traumatismos facial, laríngeo, do nervo facial
5. Perda neurossensorial súbita idiopática da audição (PNIA)
6. Síndrome de Cogan
7. PNIA autoimune
8. Surdez luética
9. Paralisia de Bell
10. Polipose nasal (usos tópico e sistêmico)
11. Rinite alérgica (uso tópico)
12. Rinite medicamentosa (usos tópico e sistêmico)

As contraindicações para o tratamento esteroide são a tuberculose ativa, doença por úlcera péptica (DUP) e psicose, e as contraindicações relativas consistem em infecções virais e bacterianas agudas, insuficiência cardíaca congestiva, diabetes grave ou uremia.

Os esteroides mais comumente usados são os derivados sintéticos da hidrocortisona e cortisona, como a prednisona, dexametasona, prednisolona e metilprednisolona. Esses esteroides têm efeitos

QUADRO 40.4 ESTEROIDES DE USO MAIS COMUM

Nome genérico	Equivalência da dose	Propriedades anti-inflamatórias	Propriedades cushingoides ou gliconeogenéticas	Retenção de Na⁺
Hidrocortisona	20	1	1	1
Cortisona	25	0,8	1	1
Prednisona	5	3 a 5	5	0,8
Prednisolona	5	3 a 5	5	0,8
Triancinolona	4	20	20	0
Dexametasona	0,75	20 a 30	20	0
Metilprednisolona	4	10	10	0

anti-inflamatórios potentes e outros efeitos glicocorticoides, mas são relativamente desprovidos de efeitos mineralocorticoides, isto é, apresentam pouca capacidade de reter sódio e água. As preparações são disponibilizadas em muitas formas diferentes, para administração oral, intravenosa, intramuscular, tópica ou inalatória (Quadro 40.4).

A taxa normal de secreção de cortisol pelo córtex suprarrenal é de cerca de 20 a 30 mg/dia (equivalente a 5 mg de prednisona) e exibe uma variação diurna, sendo os níveis de cortisol mais altos pela manhã e mais baixos à noite. A supressão do eixo hipotalâmico-pituitário, que se observa após o tratamento prolongado com corticosteroides, pode retornar lentamente ao normal, podendo demorar até 1 ano ou mais. A rápida interrupção da administração de esteroides após um tratamento prolongado pode resultar em insuficiência suprarrenal aguda, que pode evidenciar-se por febre, mialgia, artralgia e mal-estar. O uso de corticosteroides por somente alguns dias ou mesmo poucas semanas não leva à supressão do eixo hipotalâmico-hipofisário. Quando é necessário um tratamento de manutenção a longo prazo, a administração em dias alternados de um corticosteroide de ação mais curta, como a prednisolona, ajuda a limitar os efeitos colaterais, como a supressão do eixo hipotalâmico-hipofisário.

As complicações associadas ao uso de corticosteroides a longo prazo consistem em:

1. Desequilíbrio hídrico
2. Distúrbios eletrolíticos
3. Glicosúria
4. Suscetibilidade a infecções
5. Hipertensão
6. Hiperglicemia
7. Úlceras pépticas
8. Osteoporose
9. Cataratas
10. Distúrbios comportamentais
11. Fácies cushingoide — "face de Lua", "corcova de búfalo"
12. Obesidade central
13. Acne
14. Hirsutismo

Os efeitos de doenças alérgicas, como a febre do feno, picadas de abelha, dermatite de contato, urticária e edema angioneurótico, podem ser suprimidos pela administração de corticosteroides feita em conjunto com um tratamento primário. Entretanto, deve-se notar que o pleno efeito dos corticosteroides demora algum tempo. Por isso, em reações graves, como anafilaxia ou comprometimento das vias respiratórias, o tratamento deve ser primeiramente iniciado com epinefrina, 0,3 a 1,0 mg (0,3 a 1,0 mℓ de uma solução a 1:1.000) por vias IM ou SC. Em situações possivelmente fatais, 8 a 12 mg de dexametasona podem ser administrados por via intravenosa.

Os esteroides administrados topicamente são disponibilizados em forma de pomada. Estas preparações, habitualmente insolúveis, consistem na triancinolona acetonida ou no diacetato de triancinolona. Embora possa ocorrer alguma absorção sistêmica com a administração tópica, os efeitos colaterais são habitualmente mais leves e menos duradouros.

Os corticosteroides intralesionais (Kenalog, 10 mg/mℓ, 40 mg/mℓ) e tópicos são usados no tratamento de cicatrizes hipertróficas e queloides, para prevenir a recorrência pós-operatória após a revisão de cicatrizes e como um profilático em pacientes com tendência a formar estas cicatrizes. As injeções são feitas no pré e intraoperatório, bem como a cada 4 a 6 semanas durante vários meses do pós-operatório, com interrupção do tratamento após 8 a 12 meses. A dose deve limitar-se a 120 ou 150 mg durante 4 a 6 semanas, para evitar a supressão do eixo hipotalâmico-hipofisário. Hipopigmentação e atrofia dos tecidos subcutâneos e dérmicos são efeitos colaterais relacionados com a dose.

Há algumas evidências clínicas e experimentais de que os efeitos adversos dos esteroides sobre a cicatrização das feridas podem ser combatidos pela administração diária de 20.000 unidades de vitamina A.

Os esteroides inalados pela boca (beclometasona, triancinolona ou flunisolida) têm um importante papel no tratamento da asma brônquica. Quando inalados e usados conforme a orientação, os glicocorticoides reduzem a hiperatividade brônquica e não causam supressão suprarrenal.

A administração intranasal de corticosteroides tem efeito comprovado no tratamento das rinites alérgicas sazonal e não-sazonal, bem como no de certos distúrbios não-alérgicos, como rinite medicamentosa, rinite da gestação e polipose nasal. Algum alívio pode também ser obtido na rinite não-alérgica com eosinofilia; entretanto, a rinite vasomotora responde menos aos esteroides nasais tópicos. Por suas ações anti-inflamatórias e estabilizadoras das membranas, estas preparações decrementam a reação inflamatória da mucosa e acredita-se que facilitem a manutenção da patência dos óstios dos seios paranasais. Tais ações consistem em vasoconstrição, redução da resposta glandular à estimulação colinérgica, interferência no metabolismo do ácido araquidônico, redução da liberação de mediadores, redução da produção de citocinas por parte dos linfócitos T e inibição do afluxo de eosinófilos para o epitélio nasal. Preparações disponíveis consistem em beclometasona, budesonida, dexametasona, flunisolida, fluticasona, triancinolona e furoato de mometasona.

Quando usados conforme a orientação, não se observam efeitos colaterais sistêmicos nem supressão da suprarrenal. Os efeitos adversos limitam-se ao nariz, com irritação transitória, queimação e espirros entre os efeitos colaterais mais comuns. A sensação de queimação é atribuída ao veículo carreador dos aerossóis, à qual os pacientes frequentemente se acostumam em alguns dias. O uso de compostos aquosos habitualmente evita este problema. Tais aerossóis são seguros para crianças de 3 anos ou mais. O uso crônico pode aumentar a fragilidade capilar, produzindo epistaxe, o que se deve mais comumente à aplicação incorreta do aerossol, deixando que a ponta da bomba entre em contato com o septo nasal. Várias semanas de uso regular diário são necessárias para que se obtenha pleno efeito terapêutico; entretanto, o alívio sintomático já pode ser notado em algumas horas de uso. O pré-tratamento com um descongestionante nasal em aerossol pode aumentar a eficácia, ao permitir que o aerossol de esteroide alcance melhor a mucosa afetada.

A injeção de corticosteroides de ação prolongada no interior dos turbinados não é mais recomendada pelos maus resultados a longo prazo e possibilidade de efeitos colaterais graves, que consistem em amaurose decorrente de oclusão vascular microembólica decorrente do tamanho das partículas.

CONTROLE DA ACIDEZ GÁSTRICA (DRGE, DUP, ESOFAGITE DE REFLUXO, ÚLCERAS GÁSTRICAS)

Os pacientes com doença de refluxo gastresofágico (DRGE) apresentam-se comumente ao otorrinolaringologista com tosse ou pigarro crônicos, sensação de *globus* e sintomas esofágicos, laríngeos ou pulmonares; geralmente, não percebem que seus sintomas podem estar vinculados àquela doença. O carcinoma de células escamosas da laringe em alguns pacientes não-fumantes também foi atribuído à DRGE, entidade que pode ser de difícil diagnóstico, o qual é frequentemente omitido. Os achados, que podem ou não estar presentes no exame endoscópico, consistem em inflamação e/ou eritema das aritenoides, da glote posterior e da superfície laríngea da epiglote. Pode-se observar também um aumento da vascularização.

O tratamento de primeira escolha habitualmente é constituído por alterações da dieta, elevação da cabeceira à noite e o uso de antiácidos, que variam em composição e eficácia. Os antiácidos podem ser tomados 1 h após as refeições, ao deitar e, conforme necessário, nos intervalos. O uso excessivo de antiácidos pode resultar em distúrbios acidobásicos e outras anormalidades metabólicas. Quando os antiácidos são ineficazes ou requerem uso muito frequente, antagonistas do receptor H2 de histamina podem ser utilizados. Estes agentes inibem a secreção ácida gástrica por bloquear competitivamente a interação entre a histamina e os receptores H2 na mucosa gástrica. O grau de inibição apresenta paralelismo direto com a quantidade de fármaco no sangue. Quando o tratamento com antagonistas H2 falha ou tem resultado parcial, os altamente eficazes inibidores da ATPase de H+ e K+ podem ser usados. Estes agentes (omeprazol etc.) bloqueiam seletivamente a "bomba de prótons" que, na membrana apical da célula parietal, é responsável pela secreção do ácido. Outros fármacos usados no tratamento da DRGE são o sucralfato, Gaviscon, metoclopramida e cisaprida.

Os antagonistas muscarínicos são eficazes em reduzir a secreção ácida gástrica basal e, em menor extensão, a secreção ácida gástrica estimulada. A pirenzepina e a telenzepina, usadas em caráter experimental nos EUA, podem promover a cura de úlceras gástricas e duodenais, e comparar-se aos antagonistas H2, sendo, entretanto, menos eficazes que estes agentes em reduzir a secreção ácida gástrica.

O sulfato de hiosciamina é um anticolinérgico/antiespasmódico que diminui a secreção ácida gástrica e inibe a motilidade gástrica. Além disso, controla as secreções na faringe, traqueia e brônquios. Age inibindo especificamente a ação da acetilcolina nas terminações nervosas pós-ganglionares dos nervos parassimpáticos e sobre os músculos lisos que respondem à acetilcolina, mas carecem de inervação colinérgica. O sulfato de hiosciamina não afeta os gânglios autônomos. O Levsin pode ser administrado por vias sublingual ou oral, é rapidamente e totalmente absorvido e tem uma meia-vida curta. Os possíveis efeitos colaterais são similares aos que se observam com outros anticolinérgicos, como xerostomia, retenção urinária, visão borrada, taquicardia, nervosismo e impotência.

O sucralfato, um complexo de sacarose sulfatada e hidróxido de alumínio, é um agente citoprotetor. Combina-se topicamente com as proteínas expostas na base de uma úlcera da mucosa, de modo a formar uma cobertura defensiva, protegendo, assim, a mucosa do ácido gástrico e das enzimas. Um outro agente citoprotetor é o misoprostol. Este análogo da prostaglandina é eficaz no tratamento de úlceras gástricas e duodenais; embora usado como um agente de segunda escolha, é particularmente útil na prevenção de úlceras gástricas em pacientes que necessitam do uso de AINE. Seu emprego pode ser limitado por diarreia, que o misoprostol causa em 30% dos pacientes.

A particularidade do Gaviscon é conter ácido algínico associado aos antiácidos hidróxido de alumínio e trissilicato de magnésio. Esta combinação permite a formação de um "tampão espumoso em jangada", que flutua na superfície do conteúdo gástrico e é preferencialmente refluído para o interior do esôfago, protegendo, assim, a mucosa esofágica. Sua ação é local; o fármaco não neutraliza todo o estômago e tem eficácia comprovada esteja o paciente de pé ou deitado.

A metoclopramida não tem nenhum efeito na secreção ácida gástrica. Entretanto, é eficaz na prevenção da DRGE por aumentar o tônus do esfíncter esofágico inferior, intensificando as contrações do antro do estômago bem como relaxando o duodeno e o piloro. O resultado destas ações é o aumento do esvaziamento do estômago e a redução do refluxo de seu conteúdo. As reações adversas, embora infrequentes, podem consistir em sedação, alteração na absorção de fármacos, reações distônicas agudas e importantes sintomas extrapiramidais, como a discinesia tardia, que pode ser irreversível. Por causa destas reações, a metoclopramida é reservada para o tratamento dos casos gravemente refratários.

A cisaprida é principalmente indicada para o tratamento do refluxo noturno. Tal como a metoclopramida, aumenta a pressão do esfíncter esofágico inferior e o esvaziamento gástrico, bem como diminui a peristalse do esôfago inferior. Supõe-se agir no plexo mioentérico para aumentar a liberação de acetilcolina, embora não estimule diretamente o receptor. A cisaprida não tem atividade bloqueadora dopaminérgica, por esta razão carece dos efeitos colaterais sobre o sistema nervoso central observados com a metoclopramida. Arritmias cardíacas graves, como o prolongamento do intervalo QT e a *torsade de pointes*, podem ocorrer quando administrada juntamente com antibióticos macrolídeos, cetoconazol ou outros fármacos que inibem o citocromo P-450.

Medicamentos usados para controlar a acidez gástrica

- *Antiácidos*: hidróxidos de alumínio e magnésio, bicarbonato de sódio, carbonato de cálcio.
- *Antagonistas do receptor H2 da histamina*: cimetidina, ranitidina, famotidina, nizatidina.
- *Inibidores da H+, K+-ATPase*: omeprazol, lansoprazol, rabeprazol, esomeprazol, pantoprazol.
- *Citoprotetores*: sucralfato, bismuto coloidal, misoprostol (agonista prostaglandínico).
- *Antagonistas muscarínicos*: sulfato de hiosciamina bem como pirenzepina e telenzepina, que atualmente dependem da aprovação do Food and Drug Administration (FDA).
- *Procinéticos*: metoclopramida, cisaprida e domperidona, que não está disponível nos EUA.
- *Helicobacter pylori*: para a erradicação na DUP, empregar tratamento tríplice — metronidazol (200 mg 3 vezes/dia), um composto à base de bismuto (Pepto-Bismol, 2 comprimidos 4 vezes/dia) mais tetraciclina (500 mg 4 vezes/dia) ou amoxicilina (500 mg 3 vezes/dia) ou claritromicina (500 mg 3 vezes/dia) por 2 semanas, juntamente com um agente antissecretório (antagonista H2 ou inibidor da bomba de prótons) por até 6 meses.

ANTIEMÉTICOS

Náuseas e vômitos podem ser secundários ao enjoo do movimento, gestação, distúrbios GI, administração de fármacos (especialmente quimioterapia) ou à recuperação da anestesia geral, o que pode retardar o término da quimioterapia em pacientes de cabeça e pescoço, ou afetar gravemente os resultados pós-operatórios de procedimentos otológicos, neurocirúrgicos, de endoscopia dos seios da face e estéticos. Por isso, o controle pós-operatório das náuseas e vômitos é fundamental em pacientes com distúrbios de cabeça e pescoço. O centro dos vômitos do cérebro reside na formação reticular lateral do bulbo. Este centro, que coordena a expulsão do conteúdo gástrico, recebe aferências de uma variedade de fontes, como os aferentes viscerais, o sistema vestibular, os centros corticais mais altos e, mais importantemente, a zona quimiorreceptora do gatilho no assoalho do quarto ventrículo, a qual tem receptores de dopamina, ao passo que o centro emético possui receptores de acetilcolina e histamina, cuja estimulação pode induzir à êmese. Por isso, os antagonistas H1, muscarínicos e dopaminérgicos têm propriedades antieméticas em graus variáveis. Os antagonistas da dopamina são os mais úteis no tratamento dos vômitos, consistindo em certas fenotiazinas neurolépticas (proclorperazina, prometazina) e butirofenonas (droperidol). A proclorperazina é um antiemético muito eficaz, porém seu uso por via intramuscular resulta em alta incidência de distonias. A clorpromazina pode prevenir os vômitos decorrentes de algumas causas; entretanto, não controla o enjoo do movimento. As butirofenonas (droperidol) têm sido usadas por via intravenosa em pacientes com câncer, como uma alternativa para as fenotiazinas, pois tendem a causar menos sedação e hipotensão.

Um outro antagonista dopaminérgico com propriedades antieméticas é a metoclopramida, uma benzamida. A trimetobenzamida, uma outra benzamida, tem efeitos antieméticos fracos e não é tão eficaz quanto as fenotiazinas ou a metoclopramida, embora possa ser administrada por via intramuscular com baixa incidência de efeitos colaterais.

Os efeitos adversos destes agentes consistem em sintomas extrapiramidais, sonolência, tontura, diarreia, desconforto abdominal e ansiedade.

Os antagonistas H1, dotados de proeminentes propriedades anticolinérgicas, são usados frequentemente na prevenção do enjoo do movimento. Entretanto, estes agentes (difenidramina, escopolamina) são também antieméticos eficazes, podendo reduzir a incidência de náuseas e vômitos no pós-operatório dos pacientes que receberem narcóticos, como a morfina. Quando administrados como parte de um esquema antiemético, os antagonistas H1 podem ajudar a reduzir os efeitos colaterais extrapiramidais dos neurolépticos.

Regimes combinados podem ser superiores a um tratamento que empregue apenas um único fármaco, especialmente em pacientes oncológicos. Os agentes adjuvantes podem ter ação sinérgica com o antiemético primário, podendo, também, diminuir a incidência de efeitos colaterais, aliviar a ansiedade e a êmese antecipatória, bem como promover uma resposta anamnéstica. Tais agentes são as benzodiazepinas (lorazepam), os canabinoides e os corticosteroides. São exemplos de tais esquemas as associações metoclopramida-difenidramina-lorazepam, metoclopramida-dexametasona-benzotropina e droperidol-difenidramina.

Os antagonistas seletivos do receptor de serotonina 5-HT3, ondansetrona e granisetrona, são muito eficazes na prevenção das náuseas e vômitos pós-operatórios e induzidos por quimioterapia. Não está elucidada se a ação antiemética deles se dá sobre os receptores 5-HT3 periféricos, nas terminações nervosas vagais, ou sobre os centrais, na zona quimiorreceptora do gatilho do quarto ventrículo, ou em ambos. Devido à sua ação seletiva, estes agentes têm efeitos colaterais extrapiramidais mínimos ou ausentes.

OUTROS

Mucolíticos e expectorantes

Os mucolíticos agem promovendo a despolimerização dos mucopolissacarídios, transformando-os em moléculas menores e mais solúveis. A acetilcisteína é um mucolítico amplamente usado como adjuvante no tratamento da asma, sendo também um antídoto na toxicidade pelo acetaminofeno. O modo de ação dos expectorantes não é bem-compreendido, mas provavelmente produzem alguns de seus efeitos através de ação local ou reflexa mediada por vias vagais, a qual estimula as glândulas secretórias do trato respiratório. Os agentes desta classe consistem nos sais de amônio, os sais de iodo (glicerol iodado) e a guaifenesina (disponível como um agente isolado ou em combinação com pseudoefedrina). Diminuir a viscosidade das secreções do trato respiratório alto e aumentar a sua produção ajudam a resolução das doenças dos seios da face. A alfadornase é uma desoxirribonuclease I humana recombinante altamente purificada, que cliva seletivamente o DNA. É administrada como um aerossol a pacientes com fibrose cística, para reduzir a viscoelasticidade do escarro.

Cromolin sódico

O cromolin sódico (cromoglicato dissódico) inibe a liberação de histamina e de outros autacoides a partir dos mastócitos sensibilizados, impedindo a sua desgranulação em resposta a uma variedade de estímulos, como a interação entre a imunoglobulina E ligada a tais células e o antígeno específico. Por isso, o tratamento é mais eficaz quando iniciado antes da exposição aos alergênios. O cromolin sódico não tem atividade broncodilatadora, anti-histamínica ou anti-inflamatória intrínseca. O início do efeito terapêutico pode demorar 2 a 4 semanas após o início do tratamento, devendo seu uso ser mantido durante todo o período de exposição. Ferroadas, queimação e espirros transitórios são os efeitos adversos mais comumente observados. Por via intranasal, o cromolin é tido como menos eficaz que os esteroides nasais, devendo ser usado 3 a 6 vezes/dia. Está disponível sob várias formas, como solução nasal, solução oftálmica, cápsulas para uso oral e como um pó seco ou em nebulizador para o tratamento da asma.

Hialuronidase

A hialuronidase é uma enzima proteica que aumenta a permeabilidade do tecido conjuntivo mediante a hidrólise do ácido hialurônico presente na substância basal; pode ser adicionada a agentes anestésicos locais, para aumentar a dispersão do anestésico após a injeção; entretanto, também pode facilitar a formação de hematomas.

Medicamentos usados nos distúrbios do sono

A modafinila é um promotor da vigília usado para combater a sonolência excessiva observada em pacientes com vários distúrbios do sono (síndrome da apneia obstrutiva do sono adequadamente tratada, narcolepsia etc.). O mecanismo exato da sua ação não está claro, embora estudos *in vitro* tenham demonstrado que a modafinila inibe a recaptação de dopamina e, mais fortemente, a de norepinefrina.

O pramipexol é classificado como um agonista dopaminérgico D3, sendo indicado para o tratamento da síndrome das pernas inquietas moderada a grave; demonstrou-se que tem um efeito importante sobre as manifestações sensoriais e motoras da síndrome das pernas inquietas.

A teofilina é um estimulante ventilatório que pode ser usado em casos de apneia central.

TERAPIA PARA A CESSAÇÃO DO FUMO

Há atualmente sete farmacoterápicos aprovados pelo FDA para a cessação do fumo, como os tratamentos de reposição de nicotina (chicletes, emplastros, aerossóis nasais, inaladores e pastilhas), a bupropiona (Zyban) e a recentemente aprovada vareniclina (Chantix).

O Nicorette é um chiclete sem açúcar aromatizado, contendo 2 mg de nicotina ligada a uma resina de troca iônica em base de goma, aprovado para uso na abstinência do fumo de cigarros. Uma vez liberada pela goma, a nicotina é absorvida através da mucosa bucal, atingindo um pico menor de concentração e início mais lento em comparação com o que ocorre com a inalação do cigarro. A nicotina estimula os gânglios autônomos centrais, liberando catecolaminas a partir da medula suprarrenal. Dada a sua farmacocinética, a goma não produz a mesma sensação de prazer que alguns fumantes associam ao cigarro. Entretanto, alivia a irritabilidade, a dificuldade de concentração e outros sintomas. Estudos clínicos sugerem que o fármaco é eficaz em manter a abstinência do fumo. Em decorrência da alta viscosidade da goma e o consequente estresse sobre a oclusão dentária, as obturações e restaurações protodônticas podem deslocar-se com o uso.

Em grande parte por esta inconveniência, os emplastros transdérmicos de liberação de nicotina ganharam maior popularidade. Quatro produtos foram liberados (Habitrol, Nicoderm e Prostep para uso por 24 h bem como Nicotrol para uso por 16 h). As vantagens teóricas do sistema de liberação de curto prazo são a capacidade de mimetizar o padrão natural obtido com o fumo e evitar os distúrbios do sono que ocorrem à medida que as concentrações séricas de nicotina caem durante a noite. Entretanto, uma importante desvantagem teórica é a incapacidade de prevenir o desejo intenso que surge pela manhã. Todos os sistemas parecem igualmente eficazes e bem-tolerados. O uso típico implica 12 semanas de tratamento em doses decrescentes, a um custo de cerca de 350 dólares. Todas estas modalidades são recomendadas como parte de um programa de modificação comportamental mais amplo que inclua um componente de manutenção (prevenção das recaídas) —, pois embora sejam altas a curto prazo, as taxas de abstinência se mostram baixas a longo prazo. As reações adversas limitam-se, em grande parte, à hipersensibilidade cutânea sob o emplastro. Várias tentativas de suicídio por *overdose* intencional foram infrutíferas.

O cloridrato de bupropiona foi usado durante anos como antidepressivo. Um dos "efeitos colaterais" observados foi a redução da ânsia por nicotina. A bupropiona foi aprovada para uso como um adjuvante no tratamento da cessação do fumo e liberada sob o nome comercial de Zyban. O mecanismo pelo qual a bupropiona intensifica a cessação do fumo é desconhecido, mas pode ser que seja mediado por mecanismos noradrenérgicos ou dopaminérgicos. Tal como ocorre com os outros agentes utilizados para a cessação do fumo, a modificação comportamental é um importante adjuvante do tratamento.

A vareniclina é um agonista parcial dos receptores de acetilcolina nicotínicos no cérebro; liga-se a estes receptores, impedindo, assim, a ligação da nicotina. Como resultado, quando o paciente fuma um cigarro sob o efeito deste medicamento, não há sensação de satisfação, diminuindo, assim, o desejo de fumar. Dado que, tal como a nicotina, ainda que em menor grau, a vareniclina estimula os receptores nicotínicos, o desejo intenso de cigarro e os sintomas de abstinência são reduzidos.

TOXINA BOTULÍNICA A

A toxina botulínica A (*Oculinum*, Botox) bloqueia irreversivelmente as sinapses colinérgicas na junção neuromuscular, desnervando farmacologicamente o músculo. A paresia, ou paralisia, é dependente da dose. O fármaco é usado para o tratamento das distonias faciais (blefarospasmo, torcicolo, espasmo hemifacial), para o apagamento das rítides pouco profundas (p. ex., glabelar) e na disfonia espástica, como uma alternativa menos traumática para o tratamento cirúrgico ou como um adjuvante da cirurgia.

TRATAMENTO DA ESTOMATITE AFTOIDE

As úlceras aftoides pequenas e recorrentes afetam 20 a 50% da população, e as ulcerações da mucosa têm um importante papel na morbidade associada à quimioterapia, às doenças hematológicas e à estomatite herpética recorrente. A despeito de sua etiologia, o aspecto comum dominante e constante é a dor grave, fora de proporção com o tamanho da lesão e com sua aparência clínica. As opções terapêuticas são muito limitadas, consistindo em vários agentes e enxágues tópicos. Os enxágues bucais oxidantes (de peróxido de hidrogênio e água ou de cloreto de cetilaapiridínio) são úteis para desbridar o local da lesão e promover a cura. Em um recente estudo comparando a eficácia de vários enxágues bucais para a estomatite aftoide, o lavado bucal de gliconato de clorexidina e o enxágue oral de cloridrato de benzidamina mostraram-se os mais eficazes.

Em casos em que é necessário o alívio da dor, as preparações tópicas de esteroides podem ser úteis. São exemplos a pomada de cloridrato de oxitetraciclina com hidrocortisona, triancinolona ou fluocinonida a 0,5%. Os esteroides tópicos aerossolizados ou injetáveis podem também ser usados. Os emplastros de hidrogel bioadesivo, feitos com um derivado de celulose, mostraram-se capazes de controlar eficazmente a dor e ajudam a curar as úlceras.

Em casos de envolvimento intraoral difuso ou mucosite generalizada, vários "coquetéis" de enxágues podem ser úteis, podendo consistir em antibióticos (tetraciclina), antifúngicos (nistatina, clotrimazol), esteroides (dexametasona, hidrocortisona) e diversos agentes "aliviantes" (xilocaína viscosa, difenidramina).

A zilactina, um preparado VSR, está disponível em líquido ou gel. A forma líquida não forma filme e alivia a dor, o prurido e a sensação de queimação associados a estas lesões. Seu emprego pode reduzir significativamente o tamanho e a duração da lesão. A forma em gel origina sobre a lesão um filme oclusivo que protege e alivia a dor, podendo durar até 6 h após cada aplicação.

Agentes antivirais tópicos, como a pomada oftálmica de idoxuridina (Stoxil) ou pomada de aciclovir (Zovirax), podem ajudar no herpes labial recorrente.

Ocasionalmente, pode ser necessário o tratamento sistêmico com antibióticos, antifúngicos, antivirais ou corticosteroides.

Um estudo mostrou considerável benefício com o emprego de plasmaférese em pacientes com estomatite aftoide recidivante. Estes pacientes obtiveram remissões prolongadas e epitelização acelerada da mucosa.

ENXÁGUES COM ANTIBIÓTICOS ORAIS TÓPICOS

Importantes lesões cirúrgicas e traumáticas da cabeça e pescoço, que interessam o trato aerodigestivo alto a partir de incisões e lacerações externas, exercem sobre o processo de cicatrização de feridas uma demanda sem paralelo com as lesões mais convencionais. A introdução direta, no interior da ferida, de um grande inóculo polimicrobiano de bactérias aeróbias e anaeróbias pode ser quantitativamente reduzida em até 95% pelo uso perioperatório de enxágues orais com antibióticos tópicos. Estudos em cirurgias colorretais, de certo modo análogas às do trato aerodigestivo alto, comprovaram a eficácia dos antibióticos tópicos em reduzir as complicações sépticas da ferida. Há também evidências de que o emprego de antibióticos tópicos pode ser mais eficaz que o uso isolado de antibióticos sistêmicos e que, na presença de um grande inóculo, o tratamento combinado pode ser o de maior eficácia. Clindamicina, neomicina-eritromicina, a erva sanguinária do Canadá, clorexidina e vancomicina mostraram-se eficazes em estudos clínicos.

TRATAMENTO DA XEROSTOMIA

A hipofunção da glândula salivar que leva à xerostomia é frequentemente observada em pacientes de otorrinolaringologia, em consequência da radioterapia adjuvante, da síndrome de Sjögren ou do uso de medicamentos (anticolinérgicos, anti-histamínicos, anti-hipertensivos, nicotina e cafeína). São sinais e sintomas a quilite, ulceração da mucosa, disfagia, dificuldade mastigatória, disgeusia, disfonia, intolerância a protodônticos, candidíase oral, parotidite e cáries dentárias avançadas. Para os casos induzidos por medicamentos, a interrupção do agente irá habitualmente restaurar o fluxo salivar basal. A pilocarpina, um agonista colinérgico, pode ser eficaz em uns poucos pacientes selecionados que possuem ainda parênquima funcionante, mas pode ter seu uso limitado pelos efeitos colaterais. Entretanto, demonstrou-se que a pilocarpina, quando liberada topicamente a partir de suspensão contida em pastilha semelhante a uma bala, apresenta resultados similares ao seu emprego sistêmico, mas com melhor tolerância. Um outro agonista colinérgico, a cevimelina, é indicado no tratamento de xerostomia em pacientes com síndrome de Sjögren. Os pacientes sem reserva salivar irão necessitar de substitutos salivares.

Recomenda-se sorver com frequência líquidos e pedacinhos de gelo. Como o ato de mascar estimula o fluxo salivar, uma bala ou goma com xilitol ou sem açúcar podem ajudar. A profilaxia contra as cáries dentárias deve ser feita pela aplicação tópica de flúor. Há substitutos comerciais de saliva, contendo carboximetilcelulose ou hidroximetilcelulose, disponíveis em preparações em aerossol, *swabs* e líquidos, mais eficazes que água ou soluções baseadas em glicerina, podendo ser comprados sem receita. Os produtos contendo mucopolissacarídios e mucina podem resultar em lubrificação ainda melhor.

HEMOSTÁTICOS

Observou-se que o acetato de desmopressina (DDAVP) eleva transitoriamente a concentração sanguínea dos fatores anti-hemofílico VIII:C e de von Willebrand. A desmopressina pode reduzir os tempos de sangramento o bastante para influenciar a hemostasia de procedimentos cirúrgicos de menor importância (p. ex., tonsilectomia/adenoidectomia) em pacientes com hemofilia A, doença de von Willebrand tipo 1 ou com prolongamento do tempo de sangramento secundário a insuficiência renal. Como a cavidade oral contém alta concentração de ativadores do plasminogênio, os procedimentos cirúrgicos orais representam testes particularmente rigorosos para a hemostasia. O uso de DDAVP pode causar a liberação dos ativadores de plasminogênio do tipo tissular. Para combater esses fatores, agentes antifibrinolíticos (Amicar/EACA, ácido tranexâmico) são também usados no tratamento perioperatório de tais pacientes. A desmopressina é administrada principalmente por via intravenosa, na dose de 0,3 µg/kg do peso corporal, e seus efeitos são observados em cerca de 30 min; é também administrada sob a forma de aerossol nasal para o tratamento da enurese noturna primária e do diabetes insípido craniano central.

O subgalato de bismuto é um metal pesado insolúvel e precariamente absorvido, suprido em forma de um pó que pode ser misturado, com ou sem epinefrina, a uma solução salina para formar uma pasta aplicada diretamente, como um agente hemostático tópico, nos procedimentos de adenotonsilectomia. Embora seu uso tenha-se iniciado empiricamente, sabe-se agora que constitui um adstringente e um ativador do fator XII (Hageman), acelerando grandemente a cascata intrínseca da coagulação. Não há efeito colateral conhecido após mais de 20 anos de uso.

A trombina bovina tópica pode ser empregada como um adjuvante da hemostasia nas sufusões hemorrágicas ou nos sangramentos capilares de menor importância; coagula diretamente o fibrinogênio do sangue. A gelatina tópica e a espuma de colágeno ou microfibrilar são adjuvantes disponíveis para emprego em técnicas hemostáticas.

VACINAÇÃO/TRATAMENTO ANTIVIRAL

Hepatite B

As vacinas para a hepatite B derivadas de plasma foram substituídas pela vacina recombinante (Recombivax HB, Energix-B), muito mais segura e que eliminou a preocupação com os patógenos transmitidos pelo sangue. Os lactentes nascidos de mães negativas para o HBsAg (antígeno de superfície do vírus da hepatite B) devem receber 2,5 µg da vacina Recombivax HB ou 10 µg da vacina

Energix-B. A segunda dose da vacina deve ser administrada entre 1 e 4 meses de idade, desde que pelo menos 1 mês tenha decorrido desde a primeira dose. Uma terceira dose é recomendada entre os 6 e 18 meses de vida.

Os lactentes nascidos de mães HBsAg-positivas devem receber 0,5 mℓ de imunoglobulina hiperimune para a hepatite B (HBIG) até 12 h após o nascimento e, em um outro local corporal, 5 µg de Recombivax HB ou 10 µg de Energix-B. A segunda dose da vacina deve ser administrada com 1 mês de vida, e a terceira dose aos 6 meses.

Haemophilus influenzae tipo B

O *Haemophilus influenzae* tipo B é um patógeno comumente implicado em sinusites, otites médias e epiglotites. A despeito do tratamento antibiótico eficaz, continua sendo causa de morbidade e mortalidade significativas. Há três vacinas conjugadas disponíveis para uso em lactentes: HbOC (HbTITER), PRP-T (ActHIB; OmniHIB) e PRP-OMP (Pedvax HIB). Recomendam-se três doses aos 2, 4 e 6 meses de vida. Crianças que receberam PRP-OMP aos 2 e 4 meses de vida não necessitam da dose dos 6 meses. Depois de completada a série primária da vacina do *H. influenzae* tipo B no primeiro ano de vida, recomenda-se uma dose de reforço entre os 12 e 15 meses de vida. Desde a introdução da vacina, observou-se significativa redução na incidência de epiglotite na infância.

Difteria, tétano e *pertussis*

As vacinas para essas três entidades são administradas em conjunto (DTP) aos 2, 4 e 6 meses de vida. Uma quarta dose pode ser feita entre os 12 e 18 meses, desde que pelo menos 6 meses tenham decorrido desde a terceira dose. Os toxoides diftérico e tetânico bem como a vacina acelular de *pertussis* (DTaP) podem ser usados para a quarta e/ou quinta doses da vacina DTP em crianças de 15 meses ou mais, sendo os preferidos para as crianças nestas faixas etárias. Preparações combinadas de DTP-*H. influenzae* tipo B podem ser usadas quando se pretende administrar simultaneamente estas duas vacinas.

Vacina para a poliomielite

A vacina oral para a pólio (VOP) é normalmente administrada aos 2 e 4 meses de vida, com uma terceira dose entre os 6 e 18 meses e uma quarta entre os 4 e 6 meses.

Sarampo, caxumba e rubéola

A primeira dose de vacina para o sarampo, caxumba e rubéola (MMR) é administrada entre os 12 e 15 meses de vida, sendo a segunda dose administrada aos 4 ou 6 anos de idade ou entre os 11 e 12 anos de idade.

As vacinas inativadas polivalentes contra a *influenza* são preparadas a cada estação e recomendadas para os profissionais de saúde, com a finalidade de protegê-los e aos seus pacientes. São úteis para todos os que não podem suportar a incapacitação trazida pela doença. A rimantadina é indicada para a profilaxia e tratamento da doença causada por várias cepas do vírus da *influenza* A. Consiste em uma preparação oral para a qual se descreveu significativa capacidade de melhorar os sintomas gripais e reduzir a eliminação do vírus da *influenza* A. Um outro agente, o oseltamivir, é indicado para o tratamento de doença aguda não-complicada decorrente da infecção por *influenza* em adultos cujos sintomas não tenham mais de 2 dias de duração.

FÁRMACOS PARA TRATAMENTO ESTÉTICO

O minoxidil a 2% está disponível como uma preparação tópica para o tratamento da calvície de padrão masculino. O fármaco é um poderoso vasodilatador periférico anti-hipertensivo que aumenta o fluxo sanguíneo do couro cabeludo, podendo estimular a síntese epidérmica do DNA. Resultados bons a excelentes podem ser obtidos em 33% dos pacientes, que respondem melhor quando há pequenas áreas de calvície, quando ela está presente há pouco tempo e quando se inicia, em sua maior parte, por cabelos do tipo indeterminado. Com o tempo, pode ocorrer taquifilaxia, ou seja, a redução do efeito benéfico após o uso prolongado. Efeitos adversos não são habituais e não se conhecem a eficácia e a toxicidade a longo prazo.

A tretinoína tópica está sendo usada sem a aprovação do FDA para melhorar a aparência da pele em envelhecimento. A aplicação tópica deste fármaco resulta em aumento do fluxo sanguíneo dérmico, hiperplasia da epiderme atrófica, promoção da diferenciação dérmica e epidérmica normal, espessamento do estrato epidérmico granuloso, redução do conteúdo de melanina e aumento da densidade de colágeno na derme papilar, com modesta reversão clínica dos sinais de lesão epidérmica. A dermatite retinoide (eritema, fotossensibilidade, secura e descamação) é observada em quase todos os pacientes, tornando necessária, para alguns deles, a adição de cremes esteroides tópicos e de pelo menos um regime umidificador agressivo. No momento, sua eficácia é inexpressiva. Uma aplicação mais estabelecida da tretinoína é o preparo da pele para procedimentos de esfoliação química. O fármaco é tipicamente aplicado por um período pré-abrasão de 4 a 8 semanas, com a frequente adição de uma preparação de hidroquinona, para minimizar as possíveis alterações da pigmentação.

A exposição actínica da pele resulta em lesões agudas (queimadura solar) e crônicas (alterações degenerativas, redução da reatividade imune e lesões malignas). A radiação mais lesiva é a ultravioleta B, cujos raios, em sua maior parte, alcançam a Terra entre 10 h da manhã e 3 da tarde, na maior parte das latitudes dos EUA. O pico da absorção da maioria dos protetores solares situa-se nesta faixa, sendo aplicados em um veículo à base de creme, óleo, loção ou gel. Os protetores solares físicos (p. ex., óxido de zinco) são formulações radiopacas que dispersam a luz e são cosmeticamente inaceitáveis para muitos. Os protetores solares eficazes podem prevenir o câncer de pele, mas outras alterações crônicas podem ocorrer a despeito do seu uso. Por substantividade, entende-se a tendência que tem o produto de permanecer na pele durante longo período de tempo. O ácido paraminobenzoico e seus derivados são os mais eficazes; entretanto, alguns pacientes são sensíveis a estes compostos. Os óleos minerais lubrificam a pele e alteram suas propriedade ópticas, mas não protegem contra a lesão actínica nem promovem o bronzeamento. A altitude, a reflexividade, as roupas e as condições atmosféricas também afetam os resultados da exposição. Os pacientes com incisões e lacerações cervicofaciais expostas devem ser aconselhados a proteger especificamente estas áreas por pelo menos 1 ano, para evitar a hiperpigmentação relativa.

FÁRMACOS PERIOPERATÓRIOS

Com o aumento das cirurgias feitas em um único dia e das salas cirúrgicas abulatoriais, o uso dos benzodiazepínicos, narcóticos e agentes bloqueadores neuromusculares não-despolarizantes de ação ultracurta aumentou muito, substituindo em grande parte, nestes contextos, os agentes de ação mais prolongada diazepam, morfina, Demerol e pancurônio.

O midazolam é um benzodiazepínico parenteral indicado para procedimentos cirúrgicos diagnósticos ou endoscópicos curtos, para a indução de anestesia geral e como um hipnótico nos regimes de anestesia equilibrada. Constitui um fármaco ideal pela sua carência de irritação tissular, ação de início mais rápido, rápida eliminação hepática (a meia-vida é de 1 a 4 h) bem como a fácil e uniforme titulação do nível de sedação. O midazolam é também comumente usado para evitar os efeitos adversos decorrentes do emprego da cetamina, que continua sendo amplamente utilizada. O flumazenil, um antagonista parenteral do receptor de benzodiazepínicos, pode ser usado para reverter a sedação da consciência em procedimentos cirúrgicos ou situações de *overdose*. Embora se observem a reversão da sedação, prevenção da amnésia adicional e melhora do desempenho psicomotor, a extensão com que a depressão respiratória pode ser revertida mostra-se variável e, sob este aspecto, o flumazenil é, na melhor das hipóteses, apenas parcialmente eficaz. A recorrência da sedação em algumas horas pode tornar necessária nova administração.

O triazolam foi também desenvolvido como um benzodiazepínico oral para o tratamento da insônia. A este respeito, é tão eficaz quanto os benzodiazepínicos de ação mais longa em diminuir o tempo necessário para o início do sono, reduzir a frequência dos despertares e aumentar o tempo total de sono, embora, por sua curta meia-vida de 2 a 3 h, seja menor a probabilidade de que venha a produzir efeitos hipnóticos residuais na manhã seguinte à administração.

A fentanila é o protótipo dos opioides sintéticos de ação curta usados nas anestesias locais, monitoradas (*standby*) e gerais equilibradas, como mencionado anteriormente. Esta classe de analgésicos narcóticos produz menos efeitos colaterais cardiovasculares que a morfina e suprime mais eficazmente as respostas reflexas hemodinâmicas e hormonais indesejáveis desencadeadas pelo estímulo cirúrgico. Tais características e a breve duração da ação, de 30 a 60 min, fazem deste fármaco uma escolha mais apropriada para o uso em situações ambulatoriais, de emergência e de cuidados intensivos. Como esperado, os antagonistas narcóticos, como a naloxona, revertem eficazmente os efeitos adversos ou de *overdose* típicos destes analgésicos opioides. O emplastro de fentanila pode ser usado no tratamento das síndromes dolorosas crônicas do câncer.

O vecurônio e o atracúrio são bloqueadores neuromusculares não-despolarizantes de ação curta (1 h), o que corresponde à metade do tempo de ação do pancurônio. Estes fármacos têm, portanto, um perfil farmacocinético mais atraente para os procedimentos curtos sob anestesia geral ou ventilação assistida.

O propofol é um sedativo-hipnótico intravenoso amplamente usado em conjunto com técnicas de anestesia local/regional, em procedimentos de sedação realizados durante as anestesias monitoradas e os procedimentos diagnósticos breves (p. ex., endoscopia). As vantagens consistem no rápido e uniforme início de ação, fácil titulação de infusão contínua necessária para que se obtenha determinado marco anestésico bem como rápida e uniforme emergência da anestesia sem efeitos adversos posteriores.

O cetorolaco foi o primeiro AINE injetável (por via IM) a ser liberado para uso analgésico a curto prazo (5 dias) nos EUA. É comparável a 12 mg de morfina IM ou 100 mg de meperidina IM, estando também disponível na forma oral. Não há depressão respiratória nem potencial para vício fisiológico; ocorrem menos náuseas, vômitos, e a sedação é menos intensa. Como os AINE afetam a agregação plaquetária (inibição reversível) e podem prolongar o tempo de sangramento, este fármaco não é recomendado como pré-medicação ou para o apoio à anestesia. Diferentemente do ácido acetilsalicílico (inibição irreversível), os efeitos do cetorolaco sobre a hemostasia desaparecem assim que o fármaco é eliminado. Embora vários estudos clínicos não tenham encontrado sangramento excessivo, existem muitos relatos de casos isolados implicando este fármaco em hematomas pós-operatórios. Por isso, deve-se considerar cuidadosamente o seu uso em certos tipos de procedimento (p. ex., ritidectomia, blefaroplastia).

OTOTOXICIDADE

Várias classes de medicamentos podem causar danos ao sistema auditivo; entretanto, os antibióticos e diuréticos são os que mais comumente o fazem. Os primeiros sinais de ototoxicidade são um zumbido de alta frequência, perda da audição e vertigem. A perda auditiva pode ser temporária ou permanente. Com os antibióticos, a perda auditiva é habitualmente bilateral, embora possa ser unilateral, e habitualmente ocorre após 3 a 4 dias de tratamento. Entretanto, os sintomas podem ser notados já após a primeira dose ou iniciarem-se após o término do tratamento, ainda que com um retardo de semanas ou meses. O padrão do audiograma de ototoxicidade induzida por antibióticos é habitualmente o de perda auditiva em queda íngreme nas frequências mais altas, enquanto com o uso de diuréticos o audiograma costuma ser plano ou tem inclinação leve. O nistagmo posicional é um sinal precoce e sensível de lesão vestibular.

Aminoglicosídios

A incidência de ototoxicidade com o uso de aminoglicosídios é de 10%. A perda auditiva é habitualmente bilateral, neurossensorial, de alta frequência e tipicamente permanente. A intensidade da perda auditiva e o tempo que decorre até o início dos sintomas estão diretamente relacionados com a função renal e a dose administrada. Os aminoglicosídios são excretados principalmente pelos rins; por isso, em pacientes com comprometimento da função renal, os níveis séricos se elevarão, aumentando o risco de ototoxicidade. A depuração dos aminoglicosídios da perilinfa é mais demorada que a depuração do soro. Os efeitos ototóxicos geralmente se evidenciam pela perda das células ciliadas, que começa na espira basilar da cóclea e procede em direção ao ápice. A fileira interna das células ciliadas externas é afetada primeiro, e em seguida a lesão progride para as duas fileiras externas. Por motivos que permanecem desconhecidos, as células ciliares internas ficam protegidas até que ocorra uma ototoxicidade avançada com a destruição total do órgão de Corti.

A estreptomicina e a gentamicina são mais tóxicas para o sistema vestibular, podendo o teste vestibular ser mais útil que os audiogramas para detectar sinais precoces de ototoxicidade decorrente destes antibióticos. A canamicina e a diidroestreptomicina tendem a ser mais tóxicas para o sistema auditivo. O uso do agente agressor deve ser interrompido aos primeiros sinais de ototoxicidade. Um dos problemas que impedem a interrupção rápida é o fato de que os pacientes comumente não percebem os efeitos colaterais auditivos antes que haja perda auditiva moderada (> 30 dB) envolvendo as frequências médias (fala) e mais baixas.

Como é principalmente vestibulotóxica, a *estreptomicina* causa vertigem antes que tenham início o zumbido e a perda auditiva; por esta razão, tem sido usada para tratar a doença de Ménière bilateral intratável. Para esta finalidade, uma dose média de 2 g/dia deve ser administrada até que nenhuma resposta calórica possa ser obtida. O efeito vestibulotóxico é relacionado com a dose. Um grama por dia durante 10 dias não produz sintomas vestibulares. Entretanto, descreveu-se que 2 g/dia durante 14 dias produzem sintomas vestibulares em 60 a 70% dos pacientes.

Cerca de 50 a 60% do fármaco são excretados inalterados pelos rins durante as primeiras 24 h; quanto maior a dose, mais rápida a excreção por um rim normal, o que significa que qualquer insuficiência renal resulta em elevação do nível sérico. Uma pequena fração é secretada pelo fígado através do trato GI. O nível plasmático de pico é detectável 1 a 2 h após a injeção intramuscular e diminui em cerca de 50% ao longo de 5 h. O antibiótico pode ser detectado no plasma pelo menos 8 a 12 h após sua administração. A dose recomendada para crianças é de 15 a 30 mg/kg/dia. A perfusão intraoperatória do canal semicircular também foi realizada para promover a ablação vestibular seletiva.

A estreptomicina continua a ser usada clinicamente no tratamento multifármaco das formas mais graves de tuberculose.

Os achados histológicos da ototoxicidade por estreptomicina são:

1. Perda esparsa e mínima das células ciliadas externas na espira basal superior da cóclea. Normalidade das células de suporte.
2. Grave lesão do epitélio sensorial das cristas de todos os canais. Grave perda de células ciliares e aplanamento do epitélio sensorial das cristas e do sáculo. Há o envolvimento das máculas dos utrículos e menor acometimento dos órgãos terminais vestibulares.
3. Tumefação dos estereocílios das ampolas canaliculares, os quais têm o dobro do seu diâmetro normal.

A *diidroestreptomicina* pode causar perda auditiva grave e errática mesmo de 2 meses após o término do tratamento. A perda é imprevisível e não se relaciona à dose. Devido à sua excessiva ototoxicidade e ao fato de que não oferece nenhuma vantagem em relação à estreptomicina, a diidroestreptomicina foi retirada do mercado nos EUA.

A *neomicina* não é bem absorvida quando administrada topicamente ou por via oral. Por esta razão, é usada no preparo do intestino e em gotas óticas, onde acarreta pequeno risco de ototoxicidade. Entretanto, o uso repetido em tecido inflamado causou surdez irreversível. Uma dose parenteral de 5 a 8 g durante 4 a 6 dias provoca zumbido e perda auditiva irreversível, a qual se associa a baixas contagens nos testes de discriminação da fala. O fármaco é eliminado pelos rins. A neomicina, a estreptomicina e a canamicina são depuradas mais lentamente da perilinfa que do resto do corpo, o que resulta em ototoxicidade retardada, ocorrendo tão tardiamente como 1 a 2 semanas após a interrupção do uso do fármaco.

Os achados histológicos na ototoxicidade pela neomicina são:

1. Destruição das células ciliadas internas e externas, sendo as células externas levemente menos envolvidas. As espiras apical e basal são igualmente envolvidas, sendo mais grave o envolvimento da espira basal.
2. Destruição parcial das células pilares.
3. Atrofia parcial da estria vascular.
4. Perda das células de Deiter e Hensen.
5. As máculas e cristas permanecem normais.

Tal como a estreptomicina, a *gentamicina* afeta preferencialmente o sistema vestibular em relação ao auditivo; quando empregada em níveis séricos de 10 a 12 µg/mℓ, habitualmente não causa ototoxicidade. A dose deve ser ajustada em pacientes com insuficiência renal. Ocorrem reações idiossincráticas que não se relacionam com o nível das doses.

A *canamicina* pode não ser tão ototóxica quanto a neomicina, embora, tal como ocorre com este último antibiótico, seu efeito primário se dê sobre a cóclea. A canamicina produz uma PNIA de curva caracteristicamente descendente que essencialmente poupa o aparelho vestibular. Entre os aminoglicosídios, a canamicina é o que mais provavelmente causa lesão coclear unilateral. Tal como ocorre com todos os aminoglicosídios, as doses devem ser ajustadas em pacientes com insuficiência renal, administrando a dose mínima eficaz. Em adultos com boa função renal, 15 mg/kg/dia de canamicina causam perda auditiva entre nenhuma a leve, e a administração repetida não deve levar ao acúmulo do fármaco.

Os achados histológicos da ototoxicidade por canamicina são:

1. Destruição das células ciliares internas e externas. Acredita-se que as últimas sejam destruídas primeiro. A degeneração mais grave é a que se observa na espira basal, sendo a espira apical menos envolvida.
2. As células de suporte habitualmente não têm alterações, por esta razão a degeneração neural é insignificante.
3. As cristas dos canais semicirculares e as máculas dos utrículos e sáculos mostram-se normais.

A *tobramicina* tem efeitos ototóxicos similares aos da canamicina. Uma perda auditiva de alta frequência produz um audiograma em queda íngreme. Os sintomas vestibulares são menos comuns.

A *amicacina*, um derivado da canamicina, tem muito pouca ototoxicidade vestibular e é menos ototóxica que a gentamicina. Tal como a canamicina, a amicacina pode produzir perda auditiva unilateral.

A *netilmicina* e a *sisomicina* são muito menos ototóxicas que os outros aminoglicosídios.

A *minociclina* pode causar sintomas vestibulares reversíveis, que consistem em distúrbios da marcha, náuseas e vômitos, mas não nistagmo.

Eritromicina: os sintomas de ototoxicidade por eritromicina são perda auditiva, zunido "em sopro" e, ocasionalmente, vertigem. O mecanismo da toxicidade por eritromicina permanece desconhecido, entretanto os efeitos são potencialmente reversíveis com a cessação do tratamento. Os pacientes sob particular risco consistem naqueles com insuficiência hepática ou renal, doença dos legionários ou com idade avançada. As doses superiores a 4 g/dia acarretam maior risco de ototoxicidade, e os sintomas habitualmente surgem em 4 dias.

DIURÉTICOS DE ALÇA DE TETO ALTO

O ácido etacrínico, a furosemida e a bumetanida têm considerável potencial ototóxico quando administrados por via intravenosa a pacientes com insuficiência renal. A ototoxicidade parece basear-se na inibição da H+, K+-ATPase coclear, causando alterações na composição eletrolítica da endolinfa. Embora possa ser permanente, a perda auditiva por ácido etacrínico e furosemida é habitualmente transitória; a bumetanida é menos ototóxica que os dois.

O *ácido etacrínico* causa destruição da camada intermediária da estria vascular e das células ciliares externas do órgão de Corti, mais grave na espira basal. A perda auditiva pode ser transitória ou permanente. A perda transitória pode ser secundária aos efeitos do fármaco sobre as enzimas respiratórias (succinato desidrogenase e adenosina trifosfatase) no órgão de Corti e na estria vascular. O teor endolinfático de sódio cai. Os sintomas consistem em perda auditiva, zumbido e vertigem.

Furosemida: altas doses de furosemida devem ser sempre administradas ao longo de vários minutos, para minimizar os efeitos ototóxicos. As alterações induzidas pela furosemida na composição eletrolítica do líquido endolinfático são particulares a esta classe de fármaco. Se um outro fármaco potencialmente ototóxico for indicado em determinado caso, um diurético de outra classe deverá substituir a furosemida.

FÁRMACOS USADOS EM QUIMIOTERAPIA

A cisplatina/carboplatina podem produzir perda auditiva de alta frequência com a perda das células ciliares externas nas espiras basais da cóclea. Podem, também, ocorrer zumbido, otalgia e, ocasionalmente, sintomas vestibulares. A mostarda nitrogenada produz PNIA mediante a destruição das células ciliares. O misonidazol é um agente usado para sensibilizar as células tumorais mal-oxigenadas aos efeitos da radioterapia. A ototoxicidade associada a este agente é uma PNIA de origem coclear que pode ser pelo menos parcialmente reversível com o término do tratamento. Há relatos de audições que retornam ao nível basal 1 mês após o término do tratamento. A bleomicina e a 5-fluoruracila também podem ser ototóxicas.

SALICILATOS

Os salicilatos causam perda auditiva reversível e zumbido. O mecanismo de ação proposto é o desacoplamento da fosforilação oxidativa. Os salicilatos inibem várias enzimas transaminases e desidrogenases. Em seres humanos, a interrupção do emprego de altas doses do fármaco faz com que seus níveis sanguíneos caiam à medida em que é excretado, com retorno à audição basal em 24 a 72 h. Não se demonstraram alterações histológicas em estudos do osso temporal. Para produzir toxicidade, 6 a 8 g/dia devem ser administrados, de modo a produzir um nível sérico de 20 mg/dℓ ou maior. Entretanto, a ocorrência de sintomas foi descrita em alguns indivíduos tratados com a dose mínima recomendada. Os salicilatos são rapidamente metabolizados, sendo aproximadamente 50% do fármaco eliminados em 24 h. Em 48 a 72 h, todos os salicilatos já foram excretados na urina.

O ácido acetilsalicílico é comercializado em diversas preparações.

QUININO

O quinino é prontamente absorvido quando administrado por via oral. Cerca de 95% do fármaco são metabolizados no fígado, de modo que não se observa nenhum efeito adverso na insuficiência renal. A maior parte do fármaco é excretada em 24 h. Os efeitos ototóxicos do quinino são perda auditiva e zumbido, ambos reversíveis. Na gestação, a ingestão de quinino em doses terapêuticas pode não dar origem a perda auditiva na mãe, mas pode afetar o feto, dando origem a uma PNIA bilateral. Sob o aspecto histológico, observou-se a atrofia das células ciliares externas e da estria vascular. Os núcleos vestibulares e cocleares do tronco encefálico têm geralmente aparência normal. O emprego de cloroquina durante a gestação pode provocar efeitos danosos similares no feto.

OUTROS FÁRMACOS

Outros fármacos potencialmente ototóxicos são a ristocetina, a polimixina B, vancomicina, farmacetina, colistina, os fármacos antituberculosos viomicina e capreomicina, alcaloides de iodofórmio, antitoxina tetânica e o betabloqueador propranolol.

Bibliografia

Aledort LM. Treatment of von Willebrand's disease. Mayo Clin Proc. 1991;66:841–846.

Antonopoulos MS, Bercume CM. Varenicline (Chantix): a new treatment option for smoking cessation. *P & T.* 2007;32(1):20–26.

Borisova OV, El'kova NL, Shcherbachenko OI, *et al.* The use of plasmaphoresis in treating recurrent aphthous stomatitis. *Stomatologiia (Mosk).* 1997; 76(3):23–25.

Clark WG, Brater DC, Johnson AR. *Goth's Medical Pharmacology.* 13th ed. St. Louis, MO: Mosby; 1992.

Craig CR, Stitzel RE. *Modern Pharmacology.* 2nd ed. Boston, MA: Little, Brown and Company; 1986.

Drouin M, Yang WH, Bertrand B, *et al.* Once daily mometasone furoate aqueous nasal spray is as effective as twice daily beclomethasone dipropionate for treating perennial allergic rhinitis. *Ann Allergy Asthma Immunol.* 1996;77(2):153–160.

Edres MA, Scully C, Gelbier M. Use of proprietary agents to relieve recurrent aphthous stomatitis. *Br Dent J.* 1997;182(4):144–146.

Fee WE. Aminoglycoside ototoxicity in the human. *Laryngoscope.* 1980;90(Suppl 24):1–19.

Graft D, Aaronson D, Chervinsky P. A placebo and active controlled randomized trial of prophylactic treatment of seasonal allergic rhinitis with mometasone furoate aqueous nasal spray. *J Allergy Clin Immunol.* 1996;98(4):724–731.

Hamlar DD, Schuller DE, Gahbauer RA, *et al.* Determination of the efficacy of topical oral pilocarpine for postradiation xerostomia in patients with head and neck carcinoma. *Laryngoscope.* 1996;106(8): 972–976.

Hardman JG, Limbird LE, Molinoff PB, *et al. Goodman and Gilman's The Pharmacologic Basis of Therapeutics.* 9th ed. New York, NY: McGraw-Hill; 1996.

Hebert JR, Nolop K, Lutsky BN. Once daily mometasone furonate aqueous nasal spray (Nasonex) in seasonal allergic rhinitis: an active and placebo controlled study. *Allergy.* 1996;51(8): 569–576.

Horwitz RJ, Mcgill KA, Busse WW. The role of leukotriene modifiers in the treatment of asthma. *Am J Respir Crit Care Med.* 1998;157(5):1363–1371.

Judkins JH, Dray TG, Hubbell RN. Intraoperative ketorolac and posttonsillectomy bleeding. *Arch Otolaryngol Head Neck Surg.* 1996;122:937–940.

Katzung BG. *Basic and Clinical Pharmacology.* 6th ed. Norwalk, CT: Appleton and Lange; 1995.

Lee KJ. *Essential Otolaryngology.* 8th ed. New York, NY: McGraw-Hill; 2003.

Madore DV. Impact of immunization on Haemophilus influenzae type b disease. *Infect Agents Dis.* 1996;5(1):8–20.

Mahdi AB, Coulter WA, Woolfson AD, *et al.* Efficacy of bioadhesive patches in the treatment of recurrent aphthous stomatitis. *J Oral Pathol Med.* 1996; 25(8):416–419.

Marlowe FI. Ototoxic agents. *Otolaryngol Clin North Am.* 1978;11(3):791–800.

Montagna P. The treatment of restless legs syndrome. *Neurol Sci.* 2007;28(Suppl 1):S61–S66.

Paparella MM, Shumrick DA, Gluckman JL, *et al. Otolaryngology.* 3rd ed. Philadelphia, PA: W.B. Saunders; 1991.

Physicians GenRx, The Complete Drug Reference. St. Louis, MO: Mosby; 1996.

Pramipexole (Mirapex) for restless legs syndrome. *Med Lett Drugs Ther.* 2007;49(1257):26–28.

Rosenwasser LJ. Leukotriene modifiers: New drugs, old and new reactions. *J Allergy Clin Immunol.* 1999;103:374–375.

Senior BA, Radkowski D, MacArthur C, *et al.* Changing patterns in pediatric supraglottitis: A multi-institutional review, 1980 to 1992. *Otolaryngol Head Neck Surg.* 1994;110(2):203–210.

Waltzman SB, Cooper JS. Nature and incidence of misonidazole-produced ototoxicity. *Arch Otolaryngol.* 1981;107:52–54.

Destaques e dicas importantes 41

EMBRIOLOGIA

1. O aparelho faríngeo é formado por fendas (ou sulcos), arcos e bolsas (FAB)
2. As fendas são formadas por ectoderma e, com exceção da primeira, todas são fechadas para formar o canal auditivo externo (CAE)
    a. Membrana timpânica (MT) — fusão da primeira fenda branquial com o primeiro arco branquial
3. Os arcos são constituídos de mesoderma e células da crista neural
    a. Primeiro arco — músculos da mastigação, miloióideo, tensor do véu palatino, tensor do tímpano, ventre anterior do digástrico, maxilar, zigoma, mandíbula, martelo, bigorna, ligamento esfenomandibular, V nervo craniano (NC)
    b. Segundo arco — músculos da expressão facial, ventre posterior do digástrico, estapédio, estiloióideo, estribo, estiloide, corno menor e corpo superior do hioide, VII NC
    c. Terceiro arco — estilofaríngeo, corno maior e corpo inferior do hioide, IX NC
    d. Quarto arco — músculos do palato mole (exceto o tensor do véu palatino), músculos da faringe (exceto o estilofaríngeo), cricofaríngeo, cricotireóideo, cartilagens da laringe, X NC (ramo laríngeo superior)
    e. Sexto arco — músculos intrínsecos da laringe, cartilagens laríngeas, X NC (ramo laríngeo recorrente)
4. As bolsas originam-se de invaginações do endoderma
    a. Primeira bolsa — espaço da orelha média
    b. Terceira bolsa — paratireoides inferiores, timo
    c. Quarta bolsa — paratireoides superiores
    d. Parte ventral da quarta/quinta bolsas — corpo ultimobranquial
5. Síndrome de DiGeorge — a terceira e a quarta bolsas não se diferenciam nas paratireoides e no timo
6. Arcos aórticos
    a. I arco — seus componentes parecem persistir como artéria maxilar
    b. II arco — a extremidade distal origina a artéria estapedial
    c. III arco — artérias carótidas comuns direita e esquerda e carótidas internas
    d. IV arco — artéria subclávia direita e croça da aorta
    e. V arco — sofre degeneração
    f. VI arco — segmentos proximais das artérias pulmonares direita e esquerda e canal arterial
7. A artéria estapedial persistente representa um ramo do segmento petroso da artéria carótida interna
8. Glândula tireoide
    a. Desenvolve-se a partir do intestino anterior por meio do divertículo tireóideo
    b. Está conectada ao intestino anterior pelo duto tireoglosso, que depois se fecha
    c. A localização original do duto tireoglosso é conhecida como forame cego
    d. O corpo ultimobranquial contribui com as células parafoliculares da tireoide, que sintetizam calcitonina

9. Língua
    a. A parte anterior da língua origina-se do tubérculo ímpar
    b. A parte posterior da língua desenvolve-se a partir da cópula
    c. O divertículo tireóideo (ou forame cego) está localizado entre estas duas estruturas
10. Montículos de His — seis botões mesenquimais que se formam a partir do primeiro e segundo arcos faríngeos durante a quinta semana de gestação
    a. Primeiro ao terceiro (primeiro arco) — formam o trago, a cruz da hélice e a hélice
    b. Quarto ao sexto (segundo arco) — formam a anti-hélice, o antitrago e o lóbulo da orelha
11. Fenda labial (FL) e fenda palatina (FP)
    a. As proeminências nasais medial e lateral formam o nariz
    b. A proeminência nasal medial e a proeminência maxilar formam o lábio superior (a falha de fusão causa FL)
    c. As lâminas palatinas formam o palato (a falha de fusão causa FP)
12. Seios dérmicos nasais
    a. Forame cego — neuroporo anterior no assoalho anterior da abóbada craniana
    b. Espaço pré-nasal — espaço virtual entre o osso nasal que se estende da superfície anterior desta estrutura óssea até o osso frontal/área do forame cego
    c. Fontículo frontal — espaço embrionário entre o osso nasal e o frontal
    d. A dura-máter e a pele do nariz estão em contato direto e separam-se com o fechamento do forame cego. A persistência da conexão entre a dura-máter e a derme por meio do forame cego e do espaço pré-nasal (ou, menos comumente, por meio do fontículo frontal) produz gliomas, meningoceles ou encefaloceles que se projetam de cima para baixo. A projeção de baixo para cima pode causar seios dérmicos ou dermoides

ANATOMIA

1. Base do crânio (ver as Figs. 41.1 a 41.8)
    a. Placa cribriforme — nervos olfatórios
    b. Canal óptico — nervo óptico
    c. Fissura orbital superior — III, IV, V_1 e VI nervos cranianos (NC)
    d. Fissura orbital inferior — V_2
    e. Forame redondo — V_2
    f. Forame oval — V_3
    g. Forame espinhoso — artéria meníngea média
    h. Forame lácero — artéria carótida interna
    i. Canal auditivo interno (CAI) — VII e VIII NC
    j. Forame jugular — veia jugular, IX, X e XI NC
    k. Canal hipoglosso — XII NC
    l. Forame magno — medula espinhal, artérias vertebrais, XI NC
2. Pele
    a. Epiderme
        1. Estrato córneo
        2. Estrato granuloso
        3. Estrato lúcido
        4. Estrato espinhoso — ceratinócitos
        5. Estrato basal — melanócitos, células de Merkel

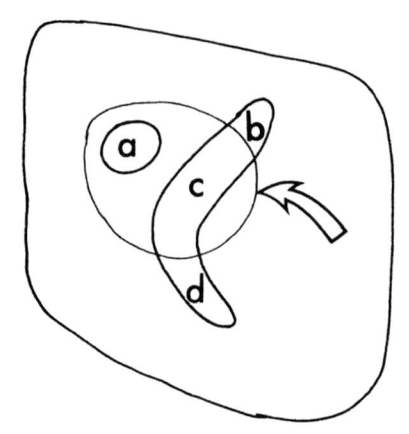

Fig. 41.1 Órbita esquerda. A seta aponta para o tendão de Zinn, que divide as fissuras orbitais em três compartimentos. As estruturas que passam por (a) são o nervo óptico e a artéria oftálmica. As estruturas que passam por (b) são o nervo troclear bem como os ramos lacrimal e frontal do V_1 assim como a veia supraorbital. As estruturas que passam por (c) são os nervos oculomotor e abducente bem como a divisão nasociliar do V_1. As estruturas que passam por (d) são as divisões zigomaticofacial e zigomaticotemporal do V_2 bem como a veia oftálmica inferior.

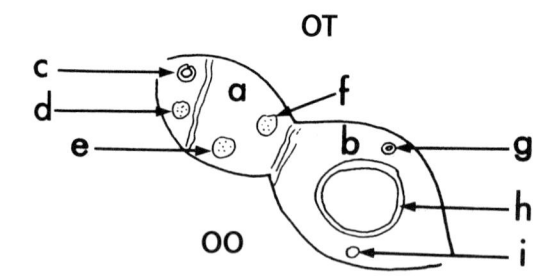

Fig. 41.2 Forame jugular direito. (OT, osso temporal; OO, osso occipital; a, parte nervosa; b, parte vascular; c, seio petroso inferior; d, nervo glossofaríngeo; e, nervo vago; f, nervo acessório; g, artéria meníngea posterior; h, veia jugular interna; i, linfonodos de Krause.)

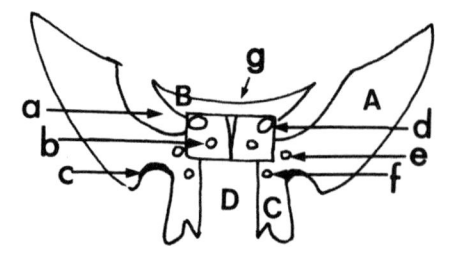

Fig. 41.3 Osso esfenoide. (A, asa maior; B, asa menor; C, processo pterigóideo; D, cavidade nasal; a, forame redondo; b, canal pterigóideo; c, jugo. *Nota:* os processos pterigóideos têm lâminas medial e lateral [a lâmina lateral dá origem aos dois músculos pterigóideos] e o hâmulo [tensor do palato]).

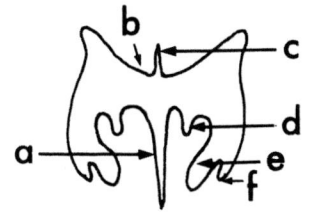

Fig. 41.4 Osso etmoide. (a, lâmina perpendicular; b, placa cribriforme; c, crista *galli*; d, concha superior; e, concha média; f, processo uncinado.)

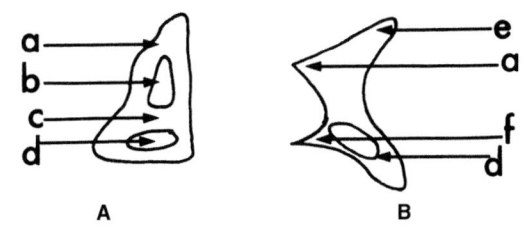

Fig. 41.5 Aritenoide direita. (A) Visão anterior. (B) Visão em perfil. (a, colículo; b, depressão triangular; c, crista arqueada; d, depressão oblonga; e, corniculado; f, processo vocal.)

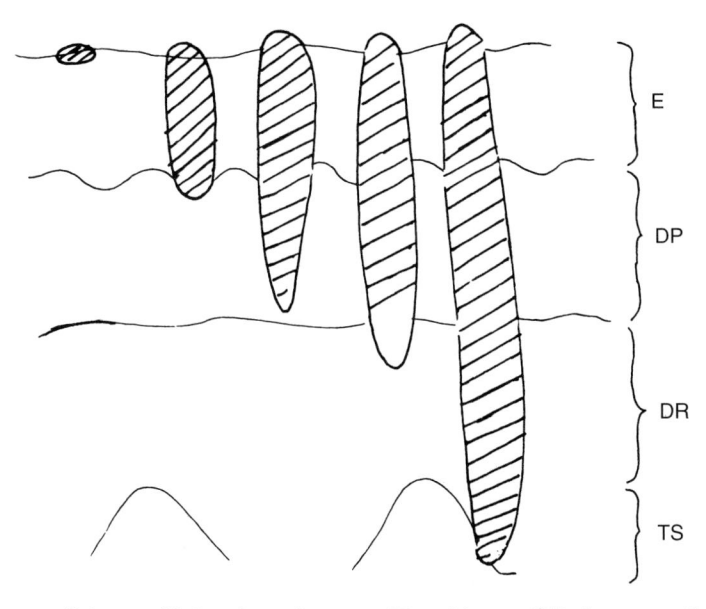

Fig. 41.6 Estadiamento clinicopatológico do melanoma. (E, epiderme; DP, derme papilar; DR, derme reticular; TS, tecido subcutâneo; DBPC, dorso, braço, região posterolateral do pescoço, região posterior do couro cabeludo.)

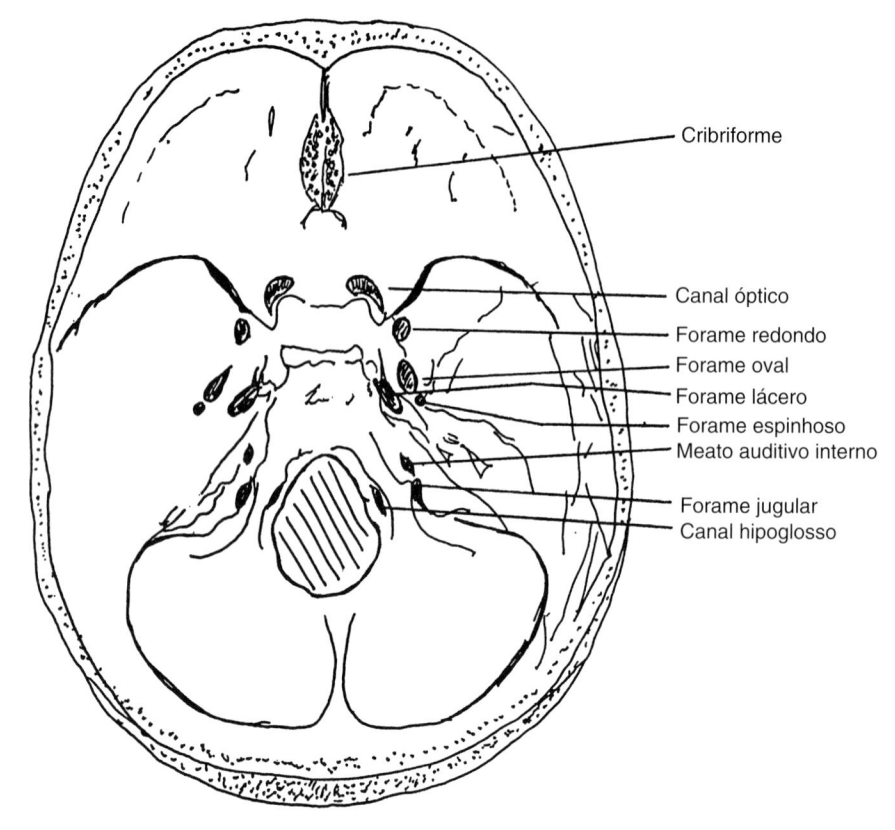

Fig. 41.7 Base do crânio, superfície interna.

      b. Derme
         1. Papilar — vasos sanguíneos
         2. Reticular — sustenta os folículos pilosos bem como as glândulas sebáceas e sudoríparas
      c. Tecido subcutâneo
   3. Órbita
      a. Comunica-se com:
         1. A fossa infratemporal por meio da fissura orbital inferior
         2. A fossa pterigopalatina por meio da fissura orbital inferior
         3. A fossa craniana média por meio do canal óptico e da fissura orbital superior
         4. O nariz por meio do duto nasolacrimal
      b. Anatomia da pálpebra superior
         1. Pele
         2. Músculo orbicular do olho
         3. Septo orbital
         4. Gordura pré-elevador
            a. Compartimento medial (dois coxins gordurosos independentes)
            b. Compartimento lateral

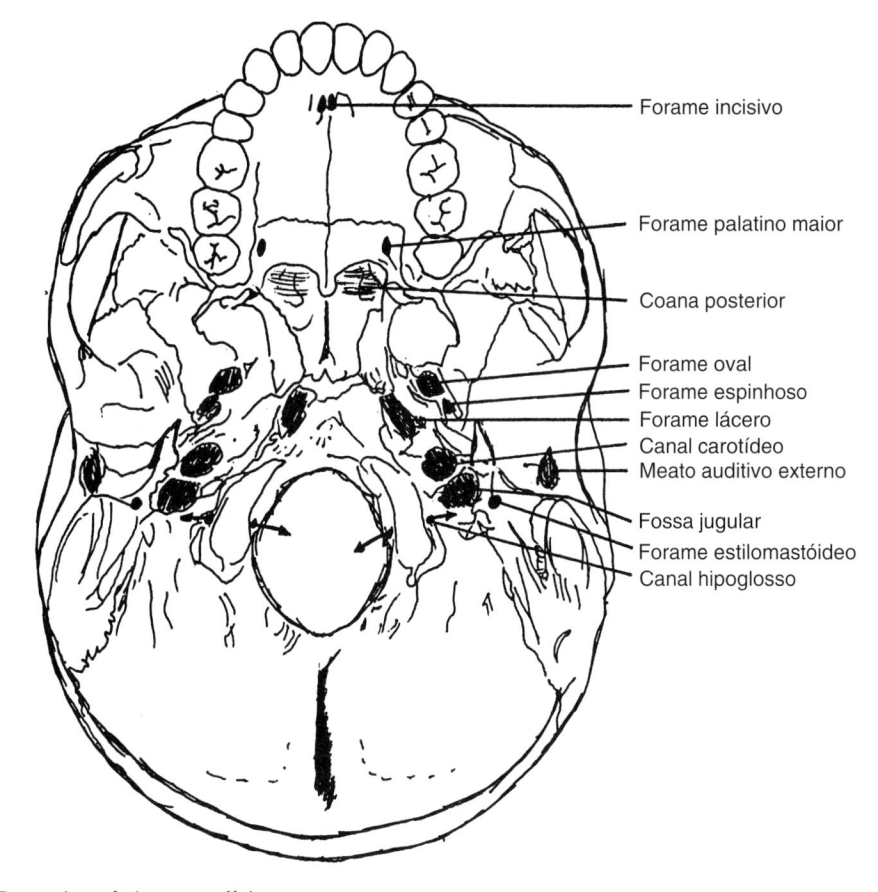

Fig. 41.8 Base do crânio, superfície externa.

5. Elevador da pálpebra superior
6. Músculo de Müller (também conhecido como músculo tarsal superior)
   a. Contribui para a posição estática da pálpebra
   b. É um músculo liso com inervação simpática
      1. Os agentes simpaticomiméticos ajudam a elevar a pálpebra
      2. A síndrome de Ornear é causada pela inatividade desse músculo
7. Conjuntiva
c. Anatomia da pálpebra inferior
   1. Pele
   2. Músculo orbicular do olho
   3. Septo orbital
   4. Gordura orbital
      a. Compartimentos medial, central e lateral
      b. O músculo oblíquo inferior situa-se entre o compartimento central e o medial
   5. Músculo tarsal inferior (análogo do músculo de Müller na pálpebra inferior)
   6. Conjuntiva

d. Musculatura orbital
   1. Elevador da pálpebra superior, reto superior, reto medial, reto inferior, oblíquo inferior — III NC
   2. Oblíquo superior — NC IV
   3. Reto lateral — NC VI
e. Inervação
   1. Sensibilidade — NC V_1
   2. Parassimpática — núcleo de Edinger-Westphal → gânglio ciliar → NC V_1 → músculos ciliar e esfíncter da pupila (permitem que o cristalino fique mais convexo e a *acomodação* do olho)
   3. Simpática — medula espinhal torácica → tronco simpático → gânglio cervical superior → artéria carótida interna → artéria oftálmica → NC V_1 → músculo dilatador da pupila, músculo de Müller e elevador da pálpebra superior (causam *dilatação da pupila* e *elevação da pálpebra superior*)
f. A aponeurose do levantador tem sua inserção do músculo orbicular e na derme, bem como forma o sulco da pálpebra superior. Em geral, essa estrutura situa-se a 10 mm da margem palpebral dos indivíduos caucasianos e não existe nas pálpebras dos asiáticos
g. Ligamento de Whitnall — condensação de fibras elásticas da bainha anterior do músculo elevador, localizada na área de transição do músculo elevador para a aponeurose correspondente. Funciona basicamente como elevador e sustentador da pálpebra superior bem como dos tecidos orbitais superiores, além de fulcro para o músculo elevador
h. Ligamento de Lockwood — ligamento suspensor formado pela fáscia capsulopalpebral. É o análogo do ligamento de Whitnall na pálpebra inferior
i. A fáscia capsulopalpebral da pálpebra inferior corresponde à aponeurose do elevador na pálpebra superior
4. Orelha
   a. Aurícula e CAE
      1. A metade lateral do CAE é cartilaginosa; a metade medial, óssea
      2. O cerume tem pH ácido e é bacteriostático (principalmente contra as bactérias Gram-positivas) e fungistático
      3. Fissuras de Santorini — pequenas fenestrações dentro do CAE cartilaginoso anteroinferior que permitem a passagem da infecção para a região da parótida e a base do crânio
      4. O forame de Huschke é um resquício embrionário que pode persistir na forma de comunicação a partir da superfície anteroinferior do CAE medial. Permite a disseminação de tumores e infecções para dentro ou para fora da área pré-auricular/fossa glenóidea/parótida
      5. A sensibilidade é transmitida pelos V, VII e X NC
   b. MT
      1. O efeito de área da MT (em relação com a janela oval) resulta na amplificação da energia sonora de 17:1
      2. Três camadas — epitélio escamoso, camada fibrosa e epitélio mucoso cuboide
      3. Parte flácida (membrana de Shrapnell) — região situada acima e atrás das dobras maleais, onde a camada fibrosa intermediária da MT é fraca. Localização comum das bolsas de retração e dos colesteatomas aticais

c. Orelha média
   1. Conectada à nasofaringe pela tuba auditiva bem como ao osso mastoide pelo ádito e antro
   2. Regiões:
      a. Epitímpano
         1. Parte da orelha média situada acima da MT
         2. Contém a cabeça do martelo e o corpo bem como o processo curto da bigorna
         3. Limitado superiormente pelo tégmen timpânico
      b. Mesotímpano
         1. Parte da orelha média que pode ser visualizada através da MT
         2. Contém o manúbrio do martelo, o processo longo da bigorna e o estribo
      c. Hipotímpano
         1. Parte da orelha média situada abaixo da MT
         2. A fissura de Hyrtle é um resquício embrionário que normalmente se fecha, mas pode persistir como uma conexão entre o hipotímpano e o espaço subaracnóideo, o que permite a disseminação das infecções da orelha média ou da mastoide para o líquido cefalorraquidiano (LCR)
      d. Retrotímpano — contém o recesso facial e o seio timpânico
      e. Protímpano — parte da orelha média localizada à frente da MT
   3. Cadeia ossicular
      a. O efeito *leverage* da cadeia ossicular resulta na amplificação da energia sonora em 1,3:1
      b. Martelo
         1. Originado do primeiro arco faríngeo
         2. O tensor do tímpano origina-se do processo cocleaforme ligado ao martelo
      c. Bigorna
         1. Derivada do primeiro arco faríngeo
         2. O processo lenticular está ligado ao estribo e geralmente é o local de erosão óssea (bem como, consequentemente, de desarticulação dos ossículos) em decorrência da tênue irrigação sanguínea
      d. Estribo
         1. Derivado do segundo arco branquial
         2. A base do estribo origina-se da cápsula ótica
         3. O músculo estapédio deriva do processo piramidal e é inervado pelo nervo facial (NF)
         4. A razão de transformação da orelha média é de 22:1 (17 × 1,3 = 22)
         5. A diferença de fase entre a janela oval e a redonda é de 4 dB quando a MT se encontra preservada
d. NF
   1. Trajeto — junção pontomedular → CAI (segmento labiríntico → gânglio geniculado → segmento timpânico → segundo joelho → segmento vertical → forame estilomastóideo)
   2. No CAI, o NF está situado acima do VIII NC, à frente do nervo vestibular superior e em posição anterossuperior ao nervo vestibular inferior
   3. O segmento labiríntico é a parte mais estreita da tuba auditiva (< 0,7 mm) e um local comum de lesão do nervo facial

4. O segmento timpânico estende-se acima da janela oval, tem elevado índice de deiscência óssea e é a localização mais comum das lesões nervosas cirúrgicas
   e. Nervo da Jacobson — ramo do IX NC que atravessa o promontório e leva inervação parassimpática à glândula paratireoide
   f. Nervo de Arnold — ramo do X NC que inerva o CAE
   g. Recesso facial — limitado posteriormente pelo NF, anteriormente pela corda do tímpano e superiormente pelo coxim da bigorna. Localização comum do colesteatoma oculto
   h. Seio timpânico
      1. Espaço medial ao NF
      2. Localização comum do colesteatoma oculto
   i. Orelha interna
      1. Aqueduto vestibular (também conhecido como aqueduto/canal de Cotugno)
         a. Abriga o duto endolinfático e é paralelo ao aqueduto coclear
         b. Abriga um plexo venoso conhecido como veias do aqueduto vestibular
         c. A largura normal é o diâmetro de um canal semicircular (CSC) ou menos de 1,5 mm
      2. O aqueduto coclear encontra-se preenchido por tecido aracnóideo frouxo
      3. Câmaras ósseas e membranosas
         a. As câmaras ósseas estão preenchidas por linfa (rica em sódio)
         b. A câmara membranosa se encontra preenchida por endolinfa (rica em potássio)
      4. Células ciliadas
         a. Células receptoras sensoriais da orelha interna
         b. Mecanorreceptores
         c. Possuem estereocílios curtos, médios e grandes dispostos em configuração escalonada
         d. Cada célula possui um cinocílio adjacente aos estereocílios maiores
         e. A deflexão do cinocílio que se afasta dos estereocílios resulta na entrada dos íons potássio e do cálcio bem como na subsequente despolarização
         f. As células ciliadas externas são destruídas por:
            1. Aminoglicosídios
            2. Cisplatina
            3. Traumatismo auditivo
      5. Sistema vestibular
         a. Utrículo e sáculo (máculas)
            1. Os estereocílios das células ciliadas projetam-se do epitélio sensorial e repousam em uma membrana otolítica que contém cristais de carbonato e que se movimenta com a gravidade ou as acelerações
            2. Utrículo
               a. Detecta aceleração horizontal
               b. Está localizado por trás do sáculo no recesso elíptico adjacente aos canais semicirculares
            3. Sáculo
               a. Detecta aceleração vertical
               b. Localiza-se à frente do utrículo no recesso esférico adjacente à cóclea
         b. Canais (cristas) semicirculares
            1. Orientados ortogonalmente
            2. Os canais superiores e posteriores têm em comum um cruzamento
            3. Detectam aceleração angular

4. Todos os canais estão cheios de líquido e têm ampolas com epitélio sensorial
5. As células ciliadas localizam-se nas cristas, e os estereocílios projetam-se para dentro de uma cúpula gelatinosa em forma de vela
6. O movimento do líquido distorce a cúpula e resulta na deflexão dos cinocílios bem como na despolarização das células ciliadas
7. A extremidade ampular dos CSC superiores tem localização anterior, enquanto a extremidade ampular do CSC posterior está localizada posteriormente
8. O fluxo ampulopetal (na direção da ampola) provoca a despolarização do canal horizontal
9. O fluxo ampulofugal (que se afasta da ampola) causa a despolarização dos canais superiores e horizontais
10. Reflexo vestibulo-ocular (RVO)
    a. Permite a fixação da visão nos objetos quando a cabeça está em movimento
        1. Nervo vestibular → núcleo abducente contralateral → músculo reto lateral do olho contralateral e núcleo oculomotor do olho ipsolateral por meio do fascículo longitudinal medial (FLM) → músculo reto medial do olho ipsolateral
    c. Inervação
        1. O CSC *l*ateral (horizontal), o CSC *s*uperior e o *u*trículo são inervados pelo nervo vestibular superior (*LSU* é uma universidade *superior*)
        2. O CSC posterior e o sáculo são inervados pelo nervo vestibular inferior
6. Cóclea
    a. Rampa vestibular (superior), rampa média (mediana) e rampa timpânica (inferior)
    b. Estrias vasculares formam a parede externa da rampa média e mantêm a concentração alta de potássio
        1. As estrias são danificadas pelos diuréticos de alça
    c. Órgão de Corti
        1. Organização tonotópica — frequências altas na base e frequências baixas no ápice
        2. As células ciliadas externas (CCE) são móveis e funcionam como amplificadores cocleares
            a. Geram as emissões otoacústicas (emissões otoacústicas espontâneas [EOAE], emissões otoacústicas do produto da distorção [EOAPD], e emissões otoacústicas evocadas transitórias [EOAET])
            b. Cada fibra nervosa eferente inerva diversas CCE
        3. As células ciliadas internas (CCI) transmitem os sinais auditivos ao nervo coclear
            a. Cada CCI é inervada por oito a dez fibras nervosas aferentes (95% das fibras nervosas aferentes inervam as CCI)
    d. Malformações cocleares — ver a seção sobre Radiologia
    e. O segmento mais estreito do labirinto membranoso é o duto comunicante entre a cóclea e o sáculo
    f. Irrigação sanguínea — artéria cerebelar inferior anterior (ACIA), artéria meníngea média e artéria pós-auricular
7. Vias auditivas centrais
    a. "OCOLI" — *o*itavo nervo craniano → núcleo *c*oclear → complexo *o*livar → lemnisco *l*ateral → colículo *i*nferior

5. Nariz e seios paranasais
   a. Valva externa — orifícios das narinas
   b. Valva interna — septo nasal, margem caudal da cartilagem lateral superior, concha inferior e assoalho do nariz
   c. Músculo prócero — rugas glabelares horizontais
   d. Músculo corrugador do supercílio — rugas glabelares verticais
   e. O septo é formado pela cartilagem quadrangular, pela placa perpendicular do etmoide e pelo vômer
   f. As secreções originadas do seio frontal, do seio etmoidal anterior e dos seios maxilares drenam pelo meato médio e são transportadas em direção posterior ao longo da porção mediana da concha inferior
   g. As secreções provenientes dos seios etmoidal posterior e esfenoidal drenam pelo meato superior para o recesso esfenoetmoidal e são transportadas em direção posterossuperior acima do orifício da tuba auditiva até a nasofaringe
   h. O labirinto etmoidal é dividido em quatro lamelas óssea paralelas
      1. Processo uncinado
      2. Células etmoidais — separam o recesso frontal do conteúdo dos seios etmoidais anteriores
      3. Lamela basal da concha média — divide os seios etmoidais anterior e posterior
      4. Lamela basal da concha superior
   i. Células do *agger nasi*
      1. Encontradas no osso lacrimal à frente e acima da junção da concha média com a parede nasal
      2. Ocupam uma posição mais anterior que a célula etmoidal frontal
      3. A cobertura do *agger nasi* corresponde ao assoalho do seio frontal, sendo importante marca anatômica para as cirurgias do seio frontal
   j. Células de Haller — células etmoidais que se abrem dentro do assoalho orbital e estão localizadas perto do óstio maxilar
   k. Células de Onodi — células etmoidais que se estendem em direção superolateral até as células esfenoidais
   l. A inervação sensorial do nariz e dos seios paranasais é fornecida pelos nervos V_1 e V_2
   m. A artéria esfenopalatina fornece a irrigação sanguínea predominante à cavidade nasal, mas outras artérias (p. ex., labial superior, etmoidais anterior e posterior bem como palatina descendente) também contribuem expressivamente
   n. A artéria etmoidal anterior localiza-se 24 mm atrás da crista lacrimal anterior
   o. A artéria etmoidal posterior está situada 12 mm atrás da artéria etmoidal anterior
   p. O nervo óptico localiza-se 6 mm atrás da artéria etmoidal posterior
6. Cavidade oral
   a. Língua
      1. Musculatura
         a. Genioglosso, estiloglosso, hioglosso e palatoglosso
         b. Todos esses músculos são inervados pelo XII NC, exceto o palatoglosso (X NC)
      2. Inervação
         a. Motora — XII NC
         b. Gustação — os dois terços anteriores são inervados pelo VII NC (por meio da corda do tímpano) e o terço posterior pelo IX NC
         c. Sensibilidade — os dois terços anteriores são inervados pelo V_3 e o terço posterior pelo IX NC

3. Papilas
   a. Fungiformes — mais numerosas
   b. Valares (ou circunvaladas) — situadas imediatamente à frente do forame cego e do sulco terminal. Formam o V invertido de valares
   c. Foliadas — localizadas lateralmente na língua
4. Sulco terminal — sulco com formato de V invertido (atrás das papilas valares na língua, dividindo os dois terços anteriores e o terço posterior da língua)
   a. O forame cego está situado na superfície posterior do sulco terminal
   b. Músculos do palato
      1. Palatoglosso, palatofaríngeo, elevador do véu palatino, músculo da úvula, tensor do véu palatino
      2. Inervados pelo X NC, exceto o tensor do véu palatino (V NC)
7. Faringe
   a. Musculatura
      1. Palatofaríngeo, estilofaríngeo, salpingofaríngeo, constritor superior, constritor médio e constritor inferior
      2. A musculatura mais interna é longitudinal (palatofaríngeo, estilofaríngeo, salpingofaríngeo)
      3. A musculatura mais externa é circular (constritores)
      4. A crista de Passavant é uma constrição da margem superior do músculo constritor superior, evidenciada em muitos pacientes durante o fechamento velofaríngeo
      5. Todos os músculos são inervados pelo X NC, exceto o estilofaríngeo (IX NC)
      6. Constritores faríngeos
         a. Superior — estende-se da rafe faríngea e do osso occipital ao pterigóideo medial, ao alimento pterigomandibular e à mandíbula
         b. Médio — estende-se da rafe faríngea ao osso hioide
         c. Inferior — estende-se da rafe faríngea às cartilagens tireóidea e cricóidea
      7. Triângulo de Killian
         a. Área de menor resistência entre o constritor inferior e o cricofaríngeo bem como região em que se forma o divertículo de Zenker
            1. Em geral, os divertículos de Zenker originam-se da região posterior esquerda do esôfago
      8. Espaço parafaríngeo
         a. Limites
            1. Superior — base do crânio
            2. Lateral — mandíbula, pterigóideo medial, parótida
            3. Medial — constritor superior, fáscia bucofaríngea
            4. Anterior — rafe pterigomandibular, fáscia pterigóidea
            5. Posterior — bainha carotídea, fáscia vertebral
            6. Inferior — corno menor do hioide
         b. Compartimentos
            1. Pré-estilóideo — artéria maxilar interna (AMI), nervo alveolar inferior, nervo lingual, nervo auriculotemporal
            2. Pós-estilóideo — artéria carótida, veia jugular interna, IX-XII NC, cadeia simpática cervical

8. Glândulas salivares
   a. O duto parotídeo está localizado ao longo de uma linha traçada entre o trago e o terço médio do lábio superior
   b. Inervação parassimpática
      1. Parótida: núcleo salivar inferior → IX NC (nervo de Jacobson [entra na orelha média pelo canalículo timpânico]) → nervo petroso superficial menor (NPSM) pelo forame oval (gânglio ótico) → ramo auriculotemporal do V_3 → parótida
      2. Glândulas submandibulares e sublinguais: núcleo salivar superior → NF (nervo intermédio) → corda do tímpano → sai da orelha pela fissura petrotimpânica → ramo lingual do V_3 (na fossa infratemporal) → gânglio submandibular → glândulas submandibulares e sublinguais
   c. Inervação simpática: medula espinhal torácica → tronco simpático → gânglio cervical superior → artéria carótida externa → glândula salivares
9. Pescoço
   a. Triângulos
      1. Posterior
         a. Occipital — trapézio, músculo semiespinhal da cabeça (MSC) e omoióideo posterior
         b. Supraclavicular — clavícula, trapézio, MSC e omoióideo posterior
      2. Anterior
         a. Submentual — digástrico anterior, linha média do pescoço e hioide
         b. Digástrico — mandíbula bem como ventres anterior e posterior do digástrico
         c. Carótida — MSC, digástrico posterior e omoióideo anterior
         d. Muscular — MSC, omoióideo anterior e linha média do pescoço
   b. Planos fasciais
      1. Fáscia cervical profunda
         a. Superficial
         b. Intermediária (visceral)
         c. Profunda
   c. Artéria carótida externa
      1. Tireóidea superior — irriga a tireoide (junto com a artéria tireóidea inferior originada do tronco tireocervical) e dá origem às artérias laríngea superior, à cricotireóidea e aos ramos do MSC
      2. Faríngea ascendente — irriga os músculos faríngeos e pré-vertebrais
      3. Lingual — irriga a língua (apenas a artéria lingual estende-se em direção medial ao músculo hipoglosso)
      4. Facial — irriga os músculos da face e dá origem às artérias labiais inferiores e superior bem como à artéria nasal lateral, terminando na artéria angular
      5. Occipital — irriga o couro cabeludo e o MSC
      6. Auricular posterior — irriga a parte posterior do couro cabeludo e a orelha
      7. Maxilar (ou maxilar interna) — ramo terminal da artéria carótida externa com três segmentos
         a. Mandibular — passa entre o ramo mandibular e o ligamento esfenomandibular
            1. Timpânica anterior — entra na orelha média pela fissura petrotimpânica e irriga a MT
            2. Auricular profunda — inerva o CAE

3. Meníngea média
4. Meníngea acessória
5. Alveolar inferior — acompanha o nervo alveolar inferior e irriga os dentes, a mucosa oral, o mento e o lábio
   b. Pterigóidea — passa por baixo do ramo mandibular e em um plano superficial ou profundo ao músculo pterigóideo externo para irrigar os músculos da mastigação
      1. Temporal profunda
      2. Pterigóidea
      3. Massetérica
      4. Bucinadora
   c. Pterigopalatina — localiza-se na fossa pterigopalatina
      1. Alveolar superior posterior
      2. Infraorbital
      3. Palatina descendente
      4. Artéria do canal pterigóideo
      5. Faríngea
      6. Esfenopalatina — a principal irrigação sanguínea da cavidade nasal. Pode ser ligada por abordagem endoscópica (ligadura endoscópica nasal da artéria esfenopalatina [LENAE]) nos casos de epistaxe posterior recidivante
      7. Temporal superficial
         a. Irriga a parótida, o músculo temporal, a orelha externa e o couro cabeludo
         b. Geralmente é afetada pela arterite temporal, podendo ser biopsiada com finalidade diagnóstica
10. Laringe
    a. Supraglote — estende-se da epiglote até o nível dos ventrículos laríngeos, consistindo na epiglote, pregas ariepiglóticas, aritenoides, pregas vocais falsas bem como espaços pré-epiglótico e paraglótico
       1. Espaço pré-epiglótico — preenchido por gordura, limitado superiormente pelo hioide e posteriormente pela epiglote
       2. Espaço paraglótico — preenchido por gordura, em posição lateral às pregas vocais verdadeiras e falsas
       3. Esses dois espaços comunicam-se livremente entre si e podem ser acessos para a disseminação de tumores malignos
    b. Glote — pregas vocais verdadeiras bem como comissuras anterior e posterior
    c. Subglote
       1. Estende-se do segmento inferior das pregas vocais verdadeiras até a cartilagem cricoide
       2. A margem lateral é o cone elástico
    d. Nervo laríngeo superior (NLS)
       1. A origem do NLS é o gânglio nodoso do X NC, situado bem abaixo da base do crânio
       2. Ramo externo — motor para a cartilagem cricotireóidea
       3. Ramo interno — sensorial para a faringe distal e a laringe proximal às pregas vocais verdadeiras (PVV)
    e. Nervo laríngeo recorrente (NLR)
       1. Musculatura da laringe (exceto o cricotireóideo) e sensibilidade abaixo das PVV
          a. O músculo laríngeo mais importante para a respiração e proteção das vias respiratórias é o cricoaritenóideo posterior (CAP)

1. O CAP é o único abdutor da laringe
2. Carreado inferiormente junto com derivados do quarto arco aórtico (croça da aorta e artéria subclávia)
   a. A artéria subclávia direita anômala resulta no NLR não-recorrente
11. Base do crânio
    a. Seio cavernoso
       1. Artéria carótida interna
       2. III NC
       3. IV NC
       4. V_1 e V_2
       5. VI NC
    b. Fissura orbital superior
       1. III NC
       2. IV NC
       3. Ramo V_1
          a. Nervo frontal
          b. Nervo lacrimal
          c. Nervo nasociliar
       4. VI NC
       5. Veia oftálmica superior
       6. Ramo da veia oftálmica inferior
       7. Artéria meníngea média (ramo orbital)
    c. Fissura orbital inferior
       1. Ramo do V_2
          a. Nervos zigomáticos
          b. Ramo esfenopalatino
    d. Canal óptico
       1. Nervo óptico
       2. Artéria oftálmica
       3. Artéria retiniana central
    e. Canal carotídeo
       1. Artéria carótida interna
       2. Plexo carotídeo do nervo simpático
       3. Vasos linfáticos
       4. Veia emissária
    f. Forame jugular (três compartimentos)
       1. Anterior
          a. Seio petroso inferior
       2. Médio
          a. IX NC
          b. X NC
          c. XI NC
       3. Posterior
          a. Veia jugular interna
          b. Ramos meníngeos das artérias occipital e faríngea ascendente

c. Linfonodos de Krause
g. Forame lácero
1. Cartilagem
2. Tecido fibroso
3. Artéria carótida interna
4. Nervo simpático
h. Forame redondo
1. V_2 NC
i. Forame oval
1. V_3 NC
2. Artéria meníngea menor
3. Nervo petroso menor
4. Veia emissária
j. Forame espinhoso
1. Artéria e veia meníngeas médias
2. Vasos linfáticos
k. Canal hipoglosso
1. XII NC
2. Veia emissária
3. Vasos linfáticos
l. Canal inominado
1. NFSL
m. Forame magno
1. Bulbo
2. XI NC
3. Artérias vertebrais
4. Artérias espinhais anterior e posterior
12. Nervos cranianos
a. Primeiro NC
1. Via aferente olfatória: epitélio olfatório → nervo olfatório → bulbo olfatório → córtex piriforme, amígdala e córtex entorrinal
b. Segundo NC
1. Via aferente visual: trato do quiasma do nervo óptico → geniculado lateral → colículo superior → área pré-tectal
a. Fibras secundárias, originadas do geniculado lateral, irradiam-se para o córtex visual (área estriada) do lobo occipital, que corresponde à área 17 de Brodmann
b. Fibras secundárias provenientes da área pré-tectal terminam no núcleo de Edinger-Westphal
c. Terceiro NC
1. Fibras motoras para a inervação do elevador da pálpebra e todos os músculos extra-oculares, exceto o oblíquo superior e o reto lateral
2. Fibras parassimpáticas (originadas do núcleo de Edinger-Westphal) para os músculos ciliar (96%) e do esfíncter da pupila (4%)
d. Quarto NC
1. Fibras motoras para o músculo oblíquo superior

e. Quinto NC
   1. Sensibilidade somática para:
      a. Dor, temperatura e sensibilidade tátil da pele da face e da fronte, das mucosas do nariz e da boca, dos dentes e de grandes áreas da dura-máter
      b. Estímulos proprioceptivos originados dos dentes, dos ligamentos periodônticos, do palato duro e da articulação temporomandibular (ATM)
      c. Receptores de estiramento dos músculos da mastigação
   2. Fibras motoras para os músculos da mastigação (temporal, masseter e pterigoides lateral e medial), miloióideo, ventre anterior do digástrico, tensor do tímpano e tensor do véu palatino
f. Sexto NC
   1. Fibras motoras para o músculo reto lateral; descreve o trajeto intracraniano mais longo dos NC
g. Sétimo NC
   1. Nervo intermédio
      a. Sensibilidade somática do CAE
      b. Aferentes viscerais
         1. Sensibilidade do nariz, do palato e da faringe
         2. Gustação nos dois terços anteriores da língua
      c. Eferentes viscerais
         1. Fibras parassimpáticas que se originam do núcleo salivar superior por meio do nervo intermédio e:
            a. Corda do tímpano para as glândulas submandibulares e sublinguais
            b. Nervo petroso superficial maior (NPSM) para as glândulas lacrimais e as glândulas salivares secundárias da cavidade oral
         2. Fibras motoras para o estapédio, o ventre posterior do digástrico e os músculos da expressão facial
            a. A região inferior da face recebe fibras cruzadas, enquanto a fronte tem inervação bilateral
h. Oitavo NC
   1. Via aferente auditiva — fibras do gânglio espiral → núcleos cocleares dorsal e ventral → núcleo olivar superior ipsolateral (ou podem cruzar através da formação reticular e do corpo trapezoide até o núcleo olivar contralateral) → lemnisco lateral → colículo inferior ou corpo geniculado medial → córtex do giro temporal superior
   2. Via aferente vestibular — sobe até os núcleos vestibulares ou desce por meio do FLM até o trato vestibuloespinhal
i. Nono NC
   1. Aferentes viscerais
      a. Sensibilidade da cavidade oral, da orofaringe e da hipofaringe por meio do trato solitário
      b. Gustação do terço posterior da língua por meio do gânglio inferior (petroso) e do trato solitário até seu núcleo
   2. Eferentes viscerais originados do núcleo salivar inferior até a glândula parótida por meio do nervo de Jacobson, do gânglio ótico e do nervo auriculotemporal
   3. Fibras motoras para o músculo estilofaríngeo

j. Décimo NC
   1. Sensibilidade somática do CAE e da aurícula posterior por meio do nervo de Arnold no espaço da orelha média
   2. Fibras motoras para os músculos estriados do véu palatino, da faringe e da laringe
   3. Aferentes viscerais
      a. Para os receptores da respiração, da atividade cardíaca, da secreção gástrica e da função biliar
   4. Eferentes viscerais
      a. Do núcleo dorsal para o músculo liso do esôfago, estômago, intestino delgado, cólon superior, vesícula biliar, pâncreas, pulmões e fibras inibidoras do coração
k. Décimo primeiro NC
   1. Parte craniana — origina-se do núcleo ambíguo e contém fibras eferentes viscerais gerais e especiais que se reúnem com o nervo vago e estão distribuídas em seu interior
   2. Parte espinhal — origina-se das células motoras dos primeiros cinco segmentos da medula espinhal cervical e estende-se em direção superior pelo forame magno, atravessa o osso occipital e chega à fossa jugular, onde perfura a dura-máter e entra no pescoço pelo forame jugular para inervar os músculos esternocleidomastóideo e trapézio
l. Décimo segundo NC
   1. Fibras motoras para os músculos da língua
m. Gânglios
   1. O gânglio ciliar (III NC) recebe:
      a. Fibras parassimpáticas pré-ganglionares do núcleo de Edinger-Westphal
      b. Fibras pós-ganglionares inervam os músculos ciliar e do esfíncter pupilar
   2. O gânglio esfenopalatino (VII NC) recebe:
      a. Fibras parassimpáticas pré-ganglionares originadas do núcleo salivar superior por meio do NPSM (e do nervo auricular profundo)
      b. Fibras pós-ganglionares inervam as glândulas lacrimais e salivares secundárias
   3. O gânglio submandibular (VII NC) recebe:
      a. Fibras parassimpáticas pré-ganglionares originadas do núcleo salivar superior por meio do nervo corda do tímpano
      b. Fibras pós-ganglionares inervam as glândulas submandibulares e sublinguais
   4. O gânglio ótico (IX NC) recebe:
      a. Fibras parassimpáticas pré-ganglionares originadas do núcleo salivar inferior por meio do nervo de Jacobson
      b. Fibras pós-ganglionares inervam a glândula parótida

RADIOLOGIA

1. Modalidades
   a. Tomografia computadorizada (TC)
      1. Os cortes devem ser de 3 mm ou menos
      2. O contraste deve ser utilizado para examinar o pescoço e ressaltar neoplasias malignas ou infecção
      3. O contraste geralmente não é necessário para estudar a anatomia óssea (seios paranasais ou osso temporal)

b. Ressonância magnética (RM)
   1. Várias sequências de imagem
      a. T1 — a gordura é brilhante, os músculos são intermediários e os líquidos são escuros. A saturação para gordura geralmente é aplicada nas imagens em T1 depois da administração do gadolínio
      b. T2 — os líquidos (H_2O) são brilhantes
   2. O contraste de gadolínio é utilizado comumente para ressaltar as lesões/doenças
c. Tomografia por emissão de pósitrons (PET)
   1. Utiliza glicose radioativa (^{18}F-fluorodesoxiglicose ou FDG) para realçar áreas com maior atividade metabólica
   2. Assimetrias podem sugerir neoplasia maligna
   3. Utilizada para investigar neoplasias primárias, avaliar lesões depois do tratamento e pesquisar a existência de metástases
2. Em geral, a RM é o exame preferido para avaliar neoplasias malignas, enquanto a TC é a opção preferível para avaliar processos infecciosos e inflamatórios
3. Base do crânio
   a. Extensão de neoplasias malignas da cabeça e do pescoço (CEC, adenocarcinoma, câncer sinonasal indiferenciado, estesioneuroblastoma, carcinoma mucoepidermoide, carcinoma adenoide cístico, melanoma, linfoma), que resultam na destruição dos planos de gordura normais, em erosão óssea, em intensificação dos nervos e em destruição dos forames
   b. Doença metastática — lesões líticas e massas de tecidos moles depois da administração do contraste na TC. Sinais intermediários em T1 e T2 bem como acentuação depois da administração do gadolínio na RM
   c. Cordoma
      1. Tumor cartilaginoso da linha média originado do *clivus*
      2. Em alguns casos, é destrutivo e tende a lançar metástases
      3. A TC demonstra massa destrutiva, e a RM mostra sinais intermediários em T1, sinais intensos em T2 e acentuação variável depois do contraste
   d. Condrossarcoma
      1. Neoplasia maligna cartilaginosa originada da sutura petro-occipital
      2. Tem crescimento lento em alguns casos, mas é destrutivo
      3. A TC demonstra massa destrutiva, e a RM revela sinal intermediário em T1, sinal intenso em T2 e acentuação pelo contraste
   e. Displasia fibrosa
      1. Leva à substituição dos ossos por tecido fibroso
      2. Causa a expansão e o enfraquecimento do osso afetado
      3. A TC demonstra o aspecto clássico em "vidro fosco", e a RM mostra sinais intermediários em T1 e T2 com acentuação depois da administração do contraste
4. Orelha interna e osso temporal
   a. Malformações cocleares
      1. Mondini
         a. Displasia osteomembranosa da cóclea com uma volta e meia ou menos
         b. Associada à fístula perilinfática (FPL)
      2. Michel
         a. Aplasia completa dos labirintos ósseo e membranoso
         b. Aparência de osso compacto
         c. Pode estar associada à síndrome de Klippel-Feil e exposição à talidomida

3. Outras malformações membranosas que podem não ser detectadas pela TC ou RM
    a. Alexander — displasia membranosa do giro basal da cóclea
        a. Perda da audição de alta frequência
    b. Scheibe — displasia cocleossacular membranosa
        a. A doença mais comum da orelha interna dos pacientes com surdez congênita
    c. Bing-Siebenmann — displasia membranosa do aparelho vestibular
  b. Ápice petroso
      1. Cisto aracnóideo — a TC demonstra massa cheia de líquido sem indícios de malignidade, e a RM mostra sinais de baixa intensidade em T1, intensos em T2 e ausência de acentuação pelo contraste
      2. Colesteatoma — a TC demonstra massa de tecidos moles com erosão óssea; a RM revela sinais intermediários em T1, brilhantes em T2 e ausência de acentuação pelo contraste
      3. Granuloma de colesterol — a TC demonstra lesão expansiva; a RM mostra sinais intensos em T1 e T2, mas sem acentuação pelo contraste
      4. Condrossarcoma — a TC demonstra erosão óssea e massa de tecidos moles com calcificações; a RM revela sinais de intensidade baixa a intermediária em T1, brilhantes em T2 e com acentuação pelo contraste
      5. Mucocele — semelhante ao granuloma de colesterol
      6. Apicite petrosa — a TC demonstra células aéreas repletas de líquido ± erosão óssea; a RM mostra sinais de baixa intensidade em T1, brilhantes em T2 com ou sem acentuação pelo contraste
  c. Otosclerose
      1. A TC demonstra redução da densidade do osso anterior à janela oval (*fissula ante fenestrum*)
      2. A otosclerose coclear pode produzir um halo de radiotransparência ao redor da cóclea (sinal do halo)
  d. Deiscência do canal semicircular superior — ver seção sobre Otologia
  e. Síndrome do aqueduto vestibular dilatado (AVD) — ver seção sobre Pediatria
  f. Traumatismo
      1. Fratura longitudinal
          a. A mais comum (70 a 90% dos casos)
          b. Pode causar lesão do NF e perda da continuidade ossicular
      2. Fratura transversal
          a. A menos comum (10 a 30% dos casos)
          b. Comumente causa lesão do NF (segmento labiríntico) e pode acarretar perda de audição neurossensorial (PANS) ± desequilíbrio
      3. Em razão de sua frequência, as fraturas longitudinais são responsáveis pela maioria dos casos de lesão do NF
5. Ângulo cerebelopontino (ACP)
    a. Neuroma do acústico — a TC geralmente demonstra alargamento do CAI; a RM mostra sinais intermediários em T1 e T2 (a menos que o tumor seja cístico) e acentuação depois da administração do gadolínio
    b. Cisto aracnóideo — a TC demonstra massa cheia de líquido sem indícios de malignidade; a RM revela sinais de baixa intensidade em T1, brilhantes em T2 e ausência de acentuação depois do contraste
    c. Cisto epidermoide — semelhante ao cisto aracnóideo
    d. Meningioma — a TC demonstra massa com densidade intermediária; a RM mostra sinais intermediários em T1 e T2 com acentuação depois da administração de gadolínio. O achado radiológico típico é o de uma "cauda dural" nas imagens T1 depois do contraste

6. Orelha externa
   a. Otite externa maligna (OEM)
      1. Diagnosticada pela cintigrafia com tecnécio^{99m}
      2. Acompanhamento clínico por cintigrafia com gálio
7. Nariz e seios paranasais
   a. Estesioneuroblastoma
      1. Neoplasia maligna originada da crista neural (epitélio sensorial olfatório)
      2. A TC demonstra massa de tecidos moles homogêneos com acentuação pelo contraste, erosão óssea e modelagem; a RM mostra massa de tecidos moles com invasão local e sinais hipointensos em T1, brilhantes em T2 e acentuação pelo gadolínio
   b. Sinusite fúngica
      1. Invasiva
         a. Aguda
            a. Massa de tecidos moles invasivos com destruição dos ossos e tecidos moles
            b. Em geral, não há acentuação pelo contraste em razão da invasão vascular
         b. Crônica — semelhante à sinusite fúngica alérgica (SFA), embora com evolução menos fulminante
      2. Não-invasiva
         a. SFA
            a. A TC demonstra massas de tecidos moles em vários seios, espessamento da mucosa, opacificação do seio paranasal e remodelação óssea
            b. Em geral, evidencia-se densidade heterogênea em consequência das secreções espessadas e do aumento da concentração de ferro
         b. Micetoma — geralmente ocorre no seio maxilar e caracteriza-se por hiperdensidade e calcificações na TC
   c. Papiloma invertido
      1. Origina-se da mucosa de Schneider da parede nasal lateral
      2. A TC demonstra massa que se estende do meato médio até o seio maxilar e a cavidade nasal; a RM mostra sinais de intensidade intermediária em T1 e T2 com acentuação depois do contraste
   d. Angiofibroma nasal juvenil
      1. Origina-se da região do forame esfenopalatino e pode estender-se para dentro da fossa pterigopalatina, dos seios paranasais e da nasofaringe
      2. A TC demonstra massa acentuada pelo contraste com o sinal de Holman-Miller (deslocamento anterior da parede posterior do seio maxilar). A RM mostra áreas proeminentes destituídas de fluxo e acentuação depois da administração do gadolínio
   e. Cisto mucoso de retenção
      1. Aspecto semelhante ao dos pólipos nasais
      2. A TC demonstra massa de tecidos moles com densidade baixa a intermediária; a RM mostra sinais intermediários em T1, brilhantes em T2 e acentuação variável depois da administração do contraste
   f. Pólipos nasais
      1. Massas de tecidos moles polipoides difusos preenchendo a cavidade nasal e os seios paranasais
      2. Em geral, acompanha-se de espessamento da mucosa, mucoceles, erosão e remodelação ósseas

8. Nasofaringe
   a. As crianças comumente têm adenoides proeminentes
   b. Nos adultos, adenoides proeminentes devem alertar o médico para a possibilidade de HIV ou linfoma não-Hodgkin
   c. Rabdomiossarcoma
      1. A neoplasia maligna nasofaríngea mais comum na faixa pediátrica
      2. A RM mostra um processo agressivo com sinais isointensos em T1, intermediários em T2 e acentuação depois da administração do gadolínio
   d. Carcinoma de nasofaringe
      1. A neoplasia maligna nasofaríngea mais comum nos adultos
      2. É diagnosticado frequentemente nos pacientes de descendência do sul da China
      3. A RM demonstra massa de tecidos moles (em geral, centrada ao redor da fossa de Rosenmuller) com sinais isointensos em T1, intermediários em T2 e acentuação depois do gadolínio
   e. Cisto de Thornwaldt
      1. A lesão congênita mais comum da nasofaringe
      2. Desenvolve-se na linha média à medida que o notocórdio sobe pelo *clivus* para formar a placa neural
      3. Lesão hipodensa na TC; a RM mostra sinais brilhantes em T1 e T2 sem acentuação pelo contraste
   f. Os adultos com secreção unilateral na orelha média devem ser avaliados quanto à existência de massas na nasofaringe
   g. A nasofaringe é uma localização comum de neoplasias primárias de origem indeterminada
9. Cavidade oral
   a. Sialadenite — a TC demonstra o crescimento da glândula com acentuação pelo contraste e possivelmente cálculos
   b. O CEC é a neoplasia maligna mais comum
      1. Investigar detalhadamente a existência de acometimento cervical bilateral
   c. As malformações venosas evidenciam-se por sinais brilhantes nas imagens T1 (pós-contraste) e T2 da RM
   d. Cisto epidermoide — a TC demonstra massa cheia de líquido sem aspecto maligno; a RM mostra sinais de baixa intensidade em T1, brilhantes em T2 com ou sem um halo de acentuação depois da administração do contraste
   e. Cisto dermoide — ao contrário do epidermoide, os dermoides contêm apêndices cutâneos. A presença de gordura resulta em lesão de baixa densidade na TC; a RM mostra sinais intermediários ou hiperintensos em T1, hiperintensos em T2 com ou sem um halo de acentuação depois do contraste
   f. As rânulas evidenciam-se por massas sublinguais bem-delimitadas e cheias de líquido
10. Orofaringe
    a. A hipertrofia das amígdalas palatinas ou linguais é comum
    b. O abscesso periamigdaliano é detectado frequentemente, podendo estender-se aos espaços cervicais adjacentes (*i. e.*, espaço parafaríngeo)
    c. A tireoide lingual evidencia-se por massa brilhante na linha média da TC contrastada
    d. O CEC é a neoplasia maligna mais comum
    e. A amígdala palatina e a base da língua são localizações comuns de neoplasias malignas primárias de origem indeterminada
    f. Sarcoma de Ewing da mandíbula
       1. Lesão lítica com reação periosteal
       2. Aspecto em "casca de cebola"

11. Hipofaringe
    a. O seio piriforme é uma localização comum das neoplasias malignas primárias de origem indeterminada
    b. O CEC é o tumor mais comum
    c. Em presença de malignidade, prestar atenção aos linfonodos retrofaríngeos
12. Laringe
    a. A TC (da base do crânio à croça da aorta) é a modalidade preferida para avaliar o traumatismo da laringe e rouquidão sem outras anormalidades neurológicas
    b. O CEC é o tumor maligno mais comum
    c. Condroma/condrossarcoma
        1. Geralmente afeta a cartilagem cricoide posterior
        2. A TC demonstra lesão com densidade moderada e calcificações; a RM mostra sinais de intensidade intermediária a baixa em T2, hiperintensos em T2 e acentuação pelo contraste nos casos de condrossarcoma
    d. Laringocele — massa cheia de líquido (brilhante na imagem T2 da RM) envolvendo o espaço paraglótico (laringocele interna) ou com disseminação extralaríngea pela membrana tiroióidea (laringocele externa)
13. Espaço parotídeo
    a. Adenoma pleomórfico — massa de tecidos moles bem-delimitados com espaços císticos cheios de líquido. A TC pode demonstrar lesão de baixa densidade, enquanto a RM mostra sinais de alta intensidade em T2 e acentuação depois do contraste
14. Pescoço
    a. Abscesso — a TC demonstra massa de densidade baixa com acentuação periférica
    b. Cisto da fenda branquial — massa cística uniloculada que desloca a glândula submandibular para a frente e o músculo esternocleidomastóideo para trás
    c. Higroma cístico
        1. Geralmente afeta o espaço cervical posterior, podendo ser macrocístico ou microcístico
        2. Lesão de densidade baixa na TC; a RM mostra sinais heterogêneos em T1 e T2 sem acentuação depois da administração do gadolínio
    d. Os linfonodos necróticos são encontrados com neoplasias malignas e processos infecciosos (bacterianos, micobacterianos ou doença da arranhadura do gato)
    e. Paraganglioma
        1. Origina-se das células neuroendócrinas do sistema nervoso autônomo
        2. A TC mostra acentuação depois do contraste, e a RM demonstra discreta acentuação nas imagens T2, acentuação marcante nas imagens T1 depois do contraste com aspecto de "sal e pimenta" em razão das áreas destituídas de fluxo
        3. Tipos
            a. Tumor do corpo carotídeo — sinal de Lyre
            b. *Glomus* jugular
            c. *Glomus* timpânico — origina-se do nervo Jacobson
            d. *Glomus* vagal — origina-se do gânglio nodoso e desloca a carótida em direção anteromedial

DERMATOLOGIA

1. Classificação de Fitzpatrick
    a. Tipo I — muito branco — sempre queima, nunca bronzeia
    b. Tipo II — branco — queima facilmente, bronzeia muito pouco

c. Tipo III — branco ou cor de oliva — queima algumas vezes, bronzeia lentamente e adquire tonalidade castanha
d. Tipo IV — marrom — queima pouco, sempre bronzeia e adquire tonalidade marrom-escura
e. Tipo V — marrom-escuro — queima raramente, bronzeia bem
f. Tipo VI — negro — nunca queima, pigmentação acentuada
2. Neoplasias benignas
   a. Ceratose actínica — lesões pequenas de proliferação da epiderme. Pode evoluir (1% dos casos) para CEC. Crioterapia
   b. Condrodermatite nodular da hélice/anti-hélice — lesão ulcerada da hélice ou da anti-hélice. É causada por compressão, podendo ser tratada por excisão cirúrgica e travesseiros
   c. Ceratoacantoma — tumores de crescimento rápido, difíceis de diferenciar do CEC. Diferenciados do CEC pelo antígeno da membrana epitelial
   d. Nevos
      1. Intraepiteliais — benignos
      2. Juncionais — pré-malignos
      3. Intradérmicos — benignos
      4. Azuis (de Spitz) — benignos
      5. Mistos — benignos
   e. Pilomatrixoma — tumor subcutâneo calcificado que se origina da matriz pilosa. Tratado por excisão simples
   f. Ceratose seborreica — aspecto de uma lesão sobre-elevada na pele. Tratada por curetagem
3. Neoplasias malignas
   a. As doenças sistêmicas associadas aos cânceres de pele são o albinismo, xeroderma pigmentoso (CEC), síndrome de Gorlin (carcinoma basocelular [CBC]), síndrome do nevo displásico (melanoma), doença de Bowen (CEC)
   b. As neoplasias malignas da pele das regiões tragal e pré-tragal podem disseminar-se para o forame estilomastóideo
   c. Operação de Mohs
      1. Índices máximos de controle dos cânceres cutâneos (exceto os melanomas) e máxima preservação dos tecidos normais
      2. Indicações
         a. CBC recidivante
         b. CBC esclerosante
         c. CEC pouco diferenciado
         d. Necessidade de preservar os tecidos moles (i. e., pálpebra)
      3. A região pré-auricular está associada ao índice mais alto de recidiva depois da operação de Mohs para o CBC da face
   d. CBC
      1. A neoplasia maligna cutânea mais comum dos adultos
      2. Diretamente associada à exposição à radiação ultravioleta (UV)
      3. Há possibilidade de lesões entremeadas com áreas sadias em razão do neurotropismo
      4. Pouco risco de metástases, mas pode ser uma lesão localmente agressiva
      5. Subtipos
         a. Superficial
            1. Placas eritematosas descamativas de crescimento lento e pouco invasivas
            2. Agentes tópicos (i. e., fluorouracila a 5%), crioterapia, terapia fotodinâmica, curetagem ou operação de Mohs

b. Nodular
1. O exame histológico demonstra grupos de células com pouco citoplasma e núcleos em "paliçada"
2. Pápulas peroladas com bordas telangiectásicas
3. Excisão local (margens de 0,5 cm) ou operação de Mohs
c. Esclerosante/morfeaforme
1. Faixas pequenas de tumor estendem-se para fora da lesão central (entremeadas com áreas sadias), resultando em altos índices de recidiva e amplas falhas cirúrgicas
2. Operação de Mohs
d. Basoescamoso
1. Evidenciado por diferenciação escamosa e ceratinização
2. Pode ser confundido com CEC
3. Operação de Mohs ou excisão local ampla
e. CEC
1. O segundo câncer cutâneo mais comum nos adultos
2. Diretamente associado à exposição à UV e irradiação de cicatrizes de queimaduras
a. Úlcera de Marjolin — CEC ulcerado e agressivo em área de traumatismo, inflamação ou cicatriz antiga
3. As lesões precursoras consistem em ceratose e doença de Bowen
4. Pode causar metástases para os linfonodos ou órgãos distantes
5. Tipos
a. Doença de Bowen — CEC *in situ* (5% evoluem para CEC invasivo). Crioterapia e terapia fotodinâmica
b. Bem-diferenciado
1. Células escamosas em cordões com "pontes intercelulares" e "pérolas de ceratina"
2. Coloração para citoceratinas
3. Operação de Mohs ou excisão local ampla
c. Pouco diferenciado
1. Menos pontes intercelulares e pérolas de ceratina
2. Operação de Mohs ou excisão local ampla (ELA) com margens de 1 cm
f. Melanoma
1. O terceiro câncer de pele mais comum nos adultos
2. A incidência aumenta à taxa de 5% ao ano
3. Associado à exposição à radiação UV, aos nevos congênitos volumosos e aos pacientes com mais de 50 nevos benignos
4. Marcadores histológicos: S-100, Melan-A ou HMB-45 ("*h*uman *m*elanoma *b*lack" — anticorpo contra o antígeno do melanoma) são mais específicos
5. Tipos
a. Hiperplasia melanocítica juncional atípica (HMJA) — lesão classificada entre nevo e lentigo maligno
b. Lentigo maligno (melanoma *in situ* ou sarda de Hutchinson) (4 a 15%)
1. Lesões limitadas à epiderme
c. Melanoma do lentigo maligno — lesões com invasão da derme
d. Disseminante superficial (70%)
1. O mais comum

    2. Geralmente se desenvolve a partir dos nevos preexistentes
    3. Crescimento radial
   e. Nodular (15 a 30%)
    1. Invasão precoce e crescimento vertical
   f. Desmoplásico (2%)
    1. Neurotrópico
   g. Mucoso — raríssimo (2%), com índice de sobrevivência em 5 anos de 10% e índice de recidiva de 50%. O principal problema é a recidiva local, não as metástases para os linfonodos regionais. A LD (linfadenectomia eletiva) *não* se mostra eficaz
6. ABCDE — *a*ssimetria, *b*ordas irregulares, variação de *c*or, *diâmetro* (> 6 cm) e *e*volução da lesão
7. Fatores prognósticos — espessura, ulceração, lesões-satélites e acometimento dos linfonodos
8. Sobrevivência em 5 anos
   a. Clark I — 100% (epiderme)
   b. Clark II — 93% (derme papilar)
   c. Clark III — 74% (junção entre a derme papilar e a reticular)
   d. Clark IV — 39% (derme reticular)
9. Biopsia — não fazer biopsia de raspagem. É preciso avaliar a profundidade da lesão, de modo que a biopsia excisional com margens de 1 a 2 mm deve ser realizada
10. Tratamento
    a. Lentigo maligno — técnica do quadrado, operação de Mohs, lâmpada de Woods com margens de 5 mm
    b. Excisão cirúrgica ampla com biopsia do linfonodo-sentinela se a lesão tiver mais de 1,0 mm de profundidade de Breslow
       1. A dissecção dos linfonodos-sentinelas também pode ser considerada quando há ulceração
       2. Lesões com menos de 2,0 mm de profundidade de Breslow — margens de 1 cm
       3. Lesões com mais de 2,0 mm de profundidade de Breslow — margens de 2 cm
    c. Radioterapia
    d. Interferona (INF-alfa 2b)

OFTALMOLOGIA

1. Pupila de Argyle-Robertson — miose pupilar; as pupilas não se contraem com a luz, mas conservam a capacidade de acomodação (sugere sífilis)
2. Reflexo córneo
   a. Ramo oftálmico do nervo trigêmeo → núcleo motor do VII NC → músculo orbicular do olho
3. Causas de proptose unilateral nos adultos em ordem decrescente de frequência: orbitopatia de Graves → infecção → pseudotumor → tumor paranasal → hemangioma → tumor da glândula lacrimal → linfoma/leucemia → metástases → neurofibroma/meningioma → dermoide/epidermoide
4. Pupila de Marcus-Gunn — dilatação da pupila em resposta à luz direta (défice pupilar aferente). Resulta da lesão do nervo óptico com redução da transmissão dos estímulos ao cérebro
5. As lesões do quiasma óptico podem causar hemianopsia bitemporal, enquanto as lesões do trato óptico provocam hemianopsia contralateral

6. Pseudotumor orbital
    a. Condição idiopática evidenciada por edema inflamatório do músculo reto medial
    b. O tratamento consiste em corticoides e, possivelmente, imunoterapia
7. Reflexo pupilar — componentes direto e consensual
    a. Nervo óptico → trato óptico → colículo superior → área pré-tectal → núcleos viscerais do complexo oculomotor → fibras pré-ganglionares por meio do III NC até o gânglio ciliar → fibras pós-ganglionares do gânglio ciliar até o esfíncter da íris
8. A acuidade visual e as condições do bulbo ocular sempre devem ser avaliadas primeiramente (antes da palpação) em qualquer paciente com lesão ocular

OTOLOGIA

1. Audiologia
    a. A faixa da audição humana é de 20 a 20.000 Hz
    b. Os sons da fala concentram-se na faixa de 250 a 6.000 Hz
    c. Decibel — 10 log de 10
    d. A atenuação interaural é de 10 dB para a condução óssea e 40 a 60 dB para os fones de ouvido
    e. O mascaramento é necessário para avaliar a:
        1. Condução área quando o teste se situa entre 40 e 60 dB abaixo dos limiares ósseos da orelha que não está sendo testada
        2. Condução óssea quando há qualquer diferença entre o limiar de condução área e o de condução óssea
        3. O dilema do mascaramento ocorre sempre que há discrepância aéreo-óssea de 50 dB, o que requer técnicas audiométricas especiais
    f. Limiar — nível mais baixo de intensidade para que um tom puro seja detectado em 50% das vezes
    g. Limiar de recepção da fala (LRF) — nível mais baixo de intensidade necessário para que o paciente reconheça 50% das palavras dissilábicas (espondaicas)
        1. Deve ficar na faixa de 10 dB da média do tom puro (MTP)
    h. Reconhecimento das palavras — capacidade de o paciente reconhecer palavras monossilábicas apresentadas na faixa de 40 dB acima do LRF
    i. Perda da audição condutiva (disacusia condutiva — DC)
        1. 50 a 60 dB — descontinuidade ossicular com MT intacta
        2. Menos de 50 dB — otosclerose
        3. 30 a 50 dB — descontinuidade ossicular com perfuração da MT
        4. 10 a 30 dB — perfuração da MT
    j. Teste de Stenger
        1. Usado para detectar pseudo-hipoacusia, perda auditiva "funcional", défice não-orgânico ou simulação
        2. Baseado no princípio de que o ouvinte detecta apenas o mais forte de dois tons, quando tons idênticos com intensidades diferentes são apresentados às duas orelhas
        3. O examinador apresenta um tom subliminar à orelha "ruim" e um tom supraliminar à orelha "boa"
        4. Se o paciente tiver défice funcional, ele dirá que não consegue ouvir coisa alguma, apesar de conseguir ouvir o tom apresentado à orelha "boa"

k. Recrutamento — o aumento anormal da intensidade indica lesão coclear. Quando há neuroma do acústico, a detecção de recrutamento provavelmente suplanta a detecção da fadiga auditiva
l. Fadiga — alteração do limiar auditivo resultante da estimulação acústica continuada; indica lesão retrococlear
m. *Rollover* é a redução do reconhecimento das palavras em intensidades altas (por distorção coclear da adaptação do VIII NC), sendo uma anormalidade clássica das lesões retrocleares
n. Timpanometria
   1. Tipo A — normal
      a. Tipo A_s — depressão S. Detectada na otosclerose e timpanosclerose
      b. Tipo A_D — D de profundo (*deep* em inglês). Detectada na descontinuidade ossicular
   2. Tipo B — plana. Encontrada na orelha média com efusão ou perfuração da MT
   3. Tipo C — representa pressão negativa, encontrada, por exemplo, com a disfunção da tuba auditiva (DTA)
o. Reflexo acústico
   1. Cóclea → VIII NC — núcleos cocleares e complexo olivar contralateral por meio do corpo trapezoide → núcleo motor do VII NC → estapédio
   2. Um estímulo unilateral provoca contração bilateral
   3. O resultado anormal é o decréscimo inferior a 50% da amplitude original em 10 s
      a. Indica lesão do VIII NC ou do tronco encefálico
   4. Fatores que podem afetar o reflexo acústico
      a. Perdas de condução de 40 dB na orelha que recebe o tom desencadeador do reflexo ou de apenas 10 dB na orelha testada
      b. DNS superior a 70 dB
      c. Lesões do VIII NC
      d. Lesão do VII NC proximal ao estapédio (*i. e.*, síndrome de Ramsay Hunt)
      e. Esclerose múltipla
      f. Lesões do tronco encefálico
   5. As lesões do VIII nervo ou do sistema nervoso central podem gerar as seguintes respostas reflexas:
      a. Reflexos normais
      b. Elevação dos limiares reflexos sem decréscimo
      c. Limiares reflexos normais ou elevados com decréscimo
      d. Reflexos ausentes
p. Potencial evocado auditivo do tronco encefálico (BERA)
   1. A função do tronco encefálico pode ser avaliada pelo teste do BERA com cerca de 28 semanas de gestação e mostra ondas I, III e V. A "maturidade" é alcançada apenas com cerca de 18 meses de vida pós-natal
   2. As ondas I a V são representadas pela regra mnemônica OOCOL
      a. Onda I — *o*itavo nervo distal
      b. Onda II — *o*itavo nervo proximal
      c. Onda III — núcleo *c*oclear
      d. Onda IV — complexo *o*livar
      e. Onda V — *l*emnisco lateral
   3. Latências normais das ondas

a. I-III: 2,3 ms
b. III-V: 2,1 ms
c. I-V: 4,4 ms
4. As lesões retrocleares deverão ser consideradas quando os resultados do BERA mostrarem os seguintes padrões:
   a. Diferença de latência interpicos superior a 4,4 ms
   b. Diferença de latência interaural da onda V superior a 0,2 ms
   c. Latência V_3-V_5 superior a 2,1 ms
q. Eletrococleografia (ECOG) — diagnóstico da doença de Ménière se a razão entre o potencial somatório e o potencial de ação composto estiver aumentada (> 0,4)
r. Emissões otoacústicas
   1. Os PDEOA (produto de distorção das EOA) são mais úteis na prática clínica
      a. Utilizados para monitorar a audição dos recém-nascidos, a perda auditiva causada pelos aminoglicosídios e para ajudar a diferenciar entre as causas cocleares e retrocleares de DNS (disacusia neurossensorial)
      b. Neuropatia auditiva — EOA normais, função anormal do VIII NC
      c. Produzidas pelas CCE (células ciliadas externas)
2. Testes vestibulares
   a. A história clínica pode sugerir o diagnóstico
      1. Episódios de queda — crises de Tumarkin (doença de Ménière)
      2. Vertigem com alterações da pressão — sinal de Hennebert (doença de Ménière, FPL, síndrome da deiscência do canal semicircular superior, sífilis)
      3. Vertigem desencadeada por ruídos — fenômeno de Tulio (doença de Ménière, FPL, síndrome da deiscência do canal semicircular superior, sífilis)
      4. Vertigem postural — vertigem postural paroxística benigna (VPPB)
   b. Componentes dos testes vestibulares
      1. Avaliação do nistagmo
         a. A fase lenta é desencadeada pelo ROV e medida em graus/segundos
         b. A fase rápida (sácade) é desencadeada pela formação reticular pontina paramediana
            1. A direção do nistagmo é determinada pela direção da fase rápida
         c. Procedimento do teste
            1. Espontâneo
               a. Avaliar com óculos de Frenzel
               b. Nistagmo periférico
                  1. Geralmente horizontal ± componente de torção
                  2. Reduz com a fixação visual
               c. Nistagmo central
                  1. Vertical ou unicamente de torção
                  2. Não diminui com a fixação visual
            2. Desencadeado pelo olhar
               a. Nistagmo periférico
                  1. Direção invariável com as diversas posições do olhar
               b. Nistagmo central
                  1. Pode mudar a direção com as diversas posições do olhar
               c. Graus
                  1. Primeiro grau — o nistagmo ocorre quando o paciente olha para o lado na mesma direção do componente rápido
                  2. Segundo grau — o nistagmo ocorre quando o paciente olha para o lado na mesma direção do componente rápido e em posição neutra

3. Terceiro grau — o nistagmo ocorre nas três posições (sugere doença do sistema nervoso central [SNC])
   3. Posicionamento
      a. Nistagmo com oscilação da cabeça (NOC)
         1. O NOC horizontal pode ocorrer com as lesões vestibulares unilaterais
   4. Postural
      a. Manobra de Dix-Hallpike
         1. Os nistagmos vertical e de torção, quando o paciente olha para baixo da orelha (geotrópico), indicam VPPB
2. ROV/avaliação do canal semicircular horizontal
   a. Calórica
      1. Avalia o canal semicircular horizontal
      2. Posição supina com a cabeça inclinada a 30° para cima, ou inclinar o paciente para trás a 60° (de forma a colocar o canal horizontal na posição vertical)
      3. Estímulo térmico bilateral (água ou ar)
      4. O teste com mais chances de detectar a lateralidade de uma lesão
      5. O estímulo quente faz com que a endolinfa aumente e estimula o canal horizontal
         a. FOQI — *f*rio:*o*posto; *que*nte:*i*gual
      6. Utiliza as velocidades oculares da fase lenta de pico (graus/segundos) para realizar os cálculos
      7. Pode detectar
         a. Paresia unilateral (orelha direita *versus* esquerda)
            1. (DQ + DF) – (EQ + EF)/total
            2. 25% ou menos é um resultado normal
            3. Usado para testar a simetria
            4. Valor negativo indica paresia à direita; valor positivo indica paresia à esquerda
         b. Preponderância direcional (movimento à direita *versus* à esquerda)
            1. (DQ + EF) – (DF + EQ)/total
            2. 35% ou menos é um resultado normal
            3. Presente nos pacientes com nistagmo espontâneo
   b. Cadeira rotacional
      1. Avalia o ROV (ver descrição do ROV na seção sobre Anatomia)
         a. Utiliza as velocidades oculares máximas da fase lenta para realizar os cálculos
         b. Testa em faixas de oitavas de 0,01 a 1,28 Hz
         c. Determina
            1. Fase — descreve a *relação temporal* entre os movimentos da cabeça e a resposta ocular reflexa
               a. Se os olhos e a cabeça movem-se na mesma velocidade em direções opostas, eles estão *fora da fase* (ou 180°)
               b. Predomínio de fase — a velocidade ocular é maior que a velocidade da cabeça
                  1. O predomínio de fase é normal nas frequências baixas
                  2. O predomínio de fase não é normal nas frequências baixas — lesão periférica
                  3. O predomínio de fase não é normal em todas as frequências — lesão central

c. Retardo de fase — a velocidade da cabeça é maior que a velocidade ocular
   1. Ocorre com lesões periféricas ou em presença de ganhos inadequados
   2. Ganho
   a. *Razão* entre a amplitude máxima da velocidade ocular da fase lenta e a amplitude da velocidade da cabeça
   b. Deve ser igual a 1 (exceto nas frequências baixas)
   c. Ganho insuficiente sugere processo ototóxico ou lesão central
   3. Simetria
   a. Comparação das velocidades oculares da fase lenta quando a cabeça é girada para a direita e depois para a esquerda
   b. Corresponde à preponderância de direção
3. Avaliação oculomotora
   a. Avalia a função dos movimentos oculares em resposta aos vários estímulos, na ausência de estimulação vestibular
      1. Sácades — avalia a velocidade, a precisão e a latência da fase rápida dos movimentos oculares
      2. Perseguição suave — os resultados devem mostrar seguimento sinusoidal suave. Movimentos oculares abruptos e espasmódicos podem indicar distúrbios centrais
      3. Nistagmo optocinético — acompanhamento de vários estímulos. Provoca movimentos oculares semelhantes ao nistagmo. Avalia a simetria dos olhos
4. Posturografia
   a. Avalia
      1. Equilíbrio
      2. Processamento dos sinais visuais proprioceptivos e vestibulares
   b. Condições
      1. 1 — Olhos abertos, suporte estável, campo visual fixo
      2. 2 — *Olhos fechados*, suporte estável, campo visual fixo
      3. 3 — Olhos abertos, suporte estável, *oscilação referenciada do campo visual*
      4. 4 — Olhos abertos, *suporte inclinado*, campo visual fixo
      5. 5 — *Olhos fechados, suporte inclinado*, campo visual fixo
      6. 6 — Olhos fechados, *suporte inclinado, oscilação referenciada do campo visual*
   c. A disfunção vestibular pode ser definida por valores anormais na condição 5 ou na 6
c. A eletronistagmografia (ENG) incorpora os testes de nistagmo, do ROV/CSCH (canal semicircular horizontal) e dos nervos oculomotores
   1. Ajuda a determinar a localização da lesão
   2. Reforça os diagnósticos de:
      a. VPPB
      b. Labirintite
      c. Doença de Ménière
      d. Ototoxicidade
      e. Neurite vestibular
3. Orelha externa
   a. Atresia

1. *Gap* aéreo-ósseo de 40 a 65 dB
2. O reparo da microtia deve ser realizado antes do reparo da atresia para preservar os tecidos moles e assegurar um envoltório epitelial fino e sem cicatrizes a fim de receber a estrutura cartilaginosa
3. O procedimento cirúrgico é realizado entre os 13 e 19 anos de idade
4. Associada à
    a. Síndrome de Treacher-Collins
    b. Síndrome de Goldenhar
    c. Microssomia hemifacial
5. Tratamento não-cirúrgico
    a. Aparelho auditivo fixado ao osso (AAFO)
    b. Amplificação precoce para doença bilateral
6. Critérios de Jahrsdoerfer para o reparo cirúrgico
    a. 10: excelente, 9: muito bom, 8: bom, 7: razoável; 6: limítrofe, 5 ou menos: ruim
        1. Estribos — 2
        2. Janela oval aberta — 1
        3. Janela redonda aberta — 1
        4. Espaço da orelha média — 1
        5. Mastoide pneumatizada — 1
        6. VII NC normal — 1
        7. Martelo e bigorna — (menos) — 1
        8. Bigorna e estribo — 1
        9. Orelha externa — 1
7. Apenas 50% dos pacientes com atresia aural são candidatos ao reparo cirúrgico
    a. O índice de sucesso é maior quando a orelha média e o espaço mastóideo têm dimensões mínimas de dois terços do normal e os três ossículos (embora estejam deformados) estão presentes

b. Microtia
1. DUH
    a. *D*ireita > esquerda
    b. *U*nilateral > bilateral (4:1)
    c. *H*omens > mulheres (2,5:1)
2. Classificação
    a. Tipo I — deformidade branda (*i. e.*, orelha de abano, orelha de xícara etc.)
    b. Tipo II — todas as estruturas estão presentes em algum grau, mas há insuficiência de tecidos
    c. Tipo III — microtia "clássica". Deformidade significativa com poucas marcas anatômicas reconhecíveis. Em geral, o lóbulo da orelha encontra-se deslocado para frente. Atresia do canal auditivo
3. A melhor ocasião para a reconstrução é entre os 6 e 10 anos de idade
4. Com 5 anos de idade, a orelha atinge 85% da sua dimensão adulta
5. Etapas da reconstrução
    a. Reconstrução auricular
    b. Transposição do lóbulo (apêndice cutâneo na microtia clássica utilizado com esta finalidade)
    c. Elevação/formação da prega retroauricular da orelha
    d. Reconstrução do trago e da depressão conchal

c. Enregelamento
1. Reaquecimento rápido com gaze embebida em soro fisiológico entre 38 e 42°C

2. Os tecidos não devem ser desbridados depois do reaquecimento, porque a demarcação pode demorar várias semanas
3. Tratamento com pomada de antibiótico tópico e analgésicos orais
d. Otite externa
1. Micro-organismos mais comuns
a. Bactérias
1. *Staphylococcus aureus*
2. *Pseudomonas aeruginosa*
b. Fungo
1. *Aspergillus niger*
2. Antibióticos para otite externa bacteriana — neomicina, polimixina, ciprofloxacino, ofloxacino ± corticosteroides
3. Fármacos para otomicose
a. Tiomersal
b. Ácido acético
c. Álcool isopropílico
d. Violeta de genciana
e. Nistatina em suspensão, creme, pomada ou pó
f. Derivados azólicos em creme, loção ou solução
e. OEM
1. Encontrada nos pacientes diabéticos e imunossuprimidos
2. *P. aeruginosa*
3. A infecção dissemina-se para a base do crânio por meio das fissuras de Santorini
4. Diagnosticada pela cintigrafia radionuclídica com tecnécio^{99}, seguida da cintigrafia com gálio
5. A TC pode ser usada para confirmar a osteomielite, embora seja necessário ocorrer destruição de 30 a 50% do osso trabecular do mastoide para que os resultados sejam claramente positivos
6. Antibióticos antipseudomonas por 3 a 4 meses e desbridamento cirúrgico
f. Exostoses — lesões ósseas (múltiplas) de base larga no CAE em consequência da exposição à água gelada. A intervenção cirúrgica será necessária se houver DC ou impactação de cerume
g. Osteoma — neoplasia óssea pedunculada benigna (geralmente isolada) no CAE anterior. A intervenção cirúrgica é necessária nos casos de DC ou impactação de cerume
h. Otalgia referida
1. V NC — cavidade oral, mandíbula, ATM, palato, região pré-auricular
2. VII NC — CAE, região retroauricular
3. IX NC — amígdala, base da língua, nasofaringe, tuba auditiva, faringe (transmitida pelo nervo de Jacobson)
4. X NC — hipofaringe, laringe, traqueia (transmitida pelo nervo de Arnold)
4. Orelha média
a. Otorreia de LCR
1. Associada às fraturas da base do crânio em 6% dos casos
2. Nos adultos, a causa mais comum é o envolvimento da mastoide em consequência da meningoencefalocele
3. Cicatrização espontânea em 90% dos casos
a. As falhas da fossa média cicatrizam rapidamente em razão da fibrose extensiva produzida pela rede aracnóidea profusa desta área

b. As falhas da fossa posterior fecham mais lentamente, porque há pouca aracnoide em tal área
            4. Indicações para reparo cirúrgico
                a. Falha persistente há mais de 2 semanas apesar do repouso ao leito com a cabeceira elevada
                b. Meningites recidivantes
                c. Herniação do cérebro ou das meninges
                d. Penetração do cérebro por espícula óssea
    b. Colesteatoma
        1. Colesteatoma congênito
            a. Evidenciado por uma "pérola" no espaço da orelha média
            b. Em geral, desenvolve-se a partir dos restos embrionários de epitélio no quadrante anterossuperior
            c. Geralmente é assintomático
        2. Colesteatoma adquirido
            a. Comumente se desenvolve por retração da parte flácida para dentro do espaço de Prussack (entre a parte flácida e o colo do martelo)
            b. A migração epitelial ou a formação da bolsa de retração com descamação interna, erosão enzimática e osteíte favorecem a formação e progressão do colesteatoma
            c. A localização mais comum do colesteatoma da orelha média é ao redor do processo longo da bigorna e na superestrutura do estribo
            d. As áreas comuns de doença residual depois da ressecção cirúrgica consistem no seio timpânico, recesso facial e epitímpano anterior
        3. Complicações do colesteatoma
            a. A complicação mais comum é a erosão do canal semicircular (CSC) horizontal
                1. Nos casos suspeitos de fístula do CSC, o teste para fístula é positivo (sinal de Hennebert) quando a pressão positiva aplicada no CAE provoca estimulação ampulopetal do CSC com nistagmo horizontal para o mesmo lado. Com a aplicação de pressão negativa, o nistagmo inverte
            b. O ossículo erodido mais comumente é o processo longo da bigorna
            c. O segmento timpânico do NF é mais comumente lesado durante a operação em razão da anatomia obscura e da deiscência frequente do nervo
            d. As fístulas da janela oval ou da redonda devem ser fechadas com fáscia e tamponadas
            e. Outras
                1. Abscesso extradural ou perissinusal
                2. Labirintite serosa ou supurativa
                3. Meningite secundária à erosão do tégmen
                4. Abscesso epidural, subdural ou parenquimatoso cerebral
                5. Tromboflebite/flebite do seio sigmoide
                6. Abscesso subperiosteal/abscesso de Bezold secundário à erosão do córtex do mastoide
                7. Recidivas
        4. Tratamento
            a. Timpanomastoidectomia *canal-wall-down*
                1. O índice mais alto de sucesso depois do primeiro procedimento cirúrgico

2. Requer meatoplastia
3. Indicações
   a. Audição apenas em uma das orelhas
   b. Mastoide contraída
   c. Fístula labiríntica
   d. Erosão do CAE
b. Timpanomastoidectomia *canal-wall-up*
   1. O risco mais alto de persistência ou recidiva do colesteatoma
   2. Geralmente requer uma segunda intervenção cirúrgica em 1 ano, podendo retardar a reconstrução dos ossículos
c. As razões da persistência da drenagem pela cavidade mastóidea são:
   1. Meatoplastia inadequada
   2. Ponta da célula dependente
   3. Saliência do facial alta
   4. Tuba auditiva exposta
d. A matriz do colesteatoma é retirada por completo, exceto nos seguintes casos:
   1. A matriz está aderida à dura-máter
   2. A matriz está aderida ao canal semicircular superior
   3. A matriz está firmemente aderida ao NF
   4. A matriz estende-se para dentro do mesotímpano que recobre a base do estribo
   5. Realização da mastoidectomia *canal-wall-down* com utilização de parte da matriz residual para revestir a cavidade mastóidea
c. DTA (disfunção da tuba auditiva)
   1. A porção da tuba dilatadora do músculo tensor do véu palatino é a principal responsável pela abertura da tuba auditiva
   2. O fechamento da tuba é passivo
   3. A DTA crônica pode gerar pressões negativas de 600 cm H_2O com a formação subsequente de bolsas de retração e secreção na orelha média
d. Anormalidades ossiculares
   1. Classificação de Teunissen
      a. Classe I — ancilose (fixação) congênita do estribo
      b. Classe II — ancilose do estribo com anormalidade ossicular
         1. Os pacientes das classes I e II são bons *candidatos ao tratamento cirúrgico*
      c. Classe III — anormalidade ossicular com base do estribo móvel, descontinuidade ossicular ou fixação epitimpânica
      d. Classe IV — aplasia ou displasia da janela redonda ou da oval ± NF transversal ou artéria estapedial persistente
         1. Os pacientes das classes III e IV são maus *candidatos ao tratamento cirúrgico*
e. Otite média (OM)
   1. Tipos
      a. Otite média aguda (OMA)
         1. Agentes etiológicos da OMA
            a. *Streptococcus pneumoniae* (40%)
            b. *Haemophilus influenzae* (30%)
            c. *Moraxella catarrhalis* (20%)

2. A necessidade de usar antibióticos é controvertida (pode abreviar a duração dos sintomas)
    a. A primeira opção de antibiótico é a amoxicilina
  b. OMA recidivante (≥ 3 episódios em 6 meses ou ≥ 4 episódios em 1 ano)
  c. OM crônica com efusão (OME) — efusão serosa na orelha média, no mínimo há 3 meses
  d. Otite média supurativa crônica (OMSC) — otorreia infectada pela perfuração timpânica ou pelo tubo de timpanostomia
    1. Agentes etiológicos
        a. *P. aeruginosa*
        b. *S. aureus*
        c. *Proteus*
    2. Tratamento
        a. Penicilina antipseudomonas ou cefalosporina (crianças)
        b. Gotas óticas e quinolona (adultos)
2. Fatores de risco — creche, tabagismo, exposição à infecção das vias respiratórias superiores (IVRS), falta de aleitamento materno, predisposição genética, imunodeficiência, anomalias congênitas (fenda palatina etc.)
3. A causa mais comum de vertigem em crianças
4. Complicações
   a. Otorreia é a complicação mais frequente depois da colocação de um tubo de ventilação
   b. A complicação mais comum é a *mastoidite*, que pode evoluir para
      1. *Abscesso subperiosteal*
      2. Abscesso de Bezold — abscesso do sulco digástrico do ECM
   c. Apicite petrosa
      1. Síndrome de Gradenigo — otorreia, dor retro-orbital e paralisia do reto lateral secundária à irritação do VI NC dentro do canal de Dorello
   d. Paralisia do NF — fazer miringotomia, cultura e administrar antibióticos
   e. Complicações intracranianas
      1. A mais comum é a *meningite*
         a. *S. pneumoniae*
         b. *H. influenzae*
      2. Abscesso cerebral (lobo temporal > cerebelo)
      3. Trombose do seio sigmoide (lateral)
         a. Febre das trincheiras de Picket
         b. Infiltrados em bola de canhão na radiografia de tórax (RXT)
         c. O sinal de Griesinger consiste em edema e hipersensibilidade sobre o córtex da mastoide e está associado à trombose da veia emissária mastóidea em consequência da trombose do seio lateral
      4. Epilepsia jacksoniana, hemiplegia e OM indicam abscesso subdural até que se prove o contrário
5. Persistência da efusão da orelha média depois do tratamento
   a. 70% dos pacientes em 2 semanas
   b. 40% depois de 1 mês

c. 20% depois de 2 meses
d. 10% depois de 3 meses
6. Cerca de 90% das efusões da orelha média que persistem depois de um episódio de OMA tratada regridem em 90 dias

f. Otosclerose
1. A causa mais comum de DC entre os 15 e 50 anos de idade
2. Prevalência
   a. Caucasianos > asiáticos > afro-americanos
   b. Mulheres > homens (2:1)
3. Níveis altos de IgG contra o vírus do sarampo na perilinfa
4. Autossômica dominante com penetrância de 40%
5. Evolução acelerada pela gravidez e menopausa
6. Bilateral em 85% dos casos
7. Em geral, a doença começa na região anterior ao nicho da janela oval (*fissula ante fenestrum*) e causa a fixação do estribo com DC
8. O acometimento da cóclea pode causar DNS
9. Aumentos das atividades osteoblástica e osteoclástica, resultando em "espongiose" e finalmente formação de osso com mineralização acentuada
10. Mantos azuis de Manasse — projeções digitiformes de osso otosclerótico azulado ao redor dos vasos sanguíneos normais
11. Sinal de Schwartze — tonalidade rosada ao redor do promontório e do nicho da janela oval (corresponde à região de espessamento da mucosa)
12. Teste do reflexo acústico
    a. Nas fases iniciais da doença — aumento da complacência no início e final do estímulo
    b. Nas fases tardias da doença — redução ou ausência do reflexo
13. Audiometria — *gaps* aéreo-ósseos (não é comum encontrar *gaps* aéreo-ósseos superiores a 50 dB) com a incisura de Carhart (elevação dos limiares ósseos centrada em torno de 2.000 Hz), a qual não é um indicador confiável da reserva coclear
14. A TC pode evidenciar o sinal do "anel duplo" ou "halo"
15. Tratamento
    a. Considerar inicialmente AA (aparelho auditivo)
    b. Estapedectomia
       1. Considerada se a condução óssea for maior que a aérea a 512 Hz e o paciente tiver *gaps* aéreo-ósseo superior a 40 dB
       2. Usar *laser* de CO_2 em vez de KTP (fosfato titanil de potássio) ou argônio para fazer a estapedectomia, em razão do risco menor de lesão da orelha interna (os *lasers* de KTP e argônio atuam nos pigmentos, podendo colocar em risco as células neurais pigmentadas)
       3. Se a base do estribo estiver deslocada no vestíbulo, não tentar recuperar
    c. No paciente com DC superior a 45 dB e défice de audição neurossensorial de alta frequência (DNSFA), considerar otosclerose coclear e recomendar aparelho de amplificação em vez de tratamento cirúrgico
16. Complicações
    a. Súbita redução da audição depois de resultando inicialmente satisfatório
       1. Erosão da bigorna
       2. FPL (fístula perilinfática)

           a. A causa mais comum de défice auditivo coclear depois da estapedectomia
           b. Está associada aos sintomas de vertigem
        b. Paralisia tardia do NF (5 a 7 dias depois do procedimento cirúrgico) — considerar infecção viral, que deve ser tratada com corticosteroides e antivirais
        c. Vertigem tardia — considerar LPF, labirintite ou prótese muito longa
    g. Tuberculose
        1. MT acinzentada com pequenas perfurações
        2. Secreção mucoide clara
        3. Reabsorção da bigorna e desnudamento da cabeça do martelo
        4. DNS
    h. Anomalias vasculares
        1. Deiscência da carótida — massa pulsátil avermelhada no quadrante anteroinferior
        2. Bulbo jugular acavalgado e alto — massa azulada no quadrante posteroinferior
        3. Persistência da artéria estapediana
            a. Ramo da artéria carótida interna petrosa
            b. Atravessa o forame obturador do estribo
            c. Origina a artéria meníngea média (o forame espinhoso está ausente)
            d. Considerar a ligadura cirúrgica da artéria se for encontrada durante a estapedectomia
            e. A TC demonstra a ausência do forame espinhoso e alargamento da tuba auditiva
        4. *Glomus* timpânico — ver seção Outros distúrbios do pescoço
5. DNS
    a. Prevalência
        1. 0,1% das crianças nasce com défice auditivo
        2. 10% dos adultos têm DNS
            a. 35% dos adultos com mais de 65 anos e 40% dos adultos com mais de 70 anos têm DNS
    b. Assimétrica — realizar RM para excluir tumor do ACP
    c. Hereditária — ver seção sobre Pediatria
    d. Induzida pela exposição aos ruídos
        1. Acarreta a elevação dos limiares centrada em torno de 4.000 Hz
        2. Destruição das CCE
        3. Limites de exposição aos ruídos estabelecidos pela OSHA (Occupational Safety and Health Administration)
            a. 90 dB por 8 h
            b. 95 dB por 4 h
            c. 100 dB por 2 h
            d. 105 dB por 1 h
            e. 110 dB por meia hora
        4. O Exército e a Força Aérea norte-americanos adotaram um limite de exposição mais rigoroso de 85 dB por 8 h
    e. Ototóxica
        1. Aminoglicosídios, cisplatina, diuréticos de alça, quinina e salicilatos
        2. Destruição das CCE
    f. Presbiacussia — DNSFA simétrica *e* comumente com redução da capacidade de discriminação das palavras (também sugere distúrbios neurais)

g. Surdez súbita
   1. Avaliar hemograma completo (HC), velocidade de hemossedimentação (VHS), glicose, colesterol/triglicerídios, provas de função tireoidiana, tempo de protrombina (PT)/tempo de tromboplastina parcial (PTT), VDRL (Venereal Disease Research Laboratory) e títulos de FTS-ABS, anti-HIV e anti-Lyme (ensaio imunossorvente ligado à enzima [ELISA])
   2. Fazer RM
   3. Autoimune
      a. Síndrome de Cogan — ceratite intersticial e crises semelhantes às da doença de Ménière com vertigem, ataxia, zumbido, náuseas, vômitos e défice auditivo
      b. Outras — granulomatose de Wegener, poliarterite nodosa, arterite temporal, doença de Buerger (tromboangiite obliterante) e lúpus eritematoso sistêmico (LES)
      c. Prednisona (1 mg/kg/dia) por 4 semanas, seguida de redução lenta e progressiva da dose se o paciente melhorar
   4. Surdez súbita idiopática (DNSSI) — tratar com antivirais e corticosteroides
   5. Traumática — as fraturas transversais do osso temporal frequentemente causam DNS e vertigem
   6. Viral — parece ser a causa da maioria dos casos de DNSSI. Alguns pesquisadores demonstraram a elevação estatisticamente significativa da soroconversão viral entre os pacientes com surdez súbita, em comparação com os controles, tanto para CMV quanto para *influenza* B, vírus da caxumba, da rubéola e varicela-zoster
   7. Cerca de 40 a 70% dos pacientes recuperam parte da audição sem tratamento
   8. Fatores prognósticos
      a. Prognóstico favorável
         1. Défice auditivo mínimo
         2. Défice de baixa frequência
         3. Ausência de sintomas vestibulares
         4. Tratamento precoce (em 3 dias)
      b. Prognóstico desfavorável
         1. Idade avançada
         2. Surdez total
         3. Sintomas vestibulares
         4. Fatores de risco vasculares
         5. Tratamento tardio
h. Vírus associados à DNS
   1. Rubéola
   2. Herpes simples 1 e 2
   3. Varicela (catapora ou zoster ótico)
   4. Varíola
   5. Vírus Epstein-Barr (EBV)
   6. Pólio
   7. *Influenza*
   8. Adenovírus
   9. Citomegalovírus (o agente viral mais comum da DNS)
   10. Sarampo
   11. Caxumba (causa viral mais comum de DNS unilateral)
   12. Hepatite

6. Neuropatia auditiva
   a. DNS com escores baixos de reconhecimento das palavras
   b. Função normal das células pilosas externas
   c. Função anormal do VIII NC
   d. AA e implantes cocleares podem ser pouco úteis
7. Síndrome da deiscência do canal semicircular superior
   a. Deiscência óssea do canal superior
   b. Vertigem e oscilopsia desencadeadas pelo som (fenômeno de Tulio)
   c. Sensibilidade à condução óssea (limiares ósseos menores nas frequências baixas)
   d. DC secundária à dissipação da energia sonora em consequência da "terceira" janela
      1. Os reflexos acústicos preservados ajudam a diferenciar entre essa condição e a otosclerose
   e. Diagnosticada pela TC do osso temporal
   f. Tratamento
      1. Medidas profiláticas
      2. Tamponamento do canal semicircular superior
8. Distúrbios vestibulares
   a. Vertigem — sensação de movimento
   b. Importância da história clínica
      1. Sempre perguntar ao paciente como foi o primeiro episódio de vertigem
      2. A definição clara da duração, das circunstâncias e dos sintomas otológicos associados pode ajudar a reduzir as hipóteses do diagnóstico diferencial
      3. O diagnóstico diferencial pode ser parcialmente definido com base na história clínica
         a. VPPB — *segundos*, sem perda auditiva, provocada pelos movimentos da cabeça
         b. FPL — *segundos*, com perda auditiva, provocada por traumatismo, barotrauma ou operações do estribo
         c. Enxaqueca — *minutos a horas*, pode preceder a cefaleia, semelhante à doença de Ménière, mas sem sintomas otológicos
         d. Insuficiência vertebrobasilar — *minutos*, acompanhada de hipotensão arterial (arritmia cardíaca, hipotensão ortostática), pacientes com diabetes melito (DM) e aterosclerose
         e. Doença de Ménière — recidivante, *horas*, défice auditivo, zumbido e congestão aural
         f. Vertigem de início tardio (hidropsia endolinfática tardia) — semelhante à doença de Ménière, mas começa meses ou anos depois de desenvolver a DNS
         g. Labirintite serosa (tóxica) — crise de vertigem aguda durante um episódio de OM, sem défice auditivo
         h. Labirintite supurativa — crise de vertigem aguda e défice auditivo durante um episódio de OM com febre
         i. Fístula labiríntica — tontura nos pacientes com colesteatoma
         j. Neuronite vestibular — crise aguda, *horas a dias*, melhora gradativa ao longo dos dias, ocorre sem movimentos, não tem sintomas otológicos associados
         k. Labirintite viral — *semelhante à neuronite vestibular*, mas com súbito défice auditivo
         l. Ototóxica — vertigem e défice auditivo depois de usar aminoglicosídio
         m. Neuroma do acústico — défice auditivo, zumbido e sintomas vestibulares *leves* ou *ausentes*

c. Distúrbios
   1. VPPB
      a. Os otocones estão fixados à cúpula (cupulolitíase) ou dentro da endolinfa (canalolitíase)
      b. Nos casos clássicos, afeta o canal semicircular posterior
      c. Vertigem posicional com duração de 10 a 30 s
      d. Nistagmo geotrópico
      e. Não há défice auditivo
      f. Diagnosticada pelo teste de Dix-Hallpike
      g. Tratamento
         1. Reposicionamento das partículas (manobra de Epley)
         2. Índice de sucesso de 80% depois do primeiro reposicionamento
   2. FPL
      a. História de traumatismo, barotrauma ou operações do estribo
      b. Aquedutos cocleares amplamente patentes aumentam a suscetibilidade
      c. Vertigem transitória associada ao esforço
      d. Os sintomas otológicos associados podem ajudar a definir o lado acometido
      e. Sinais de Tulio e Hennebert positivos
   3. Enxaqueca
      a. A vertigem pode preceder a cefaleia, mas alguns pacientes com enxaqueca atípica não têm cefaleia
      b. Também pode estar associada à disartria, ataxia e parestesia
      c. Vertigem semelhante à doença de Ménière, mas sem sintomas otológicos
      d. Histórias pessoal e familiar fortemente sugestivas
   4. Doença de Ménière
      a. Hidropsia endolinfática
      b. Défice auditivo flutuante, zumbido, congestão aural e vertigem por algumas horas
      c. Os pacientes podem ter desequilíbrio persistente por vários dias depois de um episódio
      d. Unilateral em 85% dos pacientes
      e. Crise de Tumarkin — episódios de queda que podem ocorrer nas fases avançadas da doença
      f. Diagnóstico
         1. Indícios audiológicos de DNS flutuante de baixa frequência
         2. ECOG superior a 0,4
         3. A ENG demonstra lesão vestibular periférica
      g. É importante excluir sífilis pelo ensaio de absorção do anticorpo treponêmico fluorescente (FTA-ABS) e pelo VDRL
      h. Remissão em 60% dos casos, mas os pacientes geralmente ficam com déficits auditivos moderados a graves
      i. Tratamento
         1. Clínico
            a. Dieta hipossódica (< 1.500 a 2.000 mg/dia)
            b. Diuréticos (tiazídicos)
               1. O objetivo do tratamento diurético dos pacientes com a doença de Ménière não é provocar diurese, mas estimular os rins a manter o débito

urinário relativamente constante e, desta forma, minimizar os desvios rápidos dos líquidos sistêmicos bem como os distúrbios eletrolíticos
    c. Os sintomas vestibulares agudos podem melhorar com diazepam
    d. Injeções de gentamicina
        1. Pacientes que não melhoraram com os tratamentos descritos anteriormente
        2. Tratamento com mais chances de causar défice auditivo
        3. Indicado aos pacientes com défices auditivos graves
  2. Cirúrgico
    a. Reservado aos pacientes que não melhoraram com tratamento clínico
    b. Preservação da audição
        1. Secção do nervo vestibular
            a. Abordagem retrossigmóidea ou pela fossa craniana média
            b. Índice de sucesso de 95%
        2. Descompressão do saco endolinfático
            a. Controvertida
    c. Ablativo
        1. Labirintectomia
 j. O exame histológico demonstra abaulamento da membrana de Reissner

5. OM
   a. Pode causar labirintite serosa ou supurativa
      1. A miringotomia melhora os sintomas

6. Otossífilis
   a. Síndrome de Ménière bilateral
   b. Défice auditivo, respostas calóricas suprimidas e ceratite intersticial
   c. Sinais de Hennebert e Tulio positivos
   d. O exame histológico demonstra hidropsia endolinfática (abaulamento da membrana de Reissner) com infiltração por leucócitos mononucleares e lesões osteolíticas da cápsula ótica
   e. Tratamento
      1. Penicilina
      2. Corticosteroides

7. Neuronite vestibular
   a. Geralmente é precedida por infecção viral
   b. Os sintomas de vertigem aguda persistem por horas ou dias
   c. A vertigem melhora gradativamente
      1. O cerebelo compensa a lesão vestibular
      2. Os supressores vestibulares podem retardar a recuperação
   d. Não há défice auditivo
   e. Tratamento
      1. Reabilitação vestibular

8. Labirintite viral
   a. Igual ao item anterior, mas com défice auditivo agudo
   b. Tratamento
      1. Corticosteroides
      2. Antivirais
      3. Reabilitação vestibular

9. Ototóxica
    a. Associada aos aminoglicosídios
    b. Oscilopsia
10. Neuroma do acústico
    a. Schwannoma do segmento vestibular do VIII NC
    b. Défice auditivo e zumbido, mas os sintomas vestibulares geralmente são leves ou estão ausentes
    c. Pode provocar fraqueza do NF e sinal de Hitzelberger (dormência na região retroauricular) positivo
    d. Diagnóstico
        1. Audiológico
            a. DNS
            b. Redução do reconhecimento das palavras em intensidades altas (*rollover*)
            c. Decréscimo anormal do reflexo acústico
            d. ENG — respostas calóricas reduzidas ou ausentes
            e. BERA anormal
                1. Diferença de latência interpicos superior a 4,4 ms
                2. Diferença de latência interaural da onda V superior a 0,2 ms
                3. Latência V_3-V_5 superior a 2,1 ms
        f. RM — padrão de referência diagnóstica
            1. Pode detectar tumores com menos de 5 mm
    e. Tratamento
        1. Cirúrgico
            a. Abordagem translabiríntica
                1. Usada nos pacientes com redução do reconhecimento das palavras pela orelha afetada
                2. Não requer retração do cérebro
                3. As complicações mais comuns são os défices auditivos e otorreia de LCR
            b. Abordagem retrossigmóidea/suboccipital
                1. Tumores volumosos
                2. Tumores do ACP
                3. Preservação da audição
                4. Com essa abordagem, o NF é acessado em uma fase mais avançada do procedimento
            c. Abordagem pela fossa craniana média
                1. Tumores pequenos (< 1 cm) do CAI
                2. Preservação da audição
                3. A complicação mais comum é a lesão do NF
11. Esclerose múltipla
    a. Os pacientes geralmente referem vertigem
    b. Manifestações clínicas comuns
        1. Nistagmo vertical
        2. Oftalmoplegia internuclear (a lesão interrompe o MLF [fascículo longitudinal medial])
d. Diagnóstico diferencia da hidropsia
    1. Alergia
    2. Doença de Ménière
    3. Caxumba
    4. Sífilis
    5. Hipotireoidismo

6. Deformidade de Mondini
7. Título alto de IgG anti-VHS (herpesvírus simples) na perilinfa sugere um papel etiológico deste vírus
9. Aparelhos auditivos (AA)
   a. AA convencionais
      1. Em geral, os pacientes com faixa dinâmica superior a 45 dB são candidatos adequados ao uso dos AA, enquanto os indivíduos com faixa dinâmica entre 25 e 45 dB não se encontram aptos a este tipo de tratamento
      2. Parâmetros para a adaptação aos AA
         a. Intensidade mais confortável (IMC) — nível no qual a audição das *palavras* ou da fala é mais confortável (em geral, entre 40 e 60 dB)
         b. Intensidade desconfortável (IDC) — nível no qual a audição das *palavras* ou da fala é desconfortavelmente intensa
         c. Nível de desconforto de intensidade (NDI) — nível no qual os *tons* específicos são dolorosamente intensos
      3. Faixa dinâmica do AA
         1. IDC — SRT
      4. Ganho
         a. Diferença entre o nível do sinal de entrada e o nível do sinal de saída em determinada frequência
         b. Para reduzir o ganho em frequências baixas para os pacientes com défice neural de frequência alta, considerar:
            1. Abrir o tubo de ventilação do molde auricular — permite que os sons de frequência baixa escapem (atenuação de baixa frequência), desta forma amplifica seletivamente as frequências altas
            2. Encurtar o canal do molde auricular
            3. Aumentar a cavidade sonora
      5. Pode ser necessário manter a ventilação para evitar o efeito oclusivo (ouvir a própria voz enquanto fala)
      6. O molde fechado possibilita amplificação mais uniforme
   b. CROS — direcionamento contralateral do som. Para os pacientes com uma orelha boa e outra surda
   c. BICROS — direcionamento contralateral bilateral do som. Para os pacientes com uma orelha deficiente e outra surda
   d. BAHA — aparelho auditivo fixado ao osso. Para os pacientes com défice auditivo condutivo ou misto unilateral que não possam utilizar por alguma outra razão um AA convencional (*i. e.*, CSOM, atresia)
   e. Implante coclear
      1. DNS grave a profunda com escores de HINT (audição no teste com ruído) de 50% na orelha a ser implantada e de 60% na orelha contralateral
      2. O candidato ideal é a criança pós-lingual
      3. O pior candidato é o adulto pré-lingual
      4. Pode ser implantado a partir dos 12 meses de vida
      5. Via de transmissão: microfone → processador externo → receptor-estimulador → eletrodos → células do gânglio espiral
      6. A cocleostomia é posicionada à frente e abaixo do nicho da janela oval
      7. O eletrodo é colocado na rampa do tímpano
10. Lesão e distúrbios do NF
    a. A paralisia imediata está relacionada com a transecção
    b. A paralisia tardia é mais provável como consequência do edema

c. Classificação de House-Brackmann (HB)
   1. Grau I — *normal*
   2. Grau II — fraqueza/assimetria leve durante os movimentos
   3. Grau III — assimetria evidente durante os movimentos, possível sincinesia. *Fechamento completo do olho*
   4. Grau IV — *fechamento parcial do olho*, nenhum movimento da fronte, assimetria durante os movimentos
   5. Grau V — *assimetria em repouso*, movimentos mínimos com esforço
   6. Grau VI — *nenhum movimento*
d. Classificação de Sunderland
   1. Primeiro grau
      a. *Neuropraxia* — compressão do tronco nervoso. Bloqueio do fluxo axoplasmático no local da lesão
   2. Segundo grau
      a. *Axoniotmese* — lesão do axônio e da mielina. O axônio degenera nos segmentos distais à lesão e proximais ao nodo de Ranvier seguinte. Pode haver degeneração walleriana
   3. Terceiro grau — *neurotmese* — lesão do axônio, da mielina e do endoneuro. Prognóstico desfavorável
   4. Quarto grau — *neurotmese*. Lesão do axônio, da mielina, do endoneuro e do perineuro. Prognóstico sombrio
   5. Quinto grau — *neurotmese*. Lesão do axônio, da mielina, do endoneuro, do perineuro e do epineuro (todas as camadas da bainha nervosa). Prognóstico sombrio
e. Testes neurais
   1. Realizados apenas nos pacientes com HB VI
   2. A degeneração walleriana demora 48 a 72 h para alcançar os segmentos extratemporais do NF. Por essa razão, *os testes eletrofisiológicos (teste da excitabilidade nervosa [TEN] e a eletroneuroniografia [ENOG]) não devem ser realizados nos primeiros 3 dias*
   3. TEN — diferença de 2,0 a 3,5 mA entre os dois lados sugere prognóstico desfavorável
   4. ENOG
      a. Mede o *potencial de ação muscular composto* (PAMC)
      b. A degeneração de 90% ou mais do PAMC sugere recuperação inadequada, sendo uma indicação para exploração e descompressão cirúrgicas
      c. Deve ser repetido diariamente, até que seja alcançado o nível mínimo
   5. Eletromiografia (EMG)
      a. Mede os *potenciais da unidade motora* (PUM)
      b. Pode ser útil nos primeiros 3 dias depois da lesão
         1. Os PUM de quatro ou cinco grupos nos primeiros 3 dias estão associados à recuperação satisfatória da função em mais de 90% dos casos
      c. É importante avaliar o potencial de reinervação do músculo *2 a 3 semanas depois da lesão*
         1. Potenciais de fibrilação sugerem interrupção da inervação
         2. Potenciais polifásicos ocorrem com a regeneração
f. Indicações dos exames de imagem — progressão da paralisia ao longo de 3 semanas, paralisia recorrente, hipercinesias faciais, desenvolvimento de neuropatias cranianas associadas. Esses sintomas também podem sugerir um processo neoplásico

g. Paralisia facial aguda
   1. Paralisia de Bell (70%)
      a. Diagnóstico de exclusão
      b. Início rápido (< 48 h)
      c. Pode afetar do V ao X nervos cranianos
      d. Parece ter etiologia viral (VHS)
   2. Herpes-zoster (síndrome de Ramsay Hunt) (15%)
      a. Diferenciado da paralisia de Bell pela presença de:
         1. Vesículas cutâneas no CAE e na concavidade conchal
         2. Otalgia
         3. Incidência mais alta de distúrbios cocleares e vestibulares
   3. Outros sinais e sintomas associados à paralisia do NF
      a. Disgeusia (corda do tímpano)
      b. Hiperacusia (disfunção do estapédio)
      c. Redução do lacrimejamento (GSPN) → NPS maior
   4. O local da lesão parece ser o *forame meatal*, proximal ao segmento labiríntico do NF
   5. Prednisona (1 mg/kg) em 3 doses diárias por 10 dias; redução progressiva da dose ao longo de 10 dias
   6. Aciclovir, 800 mg 5 vezes/dia durante 10 dias
   7. O valaciclovir pode ser mais eficaz na síndrome de Ramsay Hunt
h. Outras causas importantes de paralisia do NF
   1. DM
   2. Síndrome de Guillain-Barré — a causa mais comum de paralisia *bilateral* do NF
   3. Hipertireoidismo
   4. Doença de Lyme
      a. *Borrelia burgdorferi*
      b. Paralisia facial *unilateral* ou *bilateral* (3:1)
      c. Erupção em "olho de búfalo"
      d. Tetraciclina para os adultos, penicilina para as crianças
   5. Síndrome de Melkersson-Rosenthal — paralisia facial unilateral, edema facial e língua fissurada (língua plicada)
   6. Síndrome de Mobius — paralisias bilaterais dos nervos facial e abducente
   7. Mononucleose
   8. Esclerose múltipla
   9. Caxumba
   10. Miastenia *gravis*
   11. Neoplasia
   12. OM
       a. OMA — amoxicilina e miringotomia
       b. OMSC — ressecção cirúrgica da lesão e descompressão do nervo
       c. OMD — ver seção sobre Orelha externa
   13. Distúrbios perinatais
       a. O NF está sob risco em razão da ausência da ponta do mastoide
       b. Compressão pelo sacro materno ou durante o parto a fórceps
       c. Excelente recuperação espontânea

14. Sarcoidose
    a. A doença de Heerfordt (febre uveoparótida) consiste em uveíte, febre baixa, parotidite não-supurativa e paralisias dos NC
    b. O NF é mais comumente afetado (pode ser *bilateral*)
    c. O nível sérico alto da enzima conversora da angiotensina (ECA) geralmente confirma o diagnóstico
15. Traumatismo — feridas com perfuração ou fratura do osso temporal
16. Granulomatose de Wegener

i. Complicações
   1. "Lágrimas de crocodilo" — inervação cruzada entre os nervos petrosos superficiais maior e menor (LSPN e o GSPN)
j. Reparo do nervo transeccionado
   1. Melhor resultado nos pacientes com HB III
   2. Tipos
      a. Antes dos 18 meses de vida
         1. Terminoterminal
            a. A melhor opção
            b. O NF pode ser mobilizado em 2 cm
         2. Enxerto segmentar
            a. Utilizado se for necessário interligar mais de 2 cm
         3. Ligação do VII ao XII NC
      b. Depois dos 18 meses de vida
         1. Funda muscular dinâmica (*i. e.*, músculo temporal)
            a. Assegurar a integridade do V_3 antes de criar a funda temporal

RINOLOGIA

1. Sinusite
   a. Aguda
      1. Os sinais e sintomas estendem-se por 1 dia a 1 mês
      2. A grande maioria é sinusite viral
         a. Rinovírus
      3. A sinusite bacteriana aguda (RSA) geralmente é secundária à sinusite viral
         a. 0,5 a 2% das infecções respiratórias são complicados por RSA — 20 milhões de casos por ano
         b. O quinto diagnóstico mais comum para o qual são prescritos antibióticos
         c. A RSA nosocomial foi detectada em 38% dos pacientes depois de 1 semana de intubação nasal
         d. Bactérias
            1. *S. pneumoniae* (40%)
               a. Crescente resistência à penicilina (alteração das proteínas de ligação à penicilina), aos macrolídeos (alteração dos locais de ligação ribossômica) e à sulfametoxazol (SMX)/trimetoprima (TMP)
            2. *H. influenzae* (30%)
               a. A cápsula polissacarídica (tipos a, b, c, d, e, f) confere virulência
               b. O tipo b está associado à doença invasiva e às infecções pediátricas graves (meningite, sepse e epiglotite)

c. A vacina anti-Hib (cápsula tipo B do *H. influenzae* com toxina diftérica) praticamente erradicou essas infecções
d. 30% das cepas isoladas do *H. influenzae* produzem betalactamase
3. *M. catarrhalis* (10%)
e. Sintomas
1. Odontalgia maxilar, pouca resposta aos descongestionantes nasais, transiluminação anormal e secreção nasal purulenta
f. Diagnóstico
1. A RSA pode ser diagnosticada quando os sintomas persistem por mais de 10 dias ou pioram depois de 5 a 7 dias
g. Tratamento
1. Inicial — amoxicilina durante 10 a 14 dias
2. Casos refratários — amoxicilina/clavulanato, quinolona (adultos)
3. SMX/TMP, doxiciclina e macrolídeos podem ser usados pelos pacientes com alergia aos betalactâmicos, mas os índices de falha podem ser de 20 a 25%
4. Os corticosteroides intranasais reduzem os sintomas, aumentando os índices de sucesso do tratamento clínico
h. Complicações
1. Orbitais (classificação de Chandler)
a. Edema
b. Celulite
c. Abscesso subperiosteal
d. Abscesso orbital
e. Trombose do seio cavernoso
2. Intracranianas
a. Meningite
b. Abscesso
b. Sinusite crônica
1. A inflamação persiste no mínimo por 3 meses
2. Afeta 30 milhões de americanos, sendo a doença crônica diagnosticada mais comumente nos EUA
3. Causa limitações físicas e funcionais significativas, mesmo quando comparada com a insuficiência cardíaca congestiva (ICC) e doença pulmonar obstrutiva crônica (DPOC)
4. Sinusite bacteriana crônica (RSC)
a. A bacteriologia não é definida com tanta precisão quanto na RSA
b. As infecções polimicrobianas são mais comuns
1. Estafilococos coagulase-negativos, *S. aureus*, *Streptococcus viridans*, *P. aeruginosa*
2. Os anaeróbios (*Prevotella*, estreptococos anaeróbios e *Fusobacterium*) podem ser responsáveis por até 48% das infecções
c. Até 96% dos pacientes com sinusite crônica e dos indivíduos saudáveis têm crescimento de fungos no muco coletado
d. Hoje, muitos médicos acreditam que a RSC possa ser secundária a um distúrbio denominado rinossinusite mucinosa eosinofílica (RSME)
1. Os eosinófilos liberam uma proteína conhecida como proteína básica principal (PBP), que destrói os fungos, mas também danifica o revestimento dos seios paranasais e permite a proliferação das bactérias

e. Diagnóstico
   1. Obstrução nasal, congestão facial, cefaleia e fadiga são as queixas mais comuns e graves
   2. A cultura da secreção sinusal retirada por endoscopia é o padrão de referência, devendo ser realizada nos casos refratários, nosocomiais e complicados
f. Tratamento
   1. Em geral, o tratamento recomendado consiste em 1 a 3 semanas de amoxicilina/clavulanato, cefuroxima ou uma quinolona "respiratória" ± metronidazol
   2. A FESS (cirurgia sinusal endoscópica funcional) deve ser considerada para os pacientes com doença refratária confirmada por TC (em geral, pacientes que necessitam de mais de três ciclos de antibióticos no intervalo de 12 meses)
5. Sinusite inflamatória crônica (tríade asmática)
   a. Asma, hipersensibilidade ao ácido acetilsalicílico (AAS) (ou aos agentes anti-inflamatórios não-esteroides [AINE]), polipose (e sinusite não-infecciosa)
   b. Provavelmente não é diagnosticada — 2% dos pacientes asmáticos e 20% dos pacientes com asma grave têm hipersensibilidade ao AAS
   c. Aumenta a produção dos leucotrienos
      1. Broncoconstrição
      2. Secreção de muco
      3. Inflamação e edema
   d. Os inibidores da síntese dos leucotrienos (zileutona) e os antagonistas dos receptores dos leucotrienos (montelucaste, zafirlucaste) bloqueiam a resposta de broncospasmo)
   e. Diagnóstico
      1. História clínica
      2. Provas de função pulmonar (PFP) depois da ingestão de ácido acetilsalicílico
   f. Tratamento
      1. Evitar AAS/AINE
      2. Fármacos para asma, como os moduladores dos leucotrienos
      3. Corticosteroides orais e tópicos
      4. Dessensibilização ao AAS
      5. A FESS é eletiva, mas realizada comumente nos pacientes que não respondem ao tratamento clínico ou têm significativo comprometimento da qualidade de vida (QV)
6. Sinusite fúngica crônica
   a. A técnica preferida de coloração é com Gomori-metenamina
   b. SFA
      1. Doença fúngica não-invasiva benigna que provoca reação de hipersensibilidade nos seios paranasais
      2. Adultos imunocompetentes
      3. Resposta de hipersensibilidade do tipo I aos fungos
      4. Microbiologia
         a. Fungos dematiáceos, isto é, *Pseudallescheria boydii*
      5. Diagnóstico
         a. Mucina alérgica com
            1. Eosinófilos
            2. Células epiteliais descamadas
            3. Cristais de Charcot-Leyden

b. Resultados da TC
    1. Doença unilateral envolvendo vários seios paranasais
    2. Áreas centrais dispersas com maior atenuação
    3. Evidência de destruição e remodelação ósseas
6. Tratamento
    a. Corticosteroides tópicos e sistêmicos
    b. FESS para remover lesões obstrutivas e muco espesso
        1. A complicação mais comum desse procedimento é a violação da órbita
    c. Os antifúngicos não têm eficácia terapêutica na SFA
c. Micetoma
    1. Bola fúngica extramucosa dentro da cavidade sinusal, mais comumente no seio maxilar
    2. Adultos imunocompetentes
    3. Colonização fúngica com inflamação crônica
    4. Microbiologia
        a. *Aspergillus fumigatus*
        b. *P. boydii*
    5. Diagnóstico
        a. A TC demonstra atenuação homogênea acentuada, acometimento unilateral do seio maxilar e nenhuma evidência de remodelação óssea
    6. Tratamento
        a. A curetagem geralmente leva à cura
        b. O tratamento antifúngico não é indicado
c. Sinusite fúngica invasiva
    1. Aguda
        a. Sinusite invasiva com disseminação vascular acentuada, necrose dos tecidos e duração inferior a 4 semanas
        b. Destruição rápida e progressiva dos seios paranasais e disseminação para a órbita, o cérebro e o seio cavernoso
        c. Os pacientes têm doença aguda com febre, letargia, dor facial e défice visual
        d. Pacientes *imunossuprimidos* (HIV, cetoacidose diabética [CAD] etc.)
        e. Microbiologia
            1. Zigomicetos — hifas largas (5 a 15 mm), ramificação irregular, *septações raras ou inexistentes*
                a. *Rhizopus*
                b. *Absidia*
                c. *Cunning hamella*
                d. *Rhizomucor*
                e. *Mucor*
        f. Diagnóstico
            1. Menos de 20% dos pacientes têm leucocitose como sinal inicial
            2. Feias escaras e úlceras necróticas das conchas, do septo e do palato
            3. Avaliação endoscópica com biopsia

                4. A coloração demonstra hifas
                    a. Prata-metenamina de Gomori
                    b. Preparações de KOH
            g. Tratamento
                1. Controle do distúrbio metabólico predisponente
                2. Desbridamento cirúrgico
                3. Anfotericina B
        2. Sinusite fúngica invasiva crônica
            a. Doença invasiva rara presente há mais de 4 semanas
            b. Pacientes *imunocompetentes*
            c. Microbiologia
                1. *Aspergillus* — hifas estreitas (2 a 5 mm), ramificações regulares, muitas septações
                2. *P. boydii*
            d. Diagnóstico
                1. Cefaleia crônica, edema facial progressivo e défice visual ocasional
                2. A TC demonstra sinusite fúngica e evidências de invasão dos tecidos moles
                3. Avaliação endoscópica com biopsia e coloração por prata-metenamina
                    a. *Ramificações a 45º, hifas septadas*
            e. Tratamento
                1. Desbridamento cirúrgico agressivo e anfotericina B ou derivado azólico por 6 semanas
    2. Diagnóstico diferencial das massas nasais
        a. Congênitas — glioma, encefalocele, dermoide, teratoma
        b. Infecciosas — tuberculose, rinoscleroma, rinosporidiose
        c. Inflamatórias/granulomatosas — pólipo alérgico, sarcoide
        d. Tumores benignos — papilomas escamoso e schneideriano, angiofibroma juvenil, paraganglioma, liomioma, schwannoma, adenoma
        e. Tumores malignos — CEC, adenocarcinoma, carcinoma adenoide cístico, linfoma, rabdomiossarcoma, melanoma, estesioneuroblastoma, cordoma, plasmocitoma, histiocitose X
    3. Neoplasias malignas dos seios paranasais
        a. Os cânceres de seios paranasais representam 3% dos tumores malignos do trato aerodigestivo e 1% dos cânceres
        b. Seios maxilares > etmoidais > esfenoidais > frontais
        c. Fatores de risco
            1. Exposição à serragem de madeira
            2. Níquel
            3. Cromo
            4. Hidrocarbonetos voláteis
            5. Fibras orgânicas presentes nas indústrias de madeira, calçados e têxteis
            6. Pelo menos um estudo demonstrou que o tabagismo é um significativo fator de risco
            7. O papilomavírus humano (HPV) pode estar envolvido na degeneração maligna dos papilomas invertidos
            8. Pelo menos um estudo sugeriu que a sinusite crônica seja um fator de risco para o câncer de seios paranasais, com aumento do risco em 2,3 vezes quando comparado com a população em geral

d. Diagnóstico
   1. TC — demonstra o envolvimento e a erosão dos ossos
   2. RM
      a. Demonstra o envolvimento dos nervos
      b. Melhor que a TC, tendo correlação de 94 a 98% com os achados operatórios
e. A maioria dos pacientes apresenta doença avançada por ocasião do diagnóstico
   1. As exceções são os tumores do seio maxilar (tumores situados abaixo da linha de Ohngren)
f. Estadiamento
   1. O American Joint Committee on Cancer (AJCC) e a International Union Against Cancer (UICC) definem o estadiamento T próprio para os tumores malignos dos seios maxilares e etmoidais
g. CEC
   1. O tumor mais comum do trato sinonasal (50 a 80%)
   2. Originado mais frequentemente do seio maxilar
   3. Prognóstico pior quando está situado acima da linha de Ohngrens
   4. 88% dos pacientes têm doença avançada (T3 ou T4)
h. Adenocarcinoma
   1. Representa 4 a 10% dos tumores sinonasais
   2. Geralmente se origina do seio etmoidal
i. Carcinoma adenoide cístico
   1. Prevalência semelhante à do adenocarcinoma
   2. A invasão perineural é igual em todos os graus, porém as recidivas locais e as metástases são mais comuns com os graus avançados (sólidos)
j. Linfoma
   1. Cinco a 8% dos cânceres de seios paranasais
   2. O tratamento é mais eficaz quando inclui várias modalidades
k. Melanoma
   1. Um por cento dos cânceres sinonasais
   2. A causa mais comum de falha terapêutica é a recidiva local
l. Neuroblastoma olfatório (estesioneuroblastoma)
   1. Tumor raro de crescimento lento, originado do neuroepitélio
   2. O achado histológico clássico é a roseta de Homer Wright
   3. Estadiamento de Kadish
      a. A — limitado às cavidades nasais
      b. B — confinado à cavidade nasal e + 1 seio paranasal
      c. C — extensão para além da cavidade nasal; metástases para a órbita, a base do crânio, o cérebro ou o pescoço
m. Carcinoma indiferenciado sinonasal (CISN)
   1. Originado da mucosa de Schneider
   2. Agressivo e geralmente encontra-se em estágio avançado por ocasião do diagnóstico
   3. A abordagem com várias modalidades terapêuticas pode curar alguns pacientes com doença localizada
n. Tratamento
   1. Em razão da raridade do carcinoma de seios paranasais, o tratamento ideal ainda não está definido
   2. Na maioria dos casos de cânceres de seios maxilar e etmoidal, o tratamento consiste em ressecção em bloco, com ou sem exenteração orbital, seguida de reconstrução e radioterapia (coadjuvante) pós-operatória

a. As exceções são:
1. CISN — WLE (excisão local radical), radioquimioterapia, raios X telescópicos (RXT)
2. Linfoma — radioquimioterapia, RXT
3. Rabdomiossarcoma — radioquimioterapia, RXT ± ressecção cirúrgica
3. A dissecção cervical é realizada quando os linfonodos do pescoço estão positivos, ou nos pacientes com indícios radiográficos de DAE (artéria descendente anterior esquerda)
4. Doença inoperável
a. Envolvimento dos lobos frontais, da fáscia pré-vertebral, dos nervos ópticos bilaterais, do seio cavernoso ou da artéria carótida
b. A radioquimioterapia simultânea é uma opção exequível nos pacientes com CEC inoperável
5. Tradicionalmente, a quimioterapia tem sido reservada ao tratamento paliativo dos pacientes com doença avançada ou recidivante
4. Anosmia
a. Associada à
1. Doença de Alzheimer
2. Rinite crônica
3. Sinusite crônica
4. Pólipos nasais
5. Alergia nasal
6. Traumatismo craniano com ou sem fratura da placa cribriforme
7. Pós-viral
8. Cânceres de cavidade nasal/nasofaringe/seio etmoidal/seio frontal
9. Distúrbios psiquiátricos
10. Fármacos
11. Cirurgias nasais
12. Hipogonadismo (síndrome de Kallmann)
5. Doenças do tecido conjuntivo — ver granulomatose de Wegener, LES, policondrite na seção sobre Doenças do tecido conjuntivo
6. Fibrose cística — ver seção sobre Pediatria
7. Ablação e obliteração do seio frontal
a. Ablação — remoção da parede do seio frontal (operação de Reidel) ou da parede posterior (cranialização), ressecção de toda a mucosa e tamponamento do duto
b. Obliteração — realizada pela abordagem do retalho osteoplástico e pela remoção de toda a mucosa sinusal, obstrução do óstio nasofrontal e preenchimento do espaço sinusal com gordura retirada da parede abdominal. Estas operações devem ser realizadas em virtude da alta incidência de estenose do óstio nasofrontal depois da sinusotomia que, a longo prazo, aumenta a predisposição à mucocele do seio frontal
8. Regra de Hutchinson — o acometimento da ponta nasal pelo herpes-zoster está associado à elevada incidência de herpes-zoster oftálmico em consequência da disseminação retrógrada pelo nervo nasociliar. É recomendável obter imediatamente o parecer do oftalmologista
9. Ligadura da AMI (artéria maxilar interna)
a. Realizada nos casos de epistaxe posteroinferior resistente ao tamponamento ou às outras medidas conservadoras
b. O insucesso é atribuído à ligadura inadequada, à irrigação sanguínea contralateral ou ao sangramento originado da artéria etmoidal anterior ou posterior

c. A embolização angiográfica é outra opção, mas geralmente não pode ser realizada depois da ligadura da AMI porque o procedimento cirúrgico geralmente impede o acesso aos vasos sanguíneos necessários à arteriografia
d. As complicações consistem em edema facial, celulite, sinusite, fístula oroantral e lesão do conteúdo orbital, do nervo infraorbital, dos dentes e do nervo do canal pterigóideo
10. Obstrução nasal
    a. Desvio do septo, hematoma septal, hipertrofia das conchas nasais, estreitamento do nariz, colapso da valva nasal, ptose da ponta nasal, atresia das coanas, obstrução/massa nasofaríngea, traumatismo
    b. Tumor ou corpo estranho nasal
    c. Inflamação secundária à infecção do nariz/seio paranasal, alergia, processo granulomatoso, rinite atrófica (RA) ou abscesso septal
    d. Fármacos, hipotireoidismo, gravidez
    e. Psicogênica, patência exagerada
11. Doença de Osler-Weber-Rendu (telangiectasia hemorrágica hereditária)
    a. Autossômica dominante
    b. Evidenciada por malformações arteriovenosas (MAV) das artérias viscerais calibrosas ou telangiectasias do nariz, da pele da face/mãos/boca, do trato gastrintestinal, dos pulmões e do cérebro
    c. A epistaxe geralmente é controlada pela aplicação de *laser*
12. Rinoscleroma
    a. Infecção granulomatosa lentamente progressiva causada pela *Klebsiella rhinoscleromatis*
    b. Endêmico nos climas quentes e secos
    c. Acomete predominantemente o nariz, mas também a laringe e a traqueia
    d. Estágios catarral, granulomatoso e escleroticocicatricial
    e. O exame histológico demonstra granulação, hiperplasia pseudoepiteliomatosa, corpos de Russell e células de Mikulicz
    f. O tratamento é difícil, consistindo em desbridamento e vários antibióticos (tetraciclina) por meses ou anos
13. Rinosporidiose
    a. Lesões polipoides friáveis e avermelhadas na cavidade nasal e na faringe; obstrução nasal, rinorreia, epistaxe, espirros, fala hiponasal
    b. Patógeno suspeito — *Rhinosporidium seeberi*
    c. Sul da Índia, Sri Lanka, Paquistão
    d. Tratamento
        1. Ressecção cirúrgica e cauterização
        2. Dapsona/anfotericina B nos casos refratários
14. Rinofima
    a. Crescimento do nariz em consequência da hipertrofia sebácea com alterações nodulares, telangiectásicas e hipervasculares
    b. Não está associada ao uso abusivo de álcool
    c. A infecção pelo *Demodex follicularum* foi sugerida como etiologia
    d. O tratamento consiste em decorticação e recuperação do contorno do nariz por dermabrasão, técnica a frio ou *laser*
15. Papiloma schneideriano
    a. Originado do epitélio respiratório (schneideriano)
    b. Associado aos HPV tipos 6 e 11

c. Geralmente é unilateral
d. Três tipos
 1. O papiloma fungiforme (exofítico) (50%) evidencia-se por lesão verrucoide, pedunculada ou séssil no septo nasal
 2. O papiloma invertido (47%) geralmente consiste em massa polipoide que cresce na parede nasal lateral
 3. O papiloma cilíndrico (oncocítico) (3%) é uma lesão papilosa vermelho-acastanhada localizada na parede lateral
e. O tratamento consiste em excisão completa
 1. Transnasal/transantral
 2. Abordagem de *degloving*
 3. O tratamento-padrão consiste em rinotomia medial e maxilectomia medial
f. Alto índice de recidiva
g. A degeneração maligna ocorre em 10 a 15% e geralmente é um CEC
16. Perfuração do septo
a. Epistaxe, formação de crostas, obstrução e sibilação
b. Etiologias
 1. Iatrogênica
 2. Uso de cocaína
 3. Abscesso septal
 4. Hábito de introduzir o dedo no nariz
 5. Infecções como sífilis, tuberculose, hanseníase e rinoscleroma
 6. As etiologias inflamatórias consistem em granulomatose de Wegener, sarcoide, lúpus e outras doenças do colágeno vascular
 7. As neoplasias são o linfoma e outros cânceres nasais
c. Os pacientes com lesões suspeitas devem ser avaliados pelo teste do FTA-ABS
d. Irrigação nasal, botões septais ou fechamento por retalhos de mucosa
e. As perfurações com mais de 2 cm de diâmetro são difíceis de fechar
17. Turbinectomia
a. Existem controvérsias quanto à utilidade da turbinectomia inferior como tratamento da obstrução nasal
b. Há várias técnicas, como a ressecção submucosa, cauterização, *laser*, criocirurgia e ressecção simples
c. A ressecção da parte anteroinferior provavelmente é tão eficaz quanto a ressecção total, a menos que haja hipertrofia posterior volumosa em "amora"
d. Alguns autores acreditam que, a longo prazo, haja risco de causar RA depois da turbinectomia, principalmente nos climas quentes e secos

CAVIDADE ORAL, OROFARINGE E NASOFARINGE

1. Angioedema
a. Causas
 1. Alergia (tratar com difenidramina e epinefrina)
 2. Usar um inibidor da ECA (enzima conversora de angiotensina)
 3. Familiar — deficiência de esterase do C1
2. Alterações benignas da pigmentação
a. Melanose — pigmentação fisiológica (manchas escuras) na mucosa
b. Tatuagem de amálgama — tatuagem da gengiva pelo amálgama dentário

3. O paladar amargo é mais facilmente percebido pelo nervo glossofaríngeo
4. A sensibilidade à amônia e às pimentas vermelhas é mediada pelo nervo trigêmeo
5. Craniofaringiomas
    a. Tumores epiteliais derivados da fenda de Rathke (precursor embrionário da adenoipófise)
        1. O duto craniofaríngeo é a estrutura ao longo da qual finalmente migram a adenoipófise e o infundíbulo
        2. Os tumores podem desenvolver-se em qualquer local ao longo do trajeto desse duto (faringe, sela túrcica, terceiro ventrículo)
    b. Manifestações clínicas
        1. Cefaleia
        2. Défice visual (possivelmente hemianopsia temporal)
        3. Atrofia óptica
        4. Hipopituitarismo
        5. Crescimento da sela túrcica
        6. Calcificações parasselares
    c. Diagnóstico diferencial
        1. Glioma óptico
        2. Tumores primários da hipófise
        3. Metástases parasselares
6. Patologia dentária
    a. Coloração do esmalte — exposição aos antibióticos (tetraciclina) antes da erupção
    b. O tratamento do dente arrancado é sua recolocação imediata
    c. Cistos e tumores odontogênicos
        1. Cisto dentígero (folicular) — falha na formação do esmalte. Resulta na impossibilidade de romper a coroa dentária. O ameloblastoma forma-se na parede do cisto
        2. Cisto periodôntico lateral — pequenos cistos translúcidos (geralmente nos pré-molares mandibulares)
        3. Cisto primordial — cisto raro que se desenvolve no lugar de um dente
        4. Cisto periapical/radicular — *mais comum*. Infecção dentária suprimida
        5. Ceratocisto odontogênico — pode originar-se de qualquer cisto. Diferenciado pelo revestimento ceratinizado. Agressivo e difícil de remover. Requer ressecção mais ampla. Faz parte da síndrome do nevo basocelular (SNBC)/síndrome de Gorlin
        6. Cistos não-odontogênicos — cistos ósseos, cisto ósseo aneurismático (COA), cistos gengivais
        7. Ameloblastoma — o tumor odontogênico mais comum. Benigno, mas pode causar doença local agressiva. Excisão ampla (p. ex., mandibulectomia segmentar)
7. Tumor de células granulosas
    a. Nódulos indolores e não-ulcerados com evolução insidiosa e crescimento lento
    b. Acomete a língua em 25% dos casos
    c. O exame histológico demonstra hiperplasia pseudoepiteliomatosa
    d. Transformação maligna em 3% dos casos
    e. Excisão conservadora
8. A imunossupressão (adquirida/iatrogênica) aumenta a incidência dos distúrbios linfoproliferativos, devendo ser mantida em mente quando se avaliam as lesões situadas no anel de Waldeyer, nas glândulas salivares ou nos linfonodos cervicais

9. Infecções
    a. Adenoamigdalite — ver seção sobre Pediatria
    b. Candidíase
        1. Fatores predisponentes
            a. Antibióticos, corticosteroides
            b. Lactentes, idosos
            c. Diabetes, desnutrição, imunossupressão
        2. Manifestações clínicas
            a. Placas de pseudomembrana branca cremosa
            b. Odinofagia
            c. Disfagia
            d. Queilite angular
            e. Laringite
        3. Diagnóstico — cultura em meio de Sabouraud
        4. Tratamento — nistatina, anfotericina B
    c. Herpangina
        1. Vesículas diminutas nos pilares amigdalianos anteriores e no palato mole
        2. Vírus coxsackie A (doença da mão, pé e boca)
    d. Histoplasmose
        1. Etiologia
            a. *Histoplasma capsulatum*
            b. Endêmica nos vales dos rios Missouri e Ohio
        2. Manifestações clínicas
            a. Acometimento pulmonar
            b. Rinite, faringite, epiglotite
            c. Lesões nodulares da língua, do lábio e da mucosa oral (as lesões orais são muito mais comuns que nas infecções pelo *Blastomyces* e *Coccidioides*)
            d. Mucosa esbranquiçada "suja" ou cordões bem-definidos
        3. Patologia — granulomas epitelioides
        4. Diagnóstico
            a. Teste cutâneo
            b. Fixação de complemento
            c. Aglutinação do látex
            d. As lesões laríngeas requerem laringoscopia direta (LD) e biopsia com coloração para fungos
        5. Tratamento — anfotericina B
    e. Faringite
        1. Sinais e sintomas
            a. Dor de garganta, febre, eritema/exsudatos faríngeos, linfadenopatia cervical sem coriza, tosse e rouquidão
        2. Patógenos
            a. *Streptococcus pyogenes* (o patógeno mais importante)
            b. *S. aureus*
            c. *S. pneumoniae*
            d. *M. catarrhalis*
            e. *H. influenzae*
            f. *Mycoplasma pneumoniae* (pode causar até 30% dos casos de faringite do adulto)

g. *Corynebacterium diphtheriae*
h. Gonococos
3. Tratamento
    a. Eritromicina, amoxicilina
10. Lesões malignas
    a. Fatores de risco
        1. Tabagismo e ingestão de álcool
        2. Higiene oral precária
        3. HPV tipos 16 e 18
        4. Noz de areca (betel)
    b. Tipos
        1. CEC
        2. Neoplasias das glândulas salivares menores
            a. Adenocarcinoma
            b. Carcinoma adenoide cístico
            c. Carcinoma mucoepidermoide
        3. Linfoma — encontrado comumente na fossa amigdaliana
    c. Estadiamento
        1. T1: ≤ 2 cm
        2. T2: > 2 cm, ≤ 4 cm
        3. T3: > 4 cm
        4. T4: invade as estruturas adjacentes
    d. Metástases aos linfonodos
        1. Os tumores da língua e do assoalho da boca estão associados à incidência alta de metástases linfodonais
            a. Os tumores laterais drenam os linfonodos submandibulares e jugulodigástricos ipsolaterais
            b. Os tumores da linha média podem ter drenagem bilateral
        2. A existência de metástases nos linfonodos reduz à metade a sobrevivência dos pacientes em qualquer estágio T
    e. Tratamento
        1. Cavidade oral
            a. Ressecção cirúrgica ou RXT para as lesões iniciais (estágios I e II)
            b. Ressecção cirúrgica e RXT para as lesões avançadas (estágios III e IV)
        2. Orofaringe
            a. Ressecção cirúrgica ou RXT para as lesões iniciais
            b. Ressecção cirúrgica e RXT ou radioquimioterapia (preservação dos órgãos) para as lesões avançadas
        3. Dissecção cervical
            a. Tumores avançados
            b. Os tumores que se aproximam da linha média geralmente exigem dissecção cervical bilateral
            c. Tumores com invasão da língua e lesões ≥ 2 mm
            d. Tumores do palato mole
            e. Os tumores da parede faríngea exigem dissecção cervical bilateral
            f. Tumores com envolvimento do osso da mandíbula
11. Carcinoma nasofaríngeo
    a. Sinais e sintomas iniciais
        1. Linfadenopatia cervical
        2. Epistaxe

3. Secreção serosa
4. Paralisia do VI NC
  b. Comumente se origina da fossa de Rosenmüller
  c. Homem:mulher = 2,5:1
  d. Incidência mais alta nas populações do sul da China
  e. Associado à infecção pelo HBV
      1. Pode desenvolver-se depois do tratamento bem-sucedido com dosagens repetidas do antígeno capsídico viral do HBV em pacientes com tumores dos estágios II e III da OMS
  f. Tratamento — radioterapia
  g. A dissecção cervical não é indicada, a menos que a doença persista
12. Deficiências nutricionais
  a. Vitamina B_2 (riboflavina) — glossite atrófica, queilite angular, gengivoestomatite
  b. Vitamina B_6 (piridoxina) — queilite angular
  c. Vitamina B_{12} — anemia perniciosa, língua com lobulações, possivelmente com superfície brilhante, lisa e avermelhada
  d. Vitamina C — escorbuto, gengivite e sangramentos gengivais
  e. Ferro — a mucosa oral é cinzenta, e a língua lisa, sem papilas
  f. Ácido nicotínico — queilite angular
13. Apneia obstrutiva do sono (AOS)
  a. Um em cinco norte-americanos têm pelo menos a forma branda de AOS
  b. Os critérios diagnósticos mínimos da AOS incluem no mínimo dez "episódios" de apneia por hora. Os "episódios" consistem em:
      1. Cessação completa do fluxo ventilatório no mínimo por 10 s
      2. Hipopneia com redução do fluxo ventilatório em 50% por 10 s ou redução em 30% se houver a concomitante diminuição da saturação do oxigênio ou se o paciente despertar do sono
  c. O índice de apneia-hipopneia (IAH) define a gravidade da AOS. Em alguns casos, esse índice também é descrito como índice de distúrbio respiratório (IDR)
      1. 5: normal
      2. 5 a 15: branda
      3. 15 a 30: moderada
      4. Superior a 30: grave
  d. Sintomas
      1. Cefaleia matutina
      2. Sonolência excessiva durante o dia
      3. Queda de produtividade
      4. Letargia
      5. Depressão
  e. Sequelas a longo prazo
      1. Deterioração intelectual
      2. Impotência
      3. Arritmias cardíacas
      4. Hipertensão pulmonar (HTN)
  f. Diagnóstico
      1. Polissonografia
      2. É fundamental definir o local da obstrução

a. Endoscopia de fibra óptica na posição supina com manobra de Müeller
b. As medidas cefalométricas são necessárias em muitos casos
g. Avaliação e tratamento clínico
1. Tratamento das alergias e da sinusite
2. Perda de peso
3. Existem vários dispositivos, sendo alguns úteis em determinados casos
a. Vias respiratórias nasais, suportes para as valvas nasais, dispositivos para o avanço da língua e próteses para manter a mordida aberta
b. Pressão positiva contínua nas vias nasais (CPAP) também é exequível, mas a tolerância do paciente comumente limita este tratamento
4. O tratamento cirúrgico *deve ser dirigido ao local da obstrução*
a. Septoplastia
b. Adenoidectomia e amigdalectomia
c. Glossectomia parcial posterior ou na linha média, ou ablação por radiofrequência
d. Uvulopalatofaringoplastia — antes de retirar qualquer parte do palato mole, lembrar que seu terço médio é a região mais importante do ponto de vista funcional. Por essa razão, devem-se remover mais tecidos laterais que centrais
e. Suspensão do hioide
f. Avanço genioglosso ± miotomia hióidea
g. Avanço maxilomandibular
h. Traqueotomia — padrão de referência entre as opções terapêuticas
14. Os papilomas de cavidade oral são diagnosticados mais comumente nos pilares amigdalianos e no palato mole. Podem ser pré-malignos
15. Pênfigo
a. Tipos
1. Vulgar — forma aguda de evolução rápida
2. Vegetante — forma crônica indolente
b. Afeta a cavidade oral em cerca de 66% dos casos
c. Nos pacientes com acometimento da cavidade oral, aproximadamente 50% desenvolvem lesões cutâneas em seguida
d. Bolhas *intraepidérmicas* suprabasais
1. Autoanticorpos contra a substância intercelular epitelial
e. A biopsia demonstra acantólise, e o sinal de Nikolsky é positivo
f. Todos os segmentos do trato GI podem ser afetados, sendo esta a causa mais comum de sepse e morte
g. Tratamento — corticosteroides
16. Penfigoide
a. Tipos
1. Bolhoso
a. Lesões orais detectadas em um terço dos pacientes
2. Benigno das mucosas
a. As lesões geralmente se limitam à cavidade oral e à conjuntiva
b. Os pacientes têm bolhas *subepidérmicas* que tendem a ser menores que as do pênfigo e mais tensas
c. Não há acantólise, e o sinal de Nikolsky é negativo

d. Autoanticorpos contra a membrana basal
e. As duas formas são tratadas eficazmente com corticosteroides sistêmicos intermitentes
f. A penicilamina pode promover a cicatrização dos casos resistentes
17. Lesões pré-malignas
    a. Leucoplasia
        1. Lesão hiperceratósica
        2. 5 a 10% dos casos evoluem para CEC
    b. Eritroplasia
        1. Região eritematosa e granulosa
        2. Geralmente está associada à leucoplasia
        3. À biopsia, 50% têm displasia ou carcinoma *in situ* (CIS)
18. Cisto de Thornwaldt
    a. A lesão nasofaríngea congênita mais comum
    b. Desenvolve-se na linha média à medida que o notocórdio ascende pelo *clivus* para formar a placa neural
19. Síndrome da ATM
    a. Distúrbios associados
        1. Bruxismo
        2. Traumatismo ou cirurgia dentária
        3. Traumatismo/anormalidades/assimetrias da mandíbula
        4. Tensão miofacial ou cervical
    b. O tratamento começa com dieta pastosa, compressas quentes e AINE. É recomendável fazer uma avaliação bucomaxilofacial completa

GLÂNDULAS SALIVARES

1. Duto-ácino salivar (circundado por células mioepiteliais) → duto intercalado → duto estriado → duto excretor
2. Saliva
    a. Produzida nos ácinos e modificada nos dutos
    b. Altas concentrações de potássio e baixas de sódio
    c. As secreções da parótida são aquosas (em razão da grande quantidade de células serosas), têm pouca mucina e se mostram ricas em enzimas
    d. As secreções submandibulares e sublinguais são mais espessas em razão dos níveis mais altos de mucina
    e. É importante para a higiene dentária
    f. Atividade antibacteriana — IgA, lisozimas, leucotaxinas, opsoninas
3. Distúrbios não-neoplásicos
    a. Infecciosos
        1. Caxumba (parotidite viral)
            a. Paramixovírus
            b. Acomete crianças de 4 a 6 anos de idade
            c. Edema bilateral das parótidas
            d. Outros sinais e sintomas
                1. Encefalite
                2. Meningite
                3. Nefrite

4. Pancreatite
5. Orquite
e. Doença autolimitada
f. A vacina MMR (sarampo, caxumba e rubéola) reduziu significativamente a incidência da doença
2. Sialoadenite
a. Aguda
1. Diagnosticada em pacientes debilitados e desidratados
2. *S. aureus*
3. Tratamento
a. Antibióticos antiestafilocócicos
b. Compressas mornas
c. Hidratação
d. Agentes sialogogos
b. Crônica
1. Crescimento doloroso recidivante da glândula
2. Causada pela redução do fluxo salivar (sialólito, estase)
3. Tratamento
a. Hidratação
b. Agentes sialogogos
c. Dilatação do duto salivar
d. Sialoadenectomia em alguns casos
c. Granulomatosa
1. Edema unilateral ou bilateral crônico com dor mínima
2. Diagnosticada comumente nos pacientes HIV-positivos
3. Causas
a. Actinomicose
1. Doença aguda — inflamação e trismo
2. Doença crônica — massa facial endurecida, indolor e de crescimento progressivo com trismo crescente
a. Comumente é confundida com tumor da parótida
3. É frequente encontrar trajetos fistulares com drenagem
4. Etiologia: *Actinomyces israelii*
5. Cultura: bastonetes Gram-positivos anaeróbios ou microaerofílicos com ramificações (devem ser cultivados em ágar-sangue em condições anaeróbias), grânulos de enxofre
6. Associações
a. Traumatismo da mucosa
b. *Higiene oral precária*
c. *Abscesso dentário*
d. Diabetes
e. Imunossupressão
7. Tratamento
a. Penicilina (4 a 6 semanas)
b. Incisão e drenagem em alguns casos
b. Doença da arranhadura do gato — ver seção sobre Pediatria

c. Sarcoidose — a doença de Heerfordt (febre uveoparotídea) consiste em uveíte, febre baixa, parotidite não-supurativa e paralisias dos NC
d. Tuberculose
e. Granulomatose de Wegener

b. Não-infecciosas
1. Sialolitíase
   a. Afeta mais comumente as glândulas submandibulares (80%)
   b. 65% dos sialólitos parotídeos são radiotransparentes, e 65% dos sialólitos submandibulares são radiopacos
   c. Dor e edema da glândula afetada
   d. Tratamento
      1. Sialolitotripsia (ultrassom, *laser* de corante pulsado)
      2. Remoção endoscópica
      3. Sialodutoplastia (remoção por incisão aberta)
2. Doença de Sjögren
   a. Ver seção sobre Distúrbios do tecido conjuntivo
   b. Fármacos
      1. Pilocarpina — agonista colinérgico para os pacientes expostos a RXT e com doença de Sjögren
      2. Cevimelina — agonista colinérgico para a doença de Sjögren
3. Xerostomia
   a. Associada comumente ao envelhecimento, à radioterapia, à doença de Sjögren, à desidratação, ao diabetes e ao uso de fármacos
   b. Fármacos
      1. Quimioprotetores como a amifostina podem ajudar a evitar a xerostomia induzida pela radiação
      2. Pilocarpina
      3. Cevimelina — aprovada para a doença de Sjögren, mas algumas vezes é utilizada como segunda opção para a xerostomia pós-RXT
4. Doenças neoplásicas
   a. 1% dos tumores da cabeça e do pescoço
   b. 80% dos tumores afetam a parótida, sendo 75 a 80% benignos
   c. 15% dos tumores afetam a glândula submandibular, sendo 50 a 60% malignos
   d. Tumores benignos
      1. Adenoma pleomórfico
         a. A neoplasia mais comum das glândulas salivares
         b. A localização mais frequente é a parótida (8%)
            1. 90% ocorrem na cauda do lobo superficial
         c. Massa endurecida e indolor com crescimento lento
         d. O exame histológico demonstra elementos epiteliais, mioepiteliais e estromais — "tumor misto benigno"
         e. O tratamento consiste em excisão com um envoltório de tecidos normais
         f. Risco de transformação em carcinoma ex-adenoma pleomórfico
      2. Tumor de Warthin
         a. A segunda neoplasia benigna mais comum da parótida
         b. Raramente é encontrado fora da glândula parótida

- c. Diagnosticado em homens brancos idosos
- d. Massa indolor de consistência firme e crescimento lento
- e. Captação positiva na *cintigrafia com tecnécio*^{99}
- f. Histologia — cistadenoma papilar linfomatoso
- g. Tratamento por excisão com um halo circundante de tecidos normais
3. Oncocitoma
   - a. Representa 2% dos tumores benignos das glândulas salivares
   - b. Diagnosticado nos pacientes idosos
   - c. Massa indolor de consistência firme e crescimento lento
   - d. Captação positiva na *cintigrafia com tecnécio*^{99}
   - e. O exame histológico demonstra lâminas, ninhos ou cordões de oncócitos (células de aspecto granuloso)
   - f. Tratamento por excisão com margem circundante de tecidos normais
- e. Tumores malignos
  1. Diagnosticados mais comumente entre a quinta e sexta décadas de vida
  2. Dor, acometimento do VII NC e fixação indicam prognóstico desfavorável
  3. Tipos
     - a. Mucoepidermoide
       1. Representa 34% das neoplasias malignas das glândulas salivares
       2. O câncer mais comum da parótida (85%)
       3. A segunda neoplasia maligna mais comum das glândulas submandibulares e salivares menores
       4. Graus
          - a. Baixo
            1. Razão maior entre as células mucosas e as epidermoides
            2. Existência de espaços císticos
            3. Lesões menores parcialmente encapsuladas com evolução longa
          - b. Alto
            1. Razão maior entre as células epidermoides e as mucosas
            2. Pode ter histologia semelhante à do CEC
            3. Mais agressivo com evolução mais curta
            4. Paralisia facial em 25% dos casos
       5. Tratamento
          - a. Grau baixo — excisão ampla
          - b. Grau alto — excisão ampla com RXT pós-operatório
     - b. Carcinoma adenoide cístico
       1. Representa 22% dos cânceres de glândulas salivares
       2. A segunda neoplasia maligna mais comum da parótida
       3. A neoplasia maligna mais comum das glândulas submandibulares e salivares menores
       4. *Invasão perineural* com "lesões intercaladas"
       5. Três subtipos histológicos: cribriforme, tubular e sólido
       6. O prognóstico depende do tipo celular: tubular (melhor) > cribriforme > sólido (pior)
       7. Tratamento — excisão ampla com RXT pós-operatório
       8. As metástases são mais comuns nos primeiros 5 anos, porém podem ocorrer até 20 anos depois
          - a. As metástases pulmonares são mais comuns

c. Adenocarcinoma
   1. Representa 18% das neoplasias malignas das glândulas salivares
   2. Grau baixo ou alto
   3. Tratamento por excisão ampla com RXT pós-operatório
d. Tumor misto maligno
   1. Representa 13% das neoplasias malignas das glândulas salivares
   2. 75% originam-se da glândula parótida
   3. Tipos
      a. Tumor misto maligno primário
         1. Neoplasia metastática primária
         2. Contém células mioepiteliais e epiteliais
         3. Altamente letal (sobrevivência de 0% em 5 anos)
      b. Carcinoma ex-adenoma pleomórfico
         1. Transformação maligna do adenoma pleomórfico preexistente
         2. Massa de crescimento lento com aumento súbito das dimensões
         3. Contém apenas células epiteliais
         4. As metástases locais e a distância (pulmões) são comuns
         5. Tratamento por excisão ampla com radioterapia pós-operatória
         6. Prognóstico sombrio
e. Carcinoma de células acinares
   1. Representa 7% das neoplasias malignas das glândulas salivares
   2. 80 a 90% ocorrem na parótida
   3. Neoplasia maligna de grau baixo
   4. Histologia — células acinares serosas e células com citoplasma claro
   5. Massa bem-delimitada circundada por cápsula fibrosa
   6. A calcificação pode ser marcante
   7. Tratamento por excisão cirúrgica ampla
   8. A radioterapia é ineficaz
   9. As metástases são raras, mas tendem a ser hematogênicas para os ossos e pulmões
f. CEC
   1. Raríssimo
   2. É importante excluir:
      a. CEC metastático
      b. CEC invasivo
      c. Carcinoma mucoepidermoide de grau alto
   3. Tratamento por excisão ampla e RXT pós-operatório
4. Derivação histológica das neoplasias malignas das glândulas salivares
   a. Carcinoma de células acinares — células acinares e dos dutos intercalados
   b. Misto maligno — células mioepiteliais e acinares
   c. Mucoepidermoide — células dos dutos excretores
   d. CEC — células dos dutos excretores
5. Síndrome de Frey
   a. Sudorese gustativa pré-auricular
   b. Os nervos salivares parassimpáticos originados do nervo auriculotemporal inervam as glândulas sudoríparas do retalho cutâneo

c. Diagnosticada pelo teste do amido-iodo de Minor
d. Tratamento com aplicação tópica de antitranspirante, glicopirrolato ou atropina
6. A precisão das biopsias de aspiração por agulha fina (BAAF) e dos espécimes em cortes congelados das lesões das glândulas salivares varia de acordo com a experiência do patologista

LARINGOLOGIA

1. Pregas vocais verdadeiras
   a. Borda superior do ligamento cricotireóideo
   b. Espessura de 1,7 mm
   c. Camadas
      1. Epitélio escamoso estratificado
      2. Camada superficial da lâmina própria (corresponde ao espaço de Reinke)
      3. Ligamento vocal
         a. Camada intermediária da lâmina própria
         b. Camada profunda da lâmina própria
      4. Músculo vocal
   d. Fonação
      1. O ar proveniente dos pulmões produz o efeito de Bernoulli e a vibração das pregas vocais
      2. A propagação da onda pela mucosa produz um tom fundamental acompanhado de vários sons harmônicos
      3. O som é modificado pelo volume do fluxo de ar, pelos movimentos do trato vocal e pelo grau de tensão das pregas vocais
      4. A frequência fundamental da voz aumenta com o envelhecimento nos homens, mas diminui com o envelhecimento nas mulheres
2. Lesões benignas
   a. Amiloidose
      1. A laringe é a estrutura do trato respiratório mais comumente afetada
      2. Massa submucosa na prega vocal verdadeira ou falsa
      3. O exame histológico demonstra birrefringência cor de maçã-verde depois da coloração com vermelho congo
      4. Tratamento por excisão cirúrgica
   b. Condroma
      1. Lesão lisa de consistência firme, geralmente na cartilagem cricóidea posterior
      2. Tratamento por excisão cirúrgica
   c. Cistos
      1. Grupo misto de lesões benignas que podem envolver qualquer estrutura da laringe, com exceção da borda livre das PVV
      2. Revestidos por epitélio colunar pseudoestratificado ciliar (respiratório), epitélio colunar, epitélio escamoso ou uma combinação destes três
      3. Tipos
         a. Cistos dutais (75%)
            1. Originados de um duto mucoso obstruído que, em seguida, provoca dilatação cística da glândula mucosa

b. Cistos saculares (24%)
   1. Os distúrbios do sáculo constituem um espectro que inclui sáculos dilatados, laringocele e cisto sacular
   2. Dilatações do sáculo laríngeo preenchidas por muco
   3. Os cistos saculares anteriores avançam em direção anteromedial entre as pregas vocais verdadeiras e falsas
   4. Os cistos saculares laterais estendem-se em direção superolateral e envolvem a prega vocal falsa, a prega ariepiglótica e a valécula, podendo afetar os tecidos extralaríngeos por meio da membrana tireóidea
c. Os cistos do forame da cartilagem tireóidea são extremamente raros
   1. Herniação da mucosa subglótica por um forame persistente na asa tireóidea
d. Refluxo gastresofágico
   1. Eritema e edema
   2. Paquidermia
   3. Pseudossulco
e. Granuloma
   1. Secundário a um traumatismo extrínseco (*i. e.*, intubação, doença do refluxo gastresofágico [DRGE])
   2. A lesão tem início na região posterior do processo vocal das aritenoides
   3. Tratamento com fonoterapia, inibidor da bomba de prótons (IBP) e eliminação do fator traumático
f. Tumor das células granulosas
   1. Lesão amarelada no terço posterior da prega vocal
   2. Também encontrado na língua, na pele, na mama, nos tecidos subcutâneos e no trato respiratório
   3. O exame histológico demonstra hiperplasia pseudoepiteliomatosa
   4. Transformação maligna em 3% dos casos
   5. Excisão conservadora
g. Nódulos
   1. Causados por traumatismo vocal
   2. Lesões esbranquiçadas bilaterais encontradas comumente na junção do terço anterior com os dois terços posteriores da prega vocal
   3. Tratar com fonoterapia
h. Pólipos
   1. Associados ao traumatismo vocal e tabagismo
   2. Lesão pedunculada unilateral encontrada comumente entre o terço anterior e os dois terços posteriores da prega vocal
   3. Tratar com micro-LD (laringoscopia direta) e excisão
i. Papilomatose respiratória recorrente (PRR)
   1. Em geral, começa entre os 2 e 4 anos de idade
   2. Doença autolimitada
   3. Associada aos HPV tipos 6 e 11
   4. O papilomavírus localiza-se na camada epitelial superficial
   5. Duas áreas ocultas de PRR
      a. Nasofaringe
      b. Superfície interna das pregas vocais verdadeiras

6. Tratamento
    a. Micro-LD com desbaste e/ou ablação por *laser* de CO_2
    b. Injeção intralesional de cidofovir (5 mg/mℓ)
7. Evitar ventilação por jato, porque isto pode espalhar a infecção para as vias respiratórias inferiores

j. Edema de Reinke
1. Associado ao tabagismo
2. Acúmulo de líquido na camada superficial da lâmina própria
3. Alterações edematosas bilaterais nas pregas vocais
4. Tratar com interrupção do tabagismo e ressecção cirúrgica nos casos graves

k. Sarcoidose
1. A epiglote é a estrutura mais comumente acometida
    a. Epiglote pálida, rosada, em forma de turbante

l. Tuberculose
1. Encontrada mais comumente na região interaritenóidea e na superfície laríngea da epiglote

3. Lesões malignas
a. Fatores de risco
1. Tabagismo e ingestão de álcool
2. HPV tipos 16 e 18
3. DRGE
4. Exposição à radiação

b. Tipos
1. CEC (> 90%)
2. Neoplasias malignas das glândulas salivares menores
    a. Carcinoma adenoide cístico
    b. Carcinoma mucoepidermoide
3. Condrossarcoma — cartilagem cricóidea posterior

c. A fixação das pregas vocais geralmente se deve ao envolvimento do músculo tiroaritenóideo

d. Estadiamento
1. Os esquemas de classificação são diferentes para a supraglote, a glote e a subglote
2. As lesões T1 afetam apenas uma área
3. As lesões T2 estendem-se a uma outra área adjacente ± mobilidade reduzida das pregas vocais
4. Todas as lesões T3 caracterizam-se por fixação das pregas vocais verdadeiras (os tumores supraglóticos poderão ser T3 se houver o acometimento da área pré-epiglótica ou pós-cricóidea)
5. As lesões T4 têm disseminação extralaríngea
6. O estadiamento dos linfonodos é o mesmo usado para a cavidade oral e a orofaringe

e. Tratamento
1. CIS glótico — micro-LD e desbastes repetidos até a erradicação do câncer. A tendência atual consiste em excisão a *laser* depois da confirmação por biopsia
2. O condrossarcoma deve ser excisado com margens exíguas sem radiação pós-operatória
3. Os CEC dos estágios I e II podem ser tratados por ressecção cirúrgica ou RXT
4. Os CEC dos estágios III e IV podem ser tratados por radioquimioterapia simultânea (preservação dos órgãos) ou por ressecção cirúrgica ± RXT
5. Hemilaringectomia — lesões unilaterais dos estágios T1 e T2. O tumor pode ter menos de 1 cm de extensão subglótica e envolver a comissura anterior ou a superfície anterior da prega vocal verdadeira contralateral

6. Laringectomia supraglótica — abordagem de preservação da voz para as lesões supraglóticas T1, T2 ou T3 (envolvimento apenas do espaço pré-epiglótico) sem invasão da comissura anterior, disseminação lingual além das papilas circunvaladas ou acometimento apical do seio piriforme. As pregas vocais verdadeiras bem como cartilagens aritenóidea e tireóidea são preservadas. Os pacientes devem ter função respiratória adequada. O cirurgião deve tentar preservar o NLS para evitar aspiração pós-operatória
7. Laringectomia supracricóidea — abordagem de preservação da voz para os tumores da glote anterior. Preserva a cricóidea e no mínimo uma cartilagem aritenóidea. Cerca de 50% dos pacientes ficam dependentes da traqueostomia
8. Laringectomia total — para os tumores T3 e T4 com invasão das cartilagens e disseminação extralaríngea/cervical
9. Dissecção cervical
    a. A dissecção cervical seletiva bilateral (II-IV) deve ser realizada nos pacientes com linfonodos cervicais clinicamente "normais" e em todos os tumores laríngeos supraglóticos e avançados (T3-T4)
    b. A dissecção cervical ampliada deve ser realizada quando há doença confirmada nos linfonodos cervicais
  f. Fala traqueosofágica
    1. A prótese dirige o ar para dentro da faringe quando o traqueostoma é obstruído
    2. A prótese está sujeita às infecções por *Candida*
    3. Requer miotomia cricofaríngea para assegurar os melhores resultados
        a. A inadequação da miotomia cricofaríngea pode ser testada com a toxina botulínica
4. Paralisia das pregas vocais
  a. Posição das pregas vocais
    1. NLR — *paramediana*
    2. Vago — *lateral/intermediária*, e o paciente tem voz *hipernasal*
  b. Medialização das pregas vocais
    1. Paralisia irreversível
        a. Laringoplastia de medialização
        b. Laringoplastia por injeção de Teflon ou colágeno/gordura autóloga
            1. A injeção deve ser aplicada em posição lateral ao músculo vocal
    2. Paralisia transitória
        a. Gelfoam
5. Outras
  a. Técnicas de alongamento das vias respiratórias
    1. Mobilização depois da dissecção romba da laringe e da traqueia (3 cm)
    2. Incisão dos ligamentos anulares de um lado da traqueia proximal à anastomose e do outro lado em seu segmento distal (1,5 cm)
    3. Liberação da laringe
        a. Supra-hióidea (5 cm)
        b. Infra-hióidea (geralmente causa disfagia)
  b. Obstrução respiratória autoimune
    a. SAW
        1. *S*arcoide — supraglótica
        2. *A*miloide — glótica
        3. *W*egener — subglótica

c. O sinal de Gutman está associado à paralisia do NLS. Nos indivíduos normais, a compressão lateral sobre a cartilagem tireóidea aumenta a tonalidade da voz, enquanto a compressão anterior diminui. Com a paralisia do NLS, ocorre o contrário
d. Miastenia *gravis* — fadiga vocal com melhora em repouso. Teste com edrofônio (teste do Tensilon)
e. A valva de Passy-Muir facilita a deglutição e ajuda a evitar aspiração porque aumenta a pressão subglótica
f. Supraglotite — *S. aureus* é a bactéria mais comum nos adultos
g. Ventilação por jato de Venturi
   1. Utilizada nos procedimentos endoscópicos pediátricos, na excisão dos papilomas laríngeos e nas operações endolaríngeas a *laser*
   2. As complicações dessa técnica consistem em hipoventilação, pneumotórax, pneumomediastino, enfisema subcutâneo, distensão abdominal, desidratação das mucosas e implantação distal das células malignas ou das partículas do papilomavírus

OUTROS DISTÚRBIOS CERVICAIS

1. Fasciite necrosante
   a. Infecção inflamatória progressiva disseminada rapidamente e localizada na fáscia profunda com necrose secundária dos tecidos subcutâneos
   b. Diagnosticada nos pacientes com traumatismo, operação recente ou distúrbios clínicos (imunossupressão)
   c. Bactérias
      1. Os *S. pyogenes* (estreptococos hemolíticos do grupo A) e *S. aureus* são os patógenos bacterianos mais comuns
      2. Outras bactérias
         a. *Bacteroides*
         b. *Clostridium perfringens* (exemplo clássico de bactéria formadora de gases)
         c. *Peptostreptococcus*
         d. Enterobactérias
         e. *Proteus*
         f. *Pseudomonas*
         g. *Klebsiella*
   d. O exame clínico demonstra alterações cutâneas eritematosas com rápida disseminação, manchas cutâneas e enfisema subcutâneo
   e. A TC demonstra necrose, espessamento fascial e gás subcutâneo
   f. Tratamento
      1. Controle da glicemia
      2. Desbridamento cirúrgico
      3. Antibióticos de amplo espectro com cobertura para os aeróbios e anaeróbios
         a. A penicilina G é um dos antibióticos clássicos de primeira linha
      4. Oxigênio hiperbárico
2. Paragangliomas
   a. Originam-se das células neuroendócrinas (paraganglionares) do sistema nervoso autônomo
      1. Paragangliomas carotídeos — localizados na adventícia da superfície posteromedial da bifurcação da artéria carótida comum

2. Paragangliomas do osso temporal — acompanham o trajeto do nervo de Jacobson (originado do IX NC) ou de Arnold (originado do X NC), ou se localizam na adventícia do bulbo jugular
3. Paragangliomas vagais — localizados no perineuro do nervo vago
b. Podem produzir substâncias vasoativas
1. Catecolaminas, norepinefrina, dopamina, somatostatina, polipeptídio intestinal vasoativo (PIV), calcitonina
2. Se o paciente tiver cefaleia, palpitações, ruborização, diarreia ou HTN
a. Dosar os níveis do ácido vanililmandélico (AVM) na urina de 24 h e da catecolamina sérica
1. Se as catecolaminas estiverem elevadas
a. Realizar TC para excluir feocromocitoma
b. Tratar os sintomas adrenérgicos
c. Podem ser familiares (autossômicos dominantes) — os familiares devem fazer triagens por RM a cada 2 anos
d. 10% são multicêntricos, cerca de 10% malignos, e aproximadamente 10% secretam hormônios ativos
e. Radiologia
1. A arteriografia é o padrão de referência
2. A TC demonstra acentuação pós-contraste, e a RM mostra acentuação discreta nas imagens T2, acentuação intensa depois do contraste e aspecto de "sal e pimenta" secundário às áreas destituídas de fluxo
f. O exame histológico demonstra
1. As células principais (células precursoras de aminas e captadoras de descarboxilase) e células de sustentação (células de Schwann modificadas) organizadas em grupos conhecidos como Zellballen
g. Tipos
1. Tumores do corpo carotídeo
a. Representam 60% dos paragangliomas
b. Massa cervical indolor com crescimento lento, geralmente presente há anos
c. A massa geralmente é pulsátil e móvel no eixo horizontal
d. O paciente pode ter rouquidão, paralisia das pregas vocais ou disfagia
e. A arteriografia demonstra o alargamento característico das artérias carótidas interna e externa (*sinal de Lyre*)
f. Tratamento
1. Ressecção cirúrgica ± embolização pré-operatória
2. Em alguns casos (tumor recidivante, ressecção incompleta e pacientes idosos), RXT pode ser usado como modalidade terapêutica primária
2. Tumores dos *glomus* jugular e timpânico
a. O segundo tumor mais comum do osso temporal depois do neuroma do acústico
b. O tumor do *glomus* timpânico é o tumor mais comum da orelha média
c. Razão mulheres:homens de 4:1
d. Pode evidenciar-se por *zumbido pulsátil*, plenitude aural, défice auditivo e neuropatias cranianas
e. O exame clínico pode detectar massa vascularizada na orelha média que demonstra o sinal de Brown (empalidecimento da massa com a aplicação de pressão pneumatoscópica positiva)
f. A arteriografia é o padrão de referência diagnóstico

g. Tratamento
   1. Ressecção cirúrgica ± embolização pré-operatória
   2. RXT
3. Tumor do *glomus* vagal
   a. Representa 3% dos paragangliomas
   b. Mais comum nas mulheres
   c. Geralmente se origina do gânglio nodoso (gânglio inferior do nervo vago)
   d. Em geral, evidencia-se por massa cervical indolor com fraqueza da língua, rouquidão, disfagia e síndrome de Horner
   e. As radiografias demonstram lesão vascular que desloca a artéria carótida interna em direção anteromedial
   f. A arteriografia é o padrão de referência diagnóstico
   g. Tratamento
      1. Ressecção cirúrgica ± embolização pré-operatória
      2. Em alguns casos (tumor recidivante, ressecção incompleta e pacientes idosos), RXT pode ser usado como modalidade terapêutica primária
3. Tumores das bainhas dos nervos periféricos
   a. Schwannomas
      1. Tumores redondos e encapsulados originados das células de Schwann
      2. Aderentes ao ou deslocam parcialmente o nervo afetado
      3. O exame histológico demonstra tecidos A e B de Antoni
      4. Tratamento
         a. Ressecção cirúrgica (geralmente é possível preservar a função do nervo)
   b. Neurofibroma
      1. Mais comum que os schwannomas
      2. Tumor fusiforme não-encapsulado
      3. Entrelaçado com nervo envolvido
      4. Associado à doença de von Recklinghausen (neurofibromatose tipo 1 [NF-1])
         a. Neurofibromas
         b. Manchas café-com-leite
      5. Tratamento
         a. Ressecção cirúrgica (em geral, há perda da função do nervo)

ASPECTOS ONCOLÓGICOS DOS TUMORES DA CABEÇA E DO PESCOÇO

1. Metástases cervicais originadas de tumores primários ocultos
   a. Cinco por cento dos pacientes têm linfadenopatia
   b. O tipo histológico predominante é o espinocelular
   c. Noventa por cento dos tumores primários são finalmente identificados por exames, biopsias e exames de imagem repetidos
   d. Localizações comuns dos tumores primários
      1. Nasofaringe
      2. Amígdala
      3. Valécula/base da língua
      4. Seio piriforme
      5. Doença metastática
   e. Panendoscopia e biopsias dirigidas

2. Fístula quilosa
   a. Pode ser causada pela dissecção da fossa supraclavicular
   b. Volumes inferiores a 500 a 700 mℓ/dia podem ser tratados com
      1. Compressão e dieta hipolipídica
      2. Se for usada hiperalimentação, os triglicerídios de cadeias médias (TCM) poderão ser administrados como fonte de calorias
      3. Estudos mostraram que a octreotida ajuda a fechar as fístulas quilosas
   c. Se os volumes forem superiores a 500 a 700 mℓ/dia
      1. Exploração e ligadura
3. C-myc — o proto-oncogene mutante mais comum com os cânceres da cabeça e do pescoço
4. p53 — gene supressor tumoral mutante encontrado mais comumente com os tumores malignos da cabeça e do pescoço
5. Retalhos
   a. Cutâneos e faciais regionais
      1. Deltopeitoral — primeira à quarta perfurantes da artéria mamária interna
      2. Frontal paramediano — artéria supratroclear
      3. Pericranianos
         a. Supraorbital e supratroclear
         b. Assegura vedação resistente à água
      4. Temporoparietal — temporal superficial
   b. Miocutâneo
      1. Latíssimo do dorso — artéria toracodorsal
      2. Peitoral maior — artéria toracoacromial e perfurantes da artéria mamária interna
      3. Platisma — artérias occipital, retroauricular, facial, tireoidiana superior e cervical transversa
      4. Esternocleidomastóideo — artérias occipital (ramos ao redor do XII NC), tireoidiana superior e cervical transversa
      5. Trapézio — artérias occipital, escapular dorsal e cervical transversa
   c. Osteomiocutâneos
      1. Peitoral maior com costela (ver item anterior)
      2. Esternocleidomastóideo com costela (ver item anterior)
      3. Trapézio com espinha escapular (ver item anterior)
   d. Retalhos livres
      1. Fíbula
         a. Artéria fibular
         b. Falhas mandibulares
         c. Avaliar a irrigação sanguínea pré-operatória por angiorressonância magnética (ARM)
      2. Crista ilíaca
         a. Artéria ilíaca circunflexa profunda
         b. Falhas mandibulares
      3. Jejuno
         a. Arcada arterial mesentérica superior
         b. Falhas esofágicas acima do desfiladeiro torácico
      4. Superfície lateral do braço — artéria colateral radial posterior

5. Superfície lateral da coxa
   a. Artéria femoral profunda
   b. Falhas da hipofaringe e do esôfago acima do desfiladeiro torácico
6. Latíssimo do dorso
   a. Artéria toracodorsal
   b. Falha formada pela glossectomia total
7. Antebraço radial
   a. Artéria radial
   b. Falhas da cavidade oral que necessitem de pele
   c. Falhas linguais (dois terços anteriores)
   d. Falhas da hipofaringe e do esôfago acima do desfiladeiro torácico
8. Reto
   a. Artéria epigástrica inferior profunda
   b. Falha deixada pela glossectomia total
9. Escápula
   a. Artéria escapular circunflexa
   b. Pode ser retirado com duas pás cutâneas
   c. Falhas da cavidade oral que necessitam de pele ± mandíbula
   d. Falhas mandibulares
   e. Falhas da hipofaringe e do esôfago acima do desfiladeiro torácico
6. Os HPV tipos 16 e 18 estão associados aos CEC da cabeça e do pescoço
7. As técnicas de irradiação hiperfracionada permitem doses cumulativas mais altas por tratamento
8. Carcinoma de lábio
   a. CBC
      1. Geralmente no lábio superior
   b. CEC
      1. Geralmente no lábio inferior
      2. Os CEC do lábio superior metastatizam precocemente
   c. As lesões da comissura oral têm prognóstico pior
9. Estadiamento dos linfonodos
   a. N1: de 3 cm ou mais
   b. N2a: linfonodo ipsolateral único com mais de 3 cm e menos de 6 cm
   c. N2b: vários linfonodos ipsolaterais, nenhum de 6 cm ou mais
   d. N2c: linfonodos bilaterais ou contralaterais, nenhum de 6 cm ou mais
   e. N3: mais de 6 cm
10. Os pacientes submetidos à laringectomia são muito suscetíveis às recidivas quando o linfonodo delphiano está afetado
11. Radioterapia pós-operatória
    a. Estágio avançado
    b. Margens exíguas ou positivas
    c. Acometimento dos linfonodos
    d. Disseminação extracapsular
    e. Invasão perineural
12. A radioterapia pós-operatória deve ser iniciada 6 semanas depois da ressecção, mesmo que a ferida ainda não esteja cicatrizada

13. Os retinoides parecem reduzir as chances de desenvolver outros tumores primários nos pacientes com carcinomas espinocelulares da cabeça e do pescoço
14. Síndrome da secreção inadequada do hormônio antidiurético (SSIADH) — pode aumentar a pressão intracraniana depois da dissecção cervical bilateral

ENDOCRINOLOGIA

1. Folículo tireoidiano
   a. Compartimento esférico cístico com epitélio folicular, centro colóideo, células parafoliculares, capilares, tecidos conjuntivo e linfático
   b. O principal componente do coloide é a glicoproteína iodada grande conhecida como tireoglobulina
2. Hormônio tireoidiano
   a. A peroxidase tireoidiana é responsável pela iodinação das moléculas da tireoglobulina
   b. As moléculas iodadas de tireoglobulina são combinadas para formar o T3 e o T4
   c. A maior parte (> 99%) do T3 e do T4 está ligada às proteínas carreadoras
   d. O T3 é biologicamente mais ativo
3. Calcitonina
   a. Produzida pelas células C da tireoide
   b. Reduz os níveis sanguíneos do cálcio
   c. Utilizada como marcador do câncer tireoidiano medular
4. Exames laboratoriais
   a. T3 e T4 — dosados simultaneamente com o hormônio de estimulação da tireoide (TSH)
   b. TSH
      1. Níveis elevados indicam hipotireoidismo
      2. Níveis reduzidos devem ser dosados novamente junto com a concentração do T4
         a. TSH baixo com T4 alto — *hipertireoidismo*
         b. TSH baixo com T4 baixo — *hipotireoidismo secundário* (possível doença não-tireoidiana)
         c. TSH baixo e T4 normal
            1. Dosar o T3
               a. T3 normal — *hipertireoidismo subclínico*
               b. T3 alto — *tireotoxicose por T3*
   c. Tireoglobulina — marcador útil do câncer de tireoide. Valores superiores a 10 mg/dℓ indicam doença persistente
   d. Calcitonina — marcador útil para monitorar o câncer tireoidiano medular. Não é usada como teste de triagem (custo estimado da detecção de um caso de câncer medular pela dosagem da calcitonina: US$ 12.500)
   e. Anticorpos antiperoxidase tireoidiana — elevados na tireoidite de Hashimoto
   f. Anticorpo estimulador da tireoide — elevado na doença de Graves
5. Nódulos da tireoide
   a. Detectados clinicamente em 4 a 7% da população (M > H — 5:1)
   b. Noventa e cinco por cento são adenomas, nódulos colóideos, cistos, tireoidites ou carcinomas
   c. A maioria é benigna, e 5% das lesões são carcinomas
   d. Dados preocupantes
      1. Idade inferior a 20 anos ou superior a 60 anos
      2. Sexo masculino

3. Dimensões superiores a 4 cm
4. História de exposição à radiação
5. Fixação das pregas vocais
6. Crescimento rápido
- e. Biopsia de aspiração por agulha fina (BAAF)
    1. Nódulos de 1 cm ou mais de diâmetro
    2. O método mais preciso para selecionar os pacientes que necessitam de intervenção cirúrgica. Aumentou a porcentagem dos nódulos malignos excisados em 60 a 100% e reduziu a porcentagem dos nódulos benignos excisados em 34 a 70%
    3. A precisão global é maior que 95%
    4. Quatro categorias citopatológicas
        a. Maligno
        b. Suspeito (microfolicular, predomínio das células de Hurthle)
        c. Benigno (macrofolicular)
        d. Inconclusivo
    5. As lesões microfoliculares podem ser adenomas ou carcinomas foliculares
        a. É necessário realizar biopsia cirúrgica para definir se há invasão vascular ou capsular (carcinoma)
    6. O predomínio das células de Hurthle pode ser adenoma ou carcinoma
        a. Requer biopsia cirúrgica
        b. Tireoidite de Hashimoto e bócio multinodular podem ter células de Hurthle, de modo que a BAAF destas lesões pode levar a uma intervenção cirúrgica desnecessária
- f. Cintigrafia da tireoide
    1. Utiliza radioisótopos do iodo ou tecnécio[99]
    2. Pior relação custo-benefício e mais controvertida que a BAAF
    3. Considerada o principal exame em duas situações:
        a. TSH baixo (nódulo autônomo)
        b. Suspeita de tireoidite de Hashimoto
    4. Algumas vezes, a cintigrafia realizada depois da BAAF demonstra padrão microfolicular, que depois deve ser diferenciado entre adenomas autônomos e lesões frias, as quais podem ser decorrentes de carcinoma folicular
- g. Ultrassonografia (US)
    1. Mais detalhes que a cintigrafia
    2. Melhor relação custo-benefício para a triagem dos adenomas da tireoide
    3. Detecta outros nódulos em 20 a 48% dos pacientes encaminhados para investigar um nódulo único
    4. Útil para
        a. Facilitar a BAAF dos nódulos císticos e impalpáveis
        b. Acompanhar nódulos císticos depois da aspiração
6. Adenomas
    a. Neoplasias monoclonais originadas do epitélio folicular ou das células de Hurthle
    b. Podem ser autônomos
    c. Podem ser macrofoliculares ou microfoliculares na BAAF
        1. Os adenomas macrofoliculares são benignos
        2. Os adenomas microfoliculares que não apresentam invasão vascular ou capsular são considerados benignos

d. Tratamento
   1. Adenoma atóxico
      a. Macrofolicular
         1. O paciente pode ser acompanhado
         2. Desses pacientes, 20% ou menos apresentam redução das dimensões do nódulo depois do tratamento com T4
      b. Microfolicular
         1. Ressecção cirúrgica para determinar se há invasão capsular ou vascular
   2. Adenomas tóxicos
      a. Betabloqueadores
      b. Tratamento com derivados da tionamida (metimazol e propiltiouracila)
         1. A propiltiouracila bloqueia a conversão periférica do T4 em T3
      c. O I^{131} melhora o hipertireoidismo e reduz o volume total da tireoide em 45% em 2 anos
      d. Ressecção cirúrgica
7. Nódulos colóideos
   a. Desenvolvem-se dentro dos bócios multinodulares
   b. Focos de hiperplasia dentro da arquitetura da tireoide
   c. Benigno, com padrão macrofolicular na BAAF
   d. Tratamento
      1. ^{131}I (hipertireoidismo)
      2. Ressecção cirúrgica (hipertireoidismo ou disfunção do trato aerodigestivo)
      3. Estudos mostraram que o T4 interfere na formação dos bócios e evita o desenvolvimento de nódulos novos, mas não reduz as dimensões dos nódulos tireoidianos solitários
8. Cistos
   a. Desenvolvem-se principalmente dos adenomas em degeneração
   b. Massa cervical dolorosa ou com súbito crescimento pode constituir um cisto hemorrágico
   c. Zero a 3% contêm células malignas (geralmente papilares)
   d. Tratamento
      1. Os cistos benignos podem ser tratados por BAAF (25 a 50% desaparecem depois da aspiração)
      2. Ressecção cirúrgica
9. Tireoidite
   a. Tireoidite de Hashimoto
      1. Infiltração linfocítica, formação de centros germinativos, células de Hurthle e atrofia dos folículos
      2. Títulos altos dos anticorpos antiperoxidase tireoidiana
      3. O *linfoma* tireoidiano comumente se origina da tireoidite de Hashimoto
      4. Tratamento do hipotireoidismo secundário com T4
   b. Tireoidite linfocítica
      1. Tireoidite *puerperal indolor*
      2. Hipertireoidismo seguido de hipotireoidismo
      3. Doença autolimitada
   c. Estruma de Reidel
      1. Processo inflamatório de etiologia indefinida
      2. Bócio de consistência rígida fixado às estruturas circundantes com sintomas aerodigestivos progressivos

d. Tireoidite granulomatosa subaguda (TGS)
    1. A causa mais comum da tireoide *dolorida*
    2. Etiologia viral
    3. Hipertireoidismo seguido de hipotireoidismo
    4. Autolimitada
10. Principais causas de hipertireoidismo
    a. Doença de Graves
        1. Mulheres de 20 a 40 anos de idade
        2. Imunoglobulinas que se ligam ao receptor do TSH
        3. Acúmulo de glicosaminoglicanos nos tecidos, resultando em
            a. Exoftalmia
            b. Dermopatia (mixedema pré-tibial)
            c. Osteopatia
        4. Tratamento
            a. Betabloqueadores
            b. Tionamidas
            c. Iodo radioativo
            d. Tireoidectomia subtotal
    b. Bócio multinodular tóxico
    c. Adenoma autógeno
    d. Tireoglobulinas (TG)
11. Principais causas de hipotireoidismo
    a. Tireoidite de Hashimoto
    b. Iatrogênico
    c. Ingestão excessiva de iodo
    d. TG
12. Carcinoma
    a. Os pacientes geralmente são eutireoidianos
    b. Bem-diferenciado
        1. Associado à síndrome de Gardner (polipose colônica familiar) e à doença de Cowden (bócio familiar com hamartomas cutâneos)
        2. Estadiamento IMED de Cady (também há o ILED de Hay)
            a. *I*dade, *m*etástases, *e*xtensão do tumor e *d*imensões
            b. Baixo risco
                1. Homens com menos de 41 anos e mulheres com menos de 51 anos sem metástases a distância
                2. Homens com mais de 41 anos e mulheres com mais de 51 anos sem metástases, com tumores confinados à glândula tireoide e diâmetro inferior a 5 cm
            c. Alto risco
                1. Todos os pacientes com metástases a distância
                2. Homens com mais de 41 anos e mulheres com mais de 51 anos com tumor extra-tireoidiano (ou significativa invasão capsular no caso de tumor folicular) e diâmetro de 5 cm ou mais
        3. Papilar (80% dos tumores malignos da tireoide)
            a. Espontâneo
            b. Cístico

c. Linfotrópico com alto índice de metástases aos linfonodos
   d. Histologia — papilas, ausência de folículos, *corpos de psamoma*, núcleos volumosos e nucléolos proeminentes (*olho de Orphan Annie*)
4. Folicular (10% dos cânceres de tireoide)
   a. Unifocal
   b. A disseminação hematogênica com mais alto índice de metástases a distância
   c. O carcinoma de células de Hurthle é um subtipo mais agressivo do carcinoma folicular
   d. Diferenciado do adenoma capsular pela invasão vascular pericapsular
5. Tratamento
   a. A ressecção cirúrgica é o tratamento primário
      1. Índices de sobrevivência em 10 anos de 98% (papilar) e 92% (folicular)
      2. A tireoidectomia total permite que os médicos acompanhem os pacientes pós-operatórios com dosagens da tireoglobulina e cintigrafia com I^{131}
      3. Os pacientes submetidos à tireoidectomia subtotal devem fazer ablação com I^{131}
      4. Os linfonodos palpáveis devem ser retirados como parte da dissecção dos níveis 2 ao 6
   b. O T3 pode ser administrado nas primeiras 2 semanas para atenuar os sintomas do hipotireoidismo
   c. A cintigrafia com I^{131} (e a ablação com 30 a 50 mCi nos casos de tireoidectomia subtotal) deve ser realizada 4 a 6 semanas depois do procedimento cirúrgico
      1. A ablação pós-operatório com I^{131} reduz as recidivas locais e regionais em até 50% e a mortalidade específica da doença entre os pacientes de alto risco
   d. Depois do tratamento, os pacientes devem receber T4 para reduzir a possibilidade de estimulação do crescimento tumoral pelo TSH
   e. Repetir a cintigrafia da tireoide quando o nível da tireoglobulina está acima de 5 mg/mℓ
      1. A doença recidivante ou metastática detectada pela cintigrafia é tratada com 100 a 200 mCi de I^{131}
c. Medular (5% dos tumores malignos da tireoide)
   1. 75% dos casos são esporádicos
   2. 25% são familiares
      a. Neoplasia endócrina múltipla (NEM) tipo 2ª (Sipple) — carcinoma medular de tireoide, feocromocitoma, hiperparatireoidismo
      b. NEM tipo 2b — carcinoma medular de tireoide, feocromocitoma, neuromas das mucosas
      c. Carcinoma medular de tireoide familiar e não associado à NEM (FMTC)
   3. O proto-oncogene *RET* está associado às NEM 2ª e 2b
      a. *Re*combinado durante a *t*ransfecção
      b. O produto do *RET* é uma tirosinoquinase
   4. Origina-se das células C parafoliculares e secreta calcitonina
   5. Tendência ao acometimento dos linfonodos paratraqueais e laterais
   6. O exame histológico demonstra lâminas de células ricas em amiloide
   7. A ressecção cirúrgica é o tratamento principal
      a. Tireoidectomia total com dissecção cervical nos casos de metástases cervicais
      b. A tireoidectomia é recomendada aos 6 anos de idade para os pacientes com NEM 2ª e aos 2 anos para os casos de NEM 2b

8. O tratamento com T4 deve ser iniciado depois do procedimento cirúrgico para manter normal a função tireoidiana
9. Acompanhamento por dosagens da calcitonina sérica
    d. Anaplásico (1 a 5% dos tumores malignos da tireoide)
        1. Extremamente agressivo e sempre fatal
        2. Vinte por cento dos pacientes referem história de carcinoma diferenciado da tireoide
        3. Noventa por cento têm metástases regionais ou a distância por ocasião da apresentação
        4. O tratamento geralmente é paliativo com radioquimioterapia/RXT
            a. Doxorrubicina e RXT podem aumentar o índice de resposta local para 80% com subsequente sobrevivência média de 1 ano (Kim *et al.*, 1987, Cancer)
    e. Linfoma (1 a 5% dos tumores malignos da tireoide)
        1. Linfoma não-Hodgkin
        2. Associação direta com a tireoidite de Hashimoto
        3. Tratamento
            a. RXT para doença local
            b. Quimioterapia para doença metastática
13. Hiperparatireoidismo
    a. Primário
        1. Diagnosticado comumente nas mulheres pós-menopausa de 30 a 50 anos
        2. Geralmente causado por um adenoma paratireoidiano isolado (85%)
        3. Associado às NEM tipo 1 (Werner) e tipo 2ª
        4. Sinais e sintomas
            a. Hipercalcemia com nível alto de cálcio na urina de 24 h
                1. Outras causas de hipercalcemia — CHIMP
                    a. *C*âncer
                    b. *H*ipertireoidismo
                    c. *I*atrogenia
                    d. *M*ieloma múltiplo
                    e. Hiperparatireoidismo *p*rimário
            b. Dores ósseas (artralgia), cálculos renais (nefrolitíase), "gemidos" abdominais (constipação, N/V, pancreatite), queixas psíquicas (depressão) e *cansaço o tempo todo*
            c. Cardiovasculares — arritmias e HTN
        5. Localização
            a. US — sensibilidade de 60 a 90% para a localização de um adenoma solitário
            b. Cintigrafia com sestamibi — Utiliza tecnécio[99]. Captado inicialmente pela tireoide e pelas paratireoides. Com o tempo, o sestamibi sai da tireoide, mas permanece nas paratireoides. A sensibilidade deste exame varia de 70 a 100%
                1. Limitações
                    a. Adenomas com menos de 5 mm
                    b. Doença multiglandular (*i. e.*, hiperplasia das quatro glândulas)
                    c. Doença coexistente da tireoide
                    d. Intervenção cirúrgica no passado
        6. Tratamento
            a. Paratireoidectomia
            b. A reimplantação pode ser realizada nos pacientes com hiperplasia das quatro glândulas
            c. A monitoração intraoperatória do PTH pode ser útil. A meia-vida desse hormônio é de 3 a 5 min. A redução do nível do PTH em 50% em 10 min indica provável sucesso da operação

7. A hipocalcemia depois da ressecção bem-sucedida de um adenoma paratireoidiano solitário pode indicar a "síndrome dos ossos famintos", condição causada pela supressão prévia das outras paratireoides pelo adenoma
   b. Secundário — resulta da hipocalcemia causada pela doença renal
      1. O tratamento é voltado para a doença renal
   c. Terciário — secreção autônoma de PTH depois de um longo período de hiperparatireoidismo secundário

ESÔFAGO E TRAQUEIA

1. Esôfago
   a. Terço superior — músculo esquelético
   b. Dois terços inferiores — músculo liso
   c. Fisiologia da deglutição
      1. Fase oral — preparação do bolo alimentar
      2. Fase faríngea
         a. Fechamento da nasofaringe — constrição dos músculos constritor superior e tensor e elevador do véu palatino
         b. A respiração é interrompida, e a glote fecha
         c. Propulsão do bolo alimentar — elevação da base da língua e contração dos constritores da faringe
         d. Elevação da laringe — estilofaríngeo, estiloióideo e salpingofaríngeo
         e. Rotação da epiglote
         f. Dilatação do cricofaríngeo (CF)
      3. Fase esofágica
   d. Lesões benignas
      1. Acalasia
         a. Falta de peristalse
         b. Falha de relaxamento do EEI
         c. Causada pela degeneração do plexo de Auerbach
         d. Esôfago em "bico de pássaro" na esofagografia
         e. Tratamento
            1. Clínico
               a. Bloqueadores dos canais de cálcio
               b. Toxina botulínica no EEI
            2. Cirúrgico
               a. Dilatação
               b. Miotomia de Heller — operação clássica
                  1. Miotomia do EEI e fundoplicatura parcial
      2. Doença do refluxo gastresofágico (DRGE)
         a. O distúrbio esofágico mais comum nos EUA
         b. Resulta do relaxamento do EEI e de anormalidades da peristalse esofágica
         c. Pode causar a esofagite de Barrett
         d. Sinais e sintomas clássicos
            1. Pirose
            2. Regurgitação

e. Sintomas atípicos
   1. Laringospasmo
   2. Tosse
   3. Rouquidão
   4. Sensação de bolo na garganta
   5. Sibilação
f. Diagnóstico
   1. História clínica
   2. Hoje, a resposta aos antiácidos que não necessitam de prescrição médica ou a um inibidor da bomba de prótons é considerada padrão de referência diagnóstico
   3. Manometria esofágica — normal em 40% dos pacientes com DRGE
   4. Monitoração do pH — sensibilidade e especificidade superiores a 90%
g. Tratamento
   1. Alterações comportamentais — perda de peso, interrupção do tabagismo, modificação dietética (abstenção de alimentos gordurosos ou condimentados, chocolate, cafeína, laticínios, nozes e alimentação à hora de deitar), elevação da cabeceira do leito
   2. Clínico
      a. Bloqueadores H2
      b. Inibidores da bomba de prótons
         1. Bloqueiam irreversivelmente a enzima hidrogênio/potássio-ATPase (bomba de prótons gástrica) da célula parietal
   3. Cirúrgico — fundoplicatura de Nissen
3. Liomioma — o tumor benigno mais comum do esôfago
4. Polimiosite — ver seção sobre Doenças do tecido conjuntivo
5. Esclerodermia — ver seção sobre Doenças do tecido conjuntivo
6. Divertículo de Zenker
   a. Ocorre na parede posterior do triângulo de Killian
   b. Sinais e sintomas
      1. Disfagia
      2. Regurgitação de alimentos não digeridos
      3. Mau hálito
   c. Diagnóstico
      1. Esofagografia
   d. Tratamento
      1. Cirúrgico
         a. Abordagem transcervical
         b. Grampeamento endoscópico da barra cricofaríngea
7. Membranas
   a. A disfagia desenvolve-se lentamente
   b. Geralmente ocorrem na parede anterior
   c. Associadas à síndrome de Plummer-Vinson
      1. Membrana esofágica
      2. Anemia ferropênica
      3. Hipotireoidismo
      4. Gastrite

5. Queilite
6. Glossite
e. Lesões malignas
1. Esofagite de Barrett
a. Metaplasia da mucosa esofágica
1. Epitélio escamoso → epitélio colunar
b. Pode progredir para carcinoma em 10 a 15% dos casos
c. Tratamento
1. PPI ± fundoplicatura
2. Carcinoma de esôfago
a. Associações
1. Esofagite de Barrett
2. Álcool
3. Tabagismo
4. Acalasia
5. Síndrome oculofaríngea
6. Queimaduras cáusticas
7. Síndrome de Plummer-Vinson
8. Anemia perniciosa
b. Masculino:feminino = 5:1
c. Sinais e sintomas
1. A disfagia é o sintoma mais comum
2. Odinofagia
3. Emagrecimento
4. Rouquidão
d. Os cânceres originados do terço superior são CEC
e. Os cânceres originados dos dois terços inferiores geralmente são adenocarcinomas
f. Tratamento
1. Esofagectomia (trans-hiatal ou transtorácica)
2. Nenhum efeito benéfico oferecido pela radioquimioterapia/RXT coadjuvante ou neoadjuvante
2. Traqueia
a. Traqueíte bacteriana — ver seção sobre Pediatria
b. Diagnóstico diferencial da hemoptise
1. Aguda
a. Pneumonia
1. Primária
2. Secundária
a. Tumor
b. Corpo estranho
c. Aspiração
b. Infarto pulmonar
c. Bronquite aguda
d. Infecção — bronquite, abscesso, tuberculose
e. Iatrogênica — traqueotomia, intubação, broncoscopia, biopsia por agulha
f. Câncer

2. Crônica
   a. Tuberculose
   b. Carcinoma brônquico
3. Recidivante
   a. Bronquite crônica
   b. Neoplasia
   c. Bronquiectasia
   d. Fibrose cística
   e. Hipertensão pulmonar
   f. Síndrome de Osler-Weber-Rendu
   g. Fístula arteriovenosa
4. Doença cardiovascular
   a. Doença da valva mitral
   b. Insuficiência ventricular esquerda
   c. Embolia pulmonar
5. Exames diagnósticos
   a. Radiografias de tórax
   b. Endoscopia com ou sem coagulação a *laser*
   c. Citologia
   d. Cultura e testes de sensibilidade
   e. Ocasionalmente, broncografia, angiografia, cintigrafia pulmonar

c. Estenose
   1. Congênita, extrínseca, idiopática ou pós-traumática
   2. Diagnosticada comumente nos pacientes que necessitam de suporte ventilatório
      a. A insuflação excessiva dos *cuff* (> 25 mmHg) causa isquemia e destruição da mucosa, inflamação e retração fibrótica
      b. Pode causar
         1. Formação de tecido de granulação no manguito ou no local da traqueostomia
         2. Fibrose circunferencial no nível do *cuff* ou da cartilagem cricóidea
   3. Tratamento
      a. Medidas antirrefluxo
      b. Incisão (*laser* ou bisturi) e dilatação; ± aplicação de mitomicina C
      c. Ressecção cricotraqueal (RCT)

d. Neoplasias
   1. Benignas
      a. Condroma — ver seção sobre Laringologia
      b. Hemangioma — ver seção sobre Pediatria
      c. Papiloma — ver seção sobre Laringologia
   2. Malignos
      a. CEC
      b. Carcinoma adenoide cístico

PEDIATRIA

1. Audiometria
   a. Menos de 6 meses de idade — BERA, PDEOA, *audiometria por observação comportamental* (tons modulados)
   b. 6 meses a 3 anos — BERA, PDEOA, *audiometria por resposta visual* (a criança localiza um objeto — por exemplo, um ursinho de pelúcia)

c. 3 a 6 anos — *audiometria lúdica* convencional (a criança realiza uma atividade toda vez que ouve o som)
d. Mais de 6 anos — audiometria convencional
2. Doença adenoamigdaliana
   a. Amigdalite
      1. Patógenos comuns
         a. *S. pyogenes* (patógeno tratável mais importante)
         b. *S. viridans*
         c. *S. aureus*
         d. *H. influenzae*
      2. As amígdalas dos adultos têm infecções mistas, e 75% dos pacientes apresentam bactérias produtoras de betalactamase
      3. Na infecção por *S. pyogenes*, a alteração clássica é um exsudato amigdaliano
      4. O VEB (mononucleose) produz exsudatos abundantes
      5. Complicações
         a. Abscesso periamigdaliano com potencial disseminação aos espaços cervicais profundos
      6. Tratamento
         a. Cefalexina ± metronidazol
         b. Amoxicilina com clavulanato (se a possibilidade de mononucleose tiver sido excluída)
         c. Clindamicina
   b. Indicações da adenoidectomia e da tonsilectomia
      1. Seis a 7 episódios de amigdalite aguda em 1 ano, 5 episódios por ano durante 2 anos e 3 episódios por ano durante 3 anos (tonsilectomia)
      2. Abscesso periamigdaliano (tonsilectomia)
      3. Amigdalite crônica (tonsilectomia)
      4. AOS (adenotonsilectomia)
      5. Hipertrofia adenoamigdaliana com disfagia, distúrbios da fala e anormalidades obstrutivas (adenotonsilectomia)
   c. Alguns estudos sugeriram que a adenoidectomia, qualquer que seja o tamanho das adenoides, pode ser benéfica às crianças com OM crônica e efusão que necessitem de várias cirurgias para tubos de ventilação
3. Ingestão de produtos cáusticos
   a. As bases causam a maioria das lesões esofágicas (60 a 80%)
      1. Hidróxidos de sódio, potássio e amônio
      2. *Necrose de liquefação* com queimaduras envolvendo todas as camadas
   b. Os ácidos são menos lesivos que as bases
      1. Cloro, lysol
      2. *Necrose coagulativa*
      3. O coágulo limita a penetração do ácido e evita queimaduras das camadas
   c. Diagnóstico
      1. Examinar o queixo, os lábios, a língua e o palato em busca de indícios de queimaduras
         a. A gravidade das queimaduras da cavidade oral não se correlaciona com os sintomas esofágicos, mas pode facilitar o diagnóstico
      2. Radiografias de tórax para excluir a existência de ar livre
      3. Esofagoscopia em 24 a 48 h
         a. Não avançar o esofagoscópio além das úlceras ou queimaduras circunferenciais
      4. As crianças atendidas depois de 48 h devem fazer esofagografia

d. Tratamento
   1. Corticosteroides
   2. Antibióticos
   3. As opiniões variam quanto à colocação de uma sonda nasogástrica (NG) por ocasião da esofagoscopia
   4. As estenoses geralmente podem ser tratadas por dilatação esofágica
4. Distúrbios da motilidade ciliar
   a. Diversos tipos
   b. Testes clínicos da função ciliar com azul de metileno e sacarina
   c. Exame por microscopia eletrônica das biopsias dos cílios em glutaraldeído
   d. Síndrome de Kartagener
      1. Ausência dos segmentos laterais de dineína dos túbulos A
      2. Tríade de sinusite recidivante, bronquiectasia e *situs inversus*
5. Fenda labial (FL) e fenda palatina (FP)
   a. Sindrômicas ou não-sindrômicas
   b. Hereditariedade e etiologia multifatoriais
   c. Considerar distúrbio sindrômico até que se prove o contrário
   d. Fatores de risco para FL/FP
      1. Transmissão de um único gene
         a. O risco é maior quando a criança e um dos genitores têm FP (18%)
      2. Aberrações cromossômicas
      3. Agentes teratogênicos — álcool, talidomida, vitamina A
      4. Fatores ambientais — síndrome da faixa amniótica, diabetes materno
   e. Na FL
      1. A asa nasal do lado afetado encontra-se deslocada a uma posição inferolateral
      2. O septo distal mostra-se deslocado para o lado oposto
   f. Na FP
      1. Os músculos elevadores do véu palatino, que normalmente formam uma alça através do palato, têm orientação paralela à fenda
      2. O músculo tensor do véu palatino tem uma orientação mais anteroposterior, resultando em disfunção da tuba auditiva e na necessidade de usar tubos de ventilação
   g. Quando realizar a reparação da FL (regra dos 10) — 10 semanas, 10 libras (5 kg), hemoglobina de 10
      1. Retalho de avanço e rotação de Millard
   h. Quando realizar a reparação da FP — 10 a 18 meses (ao romperem os dentes molares decíduos)
      1. Os retalhos para a FP devem ser desenhados de modo a reconstruir a alça muscular e ter a sua irrigação derivada da artéria palatina descendente, localizada no forame palatino maior
         a. Alongamento — V em Y e zetaplastia de Furlow
         b. Retalhos posteriores — retalho faríngeo e esfincterofaringoplastia
6. Anomalias congênitas da orelha — ver seção sobre Otologia
7. Fibrose cística (FC)
   a. Doença AR (gene *CFTR*) das crianças e dos adultos jovens
   b. Disfunção generalizada das glândulas exócrinas
   c. Manifestações clínicas
      1. Insuficiência pancreática
      2. DPOC/bronquiectasia/pneumonia
      3. Má absorção

4. Cirrose hepática
5. Pólipos nasais/sinusite crônica
6. Nível alto de cloreto no suor/perda salina
7. Desidratação
   d. Diagnóstico — níveis de cloreto no suor superiores a 60 mEq/ℓ
   e. Tratamento agressivo dos pólipos e das sinusites com corticosteroides, irrigações sinusais periódicas com tobramicina e cirurgia sinusal endoscópica
   f. As crianças tratadas apenas com polipectomia têm recidivas em 90% dos casos
8. Síndrome de Down
   a. IRU frequentes
   b. OM frequente secundária à DTA
   c. Formato anormal da nasofaringe
   d. Tônus reduzido do tensor do véu palatino
9. Aqueduto vestibular dilatado (AVD)
   a. Anormalidade mais comum da orelha interna das crianças com surdez congênita
   b. Associada à malformação de Mondini, à síndrome de Pendrid e à síndrome branquio-otor-renal
   c. O limite superior normal é de 1,5 mm ou menos
   d. DNS progressiva com um padrão escalonado
   e. O défice auditivo pode piorar depois de traumatismos leves — evitar esportes de contato
   f. Tratamento
      1. AA
      2. Implante coclear
10. Atresia esofágica com fístula traqueoesofágica (FTE)
    a. Associada às anomalias VACTERL
       1. *V*ertebral
       2. *A*nal
       3. *C*ardíaca
       4. *T*raqueo*e*sofágica
       5. *R*enal
       6. Malformações dos membros (do inglês, *l*imb)
    b. Também está associada à síndrome VATER
    c. Tipos
       1. Atresia esofágica com FTE distal — a mais comum (85%)
       2. Atresia esofágica sem FTE — a segunda mais comum (7%)
       3. FTE sem atresia
       4. Atresia esofágica com FTE proximal e distal
       5. Atresia esofágica com FTE proximal
11. Corpos estranhos
    a. As crianças com menos de 6 anos de idade não possuem molares para triturar nozes e vegetais crus
    b. A aspiração de corpo estranho deve ser considerada nas crianças com sibilos unilaterais
    c. Traqueais/brônquicos
       1. Estridor/sibilos
       2. Tosse sem outra doença associada
       3. Pneumonia recidivante ou migratória

4. Afonia aguda
d. Esofágicos
   1. Odinofagia
   2. Salivação excessiva
   3. Vômitos/cuspidura
   4. Disfunção das vias respiratórias secundária à compressão da traqueia posterior
e. Radiografias
   1. RXT
      a. Demonstra o corpo estranho
      b. Avalia a possibilidade de atelectasia do lado afetado
      c. Hiperinsuflação secundária à retenção do ar
   2. Decúbito lateral
      a. Investiga o desvio do mediastino
      b. A descida do lado afetado causa o desvio do mediastino para baixo por força da gravidade
      c. A descida do lado afetado não causa desvio em consequência da retenção do ar
f. Anestesia
   1. Inalatória profunda
   2. Permite que o paciente respire espontaneamente
   3. Paralisia neuromuscular
      a. É importante determinar se o paciente consegue ventilar quando está paralisado
      b. Isso evita laringospasmo (considerar também a aplicação tópica de lidocaína nas pregas vocais)
      c. Evita que o paciente faça movimentos durante a remoção do corpo estranho
g. Cinco níveis nos quais os corpos estranhos tendem a alojar-se no esôfago
   1. Músculo cricofaríngeo
   2. Desfiladeiro torácico
   3. Nível da croça aórtica
   4. Bifurcação da traqueia
   5. Junção gastresofágica
h. Ingestão de bateria
   1. Contém lítio, NaOH, KOH ou mercúrio
   2. 1 h — lesão da mucosa
   3. 2 a 4 h — lesão da camada muscular
   4. 8 a 12 h — possibilidade de perfuração
   5. Se a bateria passar para o estômago (comprovação radiográfica)
      a. Liberar o paciente para casa e monitorar as fezes a fim de recuperar a bateria
      b. Repetir as radiografias se não tiver eliminado em 4 a 7 dias
      c. Com as baterias maiores (23 mm), repetir as radiografias 48 h depois de confirmar sua presença no estômago
      d. Se ainda estiver no estômago, remover por via endoscópica
12. Surdez hereditária
   a. Um décimo por cento das crianças nasce surdo
   b. Mais de 90% das crianças surdas têm pais com audição normal
   c. O diagnóstico geralmente é tardio, com idade aproximada de 2,5 anos
   d. Setenta por cento dos casos são não-*sindrômicos*

1. Oitenta por cento são autossômicos recessivos (DFNB)
   a. A causa mais comum são as anormalidades do gene da conexina 26 (ou *GJB2*)
   b. Em geral, o audiograma tem configuração de "biscoito mordido"
2. Vinte por cento são autossômicos dominantes (DFNA)
3. Menos de 2% têm transmissão ligada ao X ou mitocondrial

e. Quinze a 30% são *sindrômicos*
   1. JUP autossômica recessiva
      a. *J*erville-Lange-Nielsen — DNS, QT prolongado com episódios de síncope e morte súbita
      b. *U*sher — DNS, retinite pigmentosa ± sintomas vestibulares. A síndrome afeta mais comumente os olhos e as orelhas, sendo diagnosticada pela eletrorretinografia
      c. *P*endred — DNS, bócio eutireoidiano. Os pacientes têm teste normal de captação do perclorato (radioatividade tireoidiana reduzida com o tempo). Associada à malformação de Mondini e ao AVD
   2. Autossômica dominante
      a. Acondroplasia — a displasia esquelética mais comum. Distúrbio da formação do osso endocondral. As anormalidades associadas consistem em forame magno estreito com possível compressão do tronco encefálico, hidrocefalia, estenose do canal medular, infecções respiratórias, apneia, otite e disacusia condutiva (DC)
      b. Síndrome branquio-otorrenal — anomalias do aparelho branquial (fendas, cistos ou fístulas), depressões pré-auriculares, défice auditivo (DNS, DC ou misto) e malformações renais
      c. Síndrome de Crouzon — DC, craniossinostose, hipoplasia maxilar, hipertelorismo ocular com exoftalmia, prognatismo mandibular
      d. NF-2 — neuromas bilaterais do nervo acústico. Candidatos aos implantes auditivos do tronco encefálico
      e. Stickler — DNS ou mista, aspecto facial achatado com sequência de Pierre Robin, miopia
      f. Síndrome de Treacher-Collins (disostose mandibulofacial) — DC, DNS ou mista; hipoplasia da região facial média, micrognatismo, malformações das orelhas, coloboma da pálpebra inferior, olhos enviesados para baixo
      g. Síndrome de Waardenburg — DNS, anormalidades vestibulares, distopia dos ângulos dos olhos, alterações pigmentares dos olhos, da pele e dos cabelos (*i. e.*, topete branco)
   3. Ligada ao X
      a. Alport (em casos raros, também pode ser recessiva) — DNS, insuficiência renal com hematúria e anormalidades oculares

13. No primeiro ano de vida, a surdez está associada a alguns grupos de alto risco, que devem realizar imediatamente os testes BERA ou EOA
    a. Meningite bacteriana, principalmente por *H. influenzae* tipo B (HIB). (Embora os estreptococos sejam a causa mais comum de meningite na infância, uma porcentagem maior dos pacientes infectados por *H. influenzae* desenvolve défice auditivo.)
    b. Infecções perinatais congênitas (TORCH)
       1. *T*oxoplasmose
       2. *O*utras (*i. e.*, sífilis)
       3. *R*ubéola — audiograma de "biscoito mordido", cataratas, malformações cardíacas
       4. *C*itomegalovírus
       5. *H*erpes

c. História familiar de surdez congênita
d. Anomalias cranianas e cervicais associadas
e. Peso ao nascer inferior a 1.500 g
f. Hiperbilirrubinemia
g. Escore de Apgar inicial inferior a 4 ao nascer, sem respirações espontâneas ao nascer ou com hipotonia prolongada por mais de 2 h
h. Internação longa na UTIN (unidade de terapia intensiva neonatal) (5 a 10% dos lactentes internados em UTIN têm algum défice auditivo mensurável)
14. Anomalias nasais
   a. Massas da linha média do nariz
      1. Dermoide
         a. Tecidos ectodérmicos e mesodérmicos (folículos pilosos, glândulas sudoríparas, glândulas sebáceas etc.)
         b. Comumente, no terço inferior da ponte nasal ± tufo de pelos na superfície
         c. A TC pode demonstrar anomalia da base do crânio e extensão intracraniana pelo forame cego
         d. Ressecção cirúrgica externa
      2. Glioma
         a. Homens:mulheres = 3:1
         b. Células gliais em matriz de tecido conjuntivo com ou sem conexão fibrosa com a dura-máter através do fontículo frontal
         c. Nenhuma cavidade cheia de líquido conectada com o espaço subaracnóideo
         d. Firme e incompressível
         e. Na maioria dos casos, os gliomas intranasais originam-se da parede lateral e estão mais comumente associados à inserção da dura-máter (35%)
         f. Excisão externa, a menos que haja conexão com a dura-máter
      3. Encefalocele
         a. Herniação das meninges ± cérebro pelo fontículo frontal
         b. Conectada ao espaço subaracnóideo (contém LCR)
         c. Nasofrontal, nasoetmoidal, naso-orbital ou base do crânio
         d. Lesões intranasais moles e compressivas (podem ser confundidas com pólipos)
         e. Sinal de Furstenberg positivo: a massa cresce quando a criança chora
         f. A TC e a RM devem ser usadas para avaliar a anomalia da base do crânio e os tecidos neurais
         g. Excisão intracraniana e depois extracraniana
   b. Atresia das coanas
      1. Os recém-nascidos respiram obrigatoriamente pelas narinas até cerca de 6 semanas de vida
      2. Impossibilidade de introduzir um cateter 5 ou 6 F no mínimo por 3 cm adentro da cavidade nasal
      3. FUDO
         a. Predomínio no sexo *f*eminino
         b. A atresia *u*nilateral é mais comum, sendo detectada mais tardiamente na infância. As abordagens iniciais geralmente são transnasais, embora as transpalatinas estejam associadas a índices menores de recidiva
         c. Cerca de 66% são unilaterais, mais comumente no lado *d*ireito
         d. Dez por cento das placas de atresia contêm apenas mucosa, enquanto 90% têm *o*sso e/ou componente cartilaginoso
      4. Cinquenta por cento dos casos estão associados a malformação congênita

a. Associação CHARGE
   1. *C*oloboma
   2. Anomalias *c*ardíacas (do inglês "*h*eart")
   3. *A*tresia das coanas
   4. *R*etardo do crescimento
   5. Hipoplasia *g*enital
   6. *A*normalidade da *o*relha (do inglês "*ear*")
b. Síndrome de Apert
c. Doença de Crouzon
d. Síndrome de Treacher-Collins
e. Síndrome da trissomia do cromossomo 18
f. Síndrome velocardiofacial
5. A atresia bilateral é evidenciada ao nascer por apneia e choros cíclicos, requerendo urgentemente a colocação de uma via respiratória oral e correção cirúrgica antes da alta hospitalar
6. TC com densidade para ossos a fim de avaliar o componente ósseo
15. Massas cervicais
    a. Congênitas
       1. Anormalidades da fenda branquial
          a. Podem ser cistos, seios ou fístulas
          b. Costumam se evidenciar depois de uma IVAS
          c. Em geral, a anomalia passa sob as estruturas do seu arco branquial, porém acima do conteúdo do próximo arco branquial mais alto
          d. Cisto da primeira fenda branquial
             1. O tipo I é uma anomalia por duplicação ectodérmica do CAE
             2. O tipo II passa pela glândula parótida, sob o ângulo da mandíbula e abre-se na região anterior do pescoço, acima do nível do osso hioide. A relação com o NF é variável (pode passar em posição medial ou bifurcar-se ao redor do nervo)
             3. Ressecção cirúrgica
          e. Cisto do segundo arco branquial
             1. O tipo *mais comum* (90%)
             2. Trajeto: borda anterior do ECM → plano profundo ao platisma, ao estiloióideo e ao ventre posterior do digástrico → plano superficial ao IX e XII NC → entre as artérias carótidas externa e interna → fossa amigdaliana
          f. Cisto do terceiro arco branquial
             1. Trajeto: borda anterior do ECM → plano profundo ao IX NC → plano profundo à artéria carótida interna → penetra na membrana tiroióidea (acima do NLS) → seio piriforme
       2. Cisto dermoide
          a. Massa na linha média formada por mesoderma e ectoderma (folículos pilosos, glândulas sebáceas e sudoríparas)
          b. Frequentemente é confundido com cistos do duto tireoglosso
          c. Não se eleva com a protrusão da língua
       3. Laringocele
          a. Dilatação do sáculo laríngeo
          b. Interna — causa distensão das pregas vocal falsa e ariepiglótica
          c. Externa — evidenciada por massas cervicais laterais compressíveis que penetram na membrana tiroióidea

4. Rânula mergulhante
   a. Pode perfurar o miloióideo e evidenciar-se por massa cervical paramediana ou lateral
   b. Líquido com níveis altos de proteína e amilase salivar
   c. Excisão em continuidade com a glândula sublingual de origem
5. Tumor esternocleidomastóideo do lactente
   a. Apresentação semelhante à do torcicolo (mento apontado para o lado oposto)
   b. Pode ser causado por hematoma formado durante o parto
   c. Fisioterapia
6. Teratoma
   a. Massa cervical na linha média formada pelas três camadas germinativas
   b. Geralmente é maior que os dermoides e pode causar disfunção do trato aerodigestivo
7. Cisto do duto tireoglosso
   a. A massa mais comum da linha média
   b. Resulta da falha de involução do duto tireoglosso
   c. Massa assintomática na linha média ou abaixo do osso hioide que se eleva com a protrusão da língua
   d. Antes da ressecção cirúrgica pela operação de Sistrunk, confirmar que não é tecido tireoidiano normal
8. Lesões vasculares — ver lesões vasculares nesta seção

b. Inflamatórias
   1. Virais — a causa mais comum de linfadenite na faixa etária pediátrica
      a. Rinovírus, adenovírus e enterovírus
      b. EBV — os pacientes podem desenvolver erupção rósea semelhante à do sarampo, caso sejam tratados com amoxicilina
   2. Bacterianas
      a. Os agentes etiológicos bacterianos mais comuns da linfadenite cervical são o *S. aureus* e estreptococos do grupo A
      b. Os espaços parafaríngeo e retrofaríngeo são os espaços cervicais mais comumente acometidos pelos abscessos cervicais pediátricos
      c. Síndrome de Lemierre — tromboflebite séptica da veia jugular interna que causa picos febris e congestão cervical
      d. Realizar BAAF se a massa persistir por mais de 4 a 6 semanas
      e. Doença da arranhadura do gato
         1. A causa mais comum de linfadenopatia cervical crônica das crianças
         2. História de contato com gatos
         3. *Bartonella henselae*
         4. A coloração de Warthin-Starry mostra bastonetes Gram-negativos pleomórficos
      f. Tuberculose
         1. "Escrófulo"
         2. Linfonodo cervical volumoso e isolado
         3. A pele pode adquirir coloração violácea
         4. Em geral, o paciente é reativo ao derivado proteico purificado (PPD)
         5. Isoniazida, etambutol, estreptomicina e rifampicina
      g. Micobacteriose atípica
         1. Raramente causa febre ou sintomas sistêmicos
         2. As radiografias de tórax geralmente são normais, e as reações ao PPD normais ou mostram apenas reatividade intermediária

3. Reconhecidamente resistente aos agentes tuberculostáticos tradicionais
4. Fístulas com drenagem crônica são comuns
3. Não-infecciosas
    a. Doença de Rosai-Dorfamn — linfadenopatia cervical indolor e autolimitada
    b. Doença de Kawasaki
        1. Linfadenopatia cervical
        2. Eritema dos lábios e da língua ("língua de morango")
        3. Eritema e descamação das mãos e dos pés
        4. Erupção cutânea
        5. Tratar com ácido acetilsalicílico e gamaglobulina para evitar a formação de aneurismas coronarianos
16. Neoplasias
    a. Angiofibroma nasofaríngeo juvenil (ANJ)
        1. Ocorre nos meninos
        2. Origina-se das proximidades do forame esfenopalatino
        3. Tumor profusamente vascularizado, causa obstrução nasal e epistaxe
        4. Nos casos clássicos, a TC demonstra o sinal de Holman-Miller (arqueamento anterior da parede do seio maxilar)
        5. Tratamento
            a. Angioembolização pré-operatória
            b. Ressecção cirúrgica ± RXT
    b. Linfoma
        1. A neoplasia maligna mais comum na faixa etária pediátrica
        2. BAAF (com sedação, se necessário) com técnicas de coloração apropriadas à definição da célula de origem
        3. Radiografias de tórax nas incidências posteroanterior (PA) e de perfil
        4. Pielografia intravenosa (PIV)
        5. Aspiração da medula óssea e cintigrafia óssea, conforme a necessidade
        6. A mortalidade global fica em torno de 30%
        7. Estágios
            a. 1 — localizado
            b. 2 — limitado acima do diafragma com manifestações sistêmicas
            c. 3 — doença difusa
    c. Rabdomiossarcoma
        1. O câncer mais comum dos tecidos moles da cabeça e do pescoço na faixa etária pediátrica
        2. Estruturas afetadas
            a. Órbita
            b. Pescoço
            c. Face
            d. Osso temporal
            e. Língua
            f. Palato
            g. Laringe
        3. Geralmente é diagnosticado antes dos 10 anos de idade
        4. Crescimento rápido
        5. Em geral, o subtipo é embrionário

6. Os tumores orbitais são singulares porque tendem a ter comportamento local agressivo, mas as metástases se mostram raras (o contrário aplica-se às outras estruturas)
7. Quimioterapia e radioterapia são as principais modalidades de tratamento depois do diagnóstico confirmado por biopsia
   a. O Intergroup Rhabdomyosarcoma Study I demonstrou aumento da sobrevida (81% *versus* 51%) entre os pacientes com doença parameníngea não-orbitária tratados com radioquimioterapia/RXT
8. A ressecção cirúrgica é reservada às lesões refratárias e à doença residual depois da radioquimioterapia
9. Os índices de sobrevivência em 3 anos chegam a 80%

17. Oftalmologia
    a. Causas de proptose unilateral em ordem decrescente de frequência: infecção → pseudotumor → dermoide → hemangioma/linfangioma → rabdomiossarcoma → leucemia → neurofibroma → glioma do nervo óptico → metástases → tumor paranasal
18. Faringite — ver seções sobre Cavidade oral, Orofaringe e Nasofaringe
19. Estridor
    a. Inspiratório — supraglote e glote
    b. Bifásico — subglote
    c. Expiratório — traqueia
    d. Colapso
       1. Laríngeo — 60%
          a. Laringomalacia — 60%
          b. Estenose subglótica — 20%
          c. Paralisia das pregas vocais — 13%
          d. Outros — 7%
       2. Traqueal — 15%
          a. Traqueomalácia — 45%
          b. Compressão vascular (na maioria dos casos, artéria subclávia anômala) — 45%
          c. Estenose — 5%
       3. Brônquico — 5%
       4. Infecção — 5%
          a. Crupe
             1. Vírus *parainfluenza*
             2. Tosse de "latido"
          b. Epiglotite
             1. HIB
             2. A vacina contra HIB reduziu expressivamente a incidência
          c. Traqueíte bacteriana
             1. *S. aureus*
             2. Tampões traqueais obstrutivos
             3. Intubação, higiene respiratória, aspiração e possivelmente broncoscopia
       5. Causas diversas — 15%
    e. Laringomalacia
       1. A causa mais comum de estridor nas crianças
       2. A anomalia congênita mais frequente da laringe

3. Costuma estar associada a outras anormalidades resultantes do atraso no desenvolvimento do controle neuromuscular (*i. e.*, refluxo gastresofágico, apneia central ou obstrutiva, hipotonia, défice de crescimento e pneumonia)
4. Autolimitada

f. Estenose subglótica
   1. A terceira anomalia congênita mais comum da laringe
   2. Os bebês recém-nascidos têm lumens subglóticos com 6 mm de diâmetro em média; 5 mm é medida considerada no limite normal; e 4 mm indica estenose
   3. Fórmula para a escolha do tubo endotraqueal (ET) pediátrico — (idade em anos + 16)/4
   4. Nas emergências, escolher o tubo ET mais próximo do diâmetro do dedo indicador do paciente
   5. Alta incidência de estenose subglótica nos pacientes com a síndrome de Down
   6. Graduação de Myer-Cotton
      a. Grau I — obstrução de 0 a 50%
      b. Grau II — obstrução de 51 a 70%
      c. Grau III — obstrução de 71 a 99%
      d. Grau IV — obstrução total
   7. Tratamento
      a. O grau I e o grau II brando podem ser observados ou tratados por incisão/dilatação
      b. Os graus III e IV exigem traqueotomia e reparo aberto com
         1. Separação cricóidea anterior (recém-nascidos)
         2. Reconstrução laringotraqueal (RLT)
         3. RCT

g. Os anéis traqueais estão associados às malformações da artéria pulmonar esquerda (*pulmonary slings*) em 30% dos casos

h. Paralisia das pregas vocais
   1. A segunda anomalia congênita mais comum da laringe
   2. Idiopática na maioria dos casos
   3. A anomalia congênita mais frequente do SNC — malformação de Arnold-Chiari
   4. Fonoterapia é o melhor tratamento para a paralisia unilateral das pregas vocais pediátricas

20. Lesões vasculares
    a. Hemangiomas
       1. A lesão é pequena quando a criança nasce, mas passa por uma fase proliferativa entre os 6 e 12 meses de vida
       2. Aspecto semelhante ao do morango ou de uma área equimótica
       3. O tumor parotídeo benigno mais comum na faixa etária pediátrica
       4. Suspeitar de envolvimento visceral se o paciente tiver três ou mais lesões cutâneas
       5. Suspeitar de envolvimento da glote ou subglote se o recém-nascido tiver estridor progressivo ou hemangiomas cutâneos na face
          a. As lesões são mais comuns no quadrante posterolateral esquerdo
       6. Síndrome PHACO
          1. Malformações da fossa *p*osterior
          2. *H*emangiomas (geralmente faciais)
          3. Anormalidades *a*rteriais
          4. *C*oarctação da aorta
          5. Anormalidades *o*culares
       7. A involução espontânea ocorre em um período de 2 a 10 anos a uma taxa de 10% ao ano (*i. e.*, 50% em 5 anos, 70% em 7 anos etc.)

8. Tratamento
   a. Acompanhamento clínico
   b. Intervenção terapêutica
      1. Geralmente reservada aos lactentes sintomáticos
      2. Corticosteroides
         a. Prednisona (2 mg/kg/dia) durante 4 a 6 semanas
         b. Injeção intralesional das lesões periorbitais, nasais ou labiais
            1. As injeções periorbitais podem causar cegueira
      3. *Laser*
         a. Hoje, as modalidades preferidas são o *laser* de CO_2 (10.600 nm) e *laser* de corante pulsado (585 nm)
            1. Redução do volume das lesões sintomáticas das mucosas (*i. e.*, subglote)
            2. Hemangiomas ulcerados
      4. Ressecção cirúrgica
         a. Lesões iniciais — para evitar tratamento clínico sistêmico e trauma social
         b. Lesões estáveis depois da fase de involução
b. Malformações vasculares
   1. MAV
      a. Geralmente estão presentes ao nascer e crescem com o paciente
      b. Por fim, desenvolvem pulsações secundárias ao fluxo sanguíneo arterial
      c. Diferenciadas do hemangioma e da malformação capilar pela ARM ou US
      d. Podem causar insuficiência cardíaca nas fases avançadas
      e. A ressecção cirúrgica é a modalidade terapêutica preferida, mas a embolização arterial seletiva pode ser utilizada como medida coadjuvante ou paliativa
   2. Malformações capilares
      a. "Mancha em vinho do Porto"
      b. Presente ao nascer, e a distribuição permanece invariável (cresce com o paciente)
      c. Síndromes
         1. Sturge-Weber
            a. Malformação capilar na distribuição do V_1 com calcificação bem como perda das meninges e do córtex
            b. Causa glaucoma e convulsões
         2. Osler-Weber-Rendu
            a. Telangiectasia hemorrágica hereditária
            b. Malformações capilares da pele, das mucosas, do cérebro, do fígado e dos pulmões
            c. Geralmente causa epistaxe recidivante grave
         3. Malformações venosas
            a. Costumam não ser detectadas por ocasião do nascimento
            b. As lesões crescem nas partes pendentes e têm coloração azulada
            c. Tratamento
               1. Compressão
               2. Escleroterapia — as soluções à base de álcool são usadas comumente para tratar lesões craniofaciais
               3. Ressecção cirúrgica — geralmente é realizada depois da escleroterapia

c. Malformações linfáticas (higroma cístico)
   1. Comumente estão presentes ao nascer e afetam predominantemente a cabeça e o pescoço
   2. As lesões são progressivas
   3. A RM é o padrão de referência para a investigação radiológica
   4. Lesões macrocísticas e microcísticas
   5. Tratamento
      a. Ressecção cirúrgica — padrão de referência, mas está associada a um alto índice de recidivas
      b. Escleroterapia — *OK-432* (estreptococo destruído pela penicilina)
      c. O *laser* de CO_2 é usado para tratar as lesões glóticas
      d. A doença difusa pode requerer traqueostomia e sonda de gastrostomia
21. Disfunção velofaríngea
    a. A inteligibilidade da fala é mais afetada pela articulação que pela ressonância
    b. As consoantes nasais normais são m, n e ng, e sua produção depende da abertura da passagem velofaríngea
    c. A criança com fala hipernasal nasaliza os fonemas não-nasais como /d/, /b/, /t/
    d. Diagnóstico
       1. Avaliação endoscópica da crista de Passavant
       2. Videorradioscopia
    e. Tratamento
       1. Fonoterapia orientada para a articulação e melhora da ressonância
       2. Próteses
          a. Indicadas para as crianças com falhas amplas porque não têm mobilidade do esfíncter velofaríngeo
       3. Elevação palatina — não é indicada para as crianças com palato curto
       4. Cirúrgico
          a. Retalho faríngeo
             1. O sucesso depende da mobilização da parede lateral
             2. O cirurgião deve ter o cuidado de formar uma passagem com menos de 20 mm^2 para evitar o escape nasal contínuo
                a. As passagens com diâmetro insuficiente podem causar nasofaringite crônica, rinorreia anterior e otite
          b. Ampliação da parede posterior
             1. Aumento da projeção anteroposterior (AP) da parede faríngea posterior até entrar em contato com o véu
             2. Substâncias injetáveis (*i. e.*, Gelfoam, Teflon, colágeno)
          c. Esfincterofaringoplastia
             1. Destinada a criar um esfíncter faríngeo dinâmico por meio de retalhos mobilizados dos pilares amigdalianos posteriores
22. Outras
    a. O volume sanguíneo das crianças (mℓ) representa cerca de 7,5% do peso corporal (g)
    b. A obstrução da cânula é a complicação mais comum depois da traqueotomia dos lactentes
    c. A rinorreia purulenta é o sinal inicial mais frequente de sinusite das crianças
    d. Considerar imunodeficiência nas crianças com sinusite crônica
    e. Nas crianças, o traumatismo facial causa mais comumente lesões dentárias
    f. Paralisia facial

1. Cerca de 90% das paralisias faciais congênitas regridem espontaneamente
2. Geralmente é causada por um parto traumático (desproporção cefalopélvica, distocia, parto a fórceps alto, traumatismo intrauterino)
3. Se não regredir depois de um período de observação, a ENOG poderá ser realizada para avaliar a excitabilidade
4. A TC e a RM podem ser necessárias para concluir a avaliação adequada
   g. O refluxo pode levar à formação de tecido de granulação na endolaringe

PLÁSTICA FACIAL

1. Considerações gerais
   a. A derme é formada por colágenos dos tipos I e II
   b. Melhor indicador do estado nutricional — albumina
      1. 3 g/dℓ = desnutrição
   c. As linhas de tensão cutânea relaxadas (LTCR) são perpendiculares aos músculos subjacentes
   d. Os enxertos cutâneos sobrevivem nas primeiras 48 h por absorção do plasma
2. Envelhecimento
   a. A exposição ao sol é o fator mais significativo do envelhecimento prematuro
   b. Reduz o colágeno em geral e a razão entre o tipo I e o III
3. Substâncias injetáveis
   a. Toxina botulínica (Botox)
      1. Liga-se às terminações dos nervos colinérgicos
      2. É transferida para o citosol dos neurônios
      3. Provoca uma alteração de conformação no pH baixo
      4. Cliva a proteína SNARE, que impede o acoplamento, a fusão e a liberação subsequente das vesículas
4. Implantes
   a. Se as radiografias mostrarem reabsorção óssea, mas o resultado estético for bom e não houver outros problemas, continuar a observar
5. *Resurfacing* cutâneo
   a. Considerações gerais
      1. O *endpoint* é determinado por sangramento puntiforme e aspecto acamurçado da derme papilar
      2. A isotretinoína causa atrofia das glândulas sebáceas, devendo seu uso ser interrompido 6 meses antes da dermabrasão ou do *resurfacing* a *laser*
      3. Administrar antiviral profilático aos pacientes submetidos ao *resurfacing*
   b. *Peelings* químicos
      1. Indicações — rugas finas e lesões causadas pelo sol
      2. Agentes
         a. Ácido glicólico
            1. A penetração depende do tempo de exposição
            2. Resultados mais brandos, mas causa menos complicações
         b. Ácido tricloroacético
            1. *Peeling* intermediário a profundo
            2. 10 a 25% — intraepidérmico
            3. 30 a 40% — derme papilar
            4. 45 a 50% — derme reticular
         c. Fenol (com óleo de algodão) — ceratólise e ceratocoagulação

3. Precauções
   a. As áreas pigmentadas podem perder a pigmentação temporária ou permanentemente
   b. Fazer *peeling* nas regiões com estruturas anexiais abundantes
   c. Os *peelings* para pigmentação devem ser superficiais
4. Complicações
   a. Hipopigmentação
   b. Hiperpigmentação irregular
   c. Fibrose perioral
   d. Poros cutâneos dilatados
   e. Toxicidade do fenol — cefaleia, náuseas, hipertensão, hiperreflexia, depressão do SNC e *cardiotoxicidade* (arritmias)
      1. Pode ser evitada por hidratação abundante
   c. Dermabrasão
      1. Complicações
         a. Hiperpigmentação pós-inflamatória transitória
         b. Hipopigmentação
         c. Mílios
   d. *Laser*
      1. Tipos
         a. CO_2 (10.600 nm)
         b. Érbio:YAG (2.940 nm)
      2. Depois do *resurfacing* a *laser*, os curativos bio-oclusivos asseguram condições apropriadas de umidade, reduzindo o tempo de fechamento do epitélio em até 50%
      3. Complicações
         a. Hipopigmentação pós-inflamatória transitória
         b. Hipopigmentação persistente
         c. Infecções (bacterianas, virais e fúngicas)
   e. Previsibilidade da cicatrização
      1. 5 dias — a epiderme regenera
      2. 7 dias — a epiderme mostra-se frouxamente fixada à derme
      3. 2 semanas — colágeno novo é depositado, preenche a derme e confere um aspecto jovial
      4. 1 mês — a pigmentação é recuperada, podem formar-se mílios que precisam ser abertos
      5. 6 meses — a epiderme tem espessura normal
      6. 10 meses — a derme está normal
6. *Lifting* do supercílio
   a. Considerar a posição do supercílio antes de fazer a blefaroplastia
      1. As abordagens endoscópica e coronal causam deslocamento posterior da linha do couro cabeludo
      2. A abordagem pré-triqual ou direta não altera a posição da linha do couro cabeludo
   b. Posição ideal do supercílio
      1. Mulher — arco acima do rebordo orbital com seu ápice acima do limbo lateral
      2. Homem — sobre o rebordo orbital superior
   c. *Lifting* endoscópico do supercílio
      1. O plano da dissecção é subperiosteal na fronte e supraperiosteal sobre o músculo temporal
      2. O ramo temporal do NF está em posição lateral ao plano da dissecção. A veia sentinela indica sua localização

3. Em geral, os músculos corrugador e prócero são excisados parcialmente durante o procedimento cirúrgico
7. Blefaroplastia
    a. Objetivos
        1. Tratar a dermatocalásia (redundância e frouxidão da pele e dos músculos das pálpebras)
    b. Anatomia
        1. A espessura da pele palpebral é de 1/100 polegada em média
        2. A aponeurose do levantador tem sua inserção no músculo orbicular e na derme para formar a prega palpebral superior
            a. Em geral, essa estrutura está a 10 mm da margem palpebral nos caucasianos, mas não é detectável nas pálpebras asiáticas
        3. Ver seção sobre Anatomia
    c. Avaliação pré-operatória
        1. História oftalmológica
        2. Teste de Schirmer (> 10 mm em 5 min é normal)
        3. Teste do retorno da pálpebra inferior
            a. Se for anormal (> 1 s), considerar o levantamento da pálpebra inferior para evitar ectrópio
        4. Avaliar a existência de um vetor negativo
            a. Se estiver presente, considerar o reposicionamento da gordura da pálpebra inferior para evitar um aspecto encovado
    d. Precauções
        1. Cuidado com os pacientes com mixedema associado ao hipotireoidismo, dermatite alérgica ou síndrome do olho seco
    e. Técnica
        1. Pálpebra superior
            a. Preservar 1 cm de pele
                1. Abaixo da prega palpebral
                2. Entre o supercílio e a incisão superior
            b. Parte do músculo orbicular do olho deve ser removida para acentuar a prega palpebral (preservar a parte palpebral do músculo)
            c. Não remover gordura em excesso para evitar um aspecto encovado
        2. Pálpebra inferior
            a. Retalho cutâneo — permite a excisão da pele e da gordura
            b. Retalho miocutâneo — permite a ressecção da pele, do músculo e da gordura
                1. Risco mais alto de ectrópio
            c. Transconjuntival — corrige a herniação da gordura em vez da frouxidão da pele e do músculo
                1. Baixo risco de ectrópio
    f. Complicações
        1. Pálpebra superior — lagoftalmia (ressecção exagerada dos tecidos moles), ptose (lesão do músculo elevador)
        2. Pálpebra inferior — ectrópio, lesão do oblíquo inferior
        3. Dor, proptose e equimose sugerem hematoma
8. Rinoplastia

a. Anatomia
   1. Násio — sutura nasofrontal
   2. Rínio — junção dos ossos nasais e das cartilagens laterais superiores
   3. Sulco supraponta — transição entre o dorso cartilaginoso e o ápice das cartilagens laterais inferiores (6 mm é o ideal)
   4. Ponta — ápice das cartilagens laterais inferiores
   5. Sulco infraponta (sulco duplo) — junção entre as cruras laterais inferiores mediais e as cruras laterais inferiores intermediárias
   6. Subnasal — a base do nariz
   7. Pogônio — a parte mais anterior do queixo
   8. Mento — o ponto mais inferior do queixo
   9. Valva externa — aberturas das narinas
   10. Valva interna — septo nasal, margem distal da cartilagem lateral superior, concha nasal inferior e assoalho do nariz
   11. Músculo prócero — rugas glabelares horizontais
   12. Corrugador do supercílio — rugas glabelares verticais
b. Considerações
   1. O queixo retrognático pode tornar o nariz aparentemente hiperprojetado
      a. O queixo deve estar alinhado com a linha vertical traçada entre o násio e a linha horizontal de Frankfort (linha entre o ponto mais alto do CAE e a parte mais baixa do rebordo orbital)
   2. A corcova dorsal pode tornar o queixo aparentemente retraído
   3. O comprimento nasal deve ser de dois terços da altura mesofacial (da glabela até o subnasal)
   4. A projeção nasal deve ser de 50 a 60% do comprimento nasal (triângulo reto de 3 cm-4 cm-5 cm) ou igual à largura da base alar
   5. Cinquenta a 60% da projeção nasal devem ficar à frente do lábio superior
   6. A base do nariz deve ser igual a distância entre os ângulos do olho
   7. Ângulo nasofrontal — 115° a 130°
   8. Ângulo nasolabial — 90° a 115°
   9. Em perfil, 2 a 4 mm da columela devem ficar visíveis
c. Abordagens
   1. Endonasal — incisões marginais e intercartilaginosas para "liberar" as cruras laterais
      a. Tecnicamente difícil
      b. Cicatrização mais rápida
      c. Ideal para fazer alterações mínimas na ponta do nariz (*i. e.*, desbaste cefálico)
   2. Aberta — incisões marginais e transcolumelares
      a. Abordagem ideal para alterar a ponta do nariz
      b. Pode resultar em projeção insuficiente da ponta (requer a colocação de um suporte caudal)
      c. Tempos de cicatrização mais longos
d. Técnicas
   1. Ponta com pouca projeção (*underprojected*)
      a. Suporte caudal e avanço alar
      b. Enxertos de cartilagem e sutura da ponta
   2. Ponta com pouca rotação (*underrotated*)
      a. Suporte caudal
      b. Técnica da língua e do sulco
      c. Superposição das cruras laterais

d. Sutura da ponta
3. Ponta bulbosa
   a. Sutura da ponta
   b. Desbaste cefálico
4. Ângulo nasolabial obtuso
   a. Desbaste do ângulo septal posterior
   b. Remoção dos tecidos moles
5. Comprometimento da valva interna/estreitamento do terço intermediário do dorso nasal
   a. Enxertos afastadores ou em asa de borboleta
6. Corcova dorsal
   a. Ressecção dos dorsos cartilaginoso e ósseo
   b. Em geral, são necessárias osteotomias para corrigir a deformidade do teto nasal
7. Base nasal larga
   a. Excisões de Weir
e. Complicações
1. A chanfradura alar pode ser causada pela exagerada ressecção das cartilagens laterais inferiores
2. Epistaxe
3. Colapso em V invertido das cartilagens laterais superiores
4. Deformidade do teto aberto — osteotomias inadequadas (geralmente laterais) depois da ressecção da corcova dorsal
5. Deformidade de *pollybeack* — ressecção excessiva do dorso ósseo com ressecção insuficiente do septo cartilaginoso, perda da projeção da ponta ou formação de retrações fibróticas na supraponta (*supratip*)
6. Deformidade em báscula — osteotomia nasal que resulta na fratura do osso frontal proximal à raiz
7. Deformidade do nariz em sela — ressecção excessiva do dorso
9. Ritidectomia
   a. Objetivos
      1. Reduzir as papadas
      2. Diminuir a frouxidão da pele e do platisma
      3. Lipectomia submental
   b. Candidato ideal
      1. Não-fumante
      2. Tônus cutâneo adequado
      3. Ossos faciais e queixo firmes
      4. Ângulo cervicomentual agudo (acima e atrás do osso hioide)
   c. Anatomia
      1. Sistema musculoaponerótico superficial (SMAS)
         a. Em continuidade com a fáscia temporoparietal, os músculos orbicular inferior do olho e zigomático bem como a derme do lábio superior e platisma
         b. Recobre a fáscia parotídea posteriormente e a fáscia massetérica anteriormente
      2. NF
         a. Ramo temporal
            1. Dentro da fáscia temporoparietal
            2. Pode ser encontrado de 0,8 a 3,5 cm à frente do CAE
            3. O nervo mais comumente lesado durante a ritidectomia
         b. Nervos zigomático e bucal

                1. Posição profunda ao SMAS
                2. O ramo bucal também pode ser lesado frequentemente durante a ritidectomia, mas esta complicação não é detectada ao exame clínico
            3. Nervo auricular maior — o nervo mais lesado durante a ritidectomia
        d. Tipos
            1. Subcutânea
            2. Sub-SMAS
                a. Melhores resultados a longo prazo que os da abordagem subcutânea
                b. Risco mais alto de lesão do NF
            3. Composta
                a. Direcionado ao tratamento da região malar e do sulco melolabial
                b. Inclui o músculo orbicular do olho no retalho
                c. A fáscia de revestimento do zigomático maior é liberada
                d. Maior risco de lesão do NF que com a abordagem sub-SMAS
        e. A área mais comum de perda cutânea é a região retroauricular
        f. A complicação mais frequente é o hematoma (1 a 8%)
10. Microtia — ver seção sobre Otologia
11. Otoplastia
    a. A anormalidade mais comum é a protrusão da concha
        1. Retração da concha com suturas
    b. Ausência da prega anti-helical
        1. Técnica de Mustardé — criação da prega anti-helical
    c. Realizar o procedimento cirúrgico em torno dos 6 anos de idade
    d. A orelha de telefone pode ser causada pela exagerada ressecção da cartilagem conchal
    e. Ângulo auriculomastóideo — 30°
    f. A distância entre o rebordo da hélice e o crânio é de 1 a 2 cm
12. Reconstrução labial
    a. Excisão cuneiforme com fechamento primário
        1. Falhas de até 30% do comprimento do lábio
    b. Abbe-Estlander
        1. Falhas entre 30 e 60% do comprimento labial
        2. O retalho tem largura de 50% da falha
    c. Karapandzic
        1. Reconstrução labial completa
        2. Preserva os feixes neurovasculares
        3. Resulta em microstomia
13. Fenda labial (FL)
    a. Regra dos 10 para reparação — 10 semanas, 10 libras (5 kg), hemoglobina de 10
    b. A operação de Millard (avanço por rotação) é a técnica de reparo mais comum
14. Correção da cicatriz
    a. A ocasião ideal para a revisão é depois de 1 ano
    b. A elasticidade da pele é maior durante a lactência (as crianças estão mais sujeitas a formar cicatrizes hipertróficas)
    c. Os queloides são mais comuns nos pacientes com tipo cutâneo III de Fitzpatrick ou acima deste
    d. Os queloides estão associados a um alto índice de recidiva (45 a 100%) depois da excisão
    e. A cicatriz é formada por colágeno tipo I
    f. A resistência elástica da cicatriz de 4 semanas é de 30% da original

g. A resistência elástica máxima da cicatriz é de 80% da original
h. A produção máxima de colágeno ocorre na primeira semana e estende-se por 2 a 3 semanas
i. Massagem
j. Lâmina/gel de silicone — mecanismo desconhecido (hidratação?)
k. Corticoides
  1. Kenalog, 10 mg/mℓ para as cicatrizes hipertróficas comuns
  2. Kenalog, 40 mg/mℓ para queloides
l. Dermabrasão
m. Ressecção cirúrgica
  1. Excisão simples
     a. Realizada para as cicatrizes curtas (< 2 cm) e localizadas nas áreas da pele com linhas de tensão relaxadas (RSTL)
     b. Manter a razão de 3:1 para evitar deformidade cutânea persistente
  2. Linha interrompida geométrica — ajuda a camuflar cicatrizes longas opostas às RSTL
  3. Zetaplastia
     a. Alonga e reorienta a cicatriz
        1. 30° → alonga 25% → roda 45°
        2. 45° → alonga 50% → roda 60°
        3. 60° → alonga 75% → roda 90°
15. Retalhos locais
   a. Tipos
      1. Avanço
         a. Simples — bochecha, fronte
         b. Bipediculado — bochecha, fronte
         c. V a Y — bochecha medial, asa anterior, lábio superior perto da base alar
      2. Pivô
         a. Rotação — bochecha, pescoço, couro cabeludo
         b. Transposição
            1. Bilobar
               a. Transposição dupla a 40° (total de 90°)
               b. Falhas de 1 cm na ponta do nariz
            c. Interpolado
               1. Fronte paramediana
                  a. Ponta, dorso ou parede lateral do nariz
                  b. Com base nos vasos supratrocleares, situados entre 1,7 e 2,2 cm da posição lateral à linha média
               2. Bochecha melolabial — asa
      3. Articulado
16. Reimplantação dos cabelos
   a. A queda dos cabelos é mediada pela DHT (diidrotestosterona; a testosterona é convertida em DHT pela 5α-redutase)
   b. Fármacos
      1. Minoxidil — tem efeitos vasodilatadores
      2. Finasterida
         a. Inibe a 5α-redutase
         b. Também é eficaz na hiperplasia prostática benigna (HPB)
   c. Cirúrgico
      1. Microenxertos — 1 a 2 fios de cabelo

2. Minienxertos — 3 a 6 fios de cabelo
3. Enxertos foliculares — cabelos em seu agrupamento natural de um a quatro circundados pela bainha adventícia
d. Demora 10 a 16 semanas para o cabelo começar a crescer
e. Antes de fazer o implante, considerar o padrão de queda do cabelo e a perda futura esperada
f. Melhor retalho de transposição para reposicionar a linha frontal do couro cabeludo — retalho de Juri

17. *Lasers*
    a. Atuam por termólise seletiva
    b. Remoção dos pelos
        1. Rubi (694 nm)
        2. Alexandrita (755 nm)
        3. *Laser* de diodo (800 nm)
        4. *Laser* de Nd:YAG (1.064 nm)
    c. Tatuagem
        1. Rubi (694 nm)
    d. *Resurfacing* cutâneo
        1. Érbio:YAG (2.940 nm)
        2. CO_2 (10.600 nm)
    e. Lesões vasculares
        1. KTP (532 nm)
        2. *Laser* de corante pulsado (585 nm)
    f. Corte ósseo
        1. Ho:YAG (2.070 nm)
        2. Érbio:YAG (2.940 nm)

TRAUMATISMO

1. Osso temporal
    a. Longitudinal
        1. O tipo mais comum (70 a 90%)
        2. Pode lesar o NF e causar descontinuidade ossicular
            a. A causa mais comum de DC persistente associada às fraturas do osso temporal é a interrupção ossicular por luxação da articulação incudoestapediana
    b. Transversal
        1. O menos comum (10 a 30%)
        2. Frequentemente causa lesão do NF (segmento labiríntico) e pode provocar DNS ± desequilíbrio
    c. A lesão do NF é mais comum depois das fraturas transversais, porém está mais frequentemente associada às fraturas longitudinais porque estas são mais comuns
    d. A causa mais comum de vertigem pós-traumática é a lesão por concussão do labirinto membranoso
    e. Em 11 a 27% dos casos, as fraturas do osso temporal estão associadas aos vazamentos de LCR
2. Fraturas do assoalho orbital
    a. Indicação para o reparo cirúrgico das fraturas por explosão do assoalho orbitário
        1. Início rápido de sangramento intraorbital e redução da acuidade visual
        2. Encarceramento (diplopia)

3. Enoftalmia ou envolvimento de 33% a 50% do assoalho orbital
   b. O erro mais comum na reconstrução da parede orbital é a falha em reparar o assoalho orbital posterior
   c. A ocasião ideal para o reparo cirúrgico é entre 7 e 14 dias
   d. Depois de concluir o reparo, deve-se realizar o teste da ducção forçada
   e. O reparo inadequado pode causar enoftalmia ou hipoftalmia
3. Nasal
   a. Representa 40 a 50% das fraturas faciais
   b. Avaliar falhas externas, desvio do septo, hematoma septal, epistaxe e rinorreia de LCR
   c. Se não for tratado, o hematoma septal poderá provocar a deformidade do nariz em sela
   d. Em geral, as radiografias são desnecessárias a menos que haja preocupação quanto à possibilidade adicional de traumatismo maxilofacial. Se for necessária, a TC maxilofacial é o padrão de referência desse diagnóstico
   e. A redução fechada pode ser realizada em algumas horas depois do acidente ou postergada por 5 a 10 dias
4. Fraturas naso-orbitoetmoidais (NOE)
   a. Edema orbital e telecanto
   b. Em geral, causam fratura da base do crânio com extravasamento de LCR
   c. Tipos
      1. Tipo I — um único fragmento não-cominutivo de osso sem ruptura do tendão do ângulo medial
      2. Tipo II — fratura cominutiva, mas o tendão do ângulo medial ainda se mantém fixado ao segmento do osso fraturado
      3. Tipo III — fratura cominutiva com ruptura do tendão do ângulo medial
   d. O procedimento cirúrgico clássico é a reconstrução precisa da raiz nasal, na qual o tendão do ângulo medial tem sua inserção
      1. A distância intercantal normal é de 3 a 3,5 cm
      2. Pode ser necessário reaproximar os tendões dos ângulos mediais com fio metálico
5. Fraturas do maxilar
   a. Fraturas de LeFort
      1. Tipo I — palato separado da região mesofacial. Afeta as placas pterigóideas
      2. Tipo II — afeta as placas pterigóideas, o coxim maxilar frontonasal e a base do crânio. Geralmente causa extravasamento de LCR
      3. Tipo III — envolve as placas pterigóideas, o coxim maxilar frontonasal e o coxim fronto-zigomático. Resulta na separação craniofacial
   b. Oclusão
      1. Classe I — normal; a cúspide mesiobucal do primeiro molar maxilar encaixa no sulco mesiobucal do primeiro molar mandibular
      2. Classe II — retrognática
      3. Classe III — prognática
6. Traumatismo mandibular
   a. O segundo osso fraturado mais comumente com os traumatismos faciais
   b. Côndilo, ângulo e corpo são os locais mais comuns das fraturas
   c. As fraturas bilaterais ocorrem em 50% dos casos (*i. e.*, parassinfiseal e subcondilar contralateral)
   d. As forças compressivas são aplicadas ao longo do rebordo inferior e surgem áreas de tensão ao longo do rebordo superior

1. Quando há fratura, as forças tendem a se afastar superiormente e comprimir-se inferiormente
   a. Fraturas desfavoráveis — deslocadas e afastadas pelos músculos
   b. Fraturas favoráveis — reduzidas e alinhadas pelos músculos
- e. Determinar o tipo de oclusão antes do acidente!
- f. As fraturas expostas devem ser tratadas com antibióticos profiláticos
  1. A osteomielite mandibular depois da fratura está associada às fraturas que atravessam a raiz de um dente
- g. A ocasião ideal para o reparo cirúrgico é logo depois do acidente ou em 7 a 10 dias
- h. Tratamento
  1. Fixação maxilomandibular (FMM)
     a. Restabelece a oclusão existente antes do acidente
     b. Realizada classicamente com fraturas subcondilares simples e fraturas cominutivas graves ou com perda de tecidos moles
     c. As contraindicações à redução fechada por FMM são:
        1. Várias fraturas cominutivas
        2. Pacientes idosos
        3. Doença pulmonar grave
        4. Crianças
        5. Pacientes mentalmente incapacitados ou com convulsões
        6. Alcoólicos
        7. Gestantes
  2. Fixação interna com redução aberta
     a. União rápida e confiável com pouca morbidade e índices baixos de complicações
     b. Aplicação de placas para anular as forças distrativas e aproveitar as forças compressivas
     c. As miniplacas aplicadas corretamente podem tirar proveito das forças compressivas dinâmicas
        1. Champy definiu as áreas ideais para a fixação das miniplacas ao longo das linhas de osteossíntese

7. Laringe
   a. O principal objetivo é assegurar a patência das vias respiratórias
   b. Avaliar por endoscopia de fibra óptica e TC
8. Coluna cervical
   a. Zonas
      1. Zona 1 — fúrcula esternal à cartilagem cricóidea
      2. Zona 2 — cartilagem cricóidea ao ângulo da mandíbula
      3. Zona 3 — ângulo da mandíbula à base do crânio
   b. Nos últimos anos, tem sido observada uma tendência de evitar a exploração obrigatória de todas as feridas cervicais com perfuração
      1. A angiografia e a esofagografia geralmente são realizadas para obter informações adicionais
   c. Em geral, a angiografia é a intervenção terapêutica preferível para as zonas 1 e 3
   d. A exploração cirúrgica costuma ser a intervenção terapêutica preferível para a zona 2, principalmente se houver algum dos seguintes sinais e sintomas:
      1. Enfisema subcutâneo

2. Hemoptise
   3. Hematêmese
   4. Hematoma
   5. Sangramento significativo
   6. Disfagia
   7. Disfonia
   8. Lesão neurológica
9. Os exames contrastados da croça aórtica são necessários depois do traumatismo cervicomediastínico que causar as seguintes alterações:
   a. Alargamento do mediastino
   b. Diferença de frequência do pulso
   c. Hematoma supraclavicular
   d. Lesão do plexo braquial
   e. Sopro cervical
10. Os sinais e sintomas do tamponamento cardíaco são:
    a. Baixo débito cardíaco evidenciado por pressão arterial reduzida e frequência cardíaca acelerada
    b. Bulhas cardíacas abafadas
    c. Pressão venosa central alta
    d. Redução da amplitude do ECG
    e. Diagnóstico confirmado por pericardiocentese
11. Embolia gasosa
    a. Associada aos traumatismos da cabeça e do pescoço ou à perfuração venosa durante operações rotineiras da cabeça e do pescoço
    b. Sopro em "crescente-decrescente" e redução do débito cardíaco
    c. Colocar o paciente na posição de Trendelenburg (de cabeça para baixo) e decúbito lateral esquerdo (isto retém o ar no ventrículo e impede sua ejeção para o sistema pulmonar)
    d. A punção cardíaca pode ser necessária para aspirar o ar (também é possível com um cateter de Swan-Ganz)

DISTÚRBIOS DO TECIDO CONJUNTIVO

1. Evidenciados histologicamente por inflamação do tecido conjuntivo e dos vasos sanguíneos
2. As manifestações comuns referidas à cabeça e ao pescoço são — erupção cutânea, lesões da mucosa, xerostomia, neuropatia dos NC e défice auditivo
3. Dermatomiosite e polimiosite
   a. Miopatias inflamatórias idiopáticas evidenciadas por fraqueza muscular proximal simétrica
   b. Distúrbios da fonação, disfagia, aspiração, regurgitação nasal e erupções DM
      1. Afetam o terço superior do esôfago (musculatura estriada)
      2. Erupção heliotrópica — erupção vermelho-violácea nas pálpebras superiores com edema palpebral associado
   c. Níveis plasmáticos elevados das enzimas musculares (alanina-aminotransferase [ALT], aspartato-aminotransferase [AST], creatinoquinase [CK], CK-MB, desidrogenase láctica [LDH])
4. Policondrite recidivante
   a. Inflamação recidivante das estruturas cartilaginosas
   b. Noventa por cento dos pacientes desenvolvem condrite auricular e poliartrite inflamatória não-erosiva
   c. A condrite desenvolve-se rapidamente e regride em 1 a 2 semanas

d. Os episódios repetidos provocam deformidades cartilaginosas
      1. O colapso das vias respiratórias pode levar à morte
   e. A velocidade de hemossedimentação mostra-se elevada
   f. Os corticosteroides são utilizados nos casos graves
5. Artrite reumatoide
   a. Afeta especificamente a população juvenil e a faixa etária de 40 a 60 anos
   b. Rigidez matutina e nódulos reumatoides subcutâneos
   c. Envolvimento articular
      1. Articulações cricoaritenóideas
         a. Corticosteroides e AINE são as melhores opções de tratamento quando há o acometimento das aritenoides
      2. Ossículos da orelha média
      3. ATM
      4. Coluna cervical
   d. Fator reumatoide (FR) e anticorpos antiproteína/peptídio citrulinado (ACPA) são exames laboratoriais potencialmente úteis ao diagnóstico
6. Esclerodermia
   a. Grupo heterogêneo de distúrbios evidenciados por lesões escleróticas/fibróticas espessadas
   b. Oitenta por cento dos pacientes têm distúrbios da motilidade esofágica
      1. Afeta os dois terços inferiores (musculatura lisa) do esôfago e geralmente é a queixa inicial
      2. Está associada à redução da pressão do esfíncter esofágico inferior (EEI)
   c. Trinta e cinco por cento dos pacientes têm retesamento facial
   d. Vinte e cinco por cento referem sintomas de ressecamento
   e. Associada à síndrome CREST
      1. *C*alcinose
      2. Fenômeno de *R*aynaud
      3. Disfunção *e*sofágica
      4. Esclerodactilia (do inglês "*s*clerodactyly")
      5. *T*elangiectasia
7. Doença de Sjögren
   a. Depois da AR, é a segunda doença do tecido conjuntivo mais comum
   b. Pico de incidência entre os 40 e 60 anos de idade
   c. Mulheres:homens — 9:1
   d. Ceratoconjuntivite seca e xerostomia (complexo *sicca*)
   e. Além dos distúrbios primários das glândulas exócrinas, também podem ocorrer sintomas extraglandulares (*i. e.*, bronquiectasia)
   f. Doença primária
      1. Não está associada ao distúrbio do tecido conjuntivo
      2. Anticorpos positivos: SS-A, SS-B, antinucleares (AAN) e velocidade de hemossedimentação (VHS) alta
   g. Doença secundária
      1. Associada aos distúrbios do tecido conjuntivo (artrite reumatoide, lúpus eritematoso)
      2. SS-A e AAN positivos e VHS alta
   h. Os pacientes com doença de Sjögren primária têm risco elevado de desenvolver linfomas não-Hodgkin
      1. Ao longo de 9 anos de acompanhamento, 3% dos pacientes desenvolveram linfomas

i. Biopsia anormal das glândulas salivares menores (padrão de referência deste diagnóstico)
    1. A biopsia demonstra infiltrados linfocíticos e histiocíticos com atrofia glandular
    2. Células mioepiteliais estão presentes nos espécimes de biopsia dos pacientes com a síndrome de Sjögren, mas não são encontradas no linfoma (a biopsia pode ser de lábio, escarro ou palato)
j. Deve ser diferenciada das condições que se assemelham à doença de Sjögren, as quais têm xerostomia e/ou xeroftalmia, testes negativos e biopsia normal
    1. Envelhecimento
    2. Uso de fármacos (diuréticos, anticolinérgicos, anti-histamínicos, antidepressivos)
    3. Outras doenças (hepatite, distúrbios autoimunes)
    4. Desidratação crônica
f. Fármacos
    1. Pilocarpina — agonista colinérgico usado depois da RXT e na síndrome de Sjögren
    2. Cevimelina — agonista colinérgico para a síndrome da Sjögren
8. LES
    a. Erupção discoide malar, úlceras orais, úlceras/perfurações do septo nasal, alterações inflamatórias da laringe, disfagia, complexo *sicca* e neuropatias do III, IV, V, VI, VII e VIII NC
    b. Teste para AAN — altamente sensível
    c. Anticorpos anti-dsDNA e anti-Sm — altamente específicos
9. Granulomatose de Wegener
    a. Tríade clássica de granulomas respiratórios, vasculite e glomerulonefrite
    b. Por ocasião da apresentação, 90% têm sinais e sintomas referidos à cabeça e ao pescoço
        1. Obstrução e secreção nasais
        2. Úlceras da mucosa
        3. Epistaxe
        4. Deformidade do nariz em sela
        5. Sinusite
        6. Hiperplasia gengival
        7. Doença otológica (OM serosa) em 20 a 25% dos casos
        8. Edema e ulceração da laringe
        9. Estenose subglótica
    c. As anormalidades laboratoriais consistem em níveis altos de VHS, proteína C reativa e C-ANCA (anticorpo citoplasmático anticitoplasma neutrofílico)
        1. C-ANCA (positivo em 65 a 90%)
    d. A biopsia confirma o diagnóstico
        1. Granulomas necrosantes epiteliais angiocêntricos com células gigantes e histiócitos
    e. Tratamento
        1. Corticosteroides e ciclofosfamida
        2. Os casos leves podem ser tratados com SMX/TMP em vez de ciclofosfamida

OUTROS

1. Os pacientes com obstrução das vias respiratórias apresentam:
    a. Apneia depois da traqueotomia porque, nestes casos, a respiração é estimulada pela hipoxia. A correção da hipoxia pode acarretar narcose por CO_2

b. Edema pulmonar pós-obstrutivo depois da traqueostomia ou tonsilectomia em consequência da repentina eliminação das pressões intraluminares altas. A pressão positiva ao final da expiração (PEEP) pode evitar e tratar essa complicação
2. Agentes anestésicos
   a. Lidocaína
      1. Dose máxima
         a. 5 mg/kg (sem epinefrina)
         b. 7 mg/kg (com epinefrina)
      2. 10 mℓ de 1% de lidocaína contêm 100 mg
   b. Cocaína
      1. Dose máxima
         a. 200 a 300 mg
      2. Com o uso de tufos de algodão, 40% da dose são absorvidos
      3. 4 mℓ de cocaína a 4% contêm 160 mg
      4. Bloqueia a captação da epinefrina e da norepinefrina
   c. As amidas têm dois is em seus nomes (i. e., lidocaína)
   d. Os ésteres como a cocaína frequentemente causam mais alergias
3. Aspergilose
   a. *A. fumigatus*
   b. Manifestações clínicas
      1. Proptose indolor unilateral
      2. Acometimento da laringe
      3. Erosão óssea
   c. Associada à imunossupressão ou às neoplasias malignas
   d. A biopsia demonstra hifas septadas com ramificações de 45° quando são cultivadas no ágar de Sabouraud
   e. Tratamento — ressecção cirúrgica
4. Coccidioidomicose
   a. *Coccidioides immitis*
   b. Febre do vale de San Joaquin
   c. Envolvimento da pele, das mucosas, da tireoide, dos olhos, da traqueia e das glândulas salivares com erosões graves da epiglote
   d. Diagnóstico
      1. Teste cutâneo
      2. Fixação de complemento
      3. RX — "lesões em moeda"
   e. Tratamento — anfotericina B
5. Criptococose
   a. *Cryptococcus neoformans*
   b. Fatores predisponentes — imunossupressão, linfoma
   c. Nasofaringite membranosa, meningite, perda da audição
   d. Diagnóstico — teste do anticorpo fluorescente
   e. Tratamento — anfotericina B
6. Corticosteroides exógenos
   a. O corpo produz 20 mg de cortisol por dia, que equivalem a 5 mg de prednisona, 4 mg de metilprednisolona ou 0,75 mg de dexametasona
7. Lesões fibro-ósseas

a. Grupo heterogêneo de lesões que compartilham as mesmas alterações histológicas como denominador comum (tecido fibrocelular benigno contendo quantidades variáveis de material mineralizado)
b. O diagnóstico geralmente não é possível com base apenas na microscopia e depende de dados clínicos e radiológicos
c. Tipos
   1. Cementoma da displasia óssea
      a. Lesão reativa assintomática
      b. Ocorre predominantemente nas mulheres afro-americanas com mais de 20 anos de idade
      c. A localização mais comum é o osso alveolar periapical da mandíbula
      d. Alterações radiográficas
         1. Transparência periapical com a lesão inicial ou vários focos de radiotransparência semelhantes ao granuloma ou cisto periapical, embora o dente sempre esteja saudável
   2. Displasia fibrosa
      a. Ocorre entre a primeira e a segunda décadas de vida
      b. Inflamação óssea indolor e difusa com deformidade facial
      c. Não cruza a linha média
      d. Alterações radiográficas
         1. Vidro fosco, multiloculada, radiotransparente ou áreas irregulares de opacificação e radiotransparência alternadas
         2. Expansão fusiforme
         3. Margens difusas
         4. Envolve e incorpora a lâmina dura bem como o osso cortical
      e. Tipos
         1. Monostótica — afeta apenas um osso (75%)
         2. Poliostótica
            i. Afeta mais de um osso (20%)
            ii. Associada à síndrome de Albright (5%) (puberdade precoce e manchas café-com-leite)
         3. Lesão gravemente deformante de crescimento rápido na juventude, afeta o maxilar, destrói os botões dentários e é refratária ao tratamento
   3. Fibroma ossificante (fibroma cementificante)
      a. Neoplasia benigna com comportamento local agressivo
      b. Nos adultos, a localização mais comum é a mandíbula
      c. Causa abaulamento indolor do osso cortical
      d. Alterações radiográficas
         1. Área de radiotransparência bem-demarcada
         2. Causa divergência das raízes dentárias
      e. Tratamento — curetagem conservadora
8. Cefaleia
   a. Doenças/lesões intracranianas
      1. Cefaleia por tração
         a. Lesões expansivas
            1. Edema das papilas
            2. Cefaleia nas primeiras horas da manhã
            3. Náuseas e vômitos

2. Vascular
    a. Vasodilatação generalizada dos vasos cerebrais
    b. Aneurisma
    c. Hemorragia subaracnóidea
3. Inflamatória
    a. Meningite
    b. Cerebrite/encefalite
  b. Tensão
  c. Vascular
    1. Distensão das artérias do couro cabeludo
    2. Desencadeada por menstruações, álcool e estresse
  d. Cefaleia em salvas
    1. Idade mais avançada
    2. Ciclos de episódios de cefaleia
    3. Hiperlacrimejamento, rinorreia
    4. Hemicrânica
    5. Tratamento
        a. Supressor
            1. Triptanas (sumatriptana, zolmitriptana)
            2. Ergotamina
        b. Profilático
            1. Betabloqueadores
            2. Bloqueadores dos canais de cálcio
  e. Enxaqueca
    1. História familiar
    2. Vasoconstrição seguida de vasodilatação
    3. Aura (sensorial, motora, comportamental)
    4. Hemicrânica
    5. Epifenômenos (fotofobia, diarreia)
    6. Tratamento
        a. Supressor
            1. Triptanas (sumatriptana, zolmitriptana)
            2. Ergotamina
        b. Profilático
            1. Betabloqueadores
            2. Bloqueadores dos canais de cálcio
  f. Inflamatória (sinusite, infecção dentária)
  g. Ocular
    1. Desequilíbrio oculomotor
    2. Elevação da pressão intraocular
  h. Tique doloroso
    1. Paroxismos excruciantes de dor lancinante com duração de alguns segundos
    2. Geralmente V_2 e V_3
    3. Tratamento

a. Carbamazepina
b. Hidantoína
c. Destruição percutânea por radiofrequência
d. Injeção de álcool
i. Disfunção da ATM
9. Hemangiopericitoma
    a. Geralmente afeta o músculo masseter
    b. Massa facial com calcificações à frente da parótida
    c. O exame histológico demonstra células de Zimmerman
10. Histiocitose X (histiocitose das células de Langerhan)
    a. Grupo de doenças granulomatosas de etiologia desconhecida que se evidenciam por proliferação dos histiócitos maduros
    b. O exame histológico mostra grânulos de Birbeck (estruturas com o formato de raquete de tênis) presentes nas células de Langerhan
    c. Tipos
        1. Granuloma eosinofílico
            a. Crianças e adultos
            b. Evolução crônica com lesões osteolíticas (em geral, frontal ou temporal)
            c. Proptose nos casos de envolvimento do osso frontal ou do esfenoidal
            d. Mastoidite aguda, granulações na orelha média e perfurações da MT são comuns
            e. Paralisia facial em alguns casos
            f. O tratamento recomendado para as lesões isoladas é a ressecção/desbridamento cirúrgico
            g. A quimioterapia e a radioterapia têm sido usadas nos casos recidivantes e nas lesões inacessíveis
        2. Doença de Hand-Schüller-Christian
            a. Crianças e adultos jovens
            b. Evolução subaguda com lesões osteolíticas no crânio
            c. Associada à proptose, ao diabetes insípido e à insuficiência hipofisária secundária à erosão do teto esfenoidal para dentro da sela túrcica (esta combinação ocorre em cerca de 10% dos casos)
            d. As lesões da mastoide e da orelha média são comuns, podendo causar erosão ossicular, mastoidite aguda e paralisia facial
            e. Pólipos do CAE
            f. Acometimento da mandíbula com perda dos dentes
            g. O tratamento recomendado é a quimioterapia e/ou radioterapia
        3. Doença de Letterer-Siwe
            a. Lactentes com menos de 2 anos de idade
            b. Doença aguda e rapidamente progressiva, evidenciada por febre, proptose, esplenomegalia, hepatomegalia, linfadenopatia, lesões ósseas múltiplas, anemia, trombocitopenia e dermatite esfoliativa
            c. A quimioterapia é o tratamento preferido, mas a resposta não se mostra satisfatória. A radioterapia pode ser usada para tratar as lesões localizadas ou refratárias
11. Anticoagulante lúpico

a. Na verdade, é um pró-coagulante
b. Nenhum exame pré-operatório especial se mostra necessário, mas é preciso assegurar que o paciente disponha de dispositivos de compressão sequencial (SCD) ou heparina subcutânea

12. Hipertermia maligna
    a. Associada aos agentes anestésicos inalatórios halogenados e aos relaxantes musculares despolarizantes
    b. Elevação súbita da concentração de cálcio no sarcoplasma do músculo em consequência da captação reduzida ou liberação excessiva do cálcio do retículo sarcoplasmático
    c. Hiperpotassemia
    d. Tratar com dantroleno, resfriamento e oxigênio suplementar

13. Sialometaplasia necrosante
    a. Processo inflamatório benigno e autolimitado envolvendo os tecidos das glândulas salivares
    b. Mais comum na cavidade nasal, nas glândulas parótida e sublinguais, no palato, no trígono retromolar, no lábio e na língua
    c. O exame histológico mostra necrose lobular e hiperplasia pseudoepiteliomatosa
    d. Tratamento — observação com recuperação esperada em 6 a 12 semanas

14. Osteomas
    a. Lesões osteogênicas benignas de crescimento lento
    b. Geralmente afetam os ossos da face e do crânio
    c. As lesões costumam ser indolores, mas podem causar dor, cefaleia e sensação de pressão facial
    d. Locais prediletos
        1. Mandíbula
        2. Osso temporal
        3. Seio frontal
        4. Seio etmoidal
        5. Seio maxilar
        6. Seio esfenoidal
    e. O tratamento é a excisão cirúrgica
    f. Associados à síndrome de Gardner
        1. Autossômica dominante
        2. Osteomas, tumores dos tecidos moles e pólipos do intestino grosso
            a. Os pólipos sofrem degeneração maligna em 40% dos casos

15. Osteossarcoma
    a. Tumor ósseo maligno com produção de osteoide
    b. Representa 20% dos cânceres ósseos
        1. Sete por cento ocorrem nas mandíbulas e nos maxilares
    c. Etiologia
        1. Doença de Paget
        2. Displasia fibrosa
        3. Radioterapia
        4. Traumatismo
        5. Osteocondroma
    d. Manifestações clínicas
        1. Massa (corpo da mandíbula, saliência alveolar do maxilar)
        2. Parestesias
        3. Dor

           4. Dentição frouxa
       e. Anormalidades radiológicas
           1. Aspecto de "refulgência solar" (25% dos casos)
           2. Osteólise e osteoblastose
       f. Tratamento — ressecção cirúrgica e radioquimioterapia
       g. Prognóstico — sobrevivência de 40% em 5 anos
16. Sarcoidose
    a. Doença autoimune evidenciada por granulomas não-caseosos em vários órgãos
    b. Os pulmões e os linfonodos são afetados mais comumente
       1. Linfadenopatia cervical é a manifestação mais comum referida à cabeça e ao pescoço
    c. Doença de Heerfordt (febre uveoparotídea) — detectada nos pacientes com sarcoidose e uveíte, febre branda, parotidite não-supurativa e paralisias dos NC
    d. A obstrução das vias respiratórias afeta a supraglote
    e. Níveis altos de ECA detectados em cerca de 70% dos pacientes com sarcoidose
    f. Exame histológico — corpos de Schaumann e asteroides com células gigantes
    g. Tratamento
       1. Corticosteroides ± metotrexato
17. Teratomas
    a. Tumores das células embrionárias pluripotenciais
    b. A maioria é diagnosticada no primeiro ano de vida
    c. Dez por cento ocorrem na cabeça e no pescoço
       1. Órbita
       2. Nariz
       3. Nasofaringe
       4. Cavidade oral
       5. Pescoço
    d. Tipos
       1. Cisto dermoide
           a. Mais comum
           b. Contém resquícios epidérmicos e mesodérmicos
           c. Massas polipoides cobertas por pele e apêndices epidérmicos
           d. No pescoço, ocorre na região submentual — abaixo ou acima da membrana miloióidea
               1. As lesões superficiais podem ser confundidas com rânulas
           e. Pode causar obstrução da respiração ou da deglutição
           f. O tratamento preferível é a excisão
       2. Cisto teratoide
           a. Formado pelas três camadas germinativas
           b. Lesão cística com revestimento epitelial
           c. A diferenciação dos tecidos é mínima
       3. Teratoma
           a. Formado pelas três camadas germinativas
           b. Geralmente é uma lesão sólida
           c. A diferenciação celular permite o reconhecimento da estrutura original
           d. Costuma ser fatal
       4. *Epignathi*

a. Formado pelas três camadas germinativas
b. O tipo mais diferenciado. É possível identificar órgãos completos e partes do corpo
c. Geralmente se origina do basoesfenoide central ou lateral e invade a cavidade oral
d. Fatal na maioria dos casos
18. Células gigantes dentro da túnica média caracterizam a arterite temporal
19. A síndrome de Eagle consiste em disfagia associada à calcificação do ligamento estiloióideo ou ao alongamento do processo estiloide
    a. O ligamento estiloióideo calcificado é um achado acidental em cerca de 4% dos indivíduos normais

IMUNOLOGIA

1. Anticorpos
   a. IgA
      1. Presente nas mucosas
      2. É secretada como dímero e circula como monômero
   b. IgD — receptor de antígenos das células B
   c. IgE — hipersensibilidade tipo I
   d. IgG
      1. O principal componente da imunidade humoral
      2. Transmissão placentária
   e. IgM
      1. O primeiro anticorpo detectado em resposta a um patógeno
      2. Presente na superfície das células B
      3. Pentâmero
      4. O maior dos anticorpos
2. Hipersensibilidades
   a. Tipo I (atópica)
      1. Resulta da exposição a um antígeno específico
      2. Mediada pela IgE
      3. Provoca degranulação dos mastócitos e inflamação imediata
      4. *Rinite, asma, angioedema, anafilaxia*
   b. Tipo II (dependente de anticorpo)
      1. Mediada pelos anticorpos IgG e IgM
      2. Os anticorpos ligam-se ao antígeno e
         a. Formam complexos que ativam a via clássica da coagulação, o complemento e o complexo de ataque à membrana
         b. Atuam como marcadores das células (*natural killer*), que causam morte celular
      3. *Tireoidite de Hashimoto, pênfigo*
   c. Tipo III (imunocomplexo)
      1. Imunocomplexos de IgG e IgM formam-se no sangue e depositam-se nos tecidos
      2. A ativação da via clássica da coagulação, do complemento e do complexo de ataque à membrana
      3. *Artrite reumatoide, doença do soro* e *lúpus*
   d. Tipo IV (tipo celular ou tardio)

1. Mediada pelas células T
2. Desenvolve-se em 3 dias
3. *Dermatite de contato, arterite temporal*

GENÉTICA

1. Padrão autossômico dominante
   a. Um dos genitores é afetado
   b. Transmissão vertical
   c. Cada filho tem chance de 50% de ser acometido
   d. Os genes dominantes não apresentam penetrância completa
2. Padrão autossômico recessivo
   a. No mínimo, um dos genitores é portador
   b. Cada filho tem chance de 25% de ser acometido
3. Ligado ao X
   a. Nunca é transmitido do pai ao filho
   b. Geralmente afeta os homens, enquanto as mulheres frequentemente são portadoras
4. Padrão mitocondrial
   a. Transmitido pelos genes mitocondriais, transmitidos no citoplasma do oocisto materno
   b. Pode ser transmitido apenas pela mãe

ANTIBIÓTICOS

1. Classes
   a. Aminoglicosídios — gentamicina, tobramicina, amicacina e netilmicina
      1. Altamente eficazes contra a *Pseudomonas*
      2. Ototóxicos
   b. Carbapenêmicos — meropeném e imipeném
      1. Cobertura de amplo espectro
      2. Utilizados para infecções hospitalares ou mistas graves
   c. Cefalosporinas
      1. Primeira geração — cefalexina e cefadroxila
         a. Ativos principalmente contra espécies Gram-positivas (estreptococos e estafilococos)
         b. Inclui alguns Gram-negativos: *Escherichia coli, Proteus mirabilis, Klebsiella*
      2. Segunda geração — cefuroxima, cefaclor, cefprozila, cefpodoxima e loracarbefe
         a. Boa cobertura para Gram-positivos e cobertura ampliada para o *H. influenzae* e *M. catarrhalis*
      3. Terceira geração — cefixima, ceftriaxona, ceftazidima, cefotaxima e cefoperazona
         a. Mais ativas contra Gram-negativos: *H. influenzae, M. catarrhalis, Neisseria gonorrhoeaea, Neisseria meningitidis*
         b. Menos ativas contra Gram-positivos e anaeróbios
         c. Penetração satisfatória no LCR
      4. Quarta geração — cefepima

a. Além da ceftazidima, oferece a melhor cobertura contra a *P. aeruginosa* entre todas as cefalosporinas
d. Cloranfenicol
   1. Espectro amplo contra Gram-positivos e Gram-negativos, mas não contra os *Pseudomonas*
   2. Penetração satisfatória no LCR
   3. Supressão da medula óssea em 1:24.000
e. Clindamicina
   1. Altamente eficaz contra bactérias Gram-positivas e Gram-negativas (*i. e.*, *Bacteroides fragilis*)
   2. Concentrações altas nos tecidos respiratórios, no muco, na saliva e nos ossos
f. Linezolida
   1. Alternativa à vancomicina para o *S. aureus* resistente à meticilina (MRSA)
   2. Pode ser administrada por via oral
g. Macrolídeos
   1. Eritromicina
      a. Eficaz principalmente contra os estreptococos, pneumococos e *M. catarrhalis*
      b. Também é eficaz contra o *Mycoplasma*, *Chlamydia*, *Legionella*, bacilo diftérico e *B. pertussis*
      c. Em combinação com sulfa, é eficaz contra o *H. influenzae*
   2. A azitromicina e a claritromicina têm ações mais prolongadas e são eficazes contra o *H. influenzae*
h. Metronidazol
   1. Altamente eficaz contra anaeróbios obrigatórios, protozoários e espiroquetas orais
   2. A primeira opção para a colite pseudomembranosa
i. Monobactâmico — aztreonam
   1. Cobertura para Gram-negativos aeróbios — *H. influenzae*, *N. gonorrhoeae*, *E. coli*, *Klebsiella*, *Serratia*, *Proteus*, *Pseudomonas*
   2. Risco mais alto de infecção por Gram-positivos, a menos que se acrescente cobertura para estas bactérias (*i. e.*, clindamicina)
j. Penicilinas (família dos betalactâmicos)
   1. Penicilinas G e V
      a. *S. pyogenes*, *S. pneumoniae* e actinomicose
      b. Inativadas pelas pelicilinases
   2. Antiestafilocócicas (resistentes às penicilinases) — meticilina, oxacilina, cloxacilina, dicloxacilina e nafcilina
      a. *S. aureus*
      b. O MRSA é resistente
   3. Aminopenicilinas — ampicilina e amoxicilina
      a. Mais ativa contra estreptococos e pneumococos que as penicilinas G e V
      b. Inclui bactérias Gram-negativas — *E. coli*, *Proteus* e *H. influenzae*
   4. Penicilinas potencializadas — amoxicilina-clavulanato e ampicilina-sulbactamo
      a. Contém compostos que inibem as betalactamases
      b. Recupera a atividade das aminopenicilinas contra o *Staphylococcus*, *H. influenzae*, *M. catarrhalis* e anaeróbios
   5. Antipseudomonas — ticarcilina com clavulanato, piperacilina com tazobactamo

a. *Pseudomonas, Proteus, E. coli, Klebsiella, Enterobacter, Serratia, B. fragilis*
b. Contêm compostos que inibem as betalactamases
c. Menos eficazes que as aminopenicilinas contra as bactérias Gram-positivas das vias respiratórias superiores
k. Quinolonas — ciprofloxacino, levofloxacino, ofloxacino, moxifloxacino
  1. Ativas contra o *Pseudomonas*
  2. As quinolonas respiratórias (levofloxacino e moxifloxacino) também oferecem cobertura contra o *Streptococcus, Staphylococcus, H. influenzae* e *M. catarrhalis*
l. Tetraciclinas
  1. Eficazes contra o *Mycoplasma, Chlamydia* e *Legionella*
  2. Utilizadas para tratar acne, diarreia do viajante e "gripe" inespecífica ou pneumonia atípica
  3. Colorem o esmalte dentário e não devem ser usadas por crianças com menos de 10 anos ou gestantes
  4. Fotossensibilidade
m. SMX/TMP
  1. Coadjuvantes eficazes aos imunossupressores indicados para a granulomatose de Wegener
  2. *Pneumocystis carinii*
n. Vancomicina
  1. Boa cobertura para Gram-positivos, inclusive *Staphylococcus* resistente à meticilina
  2. Ototóxica quando administrada por via intravenosa (não por via oral)
  3. A preparação oral é a segunda opção para tratar a colite pseudomembranosa
2. Escolha dos antibióticos
  a. Otologia
    1. Otite externa aguda — neomicina, polimixina, ciprofloxacino, ofloxacino ± corticosteroides
    2. OMA — amoxicilina (dose alta: 60 a 80 mg/kg/dia)
    3. Mastoidite coalescente aguda — vancomicina e ceftriaxona
    4. OMSC — quinolonas em solução tópica e quinolona (adultos), penicilina antipseudomonas ou cefalosporina (crianças)
  b. Rinologia
    1. Sinusite aguda — amoxicilina
    2. Extensão orbital da sinusite aguda — ceftriaxona ou quinolona
    3. Sinusite bacteriana crônica — amoxicilina-clavulanato, quinolona (adultos)
  c. Faringe, cabeça e pescoço
    1. Monilíase — nistatina ou derivado azólico tópico
    2. Amigdalite — cefalexina ± metronidazol, amoxicilina-clavulanato (depois de excluir a possibilidade de mononucleose), clindamicina
    3. Faringite — eritromicina, amoxicilina
    4. Sialadenite — amoxicilina-clavulanato, clindamicina
    5. Traqueobronquite — eritromicina, quinolona
    6. Epiglotite — ampicilina-sulbactam, ceftriaxona
    7. Crupe — ampicilina-sulbactam, ceftriaxona
    8. Abscesso cervical — clindamicina, ampicilina-sulbactam
    9. Fasciite necrosante — antibióticos de amplo espectro com coberturas para anaeróbios e aeróbios. A penicilina G é um dos antibióticos clássicos utilizados como primeira opção
  d. Outras

1. Doença de Lyme — oxitetraciclina (adultos), penicilina (crianças)
2. Colite pseudomembranosa associada ao *Clostridium difficile* — metronidazol (primeira opção), vancomicina oral (segunda opção)
   e. Pré-operatório
   1. Pele — cefasol, clindamicina
   2. Orofaríngeo — ampicilina-sulbactamo, clindamicina
   3. Operações da cabeça e do pescoço — clindamicina, ampicilina-sulbactamo
   4. Operações dos seios paranasais — clindamicina, ampicilina-sulbactamo
   5. Miringotomia com inserção de tubo — gotas de ciprofloxacino ou ofloxacino
3. Agentes bacteriostáticos
   a. Cloranfenicol
   b. Macrolídeos
   c. Tetraciclinas
   d. SMX/TMP
4. Agentes bactericidas
   a. Aminoglicosídios
   b. Cefalosporinas
   c. Penicilinas
   d. Quinolonas
   e. Rifampicina
   f. Vancomicina

HISTOLOGIA

1. Achados ao exame histopatológico
   a. Actinomicose — grânulos de enxofre
   b. Carcinoma adenoide cístico
      1. Cribriforme — "queijo suíço"
      2. Tubular
      3. Sólido
   c. SFA — cristais de Charcot-Leyden
   d. Amiloidose — birrefringência cor de maçã-verde depois da coloração com vermelho congo
   e. *Aspergillus* — hifas septadas com ramificações a 45°, quando cultivadas em ágar Sabouraud
   f. CBC
      1. Nodular — núcleos em paliçada
   g. Blastomicose — hiperplasia pseudoepiteliomatosa
   h. Doença da arranhadura do gato — a coloração com Warthin-Starry demonstra bastonetes Gram-negativos pleomórficos
   i. Cordoma — células fisalíferas
   j. Estesioneuroblastoma
      1. Roseta de Homer-Wright
      2. Roseta de Flexner-Wintersteiner
   k. Sinusite fúngica — coloração com prata-metenamina
   l. Tumor de células granulosas — hiperplasia pseudoepiteliomatosa
   m. Tireoidite de Hashimoto — infiltrado linfocítico, centros germinativos, células de Hurthle, atrofia dos folículos
   n. Hemangiopericitoma — células de Zimmerman

o. Histiocitose X — grânulos de Birbeck (estruturas com formato de raquete de tênis) encontrados dentro das células de Langerhans
p. Histoplasmose — granulomas epitelioides, hiperplasia pseudoepiteliomatosa
q. Doença de Hodgkin — células de Reed-Sternberg
r. Doença de Ménière — hidropsia endolinfática (abaulamento da membrana de Reissner)
s. Melanoma — S100, Melan A, HMB 45
t. Meningioma — corpos de psamoma
u. Sialometaplasia necrosante — hiperplasia pseudoepiteliomatosa
v. Pênfigo — acantólise e sinal de Nikolsky positivo
w. Adenoma pleomórfico — elementos epiteliais, mioepiteliais e estromais — "tumor misto benigno"
x. *P. carinii* — cistos e trofozoítos
y. Rinoscleroma — granulação, hiperplasia pseudoepiteliomatosa, corpos de Russell e células de Mikulicz
z. Sarcoidose — corpos de Schaumann e asteroides dentro de células gigantes
aa. CEC
   1. Células escamosas bem-diferenciadas em cordões com "pontes intercelulares" (desmossomos à microscopia eletrônica) e "pérolas de ceratina"
   2. Citoceratinas
   3. Carcinoma verrugoso — ceratose em torre de igreja e amplas projeções (invaginações) da epiderme em direção à derme com compressão das margens
bb. Tumores da musculatura lisa — vimentina
cc. Sífilis — hidropsia endolinfática (abaulamento da membrana de Reissner) com infiltrado de leucócitos mononucleares e lesões osteolíticas da cápsula ótica
dd. Câncer de tireoide
   1. Papilar — papilas, ausência de folículos, núcleos volumosos com nucléolos proeminentes (olho de Orphan Annie), corpos de psamoma
   2. Medular — lâminas de células ricas em amiloide
ee. Tumor de Warthin — cistadenoma papilar linfomatoso
ff. Granulomatose de Wegener — granulomas necrosantes epiteliais angiocêntricos com células gigantes e histiócitos

SÍNDROMES/SEQUÊNCIAS

1. Síndrome de Albright — displasia fibrosa poliostótica, puberdade precoce e manchas café-com-leite
2. Alport — DNS, insuficiência renal com hematúria e anormalidades oculares
3. Síndrome de Arnold-Chiari — compressão cerebelar no forame magno com neuropatias cranianas e hidrocefalia
4. BCNS — BCCa, cistos maxilares e mandibulares e anormalidades oculares
5. Síndrome branquio-otorrenal — anomalias do aparelho branquial (fendas, cistos ou fístulas), défice auditivo (DNS, DC ou misto) e malformações renais
6. Síndrome de Cogan — ceratite intersticial e episódios de vertigem semelhantes aos da doença de Ménière, ataxia, zumbido, náuseas, vômitos e défice auditivo
7. Doença de Cowden — bócio familiar, hamartomas cutâneos e carcinoma tireoidiano bem-diferenciado
8. Síndrome de Dandy — oscilopsia

9. Síndrome de Gardner — polipose colônica familiar, osteomas, tumores dos tecidos moles e carcinoma tireoidiano bem-diferenciado
10. Síndrome de Gradenigo — otorreia, dor retro-orbital e paralisia do reto lateral
11. Doença de Heerfordt (febre uveoparotídea) — pacientes com sarcoidose e uveíte, febre baixa, parotidite não-supurativa e paralisias dos NC
12. Jerville-Lange-Nielsen — DNS, QT prolongado com episódios de síncope e morte súbita
13. Doença de Kawasaki — linfadenopatia cervical, eritema dos lábios e da língua ("língua de morango"), eritema e descamação das mãos e dos pés, exantema cutâneo. Tratar com ácido acetilsalicílico e gamaglobulina para evitar complicações cardíacas
14. Síndrome de Lemierre — tromboflebite séptica da veia jugular interna, resultando em picos febris e congestão cervical
15. NF-2 — neuromas bilaterais do nervo acústico. Candidatos aos implantes do tronco encefálico; ver o Cap. 22
16. Síndrome de Rendu-Weber-Osler — telangiectasia hemorrágica hereditária. Malformações capilares da pele, das mucosas, do cérebro, do fígado e dos pulmões. Geralmente há epistaxes graves e recidivantes
17. Pendred — DNS, bócio eutireoidiano. Os pacientes têm resultado anormal no teste de captação do perclorato
18. Sequência de Pierre Robin — retrognatismo, retrodeslocamento da língua e disfunção respiratória. Os pacientes geralmente também têm PC
19. Síndrome de Plummer-Vinson — anemia ferropriva, disfagia secundária às membranas esofágicas, hipotireoidismo, gastrite, queilite e glossite
20. Doença de Rosai-Dorfamn — linfadenopatia cervical indolor autolimitada
21. Stickler — DNS, aspecto facial achatado com sequência de Pierre Robin, miopia
22. Sturge-Weber — malformação capilar na distribuição de V_1 com calcificação e perda das meninges e do córtex. Causa glaucoma e convulsões
23. Síndrome de Treacher-Collins (disostose mandibulofacial) — DC, hipoplasia mesofacial, micrognatismo, malformação das orelhas, coloboma da pálpebra inferior e olhos enviesados para baixo
24. Usher — DNS, retinite pigmentosa ± sintomas vestibulares. Síndrome que afeta mais comumente os olhos e as orelhas
25. Doença de von Hippel-Lindau — tumores bilaterais do saco endolinfático, hemangiomas cavernosos (cerebelo, tronco encefálico, retina) e carcinoma de células renais; ver o Cap. 3
26. Doença de von Recklinghausen (NF-1) — manchas café-com-leite e neurofibromas; ver o Cap. 17
27. Síndrome de Waardenburg — DNS, anormalidades vestibulares, distopia dos ângulos do olho, alterações pigmentares dos olhos, da pele e dos cabelos (i. e., topete branco)

EPÔNIMOS

1. Pupila de Argyle-Robertson — pupilas mióticas que não se contraem em resposta à luz, mas conservam a acomodação (sugere sífilis)
2. Sinal de Battle — equimose retroauricular associada às fraturas da base do crânio posteriores
3. Abscesso de Bezold — abscesso do sulco digástrico do músculo ECM
4. Sinal de Brown — empalidecimento do *glomus* timpânico com a aplicação de pressão pneumatoscópica positiva
5. Crises de Tumarkin — episódios de queda
6. A síndrome de Eagle consiste em disfagia associada à calcificação do ligamento estiloióideo ou ao alongamento do processo estiloide
7. Sinal de Furstenberg — encefaloceles que se expandem quando a criança chora

8. Síndrome de Gradenigo — otorreia, dor retro-orbital e paralisia do reto lateral secundária à irritação do VI NC no canal de Dorello
9. Sinal de Griesinger — edema e hipersensibilidade sobre o córtex mastóideo associados à trombose da veia emissária mastóidea em consequência da trombose do seio lateral
10. Sinal de Gutman — no indivíduo normal, a compressão lateral sobre a cartilagem tireoidiana aumenta a tonalidade da voz, enquanto a compressão anterior provoca a redução da tonalidade. Com a paralisia do NLS, ocorre o contrário
11. Sinal de Hennebert — vertigem com alterações da pressão
12. Sinal de Hitzelberger — parestesia do canal auditivo em resposta à lesão do VII NC pelo neuroma do acústico
13. Pupila de Marcus-Gunn — dilatação pupilar em resposta à luz direta (défice pupilar aferente). Resulta da lesão do nervo óptico com redução dos estímulos aferentes enviados ao cérebro
14. A úlcera de Marjolin é uma ulceração cutânea sobre uma cicatriz antiga (geralmente queimaduras) com propensão à degeneração maligna
15. Úlcera de Meleney — associada à infecção por *S. aureus* e estreptococos não-hemolíticos
16. Sinal de Schwartze — tonalidade violácea sobre o promontório e o nicho da janela oval (representa uma região de mucosa espessada); ocorre na otosclerose
17. Fenômeno de Tulio — vertigem provocada por ruídos

Bibliografia

American Academy of Sleep Medicine Task Force: sleep-related breathing disorders in adults: recommendations for syndrome definition and measurement techniques in clinical research. The Report of an American Academy of Sleep Medicine Task Force. *Sleep.* 1999; 22:667–689.

Anderson GJ, Tom LWC, Womer RB, et al. Rhabdomyosarcoma of the head and neck in children. *Arch Otolaryngol Head Neck Surg.* 1990;116: 428–431.

Bhattacharyya N. The economic burden and symptom manifestations of chronic rhinosinusitis. *Am J Rhinol.* 2003;17:27–32.

Black FO, Presznecker S, Norton T, et al. Surgical management of perilymph fistulas. *Arch Otolaryngol Head Neck Surg.* 1991;117:641–648.

Brent B. Auricular repair with autogenous rib cartilage grafts: Two decades of experience with 600 cases. *Plast Reconstr Surg.* 1992;90:355–374; discussion 375–376.

Brookhouser PE, Auslander MC. Aided auditory thresholds in children with postmeningitic deafness. *Laryngoscope.* 1989;99: 800–808.

Califano J, Eisele DW. Benign salivary gland neoplasms. *Otolaryngol Clin North Am.* 1999;32: 861–873.

Campbell SM, Montanaro A, Bardana EJ. Head and neck manifestations of autoimmune disease. *Am J Otolaryngol.* 1983;4(3):187–215.

Champy M, Lodde JP, Kahn JL, et al. Attempts at systematization in the treatment of isolated fractures of the zygomatic bone: techniques and results. *J Otolaryngol.* 1986;15:39–43.

Cramer HB, Kartush JM. Testing facial nerve function. *Otolaryngol Clin North Am.* 1991;24(3):555–571.

DeSanto LW. Laryngocele, laryngeal mucocele, large saccules, and laryngeal saccular cysts: A developmental spectrum. *Laryngoscope.* 1971; 84:1291–1296.

DiNardo LJ, Wetmore RF. Head and neck manifestations of histiocytosis-X in children. *Laryngoscope.* 1989;99:721–724.

Donowitz GR, Mandell GL. Beta-lactim antibiotics (Pt. 2). *N Engl J Med.* 1988;318(8): 490.

Dudek RW. *High-Yield Embryology.* Philadelphia, PA: Lippincott Williams & Wilkins; 1996, 28–32.

Enjolis O, Riche MC, Merland JJ, et al. Management of alarming hemangiomas in infancy: a review of 25 cases. *Pediatrics.* 1990;85:491–498.

Fairbanks DN. *Antimicrobial Therapy in Otolaryngology-Head and Neck Surgery*— American Academy of Otolaryngology Head and Neck Surgery Foundation, 2005.

Ferguson BJ, Allen NB, Farmer JC Jr. Giant cell arteritis and polymyalgia rheumatica: review for the otolaryngologist. *Ann Otol Rhinol Laryngol.* 1987;96:373–379.

Finegold SM. Bacteriologic findings associated with chronic bacterial maxillary sinusitis in adults. *Clin Infect Dis.* 2002;35:428–433.

Fulp SR, Castell DO. Scleroderma esophagus. *Dysphagia.* 1990;5:204–210.

Furuta Y, Shinohara T, Sano K, et al. Molecular pathologic study of human papillomavirus infection in inverted papilloma and squamous cell carcinoma of the nasal cavities and paranasal sinuses. *Laryngoscope.* 1991;101:79–85.

Gates GA, Avery CA, Prihoda TJ. Effect of adenoidectomy upon children with chronic otitis media with effusion. *Laryngoscope.* 1988;98:58–63.

Gaulard P, Henni T, Marolleau JP, et al. Lethal midline granuloma (polymorphic reticulosis) and lymphomatoid granulomatosis. *Cancer.* 1988;62:705–710.

Gianoli GJ, Miller RH, Guarisco JL. Tracheotomy in the first year of life. *Ann Otol Rhinol Laryngol.* 1990;99:896–901.

Gliklich RE, Metson R. The health impact of chronic sinusitis in patients seeking otolaryngologic care. *Otolaryngol Head Neck Surg.* 1995;113: 104–110.

Grundfast K, Harley E. Vocal cord paralysis. *Otolaryngol Clin North Am.* 1989;22(3):569–597.

Hamberger B, Gharib H, Melton LJ 3rd, et al. Fine-needle aspiration biopsy of thyroid nodules: impact on thyroid practice and cost of care. *Am J Med.* 1982;73:335–340.

Healy GB. Management of tracheobronchial foreign bodies in children: an update. *Ann Otol Rhinol Laryngol.* 1990;99:889–891.

Hellman D, Laing T, Petri M, et al. Wegener's granulomatosis: isolated involvement of the trachea and larynx. *Ann Rheum Dis.* 1987;46: 628–631.

Hong WK, Lippman SM, Itri LM, et al. Prevention of second primary tumors with isoretinoin in squamous-cell carcinoma of the head and neck. *N Engl J Med.* 1990;9:795–801.

Horak FB, Jones-Rycewicz C, Black FO, et al. Effects of vestibular rehabilitation on dizziness and imbalance. *Otolaryngol Head Neck Surg.* 1992;106:175–180.

Horiot JC, Le Fur R, N'Guyen T, et al. Hyperfractionated compared with conventional radiotherapy in oropharyngeal carcinoma: an EORTC randomized trial. *Eur J Cancer.* 1990;26(7): 779–780.

Hughes GB, Barna BP, Kinney SE, et al. Clinical diagnosis of immune inner-ear disease. *Laryngoscope.* 1988;98:251–253.

Jahrsdoerfer RA, Thompson EG, Johns ME, et al. Sarcoidosis and fluctuating hearing loss. *Ann Otol.* 1981;90:161–163.

Kemink JL, Telian SA, El-Kashlan H, et al. Retrolabyrinthine vestibular nerve section: efficacy in disorders other than Meniere's disease. *Laryngoscope.* 1991;101:523–528.

Kersten R. *Basic and Clinical Science Course; Orbit, Eyelids and Lacrimal System Section 7.* The Foundation of the American Academy of Ophthalmology, 2000.

Krespi YP, Mitrani M, Husain S, et al. Treatment of laryngeal sarcoidosis with intralesional steroid injection. *Ann Otol Rhinol Laryngol.* 1987;96: 713–715.

Lalwani AK. *Current Diagnosis & Treatment in Otolaryngology-Head & Neck Surgery*. New York, NY: McGraw-Hill; 2004.

Logsdon MD, Ha CS, Kavadi VS, et al. Lymphoma of the nasal cavity and paranasal sinuses: improved outcome and altered prognostic factors with combined modality therapy. *Cancer.* 1997;80:477–488.

Lonsbury-Martin BL, Whitehead ML, Martin GK. Clinical applications of otoacoustic emissions. *J Speech Hear Res.* 1991;34:964–981.

Lusk R, Muntz HN. Endoscopic sinus surgery in children with chronic sinusitis: a pilot study. *Laryngoscope.* 1990;100:654–658.

Mandel EM, Rockette HE, Bluestone CD, et al. Myringotomy with and without tympanostomy tubes for chronic otitis media with effusion. *Arch Otolaryngol Head Neck Surg.* 1989;115: 1217–1224.

Maniglia AJ, Kline SN. Maxillofacial trauma in the pediatric age group. *Otolaryngol Clin North Am.* 1983;16(3):717–730.

Mattox DE, Lyles CA. Idiopathic sudden sensorineural hearing loss. *Am J Otol.* 1989;10:242–247.

Mazzaferri EL, Jhiang SM. Long-term impact of initial surgical and medical therapy on papillary and follicular thyroid cancer. *Am J Med.* 1994; 97:418–428.

Meltzer EO, Charous BL, Busse WW. Added relief in the treatment of acute recurrent sinusitis with adjunctive mometasone furoate nasal spray. *J Allergy Clin Immunol.* 2000;106:630–637.

Morgan D. Current management of choanal atresia. *Int J Pediatr Otorhinolaryngol.* 1990;19:1–4.

Mott AE, Leopold DA. Disorders in taste and smell. *Med Clin North Am.* 1991;75(6):1321–1353.

Mukherji SK, Figueroa RE, Ginsberg LE, et al. Allergic fungal sinusitis: CT findings. *Radiology.* 1998;207:417–422.

Muntz H. Nasal antral windows in children: A retrospective study. *Laryngoscope.* 1990;100:643–646.

Murty GE. Wegener's granulomatosis: Otorhinolaryngological manifestations. *Clin Otolaryngol.* 1990;15:385–393.

Musy PY, Reibel JF, Levine PA, et al. Sinonasal undifferentiated carcinoma: the search for a better outcome. *Laryngoscope.* 2002;112: 1450–1455.

Narcy P, Contencin P, Fligny I, et al. Surgical treatment for laryngotracheal stenosis in the pediatric patient. *Arch Otolaryngol Head Neck Surg.* 1990;116:1047–1050.

Niparko JK, Swanson NA, Baker SR, et al. Local control of auricular, periauricular, and external canal cutaneous malignancies with Mohs surgery. *Laryngoscope.* 1990;100:1047–1051.

Peckham CS, Stark O, Dudgeon JA, et al. Congenital cytomegalovirus infection: a cause of sensorineural hearing loss. *Arch Dis Child.* 1987;62: 1233–1237.

Ponikau JU, et al. The diagnosis and incidence of allergic fungal sinusitis. *Mayo Clin Proc.* 1999;74: 877–884.

Poole MD, Postma DS. Characterization of cough associated with angiotensin-converting enzyme inhibitors. *Otolaryngol Head Neck Surg.* 1991; 105(5):714–715.

Quiney RE, Mitchell DB, Djazeri B, et al. Recurrent meningitis in children due to inner ear anomalies. *J Laryngol Otol.* 1989;103:473–480.

Ramos-Casals M, Font J, Garcia-Carrasco M, et al. Primary Sjogren syndrome: hematologic patterns of disease expression. *Medicine.* 2002;81: 281–292.

Rice DH. Malignant salivary gland neoplasms. *Otolaryngol Clin North Am.* 1999;32:875–885.

Rouby JJ, Laurent P, Gosnach M, et al. Risk factors and clinical relevance of nosocomial maxillary sinusitis in the critically ill. *Am J Respir Crit Care Med.* 1994;150:784–789.

Schwaber MK, Larson TC, Zealear DL, et al. Gadolinium-enhanced magnetic resonance imaging in Bell's palsy. *Laryngoscope.* 1990;100: 1264–1269.

Shepard NT, Telian SA. *Practical Management of the Balance Disorder Patient.* San Diego, CA: Singular Publishing; 1996, p. 34.

Shimizu H, HozawaJ, Saito H, et al. Chronic sinusitis and woodworking as risk factors for cancer of the maxillary sinus in Northeast Japan. *Laryngoscope.* 1989;99:58–61.

Shindo ML, Hanson DG. Geriatric voice and laryngeal dysfunction. *Otolaryngol Clin North Am.* 1990;23(6):1035–1044.

Singer PA. Thyroiditis: Acute, subacute, and chronic. *Med Clin North Am.* 1991;75(1):61–77.

Specks U, DeRemee RA. Granulomatous vasculitis: Wegener's granulomatosis and Churg-Strauss syndrome. *Rheum Dis Clin North Am.* 1990;16: 377–396.

Steere AC. Lyme disease. *N Engl J Med.* 1989;321: 586–596.

Sullivan PK, Fabian RF, Driscoll D. Mandibular osteotomies for tumor extirpation: The advantage of rigid fixation. *Laryngoscope.* 1992;102: 73–80.

Tan GH, Gharib H. Thyroid Incidentalomas: management approaches to nonpalpable nodules discovered incidentally on thyroid imaging. *Ann Intern Med.* 1997;126:226–231.

Teixido M, Kron TK, Plains EM. Head and neck sequelae of cardiac transplantation. *Laryngoscope.* 1990;100:231–236.

Thedinger BA, Nadol JB, Montgomery WW, et al. Radiographic diagnosis, surgical treatment, and long-term follow-up of cholesterol granuloma of the petrous apex. *Laryngoscope.* 1989;99: 896–907.

Tupchong L, Scott CB, Blitzer PH, et al. Randomized study of preoperative versus postoperative radiation therapy in advanced head and neck carcinoma: long-term follow-up of RTOG study 73-03. *Int J Radiat Oncol Biol Phys.* 1991;20: 21–28.

Wackym PA, Abdul-Rasool IH. Prospective management of malignant hyperthermia in the otolaryngological patient. *J Laryngol Otol.* 1988; 102:513–516.

Weerda H. Classification of congenital deformities of the auricle. *Facial Plast Surg.* 1988;5:385–388.

Wilson WR, Veltri RW, Liard N, *et al.* Viral and epidemiologic studies of idiopathic sudden hearing loss. *Otolaryngol Head Neck Surg*. 1983;91: 653–658.

Wormold PJ. The agger nasi cell: the key to understanding the anatomy of the frontal recess. *Otolaryngol Head Neck Surg*. 2003;129:497–507.

Zalzal GH, Anon JB, Cotton RT. Epiglottoplasty for the treatment of laryngomalacia. *Ann Otol Rhinol Laryngol*. 1987;96:72–76.

Zheng W, McLaughlin J, Chow W, *et al*. Risk factors for cancers of the nasal cavity and paranasal sinuses among white men in the United States. *Am J Epidemiol*. 1993;138:965–972.

Índice alfabético

Os números seguidos por *"f"* ou *"q"* indicam que os termos podem ser encontrados em figuras ou quadros.

A

Ablação com iodo radioativo, para hipertireoidismo, 613
Abordagem
- lateral externa, para cirurgia da base do crânio, 183-184, 184*f*
- pela fossa infratemporal, para lesões do ápice petroso, 190-191
- retrolabiríntica, para CAI, ACP e base do crânio, 188
- retrossigmóidea
- - para CAI, ACP e base do crânio, 187-188
- - suboccipital, para neuroma do acústico, 361
- transcoclear, para lesões do ápice petroso, 189-190
- translabiríntica
- - para CAI, ACP e base do crânio, 185-186
- - para neuroma do acústico, 361
- transótica, para CAI, ACP e base do crânio, 186
- via fossa média
- - para CAI, ACP e base do crânio, 186-187
- - para neuroma do acústico, 361
- - para paralisia de Bell, 209
ABPA. *Ver* Aspergilose broncopulmonar alérgica
Abrasão
- de profundidade média, 765
- profunda, 765
- química. *Ver* Quimioesfoliação
Abrasões superficiais, 764

Abscesso
- cerebral, 329-330, 392
- cervical
- - opções de tratamento para, 949
- - profundo, opções de tratamento para, 949
- de Bezold, 258, 1098
- de Brunner, 258
- epidural, 329, 391-392
- orbital, 391
- parafaríngeo, 793
- parafaríngeo, em pacientes pediátricos, 793
- periamigdaliano, 543, 791, 997
- - agudo, 543
- peritonsilar, 543, 791, 997
- peritonsilar agudo, 543
- profundo do pescoço, 949
- retrofaríngeo, 792-793
- retrofaríngeo, em pacientes pediátricos, 792-793
- subdural, 392
- subdural, com rinossinusite, 392
- subperiosteal, 325-326, 391
Absorção do anticorpo treponêmico fluorescente específico, para otossífilis, 338
Abuso da voz, 560-562
ACAI. *Ver* Artéria cerebelar anteroinferior
Acalasia, 548, 803-804, 1056
- cricofaríngea, 548
ACE. *Ver* Artéria carótida externa
Acetaminofeno, 891, 963
Acetasol, para otomicose, 948
Acetato
- de desmopressina (DDAVP), 967
- - para tratamento endócrino, 901

- de glatirâmer, para esclerose múltipla, 890
- de M-cresila, 948
Acetilcisteína, 963
ACI. *Ver* Artéria carótida interna
Aciclovir, 305, 947, 966, 1021
Acidez gástrica, tratamento da, 961-962
Ácido
- acético, 948
- acetilsalicílico, 250, 891-892, 970, 973
- algínico, 961
- araquidônico, 484, 485*f*, 954-956
- bórico, 948
- etacrínico, ototoxidade do, 973
- nicotínico, deficiência de, 539
- paraminobenzoico (PABA), 969
- tetraidrofólico. *Ver* Leucovorina
Acidose
- láctica, perda auditiva congênita e, 144
- metabólica, 937-938, 937*q*-938*q*
- respiratória, 937, 937*q*
Acondroplasia, 148, 1064
ACP. *Ver* Ângulo cerebelopontino; Audiometria, atividade lúdica condicionada
ACPI. *Ver* Artéria cerebelar posteroinferior
Acrivastina, 955*q*
ACS. *Ver* Artéria cerebelar superior
ACTH. *Ver* Hormônio adrenocorticotrópico
Actinomicose, 1037, 1096
- das glândulas salivares, 519

1103

- do nariz e dos seios paranasais, 400-401
- oral, 538
Actinomyces, 583-584
Acústica, 24-26
- da laringe, 560
- decibel e, 24-26
AD. *Ver* Autossômico dominante
Adenoameloblastoma da mandíbula, 541
Adenoamigdalite, 1032
Adenocarcinoma, 1040
- da orelha externa, 343
- das glândulas salivares, 526
- do duto terminal, 526
- do esôfago, 550
- do nariz e dos seios paranasais, 397
- dos brônquios, 918
- dos seios paranasais, 1027
Adenoide, 284, 463f, 465-466
Adenoidectomia, 318, 321-322, 1060
Adenoma. *Ver também* Tumor (es)
- canalicular, das glândulas salivares, 523
- da orelha externa, 343
- das glândulas salivares, 523-524, 526
- de célula basal, das glândulas salivares, 523
- endócrino, 1051-1052
- hipofisário, 895-902
- - cirurgia para, 900-902
- - diagnóstico diferencial, 896-897
- - hipopituitarismo, 900
- - outras opções de tratamento para, 902
- pleomórfico, 343, 1038, 1097
- - - metastatizante, das glândulas salivares, 526
- secretores de GH, 898
- secretores de hormônio adrenocorticotrópico, 898-899
- - sinais e sintomas do, 897-899
Adenomatose endócrina múltipla (AEM), 244
Adenose policística esclerosante, das glândulas salivares, 524

Adenovírus, infecção da orelha interna com, 337
Adução da aritenoide, para paralisia da laringe, 566-567
AED. *Ver* Avaliação endoscópica da deglutição
AEM. *Ver* Adenomatose endócrina múltipla
Afta, 538
Aftas de Bednar, 258
Agenesia, dos pulmões, 919
Agente alquilante, para síndrome do granuloma letal da linha média, 253
Agentes
- anticolinérgicos, função vestibular com, 117-118
- antifibrinolíticos, 967
- anti-inflamatórios, 571, 908
- antivirais, 947, 967-968
- - para estomatite aftosa, 966
- - para papilomatose laríngea, 564
- bloqueadores neuromusculares não-despolarizantes, 969, 970
- citotóxicos, para granulomatose de Wegner, 572
- gastrocinéticos, com anestesia, 838
- inalatórios, para anestesia geral, 850-851, 850q
- intravenosos, para anestesia geral, 851-852
- quimiopreventivos, para quimioterapia, 879
- radioprotetores, para quimioterapia, 879
Agonista
- alfa, 957
- dopaminérgico, 964
- prostaglandínico, 962
Agregação plaquetária induzida pela heparina, 869
AINE. *Ver* Anti-inflamatórios não-esteroides
Alavanca velofaríngea, fenda palatina e, 299
Albinismo com íris azul, perda auditiva congênita com, 146
Alcaloides de iodofórmio, 974

Alcalose
- metabólica, 937q-938q, 938-939
- respiratória, 937, 937q
Álcool
- apneia do sono e, 450
- carcinoma de esôfago e, 550
- interação farmacológica, 946, 952
- refluxo gastresofágico e, 561
Álcool isopropil, 948
Álcool para fricção, para otite externa aguda, 948
ALD. *Ver* Dispositivos auditivos
Aldosterona, 958
Alérgenos
- perenes, 487
- sazonais, 488
Alergia
- a inalantes, 487-488
- - alérgenos perenes, 487-488
- - alérgenos sazonais, 488
- - tratamento, 494-500, 497q-499q
- - - controle ambiental, 494
- - - farmacoterapia, 494-500, 497q-499q
- à penicilina, 940-943
- alimentar, 505-507
- - diagnóstico, 506
- - sinusite fúngica alérgica e, 506-507
- - tipos de, 506-507
- - tratamento, 506
- diagnóstico, 488-495
- - citologia nasal, 488
- - teste cutâneo, 489-493, 490q, 491f, 493q
- - teste de alergia *in vitro*, 493-495, 494f
- - testes para alérgenos específicos, 488-489
- rinossinusite crônica, 387
- sinais e sintomas, 486-487
Alfadornase, 964
Alfentanila, 837, 943
Alimentação enteral, 932
Aloenxertos dérmicos acelulares, 752
Alopecia
- cirurgia plástica facial para, 769-770, 769q
- elevação da pele e, 763

Alquilaminas, 953q, 955q
Alterações de pigmentação, da cavidade oral, 539-540
Amantadina, 947, 950
Ambiente microbiológico, da boca, 534
Ameloblastoma, 541, 646
AMI. *Ver* Artéria maxilar interna
Amicacina, 945-946, 972
Amifostina, 528, 879
Amígdala (as), 463f, 465-466. *Ver também* Amígdalas palatinas
- carcinoma de, 727-728
- de Gerlach, 534
- embriologia das, 284
- estrutura microscópica da, 469f
- hipertrofia das, 447-448
- lingual, 284, 531
- palatinas, 284, 533-534, 542-543, 997
Amigdalite, 543, 791, 949, 1060
- aguda, 543
Amiloidose, 1041, 1096
- das glândulas salivares, 517
- na laringe, 573
- perda auditiva congênita com, 158
Amino alquil éteres, 953q
Aminoamidas, 831q, 832-834
Aminoésteres, 831-832, 831q
Aminoglicosídios, 945-946, 1093
- ototoxicidade dos, 269, 356-357, 971-972
Aminopenicilina, 941
Aminopenicilinas potencializadas, 941, 949-950
Amitriptilina, para enxaqueca, 891
AMM. *Ver* Avanço maxilomandibular
Amostragem intercalada contínua, para implantes cocleares, 162-163
Amoxicilina, 941, 950, 962
- para amigdalite, 949
- para otite média aguda, 947
- para rinosinusite aguda, 948
- potencializada, 948, 949-950
Amoxicilina/clavulanato, 941
- para abscesso cervical profundo, 949
- para celulite, 399

- para impetigo, 400
- para otite média aguda, 316
Ampicilina, 941
Ampicilina/sulbactam, 941, 949, 950
Ampola, rotação da cabeça e, 98-99, 98f
Analgésicos, para otite média aguda, 316
Analisador de imitância, 31-32
Anastomose
- com interseção neural, 218
- de galeno, 258
Anatomia
- do nariz, 366-368
- superficial, da língua, 531
Anel
- da árvore brônquica, 919
- de Schatzki. *Ver* Anel esofágico inferior
- esofágico inferior, 548
- fibroso (ânulo fibroso), 11f, 13f
- timpânico, 2, 22, 198
- - cirurgia do, 182
Anemia
- ferropriva, 539
- perniciosa, 248, 539
Anestesia
- geral, 850-854
- - agentes para, 1086
- - - inalatórios, 850-851, 850q
- - - intravenosos, 851-852
- - - relaxantes musculares, 852-853, 852q
- - complicações, 853-854
- - controle da dor no pós-operatório, 853
- local, 566, 827-834, 964
- - agentes para, 831-834, 831q, 1086
- - - aminoamidas, 831q, 832-834
- - - aminoésteres, 831-832, 831q
- - para endoscopia, 564
- - captação, metabolismo e excreção, 828
- - mecanismos de ação, 827
- - química, 827
- - toxicidade, 828-830
- para corpo estranho, 1063
- para sinusite paranasal, 428-430, 429f

- pré-medicação, 834-838, 835q
- - antagonistas dos receptores histamínicos do tipo, 838
- - antiácidos, 838
- - derivados da beladona, 838
- - gastrocinéticos, 838
- - hipnótico-sedativos/tranquilizantes, 835-837
- - opioides, 837-838
- sedação intravenosa, 838-839
- técnicas de bloqueio para, 839-846
- - estapedectomia, 842-843
- - laringoscopia e traqueoscopia, 839, 840f-841f
- - miringotomia, 842
- - operações dos seios paranasais, 846
- - operações nasais, 844-846, 846f-848f, 849q
- - otologia, 841, 845f
- - redução da luxação da articulação temporomandibular, 839, 842f
- - redução e fixação da fratura mandibular, 839, 841, 843f-845f
- - timpanoplastia e mastoidectomia, 843-844
Aneurismas, exames de imagem de, 904
Anfetamina, 957
Anfotericina B, 946-947
- para blastomicose, 570
- para histoplasmose, 570
- para rinossinusite crônica, 949
Angina de Vincent. *Ver* Gengivite ulcerativa necrosante aguda (GUNA)
Angioedema, 504, 1030
Angiofibroma nasal juvenil (ANJ), 996, 1068
Ângulo
- cerebelopontino (ACP)
- - abordagem cirúrgica do, 184-188
- - radiologia do, 995
- - tumores do, 184, 360-362, 902-904
- de His, 537

ANJ. *Ver* Angiofibroma nasal juvenil (ANJ)
Anodontia, 538
Anomalias vasculares, 656-662
- do tórax, 927-929, 927*f*
- hemangioma, 657-659
- malformação vascular, 660-662
- orelha média, 1013
Anormalidades de ventilação-perfusão, 916-917, 916*f*
Anormalidades do desenvolvimento dental, 538
Anosmia, 405, 1028
ANR. *Ver* Redução ativa do ruído
Antagonista dopaminérgico, 963
Antagonistas
- do receptor
- - H1, 952-954, 957, 963
- - H1 de segunda geração, 952-954, 955*q*
- - H2, 952-954, 961-962
- - - para doença do refluxo gastresofágico, 550
- - - para laringite, 561
- - H3, 952, 954
- H1 de primeira geração, 952-954, 955*q*
- seletivos do receptor de serotonina 5-HT3, 963
Antazolina, 955*q*
Antiácidos, 550, 838, 945, 961-962
Antiarrítmicos, 943
Antibióticos, 1093-1096
- agentes bacteriostáticos, 1096
- bactericida, 1096
- betalactâmicos, 940-943
- classes, 1093-1095
- descoloração do esmalte dos dentes pelo uso de, 538
- escolha dos, 1095-1096
- interações farmacológicas com, 953, 962
- intravenosos sensíveis à betalactamase, para sialadenite, 518
- ototoxicidade dos, 269, 970-972
- para cirurgia dos seios da face, 438
- para crupe, 560

- para doença de Albers-Schönberg, 225
- para doença de Caffey, 225
- para epiglotite, 569
- para estomatite aftosa, 966
- para impetigo, 400
- para incêndio nas vias respiratórias, 582
- para infecção da orelha, 304, 307-308
- para otite externa crônica, 310
- para otite média aguda, 316
- para otite média aguda recorrente, 317
- para otite média com efusão, 320-321
- para otite média supurativa crônica, 323-324
- para parotidite, 521
- para perfuração iatrogênica, 549
- para queimaduras esofágicas, 550
- para rinossinusite, 389
- para sialadenite, 518
- para síndrome do choque tóxico, 255
- para síndrome do seio cavernoso, 255
Anticoagulação
- controle perioperatório da, 865
- para síndrome do seio cavernoso, 229
- reversão da, 864-866
Anticoagulante lúpico, 1090
Anticoagulantes, 862-863, 947
Anticorpo, 461, 1092
Antidepressivos, 516, 965
- tricíclicos, reação da pápula nos, 493, 493*q*
Antieméticos, 962-963
- função vestibular com, 117-118
Antiespasmódico, 961
Antifúngicos, 946-947
- para candidíase, 547, 568
- para estomatite aftoide, 966
Antígenos
- classificação, 466, 466*q*
- endógenos, 472
- especificidade, 478, 478*f,* 478*q*-479*q*
- exógenos, 472

- no sistema imune adaptativo, 460
- reexposição ao, 484, 485*f*
Anti-hipertensivos, 966, 968
Anti-histamínicos, 952-954, 953*q*, 955*q*, 957
- com anestésicos, 836
- critérios para a seleção de, 497, 497*q*-499*q*
- de primeira geração, 496, 497*q*
- de segunda geração, 497, 497*q*
- para alergia a inalantes, 496, 497*q*
- para apneia obstrutiva do sono, 450
- para laringite, 561
- resposta da pápula aos, 492, 493*q*
- xerostomia e, 516, 966
Anti-inflamatórios não-esteroides (AINE), 954, 961, 970
Antimicrobiano. *Ver também* Antibióticos
- na otorrinolaringologia, 940-950
- - opções de tratamento, 947-950
- - para infecções de cabeça e pescoço, 940-947
Antitoxina
- para difteria, 570
- tetânica, ototoxicidade da, 974
Antro mastoide, 22
Antropometria, para desnutrição, 930
Antrostomia maxilar, para cirurgia dos seios paranasais, 430
AOC. *Ver* Audiometria de observação comportamental
Aorta, 921
- embriologia da, 277-278, 279*f,* 283, 976
AOS. *Ver* Apneia obstrutiva do sono
Aparelho auditivo, 62-65, 1019
- de condução óssea, 64-65
- de implante na orelha média, 65
- descartável, 65
- fixado ao osso (BAHA), 1019
- multimemória, 64
- programável, 63-64

Aparelhos
- dentários, para apneia obstrutiva do sono, 451
- orais, para apneia obstrutiva do sono, 451

Apêndice pré-auricular, em pacientes pediátricos, 807

Ápice petroso, 188-189, 995

Apicite petrosa, 326-327

Aplasia
- de Alexander, perda auditiva congênita e, 145
- de Michel, perda auditiva congênita e, 144
- de Mondini, perda auditiva congênita e, 144-145
- de Scheibe, perda auditiva congênita e, 145

Apneia, 442, 919
- obstrutiva do sono (AOS), 442-458, 1034-1035
- - avaliação clínica, 446-450
- - consequências clínicas, 443-445, 444q
- - fatores de risco, 445-446, 446q
- - fisiopatologia, 443, 444f
- - tratamento, 450-458, 454f, 456f, 458f
- - - cirúrgico, 452-457, 454f, 456f, 458f
- - - clínico, 450-451
- - - comportamental, 450

Apoplexia labiríntica, 268

Aqueduto coclear, 4, 172

Arco(s)
- aórtico, anomalias do, 927
- branquiais, 558
- - desenvolvimento dos, 277-278, 278f-279f, 280q, 282-283, 976
- do zigoma, remoção do, 179, 181f
- fauciais, 536f

ARE. Ver Audiometria de respostas elétricas

Área de Little. Ver Plexo de Kiesselbach

Aritenoides, 289, 979f

Armazenamento de dados no aparelho auditivo, 64

Arritmia, 445, 559

Artéria
- carótida
- - externa (ACE)
- - - anatomia da, 200, 218, 988-989
- - interna (ACI)
- - - anatomia da, 169-170, 170f, 282
- - - tumor na, 182-183
- cerebelar
- - anteroinferior (ACAI), isquemia na, 131
- - posteroinferior (ACPI), oclusão da, 131
- - superior (ACS), oclusão da, 131
- do labirinto, distúrbios na, 131-132
- estapediana, 277, 279f, 282
- estilomastóidea, 218
- inominada, 920
- laríngea
- - inferior, 558
- - superior, 558
- lingual, 532
- maxilar interna (AMI), 366-367
- - ligação da, 1028-1029
- pós-auricular, 6, 218
- pulmonar, 277, 279f, 920
- subclávia, anomalias da, 927
- supraorbitária, 370
- supratroclear, 370
- tireóidea ima, 921

Artérias
- carótidas, 4-6, 17f, 920
- - anatomia, 282
- - anomalias, 927-928
- - doença de Ménière, 17f
- - embriologia, 277, 279f
- etmoidais, 367
- inominadas anômalas, 928
- tireóideas, anatomia da, 606f, 607, 608f

Arteriografia
- para lesões do ápice petroso, 188-189
- para tumores glômicos, 192

Articulação, 560
- cricoaritenóidea, 553, 571
- cricotireóidea, 553

- temporomandibular, luxação da, para anestesia, 839, 842f

Artrite reumatoide, 510, 571, 1084

ARV. Ver Audiometria com reforço visual

Árvore traqueobrônquica
- corpos estranhos na, 577-578
- de pacientes pediátricos, 800-803

Asa do nariz, 296

Asfixia, 577-578

Asma, 476

Aspergillus, 1096
- fumigatus, infecção da orelha e, 311
- niger, infecção da orelha e, 311

Aspergilose, 306, 309, 1086
- broncopulmonar alérgica (ABPA), 423

Aspiração
- com agulha fina (AF)
- - das glândulas salivares, 514, 528
- - de nódulo da tireoide, 620-622
- - de tumores do corpo carotídeo, 655
- - precisão da, 1041
- - das glândulas salivares, 522
- fatal, 577-578
- incontrolável, 568

Aspirações fatais, 577-578

ASSEP. Ver Potenciais evocados auditivos no estado de equilíbrio

Assoalho da boca (ADB), carcinoma de, 720-721

Astemizol, 952-954, 955q

Ataque de quedas, 267

Ataxia de Friedreich, perda auditiva congênita com, 154

Atopia, 483-507
- alergia a inalantes, 487-488
- - tratamento, 494-500, 497-499q
- alergia alimentar, 505-507
- - diagnóstico, 506
- - sinusite fúngica alérgica, 506-507
- - tipos de, 505-506
- - tratamento, 506
- degranulação do mastócito, 484, 485f

- diagnóstico de alergia, 488-495
- - citologia nasal, 488
- - teste cutâneo, 489-493, 490q, 491f, 493q
- - teste de alergia in vitro, 493-495, 494f
- - testes para alérgenos específicos, 488-489
- imunoterapia para, 501-505
- ligação da IgE aos mastócitos, 484
- mecanismo da, 483
- mediadores pré-formados associados aos grânulos, 486-487
- mediadores recém-formados, 486
- produção de IgE, 483
- reexposição ao antígeno, 484, 485f
- sinais e sintomas alérgicos, 486-487

Atordoamento, 94
Atracúrio, 852, 852q, 970
Atresia
- aural, 808-809
- aural, em pacientes pediátricos, 808-809
- congênita, 148, 351
- congênita da orelha, 148
- da orelha interna, 1006-1007
- das coanas, 373-374, 778, 1065-1066
- esofágica, 286-287, 1062
- laríngea, 576-577
Atrofia das estrias, perda auditiva congênita e, 146
Atropina, 559, 953, 956
Audição normal
- audiograma da, 34, 35f
- técnica de mascaramento de alta frequência, 82
Audiograma, 34-35, 34q, 36f-41f
- audição normal, 34, 35f
- para tumores glômicos, 192
- perda auditiva mista, 35, 38f
- perda auditiva neurossensorial, 35, 37f
- perda condutiva da orelha, 34, 36f
- símbolos para, 34, 34q

Audiologia, 24-68, 1002-1004
- acústica, 24-26
- audiometria diagnóstica, 56, 57q
- diagnóstica, 45-50
- - audiometria de Békésy, 47
- - decréscimo do reflexo acústico, 48
- - função do desempenho da intensidade, 48
- - índice de sensibilidade com incrementos pequenos, 46-47
- - potencial auditivo do tronco encefálico, 48-50
- - teste alternado de equilíbrio da intensidade binaural, 46
- - teste do decréscimo tonal, 47-48
- - teste do glicerol para doença de Ménière, 48
- diagnóstico, 45-50
- emissões otoacústicas, 50-52
- industrial, 67-68, 67q
- mecanismo da audição, 26-29
- monitoração da ototoxicidade, 60-61
- PAIR e industrial, 67-68, 67q
- para pacientes difíceis de testar e pacientes pediátricos, 52-56
- perda auditiva e distúrbios da audição, 42-45, 44q-45q, 62-67
- processamento auditivo central, 61
- pseudo-hipoacusia, 57-60
- teste audiométrico padronizado, 31-42
- testes com diapasão, 29-31, 30q
Audiometria, 31-42
- atividade lúdica condicionada e, 54
- baterias de testes rotineiros, 32-42
- com atividade lúdica condicionada (AALC), 54
- com reforço visual (ARV), 53, 54q
- de Békésy, 47, 60
- de observação comportamental (AOC), 53

- de respostas
- - elétricas (ARE), 70-90, 71f
- - - BERA, 73, 73q, 78-88, 79f, 81f, 84f, 85q, 86f-87f, 88q
- - conceitos básicos da, 70-71, 71f
- - conclusões, 90
- - - eletrococleografia, 73-78, 73q, 75f-76f
- - - potencial evocado auditivo, 72, 72q, 90
- - - respostas elétricas corticais, 72, 73q, 74, 88-89
- - - tipos de, 72-74, 73q
- - elétricas corticais (REC), 72, 73q, 74, 88-89
- diagnóstica, em lactentes, 56, 57q
- equipamentos para, 31-32
- identificação, 56, 57q
- medidas da imitância/ impedância, 38-42, 42f-43f
- observação comportamental, 53
- para lesões do ápice petroso, 189
- para neuroma do acústico, 360
- para otosclerose, 348
- para pacientes pediátricos, 1059-1060
- potencial evocado auditivo do tronco encefálico, 360
- reforço visual, 53, 54q
- tonal pura, 32-35, 34f-41f, 34q
- vocal, 36-38, 54
Audiômetro, 31-32
Aurícula
- anatomia, 1-2, 2f, 982
- embriologia, 11, 19, 19f, 198
- inervação sensorial da, 6, 7f
- mecanismo de audição, 26-27
Autoimunidade, 507-510
- artrite reumatoide, 510
- doença da orelha interna, 354
- lúpus eritematoso sistêmico, 507-509
- perda auditiva neurossensorial, 354
- síndrome de Sjögren, 509-510
Autossômico
- dominante (AD), 1093
- - perda auditiva congênita, 138-141, 1064

- recessivo (AR), 1093
- - perda auditiva congênita, 138, 141-142, 1064

Avaliação
- audiológica, para implante coclear, 164
- endoscópica da deglutição (AED), 544
- neuro-otológica, uso do potencial evocado do tronco encefálico na, 87
- oculomotora, 1006

Avanço
- da tuberosidade glenoidal, miotomia e suspensão hióideas com, 456, 456*f*
- mandibular, 457
- maxilomandibular (AMN), 457, 458*f*

Axonotmese, 205

Azatioprina
- para miastenia *gravis*, 895
- para penfigoide da laringe, 573
- para policondrite recidivante, 572
- para síndrome de Cogan, 238

Azelastina, 953-954
Azitromicina, 519, 943-944, 950

B

Bacteroides melaninogenicus, 583
Bagassose, 918
BAHA. *Ver* Aparelho auditivo fixado ao osso
Bainha carotídea
- espaço, 588*f*, 597
- fáscia, 587, 588*f*
Barbitúricos, 836, 952
Barorreceptores, do corpo carotídeo, 654
Bartonella henselae, 519
Base
- da língua
- - cirurgia da, 455-457, 456*f*
- - distúrbios da, 544
- - fraqueza da, 546
- - redução da, 456-457
- do crânio
- - anatomia da, 168-173, 169*f*, 977, 980*f*-981*f*, 990-991
- - ápice petroso, 188-191

- - cirurgia da
- - - abordagem lateral extrema, 183-184, 184*f*
- - - abordagens, 184-188
- - - complicações e resultados, 195
- - - endoscópica dos seios da face, 435-436
- - - fossa anterior, 174-179, 175*f*-178*f*, 179*q*
- - - fossa craniana média, 179-183, 180*f*-183*f*
- - - para vertigem, 193-195
- - - preparação para, 174
- - fraturas da, 345-346
- - investigação clínica da, 173-174
- - lesões da, na cirurgia dos seios da face, 437-438
- - lesões do clivo, 193
- - radiologia da, 994
- - tumores glômicos, 191-193
Beclometasona, 960
Benzamida, 963
Benzocaína, como anestésico local, 831*q*, 832
Benzodiazepinas, 943, 963, 969-970
- com anestésicos, 835-836
- função vestibular com, 117-118
Benzotropina, 963
BERA. *Ver* Respostas transitórias
Beriliose, 918
Betabloqueadores, 132, 974
Betacaroteno, para quimioterapia, 879
Betaglicosaminidase, 486
Betametasona, para alergia a inalantes, 500
Bicarbonato de sódio, 962
BiCROS. *Ver* Direcionamento contralateral do sinal bilateral
Bigorna, 12*f*
- anatomia da, 8, 13*f*, 15*f*, 282
- embriologia da, 20
- fixa, 350-351
- frequência ressonante da, 24
- mecanismo de audição da, 27
Biofilmes, rinossinusite crônica e, 387, 421

Biopsia de linfonodo sentinela, 527
Bi-PAP. *Ver* Dispositivo de pressão regulada em dois níveis
Bismuto, 962
- coloidal, 962
Bissinose, 918
Bitartarato de colina, para síndrome do odor de peixe, 254
Blastomicose, 306, 1096
- da laringe, 570
- do nariz e dos seios paranasais, 401
Blastomyces dermatitidis, infecção nasal por, 401
Blefaroplastia, 759-761, 1075
- da pálpebra
- - inferior, 760-761
- - superior, 759-760
Bleomicina, ototoxicidade da, 973
Bloqueadores
- beta-adrenérgicos, para hipertireoidismo, 612
- dos canais de cálcio, enxaqueca vestibular e, 132
Boca
- ambiente microbiológico da, 534
- sinais e sintomas alérgicos da, 486
- síndrome de Sjögren, 509
Bócio
- eutireóideo, 616-617
- multinodular tóxico, 611, 611*q*, 1053
- tóxico uninodular, 611-612, 611*q*
Bola fúngica, 384
Bolha, 918
- etmoidal, 369, 416
Bolsa
- de Luschka. *Ver* Cisto de Thornwaldt
- de Rathke. *Ver* Cisto de Thornwaldt
Bolsas
- embriologia das, 279-282, 976
- estruturas derivadas das, 279-282
Borrelia burgdorferi, infecção da orelha e, 306

Bradicardia, com estimulação da laringe, 559
Bradicinina, 373
Brometo
- de ipratrópio, 956
- de piridostigmina, para miastenia *gravis*, 895
Broncodilatadores, 913, 928-929
Broncografia, 926
Broncoscopia, 925, 928
Bronfeniramina, 955*q*
Brônquio principal esquerdo, 920-921
Brônquio-fonte principal direito, 921
Bronquiolite obliterante. *Ver* Doença dos enchedores de silo
BTE. *Ver* Retroauricular, aparelho auditivo
Budesonida, 960
Bumetanida, ototoxicidade da, 973
Bupivacaína, como anestésico local, 831*q*, 833
Bupropiona, 964-965
Burtirofenonas, 836, 963
Butalbital, 273, 891, 973

C

CAA. *Ver* Células apresentadoras de antígeno
Cabeça
- agentes antimicrobianos para infecções da, 940-947, 1095
- - antifúngicos, 946-947
- - antivirais, 947
- - fluoroquinolonas, 945-946
- - macrolídeos, 943-945
- - outros antibióticos betalactâmicos, 943
- - penicilinas, 940-943
- e pescoço
- - anestesia para, 827-854
- - cirurgia reconstrutora, 740-753
- - - cicatrização da ferida, 752
- - - da paralisia facial, 751
- - - do couro cabeludo, 752
- - - enxertos cutâneos, 741-745, 742*f*
- - - transferência de tecido microneurovacular livre, 745-751, 1048-1049
- - de pacientes pediátricos, 815-822
- - - avaliação da, 815-816
- - - distúrbios congênitos, 816-818
- - - distúrbios infecciosos/ inflamatórios da, 821-822
- - - neoplasmas, 818-821
- - - traumáticos, 822
- estabilização da, 95-96
- estímulos simultâneos dos canais semicirculares, 112-114
- intervenção cutânea da, 843*f*
- rotação e inclinação da, 97-103
CAC. *Ver* Carcinoma adenoide cístico
Cadeira rotacional, 124, 1005-1006
CAE. *Ver* Canal auditivo externo
Cafeína, 891, 966
CAI. *Ver* Canal auditivo interno
Cálcio
- necessidades de, 935-936
- paratireoides e, 634-635, 635*f*
Calcitonina, 1050
Cálculos
- nas glândulas salivares, 520
Calvície, fármacos para, 968-969
Canabinoides, 963
Canais semicirculares
- anatomia dos, 3-4, 3*f*, 6, 12*f*, 15*f*, 97, 97*f*
- estímulo dos aferentes, 108-110, 110*f*
- estímulos simultâneos, 112-114
- malformação dos, perda auditiva congênita, 146
- movimento dos olhos e, 103-107, 104*f*-107*f*
- otosclerose, 18*f*
- rotação da cabeça e, 97-103
- rotação no plano do, 107-108
- sensação dos, 98-100, 98*f*-101*f*
- VPPB e, 125
Canal
- auditivo
- - cânceres do, 701-703, 702*q*, 704*q*
- - externo (CAE). *Ver também* Orelha externa
- - - anatomia, 1-3, 2*f*, 11*f*, 13*f*, 200, 982
- - - cirurgia, 179, 182*f*
- - - embriologia, 19-20, 198
- - - frequência ressonante, 24
- - - infecções do, 307-310
- - - mecanismos de audição, 26-27
- - - OEM e, 213, 308-310, 1008
- - interno (CAI)
- - - abordagem cirúrgica, 184-188
- - - anatomia do, 4, 7*f*, 15*f*, 17*f*
- - - aneurisma do, 189
- - - otosclerose, 18*f*
- - - sífilis, 17*f*
- carotídeo, 12*f*, 172, 990
- hipoglosso, 172, 991
- inominado, 991
- óptico, 905, 990
- ósseo, 175, 182, 198
- semicircular horizontal, avaliação do, 1005-1006
Canalículo, 907
Canamicina, ototoxicidade da, 971-972
Câncer. *Ver os tipos específicos*
Cânceres de cabeça e de pescoço
- carcinomas escamosos, 715-716
- metástase a distância, 716
- quimioterapia para, 871-885
- - justificativa para, 872-873
- - objetivos da, 871, 872*q*
- - patologia, 871-872
Candida
- *albicans*, 538, 568
- infecção na orelha e, 311
Candidíase, 306, 547, 568, 1032
Capacidade
- de difusão, 914
- pulmonar total, 911, 918, 928-929
- residual funcional, 911, 918, 928-929
- vital, 911, 918
- vital forçada (CVF), 911-912, 918, 928-929
Capacidades pulmonares, 917-918
Capreomicina, ototoxicidade da, 974

Cápsula ótica, 21
Carbamazepina, para neuralgia trigeminal, 892
Carbapenêmicos, 943, 1093
Carbinoxamina, 955*q*
Carbocaína. *Ver* Mepivacaína
Carbonato de cálcio, 962
Carboplatina, 875, 877*q*-878*q*, 973
Carboximetilcelulose, 967
Carbúnculos, 308
Carcinoma. *Ver também* Adenocarcinoma; Carcinoma adenoide cístico; Carcinoma de células basais, Carcinoma de células escamosas
- adenoide cístico (CAC), 190, 1027, 1039, 1096
- - da orelha externa, 343
- - das glândulas salivares, 525
- - do nariz e dos seios paranasais, 397-398
- - paralisia do nervo facial, 214
- anaplásico, 630, 1055
- basocelular (CBC), 999-1000, 1096
- - da orelha externa, 343
- - das glândulas salivares, 526-527
- células acinares, 190, 1040
- da cavidade oral, 716-726
- - acompanhamento, 716
- - assoalho da boca, 720-721
- - avaliação, 714
- - de crista alveolar, de mucosa gengival ou da gengiva, 722-723
- - estadiamento TNM para, 664*q*, 710-712, 712*f*
- - lábio, 717-718, 1049
- - língua, 718-720, 719*f*, 729-730
- - metástase a distância, 716
- - mucosa bucal, 725-726
- - palato duro, 723-725
- - segundo primário, 715
- - sinais e sintomas, 713-714
- - tratamento, 714-715
- - tratamento do pescoço N0, 715
- - trígono retromolar, 721-722

- da hipofaringe, 730-733
- - acompanhamento, 716
- - avaliação, 714, 730-731
- - estadiamento TNM para, 664*q*, 711-712, 712*f*
- - metástase a distância, 716, 733
- - segundo primário, 715
- - sinais e sintomas, 713-714
- - tratamento, 714-715, 731-733
- - tratamento do pescoço N0, 715
- da laringe, 676-695
- - anatomia oncológica do, 676-678, 677*f*
- - avaliação clínica, 682, 683*q*
- - avançado, tratamento do, 689-694, 690*q*, 691*f*-692*f*, 692*q*
- - carcinoma verrucoso, 684, 687
- - conduta, 683
- - epidemiologia e patogenia, 676
- - estadiamento, 679*q*-680*q*
- - incidência, 676
- - investigações, 683
- - patologia, 678-681, 681*f*-682*f*
- - precoce, tratamento do, 687-689
- - prognóstico, 694-695
- - tratamento, 684-694, 685*q*-686*q*, 688*q*-690*q*, 691*f*-692*f*, 692*q*
- da nasofaringe, 664*q*, 712-716, 712*f*, 733-736, 734*q*
- da orelha externa, 343
- das glândulas salivares, 525-526
- de célula acinar, 190, 1040
- de escamo/espinocelulares (CEC), 190, 1000, 1027, 1040, 1097
- - cabeça e pescoço, 715-716
- - da laringe. *Ver* Carcinoma da laringe
- - da orelha externa, 343
- - detecção do, 871-872
- - do esôfago, 550
- - do nariz e dos seios paranasais, 396
- - dos brônquios, 918
- - em pacientes pediátricos, 790
- - metástase para as glândulas salivares, 526-527

- - quimioterapia e, 872-873
- - - aplicações, 880-884
- - - com agente único, 873-879, 877*q*-878*q*
- - - combinação, 879-880
- de nasofaringe, 997, 1033-1034
- de tireoide, 623-630, 629*q*, 1097
- de tireoide bem-diferenciado (CTBD), 623-628
- do esôfago, 550, 736-739, 1058
- do olho, 179, 179*q*
- do osso temporal, 358
- dos seios paranasais, 695-701, 697*q*-698*q*, 700*q*
- - conduta, 698-701, 700*q*
- - estadiamento, 696-698, 697*q*-698*q*
- ex-adenoma pleomórfico, das glândulas salivares, 526
- folicular, 1054
- indiferenciado sinonasal (CISN), 397, 1027
- medular de tireoide (CMT), 628-630, 629*q*, 1054-1055
- mucoepidermóideo, 190, 525, 1039
- nasofaríngeo, 997, 1033-1034
- papilar, 1053-1054
- sinonasal, 695-701, 697*q*-698*q*, 700*q*
- verrucoso, 684, 687
- vírus do papiloma humano e, 708, 1026
Carcinomas epitelial-mioepiteliais, das glândulas salivares, 525
Carcinoma-sarcoma, das glândulas salivares, 526
Cartilagem(ns)
- aritenóideas, 553
- corniculadas, 553
- cricóidea, 554
- cuneiformes, 553
- de Meckel, 20, 282
- de Reichert, 20
- de Santorini, 263. *Ver* Cartilagens corniculadas
- de Wrisberg, 264. *Ver* Cartilagens cuneiformes
- sesamóideas, 553
- tireóidea, 283, 552-553, 1042
- tritícea, 553

Caspofungina, 947
Catarata, perda auditiva congênita com, 156
Cavidade
- de Meckel, 2, 169
- nasal, sistema de estadiamento TNM da, 665q
- oral, 530-551, 1030-1036
- - alterações de pigmentação da, 539-540
- - anatomia da, 708, 709f, 986-987
- - anatomia normal da, 530-533, 531q
- - carcinoma da, 716-726
- - - acompanhamento, 716
- - - assoalho da boca, 720-721
- - - avaliação, 714
- - - crista alveolar, mucosa gengival ou gengiva, 722-723
- - - estadiamento TNM para, 664q, 710-712, 712f
- - - lábio, 717-718, 1049
- - - língua, 718-720, 719f, 729-730
- - - metástase a distância, 716
- - - mucosa bucal, 725-726
- - - palato duro, 723-725
- - - segunda malignidade primária nos, 715
- - - sinais e sintomas, 713-714
- - - tratamento do pescoço N0, 715
- - - tratamento para, 714-715
- - - trígono retromolar, 721-722
- - de pacientes pediátricos, 788-793
- - - anatomia do desenvolvimento, 788
- - - avaliação, 788
- - - distúrbios congênitos, 788-790
- - - infecciosos/inflamatórios, 791-793
- - - neoplasias, 790-791
- - - traumatismo da, 793
- - disfagia da, 544-551
- - - distúrbios de motilidade do esôfago, 548
- - - distúrbios neurológicos, 546
- - - doença do refluxo gastresofágico, 549-550
- - - doenças, 545
- - - doenças do esôfago, 546-548
- - - lesões congênitas, 550-551
- - - traumatismo esofágico, 548-549
- - doenças das, 538-542
- - - alterações de pigmentação, 539-540
- - - anormalidades do desenvolvimento dental, 538
- - - doença periapical, 538
- - - doenças comuns da infância com manifestações na, 540
- - - inflamações da mucosa oral, 538
- - - lesões não-infecciosas, 539
- - - macroglossia, 540
- - - manifestações na mucosa de processos sistêmicos, 538
- - - outras lesões, 542
- - - placas, 540
- - - tumores da mandíbula, 541
- - dutos salivares, 530
- - fisiologia normal da deglutição, 535-537, 536f
- - infecções, 1032-1033
- - papilomas da, 1035
Caxumba, 518, 1036-1037
- infecção da orelha interna, 336-337
- paralisia facial, 1021
CBC. Ver Carcinoma basocelular
CBC. Ver Hemograma completo
CCE. Ver Células ciliares externas
CCI. Ver Células ciliadas internas
CEC. Ver Carcinoma de escamo/espinocelulares
Cefaleia, 890-893, 890q, 893q, 1087-1089
- associada ao uso abusivo de fármacos, 892, 893q
- com lesões do ápice petroso, 189
- com tumores da base do crânio, 173
- em salvas, 892, 1088
- enxaqueca e, 890-891, 1088
- ocular, 1088
- por tração, 1087-1088
- tensional, 892, 1087-1088
- tique doloroso e, 1088-1089
- vascular, 1088
- vestibular, 128, 132
Cefalexina, 942, 949-950
Cefalometria, para apneia obstrutiva do sono, 448, 453
Cefalosporina, 942, 1093-1094
- antipseudomonas de terceira/quarta gerações, 942, 943
- para celulite, 399
- para impetigo, 400
- para otite média aguda, 947
Cefalosporinas
- de primeira geração, 942, 947
- de segunda geração, 942
Cefazolina, 399, 942, 949, 950
Cefdinir, 942, 948
Cefepima, 943
Cefotaxima, 942
Cefpodoxima, 942, 948, 950
Cefprozila, 942
Ceftazidima, 943, 949, 950
Ceftibuteno, 942
Ceftriaxona, 942, 944
- para crupe, 950
- para faringite, 950
- para otite média aguda, 316, 948
- para rinossinusite aguda, 948, 949
Cefuroxima, 942, 950
Célula(s)
- acinar, 515-517, 525
- apresentadoras de antígeno (CAA), 379, 469
- - células T e, 477, 477f
- - no sistema imune inato, 461
- - no sistema imune mediado pela célula, 476
- B
- - na inflamação alérgica, 474, 474q
- - no sistema linfoide, 468, 469f
- basais, 372
- bular frontal, 370
- calciforme, 371
- ciliadas internas (CCI), no mecanismo de audição, 28
- ciliares externas (CCE), 28, 50-52

- colunares, 371
- de Deiters, 21
- de Hensen, 21
- de Mikulicz, 262
- de Onodi, 370, 419-420, 420*f*
- de sustentação, 372
- dendríticas, 476
- destruidoras naturais (NK), no sistema imune adaptativo, 460
- do plasma, células B, 468, 469*f*
- ductais, das glândulas salivares, 515
- esfenoetmoidal, 370, 419-420, 420*f*
- etmoidal supraorbitária, 370
- fisalíferas, 262
- gigantes de Warthin-Finkeldey, 264
- nulas, do sistema linfoide, 468-469
- suprabulares, 370
- T
- - ativação das, 476, 477*f*
- - na inflamação alérgica, 474, 474*q*
- - no sistema linfoide, 466-468, 468*f*, 467-468*f*
Celulite
- do nariz e dos seios paranasais, 399
- do pavilhão auricular, 304
- orbitária, 391, 910
Cementoblastoma, 649
Cementoma da displasia óssea, 1087
Cementomas da mandíbula, 541
Centros autônomos, sistema vestibular e, 96
Ceratocisto odontogênico, 542
Ceratose
- da laringe, 563
- folicular. *Ver* Doença de Darier
- obturante, do canal auditivo externo, 344
- palmar e plantar, 224
Cerebelo, sistema vestibular e, 96
Cetaconazol, 570, 946, 953, 962
Cetamina, 851-852, 969
Cetirizina, 952
Cetorolaco, 970
Cetuximabe, 694, 876, 877*q*-878*q*

Cevimelina, 519, 528, 967
CGRP. *Ver* Peptídio relacionado com o gene da calcitonina
CHARGE. *Ver* Coloboma, cardiopatia, atresia das coanas, retardo do desenvolvimento, hipoplasia dos genitais, anormalidades da orelha
CHL. *Ver* Perda auditiva condutiva
Choque anafilático, 503-504
CIC. *Ver* Inteiramente no canal
Cicatriz, revisão da, 772-774, 773*f*, 1078-1079
Cicatrização da ferida
- implante aloplástico e, 752
- revisão das cicatrizes e, 772
Cicatrizes hipertróficas, da orelha externa, 342
Ciclizina, 955*q*
Ciclofosfamida
- para doença de Takayasu, 228
- para policondrite recidivante, 572
- para síndrome de Cogan, 238
- para síndrome do granuloma letal da linha média, 241-242
Ciclosporina, para policondrite recidivante, 572
CID. *Ver* Coagulação disseminada intravascular
Cidofovir, para papilomatose laríngea, 564
Cimetidina, 952-954, 962
Cintigrafia
- da tireoide, 1051
- nuclear, das glândulas salivares, 514
Ciproeptadina, 955*q*
Ciprofloxacino, 310, 945, 948-949
Cirurgia
- da laringe, *lasers* na, 579-581, 580*f*
- do implante, de implantes cocleares, 164-165
- do recesso frontal, para cirurgia dos seios paranasais, 431-433, 433*f*
- nasal
- - estética, 765-768
- - - abordagem aberta, 766-768

- - - abordagem fechada, 766
- - - giba do dorso do nariz, 767, 1077
- - - modificações da ponta, 767-768, 1076-1077
- - - problemas especiais, 769
- - para apneia obstrutiva do sono, 452
- - técnicas de bloqueio para, 844-846, 846*f*-848*f*, 849*q*
- ortognática, 771-772
- plástica
- - da face, 755-774, 1073-1080
- - - análise facial para, 755-756, 756*f*
- - - aumento da parte média da face, 771
- - - cirurgia nasal estética, 765-768, 1076-1077
- - - cirurgia ortognática, 771-772
- - - genioplastia, 771
- - - otoplastia, 770, 1078
- - - para alopecia, 769-770, 769*q*
- - - - redução do couro cabeludo, dos retalhos Juri e elevação do couro cabeludo, 770
- - - - transplante de cabelos, 769, 1079-1080
- - - para a face em envelhecimento, 757-765, 1073
- - - para alterar o esqueleto ósseo facial, 770-771
- - - - blefaroplastia da pálpebra inferior, 760-761
- - - - blefaroplastia da pálpebra superior, 759-760
- - - - elevação das sobrancelhas, 757-759, 1074-1075
- - - - partes média e inferior da face, 761-763
- - - - rejuvenescimento/*resufacing* da pele da face, 763-765, 1073-1074
- - - revisão das cicatrizes faciais, 772-774, 773*f*
- - - tratamentos adjuvantes e outros, 774
- reconstrutora
- - cabeça e pescoço, 740-753
- - - cicatrização da ferida, 752

- - - da paralisia facial, 751
- - - do couro cabeludo, 752
- - - enxertos cutâneos, 741-745, 742f
- - - transferência de tecido microneurovascular livre, 745-751
- - dos lábios, 1078
- - futuro da, 753
- - perspectiva histórica, 740-741
- transesfenoidal, 900-902
CIS. Ver Amostragem intercalada contínua
Cisaprida, 961, 962
Cisatracúrio, com anestesia geral, 852, 852q
CISN. Ver Carcinoma indiferenciado sinonasal
Cisplatina
- com 5-FU, 880
- ototoxicidade, 973
- para quimioterapia, 875, 877q-878q
- para quimioterapia de indução, 882
- para recorrência de doença metastática, 881
- para terapia com quimiorradiação, 883-884
Cisteinil-leucotrienos, 956
Cisto(s)
- araquinoides, 214, 995
- broncogênicos, 918-919
- congênito da laringe, 577
- congênitos, das glândulas salivares, 521
- das cordas vocais, 563
- das glândulas salivares, 522-524
- das glândulas salivares em pacientes pediátricos, 521
- de erupção, 643
- de Thornwaldt, 258, 263, 377-378, 997, 1036
- dentígero, 541, 643
- dermoides, 375, 997, 1066
- do duto
- - nasopalatino, 377, 645
- - tireoglosso, 817, 1067
- do duto tireoglosso, 817, 1067
- do forame da cartilagem tireóidea, 1042

- do nariz e dos seios paranasais, 376-378
- dos maxilares, 642-646
- - "imitadores" císticos, 645-646
- - não-odontogênicos, 644-645
- - odontogênico, 541-542, 642-644
- ductais, 1041
- endócrino, 1052
- epidermoide, 903, 995
- fissurais, da maxila, 644-645
- glandular, 644
- globulomaxilar, 376
- laríngeo congênito, 577
- mucoso de retenção, 996
- mucoso de retenção, radiologia do, 996
- nasoalveolar, 376-377
- nasolabial, 645
- odontogênico
- - calcificante, 644
- - ceratinizante, 644
- odontogênicos, 541-542, 642-644
- ósseo, 645-646, 652
- - aneurismático, 646, 652
- - de Stafne, 646
- - traumático, 645
- ósseos, 645-646, 652
- periapical. Ver Cisto radicular
- periodontal lateral, 644
- primordial. Ver Ceratocisto odontogênico
- radicular, 541, 642-643
- residual, 643
- saculares, 1042
- valecular, 796
- - em pacientes pediátricos, 796
- vocal, 563
Citocinas
- no sistema imune inato, 461, 467, 468f
- papel das, 472-476, 475q
- para quimioterapia, 876, 877q-878q
- tipos de, 472-473
Citologia nasal, para diagnóstico da alergia, 488
Citomegalovírus (CMV), infecção da orelha interna, 334-335
Claritromicina, 943, 950, 962

Classificação
- de Fisch, dos tumores glômicos, 192
- de Gell e Coombs, das reações alérgicas, 479, 480q, 481-483, 482f
- de Glasscock/Jackson, para tumores glômicos, 192
- de Norwood, para calvície, 769, 769q
- de Sunderland, 1020
- detalhada de Werner, para orbitopatia de Graves, 909, 909q
Clavulanato, para otite média aguda, 948
Clindamicina, 944, 950, 966, 1094
- para abscesso cervical profundo, 949
- para amigdalite, 949
- para celulite, 399
- para otite média aguda, 947
- para otite média supurativa crônica, 948
- para rinossinusite, 948-949
- para sialadenite, 519
- para síndrome de Lemierre, 244
Cloranfenicol, 241, 944, 1094
Cloreto de cetilpiridinio, 965
Clorexidina, 966
Clorfeniramina, 955q
Cloridrato
- de benzidamina, 966
- de bupropiona, 965
- de cetirizina, 955q
- de difenilpiralina, 955q
- de hidroxizina, 836, 955q
- de levocabastina, 955q
- de tripolidina, 955q
Cloroprocaína, como anestésico local, 831q, 832
Cloroquina, ototoxicidade da, 974
Clorpromazina, 78-79, 837, 963
Clostridium botulinum, 218
Clotrimazol, 311, 947, 966
CMT. Ver Carcinoma medular de tireoide
CMT. Ver Doença de Charcot-Marie-Tooth ligada ao X
CMV. Ver Citomegalovírus

Coagulação
- a *laser,* 580, 580*f*
- disseminada intravascular (CID), 866-868, 868*q*
Cobertor mucoso, 371
Cocaína, 957, 1086
- como anestésico local, 831, 831*q*
Coccidioidomicose, 306, 1086
Cóclea, 3-4, 5*f,* 985
- no mecanismo de audição, 27-28
- potenciais evocados na, 72*q*
Cocleostomia, para implantes cocleares, 164-165
Colesteatoma (as), 188, 190
- da orelha média, 1009-1010
- do canal auditivo externo, 344
- em pacientes pediátricos, 810
- paralisia do nervo facial, 214
- perda condutiva de audição e, 351-352
Colistina, ototoxicidade da, 974
Coloboma, cardiopatia, atresia das coanas, retardo do desenvolvimento, hipoplasia dos genitais, anormalidades da orelha (CHARGE), 373
Coloração de Warthin-Starry, 264
Columela, 296
COM. *Ver* Complexo ostiomeatal
Complacência pulmonar, 913-914, 915*f*
Complexo ostiomeatal (COM), 369
- anatomia do, 417-418, 417*f*-418*f*
- comprometimento do, 386
Composto Talwin, ototoxicidade do, 973
Compostos da platina, 875, 877*q*-878*q*
Compressão
- dinâmica em faixa ampla, aparelhos auditivos, 63
- esofágica, 549
Comprometimento auditivo. *Ver* Perda auditiva
Concha (as), 200
- média, 419
- nasais, 371
Concussão labiríntica, 267
Côndilo da mandíbula, remoção do, 179, 181*f*

Côndilos occipitais, 172
Condrite, 306-307
Condroangiopatia calcárea pontilhada. *Ver* Síndrome de Conradi-Hünermann
Condrodermatite nodular crônica da hélice. *Ver* Doença de Winkler
Condrodistrofia epifisária pontilhada. *Ver* Síndrome de Conradi-Hünermann
Condroma, 190, 565, 650, 998, 1041
Condrossarcoma, 193, 650, 998
Conduta no sangramento intraoperatório, na cirurgia dos seios da face, 436
Cone elástico, 554
Constritores
- faríngeos, 534-535, 554
Controle
- intraoperatório das vias respiratórias, 581-582, 581*f*
- perioperatório da anticoagulação, 864-866
Corda(s)
- do tímpano, 11*f*-12*f,* 15*f,* 199, 218
- vocais, 556, 559-560, 1041
- - falsas, 556
- - histologia das, 556-557, 557*f*-558*f*
- - nódulos nas, 561-562, 571
- - pólipos das, 562
- - vocais
- - disfunção, 795-796
- - fraqueza das, 546
- - paralisia das, 546, 1044
- - vocal membranosa, 556, 557*f*-558*f*
Cordoma, 190, 193, 398, 1096
Corpo carotídeo, tumores do, 654-656, 1046
Corpos estranhos, 1062-1063
- na laringe e na árvore traqueobrônquica, 577-578
- na orelha externa, 345
- no esôfago, 549
- no nariz e nos seios paranasais, 405
- no tórax, 927

Corpúsculos
- de Adler, 259
- de Aschoff, 259
- de psammoma, 262
- de Russell, 263
Corte dos picos, aparelhos auditivos, 63
Córtex cerebral, sistema vestibular e, 96
Corticoesteroides, 908, 958-960, 959*q,* 963, 1086
- para alergia a inalantes, 499-501
- para apneia obstrutiva do sono, 451
- para doença de Kimura, 227
- para estomatite aftosa, 966
- para hanseníase, 570
- para infecção da orelha, 310
- para infecção do nervo facial, 212
- para miastenia *gravis,* 895
- para otite média com efusão, 321
- para rinossinusite, 389
Cortisol, 959
Cortisona, 498, 958, 959*q*
Couro cabeludo
- elevação do, 770
- reconstrução do, 752
- redução do, 770
COWS. *Ver* Frio oposto, quente no mesmo lado
CPAP. *Ver* Pressão positiva contínua nas vias respiratórias
CP-VPPB. *Ver* Vertigem posicional paroxística benigna do canal semicircular posterior
Craniofaringioma, 193, 1031
Craniotomia
- occipital, 184
- para adenomas hipofisários, 902
- para operação da fossa anterior, 174, 176
Creatinina, 875, 877*q*-878*q*
Cretinismo congênito, perda auditiva congênita com, 153
Crianças
- implantes cocleares para, 163-164, 166
- traqueotomia em, 579

Cricoide, 283, 289
Crise
- de Tumarkin, 94, 267, 353, 1098
- otolítica de Tumarkin, 115
Crista
- alveolar, carcinomas de, 721-722
- ampolar, rotação da cabeça e, 98-99, 98f
- de Passavant, 534
- neural, 21-22
- utricular, 14f-15f
Cristais
- de Charcot-Leyden, 259
- de Charcot-Newman. *Ver* Cristais de Charcot-Leyden
- de Charcot-Robin. *Ver* Cristais de Charcot-Leyden
- dos otólitos, no canal semicircular, 104-106
Cromomicose, 306
CROS. *Ver* Direcionamento contralateral do sinal
Crupe, 569-570, 950. *Ver também* Laringotraqueobronquite aguda
Crura diafragmática, 537
CSF. *Ver* Fatores estimuladores das colônias
CTBD. *Ver* Carcinoma de tireoide bem-diferenciado
CULLP. *Ver* Paralisia congênita unilateral do lábio inferior
Cúpula, rotação da cabeça e, 98-99, 98f
Curva de dissociação da oxiemoglobina, 916-917, 917f
Curvas de volume de fluxo, 912-913, 912f
CVF. *Ver* Capacidade vital forçada

D

Dalbavancina, 946
Dapsona, 570, 572-573
Daptomicina, 946
dB. *Ver* Decibel
DCIA. *Ver* Sistema ilíaco circunflexo profundo
DDAVP. *Ver* Acetato de desmopressina

DDS, para hanseníase, 570
DE. *Ver* Disfonia espasmódica
Decibel (dB), 24-26
Deficiência de ácido fólico, 248
Deformidade de Madelung, perda auditiva congênita com, 149
Degeneração
- do gânglio, 548
- hepatolenticular. *Ver* Doença de Wilson
Deglutição, 535-537, 536f, 546, 559
- com bário, 544
Deiscência, 535
- de Killian, 535
Dentes, 531, 531q
Depressão pré-auricular, em pacientes pediátricos, 807
Depressores do SNC, 952
Depuração mucociliar, 371
Derivados
- da beladona, com anestesia, 838
- do esporão-do-centeio, para vertigem com enxaqueca, 272
Dermatite
- de Burckhardt, 224, 228
- de contato, da orelha externa, 342
- seborreica, do canal auditivo externo, 343
Dermatocálase, 759-760
Dermatofitose, 306
Dermatologia, 998-1001
Dermatomiosite, 547, 1083
Dermoabrasão, 764, 1074, 1079
Descompressão cirúrgica
- para neoplasia do nervo facial, 215
- para paralisia de Bell, 209
Descongestionantes, 957, 960
- para alergia a inalantes, 497-499
- para apneia obstrutiva do sono, 450-451
- para laringite, 561
- para rinossinusite, 389
- reação da pápula e, 492, 493q
Descontinuidade ossicular, perda auditiva congênita e, 351
Desequilíbrio, 94

Desflurano, para anestesia geral, 851
Desloratadina, 952, 955q
Desnutrição, 930-931
Despertares relacionados com o esforço respiratório (DRER), 450
Desquilíbrio, entidades clínicas que se manifestam com, 265-273
Desvio
- de septo, 401-402
- permanente do limiar (PTS), 67
- temporário do limiar (TTS), 67
Detecção e intervenção auditivas precoces (DIAP), 56, 57q
Dexametasona, 500, 958, 959q, 960, 963, 966
Dexbronfeniramina, 955q
Dexclorfeniramina, 955q
DF. *Ver* Displasia fibrosa
Diabetes melito
- orelha externa e, 342
- paralisia do nervo facial, 202
Diaminofenilsulfona, para hanseníase, 570
DIAP. *Ver* Detecção e intervenção auditivas precoces
Diazepam, 118, 243, 836, 969
Dibucaína, como anestésico local, 831q, 834
Dicloralfenazona, para enxaqueca, 891
Dicloxacilina, 940-941
Difenidramina, 836, 952, 953, 955q, 963, 966
Difteria, 570, 968
Difteria, tétano e *pertussis* e vacina acelular de *pertussis* (DTaP), 968
Digoxina, 943
Diidroestreptomicina, ototoxicidade da, 971
Dilaceração, 538
Diluentes, para imunoterapia, 502
Dimenidrinato, 118, 953, 955q
Diplegia facial congênita. *Ver* Síndrome de Möbius
Diplopia, 907
Direcionamento contralateral
- do sinal (CROS), aparelho auditivo, 64, 1019

- do sinal bilateral (BiCROS), aparelho auditivo, 64, 1019
Disfagia
- de Bayford-Autenrieth, 224
- lusória. *Ver* Síndrome de Bayford
- oral, faríngea ou esofágica, 544-551
- - distúrbios da motilidade do esôfago, 548
- - distúrbios neurológicos, 546
- - doença do refluxo gastresofágico, 549-550
- - doenças do esôfago, 546-548
- - lesões congênitas, 550-551
- - traumatismo esofágico, 548-549
Disfonia espasmódica (DE), 567-568
- de adução, 567-568
Disfunção
- mucociliar, rinossinusite crônica e, 387, 422
- oral, 546
- velofaríngea, em pacientes pediátricos, 1072
Disosteose
- acrofacial. *Ver* Síndrome de Nager de Reynier
- clidocraniana, 148
- craniofacial. *Ver* Doença de Crouzon
- mandibulofacial. *Ver* Síndrome de Treacher Collins
Displasia
- craniocarpotársica. *Ver* Síndrome da face assobiadora
- craniometafisária. *Ver* Doença de Pyle
- ectodérmica, 146, 233-234
- epifisária pontilhada. *Ver* Síndrome de Conradi-Hünermann
- facial lateral. *Ver* Síndrome do segundo arco branquial
- fibrosa (DF), 1087
- - da maxila, 651
- - da orelha média e mastoide, 358
- - do nariz e dos seios paranasais, 408-409

- oculoauriculovertebral (OAVD), perda auditiva congênita e, 143
Dispositivo de pressão regulada em dois níveis (Bi-PAP), 451
Dispositivos
- auditivos
- - para PAC, 61
- - tipos de, 65-66
- de fechamento a vácuo (VAC), para enxertos cutâneos, 741
- de proteção auricular, 68
Dissecção do pescoço, 524, 526
Disseminação da rinossinusite aguda para a órbita, opções terapêuticas para, 949
Distensibilidade do parênquima pulmonar, 913-914
Distrofia corneana de Fehr, perda auditiva congênita e, 154
Distúrbio(s)
- da motilidade ciliar, 1061
- das glândulas salivares, na infância, 823-824
- de motilidade, do esôfago, 547-548
- de *Torus* palatino (TA), 542
- do sono, medicamentos usados nos, 964
- do tecido conjuntivo, 1083-1085
- ligados ao X, 1093
- mitocondriais, 144, 1093
- respiratório do sono (DRS), 442-443, 445, 452
Diuréticos
- de alça de teto alto, ototoxicidade dos, 973
- ototoxicidade dos, 357, 970, 973
Divalproato de sódio, para enxaqueca, 891
Divertículo, 547
- de tração, 547
- de Zenker, 547, 1057
- epifrênico, 547
DLCB. *Ver* Posição de decúbito lateral com a cabeça para baixo
Docetaxel, 875-876, 877q-878q
Docosanol, 947
Doença
- adenomigdaliana, 1060

- cerebrovascular, 893-894
- da arranhadura do gato, 519, 1096
- - em pacientes pediátricos, 821, 1037, 1067
- da descompressão, 225
- das epífises pontilhadas, *Ver* Síndrome de Conradi-Hünermann
- de Airkin. *Ver* Disfagia de Bayford-Autenrieth
- de Albers-Schönberg. *Ver* Osteopetrose
- de Barclay-Baron, 225
- de Bowen, 225, 999
- de Caffey, 225
- de Castleman, 225
- de Charcot-Marie-Tooth, 226
- de Charcot-Marie-Tooth ligada ao X (CMT), perda auditiva congênita e, 143
- de Conradi. *Ver* Síndrome de Conradi-Hünermann
- de Creutzfeldt-Jakob, 226
- de Crouzon, 148-149, 373, 1064
- de Darier, 226
- de Fordyce, 226
- de Fothergill, 226
- de Friedreich, 236
- de Gerlier, 226
- de Goucher, 226
- de Graves, 610-611, 611*q*, 613-614, 1053
- de Hand-Schüller-Christian, 1089
- de Heerfordt, 214, 238, 519, 1098
- de Hippel-Lindau, 238
- de Hodgkin, 1097
- de Kawasaki, 821-822, 1068, 1098
- de Kimura, 240
- de Letterer-Siwe, 1089
- de Lyme, 213, 306, 311, 1021
- de Marie-Strümpell, 243
- de Ménière, 17*f*, 126-128, 227, 231, 241, 266-267, 269, 352-354, 971, 1016-1017, 1097
- - cirurgia para, 193-194, 353-354

- - crise de Tumarkin, 94, 353
- - eletrococleografia para, 77
- - função vestibular com, 117
- - potenciais evocados auditivos do tronco encefálico para, 88
- - síndrome de Lermoyez, 352
- - sintomas, 352-353
- - teste do glicerol para, 48
- de Mikulicz, 243
- de Ollier, 246
- de Osler-Weber-Rendu, 246-247, 539, 1029, 1071, 1098
- de Paget, 150-151, 247, 346, 650
- de Parkinson, 252
- de Pelizaeus-Merzbacher, 247
- de Pyle, perda auditiva congênita com, 151
- de Quincke, 542
- de Refsum, perda auditiva congênita com, 156
- de Rivalta, 250
- de Rosai-Dorfman, 250, 1068, 1098
- de Spielmeyer-Vogt, 255
- de Still, 253
- de Sutton, 539
- de Takayasu, 254, 272
- de Tay-Sachs, 255
- de Tornwaldt, em pacientes pediátricos, 780
- de Von Recklinghausen, 245, 1098
- de Von Willebrand, 403, 967
- de Von-Hippel-Lindau, 1098
- de Wilson, 257
- de Winkler, 258
- do osso marmóreo. *Ver* Osteopetrose
- do refluxo gastresofágico (DRGE), 549-550, 560-562, 1042, 1056-1057
- - câncer de laringe e, 676
- - carcinomas e, 708
- - em pacientes pediátricos, 805-806
- - tratamento para, 961-962
- do sistema integumentar, perda auditiva congênita com, 146-148
- dos enchedores de silo, 918
- esquelética, perda auditiva congênita com, 148-152
- otológica, com fendas labial e palatina, 301
- periapical, 538
- pulmonar
- - obstrutiva crônica (DPOC), câncer de laringe e, 682
- - restritiva, 911, 913, 928-929
- sem pulso. *Ver* Doença de Takayasu
Doenças granulomatosas
- das glândulas salivares, 519
- na laringe, 571
Domeboro, para otomicose, 948
Domperidona, 962
Dor facial, 890-893
Doxacúrio, com anestesia geral, 852, 852q
Doxiciclina, 455, 944, 950
Doxilamina, 952, 955q
DPOC. *Ver* Doença pulmonar obstrutiva crônica
Drenagem linfática
- da laringe, 558-559
- da língua, 532
- da língua e orofaringe, 719, 719f
- do nariz, 367-368
DRER. *Ver* Despertares relacionados com o esforço respiratório
DRGE. *Ver* Doença do refluxo gastresofágico
Drogas antineoplásicas, toxicidade das, 357
Droperidol, 836, 963
DRS. *Ver* Distúrbio respiratório do sono
DTaP. *Ver* Difteria, tétano e *pertussis* e vacina acelular de *pertussis*
DUP, tratamento para, 961-962
Duto(s)
- coclear, doença de Ménière, 17f
- da parótida. *Ver* Duto de Stenson
- das glândulas de Bowman, 372
- de Rivinus, 530
- de Stenson, 512, 530
- de Wharton, 513, 530
- endolinfático, 3-4, 3f
- faringeobranquiais, embriologia dos, 281-282, 281f
- salivar, 526, 530
- sublingual. *Ver* Duto de Rivinus
- submandibular. *Ver* Dutos de Wharton

E

EAS. *Ver* Estimulação analógica simultânea
EBV. *Ver* Vírus Epstein-Barr
ECF. *Ver* Fatores quimiotáticos dos eosinófilos
ECM. *Ver* Esternocleidomastóideo
ECOG. *Ver* Eletrococleografia
Ectrópio, 906
Eczema, 476
Edema
- angioneurótico, 542
- de Reinke, 1043
EEI. *Ver* Esfíncter esofágico inferior
EES. *Ver* Eritromicina
EES. *Ver* Esfíncter esofágico superior
Efavirenz, 947
Efedrina, 957
Elasticidade, do parênquima pulmonar, 913-914
Eletrococleografia (ECOG), 1004
- aplicações clínicas do, 76-77
- futuras aplicações, 78
- potenciais mensuráveis, 74-75, 75f
- potencial de ação composto, 75-76, 76f
- técnicas de estimulação, 74
- técnicas de registro, 74
- visão geral da, 72-73, 73q
Eletrolaringe, 578
Eletrólitos, 933-936, 933q
Eletromiografia (EMG)
- dos músculos flexores, 115
- para avaliação do nervo facial, 206-207, 209
- para paralisia do nervo facial, 216
Eletroneurografia (ENoG)
- para avaliação do nervo facial, 206, 209
- para paralisia do nervo facial, 216

Eletronistagmografia (ENG), 109-110, 1006
- função vestibular e, 121-124, 123f
Eletro-oculografia (EOG), para testes ENG, 121
Elevação
- coronal da fronte, 757-758
- da face. Ver Cirurgia plástica da face
- da parte alta da fronte, 758
- direta do supercílio, 758-759
- endoscópica do supercílio, 759
- laríngea, falha de, 546
- mediofrontal, 758
Elevador do véu palatino, 10, 533
Embriologia
- da aorta, 277-278, 279f, 283, 976
- da aurícula, 11, 19, 19f, 198
- das fendas labial e palatina, 294-295, 977
- da glândula tireoide, 283, 283f, 289, 603-608, 605f-606f, 608f, 976
- da laringe, 286-287, 288f, 288q-289q, 552
- da língua, 284, 284q, 977
- da orelha, 11, 19-22, 289, 290q-291q
- das amígdalas e adenoides, 284
- das bolsas, 279-282, 976
- das glândulas salivares, 284, 515
- do nariz, 284-286, 285f-286f, 287q, 365
- do nervo facial, 198, 199f
- dos arcos branquiais, 277-278, 278f-279f, 280q, 282-283, 976
- dos dutos faringeobranquiais, 281-282, 281f
- dos seios paranasais, 365-366, 413-415
- idade e, 277
- primórdio embrionário e derivados, 286, 287q
EMG. Ver Eletromiografia
Emissões otoacústicas (EOA), 50-52, 1004
- aplicações clínicas das, 52
- BERA com, 80
- características das, 51

- do produto da distorção (EOAPD), 50-52
- espontâneas (EOAE), 50-51
- evocadas (EOAE), 50-52
- para pacientes difíceis de testar e pediátricos, 55-56
- para perda auditiva congênita, 160
- para pseudo-hipoacusia, 59
- tipos de, 51-52
- transitórias (EOAT), 50-52
EMLA. Ver Mistura eutética de anestésicos locais
Empiema subdural, 330
Emplastro
- de fentanila, 970
- de nicotina, 965
Encefaloceles, 375-376, 424, 779-780, 1065
- nasais, 375-376, 424, 1065
Encefalopatia mitocondrial, 144
Endolinfa
- doença de Ménière e, 128
- fluxos ampulopetal e ampulofugal, 107-108
- movimento dos olhos e, 103-107, 104f-107f
- rotação da cabeça e, 98-100, 98f-101f, 111, 112f-113f
Endoscopia
- do tórax, 925-927, 926f
- nasal, para rinossinusite, 425-426
ENG. Ver Eletronistagmografia
Enjoo do movimento, tratamento para, 956
ENoG. Ver Eletroneurografia
Ensaio com liberação de serotonina (SRA), 869
Enterobacter, 306
Entex, 957, 964
Entrópio, 906
Envelhecimento
- da face, cirurgia plástica para, 757-765
- desequilíbrio do, 266
Enxágues com antibióticos, 966
Enxaqueca, 273, 890-891, 1016, 1088
- cervical. Ver Síndrome de Barre-Lieou

Enxerto de pele de espessura mensurada (STSG), 741
Enxertos cutâneos, 741-745, 742f, 1079
- de espessura total (FTSG), 741
EOA. Ver Emissões otoacústicas
EOAE. Ver Emissões otoacústicas espontâneas
EOAE. Ver Emissões otoacústicas evocadas
EOAPD. Ver Emissões otoacústicas do produto da distorção
EOAT. Ver Emissões otoacústicas transitórias
EOG. Ver Eletro-oculografia
Eosinófilos, 475
Epiglote, 553
Epiglotite, 568-569, 798, 950
Epignatismo, em pacientes pediátricos, 791
Epilepsia
- mioclônica com fibras esfarrapadas em vermelho (MERRF), perda auditiva congênita e, 144
- vertiginosa, 272
Epinefrina, 569, 576, 830, 956-957, 960, 967
Epirais de Curschmann, 259
Episódios de queda, 94
- mudanças do tônus postural e, 115
Epistaxe, 402-404, 437
- pós-operatória, conduta na, na cirurgia dos seios paranasais, 437
Epitélio olfatório, 371-372
Epitelioma adenoide cístico. Ver Tumor de Brooke
Epúlide, 542, 790
Equagesic, ototoxicidade do, 973
Erisipela, 304, 400
Eritema multiforme, oral, 539
Eritromicina, 943, 945, 953
- ototoxicidade da, 972
- para celulite, 399
- para faringite, 950
- para otite média aguda, 947
- para perda da audição neurossensorial repentina idiopática, 355

- para sialadenite, 519
- para traqueobronquite, 950

Eritroplasia, 540, 1036

Ertapeném, 943

Escabiose, infecção da orelha, 306, 311

Escada reconstrutora, para cirurgia reconstrutora, 740-741

Escala de Fitzpatrick, dos tipos de pele, 764, 999-1000

Esclerodermia, 547-548, 1057, 1084

Esclerose
- da laringe, 570
- múltipla (EM), 268, 889-890, 1018, 1021

Escopolamina, 118, 242-243, 521, 953, 956, 963

Escore de reconhecimento das palavras, 37-38

Escultura da cartilagem, 770

Esfenoidectomia, para cirurgia dos seios paranasais, 430-431, 432f

Esfíncter
- esofágico
- - inferior (EEI), 530, 537
- - superior (EES), 530, 535-536, 536f, 546
- orbicular, 296

Esfincteroplastia de Orticochea, para insuficiência velofaríngea, 303

ESG. Ver Estenose subglótica

Esofagite, 546
- de Barret, 546, 549
- de refluxo, tratamento para, 961-962

Esôfago, 530-551, 920, 921f, 1056-1058
- anatomia normal, 530, 537
- carcinoma de, 550, 736-739, 1058
- corpos estranhos no, 549, 1063
- disfagia do, 544-551
- - distúrbios da motilidade do, 548
- - distúrbios neurológicos, 546
- - doença do refluxo gastresofágico, 549-550

- - doenças do, 545-548
- - lesões congênitas, 550-551
- - traumatismo esofágico, 548-549
- doenças do, 546-548
- dos pacientes pediátricos, 803-806
- fisiologia normal da deglutição, 535-537, 536f

Esofagograma, 544

Esofagoscopia, 544, 925-927

Esomeprazol, 962

Espaço
- mastigatório, 593
- parafaríngeo, 513, 589-591, 987
- paraglótico, 556
- parotídeo, 594
- periamigdaliano, 594-595
- perigoso
- - infecção, 601
- - limites, 599f, 600q, 601
- pré-epiglótico, 556
- pré-vertebral, 599f, 600q, 601-602
- pterigomaxilar. Ver Fossa pterigopalatina
- retrofaríngeo, 599-601, 599f, 600q
- submandibular, 595-596, 596f
- visceral, 597-599, 598f

Espaços cervicais
- espaço da bainha carotídea, 588f, 597
- espaço mastigatório, 593
- espaço parafaríngeo, 589-591
- espaço parotídeo, 594
- espaço periamigdaliano, 594-595
- espaço perigoso, 599f, 600q, 601
- espaço pré-vertebral, 599f, 600q, 601-602
- espaço retrofaríngeo, 599-601, 599f, 600q
- espaço submandibular, 595-596, 596f
- espaço visceral, 597-599, 598f
- fossa infratemporal, 593-594
- fossa pterigopalatina, 591-592, 592f
- fossa temporal, 593
- infecções do, 583-584, 587-589

Espasmo
- da laringe, 559
- esofágico, 548

Espiramicina, para sialadenite, 519

Espirometria, 911, 928-929

Espuma de colágeno, 967

Esqueleto
- da laringe, ossificação do, 289
- nasal externo, 366
- ósseo facial, alterações do, 770-771

Estadiamento
- linfonodal, para melanoma maligno, 670
- molecular, para melanoma maligno, 674
- TNM. Ver Tumor, linfonodo, estadiamento das metástases

Estapedectomia, 347, 842-843

Estatinas, 943, 947

Estenose
- congênita da abertura piriforme, 779
- das vias respiratórias, 575
- esofágica, 803
- esofágica, em pacientes pediátricos, 803
- laríngea e traqueal, 574-575
- nasofaringeopalatina, 455
- subglótica (ESG), 1070
- - congênita, 577
- - de pacientes pediátricos, 796
- subglótica, 796, 1070
- subglótica congênita, 577
- traqueal, 574-575, 801-802

Esternocleidomastóideo (ECM), 115, 1067

Esteroides, 964, 969. Ver também Corticoesteroides
- afta provocada pelos, 538
- candidíase provocada pelos, 568
- cistos e sulcos das cordas vocais, 563
- para alergia a inalantes, 500
- para apneia obstrutiva do sono, 450
- para cirurgia dos seios da face, 438-439
- para doença de Caffey, 228
- para doença de Darier, 232

- para doença de Takayasu, 254
- para doença de Winkler, 258
- para edema de laringe, 578
- para epiglotite, 569
- para escleroma, 570
- para estomatite aftosa, 966
- para granulomatose de Wegner, 572
- para hemangioma da laringe, 576
- para incêndio nas vias respiratórias, 582
- para laringite, 561
- para líquen plano, 539
- para lúpus eritematoso sistêmico, 572
- para otite média supurativa crônica, 323
- para paralisia de Bell, 208-209
- para penfigoide da laringe, 573
- para policondrite recidivante, 572
- para queimaduras do esôfago, 550
- para sarcoidose, 571
- para sialadenite, 518-519
- para sífilis, 270
- para síndrome de Behçet, 226
- para síndrome de Cogan, 231
- para síndrome de Melkersson-Rosenthal, 243
- para síndrome de Stevens-Johnson, 252
- para síndrome de Tolosa-Hunt, 255
- para traumatismo da laringe, 574
- respostas e, 491
Estesioneuroblastoma, 996, 1096. *Ver* Neuroblastoma olfatório
Estilofaríngeos, 535
Estilóóideo, 282, 535
Estimulação
- analógica simultânea (EAS), para implantes cocleares, 163
- do SNC, 952
Estomatite, 538
- aftosa, tratamento para, 965-966
Estratégias para codificar a fala, dos implantes cocleares, 162-163
Estreptomicina, 267, 971-972

Estribo
- anatomia do, 8-9, 14*f*, 15*f*, 282
- embriologia do, 21
- frequência ressonante do, 24
- mecanismo de audição, 27
- otosclerose, 18*f*
Estridor, 575-576, 1069-1070
Estríola, da mácula, 100
Estroboscopia laríngea, 563
Estruma de Reidel, 1052
Estudo
- RTOG 91-11, para câncer de laringe, 691-692, 692*f*, 692*q*
- VA, para câncer de laringe, 691, 691*f*
Etanol, para apneia obstrutiva do sono, 455
Etanolaminas, 952, 953*q*, 955*q*
Etidocaína., como anestésico local, 831*q*, 834
Etilenodiaminas, 953*q*, 955*q*
Etmoidectomia
- para a fossa anterior, 174
- para cirurgia dos seios paranasais, 430-431, 431*f*-432*f*, 435
Etmoturbinais, 365
Etomidato, para anestesia geral, 851
EVAS. *Ver* Síndrome do aqueduto vestibular alargado
Exame
- com gálio, para osteomielite, 213
- das vias respiratórias superiores, para apneia obstrutiva do sono, 447
- de radioisótopo com tecnécio, para osteomielite, 213
- ocular
- - dinâmico, para queixas vestibulares, 119
- - estatístico, para queixas vestibulares, 119
Excisão, para revisão de cicatrizes, 773
Exoftalmia, 908-910
- maligna, 908-909
Exostose, do canal auditivo externo, 344, 1008
Expectorantes, 963-964

Exposições permissíveis aos ruídos, 67, 67*q*
Extravasamentos de líquido cefalorraquidiano
- anestesia para, 429
- cirurgia endoscópica dos seios para, 435-436
- cuidados pós-operatórios de, 439
- diagnóstico pré-operatório, 427

F

Fácies adenoideana, 259
Fala
- esofágica, 578
- perda da, 578
FAMM. *Ver* Retalho miomucoso com artéria facial
Famotidina, 952, 954, 962
Fanciclovir, 947
Faringe, 530-551
- anatomia da, 709-710, 709*f*, 987
- anatomia normal da, 533-535, 554
- antibióticos para, 1095
- carcinoma de. *Ver os tipos específicos*
- disfagia da, 544-551
- - distúrbios de motilidade do esôfago, 548
- - distúrbios neurológicos, 546
- - doença do refluxo gastrofágico, 549-550
- - doenças da, 545
- - doenças do esôfago e da, 546-548
- - lesões congênitas, 550-551
- - traumatismo esofágico, 548-549
- distúrbios da, 542-544
- fisiologia da deglutição, 535-537, 536*f*
- fraqueza da, 546
- limites e subunidades, 530
- sinais e sintomas alérgicos da, 486-487
Faringite, 949-950, 1032-1033
Faringoplastia de avanço transpalatino, 455
Farmacetina, ototoxicidade da, 974

Fármacos, 952-974
- anticolinérgicos, 953, 956, 961
- antieméticos, 962-963
- anti-histamínicos, 952-954, 953q, 955q
- corticosteroides, 958-960, 959q
- enxágues com antibióticos orais tópicos, 966
- - xerostomia e, 516, 521, 966
- hemostáticos, 967
- hialuronidase e, 964
- histamina, 952
- indutores do sono, apneia do sono e, 447
- modificadores dos leucotrienos, 954-956
- mucolíticos e expectorantes, 963-964
- ototoxicidade, 970-974
- para acidez gástrica, 961-962
- para tratamento da estomatite aftosa, 965-966
- para tratamento da xerostomia, 966-967
- para tratamento estético, 968-969
- perioperatórios, 969-970
- terapia para a cessação do fumo, 964-965
- toxina botulínica A, 965
- usados nos distúrbios do sono, 964
- vacinação/tratamento antiviral 967-968
- vasoconstritores, 956-957
Farnesil transferase (FT), 872
Fáscia
- cervical, 585-587, 586f
- do mediastino, 922
- parotídeo-massetérica, 512
Fasciite necrosante, 584, 1045
Fase
- esofágica, 536, 536f
- faríngea, da deglutição, 535, 536f
- oral, da deglutição, 535, 536f
Fator(es)
- de crescimento endotelial vascular (FCEV), crescimento de células cancerígenas e, 872

- de crescimento semelhante à insulina (IGF), 895
- de necrose tumoral (FNT), 461, 473
- de von Willebrand (vWF), 857
- estimuladores das colônias (CSF), 473
- quimiotáticos
- - dos eosinófilos, 486
- - dos neutrófilos, 486
- tecidual (FT), na hemostasia, 859-860
- VIIa recombinante, na reversão da anticoagulação, 865
FC. Ver Fibrose cística
FCEV. Ver Fator de crescimento endotelial vascular
Febre
- otite média aguda, 314
- uveoparotídea, paralisia do nervo facial, 214
Fechamento
- da glote, 565
- geométrico em linha quebrada (GBLC), para revisão de cicatrizes, 774
Fenda(s)
- do ouvido médio, 289, 290f-291f
- laríngeas, 577, 796
- palatina e labial, 229, 542, 1061. Ver também Síndrome de Pierre Robin
- - bilateral, 298-299
- - classificação, 295
- - embriologia, 294-295, 977
- - etiologia, 293-294
- - incidência e epidemiologia, 293, 294q
- - problemas associados, 301-303
- - tensor do véu palatino, 10
- - tratamento, 295-296, 296q, 297f-298f, 299-301, 300f-302f
Fenilefrina, 957
Fenilpropanolamina, 957
Fenindamina, 952, 955q
Fenitoína, 947
Fenômeno
- de Bell, 218
- de Tullio, 264, 338, 1099
Fenotiazinas, 837, 953q, 955q

Fentanila, 837, 970
Feocromocitoma, 247-248
Ferro, 248, 945
Fexofenadina, 952-953, 955q, 957
Fibras parassimpáticas
- pós-ganglionares, 372-373
- pré-ganglionares, 372
Fibroma
- ameloblástico, 541, 648
- odontogênico, 541, 649
- ossificante, 1087
- - da maxila, 651
- - do nariz e dos seios paranasais, 409
Fibro-odontoma ameloblástico, 648
Fibrose cística, 516, 919-920, 1061-1062
- rinossinusite crônica e, 388, 422
Finasterida, 1079
Fissura(s)
- de Santorini, 263
- orbital, 990
- - inferior, 905
- - superior, 905
Fístula(s)
- congênitas dos lábios, 229, 230
- do canal semicircular superior, 356
- labiríntica, 326
- na artéria carótida-seio cavernoso, 910
- perilinfáticas, 194, 269, 356
- quilosa, 1048
- traqueoesofágica (FTE), 286-287, 550, 801, 1062
Fitatos, 520
Fixação maxilomandibular, 1082
Flucitosina, 946
Fluconazol, 946
Fluidos corporais, 933-934
Flumazenil, 969
Flunisolida, 960
Fluocinonida, 966
Fluoroquinolonas, 944-946
5-fluoruracila (5-FU)
- cisplatina com, 880
- na terapia por quimiorradiação, 883
- ototoxicidade da, 973

- para quimioterapia, 874, 877q-878q
- para quimioterapia indutiva, 881
5-FU. *Ver* 5-fluoruracila
Fluoxetina, para apneia obstrutiva do sono, 450
Fluticasona, 960
Fluxo
- ampulofugal, 107-108
- ampulopetal, 107-108
FMM. *Ver* Fixação maxilomandibular
FO. *Ver* Fibroma ossificante
Folículo tireoidiano, 1050
Fonação, 559-560
Fondaparinux, 863
Fonoterapia, para insuficiência velofaríngea, 303
Fontanelas nasais, anatomia das, 416
Forame
- cego, da língua, 531
- da incisura, 532
- espinhoso, 169, 182, 182f, 991
- estilomastóideo, 200
- jugular, 172, 978f, 990-991
- lacero, 991
- magno, 991
- mastóideo, 172
- oval, 169, 182, 182f, 991
- palatino
- - acessório, 532
- - maior, 532
- redondo, 991
Forames
- do palato, 532
- etmoidais, 905
Fossa
- anterior
- - anatomia da, 168-169, 169f
- - cirurgia da, 174-179, 175f-178f, 179q
- craniana, 1. *Ver também* Base do crânio
- - anterior, 168-169, 169f
- - - cirurgia da, 174-179, 175f-178f, 179q
- - medial, 169f, 170-171
- - - cirurgia da, 179-183, 180f-183f
- - posterior, 1, 173

- infratemporal, 172, 593-594
- média
- - anatomia da, 169f, 170-171
- - cirurgia da, 179-183, 180f-183f
- piriforme, 556
- posterior, 1, 173, 184, 360-362
- pterigopalatina, 177f, 591-592, 592f
- supraesternal, 920
- temporal, 593
- temporomandibular, 172
Fóvea, 96
- etmoidal, 168
FP. *Ver* Fenda palatina
Fragmentação do sono, com apneia obstrutiva do sono, 444q
Fratura
- da base do crânio, 345-346
- da laringe, 573-574
- da mandíbula, 839, 841, 843f-845f
- da maxila, 1081
- do nariz, 404-405
- do osso temporal, 270, 345-346
- naso-orbitoetmoidais, 1081
Frênulo da língua, 531
Frio oposto, quente no mesmo lado (COWS), 109
FSH. *Ver* Hormônio foliculoestimulante
FT. *Ver* Farnesil transferase
FT. *Ver* Fator tecidual
FTA-ABS. *Ver* Absorção do anticorpo treponêmico fluorescente específico
FTE. *Ver* Fístula traqueoesofágica
FTSG. *Ver* Enxertos cutâneos de espessura total
Fumarato de clemastina, 955q
Fumo, apneia do sono e, 450
Função
- de desempenho de intensidade, 48
- reflexa vestibular, movimentos dos olhos e, 104-107
- vestibular
- - perda da, 116-118
- - reabilitação da, 118
- - testes quantitativos da, 121-124, 123f

Fungos dematiáceos, 385
Furoato de mometasona, 960
Furosemida, ototoxicidade da, 973
Furúnculo, 308
Furunculose, do nariz e dos seios paranasais, 400
Fusão
- das articulações, perda auditiva congênita com, 155
- occipital-espinhal, 184
Fusobacterium, 583

G

Gabapentina, 132, 893
Gânglio, 283, 993
- de Arnold, 259
- de Meckel, 262
- esfenopalatino, 372
Gargulismo. *Ver* Síndrome de Hurler
Gases sanguíneos, 915-918, 916f-917f
Gatifloxacino, 945, 948, 950
Gaviscon, 961-962
GBLC. *Ver* Fechamento geométrico em linha quebrada
GCCG. *Ver* Granuloma central de células gigantes
Gelatina, 566, 967
Gengiva
- carcinoma da, 721-722
Gengivite, 538
- ulcerativa necrosante aguda (GUNA), 538
Gengivoestomatite
- da menopausa, 539
- herpética, 538
Genioglosso (GG), 443
Genioplastia, 771
- de aumento, 771
- por deslizamento, 771
Gentamicina, 945-946, 950
- ototoxicidade da, 971-972
- para abscesso cervical profundo, 949
- para doença de Ménière, 267
- para otite externa aguda, 948
- para resistência das *Pseudomonas,* 941, 943

GG. *Ver* Genioglosso
GH. *Ver* Hormônio do crescimento
Giba do dorso do nariz, 767, 1077
Glândula(s)
- de Bladin, 260
- de Ebner, 517
- de Henle, 260
- de Weber, 264
- gustativas, 260
- parótida policística, 521
- salivar menor
- - anatomia da, 513, 533-534
- - cirurgia da, 529
- - doenças pediátricas da, 521
- - fisiologia da, 515-516
- - histologia da, 517
- - tumores benignos e cistos da, 523
- - tumores malignos da, 524-525
- salivares, 512-529, 1036-1041
- - anatomia das, 512-513, 988
- - cirurgia das, 528-529
- - doença pediátrica das, 521-522
- - embriologia das, 284, 515
- - exames de imagem das, 514-515
- - fisiologia das, 515-516
- - histologia das, 516-518
- - metástase para, 526-527
- - sialadenite das, 518-520
- - sistema de estadiamento TNM das, 665q
- - tumores benignos e cistos das, 522-524
- - tumores malignos das, 524-526
- - xerostomia induzida por radiação, 527-528
- sublingual, 284
- - anatomia da, 513
- - cirurgia da, 529
- - fisiologia da, 515-516
- - histologia da, 517
- - tumores malignos da, 524-525
- submandibular
- - anatomia da, 513
- - cirurgia da, 529
- - doença pediátrica da, 521
- - fisiologia da, 515-516
- - histologia da, 516
- - metástase para, 527
- - sialadenite da, 518

- - sialomicrólitos da, 520
- - transferência de, 528
- - tumores malignos da, 525
- submaxilar, 284
Glicerol iodado, 963
Glicocorticoides, 958-960
Gliconato de clorexidina, 966
Glicopirrolato, 521, 956
Gliomas
- do ângulo cerebelopontino, 904
- nasais, 375, 1065
Glomo
- jugular, 358, 1046
- timpânico, 358, 1046
- vagal, 358, 1047
Glossectomia na linha média, 456
Glossite
- granulomatosa de Scheuermann. *Ver* Síndrome de Melkersson-Rosenthal
- romboide
- - da linha média, de pacientes pediátricos, 789
- - mediana, 540
Glossoptose, 789-790. *Ver também* Síndrome de Pierre-Robin
Glote, 556, 559, 574, 576-577
- anatomia da, 989
- câncer da, 680-681, 681f-682f, 688, 688q
- sistema de estadiamento TNM, 665q
Gordura autóloga, para paralisia da laringe, 566
Gota, da orelha externa, 342
Gradiente
- alvéolo-arterial (A-a), 915
Graduação de Myer-Cotton, 1070
Grandes vasos, 927, 927f
Granisetrona, 963
Granulócitos
- polimorfonucleares (granulócitos PNM), 469, 471q
Granuloma, 1042
- central de células gigantes (GCCG), 651
- da laringe, 562-563
- de colesterol, 189
- - do canal auditivo externo, 344
- - perda auditiva condutiva e, 352

- eosinofílico, 358, 1089
- piogênico, 408
Granulomatose
- de Wegener (GW), 1085, 1097
- - da laringe, 572
- - de pacientes pediátricos, nariz/nasofaringe, 783
- - mastoide e orelha média, 345-346
- - nariz e seios paranasais, 380-381
- - orelha externa e, 343
- orofacial. *Ver* Síndrome de Melkersson-Rosenthal
Grânulos de Fordyce, 517, 540
Griseofulvina, 947
Guaifenesina, 389, 963-964
GUNA. *Ver* Gengivite ulcerativa necrosante aguda
GW. *Ver* Granulomatose de Wegener

H

Habitrol, 965
Haemophilus influenzae, 386, 569
- tratamento para, 947-950
- vacinação/tratamento antiviral para, 968
HALE. *Ver* Hiperplasia angiolinfoide com eosinofilia
Haloperidol, 836
Halotano, para anestesia geral, 851
Hanseníase, 306, 311, 570
- tuberculoide, infecção da orelha, 306, 311
HBIG. *Ver* Imunoglobulina hiperimune para a hepatite B
HBPM. *Ver* Heparina de baixo peso molecular
HCL. *Ver* Histiocitose das células de Langerhans
Helicobacter pylori, 962
Hemangioma subglótico (HSG), em pacientes pediátricos, 796-797
Hemangiomas, 657-659, 1070-1071
- da laringe, 576, 659

- da parótida, 659
- das glândulas salivares, 521
- do canal auditivo externo, 344
- do nariz e dos seios paranasais, 394-395
- em pacientes pediátricos, 796-797, 816
- ósseos, 659
- paralisia do nervo facial, 214
Hemangiopericitoma, 1089, 1097
Hematoma
- da orelha externa, 341
- do septo, 402
- elevação da face e, 763
Hemilaringectomia, 1043
Hemofilia, 403, 967
Hemograma completo, para tumores glômicos, 192
Hemophilus influenza, 312, 315, 319, 333
Hemoptise, 926, 1058-1059
Hemorragia
- distúrbios, 857-858, 858q-859q, 866, 867q
- prevenção da, na cirurgia dos seios paranasais, 436
Hemostasia
- primária, 857-859, 859q
- secundária, 859-860, 860f
Hemostáticos, 967
- anticoagulantes, 862-863
- coagulação intravascular disseminada, 866-868
- componentes da, 857, 858q
- primária, 857-859, 859q
- secundária, 859-860, 860f
- triagem pré-operatória, 861-862, 861q-862q
Heparina, 486
- de baixo peso molecular, 862-864, 868-869
- não-fracionada, 862, 864, 868-869
Hepatite B, vacinação/tratamento antiviral para, 967-968
Hepatotoxicidade, 854
Hérnia
- de Bochdalek, 550
- de Morgagni, 550

- hiatal, 547
- - deslizante, 547
- - paraesofágica, 547
- pleuropenitonial. *Ver* Hérnia de Bochdalek
- retroesternal. *Ver* Hérnia de Morgagni
Hérnias diafragmáticas congênitas, 550
Herpangina, 538, 1032
Herpes labial, 538
Hesper-zoster ótico, 202, 203q, 220, 1021
HH. *Ver* Hérnia hiatal
Hialuronidase, 964
Hiato semilunar, 369, 417
Hidrato de cloral, com anestésicos, 836
Hidrocefalia otítica, 331
Hidrocortisona, 500, 958, 959q, 966
Hidropsia
- coclear, 88, 267
- diagnóstico de, 1018-1019
- endolinfática, 17f
- vestibular, 267
Hidróxido
- de alumínio, 961-962
- de magnésio, 962
Hidroximetilcelulose, 967
Higroma cístico. *Ver* Malformações linfáticas
HIPA. *Ver* Agregação plaquetária induzida pela heparina
Hiperatividade das vias respiratórias, rinossinusite e, 424
Hipercalcemia, 634-635, 635q, 1055
Hiperlipidemia, orelha externa e, 342
Hiperostose cortical
- infantil. *Ver* Doença de Caffey
Hiperparatireoidismo, 634-635, 635q, 1055-1056
- complicações cirúrgicas para, 640
- estudos de localização, 636-637, 636f
Hiperplasia
- adenomatoide, 517
- - das glândulas salivares, 524

- angiolinfoide com eosinofilia (HALE), 227
- do corpo carotídeo, 655
- epitelial, da laringe, 563
Hipersensibilidades, 1092-1093
Hipertensão
- com apneia obstrutiva do sono, 445
- intracraniana benigna. *Ver* Síndrome do pseudotumor cerebral
Hipertermia maligna, 853, 1090
Hipertireoidismo, 610-612, 611q
- bócio multinodular tóxico, 611, 611q
- bócio tóxico uninodular, 611-612, 611q
- causas, 1053
- doença de Graves, 610-611, 611q
- paralisia facial, 1021
- tratamento, 612-614
Hipertrofia
- amigdalar, em pacientes pediátricos, 791-792
- hemifacial congênita. *Ver* Síndrome de Curtius
Hiperventilação, queixas vestibulares e, 121
Hipnótico-sedativos, com anestésicos, 835-837
Hipocalcemia, 1056
Hipofaringe
- anatomia da, 709-710, 709f
- carcinoma da, 730-733
- - acompanhamento, 716
- - avaliação, 714, 730-731
- - estágios TNM para, 664q, 711-712, 712f
- - metástase a distância, 716, 733
- - segunda malignidade primária nos, 715
- - sinais e sintomas, 713-714
- - tratamento do pescoço N0, 715
- - tratamento para, 714-715, 731-733
- distúrbios da, 544
- limites e subunidades da, 530
Hipoparatireoidismo, 633, 637, 640
Hipopituitarismo, 900

Hipopneia, 442
Hiposmia, do nariz e dos seios paranasais, 405
Hipossalivação, 521
Hipotireoidismo, 610, 610q, 1053
- orelha externa e, 342
- perda auditiva congênita e, 137
Hipoventilação, 915
- alveolar. *Ver* Maldição de Ondina
Hipoxemia, 915-917, 919
Histamina, 373, 486, 952
Histiocitose, 820-821, 1089, 1097
- das células de Langerhans (HCL), do maxilar, 650
- X, 189
Histologia, 1096-1097
Histoplasma capsulatum, infecção do nariz, 401
Histoplasmose, 306, 1032, 1097
- da laringe, 570
- do nariz e dos seios paranasais, 401
HIV
- infecções da orelha interna com, 337
- sialadenite com, 518-519
Homocistinúria, 229
Hormônio
- adrenocorticotrópico (ACTH), 895-896
- do crescimento (GH), 895
- estimulante da tireoide (TSH), 608, 609-610, 895-896
- foliculoestimulante (FSH), 895-896
- luteinizante (LH), 895
- tireoidiano (TH), 1050
- - provas de função do, 608-610, 609q
- - supressão do, 622-623
- - tratamento de reposição, 446
HPT. *Ver* Hiperparatireoidismo
HPV. *Ver* Papilomavírus humano
HS. *Ver* Hematoma do septo
HSG. *Ver* Hemangioma subglótico

I

IAH. *Ver* Índice de apneia-hipopneia
IBP. *Ver* Inibidores da bomba de prótons
Icterícia, perda auditiva congênita e, 135
IDR. *Ver* Índice de disfunção respiratória
IDT. *Ver* Titulação da diluição intradérmica
IFN. *Ver* Interferonas
IGF. *Ver* Fatores de crescimento semelhantes à insulina
IL. *Ver* Interleucinas
Imipeném/cilastatina, 943
Impetigo, do nariz e dos seios paranasais, 400
Implante
- aloplástico e modulação da cicatrização da ferida, 752
- de fita de Gortex, para paralisia da laringe, 566
- de tereftalato de polietileno, para apneia obstrutiva do sono, 455
- Silastic, para paralisia da laringe, 566
Implantes
- aloplásticos, 752
- cocleares, 90, 162-166, 1019
- - potenciais evocados e, 90
- de hidroxiapatita, para paralisia da laringe, 566
- faríngeos, para insuficiência velofaríngea, 303
- para apneia obstrutiva do sono, 455
- para paralisia da laringe, 566
Imunidade
- específica, 460-461
- inespecífica, 461-462
Imunodeficiência, 507-508q
Imunoglobulina (Ig)
- características da, 478-479, 478q
- classes de, 479, 480q
- estrutura da, 478, 478q, 480f
- função da, 478, 479q
- hiperimune para a hepatite B (HBIG), 968
- ligação aos mastócitos, 484
- resposta alérgica e, 481
Imunologia, 1092-1093
- das amígdalas, 534
Imunoterapia
- complicações da, 504-505
- diluentes para, 502
- doses iniciais, 502
- escalonamento da dose, 503
- indicações para, 502-503
- interrupção da, 503
- intervalo entre as doses, 503
- padronização dos extratos alergênicos, 502
- reações locais excessivas, 503
- teste quantitativo, 502
Incêndio
- nas vias respiratórias, 582
Incisura de Carhart, 260
Índice
- de apneia/hipopneia, 442, 1034
- de disfunção respiratória, 442, 449-450, 452-453
- de sensibilidade com incrementos pequenos, 46-47
Inervação sensorial
- da aurícula, 6, 7f
- da língua, 531-532
- da orelha externa, 841, 845f
- do nariz, 845f, 846, 848f, 849q
- dos seios esfenoidais, 846
- dos seios etmoidais, 846
Infecção
- bacteriana. *Ver também as infecções específicas, p. ex.,* otite média agudas
- - da orelha interna, 332-334
- - do canal auditivo externo, 307-308
- - do nervo facial, 212-213
- - do pavilhão auricular, 304
- das vias respiratórias superiores 560-561
- viral
- - do nervo facial, 212
- - do pavilhão auricular, 305
- - infecção da orelha interna, 334
- - otite média aguda, 315
- - otite média com efusão, 319
Infecção/inflamação óssea, rinossinusite, 392, 423
Infecções
- da cabeça e do pescoço, agentes antimicrobianos, 940-947

- da cavidade oral, 1032-1033
- da laringe, 568-570
- da orelha, 304-339
- - CAE, 307-310
- - externa, 306-307
- - interna, 332-339
- - média, 313-331
- - membrana timpânica, 312-313
- - otite externa crônica, 310-311
- - pavilhão auricular, 304-306
- de pacientes pediátricos
- - árvore traqueobrônquica, 802
- - cabeça e pescoço, 821-822
- - cavidade oral/orofaringe, 791-793
- - laringe/subglote, 797-799
- - nariz/nasofaringe, 781-782
- - orelha interna, 814-815
- - orelha média, 811-812
- - seios paranasais, 784-787
- do nervo facial, 212-214
- do pescoço, agentes antimicrobianos para, 940-947
- - agentes antivirais, 947
- - antifúngicos, 946-947
- - fluoroquinolonas, 945-946
- - macrolídeos, 943-945
- - outros antibióticos betalactâmicos, 943
- - penicilinas, 940-943
- dos espaços cervicais, 587-589
- - bainha carotídea, 597
- - espaço mastigatório, 593
- - espaço parafaríngeo, 589-591
- - espaço parotídeo, 594
- - espaço periamigdaliano, 595
- - espaço perigoso, 601
- - espaço pré-vertebral, 602
- - espaço retrofaríngeo, 600-601
- - espaço submandibular, 596
- - espaço visceral, 598-599
- - fossa infratemporal, 594
- - fossa pterigopalatina, 591-592
- - fossa temporal, 593
- - microbiologia, 583-584
- fúngicas
- - da laringe, 570
- - do pavilhão auricular, 305-306
- - otite externa crônica, 310
- - rinossinusite, 384-387, 421

Inflamação
- alérgica
- - caracterização da, 466-468, 467f
- - papel das citocinas na, 472-476, 475q
- da laringe, 560-561, 571-572
- do esôfago, 546-547
Infraglote, 559
Infundíbulo etmoidal, 369, 417
Ingestão de cáusticos, 1060-1061
Inibidor da enzima conversora de angiotensina, edema angioneurótico com, 542
Inibidores
- da ATPase, 961-962
- da betalactamase, 941
- da bomba de prótons, 550, 561-562, 962
- da ECA. *Ver* Inibidor da enzima conversora de angiotensina
- da monoaminoxidase (MAO), 953
- da transdução do sinal, 876, 877q-878q
- da trombina diretos, 869
- seletivos de recaptação da serotonina, enxaqueca vestibular e, 132
Injeção
- de colágeno, para cistos e sulcos das cordas vocais, 563
- de preenchimento, para cirurgia plástica facial, 774
- de Teflon, para paralisia da laringe, 566
Instabilidade vasomotora. *Ver* Rinopatia hiper-reflexiva
Instrumentação, aparelhos auditivos, 62
Insuficiência
- mitral, perda auditiva congênita com, 155
- vascular, desequilíbrio com, 270-271
- velofaríngea, 452, 454
- - diagnóstico de, 302-303
- - fenda palatina e, 299
- - pacientes pediátricos, 824
- - tratamento da, 303
- vertebrobasilar, 271

Intal, 964
Inteiramente no canal (CIC), aparelho auditivo, 62
Interferonas (IFN)
- no sistema imune inato, 461
- para esclerose múltipla, 890
- para hemangioma da laringe, 576
- para melanoma, 1001
- tipos de, 472-473
Interleucinas (IL), 473
- na inflamação alérgica, 474, 474q-475q
- no sistema imune inato, 461, 466, 467f
Intra-aural, aparelhos auditivos, 62
Intracanal, aparelhos auditivos, 62
Iodopovidona, para otomicose, 948
Irrigações nasais, após cirurgia dos seios da face, 439
Irritantes, rinopatia e, 383
Isoflurano, para anestesia geral, 851
Isometepteno, para enxaqueca, 891
IT1-5, com BERA, 83-85
IT5, com BERA, 83-87
ITC. *Ver* Intracanal
ITD. *Ver* Inibidores da trombina diretos
ITE. *Ver* Intra-aural
Itraconazol, 570, 946, 949
IVF. *Ver* Insuficiência velofaríngea
IVRS. *Ver* Infecção das vias respiratórias superiores

J

Janela
- oval, 9, 27
- redonda, 9, 11f-12f, 27
Junção craniocervical, 171, 171f

K

Klebsiella, 329, 333
- *rhinoscleromatis*, 381
Klonopin, para síndrome do mal do desembarque, 254

L

Lábio
- carcinoma de, 717-718, 1049
- reconstrução do, 1078
- sistema de estadiamento TNM do, 664*q*

Labirintectomia
- função vestibular após, 116-117
- para doença de Ménière, 353-354

Labirintite, 16*f*, 327, 332-334
- de origem viral. *Ver* Neurite vestibular
- serosa, 332-333
- supurativa, 332-334

Labirinto
- anatomia e fisiologia do, 95-118
- - princípio 1, 95-97
- - princípio 2, 97-103
- - princípio 3, 103-107, 104*f*-107*f*
- - princípio 4, 107-108
- - princípio 5, 108-110, 110*f*
- - princípio 6, 111, 112*f*-113*f*
- - princípio 7, 112-114
- - princípio 8, 114-115
- - princípio 9, 116-118
- inervação eferente do, 103
- membranoso, 3*f*, 21

Lacerações, da orelha externa, 341

Lacrimejamento, para avaliação do nervo facial, 207

Lágrima, 907-908

Lágrimas de crocodilo. *Ver* Síndrome de Bogorad

Lamelas, anatomia das, 415

Lâmina própria, 556

Lansoprazol, 962

Laringe, 552-582, 919
- anatomia da, 552-558, 557*f*-558*f*, 989-990
- - compartimentos do lúmen, 555-556
- - cordas vocais, 557-558, 557*f*-558*f*
- - divisões, 556
- - espaços, 556
- - estruturas osteocartilaginosas da, 552-554
- - inervação, 557-558
- - mucosa, 556
- - músculos da laringe, 554-555
- anormalidades congênitas da, 575-578
- carcinoma da, 676-695
- - anatomia oncológica, 676-678, 677*f*
- - avaliação clínica, 682, 683*q*
- - avançado, tratamento do, 689-694, 690*q*, 691*f*-692*f*, 692*q*
- - carcinoma verrucoso, 684, 687
- - complicações do tratamento, 694
- - conduta, 683
- - epidemiologia e patogenia, 676
- - estadiamento, 679*q*-680*q*
- - exames, 683
- - incidência, 676
- - patologia, 678-681, 681*f*-682*f*
- - precoce, tratamento do, 687-689
- - prognóstico, 694-695
- - tratamento para, 684-694, 685*q*-686*q*, 688*q*-690*q*, 691*f*-692*f*, 692*q*
- corpos estranhos na, 577-578
- distúrbios neurológicos da, 565-570
- doenças sistêmicas que afetam a, 571-575
- em pacientes pediátricos, 793-800
- - anatomia do desenvolvimento da, 793-794
- - avaliação da, 794
- - cisto valecular, 796
- - disfunção das cordas vocais, 795-796
- - distúrbios infecciosos/inflamatórios da, 797-799
- - estenose subglótica, 796
- - fendas laríngeas, 796
- - hemangioma subglótico, 796-797
- - iatrogênica, 799
- - idiopática, 799-800
- - laringomalacia, 794-795
- - neurofibroma, 797
- - tumores malignos da laringe, 797
- embriologia da, 286-287, 288*f*, 288*q*-289*q*, 552
- fisiologia da, 559-560
- hemangioma da, 576, 659
- irrigação sanguínea, 558-559
- quimiorradiação para, 883-884
- rouquidão, 560-565
- sinais e sintomas alérgicos, 487
- sistema de estadiamento TNM da, 664*q*-665*q*
- traqueotomia da, 578-582

Laringectomia, 578, 1043-1044, 1049
- supracricóidea, 1044
- supraglótica, 1044
- total, 1044

Laringite, 560-561, 950, 957
- aguda, 560-561
- crônica, 560-561

Laringocele, 564, 998, 1066

Laringologia, 1041-1045

Laringomalacia, 575, 794-795, 1069-1070

Laringoplastia
- de medialização, para paralisia da laringe, 566
- por injeção, paralisia da laringe, 565-566

Laringoscopia, com anestesia, 839, 840*f*-841*f*

Laringospasmo, 559

Laringotraqueobronquite
- aguda. *Ver* Crupe
- em pacientes pediátricos, 797

Laser
- de argônio, 580
- de CO_2, 580
- de KTP-532, 581
- de Nd:YAG, 581
- em cirurgia da laringe, 579-581, 580*f*
- YAG, 581

Latência do sono, 445

Lei
- de Semon, 263
- de Toynbee, 264

Leishmaniose cutânea, infecção da orelha, 306, 311

Lentigens, perda auditiva congênita com, 147

LES. *Ver* Lúpus eritematoso sistêmico

Lesão
- actínica, 969
- dos nervos, elevação da face e, 763
- em chicotada, vertigem decorrente de, 272
- extratemporal, traumatismo do nervo facial, 211
- intratemporal, no traumatismo do nervo facial, 210-211
- labiríntica unilateral, cirurgia para, 194
- linfoepitelial benigna. *Ver* Tumor de Goodwin

Lesões
- da cavidade oral, 539, 542
- das glândulas salivares, 515
- de células gigantes, 651-652, 1092
- do ápice petroso, 189-191
- do clivo, 193
- do quiasma óptico, 1001
- do seio cavernoso, 189
- do tronco encefálico, 88
- fibro-ósseas, 408-409, 650-651, 1087
- - da maxila, 650-651
- - do nariz e dos seios paranasais, 408-409
- imagens das, 189, 904
- inflamatórias, das glândulas salivares, 515
- oral, faríngea ou esofágica, 550-551
- parasselares, diagnóstico diferencial das, 896-897
- precursoras do melanoma maligno, 667-668
- retrococleares, 1004
- selares, diagnóstico diferencial das, 896-897
- vasculares, 1070-1072

Leucemia, da orelha média e mastoide, 357

Leucócitos
- polimorfonucleares (leucócitos PNM), 460, 461

Leucoplasia, 540, 563, 1036
- nodular, 540

Leucotrienos, 423-424, 501

Leucovorina (ácido tetraidrofólico), 874, 877*q*-878*q*
- com cisplatina e 5-FU, 880

Levofloxacino, 945
- para crupe, 950
- para otite externa aguda, 948
- para otite média aguda, 948
- para otite média supurativa crônica, 948
- para rinossinusite aguda, 948-949
- para rinossinusite crônica, 949
- para traqueobronquite, 950

LH. *Ver* Hormônio luteinizante

Lidocaína, 831*q*, 832-833, 966, 1086

Lifting do supercílio, 1074-1075
- complicações, 759
- tipos, 757-759

Ligação transnasal endoscópica da artéria esfenopalatina (LTEAEP), 404

Ligações às proteínas, dos anestésicos, 827

Ligamento
- anular, 9, 14*f*, 18*f*
- cricotireóideo mediano, 554
- cricotraqueal, 554
- de Berry, 604, 631-632
- de Broyle, 260, 554
- esfenomandibular, 282
- hioepiglótico, 554
- maleolar, 8, 12*f*, 282
- palpebral lateral, 906
- suspensório de Lockwood, 906
- tireoepiglótico, 554
- tireóideo, 554
- vocal, 554

Limiar
- de percepção/detecção da fala, 36
- de recepção da fala, 36

Limitação
- crônica do fluxo de ar, 911-913, 912*f*, 928
- por compressão, aparelho auditivo, 63

Linezolida, 946, 1094

Linfadenite
- cervical, na infância, 821-822
- pediátrica, 823

Linfangiomas. *Ver* Malformações linfáticas

Linfedema de órbita, 909

Linfócitos
- B, do sistema imune adaptativo, 460-461
- T, do sistema imune adaptativo, 460-461

Linfoma
- da tireoide, 630, 1055
- de Burkitt, em pacientes pediátricos, 820
- dos maxilares, 650
- dos seios paranasais, 1027
- em pacientes pediátricos, 819-820, 1068

Linfomas sinonasais (LSN), do nariz e dos seios paranasais, 398-399

Linfonodo de Rouvier, 263

Linfonodos, 462-465, 465*f*, 665*q*

Língua
- anatomia da, 531-532, 986
- carcinoma de, 718-720, 719*f*, 729-730
- drenagem linfática da, 719, 719*f*
- embriologia da, 284, 284*q*, 977
- pilosa, 542

Linhas de tensão da pele relaxada, para revisão de cicatrizes, 772

Liomioma, 395, 1057

Lipomas, das glândulas salivares, 523

Lipomatose, das glândulas salivares, 518

Lipossolubilidade, para anestesia, 827

Líquen plano, oral, 539

Lítio, para cefaleia, 892

Litotripsia, 520

Lobo temporal, anatomia do, 169

Lóbulo da orelha, 200

Loracarbefe, 942

Loratadina, 952-954, 955*q*, 957

Lorazepam, 836, 963

LRF. *Ver* Limiar de recepção da fala

LRF/LDF. *Ver* Limiar de percepção/detecção da fala

LSN. *Ver* Linfomas sinonasais

LTEAEP. *Ver* Ligação transnasal endoscópica da artéria esfenopalatina
Lúmen laríngeo, compartimentos do, 555-556
Lúpus eritematoso sistêmico (LES), 507-509, 1085
- em pacientes pediátricos, nariz/nasofaringe, 783
- na laringe, 571-572

M

M. catarrhalis, tratamento para, 947-948
Macrófagos, 468
- na inflamação alérgica, 474, 474*q*
Macroglossia, 540, 790
Macrolídeos, 357, 943-945, 947, 1094
Mácula
- dos órgãos otolíticos, 99, 99*f*
- polarização das células ciliadas na, 100, 100*f*
Macula flava, 554
Magnésio, 891, 936
Maldição de Ondina, 246
Maleato de azatadina, 955*q*
Malformação
- arteriovenosa (MAV), 661-662, 1071
- capilar, 660, 1071
- de Arnold-Chiari, 260, 795, 1097
- de Mondini, 1062
Malformações
- cocleares, radiologia das, 994-995
- linfáticas, 521, 526, 661, 998, 1072
- ossiculares, 140, 1010
- vasculares, 660-662, 816-817, 1071
- - de alto fluxo, 661-662
- - de baixo fluxo, 660-661
- venosas, 660-661, 997, 1071
Mallinckrodt, 967
MALT. *Ver* Tecido linfoide associado a mucosa
Manchas
- de Koplik, 260
- vinho do Porto. *Ver* Nevo flâmeo

Mandíbula, 282
- redução e fixação da fratura, anestesia para, 839, 841, 843*f*-845*f*
- reparação da, 772
- traumatismo da, 1081-1082
- tumores da, 541
Manobra
- de Dix-Hallpike, 105, 120, 120*f*
- de Epley, para VPPB, 126, 127*f*
- de Müller, 448, 452-453
- de reposicionamento dos canalitos, para VPPB, 126, 127*f*
MAO, inibidores da. *Ver* Inibidores da monoaminoxidase
Martelo
- anatomia, 8-9, 10*f*, 13*f*, 15*f*
- embriologia, 20
- fixo, 350-351
- frequência ressonante, 24
- mecanismo de audição do, 27
Massas nasais congênitas da linha média, 374-376
Mastócitos, 474
- degranulação dos, 484, 485*f*
- ligação da IgE aos, 484
Mastocitose nasal, 380
Mastoide
- anatomia do, 1, 172
- doença sistêmica, 346-347
- traumatismo, 345-346
- tumores, 357-360
Mastoidectomia
- com anestesia, 843-844
- para implantes cocleares, 164
- para mastoidite aguda, 325-326
- para otite média supurativa crônica, 324
- para retirada de tumor, 184
Mastoidite aguda, 325-326
Matriz de eletrodo Nucleus Contour, 163
MAV. *Ver* Malformação arteriovenosa
Maxila
- cirurgia da, 772
- fratura da, 1081
Maxilar
- cistos do, 642-646

- tumores do, 646-652
- - não-odontogênicos, 649-652
- - odontogênicos, 646-649
Maxilectomia, 174, 179
MC. *Ver* Microfônico coclear
MD. *Ver* Metástase a distância
Meato auditivo, 12*f*
Mecanismo
- de audição, 26-29
- de "bomba lacrimal", 906
Meclizina, 955*q*
- enxaqueca vestibular e, 132
- função vestibular com, 118
- para síndrome do mal do desembarque, 242-243
Mediadores solúveis da citocina, na resposta imune, 472
Mediastino, 920-923, 921*f*-922*f*
- anterior, 922*f*, 923
- médio, 922*f*, 923
- posterior, 922*f*, 923
- superior, 922, 922*f*
Mediastinoscopia, 924
Medicação antitireóidea, para hipertireoidismo, 612-613
Medicamentos retrovirais, 519
Medidas de imitância, 38-42, 42*f*-43*f*
- para testar em pacientes difíceis e nos lactentes, 55
- teste do reflexo acústico, 40-42, 43*f*
- timpanometria, 38-40, 42*f*
Medula óssea, no sistema linfoide primário, 462
Melanoma, 1000-1001, 1097. *Ver também* Melanoma maligno
- com disseminação superficial, 668
- desmoplásico, 669
- dos seios paranasais, 1027
- lentiginoso maligno, 668
- maligno
- - avaliação diagnóstica, 670
- - biopsia, 668-669
- - da orelha externa, 343
- - estadiamento, 669-670
- - estadiamento molecular, 674
- - fatores de risco, 667
- - fatores prognósticos, 670-671, 671*q*

- - identificação precoce, 668
- - incidência/sobrevida, 667
- - lesões precursoras, 667-668
- - localização, 668
- - metástase a distância, 674, 674f
- - prevenção do, 667
- - subtipos, 668-669
- - terapia sistêmica, 673
- - tratamento, 672-673
- metástase, para as glândulas salivares, 526-527
- muconasal, 397, 669
- nodular, 668

Melanose, 539, 1030

Membrana
- basilar, 28
- cricotireóidea, 554
- cricovocal. *Ver* Cone elástico
- esofágica, 548
- laríngea, 576-577
- quadrangular, 554
- tectorial, 21, 28
- timpânica. *Ver também* Orelha externa
- - anatomia da, 6-8, 7f, 11, 11f, 15f-16f, 200
- - embriologia da, 19-20, 198
- - frequência ressonante da, 24
- - infecções da, 312-313
- - lesões, 346
- - mecanismo de audição da, 26-27
- - otite, 16f
- tireóidea, 553
- triangular. *Ver* Cone elástico

Memória, do sistema imune, 460-461, 461q

Meningiomas, 189-190, 193, 362, 903, 1097
- paralisia do nervo facial, 214
- radiologia, 995

Meningite
- com implantes cocleares, 165
- com lesões do ápice petroso, 189
- com rinossinusite, 391
- OMA e OMSC, 328-329

Meningorradiculite linfocítica, paralisia facial na, 225

Meperidina, 78-79, 969-970

Mepivacaína, como anestésico local, 831q, 833

Meropeném, 943, 949

MERRF. *Ver* Epilepsia mioclônica com fibras esfarrapadas em vermelho

Mertiolato, para otomicose, 948

Metaplasia
- oncótica, 517
- sebácea, 517

Metaproterenol, 928

Metástase
- a distância (MD)
- - no câncer orofaríngeo, 730
- - no carcinoma de hipofaringe, 733
- - no carcinoma de nasofaringe, 736
- - nos cânceres de cabeça e pescoço, 716
- para as glândulas salivares, 526-527

Metdilazina, 955q

Metilprednisolona, 500, 958, 959q

Metissergida, para vertigem com enxaqueca, 273

Metoclopramida, 961-963

Metocurina, com anestesia geral, 852, 852q

Metoexital, para anestesia geral, 851

Metotrexato, para quimioterapia, 873-874, 877q-878q

Metronidazol, 946, 950, 962, 1094
- para abscesso cervical profundo, 949
- para amigdalite, 949
- para rinossinusite crônica, 949
- para síndrome de Lemierre, 241

Mezlocilina, 941

MH. *Ver* Hipertermia maligna

MHC. *Ver* Proteínas do complexo de histocompatibilidade principal

Miastenia *gravis,* 894-895, 1021, 1045

Micobactéria atípica
- das glândulas salivares, 519
- em pacientes pediátricos, 821, 1067-1068

Miconazol, 947

Microfibrilar, 967

Microfônico coclear, potencial, 74-75

Micrognatia. *Ver* Síndrome de Pierre Robin

Microssomia hemifacial. *Ver* Síndrome do primeiro arco braquial

Microtia, 807-808, 1007

Midazolam, 836, 969

Mieloma múltiplo, da orelha média e mastoide, 357

Mineralocorticoides, 958-959

Minociclina, 944, 972

Minoxidil a 2%, 968, 1079

Mioblastoma de células granulosas. *Ver* Tumor de Abrikossoff

Mioepitelioma, das glândulas salivares, 522

Miopia, perda auditiva congênita com, 156

Miosite fibrosa progressiva familiar, 245

Miotomia e suspensão hióideas com avanço da tuberosidade glenoidal, 456, 456f

Miringite bolhosa, 312-313

Miringotomia
- com anestesia, 842
- para otite média aguda, 314, 317-318
- para otite média com efusão, 321

Misonidazol, ototoxicidade do, 973

Misoprostol, 961, 962

Mistura eutética de anestésicos locais, para enxertos cutâneos, 741

Miticilina, 940-941, 945

Mitomicina C
- na terapia por quimiorradiação, 883
- para quimioterapia, 874-875, 877q-878q

Mitoxantrona, para esclerose múltipla, 890

Mivacúrio, com anestesia geral, 852, 852q

Mixoma, 190, 649

Mixórdia do panorama. *Ver* Oscilloplastia - síndrome de Dandy
MMN. *Ver* Negatividade de descombinação
MMR. *Ver* Vacinação contra sarampo, caxumba e rubéola
Modafinila, 964
Modificadores de leucotrienos, 954-956
MOE. *Ver* Otite externa maligna
Mononucleose infecciosa, 213-214, 1021
Montelucaste, 956
Moraxella catarrhalis, 312, 315, 319, 333, 386
Mordidas
- da orelha, 342, 1007-1008
Morfina, 963, 969-970
Mormo, da laringe, 570
Morte súbita do lactente, 559
Mostarda nitrogenada, ototoxicidade da, 973
Movimento
- da cabeça, utrículo e, 99-100, 99*f*
- dos olhos, 103-107, 104*f*-107*f,* 109, 120-121, 128, 906
- percepção do, 96
Moxifloxacino, 945
- para crupe, 950
- para otite média aguda, 948
- para rinossinusite aguda, 948-949
- para traqueobronquite, 950
Mucocele, 188, 521
- cirurgia endoscópica dos seios da face para, 435
- com rinossinusite, 392
Mucolíticos, 561, 957, 963-964
Mucopolissacarídios, 967
Mucormicose, 306
Mucosa
- bucal, carcinoma de, 725-726
- da laringe, 556
- do esôfago, 537
- oral, 538, 539
- schneideriana, 263
Mucosite oral, 538
Muscarínico, 953, 961-963
Músculo(s)

- ariepiglótico, 555
- cricoaritenóideo, 555
- cricofaríngeo, 535-536, 554
- cricotireóideo, 555, 557
- da laringe, desenvolvimento dos, 287
- da úvula, 533
- de Müller, 905
- elevadores
- - da laringe, 554
- - faríngeos e laríngeos, 535
- interaritenóideo, 555
- mastigador, 282
- orbicular do olho, 296
- temporal, cirurgia no, 179, 180*f*
- tireoaritenóideo, 555
Mycobacterium tuberculosis, 339
Mycoplasma, 312

N

NA. *Ver* Nível de audição
Nafazolina, 957
Nafcilina, 940-941
Naloxona, 838, 970
Não-sindrômicas ligadas ao X, perdas auditivas, 138-139, 1064
Naproxeno, para enxaqueca, 891
Narcolepsia, medicamentos para, 964
Narcóticos, 963, 969-970
- após cirurgia, 452-453, 456
Nariz
- afecções congênitas, 373-378
- - atresia coanal, 373-374
- - cistos, 376-378
- - massas da linha média, 374-376
- - teratomas, 376
- anatomia do, 366-368, 986
- corpos estranhos no, 405
- de pacientes pediátricos, 777-783
- - anatomia do desenvolvimento, 777
- - anomalias do, 1065-1066
- - avaliação, 777
- - condições congênitas do, 778-780
- - idiopáticos, 783
- - infecciosos/inflamatórios, 781-782

- - neoplásicos, 782-783
- - traumáticos, 780-781
- em sela, 156, 768
- embriologia do, 284-286, 285*f*-286*f,* 287*q,* 365
- epistaxe, 402-404
- fisiologia do, 371-373
- fratura do, 404-405
- granuloma piogênico, 408
- hiposmia/anosmia, 405
- inervação sensorial do, 845*f,* 846, 848*f,* 849*q*
- infecções do, 399-401
- lesões fibro-ósseas, 408-409
- neoplasias do, 393-399
- policondrite recidivante, 407
- radiologia do, 996
- rinite, 378-382
- rinofima, 407
- rinopatia, 382-383
- rinoplastia, 766-769, 1076-1077
- rinorreia do líquido cefalorraquidiano, 406-407
- rinossinusite, 383-392
- - classificação e diagnóstico, 383-384
- - complicações, 390-392
- - fisiopatologia, 386-388
- - fúngica, 384-386
- - pediátrica, 388
- - tratamento, 389-390
- sinais e sintomas alérgicos, 486
Nasofaringe, 177*f,* 1030-1036
- anatomia da, 709*f,* 710
- carcinoma
- - acompanhamento, 716
- - avaliação, 714, 734-735, 734*q*
- - epidemiologia do, 733
- - estadiamento TNM para, 664*q,* 712-713, 712*f*
- - metástase a distância, 716, 736
- - patogenia do, 733-734
- - segunda malignidade primária, 715
- - sinais e sintomas, 713-714
- - tratamento do pescoço N0, 715
- - tratamento para, 714-715, 735-736
- infecções, 1032-1033
- - anatomia do desenvolvimento, 777

- - anomalias, 1065-1066
- - avaliação das, 777
- - condições congênitas, 778-780
- - em pacientes pediátricos, 777-783
- - idiopáticas, 783
- - infecciosos/inflamatórios, 781-782
- - neoplásicos, 782-783
- - traumáticos, 780-781
- radiologia da, 997
Nasofaringoscopia
- fenda palatina e, 299
- para OME, 319
Náuseas, tratamento para, 962-963
NCF. *Ver* Fatores quimiotáticos dos neutrófilos
Necrose
- coagulativa, 1060
- da pele, elevação da face e, 763
- de liquefação, 1060
- por radiação, do canal auditivo externo, 344
Nefrite, perda auditiva congênita com, 158
Negatividade de descombinação, com audiometria de resposta elétrica cortical, 89
Neisseria meningitides, 333
Neomicina, ototoxicidade da, 972
Neomicina/eritromicina, 966
Neomicina/polimixina, para otite externa aguda, 948
Neoplasia. *Ver* Tumor
Neoplasia do tronco cerebral, 193
Neoplasmas
- benignos, 999
- da base da língua, 544
- da traqueia, 1059
- das glândulas salivares, 514-515, 521
- do nariz e dos seios paranasais
- - benignos, 393-395
- - cirurgia endoscópica, 435-436
- - malignos, 395-399
- do tronco cerebral, 193
- em pacientes pediátricos
- - cabeça e pescoço, 818-821
- - cavidade oral/orofaringe, 790-791
- - nariz/nasofaringe, 782-783

- - orelha média, 811
- - seios paranasais, 784
- malignos, 999-1001
- nervo facial, 215
Nervo
- auditivo, potenciais evocados no, 72*q*
- auricular maior, anatomia do, 512
- de Arnold, 984
- de Galen, 558
- de Jacobson, 4, 172, 984
- facial, 218-219
- - anatomia cirúrgica, 202
- - anatomia do, 199-201, 200*f*-201*f*, 512-513, 983-984
- - avaliação do, 202-207, 203*q*-204*q*
- - dissecção do, 522-523
- - embriologia do, 198, 199*f*
- - infecção do, 212-214
- - lesões e distúrbios do, 1019-1022
- - neurofibroma, 357-358
- - otosclerose, 18*f*
- - schwannoma do, 362
- - traumatismo do, 209-211
- - tumores malignos, 524
- intermédio, 199
- laríngeo
- - recorrente (NLR), 552, 555, 557-558, 921
- - - anatomia do, 604-607, 605*f*-606*f*, 631-632, 632*f*, 989-990
- - - paralisia do, 633
- - superior (NLS), 552, 557-558
- - - anatomia do, 604-607, 605*f*-606*f*, 989
- lingual, 199, 531
- trigêmeo, 367-368
- vago, 537, 557, 921
Nervos
- cranianos, 537, 568, 991-993
- da laringe, 282-283
- - recorrente, anatomia dos, 604-607, 605*f*-606*f*
- - superior, anatomia dos, 604-607, 605*f*-606*f*
- - transecção, para disfonia espasmódica, 567

- espinhais torácicos, 368
- etmoidais, 367
- vestibulares aferentes, 101-103, 102*f*
- - estímulo do canal semicircular, 108-110, 110*f*
- - ritmo de acionamento dos, 111
Netilmicina, ototoxicidade da, 972
Neuralgia
- de Horton, 238
- de Sluder, 252
- do trigêmeo, 892-893
- glossofaríngea, 893
Neurectomia vestibular, função vestibular após, 116-117
Neurite
- óptica, com rinossinusite, 391
- vestibular, 114, 116-117, 126, 273, 1017
Neuroblastoma olfatório, do nariz e dos seios paranasais, 397
Neurocinina S, 373
Neurofibroma, 565, 1047
- do nervo facial, da orelha média e mastoide, 357-358
Neurofibromatose, 139, 245
Neurolépticos, 963
Neuroma, 189-190, 193
- acústico, 265, 360-361, 1018
- - BERA para, 83-87, 84*f*, 85*q*, 86*f*-87*f*
- - diagnóstico, 184-185, 185*q*, 902-903
- - eletrococleografia para, 77
- - paralisia do nervo facial, 214
- - perda auditiva congênita com, 152
- - radiologia do, 995
- - sintomas, 360
- - testes, 360-361
- - tratamento, 361
Neurônios
- motores
- - da medula cervical, sistema vestibular e, 95
- - espinhais inferiores, sistema vestibular e, 95
- receptores olfatórios, 372
Neuropatia
- auditiva, 1015
- - EOA para, 52

- trigeminal com ulceração nasal. Ver Síndrome trigeminal trófica
Neuropraxia, 205
Neurorrafia, 217
Neurotmese, 205
Nevo
- de Cannon, 230
- flâmeo, 660
- gigante congênito, melanoma maligno e, 668
Nevos displásicos, melanoma maligno e, 667
NF. Ver Neurofibromatose
Nicotina, xerostomia pela, 966
NIHL. Ver Perdas auditivas provocadas por ruído
Nistagmo, 95, 894
- avaliação do, 1004-1005
- canais semicirculares e, 108
- endolinfa e, 105-107
- espontâneo, 95
- estímulos simultâneos no, 112-114
- irritativo, 114
- optocinético, 96
- síndrome de deiscência do canal semicircular superior, 128, 129f
- VPPB e, 126
Nistatina, 947, 966
Níveis de Clark, para melanoma maligno, 669
Nível
- de audição, 24-25, 26q
- de pressão sonora, 24-25, 26q, 62
- de sensação, 24-26, 26q
Nizatidina, 952, 954, 962
NK. Ver Células destruidoras naturais
NKA. Ver Neurocinina A
NLR. Ver Nervo laríngeo recorrente
NLS. Ver Nervo laríngeo superior
NO. Ver Neuroblastoma olfatório
NO$_2$. Ver Óxido nitroso
NOC. Ver Nistagmo optocinético
Nódulos, 1042
- colóideos, 1052
- da tireoide, 618-623, 618q-619q, 1050-1051
- de Krause, 261
- nas cordas vocais, 561-562, 571
NOE. Ver Fraturas naso-orbitoetmoidais
Noma, 538
Nortriptilina, 132, 891
NPC. Ver Nutrição parenteral completa
NPP. Ver Nutrição parenteral periférica
NPS. Ver Nível de pressão sonora
NRO. Ver Neurônios receptores olfatórios
NS. Ver Nível de sensação
Núcleo
- coclear, no mecanismo de audição, 28-29
- salivar, 368
Núcleos motores oculares, sistema vestibular e, 95
Nutrição
- deficiências, 1034
- desnutrição, 930-931
- fluidos, eletrólitos e equilíbrio acidobásico, 933-936, 933q
- necessidades, 931
- parenteral, 932-933
- - completa, 931-933
- - periférica, 932-933
- técnicas de implementação, 931-932

O

OAVD. Ver Displasia oculoauriculovertebral
Obesidade, apneia do sono com, 445
Oblíquo
- inferior, 906-907
- superior, 906-907
Obstrução
- das vias
- - respiratórias, 573, 576, 579, 913
- - - superiores, 913
- extratorácica, 913, 914f
Occupational Health and Safety Administration (OSHA), exposições permissíveis aos ruídos, 67, 67q
Ocitocina, 896
Oclusão da artéria vestibular anterior, 271
Odontoameloblastoma, 648
Odontoma, 541, 648
- ameloblástico. Ver Odontoameloblastoma
OEPC. Ver Operação de enrijecimento palatino com cautério
Ofloxacino, 323, 948
Oftalmologia, 905-910, 1001-1002, 1069
- controle do movimento do olho, 906
- músculos dos olhos, 906-907
- orbitopatia de Graves, 908-909, 909q
- sistema lacrimal, 907-908
Oftalmoplegia internuclear, 266
OHB. Ver Oxigenoterapia hiperbárica
Óleos minerais, 969
Olfato, 372
Olho
- anatomia, 905-906
- carcinoma no, 179, 179q
- movimento
- - canal semicircular e, 103-107, 104f-107f
- - controle, 906
- - queixas vestibulares e, 120-121
- - RVO e, 109
- - SDCS, 128
- músculos, 906-907
- sinais e sintomas alérgicos, 486
- síndrome de Sjögren, 509
- sistema lacrimal, 907-908
OM. Ver Otite média
OMA. Ver Otite média aguda
OMCS. Ver Otite média crônica supurativa
OME. Ver Otite média com efusão
Omeprazol, 961-962
Oncocitoma, 523, 1039
Ondansetrona, 963
ONRB. Ver Osteonecrose relacionada com os bifosfonatos
OPD. Ver Síndrome otopalatodigital

Operação
- de "Berke", para disfonia espasmódica, 568
- de Caldwell-Luc, 846
- de enrijecimento palatino com cautério, 455
- de Mohs, 999
- dos seios paranasais, técnicas de bloqueio para, 846

Operações
- da hipofaringe/base da língua, 455-457, 456f
- palatofaríngeas, para apneia obstrutiva do sono, 452-455, 454f

Opioides, 837-838, 970
Opticrom, 964
Órbita, 905-906, 909-910
- anatomia da, 978f, 980-982
- carcinoma da, 179, 179f
- prevenção das lesões, na cirurgia dos seios da face, 437
- pseudotumor da, 1002
- traumatismo da, 1080-1081

Orbitopatia grave, 908-909, 909q

Orelha
- anatomia, 1-22, 982-985
- - drenagem venosa, 8
- - interna, 3-4, 3f
- - ligamentos, 8-9
- - média, 4, 10
- - ossículos, 8
- - pregas da orelha média, 9, 10f
- - trompa de Eustáquio, 9-11
- deformidades da, 291q
- distúrbios não-infecciosos da, 341-362
- - externa, 341-345
- - fossa posterior, tumores do ângulo pontocerebelar, 360-362
- - interna, 352-357
- - média e mastoide, 345-347
- - perda condutiva da audição, 347-352
- - tumores, 357-360
- do nadador. Ver Otite externa aguda
- embriologia, 11, 19-22, 289, 290q-291q
- externa, 1006-1008

- - carcinoma, 343
- - corpos estranhos na, 345
- - deformidades, 159
- - doenças sistêmicas, 342-343
- - inervação sensorial, 841, 845f
- - infecções, 306-307
- - problemas no canal da, 343-345
- - radiologia, 996
- - traumatismo, 341-342
- externa
- - de pacientes pediátricos, 806-809
- - deformidade da, 159
- - mecanismo de audição da, 26-27
- infecções da, 304-339
- - CAE, 307-310
- - interna, 332-339
- - média, 313-331
- - membrana timpânica, 312-313
- - orelha externa, 306-307
- - otite externa crônica, 310-311
- - pavilhão auricular, 304-306
- interna
- - anatomia da, 3-4, 3f, 984-985
- - atresia da, 1006-1007
- - distúrbios da, 352-357
- - - doença de Ménière, 352-354
- - - fístula do canal semicircular superior, 356
- - - fístulas perilinfáticas, 356
- - - ototoxicidade, 356-357
- - - perda auditiva neurossensorial autoimune, 354
- - - perda de audição neurossensorial repentina idiopática, 354-356
- - em pacientes pediátricos, 812-815
- - embriologia da, 21-22
- - infecções da, 332-339
- - - bacterianas, 332-334
- - - caxumba, 336-337
- - - citomegalovírus, 334-335
- - - otossífilis, 337-338
- - - rubéola, 335-336
- - - sarampo, 336
- - - tuberculose aural, 338-339
- - - virais, 334
- - malformações da, perda auditiva congênita, 144-145

- - mecanismo de audição da, 27-28
- - microtia da, 1007
- - mordida, 1007-1008
- - radiologia da, 994-995
- - suprimento vascular, distúrbios do, 131-132
- média, 1008-1013
- - anatomia da, 4, 10, 983
- - anomalias vasculares, 1013
- - anormalidades ossiculares da, 1010
- - colesteatoma da, 1009-1010
- - de pacientes pediátricos, 809-812
- - deformidades da, perda auditiva congênita, 159
- - doença sistêmica, 346-347
- - embriologia da, 20-21
- - fenda do, 289, 290f-291f
- - frequência ressonante da, 24
- - infecções da, 313-331
- - mecanismo de audição da, 27
- - otite média, 16f, 1010-1012
- - otosclerose, 1012-1013
- - pregas da, 9
- - suprimento sanguíneo da, 5-6
- - traumatismo, 345-346
- - tuberculose, 1013
- - tumores da, 357-360
- - tumores glômicos, 192
- otoplastia, 770, 1078
- suprimento sanguíneo, 4-6, 131-132

Organidina, 963
Órgãos
- otólitos, 97-103, 99f, 115
- terminais vestibulares, 97, 97f

Orientação, percepção e, 96
Orofaringe, 534, 1030-1036
- anatomia da, 709, 709f
- carcinoma da
- - acompanhamento, 716
- - amígdala e pilares amigdalianos, 727-728
- - avaliação, 714
- - estadiamento TNM para, 664q, 711-712, 712f
- - língua, 718-720, 719f, 729-730
- - metástase a distância, 716
- - palato mole, 726-727

- - segunda malignidade primária, 715
- - sinais e sintomas, 713-714
- - tratamento do pescoço N0, 715
- - tratamento para, 714-715
- de pacientes pediátricos, 788-793
- - anatomia do desenvolvimento, 788
- - avaliação, 788
- - distúrbios congênitos, 788-790
- - infecciosos/inflamatórios da, 791-793
- - neoplasmas, 790-791
- - traumatismo da, 793
- distúrbios da, 542-544, 544
- drenagem linfática da, 719, 719f
- infecções, 1032-1033
- limites e subunidades da, 530
Osciloplastia - síndrome de Dandy, 268
Oscilopsia, 94
Oseltamivir, 947, 950, 968
OSHA. *Ver* Occupational Health and Safety Administration
Ossículos
- anomalias, em pacientes pediátricos, 810
- da orelha, 8
- frequência ressonante, 24
Ossificação, da laringe, 553
Osso
- esfenoide, 978f
- etmoide, 979f
- frontal, 369
- hemangiomas do, 659
- hioide, 289, 552-553
- petroso, anatomia do, 1, 15f, 22, 172
- temporal
- - anatomia do, 1-4, 172-173
- - câncer do, 701-703, 702q, 704q
- - carcinoma metastático, 358
- - cortes horizontais do, 11f-18f
- - fraturas do, 270, 345-346
- - radiologia do, 994-995
- - traumatismo do, 1080
Osteíte
- de Paget, 247
- deformante. *Ver* Doença de Paget
- rinossinusite crônica e, 387

Osteoblastoma, da maxila, 649-650
Osteocondroma, da maxila, 650
Osteogênese imperfeita. *Ver* Síndrome de van der Hoeve
- mastoide e orelha média, 346
- perda auditiva congênita e, 139
Osteoma, 1090
- da maxila, 649-650
- do canal auditivo externo, 344, 1008
- do nariz e dos seios paranasais, 408
Osteomielite, 189, 213, 652
Osteonecrose
- da maxila, 652
- relacionada com os bifosfonatos, da maxila, 652
Osteopetrose, 150, 224
Osteorradionecrose, da maxila, 652
Osteosarcoma, 1090-1091
Osteotomia maxilar anterior, para operação da fossa anterior, 174, 176f
Otalgia, na otite média aguda, 314, 1008
Otite
- externa, 948, 1008
- - aguda, opções de tratamento para, 948
- - crônica, 310-311
- - grave, 308
- - maligna, 213, 308-310, 1008
- média, 16f, 268, 1010-1012, 1017
- - aguda, 212, 313, 1011-1012
- - - abscesso cerebral, 329-330
- - - abscesso epidural, 329
- - - apicite petrosa com, 326-327
- - - com efusão, 318-322
- - - complicações, 324-331
- - - em pacientes pediátricos, 811-812
- - - empiema subdural, 330
- - - epidemiologia, 313
- - - hidrocefalia otítica, 331
- - - labirintite, 327
- - - meningite, 328-329
- - - OMSC, tratamento para, 322-324

- - - paralisia facial com, 327
- - - patogenia, 313-314
- - - pesquisa diagnóstica, 314-315
- - - recorrente, 316-318
- - - sinais e sintomas, 314
- - - tratamento, 220, 315-316, 947-948
- - - - com efusão, 320-322
- - - - recorrente, 316-318
- - - trombose do seio sigmoide, 330-331
- - com efusão, 318-322
- - complicações da, 324-331
- - - extracranianas/intratemporais, 324-327
- - - intracraniana, 328-331
- - crônica, 212-213, 220, 1012
- - opções terapêuticas para, 947-948
- - paralisia facial, 1021
- - supurativa crônica, 322-324, 1011
- - - abscesso cerebral, 329-330
- - - abscesso epidural, 329
- - - apicite petrosa com, 326-327
- - - complicações, 324-331
- - - - extracranianas/ intratemporais, 324-327
- - - - intracranianas, 328-331
- - - empiema subdural, 330
- - - epidemiologia, 322
- - - hidrocefalia otítica, 331
- - - labirintite, 327
- - - meningite, 328-329
- - - opções de tratamento, 323-324, 948
- - - paralisia facial com, 327
- - - patogenia, 322
- - - patógenos comuns de, 323
- - - pesquisa diagnóstica, 323
- - - sinais e sintomas, 322-323
- - - trombose do seio sigmoide, 330-331
Otoconias, 125. *Ver também* Otólitos
Otoespongiose. *Ver* Otosclerose
Otólitos, dos órgãos otólitos, 99, 99f
Otologia, 1002-1022
- antibióticos, 1095
- audiologia, 1002-1004
- com anestesia, 841, 845f

Otomicose, opções terapêuticas para, 948
Otomicroscopia, para OME, 319
Otoplastia, 770, 1078
Otorrinolaringologia, agentes antimicrobianos na, 940-950
- opções terapêuticas para, 947-950
- para infecções de cabeça e do pescoço, 940-947
Otosclerose, 18f, 268, 1012-1013
- perda auditiva e, 140, 347-350
- radiologia da, 995
Otossífilis, 337-338, 1017
Ototoxicidade, 52, 60-61, 356-357, 1018
- dos medicamentos, 269, 970-974
Otowick, 308
Oxacilina, 399, 940-941
Óxido
- de zinco, 969
- nitroso (NO_2), para anestesia geral, 851
Oxigenoterapia
- hiperbárica, para OEM, 310
- para apneia obstrutiva do sono, 450-451
Oximetazolina, 957

P

PABA. Ver Ácido paraminobenzoico
PAC. Ver Processamento auditivo central
Pacientes pediátricos, 776-824, 1059-1073
- árvore traqueobrônquica, 800-803
- audiologia para, 52-56, 54q
- audiometria para, 1059-1060
- cabeça e pescoço de, 815-822
- cavidade oral/orofaringe de, 788-793
- doença adenoamigdaliana, 1060
- doença da glândula salivar, 521-522, 823-824
- esôfago de, 803-806
- ingestão de cáusticos, 1060-1061
- insuficiência velofaríngea, 824
- laringe/subglote de, 793-800
- nariz/nasofaringe, 777-783
- - anomalias, 1065-1066

- orelha externa de, 806-809
- orelha interna de, 812-815
- orelha média de, 809-812
- paralisia do nervo facial, 215-217, 822-823
- rinossinusite, 388, 783-786
- seios paranasais de, 784-788
Paclitaxel, 875-876, 877q-878q
Paladar
- anatomia do, 199
- inervação sensorial, 531-532
Palato
- anatomia do, 532-533
- carcinoma do, 723-727
- desenvolvimento do, 285, 286f
- distúrbios do, 542
- duro, drenagem linfática do, 532
- mole, 452-453, 533, 542
Palatofaríngeo, 533
Palatoglosso, 533
Palatoplastia
- de dois retalhos, para fenda palatina, 300, 300f
- de Furlow, para fenda palatina, 300
- de Von Langenbeck, para fenda palatina, 299
- para fenda palatina, 299-300
Pálpebra, do olho, 905-906
Pamoato de hidroxizina, 836, 955q
Pancurônio, 852, 852q, 969-970
Pantoprazol, 962
Papilas, da língua, 531
Papiloma
- exofítico, do nariz e dos seios paranasais, 393
- invertido, do nariz e dos seios paranasais, 393
- schneideriano, 1029-1030
Papilomas invertidos
- cirurgia endoscópica dos seios da face, 435-436
- da cavidade oral, 1035
- radiologia, 996
Papilomatose
- laríngea, 564-565
- respiratória
- - recidivante, em pacientes pediátricos, 798-799
- - recorrente (PRR), 1042-1043

Papilomavírus humano (HPV), 564
- câncer de laringe e, 676
- carcinomas e, 708, 1026
- infecções da orelha e, 305
Parada cardíaca, com estimulação da laringe, 559
Paraganglioma, 358-360, 395, 998, 1045-1047
Paragangliomas vagais, 1046
Parainfluenza, infecções da orelha interna com, 312, 337
Paralisia
- congênita unilateral do lábio inferior, paralisia do nervo facial, 216
- da laringe, 565-567, 575-576
- de Bell, 202, 203q, 206-209, 219, 1021
- - avaliação, 208
- - doença de Lyme e, 213
- - tratamento, 208-209, 220
- facial, 1021
- - caracterização da, 219
- - causas, 202, 203q
- - cuidados com os olhos e, 217
- - idiopática. Ver Paralisia de Bell
- - na meningorradiculite linfocítica, 225
- - neoplasia, 214-215
- - OMA e OMSC, 327
- - paralisia de Bell, 207-209
- - pediátrica, 215-217, 822-823
- - perda de audição condutiva e, 351
- - reanimação facial e, 217-218
- - reconstrução microcirúrgica, 751
- - simultânea bilateral, 219
- - tardia, infecções da orelha e, 305
- - tratamento, 220
- laríngea bilateral, tratamento da, 567
- na meningorradiculite linfocítica, 225
Paratireoides
- anatomia cirúrgica, 638
- complicações cirúrgicas, 640
- estudos de localização, 636-637

- exploração das, 639-640
- hiperparatireoidismo e hipercalcemia, 634-636, 635q
- teoria cirúrgica para o hiperparatireoidismo, 637

Paratormônio (PTH), 634

Parede
- do seio esfenoide, tumor na, 175
- nasal lateral, 366

Parótida, 1, 201-202, 284
- anatomia da, 512-513
- cirurgia de, 528-529
- doença pediátrica da, 521
- fisiologia da, 515-516
- hemangioma da, 659
- histologia da, 516
- metástase para, 527
- sialadenite da, 518
- sialomicrolíticos da, 520
- tumores e cistos benignos, 522-523
- tumores malignos da, 525-526

Parotidectomia, 236, 525
Parotidite, 521

Parte timpânica do osso temporal, anatomia da, 1, 3, 172

Pavilhão auricular. *Ver também* Orelha externa
- infecções do, 304-306
- mecanismo de audição do, 26-27

Pé anserino, 201

Pediculose, infecção da orelha e, 306, 311

Penciclovir, 947

Pênfigo, 572-573, 783, 1035, 1097
- vulgar, 539

Penfigoide, 539, 572-573, 1035-1036

Penicilamina, para policondrite recidivante, 572

Penicilina
- antiestafilocócicas, 940-941
- antipseudomonas, 941

Penicilinas, 940-943, 1094-1095
- para amigdalite, 949
- para celulite, 399
- para crupe, 950
- para difteria, 570
- para erisipela, 400
- para faringite, 950

- para gengivite ulcerativa necrosante, 538
- para impetigo, 400
- para infecção por *Actinomyces*, 584
- para otite média aguda, 316, 947
- para sialadenite, 519
- para sífilis, 270
- para síndrome de Lemierre, 241
- reações alérgicas a, 940-943

Peniciliose, 306

Penicillium, infecção da orelha e, 311

Pentobarbital, 836

Peptídio
- intestinal vasoativo, 372
- relacionado com o gene da calcitonina, 373

Peptostreptococcus, 583

Perda auditiva
- audiogramas da, 34-35, 35f-41f
- central, 45
- com caxumba, 336-337
- com CMV, 334
- com otossífilis, 337
- com rubéola, 335
- com sarampo, 336
- com tuberculose aural, 338-339
- com tumores do ângulo cerebelopontino, 902
- congênita, 135-160, 136f, 1063-1064
- - associada a doença esquelética, 148-152
- - associada a outras anormalidades, 152-159
- - avaliação e aconselhamento genético para, 159-160
- - com doença do sistema integumentar, 146-148
- - deformidades das orelhas média e externa, 159
- - em paciente pediátricos, 813-814
- - fatores ambientais na, 135-137
- - não-sindrômicas, 137-139, 1064
- - sem anormalidades, 146
- - sindrômicas, 139-146
- - - autossômicas dominantes, 138-141, 1064

- - - autossômicas recessivas, 138, 141-142, 1064
- - - cromossômicas autossômicas, 144
- - - distúrbios mitocondriais, 144
- - - ligados ao sexo, 142-143, 1064
- - - malformações dos canais semicirculares, 146
- - - malformações estruturais da orelha interna, 144-145
- - - multifatoriais, 143
- grau da, 42-43, 44q-45q
- infantil, 1064-1065
- mista, 35, 38f, 45
- neurossensorial, 45
- - audiograma da, 35, 37f
- - autoimune, 354
- - DIAP para, 56, 57q
- - EOA para, 52
- - repentina idiopática, 354-356
- tipos de, 43-45
- tratamento, 62-67

Perda condutiva da audição, 45, 347-352, 1002
- atresia congênita, 351
- audiograma da, 34, 36f
- BERA e, 83, 87
- colesteatoma congênito, 351-352
- descontinuidade ossicular, 351
- granuloma de colesterol, 352
- martelo ou bigorna fixos, 350-351
- otosclerose, 347-350
- prolapso do nervo facial, 351

Perda de audição neurossensorial repentina idiopática, 354-356

Perda de pelos, elevação da face, 763

Perda repentina da audição neurossensorial, 184, 1013-1014

Perda sensorial faríngea, 546

Perdas auditivas provocadas por ruído, 58, 67-68, 67q

Perfenazina, com anestésicos, 837

Perfuração
- do septo, 402, 1030
- iatrogênica, 549

Pericondrite, 306-307
- recorrente, orelha externa e, 342
Periodontose, 538
Peristalse, 537, 546
Peróxido de hidrogênio, para estomatite aftoide, 965
Perseguição lenta, 96
Pertecnetato Tc-99m, para estudo das glândulas salivares, 514, 516, 523
Pertussis, vacinação/tratamento antiviral para, 968
Pescoço
- anatomia do, 988-989
- antibióticos para, 1095
- distúrbios do, 1045-1047
- inervação cutânea do, 843*f*
- planos faciais do, 585-587, 586*f*
- propriocepção, 96
- traumatismos do, 1082-1083
- triângulos do, 584-585, 584*f*
PET. *Ver* Tomografia por emissão de pósitrons
Petrosite aguda, 326
PHA. *Ver* Pseudo-hipoacusia
Picnodisostose, 249
Piebaldismo, perda auditiva congênita com, 147
Pilar
- lateral, 296
- medial, 296
Pilares amigdalianos, carcinoma de, 727-728
Pilocarpina, 263, 519, 528, 967
Pipecurônio, com anestesia geral, 852, 852*q*
Piperacilina, 941
Piperacilina/tazobactamo, 941
Piperazinas, 953, 955*q*
Pirenzepina, 961-962
Piridoxina, deficiência de, 539
Pirilamina, 952, 955*q*
Pirimetamina, para sialadenite, 519
PIV. *Ver* Peptídio intestinal vasoativo
Placa cribriforme, 168, 419
Placoide nasal, desenvolvimento do, 284-285, 285*f*, 294
Plano esfenoidal, 168

Planos faciais do pescoço, 585-587, 586*f*
Plaquetas, distúrbios hemorrágicos das, 858-859, 859*q*
Plasmaférese, para miastenia *gravis*, 895
Plasmocitoma, do nariz e dos seios paranasais, 399
Plástica em W, para revisão das cicatrizes, 774
Plexo
- de Kiesselbach, 261, 367
- de Woodruff, 367, 403
- mioentérico de Meissner, 537
- oftálmico, 367
- pterigóideo, 367, 370-371
PMVE. *Ver* Potenciais miogênicos vestibulares evocados
Pneumoencéfalo, 434
Pneumonia
- de aspiração, 568, 853
Poliarterite nodosa, de mastoide e orelha média, 346
Policitemia, 539
Policondrite
- da laringe, 572
- recidivante, 407, 572, 1083-1084
Polidocanol, para apneia obstrutiva do sono, 455
Polimiosite, 547, 1057
Polimixina B, ototoxicidade da, 974
Polipectomia nasal, 844
Pólipos, 562, 786-787, 1042
- nasais
- - em pacientes pediátricos, 786-787
- - radiologia dos, 996
Polipose nasal sensível ao ácido acetilsalicílico, 388, 423-424
Pomada
- de cloridrato de oxitetraciclina com hidrocortisona, para estomatite aftoide, 966
- oftálmica de idoxuridina, 966
Porção escamosa, 1-3, 15*f*, 22, 172
Posaconazol, 946
Posição
- de decúbito lateral com a cabeça para baixo, após cirurgia dos seios da face, 439

- de genuflexão com a cabeça para baixo de Moffat, após cirurgia dos seios da face, 439
- de Mygind, após cirurgia dos seios da face, 439
Postura
- atividade sacular e, 114-115
- estabilização da, 95-96
Posturografia, 1006
Potássio, necessidade de, 935
Potenciais
- evocados
- - auditivos no estado de equilíbrio
- - - para ARE, 70
- - - para BERA, 80
- - implante coclear e, 90
- - na ARE, 72, 72*q*, 90
- miogênicos vestibulares evocados, 115, 124
Potencial
- de ação composto, com ECoG, 75-77, 76*f*
- de somação, medida do, 75, 75*f*, 77
- evocado auditivo
- - do tronco encefálico (BERA), 48-50, 72-73, 73*q*, 360, 1003-1004
- - - aplicações clínicas do, 80-88
- - - - avaliação neuro-otológica, 87
- - - - diagnóstico do neuroma do acústico, 83-87, 84*f*, 85*q*, 86*f*-87*f*
- - - - doença de Ménière, 88
- - - - hidropsia coclear, 88
- - - - lesões do tronco encefálico, 88
- - - - perda auditiva condutiva, 87
- - - - teste do limiar, 80-81, 83
- - - - tumores não-acústicos do ângulo pontocerebelar, 88, 88*q*
- - - banda derivada sobreposta, 86, 87*f*
- - - combinação de técnicas para, 83-85, 84*f*
- - - para pacientes difíceis de testar e pacientes pediátricos, 55

- - - para perda auditiva congênita, 160
- - - para pseudo-hipoacusia, 59
- - - parâmetros de registros para, 50
- - - respostas
- - - - ASSEP, 80
- - - - normais do tronco encefálico, 79, 79f
- - - técnica do massacramento de alta frequência, 81-82, 81f
- - - técnicas de estimulação para, 78
- - - técnicas de registros para, 78-79
- - - variáveis relativas ao paciente, 49
- - - variáveis relativas aos estímulos, 50
- - no ARE, 72, 72q
Pramipexol, 964
PRANS. Ver Perda repentina da audição neurossensorial
Prednisolona, 500, 958-959, 959q
Prednisona, 958-959, 959q
- para alergia a inalantes, 500
- para cefaleias, 892
- para paralisia facial, 1021
- para síndrome de Cogan, 231
Prega triangular, 533
Pré-medicação, para anestesia, 834-838, 835q
Preparação de hidroquinona, 969
Presbiastasia, 266
Presbiesôfago, 548
Pressão positiva
- contínua nas vias respiratórias, 449, 451
- nas vias respiratórias, para apneia obstrutiva do sono, 451
Prilocaína, como anestésico local, 831q, 833
PRL. Ver Prolactina
Problemas da fala, com fendas labial e palatina, 302-303
Procedimentos cirúrgicos, profilaxia para os, 950
Processamento auditivo central, 61, 985

Processo
- cocleariforme, 15f, 202
- estiloide, 22, 172, 200, 282
- lenticular, 13f, 15f, 282
- mastoide, 1, 22
- uncinado, 369, 415-416
- vocal, 553
Processos
- mandibulares, 294
- palatinos, 295
- - laterais, 294
Proclorperazina, 837, 963
Proeminências
- da aurícula, 11, 19, 19f
- maxilares, 294
Profilaxia para os procedimentos cirúrgicos, opções terapêuticas para, 950
Prognatismo mandibular, 772
Programa de preservação da audição, 68
Prolactina, 895
Prolactinoma, 898
Prometazina, 78-79, 837, 953, 955q, 963
Propilaminas, 953q
Propilexedrina, 957
Propiltiouracila (PTU), para hipertireoidismo, 612
Propofol, 851, 970
Propranolol, ototoxicidade do, 974
Proptose, 909-910
Prostaglandina E3, 373
Proteínas do complexo de histocompatibilidade principal, no sistema linfoide, 471-472, 471f, 472f
Protetores solares, 969
Proteus mirabilis, 306, 308-310, 329, 333
Protriptilina, para apneia obstrutiva do sono, 450
Pseudocistos
- das glândulas salivares, 523
- vocais, 563
Pseudoefedrina, 389, 957, 964
Pseudo-hipoacusia (PHA), 57-60
Pseudomonas aeruginosa, infecção da orelha, 304, 306, 308-309, 312, 323, 325, 329, 333

Pseudotumor da órbita, 909
Psoríase, do canal auditivo externo, 343-344
PTH. Ver Paratormônio
PTS. Ver Desvio permanente do limiar
PTU. Ver Propiltiouracila
Pulmão
- drenagem linfática do, 923-924
- enfisematoso, 914, 915f
- fibrótico, 914, 915f
- sinais e sintomas alérgicos, 487
- testes de função pulmonar, 911-917, 912f, 914f-917f
- valores normais dos gases sanguíneos e acidobásicos, 918
- volumes e capacidades pulmonares, 917-918
Punctura transnasal, para nariz e seios paranasais, 374
Pupila de Argyll-Robertson, 1001-1002, 1098
Púrpura trombocitopênica, 539

Q

Queilite
- de Miescher. Ver Síndrome de Melkersson-Rosenthal
- glandular, das glândulas salivares, 518, 524
- granulomatosa. Ver Síndrome de Melkersson-Rosenthal
Queimaduras
- agudas, da orelha externa, 341
- esofágicas, 550
- por radiação, da orelha externa, 341
Queloides, da orelha externa, 342
Querubismo, 261, 652
Quimiodectoma, 358-360
Quimioesfoliação, 764-765, 1073-1074
Quimiorreceptores, do corpo carotídeo, 654
Quimioterapia
- aplicações, 880-884
- - de doença recorrente no local ou metastática, 881
- - indutiva, 881-882
- - terapia por quimiorradiação, 882-884

- com agente único, 873-879, 877q-878q
- combinada, 879-880
- indutiva, 881-882
- ototoxicidade, 973
- para câncer de cabeça e pescoço, 871-885
- - justificativa, 872-873
- - objetivos, 871, 872q
- - patologia, 871-872
- para carcinoma laríngeo avançado, 691-693
- variáveis na, 873, 873q

Quinino, ototoxicidade do, 973-974
Quinolonas, 324, 945, 1095
- antipseudomonas, 945
- "respiratórias", 945

R

Rabdomiossarcoma, 190, 818, 997, 1068-1069
Rabeprazol, 962
Radiação
- ototoxicidade da, 357
- ultravioleta, 969
Radiocirurgia estereotática, 361, 902
Radiografia
- da base do crânio, 173-174
- para paralisia do nervo facial, 203-205
- para tumores glômicos, 192-193
Radiologia, 993-998
- da base do crânio, 994
- da cavidade oral, 997
- da hipofaringe, 998
- da laringe, 998
- da nasofaringe, 997
- da orelha externa, 996
- da orelha interna e do osso temporal, 994-995
- da orofaringe, 997
- do nariz e dos seios paranasais, 996
- do pescoço, 998
- espaço parotídeo, 998
- modalidades, 993-994
Radioterapia, 1049
- para carcinoma laríngeo avançado, 690-693

- para carcinoma laríngeo precoce, 687
- para tumores das glândulas salivares, 525
- terapia por quimiorradiação, 882-884

Ranitidina, 952-954, 962
Rânula, 521, 542, 788-789, 997, 1067
- penetrante, 542, 1067
RAR. *Ver* Realimentação auditiva retardada
RAST. *Ver* Teste por radioalergossorvência
RC. *Ver* Rinossinusite crônica
RCO. *Ver* Reflexo cérvico-ocular; Reflexo de orientação condicional
Reação da pápula, 491-493, 493q
Realimentação auditiva retardada, para pseudo-hipoacusia, 60
Reanimação facial, paralisia do nervo facial e, 217-218
REC. *Ver* Respostas de latência média
Receptor
- de célula T (TcR), 467-468
- - interação da CAA com, 477, 477f
- - no sistema imune adaptativo, 461
- do fator de crescimento epidérmico, 876, 877q-878q
Recesso
- esfenoetmoidal, 370
- frontal, 418-419, 439
- retrobular, 369
- suprabular, 369
Recuperação da voz, depois da laringectomia, 578
Redução
- ativa do ruído, 68
- de peso, para apneia obstrutiva do sono, 450
- do volume do palato mole por radiofrequência, 452-453
- volumétrica da base da língua por radiofrequência, 456-457
Refixation saccade, 111

Reflexo. *Ver também* Reflexo acústico; Reflexo cérvico-ocular; Reflexo de orientação condicional; Reflexo vestibulo-ocular
- acústico, 1003
- - decréscimo do, 48
- - teste do, 40-42, 43f, 55, 58
- cérvico-ocular (RCO), 96
- corneal, 1001
- córneo, 1001
- da laringe, 559
- de Hering-Breuer, 261
- de orientação condicional, 53
- estapediano, 160, 207
- pupilar, 1002
- sistema vestibular e, 95-97
- trigeminofacial, para avaliação do nervo facial, 207
- vestibular, 104-107
- vestibulo-ocular (RVO)
- - avaliação do, 1005
- - estabilização e, 95-96
- - função vestibular e análise do, 124
- - movimento do olho e, 109
- - oscilopsia e, 94
- - perda da função vestibular e, 116
- - rotação da cabeça e, 103-104, 111
Região da eminência nasal, 370, 415
Região esfenopalatina, epistaxe e, 403
Região retropalatina, colapso das vias respiratórias, 447, 452-453
Rejuvenescimento/*resurfacing* da pele, 763-765, 1073-1074
Relação do volume expiratório forçado em 1 s/capacidade vital forçada (VEF$_1$/CVF), 911, 913, 928-929
Relaxantes musculares, para anestesia geral, 852-853, 852q
Remifentanila, com anestésicos, 837
Reparação cirúrgica
- da fenda labial bilateral, 298-299
- da fenda labial unilateral, 297-298, 297f-298f

Reparo
- com retalho triangular de Tenninson-Randall, para fenda labial unilateral, 297
- de Schweckendiek em dois estágios, para fenda palatina, 300
- por avanço e rotação de Millard, para fenda palatina unilateral, 297, 297f-298f
- transpalatino, para nariz e seios paranasais, 374
Reposicionamento mandibular, para apneia obstrutiva do sono, 451
Resistência
- a *Pseudomonas,* 941, 943, 945
- nasal ao fluxo aéreo, 372
- respiratória, 919
Respiração, 535
Resposta alérgica, 481-483. *Ver também* Atopia
- ao anestésico local, 830
- classificação de Gell e Coombs para, 478, 480f, 481-483, 482f
- sinais e sintomas, 486-487
- sistema imune humoral e, 478-480
Respostas
- de latência média, da audiometria de resposta elétrica cortical, 89
- transitórias, para BERA, 79, 79f
Resquícios branquiais, em pacientes pediátricos, 817
Ressecção transonal a *laser,* 687
Ressonância, 24, 560
- magnética
- - para apneia obstrutiva do sono, 448-449
- - para avaliação do nervo facial, 203-205
- - para base do crânio, 173-174
- - para glândulas salivares, 514
- - para hemangiomas, 658
- - para hiperparatireoidismo, 636-637, 636f
- - para lesões do ápice petroso, 189
- - para lesões e aneurismas, 904
- - para melanoma maligno, 670
- - para tumores glômicos, 193
Retalho
- da coxa lateral, 750-751, 1049
- da crista ilíaca, 750, 1048
- da fíbula, 750, 1048
- de Mutter, 743
- do grande dorsal, 745, 749, 1049
- do jejuno, 751, 1048
- do peitoral maior, 744, 1048
- do reto abdominal, 749, 1049
- do trapézio, 745
- frontal paramediano, 743, 1048
- lateral do braço, 749, 1048
- miomucoso com artéria facial, 743
- pericraniano, 176, 177f, 179, 1048
- pós-auricular de Washio, 743
- radial do antebraço, 748-749, 1049
Retalhos
- cutâneos locais, 742-743, 742f, 1079
- de Abbe, 743
- de Abbe-Estlander, 743
- Juri, 770
- regionais, 743-745, 1048-1049
Retinite pigmentar, síndrome de Usher e, 142
Retinoides, para quimioterapia, 879
Reto
- inferior, 906-907
- lateral (RL), 906-907
- medial, 906-907
- superior, 906-907
Retratores da pálpebra, 906
Retroauricular, aparelho auditivo, 62
Retrognatia, 457
Retrognatismo mandibular, 772
Reversibilidade da limitação do fluxo de ar, 928
RFCE. *Ver* Receptor do fator de crescimento epidérmico
Rhinosporidium seeberi, 381
Riboflavina, deficiência de, 539
Rifampicina, 946
Rigidez do músculo masseter (RRM), 853

Rimantadina, 947, 968
Rinite, 378-382
- alérgica, 379-380, 476
- atrófica, 380
- medicamentosa, 382
- não-alérgica com eosinofilia, 380
- vasomotora. *Ver* Rinopatia hiper-reflexiva
- viral aguda, 378
Rinofima, 407, 1029
Rinologia, 1022-1030
- anosmia, 1028
- antibióticos para, 1095
- ligadura da AMI, 1028-1029
- massas nasais, 1026
- neoplasias malignas dos seios paranasais, 1026-1028
- obstrução nasal, 1029
- sinusite, 1022-1026
Rinopatia, 382-383
- endócrina, 382
- gustativa, 382
- hiper-reflexiva, 382
- induzida por fármacos, 382
Rinoplastia, 846, 846f-848f, 849q, 1076-1077
- abordagem aberta, 766-768
- abordagem fechada, 766
- de revisão, 768
- giba do dorso do nariz, 767, 1077
- modificações da ponta, 767-768, 1076-1077
- problemas especiais com, 769
- revisão, 768
Rinorreia do líquido cefalorraquidiano, 406-407, 424
- conduta, 437-438
- pós-operatório e, 438
Rinoscleroma, 381, 1029
Rinosporidiose, 381, 1029
Rinossinusite, 383-392
- aguda, 386, 389
- - em pacientes pediátricos, 784-785
- - para o sistema nervoso central, tratamento para, 949
- - progressão da, 421
- - tratamento, 389, 948-949
- classificação e diagnóstico, 383-384

- complicações, 390-392
- crônica, 386-388, 389
- - em pacientes pediátricos, 785
- - fisiopatologia, 386-388
- - - ambiental, 421-422
- - - fatores locais do hospedeiro, 422-423
- etiologia da, 421-424
- fisiopatologia da, 421-424
- fúngica, 384-386
- fúngica alérgica, 384-385, 423
- pediátrica, 784-786
- tratamento da, 389-390, 948-949

Rinotomia, para operação da fossa anterior, 174, 175f
Rinovírus, 1067
Ristocetina, ototoxicidade da, 974
Ritidectomia, 762-763, 1077-1078
- de plano profundo, 762
- de revisão, 763

Ritmo de acionamento
- dos aferentes vestibulares, 111
- no órgão terminal vestibular, 100, 101f

RL. *Ver* Reto lateral
RLM. *Ver* Respostas de latência média
RM. *Ver* Ressonância magnética
RMM. *Ver* Rigidez do músculo masseter
RNAE. *Ver* Rinite não-alérgica com eosinofilia
Robinul. *Ver* Glicopirrolato
Rocurônio, com anestesia geral, 852, 852q
Ronco, 442-443, 445, 447-448, 451-453, 455
Ropivacaína, como anestésico local, 831q, 833-834

Rosetas
- de Flexner-Wintersteiner, 261
- de Homer-Wright, 261

Rouquidão, causas comuns de, 560-565
- cistos e sulcos das cordas vocais, 563
- hiperplasia epitelial, 563
- laringite, 560-561
- laringocele, 564
- nódulos das cordas vocais, 561-562, 571
- pólipo das cordas vocais, 562
- tumores benignos, 564
- úlcera e granuloma de contato, 562-563

RP. *Ver* Retinite pigmentar
RPR. *Ver* Teste da reagina plasmática rápido
RSFA. *Ver* Rinossinusite fúngica alérgica
RSTL. *Ver* Linhas de tensão da pele relaxada
Rubéola, 135, 335-336. *Ver* Sarampo
Ruído, 24
RVO. *Ver* Reflexo vestibulo-ocular

S

Sáculos, 3-4, 3f, 6, 14f-15f
- doença de Ménière, 17f
- embriologia do, 21
- otosclerose, 18f
- postura e, 114-115

Sais
- de amônio, 963
- de iodo, 963

Salicilatos, ototoxicidade dos, 357, 973
Saliva, 515-516, 533, 1036
Salpingofaríngeos, 535
SAOS. *Ver* Síndrome da apneia obstrutiva do sono
SARA. *Ver* Síndrome da angústia respiratória do adulto
Sarampo, 336
- alemão. *Ver* Rubéola

Sarcoidose, 1043, 1091, 1097
- das glândulas salivares, 515, 519
- em pacientes pediátricos, 783, 823
- mastoide e orelha média, 346
- na laringe, 571
- paralisia do nervo facial, 202, 214
- paralisia facial, 1022
- rinite, 381

Sarcoma. *Ver também os tipos específicos, p. ex.,* rabdomiossarcoma, sarcoma de Kaposi
- ameloblástico, da mandíbula, 541
- da mandíbula, 541
- da maxila, 649-650
- das glândulas salivares, 526
- de Ewing, 541, 997
- de Kaposi, 240, 539
- do esôfago, 550
- osteogênico
- - da mandíbula, 541
- - da maxila, 649-650

Sarda de Hutchinson, melanoma maligno e, 668
Saturação do nível de pressão sonora, 62
Schwannomas, 1047. *Ver também* Neuroma do acústico
- do nariz e dos seios paranasais, 395
- nervo facial, 362

Schwanoma vestibular. *Ver* Neuroma do acústico
SDCS. *Ver* Síndrome de deiscência do canal superior
SDET. *Ver* Titulação terminal da diluição seriada
Secobarbital, com anestésicos, 836
Sedação intravenosa, para anestesia, 838-839
Sedativos, 446-447, 450, 915

Segmento
- extratemporal, do nervo facial, 200
- intermaxilar, 294
- intracraniano, do nervo facial, 200
- labiríntico, do nervo facial, 200
- mastóideo, do nervo facial, 200
- meatal, do nervo facial, 200
- timpânico, do nervo facial, 200

Segunda lei de Ewald, 111
Seio(s)
- cavernoso, 170, 170f, 990
- - lesões no, 189
- - tumor no, 175
- da face. *Ver os tipos específicos, p. ex.* seios maxilares
- do duto endolinfático, 15f
- do tímpano, 4, 11f-12f, 984
- esfenoidal, 365, 370-371, 414, 420, 846

- etmoidais, 365, 368-369
- - anatomia dos, 417-418, 417f-418f
- - carcinoma dos, 700
- - inervação sensorial, 846
- - sistema de estadiamento TNM dos, 665q
- frontal, 365, 369-370
- - ablação e obliteração do, 1028
- - anatomia do, 417-418, 417f-418f
- - embriologia do, 414
- maxilares, 365, 368
- - anatomia dos, 417-418, 417f-418f
- - carcinoma dos, 699
- - sistema de estadiamento TNM, 665q
- paranasais, 697q-698q, 700q
- - afecções congênitas, 373-378
- - anatomia dos, 368-371, 415-420, 417f-418f, 420f, 986
- - avaliação dos, 368-369
- - carcinoma dos, 695-701, 697q-698q, 700q
- - cirurgia dos
- - - anestesia, 428-430, 429f
- - - conduta pré-operatória com o paciente, 426-428
- - - cuidados pós-operatórios, 438-439
- - - evitando as complicações, 436-438, 438f
- - - técnicas, 430-436, 431f-434f
- - corpos estranhos nos, 405
- - cuidados pós-operatórios, 438-439
- - de pacientes pediátricos, 784-788
- - desenvolvimento dos, 287, 289q
- - diagnóstico, 425-426
- - embriologia dos, 365-366, 413-415
- - encefaloceles, 424
- - epistaxe, 402-404
- - fisiologia dos, 371-373
- - granuloma piogênico, 408
- - hiposmia/anosmia, 405
- - infecções dos, 399-401

- - lesões fibro-ósseas, 408-409
- - neoplasias, 393-399
- - neoplasias malignas dos, 1026-1028
- - policondrite recidivante, 407
- - radiologia dos, 996
- - rinite, 378-382
- - rinofima, 407
- - rinopatia, 382-383
- - rinorreia do líquido cefalorraquidiano, 406-407, 424
- - rinossinusite, 383-392, 421-424
- - - classificação e diagnóstico, 383-384
- - - complicações, 390-392
- - - etiologia, 421-424
- - - fisiopatologia, 386-388, 421-424
- - - fúngicas, 384-386
- - - pediátrica, 388
- - - tratamento, 389-390
- - tumores dos, 910
- piriforme, 998
- sagital superior, tumor do, 176
- sigmoide, trombose do, 330-331
Sela túrcica, abordagem transesfenoidal transeptal, 901
Sensação gravitacional, 96
Sensibilidade bidirecional, no órgão terminal vestibular, 100, 101f
Septo
- caudal, 296
- de Körner, 4, 15f
- nasal, 366
- - cirurgia do, 435
- - desenvolvimento do, 285, 285f-286f, 295
- - desvio do, 401-402
- - hematoma do, 402
- - perfuração do, 402
- orbitário, 906
Septoplastia, 402, 846, 846f-848f, 849q
Septos fibrosos, da língua, 531
Sevoflurano, para anestesia geral, 851
Shunt traqueoesofágico, 578

SIADH. *Ver* Síndrome da secreção inapropriada do hormônio antidiurético
Sialadenite, 518-520, 997, 1037-1038
- crônica, 518
- supurativa aguda, 518
Sialadenose, 517, 523-524
Sialectasia, 521
- congênita, 521
Sialoendoscopia, 520
Sialogogos, para sialadenite, 518
Sialografia, das glândulas salivares, 515
Sialolitíase, 519-520, 1038
Sialolitotomia, 520
Sialometaplasia necrosante, 517, 1090, 1097
Sialometria, 516
Sialomicrólitos, 519-520
Sialoquímica, 515-516
Sialorreia, 521
Sífilis, 17f, 231, 269-270, 1097. *Ver também* Otossífilis
- adquirida, 269-270
- congênita, 269-270
- da laringe, 570
- infecção da orelha, 311
- perda auditiva congênita e, 136-137
- perda auditiva neurossensorial autoimune, 354
Sinal
- de Battle, 1098
- de Brudzinski, 261
- de Bryce, 261
- de Chvostek, 261
- de Dalrymple, 261
- de Demarquay, 262
- de Drupe, 260
- de Escherich, 260
- de Furstenberg, 1098
- de Griesinger, 260, 1099
- de Gutman, 1045, 1099
- de Guyon, 260
- de Hennebert, 260-261, 338, 1099
- de Hitzelberger, 184, 219, 1099
- de Kerning, 261
- de Lhermitte, 261
- de Nikolsky, 262

- de Oliver-Cardarelli, 262
- de Parinaud, 262
- de Rosenbach, 263
- de Schwartze, 1099
- de Seeligmüller, 263
- de Straus, 263
- de Sudeck, 263
- de Trousseau, 264
- de Wartenberg, 264
- de Zaufal, 264
- do balé, 258

Sincinesia, 205

Síndrome
- auriculotemporal, 231, 235-236, 528, 1040-1041
- braquio-otorrenal, 139, 227, 1062, 1064, 1097
- bulbar anterior de Déjérine, 232
- camptomélica, 231
- carcinoide, 231
- da anemia de Fanconi, 153, 234
- da angústia respiratória do adulto (SARA), 224
- da apneia
- - do sono, 252
- - obstrutiva do sono, 442-447, 452-453, 964
- da cimitarra, 251
- da face
- - assobiadora, 257
- - e mão, 234
- da fissura
- - esfenóidea. Ver Síndrome do ápice orbital
- - orbitária superior. Ver Síndrome do ápice orbital
- da hiperimunoglobulina E, síndrome de Job, 239
- da mandíbula
- - e do piscar, 239 Ver síndrome de Marcus Gunn
- da mão e audição, 149
- da secreção
- - inadequada do hormônio antidiurético (SIADH), 251, 1050
- da sela vazia, 234
- da terceira e quarta bolsas faríngeas, 233
- da trombose da artéria cerebelar posteroinferior. Ver Síndrome de Wallenberg
- da veia cava superior, 254, 925
- das células aéreas apicais gigantes, 234
- das lágrimas de crocodilo. Ver Síndrome de Bogorad
- de Adie, 224
- de Alagille, 235
- de Albright, 224, 1097
- de Aldrich, 235
- de Alport, 142, 152-153, 1097
- de Alström, 153
- de Amalric, 224
- de Apert, 148, 235, 373
- de Ascher, 235
- de Avellis, 235
- de Babinski-Nageotte, 235
- de Baelz, 235
- de Bannwarth, 236
- de Barany, 236
- de Barre-Lieou, 236
- de Barret, 236
- de Barsony-Polgar, 236
- de Bayford, 233, 550, 928
- de Bechterew, 258
- de Beckwith, 236
- de Behçet, 236, 539
- de Berry, 237
- de Besnier-Boeck-Schaumann, 236
- de Bloom, 236
- de Boerhaave, 548-549
- de Bogorad, 205, 219, 227
- de Bonnet, 237
- de Bonnier, 237
- de Bourneville, 237
- de Briquet, 237
- de Brissaud-Marie, 237
- de Brown, 237, 1098
- - simulada, 227-228
- - verdadeira, 227-228
- de Brun, 237, 259
- de Cestan-Chenais, 237
- de Champion-Cregah-Klein, 238
- de Chapple, 238
- de Charcot-Weiss-Barber. Ver Síndrome do seio carotídeo
- de Chédiak-Higashi, 238
- de Churg-Strauss, rinossinusite crônica e, 388
- de Cockayne, 153, 230
- de Cogan, 230-231, 354, 1097
- de Collet-Sicard, 238
- de Conradi-Hünermann, 238
- de Costen, 239
- de Cowden, 239, 1097
- de Curtius, 239
- de Dandy, 239, 268, 1098
- de De'Jean, 232
- de deiscência do canal superior, 109, 110f, 128-131, 129f-130f, 253-254, 1015
- - cirurgia para, 195
- - etiologia da, 131
- - fisiopatologia da, 128, 130f, 131
- de Demarquay-Richet, 233
- de DiGeorge, 233, 976
- - parcial, 233
- de Down, 157-158, 1062
- de Duane, perda auditiva congênita com, 153
- de Eagle, 233, 1092, 1098
- de Eisenlohr, 234
- de Elschnig, 234
- de Engelmann, perda auditiva congênita e, 149
- de Felty, 240
- de Flynn-Aird, 154
- de Forney, 147
- de Foster Kennedy, 240
- de Foville, 241
- de Franceschetti-Zwahlen-Klein. Ver Síndrome de Treacher Collins
- de Frey. Ver Síndrome auriculotemporal
- de Garcin, 241
- de Gard-Gignoux, 241
- de Gardner, 241, 408, 1053, 1098
- de Gilles de la Tourette, 241
- de Goldenhar, 237
- - perda auditiva congênita e, 143, 154
- - síndrome de Treacher Collinse, 140
- de Gorlin, 999
- de Gradenigo, 2-3, 189, 237, 1098-1099
- de Gregg, 335
- de Grisel, 237

- de Guillain-Barré, 213, 237, 1021
- de Hallermann-Streiff, 237
- de Hallgren, perda auditiva congênita com, 154
- de Hanhart, 238
- de Hermann, perda auditiva congênita com, 154
- de Hick, 238
- de Hold-Oram, 256
- de Hollander, 238
- de Horner, 225, 227, 230, 238, 239, 257, 271
- de Hunt, 238
- de Hunter, 155, 238-239
- de Hurler, 154-155
- de Jackson, 239
- de Jacob, 239
- de Jerville-Lange-Nielsen, 141, 155, 1098
- de Job, 239
- de Kallmann, 240
- de Kartagener, 240, 422
- de Kearns-Sayre, perda auditiva congênita e, 144
- de Kleinschmidt, 240
- de Klinefelter, 241
- de Klinkert, 241
- de Klippel-Feil, 149
- de Klippel-Trenaunay, 242
- de Larsen, 241
- de Laurence-Moon-Bardet-Biedl, perda auditiva congênita com, 155
- de Lemierre, 241, 1067, 1098
- de Lermoyez, 241, 267, 352
- de Löffler, 242
- de Louis-Bar, 242
- de Maffucci, 242
- de Mallory-Weiss, 549
- de Marcus Gunn, 243, 261, 1001, 1099
- de Marfan, 149
- de McCune-Albright, 408
- de Melkersson-Rosenthal, 219, 243, 1021
- de Mendelson. Ver Pneumonia de aspiração
- de Meyenburg, 244
- de Millard-Gubler, 244
- de Möbius, 244
- - paralisia do nervo facial, 216
- - paralisia facial, 1021
- - perda auditiva congênita com, 155
- de Mohr, perda auditiva congênita com, 149-150
- de Mohr-Tranebjaerg, perda auditiva congênita com, 143
- de Morgagni-Stewart-Morel, 244
- de Munchausen, 244
- de Nager de Reynier, 245, 789
- de Norrie, perda auditiva congênita e, 142-143, 156
- de Nothnagel, 245
- de Ortner, 246
- de Pancoast, 241, 918-919
- de Papillon-Lefèvre, 538
- de Patau, perda auditiva congênita com, 157
- de Paterson-Kelly. Ver Síndrome de Plummer-Vinson
- de Pena-Shokeir, 247
- de Pendred, 141, 156, 1062, 1098
- de Peutz-Jeghers, 247
- de Pierre Robin, 151, 229, 248, 457, 789, 1098
- de Plummer-Vinson, 248, 548, 1098
- de Potter, 248
- de Raeder, 249
- de Ramsay Hunt, 212, 219, 305. Ver também Herpes-zoster ótico
- de Reichert, 249
- de Reinke, 249
- de resistência nas vias respiratórias superiores, 442-443, 450
- de Reye, 249-250
- de Richards-Rundel, perda auditiva congênita com, 156-157
- de Roaf, perda auditiva congênita com, 151
- de Rollet, 250
- de Romberg, 250, 262
- de Rutherford, 250
- de Sandifer, 547
- de Schafer, 251
- de Schaumann, 251, 263
- de Schmidt, 251
- de Seckel, 251
- de secreção do hormônio antidiurético, 251
- de Sheehan, 251
- de Shy-Drager, 252
- de Sicca. Ver Síndrome de Sjögren
- de Sipple, 244
- de Sjögren, 252, 966-967, 1038, 1084-1085
- - das glândulas salivares, 515, 518-519
- - manifestações clínicas da, 509-510
- - tipos de, 509
- - tratamento da, 510
- de Stevens-Johnson, 252
- de Stickler, 140, 789, 1064, 1098
- de Sturge-Weber, 242, 253, 539, 1071
- de Tapia, 254-255
- de Taylor, perda auditiva congênita com, 157
- de Tietze, 147, 255
- de Tolosa-Hunt, 255
- de Tourette, 255
- de Treacher Collins, 237, 373, 1064, 1098
- - em pacientes pediátricos, 789-790
- - perda auditiva congênita e, 140, 151-152
- de Trotter, 256, 262
- de Turner, perda auditiva congênita com, 158
- de Turpin, 256
- de Usher, 142, 158, 1098
- de Vail, 256
- de Van Buchem, perda auditiva congênita e, 152
- de Van der Hoever, 152
- de Vernet. Ver Síndrome do forame jugular
- de Villaret, 257
- de Vogt-Koyanagi-Harada, 231, 257
- de Von Hippel-Lindau, 242, 257

- de Waardenburg, 140-141,
    147-148, 1064, 1098
- de Wallenberg, 131, 257, 271
- de Weber, 257
- de Well, perda auditiva congênita
    com, 158
- DIDMOAD, 233
- do 18q, 252
- do ápice
- - orbital, 246, 254
- - orbital-esfenoidal. *Ver*
    Síndrome de Rollet
- do aqueduto vestibular alargado,
    252
- do arco aórtico. *Ver* Doença de
    Takayasu
- do aumento do aqueduto
    vestibular (EVAS), 145, 995
- do choque tóxico, 255, 304
- do escaleno anterior, 250
- do fio solto, 242
- do forame
- - jugular, 239-240
- - óptico. *Ver* Síndrome do ápice
    orbital
- do granuloma letal da linha
    média, 241-242
- do lobo médio, 243, 919
- do mal do desembarque, 242-243
- do miado do gato, 254, 577
- do odor do gato, 235
- do primeiro arco braquial, 235,
    237
- do pseudotumor cerebral, 249
- do roubo da subclávia, 253,
    271-272
- do segundo arco branquial, 235
- do seio
- - carotídeo, 255
- - cavernoso, 255
- - de Morgagni. *Ver* Síndrome de
    Trotter
- dos cílios imóveis, 239, 780
- lacrimoauriculodentodigital, 241
- LEOPARD, perda auditiva
    congênita com, 147
- medular lateral. *Ver* Síndrome de
    Wallenberg
- nevoide de células basais, 256
- oculofaríngea, 246
- oral-facial-digital I, 230, 246

- otocervicofacial, perda auditiva
    congênita, 150
- otopalatodigital (OPD), 143,
    150, 247
- púrpura-símile, 249
- trigeminal trófica, 256
- VATER, 256
- Wildervanck, 143, 257
Sindrômicas ligadas ao X, perda
    auditiva, 142-143, 1064
Sinfalangismo proximal
    dominante, 151
Singular. *Ver* Montelucaste
Sinostose basioccipital, 172
Sinusite, 1022-1026
- aguda, 1022-1023
- crônica, 428, 1023-1025
- em pacientes pediátricos, 786
- fúngica, 996, 1096
- - alérgica, 506-507, 1025-1026
- odontogênica, rinossinusite
    crônica, 423
Sinusotomia frontal
- tipo 2 de Draf, para cirurgia dos
    seios paranasais, 433
- tipo 3 de Draf, para cirurgia dos
    seios paranasais, 433-435,
    434*f*
Sisomicina, ototoxicidade da, 972
Sistema
- de audição FM, 65
- de graduação do nervo facial
    de House-Brackmann, 203,
    204*q*, 1020
- de Patterson, para testes
    cutâneos, 489-490, 490*q*
- ilíaco circunflexo profundo, 750
- imune, 460
- - adaptativo. *Ver* Imunidade
    específica
- - atopia, 483-507
- - - alergia a inalantes, 488-489,
    494-500, 497*q*-499*q*
- - - alergia alimentar, 504-506
- - - degranulação do mastócito,
    484, 485*f*
- - - diagnóstico de alergia,
    488-495
- - - imunoterapia, 501-505
- - - ligação da IgE aos mastócitos,
    484

- - - mecanismos da, 483
- - - mediadores pré-formados
    associados aos grânulos,
    486-487
- - - mediadores recém-formados,
    486
- - - produção de IgE, 483
- - - reexposição ao antígeno, 483,
    484, 485*f*
- - - sinais e sintomas alérgicos,
    486-487
- - autoimunidade, 507-510
- - - artrite reumatoide, 510
- - - lúpus eritematoso sistêmico,
    507-509
- - - síndrome de Sjögren, 509-510
- - humoral, 477-481
- - - características de Ig, 478,
    478*q*-479*q*
- - - classes de Ig, 479, 480*q*
- - - especificidade dos antígenos,
    478, 478*f*, 478*q*-479*q*
- - - resposta alérgica, 481
- - humoral, 477-481
- - - classes de Ig, 479, 480*f*
- - - especificidade dos antígenos,
    478, 478*f*, 478*q*-479*q*
- - - função de Ig, 478, 478-479*q*
- - - resposta alérgica, 481
- - imunidade específica, 460-461
- - imunidade inespecífica,
    461-462
- - imunodeficiência, 507, 508*q*
- - inato. *Ver* Imunidade
    inespecífica
- - mediado pela célula, 476, 477,
    477*f*
- - - ativação das células T, 476,
    477*f*
- - - células apresentadoras de
    antígenos, 476
- - - macrófago, 476
- - mediado pela célula, 476, 477*f*
- - órgãos e tecidos do, 462, 462*q*,
    463*f*
- - resposta alérgica, 480*q*,
    481-483, 482*f*
- - sistema linfoide, 462-476
- - - amígdalas e adenoide, 463*f*,
    465-466
- - - células B, 468, 469*f*

- - - células nulas, 468-469
- - - células T, 466-468, 467f-468f
- - - citocinas - mediadores solúveis, 472
- - - citocinas do, 472-476, 475q
- - - primário, 462
- - - proteínas do complexo de histocompatibilidade principal, 471-472, 471f-472f
- - - recirculação do, 468, 470f
- - - secundário, 462-465
- - - sistema de classificação pela diferenciação, 466, 466q
- - - sistema mieloide, 469, 471f
- lacrimal, 907-908
- linfoide, 462-476
- - amígdalas e adenoides, 463f, 465-466
- - células B, 468, 469f
- - células nulas, 468-469
- - células T, 466-468, 467f-468f
- - citocinas - mediadores solúveis, 472
- - citocinas, 472-476, 475q
- - primário, 462
- - proteínas do complexo de histocompatibilidade principal, 471-472, 471f, 472f
- - recirculação do, 468, 470f
- - secundário, 462-465, 465f
- - sistema de classificação pela diferenciação, 466, 466f
- - sistema mieloide, 471f
- mieloide, 469, 471f
- musculoaoneurótico superficial, 762
- vestibular, 94-132
- - anatomia e fisiologia do, 95-118, 984-985
- - - princípio 1, 95-97
- - - princípio 2, 97-103
- - - princípio 3, 103-107, 104f-107f
- - - princípio 4, 107-108
- - - princípio 5, 108-110, 110f
- - - princípio 6, 111, 112f-113f
- - - princípio 7, 112-114
- - - princípio 8, 114-115
- - - princípio 9, 116-118
- - avaliação clínica do, 118-124, 120f
- - distúrbios do, 124-132
- - - distúrbios do suprimento vascular da orelha interna, 131-132
- - - doença de Ménière, 126-128
- - - enxaqueca vestibular, 132
- - - neurite vestibular, 126
- - - síndrome de deiscência do canal semicircular superior, 128-131, 129f-130f
- - - VPPB, 125-126, 127f
- - função principal do, 95
- - reabilitação do, 118
- - revisão do, 94-95
SMAS. Ver Sistema musculoaoneurótico superficial
SMDD. Ver Síndrome do mal do desembarque
Sódio, necessidades de, 934-935
Som, 24-26, 26q
- complexo, 24
Somnoplastia, 452-453
Sonolência diurna, com apneia obstrutiva do sono, 443-445
SP. Ver Substância P; potencial de somação (PS)
SPECT. Ver Tomografia computadorizada por emissão de fótons simples
SRA. Ver Ensaio com liberação de serotonina
SRVRS. Ver Síndrome de resistência nas vias respiratórias superiores
SSD. Ver Síndrome de Shy-Drager
SSIADH. Ver Síndrome da secreção do hormônio antidiurético
SSPL. Ver Saturação do nível de pressão sonora
Staphylococcus aureus, 518, 583, 1067
- infecção da orelha, 304, 306, 308-309, 312, 315, 323
- infecção do nariz, 387, 400, 423
- tratamento para, 949
Streptococcus
- *epidermis,* 312, 315
- infecção da orelha, 304
- *pneumoniae,* 312, 315, 319, 329, 333, 386, 947-949
- *pyogenes,* 315, 325, 400, 583, 949
- *viridans,* 518
STSG. Ver Enxerto de pele de espessura mensurada
Subclávia proximal, embriologia da, 277, 279f
Subgalato de bismuto, 967
Subglote, da laringe, 556, 574-575, 577
- anatomia da, 989
- câncer da, 681
- de pacientes pediátricos, 793-800
- sistema de estadiamento TNM da, 665q
Submucosa do esôfago, 537
Substância P, 373
Succinilcolina, com anestesia geral, 852
Sucralfato, 961, 962
Sufentanila, com anestésicos, 837
Sulco terminal, da língua, 531
Sulcos
- das cordas vocais, 563
- embriologia dos, 414
Sulfadiazina, para sialadenite, 519
Sulfato de hiosciamina, 961, 962
Sulfonamidas, para otite média aguda, 947
Sulfonamidas/inibidores do folato, 944-945
Superantígeno
- bacteriano, rinossinusite crônica, 387, 422
- estafilocócico, rinossinusite crônica, 387, 422
Supraglote, da laringe, 556, 559, 574
- anatomia da, 989
- câncer da, 678-680, 688-689, 689q
- sistema de estadiamento TNM da, 664q
Supraglotite, 1045
Suprimento sanguíneo
- para a laringe, 558-559

- para a orelha, 4-6, 131-132
- para o nariz, 366-367
- para o nervo facial, 218
Surdez. *Ver também* Perda auditiva congênita
- deficiência auditiva *versus*, 43
SW. *Ver* Síndrome de Waardenburg

T

Tabaco, carcinoma de esôfago com, 550
Talassemia, 539
Tartarato de trimeprazina, 955*q*
Tatuagem por amálgama, 539
Taxanos, 875-876, 877*q*-878*q*
Taxoides, 875-876, 877*q*-878*q*, 880
TC. *Ver* Tomografia computadorizada
TcR. *Ver* Receptor de célula T
Tecido
- de glândula salivar, 517, 528
- - acessório, 517
- - heterotópico, 517, 524
- linfoide associado a mucosa (MALT), 465
- - linfoma das glândulas salivares, 526
Técnica(s)
- de abrasão, para revisão de cicatriz, 774
- de bloqueio, para anestesia, 839-846
- - estapedectomia, 842-843
- - laringoscopia e traqueoscopia, 839, 840*f*-841*f*
- - miringotomia, 842
- - operação dos seios paranasais, 844-846, 846*f*-848*f*, 849*q*
- - otologia, 841, 845*f*
- - redução da luxação da articulação temporomandibular, 839, 842*f*
- - redução e fixação da fratura mandibular, 839, 841, 843*f*-845*f*
- - timpanoplastia e mastoidectomia, 843-844

- de elevação da face em planos profundos, 762-763
- de mascaramento de alta frequência, para potencias evocados auditivos do tronco encefálico, 81-82, 81*f*
- de Mustarde, 770
Teicoplanina, 946
Telangiectasia hemorrágica hereditária, 403. *Ver também* Doença de Osler-Weber-Rendu
Telemetria de resposta neural, 90
Telenzepina, 961, 962
Telitromicina, 943
TEM. *Ver* Teste de estimulação máxima
TEM. *Ver* Teste de excitabilidade neural
Tendão
- de Zinn, 978*f*
- medial do canto, 906
Tensão do oxigênio, 916-917
Tensor
- do tímpano, 8-9, 13*f*, 15*f*, 282
- do véu palatino, 10, 282, 443, 533
Teofilina, 943, 945, 964
Terapêutica. *Ver* Farmacologia
Terapia
- com fluoreto, para otosclerose, 268
- da voz, 562-563
- para a cessação do cigarro, 964-965
- por quimiorradiação, 882-884
Teratoma, 190, 376, 1067, 1091-1092
Terbinafina, 947
Terfenadina, 947, 952-954, 955*q*
Teste(s)
- alternado de equilíbrio da intensidade binaural, 46
- calórico, 122, 123*f*, 1005
- com diapasão, 29-31, 30*q*
- cutâneos
- - para diagnóstico de alergia, 489-493, 490*q*, 491*f*, 493*q*
- - para rinite alérgica, 379

- da pinçadela, para fenda labial, 297
- da reagina plasmática rápido, para otossífilis, 338
- de alergia *in vitro*, 493-495, 494*f*
- de Bing, 30-31, 30*q*
- de Di Sant'Agnese, 263
- de Doerfler-Stewart, para pseudo-hipoacusia, 60
- de ducção forçada, 907
- de estimulação máxima, para avaliação do nervo facial, 206
- de excitabilidade neural, para avaliação do nervo facial, 206
- de função pulmonar, 911-917, 912*f*, 914*f*-917*f*
- de Gellé, 30*q*, 31
- de glicerol, para doença de Ménière, 48, 267
- de Guttman, 260
- de inteligibilidade das palavras por identificação de figuras, 54
- de Lewis, 30*q*, 31
- de Lillie-Crown, 261
- de Lombard, para pseudo-hipoacusia, 59
- de Mollaret-Debre, 262
- de oclusão por balão, da base do crânio, 173-174
- de Paul-Bunnel, 262
- de Rinne, 30, 30*q*
- de Schirmer. *Ver* Lacrimejamento
- de Schwabach, 30*q*, 31
- de Stenger, 59, 1002
- de Sulkowitch, 263
- de Tobey-Ayer-Queckenstedt, 264
- de triagem da coagulação, 861-862, 862*q*
- de Weber, 29-30, 30*q*
- do decréscimo tonal, 47-48
- do fluxo salivar, para avaliação do nervo facial, 207
- do golpe na cabeça, 111, 112*f*-113*f*
- - queixas vestibulares e, 119-120, 124

- intradérmicos, para diagnóstico de alergia, 491
- múltiplo de latência do sono, 445
- neurais, 1020
- para alérgenos específicos, 488-489
- por radioalergossorvência (RAST), 379, 492-494, 494f
- posicional, queixas vestibulares e, 120, 120f
- prognósticos, 205
- - para avaliação do nervo facial, 205-206
- vestibulares, 1004-1006

Teto do seio etmoidal, anatomia do, 419
Tetos orbitários, 168
Tetracaína, como anestésico local, 831q, 832
Tetraciclina, 538, 570, 944, 962, 966, 1095
Tetradecil-sulfato de sódio, para apneia obstrutiva do sono, 455
Tetraidrozolina, 957
TGC. *Ver* Teste do golpe na cabeça
TGS. *Ver* Tecido de glândula salivar; tireoidite granulomatosa subaguda
TH. *Ver* Hormônio estimulante da tireoide
THH. *Ver* Telangiectasia hemorrágica hereditária
Ticarcilina, 941
Ticarcilina/clavulanato, 941
Tigeciclina, 944
TIH. *Ver* Trombocitopenia induzida pela heparina
Timo, do sistema linfoide primário, 462
Timpanocentese, para otite média aguda, 314
Timpanograma, 39-40, 42f
Timpanometria, 38-40, 42f, 55, 314, 1003
Timpanoplastia, 324, 843-844
Timpanotomia com colocação de tubos, para otite média com efusão, 321

Tiopental, para anestesia geral, 851
Tipo 1 de Draf, para cirurgia dos seios paranasais, 431-433, 433f
Tipoias faciais, para paralisia do nervo facial, 218
Tique doloroso, 1088-1089
Tireoide
- anatomia e embriologia da, 603-608, 605f-606f, 608f
- carcinoma, 1097
- - anaplásico, 630
- - bem-diferenciado, 623-628
- - medular, 628-630, 629q
- doença benigna da, 610-617, 610q-611q
- embriologia da, 283, 283f, 289, 976
- linfoma, 630
- lingual, 789, 997
- nódulos, 618-623, 1050-1051
- - aspiração com agulha fina, 620-622
- - avaliação, 619-620, 622
- - biopsia, 622
- - diagnóstico de, 618, 618q
- - prevalência, 618
- - supressão com TH, 622-623
- - tratamento dos, 618-619, 619q
- - ultrassonografia, 620
- provas de função da, 608-610, 609q
- sistema de estadiamento TNM da, 665q
- tireoidectomia, 630-633, 631f-632f

Tireoidite, 614-616, 1052-1053
- de Hashimoto, 614-615, 1052, 1096
- de Riedel, 250, 616
- granulomatosa subaguda, 615, 1053
- linfocítica, 615, 1052
- supurativa aguda, 615-616
Tiroplastia, para disfonia espasmódica, 568
- tipo II, para paralisia da laringe, 566
Titulação
- da diluição intradérmica

- - medicação concorrente e, 493, 493q
- - para diagnóstico de alergia, 490-493, 491f, 493q
- - respostas da, 491
- - técnicas para, 491-493, 491f
- terminal da diluição seriada, 491-493, 491f, 493q
TMLS. *Ver* Teste múltiplo de latência do sono
TNF. *Ver* Fator de necrose tumoral
TOA. *Ver* Tumor odontogênico adenomatoide
TOB. *Ver* Teste de oclusão por balão
Tobramicina, 945-946, 972
TOC. *Ver* Tumores odontogênicos ceratocísticos
TOCC. *Ver* Tumor odontogênico de células claras
TOEC. *Ver* Tumor odontogênico epitelial calcificante
Tomografia
- computadorizada (TC)
- - para apneia obstrutiva do sono, 448-449
- - para avaliação do nervo facial, 203
- - para base do crânio, 173-174
- - para glândulas salivares, 514
- - para gliomas, 904
- - para hemangiomas, 658
- - para hiperparatireoidismo, 636-637, 636f
- - para lesões do ápice petroso, 189
- - para lesões e aneurismas, 904
- - para melanoma maligno, 670
- - para OME, 319
- - para seios paranasais, 427-428, 428f
- - para tumores glômicos, 192
- computadorizada por emissão de fótons simples (SPECT), da base do crânio, 173-174
- por emissão de pósitrons (PET)
- - da base do crânio, 174
- - para melanoma maligno, 670

Tonsilectomia, 543-544, 1060
- lingual, 455-456
- para apneia obstrutiva do sono, 453
- para OMA, 318
- para otite média com efusão, 322
Tontura, 94
Topiramato, 132, 891
Tórax, 922-929
- anomalias vasculares do, 927-929, 927*f*
- endoscopia do, 925-927, 926*f*
- linfonodos do, 923-924, 924*f*
- mediastino, 920-923, 921*f*-922*f*
- mediastinoscopia, 924
- síndrome da veia cava superior, 925
- testes de função pulmonar, 911-917, 912*f,* 914*f*-917*f*
- tumores mediastinais no, 924-925
- valores normais médios dos gases sanguíneos e acidobásicos, 918
- volumes e capacidades pulmonares, 917-918
Torcicolo nasofaríngeo. *Ver* Síndrome de Grisel
Torus mandibular, 541
Torus palatino, 542
Tosse, 559-560
Toxicidade, da anestesia local, 828-830, 828*q*-829*q*
Toxina botulínica, 218, 965, 1073
- para cirurgia plástica facial, 774, 1073
- para disfonia espasmódica, 567-568
- para sialorreia, 521
- para síndrome de Frey, 528
- para úlceras de laringe e granulomas, 563
Toxinas, rinopatia e, 383
Toxoplasmose, das glândulas salivares, 519
Toxoplasmosis gondii, 519
TP. *Ver* Tensor do véu palatino
Tranquilizantes, com anestésicos, 835-837
Transderm-Scop, 956

Transferência de tecido microneurovascular livre, 745-751, 1048-1049
- complicações da, 747-748
- crista ilíaca, 750
- fíbula, 750
- grande dorsal, 749
- jejuno, 751
- passos da técnica, 747
- retalho da coxa lateral, 750-751
- retalho lateral do braço, 749
- retalho radial do antebraço, 748-749
- reto abdominal, 749
- seleção dos pacientes, 746-747
Transferências neuromusculares, para paralisia do nervo facial, 218
Trânsito do bolo, 537
Transplante de cabelos, 769, 1079-1080
Traqueia, 919-920, 1058-1059
Traqueíte bacteriana, 570
Traqueobronquite, opções de tratamento para, 950
Traqueomalácia, em pacientes pediátricos, 800-801
Traqueopatia osteoplásica, 919
Traqueoscopia, com anestesia, 839, 840*f*-841*f*
Traqueotomia, 578-582, 919
- nos lactentes e nas crianças, 579
- para apneia obstrutiva do sono, 457
- para papilomatose laríngea, 565
- para paralisia laríngea bilateral, 567
- tamanho do tubo para, 925
- traumatismo da laringe, 574
Trastuzumabe, 526
Tratamento
- antirrefluxo, para hiperplasia epitelial, 563
- de reposição da nicotina, 964
- do pescoço
- - N+, 673
- - N0, 672-673, 715
Traumatismo, 1080-1083
- da laringe, 573-574
- da mandíbula, 1081-1082
- da orelha externa, 341-342

- em pacientes pediátricos
- - da cabeça e do pescoço, 822
- - da cavidade oral/orofaringe, 793
- - da orelha externa, 809
- - da orelha média, 812
- - do esôfago, 804-805
- - do nariz e da nasofaringe, 780-781
- - dos seios paranasais, 787-788
- do assoalho orbital, 1080-1081
- do nervo facial, 209-211
- do osso temporal, 1080
- do pescoço, 1082-1083
- esofágico, 548-549
- mastoide e orelha média, 345-346
Treponema pallidum, 306, 338
Tretinoína, 969
Tríade
- de Charcot, 264, 268
- de Kartagener. *Ver* Síndrome de Kartagener
- de Saint, 547
- de Samter, 250, 388, 423-424
Triancinolona, 500, 959*q,* 960, 966
Triângulo(s)
- cervical, 584-585
- de Killian, 987
- do pescoço, 584-585, 584*f,* 988
Triazolam, 947, 970
Trigesic, ototoxicidade do, 973
Trígono retromolar, carcinoma de, 721-722
Trimetilamina, para síndrome do odor de peixe, 235
Trimetobenzamida, 963
Trimetoprima/sulfametoxazol, 944-945, 948, 950
Tripelenamina, 955*q*
Triptase, 486
Trismo, com tumor da base do crânio, 173
Trissilicato de magnésio, 961
Trissomia, perda auditiva congênita com, 157-158
TRM. *Ver* Trígono retromolar
TRN. *Ver* Telemetria de resposta neural

Tróclea, 905, 907
Trombina bovina, 967
Trombocitopenia induzida pela heparina, 868-869
Trombose do seio cavernoso, com rinossinusite, 391
Trompa de Eustáquio
- anatomia, 9-11, 12f, 16f, 172
- embriologia, 20-21
- otite, 16f
- tumor na, 175, 183
Tronco encefálico
- lesões, resposta auditiva do tronco encefálico para, 88
- potenciais evocados no, 72q
- resposta BERA do, 79-80, 79f
TSH. Ver Hormônio estimulante da tireoide
TTS. Ver Desvio temporário do limiar
Tuberculose, 346, 519, 570, 1013, 1043, 1067
- aural, infecção da orelha interna e, 338-339
Tubo
- de ventilação de Hunsaker Mon Jet, 581, 581f
- endotraqueal, 581
Tumor(es). Ver também Melanoma maligno; *tumores específicos, p. ex.,* tumor de Abrikossoff, neuroma do acústico
- benignos
- - da laringe, 564-565
- - das glândulas salivares, 514, 521-524
- - do esôfago, 550
- carcinoma medular de tireoide, 628-630, 629q, 1054-1055
- cirurgia da fossa craniana para, 173
- - abordagem, 184-188
- - abordagem lateral extrema, 183-184, 184f
- - anterior, 174-179, 175f-178f, 179q
- - média, 179-183, 180f-183f
- - preparação para, 174
- da fossa posterior e do ângulo cerebelopontino, 360-362
- da laringe, 564-565
- da mandíbula, 541
- da órbita, 909-910
- da orelha externa, 343
- da orelha média e mastoide, 357-360
- das bainhas dos nervos periféricos, 1047
- das glândulas salivares, 514-515, 521-526, 823
- de Abrikossoff, 264, 565
- de Booke, 264
- de células granulosas, 1031, 1042, 1096
- de Goodwin, 237, 260
- de Masson, 243
- de Reinke, 262
- de Schmincke, 263
- de Warthin, 514, 523, 1038-1039, 1097
- do ângulo cerebelopontino, 184, 360-362, 902-904
- do ângulo pontocerebelar, 265
- do ápice petroso, 188-191
- do canal auditivo externo, 344
- do clivo, 189
- do corpo carotídeo, 654-656
- do esôfago, 550
- do músculo liso, 1097
- do nariz e dos seios paranasais, 374-376, 393-399, 408-409
- do nervo facial, 214-215
- dos maxilares, 646-652
- dos seios paranasais, 910
- epiteliais, do maxilar, 646-648
- glômicos, 189-192
- - classificação dos, 192-193, 359
- - da orelha média e mastoide, 358-360
- - tratamento dos, 193, 359-360
- intracraniano, 266
- lesões do clivo, 193
- linfonodo, estadiamento das metástases (estadiamento TNM)
- - atual sistema de estadiamento, 664q-666q
- - definições das categorias, 663-664
- - história, 663
- - objetivos, 663
- - para câncer de laringe, 679q-680q
- - para cânceres de canal auditivo e osso temporal, 702, 702q
- - para carcinoma da cavidade oral, 710-712, 712f
- - para carcinoma de hipofaringe, 711-712, 712f
- - para carcinoma de nasofaringe, 644q, 712-713, 712f
- - para carcinoma de orofaringe, 711-712, 712f
- - para carcinoma dos seios paranasais, 696-698, 697q-698q
- - para melanoma maligno, 669-670
- malignos
- - da laringe, em pacientes pediátricos, 797
- - das glândulas salivares, 524-526
- malignos da laringe, 797
- marrom, do maxilar, 651
- mediastinais, 924-925
- mesenquimal, 189
- metastáticos, 188
- - cisplatina para, 881
- - da mandíbula, 650
- - da orelha média e mastoide, 358
- - do ângulo cerebelopontino, 903
- músculo liso, 1097
- não-acústicos do ângulo pontocerebelar, potenciais evocados auditivos do tronco encefálico para, 88, 88q
- nasofaríngeos, 189
- odontogênico
- - adenomatoide, 647
- - de células claras, 648
- - epitelial calcificante, 647
- - escamoso, 648
- - odontogênicos, 646-649
- - ceratocístico (TOC), 647
- parafaríngeos, 514, 522
- tumores glômicos, 191-193
- vasculares, da órbita, 909-910
Turbinectomia, 1030

U

UFH. *Ver* Heparina não-fracionada
Úlcera
- de Barret, 549
- de contato, da laringe, 562-563
- de laringe, 562-563
- de Marjolin, 261, 1099
- de Meleney, 1099
- gástrica, tratamento para, 961-962
Ulceração neurotrófica trigeminal. *Ver* Síndrome trigeminal trófica
Úlceras gástricas, tratamento para, 961-962
Ultrassonografia
- cintigrafia da tireoide *versus*., 1051
- das glândulas salivares, 514
- dos nódulos da tireoide, 620
- para hiperparatireoidismo, 636-637, 636f
Uncinectomia, para cirurgia dos seios paranasais, 430
UPCL. *Ver* Uvulopalatoplastia complementada por *laser*
UPFP. *Ver* Uvulopalatofaringoplastia
Urticária, 158, 505
Uso excessivo da voz, 560-562
Utrículo, 3-4, 3f, 6, 14f, 17f
- doença de Ménière, 17f
- movimento da cabeça e, 99-100, 99f
- otosclerose, 18f
Úvula bífida, 299
Uvulopalatofaringoplastia (UPFP), 453-455, 454f
Uvulopalatoplastia complementada por *laser* (UPCL), 452-453

V

VAC. *Ver* Dispositivos de fechamento a vácuo
Vacina
- oral para a pólio, 968
- recombinante para hepatite B (Recombivax HB, Energix-B), 967-968
Vacinação, 317, 967-968
- contra sarampo, caxumba e rubéola (MMR), 335, 958
Valaciclovir, 305, 947
Valéculas, da língua, 531
Valores acidobásicos
- distúrbios, 936-939, 937q-938q
- necessidades para o equilíbrio, 933-936, 933q
- sanguíneos, 918
Valva
- de Passy-Muir, 1045
- utriculoendolinfática, 14f
Vancomicina, 399, 946, 949-950, 966, 974, 1095
Vaporização, a *laser*, 580, 580f
Vareniclina, 964, 965
Varfarina, 863, 864
Vascular, distúrbios hemorrágicos, 857, 858q
Vasculite, da laringe, 572
Vasculites, 381
Vasoconstritores, 956-957
- tópicos, 957
Vasopressina, 896
VC. *Ver* Volume corrente, volume total (VT)
Vecurônio, 852, 852q, 970
VEF$_1$. *Ver* Volume expiratório forçado em 1s
VEF$_1$/CVF. *Ver* Relação do volume expiratório forçado em 1s/capacidade vital forçada
Veia
- angular, 367
- facial anterior, 367
- laríngea
- - inferior, 558
- - média, 558
- - superior, 558
- lingual, 532
- maxilar, 370-371
Veias tireóideas, anatomia das, 607, 608f
Veloplastia intervelar, para fenda palatina, 301, 301f
Ventilação
- a jato, 581, 581f
- alveolar, 915-916
- por jato de Venturi, 1045
Ventrículo de Morgagni, 262, 555
Verapamil, para cefaleia, 892
Vertigem, 94, 1015
- cervical, 271-272
- cirurgia para, 193-195
- doença de Ménière e, 126
- entidades clínicas que se manifestam com, 264-273
- enxaqueca vestibular, 132
- exame clínico, 96-97
- metabólica, 267-268
- posicional paroxística
- - benigna, 104-107, 125-126, 127f, 266, 1016
- - - cirurgia para, 194
- - benigna do canal semicircular posterior, 104-109
- pós-traumática, 269
- VPPB e, 126
Vesícula, 918
Vestibulite nasal, do nariz e dos seios paranasais, 400
Vestíbulo
- da laringe, 14f, 555
- nasal, 371
Via da coagulação, 860, 860f
Vias centrais, mecanismo de audição das, 28-29
Videonistagmografia, função vestibular e, 121-124, 123f
Violeta de genciana, para otomicose, 948
Viomicina, ototoxicidade da, 974
Vírus
- Epstein-Barr (EBV), 708, 1067
- *influenza*, infecções da orelha e, 315
- sincicial respiratório, infecção da orelha e, 315, 319
- varicela-zoster, infecção da orelha e, 305
Vitamina
- A, 232, 960
- C, deficiência de, 539
VNG. *Ver* Videonistagmografia
Volume(s)
- corrente (VC), 911
- de reserva
- - expirado (VRE), 917
- - inspirado (VRI), 917

- expiratório forçado em 1s (VEF$_1$), 911-912, 917, 928-929
- pulmonares, 911, 917-918
- residual, 911, 917, 928-929
- total, 917

Vômitos, tratamento para, 962-963
VOP. *Ver* Vacina oral para a pólio
Voriconazol, 946
Vosol, para otomicose, 948
VPPB. *Ver* Vertigem posicional paroxística benigna
VR. *Ver* Volume residual
VRE. *Ver* Volume de reserva expirado
VRI. *Ver* Volume de reserva inspirado
VSR. *Ver* Vírus sincicial respiratório
VVZ. *Ver* Vírus varicela-zoster
vWF. *Ver* Fator de von Willebrand

W

WIPI. *Ver* Teste de inteligibilidade das palavras por identificação de figuras

X

Xerodermia pigmentosa, 258, 264, 667
Xerostomia, 516, 521, 879, 1038
- induzida por radiação, 527-528
- tratamento para, 966-967
Xilometazolina, 957

Z

Zafirlucaste, 956
Zanamivir, 947, 950
Zellballen, 264
Zilactina, 966
Zileuton, 956
Zinco, 945
Zona pelúcida, fenda palatina e, 299
Z-plastia, para revisão de cicatriz, 773-774
Zumbido, 65, 189